グロスマン・ベイム
心臓カテーテル
検査・造影・治療法

原書 **8** 版

GROSSMAN & BAIM'S
Cardiac Catheterization,
Angiography, and Intervention

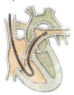

Grossman & Baim's Cardiac Catheterization, Angiography, and Intervention

EIGHTH EDITION

本書は Lippincott Williams & Wilkins/Wolters Kluwer Health 社の "Grossman & Baim's Cardiac Catheterization, Angiography, and Intervention, 8th edition" を邦訳したものです。

Copyright © 2014 Lippincott Williams & Wilkins, a Wolters Kluwer business

All rights reserved. This book is protected by copyright. No part of this book may be reproduced or transmitted in any form or by any means, including as photocopies or scanned-in or other electronic copies, or utilized by any information storage and retrieval system without written permission from the copyright owner, except for brief quotations embodied in critical articles and reviews. Materials appearing in this book prepared by individuals as part of their official duties as U.S. government employees are not covered by the abovementioned copyright. To request permission, please contact Lippincott Williams & Wilkins at 530 Walnut Street, Philadelphia, PA 19106, via email at permissons@lww.com, or via website at lww.com(products and services).

351 West Camden Street, Baltimore, MD 21201
530 Walnut Street, Philadelphia, PA 19106
http://www.LWW.com

本書では正しい適応および副作用，投薬計画を掲載していますが，これらは変更されることがあります。利用にあたっては，医薬品のパッケージに記載されている製造販売者による情報をご確認ください。著者，編集者，翻訳者，出版者，および販売者は，本書の情報を適用することで生じた過失またはいかなる問題に対しても責任を負わないものとし，出版物の内容については明示または黙示を問わず，一切の保証も行いません。著者，編集者，翻訳者，出版者，および販売者は，出版物の使用によって発生した人または資産に対するいかなる損害または障害にも法的責任を負いかねます。

Lippincott Williams & Wilkins/Wolters Kluwer Health did not participate in the translation of this title.

Japanese Version

Copyright ©2017 Nankodo Co., Ltd
Translated by Koichiro Kinugawa, 2017
Published by Nankodo Co., Ltd, Tokyo, 2017
Published by arrangement with Lippincott Wiliams & Wilkins/Wolters Kluwer Health Inc., USA

GROSSMAN & BAIM'S
Cardiac Catheterization, Angiography, and Intervention
MAURO MOSCUCCI

グロスマン・ベイム
心臓カテーテル
検査・造影・治療法

[監訳]
絹川弘一郎
Koichiro Kinugawa

原書8版 Eighth Edition

南江堂

To my mentors and colleagues—Bill Grossman and Donald Baim—recognizing their charismatic vision and persistence in creating and then sustaining this textbook over the past 30 years, and in training and mentoring multiple generations of cardiologists.

And to my wife Adriana and my children, Alessandra and Matteo, for their understanding, for their love and support, and for adapting their life to the many months of night and weekend work that were required to create this Eighth Edition.

【謝辞】

まず第一番に，1990年代前半，私のBostonのBeth Israel病院での2年間の研修中のカリスマ性のある指導と教育，そしてその後の10年以上にわたる変わらない友情と援助に対してDonald Baim先生とWilliam Grossman先生に感謝申し上げる．また，第8版の構成企画段階で大きな支援をいただいた旧版編集担当者Fran DeStefanoにも感謝の意を表したい．さらに，Franの退職後，編集担当者としてFranの仕事を引き継いでくれているJulie Goolsbyとプロダクトマネージャーとして並々ならぬ忍耐に裏付けられた支援を提供してくれたLeanne Vandettyにも感謝を捧げたい．最後に過去30年にわたりこのテキストに貢献してくれたすべての執筆者と多くの同僚と友人にも深謝する．

【原書8版の序】

　私と「グロスマン心臓カテーテル検査・造影・治療法」との個人的な付き合いは第4版のとき，私が1991年Chicago大学の循環器内科フェローとして心臓カテーテル検査のローテーション中であった．John CarrollとTed Feldmanのもとで働いていたこのローテーションは素晴らしいものであり，私のその後の人生を大きく変えることになった．それから6ヵ月間このテキストは私の就寝前の愛読書となり，隅から隅まで読み上げる頃には心臓インターベンションこそ私の進むべき道だと決意するに至った．1年後，私はBostonのBeth Israel病院に移り，Donald BaimとWilliam Grossmanの指導のもと，心臓インターベンションの研修をさらに続けた．Beth Israel病院の研修プログラムは臨床面でも研究面でも豊富な内容であったうえ，Don Baimのカリスマ性のある指導力も合わせて，私にとっては忘れられないものとなった．そこでの2年間のさらなる研修は私の専門分野を育み，また多くの同僚やDonとの友情はその後の20年を形作る主要な部分となった．第4版に始まり，第7版に至るまで私はただの1つの版も逃したことはなく，年々進化するテキストの内容を楽しみにしてきた．

　「グロスマン心臓カテーテル検査・造影・治療法」の第7版が2006年に発行されたのは1つの転機であった．第6版まで30年にわたって編集の任にあったWilliam Grossmanが副編集者として一線を退き，Don Baimが代わって編集長を新しく務めることになった．不幸にして2009年にDon Baimが予期せぬ早すぎる死を迎えたことはインターベンション業界にとっても私個人にとっても大きな損失となった．

　第8版のテキストの編集者に，と提示されたことは私にとって身に余る光栄であり，また新たな転機でもあった．Grossman先生とBaim先生の遺産を引き継いで，また将来に語り継ぐために，タイトルは「グロスマン・ベイム心臓カテーテル検査・造影・治療法」と改めた．

　以前の版からの読者は大きなワクワクする改変としてテキストがカラー印刷となっていることに気づかれるであろうし，またそのなかで基本的な構成は維持されていることは嬉しく思われるであろう．そのうえ，心臓カテーテルやインターベンションの領域でのとてつもない進歩に応えるため，章の総数も34から46へ増加したし，以前の版にある章も必要に応じて更新され，また血行動態のデータや圧記録，インターベンション手技にさらに重きを置き，新しい図表を付け加えるなどの拡充も行った．

　第1部「一般原則」では，心臓カテーテル検査室の統合型イメージング装置と合併症についての新たな章を設けた．橈骨動脈からのアプローチが年々増加してその有用性が増していることを受けて，この話題に関する新しい章を第2部「基本手技」に追加した．さらに，上腕動脈切開法に関する章は最近の経皮的大動脈弁置換術の発展により注目度が増しているその他の血管切開法によるアプローチを追記することで拡充した．

　血行動態のデータの取得と解釈には，循環器疾患の病態生理とともに血行動態データ取得のプロトコルに関する深い理解が必要であり，取得したデータを誤って解釈しがちな陥りやすいピットフォールについての知識も必要である．この血行動態のデータの誤った解釈に結

び付きがちなピットフォールを認識するために，第3部「血行動態の原則」には「血行動態測定におけるピットフォール」と題して新しい章を追加して拡充した．この章が以前からの読者にも新規の読者にも役立つことを期待したい．

　冠動脈奇形の解剖学的分類は治療の観点からとても重要な意味を持つ．循環器疾患の一般的なテキストは冠動脈奇形について限られた内容しか提供しておらず，冠動脈奇形を有する患者の評価や治療についても同様である．第4部「心血管造影法」には冠動脈奇形の章を新たに追加した．また，心膜疾患の評価ならびに収縮性心膜炎と拘束型心筋症の生理学的鑑別診断は心臓病学において長年難しいとされてきた分野である．そこで，第8版では心膜疾患に3章を割いてさらに詳しく取り上げることにした．第5部「心機能の評価」には「タンポナーデ，収縮性および拘束性障害」と題する新しい章を追加した．第7部「治療的カテーテル法の手技」には心外膜関連の手技の章を新たに追加し，心膜穿刺，バルーンによる心膜開窓術，心外膜アプローチによる手技を記述することにした．さらに，「心膜疾患のプロフィール」という従来からの貴重な章は第8部に引き続き残し，内容は新しい症例で更新した．

　第7版が出版されて以来，構造的心疾患 (structural heart disease) や末梢動脈疾患，さらには不整脈に対するインターベンションは驚くほど進歩しており，一方でST上昇型心筋梗塞に対する緊急PCIは急性心筋梗塞治療として標準的なものとなっている．また循環器疾患を有する患者に対する新たな期待に満ちた治療法として細胞治療も名乗りを上げてきている．第8版では第7部「治療的カテーテル法の手技」に新たに5章を追加し，これらの刺激に満ちた治療の発展について記載した．第30章では急性心筋梗塞に対するインターベンションを概説した．第32章では structural heart disease に対するインターベンションの一般論を，第36章では新しいインターベンション領域としての細胞治療を，それぞれ概説している．第37章では大動脈ステントグラフトについて概略を解説し，一方で第39章では心室不整脈の治療における心外膜アプローチを含む不整脈に対するインターベンションについて述べている．さらにこの第7部の他の章すべてにわたってこの分野における著しい進歩を取り入れるべく，内容を更新し拡充している．

　このテキストを通して，読者に現行のガイドラインへの参照を可能にするとともに，まとめの表やイラストや図を提供すべく特に努力を払っている．一方で，このテキストのこれまでの伝統的な構成は維持し，Werner Forssmann が1929年に自分自身に対して行った人類の歴史上最初の心臓カテーテル検査以来，この領域がいかに進化してきたかにも焦点を当てている．この第8版が単なるアップデートではなく，私が20年以上前に第4版を読んだときと同様の興奮を新規の読者のみならずこれまでの読者にも与えることができることを望みたい．最後に，執筆陣の労作とそのために費やされた週末や夜の長い時間が私たちの患者を救うことを祈念してやまない．

Mauro Moscucci, MD, MBA
Miami, Florida

【監訳の序】

1974年の初版以来，40年の長きにわたり再版を続けてきたGrossman心臓カテーテル教本の翻訳最新版をお届けする．40年間で今回が第8版であり，概ね5年に1回程度の原著の改訂となっている．翻訳版は第2版から始まり，こちらは原著刊行から2〜3年遅れて完成することが常であり，今回も概ね同様である．

40年という時間のなかで原著の編集主幹はDr. GrossmanからDr. Baimへ，さらに今回第8版ではDr. Baimの急逝を受けてDr. Moscucciへと引き継がれている．その経緯とまた第8版での改訂内容はvi〜viiページのDr. Moscucciの序文に詳しいので割愛させていただくが，インターベンション部門，なかでもstructural heart diseaseに対するカテーテル治療の最近の急速な進歩を網羅すべく，ページ数が激増していることにすぐ気づかれるであろう．しかし，今回から始まったフルカラーの図表で大部な内容を明解に説明しているので，読者をして飽きさせないことをお約束する．

さて，第2版から始まった翻訳版であるが，その経緯は日本語訳の中心人物であり続けた芹澤剛先生による第4版への序文に尽くされている．芹澤先生はDr. Grossmanの元に留学されておられたなか，第2版の翻訳をご自身で進めながら，帰国後翻訳版の出版にこぎつけられたということである．その後，芹澤研究室は東京大学第二内科の一大研究室となり，第3版，第4版と多士済々の研究室員を動員して翻訳は続けられた．私が第二内科の研修医となった1988年は，第3版の翻訳版が出版された年であるが，右も左もわからぬまま早速購入して研修医机の本棚に「アクセサリー」として置いていたのを思い出す．当時東大病院内科研修医の間で分厚くて縦置きで自立する（そして大抵理解できない）医学書を並べることが流行していて，今となっては隔世の感がある．ともかくもGrossman教本を持っていると

いうことが当時医局長をしておられた芹澤先生のお耳に入ったか，ご縁あって研究室に誘われた．そのとき私の循環器内科人生が始まったわけで，Grossman教本の及ぼした最初の影響は恥ずかしながら書物の内容でないものの，購入したことが人生を左右したことは間違いない．私が初めて分担翻訳を仰せつかったのは第5版からであるが，第6版は東大病院が臓器別再編の荒波で揉まれている最中，残念ながら翻訳をスキップせざるを得なかった．第7版は2006年の出版で，このときすでに私が研究室を主宰する立場になっていたため，髙橋利之先生や河本修身先生をはじめとした諸先輩方の応援を受けて，松井浩先生とともに編集幹事をさせていただき，2009年には第7版の翻訳版を再び世に出すことができた．

　今回南江堂から第8版の翻訳のお話をいただいたとき，Dr. Baim同様，芹澤先生もすでに鬼籍に入られており，私が監訳をさせていただくことになった．このような長い歴史を有した本書の監訳という大役を担うことは私の身にあまる光栄であり，またその任を果たせているか不安であるが，そこは読者の審判を待つ．いささかでも不備があるならば，すべて監訳者がその責を負うものである．気の遠くなる分量の翻訳を激務の合間をぬって仕上げていただいた分担者の先生方，なかでも私の右腕を務めてくれた今村輝彦博士に心より感謝申し上げる．第2版以来常にこの翻訳作業をサポートし続けてくれている南江堂とそのスタッフにも感謝の意を表したい．そして芹澤先生のご冥福をお祈りしつつ，この拙い序文の締めとする．

2017年3月
富山大学医学部第二内科 教授
絹川弘一郎

【原著者一覧】

PAOLO ANGELINI, MD, FSCAI
Medical Director
Center for Coronary Artery Anomalies
Texas Heart Institute at St. Luke's Episcopal Hospital
Houston, Texas

GABRIELE EGIDY ASSENZA, MD
Boston Adult Congenital and Pulmonary Hypertension Program
Brigham and Women's Hospital
Boston, Massachusetts
Boston Children's Hospital
Boston, Massachusetts
Department of Clinical and Molecular Medicine
"Sapienza Universita' di Roma" Medical School
Rome, Italy

STEPHEN BALTER, PhD
Professor
Clinical Radiology (Physics) (in Medicine)
Columbia University
New York, New York

ARNON BLUM, MD
Director
Department of Medicine
Baruch Padeh Poria Hospital and Faculty of Medicine
Bar Ilan University
Lower Galilee, Israel

BARRY A. BORLAUG, MD, FACC
Associate Professor of Medicine
Mayo Medical School
Consultant
Catheterization Lab Physician
Cardiovascular Diseases
Mayo Clinic Rochester
Saint Mary's Hospital
Rochester, Minnesota

ARASH BORNAK, MD
Assistant Professor of Surgery
Vascular and Endovascular Surgery
University of Miami, Miller School of Medicine
Jackson Memorial Hospital
Miami, Florida

DANIEL BURKHOFF, MD
Adjunct Associate Professor
Department of Medicine
Columbia University
New York, New York

RONALD P. CAPUTO, MD, FACC, FSCAI
Director
Cardiac Services
St. Joseph's Hospital
Syracuse, New York

BLASÉ A. CARABELLO M.D
Professor of Medicine
Vice-Chairman, Department of Medicine
The W.A. "Tex" and Deborah Moncrief, Jr
Baylor College of Medicine
Medical Care Line Executive
Veterans Affairs Medical Center
Director, Center for Heart Valve Disease
Chief of Cardiology
Texas Heart Institute at St. Luke's Episcopal Hospital
Houston, Texas

JOHN D. CARROLL, MD
Professor of Medicine
University of Colorado School of Medicine
Director
Interventional Cardiology
Co-Medical Director Cardiac and Vascular Center
University of Colorado Hospital
Aurora, Colorado

SANDRA V. CHAPARRO, MD
Assistant Professor of Medicine
Medicine/Cardiovascular/Heart Transplant
Cardiovascular Division
Department of Medicine
University of Miami Miller School of Medicine
Miami, Florida

KYUNG CHO, MD
William Martel Professor of Radiology
University of Michigan Health System
Department of Radiology
Division of Interventional Radiology
Ann Arbor, Michigan

MAURICIO G. COHEN, MD, FACC, FSCAI
Associate Professor of Medicine
Director
Cardiac Catheterization Laboratory
Cardiovascular Division
Department of Medicine
University of Miami Miller School of Medicine
Miami, Florida

KEVIN CROCE, MD, PhD
Brigham and Women's Hospital
Cardiovascular Division
Harvard Medical School
Boston, Massachusetts

JAMES C. FANG, MD
Professor of Medicine
Chief
Cardiovascular Division
University of Utah
Salt Lake City, Utah

TED E. FELDMAN, MD, FSCAI, FACC, FESC
Director,
Cardiac Catheterization Laboratories
Evanston Hospital
NorthShore University HealthSystem
Evanston, Illinois

MICHAEL A. FIFER, MD
Associate Professor
Department of Medicine
Harvard Medical School
Director
Cardiac Catheterization Laboratory
Massachusetts General Hospital
Boston, Massachusetts

PETER J. FITZGERALD, MD, PhD
Professor of Medicine (Cardiology)
Stanford University
Stanford, California

G. RANDALL GREEN, MD, JD, MBA
Program Director
Cardiac Surgery
St. Joseph's Hospital Health Center
Syracuse, New York

WILLIAM GROSSMAN, MD
Charles and Helen Schwab Endowed Chair
Preventive Cardiology
Director
Center for Prevention of Heart and Vascular Disease
Professor of Medicine
University of California
San Francisco, California

HARRIS M. HAQQANI, MBBS, PhD
Senior Lecturer
University of Queensland School of Medicine
Senior Electrophysiologist
Prince Charles Hospital
Brisbane, Queensland
Australia

JOSHUA M. HARE, MD
Louis Lemberg Professor of Medicine
Director of Interdisciplinary Stem Cell Institute
Interdisciplinary Stem Cell Institute
Cardiovascular Division
Department of Medicine
University of Miami Miller School of Medicine
Miami, Florida

ALAN W. HELDMAN, MD, FSCAI
Professor of Medicine
Interventional Cardiology
Cardiovascular Division
Department of Medicine
University of Miami Miller School of Medicine
Miami, Florida

ROBERT C. HENDEL, MD
Professor
Medicine and Radiology
Director of Cardiac Imaging
Cardiovascular Division
Department of Medicine
University of Miami Miller School of Medicine
Miami, Florida

JOSE P.S. HENRIQUES, MD, PhD, MBA
Cardiologist
University of Amsterdam
Head of Catheterization Laboratory
Cardiology
Academic Medical Center
Amsterdam, The Netherlands

DAVID R. HOLMES, JR., MD
Professor of Medicine
Department of Cardiovascular Diseases
Mayo Clinic
Rochester, Minnesota

YASUHIRO HONDA, MD, FACC, FAHA
Clinical Associate Professor of Medicine
Co-Director
Cardiovascular Core Analysis Laboratory
Division of Cardiovascular Medicine
Stanford University School of Medicine
Stanford, California

MICHAEL R. JAFF, DO
Associate Professor of Medicine
Harvard Medical School
Chair
MGH Institute for Heart, Vascular and Stroke Care
Massachusetts General Hospital
Boston, Massachusetts

SAMIR R. KAPADIA, MD
Professor of Medicine
Director
Sones Cardiac Catheterization Laboratory
Cleveland Clinic
Cleveland, Ohio

MORTON J. KERN, MD, FACC, FSCAI, FAHA
Professor of Medicine
University California Irvine
Chief Cardiology
Long Beach Veterans Administration Health Care System
Associate Chief of Cardiology
University California Irvine
Long Beach, California

AJAY J. KIRTANE, MD, SM, FACC, FSCAI
Chief Academic Officer, Center for Interventional Vascular Therapy
Director, Interventional Cardiology Fellowship Program and Catheterization Laboratory Quality
Associate Professor of Clinical Medicine
Division of Cardiology, Columbia University Medical Center
New York-Presbyterian Hospital
New York, New York

NILS KUCHER, MD
Senior Consultant
Clinics for Cardiology and Angiology
Bern University Hospital
Bern, Switzerland

AARON KUGELMASS, MD
Chief, Division of Cardiology
Lecturer in Medicine, Tufts University School of Medicine
Medical Director, Heart and Vascular Center
Baystate Medical Center
Springfield, Massachusetts

ROGER J. LAHAM, MD
Associate Professor of Medicine
Harvard Medical School
Beth Israel Deaconess Medical Center
Boston, Massachusetts

MICHAEL J. LANDZBERG, MD
Associate Director, Adult Pulmonary Hypertension Program
Director, Boston Adult Congenital Heart (BACH)
Boston Children's Hospital
Harvard Medical School
Boston, Massachusetts

MICHAEL J. LIM, MD, FACC, FSCAI
Jack Ford Shelby Endowed Professor
Director
Division of Cardiology and
Co-Director
Center for Comprehensive Cardiovascular Care
Saint Louis University
Saint Louis, Missouri

JAMES E. LOCK, MD
Alexander S. Nadas Professor of Pediatrics
Cardiologist-in-Chief
Chairman, Department of Cardiology
Boston Children's Hospital
Harvard Medical School
Boston, Massachusetts

FRANCIS E. MARCHLINSKI, MD
Professor of Medicine
Director, Electrophysiology Program,
Director, Electrophysiology Laboratory,
Hospital of the University of Pennsylvania
University of Pennsylvania Health System
Philadelphia, Pennsylvania

CLAUDIA MARTINEZ, MD, FSCAI
Assistant Professor of Medicine,
Cardiovascular Division
Department of Medicine
University of Miami Milles School of Medicine
Miami, Florida

VALLERIE V. MCLAUGHLIN, MD
Professor of Medicine
Director
Pulmonary Hypertension Program
Department of Medicine
Division of Cardiovascular Medicine
University of Michigan Health System
Ann Arbor, Michigan

JORGE MONGE, MD
Research Fellow
Mayo Clinic
Scottsdale, Arizona

MAURO MOSCUCCI, MD
Professor of Medicine
Chairman, Department of Medicine (Acting)
Chief, Cardiovascular Division
University of Miami Miller School of Medicine
Miami, Florida

WILLIAM W. O'NEILL, MD, FACC
Medical Director
Center for Structural Heart Disease
Henry Ford Hospital
Detroit, Michigan

ROBERT N. PIANA, MD, FACC
Professor of Medicine
Director, Adult Congenital Interventional Program
Division of Cardiovascular Medicine
Vanderbilt Heart and Vascular Institute
Nashville, Tennessee

JEFFREY J. POPMA, MD
Professor of Medicine
Harvard Medical School
Beth Israel Deaconess Medical Center
Boston, Massachusetts

ABHIRAM PRASAD, MD
Professor of Medicine
Cardiovascular Division
Mayo Clinic
Rochester, Minnesota

ROBERT A. QUAIFE, MD
Director
Advanced Cardiac Imaging
Associate Professor of Medicine and Radiology
University of Colorado
Denver, Colorado

STEPHEN R. RAMEE, MD, FACC, FSCAI
Medical Director of the Structural and Heart Valve Program
John Ochsner Heart and Vascular Institute
Ochsner Medical Institutions
New Orleans, Louisiana

SUNIL V. RAO, MD
Department of Medicine, Division of Cardiology
Duke University Medical Center
Durham, North Carolina

JOHN F. ROBB, MD, FAHA, FACC, FSCAI
Director
Interventional Cardiology and Cardiac Catheterization Laboratories
Dartmouth-Hitchcock Medical Center
Lebanon, New Hampshire

KENNETH ROSENFIELD, MD, FAHA, FACC
Section Head, Vascular Medicine and Intervention
Cardiology
Massachusetts General Hospital
Boston, Massachusetts

JOHN RUNDBACK, MD
Medical Director
Interventional Institute
Holy Name Medical Center
Teaneck, New Jersey

MEHDI H. SHISHEHBOR, DO, MPH, PhD
Director
Endovascular Services
Cleveland Clinic
Cleveland, Ohio

DANIEL I. SIMON, MD, FACC, FAHA, FSCAI
Director
Harrington Heart and Vascular Institute
Chief
Division of Cardiovascular Medicine
University Hospitals Case Medical Center
Herman K. Hellerstein Professor of Cardiovascular Research
Case Western Reserve University School of Medicine
Cleveland, Ohio

ROBERT J. SOMMER, MD
Director
Invasive Adult Congenital Heart Disease
Center for Interventional Vascular Therapy
Department of Medicine
Columbia University Medical Center
New York, New York

GREGG W. STONE, MD
Professor of Medicine
Columbia University
Director of Cardiovascular Research and Education
Center for Interventional Vascular Therapy
New York Presbyterian Hospital/Columbia University Medical Center
Co-Director of Medical Research and Education
The Cardiovascular Research Foundation
New York, New York

ZOLTAN G. TURI, MD
Professor of Medicine
Cooper Medical School of Rowan University
Camden, New Jersey

GILBERT R. UPCHURCH, JR., MD
Muller Professor of Surgery
Department of Surgery
University of Virginia
Charlottesville, Virginia

OMAIDA C. VELAZQUEZ, MD
Professor of Surgery
Chief of Vascular and Endovascular Surgery
Executive Dean for Research, Research Education and Innovative Medicine
University of Miami Miller School of Medicine
Miami, Florida

JUAN F. VILES-GONZALEZ, MD
Assistant Professor of Medicine
Cardiovascular Division
Department of Medicine
University of Miami, Miller School of Medicine
Miami, Florida

SCOTT H. VISOVATTI, MD
Clinical Lecturer
Division of Cardiovascular Medicine
University of Michigan
Ann Arbor, Michigan

JOHN G. WEBB, MD
Director, Interventional Cardiology and Cardiac Catheterization
Interventional Cardiology
St. Paul's Hospital
Vancouver, British Columbia
Canada

CHRISTOPHER J. WHITE, MD
Professor and Chairman
Department of Cardiology
Ochsner Clinical School
University of Queensland
New Orleans, Louisiana

PAUL G. YOCK, MD
Weiland Professor of Bioengineering and Medicine
Director
Program in Biodesign
Stanford University
Stanford, California

【訳者一覧】

[監訳者]

| 絹川　弘一郎 | きぬがわ　こういちろう | ●富山大学医学部第二内科 教授 |

[編集幹事]

| 今村　輝彦 | いまむら　てるひこ | ●シカゴ大学循環器内科 |

[訳者]（執筆順）

原田　和昌	はらだ　かずまさ	●東京都健康長寿医療センター 循環器内科 総括部長
新田　大介	にった　だいすけ	●東京大学医学部附属病院循環器内科
前田　恵理子	まえだ　えりこ	●東京大学医学部附属病院放射線科
絹川　弘一郎	きぬがわ　こういちろう	●富山大学医学部第二内科 教授
石田　純一	いしだ　じゅんいち	●ゲッティンゲン大学循環器呼吸器内科
稲葉　俊郎	いなば　としろう	●東京大学医学部附属病院循環器内科
木下　修	きのした　おさむ	●東京大学医学部附属病院 心臓外科 特任講師
先崎　秀明	せんざき　ひであき	●埼玉医科大学総合医療センター 総合周産期母子医療センター 教授
望月　孝俊	もちづき　たかとし	●茅ヶ崎市立病院 副院長
八尾　厚史	やお　あつし	●東京大学保健センター 保健・健康推進本部 講師
波多野　将	はたの　まさる	●東京大学重症心不全治療開発講座 特任准教授
藤田　大司	ふじた　だいし	●東京大学医学部附属病院循環器内科
皆月　隼	みなつき　しゅん	●東京大学医学部附属病院循環器内科
今村　輝彦	いまむら　てるひこ	●シカゴ大学循環器内科
牧　尚孝	まき　ひさたか	●東京大学医学部附属病院循環器内科
井上　将至	いのうえ　まさし	●結核予防会総合健診推進センター 診療部 部長
松井　浩	まつい　ひろし	●三井生命保険株式会社人事部 健康管理グループ
藤野　剛雄	ふじの　たけお	●九州大学病院循環器内科
小野　稔	おの　みのる	●東京大学医学部附属病院心臓外科 教授
清末　有宏	きよすえ　ありひろ	●東京大学医学部附属病院循環器内科
村岡　洋典	むらおか　ひろのり	●JR東京総合病院循環器内科
池ノ内　浩	いけのうち　ひろし	●日本赤十字社医療センター 循環器内科 部長
重松　邦広	しげまつ　くにひろ	●国際医療福祉大学三田病院血管外科 教授
細田　徹	ほそだ　とおる	●榊原記念病院総合診療部
山内　治雄	やまうち　はるお	●東京大学医学部附属病院心臓外科 講師
網谷　英介	あみや　えいすけ	●東京大学医学部附属病院循環器内科
山形　研一郎	やまがた　けんいちろう	●東京大学医学部附属病院循環器内科

【目次】
Table of Contents

第1部 一般原則 *General Principles* 1

第1章 心臓カテーテル検査の歴史と現在の標準的手法 ………… 2
Cardiac Catheterization History and Current Practice Standards
Mauro Moscucci ［原田和昌］

❶ インターベンション心臓病学 ……………………… *4*
❷ 心臓カテーテル検査の適応 ……………………… *5*
   A 臨床研究／**B** 禁忌／**C** 検査法を選択するにあたって考慮すべき点
❸ 心臓カテーテル検査の検査計画 ……………………… *9*
   A チェックリスト／**B** 患者の準備および前投薬
❹ 心臓カテーテル検査施設 ……………………… *12*
   A 病院内設置型か独立した装置か／**B** 外来で行う心臓カテーテル検査
❺ 標準的トレーニング ……………………… *14*
   A 施設および医師の経験すべき症例数／**B** 心臓カテーテル室の責任者と質の保証
❻ 手技の遂行 ……………………… *18*

第2章 シネアンギオグラフィ，放射線安全性，造影剤 ………… 21
Cineangiographic Imaging, Radiation Safety, and Contrast Agents
Stephen Balter, Mauro Moscucci ［新田大介, 原田和昌］

❶ 基礎X線物理学 ……………………… *21*
❷ 患者照射量の臨床的測定 ……………………… *22*
❸ 画像構成 ……………………… *24*
   A 画像コントラスト／**B** 画像ノイズ／**C** 画像精度／**D** 散乱放射線
❹ 患者被曝と画質の最適化 ……………………… *28*
❺ シネ蛍光透視装置 ……………………… *28*
   A 放射線投射およびコントロールジェネレータ／**B** X線管／**C** X線ビームの空間的スペクトル形成／
   D イメージモード／**E** 自動線量コントロール(ADRC)
❻ 臨床的プログラムとプログラミング ……………………… *34*
❼ 画像検知，加工，記録 ……………………… *35*
❽ イメージインテンシファイア ……………………… *35*
❾ フラットパネルX線検知器 ……………………… *36*
❿ 画像処理と画像表示 ……………………… *37*
⓫ デジタルイメージングと医療連携(DICOM)，および医療用画像管理システム(PACS) ……… *38*
⓬ 血管造影室 ……………………… *39*
⓭ 画像機器の品質保証 ……………………… *41*

⓮ 放射線の生物学的影響·················· 41
　A 確率論的影響／B 放射線による癌／C 臓器反応／D 患者に対する放射線管理／
　E 臨床的線量モニタリング／F 段階的，複数回手技／G 患者教育，インフォームドコンセント，フォローアップ／
　H スタッフの放射線安全性／I スタッフの組織反応／J スタッフの癌リスク／
　K スタッフの放射線被曝の基本原理／L スタッフの被曝量モニタリング

⓯ 血管内造影剤·················· 53
　A ヨード造影剤／B ガドリニウム／C 二酸化炭素

⓰ 今後の方向性·················· 55

第3章　心臓カテーテル法と他のモダリティの融合·················· 59
Integrated Imaging Modalities in the Cardiac Catheterization Laboratory
Robert A. Quaife, John D. Carroll ［前田恵理子］

❶ 従来の画像診断法の限界·················· 59
❷ 心臓カテーテル検査に役立つ画像診断法の進歩·················· 60
　A ワークステーションとディスプレイ／B 新しい技術の開発／C 価値評価

❸ 新しいモダリティ·················· 64
　A 心エコー／B 心腔内エコー／C 回転血管造影装置／D 心臓CT／E 心臓MRI

❹ 解剖学的構造と機能の比較検討·················· 74
　A 透視・血管造影装置とエコー／B 透視・血管造影装置とCT/MRI

❺ 画像やモダリティの統合·················· 75
❻ モダリティの選択·················· 77
❼ 2Dから3Dへ·················· 78
　A 3D透視装置とCTの統合／B リアルタイム3Dエコー

❽ 症例·················· 80
❾ 新しい方向性·················· 91

第4章　合併症·················· 95
Complications
Mauro Moscucci ［絹川弘一郎］

❶ 概略·················· 95
❷ 死亡·················· 96
　A 診断的カテーテル法の合併症としての死亡／B 左主幹部病変／C 左室機能障害／D 弁膜性心疾患／
　E バイパス手術の既往／F 小児患者／G インターベンション手技経過中の死亡

❸ 心筋梗塞·················· 100
　A インターベンション手技

❹ 脳血管合併症·················· 102
❺ 局所的血管合併症·················· 105
　A 大腿動脈血栓症／B 大腿静脈血栓症／C 出血合併症／D 後腹膜出血／
　E 大腿部神経障害／F 仮性動脈瘤と動静脈瘻

❻ 不整脈や伝導障害·················· 110
　A 心室細動／B 心房不整脈／C 徐脈性不整脈

❼ 心臓ないしは大血管の穿孔 ··· 115
❽ 感染症および発熱反応 ··· 117
❾ アレルギーおよびアナフィラキシー反応 ······························· 119
❿ 造影剤腎症,急性腎障害 ··· 122
⓫ 他の合併症 ·· 124
　A 低血圧／B 容量負荷／C 不安と痛み／D 呼吸不全／E 遺残器具
⓬ 結語 ··· 126

第5章　心臓カテーテルに併用する薬物療法 ························· 131
Adjunctive Pharmacology for Cardiac Catheterization
Kevin Croce, Daniel I. Simon ［石田純一］

❶ 抗血小板薬 ·· 131
　A アスピリン／B ADP 受容体拮抗薬／C 静注用 GPⅡb/Ⅲa 受容体阻害薬
❷ 抗凝固薬 ··· 147
　A 未分画ヘパリン／B 低分子ヘパリン／C 選択的第Ⅹa因子阻害薬／D 直接トロンビン阻害薬／E その他の薬剤

第2部　基本手技　*Basic Techniques*　171

第6章　経皮的カテーテル挿入法,経心房中隔穿刺法,心尖部穿刺法 ········ 172
Percutaneous Approach, Including Transseptal and Apical Puncture
Claudia A. Martinez, Mauro Moscucci ［稲葉俊郎］

❶ 大腿動静脈からのカテーテル法 ··· 172
　A 患者の準備／B 穿刺部位の選択／C 局所麻酔／D 大腿静脈穿刺法／E 経大腿静脈右心カテーテル法／
　F 大腿動脈穿刺法／G 経大腿動脈左心カテーテル法／H シース抜去後の穿刺部の管理／
　I 左心カテーテルでの経大腿動脈カテーテル法の相対的禁忌
❷ 左心カテーテルでの他の穿刺法 ··· 194
　A 腋窩動脈,上腕動脈,橈骨動脈穿刺法／B 腰部大動脈穿刺法／C 経心房中隔穿刺法／D 左室心尖部穿刺法

第7章　橈骨動脈穿刺法 ··· 206
Radial Artery Approach
Mauricio G. Cohen, Sunil V. Rao ［稲葉俊郎］

❶ 導入 ··· 206
❷ 解剖学的考察 ·· 206
❸ 技術的側面 ··· 207
　A 手技前評価：手への二重灌流のテスト／B 患者の位置：右 TRA 対左 TRA／C 橈骨動脈の穿刺／
　D 橈骨動脈の攣縮の予防／E 上肢の動脈系への誘導
❹ カテーテルの選択 ··· 218
❺ 橈骨動脈からの冠動脈インターベンション ··························· 219
❻ 橈骨動脈の止血：橈骨動脈閉塞の予防 ································· 220
❼ 橈骨動脈アクセスと放射線被曝 ··· 221

- ❽右心カテーテルの上腕静脈アクセス……………………… 223
- ❾橈骨動脈アクセスと結果…………………… 224
- ❿経済的側面：PCI での同日退院………………… 225
- ⓫結語……………………… 226

第8章　血管切開法：上腕，大腿，腋窩，大動脈，経心尖部 ……………… 229
Cutdown Approach : Brachial, Femoral, Axillary, Aortic, and Transapical
Ronald P. Caputo, G. Randall Green, William Grossman ［木下 修］

- ❶適応………………………… 229
- ❷検査前の評価…………………… 229
- ❸切開，血管剝離，カテーテル挿入……………………… 230
- ❹カテーテルの選択…………………… 233
  - **A** 右心カテーテル／**B** 左心カテーテル
- ❺右心カテーテル法………………………… 234
- ❻左心カテーテル法………………………… 235
- ❼特殊な技術………………… 237
  - **A** 冠動脈バイパスグラフト／**B** 内胸動脈／**C** 冠動脈起始異常／**D** 経皮的冠動脈インターベンション(PCI)
- ❽血管の修復と術後処置………………… 239
- ❾トラブルの解決……………… 241
  - **A** 橈骨動脈の拍動がない／**B** 手のしびれ
- ❿大腿，腋窩，大動脈，経心尖部アクセス………………………… 242
  - **A** 大腿動脈切開法／**B** 腋窩・鎖骨下動脈切開法／**C** 直接胸部大動脈アクセス／**D** 左室心尖部アクセス

第9章　小児，成人先天性心疾患の心臓カテーテル検査 ……………… 250
Diagnostic Catheterization in Childhood and Adult Congenital Heart Disease
Gabriele Egidy Assenza, James E. Lock, Michael J. Landzberg ［先崎秀明］

- ❶先天性心疾患患者のカテーテル検査における一般的原則……………… 251
  - **A** 血管確保，血管・心房心室挿入／**B** 心腔内カテーテル操作／**C** 圧測定と酸素飽和度測定／**D** 血管造影
- ❷特殊な状況…………………… 260
  - **A** 妊娠／**B** Down 症候群／**C** 肺心室(pulmonary ventricle)機能不全，肺血管病変／**D** RV 流出路の拡大／**E** チアノーゼ／**F** 体心室の「心不全」／**G** 冠動脈疾患／**H** 心臓手術前の血管解剖
- ❸結語……………………… 265

第3部　血行動態の原則　*Hemodynamic Principles*　267

第10章　血圧測定 ……………… 268
Pressure Measurement
Mauro Moscucci, William Grossman ［望月孝俊］

- ❶入力信号としての圧波とは……………………… 268

❷圧測定装置·················· *268*

　A 感度／**B** 周波数応答／**C** 固有周波数と damping／**D** 直線性(linearity)

❸どのような周波数応答が望ましいか·················· *271*

❹周波数応答特性の評価·················· *272*

❺圧波の電気信号への変換と電気的ひずみ計·················· *274*

❻カテーテル室における実用型圧トランスデューサ系·················· *275*

❼圧波形の生理学的特性·················· *278*

　A 反射波／**B** 楔入圧

❽正常圧波形の概略·················· *284*

　A 心房圧／**B** 心室圧／**C** 動脈圧

❾誤差とアーチファクトの原因·················· *285*

　A 周波数応答の悪化／**B** カテーテルの移動によるアーチファクト／**C** 先端圧によるアーチファクト／
　D カテーテルへの衝撃によるアーチファクト／**E** 末梢での収縮期圧の増幅／
　F ゼロ点, バランス, 較正上の誤り

❿微小血圧計·················· *290*

⓫結語·················· *290*

第11章 血流量測定：心拍出量および血管抵抗 ·················· *292*
Blood Flow Measurement: Cardiac Output and Vascular Resistance
Mauro Moscucci, William Grossman ［新田大介］

❶摂取予備能および心拍出量·················· *292*

　A 心拍出量の下限／**B** 心拍出量の上限／**C** 健常者において心拍出量に影響を与える因子

❷心拍出量測定法·················· *294*

　A Fick 酸素法／**B** 指示薬希釈法／**C** 熱希釈法／**D** 持続的心拍出量モニタリング

❸血管抵抗の臨床的測定·················· *303*

　A 血管抵抗の臨床応用／**B** 体血管抵抗／**C** 全肺血管抵抗／**D** 肺血管抵抗

❹先天性の中枢短絡症例における肺血管障害·················· *307*

❺僧帽弁狭窄症患者における肺血管障害·················· *308*

❻血管拡張薬の評価·················· *308*

第12章 短絡検出と定量化 ·················· *311*
Shunt Detection and Quantification
William Grossman, Mauro Moscucci ［八尾厚史］

❶左-右短絡の検出·················· *311*

　A 右心系の酸素飽和度・含量の測定(oximetry run)／**B** Oximetry run／**C** 肺血流量(Qp)の計算／
　D 体血流量(Qs)の計算／**E** 左-右短絡量の算出／**F** 左-右短絡の検出および量測定の実例／**G** 血流量比／
　H 両方向性短絡量の算出／**I** Oximetry run の限界／**J** その他の指示薬／**K** 心血管造影法

❷右-左短絡の検出·················· *320*

　A 心血管造影法／**B** 酸素含量測定／**C** 心エコー図法

第13章 狭窄弁口面積の計算 ……………………………… 324
Calculation of Stenotic Valve Orifice Area
Blase A. Carabello, William Grossman［波多野 将］

❶ Gorlin の公式 …………………………………………… 324
❷ 僧帽弁口面積 …………………………………………… 325
　A 僧帽弁狭窄症における弁口面積算出の実例／B 犯しやすい誤り
❸ 大動脈弁口面積 ………………………………………… 329
　A 実例／B 犯しやすい誤り
❹ 三尖弁および肺動脈弁口面積 ………………………… 335
❺ Gorlin の公式に代わる簡易式 ………………………… 335
❻ 低心拍出量の患者における大動脈弁狭窄の評価 …… 336
❼ 弁抵抗 …………………………………………………… 337
❽ 謝辞 ……………………………………………………… 338

第14章 血行動態測定におけるピットフォール …………… 339
Pitfalls in the Evaluation of Hemodynamic Data
Zoltan G. Turi［新田大介］

❶ 基本概念 ………………………………………………… 339
❷ 弁圧較差 ………………………………………………… 342
❸ カテーテル位置の影響 ………………………………… 344
❹ その他の懸念 …………………………………………… 347
❺ 結語 ……………………………………………………… 349

第4部 心血管造影法　*Angiographic Techniques*　351

第15章 冠動脈造影 …………………………………………… 352
Coronary Angiography
Mauro Moscucci［藤田大司］

❶ 現在の適応 ……………………………………………… 354
❷ 一般事項 ………………………………………………… 354
❸ 大腿動脈アプローチ …………………………………… 355
　A 冠動脈カテーテルの挿入とフラッシュ／B 圧波形の鈍化と心室化／C 左冠動脈入口部へのカテーテル挿入／
　D 右冠動脈入口部へのカテーテル挿入／E 伏在静脈グラフトおよび動脈グラフトへのカテーテル挿入／
　F 内胸動脈へのカテーテル挿入／G 胃大網動脈グラフトへのカテーテル挿入
❹ 上腕動脈または橈骨動脈アプローチ ………………… 368
❺ 冠動脈造影の副作用 …………………………………… 371
❻ 注入手技 ………………………………………………… 373
❼ 解剖，造影角度，狭窄の評価法 ……………………… 374
　A 冠動脈の解剖／B 造影角度／C 病変定量化／D 冠動脈の側副血行路

❽バイプレーンおよび回転冠動脈造影··· 385
❾非動脈硬化性冠動脈病変··· 387
　A 冠動脈攣縮／B 冠血管拡張予備能異常
❿読影時の注意事項··· 392
　A 不適切な撮影枚数／B 不適切な造影剤注入／C 超選択的造影／D カテーテル誘発冠動脈攣縮／
　E 先天性冠動脈起始異常と冠動脈走行異常／F 心筋ブリッジ／G 完全閉塞

第16章 冠動脈奇形··· 398
Coronary Artery Anomalies
Paolo Angelini, George Monge ［皆月 隼］

❶定義··· 398
　A 対側 Valsalva 洞から起始した冠動脈が壁内走行をとるタイプの冠動脈起始異常
　　（anomalous origin of a coronary artery from an opposite sinus of Valsalva,
　　with an intramural course: ACAOS）／
　B 成人カテーテル検査で時折遭遇するその他の冠動脈奇形：冠動脈瘻, 心筋ブリッジ

第17章 心室造影··· 417
Cardiac Ventriculography
Mauro Moscucci, Robert C. Hendel ［今村輝彦］

❶心室造影用カテーテル··· 417
　A ピッグテールカテーテル／B 単一先端孔付きカテーテル／C 先端バルーン付き左室造影用カテーテル
❷造影剤の注入部位··· 419
❸造影剤の注入速度と注入量··· 421
❹撮影の方向と方法論··· 423
❺右室造影検査··· 423
❻心室造影の解析··· 423
❼負荷心室造影··· 427
❽合併症と危険性··· 429
　A 不整脈／B 心筋内注入（心内膜濃染）／C 束ブロック／D 塞栓症／E 造影剤による合併症
❾左室造影に代わる検査法··· 430
　A 二次元心エコー, リアルタイム三次元心エコーを用いた左室の可視化／B 核医学イメージング／
　C MRI および CT を用いた左室評価法／D 左室電気機能的マッピング／E コンダクタンスカテーテル

第18章 肺血管造影··· 434
Pulmonary Angiography
Kyung Cho, Nils Kucher ［牧 尚孝］

❶解剖··· 434
❷手技に関する考察··· 436
　A 血行動態の評価／B 経皮的静脈カテーテル法／C 肺動脈カテーテル検査／
　D カテーテル交換／E 造影剤と注入速度／F イメージングモード／G 合併症と禁忌

❸ 肺塞栓症 …………………………………… 445
　A 診断

❹ 肺血管造影の他の適応 …………………… 453
　A 肺高血圧症／B 希少疾患への適応／C 肺静脈蛇行

第19章　大動脈および末梢動脈造影 …………………………… 468
Angiography of the Aorta and Peripheral Arteries
Michael R. Jaff, John Rundback, Kenneth Rosenfield　［井上将至］

❶ 末梢動脈の画像診断法 …………………………… 468
❷ 末梢動脈の断層撮影法 …………………………… 468
❸ X線撮影法 ……………………… 473
❹ 血管アクセス …………………… 474
❺ X線撮影装置 …………………………… 475
❻ カテーテルとガイドワイヤ ……………………… 476
❼ 造影剤 ……………………… 477
❽ 胸部大動脈 ………………………… 478
　A 解剖／B 胸部大動脈の疾患／C 胸部大動脈造影

❾ 腹部大動脈 ……………………… 483
　A 解剖／B 腹部大動脈疾患の臨床的特徴／C 腹部大動脈造影

❿ 鎖骨下動脈と椎骨動脈 …………………………… 485
　A 解剖／B 鎖骨下動脈疾患の特徴／C 鎖骨下動脈と椎骨動脈の造影

⓫ 頸動脈 ……………………………… 486
　A 解剖／B 頭蓋外頸動脈のアテローム硬化／C 頸動脈造影

⓬ 腎動脈 ……………………………… 489
　A 解剖／B アテローム硬化性腎動脈狭窄／C 腎動脈造影

⓭ 骨盤と下肢 ……………………………… 491
　A 解剖／B 下肢末梢動脈疾患／C 骨盤と下肢の血管造影

第5部　心機能の評価　*Evaluation of Cardiac Function*　505

第20章　心臓カテーテル検査中の負荷試験：
運動, ペーシングおよびドブタミン負荷 ……………… 506
*Stress Testing During Cardiac Catheterization:
Exercise, Pacing, and Dobutamine Challenge*
William Grossman, Mauro Moscucci　［松井　浩］

❶ 動的（ダイナミック）運動負荷 ………………………………… 506
　A 酸素摂取と心拍出量／B 運動指数／C 運動係数／D 体動脈圧, 肺動脈圧および心拍数／
　E 立位運動と仰臥位運動／F 左室拡張能／G 心臓カテーテル室における運動負荷を用いた左室不全の評価例／
　H 心臓弁膜症の評価／I 動的運動負荷の実施

❷ 等尺性（アイソメトリック）運動負荷 ……………………………… *518*
    A 血行動態の変化／**B** 等尺性運動負荷の実施

❸ ペーシング頻拍 ……………………………………………………… *519*
    A ペーシング頻拍の血行動態的影響／**B** ペーシング頻拍と運動負荷の相違／**C** ペーシング負荷試験の方法／
    D ペーシングにより誘発される狭心症／**E** ペーシング負荷試験に対する心電図変化／
    F ペーシング負荷試験により誘発される心筋代謝変化／**G** ペーシング負荷試験中の血行動態変化／
    H ペーシング負荷試験中の局所壁運動異常／**I** 心房ペーシングの臨床応用

❹ ドブタミン負荷試験 …………………………………………………… *530*

第 21 章　心室容積，駆出率，重量，壁応力，局所壁運動の計測 …… *535*
Measurement of Ventricular Volumes, Ejection Fraction, Mass, Wall Stress, and Regional Wall Motion
Michael A. Fifer, William Grossman ［藤野剛雄］

❶ 容積 ……………………………………………………………………… *535*
    A 技術的問題／**B** 二方向撮影／**C** 一方向撮影／**D** 拡大率の補正：一方向撮影の場合／
    E 拡大率の補正：二方向撮影の場合／**F** 回帰式

❷ 駆出率と逆流率 ………………………………………………………… *539*

❸ 左室容積と駆出率を計算するその他の方法 ………………………… *540*

❹ 左室心筋重量 …………………………………………………………… *541*

❺ 正常値 …………………………………………………………………… *541*

❻ 壁応力 …………………………………………………………………… *541*

❼ 圧-容積曲線 ……………………………………………………………… *543*

❽ 左室の局所壁運動 ……………………………………………………… *544*

第 22 章　心室，心筋の収縮能および拡張能の評価 ………………… *547*
Evaluation of Systolic and Diastolic Function of the Ventricles and Myocardium
William Grossman, Mauro Moscucci ［牧 尚孝］

❶ 収縮能評価 ……………………………………………………………… *547*
    A 前負荷，後負荷と収縮性／**B** 等容性指標／**C** 圧-容積解析

❷ 拡張能 …………………………………………………………………… *559*
    A LV 拡張期伸展性：P-V 関係／**B** 拡張期伸展性に影響する臨床的な状況／**C** LV 拡張期弛緩率の指標

第 23 章　タンポナーデ，収縮性および拘束性障害 ………………… *573*
Evaluation of Tamponade, Constrictive, and Restrictive Physiology
Mauro Moscucci, Barry A. Borlaug ［藤野剛雄］

❶ 呼吸に伴う生理的な血行動態の変化および心膜の役割 …………… *573*

❷ 心タンポナーデの病態 ………………………………………………… *574*
    A 滲出性-収縮性病態／**B** 低圧タンポナーデ／**C** 局所的タンポナーデ

❸ 収縮性の病態 …………………………………………………………… *579*

❹ 拘束性病態 ……………………………………………………………… *584*

❺ 結語 ……………………………………………………………………… *588*

第6部 特殊なカテーテル手技　Special Catheter Techniques　589

第24章　心筋および冠血流と代謝の評価　590
Evaluation of Myocardial and Coronary Blood Flow and Metabolism
Morton J. Kern, Michael J. Lim ［井上将至］

❶ 心筋血流の制御：心筋酸素供給と需要との関係　590
　A 心筋酸素供給の決定因子

❷ 心筋代謝の測定　592
　A 冠血流量と冠血管抵抗の調節

❸ カテーテル室での冠血流と心筋血流の測定　596
　A 血管造影での血流の評価：TIMI 血流分類と TIMI フレームカウント／
　B TIMI ブラッシュスコア／　C 冠静脈(洞)血流の測定

❹ センサ付きガイドワイヤを用いた冠動脈内圧と流速の測定　600
　A センサ付きガイドワイヤの使用手技／　B 狭窄評価のための冠充血

❺ 冠血流予備能(CFR) の測定　604
　A 冠動脈 Doppler 流速／　B ガイドワイヤ血流熱希釈法／　C 正常の冠血流と冠血流予備能(CFR)／
　D 狭窄病変の圧由来の血流予備量比(FFR)の測定

❻ 同時測定の圧-流速関係　608
　A 冠脈波解析

❼ 冠血流測定の臨床応用　609
　A 虚血の確認と閾値／　B 血流予備量比(FFR)と血管内超音波／　C PCI のための生理学的な病変評価／
　D 多枝冠動脈疾患／　E 左主幹部狭窄／　F FFR と分枝入口部の評価／　G FFR と伏在静脈グラフトの評価／
　H びまん性アテローム硬化病変の評価／　I 連続した心外膜病変／　J FFR と急性冠症候群

❽ カテーテル室での側副血行路の定量的評価　629

第25章　血管内造影手技　632
Intravascular Imaging Techniques
Yasuhiro Honda, Peter J. Fitzgerald, Paul G. Yock ［波多野 将］

❶ 血管内超音波(IVUS)　632
　A 画像装置／　B 画像を表示するまでの手順／　C 画像の解釈／　D 定量的評価／　E 質的評価／
　F インターベンションへの応用／　G 安全性と限界／　H 将来への展望

❷ 光干渉断層法(OCT)　646
　A 画像装置／　B 画像を撮影する手順／　C 画像の解釈／　D 定量的評価／　E 質的評価／
　F インターベンションへの応用／　G 安全性と限界／　H 将来への展望

❸ 血管内視鏡　656
　A 画像装置および操作法／　B 画像の解釈／　C 診断への応用／　D インターベンションへの応用／
　E 安全性と限界／　F 将来への展望

❹ スペクトロスコピーおよびその他の光学的画像　661
　A 画像装置および操作法／　B 検証および初期の臨床経験／　C インターベンションへの応用／
　D 安全性と限界／　E 将来への展望

❺ 謝辞·················· 666

第26章 心内膜心筋生検 ·················· 670
Endomyocardial Biopsy
Sandra V. Chaparro, Mauro Moscucci ［今村輝彦］

❶ 歴史的変遷·················· 670
❷ 現在使用されている生検鉗子·················· 672
❸ 血管穿刺部位·················· 673
A 内頸静脈アプローチ／B 右鎖骨下静脈アプローチ／C 大腿動静脈アプローチ
❹ 生検の手順·················· 677
A 右内頸静脈アプローチ：プレフォームド鉗子を使用／
B 右内頸静脈アプローチ：プレフォームド・シースを使用／
C 左内頸静脈アプローチ：可動性シースを使用／
D 大腿静脈アプローチ：プレフォームド・シースを使用／
E 左室生検：大腿動脈からプレフォームド・シースを使用／
F 左室生検：大腿動脈からガイディングカテーテルを使用
❺ 合併症·················· 682
A 穿孔／B 悪性の心室不整脈／C 上室不整脈／D ブロック／E 気胸／
F 頸動脈または鎖骨下動脈の誤穿刺／G 肺塞栓症／H 神経麻痺／
I 静脈性の血腫／J 動静脈瘻
❻ 術後管理·················· 684
❼ 採取した組織の処理·················· 684
❽ 心筋症に対する生検·················· 685
A 心臓移植後の拒絶反応／B アドリアマイシン心毒性／C 拡張型心筋症／D 心筋炎／
E 拘束性病変と収縮性病変
❾ 今後の展望·················· 694

第27章 経皮的循環補助：大動脈内バルーンカウンターパルゼーション，Impella, TandemHeart, 体外循環 ·················· 698
Percutaneous Circulatory Support : Intra-Aortic Balloon Counterpulsation, Impella, TandemHeart, and Extracorporeal Bypass
Daniel Burkhoff, Mauro Moscucci, Jose P.S. Henriques ［小野 稔］

❶ 大動脈内バルーンカウンターパルゼーション·················· 698
A 大動脈内バルーンカテーテル／B 経皮的挿入／C シースなしの挿入／D カウンターパルゼーションの開始／
E カウンターパルゼーション中の膨張と収縮のタイミング／F 不整脈がある場合のタイミング／
G カウンターパルゼーション中の血管造影検査／H カウンターパルゼーション中の患者管理／
I カウンターパルゼーションからの離脱とバルーン抜去／J 適応と非適応／K 合併症／
L 大動脈内バルーンポンプに関する結語
❷ 経大動脈弁左室-大動脈ポンプ(Impella)·················· 709
A 装置の説明／B 装置の挿入と補助の開始／C ポンプ調整／D 血管造影中またはPCI中の患者における使用／
E 離脱と装置抜去／F 合併症／G 適応と非適応／H 臨床成績

❸ 体外式左房 - 動脈ポンプ（TandemHeart） 715
A 留置方法／B 補助の開始／C ポンプ調整／D 補助中の管理／
E 離脱と装置抜去／F 合併症／G 適応と非適応／H 臨床成績

❹ 経皮的体外心肺補助 719
A 挿入技術と補助／B 補助中の管理と合併症／C 臨床成績／
D 回復への橋渡し，あるいは別の装置への橋渡しの役割としての経皮的心室補助／E 結語

第7部 治療的カテーテル法の手技　*Interventional Techniques*　725

第28章 経皮的バルーン血管形成術と冠動脈インターベンション 726
Percutaneous Balloon Angioplasty and General Coronary Intervention
Abhiram Prasad, David R. Holmes ［清末有宏］

❶ 歴史 726

❷ 道具 727
A ガイディングカテーテル／B ガイドワイヤ／C 拡張カテーテル

❸ 手技 735

❹ 術後管理 739

❺ PTCA のメカニズム 741

❻ PTCA の急性期の成績 744

❼ 合併症 744
A 周術期心筋梗塞／B 冠動脈解離／C 急性閉塞／D 側枝閉塞／E 冠動脈穿孔／F 出血／G デバイス不全

❽ 血管形成による傷害の治癒反応と再狭窄 753
A 冠動脈内放射線療法（brachytherapy）／B 薬剤溶出ステント

❾ 現在の適応 758
A 安定狭心症の生存率を改善する PCI／B 症状を改善するための PCI／C 急性冠症候群／
D ハイブリッド冠血行再建／E 完全血行再建

❿ 冠血行再建において PCI を選択する適切性の基準 764

⓫ 質や制限の検討 764

第29章 アテレクトミー，血栓除去，末梢保護デバイス 771
Atherectomy, Thrombectomy, and Distal Protection Devices
Robert N. Piana, Jeffrey J. Popma ［今村輝彦］

❶ アテレクトミー 771
A 経皮経管回転性アテレクトミー／B 方向性アテレクトミー／C カッティングバルーン形成術／
D スコアリングバルーン形成術

❷ レーザー焼灼術 785
A レーザー血管形成術

❸ 機械的な血栓摘除術 788
A 切除・吸収デバイス／B Venturi-Bernoulli 式吸入治療／C 吸引血栓摘除術／D 超音波血栓除去術

❹塞栓保護デバイス･･････････････････････････････････ *792*

A 末梢閉塞システム／B 末梢フィルタ／C 近位部閉塞システム／

D 急性心筋梗塞中の塞栓保護と冠動脈形成術／E 塞栓保護システムの推奨病変

第30章 急性心筋梗塞に対するインターベンション ･････････････ *807*
Intervention for Acute Myocardial Infarction
William W. O'Neill ［村岡洋典］

❶歴史的背景･･････････････････････････････････ *807*

❷治療体制･･････････････････････････････ *811*

A 外科設備のない施設における血管形成術／B 地域患者搬送体制／C 都市部における体制

❸再灌流療法の基本的概念･･････････････････････････ *813*

A 治療までの時間／B 臨床リスクの評価／C 最適な治療手順／D 再灌流のための環境／

E 虚血前後のコンディショニング／F ステントによる治療

❹手き上の側面･･･････････････････････ *820*

A 橈骨動脈アプローチ／B 血管造影所見と血行動態の評価／C 責任血管に対するPCI

❺結語･････････････････････････ *822*

第31章 冠動脈ステント ･･･････････････････ *825*
Coronary Stenting
Ajay J. Kirtane, Gregg W. Stone ［松井 浩］

❶ベアメタルステント概観･････････････････････ *825*

A バルーン血管形成術の限界／B 冠動脈ステントの開発／

C ステントのデザイン：性能と臨床成績に与えた影響／D ベアメタルステント間の比較

❷冠動脈ステントの適応･･･････････････････････ *832*

❸薬剤溶出ステント概観･･･････････････････････ *832*

A ベアメタルステントの限界／B 薬剤溶出ステントの構成要素／C 薬剤溶出ステントの世代

❹第1世代薬剤溶出ステント･･････････････････････ *835*

A シロリムス溶出ステント(Cypher)／B パクリタキセル溶出ステント(Taxus)

❺第2世代薬剤溶出ステント････････････････････････ *841*

A エベロリムス溶出ステント(Xience V/Promus)／B ゾタロリムス溶出ステント／

C バイオリムスA9溶出ステント(BioMatrix)

❻薬剤溶出ステントの安全性に関する懸念および薬剤溶出ステントと

ベアメタルステントの統合比較･････････････････････ *850*

❼生体吸収性薬剤溶出ステント･････････････････････ *853*

❽薬剤溶出ステントの要約･････････････････････ *854*

❾ステント植込みのテクニック･･････････････････ *854*

A 冠動脈ステント植込みの技術的側面

❿冠動脈ステント植込みの合併症･････････････････ *858*

A ステント血栓症／B 再狭窄／C 冠動脈ステント植込みのその他の合併症

⓫特定の患者と病変におけるステントの使用･････････････････ *868*

A 急性ST上昇型心筋梗塞／B 糖尿病患者／C 多枝病変および左主幹部病変／

　　　　D 慢性完全閉塞／E 分岐部病変／F 伏在静脈グラフト
　❶ 結語：現在の概観と将来の方向 …………………………………………… 879

第32章 Structural heart diseaseに対するインターベンション治療の総括 …… 888
General Overview of Interventions for Structural Heart Disease
Mauro Moscucci, John D. Carroll, John G. Webb［稲葉俊郎］

　❶ Structural heart disease に対するインターベンション治療の分類 ……………………… 888
　　　A 先天的または後天的な心内異常に対する閉鎖術／B 経皮的弁膜症インターベンション治療／
　　　C 心筋内インターベンション治療／D 心内短絡作成インターベンション治療／
　　　E 心膜インターベンション治療／F その他のインターベンション治療
　❷ 教育や資格認定の基準 …………………………………………… 896
　❸ インフォームドコンセントと未承認適応への承認済みデバイスの使用 …………………………… 897
　❹ Structural heart disease インターベンションの役割：
　　　包括的プログラムとハートチーム教育や資格認定の基準 …………………………… 898

第33章 経皮的弁膜疾患治療法 …………………………………………… 900
Percutaneous Therapies for Valvular Heart Disease
Ted Feldman, Mauro Moscucci［池ノ内 浩］

　❶ 経皮的僧帽弁形成術 …………………………………………… 900
　　　A 機序／B 患者選択／C 禁忌症／D 経皮的僧帽弁形成術の適応患者選択のための解剖学的要因／
　　　E 手技／F イノウエバルーン法／G 急性期成績／H 長期血行動態および臨床成績／
　　　I 経皮的バルーン僧帽弁形成術と外科的交連切開術の比較／J 合併症
　❷ 肺動脈弁形成術 …………………………………………… 913
　　　A 病態生理／B 手技／C 臨床成績と合併症
　❸ バルーン大動脈弁形成術 …………………………………………… 915
　　　A 非石灰化大動脈弁狭窄症／B 石灰化大動脈弁狭窄症／C 大動脈弁口面積改善の機序／
　　　D 手技／E 臨床成績と合併症／F 長期成績
　❹ 経皮的弁置換術と修復術 …………………………………………… 922
　❺ 肺動脈弁置換術 …………………………………………… 922
　❻ 経皮的大動脈弁置換術 …………………………………………… 923
　　　A 弁の構造／B 症例選択，準備ならびに弁留置
　❼ 経皮的僧帽弁修復術 …………………………………………… 930

第34章 末梢血管インターベンション …………………………………………… 939
Peripheral Intervention
Mehdi H. Shishehbor, Samir R. Kapadia［重松邦広］

　❶ 一般的事項 …………………………………………… 939
　❷ 頸動脈 …………………………………………… 939
　　　A 治療にあたり考慮するべき点と技術
　❸ 椎骨動脈，脳底動脈 …………………………………………… 949
　　　A 治療にあたり考慮するべき点と技術

❹ 大動脈弓部の血管 ································· *950*
　A 鎖骨下動脈，総頸動脈，無名動脈／B 治療にあたり考慮するべき点と技術

❺ 腎動脈 ································· *953*
　A 線維筋性異形成／B 動脈硬化性腎動脈狭窄／C 治療にあたり考慮するべき点と技術

❻ 腸間膜動脈 ································· *958*
　A 治療の適応と結果／B 腸間膜動脈に対する血管内治療

❼ 下肢 ································· *961*
　A 臨床症状／B 診断／C 血管内治療の適応

❽ 大動脈腸骨動脈領域の閉塞性疾患 ································· *962*
　A 治療にあたり考慮するべき点と技術

❾ 総大腿動脈 ································· *967*
　A 治療にあたり考慮するべき点と技術

❿ 大腿深動脈 ································· *967*

⓫ 浅大腿動脈と膝窩動脈 ································· *968*
　A 補助治療／B 治療にあたり考慮するべき点と技術

⓬ 膝窩動脈下動脈 ································· *972*
　A 技術

⓭ 下肢バイパスグラフト ································· *974*
　A 技術

⓮ 静脈疾患と血管内治療 ································· *975*
　A 技術

⓯ 教育と資格 ································· *976*

第35章　小児，成人先天性心疾患のインターベンション ································· *981*
Intervention for Pediatric and Adult Congenital Heart Disease
Robert J. Sommer［先崎秀明］

❶ 先天性心疾患カテーテル室 ································· *981*
❷ 先天性心疾患閉塞性病変 ································· *982*
　A 右室流出路の閉塞性病変／B 有意な逆流を伴った肺動脈弁狭窄／C 末梢肺動脈狭窄

❸ 左室流出路狭窄 ································· *993*
　A 解剖，生理／B 左側の狭窄に対する経カテーテル治療

❹ 大動脈縮窄 ································· *996*
　A 小児でのテクニック／B 結果／C 成人の大動脈縮窄／D ステント血管形成術／E 先天性僧帽弁狭窄

❺ 短絡と関係した先天性病変 ································· *999*
　A 心房レベルの短絡：心房中隔の解剖／B 心房中隔欠損（ASD）の病態生理／C ASD の経カテーテル閉鎖／
　D PFO の経カテーテル閉鎖／E 特別なテクニック／F 結果：ASD/PFO 閉鎖／G 心室中隔欠損（VSD）／
　H VSD の経カテーテル閉鎖／I 筋性部 VSD 閉鎖のテクニック／J 結果：VSD 閉鎖

❻ 心筋梗塞後の心室中隔破裂 ································· *1008*
　A 心外短絡の経カテーテル塞栓

❼ 動脈管開存（PDA） ································· *1009*
　A PDA の経カテーテル閉鎖／B PDA 閉鎖のテクニック：Amplatzer Duct Occluder／C 結果：PDA 閉鎖

❽ 他の心外短絡の治療 ………………………………… 1012
　A 体動静脈瘻(systemic AV fistula)／B 冠動静脈瘻(coronary AV fistula)／
　C 体肺(気管支)側副血行路／D 肺動静脈瘻(pulmonary AV fistula)／
　E 静脈 - 静脈側副血行路／F デバイス塞栓のテクニック／G 結果と合併症

❾ Fontan 循環を持つ成人患者における心臓カテーテル検査 …………………… 1015
　A Fontan 循環／B 血行動態評価

❿ 結語 …………………………………………………… 1016

第 36 章　心臓の細胞治療：その方法と投与システム …………… 1020
Cardiac Cell-Based Therapy : Methods of Application and Delivery Systems
Joshua M. Hare, Arnon Blum, Alan W. Heldman　［細田 徹］

❶ 幹細胞 …………………………………………………… 1020
❷ 細胞投与のアプローチとシステム …………………………… 1021
　A どの細胞投与法がベストなのか？
❸ 移植に使われる細胞の種類 …………………………………… 1026
❹ カテーテルの誘導のためのイメージング ……………………… 1026
　A 核磁気共鳴画像法(MRI)／B NOGA システム
❺ 疾患へのアプローチ …………………………………………… 1028
　A 急性心筋梗塞に対する細胞治療／B 狭心症に対する細胞治療／C 虚血性心筋症に対する細胞治療／
　D 拡張型心筋症に対する細胞治療／E 冬眠心筋に対する細胞治療
❻ 経心内膜的幹細胞注射のトレーニング ………………………… 1037
❼ 将来の方向性 …………………………………………………… 1039

第 37 章　大動脈血管内治療 ……………………………………… 1043
Aortic Endovascular Grafting
Arash Bornak, Gilbert R. Upchurch Jr, Omaida C. Velazquez　［山内治雄］

❶ 治療の適応 ……………………………………………… 1043
❷ ステントグラフトのデザイン …………………………… 1044
❸ 術前の評価 ……………………………………………… 1045
❹ 血管内治療の戦略とステントグラフト留置 …………… 1047
　A アクセス部位の選択とグラフトのデリバリ
❺ ステントグラフトの展開 ………………………………… 1049
　A 大動脈ネック／B 大動脈分岐部／C 腸骨動脈への展開
❻ 最終的な画像評価 ……………………………………… 1051
　A 腎動脈開存性／B エンドリーク
❼ 術後の経過観察 ………………………………………… 1054
❽ 経過観察中の合併症 …………………………………… 1055
　A 早期合併症／B 遠隔期合併症
❾ 結語 ……………………………………………………… 1057

第38章 心外膜関連の手技：心嚢穿刺，バルーン心膜開窓術，心外膜アプローチ …… 1059
Pericardial Interventions : Pericardiocentesis, Balloon Pericardiotomy, and Epicardial Approach to Cardiac Procedures
Mauro Moscucci, Juan F. Viles-Gonzalez ［網谷英介］

❶ 心嚢穿刺 …… 1060
　A X線透視ガイド下の心嚢穿刺／**B** エコーガイド下の心嚢穿刺／**C** 心嚢穿刺の合併症

❷ 経皮的バルーン心膜開窓術 …… 1067

❸ 心膜腔内インターベンションと心外膜アプローチ …… 1069
　A 心膜腔の解剖と心外膜アプローチとの関係／**B** 技術面／**C** 前部，背部アプローチ／
　D 透視による心膜腔内の操作／**E** 心臓手術後の心膜腔へのアクセス

第39章 不整脈のインターベンション治療 …… 1076
Interventions for Cardiac Arrhythmias
Haris M. Haqqani, Francis E. Marchlinski ［山形研一郎］

❶ イントロダクション …… 1076

❷ 不整脈の分類と機序 …… 1076

❸ 概論および周術期に注意すべきこと …… 1077

❹ 上室頻拍 …… 1080
　A 房室結節リエントリー頻拍（AVNRT）／
　B 房室リエントリー頻拍（AVRT）および Wolff-Parkinson-White（WPW）症候群／
　C 限局性心房頻拍

❺ マクロリエントリー心房頻拍（MRAT） …… 1085
　A 定義／**B** 三尖弁輪 - 下大静脈間峡部依存粗動（cavotricuspid isthmus-dependent flutter）／
　C 非典型的心房粗動（atypical atrial flutter）

❻ 心房細動 …… 1087

❼ 心室頻拍 …… 1088
　A 心室頻拍に対するアブレーションの適応／**B** 術前の心室頻拍の起源予測／**C** 周術期の画像／
　D 左室心内膜側へのアプローチと抗凝固／**E** 心室頻拍のマッピング法／
　F マッピングができない心室頻拍のアブレーション／**G** 心外膜へのアクセスおよびアブレーション

❽ 特発性心室頻拍 …… 1092
　A 流出路起源の心室頻拍／**B** 流出路起源以外の局所からの心室頻拍／**C** 束枝ブロック

❾ 瘢痕依存性心室頻拍 …… 1095
　A 梗塞後心室頻拍および虚血性心筋症／**B** 非虚血性拡張型心筋症／
　C 脚枝間リエントリー／**D** 他の非虚血性心筋症

❿ 多形性心室頻拍と心室細動 …… 1096

⓫ 結語 …… 1096

第8部 臨床プロフィール　Clinical Profiles　1101

第40章　弁膜症のプロフィール　1102
Profiles in Valvular Heart Disease
Ted Feldman, William Grossman, Mauro Moscucci［松井 浩］

- **❶僧帽弁狭窄症**　1102
  - **A** 第2の狭窄／**B** カテーテル検査のプロトコール
- **❷僧帽弁閉鎖不全症（逆流）**　1107
  - **A** 生理学／**B** 血行動態の評価／**C** 心血管造影の評価／**D** カテーテル検査のプロトコール
- **❸大動脈弁狭窄症**　1114
  - **A** 血行動態の評価／**B** 心血管造影の評価／**C** カテーテル検査のプロトコール
- **❹大動脈弁閉鎖不全症**　1124
  - **A** 血行動態の評価／**B** 心血管造影の評価／**C** カテーテル検査のプロトコール
- **❺三尖弁閉鎖不全症**　1127
  - **A** 血行動態の評価／**B** 心血管造影の評価
- **❻三尖弁狭窄症**　1128
  - **A** 血行動態の評価／**B** 心血管造影の評価
- **❼肺動脈弁狭窄と閉鎖不全**　1128
- **❽人工弁の評価**　1129
  - **A** 人工弁の相対的狭窄／**B** カテーテルの人工弁通過

第41章　冠動脈疾患のプロフィール　1134
Profiles in Coronary Artery Disease
Robert N. Piana, Aaron Kugelmass［八尾厚史］

- **❶安定冠動脈疾患**　1134
- **❷急性冠症候群，ST上昇型心筋梗塞**　1136
  - **A** 冠動脈撮影とPCIの適応／**B** 技術的考察
- **❸非ST上昇型心筋梗塞**　1140
  - **A** 冠動脈造影とPCIの適応／**B** マネジメント
- **❹保護されていない左冠動脈主幹部病変**　1143
  - **A** 技術的考察
- **❺慢性閉塞性病変**　1147
  - **A** 冠動脈造影と経皮的冠動脈再建術の適応／**B** 技術的考察
- **❻大伏在静脈グラフト病変**　1151
  - **A** 冠動脈造影と経皮的血行再建術の適応／**B** 技術的考察

第42章　肺高血圧症および肺塞栓症のプロフィール　1158
Profiles in Pulmonary Hypertension and Pulmonary Embolism
Scott H. Visovatti, Vallerie V. Mclaughlin［波多野 将］

- **❶肺高血圧症（PH）**　1158

❷ PH の病態 ………………………………………… *1158*
❸ 肺動脈性肺高血圧症(PAH) の分子生物学的機構 ……………………………… *1159*
　A プロスタノイド／**B** エンドセリン -1(ET-1)／**C** 一酸化窒素(NO)経路／**D** セロトニン
❹ 病因 ………………………………………… *1160*
❺ 診断 ………………………………………… *1162*
❻ PAH における右心カテーテル検査 ……………………………… *1164*
　A 右房圧(RAP)／**B** 肺動脈圧(PAP) および肺動脈楔入圧(PCWP)／
　C 心拍出量(CO) および肺血管抵抗(PVR)／**D** 急性肺血管反応試験／**E** そのほかに考慮するべきこと
❼ 治療 ………………………………………… *1165*
❽ 肺塞栓症(PE) ………………………………………… *1170*
　A 診断／**B** 臨床検査および画像検査／**C** 危険度分類／**D** 抗凝固療法／
　E 血栓溶解療法, カテーテルインターベンションおよび外科的血栓内膜摘除術

第43章 心筋症とうっ血性心不全のプロフィール ……………………………… *1180*
Profiles in Cardiomyopathy and Heart Failure
James C. Fang, Barry A. Borlaug［絹川弘一郎］

❶ 駆出率の低下した心不全(HFrEF) ……………………………… *1181*
❷ 心臓移植 ………………………………………… *1188*
❸ 補助人工心臓(VAD) ……………………………… *1196*
❹ 巨細胞性心筋炎 ………………………………………… *1203*
❺ 駆出率の保たれた心不全(HFpEE) と拘束型心筋症 ……………………………… *1205*

第44章 心膜疾患のプロフィール ……………………………… *1222*
Profiles in Pericardial Disease
John F. Robb, Roger J. Laham, Mauro Moscucci［牧 尚孝］

❶ 心膜炎, 心膜液貯留, 心タンポナーデ ……………………………… *1222*
❷ 診断的, 治療的心膜穿刺 ……………………………… *1223*
❸ 心膜生検 ………………………………………… *1225*
❹ 収縮性心膜炎 ………………………………………… *1228*
　A 治療
❺ 浸出性収縮性心膜炎 ……………………………… *1233*
❻ 拘束型心筋症 ………………………………………… *1235*
❼ 収縮状態を伴うその他の病態 ……………………………… *1236*
❽ 心膜の奇形 ………………………………………… *1237*

第45章 先天性心疾患のプロフィール ……………………………… *1239*
Profiles in Congenital Heart Disease
Gabriele Egidy Assenza, Robert Sommer, Michael J. Landzberg［八尾厚史］

❶ 成人肺動脈狭窄症 ……………………………… *1239*
　A 考察

❷ 大動脈縮窄症 ……………………………… **1242**
　A 考察

❸ 心房中隔欠損症(ASD) ……………………………… **1245**
　A 考察

❹ 心筋梗塞後の心室中隔破裂性短絡の軽減 ……………………………… **1248**
　A 考察

❺ 動脈管開存症(PDA) ……………………………… **1251**
　A 考察

❻ 冠動静脈瘻 ……………………………… **1253**
　A 考察

❼ 複雑先天性心疾患における右室流出路不全 ……………………………… **1256**
　A 考察

第46章　末梢動脈疾患のプロフィール ……………………………… **1259**
Profiles in Peripheral Arterial Disease
Christopher J. White, Stephen R. Ramee ［石田純一］

❶ 脳卒中に対するインターベンション治療 ……………………………… **1259**
❷ 頭蓋内動脈病変に対する待機的血管形成術 ……………………………… **1263**
❸ 大動脈弓と頸動脈 ……………………………… **1267**
　A 頭蓋外の頸動脈に対するインターベンション治療／**B** 椎骨動脈に対するインターベンション治療／
　C 鎖骨下動脈や腕頭動脈に対する動脈形成術
❹ 胸部大動脈に対するインターベンション治療 ……………………………… **1275**
　A 大動脈縮窄症／**B** 胸部大動脈瘤に対する血管内治療
❺ 腹腔動脈や腎動脈に対するインターベンション治療 ……………………………… **1278**
　A 慢性腸間膜虚血／**B** 腎動脈形成術
❻ 下肢の末梢血管疾患 ……………………………… **1284**
　A 大動脈から腸骨動脈の病変に対するインターベンション治療／
　B 大腿膝窩動脈に対するインターベンション治療／
　C 脛骨動脈と腓骨動脈の病変に対するインターベンション治療
❼ 穿刺部合併症の経皮的治療 ……………………………… **1290**

索　引 ……………………………… **1301**

Section I

第1部 一般原則
General Principles

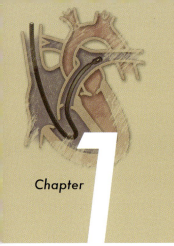

【第1章】 Section I *General Principles*

心臓カテーテル検査の歴史と現在の標準的手法
Cardiac Catheterization History and Current Practice Standards

Mauro Moscucci[a]

われわれが現在持っているような心疾患に関する概念は，過去80年間に心臓カテーテル検査によって得られた膨大な生理学的，解剖学的知識の蓄積に基づくものである．1956年12月11日，ノーベル賞授賞式でAndre Cournandが述べたように，まさに「心臓にカテーテルを挿入することは錠前に鍵を差し込むようなものである」[1]．Cournandらは，この鍵をあけることによって，ヒトの正常および異常な心機能を理解できる新しい時代にわれわれを導いてくれた．

Cournand[2]によれば，心臓カテーテル検査（cardiac catheterization）は1844年に，Claude Bernardによって最初に行われた（同時にそう名付けられた）．その対象はウマで，頸動静脈から逆行性に，左室と右室両方にカテーテルが挿入された．心臓カテーテル，造影法，インターベンションの歴史を概説した素晴らしい総説のなかで，MuellerとSanborn[3]はStephen Halesらの実験のほうがClaude Bernardの仕事よりも早いと述べて，文献を引用している．侵襲的な血行動態の評価を行ったという栄誉はおそらくStephen Halesに帰するものであろう．彼はウマの大腿動脈に真鍮の棒を挿入し，真鍮の棒につながった9フィートのガラス円柱の中で血液が上昇するのを測定することにより，初めてウマの血圧を測定した．さらに実験を行い，これを1733年に論文として発表したのであるが，1分間に心臓を通過する血液量を測定することによって左室の容量を決定した[4]．

Claude Bernardは，最初に心臓カテーテルを行った人ではなかったようだが，心臓カテーテルによって心臓生理学を研究するために注意深く科学的な手法を用いたため，この技術的に革命的な新しい方法が大変重要なものであることが明らかになり，心臓カテーテル法の将来の発展に息吹を与えた．1861年にはChauveauとMareyらが心内圧の測定結果を報告した．彼らは心室の収縮と心尖部拍動が同時であることを示し，初めて左室圧と中心動脈圧の同時測定を行った．動物を用いて心血管系の生理学を研究する時代が始まり，次いで多くの重要な技術や原理（圧測定，Fick心拍出量測定）が開発された，これが心疾患患者へ直接応用されるようになっていった．

生きているヒト（実は本人自身であるが）の心臓の中へ初めてカテーテルを進めたのは，Werner Forssmannであるとされている[5]．ドイツで臨床研修を受けていた25歳の外科医Forssmannは，透視下で自分自身の左肘正中静脈から右房に達するまで65cmカテーテルを進め，それから放射線部門へ歩いて行って（階が違ったので階段を登らねばならなかった）胸部X線像を撮影し，カテーテルの位置を記録にとどめた（図1-1）．その後2年の間，Forssmannはカテーテル法の研究を続け，そ

---

[a]：William GrossmanとDonald Baimは旧版においてこの章を執筆し，歴史的な情報の多くと全体像を提供してくれた．

[図1-1] 最初に報告された心臓カテーテル検査
Eberswaldeで外科の臨床研修を受けていた25歳のWerner Forssmannは，自身の左肘正中静脈からカテーテルを65 cm挿入し，先端を右房に到達させたのち，放射線部門まで歩いて行ってこのX線像を撮影した．
(Forssmann W：Die Sondierung des rechten Herzens. Klin Wochenschr 8：2085-2087, 1929)

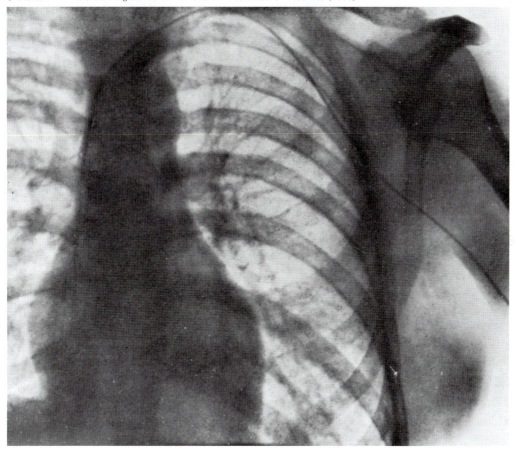

の間6回も自分自身を対象にしてカテーテル挿入を行ったが，その実験の危険性について誤解に基づく厳しい批判を浴びたことから，彼の興味は他の分野へ向けられ，最終的には泌尿器科医として人生を全うしている[6]．それにもかかわらず，彼の貢献と先見性に対して，1956年Andre CournandやDickinson Richardsとともにノーベル医学賞が贈られた．カテーテル挿入の研究でForssmannが当初目的としたのは，薬物を直接心臓へ注入する治療手技を開発することであった．Forssmannは以下のごとく記述している．

　急性ショック，心臓病，麻酔下，毒物中毒などで心臓が急に止まっても，医師は治療薬を末梢から注入せざるを得ない．このような場合に，心臓へ直接薬物を注入してやれば救命できるかもしれない．ところが，冠動脈やその枝を傷害する頻度が高く，そのために心タンポナーデ，ひいては死を招く．…そのような事故の恐れがあるので，しばしば手遅れになるまで様子をみていて貴重な時間を無駄にしてしまう．そこで私は，心臓へ到達する新しい方法の開発を試み，静脈系から右室へのカテーテル挿入を行った[5]．

Forssmannの技術は他の医師たちにむしろ

診断手技として認められるところとなった．1930年にKleinは11例の右心カテーテル検査の成績を発表しているが，そのなかには右室にカテーテルが進んだ例や，Fick法で心拍出量を測定した例もある[7]．Padilloらは，1932年に2例の右心カテーテル検査と心拍出量の測定例を報告している[2]．これらわずかな例を除くと，正常および病的状態における心臓カテーテル検査による循環動態の研究は断片的なものにすぎなかったが，Andre Cournand と Dickinson Richards により，個別に，しかし協力しつつなされたヒトの右心機能に関する一連の重要な研究によって初めて本格的なものとして行われるようになった[8-10]．1947年，Dexterは先天性心疾患における研究を発表した．彼は，カテーテルを肺動脈に進めることで肺動脈楔入部から得られた，肺毛細管血の酸素飽和度とその由来に関する知見に言及している[11]．続く一連のDexterの研究室から出た報告[12]，およびWerköの研究[13]によって肺動脈楔入部が評価され，この部の圧が肺静脈圧ないしは左房圧をよく反映していることが確認された．この初期の黄金時代に，カテーテル検査法を用い心血管生理学の問題解決に取り組んだのは，英国のMcMichaelとSharpey-Shafer[14]，パリのLenègreとMaurice[15]，米国のWarren, Stead, Bing, Dexter, Cournandら[16-23]であった．

その後の進歩は1950年代および1960年代に急速にもたらされた．逆行性左心カテーテル法が1950年にZimmermanら[24]とLimon-LasonとBouchard[25]によって最初に行われた．カットダウン法ではない経皮的カテーテル挿入法は，1953年にSeldingerによって開発され，ほどなく右心・左心両方のカテーテル検査に応用されるようになった[26]．心房中隔穿刺法は，1959年にRoss[27]とCope[28]によって初めて行われたが，すぐに標準的方法として受け入れられるに至った．選択的冠動脈造影法はSonesによって1959年に始められたが，その後，非常に優れた技術として完成された[29,30]．選択的冠動脈造影を経皮的に行うための変法は，1962年にRickettsとAbrams[31]，1967年にJudkins[32]によって開発された．1970年には，SwanとGanzによってバルーン付きカテーテルが開発され，それによってカテーテル室の外でカテーテル検査を行うことが可能となった[33]．さらに1977年にはAndreas Gruentzigが経皮経管冠動脈形成術（percutaneous transluminal coronary angioplasty：PTCA）として知られているバルーン血管形成術を発表したが[34,35]，心臓カテーテル法を治療的介入にまで広げたことで，急速な将来の発展の原動力となった．

1 インターベンション心臓病学

最近30年間に一番大きく変化したことは，心臓カテーテル法の治療法としての進化である．この方法は，技術が急速に進歩して適応が拡大されたため，冠動脈バイパス術（CABG）と拮抗するほどの確固たる地位を占めるに至った．実際，PTCAの年間件数は1990年までに30万件を超えた．PTCAの成功の半面，その欠点を補うべく心臓内科医と技術開発者は，近年，数々の新しい経皮的インターベンションデバイスを開発し，臨床応用してきた．そのなかには，さまざまな血栓除去用のカテーテル，ベアメタルステント，薬剤溶出ステントがあるが，これらを合わせて用いることで，初期の問題点であった弾性リコイル，解離，治療部位の再狭窄はほとんど解決された（第28〜31章を参照）．これらの比較的新しい技術は，（伝統的なバルーン血管形成術とともに）経皮的冠動脈インターベンション（percutaneous coronary intervention：PCI）という呼び方で通常総称される．冠動脈疾患を合併する患者で，病的状態や死亡の原因となることが知られている動脈硬化性末梢血管疾患においても，同様の技術は並行して開発されてきた（第19, 34, 37章を参照）．

PCIの発展は器質的心疾患の新しい治療法を生み出すこととなった（第32章を参照）．小児の患者の心内短絡を閉鎖するために開発されたカテーテルデバイスは，現在では成人の先天性心疾患や後天的疾患を治療するのにも使われている（第35章を参照）．1980年代半ばに開

発されたバルーン弁形成術は，リウマチ性僧帽弁狭窄症の治療に関しては現在も良好な結果を得ているが，大動脈弁狭窄症の治療に関してはバルーン弁形成術では早期の再発がみられるため，現在では大動脈弁置換手術の適応にならない大動脈弁狭窄症の患者や，経皮的大動脈弁置換術の準備目的に限定して施行されている．現在，経皮的大動脈弁置換術と経皮的僧帽弁逆流減少術の新しい技術が，特定の患者においては開心術の代替治療として使用可能である（第33章を参照）．

要するに，これらの新技術によってインターベンション心臓病学は心血管病学の新しい分野の一つとなった．その歴史については Spencer King[36]により良くまとめられているので，興味ある読者は歴史的詳細についてはそちらを参照していただきたい．インターベンション心臓病学は，新しい技術や強力な補助薬物療法のおかげでその適応が広がり，より良い結果を得られていることから，21世紀においてもさらに繁栄することは明らかである．いろいろな意味で，これらの（単なる診断法でない）治療法は，心臓カテーテル法という広い分野における最重要項目となった．このカテーテル治療という活力のある分野に重点が置かれることは至極当然であるが，カテーテル挿入，血行動態測定，高画質血管造影，カテーテル所見と臨床所見の総合的解釈といった，現在のすべてのカテーテルインターベンション技術がよって立つだけでなく，将来の心臓カテーテル法の発展もそこによって立つ基本原理をわれわれは見失ってはならない．

2 心臓カテーテル検査の適応

心臓カテーテル検査とは，今日行われているように，診断および，多くは治療を目的とした血行動態検査と造影検査の組み合わせであるということができる．いかなる侵襲的手技についてもいえることであるが，心臓カテーテル検査を行うにあたっては，検査の危険性とそれによって得られる情報の価値を常に天秤にかけてみなければならない．安定狭心症，不安定狭心症，ST上昇型心筋梗塞の管理における心臓カテーテル検査と冠動脈インターベンションの適応は，米国心臓病学会（ACC）と米国心臓協会（AHA）により示されており[37-39]，http://www.cardiosource.org/ で閲覧可能である．

一般に心臓カテーテル検査の実施が勧められるのは，臨床症状から疑われている点を確かめたり，解剖学的・生理学的な重症度を決めたり，または症状のある患者の治療介入が予定されている場合の合併症の有無を確認する必要がある場合である．今日心臓カテーテル検査の最も一般的な適応となるのは，侵襲的な治療手技が予想される急性の冠動脈虚血性疾患（不安定狭心症または急性心筋梗塞）である．このような患者に対する心臓カテーテルの目的は，責任冠動脈を同定してPCIにより再灌流することである．一部の患者では，診断カテーテルにより，（複雑多枝疾患，左主幹部病変，合併する重症弁膜症などの）予想外の病変が明らかになることで，開心術を行うか否かを決定するために必須の情報が提供される場合もある．

外科手術を考慮するにあたっては，心臓カテーテル検査施行の適応があることに異論は少ないであろうが，手術を行う全例について術前の心臓カテーテル検査と冠動脈造影検査が必要か否かについては医師の間で意見が分かれている．最新改訂版の2006年版 ACC/AHA 弁膜症患者治療ガイドラインによると，緊急でない弁膜症手術を受ける若年者では心臓カテーテル検査によって血行動態を評価する必要性が認められず，冠動脈疾患の危険因子も既往もなく，心筋虚血が証明されない患者に関しては，冠動脈造影検査は適応ではない（エビデンスレベルC）[40]．このようにエコーで証明された弁膜症を有する，心筋虚血の症状のない多くの若年患者では，時には非侵襲的検査データのみで手術が行われることがあるが，これらの患者に心臓カテーテル検査を行うリスクも極めて小さい．それは不完全な臨床診断や予想外の病変があって，予定の心臓手術が長引いたり，手術法が複雑になるというリスクと比較するとなおさらで

ある．外科医は心臓カテーテル検査によって初めて，行く先の正確で詳細な案内図を与えられ，これによって細心の注意を払いつつ，整然とした，しかも最大限効果的な手術ができるのである．さらにまた，心臓カテーテル検査によって得られる情報は，左室機能や肺血管の状態や冠動脈狭窄の有無など，その患者の予後を正確に評価するにあたって必須のものである．したがって筆者は，たとえ弁膜症や心機能の重症度が術前の心エコーにより得られていても，外科手術を予定している大多数例について心臓カテーテル検査（少なくとも冠動脈造影）を行っておくことを勧める．

心臓カテーテル検査から得られた情報は，外科手術の適否の判断以外にも，重要な治療方針の決定に役立つ．たとえば，急性肺塞栓症が疑われている例にヘパリンおよび／または血栓溶解薬を投与するときや，肥大型閉塞性心筋症が疑われている例に大量のプロプラノロールおよび／またはカルシウム拮抗薬を投与する（それともアルコールによる中隔枝のカテーテルアブレーションを行う）のに際して，造影検査や血行動態検査により診断をはっきりと確認し，治療を決定する場合である．原発性肺高血圧症の診断はしばしば心エコーによって行われるが，（a）診断を確定する場合，（b）薬物治療に対する反応性を評価するためには，通常，心臓カテーテル検査が行われる．心臓カテーテル検査は重症心不全の薬物治療を最適化するためにも行われる．

心臓カテーテル検査について広く受け入れられている適応は，治療上の観点からは差し迫った状態ではないにしても，病態がはっきりとしない場合である．このような例として最も多いのは，原因疾患のわからない胸痛の患者で，冠動脈に果たして狭窄があるか否か不明な例である．予後判定，治療方針いずれの点でも難しい問題であるが，この場合，冠動脈に病変がないことさえわかれば，問題は非常に単純化されてしまう．しかし，近年CT血管造影（CTA）が新しい画像診断法として登場し，このような状況下で冠動脈疾患を鑑別する診断法としては，

CTAが侵襲的な冠動脈造影にほとんど取って代わった．心筋症の疑いがあって，症状を訴える例もまたこの範疇に入る．この場合にも，臨床診断をつけてしまえばそれで満足してしまう向きもあるが，診断がつけば予後と治療が変わること（たとえば長期の臥床安静，または継続的な抗凝固療法）は患者にとって極めて重大な問題なので，筆者は臨床的にはその可能性がごく小さくても，確実に治療できる疾患（たとえばヘモクロマトーシスや浸出性収縮性心膜炎）の可能性を除外するためには積極的にカテーテル検査を行う価値があると考えている．

Ⓐ 臨床研究

時には，純粋に研究を目的として心臓カテーテル検査を行うことがある．大きな医療センターで行われる診断的・治療的臨床試験の多くにおいて，多かれ少なかれ研究的なことが行われているが，通常は（新しいステントデザインなどの）新しい治療デバイスを，診断や治療のために心臓カテーテル検査を受ける患者において評価するといった場合が多い．こうした研究[41]はすべて，治験用医療機器に対する適用免除（Investigational Device Exemption：IDE）の書式による米国食品医薬品局（Food and Drug Administration：FDA）の事前承認と，各医療機関の施設内倫理委員会（Institutional Review Board：IRB）の事前承認を得て，患者に対して手技の危険性，予想される利益，他の選択肢の詳細を完全に説明して，インフォームドコンセントをとらなければならない．こうした研究を行うにはプロトコールの詳細や対象患者基準と除外基準，データ収集に対する緻密な注意が必要で，いかなる合併症の発生の際も速やかな報告の義務がある．

以上の場合でも，（新しいステント留置6ヵ月後の確認造影のように）単に研究目的で行われるカテーテル検査とはまったく異なり，こうした研究では，施設内に設けられた倫理委員会（Human Use Committee）による詳細な検討の結果認められた検査計画書にのっとり，心臓カテーテル検査の十分な経験を積んだ医師自ら，

[表 1-1] 心臓カテーテル検査と血管造影法の相対的禁忌

状態	リスク増加
高カリウム血症，低カリウム血症やジギタリス中毒	不整脈
管理されていない高血圧	造影検査中に出血，抗血栓薬治療後の出血性脳卒中，心不全，心筋虚血を招きやすい
有熱性疾患の合併	感染
抗凝固療法中（INR>1.5 をカットオフ値とする）	出血
重症の血小板減少症：一般的なコンセンサスとしては，血小板数が 40,000〜50,000/mL あれば，凝固異常がない条件下で主要な侵襲的手技を行うことができる[a]	出血
造影剤に対する重篤なアレルギーの既往	命に関わるアナフィラキシー反応
非代償性心不全	造影剤投与後の肺水腫，手技中に臥位保持不能
水分と造影剤を除去するための透析療法が計画されていない，重症の腎不全かつ/または無尿	容量負荷と肺水腫，透析を必要とする腎症
予想外または造影剤使用後の腎機能の悪化（worsening renal function）	透析を必要とする急性腎不全
消化管の出血を含む活動性の出血	抗血小板薬や抗凝固薬投与後の重大出血

INR：国際標準比

[a]：Schiffer CA et al：Platelet transfusion for patients with cancer: clinical practice guidelines of the American Society of Clinical Oncology. J Clin Oncol 19：1519-1538, 2001 を参照.

(Grossman PM, Moscucci M：When should a procedure not be performed? Complications of Cardiovascular Procedures：Risk Factors, Management, and Bailout Techniques, Walter Kluwer/Lippincott Williams & Wilkins, Philadelphia, p61-68, 2011)

またはその監督下で行われなければならない．

B 禁忌

個々の患者について，心臓カテーテル検査の適応に関して慎重に検討する一方で，禁忌とする条件があるか否かを検討しておくことも同様に重要である．過去数年の間に，急性心筋梗塞，心原性ショック，難治性の心室頻拍，その他重症例でも，心臓カテーテル検査や冠動脈造影に非常によく耐えられることがわかってきたため，われわれが禁忌とする条件は随分ゆるくなっている．

現在，絶対的禁忌と考えられるのは，完全な判断力のある人が検査に同意しなかった場合だけである．しかしながら，相対的禁忌の膨大な項目は覚えておくべきである．同時にまた，これらのすべては是正できるもので，そうすることによって検査の安全性がさらに高まるということも覚えておく必要がある．これら相対的禁忌を表 1-1 にまとめた．たとえば，高血圧のある例では心筋虚血や肺水腫や出血を起こしやすいので，検査前および検査中に血圧をコントロールしておく必要がある．心臓カテーテル検査前に治療しておくべき病態には，熱性疾患，非代償性の左心不全，活動性の出血，ジギタリス中毒，低カリウム血症が含まれる．予期しないクレアチニンの上昇ないしは急性腎機能障害（worsening renal function）があれば，その状況で造影剤を使用することは急性腎不全のリスクを高めるため，心臓カテーテル検査の延期を考える．造影剤のアレルギーは相対的禁忌であるが，第 2, 4 章に示してあるように，適切な前処置を行い，新しい非イオン性の低浸透圧性造影剤を使うと重大な事故の発生する危険は非常に少なくなる．たとえそのようにしても，重篤なアレルギー反応や，アナフィラキシーまで

も起こることがあるので，術者およびカテーテル室のスタッフは，その管理に精通していなければならない．

　抗凝固療法を行っている例については議論が分かれるところであるが，（未分画または低分子）ヘパリン，トロンビン直接阻害薬（ビバリルジン），アスピリン，ADP 受容体拮抗薬，糖蛋白Ⅱb/Ⅲa 受容体阻害薬のような抗血小板薬が，急性冠症候群のカテーテル処置前の管理に広く使われており，あらゆる冠動脈インターベンション治療の要となっている．しかし，単純な診断的冠動脈造影にヘパリンを使うことにより，冠動脈造影を行った際に起こる血栓事故の頻度は減少させ得ると考えられていたが[42]，現在では橈骨動脈穿刺法以外ではあまり使用されない[43]．鼠径部穿刺法などで，とりわけ止血デバイスを用いる場合には，局所の出血リスクが多少増加するだけであるため，これらの薬剤を心臓カテーテル検査中やその後に継続してもよい．合併症が起こったら，プロタミンや血小板輸血にてほとんどは中和できる，または自然に効果は消失する．しかし，経口抗凝固薬（ワルファリンなど）についての見解は，心臓カテーテル検査が複雑な問題を惹起する前に，延長したプロトロンビン時間を INR 2 未満（ほとんどのカテーテル室では 1.5 未満）まで中和しておくことが最善の方法と考える．これを上手に行うには心臓カテーテル検査の 3〜5 日前にワルファリンを止めて，（心房細動や機械弁のように）強力な抗凝固が必要な場合には低分子ヘパリンの皮下注射やヘパリンの点滴静注に切り替える．より早く経口抗凝固薬を中和する必要があるときは，新鮮凍結血漿を使用する．しかし，新鮮凍結血漿は，容量過負荷となる，低率ではあるが無視できない感染のリスクがある，輸血関連急性肺障害（TRALI）と関係するため，緊急に経口抗凝固薬を中和する必要があるなどのとき以外の使用を控えるべきである．ワルファリン服用中の患者で経口抗凝固薬を中和する必要があるときに，プロトロンビン複合体製剤（PCC）という選択肢が最近登場した[44, 45]．これは，中和が速やかで TRALI がなく，新鮮凍結血漿と比べてはるかに少ない容量負荷で済む[44, 45]．しかし，PCC の主な難点は血栓性の合併症リスクの増大である．心臓カテーテル検査前に経口抗凝固薬を PCC で中和するのがよいかどうかはわかっていない．

Ⓒ 検査法を選択するにあたって考慮すべき点

　種々の心臓カテーテル検査法手技のなかには，現在，ただ歴史的な興味を引くにすぎないもの（経気管法，経後胸部左房穿刺法，経胸骨上窩左房穿刺法）がある．本書では，さまざまな部分から経皮的にカテーテルを挿入して検査を行う方法（大腿動脈や橈骨動脈，大腿静脈，頸静脈の各穿刺法，経心房中隔穿刺法による左心カテーテル検査と左室心尖部穿刺法）について詳しく述べる（第 6 章を参照）．ほとんどその地位を経皮的方法に取って代わられているが，直接，上腕動静脈を露出切開して心臓カテーテル検査を行う方法（いわゆる Sones 法）（第 8 章を参照）についても述べる．さらに，経皮的弁置換術や大動脈ステントグラフト内挿術では大きな径のカテーテルを使用するため，大腿動脈や鎖骨下動脈，腋窩動脈を外科的に切開して再建することが必要となることもあり，インターベンション循環器内科医，血管外科医，心臓外科医を含む多職種ハートチームによるアプローチへとパラダイムシフトが起こっている（第 8 章を参照）．

　いずれの方法でも，ほぼ全例でカテーテルを大血管系と全部の心腔内に進めることができる．したがって，検査法の選択については，大動脈閉塞や重症肥満のような患者側の問題や，大きな径のカテーテルを使用する必要がある場合のような手技的問題，患者や術者の好みの問題に帰する．理想的には心臓カテーテル検査を行う医師は，これらの検査法のいくつか（少なくとも鼠径と一側の上肢からのアプローチ）に習熟しておく必要がある．最近は橈骨動脈穿刺法が多くの術者に好まれているが（第 7 章を参照），大腿動脈アプローチと比較して合併症が少なく，歩行できるまでの時間が短いようである．重症肥満や診断，治療手技後に抗凝固を再

開すべき状況など，出血リスクの増大が見込まれる場合には橈骨動脈穿刺法が望ましい．

3 心臓カテーテル検査の検査計画

　心臓カテーテル検査を行う際は，常に前もって「検査計画」を立てておかなければならない．すなわち個々の症例に応じて，慎重に練られ，整然と一連の手順を示した計画が必要である．この計画が，（たとえば左心カテーテルと冠動脈造影や，移植後の毎年の評価のように）非常にルーチンのもので，術者もサポートスタッフも計画を熟知していることもあるが，それ以上のことを行う場合には，全員が検査の計画を知り，術者が何を期待しているかを前もって十分に理解できるように，紙に書いて検査室に掲示したほうがよい．

　計画を立てるにあたっては，それが血行動態の測定を含む場合には，一般的な検査の原則を考慮に入れておく必要がある．第1に，血行動態の値ができるだけ生理的な状態であるように，血行動態の測定は可能な場合には常に造影検査の前に行う．第2に，圧と酸素飽和度の測定については，カテーテルが各々の心腔内に入った直後と，次に腔へ進む直前の2回の記録・測定を行う．心臓カテーテル検査の後半で問題が発生した場合（心房細動や他の不整脈，発熱反応，低血圧，造影剤に対する過敏症）を考えて，術者は引き抜きのときまで待たずに，カテーテルを「進めていく」過程で圧や酸素飽和度を記録しておくほうが良い．第3の原則は，圧と［真Fick法，推定酸素消費を用いたFick法，熱希釈法（第11章を参照）を用いた］心拍出量の測定はできるだけ同時に行うということである．

　これらの一般的指針の範囲を超えたときは，検査計画は患者による違いや，予想外の結果に出合ったときに変化する因子を反映するべきである（予想外に左室拡張終期圧が上昇している場合には右心カテーテルを計画に加えるなど）．冠動脈造影以外の造影については検査の造影剤総量を減らすため選択して行うことが重要である（上限は3〜5 mL/kgを血清クレアチニン値で割った値）[46, 47]．冠動脈インターベンションが予想されるクレアチニン値が上昇した患者では，左室造影を他の非侵襲的左室評価法に取り換えるとか，ベースラインの冠動脈造影の回数でさえ制限しなければならない．造影検査をするうえでは，Suttonの法則（William Suttonは「何ゆえに銀行強盗をしたのか」と問われたのに対し，「銀行には金があるから」と答えたといわれる）を守り，個々の症例ごとに何が診断上考慮すべき最も重要な点かを考えて，造影の回数を制限しなければならない．

A チェックリスト

　ある種の産業や職業でチェックリストが使われている（必需品であることも多い）．これにより個々の手技の手順を詳細に分解でき，鍵となる手順を忘れてしまうことで悪い結果が起こることを防ぐことができる．最近では，チェックリストを内科や特殊な外科的手技に応用することに大きな興味が持たれている[48, 49]．外科のチェックリストを日常的に使用する病院においては生存率が上昇し，合併症の率が低下することが示された[50]．インターベンション心臓病学分野は，高い専門性と多くのサブスペシャリティを必要とするさらに複雑な手技へと進化しているが，この分野はチェックリストを有効に使用するのに理想的な分野である．侵襲的手技を受けるすべての患者と経カテーテル的大動脈弁置換術（TAVR）を受ける患者に対し，われわれの施設で現在使用しているチェックリストの2つの例を図1-2，1-3に示す．

[1] インフォームドコンセント

　心臓カテーテル検査に先立って，医学的な準備と同様に，患者が心理的にも準備できるように，医師は全責任を負わねばならないということは論を俟たない．患者が真に納得して同意したという状況になるまで，検査について完全に説明するべきである．また，手技や患者の状態が，定型文に印刷された同意書のリスクを超える場合には，その危険性について包み隠さず，

[図 1-2] 心臓カテーテル検査やその他の侵襲的な手技を行う患者における単純な看護チェックリストの一例．チェックリストは紙カルテでも完全電子カルテでもワークフローに容易に含むことができる．
(Miami 大学の厚意による)

術前・術中チェックリスト	遂行済み	該当なし
患者の待機場所/7S 室への到着，到着時間：_____	☐	
「タイムアウト」確認（正しい情報/個人の確認証/指示）	☐	
手技の同意書のサインは/カルテに同意書が入っているか	☐	
病歴と身体所見の記載は	☐	
看護評価は終わっているか	☐	
看護ノートのシートがカルテに入っているか	☐	☐
鎮静前評価用紙が記載済みか	☐	
持参薬管理はできているか	☐	
静脈路の確保/確認済/患者/経静脈輸液	☐	
患者の準備はできているか	☐	
カテーテル/EPS/ペースメーカ/植込み型除細動器；術前指示確認済	☐	☐
カテーテル/EPS/ペースメーカ/植込み型除細動器；術後指示がカルテに入っているか	☐	☐
PTCA 後指示がカルテに入っているか	☐	☐
麻酔承諾書がカルテに入っているか	☐	☐
輸血拒否書類がカルテに入っているか	☐	☐
検査（ワイヤレス手首血圧測定/血算/PT/PTT/タイプアンドスクリーン）が済んでいるか/結果がカルテに入っているか	☐	☐
心電図は記録済みか/カルテに入っているか	☐	
医師の術後指示書がカルテに入っているか	☐	
外来での観察指示がカルテに入っているか	☐	
プリントされた医師の経過記録がカルテに入っているか	☐	
血行動態記録がカルテに入っているか	☐	
麻酔後ケア室レポート用紙がカルテに入っているか（全身麻酔後の場合）	☐	☐
医師の仮報告書がカルテに入っているか	☐	☐
手技請求書がカルテに入っているか	☐	
報告書が認定看護師に提出された時間：_____	☐	
チェックリスト/カルテが 2 人の認定看護師により確認されたか	☐	
待機場所/7S 室認定看護師　　　　　　　サイン：_____ 心臓カテーテル室認定看護師受け取り　サイン：_____		

[図1-3] 経カテーテル的大動脈弁置換術（TAVR）を行う患者のチェックリスト
たとえばチェックリストでは予定した弁のサイズのデバイスが2個以上在庫にあることを確認する．
（Miami大学の厚意による）

TAVR手技施行前臨床的チェックリスト

患者名：＿＿＿＿＿＿
＿＿＿＿＿＿　心臓インターベンション担当医：Dr（s）＿＿＿＿＿＿
＿＿＿＿＿＿　弁のサイズ #＿＿＿＿＿＿ mm
＿＿＿＿＿＿　弁が心臓カテーテル室にある．
＿＿＿＿＿＿　同じサイズの弁がもう1つある．
＿＿＿＿＿＿　アプローチ場所：　＿＿ 経心尖部　＿＿ 経大動脈
　　　　　　　　　　　　　　　＿＿ 経鼠径部　＿＿ 右　または　＿＿ 左
　　　　　　医師：　　　　＿＿ 心臓／心外　Dr＿＿＿＿＿＿
　　　　　　　　　　　　　＿＿ 血管　　　　Dr＿＿＿＿＿＿
　　　　　　　　　　　　　＿＿ 麻酔　　　　Dr＿＿＿＿＿＿
＿＿＿＿＿＿　灌流技師：　＿＿ バイパス機器　＿＿＿＿＿＿
　　　　　　　　　　　　　＿＿ IABP　　　　　＿＿＿＿＿＿
　　　　　　　　　　　　　＿＿ インペラ　　　＿＿＿＿＿＿
＿＿＿＿＿＿　経食道管理　＿＿ 麻酔科医　Dr＿＿＿＿＿＿
　　　　　　（TEE）：　　＿＿ 心臓　　　Dr＿＿＿＿＿＿
　　　　　　　　　　　　　＿＿ エコー技師　　＿＿＿＿＿＿
＿＿＿＿＿＿　4単位の濃厚赤血球が手技までに心臓カテーテル室にある．
　　　　　　手術室チーム：　　　　　＿＿ 周術期認定看護師　　　　＿＿＿＿＿＿
　　　　　　　　　　　　　　　　　　＿＿ 清潔操作技師　　　　　　＿＿＿＿＿＿
＿＿＿＿＿＿　心臓カテーテル室チーム：＿＿ 周術期認定看護師　　　＿＿＿＿＿＿
　　　　　　　　　　　　　　　　　　＿＿ 心臓カテーテル室清潔操作技師　＿＿＿＿＿＿
　　　　　　　　　　　　　　　　　　＿＿ 心臓カテーテル室モニタ技師　　＿＿＿＿＿＿

かつ全般的に説明するべきである．インフォームドコンセントをとることは，合併症の予想確率を事前に示す機会を得ることであり，これはリスクを管理する道具であると考える必要がある．一般的に十分なインフォームドコンセントには推奨する治療と，代替できる他の治療，その危険性と利益が含まれていなければならない．さらにわれわれは手技中や手技後の回復期に起こる中等度の苦痛についても正確に話すよう努めている．そうしなければ信頼を失うことになりかねない．

一般的に，手技を行うまたは治療を提案する医師がインフォームドコンセントをとることは義務であり，この義務は他の人に任せることはできないものであると考えられている[51]．インフォームドコンセントは定型的同意書に記録されるだけでなく，同時に患者のカルテにも記録を残しておかなければならない．カルテには，危険性，利益，代替可能な治療法について，手技を行う医師と患者との間で話し合いが行われたことが記録されていなければばらない[51]．心臓カテーテル検査に対する心理的な予習効果に関する検討[52]では，術前に注意深い心理的な予習を受けた患者では，受けない患者に比して術中および術後の自律神経の興奮の度合が低いことが認められている．さらに最近の研究では，視覚的な資料を用いると手技に対する患者の理解が高まり，説明された情報をその後も覚えておくことができると報告された[53]．

第1章　心臓カテーテル検査の歴史と現在の標準的手法

B 患者の準備および前投薬

筆者らの検査室では，夜半以降は絶食にしている（経口的な投薬は除く）が，紅茶とトーストといった軽い朝食を与えても検査には支障がないとしている施設もある．米国麻酔学会（American Society of Anesthesiologists：ASA）のガイドラインでは，軽食後6時間，液体摂取後2時間の絶飲食を推奨している[54]．患者が病棟を出発する前までに（入院患者の場合），または外来に到着したらすぐに（外来患者の場合），患者の基礎的状態を完全に把握して記録しておくことは重要であり，患者を一番最近に診察したときの状態と比較し変化があった場合は，検査を中止しなければならない．

適応と禁忌の問題が片づき，患者から同意書が得られたならば，次は前処置の段階となる．筆者らは検査前に予防的な抗菌薬投与はしておらず，その必要性を証明した比較研究もないようであるが，清潔操作が破られたときや，糖尿病の患者に鼠径の止血デバイスを用いる場合には予防的な抗菌薬投与を考慮する．心房中隔閉鎖術や心室中隔閉鎖術，経皮的大動脈弁置換術のようなある種のデバイスが留置される場合にも，通常予防的な抗菌薬投与が考慮される．手技の30分ないしは60分前にセファロスポリンの静脈注射を行うことで，数時間の間，十分な組織濃度が保たれる．代わりにバンコマイシンを用いることもあるが，その場合は手技の120分前に投与することが推奨されている[55]．心臓カテーテル室における感染症コントロールの詳細については，米国心血管造影学会（Society for Cardiovascular Angiography and Interventions：SCAI）のガイドラインを参照されたい[55]．

前処置としては，各種の鎮静薬が用いられているが，筆者らはもはやカテーテル室入室前にルーチンの前処置は行わず，患者がカテーテル台に上ってから患者の不安感や鎮静の必要性を評価している．意識下鎮静の指針に基づいて筆者らは，静脈注射にてミダゾラム（Versed）を0.5～1 mg投与し，かつまたはフェンタニル25～50 mgを快適な覚醒状態に維持するために静脈内投与している．造影剤アレルギーの既往を持つ患者の前投薬は第4章に記載されている．事前によく話をしておくことと，局所麻酔を上手に行うこと，検査の間，術者とそのチームが患者を安心させるようにふるまうことで，心臓カテーテル検査は容易に耐え得る手技となる．

4 心臓カテーテル検査施設

以前の心臓カテーテル室は500平方フィート（ft^2）（約46 m^2）程度の空間が必要とされていた．集学的画像診断装置の開発や器質的心疾患に対するインターベンションの発展により，今日の侵襲的手技には多くのサブスペシャリティのスタッフの存在と貢献が必要であり，かつ心臓カテーテル室には，麻酔器から心エコー機器，左心補助デバイスなどの機材が必要となっている．したがって，近代的な心臓カテーテル室はむしろ「ハイブリッドカテーテル室」という新しい概念のものとなり，現在では極めて高性能の電子装置および放射線画像装置を備えた850～1,000 ft^2（79～93 m^2）の空間が必要である（図1-4，1-5）．心臓カテーテル検査施設の満たすべき条件に関する心臓病学会間の共同委員会による勧告が，1971年，1976年，1983年，1991年[56]に相次いで出されている．ACCとSCAIは心臓カテーテル室の標準仕様を2001年と2012年に報告した[43,57]．そのなかで，心臓カテーテル室の構成，スタッフの配置，質の保証のほかに，さらに以下のような議論の多い問題を扱っている．

①旧来の設置か新しい設置か：病院内設置型か独立した装置か
②外来カテーテル：適応と非適応
③個人所有の心臓カテーテル室か，患者の意思での来院か，自己診療ないしは自家診療，不必要なサービスと広告の是非などの倫理に関する問題
④医師と施設が行うべき年間の適正検査数
⑤検査中の安全基準（消毒法，ヘパリン）
⑥装置の物理的配置と必要な空間
⑦放射線安全基準と技術

[図 1-4] 最新の心臓カテーテル室
経カテーテル的大動脈弁置換術（TAVR）の際の心尖部アプローチのように，開心術を行うときに手術室に変更可能な集学的画像診断装置を備えたハイブリッド室．
（Miami 大学の厚意による）

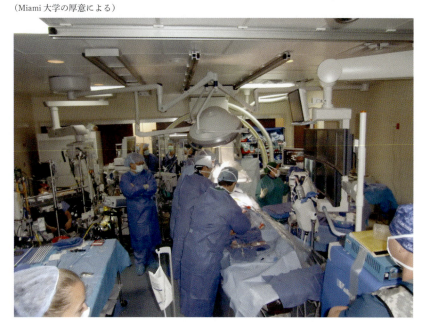

[図 1-5] 最新の心臓カテーテル室
集学的画像診断装置のディスプレイ．症例は経心尖部大動脈弁置換術の患者．
（Miami 大学の厚意による）

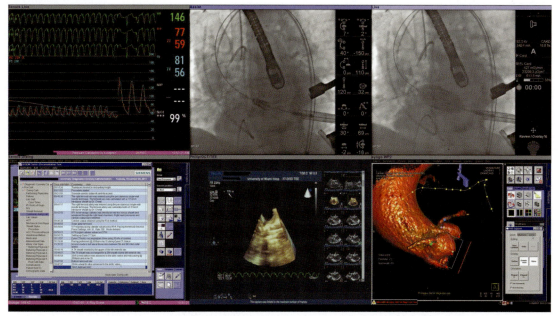

Ⓐ 病院内設置型か独立した装置か

カテーテル室が病院内に設けられるべきか，または病院と関係ない場所や移動式でもかまわないかという点については，多くの議論がされている[56, 58]．病院と関係ない場所や移動式のカテーテル室で検査を行うことは，低リスク患者の診断カテーテル検査に限定すべきである．1991年のACC/AHA合同報告では，一般的に院外施設では緊急時に入院するのが遅れ，適切な批判の眼が欠ける傾向がある．さらに自己診療や自家診療は商業主義を助長して過剰な医療を招くとしている[56]．不安定狭心症や高リスク患者の診断カテーテル検査，冠動脈形成術，心内膜心筋生検，経心房中隔法によるカテーテル手技を行う検査室では，緊急事態に胸部外科の後ろ盾が必須である．しかし，いくつかの州では，他の施設で経験を積んだ術者によって，心臓外科手術ができる施設へ1時間以内に患者を移送できる公式な移送準備（救急車が待機しており，近隣の病院の胸部外科が必要なときの速やかなバックアップを約束しているなど）の下で行うならば，付属した胸部外科を持たない病院で急性心筋梗塞や待期的冠動脈インターベンションを行うことを許可した．

Ⓑ 外来で行う心臓カテーテル検査

外来での心臓カテーテル検査は多くのグループにより，安全で実際的であり，しかも非常に経済的であることが示され，現在世界中に普及している．外来でのカテーテル検査は橈骨動脈，上腕動脈，大腿動脈から行われるが，カテーテル検査終了数分後に歩行可能となる[59-62]．大腿動脈穿刺法では，大腿動脈を用手的に10分間直接圧迫し2～4時間ベッド上安静にするか，鼠径の止血デバイス（第6章を参照）を使用し1～2時間ベッド上安静にして止血し，退院となる．さらに最近では，特定の患者に関しては当日退院の外来PCIが安全に実現可能であることが示唆されている．

5 標準的トレーニング

心臓カテーテル検査を遂行するトレーニングと，得られた血行動態および血管造影所見を解釈するトレーニングは，心血管疾患研修トレーニングの重要な部分である．卒後臨床研修評価機構（Accreditation Council for Graduate Medical Education：ACGME）の現在のトレーニング指針は，基本的な3年間の心血管疾患研修において，最低4ヵ月の診断カテーテル検査の経験（100例，レベル1）と，臨床で診断カテーテル検査遂行を希望する研修医にはさらに8ヵ月間の診断カテーテル検査の経験（追加200例，レベル2）を求めている[63, 64]．レベル3のインターベンション心臓カテーテルの上級訓練コースでは，さらに12ヵ月間の経験と第一術者としてのPCIの経験250例を求めている．過去の多くの循環器専門医は，外来診療，非侵襲的画像検査，ペースメーカ植込み，診断的心臓カテーテル検査を行うよろず屋であったが，現在のトレンドでは診断的心臓カテーテルの際にその場で冠動脈インターベンションを行う傾向となっているため，新しい練習生が診断的心臓カテーテル検査に限定した手技を確立することは難しくなっている．

この分野が進化するにつれ，侵襲的循環器専門医（心臓カテーテル検査を行う者）はすなわちインターベンション専門医（PCIを行う者）であるということにますますなってきている．冠動脈インターベンション初期の20年（1977～1997年）においてインターベンション専門医として認知されるためには，その分野に興味を持つことを公式に表明し，非公式のトレーニングシンポジウムに1つ以上出席することが必要とされた．その後は，たいていのインターベンション専門医は，インターベンション手技を行うセンターで1年間の研修を修了することになった．

しかし，1999年にACGMEはインターベンション心臓病学の正式認可を受けた研修を行うための，施設，研修内容，指導者の基準を確立

[表1-2] インターベンション資格試験に含まれる可能性のある医学的内容，トピックの例とその割合

項目	割合
症例の選択と管理 慢性の虚血性心疾患と急性冠症候群：カテーテルインターベンション（血管形成術，ステント，IVUS，その他のデバイス，圧ワイヤ/FFR評価，血栓除去術），治療法（インターベンションか外科的治療か薬物治療か）． 血行動態の悪化の認知と管理：薬物，デバイス，手技（バルーンカウンターパルゼーション，緊急ペーシング，心膜穿刺術，ステント留置，治療的低体温法）による管理，弁膜症（僧帽弁，大動脈弁，肺動脈弁）や肥大型心筋症のカテーテルによる管理，これは患者に外科手術または経皮的アプローチが必要かを臨床的，侵襲的，非侵襲的に鑑別する所見を含む． 主に診断と患者選択を決定するためではあるが，成人先天性心疾患の管理と末梢動脈疾患へのインターベンション治療．	25%
手技的技術 インターベンション手技の計画作成と遂行，機材の選択と使用（ガイディングカテーテル，ガイドワイヤ，バルーンカテーテル，冠動脈ステント，アテレクトミー，血栓除去術，末梢塞栓防止，左心補助装置），抗血栓薬，合併症．	25%
基礎科学 プラーク形成，血管損傷，血管反応性，血管修復，再狭窄，再灌流障害，微小血管性狭心症，凝固カスケード，血小板機能，血栓溶解，冠動脈と末梢動脈の解剖，冠動脈の生理学，心筋機能，冠動脈血流の調整，血行力学が心筋灌流に及ぼす効果とその評価，側副血行の機能，冠動脈攣縮や微小塞栓の冠動脈血流や，スタニングとハイバネーションなどの左室機能に及ぼす影響，動脈圧の評価，右室梗塞，短絡血流評価．	15%
薬理学 血管作動薬，抗血小板薬，血栓溶解薬，抗凝固薬，抗不整脈薬，脂質低下治療薬，鎮静薬，DESに用いる化合物，デバイスに関する薬理学，局所麻酔薬，造影剤の効果と適切な使用法．	15%
イメージング イメージングのインターベンション心臓病学への応用，すなわち解剖学的特徴の把握，血管造影，血管内および心内超音波による病変形態の可視化，心血管や末梢血管の血管構造イメージング（エコー，MRI，OCTを含む），放射線物理学． 放射線リスクと放射線障害と安全性，患者，医師，技師への放射線照射を管理する方法，放射線機器の取り扱い，イメージング技術．	15%
その他 倫理的，法的問題と診断，治療技術のリスク． 患者同意と患者の安全，統計学，疫学データ，インターベンション手技に関する経済的問題．	5%

IVUS：血管内超音波，FFR：血流予備量比，MRI：磁気共鳴イメージング，DES：薬剤溶出ステント，OCT：光干渉断層法
(American Board of Internal Medicine：Interventional Cardiology Certification Examination Blue Print. http://abim.org/pdf/blueprint/icard_cert.pdf より改変)

した．具体的には，3年間の一般的な心血管トレーニング期間後の12ヵ月間に，少なくとも250例のPCIを行うべきとされた[63, 64]．2005年には231の施設で116の公認のインターベンション研修プログラムが行われた．2011年現在，300の施設で137のACGME公認研修プログラムが行われている[65]．

これに並行して，資格（すでに500例のPCIを行ったことを文書で登録していること）を持つインターベンション専門医を対象とした，必要な知識の習得を認定するための米国内科試験委員会（American Board of Internal Medicine：ABIM）による監督付きの自主的な一日試験（実務パス；2003年以後は開かれていない）や，ACGME認可のインターベンション研修（研修パス）がある．この試験に合格した候補者は，インターベンション心臓病学の追加資格証明書（Certificate of Additional Qualification in Intervention Cardiology）により，専門委員会による認可を受けられる．この試験の出題内容の例を表1-2に挙げる．本書執筆時，5,337人のインターベンション専門医がインターベン

[表1-3] 末梢血管カテーテルインターベンションの技術を獲得する代替の方法

共通の要求事項	■ 24ヵ月間で必要な研修を完了すること ■ 公式に研修を受けた末梢血管疾患インターベンション専門医の監督のもとで全範囲の手技を遂行できる技術を研修すること ■ 目標と目的が明示されたカリキュラム ■ 監督医による定期的な評価記録 ■ 手技と臨床結果に関する記録 ■ 入院患者，外来患者の血管に関する監督下での経験 ■ コンサルテーション業務 ■ 非侵襲的脈管検査の監督下での経験
全領域において獲得すべき手技的要求事項	■ 診断的末梢血管造影：100例（第一術者50例） ■ 末梢血管インターベンション：50例（第一術者25例） ■ 各分野で診断20例，インターベンション10例以上（頭蓋外脳血管を除く） ■ 頭蓋外脳血管の診断カテーテル［頸動脈，椎骨動脈：30例（第一術者15例），インターベンション：25例（第一術者13例）］ ■ 経皮的血栓溶解術／血栓除去術：5例
一部の領域（頸動脈および椎骨動脈を除く3領域まで）の要求事項	■ 各領域の診断的末梢血管造影：30例（第一術者15例） ■ 各領域の末梢血管インターベンション：15例（第一術者8例） ■ 資格要件には大動脈腸骨動脈を含まなければならない

注：候補となる医師が知識と技術を有し，冠動脈インターベンション，インターベンション放射線学，血管外科を遂行できる能力を有する場合にのみ，代替コースによる要件獲得が有効と考えられる．
(Creager MA et al：ACC/ACP/SCAI/SVMB/SVS clinical competence statement on vascular medicine and catheter-based peripheral vascular interventions. J Am Coll Cardiol 44：941-957, 2004 より改変)

ション心臓病学の追加資格証明書を受け取っているが[65]，コンピュータによるシミュレーション手技の遂行が，トレーニングにも認定にも含まれている[66]．他方，数千人の医師が，そのような証明書の恩恵を受けずに，または最初の証明書の期限が切れた後に資格更新を行うことなく，冠動脈インターベンションを続けている．しかし，今日多くの病院ではインターベンション専門医としての資格を更新するには有効な証明書が必要である．

インターベンション心臓病学の分野が拡大し，冠動脈インターベンションの知識と技術があることが，末梢血管インターベンションを問題なく実行する能力を持っていることを必ずしも意味しないことがますます明らかになってきた．末梢血管の手技に関する若干の内容については冠動脈インターベンションの試験で出題されるが，複雑な下肢または頸動脈インターベンションを行うことに興味があるものは，必要な技術と経験[67,69]を積むためには，インターベンション研修後に追加の研修期間を確保することがさらに必要となる．表1-3に示すように，この研修には公式に研修を受けた末梢血管疾患治療医の監督の下での研修が必要で，脈管学のトレーニングと末梢血管疾患の非侵襲的検査が含まれる[68]．現在，ABVMによる血管医学と血管内治療の専門医の資格試験がある．適格性基準と試験の詳細は以下のURLを参照されたい（http://www.vascularboard.org/cert_reqs.cfm）（2013年5月16日アクセス）．

この教科書の残りで議論される広範な話題から明白であるように，侵襲的な，インターベンション心臓病学の手技を遂行するのに必要な基礎的な知識と経験は非常に広範で，かつ新しいデバイスや手技の導入が次々と起こるため，常に変化している．この分野の本流にとどまっているには，研修プログラムを修了するとか，ある一時期における豊富な知識を示すだけでは足りず，十分な数の手技（後述を参照）に参加し続け，新しい手技に常に触れていることや，新しい臨床試験に関する文献のレビューの講義を受けたり，毎年複数の講義やライブデモンスト

[図1-6] 標準化された主要心血管イベント（MACE）率（観察された率／予想される率）をPCIの術者あたりの年間症例数に対して線形にプロットした図

MACE率が1以上は予想よりも悪い成績であり，1未満は予想よりも良い成績と考えられる．全体の傾向としては症例数の多い術者ほど成績が良い．しかし，症例数の少ない術者でも安全に手技を行うことができる人がいることが示されている．

(Moscucci M et al：Relationship between operator volume and adverse outcome in contemporary percutaneous coronary intervention practice：an analysis of a quality-controlled multicenter percutaneous coronary intervention clinical database. J Am Coll Cardiol 46：625-632, 2005)

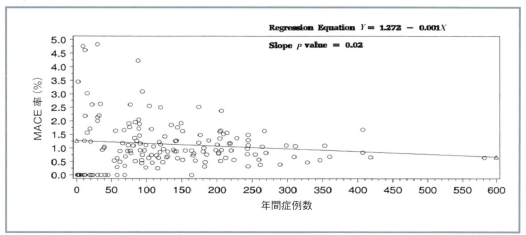

レーションコースに参加したり，革新的なインターベンションデバイスについてはFDAに権限を委譲されたメーカー主導の研修を受けたりする必要がある．筆者らは，本書が臨床的に重要なこの分野の本流にとどまる努力において重要な役割を果たすことを望んでいる．

A 施設および医師の経験すべき症例数

侵襲的心臓病学において，施設と医師の経験すべき症例数は重要な問題である．診断カテーテルに関して，以前は施設においては年間300例以上，それぞれの術者においては年間150例以上が良好な経済効率，技能の維持，良い結果をもたらすと勧告された[56]．この最低限必要な症例数を証明するデータはないが，一般的に受け入れられている通り，症例数の多い施設の成績は良い傾向にある．さらに，症例数の少ない施設では経済的な理由で装備や人員が整っていない可能性がある[57]．同時に循環器内科医はカテーテル検査前の患者評価や，カテーテル検査後のデータの十分な解釈，レポート作成，患者の経過観察，医学研修の継続を妨げるほどの症例数を行ってはならない．しかし，最近の指針では，診断カテーテル検査の合併症率が非常に低いことから，結果のデータ収集と質の保証に関するプログラムがあれば，個々の術者の経験すべき最低症例数が必要かどうかということに関して疑問が呈されている（後述を参照）[57, 67]．

インターベンション心臓病学では，指針によると施設において年間200例以上（400例以上が望ましい），それぞれの術者において年間75例以上が技能の維持に必要とされる[67, 70]．実際にはこれらの症例数は，病院の名誉のためであることを除いては一般的には必須ではなく，インターベンションを行っている一部のコミュニティでは年間25～50症例程度しか行っていない．成果を検討したデータによると，症例数の多いインターベンション施設にて多くの症例をこなす術者は手技の成功率が高く，有害な合併症も少ない．現代のPCIにおいても術者の症例数と成績は関係する．しかし，矛盾するデータとして，症例数の多い施設から来た経験豊富な医師と協力し，複雑な手技を試みることをしないのであれば，症例数の少ない術者でも安全に

手技を行えることが示唆されている（図1-6）[71]. 現在ではインターベンション手技による重大合併症の率が非常に低く, 症例の複雑さの違いによる結果の違いを正確に補正することができないため, この問題について統計的に意味のある結論を導くことは難しい. しかし, 他の手技を伴う内科学と同様, 古いことわざにあるように「習うより慣れよ」ということが当てはまることは事実である.

Ⓑ 心臓カテーテル室の責任者と質の保証

実働しているカテーテル室に適任の責任者がいるかどうかは, 手技の適応が適切であるか, 手技の結果が安全であるか, カテーテル検査報告書の質が保たれているかで測り知ることができる.

責任者は研修後に少なくとも5年以上の手技遂行の経験を有し, 理想としては循環器とインターベンション心臓病学の有資格者（前述のCertificate of Additional Qualification）であることが必要である. 責任者の重要な仕事には, すべての機材の選択と維持, デバイス注文システムの監督, 手技の方針決定, コメディカル（看護師, 心血管検査技術者, 放射線撮影技術者）のトレーニング管理, 公正な症例スケジュール作成などがある. また, 責任者は通常, 安全性, カテーテル室の時間配分, 人員・機材の有効な利用, そしてカテーテル検査手技に対する病院の診療報酬の監督の点で, 病院に対して受託者責任を持つ. 引き換えに, 責任者は利益のあがる臨床診療に使うことができない時間をカバーするために, しばしば病院から部分的な給料支援を受け取る.

しかし, カテーテル室責任者の非常に重要な（最重要ではないかもしれないが）役割の一つは, 結果データを系統的に収集すること, 個々の術者によって行われたケアの質を正確に評価することである[43,57]. データには臨床結果だけでなく併存症や手技の変数のデータも含まれる. これを達成するには地域ないしは全国の登録に参加するか自前のデータベースを使用する. 地域の登録（Northern New England, Michigan BMC2, New York 州, Massachusetts 州, Washington 州, その他の登録）に参加すること, または全国規模の ACC CathPCI 登録に参加することで, 比較可能なリスク補正データを得ることができるが, これらはベンチマークとして質の向上に資するものである. 注目すべきアウトカムデータとしては通常, 周術期の死亡, 心筋梗塞, 脳卒中, 緊急 CABG, 末梢血管ないしは穿刺部位の合併症（仮性瘤, 動静脈瘻, 拍動消失, 血管外科手術の必要性, 有意な血腫）, 心タンポナーデ, 造影剤腎症, 輸血が含まれる.

データは, 循環器の臨床医と心臓外科スタッフとの共同の会議で示され, 特定の問題に関するカテーテル室全体の解決策がなされ, 解決策が有効であるかは, それ以降の会議で評価される（いわゆる Continuous Quality Improvement 方式）. 責任者はまた, フェローとスタッフのために啓蒙的な会議を組織すると同時に, 定期的に「カテーテルカンファレンス」を開催しなければならない. そこでは興味深い症例, 合併症, 新技術で実行された症例が呈示される. さらに, 質の確認プログラムには, 行われた手技が現行のガイドラインに対して適切であるかの評価が含まれる. 要するに責任者は安全で効率的で最新の検査室運営に責任があり, 患者に最良のケアを提供する義務がある.

6 手技の遂行

適応と禁忌を慎重に検討し, 穿刺法を選択し, カテーテル検査の計画を立て, 患者準備をした後, 次の段階は心臓カテーテル検査を実際に行い, 個々の症例に必要な解剖学的および生理学的情報を得ることである. 1997～1998年における53のカテーテル検査施設で行われた82,548手技[72]では, 左心カテーテル検査の平均時間は64分, うち25分が手技時間であった. 右心カテーテル検査を加えると平均時間は84分に増加し, うち32分が手技時間であった. インターベンションの平均時間は117分で, おおよそ70分が手技時間であった. 実際の手技時間は術者の経験と患者の病変の複雑さ

によって変わることはもちろんであるが，このデータは基準として有用である．

　個々の心臓カテーテル検査手技における，手技の構成要素の選択は，本書全体で記述される各手技の項目に譲る．カテーテル挿入と血行動態測定に関する詳細な記載は第2部（第6〜9章）と第3部（第10〜14章）にあり，血管造影法とインターベンションの技術は第4部（第15〜19章）と第7部（第28〜39章）にある．心機能の評価法と，特定の状況において使用される特殊なカテーテル技術については第5部（第20〜23章）と第6部（第24〜27章）に記載されている．

　読者は本書で記述されている技術が心臓カテーテル検査法に関する唯一の正しい方法ではないことに留意してほしい（多くの検査室の多くの術者が，異なる方法にて良い結果を出している）．むしろ，これらは一貫して安全でうまくいく実際的な方法であると言える．さらに，これらの方法の強みと弱みはよく分析されているため，各人の個人的経験が新しい臨床知見と個人的好みに基づいて進歩を続ける際に，良い基準点となることであろう．

（原田和昌）

文　献

1. Cournand AF. Nobel lecture, December 11, 1956. In *Nobel Lectures, Physiology and Medicine 1942–1962*. Amsterdam: Elsevier; 1964:529.
2. Cournand A. Cardiac catheterization. Development of the technique, its contributions to experimental medicine, and its initial application in man. *Acta Med Scand Suppl* 1975;579:1–32.
3. Mueller RL, Sanborn TA. The history of interventional cardiology: Cardiac catheterization, angioplasty, and related interventions. *Am Heart J* 1995;129:146.
4. Hales S. *Statical Essays: Containing Haemastatics: Or, an Account of Some Hydraulic and Hydrostatical Experiments Made on the Blood and Blood-vessels of Animals*. To which is added, an appendix, with an index to both vs Vol II, 3rd ed., v 2 of 2-. (Reproduction of original writings available through: Gale Eighteenth Century Collection Online Print Editions).
5. Forssmann W. Die Sondierung des rechten Herzens. *Klin Wochenschr* 1929;8:2085.
6. Forssmann, W. *Experiments on Myself; Memoirs of a Surgeon in Germany*. New York: St. Martin's Press, 1974.
7. Klein O. Zur Bestimmung des zerkulatorischen minutens Volumen nach dem Fickschen Prinzip. *Munch Med Wochenschr* 1930;77:1311.
8. Cournand AF, Ranges HS. Catheterization of the right auricle in man. *Proc Soc Exp Biol Med* 1941;46:462.
9. Richards, DW. Cardiac output by the catheterization technique in various clinical conditions. *Fed Proc* 1945;4:215.
10. Cournand AF, et al. Measurement of cardiac output in man using the technique of catheterization of the right auricle or ventricle. *J Clin Invest* 1945;24:106.
11. Dexter L, et al. Studies of congenital heart disease. II. The pressure and oxygen content of blood in the right auricle, right ventricle, and pulmonary artery in control patients, with observations on the oxygen saturation and source of pulmonary "capillary" blood. *J Clin Invest* 1947;26:554.
12. Hellems HK, Haynes FW, Dexter L. Pulmonary "capillary" pressure in man. *J Appl Physiol* 1949;2:24.
13. Lagerlöf H, Werkö L. Studies on circulation of blood in man. *Scand J Clin Lab Invest* 1949;7:147.
14. McMichael J, Sharpey-Schafer EP. The action of intravenous digoxin in man. *Q J Med* 1944;13:1123.
15. Lenègre J, Maurice P. Premiers recherches sur la pression ventriculaire droits. *Bull Mem Soc Med d'Hôp Paris* 1944;80:239.
16. Stead EA Jr, Warren JV. Cardiac output in man: analysis of mechanisms varying cardiac output based on recent clinical studies. *Arch Intern Med* 1947;80:237.
17. Bing RJ, et al. Catheterization of coronary sinus and middle cardiac vein in man. *Proc Soc Exp Biol Med* 1947;66:239.
18. Bing RJ, et al. Measurement of coronary blood flow, oxygen consumption, and efficiency of the left ventricle in man. *Am Heart J* 1949;38:1.
19. Bing RJ, Vandam LD, Gray FD Jr. Physiological studies in congenital heart disease. I. Procedures. *Bull Johns Hopkins Hosp* 1947;80:107.
20. Burchell HB. Cardiac catheterization in diagnosis of various cardiac malformations and diseases. *Proc Mayo Clin* 1948;23:481.
21. Wood EH, et al. General and special techniques in cardiac catheterization. *Proc Mayo Clin* 1948;23:494.
22. Burwell CS, Dexter L. Beri-beri heart disease. *Trans Assoc Am Physicians* 1947;60:59.
23. Harvey RM, et al. Some effects of digoxin upon heart and circulation in man: digoxin in left ventricular failure. *Am J Med* 1949;7:439.
24. Zimmerman HA, Scott RW, Becker ND. Catheterization of the left side of the heart in man. *Circulation* 1950;1:357.
25. Limon-Lason R, Bouchard A. El Cateterismo Intracardico; Cateterizacion de las Cavidades Izquierdas en el Hombre. Registro Simultaneo de presion y Electrocadiograma Intracavetarios. *Arch Inst Cardiol Mexico* 1950;21:271.
26. Seldinger SI. Catheter replacement of the needle in percutaneous arteriography: a new technique. *Acta Radiol* 1953;39:368.
27. Ross J Jr. Transseptal left heart catheterization: a new method of left atrial puncture. *Ann Surg* 1959;149:395.
28. Cope C. Technique for transseptal catheterization of the left atrium: preliminary report. *J Thorac Surg* 1959;37:482.
29. Sones FM Jr, Shirey EK, Prondfit WL, Westcott RN. Cinecoronary arteriography. *Circulation* 1959;20:773 (abstract).
30. Ryan TJ. The coronary angiogram and its seminal contribution to cardiovascular medicine. *Circulation* 2002;106:752–756.
31. Ricketts JH, Abrams HL. Percutaneous selective coronary cine arteriography. *JAMA* 1962;181:620.
32. Judkins MP. Selective coronary arteriography: a percutaneous transfemoral technique. *Radiology* 1967;89:815.
33. Swan HJC, et al. Catheterization of the heart in man with use of a flow directed balloon-tipped catheter. *N Engl J Med* 1970;283:447.
34. Grüntzig A, et al. Coronary transluminal angioplasty. *Circulation* 1977;56(II):319 (abstract).
35. Grüntzig A, Senning A, Siegenthaler WE. Nonoperative dilatation of coronary artery stenoses. Percutaneous transluminal coronary angioplasty. *N Engl J Med* 1979;301:61.
36. King SB III. The development of interventional cardiology. *J Am Coll Cardiol* 1998;31:64B.
37. Fraker TD Jr, Fihn SD, Gibbons RJ, et al. 2007 chronic angina focused update of the ACC/AHA 2002 guidelines for the management of patients with chronic stable angina: a report of the American College of Cardiology/American Heart Association Task Force on Practice Guidelines writing group to develop the focused update of the 2002 guidelines for the management of patients with chronic stable angina. *Circulation* 2007;116:2762–2772.
38. Anderson JL, Adams CD, Antman EM, et al. 2011 ACCF/AHA focused update incorporated into the ACC/AHA 2007 guidelines for the management of patients with unstable angina/non-st-elevation myocardial infarction: a report of the American College of Cardiology Foundation/American Heart Association Task Force on Practice Guidelines. *Circulation* 2011;123:e426–579.
39. Antman EM, Hand M, Armstrong PW, et al. 2007 focused update of the ACC/AHA 2004 guidelines for the management of patients with

st-elevation myocardial infarction: a report of the American College of Cardiology/American Heart Association Task Force on Practice Guidelines. *J Am Coll Cardiol* 2008;51:210–247.

40. Bonow RO, Carabello BA, Chatterjee K, et al. 2008 Focused update incorporated into the ACC/AHA 2006 guidelines for the management of patients with valvular heart disease: a report of the American College of Cardiology/American Heart Association Task Force on Practice Guidelines (Writing Committee to Revise the 1998 Guidelines for the Management of Patients With Valvular Heart Disease): endorsed by the Society of Cardiovascular Anesthesiologists, Society for Cardiovascular Angiography and Interventions, and Society of Thoracic Surgeons. *Circulation*. Oct 7 2008;118(15):e523–661.

41. Kaplan AV, Baim DS, Smith JJ. Medical device development: from prototype to regulatory approval. *Circulation* 2004;109:3068–3072.

42. Green GS, McKinnon CM, Rosch J, Judkins MP. Complications of selective percutaneous transfemoral coronary arteriography and their prevention. *Circulation* 1972;45:552.

43. Bashore TM, Bates ER, Berger, et al. American College of Cardiology/Society of Cardiac Angiography and Interventions clinical expert consensus document of cardiac catheterization laboratory standards. *J Am Coll Cardiol* 2001;37:2170–214.

44. Sorensen B, Spahn DR, Innerhofer P, Spannagl M, Rossaint R. Clinical review: prothrombin complex concentrates—evaluation of safety and thrombogenicity. *Crit Care* 2011;15:201.

45. Baglin TP, Keeling DM, Watson HG. Guidelines on oral anticoagulation (warfarin): third edition–2005 update. *Br J Haematol* 2006;132(3):277–285.

46. Freeman R, O'Donnell M, Share D, et al. for the Blue Cross Blue Shield of Michigan Cardiovascular Consortium (BMC2), Nephropathy requiring dialysis after percutaneous coronary interventions: incidence, risk factors and the critical role of an adjusted contrast dose. *Am J Cardiol* 2002;90(10):1068–1073.

47. Moscucci M, Montoye C, Kline-Rogers EM, et al. for the Blue Cross Blue Shield of Michigan Cardiovascular Consortium (BMC2). Association of a continuous quality improvement initiative with practice variations and outcomes of contemporary percutaneous coronary interventions. *Circulation* 2006;113:814–822.

48. de Vries EN, Boermeester MA, Gouma DJ. WHO's checklist for surgery: don't confine it to the operating room. *Lancet* 2008;372:1148–1149.

49. WHO's patient-safety checklist for surgery. *Lancet*. 2008;372:1.

50. Haynes AB, Weiser TG, Berry WR, et al. A surgical safety checklist to reduce morbidity and mortality in a global population. *N Engl J Med* 2009;360:491–499.

51. Richard C. Boothman and Amy C. Blackwell. Legal Considerations: Informed Consent and Disclosure Practices. In: Moscucci M, ed. *Complications of Cardiovascular Procedures: Risk Factors, Management and Bailout Techniques*. Philadelphia: Walter Kluwer/Lippincott Williams & Wilkins, 2011; 37–52.

52. Anderson KO, Masur FT. Psychological preparation for cardiac catheterization. *Heart Lung* 1989;18:154–163.

53. Tait AR, Voepel-Lewis T, Moscucci M, et al. Patient comprehension of an interactive, computer-based information program for cardiac catheterization: A comparison with standard information. *Arch Intern Med* 2009;169:1907–1914.

54. American Society of Anesthesiologists. Practice guidelines for sedation and analgesia by non-anesthesiologists. *Anesthesiology* 2002;96:1004–1017.

55. Chambers CE, Eisenhauer MD, McNicol LB, et al. Infection control guidelines for the cardiac catheterization laboratory: society guidelines revisited. *Catheter Cardiovasc Interv* 2006;67:78–86.

56. Pepine CJ, et al. ACC/AHA guidelines for cardiac catheterization and cardiac catheterization laboratories. American college of cardiology/american Heart Association Ad Hoc Task Force on Cardiac Catheterization. *Circulation* 1991;84:2213.

57. Bashore TM, et al. American College of Cardiology Foundation/Society of Cardiovascular Angiography and Interventions expert consensus document on cardiac catheterization laboratory standards update. *J Am Coll Cardiol* 2012;59(24):2221–2305.

58. Conti CR. Presidents' page: cardiac catheterization laboratories: Hospital-based, free-standing or mobile? *J Am Coll Cardiol* 1990;15:748.

59. Fierens E. Outpatient coronary arteriography. A report on 12,719 studies. *Cathet Cardiovasc Diagn* 1984;10:27.

60. Block PC, Ockene I, Goldberg RJ, et al. A prospective randomized trial of outpatient versus inpatient cardiac catheterization. *N Engl J Med* 1988;319:1251.

61. Kern MJ, Cohn M, Talley JD, et al. Early ambulation after 5 French diagnostic cardiac catheterization: results of a multi-center trial. *J Am Coll Cardiol* 1990;15:1475.

62. Pink S, Fiutowski L, Gianelly RE. Outpatient cardiac catheterizations: analysis of patients requiring admission. *Clin Cardiol*. 1989;12:375–378.

63. Beller GA, Bonow RO, Fuster V. ACC revised recommendations for training in adult cardiovascular medicine core cardiology training II (COCATS 2). *J Am Coll Cardiol* 2002;39:1242–1246.

64. Jacobs AK, Babb JD, Hirshfeld JW, et al. Task Force 3: training in diagnostic and interventional catheterization: endorsed by the Society for Cardiovascular Angiography and Cardiac Interventions. *J Am Coll Cardiol* 2008;51;355–361.

65. http://www.abim.org/about/examInfo/data-candidates-certified.aspx. Accessed August 23, 2011. American Board of Internal Medicine.

66. http://www.acponline.org/medical_students/career_paths/subspecialist/interventional_cardiology.htm. Accessed March 13, 2012. American College of Physicians.

67. King SB 3rd, Aversano T, Ballard WL, et al ACCF/AHA/SCAI 2007 update of the clinical competence statement on cardiac interventional procedures a report of the American College of Cardiology Foundation/American Heart Association/American College of Physicians Task Force on Clinical Competence and Training (writing committee to update the 1998 clinical competence statement on recommendations for the assessment and maintenance of proficiency in coronary interventional procedures). *Circulation* 2007;116(1):98–124.

68. Creager MA, Goldstone J, Hirshfeld JW Jr, et al. ACC/ACP/SCAI/SVMB/SVS clinical competence statement on vascular medicine and catheter-based peripheral vascular intervention. *J Am Coll Cardiol* 2004;44:941–957.

69. Rosenfield K, Babb JD, Cates CU, et al. Clinical competence statement on carotid stenting: training and credentialing for carotid stenting—multidisciplinary consensus recommendation. *J Am Coll Cardiol* 2005:165–174.

70. Levine GN, Bates ER, Blankenship JC, et al. 2011 ACCF/AHA/SCAI Guideline for Percutaneous Coronary Intervention: a report of the American College of Cardiology Foundation/American Heart Association Task Force on Practice Guidelines and the Society for Cardiovascular Angiography and Interventions. *Circulation* 2011;124:e574–651.

71. Moscucci M, Share D, Smith D, et al. Relationship between operator volume and adverse outcome in contemporary percutaneous coronary intervention practice: an analysis of a quality-controlled multicenter percutaneous coronary intervention clinical database. *J Am Coll Cardiol* 2005;46:625–632.

72. Becker ER, Cohen D, Culler SD, et al. Benchmarking cardiac catheterization laboratories—the impact of patient age, gender and risk factors on variable costs, total time and procedural time. *J Invasive Cardiol* 1999;11:533–542.

[第2章] Section I *General Principles*

シネアンギオグラフィ，放射線安全性，造影剤
Cineangiographic Imaging, Radiation Safety, and Contrast Agents

Stephen Balter, Mauro Moscucci

　インターベンション専門医は放射線安全性，X線撮影，および蛍光透視装置に関して十分な実用的技術を持たなければならない．米国の主要な循環器学会（ACC，AHA，HRS，SCAI）はすべて，それらに関連した臨床評価のステートメント，ガイドライン，教育用素材を公表している[1-9]．これらの知識は本質的にインターベンション専門医，および心臓電気生理学者が知っておくべき最低限の基礎知識を規定している．放射線の取り扱いに関する適格性は，インターベンション専門医の追加認定証明書（Certificate of Additional Qualification in Interventional Cardiology）のための資格試験の中にも含まれている．これらの知識の必要性は施設優先基準，および規制上の必要事項にも強調されている．

　蛍光透視による放射線障害は軽度のものから持続する重篤なものまで幅広いため，患者の安全性は単なる理論的な懸念以上のものである[10-22]．必要な画像は患者およびスタッフを不必要な放射線被曝から防御したうえで撮影されるべきである．放射線使用に関する統計，および症例検討も，検査室における標準的な品質を保ったうえでなされるべきである．端的に言うと，放射線は造影剤，または薬剤と同様の方式で使用され，またモニタリングされるべきである．

　本章では，基礎X線物理学，放射線生物学，患者放射線被曝管理，スタッフへの放射線安全性，および各種造影剤に関して概説する．それらはこの教科書の書かれた時点での最新の知識であるが，おそらく今後も発展していくものであると思われる．より詳細な知識を求める読者は，この分野の既存の論文や，ガイドライン，教科書[1, 6-9, 23-26]を参照し，本章をより発展的な論文への入口として用いてもよいと思われる．

1 基礎X線物理学

　X線は可視光，およびラジオ波と同様の電磁放射線の一種である．X線はしばしば光子（すなわち各々一定のエネルギー量を含む電磁放射の単位）の流れと記述される．個々のX線の光子は可視光の光子の何千倍ものエネルギーを持っている．このことがX線光子が人体に吸収，または散乱した場合，より多様な，また重篤な生物学的効果が生じる理由である．

　X線は主に高エネルギー電子が金属（われわれの場合はタングステン）との相互作用により減速することで生じる．これはbremsstrahlung（breaking radiation，制動放射）と呼ばれる．結果として生じたX線はおよそ20 KeVから，そのX線管に応じた最大量まで幅広い範囲の光子エネルギーを持つ．特徴的なX線は，入射する電子が標的原子の軌道上の電子と相互作用することでも生じる．患者へ向けて照射されたX線スペクトルは，X線管と患者の間に設置されたフィルタによって調整される．そのX線スペクトルの形状により，画質，および患者線量は強く影響される．「Soft」すぎるスペクトルでは

言うまでもなく患者被曝量を増加させ、「hard」すぎるスペクトルでは画質が落ちてしまう．

本章ではカテーテル室でのX線の使用法を記述するために、表2-1に示す放射線数量、単位を用いる．これらはSI単位系（Système international d'unités），および国際放射線単位測定委員会（ICRU）[27]，国際放射線防護委員会（ICRP）[28]，国際原子力機関（IAEA）[29,30]，米国放射線防護審議会（NCRP）[7,31]の公布における使用法に基づいている．

2 患者照射量の臨床的測定

カテーテル透視室における臨床的放射線照射量の測定は患者リスクの実用的な指標として用いられる．臨床的な懸案事項としては、患者，およびスタッフの発癌リスクだけでなく，患者の皮膚障害も含まれる．得られる測定値により，術者には手技進行中に起こっている放射線使用に関するベネフィット・リスク評価のために十分なリアルタイム情報が提供される．

放射線はさまざまな手法，および多くの場所で測定することができる（図2-1）．これらのなかでは，X線受像機入射部が画像ノイズの評価に最適の部分であり，また患者入射部が皮膚障害の評価に最適の部分である．現在の多くの蛍光透視装置において撮像部の線量測定が可能となっている．患者入射部におけるリアルタイムの線量測定は現時点では商業的な装置においては不可能である．基準点空間カーマ（$K_{a,r}$）は皮膚障害の予測のための合理的な代替指標である．発癌リスクは人体の個々の臓器における吸収線量と，それらの部位の放射線感受性に関連している．臓器線量は直接的には測定することはできない．しかし，カーマエリア係数（KAP, P_{KA}）は発癌リスクの評価に用いることができる．蛍光透視時間も得られるが，いずれのリスクに関しても極めて不正確な予想にしかならない．この限界のため，潜在的に高線量の手技は，蛍光透視時間しか示されない装置で行うべきではない[7]．

蛍光透視手技中に放射線線量を測定し，また

[図 2-1] 重要な放射線測定地点

患者皮膚上の組織線量分布と，個々の内部臓器に照射された線量がわかっている場合に，最も良好に放射線リスクを予想することができる．現在の技術により，決められた基準点における総線量を測定し検査室内のディスプレイに表示することができる［総カーマエリア係数（P_{KA}）だけでなく，$K_{a,r}$も］．$K_{a,r}$とP_{KA}はそれぞれ皮膚障害，晩期発癌リスクを評価するための，実践的なリアルタイム測定量である．蛍光透視時間はいずれも正確に予測することはできない．蛍光透視時間は広く用いられているが，$K_{a,r}$またはP_{KA}を予測する際には，それは少なくとも10倍以上も不正確である．

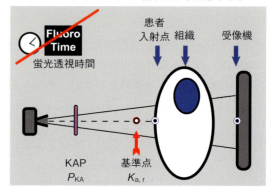

追跡することにより，術者は安全に関する重要な情報を得ることができる．国際電気標準会議の60601-2-43規格[32]に適合したインターベンション蛍光透視装置は$K_{a,r}$，P_{KA}，および蛍光透視時間をモニタリングする装置と規格が適合するようになっている．2006年以降米国で販売されているすべての蛍光透視装置は最低限$K_{a,r}$および蛍光透視時間を示すディスプレイを備えておかなければならない[33]．それらの規格に基づき，すべての入手可能なデータは透視装置のコントロールパネルだけでなく，術者の手技位置においても見えるように表示されなければならない．Joint Commission（JC）によると，皮膚線量が15 Gyに達することが報告すべき目安のイベントであるとされている[34]．各施設はJCの調査の際には，そのようなイベントを検出することが可能であることを明示するべきである．

[表 2-1] 臨床的に重要な線量測定項目の定義

測定量	説明	SI 単位	関連単位
曝露量 K_{air}	空間内の一点における放射線量。現在ではグレイ単位における空間カーマ（kinetic energy released in matter : kerma）として記述される。蛍光線量エネルギーは、空間カーマは空気中へ照射される線量であるため、それのみでは、その放射線が組織に与える放射線量や、生物学的効果に関する情報は得られない	グレイ（Gy）空気中	レントゲン（X 線：R）100 R = 0.87 Gy（空気中）
線量 $D_{material}$	ある特定の物質（例：空気，もしくは組織（例：心筋））の一定容量における X 線の局所吸収線量。組織線量はグレイ単位（1 Gy = 1 ジュール /kg）、またはミリグレイ（mGy）により記述される。均一の X 線放射を患者の種々の部分に照射した場合の線量は、しばしば X 線のサイズ制限、X 線吸収、および X 線の散乱により不均一となる。患者、もしくはスタッフの物理的線量の分布を単一の数字で記述するのは不適当である 1 Gy（ある物質）= 1 ジュール /kg（その物質）	グレイ（Gy）軟組織、または他の特定物質内	RAD 100 RAD = 1 Gy
最大皮膚線量（peak skin dose : PSD）	ある手技において患者が浴びた最大の皮膚線量。現時点では手技施行中に患者の皮膚線量分布をマッピングする商業的技術は存在しない。しかし、近い将来にはリアルタイム皮膚線量マッピングの実現が期待される。患者がカテーテル検査台を離れた後であれば、いくつかの皮膚線量マップを作成するフィルムを用いた技術が利用可能である	グレイ（Gy）患者背後の散乱も合む	
有効線量（E）	大規模研究の経験から、確率的な放射線リスクの算出のために ICRP により導入された計算測定値。この方法は NCRP にも採用されている。その計算には放射線のタイプ、およびその標準的と仮定された個人における臓器感受性を含む複雑な過程を含んでいる。有効線量は個人における放射線リスクを表すためのものではない。そのような使用法は ICRP と NCRP 双方から否定されている。有効線量は異なったタイプの手技、プロトコルを一般的に比較するための有用な基準である ED（Sv）= Σ［ある一定量の組織への線量（Gy）］× その組織の放射線感受性	シーベルト（Sv）	REM 100 REM = 1 Sv
空間カーマエリア係数 P_{KA}, KAP	ある照射における X 線エネルギーの総量測定値。端的には、その線量の中心点における測定線量と、その断面積の乗算である。この定義に基づき、線量面積係数（DAP）は Gy・cm² 単位で記述される。P_{KA} は X 線管球と患者の照射部のどこでも同じ値をとる。DAP と解剖学的情報を組み合わせることにより、Monte Carlo シミュレーションに基づいた変換係数を用いることで有効線量を評価することができる。P_{KA} はカテーテル室において患者の確率的な被曝リスクおよび散乱量を評価するための最も有用な線量基準である	Gy・cm²	図 2-1 参照
基準点空間カーマ $K_{a,r}$	ある手技における、国際的に定められた測定点における空間カーマの総集積量。アイソセントリックの蛍光透視においては、測定点は照射中心点から X 線管球の位置に向かって直線上 15 cm の部分に位置する。この点は非可動的な照射においても皮膚障害の可能性の評価に用いることができ、カテーテル室において皮膚線量基準における最も有用な線量基準である	Gy	図 2-1 参照
蛍光透視時間	蛍光透視時間は患者の体格、照射方向、管球使用時間などの情報を反映しないため、有用な線量基準ではない。蛍光透視時間を線量基準に用いること、およびカテーテル手技において蛍光透視時間のみを呈示することは絶対に避けるべきである	分	図 2-1 参照

3 画像構成

Ⓐ 画像コントラスト

　患者に完全に透過する，もしくは完全に患者に吸収されてしまうX線は臨床的な情報を何ももたらさない（図2-2）．画像は体内の異なる構造がX線から異なる放射線量を吸収することで構築される．患者に照射されたX線はさまざまな吸収度により修飾される．また，受像機により検知され，利用できる画像へと変換される．患者のある構造は，それが周囲の構造と十分に異なっている場合にのみ観察することができる．最初の信号の視認性は散乱した放射線により低下し，画像ノイズにより不明瞭になる．

　初回の信号は標的物質とその周辺組織の間の厚み，物理的密度（g/mL），原子数の違いによるX線吸収度の差異により構成される（図2-3）．構成物質間の差違は，造影剤を使用することで強調される．これらの素材は増強されない標的物やその背景とは著しく異なったX線吸収性を示す．造影剤は標的物に物理的に運搬されるか，生物学的に集積される．カテーテル室において使用される造影剤は，しばしばヨード（原子番号53）を含んでいる．ヨードのK殻近傍吸収端は31 KeVである．それは31〜70 KeVまで及ぶ強力なX線光子の吸収体である．この容量により，血管造影においてヨード造影剤が血液に置換された際に小血管を視認することができる．

　「コントラスト」という単語はインターベンション蛍光透視の文脈において幅広いいくつかの意味を持っている．被写体コントラストは患者組織および注入された造影剤により発生したX線スペクトルの変動を示す．ディスプレイコントラストは変調したX線におけるモニタ上の白黒の強さの範囲を示す．放射線性コントラ

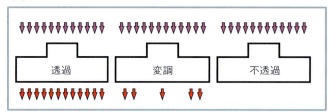

[図2-2]
画像の形成には異なったX線吸収が必要である．X線ビームの完全な透過は，均一な信号を作る．完全な減弱はシルエットを作る．画像形成には患者によるX線ビームの一部が吸収されることが必要である．

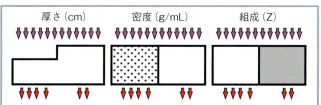

[図2-3] X線吸収，およびビーム変調に影響を与える因子
組織の厚さ，物理学的密度，そして原子組成はすべてX線の減衰に影響を与える．これらの因子のなかの1つ以上の違いにより，X線像を生成するために必要となる重要なビームは変調を受ける．

[図2-4]
フレームごとの受像線量，およびシステムの設定は画像の見かけに影響を与える．左側の画像は保存された蛍光透視動画からの1フレームである．右側の画像は1枚のシネ動画のフレームである．これらの画像は数秒おきに撮影された．Last Image Hold（LIH）における増加したノイズは，その投影に少ない線量が用いられていることによる．シネ画像においてコントラストが増して見えるのは，低めのkVp，異なるビームフィルタ，そして異なる画像処理パラメータにシステムがプログラムされていることに起因する．

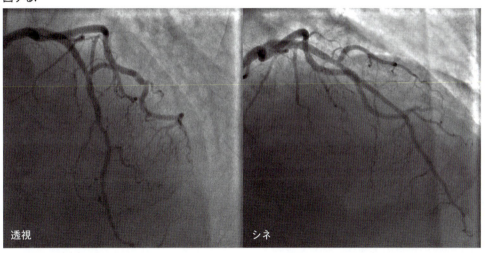

ストはこれらの両方を含む．観察者は臨床的な構造を見るために，適切な放射線性コントラストを必要とする．X線因子に応じて被写体コントラストを増やすことは，しばしば患者被曝線量を増加させる．

　X線生成は多くの透視室において，X線管の電圧や，ビームのフィルタにより自動的に調節されている．長い臓器の通過においては（患者体格，またはX線の角度による），X線スペクトルはヨード，または金属（例：ステントもしくはガイドワイヤ）などの最適な可視化のために，上記の光子エネルギーの範囲で置き換えられる．この場合，X線の調節はより少なくなり，また造影剤や機器の見え方が画面ごとに，また患者ごとに異なる理由の一つとなる．

Ⓑ 画像ノイズ

　完全に均一な物質の放射線撮像においても，ある点からある点，また時間によっても輝度が無作為に変化する．これらの無作為なゆらぎは画像ノイズと呼ばれる．ノイズにより，低コントラスト構造を検出する能力は低下する．画像ノイズは撮像システム自体（構造的ノイズ）による可逆的な要因と，またX線ビームの物理学的要因による不可逆的な第二の要因を内包している（量子モトル）．良好に構築された，また維持された撮像システムにおいても最低限の構造的ノイズは存在する．量子モトルはX線ビームの統計学的な光子特性により引き起こされる．検出されるX線光子が少ないほど，結果として画像はノイズを多く含む（図2-4）．単一のシネ画像のような高線量画像は，対応する小線量の蛍光透視画像の約10倍ものX線光子を用いて作成される．低ノイズの画像を求めることは，常に患者への曝露量増加という代償とのバランスのうえに考えなければならない．

　循環器科医はよりノイズを含んだ蛍光透視，およびシネ画像を用いても手技ができるのであれば，実質的に患者（および術者自身）の線量を減らすことができると思われる．ディスプレイのコントラストを上げることにより，観察者はノイズに気づきやすくなると思われる．

[図 2-5] 幾何学的ぼやけ（geometric blur）
焦点の大きさの限界と，焦点に対する相対的な対象の位置の組み合わせにより，幾何学的ぼやけが生じる．焦点サイズが大きくなる（図に示した），また倍率を上げる（この図には示していない）ことにより，対象の投影画像の輪郭は不鮮明となる．

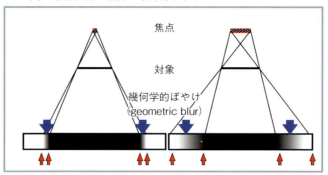

Ⓒ 画像精度

透視画像においてある物質の基本的な画質は，（a）X線管の焦点の大きさ，（b）X線管と受像機の間にある物質の位置，（c）その物質の動き，（d）その受像機の空間分解能の間の相互作用に影響される．見た目の画質はさらに，いくつかの後述する画像処理過程において影響を受ける．

通常のX線管の焦点は 0.3×0.3 mm から 1.0×1.0 mm まで幅がある．より大きな焦点は高出力画像において必要となる．焦点の大きさによる影響は，対象のガントリに対する相対的な位置（幾何学的倍率）により決定され，高い幾何学的倍率における大きな焦点からのX線像においては画像の精度が大きく失われる．これは幾何学的不鮮明，またはブラー（blur）と呼ばれている（図 2-5）．幾何学的高倍率の場合，基本的な画像精度が受像機により調節されている際には対象の画像精度は増加する．後述するように，画像拡大によりズームすることでその画像の解像度は増し，また全体的な基本画質は向上する．しかし，多くのフラットパネルディテクタ（FPD）の本質的な解像度はズームでは変化しない．

大きな焦点は一般的にシネ画像において，高線量画像を迅速に作成するために必要な出力を調整する目的で使用される．図 2-6 は固定されたテストパターンにおける，焦点サイズと拡大の影響を示している．冠動脈は動いている対象である．より短いX線波形は，長い波形に比べてより動きに伴うブラーを少なくする．幾何学的ブラーを減らすために小さな焦点を使用した場合，波形の振幅はX線の対象物がぼやけないよう長くしたほうがよい．これは動きに伴うブラーを増加させる（図 2-7）．一部の蛍光透視装置は患者の体格，X線の方向に応じて自動的にX線焦点を変換する．これを知らなければ，結果として血管の鮮明さが画像ごとに異なるため，臨床において混乱が生じてしまうかもしれない．

Ⓓ 散乱放射線

散乱放射線は，X線ビームが患者，もしくは他の物質と相互作用し，完全に吸収されずに方向を変えた場合に発生する．散乱放射線が受像機に到達した場合，もともとのビームの調整が減少することでコントラストを低下させる．散乱放射線は，X線ビーム外の患者の肉体への直接的放射線被曝の主要な原因である．またカテーテル室スタッフの被曝の主要な原因でもある．散乱の量はX線ビームの強さと，X線照射野の大きさに比例する（すなわち，P_{KA} に比例する）．

[図2-6] 画像の鮮明さに対する幾何学的ぼやけ（geometric blur）の影響
小さな焦点，および低倍率にすることで，この高い被写体コントラストを持つテストパターン画像の視認性は最大となる．矢印のペアは限界解像度を示す．焦点の大きさを上げる影響は左下画像に，倍率を上げる影響は右上画像に，また両方を上げる影響は右下画像に示されている．

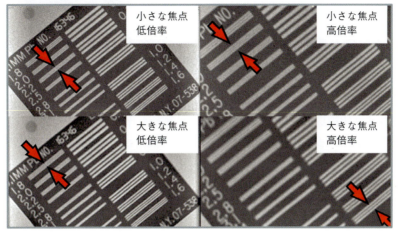

[図2-7] 動作によるぼやけ（motion blur）
テスト被写体は，さまざまな径のワイヤが埋め込まれた回転する円盤である．回転軸から離れるにつれて，動作の直線距離は長くなる．大きな矢印は直線距離で 200 mm/sec の速さに相当する（例：収縮期の右冠動脈）．ワイヤに沿って離れるほど直線運動が増加することにより，円盤の辺縁に向けて動作によるぼやけは増加する．「ゴースト」画像は再帰性フィルタにより生じている（本章の後半で論じる）．

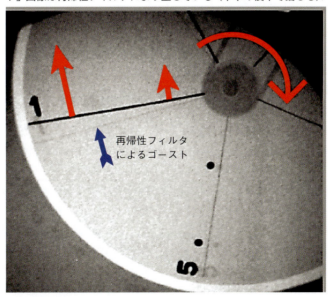

4 患者被曝と画質の最適化

　X線像を作成することは，画像コントラスト（物体の検知のため），空間的，時間的精度（物質の描出のため），画像ノイズ，患者被曝を含む多くの因子のバランスに関連している．これらの分野のいくつかの効率を改善させようとすると，しばしば他の分野の1つ以上の効率を落としてしまうことがある．たとえば，蛍光透視画像のノイズは蛍光透視線量を増やすか，多くの蛍光透視フレームを用いることで減らすことができる．他のすべてが同等の場合，線量の増加はそれに伴った患者被曝を増加させる．多くのフレームを撮影することにより，動いている物体は不鮮明になりそのため視認性が低下する．X線が長い組織を通過するにあたって，管球の電圧を増加させることはX線のスペクトルを変え，そのためにヨード造影剤が満たされた血管やガイドワイヤの視認性が変化する．受像機の入力信号量を減らすことで患者被曝量は低下するが，画像ノイズは増加する．

　近年の多くの蛍光透視装置は大量の画像処理タスクのために患者の体格，画質，患者被曝量の間の最適なバランスを保つために，もともとプログラムされた設定のセットが備えられている．プログラムは画像の見た目により影響を及ぼす画像加工処理，およびディスプレイの設定も内包している．透視装置が製造される際には，何十，何百のこのような設定があらかじめ導入されている．それらはまた，導入過程においてそれぞれの施設の必要性に応じるようにしばしば修正される．いくつかの例においては，病院がこれらの設定に対してさらに変更を加えることができるようになっている．多くの蛍光透視装置は1つの手技，もしくは画像のために設定を調整することができるようになっている．不適切な設定，または不適切な修正を選択することで，画質の大幅な低下，患者被曝量増加のどちらか一方，または両方が起きてしまう．日常的に用いられる技術設定は常に再検討され，カテーテル室の責任者の同意を得なければならない．機器設定の適合性はその設定を使用して検査される患者のすべてに大きく影響を与える臨床的な決定要因の一つである．

5 シネ蛍光透視装置

　胸部蛍光透視法は19世紀の初めごろから発展してきた（図2-8）．X線シネ蛍光透視装置の目的は最少の患者被曝量において，蛍光透視，蛍光画像として最適な，また必要な解剖学的画像を作成することである．これらを行うための技術は，照射された適切な質と強度のX線ビームを必要な角度で患者に投射すること，また患者を通して調整されたX線を感知し，結果的に生成される画像を加工，保存し，最終的に，重要なことであるが，これらの画像を術者に呈示できることを含んでいる．これらのタスクに必要な重要な構成要素を図2-9に示す．

　蛍光透視下のインターベンション手技は臨床的に難しく，また潜在的には危険なものである．国際電気標準会議（International Electrotechnical Commission：IEC）はインターベンションに必要な最低限の蛍光透視装置に関して安全基準を主張している．主な蛍光透視手技は，IEC-60601-2-43の規格[7,32]に準拠した良好に維持された機器を用いて，またその安全基準が維持されている場合にのみ施行されるべきである．

Ⓐ 放射線投射およびコントロールジェネレータ

　シネ蛍光透視装置X線ジェネレータはX線管に対して調整された量の電力を供給する．1つの回路は適切なX線管フィラメントを選択し，1～1,000ミリアンペア（mA）までの範囲の電流において，電子線を生成するためにそのフィラメントを加熱する．2番目の回路は，電子をX線管球の陽極側に加速させるために50～125キロボルトピーク（kVp）までの電圧を供給する．X線はしばしば連続パルスとして生成する．これはパルスを作成するために電子線を電気的にオン，オフに切り替えることで行われる．

[図 2-8] 1898 年の Boston 市立病院での胸部蛍光透視撮影の様子
この写真[41]は Roentgen の初めての X 線に関する報告から 3 年後に撮影された．患者線量を最小限とするために，床の上の X 線管と，患者の上の蛍光透視スクリーンが用いられている．画像の視認性を最大にするために，透視スクリーンが用いられる際には蛍光透視室は常に暗くされていた．X 線管は露出した高電圧チューブにより，静電発電機に接続されている．

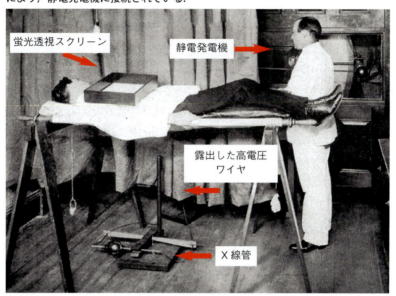

[図 2-9] 医療用蛍光透視装置のブロック図
蛍光透視システムは，X 線発生，患者を通過して変調したビームの検知，術者への画像加工，および表示，また後に使用するための画像保存に必要な部品によって構成されている．自動線量レートコントロール（ADRC）は，患者内部の透過長の変化に対して受像機の信号を安定化させる．術者は検査設定，および照射モードを変えることにより，患者被曝，および画像の見え方に大きな影響を与える．

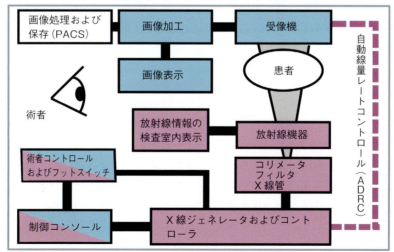

第 2 章　シネアンギオグラフィ，放射線安全性，造影剤　29

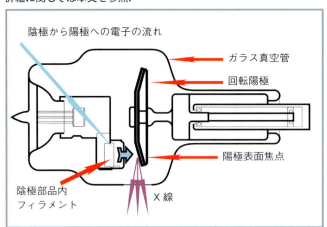

[図2-10] 中等度出力の回転陽極 X 線管
詳細に関しては本文を参照.

　X線ジェネレータは，特にシネ画像を作成する際に大量の電力を消費する．インターベンション蛍光透視装置はたいていの場合，病院の緊急用の割り込み不可能な電源（uninterruptible power supplies：UPS）に接続されている．バックアップの電源には限界がある．インターベンション術者はもしシステムが緊急電源で稼働した場合，どの程度の時間制限，および手技モードの制限があるかを知っておかなければならない（システムはバックアップ電源がなくなるまで，限られた時間しか用いることができないかもしれない．シネ画像はまったく使用することができないかもしれない）．前もって病院の技術スタッフからの指示があるような場合以外，予備電源で非緊急症例の検査を行うことは適切ではない．

Ⓑ X 線管

　X線管は電力をX線に変換する機器である．それは真空のガラスや，金属製の枠で作られている．その重要な構成要素は1つ，もしくはそれ以上のタングステンフィラメント（焦点カップにより覆われている）であり，10,000回転/min 以上の速さで回転する（図2-10 に通常の出力の管球を示す）．電子は熱イオン放出により選択されたフィラメントから放出される．放出する電子数，およびその管球の電流（mA）はフィラメント温度の調整によりコントロールされている．これらの電子はジェネレータから供給される電場（50〜125 kV）により，陽極側へ加速される．X線は電子が陽極に衝突する際に発生する．

　基本物理学の法則により，管球に供給された電力の1%以下のみがX線へと変換される．残りは陽極において熱として貯蓄される．短時間に大量の熱が発生した場合，陽極の一部，もしくはすべてが溶けてしまう可能性もある．現在の管球構造は能動的な陽極冷却装置を含んでいる．20年前は管球の過負荷により手技は制限され，それにより患者被曝量も低かった．現在ではそのようなケースはほとんどない．手技中に管球の発熱が起こっていることは患者に大量の放射線が照射されていることの，補助的な臨床徴候である．

　最大の画質のために，陽極に電子ビームが衝突する点はできるだけ小さいほうが良く，そのためにX線放出は1つの「点」焦点から照射されるように見える．焦点スポットの実際のサイズは，鮮明な画質と，陽極の標的を溶かさないという必要条件とのバランスで決まる．X線管は2つのフィラメントを持ち，そのため2つの焦点を持つ．より小さな焦点（通常 0.3〜

0.5 mm）は蛍光透視に用いられる．より大きな焦点（0.8～1.0 mm）は成人のシネアンギオグラフィに必要な高出力に対応している．陽極は高速回転することで熱を小さな領域に集中させず，長い焦点軌道に放散させる．

ⓒ X線ビームの空間的スペクトル形成

X線ビームは光子エネルギーのスペクトルを持つ．これらはジェネレータから供給される最高電圧により決定される最大のものから（kVp），ビームのフィルタにより決定される最低のものまで分布している．画像は主に中等度のエネルギー光子により形成される．高エネルギー光子は組織およびヨードを強く貫通し，そのためコントラストを低下させる．低エネルギーのX線光子は容易に患者組織に吸収され，被曝リスクの増大には寄与するが画像形成には良い影響を与えない．X線ビームからこれらの非生産的な光子を患者に届く前に吸収するために，ビームに最小限の厚さのアルミニウムフィルタを設置することが必要となる．

現在の多くの蛍光透視装置はしばしば，必須のアルミニウムフィルタに加えて，さまざまな厚さの鉛，もしくは類似の原子数の元素フィルタを備えている．これらは高出力X線管，およびヨードのK吸収限界を超えてX線ビームを集中させるためにプログラムされた特別なジェネレータと連動して用いられる．いくつかの装置においてはフィルタの選択は選ばれた手技設定により決定される．他の装置においてはフィルタはシステムの自動的な線量コントロールにより動的に選択され，一般的により長い組織を通過する際にはより薄いフィルタが用いられる[37]．適切なスペクトルフィルタを使用することにより造影剤，ガイドワイヤの視認性は良くなり，同時に患者被曝量も低減することができる．主にスペクトルによる画像鮮明化が供給され利用できるようになったことで，この20年間においてX線量は低減することができた．

X線ビームの到達距離は，術者が見ることができる最大の有効観察領域（field of view：FOV）に制限されている．現在の調整技術により，わずかにより大きな視野を得ることもできるが，多くのシステムにおいて最大視野はFOVの中に収まるようにしか調整することはできない．四方の隅に暗い縁ができるようなシステム設定が望ましい．これによりX線ビームの向きの異常がわかりやすくなる．

X線ビームの大きさはコリメータコントロールを用いることで小さくすることができる．手技施行中臨床的に集中したい部分に迅速に，また積極的にビームを集中させることにより，患者およびスタッフの被曝を減らすと同時に画質を向上させることができる（散乱線量を減らすことによる）．

多くのシステムでは肺に重なる画像の過度の明るさを減少させ，総合的な画質を改良するために各照射において心臓に境界を接する肺野の上における半透明な銅の可動シャッター（ウェッジとも呼ばれる）を備えている．また，これらのシャッターは患者，スタッフ両者の不必要な被曝を最小限にすることにも役立っている．

ⓓ イメージモード

専用の心臓透視装置は2つの主要な検査モードを備えている．すなわちX線透視（蛍光）と，シネ蛍光画像撮影（シネ）である．多目的の装置においては付随的にデジタルサブトラクション血管造影（DSA）モードを備えている．これらのモードの違いは，1つのシネフレームが10個の蛍光透視フレームと同等の線量を患者に照射し，また1枚のDSAフレームは10シネフレーム（100蛍光透視フレーム）と同じ線量を照射するという点である．図2-4 は透視とシネの画像の違いを表している．

1990年代には，透視，シネ，DSAのための別々の画像チャネルを備えていた．最新版の本書では，多くのシステムがすべてのモードにおいて同じデジタル画像チャネルを用いることができるようになっている．どのような特別な検査においても，システムの設定により用いられる照射，および画像パラメータを決定できる．多くのシステムが過去にさかのぼって透視記録

を使用できる，いまや一般的となった画像チャネルを用意している．この「モード」により，蛍光透視の最後の10～30秒の記録を，あたかもシネ動画のように記録することができる．このためには，放射線照射を追加する必要はない．可能な場合は，シネの代わりに記録された透視画像をさかのぼることにより（例：血管形成術の際のバルーン拡張の表示），患者およびスタッフの被曝量を有意に減らすことができる．

現在のシステムはまた，それぞれの透視，およびシネ画像間のデジタルギャップを補完する機能を備えている．観察者が頻回に点滅している画像を見ると，連続的に見える．そのため，得られた画像は点滅を除去する処理を受ける前に頻回に呈示される．この機能はすべてのデジタル画像モニタ（デスクトップコンピュータを含む）において一般的に備わっている．ギャップ補完処理は保存された画像を見直す際にも用いることができる（PACSもしくはCDより）．

[1] 蛍光透視装置

蛍光透視装置は，動き，およびガイディング機器の操作の観察のための，リアルタイムのX線像を適切な質において供給する．Last Image Hold（LIH）（図2-4）を用いて観察された1枚の蛍光透視フレームは，低線量により生成されているため大量のノイズを含んでいる（量子モトル）．生の蛍光透視画像（もしくは記録された透視画像のリプレイ）は数百ミリ秒にわたる画像の蓄積によりノイズが少なくなって見える．ノイズの見え方は，画像処理機器において再帰性フィルタを使用することでより低減する．しかし，物理学的な，またはデジタルの平均化は動いている物体の見え方をぼやけさせ，たとえば収縮期の右冠動脈（RCA）の二重の描出のようなアーチファクトを生じさせる可能性がある．図2-7にみられる「ゴースト」ワイヤは再帰性フィルタにより出現する．

現行の蛍光透視システムは術者により2つ以上の線量レート，およびいくつかのフレームレート設定を選択できる機能を備えている．高線量レートにより，より多くの患者，術者被曝の代償のもとに，よりノイズの少ない画像を撮影することができる．米国においては，調整できる最大のカテーテル検査台上の線量は，米国食品医薬品局（FDA）の定められた条件下の測定において空気カーマ（air kerma）88 mGy/minとなっている[33]．多くのシステムは44 mGy/minを上限とした低線量モードを備えている．いくつかのシステムは176 mGy/minまで増量できる特別な蛍光透視モードを持っている（このようなモードは用いている際には警告音が鳴るようになっている）．実際に患者に照射する線量レートはそのときごとに変化する．それは選択した蛍光透視の手技モード，設定プログラム，組織通過距離，皮膚までの焦点距離，受像機までの焦点距離などに応じて決まる．多くの蛍光透視装置においては，法的な患者の最大照射空間カーマレートは，FDAの測定条件下におけるものの最低2倍量と決められている．現在のところ，米国での最も一般的な成人の冠動脈造影は毎秒15フレームである（多くのヨーロッパの術者はいくらか低いフレームレートで検査を行っている）．フレームレートを減らすことにより，以降のフレームごとの視認性がスムースでなくなるが，線量を減らすことができる．ノイズを個々の画像で一定とするためにはそのフレームレートの2乗根に比例した線量が必要となる[38]．

[2] 撮影（シネ）

シネ撮影は1つのフレームを見る際も十分な質の画像を要する．そのため，ノイズを減らし，臨床的な視認性を最大化するために，より多くのX線照射量が必要となる．多くのシステムは，1つの「通常線量」のシネ画像のために，蛍光透視画像の作成に必要な量の10倍の線量を要するように調整されている．このため，わずかな時間のシネ撮影でも，その10倍もの時間の蛍光透視に相当することを知っておかなければならない．

現行のシステムの多くはまた，シネ撮影の線量レートを選択することができる．経験的に，臨床診断検査のために必要なシネ動画の画質は，いくつかの種類の診断的検査，およびインターベンション手技においては過剰である可能

性がある．画像の臨床的な質を落とさないかぎり，低線量レートのシネ撮影を用いるべきである．低線量レートのシネ撮影をルーチンに使用することで患者，スタッフの全被曝量は10～25％程度減らすことができると思われる．

　それぞれのシネ画像はそれだけで十分な情報を持っているため，視野を集中することは線量を減らすためには意味がない．そのため，シネ線量レートはシネのフレームレートに直接的に比例する．

［3］デジタルサブトラクション血管造影法（DSA）

　DSAの撮影過程は，同一の解剖学的領域を連続して撮影することで始まる．一般的には，造影剤はこの撮影の間に注入される．それらの撮影の最初の画像は，マスクとして用いられる．そのマスクは，残りの画像からデジタル画像として除去される．残りの画像は標的画像をマスクの画像との差として示す（一般的には造影剤と動きによるアーチファクトを含むぼやけた画像）．ディスプレイのコントラストは視認性を上げるために増やされる．量子ノイズは無作為に生じるため，画像除去過程から除去することはできない．このため，もともとの動画におけるすべての画像は，含まれるノイズを減らすため高線量において撮影されなければならない．前述のように，1つのDSA画像のために必要な線量は，1つのシネ画像の約10倍も多くなる．フレームごとの高い線量被曝のため，DSA画像は臨床的に有用な最低限のフレームレートにおいて，また可能なかぎり短時間でのみ撮影されるべきである．

Ⓔ 自動線量レートコントロール（ADRC）

　X線ビームは組織を通過する際に減弱する．その減弱の程度は，ビームの組織内の通過長（患者体格，およびビームの角度），組織の性質，およびX線生成因子などにより変化する．X線の減弱は受像機における放射線量に影響を与える．受像機における線量レベルはまた，線源から受像機までの距離によっても位置的に影響を受ける．蛍光透視装置は受像機における線量のモニタ，および画像受信に必要なX線線量を自動的に調整して生成するためにADRCを使用している．この回路が正常に機能していることは，患者の皮膚線量に重要な影響を与える．X線の強さは，検知器が信号を弱すぎると測定した場合は増強され，強すぎると測定した場合は減弱される．これは，もし患者が非常に大きな体格を持つ場合，またさまざまな投射角を用いた場合に，患者の照射部である皮膚線量が増加することを意味している．組織通過長が10 cmから40 cmまで増した場合，患者皮膚線量は蛍光透視の場合で10倍，またシネ画像の場合で100倍にまで増加する（図2-11）．

　ADRCの重要な目的は患者体格によらず，プログラムされた受像機における線量を維持することにある．競合する目的としては，患者被曝量を最小限とすることに加えて，ヨード造影剤の視認性を最適化することも含まれる．多くの現行のシステムにおいて術者はさまざまなADRCアルゴリズムを用いることにより，これらの目的の間で妥協点を得ることができる．

　ADRCでは管球電圧（kV），管球電流（mA），波形振幅［ミリ秒（msec）で表される］，およびビームフィルタをコントロールすることができる[37]．また，画像生成過程にも影響を与える．不適切な設定では最適な画像を得ることはできない．異なる製品，モデルの蛍光透視装置は，異なるADRC機序を備えている．加えて，多くの機器は異なるADRCの駆動モードを持っている．このためシステムの反応は同じ蛍光透視装置においても，冠動脈造影，もしくは電気生理学的検査（EP）モードによって異なる．さらなる例として，システムが冠動脈シネ撮影に設定されていた場合，ADRCはすべてのシネ動画において機能したままとなる．同様のシステムが左室造影に設定されていた場合，ADRCはその撮影の始めにあるレベルに設定され，左室造影の際の造影剤注入時相の間もずっとそのレベルが維持される．定量的冠動脈造影（QCA）アルゴリズムがADRCのコントロール方式の詳細を認識していない場合，定量的な計算ができなくなってしまう．

　多くの蛍光透視装置において，組織通過長の

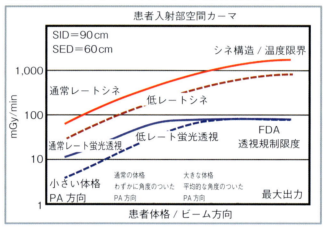

[図2-11] 自動線量レートコントロール（ADRC）
患者内透過長の役割を，患者入射部空間カーマの範囲の変化によって図示している．体格の小さな患者における角度のついたビームは，平均的，または大きな体格の患者のPA方向よりも長い距離を通過する．この例は，2つの蛍光透視，およびシネ線量レートモードシステムのものである．蛍光透視はFDA，および州の規制によって制限されている．最大シネ撮影レートは，技術的な設計構造により制限される．この例では，2つの透視モードがさまざまな体格の患者において限界に到達している．2つのシネモードでは2倍異なる．

増加に伴って，kVpも増加することが必要である．このことはX線スペクトルを最大ヨード吸収領域から動かしてしまう．主要なX線コントラストは同一の不明瞭な血管であっても，短い距離よりも長い距離を通過する場合，より変動が少ない．加えて長い組織を通過する状況においては，より多くの散乱放射線が発生する．この散乱の一部は受像機に到達し，ビームの調整，および画像全体のシグナル／ノイズ比を減弱させることで血管の視認性をさらに悪化させる．

6 臨床的プログラムとプログラミング

すべてではないが，多くのインターベンション蛍光透視装置はプログラムされた検査セットを選択することで，ある特別な手技を行うように構成されている（例：冠動脈造影，EPマッピング）．多目的のカテーテル室は数十ものこのような設定を持っている．個々の設定は，蛍光透視装置を，X線撮影と画像ディスプレイ特性の構成によって高度に専門的な画像ツールへと変換する．不適切な設定は，結果として過剰な放射線被曝，低水準な画像，他の不都合な事項につながる．たとえば，PCI手技においてEP設定の低線量，低フレームレート設定を用いることは不成功につながる．逆にEPマッピングのために血管造影設定を用いることは，患者，スタッフの不必要な被曝の代償のうえで，極めて質の高い画像を構築する．

術者は手技中に設定のいくつかの部分を変更することができる（例：フレームレート，線量レート）．これらを調整することは，患者ケアをおろそかにしないかぎり有用なものであると思われる．

7 画像検知，加工，記録

X線ビームと患者の相互作用によって作られ

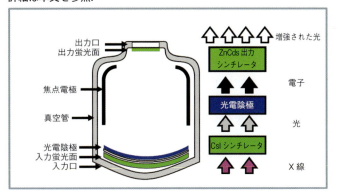

[図 2-12] X線イメージインテンシファイア
詳細は本文を参照．

たX線像は，検知され目に見えるかたちに変えられなければならない[39, 40]．蛍光スクリーンはRoentgenによって使用されたオリジナルのX線検知器であった．1895年のX線の発見以降，1950年代にイメージインテンシファイアが開発されるまでは，それは唯一のX線検知器であった．イメージインテンシファイアはシネフィルムを感光させるのに十分な量の光を供給するため，冠動脈造影を可能とする技術であった[42, 43]．近年の10年間で，イメージインテンシファイア自体はほとんど半導体ディテクタにとって替わられている[44]［一般的にはフラットパネルディテクタ（FPD）と呼ばれる］．

8 イメージインテンシファイア

シングルモードのイメージインテンシファイアの構造を図2-12に示す．変調されたX線ビームは患者を通過してイメージインテンシファイアに入り，ヨウ化セシウム（CsI）の蛍光層によって検出される．この可視光は光電陰極によって電子イメージに変換される．焦点を当てることで管球の電子は加速され，また小さな出力スクリーン上に集められる．出力スクリーンは電子イメージを再度，より小さく，明るい可視光のイメージへと変換する．電子の加速と，入力イメージの大きさに比例した出力イメージの集中により，光に適応した，観察で

き，シネフィルムを感光し，ビデオカメラを有効にするための十分な明るさを得ることができる．

イメージインテンシファイアはいくつかの倍率モードを持つ．ある倍率が選択された場合，機器は定められたサイズの出力スクリーンに対してより大きな，または小さな比率の入力スクリーンに焦点を当てる．管球の縮尺率（定められた出力スクリーンに対する選択された入力スクリーンの領域の比率）は，管球がズームするほど小さくなる．そのため，より小さなFOVの場合，大きなFOVと比較してより高い入力線量レートを要する．血管造影においてはFOVが40 cmを超えるイメージインテンシファイアが利用できる．これらの機器は，典型的な17 cmの心臓用FOVで用いられた場合，心臓イメージ用インテンシファイアよりも高い量の線量レートを必要とする．さらに，血管束が太い場合，ビームの角度が制限される．必要な角度を得るためにイメージインテンシファイアを動かすことは，さらに患者被曝量を増やす．

イメージインテンシファイア管球の解像度は，その出力スクリーンの性質によって制限される．多くの例では，FOVを減らす（ズームを増やす）ことはイメージインテンシファイア管球の空間的解像度を上げる．その下方では小さなFOVのために必要な追加の放射線が存在する．患者線量は臨床的に関連した構造を観察

するのにふさわしい最大のFOVにおいて検査をすることで，最小となる．視認性はまた，体格の大きい患者においてはFOVを増やし，また関心領域にビームを合わせることで改善される．この過程は，より大きなFOVの多量の線量とコリメーションによる散乱減衰に依存している．

イメージインテンシファイアは年を経るごとに使用されなくなってきている．この5〜10年間で，これらが失われることは，ルーチンの機器サービスの適応により代償されるようになっている．結果的に調整の段階は終わり，適切な明るさを供給するために追加の放射線照射が必要となっている．

現在ではフィルムを用いたシネ動画システムは製造されなくなっており，古いシステムでも用いられているものはほとんどない[9]．シネカメラや，アナログビデオ，光学関係に関して興味のある読者は，昔の文献を参考にされたい[8,40,45-47]．現行のほとんどすべてのイメージインテンシファイアシステムは，蛍光透視，およびシネ動画を扱うために，デジタルCCDビデオカメラを用いている．光学盤はイメージインテンシファイアの劣化を代償する．より重要なことは，光学盤の開口部を調節することはCCDに一定の明るさを供給し，蛍光透視，シネ動画のためのさまざまな放射線量を供給するということである．

9 フラットパネルX線検知器

過去10年にわたり，イメージインテンシファイアとそのビデオカメラは集積イメージ受像機（FPD）にとって代わってきた．これらの多くは，パフォーマンスの点でイメージインテンシファイアにおいてみられるヨウ化セシウムと類似のヨウ化セシウムX線を用いている．いくつかのシステムは，X線を直接的に電子信号に変換するためのセレニウム層を用いている．両方の構造ともに，イメージインテンシファイア－ビデオ連関に必要なものよりも，より少ない過程でデジタルイメージを構築してい

る．図2-13は，両方のFPDの構造をシェーマで図示している．

フラットパネルシステムのX線の検知能（線量効率）はイメージインテンシファイアの最新世代のものと同様である．FPD自体は，それだけでは患者線量に感知できるほどの影響を与えない．しかし，フラットパネルシステムはしばしば新しい蛍光透視システムの一部として供給される．より新しいシステムにおいては，手技を行うために必要な線量を大きく減らすために，蛍光透視，シネ撮影において，より良い線量調整アルゴリズム，スペクトル形成，低いフレームレートが複合的に用いられている．

フラットパネルシステムの画像性質は2つの重要な点でイメージインテンシファイアシステムとは異なっている．すなわち，イメージインテンシファイアとビデオカメラの間の光学盤は，カメラに蛍光透視，シネ撮影において同等の光量を当てる．そのため，どちらのモードでもカメラのノイズは同じである．フラットパネルの中には光学盤がないため，機器はシネ撮影と比較して蛍光透視の場合，より大きな増幅を用いなければならない．フラットパネルは付加的な増幅から結果的に発生する電気的ノイズを打開するために，やや高い透視照射線量を必要とする．しかしコントロールプログラムの差のため，蛍光透視の患者照射線量は実際には受像機のタイプによっては影響を受けない．

イメージインテンシファイアの出力画像は拡大モードにかかわらず一定である．そのため，その画像は（標準化されていない）CCDカメラにより作られたすべてのデジタル画素を満たしている．それぞれのピクセルは実際の拡大モードに応じて，入力スクリーンのより広い，または狭い領域を示している．しかしながら，イメージインテンシファイア－CCD連関における固有空間解像度は出力スクリーンによって制限される．そのため，出力スクリーン上の個々の領域は高倍率では患者のより小さな領域を表すため，空間解像度は倍率を増すことで増加する．

多くのFPDは決まった総画素サイズを持っ

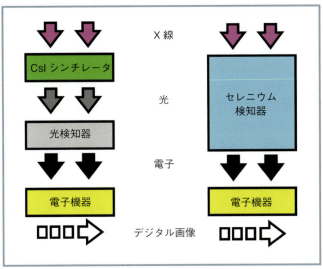

[**図 2-13**] 間接的，および直接的フラットパネル受像機
間接的検知器（左）は CsI シンチレータを用い，実質的にイメージインテンシファイアと同様に，X 線信号を光へと変換する．光検知器は光を電子信号へと変換する．その後，信号はデジタル化される．直接的検知器（右）は X 線信号を直接電気的な荷電分布へと変更するために，セレニウム膜を用いている．この信号はその後，デジタル化される．

ている．これらのシステムにおいては，高倍率モードで画像を作成するために，より少ないピクセルが用いられる．結果としてできた画像は次に加工され，観察モニタ上すべてを埋めるように拡大される．このようなシステムでは，空間解像度は倍率モードに依存しない．より大きな形式の FPD はより多くの小ピクセルを持っている．多くの拡大モードにおいて，これらのうち 4 つのピクセルがデジタル処理を受け平均化される．この区域においては固有の解像度は倍率には関係しない．これらのピクセルは高倍率（小 FOV）においては分かれて見える．これにより線量とノイズが増加することの代償として，固有空間解像度は上昇する．解像度が持続的に制限されていても，デジタル処理にて拡大されモニタ上に表示された画像は，観察者の視覚に合った良好な精度を保ち，臨床的に有用な解像度を提供する．

10 画像処理と画像表示

デジタル画像は表示される前に，高度な処理を受ける[48]．画像処理の技術として，グレースケール変換（全体のコントラストレベル，および異なる明るさの物質の相対的なコントラストを変える），輪郭強調（視認性ノイズを増すことの代償に，ステントのような小さな高コントラスト構造を見やすくする），スムージング（輪郭シャープネスを犠牲にしてシングルフレームのノイズ効果を減らす），および時間平均がある．この最後の機能は，いくつかの画像フレームの時間加重平均を出すことができる．これは，動かない構造のシャープネスを維持しながら，平均化によりノイズを減少するものである．ある検査において用いられるこれらの画像処理タイプを選択することは，もともとプログラムされた検査セットに含まれたパラメータのなかに存在する．多くの蛍光透視装置は術者

にこれらのパラメータのいくつかを修正できるように，ユーザーコントロール機能を（一般にはX線コントロールコンソール上に）備えている．

インターベンション用，またはその他の蛍光透視装置は，ますます多くのプレイバック，および画像保存オプションを備えるようになってきている．最終画像を保存することは，今やFDAの一つの標準にもなっている[33]．シネ動画のより便利なリプレイだけでなく，最後の透視動画のループリプレイも標準となると思われる．多くのシステムが実際の蛍光透視画像のループを，まるでシネ動画のように保存する能力を提供している．これは患者への放射線照射を必要としない．保存された蛍光透視動画はより低線量でフレームごとに撮影されているため，シネ動画よりも多くのノイズを含むと思われる．臨床的に可能であれば（例：バルーン拡張の記録），シネ動画の代わりに過去の保存された透視画像を使用することは，線量を減らすための有用な技術である．

11 デジタルイメージングと医療連携（DICOM），および医療用画像管理システム（PACS）

蛍光透視装置において，表示されたデジタル心臓画像は一般に，もともと$1,024 \times 1,024$ピクセルの画素のマトリックスに表示される．それぞれのピクセルの内部ビット深度は一般的に10〜12ビット（1,024〜4,096階調）である[49]．検査室においてこれらの画像は保存され，最大解像度で表示される．心臓の検査では解像度が下げられ，$512 \times 512 \times 8$ビットの形式に圧縮される．この形式は多くの検査が1枚のCD-ROMに収まるように，1995年のDICOM規格によって規定された．この20年間でこの規格は多くの目的の検査において適していることが示されている．高解像度の動画保存も利用することができ，「スポットフィルム」のような特別な用途にも用いられる．DICOM規格に詳細が記述されている[50]．

1つのマトリックスはどの程度の大きさが必要なのだろうか？[48,51] 患者の心臓において有用な空間解像度は，X線管球の焦点，位置的倍率，解剖学的な動き，および受像機の特性により影響を受ける．たとえば，$1,024 \times 1,024$のマトリックスを512×512に変更することは，一般的な位置的拡大におけるシネ撮影において用いられる大きな焦点においては有効解像度に影響を与えない．小さな位置倍率において小さな焦点が用いられた場合，違いがみられるようになる．

個々のピクセルを定義するビット数は，画像の可能な陰影の数を決定する[51]．蛍光透視装置の変換ソフトは，記録された画像を調整し保存する際に，得られたより大きなビット数を最も便利な8ビットへ下げて描き出す．正確なマッピングアルゴリズムはシステムによって異なる．この変換の効果は，ある症例を蛍光透視装置のコンソールにて，ウィンドウ幅，およびウィンドウレベル（ディスプレイコントラスト）を調整し，見直すことによって簡単に確認できる．不適切な調整により，結果として良好な観察をするにはあまりにも平板な画像や，スケールの終端が黒，白，または両方に縁どられた，極端な高コントラストの画像が得られることになる．切り抜かれた画像は完全に黒い，もしくは白い領域のいずれかを持つことになる．切り抜かれた領域においては，何の構造も観察することはできない．

歴史的には，循環器学と放射線学は技術的な理由により別々のPACSを維持してきた[52-54]．核医学画像と超音波画像は依然それぞれ違うサーバーに保存されていた．これらのシステムの相互のネットワークアクセスは一般的になってきているが，異なるインターフェイスのソフトウェアを要すると思われる．これはPACSのすべての形式を，電気的医療記録（EMR）において統合しようとする方向に向けて発展してきている．これにより，1回のアクセスですべての画像，また患者の他の記録を得ることができるようになると思われる．

1テラバイト（TB）は，DICOM（512×512

×8ビット）形式を用いた冠動脈造影画像をおよそ2,500個保存することができ，またより多いマトリックスサイズ，ビット深度の画像の場合は，それらに逆比例した量の検査画像を保存することができる．現在では，デジタル保存デバイスは数TBのポケットサイズのポータブルデバイスから，より大きな臨床的記録における数百TBを超すものまで利用することができる．高用量ストレージの価格はいまや1TBごとに数10ドル程度であり，さらに安くなってきている．検査室の記録のすべてをオンラインストレージ管理することが，技術的にも経済的にも実行できるようになっている．

画像モニタの性能は，臨床的に画像を扱う能力に強く影響を与える．重要な診断ワークステーションは最低限の性能を確認するために，定期的に公的なチェックを必要とする[55-57]．直接蛍光透視装置に取り付けられているモニタを検査室のQAプログラムの一部としてチェックする場合，それは容易である．院内の他の場所のモニタは条件を満たした性能を持つかもしれないし，持たないかもしれないため，注意深くチェックされ，また使用されるべきである．

12 血管造影室

血管造影室は，X線透視装置，および増加する多くの補助機器（例：IVUS，IABP），作業域，および機材格納庫を配置するための十分なスペースを持たなければならない[9, 58]．広い部屋は作業効率を上げるが，スタッフのスペースを検査台から離すことになる．視覚的にも音響学的にも隔離された機器エリアは，手技から気を散らせることなく，多くのジェネレータやコントロール室のためのスペースとなる．電子機器エリアと手技エリアをスムースに行き来できることは，効率的な設備と検査のために必須である．コントロールルームは，働くスタッフ，生理学的モニタ，また膨大なコンピュータワークステーションを配置するのに十分に広くなければならない．理想的には，仕事として手技室自体の中にいる必要がないすべてのスタッフは，快適にコントロールルームで過ごせるようにすべきである．透視装置周辺の散乱放射線の領域は複雑であり，またビームの角度により変化する（図2-14）．可能なかぎり，手技室内のスタッフは患者に直接処置を行わない場合は，X線テーブルから距離を取って働き，また固定された，もしくは可動式のX線遮蔽板[7]の後ろにいるべきである．

ハイブリッド検査室は，高度の心臓カテーテル室，および最先端の手術室双方の要件，基準を満たした統合的な検査室である[9, 58]．完全にカテーテル室，および手術室として，さらにそれらを統合した設備としての役目を最大限に満たす検査室を実現するためには，慎重な検査室のデザインと，機器の選択が必要となる．機器のいくつかは，X線ガントリ，手術室照明といった恒久的に使用する構成機器と衝突する可能性，ハイブリッド手技において移動可能な機器を追加する必要性，また検査のための2つの潜在的に大きなチームのためのスペースに関して考慮されなければならない．

室内照明はインターベンション手技に関連した多くの処置のそれぞれを補助するのに十分でなければならない．しかし，その照明は室内の透視装置，および他のモニタを最大限観察するのに邪魔になってはいけない．構成上の一つの目的は，術者がモニタ上に光の反射を見てしまうことを避けることである[59]．これは，照明の位置，照明の強さ，またモニタの反射調整を組み合わせることで達成できる．X線ビームが照射されている際に照明を消す古典的な手法を用いても，蛍光透視モニタ，または他のイメージデバイスを使用し記録されたX線画像を見直す際の画像の見え方にはまったく影響を与えない．

血管造影室は構造的な，また動かすことのできる放射線防護装置を必要とする．一例として，散乱放射線は極めて非対称的であり，ビームの角度に依存する（図2-14）．最大限の防護を保証するために，資格を持った医学物理学者，もしくは健康生理学者が，検査室の予測される機器や作業負荷，隣接した占有エリア（上

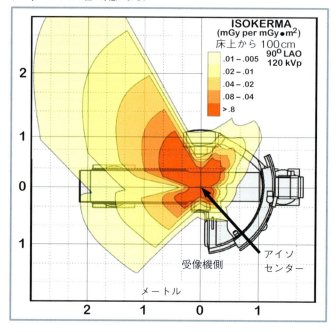

[図 2-14] インターベンション蛍光透視装置周囲散乱線の等線量カーブ

この図は床上 100 cm の位置で完全な側方ビームからの散乱放射線レベルを示している．アイソカーマ線は KAP の Gy・Gym² 単位で示される．非対称なのは，患者からの後方散乱と患者，機器による減衰が合わさったためである．このような曲線図は，術者マニュアルに記載されている．

（Philips Healthcare 社の厚意による）

下を含む），および局所放射線制御機器に基づいて放射線防護を構築するべきである．NCRP は近年これらの点において，ドアの X 線との連動装置（インターロック）を撤廃すること，放射線被曝を防ぐために，手技中でないかぎり X 線を使用できないようにする特別なスイッチ，検査室における手技ごとに特化した追加の放射線防護，さらに検査室における X 線が「アクティブ」であることを示す標識を含む，いくつかの勧告を発表した[7]．心臓カテーテル室の中心的存在は，二方向性回転（左から右前斜位），および患者を通過する X 線に対して斜め（頭側から尾側）のすべての範囲を動くことのできる適切な向きの X 線管，受像機を保持するガントリである．その回転軸はアイソセンターと呼ばれる一点で交差する．患者の心臓のようなアイソセンターに位置するある物質は，ビームの角度が変化してもスクリーン上で中心に位置し続ける．患者は高さが調整可能で平坦なテーブルの上に保持される．検査台は X 線ビームに対して患者を動かすために，左右方向，または頭尾方向に動かすことができる．天井から吊り下げられたガントリは追加の移動が必要になった場合は同様に動かすことができる．いくつかの検査台は，患者を Trendelenburg 体位，もしくは逆 Trendelenburg 体位にするために傾けることができる特徴を持っている．ロボット管理のシステムでは，ガントリ，検査台のさらなる延長，統合が可能である．

ある検査室においては二方向からの同時観察のために，もう一つの完全イメージング連関が備えられている．同時二方向撮影は特定の患者，手技には不可欠であるが，ほとんどの侵襲的心臓病手技には必須ではない．

生理学的モニタリング，およびそれらのディスプレイは不可欠である．これらの多くは生理学的データ，イベント記録といったカテーテル室の臨床的情報として集積され，さらに他の情報は時刻が記録され，手技の進行中にも記録される（第3章を参照）．これらのシステムの多くは手技が完了するとすぐに，完全なレポートができるようにまとまって報告される．これらの臨床的システムの一部は患者 EMR，および PACS と統合され，カテーテルレポート，および多くの形式の画像への迅速なアクセスを可能とする．

検査室のそれぞれの機器は通常時，もしくは緊急時において患者と接触する可能性がある場合，特別な患者への電気安全性要件を満たす必要性がある．これらは非X線機器（例：超音波），緊急機器（例：除細動器），インターベンションデバイス（例：ロタブレータ），生理学的モニタなどを含む．

13 画像機器の品質保証

画像機器（放射線出力，画質，機能性）は適切に評価されなければならない[9]．新規の検査室はすべて，定められた要件と製造仕様に一致した適合性を遵守していることを確認するため，放射線安全性，および機器チェックを受けなければならない．試運転は，蛍光透視装置がその施設の臨床要求事項を満たして設定されたのちになされなければならない．テストはX線出力，画質に影響を与える設備設定（例：X線管球，受像機の交換など）の後にも行われるべきである．質と安全性評価を維持するために，定期的な品質チェックが必要である．制御のための最小限のチェック設定はしばしば，一般的な胃・消化器系検査の要件に基づいて設定されるが，侵襲的心臓病検査のための適切なパフォーマンスを確認するためには適切な追加テストが必須である．

臨床画像を観察するために用いられるビデオモニタは，検査室内に設置されたディスプレイから，デスクトップワークステーション，スマートフォンまで幅広い．すべてのモニタの基本的な性能チェックを行うことが望ましい．前述のように，臨床決定（特に手技，およびコントロールルームのモニタ）のために用いられるあらゆるモニタは検査室の品質保証プロトコールに合ったものでなければならない[53, 57, 60, 61]．

透視装置は製造業者から初期の検査設定で搬入される．これらは，製造過程において始めに透視装置にプログラムされ，また設置の際，およびシステムが動いているかぎり再設定される．検査室の担当者は追加でプログラムを変更することができる．再設定により手技システムには大きな変化が起こり，異なる検査室での設定，または同じ検査室の中の異なる透視装置でも，同じ初期設定へと変えることができる．初期，および定期的な機器チェック，用いることのできる設定，およびそれらが臨床上使用される頻度を確認することは，検査室の QA プログラムに含まれていなければならない．

監査に基づいた，透視装置の安全性と質のチェックは資格を持った医学物理学者[9]（一部の州では法的に規定されている）により行わなければならない．試験運転は，設置の直後，初めての臨床使用の前，大きな修理（例：X線管または受像機の交換）の後，また定期的な頻度で行われる必要がある．

14 放射線の生物学的影響

放射線障害は2つのメカニズムのいずれかにより引き起こされる．確率論的メカニズムは単一の生きた細胞の DNA に対して生じる修復されない放射線障害によって引き起こされる．一方で，組織反応は多くの細胞を殺傷する放射線によって引き起こされる（決定論的メカニズム）．

A 確率論的影響

確率論的（stochastic）という単語は，確率（chance, probability）を示唆する．確率論的影響は単一の光子が1つの生きた細胞の DNA に対して起こす修復不能の障害によって引き起こされる．放射線による癌は，インターベンショ

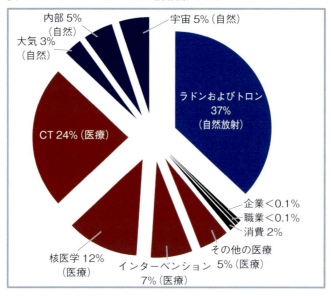

[図 2-15] 2006 年の米国の 1 人あたりの年間有効線量（E）その線量の約 48％は医療資源に由来する．主要な原因は CT，核医学，およびインターベンション透視撮影である[68]．

ン検査室における主要な確率論的リスクである．臨床疾患は細胞増殖を必要とするため，放射線による癌化は，臨床的にはっきりするまでに何年，何十年とかかる場合もある．

　放射線は測定するのが簡単なため，すべての環境「汚染物質」のなかで，最もよく研究されているものである[62-67]．すべてのヒトは，自然，もしくは人為的なさまざまな放射線を浴びている（図 2-15）．米国では，自然環境からの一般的な年間の有効線量はおよそ 3 ミリシーベルト（mSv）である[68]．自然界からの実際の放射線量は住んでいる場所，住居の構造，その他の因子により変化する．Denver における自然被曝線量は New York よりも高く，年間 1 mSv である．

　人為的な被曝のほとんど（米国では約 3 mSv/ 年）は医療被曝によるものである．個々の画像撮影装置が臨床的に適正化され，技術的に最適化されているのであれば，予想される放射線使用による臨床的有用性は，手技による放射線被曝のリスクを上回る[7]．これは，不必要な手技，もしくは過剰な放射線を用いて行われた手技においては当てはまらない．目標は，合理的に達成可能なかぎりにおいて可能なかぎり少ない線量を用いることである（as low as reasonably achievable：ALARA）．

B 放射線による癌

　放射線防護のための線量 - リスクモデルの多くは，手技線量，および生涯線量の増加にしたがって癌のリスクが上昇することを予測している[23, 24, 69]．すべてのモデルにおいて，その後の発癌リスクの重症度は最初の手技において患者に照射された線量には依存しない．

　バックグラウンド放射線量や，多くのイメージング手技に応じた実際のリスクを疫学的に評価することは統計学的には不可能である．低線量のリスクは高線量被曝者（すなわち原爆生存者）の影響を外挿することで予測される．一般的に用いられる線形非閾値（LNT）モデルはこのような外挿の一例である．線形二次モデルのような他のモデルも可能であり，モデルに特化した種類の癌では用いられる[63]．カテーテル室での E < 100 mSv 程度の線量における LNT および他のモデルの疫学的妥当性は不明である．

　有効線量は個々の患者のリスクを予測するた

めにはあまりにも不確実である．NCRP，ICRPはいずれも，このような利用法に強く反対している．有効線量は異なる種類の手技を比較し，総人口における放射線リスクを評価するのに有用である．

LNTは実用的な安全性モデルである．LNTを用いた場合，就労年齢の成人における致死的な発癌の発生危険率は有効線量1 Svごとに5%であるとされている［電離放射線の影響に関する委員会（BEIR）[63]，ICRP[28]］．そのリスクは年少の小児ではより高くなり，年を経るごとに減少する．

有効線量は放射線リスクの等級の順位を予測することにも用いることができる．たとえば，一般的な成人の診断的冠動脈造影は計算上有効線量Eは5〜10 mSv[70-72]という結果になる．結果として発癌リスクはおよそ0.1%程度の値となる．比較のために，何も特別なリスクがない60歳の健常男性は，その後10年の生存期間中に癌と診断される確率は16%とされる[73]．成人の冠動脈造影による発癌の確率論的リスクは，この手技を受ける一般的な患者集団の自然的な発癌率と比較して小さいと結論することができる．

放射線リスクの対応は小児においては成人と異なる．放射線による発癌は，被曝時の年齢に関連し，また性差にも依存している[63]．女性は男性よりも乳房のより高い感受性のため，放射線の影響を受けやすい．また，体格が小さいために，小児においては放射線感受性の高い臓器の大部分が心臓病検査の間にX線ビームと接近することになる．幸運にも，体格の小ささのため小児の線量レート，および総被曝量は比較的少ない．ほとんど成人同様の体格の小児を検査する際には，彼らが小児としてのリスクを保持しており，成人と同量の線量を浴びるため注意が必要である．

［1］妊娠患者

妊娠に関連した放射線リスクは，本書以外でもよく検討されている[7,75-78]．低胎児線量においては，主要なリスクは，放射線誘発性の癌である．子宮照射による放射線発癌リスクは，新生児の放射線リスクと同等である．胎児線量＞50 mGyになると，小児には中枢神経障害，発達遅滞，奇形，流産といった決定的因子のリスクが生じる．特有のリスクは実際の胎児線量，および妊娠年齢により定まる．子宮に重点的に放射線照射がされないかぎり，このレベルの胎児線量が生じることはめったにない．

妊娠女性に対する蛍光透視手技は緊急の状況においては正当なものである．横隔膜よりも上部の構造に関連した手技は，胎児への直接照射が最小限の場合，胎児に対して確定的影響を起こすことはない．しかし，胎児は照射野からの散乱放射線量を受けると思われる．胎児への発癌リスクは重要な懸念であり，そのリスクは母体に対し予測される臨床的な有用性を比較したうえで考慮されるべきである．妊娠中に総使用線量を最小化すること，より良い照射角度を得ること，および不要な子宮への直接照射を避けることにより，胎児障害を最小限にすることができる．極端な頭部方向からの照射を避け，橈骨動脈アプローチを用いることを含む防護的な処置は，胎児の被曝リスクを低減させる．手技に先立って，胎児線量の対応に関して医学生理学者に相談することは非常に有用である[7]．

［2］放射線誘発性の遺伝的影響

遺伝的リスクに関しては将来的に親になる人々にのみ適応される．そのため，放射線誘発性の遺伝子障害に関する主要な懸念は，小児の患者，もしくは若年成人において重要となる．患者リスクは性腺への照射を最小限とし，総線量を減らすことで対応することができる．スタッフのリスクは線量を減らすための多くの行動により減らすことができる．疫学的に示された影響はないが，ベースラインに対する放射線誘発性の遺伝的影響のリスクは，性腺に対する線量において1 Gyごとに0.5〜1.0%程度と予想されている[23]．この予測を裏付けるものに，原子爆弾生存者研究（Atomic Bombing Survivor Study）や，他の調査において，放射線による遺伝的影響を生じた症例がほとんど報告されていないことが挙げられる[67,79-81]．

[表 2-2] 皮膚障害：局所皮膚線量と発症時期[10]

群	ある場所での急性期皮膚線量範囲（Gy）*	NCI 皮膚反応グレード	影響発症のおよその時期			
			即時	早期	中期	長期
A1	0〜2	NA	観測困難	観測困難	観測困難	観測困難
A1	2〜5	1	一過性紅斑	脱毛	脱毛からの回復	観測困難
B	5〜10	1〜2	一過性紅斑	紅斑，脱毛	回復 高線量においては遷延する紅斑，永久脱毛	回復 高線量においては皮膚壊死，または硬化
C	10〜15	2〜3	一過性紅斑	紅斑，脱毛 乾性または湿性落屑 落屑は回復	遷延する紅斑，永久脱毛	毛細血管拡張[†] 皮膚萎縮，または硬化 皮膚は脆弱になる
D	>15	3〜4	一過性紅斑 大量の高線量照射後には，浮腫，急性潰瘍 長期的な外科的介入が必要となる	紅斑，脱毛 湿性落屑	皮膚萎縮 湿性落屑の治癒不全による二次性潰瘍 外科的介入が必要となる高線量においては皮膚壊死，外科的介入が必要となる	毛細血管拡張[†] 皮膚萎縮，または硬化 皮膚の破綻の可能性 創部は遷延し，より深い病変へ進展する 外科的介入が必要となる

NA：該当なし，NCI：米国国立癌研究所（National Cancer Institute）

注：物理的，臨床的な改善要因，悪化要因がない一般患者の放射線感受性において当てはまる．データは頭皮には適応されない．線量，および時間帯は明確な境界を持たない．徴候，および症状は皮膚線量が増すにつれてより早く現れると考えられる．即時は 2 週以内，早期は 2〜8 週，中期は 6〜52 週，長期は 40 週以上を示す．

*：皮膚線量は実際の皮膚線量を参照としている（後方散乱も含む）．この量は FDA［21 CFR§1020.32（2008）］，または IEC（57）［訳者注：IEC（International Electrotechnical Commission，国際電気標準会議）における各技術委員会は番号がついており，57 は「電力システムおよび関連する情報交換」の分野にあたる］に書かれている基準点空間カーマではない．皮膚線量は±50％以上正確に測定することは難しい．

[†]：放射線誘発血管拡張を示す．始めの湿性落屑，または潰瘍治癒部分に関連した血管拡張は，より早く出現すると思われる．

C 臓器反応

確定的影響は，存在する大量の細胞が，観察できるほどの障害を起こすほどに損なわれた際に生じる[10, 23, 26, 81-89]．急性障害は大量の細胞死（蛍光透視検査においては非常にまれだが），またはその後の数ヵ月にわたり重篤な障害を起こす線量レベルに対する生理学的反応が起きた際に生じる．皮膚，および皮下組織の障害は，障害細胞が死滅し，適切に再生しなかった場合に顕在化する[23]．このような障害は照射後数週で現れ，完成するまで 1 年以上かかると思われる．障害と治癒に対する時間，および線量の閾値を表 2-2 に示す．表のそれぞれのセルの間の境界は臨床的多様性のため曖昧である．より高線量においては微小血管が浸潤され，皮下組織の壊死が起こり得る．このような障害部位を生検すると，しばしば非治癒性の索状物がみられ，結果として感染のリスクを上昇させる．

患者の健康状態は，放射線障害に対する皮膚，および他の臓器の正常な反応を変化させる[7, 10, 24, 81, 90]．膠原病，糖尿病，甲状腺機能亢進症などは患者の障害に対する感受性を増加させる．さまざまな化学物質，および薬剤も皮膚

[図 2-16] 重大な放射線障害の時間経過
(A) 約 8 週目における初期紅斑,および水疱形成を示す.これは,約 20 週目 (B) には改善しているが,組織は壊死している.その組織は 20 ヵ月後 (C) には脱落している.この症例の詳細は Shope によって報告されている[92].

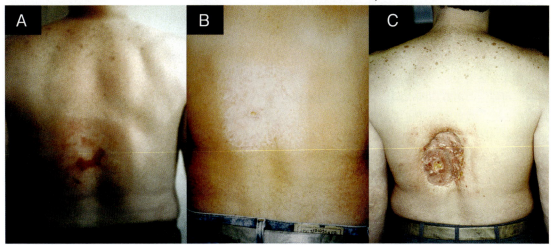

障害のリスク上昇に関連している.

　放射線性皮膚障害は,蛍光透視装置を用いた心臓手技において最もよくみられる臓器反応である[10, 13, 91].脱毛は脳血管治療手技,またはしばしばダイナミック CT 検査に関連して生じる.図 2-16 に FDA ウェブサイトからの重症の皮膚障害の図を示す.心臓検査による重大な消耗性障害は今でも起こることがあるが,頻度は少ない.症例報告や FDA の情報に基づくと概数として米国の法的システムにおいては 1 ヵ月に 1 例程度の重大な放射線障害例が報告されている.不幸にも,これらの多くの症例において,術者は彼らが放射線を用いたことによりこれらの障害が生じたことにほとんど気づいていない.

　表 2-2 においてはすべての放射線照射は 1 日以内であり,また以前に皮膚照射を受けていないことを想定している.組織は,DNA 修復のために十分な時間が取れるよう放射線照射が数回に分けられれば,高線量にも耐えることができると思われる.一般的に,皮膚は何らかの目に見える障害が発生する線量から回復するためにはおよそ 2 ヵ月かかると考えられている.影響を受けた細胞が死滅するのに最低 1 ヵ月,組織の再生にさらに最低 1 ヵ月を要する.より高線量の場合,皮下微小血管は障害され,組織再生は不完全なものとなる.正常な皮膚と比較して目に見える障害を受けた皮膚の障害閾値はより低い.

　蛍光透視装置のビームが入射する皮膚の場所が最も高用量の線量を受け,そのため高い放射線障害リスクを持つ.これは多くのインターベンション透視装置の構造のために,しばしば患者の背面に生じる.手技が長引いた場合に,X線ビームの角度が変わらなければその病変部は一辺が数 cm の,境界明瞭な四角形,もしくは矩形として生じる[17].重大な放射線障害の場合,数 cm の皮下組織にまで及び,結果として内部にある肋骨の放射性壊死を生じる[22].このような重大な障害のいくつかはそれが除細動器や電気メスによる痕と間違われることで,適切な対応が遅れてしまうことがある.このような間違いは理解しがたいものである.なぜなら,このような患者の皮膚に用いる多くの機器は,透視やシネ画像上で観察できるからである.

　重大な放射線障害の症例において,術者が大量の放射線を使用していたことに気づかないこと,また患者が多くの放射線を使用されていたことに気づかなかったということは珍しいことではない.皮膚科医は蛍光透視装置の手技後

1ヵ月以上経過してから出現した放射線に対する反応のような，「原因不明」の皮膚症状に対してしばしば相談を受ける．皮膚生検は放射線被曝の既往がない場合に行われることが多い．高線量の場合，生検の結果生じた治癒しない穿孔部は，すでに障害された皮膚，および皮下組織の重大な感染を起こす通り道になる可能性がある．可能性のある病因に関して適切な情報を持つことで，放射線関連皮膚毒性の治療を経験した皮膚科医は蛍光透視による障害に対し適切に対応できるようにするべきである．

D 患者に対する放射線管理

平均的な体格の心臓病成人患者に対して単純な診断的検査で用いられる量の放射線は，皮膚障害も，晩期の発癌も起こすことはほとんどない．放射線使用量は患者の体格が大きいほど，また臨床的に複雑な手技になるほど増加する．これらの因子により，リスクは臨床的に重大なレベルまで高まると思われる．小児患者の集団においては同じ量の有効線量を受けた成人の集団と比較して，より確率論的リスクは増加する．

放射線誘発障害のリスクは侵襲的心臓病学の危険性のうちの一つにすぎない．放射線の使用は，薬物，造影剤といった危険な物質と同様に扱われるべきである[7]．すべての，また現状のベネフィット・リスク評価のプロセスにおいて含まれる質問は以下の通りである；中止する前に，どの程度の量まで放射線が安全に使用できるのか？ 放射線照射および造影剤使用の時間短縮のほかに，手技を行うにあたって患者に対するリスクとなるものは何か？ 自分はこの患者に手技を続けるのに十分に有意義なことをしているだろうか？ これら，および関連した質問に対して答えるためには，患者の臨床状況の知識，放射線の病態生理，適切な患者同意，および患者の以前の，または他の放射線曝露歴が必要となる．公開されているガイドラインや公的な検査室の方針は，患者に対する放射線取り扱いのための重要な基盤として用いられなければならない．

術者は患者に照射される放射線量をすべてコントロールするため，カテーテル室内の散乱放射線の強さもコントロールすることになる．たとえば，術者の目がX線モニタ上でライブ画像を見ていない場合に，放射線は照射されないはずである．

術者は蛍光透視，およびシネ画像の線量を臨床的に必要な最低限まで減らすことが望ましい[1,4,7,9]．機器特性，前もってプログラムされた検査設定，および術者の選択により，術者はX線線量レート，およびビームサイズを大きくコントロールすることができる．これらの設定は，しばしば多くの臨床目的には不適切に低すぎるものから，どのような臨床目的においても高すぎる放射線線量を使用するものまで含んでいる．そのため，術者は自分たちが使用する個々の機器において，すべての使用できる線量取り扱いコントローラに関する位置，機能を知っておく必要がある．これらのコントローラは，患者，スタッフの被曝を最小限にしたうえで臨床的に許容できる画質を得るために使用されるべきである．

多くの蛍光透視装置は一般的に自動モードで使用されるために透視装置が設置，またはアップグレードされたときにはプログラムされた検査設定を再設定することが臨床的に極めて重要なこととなる．カテーテル室の責任者は検査室の要望に応じた設定を確認し署名をしておくべきである．術者は個々の手技の開始時に適切な検査設定を選択し，また必要な修正を適応する責任を持つ．これは特に，さまざまな手技（例：カテーテルおよびEP）を行う検査室にとって重要である．

フレームごとに低線量で，また低フレームレートで作成された画像は絶対的な画質が劣るが，それでも臨床的に十分有用である場合もある[93]．選択したシネ動画に替わって，過去にさかのぼって保存された透視画像を適切に用いることはこのような状況の良い例である．しかし，あまりにも低い線量，またはフレームレートは逆説的に総放射線量を増加させる．これは術者が十分に臨床決定をするために，X線ビームを出している時間が増加するためである．逆

に，蛍光透視画像の代わりにシネ撮影を毎回使用することは高画質の画像につながるが，たいていの場合，臨床的な価値はほとんど増えない．目標は，個々の手技の要件に見合う環境を操作することのできる最も少ない線量を選択することである．

多くの検査室ではさまざまな画像機器を使用することができる．術者は個々の手技に最も適切な検査室を選択するために，それらの機器の線量特性に関する十分な知識を持っておかなければならない．たとえば，大きなFOVの受像機（末梢血管手技に必要である）が備えられた検査室は，専用の心臓用の検査室と比較して心臓のFOVの点では線量に関して非効率である．もし予定している手技が大量の放射線を必要とする可能性が高い場合，最先端の線量モニタリング，および線量調整が可能な検査室が用いられるべきである．

画像機器の配置も重要である．これは，ガントリの構成，および患者に対する相対的なガントリの位置の双方が含まれる．たとえば，心臓蛍光透視ユニットのアイソセンターに位置している場合，ガントリを回転，もしくは垂直方向に移動させた際に，心臓は移動することなく回転して見える．これは，X線投射角度が変化した際に患者の位置を変える必要性を減らす．

最も基本的な教訓は，検査台の高さを第一術者にあった高さに合わせることである．これは効率を上げることで，患者の（またスタッフの）被曝線量を減らすことに寄与する．しかし臨床的に可能であれば，X線ビームのポートが高い位置から照射されている際，管球を患者皮膚の距離まで延長して近づけるのが賢明である．この過程により，患者の入射線量レートを小さな領域へと減らすことができる．

患者と受像機の間の距離を狭めることにより，患者被曝，および検査室での散乱線量は減少する．このことは，ガントリ，もしくは検査台を動かすたびにチェックし，また実行されるべきである．いくつかの蛍光透視装置はこれらを自動で行う機能を持っている．線源 − 受像機距離（source to image receptor distance：SID）

が大きい場合，患者入射透視線量はFDAが定める限界である88 mGy/minを大きく超えてしまうことは注意しておかなければならない．これは，FDAの基準が遵守されたテスト検査手技においては合法である．多くのシステムにおいて，検査台を最も低い位置とし，最大限のSIDのうえで前後方向の放射線投射を用いて測定した場合，検査台の最大線量は200 mGy/minを超える．

検査をしているFOVにおいてX線ビームの視準を調節することは，インターベンション術者にしばしば見落とされる放射線取り扱いのための重要なツールである．視準調整（コリメーション）はそれ自体では皮膚線量を減らすことはないが，それにより患者に対する総線量は低減し，照射野を重複させることなく，ビームの動きを効率化する．加えて，視準調整されたビームは，されていないビームと比較して，散乱放射線が少なくなる（図2-17）．これは2つの利点を持っている．すなわち，より少ない散乱線が受像機に当たることで画像コントラストが改善すること，また患者における反射投影線量が減ることで術者，スタッフの被曝も低減することである．

最低限として，すべてのシステムはメーカーによって，すべてのFOVおよびSIDにおいて，「最大限に開かれたビーム」のすべての側面において照射縁が少なくなるように設定されていなければならない．これは患者に当たる放射線のすべてが臨床的に有用な情報を与えてくれることを想定している．視準調整，および毎回の臨床手技の最中の見え方は迅速に修正されなければならない．

臨床的に実行できるならば特に基準点空間カーマ（$K_{a,r}$）>3,000 mGyの場合は，ビームを移動することを考えなければならない．X線ビームポートが衝突しないかぎりにおいて手技中にビーム角度を変更することは，最大皮膚線量を低減させる．患者照射部の皮膚において照射範囲を小さくするには，有効となるビームの角度をより細かく変える必要がある．大きく変化させることは，安全性を増すことになる．

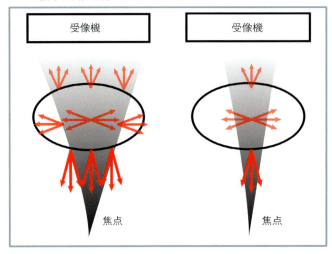

[図 2-17]
コリメーションにより，検査室内の放射線散乱は減弱する．コリメーションは照射臓器の体積を減らす．これにより散乱放射線の投影は低減され，結果としてより良い画像コントラスト，およびスタッフ被曝の減少が得られる．

E 臨床的線量モニタリング

カテーテル室内外で用いられるあらゆる形態の放射線照射は適正なものでなくてはならない[1, 7, 9]．そのためには，臨床的な妥当性，および定量的放射線データを公表する必要がある．術者は蛍光透視手技の間に照射される放射線量を唯一コントロールすることができる．そのため手技が進行している最中に，放射線使用量を追跡することは術者の責任となる．これは皮膚障害が起こり得る線量レベルにおいてはさらに重要なことである．

手技中の放射線モニタリングは，術者が予期しない皮膚障害を避けるために必要なツールの一つである．患者皮膚の線量分布のリアルタイムマッピングが広く使用できるようになることが期待されているが，いまだに実現はしていない[94, 95]．現時点では，$K_{a,r}$ が，皮膚障害に対処するための利用できる指標である一方で，P_{KA} は晩期発癌リスクを予測するための指標である．すべてではないが，現在用いられている多くのインターベンション蛍光透視機器は $K_{a,r}$，P_{KA} のいずれか，または両方を測定することが義務付けられている．FDA および IEC は両者とも術者の手技施行中の立ち位置において，それらのデータを見ることができるべきであると推奨している．

インターベンション透視機器において $K_{a,r}$ は，ビームの軸に沿ってX線管方向にアイソセンターから 15 cm 離れた点で定義される．検査台の高さ，患者の体格に依存してこの点は正確に患者皮膚上にあることは少なく，患者の内部，もしくは外部になることもある．さらに，基準点はガントリが回転，または垂直方向に動いた場合に移動する．これらの理由により $K_{a,r}$ は皮膚線量の正確な測定量ではない．しかしながら，それは正確なリアルタイム皮膚線量マッピングが利用可能となるまでは，臨床的に用いるのには十分有用であると思われる．この点についてのさらなる情報は，検査室の医療物理学者に相談されたい．

不幸なことに多くの検査室は最も重要な線量測定指標として，蛍光透視時間に頼っている．蛍光透視時間は患者体格の影響，ビームの角度，シネ撮影の有無，他の因子を考慮していないため，放射線リスクの予測としては有用でな

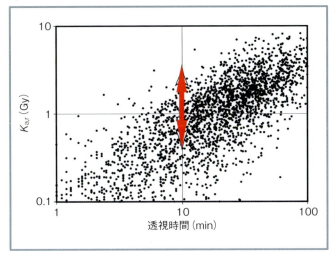

[図 2-18]
蛍光透視時間は線量の予測としては不十分である．プロットは蛍光透視時間と臨床的線量の関係を示している．ほとんどの蛍光透視時間において臨床的線量の範囲は一桁程度も異なる（矢印）．

い[7, 96]．図 2-18 に示すように，あらゆる線量時間において $K_{a,r}$ の測定値オーダーは非常に広い範囲をとる．同様に，非心臓検査におけるプロットも，それぞれの手技における組織の厚さの幅広い変動，およびこのような手技においては習熟に応じて透視使用が増えるため，2 倍以上の範囲にわたる．

　生理学的モニタリング担当者（または他の定められた人員）に放射線量を追跡し，もともと設定された基準値を超えた場合に，術者に知らせることが推奨される．術者からは，その情報をわかっているというポジティブな反応が返ってくることが望ましい．これらの注意を促すことは放射線使用において，術者の手技中のベネフィット・リスク評価を単純に効率化するもう一つの手段でもある．

　手技後の放射線使用量の呈示は，薬剤や造影剤使用の呈示と同様に普遍的な必須事項である．すべての得ることができる線量測定値は手技レポート，および医療記録に呈示されなければならない．これは可能な施設では自動で，また必要であれば手動で行われるべきである．放射線量の呈示は術者の責任の一つである．多くの線量を用いる手技においては，手技後に迅速にレポートを呈示し，放射線使用の適格性を判断することは質の管理に重要な情報を与える．

　検査室の継続的品質改善（CQI）プログラムのなかに放射線量の確認を含めることは，増し続ける適格性認定要件，規制要件だけでなく，患者の安全性にとっても重要である．これらは患者それぞれの予想された，または実際に発生した放射線障害の確認，高線量の手技の調査，および検査室の経験すべての定期的な統計学的考察を含まなければならない．後者は個々の透視機器，もしくは術者に起因する異常な放射線使用を同定することに役立つと思われる．すべての CQI プロセスと同様に，この分析は安全性，パフォーマンスの両方を改善させるのに役立つ．

F 段階的，複数回手技

　ある手技を段階的に行うことによって，DNA 修復の時間，および組織再生の時間を稼ぐことができる[10, 82]．数 Gy を超えるような皮膚線量においては，皮膚，皮下組織の再生には数ヵ月を要する．必要な間隔期間は皮膚線量が増えるにつれて，より長くなる．加えて，皮膚線量が増すことは結果として局所微小血管を喪

失させ，何らかの不完全修復の形態につながる．フォローアップのインターベンションを予定する際には，以前の皮膚線量，段階ごとの時間間隔，ビーム角度が慎重に考慮されるべきである．

以前に蛍光透視下の手技，もしくは放射線治療を受けた患者は，その後の放射線手技において放射線障害の発生閾値が低くなっている可能性がある．もともとわかっている放射線皮膚障害部位に再度放射線を照射する場合は，厳重な注意が必要である．定義上，活動性の障害は修復が不完全である．このような領域に再度放射線を照射することは悲惨な結果になると思われる．慢性的な皮膚の変化はまた，複数回の手技によって患者皮膚の同じ場所に放射線が当たることに関連している[97, 98]．

放射線誘発癌もまた考慮されなければならない．年齢とともに減少する放射線感受性，また，放射線照射と臨床的な癌の間には何十年もの間隔があることも重要である．加えて，LNTモデルは個人の放射線誘発癌のリスクは生涯の総有効線量（E）に依存することも記述している．しかし，LNTモデルによると，ある手技の発癌リスクは患者の過去の放射線被曝既往には依存しない．そのため，予定された手技における予測放射線使用量は周術期のベネフィット・リスク評価に使用するための重要性の目安である．

G 患者教育，インフォームドコンセント，フォローアップ

晩期放射線発癌または皮膚障害の可能性はインフォームドコンセントの過程において適切に含まれるべきである[1, 7, 9]．インフォームドコンセント過程は，1つの，またはより多くの理由によってリスクの高い患者においてはより強められるべきである．放射線誘発癌は小さな（＜50 kg）小児患者においては重大なリスクである．皮膚障害は特別に長時間の，複雑な手技を受ける患者，最近複数回の手技を受けた患者，胸部に放射線治療を受ける予定の患者，極端に肥満している患者（＞150 kg）においてはリスクとなる．

多くの放射線を使用された患者すべてにおいて，適切な手技後の患者教育，およびフォローアップ計画が必要となる[1, 7, 9]．基本は放射線を使用された患者を教育することであり，また手技後約2〜4週の経過後に，患者の家族に彼，もしくは彼女の背中をチェックしてもらうことである．「手のひら大」の赤い領域がみられた場合は，検査室に連絡してもらう．報告された反応のすべては，他に原因がない場合，放射線由来と想定されるべきである．患者は照射野の皮膚を擦ることや，他の傷つけるような行為を避けるように教育されるべきである．また，彼らは他の医療従事者に，その場所が放射線由来のものである可能性を伝えるべきである．術者は手技後1年間はフォローアップを行う責任を持つ[7]．放射線障害が疑われた患者は，術者の医療施設を受診し，必要に応じて他の機関に紹介されるべきである．

H スタッフの放射線安全性

スタッフの放射線安全性は患者の放射線安全性とは異なる[7]．患者は放射線照射により直接的な健康利益を受けることが期待されている．スタッフの放射線被曝は職業上のリスクの一つである．医療従事者はわずかなリスクがあるとしても，医療行為を行う社会的義務を負っている[99, 100]．それでもなお，使用できるすべての防護技術はあらゆる形式の放射線リスクを低いレベルにまで低減する．感染，筋骨格障害のような，カテーテル室における他の職業的な危険性も考慮されるべきである[101, 102]．

I スタッフの組織反応

スタッフの皮膚障害はインターベンションの環境において起きてはならないことである．にもかかわらず，手技から何年も経ってから，インターベンション心臓病専門医の足の脱毛（鉛エプロンの下側）に関するいくつかの報告がある[8]．術者の慢性皮膚病変，および基底細胞癌の報告もある[8, 103]．不必要な手の被曝はインターベンション心臓病検査室においてしばしば

みられ，これはシネ撮影で記録された場合，特に憂慮されるべきものである．過去数年の間に，インターベンション術者，およびサポートスタッフの眼内の放射線誘発性混濁を示す蓄積された多くのエビデンスが存在する[104-106]．このエビデンスに基づき，ICRP は眼球における線量限度を 150 mSv/年から，20 mSv/年にまで減らすことを推奨している．新規の推奨限度は，補助的な眼球保護具を使用しない多忙な術者においては容易に超えることがある．適切な放射線防護測定は下記で論じる．

Ⓙ スタッフの癌リスク

発癌は，スタッフメンバーにおいて現実的な懸念の一つである．過去 30 年間以上のインターベンション心臓病専門医を含むあらゆるタイプの放射線従事者の多くの研究においても，これらの人々における発癌リスクの増加の確立したエビデンスはなく，経験的なレポートしかみられない[7, 107-111]．にもかかわらず，インターベンションスタッフメンバーは明らかに仕事中に放射線に被曝し，LNT モデルはわずかな発癌リスクの増加を予測している．

スタッフの確率論的リスクは，実際にスタッフが受けた有効線量を用いて予測することができる．これは正確に計算されるべき値であり，鉛エプロンの外の，フィルムバッジから読み取れる生の値ではない[7, 112]．適切に稼働しているインターベンション検査室における最も被曝している術者は数 mSv/年の有効線量を受けている．多くの検査室スタッフは＜1 mSv/年を受けている．比較として，Denver の自然被曝レベルは New York と比較して約 1 mSv/年高いが，その程度の違いである．

Ⓚ スタッフの放射線被曝の基本原理

術者は自身の放射線被曝量を減らすためのいくつかの方法を用いている[1, 7, 9, 113]．術者のコントロールのもとで最も重要なことは患者線量（術者とスタッフの被曝の究極的な原因）を減らすことである．透視，シネ撮影時間を減らすことは，明確な 1 つの線量低減方法である．これを含む他の患者線量低減方法はすでに記載されている．

X 線ビームからの距離を取ることは第 2 の主要な放射線低減方法である．用手的注入が必要になった場合，術者は患者に近づく必要がある．これは機械注入を用いる際は必ずしも必要ではない．シネ撮影の際にモニタがよく見えるように患者の上に身を乗り出すことで，術者はビームに非常に近づく．直立すること，また可能であれば一歩下がることは，術者被曝線量を有意に低減する．スタッフは術者よりもより自由に移動することができる．彼らは緊急の仕事でより近づかなければならない場合以外，ビームが照射されている間は仕事ができる範囲でできるかぎり検査台から離れておくべきである．

適切な放射線防護を用いることは 3 番目のキーファクターである．これは構造的防護，検査台の傍の防護，および個人的な防護服を含む．カテーテル室の壁，扉，窓は規制上の要件に準じて良好に防護されている．単純に必要がないかぎり手技室にいないことも，重要な被曝線量低減方法である．

テーブル横の防護ドレープ，眼球防護板を引き下ろすこと，さらに可動防護板を使用することは，作業者に物理的な負担を強いることなくかなりの放射線防護を行うことを可能にする．これらのすべては実用できる最大限まで用いられるべきである．

非常に多くの種類の防護服が現在利用できる．これらは様式もさまざまである．着用者が検査台に背を向けたときでも防護されるように，カテーテル室では体に巻き付けるタイプのワンピース，ツーピーススタイルが好まれている．放射線減弱物質は鉛，もしくは他の高原子番号物質である．米国では放射線減弱は 0.5 mm の鉛と同等の点で記述されるのが一般的である．より多くの鉛と同等の防護服は重く，危険な筋肉，骨格の荷重をしばしばもたらす[101, 102]．着用者は適切な防護服を選択する際に，整形外科的リスクに対する放射線リスクのバランスを考えることが必要である．安全に放射線投射を低減させる重量は，長期的な個人線

量モニタリングからのデータ，およびその検査室に責任のある資格を持った放射線専門医に相談するべきである．

最後に，放射線性白内障に関する増大する懸念により年間の眼球への線量限度を150 mSvから20 mSvへ減らすようにICRPのガイドラインが変更された．多忙なインターベンション術者は適切な眼球防護なしでは，このレベルの線量は超えてしまうと思われる[7]．理想的には，それは引き下ろし型の防護板と，眼球放射線防護器具の着用の組み合わせである．眼球線量をモニタリングすることが重要である．

状況に気を付けることは放射線防護においてしばしば気づかない4番目の要因である．2つの例として以下が挙げられる；①スタッフはいつ放射線が出ているかを知る必要がある．最終記録画像を保持し，またループリプレイをする蛍光透視機器はこの点に関してわかりにくい．「X線ビームオン」のランプは多くの蛍光透視機器において内蔵されている．これらがない場合，補助的な警告ランプが設置されるべきである．②しばしば，看護師は手技中に患者の要望に応じるよう頼まれる．これらの仕事はしばしば潜在的に放射線被曝リスクが高い場所で起き，術者はスタッフが患者に近づいているときには放射線照射を控えるべきである．また，看護師はX線を再開してもよければそれを術者に伝えることが望ましい．

ビーム角度は術者の近くの散乱領域に影響を与える[114]．これらは特に，術者がビームの入射部近位側近くに位置する，left lateral，LAO cranialのような投影撮影の際に特に重要である．図2-14に示すようにlateralの位置においては受像機側と比較して，患者管球側では散乱放射線量が一桁も多くなる．

Ⓛ スタッフの被曝量モニタリング

現時点ではインターベンション心臓病学は術者の被曝なしには実行することはできない．それぞれが，予想した値よりも高値であったか，低値であったかは調査されるべきである[7]．異常なモニタリングデータを調査することはしばしばリスクを低減させる単純な正しい対応法を教えてくれる．経験から，カテーテル室内で働き，標準的放射線予防を行っているどんな人間も，規制において懸念される線量レベルに達することはほとんどないということが示されている．

放射線モニタは個人ごとに割り当てられ，また個人が放射線被曝環境にいる場合はどんなときでも警告されるべきである．患者として，もしくは職場ではない環境でモニタを着用することは，誤った結果をもたらし得る．モニタを付けたまま検査室に鉛エプロンを置いていくこと，または他人の鉛エプロン，モニタを着用することは安全性にはつながらない．製造業者はそれぞれのバッジの位置を，画像や，カラーコードを用いることで示すことができるように，多くの努力をしている．定められた位置に，常に正しいバッジを付けておくことはその結果の解釈に必須である．

蛍光透視検査室で働くあらゆる人間にとって，2つのモニタを使用するシステムは有用である[7, 112]．あるバッジは放射線防護服の上で，カラーレベルによって注意を促してくれる．これは眼球線量をモニタリングするのに使用される．もう1つのバッジはエプロンの下で，胸部と腰部の間の線量レベルを警告するものである．このバッジからの情報は確率論的リスクの予測を高めるために用いられる．簡便化のために，いくつかの米国の施設はカラーレベルによる1つのモニタのみを使用している．これは確率論的リスクを予測するために合理的な値を提供するとともに，眼球の持続的なモニタリングも行う．これはNCRPでは推奨されていないが，いくつかの監査機関はその監査基準を，1つのモニタにおける最大の値に基づいて決めている．このプロセスは，結果として2個のバッジを用いた適切な評価から得られた予測と比較すると，少なくとも一桁は高いリスク評価となる．

2つのバッジを用いる施設で働き，妊娠している，またはする可能性がある女性従事者は潜在的な胎児線量を予測するために，腰の高さで防護服の内側にバッジを装着すべきである．1

つのバッジのみ用いている施設においては妊娠が判明した場合，胎児線量をモニタリングするために追加の「胎児線量計」が支給される．

検査室において，個々人が常に彼，もしくは彼女自身の被曝線量をモニタリングするためには「放射線バッジ」を用いる以外に方法はない[1, 7]．これを法的な必要事項とすることに加えて，術者のリスクに対応し，それを最小限とするためにはルーチンのモニタリングが不可欠である．

15 血管内造影剤

1890年代のRoentgenの古典となった論文が出て，すぐに血管の解剖を明らかにするための効率的で無毒性の造影剤の探索が始まった．初期の実験においては多くの重金属（ビスマス，バリウム，トリウム）が用いられたが，不幸にもそれらは極めて毒性があることが判明した．

ヨード造影剤の発達により，過去の世紀から特徴づけられてきたX線検査は大きな発展を遂げた．

Ⓐ ヨード造影剤

現行の造影剤はヨードをベースにしており，それは高い原子数と，化学的多様性により血管内造影剤として非常に有用であることが証明されている．しかし，無機ヨード（ヨウ化ナトリウム）は多くの毒性反応を生じる．そのため1929年の実験においては，ベンゼン環ごとに1つのヨウ素原子を含む有機ヨード（Selectan）を準備して行われた．1950年代には一連の3ヨードベンゼン誘導体が開発され，これらはベンゼン環ごとに3つのヨード原子が含まれていた．これらの化合物は1，3，5の位置に付く特異的な側鎖が互いに異なっており（図2-19），可溶性，および毒性に影響を与える．

Ratio-1.5 ヨード造影剤はイオン2個あたりに3つのヨード原子を含むイオン性3ヨードベンゼン誘導体にとって替わられている（すなわち，置換されたベンゼン酸化環，および付随する陽イオン）．これらの高浸透圧性造影剤の部類に入る造影剤には，Renografin（Bracco社），Hypaque（Nycomed社），Angiovist（Berlex社）などがあり，これらはジアトリゾ酸のメグルミン塩とナトリウム塩の混合物である．機能的に似た造影剤には，イオタラム酸［Conray（Mallinckrodt社）］，またはメトリゾ酸（Isopaque）がある．これらの造影剤はほぼ血液と同等のナトリウム濃度を持ち，pHは6.0～7.0の間に滴定されており，低濃度（0.1～0.2 mg/mL）のEDTA Ca Na_2 を含有している．より高い，もしくは低いナトリウム濃度は冠動脈造影の際に心室不整脈を起こす可能性があり，クエン酸ナトリウムによるカルシウム結合はより強い心筋抑制を引き起こす．造影剤は左室造影や冠動脈造影に必要とされる320～370 mgI/mLのヨウ素を含有しており，このためこれらの溶液は極めて高い浸透圧を持つ（血液の約6倍，浸透圧＞1,500 mOsm/kg）．

1980年代中頃に，最初のratio-3 低浸透圧性造影剤（LOCM）が導入された．それは依然イオン性のもの（メグルミンとナトリウム塩の混合物）であるが，イオキサグレート［Hexabrix（Mallinckrodt社）］はダイマー環（1つのイオンにつき3個のヨード原子）に6個のヨード原子を含む独特の二量体構造によるratio-3 造影剤である．ヨード濃度320 mgI/mLを実現するためにイオキサグレートは血液の約2倍の浸透圧を持ち，高浸透圧性に関連する予期しない副作用の発生を低減させている[115]．

しかし，もっと重要な改良は，1980年代後半に導入された本当の非イオン性ratio-3 造影剤の開発であった．これらの低浸透圧性造影剤は陽イオンなしの電荷状態でも水溶性である．例として，イオパミドール［Isovue（Bracco社）］，イオヘキソール［Omnipaque（Nycomed社）］，メトリゾ酸［Amipaque（Winthrop社）］，イオベルソール［Optiray（Mallinckrodt社）］，イオキシラン［Oxsilan（Cook社）］などがあり，それぞれ1分子につき3個のヨード原子を含んでいる[116]．安定剤としてのEDTA Ca Na_2，また緩衝液としてのトロメタミン（1.2～3.6 mg/mL）とともに，ヨード含有量320～370 mgI/

[図 2-19] 現在使用されている造影剤の構造と性状の例

歴史的な高浸透圧性イオン性造影剤（HOCM または ratio-1.5）は置換されたトリヨードベンゼン酸の Na$^+$/メグルミン塩であり，一対の陰イオン，陽イオンあたり3個のヨウ素原子を持ち，血液の6倍の浸透圧を有する．2つのタイプの低浸透圧性造影剤（LOCM または ratio-3）も示す．真の非イオン性造影剤と，イオン性二量体の Na$^+$/メグルミン塩であり，非イオン性分子ごとに3個のヨウ素原子を，または一対の陰イオン，陽イオンあたり6個のヨウ素原子を持つ．浸透圧は血液の2～3倍である．最新の等浸透圧性造影剤（IOCM または ratio-6）は非イオン性の二量体で1分子に6個のヨウ素原子を持ち，血液を同じ浸透圧を有する．さらに，ヨード含有量（mgI/mL），浸透圧（mOsm/kg-H$_2$O），および37℃における粘度を示す．

$^+$：Na$^+$/メグルミン塩混合物；詳細は本文を参照．

分類	構造式	例	ヨード含有量	浸透圧	37℃での粘度
高浸透圧性イオン性 Ratio-1.5（3:2）	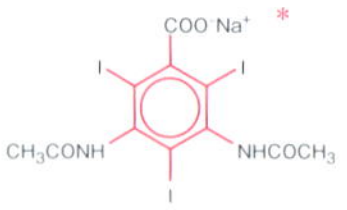	ジアトリゾ酸 (Renografin, Hypaque, Angiovist)	370	2,076	8.4
		イオタラム酸 (Conray)	325	1,797	2.8
		メトリゾ酸 (Isopaque)	---		
低浸透圧性非イオン性 Ratio-3（3:1）	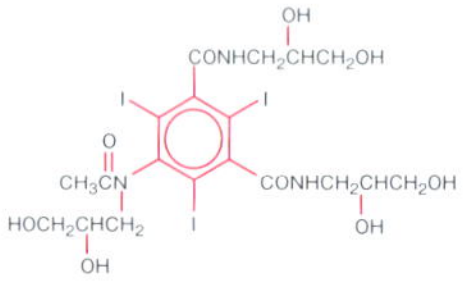	イオパミドール (Isovue)	370	796	9.4
		イオヘキソール (Omnipaque)	350	844	10.4
		イオベルソール (Optiray)	350	792	9.0
		イオキシラン (Oxilan)	350	695	8.1
低浸透圧性イオン性二量体 Ratio-3（6:2）	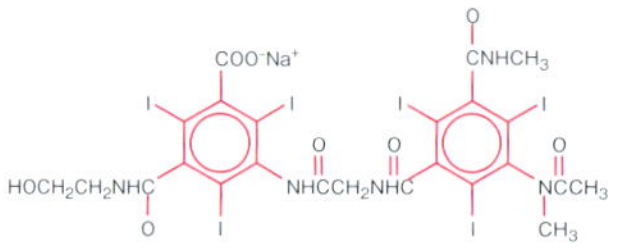	イオキサグレート (Hexabrix)	320	600	7.5
等浸透圧性非イオン性二量体 Ratio-6（6:1）	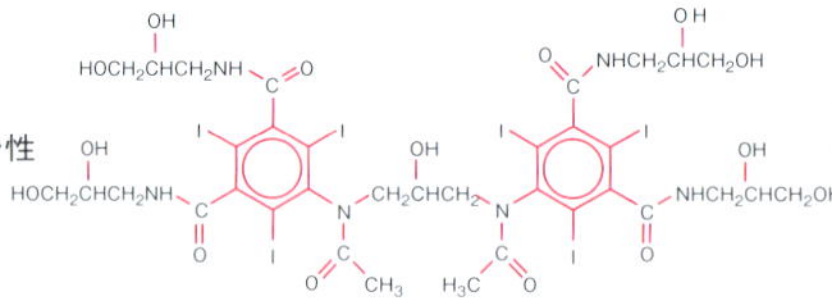	イオジキサノール (Visipaque)	320	290	11.8

mL が達成され，浸透圧は 600～700 mOsm/kg で，血液の2～3倍である．また，それらの粘度（細径のカテーテルを通しての注入しやすさに影響する）は水の約6～10倍である．

1990年代の終わりには，等張性造影剤として ratio-6 二量体造影剤［イオジキサノール，Visipaque（Nycomed 社）］が販売された．この造影剤は浸透圧を血液と同等（290 mOsm/kg）にするために，塩化ナトリウムと塩化カルシウムを加える必要がある[117]．

要約すると，使用できる造影剤は高浸透圧性（1,500～2,000 mOsm/kg），低浸透圧性（600～1,000 mOsm/kg），そして等浸透圧性（290 mOsm/kg）に分類される．高浸透圧性造影剤と比較した際，冠動脈造影，末梢血管造影を施行する患者においては低浸透圧性，または等浸透圧性造影剤のほうが使用しやすいという多くのエビデンスが存在する．それらは古くからの高浸透圧性造影剤と比較して，徐脈，低血圧，突然の狭心発作，嘔気，心臓障害を起こしにくい[118,119]．また非イオン性 ratio-3，ratio-6 造影剤は，ヒトの研究において，アレルギーの副作用が少なく[120]，また腎毒性が少ないことが報告されている[121,122]．これらすべての理由から，今では冠動脈および末梢血管造影は通常低浸透圧性造影剤で施行されている．

等浸透圧性造影剤が低浸透圧性造影剤と比較して造影剤誘発性腎障害（CIN）の防止により有用であるかどうかに関しては，いまだ議論がある[123,124]．無作為化臨床試験，およびメタ解

析から，等浸透圧性造影剤であるイオジキサノールはイオキサノールとイオキサグレートと比較すると有用であったが，イオパミドール，イオベルソール，イオプロマイドと比較すると有用性は示されなかった[124]．浸透圧に加えて，造影剤の粘度がCINの発症に関係している可能性が示唆されており，高粘度は，より高い発症リスクに関連している．粘度の影響は低浸透圧性造影剤の間にみられる差異をよく説明していると思われる．造影剤への副反応の防止，および対応に関する詳細な記述は第4章にある．

B ガドリニウム

ガドリニウムは常磁性の特性を持つ希土類金属である．これらの特性により，磁場において金属イオンが動くことになる．塩形態ではガドリニウムは強い毒性を持つ．しかし，大きな粒子がガドリニウムイオンを囲んで複合体を作りキレート化することでより毒性の少ないガドリニウム造影剤が開発され，現在磁気共鳴（MR）画像に用いられている[125]．大動脈，および末梢動脈の磁気共鳴血管造影（MRA）におけるガドリニウムの使用に関しては第19章に書かれている．

慢性腎不全の患者におけるヨード造影剤の使用によるCINのリスクのため，この患者群におけるガドリニウムによる冠動脈造影が当初熱望されていた[126]．しかし，より最近の研究によりハイリスク患者群において，ガドリニウムはヨード造影剤と比較してCINの予防に関する有用性はない可能性が報告されている[127, 128]．さらに，ガドリニウム造影剤を使用した慢性腎不全患者におけるまれな全身性線維性疾患，腎性全身性線維症（NSF）の発症が，いくつか報告されるようになってきている[129, 130]．ガドリニウムを使用された腎不全患者における比較的高い発症率（4%に達する）を考慮すると[129, 130]，NSF，慢性腎不全，およびガドリニウム注入の関係は，単なる1つの関連性以上のものである．NSFを発症した患者の組織にガドリニウム沈着が確認されることはこの仮説を裏付けている[131-134]．そのため，現在では，高度腎不全（GFR＜30 mL/min/1.73 m^2）患者，透析患者，および肝腎症候群患者においてはガドリニウム使用を避けるように推奨されている[135, 136]．

C 二酸化炭素

ヨード造影剤の導入に続いて，より毒性の少ない造影剤を探すことは絶え間なく続けられている．二酸化炭素（CO_2）ガスは1950年代に心囊液の診断のための造影剤として初めて用いられた．DSAの発達によりCO_2の使用は普及し，今日ではCO_2血管造影は実質的にアレルギー反応や，腎毒性のリスクのない利点を持った代替のアプローチ法として認められている[137, 138]．現在ではいくつかの動脈血管，血管床の造影，および血管内インターベンションの指標として用いられているCO_2運搬システムの発展により，CO_2を血管造影に適応することが簡便になったが，塞栓，または小血管の閉塞につながる可能性のある空気混入，およびCO_2気泡の蓄積のリスクを最小限にするためには，そのシステムに慣れておくことが重要である．CO_2血管造影は脳動脈，冠動脈，また脊髄動脈の塞栓にも関連するため，その使用は横隔膜下の血管床にのみ制限されている．

16 今後の方向性

第3章に書かれているように，心臓カテーテル室は集学的画像様式の新しいパラダイムへと進化しており，それはCT，2Dおよび3D心臓エコー，MRおよび他の撮影，マッピングシステムを統合する．この進化しているパラダイムのなかで，X線撮影，蛍光透視，および放射性造影剤の使用はいまだに診断的，治療的な心臓血管インターベンションのための中心である．そのため，X線機器，および造影剤の適切で安全な使用法を十分に理解することは，インターベンション心臓病専門医に必須の基本的な知識の一つであり続けると思われる．

（新田大介，原田和昌）

文献

1. Chambers CE, Fetterly KA, Holzer R, Lin PP, Blankenship JC, Balter S, et al. Radiation safety program for the cardiac catheterization laboratory. *Catheter Cardiovasc Interv* 2011;77(4):546–556.
2. Limacher MC, Douglas PS, Germano G, Laskey WK, Lindsay BD, McKetty MH, et al. ACC expert consensus document. Radiation safety in the practice of cardiology. American College of Cardiology. *J Am Coll Cardiol* 1998;31(4):892–913.
3. Jacobs AK, Babb JD, Hirshfeld JW Jr, Holmes DR Jr. Task force 3: training in diagnostic and interventional cardiac catheterization endorsed by the Society for Cardiovascular Angiography and Interventions. *J Am Coll Cardiol* 2008;51(3):355–361.
4. Hirshfeld JW Jr, Balter S, Brinker JA, Kern MJ, Klein LW, Lindsay BD, et al. ACCF/AHA/HRS/SCAI clinical competence statement on physician knowledge to optimize patient safety and image quality in fluoroscopically guided invasive cardiovascular procedures. A report of the American College of Cardiology Foundation/American Heart Association/American College of Physicians Task Force on Clinical Competence and Training. *J Am Coll Cardiol* 2004;44(11):2259–2282.
5. Rehani MM. Training of interventional cardiologists in radiation protection-the IAEA's initiatives. *Int J Cardiol* 2007;114:256–260.
6. ICRP. Report 85: avoidance of radiation injuries from medical interventional procedures. *Ann ICRP* 2000;30(85):7–67.
7. NCRP. *Report 168: Radiation Dose Management for Fluoroscopically-Guided Interventional Procedures*. Bethesda, MD: National Council on Radiation Protection and Measurements; 2010.
8. Balter S. *Interventional Fluoroscopy: Physics, Technology, Safety*. New York: Wiley-Liss; 2001.
9. Bashore TM, Balter S, Barac A et al. American College of Cardiology Foundation/ Society of Cardiovascular Angiography and Interventions Expert Consensus Document on Cardiac Catheterization Laboratory Standards Update. *J Am Coll Cardiol* 2012;59(24):2221–2305.
10. Balter S, Hopewell JW, Miller DL, Wagner LK, Zelefsky MJ. Fluoroscopically guided interventional procedures: a review of radiation effects on patients' skin and hair. *Radiology* 2010;254(2):326–341.
11. Brown KR, Rzucidlo E. Acute and chronic radiation injury. *J Vasc Surg* 2011;53(1 Suppl):15S–21S.
12. Slovut DP. Cutaneous radiation injury after complex coronary intervention. *JACC Cardiovasc Interv* 2009;2(7):701–702.
13. Wagner LK. Radiation injury is potentially a severe consequence of fluoroscopically guided complex interventions. *Health Phys* 2008;95(5):645–649.
14. Wong L, Rehm J. Images in clinical medicine. Radiation injury from a fluoroscopic procedure. *N Engl J Med* 2004;350(25):e23.
15. Monaco JL, Bowen K, Tadros PN, Witt PD. Iatrogenic deep musculocutaneous radiation injury following percutaneous coronary intervention. *J Invasive Cardiol* 2003;15(8):451–453.
16. Srimahachota S, Udayachalerm W, Kupharang T, Sukwijit K, Krisanachinda A, Rehani M. Radiation skin injury caused by percutaneous coronary intervention, report of 3 cases. *Int J Cardiol* 2012 Jan 26;154(2):e31–e33.
17. Rehani M, Srimahachota S. Skin injuries in interventional procedures. *Radiation Protection Dosimetry* 2011;147(1–2):8–12.
18. Otterburn D, Losken A. Iatrogenic fluoroscopy injury to the skin. *Ann Plast Surg* 2010;65(5):462–465.
19. Hashimoto I, Sedo H, Inatsugi K, Nakanishi H, Arase S. Severe radiation-induced injury after cardiac catheter ablation: a case requiring free anterolateral thigh flap and vastus lateralis muscle flap reconstruction on the upper arm. *J Plast Reconstr Aesthet Surg* 2008;61(6):704–708.
20. Frazier TH, Richardson JB, Fabre VC, Callen JP. Fluoroscopy-induced chronic radiation skin injury: a disease perhaps often overlooked. *Arch Dermatol* 2007;143(5):637–640.
21. Glazier JJ, Dixon SR. Skin injury following prolonged fluoroscopy: early and late appearances. *QJM* 2012; 105(6):571–573.
22. Banic B, Meier B, Banic A, Weinand C. Thoracic radionecrosis following repeated cardiac catheterization. *Radiol Res Pract.* 2011;(201839):1–4.
23. Hall EJ, Giaccia AJ. *Radiobiology for the Radiologist*, 7th ed. Philadelphia, PA: Wolters Kluwer Health/Lippincott Williams & Wilkins; 2012.
24. Mettler FA, Upton AC. *Medical Effects of Ionizing Radiation*, 3rd ed. Philadelphia, PA: Saunders/Elsevier; 2008.
25. Bushberg JT, Seibert JA, Leidholdt EM, Boone JM. *The Essential Physics of Medical Imaging*, 3rd ed. Philadelphia, PA: Lippincott Williams & Wilkins; 2012.
26. Shrieve DC, Loeffler JS. *Human Radiation Injury*. Philadelphia, PA: Wolters Kluwer Health/Lippincott Williams & Wilkins; 2011.
27. ICRU. Patient dosimetry for X rays used in medical imaging. *J ICRU* 2006;5(2):25–34.
28. ICRP. *Report 103: The 2007 Recommendations of the International Commission on Radiological Protection*; 2007(103).
29. Meghzifene A, Dance DR, McLean D, Kramer HM. Dosimetry in diagnostic radiology. *Eur J Radiol* 2010;76(1):11–4.
30. IAEA. *Dosimetry in Diagnostic Radiology: An International Code of Practice*. Technical Reports Series. International Atomic Energy Agency; 2007.
31. NCRP. *Composite Glossary 1991–2006*. Bethesda, MD: National Council on Radiation Protection and Measurements; 2006.
32. IEC. IEC 60601. *Medical Electrical Equipment – Part 2–43, 2nd ed.: Particular Requirements for the Safety of X-ray Equipment for Interventional Procedures*; 2010.
33. FDA. Federal performance standard for diagnostic x-ray systems and their major components--FDA. Final rule. *Fed Regist;* 2005:33998–34042.
34. Balter S, Miller DL. The new Joint Commission sentinel event pertaining to prolonged fluoroscopy. *J Am Coll Radiol* 2007;4(7):497–500.
35. Strauss KJ. Pediatric interventional radiography equipment: safety considerations. *Pediatr Radiol* 2006;36(Suppl 14):126–135.
36. Balter S. X-ray generation and control. *Catheter Cardiovasc Interv* 1999;46(1):92–97.
37. Rauch P, Lin PJ, Balter S, Fukuda A, Goode A, Hartwell G, et al. Functionality and operation of fluoroscopic automatic brightness control/automatic dose rate control logic in modern cardiovascular and interventional angiography systems: a Report of Task Group 125 Radiography/Fluoroscopy Subcommittee, Imaging Physics Committee, Science Council. *Med Phys* 2012;39(5):2826–2828.
38. Aufrichtig R, Thomas CW, Xue P, Wilson DL. Model for perception of pulsed fluoroscopy image sequences. *J Opt Soc Am A* 1994;11(12):3167–3176.
39. Balter S. X-ray image intensifier. *Catheter Cardiovasc Interv* 1999;46(2):238–244.
40. Balter S. Fluoroscopic and fluorographic cameras. *Catheter Cardiovasc Interv* 1999;46(3):368–374.
41. Williams FH. Some of the ways in which X-rays assist in medical diagnosis. *JAMA* 1899:1207–1211.
42. Feddema J. Some possible diagnostic applications in cineradiography. *Br J Radiol* 1955;28(328):217–220.
43. Sones FM Jr. Cine-cardio-angiography. *Pediatr Clin North Am* 1958;5(4):945–979.
44. Prieto C, Vano E, Fernández JM, Martinez D, Sánchez R. Increases in patient doses need to be avoided when upgrading interventional cardiology systems to flat detectors. *Radiation Protection Dosimetry* 2011;147(1–2):83–85.
45. Balter S. Cine film replacement: items to consider. *Cathet Cardiovasc Diagn* 1998;44:357.
46. Holmes DR Jr, Wondrow MA, Gray JE. Isn't it time to abandon cine film? *Cathet Cardiovasc Diagn* 1990;20(1):1–4.
47. Levin DC, Dunham LR, Stueve R. Causes of cine image quality deterioration in cardiac catheterization laboratories. *Am J Cardiol* 1983;52(7):881–886.
48. Balter S. Digital images. *Catheter Cardiovasc Interv* 1999;46(4):487–496.
49. Vano E, Ubeda C, Geiger B, Martinez LC, Balter S. Influence of image metrics when assessing image quality from a test object in cardiac X-ray systems. *J Digit Imaging* 2011;24(2):331–338.
50. The Current version of the DICOM Standard is available at http://medical.nema.org/standard.html (Accessed 20 Apr 2013).
51. Balter S. Fundamental properties of digital images. *Radiographics* 1993;13(1):129–141.
52. Branstetter BFT. Basics of imaging informatics. Part 1. *Radiology* 2007;243(3):656–667.
53. Badano A. AAPM/RSNA tutorial on equipment selection: PACS equipment overview: display systems. *Radiographics* 2004;24(3):879–889.
54. Branstetter BFT. Basics of imaging informatics: part 2. *Radiology* 2007;244(1):78–84.
55. Thompson DP, Koller CJ, Eatough JP. Practical assessment of the display performance of radiology workstations. *Br J Radiol*

2007;80(952):256–260.
56. Wade C, Brennan PC. Assessment of monitor conditions for the display of radiological diagnostic images and ambient lighting. *Br J Radiol* 2004;77(918):465–471.
57. Samei E, Badano A, Chakraborty D, Compton K, Cornelius C, Corrigan K, et al. Assessment of display performance for medical imaging systems: executive summary of AAPM TG18 report. *Med Phys* 2005;32(4):1205–1225.
58. Klein LW, Miller DL, Goldstein J, Haines D, Balter S, Fairobent L, et al. The catheterization laboratory and interventional vascular suite of the future: anticipating innovations in design and function. *Catheter Cardiovasc Interv* 2011;77(3):447–455.
59. Balter S. A preliminary investigation of ambient light in the interventional fluoroscopy laboratory. Medical Imaging 2005: Image Perception, Observer Performance, and Technology Assessment; 2005:348–358.
60. Peer S, Giacomuzzi SM, Peer R, Gassner E, Steingruber I, Jaschke W. Resolution requirements for monitor viewing of digital flat-panel detector radiographs: a contrast detail analysis. *Eur Radiol* 2003;13(2):413–417.
61. Ly CK. SoftCopy Display Quality Assurance Program at Texas Children's Hospital. *J Digit Imaging* 2002;15(Suppl 1):33–40.
62. NA/NRC. Committee on the Biological Effects of Ionizing Radiation (BEIR V). *Health Effects of Exposure to Low Levels of Ionizing Radiation*. Washington, DC: National Academy of Science. National Research Council; 1990.
63. NA/NRC. *Health Risks from Exposure to Low Levels of Ionizing Radiation: BEIR VII – Phase 2 Committee to Assess Health Risks from Exposure*. Washington, DC: The National Academies; 2006.
64. UNSCEAR. *Report of the United Nations Scientific Committee on the Effects of Atomic Energy*. New York: United Nations; 1958.
65. UNSCEAR. *Effects of Ionizing Radiation: Report of the United Nations Scientific Committee on the Effects of Atomic Radiation to the General Assembly v1*. New York: United Nations; 2006.
66. UNSCEAR. *UNSCEAR 2008 Sources and Effects A & XLS*. New York: United Nations; 2010.
67. UNSCEAR. *Report of the United Nations Scientific Committee on the Effects of Atomic Radiation 2010*. New York: United Nations; 2011.
68. NCRP. Report 160 *Ionizing Radiation Exposure of the Population of the United States*; 2009: National Council on Radiation Protection and Measurements; Bethesda, MD.
69. NCRP. *Report 115 Risk Estimates for Radiation Protection*. Bethesda, MD: National Council on Radiation Protection and Measurements; Bethesda, Maryland. 1993.
70. Gosling O, Loader R, Venables P, Roobottom C, Rowles N, Bellenger N, et al. A comparison of radiation doses between state-of-the-art multislice CT coronary angiography with iterative reconstruction, multislice CT coronary angiography with standard filtered back-projection and invasive diagnostic coronary angiography. *Heart* 2010;96(12):922–926.
71. Herzog BA, Wyss CA, Husmann L, Gaemperli O, Valenta I, Treyer V, et al. First head-to-head comparison of effective radiation dose from low-dose CT with prospective ECG-triggering versus invasive coronary angiography. *Heart* 2009; 95(20):1656–1661.
72. Balter S, Miller DL, Vano E, Ortiz Lopez P, Bernardi G, Cotelo E, et al. A pilot study exploring the possibility of establishing guidance levels in x-ray directed interventional procedures. *Med Phys* 2008;35(2):673–680.
73. Howlader N, Noone AM, et al. *SEER Cancer Statistics Review, 1975–2008, based on November 2010 SEER data submission*. Bethesda, MD: National Cancer Institute; 2011.
74. Vano E, Arranz L, Sastre JM, Moro C, Ledo A, Garate MT, et al. Dosimetric and radiation protection considerations based on some cases of patient skin injuries in interventional cardiology. *Br J Radiol* 1998;71(845):510–516.
75. Best PJM, Skelding KA, Mehran R, Chieffo A, Kunadian V, Madan M, et al. SCAI consensus document on occupational radiation exposure to the pregnant cardiologist and technical personnel. *Catheter Cardiovasc Interv* 2011;77(2):232–241.
76. Marx MV. Interventional radiology: management of the pregnant patient. *Tech Vasc Interv Radiol* 2010;13(3):154–157.
77. Cousins C. Medical radiation and pregnancy. *Health Phys* 2008;95(5):551–553.
78. De Santis M, Di Gianantonio E, Straface G, Cavaliere AF, Caruso A, Schiavon F, et al. Ionizing radiations in pregnancy and teratogenesis: a review of literature. *Reprod Toxicol* 2005;20(3):323–329.
79. UNSCEAR. *UNSCEAR 2008 Sources and Effects Report to General Assembly*; 2010. New York, NY: United Nations.
80. UNSCEAR. *UNSCEAR 2008 Sources and Effects B*; 2010. New York, NY: United Nations.
81. Mettler FA Jr, Koenig TR, Wagner LK, Kelsey CA. Radiation injuries after fluoroscopic procedures. *Semin Ultrasound CT MR* 2002;23(5):428–442.
82. Hopewell JW, Nyman J, Turesson I. Time factor for acute tissue reactions following fractionated irradiation: a balance between repopulation and enhanced radiosensitivity. *Int J Radiat Biol* 2003;79(7):513–524.
83. Hopewell JW, Rezvani M, Moustafa HF. The pig as a model for the study of radiation effects on the lung. *Int J Radiat Biol* 2000;76(4):447–452.
84. van den Aardweg GJ, Hopewell JW, Guttenberger R. The kinetics of repair of sublethal radiation-induced damage in pig skin: studies with multiple interfraction intervals. *Radiat Res* 1996;145(5):586–594.
85. Hopewell JW, Calvo W, Jaenke R, Reinhold HS, Robbins ME, Whitehouse EM. Microvasculature and radiation damage. *Recent Results Cancer Res* 1993;130:1–16.
86. Rezvani M, Barnes DW, Hopewell JW, Robbins ME, Sansom JM, Adams PJ, et al. The relative biological effectiveness of fractionated doses of fast neutrons (42 MeV—Be) for normal tissues. III. Effects on lung function. *Br J Radiol* 1990;63(755):875–881.
87. Morris GM, Hopewell JW. Epidermal cell kinetics of the pig: a review. *Cell Tissue Kinet* 1990;23(4):271–282.
88. Hopewell JW. The skin: its structure and response to ionizing radiation. *Int J Radiat Biol* 1990;57(4):751–773.
89. Hopewell JW, Young CM. The effect of field size on the reaction of pig skin to single doses of X rays. *Br J Radiol* 1982;55(653):356–361.
90. Koenig TR, Wolff D, Mettler FA, Wagner LK. Skin injuries from fluoroscopically guided procedures: part 1, characteristics of radiation injury. *AJR Am J Roentgenol* 2001;177(1):3–11.
91. Imanishi Y, Fukui A, Niimi H, Itoh D, Nozaki K, Nakaji S, et al. Radiation-induced temporary hair loss as a radiation damage only occurring in patients who had the combination of MDCT and DSA. *Eur Radiol* 2005;15(1):41–46.
92. Shope TB. Radiation-induced skin injuries from fluoroscopy. *Radiographics* 1996;16(5):1195–1199.
93. Kuon E, Glaser C, Dahm JB. Effective techniques for reduction of radiation dosage to patients undergoing invasive cardiac procedures. *Br J Radiol* 2003;76(906):406–413.
94. Johnson PB, Borrego D, Balter S, Johnson K, Siragusa D, Bolch WE. Skin dose mapping for fluoroscopically guided interventions. *Med Phys* 2011;38(10):5490–5499.
95. Khodadadegan Y, Zhang M, Pavlicek W, Paden RG, Chong B, Schueler BA, et al. Automatic monitoring of localized skin dose with fluoroscopic and interventional procedures. *J Digit Imaging* 2011;24(4):626–639.
96. Balter S, Rosenstein M, Miller DL, Schueler B, Spelic D. Patient radiation dose audits for fluoroscopically guided interventional procedures. *Med Phys* 2011;38(3):1611.
97. Dehen L, Vilmer C, Humiliere C, Corcos T, Pentousis D, Ollivaud L, et al. Chronic radiodermatitis following cardiac catheterisation: a report of two cases and a brief review of the literature. *Heart* 1999;81(3):308–312.
98. Vano E, Goicolea J, Galvan C, Gonzalez L, Meiggs L, Ten JI, et al. Skin radiation injuries in patients following repeated coronary angioplasty procedures. *Br J Radiol* 2001;74(887):1023–1031.
99. Huber SJ, Wynia MK. When pestilence prevails…physician responsibilities in epidemics. *Am J Bioeth* 2004;4(1):W5–W11.
100. Booth CM, Matukas LM, Tomlinson GA, Rachlis AR, Rose DB, Dwosh HA, et al. Clinical features and short-term outcomes of 144 patients with SARS in the greater Toronto area. *JAMA* 2003;289(21):2801–2809.
101. Miller DL, Klein LW, Balter S, Norbash A, Haines D, Fairobent L, et al. Occupational health hazards in the interventional laboratory: progress report of the Multispecialty Occupational Health Group. *J Vasc Interv Radiol* 2010;21(9):1338–1341.
102. Klein LW, Miller DL, Balter S, Laskey W, Haines D, Norbash A, et al. Occupational health hazards in the interventional laboratory: time for a safer environment. *Catheter Cardiovasc Interv* 2009;73(3):432–438.
103. Eagan JT Jr, Jones CT. Cutaneous cancers in an interventional cardiologist: a cautionary tale. *J Interv Cardiol* 2011;24(1):49–55.
104. Vano E, Gonzalez L, Beneytez F, Moreno F. Lens injuries induced by occupational exposure in non-optimized interventional radiology

laboratories. *Br J Radiol* 1998;71(847):728–733.
105. Ciraj-Bjelac O, Rehani MM, Sim KH, Liew HB, Vano E, Kleiman NJ. Risk for radiation-induced cataract for staff in interventional cardiology: is there reason for concern? *Catheter Cardiovasc Interv* 2010;76(6):826–834.
106. Rehani MM, Vano E, Ciraj-Bjelac O, Kleiman NJ. Radiation and cataract. *Radiat Prot Dosimetry* 2011;147(1–2):300–304.
107. Linet MS, Kim KP, Miller DL, Kleinerman RA, Simon SL, Berrington de Gonzalez A. Historical review of occupational exposures and cancer risks in medical radiation workers. *Radiat Res* 2010;174(6):793–808.
108. Simon SL, Weinstock RM, Doody MM, Preston DL, Kwon D, Alexander BH, et al. Radiation organ doses received by U.S. radiologic technologists: estimation methods and findings. *Radiat Res* 2010 May 17. (Epub ahead of print).
109. Matanoski GM, Seltser R, Sartwell PE, Diamond EL, Elliott EA. The current mortality rates of radiologists and other physician specialists: deaths from all causes and from cancer. *Am J Epidemiol* 1975;101(3):188–198.
110. Berrington A, Darby SC, Weiss HA, Doll R. 100 years of observation on British radiologists: mortality from cancer and other causes 1897–1997. *Br J Radiol* 2001;74(882):507–519.
111. Linet MS, Hauptmann M, Freedman DM, Alexander BH, Miller J, Sigurdson AJ, et al. Interventional radiography and mortality risks in U.S. radiologic technologists. *Pediatr Radiol* 2006;36(Suppl 14):113–120.
112. NCRP. *Report 122 Use of Personal Monitors to Estimate Effective Dose Equivalent and Effective Dose to Workers for External Exposure to LOW-LET Radiation*. Bethesda, MD: National Council on Radiation Protection and Measurements; 1995.
113. Miller DL, Vano E, Bartal G, Balter S, Dixon R, Padovani R, et al. Occupational radiation protection in interventional radiology: a joint guideline of the Cardiovascular and Interventional Eadiology Society of Europe and the Society of Interventional Radiology. *Cardiovasc Intervent Radiol* 2010;33(2):230–239.
114. Balter S. Stray radiation in the cardiac catheterisation laboratory. *Radiat Prot Dosimetry* 2001;94(1–2):183–188.
115. Piao ZE, Murdock DK, Hwang MH, Raymond RM, Scanlon PJ. Hemodynamic abnormalities during coronary angiography: comparison of Hypaque-76, Hexabrix, and Omnipaque-350. *Cathet Cardiovasc Diagn* 1989;16(3):149–154.
116. Ritchie JL, Nissen SE, Douglas JS Jr, Dreifus LS, Gibbons RJ, Higgins CB, et al. Use of nonionic or low osmolar contrast agents in cardiovascular procedures. American College of Cardiology Cardiovascular Imaging Committee. *J Am Coll Cardiol* 1993;21(1):269–273.
117. Hill JA, Cohen MB, Kou WH, Mancini GB, Mansour M, Fountaine H, et al. Iodixanol, a new isosmotic nonionic contrast agent compared with iohexol in cardiac angiography. *Am J Cardiol* 1994;74(1):57–63.
118. Matthai WH Jr, Kussmaul WG 3rd, Krol J, Goin JE, Schwartz JS, Hirshfeld JW Jr. A comparison of low- with high-osmolality contrast agents in cardiac angiography. Identification of criteria for selective use. *Circulation* 1994;89(1):291–301.
119. Barrett BJ, Parfrey PS. Prevention of nephrotoxicity induced by radiocontrast agents. *N Engl J Med* 1994;331(21):1449–1450.
120. Bertrand ME, Esplugas E, Piessens J, Rasch W. Influence of a nonionic, iso-osmolar contrast medium (iodixanol) versus an ionic, low-osmolar contrast medium (ioxaglate) on major adverse cardiac events in patients undergoing percutaneous transluminal coronary angioplasty: a multicenter, randomized, double-blind study. Visipaque in Percutaneous Transluminal Coronary Angioplasty [VIP] Trial Investigators. *Circulation* 2000;101(2):131–136.
121. Aspelin P, Aubry P, Fransson SG, Strasser R, Willenbrock R, Berg KJ. Nephrotoxic effects in high-risk patients undergoing angiography. *N Engl J Med* 2003;348(6):491–499.
122. Schwab SJ, Hlatky MA, Pieper KS, Davidson CJ, Morris KG, Skelton TN, et al. Contrast nephrotoxicity: a randomized controlled trial of a nonionic and an ionic radiographic contrast agent. *N Engl J Med* 1989;320(3):149–153.
123. Wessely R, Koppara T, Bradaric C, Vorpahl M, Braun S, Schulz S, et al. Choice of contrast medium in patients with impaired renal function undergoing percutaneous coronary intervention. *Circ Cardiovasc Interv* 2009;2(5):430–437.
124. Reed M, Meier P, Tamhane UU, Welch KB, Moscucci M, Gurm HS. The relative renal safety of iodixanol compared with low-osmolar contrast media: a meta-analysis of randomized controlled trials. *JACC Cardiovasc Interv* 2009;2(7):645–654.
125. Spinosa DJ, Angle JF, Hartwell GD, Hagspiel KD, Leung DA, Matsumoto AH. Gadolinium-based contrast agents in angiography and interventional radiology. *Radiol Clin North Am* 2002;40(4):693–710.
126. Sarkis A, Badaoui G, Azar R, Sleilaty G, Bassil R, Jebara VA. Gadolinium-enhanced coronary angiography in patients with impaired renal function. *Am J Cardiol* 2003;91(8):974–975, A4.
127. Briguori C, Colombo A, Airoldi F, Melzi G, Michev I, Carlino M, et al. Gadolinium-based contrast agents and nephrotoxicity in patients undergoing coronary artery procedures. *Catheter Cardiovasc Interv* 2006;67(2):175–180.
128. Boyden TF, Gurm HS. Does gadolinium-based angiography protect against contrast-induced nephropathy? a systematic review of the literature. *Catheter Cardiovasc Interv* 2008;71(5):687–693.
129. Heinz-Peer G, Neruda A, Watschinger B, Vychytil A, Geusau A, Haumer M, et al. Prevalence of NSF following intravenous gadolinium-contrast media administration in dialysis patients with end-stage renal disease. *Eur J Radiol* 2010;76(1):129–134.
130. Marckmann P, Skov L, Rossen K, Dupont A, Damholt MB, Heaf JG, et al. Nephrogenic systemic fibrosis: suspected causative role of gadodiamide used for contrast-enhanced magnetic resonance imaging. *J Am Soc Nephrol* 2006;17(9):2359–2362.
131. Boyd AS, Sanyal S, Abraham JL. Tissue gadolinium deposition and fibrosis mimicking nephrogenic systemic fibrosis (NSF)-subclinical nephrogenic systemic fibrosis? *J Am Acad Dermatol* 2010;62(2):337–342.
132. Perazella MA. Tissue deposition of gadolinium and development of NSF: a convergence of factors. *Semin Dial* 2008;21(2):150–154.
133. High WA, Ayers RA, Cowper SE. Gadolinium is quantifiable within the tissue of patients with nephrogenic systemic fibrosis. *J Am Acad Dermatol* 2007;56(4):710–712.
134. High WA, Ayers RA, Chandler J, Zito G, Cowper SE. Gadolinium is detectable within the tissue of patients with nephrogenic systemic fibrosis. *J Am Acad Dermatol* 2007;56(1):21–26.
135. http://www.fda.gov/Drugs/DrugSafety/ucm223966.htm (Accessed May 20, 2013).
136. American College of Radiology. *Manual on Contrast Media—Version 6*; 2008.
137. Hawkins IF, Caridi JG. Carbon dioxide (CO_2) digital subtraction angiography: 26-year experience at the University of Florida. *Eur Radiol* 1998;8(3):391–402.
138. Back MR, Caridi JG, Hawkins IF Jr, Seeger JM. Angiography with carbon dioxide (CO_2). *Surg Clin North Am* 1998;78(4):575–591.

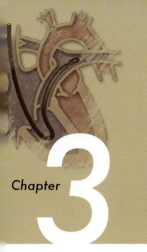

Chapter 3

【第3章】 Section I *General Principles*

心臓カテーテル法と他のモダリティの融合

Integrated Imaging Modalities in the Cardiac Catheterization Laboratory

Robert A. Quaife, John D. Carroll

　心臓カテーテル法は，数多くのインターベンションの出現に伴い大きく変化している[1]．中核となる新しい技術は2つあり，1つ目の新しい治療用デバイスで，これまでになかったデバイスにより留置されることが多い．もう1つの技術はこうした新しい治療を可能にするための医用画像である[2]．本章の主なテーマは心臓カテーテル法における画像診断のパラダイムであり，新たな撮像装置とそれらの心臓カテーテル装置との統合である．これは，二次元（2D）撮像技術が三次元（3D）撮像技術によって補われるようになる（また将来的には完全に置換されてしまう可能性もある）パラダイムシフトであるともいうことができる．

　心臓カテーテル法は，画像によるナビゲーションのウエイトが非常に大きい手技である．どのようにして画像ガイド下に行われる手技が発達したのか，また新たなインターベンションの出現がナビゲーション技術の進歩にどれだけ大きな影響を与えたのかを考えてみるとよいだろう．外科医が伝統的な開心術で心大血管の構造を直接目視することができるのと違って，カテーテル医は直接カテーテルを見ることはできず，画像なしではカテーテルを留置したり目的の部位に進めたりすることができないので，彼らは画像ばかりを見ている．画像は，目で見える現実そのものではなく，目的とする構造を映し出すのに必要な特定の技術によって抽象化された姿である．カテーテル医は，いろいろな画像所見についても知っている必要がある．心臓カテーテル法が早期に成功した背景には，血管造影画像の診断ができるようになったこと，診断や治療に適したカテーテルが作られたこと，また高品質な透視やシネ血管造影法が開発されたことがあった．

1 従来の画像診断法の限界

　透視はリアルタイムで画像を見ることができるモダリティである．カテーテルがX線不透過性の材質でできている場合は，術者が足元のペダルで透視画像を出しさえすればすぐにその動きを観察することができる．ただし得られる画像様式は透視画像の限界の一つである．画像は抽象的であり，原理的に完全な解剖学的情報を持っていないのである．透視は影絵に相当する平面的な2D画像で，X線の透過量を反映した幅広い濃度のグレースケール画像となる．長い経験と技術的改良を重ねた結果，透視技術は心臓カテーテル検査で主力のモダリティとなっている．

[1] 蛍光透視装置

　透視画像では奥行きを評価できないことへの対応として，血管造影装置ではガントリーの傾きを変えることで術者が簡単に見る方向を変えることができる．他にも，血管造影画像を用いたロードマップの作成など術者を助ける技術が開発された．また，診断でも経皮的冠動脈インターベンション（PCI）といった治療でも，血

管造影ではガイドワイヤ越しにカテーテルを進めるオーバーザワイヤ（over-the-wire）という技術をよく使う．オーバーザワイヤでなければ，心臓に連続する血管にしても冠動脈にしても，三次元的に分岐する血管の中でカテーテルを進めるのは難しく，危険を伴うからである[3]．オーバーザワイヤとすることにより，目的の冠動脈への三次元的な道のりはレールの敷かれた二次元に近い構造となり，単純で使い慣れた，利点も大きい血管造影装置を使ってインターベンションを完遂することができるのである．さらに，最終的にステントなどを留置するときには，比較的少量の造影剤を断続的に注入することにより細かい血管を観察することができる[4,5]．

　心臓カテーテル法に関する代表的な教科書も，過去の版では画像診断に関しては血管造影装置しか扱っておらず，その内容も冠動脈をはじめとする血管の診断・治療についてしか扱ってこなかった．近年のインターベンションは動きの大きな軟部組織をも対象とするようになっており，心房心室内のナビゲーションのために新しい画像診断技術が必要とされ，教育や研修のニーズが変わってきている[6]．心腔内の広い三次元的な空間で，特に僧帽弁逆流などをターゲットとする場合は，オーバーザワイヤは使われることはあってもその有用性は限られており，画像評価ももっぱら透視だけで行うわけにもいかなくなっている．PCIやその他のインターベンションが発達するにつれ，こうした治療には診断とは異なる画像が必要であることも明らかになってきた．新しいモダリティを検討したり選択したりする場合には，こうした違いを十分に理解することが必要である（表3-1）．

2 心臓カテーテル検査に役立つ画像診断法の進歩

　心臓カテーテルによるインターベンションに必要な医用画像は，効率的，安全かつ効果的にインターベンションを遂行する目的で用いられる．モダリティはどんなインターベンションを行うかにより選択される．それぞれのモダリ

[表3-1] 診断目的の画像とインターベンションに必要な画像の主な違い

診断専用の医用画像	治療ナビゲーションのための医用画像
包括的で，構造や機能を評価するために必要な画像やパラメータを得る	器具や標的を映し出し，治療を完遂し，手早く治療前後の画像を得て，起こり得る合併症を評価することに特化している
画像収集のために標準化されたプロトコールがあり，撮像方向が決まっていて後で修正する余地が少ない	手技を完遂するためにプロトコールは柔軟で，術者が画像を見ながら手技を行いやすいように，またデバイスと標的の三次元的な位置関係がわかりやすくなるようにその都度最適化される
画像収集と読影がしばしば別々に行われる	画像収集と評価はリアルタイムに変わる状況のなかで同時に行われる
結果：診断的価値のあるレポート	結果：合併症なく手技を成功させること
画像の価値基準：階層的に評価され，適正使用のための基準作りにつながる	画像の価値基準：評価は難しく，より技術寄りで，インターベンションのガイドラインに組み込まれていることが多い
モダリティの選択は診断要因，患者要因により行われる	モダリティの選択はインターベンションの種類により選択される
医師はそのモダリティを使った診断経験が必要になる	医師はそのモダリティを使った診断経験だけでなく治療経験も必要になる

ティには他にはない特徴があり，1つのモダリティでもさまざまな撮像方法や表示方法のバリエーションがある[7,8]．インターベンションの最中にはリアルタイムの画像表示が必要で，リアルタイムの画像を得ることができるモダリティには透視と超音波の2種類しかない（図3-1）．表3-2はこれら2つのモダリティの特色の比較であり，心臓カテーテルに最近用いられるようになってきている新しい画像診断が発達した背景も理解できるようにまとめてある．

心構造疾患（structural heart disease：SHD）に対してもインターベンションが行われるようになってきたが，これは新しい画像診断の出現，発展と切り離せない．こうした新しいインターベンションについては他章で解説するが，本章で解説する新しいモダリティは，インターベンションの三大領域である冠動脈，大血管，SHDのいずれとも密接に関係する[7-9]．

血管内超音波（IVUS）や血管内視鏡の進化で経験したように，心臓カテーテルで新しい技術が効率的に用いられるようになるための鍵を握るのは，心臓カテーテルのインフラにその技術が統合されることである[10]．統合といっても，撮像，画像処理，画像表示，保存といった

[図3-1] モダリティによる左心耳形態の比較
1段目は2断面での心エコー（左，中）とCTAのボリュームレンダリング再構成画像（右）である．エコーの2断面では，左心耳が左房から突出する様子を観察することはできない．2段目は3Dエコーの画像で，MPRや3D表示モードにより左房の構造をより詳細に評価することができる．3段目はCTAで，直交する2断面で左心耳と心房組織の両方が見えている．右図は閾値によるコントラストを逆にした画像で，三次元的な構造が非常によく見えている．
LAA：左心耳，MVA：僧帽弁輪

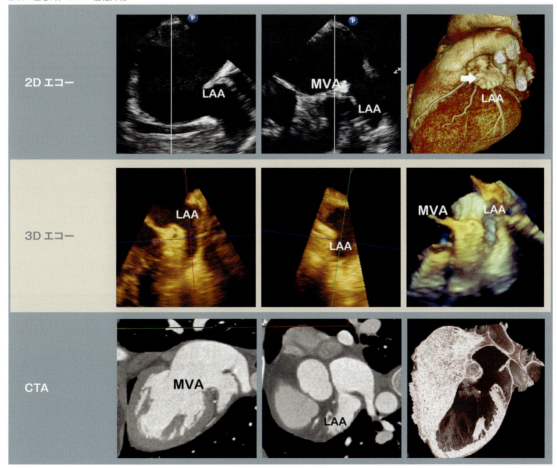

さまざまなレベルがあり，商用機でも急速に画像やその他の技術の統合が進んでいる．そして統合が進むことにより，かえって目的とするインターベンションを行うのに最適な画像の多モダリティ表示ができる心臓カテーテルシステムを選ぶことが難しくなっているのである．

A ワークステーションとディスプレイ

画像処理用のワークステーションは，コンソールの近くに置くことができることも多く，マルチモダリティ時代に心臓カテーテル室に追加するものとして有力なアイテムであろう[1,2]．

最近の血管造影機器であれば，透視や血管造影の簡単な画像処理機能は内蔵されていることが多いが，3D ボリュームデータの画像処理として，画像の切り出し（セグメンテーション）や位置合わせ（レジストレーション）を伴う重ね合わせ（フュージョン）画像を作ろうとした場合は専用のワークステーションが必要である．また，インターベンションを行う患者の過去のデータを手技に使おうと思ったら，CT，MRI や PACS（picture archiving and communication system）にワークステーションをリンクしておく必要がある[11]．

[表 3-2] 心臓カテーテルで診断・治療に用いられるリアルタイム画像モダリティの比較

	透視	超音波
視野（field of view：FOV）	さまざまに変えることができ，心臓と周囲構造を含む大きな範囲とすることもできる	変えることができるが，複数の心房心室の範囲が上限である
撮像システム	1 つか 2 つ（1 断面か 2 断面）のガントリーのなかに限られる	変換器の違いにより体表，経食道，心腔内まで多様なプローブがある
操作をする人	インターベンションの術者	インターベンションの術者でもよいが，TEE エコーの場合はエコーの専門家（医師と技師の両方）が必要となる
インターベンションでの使用経験	豊富な経験があり，何十年の経験を通じて方法が確立されている	ここ 10 年で発達してきた方法である
心臓カテーテルシステムへの組み込み	完全である	不完全である
安全性	電離放射線のリスク	プローブに関係したリスク
視認性の長所と短所： ①現在使われているデバイス ②心臓への経路のナビゲーション ③心房室内のナビゲーション ④弁や中隔欠損など軟部組織に対するナビゲーションや操作 ⑤冠動脈に対するナビゲーションや操作 ⑥その他の血管へのナビゲーションや操作	①極めて優れる ②極めて優れる ③単純な工程では優れるが，複雑な工程では造影剤を注入してもやや劣る ④造影剤を用いて断続的に見えるだけで，視認性は悪く，限られる ⑤造影剤を使えば極めて優れる ⑥造影剤を使えば極めて優れる	①限られる ②限られる ③極めて優れる ④極めて優れるが，高度な専門性が求められる ⑤視認性は悪く，実際のガイドには使われていない ⑥限られる
リアルタイム 3D 表示，機器の位置によらない構造の表示	できない	できる
将来のロボットガイドシステムやホログラフィ装置への統合可能性	3D 情報が得られる他モダリティと融合しないかぎり限られる	できる

マルチモダリティな画像診断が普及するにつれて，ディスプレイの必要条件も変化してきた．モニタはグレースケールが表示できるだけでなく，3Dエコーで表示される「深さ」を反映するためにカラースケールの必要性が増してきた．初期の頃は表示する画像ごとに専用のモニタを使っていたが，最近では大きな1つのモニタですべての画像を表示することが多くなっている．これにより，手技中に必要になるあらゆる画像や情報を，極めて柔軟に表示することが可能になる[12]．医用画像のホログラフィ表示は刺激的な新しい試みで，比較的早期に心臓カテーテルで試用され，3D表示によるインターベンションへの効果が研究されることになる可能性がある．

Ⓑ 新しい技術の開発

　心臓カテーテル医のテクニックや，新しい手技を支えるチームは，技術と同じように速い速度で進化を遂げている．特に，かつて心臓カテーテル医ほとんどもっぱら透視や血管造影を行う職人であったが，それが今日，そして将来的にも，こうした古い技術だけではなく，CT，MRI，超音波や光干渉断層法（optical coherence tomography：OCT）などを自由に使いこなして，インターベンションを計画し，遂行できる能力が要求される職種となっている．こうした変化に伴い，1つのインターベンションにより多くの医師や技師が関わるようになってきた．たとえばSHDに対する複雑なインターベンションでは，3D経食道エコーができる超音波の専門家がインターベンションチームに参加することが不可欠となっている．

Ⓒ 価値評価

　新しいモダリティにより増えるコストは，臨床的有用性と妥当性とを天秤にかけて評価される必要がある．メーカーは臨床的価値よりも技術的利点に偏った主張をすることが多い[13-15]．診断の領域では，その技術を使うことで新たにもたらされる情報が，検査を行うことによって生じるマイナス面を上回るかによって適用基準が作成されている[14, 16]．インターベンションにおいては，診断と同じ方法でナビゲーションに用いる画像を決めることは適切でない．妥当性を議論されるべきは手技そのものであり，何の画像を使うかは必要性に応じて決まるからである．したがって，新しいモダリティの価値は使いやすさ，既存のモダリティと比べた相対的な価値や，既存のモダリティを補完する画像としての価値で決まることが多い[13]．心臓カテーテルにおいては透視と比較されることが多く，他のインターベンションではさまざまな種類の超音波画像同士や，透視に重ねて用いた場合の超音波画像とCT像の間などで比較されることが多い．インターベンションのガイドに使われる，異なるモダリティ同士の比較を**表3-3**に示した．

　心臓カテーテルにおける新しいモダリティの価値は，基本的には診断用の画像と同様に評価されるべきだが，いくつか重要な違いがある．診断に用いられる画像には，技術面，診断・予後や治療戦略への影響，臨床的アウトカム，費用対効果や患者満足度などさまざまな階層での価値基準がある[12]．これに対し，画像ガイドに使われるモダリティの評価軸は**表3-4**にまとめたようなものになる．技術的性能はルーチンに評価されているが，使いやすさや中間的なアウトカムについては，単施設での研究がたまに行われる程度である．異なるモダリティ間の無作為化研究となるとめったに行われていない[16]．新しい技術の評価を難しくしている要因はいろいろある．まず，アウトカムを評価するには特定の手技を行った症例だけで研究される必要がある．2番目に，重大な合併症など頻度の低い事象の変化を調べようと思うと，多くの患者を集めて研究しなくてはならない．3番目に，モダリティが臨床的アウトカムに与える相対的な影響度は，他の要因によるものと見分けがつかない可能性があることである．というのは，モダリティは複雑な手技のごく一部であり，インターベンションには経験や，患者選択，デバイスの性能など重要なファクターがたくさんあるからである．最後に，新しい画像診

断・画像ガイド技術が国に認可されるときは，患者のアウトカムが改善することより，技術的性能や一般的な安全性を根拠に認可されることが多い．以上のような要因により，臨床的エンドポイントの評価に必要となる無作為化臨床試験はほとんど行われないのである．

心臓カテーテルで新しい画像ナビゲーション技術が開発される背景には，従来の方法で見えていない，あるいは見えにくい標的を見たいというニーズがある．循環器系の医用画像の質は，これまでモダリティごとに評価されることが多く，また特定の専門機関や政府機関による病院認証や心臓カテーテル室の認証の一環として評価されることが多かった[16, 17]．マルチモダリティに対応した心臓カテーテル室の登場によって，こうした病院機能としての認証はより複雑になることが予想されるものの，評価のための指標を開発・整理したり，モダリティごとの最適な臨床応用を進めたりするうえで良い機会でもある．

3 新しいモダリティ

この10年の技術の進歩により，新しい画像を補助的なナビゲーションに用いた，心房中隔欠損（ASD），卵円孔（PFO），心臓弁の閉鎖不全や狭窄といったSHDを経皮的に治療する方法が確立された[18-21]．SHDに対するインターベンションが行われるようになればなるほど，術者は血管の中身や大まかな解剖だけでなく，心臓の軟部組織や周囲構造を映し出す画像を使い慣れる必要が出てきた．今後のSHDインターベンションは，心房室内やさまざまな標的構造のナビゲーションに使う画像と，デバイス留置に使う機能をいかに統合できるかにかかっている．現在使っているX線透視，2Dエコー，3Dエコー，心臓MRI，心臓CTといったモダリティはそれぞれ別々に発達したのち，SHDインターベンションへの必要性から心臓カテーテルにも取り込まれてきた[8, 22-25]．一般的に

[表3-3] 異なる画像ガイド戦略の相対的な価値を測るための研究デザイン

手技	比較するモダリティ	アウトカム指標
冠動脈造影	回転撮影対従来の血管造影（ガントリ位置は複数位置に固定）	被曝，造影剤量，手技完遂までの時間，画像内容
経カテーテル的なASDやPFO閉鎖	心腔内エコー対経食道エコー	成功率，合併症，透視時間，手技時間，全身麻酔の必要性，患者満足度

[表3-4] 画像ガイド技術の評価軸

技術的評価	正確性，画質，信頼性，ユーザーインターフェイス，心臓カテーテル装置への統合性，PACSへの統合性
使用目的	全体的あるいはニッチな領域への適用，その技術を用いるのが最適と思われる既存あるいは将来の診断・治療手技があるかどうか
能力と習得	専門医あるいは病院認証で評価する妥当性，ラーニングカーブ，特別な手技ができる新しいスタッフの追加の要否
手技の行いやすさへの影響	所要時間，特定の手技の評価指標，被曝量，造影剤量，手技の成功率，合併症発生率，手技中の術者からの信頼性
アウトカムへの影響	死亡率，合併症の頻度と程度，手技の成功率
システム，コスト，償還	新しいモダリティ機器やアフターサポートの得やすさ，直接的コスト，資本コスト，その他のインフラ面の問題，勤務時間

[図 3-2] 3種類の3Dエコー技術によるボリューム画像
A図は焦点法によるRT3D TEEで，ボリュームデータのなかにある目的の深さが拡大されている（左下図のクリーム色の範囲）．B図はナローセクターリアルタイム3Dエコーで（左下図の青色の範囲），FOVは大きいが深さや厚みは少ない．C図は可変二方向法で，直交する2方向がスキャンされていることがわかる（左下図の黄色のライン）．

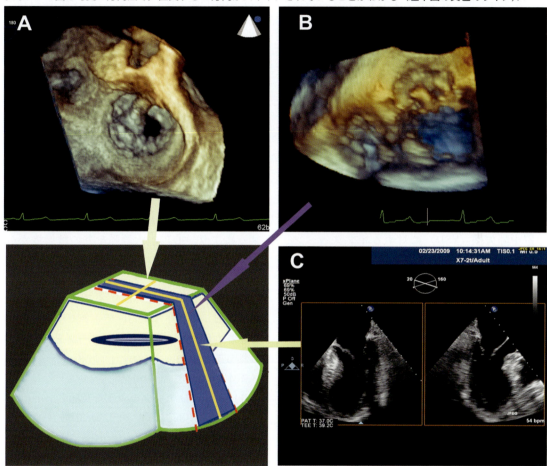

は，SHDインターベンションを遂行するために必要な要素はある程度共通しているが，個々のインターベンションをみると何が一番重要な要素であるかはさまざまに異なる．共通の要素としては，術前計画，アプローチ方法，標的の検出と追跡，手ごたえや視覚手指協調，三次元的な位置の特定，正確な留置と位置調整，留置デバイスの監視，そして手技後の検査である（図3-2）．こうした機能について本章では，後の項目や症例のなかで解説する．

Ⓐ 心エコー

心臓の複雑なインターベンションは，三次元的な解剖が非常に複雑なうえに動いている環境で行われるため，機能や構造を正確に見極める必要がある．超音波画像は，伝播した音波の透過や反射に伴い，組織ごとに特徴的な周波数で帰ってくることを利用して作られる．周波数は，目的とする組織と，見るべき組織の深さに合わせて調整されている．超音波によりインターベンションに必要な解剖学的情報がもたらされる一方で，J型ワイヤのように超音波を高度に反射するデバイスと干渉すると反響や信号低下をきたしてしまうので，解剖を理解するには頭の中でこうした干渉の影響と組織からの情報を合わせて考えなくてはいけなくなる[7, 24, 26]．

逆に，たとえば Glidewire など一部のカテーテルやガイドワイヤは，超音波をほんの少ししか反射しないので，ほとんど見えなくなってしまう．カテーテル，ガイドワイヤやデバイスがどのように超音波を反射し，どのように解剖学的情報を修飾するかをきちんと理解しないと，超音波を用いて複雑なインターベンションを行うことはできない．

　従来はこうしたインターベンションは，2D 経食道エコー（2D TEE）や心腔内エコー（intra-cardiac echocardiography：ICE）を用いて行われていた[27,28]．2D TEE は血管を測定したり，カテーテルのナビゲーションに使ったり，留置するデバイスをモニタリングしたりすることができる．2D TEE の安全性と有効性は，ASD や心室中隔欠損（VSD）に対するインターベンションで確立されており，デバイスのサイズ決め，ナビゲーション，デバイスの配置のほか，血栓など術後の合併症を評価したりすることができる[29,30]．心エコーとX線像を合わせて使えば，透視の代わりにエコーでナビゲーションを行うなどして被曝を減らすことができる．こういった利点がある一方で，2D TEE では対象物が撮像範囲から出たり入ったりしている場合は，臨機応変に頭の中で複数の断層面を統合しなくてはいけない[31,32]．これはカテーテル，ガイドワイヤやデバイスのエコー強度が異なるときに，特に問題になる点である．たとえば ASD では，欠損部の辺縁を1断面で映し出すことはできないので，サイズエラーや，不適切なデバイスが置かれた場合の血栓リスクの上昇につながる[33]．弁の評価をするときも同様で，デバイスと冠動脈の距離，大動脈弁輪との関係を1断面で見ることができるわけではない．下大静脈や肺静脈など周囲の構造についても，やはり安全にナビゲーションや欠損孔の閉鎖を行おうと思うと評価不十分となる可能性がある．詳細な評価には所要時間が長くなり，全身麻酔が必要になるのでそのリスクと相殺されてしまう[7]．

　3D エコーは時間をかけて開発されてきたが，いまではほとんどのメーカーが 3D ソフトウェアと一緒に取り扱っており，1心拍で画像を収集できるものもあり，以前のプラットフォームに比べてずっと使いやすくなっている[34]．リアルタイム 3D 経胸壁エコー（RT3D TTE）は臨床的には心筋生検の精度を高めるのに使われており，ブタモデルにおいてオフポンプ僧帽弁形成術でも使われている[35,36]．さらに経皮的 ASD 閉鎖術にも使われている[37]．リアルタイム 3D エコーは，経胸壁（3D TTE）および経食道（3D TEE）エコーを組み合わせることで，広い撮像範囲を確保しつつ，高い空間解像度をもって詳細に評価することができる．これにより，欠損孔，心房心室や弁を詳細に評価しつつ，同時にデバイスの動きを監視することができるのである．

　TEE プローブを用いたリアルタイム 3D エコーにより，心房，大静脈や弁の解像度が高まった[38]．世界初の RT3D TEE はマトリックスフェーズアレイトランスデューサ（X7-2t，Philips 社，Andover，MA）を用いたもので，瞬時にピラミッド型の 3D データセットを取得できるものであった．このプローブを用いて得られるデータセット（訳者注：以下ではわが国および米国における製品呼称を併記している）には，①Full volume 3D データセット［英語名 complete volume gated dataset］，②Live 3D データセット（real-time operator-focused 3D dataset），③3D ズームデータセット（real-time zoomed 3D dataset），④xPlane 画像データ（simultaneous biplane adjustable 2D dataset）の4種類がある（図3-3）．ボリュームレンダリング画像や遠近は色彩や影によって奥行きがあるように表示されるが，リアルタイム 3D エコーがどの程度正確に奥行きを反映しているのかはまだよく立証されていない．

　Full volume モードは，ボリュームデータを取得して統合することで心臓の動きを表示し，広い撮像範囲という RT3D TEE の利点を生かす撮像方法である．この方法では4つの隣り合った楔状のボリュームデータを4心拍にわたって連続して取得した後，統合して1つの大きなデータとしている（図3-3C）[39]．データはオフラインで術者が好きな断面であらゆる方

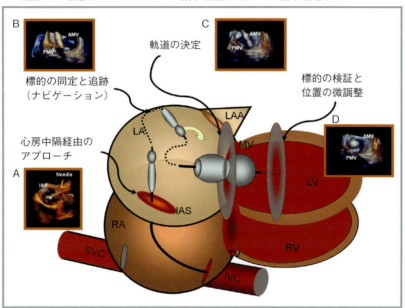

[図 3-3]
僧帽弁のバルーン形成術を例に，手技の重要なステージと各ステージにおける画像ガイドの要点を示す．A 図は心房中隔の穿刺，B 図は標的構造の同定，C 図は位置決めと軌道の決定，D 図は標的の検証と位置の微調整を示す．事前計画，実際のガイダンスとも各ステップが重要になる．
LA：左房，RA：右房，IAS：心房中隔，LAA：左心耳，SVC：上大静脈，IVC：下大静脈，LV：左室，RV：右室，MV：僧帽弁，Needle：針，AMV：前尖（僧帽弁の），PMV：後尖（僧帽弁の）

向から見ることができ，術前のプランニングに適したいろいろな視点を提供する．

　リアルタイム 3D エコーを撮像するには 2 つのモードがある．1 つ目は，広い撮像範囲で弁，複雑な奇形，腫瘍や右室に至るまでの厚みのある範囲を観察できる Live 3D モード，もう 1 つは高倍率の拡大モードで，斜めの角度から狭い範囲の限られた深さを観察する 3D ズームモードである（図 3-3A）．広い撮像範囲や深さが見えることはカテーテルやデバイスのナビゲーションに向く一方，狭い範囲を高解像度で見ることができることは ASD の辺縁や形成したい弁膜の形態評価に向く．どちらのボリュームデータも目的の構造を見るために回転させたり傾けたりすることができ，好きな方向・傾きで見ることができる．ただし，解剖学的な混乱を避けるためにボリュームデータの動かし方を決めておいたほうがよい．つまり，頭側から見た図を得るためにまず傾けた後，時計のように画像を回転させて 2 時方向に大動脈弁が来るようにし，外科医が見慣れた左房の見え方に持ち込む，といった具合である．こうしたモードにはオンラインで画像データを操作できる利点があり，プローブを置き直したりワークフローを中断したりすることなくさまざまな角度や視点からデータを見ることができる．

　ボリュームモードではないが，xPlane モードでは 2 断面を同時に表示することができる．この方法により，術者はプローブやトランスデューサを動かすことなく直交する好きな 2 断面を表示することができる（図 3-3D）[39]．直交 2 断面を表示することで，空間解像度および時間解像度の高い画像を得ることができ，通常の 3D エコーモードよりも高いフレームレートを達成できる．2 断面モードではカラー Doppler 表示をすることもでき，ASD のジェット

や弁逆流の3D情報を通常の2Dエコーに比べて精度よく得ることができる．

　ボリュームレンダリング画像を用いることで，心臓の構造やカテーテル，デバイスとの位置関係を同時に見ることができ，SHDのインターベンションに必要な視覚手指協調が容易になるのである．

Ⓑ 心腔内エコー

　心腔内エコー（ICE）は，右房内から観察するため対象となる心内構造物に近く，画質の高い画像を得ることができる[40, 41]．全身麻酔が不要で，カテーテルやデバイスのガイディングに用いたり，周辺の構造や欠損部の測定をしたりすることができる．今のところ，経皮的ASD閉鎖術においては，ICEを第一選択のモダリティとして支持するエビデンスがある[42, 43]．ただし，ICEは2D TEEに比べて撮像断面が限られ，また右心系から行われる手技のガイディングには邪魔になる可能性がある．また，コストや静脈系からアクセスすることに伴うリスクが問題となる可能性もある[44]．複雑な手技には3Dエコーが必要となるが，今のところICEには実装されていない．

Ⓒ 回転血管造影装置

　X線透視は，インターベンションには必要不可欠なモダリティである．X線透視は主に血管造影に使われるが，カテーテルのナビゲーションや，デバイスの配置にも利用される[3, 5]．透視は2D画像のため，軟部組織はうまく画像化できず，術者は頭の中で心臓の構造を再構成する必要がある．ところがフラットパネルディテクタの開発に伴い，従来の透視画像と断層画像の境界が揺らいできた．冠動脈を1回造影するだけで，たとえば冠動脈の完全な3Dデータを収集し，角度や，収縮や，動きを評価することができるようになってきたのである．CアームCTと呼ばれるモダリティを使えば，CTと同じように回転しながら分割的あるいは連続的にデータを収集することができる．造影剤を注入して心電図同期でフラットパネルを円形に180°回転させれば，CTと似たような心臓全体の画像を得ることができる．これにより，複雑なSHDに対するインターベンションを行うのに十分な心構造や心筋のボリュームレンダリング画像を得ることができる[45]．将来的には，軟部組織の形態や周囲構造との関係を詳細に評価することもできるようになるだろう[2]．

Ⓓ 心臓CT

　新しいインターベンションデバイスでは，心臓の微細な構造を観察しつつ，限られたスペースで操作を行う必要がある．心臓の微細な構造を観察するには，2つの要素を満たすことが鍵となる；①撮像機器の絶対的な解像度，②心臓の動きをうまく止めて撮像する性能の2つである．CTはX線吸収率を1回回転分（360°）収集したもので，そのデータは空気が−1,000，脂肪が−100，水が0，骨が1,000といった具合にX線吸収率を表す数値に変換される．ヨードを豊富に含む造影剤を合わせて用いることで，心腔内や血管内を観察することもできる．管球回転速度が速い機器の開発，検出器の多列化，2管球CTの出現などにより，CTは空間解像度，時間解像度とも向上し，SHDに対してもマルチスライスCTが使われるようになってきた[8]．

　多相注入ができるインジェクターや高濃度造影剤（Isovue 370 mg/mL）を使うことで画質は飛躍的に向上し，心房内導管，弁周囲逆流や大血管の起始部といった微細な構造を見ることができるようになった．SHDのインターベンションに必要な微細構造の評価には，最低でも64列のCTを用いる必要があるが，256列や320列といったCTを使えば心臓全体を1〜4心拍で撮像できるため，より良い画質で見ることができる．通常の64列以上のCTの管球速度は420 msec以下で，管電圧は80/100/120 kVで変えることができ，管電流は800 mAまで上げることができる[46]．CTAで少ない被曝量で解像度が高い画像を得ようと思ったら，心拍数は60 bpm程度と低いほうがよいが，2管球CTでは心拍数がもう少し高くても画質を保つことが

[図 3-4] 大きな二次孔 ASD の CTA 画像
A〜C 図は直交 3 断面で，ASD の大きさがわかる．ASD のサイズは D 図の 3D 表示でも見えている．この ASD は下縁が欠損しており，経皮的閉鎖術が成功しそうにない形態である．

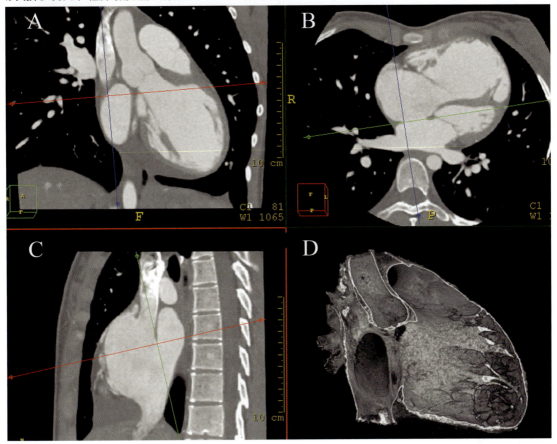

できる．心臓の動きは，収縮終期と拡張中期〜終期で最小となるため，心臓 CT を撮像するには心電図同期が必須である．β遮断薬を経口あるいは経静脈的に投与して心拍数を下げると，心臓の動きを減らして画質を向上させることができる．

造影剤を高速で，多段階注入することにより造影剤によるアーチファクトを減らし，高いコントラストで心腔内を描出することができる．心腔内を増強しつつ，静脈系のビームハードニングアーチファクトを減らすためには，十分な生理食塩水による後押しを行って造影剤の高いボーラス性を保つ必要がある．ASD や弁周囲逆流を評価するためには，房室間や左右の心腔間で造影剤の濃度勾配を作っておくことが重要

である[8, 21]．64 列 CT を使った典型的な心臓 CT では，造影剤（Isovue 370 mg/mL）75 mL 程度を 5 mL/sec で右肘正中皮静脈から注入した後，生理食塩水 30〜50 mL を 3〜4 mL/sec で注入する．これにより心腔間で造影剤濃度に勾配ができ，短絡を同定したり（図 3-4），心臓の微細な構造や三次元的な位置関係を評価したりして，SHD インターベンションに生かすことができるようになる[47, 48]．

ASD に右-左短絡の可能性がある場合，ダイナミックスタディを行うことでその情報を得ることができる．Funabashi によると，左右心腔の濃度を比べることで，VSD，ASD や動脈管開存（PDA）の方向を知ることができたという[49]．ダイナミック CT でジェットの位置や方向を見

第 3 章　心臓カテーテル法と他のモダリティの融合

[図3-5] 筋性部VSD（矢印）のCTA画像
短軸像（A）と水平長軸像（B）にて左室と右室の濃度差があるために，短絡の位置がわかる．

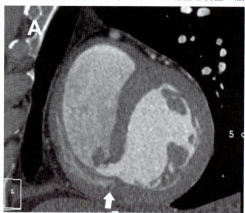 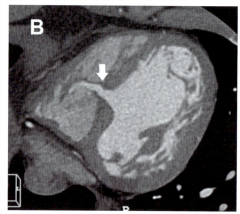

ることで，二次孔ASDとPFO開存を鑑別したり，虚血性VSDや弁周囲逆流や複雑心奇形における短絡を同定したりすることもできる（図3-5）[50]．

SHDの評価では，最適な撮像法を適用することが鍵となる．インターベンションのプランニングにCT撮影を行う場合は，インターベンションに被曝があるのでCTの被曝を低減させることが重要である．心電図に合わせてdose modulationやstep and shootといった方法を取ることも有用であるが，それでも心内構造は心周期に合わせて動くので，しばしば1周期分のデータが必要になる．体格を考慮して，管電流や管電圧をきちんと調整することも被曝低減には必要である．特に若年者では，放射線を使った検査を繰り返し受けることが多いので，こうして被曝量低減を心がけることが重要になってくる[21]．

SHDの経皮的なインターベンションを成功させるには，詳細な臨床的評価と包括的な術前画像評価を行い，構造的異常を詳細に検討することが必要である．初期の評価はTTEやTEEで行われることが多いが，たとえば大きなASDなどでは，TEEを用いても下縁の欠損の有無を評価できないことも多い[50, 51]．CTAを用いれば，こうした異常についても任意の直交断面を作成して，心周期を通じた形態の評価を行うことができる[48]．CTAデータの後処理では，動きのアーチファクトが最小となるタイミングを検索することが重要である．横断像のデータセットに対してRR間隔の0〜90％で，スライス厚0.8〜1.0 mm，スライス間隔はその半分程度（スライス厚／スライス間隔＝0.8/0.4 mm，1.0/0.5 mm，画質の悪いデータでは2.0/1.0 mm）で後ろ向きの再構成が行われることが多い．金属があったり，金属アーチファクトがあったりする場合は，再構成関数を変えて画像を滑らかにしたり，シャープにしたりしてもよい．弁周囲逆流を評価するには，人工弁の弁輪が著しいアーチファクトを生じて逆流を隠してしまうため，一番シャープな関数を用いることが多い．大動脈の仮性瘤や弁周囲逆流といった病態の評価には，オブリークなど断面を工夫する必要があり，周囲構造との関係をみるためにはボリュームレンダリングも必要になる．ボリュームレンダリングは定量的ではないが，術者にとっては異常箇所のサイズや向きを視覚的に確認することができるメリットがある（図3-6）．さらに，3Dプリンターを使って鍵となる構造の3Dモデルを作れば，好きなようにモデルを回転させて手技の術前準備をすることもできる[52]．こうして画像評価，再構成をするためには，十分な臨床的知識を持ったスタッフが最初の画像処理を行う必要がある．術

[図3-6] TAVRの術前計画

上段の4枚の画像は，大動脈弁に対してバルーン形成術を行った結果のモデルを3Dプリンターで作成したものである．モデルは左下図に示したCTA画像から作成されている．収縮終期における大動脈弁モデルが右下に示してあるが，ほとんど同じであることがわかる．

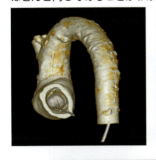
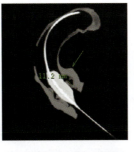
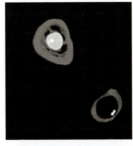
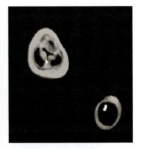
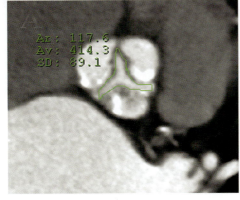
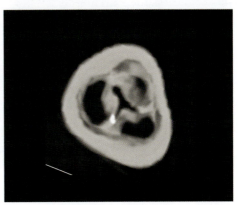

前評価に実際のカテーテルやデバイスを使うこともでき，経カテーテル的大動脈弁置換術（TAVR）などのインターベンションを成功させる鍵となる情報を得ることもできる．

SHDに対するインターベンションの性質は，解剖学的構造と，手技の技術的限界によって決まる．図3-7に示したように，高度な画像診断法を使えば心大血管に関する重要な情報を得ることができ，手技を行うべきでない症例を同定したり，術前のデバイスサイズの検討やリスク評価をしたり，予想される合併症を検討したりすることができる．このためには，その手技で問題となる主な事項を理解している画像の専門家と，手技をよく知っていて画像を評価できるカテーテル医が協力することが必要となる．画像の専門家は，術者が解剖やインターベンションに必要な項目を検討できるよう，責任を持って求められる画像を作らなくてはいけない[47]．また，CTAデータは透視画像と一緒にカテーテル室の画面に表示して，透視で見るのと同じ向きで軟部組織の解剖を見ることができるようにしておいてもよいだろう．このように術前画像を使うことで，SHDのインターベンションの安全性は高まり，手技時間を短縮させることができる[21,52]．

E 心臓MRI

心臓MRI（cardiac MR：CMR）ではSHDに関する貴重な情報が得られる．CMRの原理は，組織のプロトンが励起されると，エネルギーが緩和するときに組織ごとに異なる電磁波を発することを利用しており，造影剤を投与せずとも組織ごとに異なる信号を取り出すことができる．CMRにおいては，こうした原理を用いて心臓の構造，組織の性質や血流を画像化することができる．循環器疾患の評価には，主に4種類のシーケンスがルーチンに用いられる[46,47]．bright-blood法によるシネMRI，dark-blood法

[図3-7] デバイス留置における計画CT
ASDの画像処理を示す．CTAによる術前計画では，下大静脈から欠損孔を通じて左房に入るカテーテル経路の中心線を示してある．真中はその3D表示で，右図では3Dプリンターモデルを用いて欠損孔閉鎖に使われる2種類のカテーテルを試す様子が示されている．
IVC：下大静脈，RA：右房

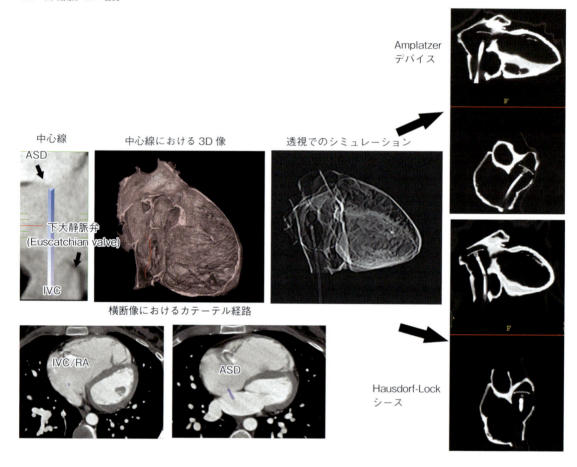

によるT2強調画像，フェーズコントラスト法，そしてMRAである．いずれにしても心臓の動きを止めて撮像し，モーションアーチファクトを低減するために心電図同期が必要になる．また，呼吸によるアーチファクトを減らすために，息止めも必要になることが多い．成人では自分で息止めをすることができるが，幼児や思春期の小児ではなかなかうまくいかない．

心機能，体積測定や駆出率（EF）の算出には，bright-blood steady-state free precession（SSFP）シネ画像を撮像する．何フェーズもの画像が撮像されるので，何心拍分かのデータを加算して得られる動画をループ表示する（シネ表示）．シネ画像は心臓評価によく使われる普通の断面で撮像されるため，解剖学的構造や機能の評価が容易にできる．

一方でdark-blood法は呼吸静止下に心周期のあるタイミングの画像しか得ることができず，軟部組織（心筋や血管壁）は高信号に，心室内や血管内は低信号に表示される．Dark-blood法は形態や，組織の性質や，心血管系の構造のつながりを評価するのに使われる．3つ目の反転信号を追加することで水を強調し，脂肪や軟部組織と液体や浮腫を鑑別することができるシーケンスとすることもできる．

フェーズコントラスト法を使えば，Doppler

[図3-8] 上行大動脈の仮性動脈瘤（矢印）をAmplatzerデバイスで閉鎖する前と後の画像
仮性動脈瘤の範囲がよくわかるが，デバイスの留置により完全に閉鎖されている．

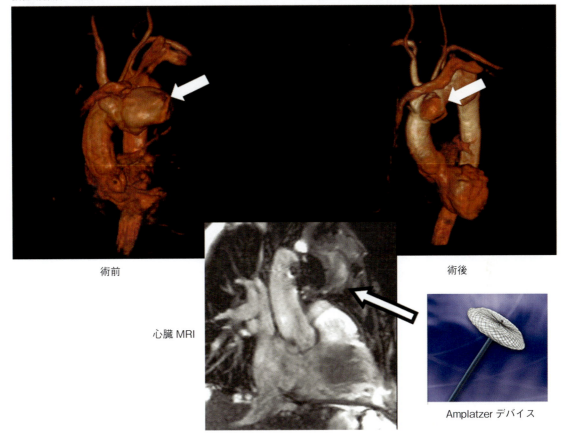

術前　　　　心臓 MRI　　　　術後　　　Amplatzer デバイス

エコーと似たように，定量的に速度を表示することができる．逆流量を定量したり，弁周囲逆流や短絡において Q_p/Q_s を評価したりするときに便利である．先天性心疾患ではフェーズコントラスト法が，測定された速度からBernoulli式を用いて血流量を定量したり，圧勾配を推定したりするのに使われる．スライス厚が決まっていれば直交する血管断面において血流速度から絶対的な血流量や体積を求めることができ，さらにそれらを足し合わせることで全血流量を計算することができる．したがって，心拍出量，短絡率や弁逆流量を定量することができるのである[53]．

　MRAには造影と非造影の2種類がある．造影MRAは解像度の高い画像が得られるが，非等方性ボクセルの画像となるため，SHDでしばしばみられる薄い構造物を観察する際に，非造影MRAに比べてわずかに制限が生じる．MRAはボリュームデータであるため，multi-planar reconstruction（MPR）などの再構成を行って造影剤を含む血管内だけを高信号に表示した3D画像を得ることができる（図3-8）[9, 54]．造影MRAは非心電図同期で行われることが多いため，心臓ではなく大動脈や肺動脈など大血管を評価するために使われることが多い．造影剤はガドリニウム製剤を0.1～0.2 mmol/kg投与する．ガドリニウム造影剤はほとんどの場合安全に使うことができるが，急性あるいは慢性腎不全がある患者では，まれに腎性全身性線維症（nephrogenic systemic fibrosis：NSF）の危険があるため禁忌となっている．ガドリニウム造影剤が使用禁忌となる目安は，クレアチニン

クリアランスで 30 mL/min 以下である[55]．

MRA は CTA と同様に後処理をすることができる．SHD の解析でよく使われるのは，MPR と maximum intensity projection（MIP）である．ガドリニウム造影剤によるダイナミックスタディで，右房，右室，右室流出路，肺動脈，肺静脈，左房，左室，大動脈といった構造を同定するのに一番重要なのは正しいタイミングの画像を使うことである．正しいタイミングの画像を選びさえすれば，多くのメーカーの機器では，2D 画像を 3D で表示するためのプリセットや，ボリュームレンダリングの色調を選べるようなパッケージが用意されている．CMR は CTA に比べてノイズが大きい（シグナル／ノイズ比が低い）ため，こうしたプリセットではうまく表示できず，手動で調整する必要があることも多い．とはいっても調整の必要性は大したデメリットではなく，一度正しく調整してしまえば CTA と同等の画質を得ることができる．

4 解剖学的構造と機能の比較検討

Ⓐ 透視・血管造影装置とエコー

SHD に対するインターベンションは，術環境，標的とする構造や，その周囲の構造を正しく術前に評価して初めて成功する．3D エコーは，全体のデータセットから目的とする断面を切り出して解析することで包括的に評価することができる．術前評価とナビゲーションの関係は，僧帽弁逆流に対する経皮的僧帽弁形成術を例にみればよくわかる．対象患者は，僧帽弁の A2〜P2 領域の下からクリップを留置することができそうかで決まる．現在の透視技術では弁機能を評価することができず，ましてやリアルタイムの評価は無理である．この手技を行うには，心房内から心房中隔を穿刺し，僧帽弁に向けてクリップのデリバリシステムを誘導し，弁の下まで進展させるのに必要な距離を取りつつガイディングシースを進めなければならない[56]．普通の Brockenbrough 針や Mullins シー

スを進めるには，透視上の位置合わせと，心内構造の中で針を進めたときの触覚がうまく協調する必要がある．困ったことに，僧帽弁疾患ではしばしば心内構造の回転やゆがみ，二次的な心房の拡大や卵円窩の移動が認められる[57]．こうした病態によって解剖学的構造に予期せぬ変異が起きていて，要となる心房中隔の穿刺部がずれてクリッピングが不可能になることもある．そのため，RT3D TEE によって正確に解剖を評価することで，患者選択，ナビゲーション，デバイス選択や合併症の予測を改善させることができる[58]．RT3D TEE を用いれば，空間的な認識やインターベンションの標的の同定はしやすくなる．これが 2D のモダリティだと 1 断面でしか観察できないので，標的に照準を合わせるためにはいくつもの方向から観察しなくてはいけなくなる．3D 画像ならば，標的の構造を映し出しつつ，同時にカテーテルやガイドワイヤを監視することができる．3D 空間におけるカテーテルの向きや位置は予測不可能で，エコーを置き直したり向きを変えたりしている間にも常に変化している．したがって，術者が操作をしたときのカテーテルやデバイスの反応が常にわかる状態にしておく必要がある．何方向もの 2D 画像ではなく，1 つの 3D 画像を見ることで，術者は僧帽弁に対して前後や左右にデバイスを動かすために，手元をどう操作すればよいのかが理解しやすくなる．

RT3D TEE の主な利点は，カテーテル，デバイス，対象物（たとえば A2〜P2 部）や周囲構造（たとえば腱索）を同時に見ることができるため，安全なナビゲーションが可能になることである．ナビゲーションを行い，対象となる範囲を 3D で見ることで，周囲が安全な状態であることが保障される．正しい位置に僧帽弁クリップを留置するためには，3D 画像での正確な評価が欠かせない[57]．

Ⓑ 透視・血管造影装置と CT/MRI

複雑な奇形を理解するためには，高解像度の CTA や MRA が必要になることがある[48]．空間解像度は重要な因子であるが，本当の形態を適

[図 3-9] 弁周囲逆流に対する閉鎖術の過程

術前にも，画像で図示したように CTA を用いて同じような順序で治療計画が行われる．これによりインターベンションの経路や，一番見えやすい経路が決定する．

LA：左房，RA：右房，IAS：心房中隔，LAA：左心耳，SVC：上大静脈，IVC：下大静脈，LV：左室，RV：右室，MV：僧帽弁

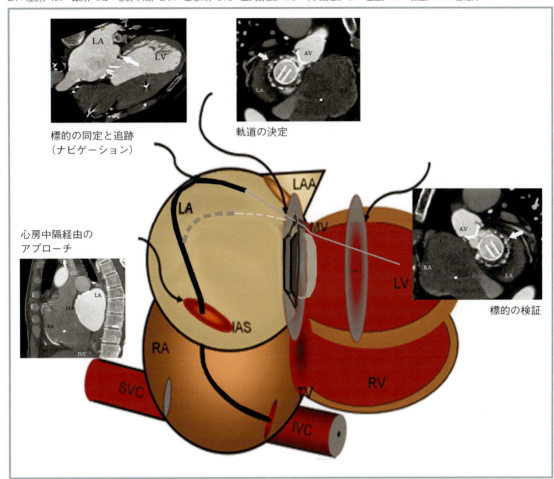

切な方向から表示することに加えて，心周期の間にどのように形態が変化するかを見ることも重要である．CMR や CTA は 3D 画像であり，3D 再構成を行うことで任意の方向から任意の断面で観察することができる．ASD は左房の背側から，大動脈の仮性瘤は右外側斜位からが一番よく見えるが，こうした断面を観察するのに特に役立つ．3D 表示方法はあまり標準化されておらず，臨床に役立つ表示方法を取るにはしばしばワークステーションが必要になる[4, 8, 58]．信号スケールを逆転させて，心腔内の構造を見る方法もよく取られる．この方法では，造影剤の濃度を反転して心腔内を暗く表示し，グレーで表示される軟部組織が心腔内より目立つように表示する．

5 画像やモダリティの統合

医学的診断は，機能と構造の両面に基づいていることが多い．MDCT や MRI で解剖が評価できるようになると，パラダイムシフトが起き，これらの 3D 画像が術前準備とナビゲーションの両方に使われるようになった（図 3-9）．CT や MRI の 3D データセットは血管造

[図3-10] 弁周囲逆流に対する術前計画
下大静脈から心房中隔を経由して，僧帽弁輪外側の逆流部への経路が描かれている．透視画像にもこの経路が重ねられており，大動脈の石灰化が赤で示されている．透視画像では開口部を抜けるガイドワイヤが認められ，術前に計画された経路を通ってデバイスが留置される．
LA：左房，LAA：左心耳，IAS：心房中隔，LV：左室

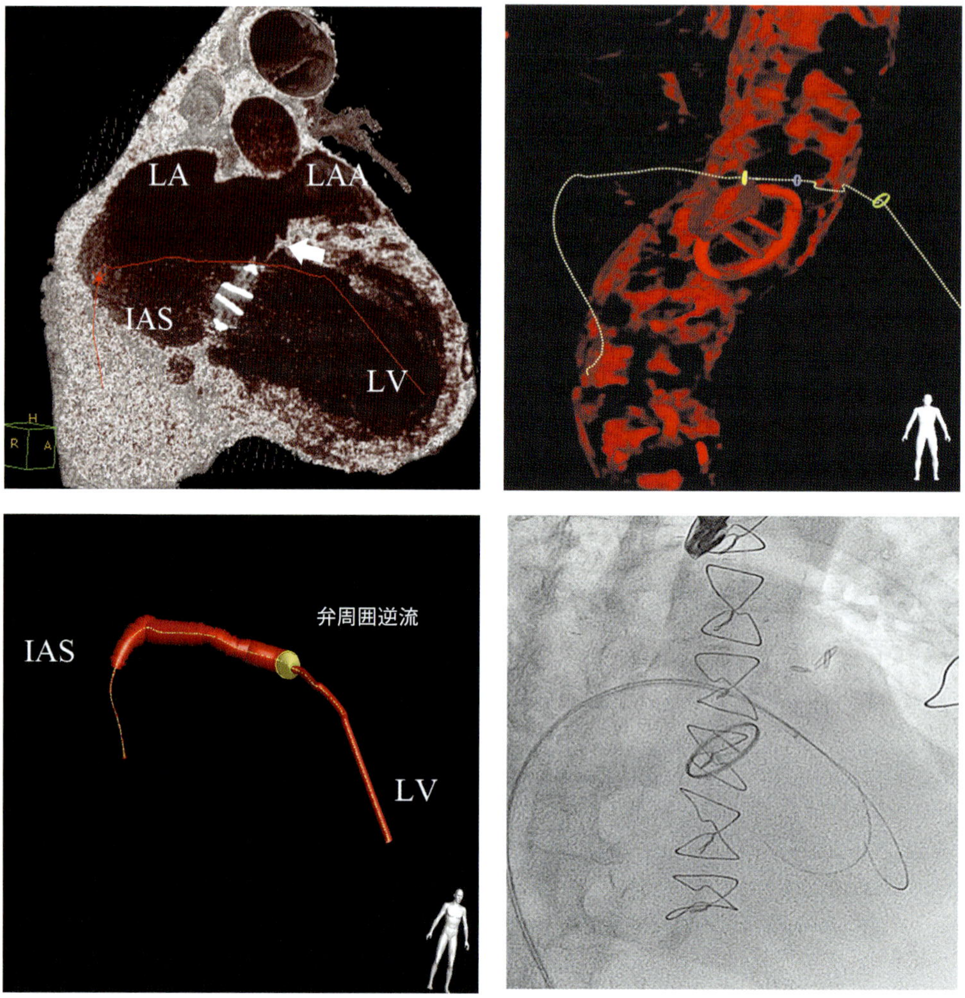

影機器に転送され，透視画像の近くに表示したり，透視画像と位置合わせを行って重ねて表示したりして活用される[4]．ナビゲーションを始める前には，CTやMRIの3Dデータセットは，寝台上の患者と位置合わせを行う必要がある．それも心臓や呼吸の動きを含めて患者の状態と正確に，完璧に位置合わせが行われなくてはいけない．CTやMRIの3D画像を重ね合わせることで，Cアームの回転や動きによって追跡されるカテーテルやガイドワイヤの動きと合わせて，主要な軟部組織の構造を見ることができるのである．術前準備として，SHDインターベンション経路を詳細に描いておいて血管造影機器に転送することもできる（図3-10）．1心周期の画像を得るだけで，標的となる構造のサイズ，向きや周囲構造についてたくさんの情報を得ることができる．こうした画像にシネ画像を加えれば，解剖の視覚的理解が飛躍的に進むの

だが，まだ技術的な壁がある．術前画像を適切に用いることで，SHDに対するインターベンションの安全性が向上し，所要時間が短くなる[2,8,48]．

手技を安全に，手早く行うためには，SHDの適切な表示が肝になる．なかでも大きさ，奥行き，滑らかさ，色合い，影や明るさを考慮することが重要である．2D画像であれば，直線的なグレースケールを用いるのが一番見やすく，重要な構造を観察したり，デバイスを追跡したりすることができる．一般的には，市販されているパッケージを利用すれば十分に高い画質を得ることができる．しかしながら3D TEEの表示はずっと難しい．3D TEEで最適な画像を得るためには，以下の要素を考慮する必要がある；①関心のある解剖学的構造の見やすさ，②目的を達成するために必要な視野の体積や深さ，③標的を見つつうまくデバイスを留置するために一番見やすい視野の3要素である[59-61]．

RT3D TEEは，複雑なインターベンションにおける新しいナビゲーション方法のなかでは一番技術的に進んでいる．目的の構造物は，ズームモードにする前に直交2断面で真ん中に来るように調整される．奥行きは，表面的な構造は明るく，深い構造は暗く表示することで生まれる．均一な標的構造を見るために必要最小限の材料で観察を始めるためには，鮮明な2D TEE画像を得る必要がある．次に，標準的な視野を適切に映し出すことにより，術者が場所を同定しやすくなる．標的を同定しつつ，動きを明瞭に映し出すためには，奥行きが鍵となる．この視野では，インターベンション中に避けるべき重要構造があれば，それも視野に入れておくべきである．RT3D TEEの利点は，心臓が収縮していたり周囲構造が動いていたりしても画像を取得し続けられることである．カテーテルやデバイスを直接見て，同時にこうしたデバイスを操作することができれば，視覚と手の動きが協調してナビゲーションには有利に働く．また，画像中に見えている標的の動きが，実際の動きと正確に一致すればするほど，短期間に手技を習得できるようになる[7,26,61]．

3Dボリュームデータはナビゲーションにおいても役に立つ．こうしたデータは1心拍分の情報しか持っていないものの，軟部組織を見ることができるので，透視画像と対比することでインターベンションの経路を決定したり，向きを検討したりすることができる．3Dボリュームデータを用いる一番の利点は，標的やカテーテルが一番見やすい透視位置を検討できることである．そしてリアルタイムのナビゲーションと合わせて使うことで，以前はできなかったような複雑な欠損孔でもインターベンションで閉鎖することができるようになったのである[59]．

こうした複雑なデータの統合はルーチンに行われているわけではなく，位置合わせをするには解像度，周波数，画像化アルゴリズム，カラースケールやグレースケール密度（32ビットか64ビットか）といったパラメータを調整しなくてはいけない．

通常のディスプレイに超音波の画像を表示しようと思うと，コネクタの種類や血管造影機器の出力方法が問題となる可能性がある．データの出力とディスプレイの入力の信号を一致させ変換するためには，しばしばインターフェイスが必要となる．大型の高解像度フラットスクリーンモニタのなかには，複数の入力信号に対応することができ，血行動態，RT3D TEE，透視やCT/MRIに至るまで多くのデータを，必要なデータがすぐに探し出せるよう十分大きなサイズで同時に表示することができるものがある[1,9,12]．

6　モダリティの選択

さまざまなインターベンションに対して選択肢が増えるにつれ，術者も現状で満足せずに知識を増やす必要が出てきた．術前評価やナビゲーションにさまざまな画像を取り入れることが，SHDのインターベンションを安全に行うためには要になるからである．問題は，最適なモダリティをいかに選択するかである．

新しい画像診断は，通常心エコーによるスクリーニングの後に行われる．モダリティの選択は，問題となっているSHDの種類だけでなく，

[図 3-11]
（A，B）血管造影装置上での，CTAとの重ね合わせの様子．透視画像上には，肺動脈インターベンションとステント留置のための経路が表示されている．（C）手技を行うのに一番見やすい透視の角度を示す．

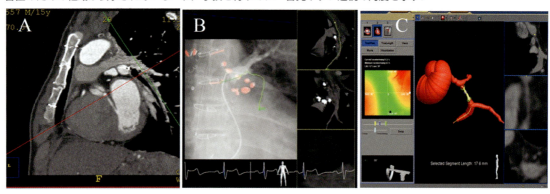

利用できる機器や施設にいる専門家によっても規定されるはずで，最適なモダリティは施設側の条件と空間解像度，時間解像度，撮像範囲や見たい組織の種類を考慮して選択されるべきである．CTやCMRはエコーに比べると広い範囲を見ることができ，術前評価で経路を検討するうえでは重要な点である[8]．CTAは0.4〜0.6 mmという高い空間解像度を誇るが，時間解像度は低い．たとえ大量のβ遮断薬を用いて心拍数を下げ，モーションアーチファクトを減らしたとしても，である．CMRは心拍数を下げなくても生理的な範囲のほとんどの心拍数で施行でき，放射線を使うことなくCTと似たような画像を得ることができる[28, 57]．しかし，CTもMRIも1心周期の画像しか得られず，インターベンションと同時に行われることはないため，リアルタイムなナビゲーションへの用途は限られる．3D TEEはSHDのナビゲーションには最適なリアルタイムのモダリティである．空間解像度，時間解像度とも高く，現在ではインターベンションデバイスのナビゲーションに一番使いやすい方法である．医用画像は日進月歩であるが，今のところ超音波に勝るナビゲーション方法はない．CTA，透視，CMR，RT3D TEEのいずれの技術を使うにしても，あらゆる要素を考慮して短期的な利点（手技の成功）と長期的なリスク（発癌リスク）を検討すべきである．

7　2Dから3Dへ

A　3D透視装置とCTの統合

心臓の新しい画像診断で得られる情報は，エコーや冠動脈造影を補完する．複雑なSHDインターベンションの術前にCTを行えば，インターベンションを効率化し，診断目的の透視を減らしてリスクがある被曝を低減することができる．CTと透視を統合すれば，肺動脈系の複雑な異常に対するインターベンションにも用いることができる．肺動脈が一番よく見えているタイミングで心血管腔内を切り出し，肺動脈の標的までの予想されるインターベンション経路を計画することができる．1心周期分のCTにおいてシミュレーションされた経路は，血管造影装置に転送して透視画像と統合することができる．見やすい向きを決めるためには，透視とCTの向きを揃えて重ね合わせるとよい．CT画像の向きをCアームやリアルタイムの透視と同期させておけば，インターベンションを始める向きやナビゲーションに使うことができる．標的の疎通，拡張やデバイスの留置といった変化も，臨機応変に透視画像に重ねて見ることができる（図3-11）．位置や向き，最適な透視の方向といった項目を術前に十分検討しておけば，3Dワークステーションで作成した経

[図 3-12]

ASD閉鎖術のために，RT3D TEE（A，B）とCアーム透視画像を重ね合わせたところ（C）．位置決めと追跡のために，標的にはマーカーを置くことができる．真ん中の画像は，Cアーム透視でエコーの視野を表示している．

SVC：上大静脈，IVC：下大静脈，Target：標的

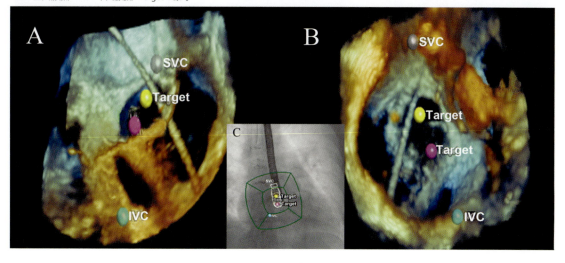

路を血管造影装置に転送し，軟部組織の情報と合わせて造影することなく知ることができる．十分な事前準備をすれば，造影剤量を減らし，所要時間を短縮させることができる可能性がある．このように，新しいナビゲーション方法を用いればSHDのインターベンションがやりやすくなる[8,45]．

Ⓑ リアルタイム3Dエコー

RT3D TEEを用いることで，インターベンションの空間認識や標的の特定がしやすくなる．2Dモダリティでは，1断面しか表示することができないため，標的を観察しようと思ったら複数断面からの観察が必要となる．これに対して，ボリュームデータを用いれば，欠損孔とカテーテルやガイドワイヤを同時に監視することができる．カテーテルやデバイスは，周りの環境や，外からの操作に伴い，心臓に向かう血管の蛇行やカテーテルの物理特性によって変形して，複雑な動きをする．三次元的な空間におけるこうしたカテーテルの動きを予測するのは難しく，2Dエコーを使っていると向きを変えるたびにカテーテルの見え方が変わってしまう．RT3D TEEでは，臨機応変に見え方を変

えることができ，カテーテル操作に伴うカテーテルやデバイスの動きを知るのに必要な，手の感触と対応した視覚的情報を得ることができる．視覚的情報を得ることで，術者はどのようにデバイスを動かしたらよいかがわかる．しかし，術者ではなくエコー技術者が視野や見え方を決めてしまうという問題もある[62,63]．また，RT3D TEEにより得られる視野は，透視画像と直接は対応しない．そのため頭の中で2種類の画像を統合しなくてはいけなくなる．現在，透視画像とRT3D TEEを同期するための新しい技術が開発されており，エコーにおいてもカテーテル医が自分で，SHDインターベンションに最適な見え方を出すことができることを目標としている．エコーと透視画像を統合できるインターベンション向きの試作器が開発されており，TEEプローブとCアームの位置合わせを行い，3D TEEと透視を統合する（図3-12）[64]．この技術では，テーブルサイドで術者が操作を行うことで，さまざまな3D断面を観察することができる．頭の中で考えた画像再構成が間違っていたり，カテーテルの位置に関して間違った思い込みがあったりすると，ナビゲーションに時間がかかったりデバイスの位置を

[図 3-13]

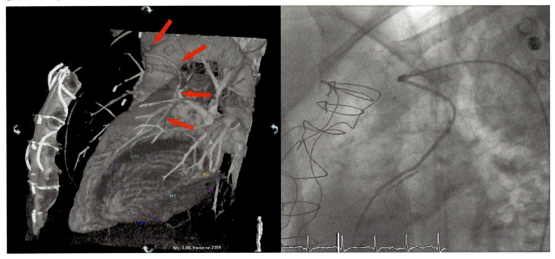

誤ったりすることがある．3D ナビゲーション技術が普及すれば，直接視覚的なフィードバックが得られるために，従来の画像ではできなかったことができるようになるだろう．透視とエコーの重ね合わせ，多様な 3D 画像，カテーテル医が操作できる TEE はいずれもまだ発展途上であり，さまざまな SHD インターベンションにおける安全性や成績をどれくらい向上させるかは，これから総合的に検証しなくてはならない．

以下の項目では症例を通じて，これまで述べてきた画像診断技術が，どのように統合され，臨床的に利用されているかをみていきたい．

8 症例

症例 3-1 冠動脈疾患：難しい冠動脈グラフトに対する術前 CTA の利用

症例は 76 歳男性．詳細不明な冠動脈バイパス（CABG）術後で非典型的胸痛を呈し，運動負荷試験の結果は intermediate であった．過去に何度もカテーテル検査を行われてきたが，左前下行枝（LAD）を灌流するグラフトは同定されなかった．カテーテル前に検査を立案し，成功させるために CTA を行った．CTA により，LAD を灌流する大伏在静脈（SVG）の起始部は非典型的な位置にあり，知られていなかった上行大動脈グラフトがあるために，通常と比べて非常に頭側から起始していることがわかった．グラフト中部には狭窄があるように見えたが，その程度は評価不可能であった．CTA 画像は心臓カテーテル室に転送され，胸骨ワイヤや椎体をランドマークとして透視画像と位置合わせを行った．このフュージョン画像を用いて，グラフトの起始部にカテーテルを挿入しやすい位置にガントリを回転させると（図 3-13），重なりが最小限になり，病変長や狭窄率が正しく評価できるように何方向からもグラフトの血管造影を行うことができた（図 3-14）．PCI は不要と判断された．PCI が行われたとしても，CTA を用いて術中のナビゲーションを行えば，効率的，効果的にカテーテルを誘導し，病変の見え方を最適化させることができただろう．

症例 3-2 先天性心疾患：肺動脈弁狭窄において C アーム CTA を用いて弁形成術バルーンの留置を最適化し，予期せぬ ASD を検出し，心腔内エコーも行った 1 例

症例は 24 歳女性．主訴は有症状の先天性肺動脈弁狭窄であった．研究目的に行われた回転

[図 3-14]

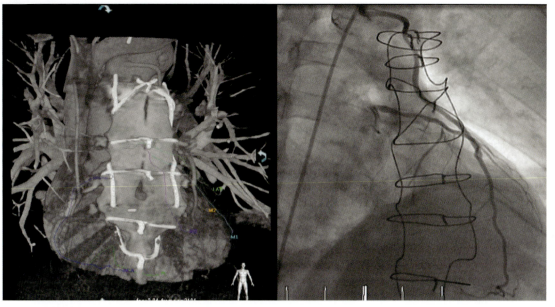

[図 3-15]

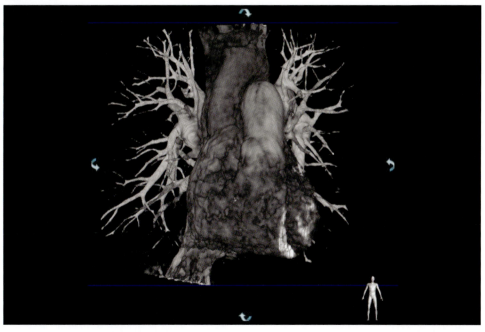

血管撮影では，下大静脈から造影剤を注入した後，フラットディテクタを 10 秒かけて 180°回転させた．得られた画像を 3D 再構成すると（図 3-15），肺静脈は正常で，ASD が存在する可能性があること，また狭窄した肺動脈弁の位置が判明した．画像から，肺動脈の形態と肺動脈弁の乗る面がわかりやすいように切り出しを行った．この画像をリアルタイムの透視画像とフュージョンさせ，弁形成バルーンの位置決めをするのに用いた（図 3-16）．心腔内エコーが行われ，肺動脈弁に亀裂ができて狭窄が解除されたことが確認され（図 3-17，矢印），ま

[図3-16]

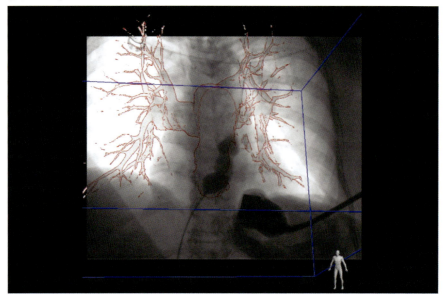

[図3-17]
PRE：術前，POST：術後

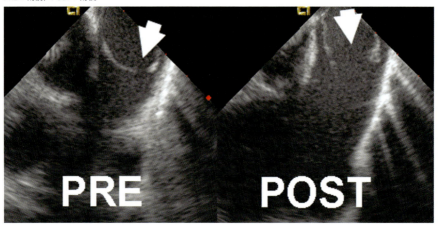

た続けて存在を確認したASDを閉鎖するのにも使われた（図3-18）．

症例3-3　先天性心疾患：二次孔ASDに対し，CTAにて術前評価を行い，リアルタイム3D経食道エコーを用いて経カテーテル的閉鎖術を行った1例

症例は38歳男性．二次孔ASDを指摘されている．6歳時にASDに対する外科手術を行わ れたが，今回の診察の3ヵ月前に，突然の呂律障害と右半身の脱力を経験した．このときMRIによって，血栓性と考えられる左大脳の急性梗塞と，2つの陳旧性梗塞を指摘された．心エコーでは，カラーDopplerにて心房中隔後方に残存する左-右短絡が指摘され，脳塞栓の原因となったことが示唆された（図3-19，青いジェット）．CTAが行われ，過去の心内修復術の範囲や残存する短絡の位置が評価された．

[図 3-18]

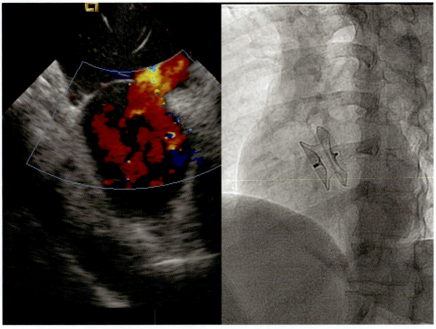

[図 3-19]

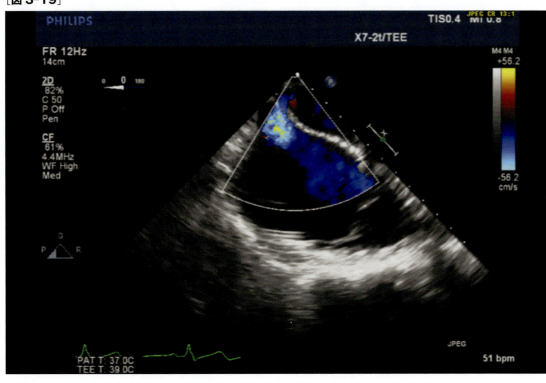

第 3 章　心臓カテーテル法と他のモダリティの融合　83

Section I　General Principles

[図 3-20]

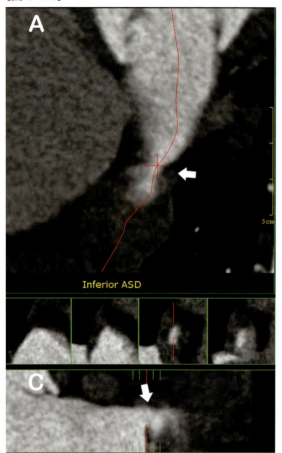
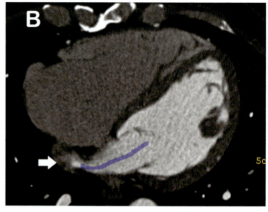
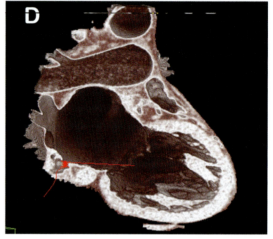

　図 3-20A，B は下大静脈（IVC）と左房の背側端が連続する様子を直交断面で示したものである．図 3-20D は，心房中隔から左房への欠損孔の連続性をボリュームレンダリング画像で表示したものである．このように術前評価にて，残存 ASD は下縁かつ非常に背側寄りに存在することが示された．図中には欠損孔を閉鎖するのにとるべき経路も表示してあるが（青線と赤線），TEE であれば非常に観察しにくい領域にあたる．最近脳梗塞が起きたことを踏まえ，残存 ASD の経皮的閉鎖術が行われることになった．TEE と CTA は心臓カテーテル室に転送され，大きなディスプレイに透視画像と同時に表示された［図 3-21；ASD 閉鎖のためのバルーンサイズを測定している透視画像（A 図），概観と冠動脈を表示するための CTA（B 図），バルーンによる ASD 閉塞を示す 2D エコーおよびカラー Doppler の重ね合わせ画像（C 図）］．左房からの RT3D TEE を用いて尾側から Gore デバイスを通過させ，左房にディスクが留置された（図 3-22）．かくして閉鎖術は成功した．

症例 3-4　心臓弁膜症：RT3D TEE を用いた僧帽弁狭窄症の治療

　症例は 42 歳女性．幼少期にリウマチ熱の既往があり，リウマチ性心疾患による僧帽弁狭窄を呈する．次第に増悪する労作時呼吸困難を主訴とし，1 回の心房細動を起こしたエピソードがあり，肺高血圧に伴う右心不全が増悪傾向であった．臨床像と僧帽弁圧較差の経時的な増悪に伴い，経皮的経静脈的僧帽弁交連切開術のために紹介されてきた．初期評価で左心耳の血栓

[図 3-21]
IAS：心房中隔，RA：右房

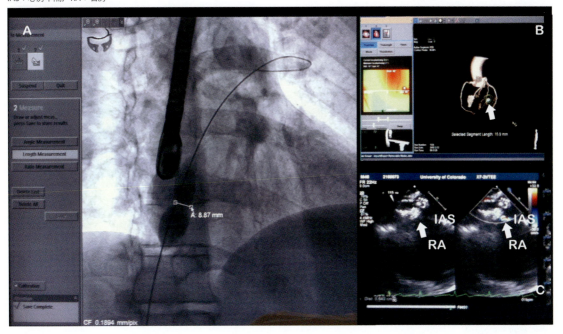

[図 3-22]

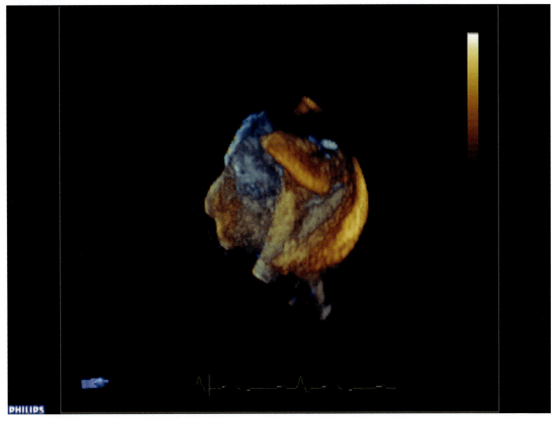

[図 3-23]

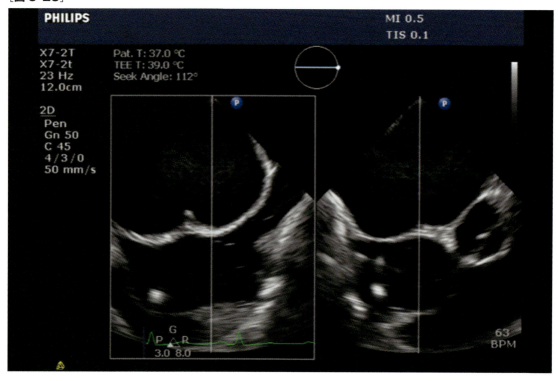

[図 3-24]
IAS：心房中隔

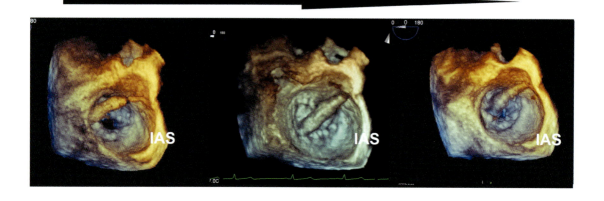

に関する評価が行われたのち，心房中隔穿刺に備えて心房中隔の評価を行うため，TEE が行われた．図 3-23 は穿刺針により心房中隔がテント状に変形している様子を xPlane モードで示す．バルーンカテーテルを左房に進めると，通常はカテーテルを反時計回りに回転させてスタイレットの位置を調整し，バルーンを僧帽弁に誘導する．このとき，バルーンを目的の位置に直接進めるためには視覚と指先の感覚が直接連動しなくてはいけない．目的の位置にバルーンが置かれたら，RT3D TEE を用いて弁の動きを確認する（図 3-24；左房からみた僧帽弁の動き）．3D にて交連部の開裂が確認され，形成術が成功したことが示された．図 3-25 に左室からみた，バルーン拡張術前後の様子を比較して呈示する．僧帽弁前交連が形成術によって

[図 3-25]

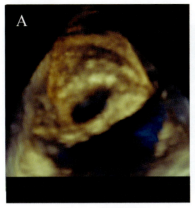
バルーン拡張術前

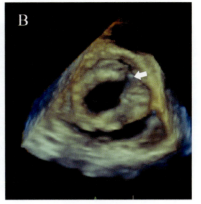
バルーン拡張術後

切開されており，後交連に比べて前交連のほうが深く切開できていることがわかる．また，バルーンが僧帽弁に挟まっている様子を直接確認できることで，術者は自信を持って安全に手技を行うことができる．

症例 3-5　心臓弁膜症：大動脈弁狭窄症におけるTAVR術前CTAとモデル作成

症例は増悪する大動脈弁狭窄症を呈する82歳女性．10年前にLADおよび左回旋枝（LCX）に対して静脈グラフトを用いたCABGを施行されており，下壁の陳旧性心筋梗塞の既往がある．心房細動を伴う体液貯留と肺水腫をしばしば起こして入院を繰り返しており，増悪する倦怠感や拍出量低下，体液貯留に伴う自覚症状を呈していた．図3-26はスクリーニング目的のTTEおよびTEE（上段）と，初回CTA（下段）であり，高度狭窄と石灰化のために大動脈弁の動きが制限されていることがわかる．人工弁を留置するのに最適な大動脈造影の角度のシミュレーションを図3-27に示す．3枚の弁尖の下縁が見える至適角度は，左前斜位（LAO）27°で頭側5°であることがわかる［向きがわかりやすいように右冠動脈（RCA）を強調表示し，LADも示す］．埋込術前の大動脈弁，冠動脈や左室流出路～大動脈の性状を評価するために3Dモデルも作成した．このモデルでTAVRを試してみると，大動脈弓部の角度のために，頭

側の弁尖により強いストレスがかかることが示唆された（図3-28）．このようにモデルを作成することで，術前に新たな情報を得ることもできる．
　Sapien弁（Edwards Lifesciences社製）が留置されたCTAを図3-29に示す．術後のCTAでは，バルブステントがLVOTと弁尖部に50：50の比率でまたがっており，留置に成功したことがわかる．

症例 3-6　心臓弁膜症：弁周囲逆流の術前評価とナビゲーション

症例は55歳男性．4年前に機械弁を用いた大動脈弁置換術を施行，術後すぐより弁周囲逆流を指摘され，術後は臨床的に術前状態まで回復することはなかった．次第に増悪する労作時呼吸困難を呈し，下腿浮腫に対して常に利尿薬服用としていた．シャワーを浴びるような軽度の労作でも強い倦怠感に悩まされ，著しい日常生活の制限があった．血液検査では血清ハプトグロビン低値，LDH高値（552 IU/L）が認められ，弁周囲逆流に伴う二次性の溶血によるものと考えられた．
　最初の検査としてTEEが行われ，中程度の弁周囲逆流が認められた（図3-30）．動画では，人工弁輪と大動脈弁輪の間が乖離し，左室流出路で弁周囲逆流が認められた．逆流口の大きさや到達経路を評価し，経皮的閉鎖術を行うのに一番見やすい向きを検討するためにCTA

[図 3-26]

経胸壁エコー（TTE）　　経食道エコー（TEE）

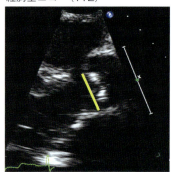
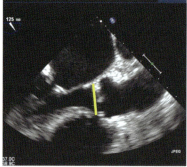
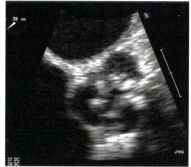

CTA

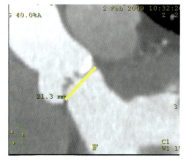
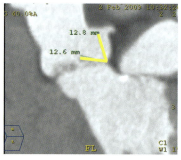
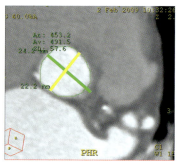

　　大動脈弁輪　　　　　　弁膜の状態　　　　　左室流出路の短軸断面

[図 3-27]

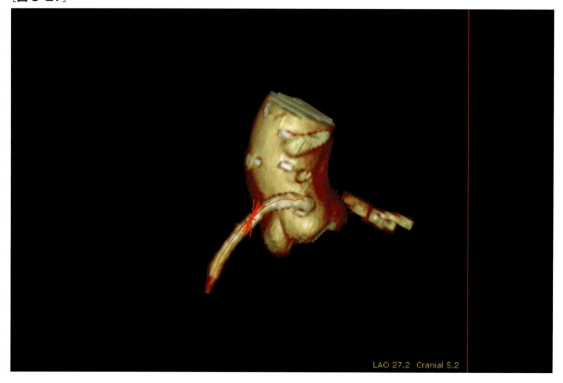

[図 3-28]

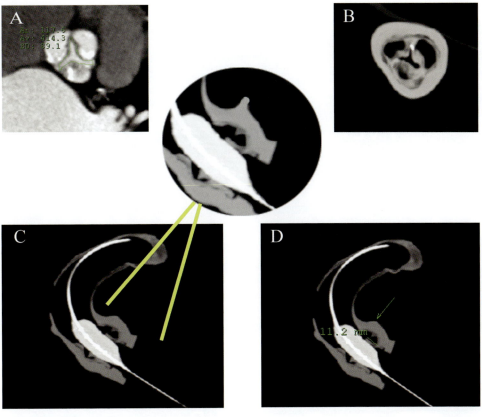

[図 3-29]

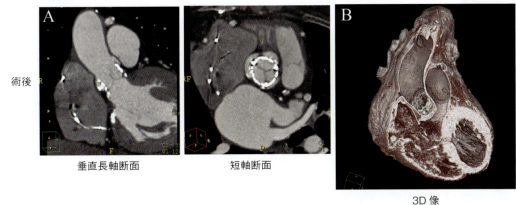

垂直長軸断面　　短軸断面　　3D 像
術後

が行われた（図 3-31）．A 図と C 図は左室流出路の内側の吻合部に認められる逆流口（矢印）の中央を通る断面で，最大 5 mm の径があることが判明した．B 図は一番見やすい LAO 像で表示したボリュームレンダリング像で，逆流口を通るアプローチ経路を赤線で表示している．

図 3-32 は閉鎖術中の画像で，逆流口を通して左室内にカテーテルが留置されている．逆流口を通過すると Vascular Plug の留置が行われ，1 枚目のディスクが左室に，真ん中の大きなディスクが逆流口内に，最後の小さなディスクが左房内に留置された（図 3-33）．Vascular

[図 3-30]
PVLT：弁周囲逆流，AO：大動脈，LVOT：左室流出路

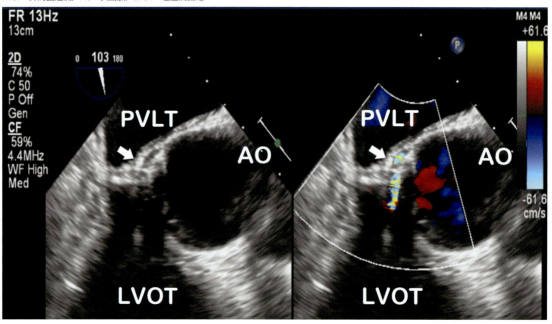

[図 3-31]

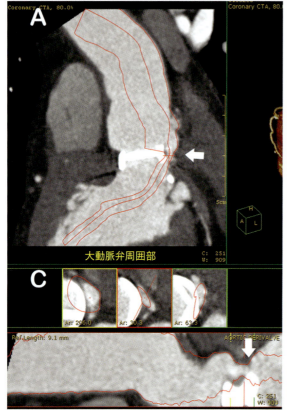

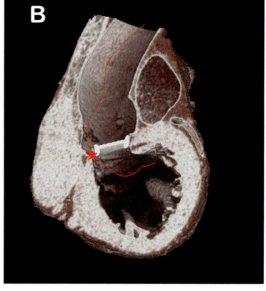

	正常部	病変部	狭窄率（%）
径（mm）	11.8	4.7	60%
面積（mm²）	124.5	30.3	80%

[図 3-32]

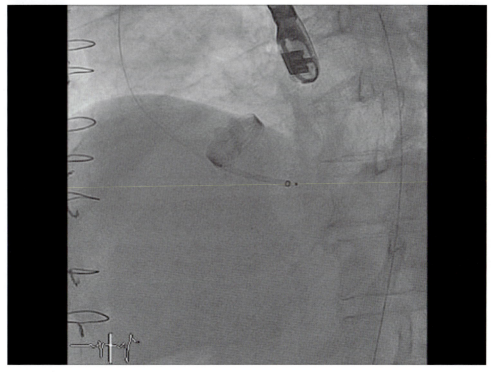

Plugを留置しても，弁機能には影響ないことに注目されたい．RT3D TEEにて，正しい位置にVascular Plugが留置されたことが確認された（図3-34）．

術後のDopplerエコーで確認すると，弁周囲逆流は著しく減少していた．1ヵ月後には，溶血を示唆する所見はなくなっていた．患者の全身状態も著しく改善し，途中で休むことなくシャワーも浴びられるようになった．

9 新しい方向性

これからもカテーテル医と画像の専門家の役割は変わり続け，お互いにそれぞれの領域で要求されることを理解することが必要になるだろう．画像データを3D表示（最近では4Dに移行しつつあるが）し，ナビゲーションに用いることで時間要素の情報も得られるようになり，複雑なインターベンションをより簡単に，速く行うようになるだろう．そこで鍵となるのは，さまざまな画像を血管造影室にシームレスに統合し，透視以外の画像も使えるように整備することになると思われる．

将来的には，MRガイド下インターベンションで試行されているように，異なるモダリティ同士でも最終的には統合されていくことが予想される．カテーテルベースのナビゲーションというシステムも試作されている．これはカテーテル先端に発信器を付け，その位置を患者からマルチモダリティで収集された解剖学的なデータセット上に表示するものである．ディスプレイ側も著しく進歩しており，ボリュームデータを立体表示することもできるようになっている．こうした立体表示でよくみられるのは，1億ボクセル以上のデータを用いて，さまざまな方向から観察できるよう周期的に回転させて投影するものである．また，ホログラフィックディスプレイのなかには多方向から観察できるものがあり，複数の観察者が複数の方向から立体関係や隣接する構造を理解して，複雑なインターベンションに役立てることができる．

心臓の機能や病理に関する患者ごとのデータ

［図 3-33］

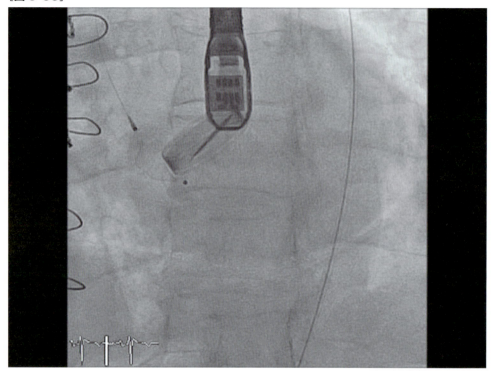

［図 3-34］

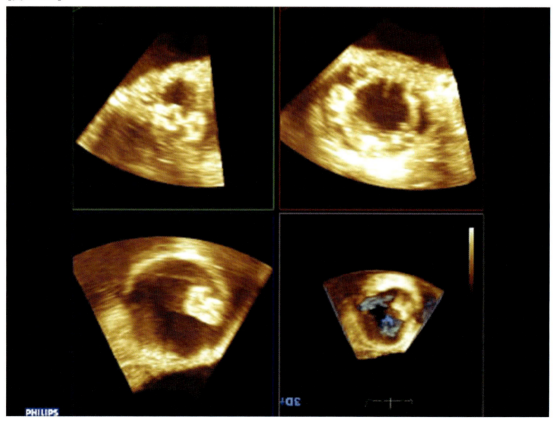

が蓄積されるにつれ，ロボット手術にも応用できるようになってきた．冠動脈や心腔内インターベンションで基本となるシステムは，「手先」となるロボットにマニピュレータが付いており，カーテル操作は術者がコントロールできるようになっている．カテーテルやデリバリシステムの先端は，ナビゲーションシステムを使ってリアルタイムで追跡されており，その位置や向きが3D画像上に表示される．ロボットシステムを用いることで，解剖学的なカテーテルの刺入点に縛られることなく画像をよく見て正確な手技を行うことができ，術者の放射線被曝を低減できる[12]．

こうした技術統合は，ハイブリッド手術室の登場とともにすでに現実のものとなっており，さまざまな方法による表示オプションが付いていたり，その場で画像データを入出力してフュージョン画像を作成する機能が付いていたりする．近い将来には，透視装置にRT3D TEEが付属するようになり，共にナビゲーションに用いられるようになるだろう．

将来的には高精細で撮像された画像で，構造疾患のある心臓や血管の組織を見ながらインターベンションを行うようになるだろう．これは，血管の構造から得られる感覚で問題の近くまでカテーテルを進め，標的の構造をより良く把握するために補助的に他の画像データを使っている現在のアプローチと比べるとパラダイムシフトといえる．このようにナビゲーションの技術や理論が変われば，心臓カテーテルの領域全体に関わるような大きな変化が起きるだろう．

（前田恵理子）

文献

1. Carroll JD. The future of image guidance of cardiac interventions. *Catheter Cardiovasc Interv* 2007;70:783.
2. Carroll JD, Webb J. *Structural Heart Disease Interventions*. Philadelphia, PA: Lippincott, Williams & Wilkins; 2011.
3. Garcia J, Agostoni P, Green N, et al. Rotational vs. standard coronary angiography: an image content analysis. *Catheter Cardiovasc Interv* 2009;73:753–761.
4. Garcia J, Eng MH, Chen SY, Carroll JD. Image guidance of percutaneous coronary and structural heart disease interventions using a computed tomography and fluoroscopic integration. *Vasc Dis Manage* 2007;4(3):89–87.
5. Klein AJ, Garcia JA, Hudson PA, et al. Safety and efficacy of dual-axis rotational coronary angiography vs. standard coronary angiography. *Catheter Cardiovasc Interv* 2011;77(6):820–827.
6. Kim MS, Casserly IP, Garcia JA, Klein AJ, Salcedo EE, Carroll JD. Percutaneous transcatheter closure of prosthetic mitral paravalvular leaks: are we there yet? *JACC: Cardiovasc Interv* 2009;2:81–90.
7. Salcedo EE, Carroll JD. Echocardiography in patient assessment and procedural guidance in structural heart disease interventions. In: Carroll JD, Webb J, eds. *Manual of Structural Heart Disease Interventions*. Philadelphia, PA: Lippincott, Williams & Wilkins; 2011.
8. Quaife RA, Carroll JD. Cardiac CT and MRI in patient assessment and procedural guidance in structural heart disease interventions. In: Carroll JD, Webb J, eds. *Manual of Structural Heart Disease Interventions*. Philadelphia, PA: Lippincott, Williams & Wilkins; 2011.
9. Carroll JD, Mack M. Facilities: the SHD interventional lab and the hybrid operating room. In: Carroll JD, Webb J, eds. *Manual of Structural Heart Disease Interventions*. Philadelphia, PA: Lippincott, Williams & Wilkins; 2011.
10. Bartel T, Konorza T, Arjumand J, et al. Intracardiac echocardiography is superior to conventional monitoring for guiding device closure of interatrial communications. *Circulation* 2003;107:795–797.
11. Garcia J, Bhakta S, Kay J, et al. On-line multi-slice computed tomography interactive overlay with conventional X-ray: a new and advanced imaging fusion concept. *Int J Cardiol* 2009; 133 (3): e101–e105.
12. Chen SJ, Hansgen AR, Carroll JD. The future of the cardiac catheterization laboratory. *Cardiol Clin* 2009;27:541–548.
13. Patel MR, Spertus JA, Brindis RG, et al. ACCF proposed method for evaluating the appropriateness of cardiovascular imaging. *J Am Coll Cardiol* 2005;46:1606–1613.
14. Hendel RC, Patel MR, Kramer CM, Poon M. CCF/ACR/SCCT/SCMR/ASNC/NASCI/SCAI/SIR 2006 appropriateness criteria for cardiac computed tomography and cardiac magnetic resonance imaging. *J Am Coll Cardiol* 2006;48:1475–1497.
15. Alboliras ET, Hijazi ZM. Comparison of costs of intracardiac echocardiography and transesophageal echocardiography in monitoring percutaneous device closure of atrial septal defect in children and adults. *Am J Cardiol* 2004;94:690–692.
16. Douglas P, Chen J, Gillam L, et al. Achieving quality in cardiovascular imaging: proceedings from the American College of Cardiology–Duke University Medical Center Think Tank on Quality in Cardiovascular Imaging. *J Am Coll Cardiol* 2006;48:2141–2151.
17. Douglas P. Improving imaging: our professional imperative. *J Am Coll Cardiol* 2006;48:2152–2155.
18. Hijazi ZM. Catheter closure of atrial septal and ventricular septal defects using the Amplatzer devices. *Heart Lung Circ* 2003; 12(suppl 2):S63–S72.
19. Coats L, Bonhoeffer P. New percutaneous treatments for valve disease. *Heart* 2007;93:639–644.
20. Hijazi ZM, Cao QL, Patel HT, Waight D. Transcatheter closure of atrial communications (ASD/PFO) in adult patients > 18 yr. of age using the Amplatzer Septal Occluder: immediate and mid-term results. *J Am Coll Cardiol* 2000;35(2s1):522A–522A.
21. Quaife RA, Carroll JD. CT evaluation of the interatrial septum in atrial septal defects? In: Hijazi ZM, Feldman T, Abdullah Al-Qbandi MH, Sievert H, eds. *Transcatheter Closure of Atrial Septal Defects & Patent Foramen Ovale: A Comprehensive Assessment*. Minneapolis: Cardiotext; 2010: 125–138.
22. Webb JG, Pasupati S, Humphries K, et al. Percutaneous transarterial aortic valve replacement in selected high-risk patients with aortic stenosis. *Circulation* 2007;116:755–763.
23. Hijazi ZM, Wang Z, Cao QL, Koenig P, Waight D, Lang R. Transcatheter closure of atrial septal defects and patent foramen ovale under intracardiac echocardiographic guidance: feasibility and comparison with transesophageal echocardiography. *Cathet Cardiovasc Intervent* 2001;52:194–199.
24. Zamorano JL, Badano LP, Bruce C, et al. EAE/ASE recommendations for the use of echocardiography in new transcatheter interventions for valvular heart disease. *J Am Soc Echocardiogr* 2011; 24:937–965.
25. Gill EA, Liang DH. Interventional three-dimensional echocardiography: using real-time three-dimensional echocardiography to guide and evaluate intracardiac therapies. *Cardiol Clin* 2007;25:335–340.
26. Salcedo EE, Carroll JD. Echocardiographic guidance of structural heart disease interventions. In: Otto CM, ed. *The Practice of Clinical Echocardiography*, 4th ed. Elsevier; 2012 Philadelphia, Pennsylvania.
27. Zanchetta M, Rigatelli G, Pedon L, Zennaro M, Onorato E, Maiolino P. Intracardiac echocardiography during catheter-based

28. Feldman T. Intraprocedure guidance for percutaneous mitral valve interventions: TTE, TEE, ICE, or X-ray? *Catheter Cardiovasc Interv* 2004;63:395–396.
29. Meijboom FJ, Witsenburg M. The role of transesophageal echocardiography during catheter closure of ASD and VSD. *J Interv Cardiol* 2000;13:487–492.
30. Hellenbrand WE, Fahey JT, McGowan FX, Weltin GG, Kleinman CS. Transesophageal echocardiographic guidance of transcatheter closure of atrial septal defect. *Am J Cardiol* 1990;66:207–213.
31. Amin Z, Forbes T, Zahn E, et al. Acute complications associated with stent placement in native and postoperative coarctation of aorta: a multi-institutional study. *Circulation* 2004;110:566–566.
32. Cao Q, Radtke W, Berger F, Zhu W, Hijazi ZM. Transcatheter closure of multiple atrial septal defects. Initial results and value of two- and three-dimensional transesophageal echocardiography. *Eur Heart J* 2000;21:941–947.
33. Tamborini G, Pepi M, Susini F, et al. Comparison of two- and three-dimensional transesophageal echocardiography in patients undergoing atrial septal closure with the amplatzer septal occluder. *Am J Cardiol* 2002;90:1025.
34. Lange A, Palka P, Burstow DJ, Godman MJ. Three-dimensional echocardiography: historical development and current applications. *J Am Soc Echocardiogr* 2001;14:403–412.
35. Amitai ME, Schnittger I, Popp RL, Chow J, Brown P, Liang DH. Comparison of three-dimensional echocardiography to two-dimensional echocardiography and fluoroscopy for monitoring of endomyocardial biopsy. *Am J Cardiol* 2007;99:864–866.
36. Suematsu Y, Marx GR, Stoll JA, et al. Three-dimensional echocardiography—guided beating-heart surgery without cardiopulmonary bypass: a feasibility study. *J Thorac Cardiovasc Surg* 2004;128:579–587.
37. Chen FL, Hsiung MC, Hsieh KS, Li YC, Chou MC. Real time three-dimensional transthoracic echocardiography for guiding Amplatzer septal occluder device deployment in patients with atrial septal defect. *Echocardiography* 2006;23:763–770.
38. Handke M, Heinrichs G, Moser U, et al. Transesophageal real-time three-dimensional echocardiography—methods and initial in vitro and human in vivo studies. *J Am Coll Cardiol* 2006;48:2070–2076.
39. Picard MH. Three-dimensional echocardiography. In: Shiota T, ed. *3D Echocardiography*. London: Informa Healthcare; 2007:86–111.
40. Epstein LM, Mitchell MA, Smith TW, Haines DE. Comparative study of fluoroscopy and intracardiac echocardiographic guidance for the creation of linear atrial lesions. *Circulation* 1998;98:1796–1801.
41. Hudson PA, Eng MH, Kim MS, Quaife RA, Salcedo EE, Carroll JD. A Comparison of Echocardiographic Modalities to Guide Structural Heart Disease Interventions. *Journal of interventional cardiology*. 2008;21(6):535–546.
42. Kim SS, Hijazi ZM, Lang RM, Knight, BP. The use of intracardiac echocardiography and other intracardiac imaging tools to guide noncoronary cardiac interventions. *J Am Coll Cardiol* 2009;53:2117–2128.
43. Zanchetta M, Onorato E, Rigatelli G, et al. Intracardiac echocardiography-guided transcatheter closure of secundum atrial septal defect—a new efficient device selection method. *J Am Coll Cardiol* 2003;42:1677–1682.
44. Green NE, Hansgen AR, Carroll JD. Initial clinical experience with intracardiac echocardiography (ICE) in guiding balloon mitral valvuloplasty: technique, safety, utility & limitations. *Catheter Cardiovasc Interv* 2004;63:385–394.
45. Schwartz JG, Neubauer AM, Fagan TE, Noordhoek NJ, Grass M, Carroll JD. Potential role of three-dimensional rotational angiography and C-arm CT for valvular repair and implantation. *Int J Cardiovasc Imaging*. 2011; 27(8):1205–22.
46. Valente AM, Powell AJ. Clinical applications of cardiovascular magnetic resonance in congenital heart disease. *Cardiol Clin* 2007;25:97–110.
47. Chan FP. MR and CT imaging of the pediatric patient with structural heart disease. *Semin Thorac Cardiovasc Surg Ped Card Surg Ann* 2009;12:99–105.
48. Quaife RA, Chen MY, Kim M, et al. Pre-procedural planning for percutaneous atrial septal defect closure: transesophageal echocardiography compared with cardiac computed tomographic angiography. *J Cardiovasc Comput Tomogr* 2010;4(5):330–338.
49. Funabashi N, Asano M, Sekine T, et al. Direction, location, and size of shunt flow in congenital heart disease evaluated by ECG-gated multislice computed tomography. *Int J Cardiol* 2006;112(3):399–404.
50. Huang X, Shen J, Huang Y, et al. En face view of atrial septal defect by two-dimensional transthoracic echocardiography: comparison to real-time three-dimensional transesophageal echocardiography. *J Am Soc Echocardiogr* 2010;23:714–721.
51. Khan AA, Tan JL, Li W, et al. The impact of transcatheter atrial septal defect closure in the older population: a prospective study. *JACC Cardiovasc Interv* 2010;3(3):276–281.
52. Kim M, Hansgen AR, Wink O, Quaife RA, Carroll JD. Rapid prototyping—a new tool in understanding and treating structural heart disease. *Circulation* 2008;117:2388–2394.
53. Gatehouse PD, Keegan J, Crowe LA, et al. Applications of phase-contrast flow and velocity imaging in cardiovascular MRI. *Eur Radiol* 2005;15:2172–2184.
54. Gutierrez FR, Ho ML, Siegel MJ. Practical applications of magnetic resonance in congenital heart disease. *Magn Reson Imaging Clin N Am* 2008;16:403–435.
55. Thomsen HS, Marckmann P, Logager VB. Update on nephrogenic systemic fibrosis. *Magn Reson Imaging Clin N Am* 2008;16:551–560.
56. Silvestry FE, Kerber RE, Brook MM, et al. Echocardiography-guided interventions. *J Am Soc Echocardiogr* 2009;22:213–231; quiz 316–217.
57. Silvestry FE, Rodriguez LL, Herrmann HC, et al. Echocardiographic guidance and assessment of percutaneous repair for mitral regurgitation with the Evalve MitraClip: lessons learned from EVEREST I. *J Am Soc Echocardiogr* 2007;20:1131–1140.
58. Zamorano J, de Isla LP, Sugeng L, et al. Non-invasive assessment of mitral valve area during percutaneous balloon mitral valvuloplasty: role of real-time 3D echocardiography. *Eur Heart J* 2004;25:2086–2091.
59. Hamilton-Craig C, Boga T, Platts D, Walters DL, Burstow DJ, Scalia G. The role of 3D transesophageal echocardiography during percutaneous closure of paravalvular mitral regurgitation. *JACC: Cardiovasc Imaging* 2009;2:771–773.
60. Bashir F, Quaife R, Carroll JD. Percutaneous closure of ascending aortic pseudoaneurysm using Amplatzer septal occluder device: the first clinical case report and literature review. *Catheter Cardiovasc Interv* 2005;65(4):547–551.
61. Eng MH, Salcedo EE, Quaife RA, Carroll JD. Implementation of real time three-dimensional transesophageal echocardiography in percutaneous mitral balloon valvuloplasty and structural heart disease interventions. *Echocardiography* 2009;26(8):958–966.
62. McKendrick R, Owada CY. Real-time 3D echocardiography-guided transcatheter device closure of atrial septal defects. *Catheter Cardiovasc Interv* 2005;65:442–446.
63. Becerra JM, Almeria C, de Isla LP, Zamorano J. Usefulness of 3D transesophageal echocardiography for guiding wires and closure devices in mitral perivalvular leaks. *Eur J Echocardiogr* 2009;10:979–981.
64. Clegg SD, Chen J, ; Salcedo E; Quaife R; Carroll J. Integrated 3d echo-x-ray image guidance for structural heart interventions. *J Am Coll Cardiol*. 2012;59(13s1):E326–E326.

【第4章】Section I *General Principles*

合併症
Complications

Chapter 4

Mauro Moscucci[a]

侵襲的であるか否かにかかわらず，いかなる医療行為にも合併症のリスクはつきものである．特に，心臓カテーテル法の場合，異物（すなわち心臓カテーテル）の循環系への挿入のみならず，血管系および器質的心疾患に対する診断治療のためのカテーテルやデバイスの使用が含まれるため，種々の合併症を伴うことはある意味やむを得ない．このような合併症には，長期的な後遺症を伴わない軽症なもの（たとえば，冠動脈内への造影剤注入時の徐脈）から，即座にインターベンションないしは手術が必要な重症なもの［たとえば，心破裂や経皮的冠動脈インターベンション（PCI）中の冠動脈急性閉塞］，さらには重症かつ不可逆的な損傷（たとえば，脳卒中，心筋梗塞，腎不全ないしは死亡）まである．幸いなことに，ほとんどの手技中に重症合併症を生じるリスクは一般に1％よりもかなり低く，リスク・ベネフィットを考慮しても，心疾患自体により生命の危険があるか，有症状であるような場合，診断治療のために心臓カテーテルを施行することに異論は生じない．この章のなかでは，筆者らは多くの手技にしばしば伴う一般的な合併症について概説している．より頻度の少ない合併症やそれに対する予防的方策さらにはベイルアウトの方法論などに関する追加情報は，この本や他の本に書かれたそれぞれ対応する部分を参照されることをお勧めしたい[1]．

1 概略

侵襲的手技において合併症を生じるリスク規定因子には，患者の臨床的背景，使用器材の限界，および術者の経験値が含まれる．したがって，リスクは患者の基礎情報（年齢，性別），心臓の解剖学的特徴（左主幹部病変，重症大動脈弁狭窄症，左室機能低下），臨床的状態（不安定狭心症，急性心筋梗塞，心原性ショック）によって大きく変化する．リスクのその他の変動は，施行される手技の種類（診断的カテーテル法，冠動脈インターベンションなど）や，特定の手技に対する術者の経験度合いや習熟度に一定程度左右される．

これらすべての要因を考慮することによって，医師と補助スタッフは1つの手技に伴うリスクのレベルをかなり正確に評価できるようになる．それらのリスクをよく知っておくことは，以下の点において非常に重要である．すなわち，(a) 合併症リスクの上昇を予見すること，(b) それらを防ぐために特別の予防的措置（たとえば，右冠動脈病変の回転性アテレクトミーの前に，患者に予防的ペースメーカを挿入しておく）をとること，(c) 合併症を生じたと

---

[a]：いくつかの素材は，以前の版における本章の共同執筆者としての役割により，William Grossman と Donald Baim から提供されている．

きには迅速にそれらを認識すること（たとえば，経中隔穿刺時の右房穿孔），および（d）修復的処置をとり，可能なかぎり救命する（たとえば，穿孔により誘発されたタンポナーデに対する心膜穿刺）こと，などである．

いかなる手技でも始める前に，計画された手技の詳細と予想されるリスクについて患者および家族と包み隠さず話し合わなければならない[2]．この話し合いには，どの特殊な手技が計画されているか，どのようなベネフィットが期待されるのか，付随するリスクとそれらの可能性，計画された手技のリスクとベネフィットはすべての可能性のある代替的手技［たとえば，PCI の代わりの冠動脈バイパス手術］を採用した場合と比べてどうなのか，についてもなされるべきである．これら，患者・家族から同意を得る際に重要となる事項を明確かつ率直に説明しておくことにより，万が一合併症が生じても，患者および家族はまったくの想定外であるという状況ではなくなる．このような話し合いは患者のカルテに記載しておくべきであり，そこには，計画されている手技の種類，生じ得る重大な合併症，それらの発生リスクの評価（第1章を参照）が特定されていなければならない．一定以上重大な合併症を生じたら，手技の終了後すぐに（あるいは，遅発性合併症を生じたときには判明後すぐに）患者および家族と術前同様の説明を行うべきである．この話し合いでは，合併症の原因について（誰をも責めることなく）話し，何らかの長期的な後遺症が予想されるかを示し，どのような修復行為がこれまでなされ，今後も遂行されるかについてあらましを説明する必要がある．またカテーテルの術者は，有意の合併症が持続しているすべての患者を，入院中には経過を追うために毎日訪れるべきであるが，それは「不注意の医師から見捨てられた」という患者の感情が罰（すなわち医療過誤訴訟）に対する願望を強める傾向にあるからである．

これらの理由により，心臓カテーテル法を施行するすべての者は，施行する手技が起こし得る合併症について，本章および他の章に詳細に述べられているように，詳しく知っておくべきである．そのうえで，カテーテル室の責任者は少なくとも年単位で，これらの合併症の頻度についての情報を収集すべきであり，カテーテル室全体として（あるいは個々の術者の）合併症頻度が期待される標準レベル以上に多くないかを，医師とともに検討すべきである．この過程において日常的に検討される合併症の種類を**表4-1**に示してある．この種のデータ収集，解析（手技の種類および個々の術者ごとの分析など），報告，および検査室の方針と手技のその後の調整[2]は，すべてのカテーテル室責任者の最も重要な仕事の一つであり，今ではいくつかの州では報告すべき必要要素となっている．

2 死亡

A 診断的カテーテル法の合併症としての死亡

診断的カテーテル法の合併症としての死亡は，過去 30 年間にわたって，年々減少してきた．1960 年代の診断的カテーテル法においては 1％の死亡率が認められた[3]のに対して，1979～1981 年に施行された 53,581 例の診断的カテーテル法についての米国心血管造影学会（SCAI）の最初の登録研究では 0.14％の手技関連死亡率であった[4]．1984～1987 年にカテーテルを施行された 222,553 例の患者についての第 2 の登録研究[5]までに，診断的カテーテル法に関連した死亡率はさらに 0.1％に低下した（すなわち 1,000 例に 1 例）．しかし，死亡率がこの間少ししか低下しなかったのは，第 2 の登録研究においては手技上高リスク群に入る患者をかなり多く含んでいた事実による．第 2 の登録研究における 218 例の死亡から同定された要因［60 歳以上，New York Heart Association（NYHA）分類Ⅳ度，左室駆出分画 30％未満，または左冠動脈主幹部病変］を有する患者の死亡率は，第 2 の登録研究を最初の登録研究と比較すると半分に低下していた[6]．1990 年に研究された 58,332 例の患者についての第 3 の登録研究では，死亡率がさらに低く 0.08％であり，

[表4-1] CathPCI登録に報告された達成度尺度と質的評価基準（抜粋）

セクションⅠ：PCI達成度尺度	
PCI達成度尺度	■リスク調整後PCI後の院内死亡率（全患者対象）
セクションⅡ：質的評価基準	
PCIプロセスの評価基準	■待機的PCI前の負荷試験や画像診断での陽性率 ■ST上昇型心筋梗塞（STEMI）に対する緊急PCIまでの平均所要時間（分単位） ■90分以内に緊急PCIを施行された患者のうちSTEMIの割合 ■他院から搬送されたSTEMI患者で他院の救急部到着からPCI施行病院の救急部到着までの時間（分単位） ■他院から搬送されたSTEMI患者で他院の救急部到着からPCI施行までの時間（分単位）
	■平均透視時間（分単位） ■退院時のアスピリン処方 ■退院時のチエノピリジン処方（ステント挿入患者で） ■退院時の脂質異常改善薬処方（脂質異常患者で）
PCI成績の評価基準	■治療を要した刺入部の損傷または大出血 ■緊急CABG ■術後心筋梗塞（PCI後に日常的にバイオマーカーを測定している病院において） ■術後心筋梗塞（PCI後に日常的にバイオマーカーを測定していない病院において） ■急性腎障害 ■術後脳卒中 ■複合イベント：死亡，緊急CABG，脳卒中，ターゲット部の血行再建の必要 ■リスク調整後PCI後の院内死亡率（STEMI患者） ■リスク調整後PCI後の院内死亡率（STEMI患者以外）
診断カテーテルプロセスの評価基準	■非閉塞性冠動脈病変の割合（待機的患者のみ対象）
診断カテーテルの成績評価基準	■治療を要した刺入部の損傷または大出血 ■STEMI患者のPCI術後平均在院日数（日単位） ■非STEMI患者のPCI術後平均在院日数（日単位） ■PCI前後でのクレアチニン測定 ■評価基準：全血または赤血球輸血 ■検査データの質的評価基準：待機的PCI患者の術前後でのバイオマーカー測定

［米国心臓病学会（ACC）設立全国心血管データベース登録（2010年第2四半期まで全病院登録）．https://www.ncdr.com/webncdr/cathpci/home/sample-reports（2013年5月31日現在）］

重大合併症の発生率は1.5％であった[7]．この登録研究においてはリスク要因（NYHA分類，多枝病変，うっ血性心不全，および腎不全）も同定され，これらが存在すると，重大合併症の発生率は最大8倍に（リスク因子がない患者では0.3％であるのに比して2.5％まで）上昇することが予測された[8]．主要なリスク因子のいくつかについて以下に述べる．

B 左主幹部病変

過去25年間，診断的心臓カテーテル法の死亡率は進行性に低下してきたが，重症の左冠動脈主幹部病変を有する患者におけるリスクは依然として高い．これらの患者の死亡率は，1976年のBourassaの報告では6％であり[9]，1978～1992年にかけて施行されたBoehrerらの研究では2.8％（それに対し，左主幹部病変のない患者の死亡率は0.13％）であった[10]．このような患者の死亡率は，前述のSCAIの最初の登録研究においては0.86％に低下したが，これでも一枝病変患者にみられる0.03％の死亡率に比べると20倍超高いままである[4]．

冠動脈造影を受ける患者のおおよそ7％が有意の左主幹部病変を有するので，冠動脈造影プ

ロトコール（第15章を参照）においては，常に左主幹部入口部へカテーテルを慎重に挿入することから始めて，左主幹部入口部病変の早期発見のため，カテーテル圧のダンピングを見逃さないことやカテーテル挿入直後に造影剤の注入を試みに「1ショットだけ行う」ことは推奨されるべきである．左主幹部病変のこれらの早期注意信号がなくても，左主幹部の中部および遠位部の病変をスクリーニングするために，また最初の造影により最大限の解剖学的情報を得るために，筆者らは最初の左冠動脈造影を右前斜位（RAO）尾側方向において行っている．左主幹部入口部病変が疑われる場合には，前後方向（AP）の造影を行ってもよい．重症の左主幹部病変が存在する場合には，もう一方向，RAO頭側方向での撮影が必要である（左前下行枝および対角枝の造影のため）．血管造影が境界域の病変（30〜70％）を示した場合，診断的冠動脈造影を終了した後に血管内超音波（IVUS；第25章を参照）や圧ワイヤ（第24章を参照）などの付加的診断技法を施行することで，今後の治療方針決定に有用な情報を得ることができる．しかし，危険な左主幹部病変を有する患者において不必要な造影剤を多数回注入することは，重要な解剖学的情報についてより多くのものを与えられないまま，不可逆的な循環虚脱を導く可能性のある「虚血→低血圧→さらなる虚血」の悪性サイクルの引き金を引くリスクを上昇させる．

　この状況においては，その他の場合では軽度の合併症（たとえば，迷走神経反射や不整脈）も致死的な結果をもたらし得るので，手技のその他すべての側面に対する注意が必須である．重症の左主幹部病変を有する患者が手技中に一定以上の不安定な血行動態を呈した場合，筆者らは通常，大動脈内バルーンポンプ（第27章を参照）を留置することを選択し，速やかにバイパス手術に向かうことにしている．血行動態が高度に障害され，患者が外科手術候補者として不適当であるときには，熟練した術者と必要な器具が準備できれば，緊急冠動脈ステント留置術を選択することも可能である（第27，28

章を参照）．カテーテル挿入や造影剤注入のストレス下に血行動態が不安定となるすべての不安定狭心症や急性心筋梗塞患者において同様に循環補助装置の使用を考慮すべきである．

Ⓒ 左室機能障害

　急性心筋梗塞や重症の慢性左室機能障害（駆出分画が30％未満）が原因で心原性ショックを起こしている患者もまた，手技による合併症や死亡のリスクが数倍上昇するが[5]，特に，駆出分画の低下に加え，検査前の肺動脈楔入圧が25 mmHg以上および収縮期動脈圧が100 mmHg未満であるときにリスクは高くなる．一般に，心臓カテーテル検査は，そのようなうっ血性心不全をコントロールしてから施行すべきである．

　右心カテーテル法は今では全員に施行される検査ではないが（第6章を参照），筆者は駆出分画の低い患者の血管造影前には常に施行するべきであると信じている．本法は検査前の血行動態についての貴重なデータを提供してくれるとともに，肺動脈圧を持続的にモニタリングすることにより，あからさまな肺水腫が出現する前に血行動態の破綻を早期に警告してくれる．肺動脈楔入圧の前値が30 mmHg以上である場合には，血管造影を試みる前に，血行動態の状態を改善すべくあらゆる努力をすべきである．すなわち，強力な経静脈的利尿薬（フロセミド），酸素投与，平均動脈圧が65 mmHg以上のときの血管拡張薬（経静脈的ニトログリセリンあるいはニトロプルシドナトリウム），ないしは平均動脈圧が65 mmHg未満のとき，もしくは血管拡張療法にもかかわらず重症うっ血性心不全の血行動態が持続するときの強心薬（ドパミン，ドブタミン，ミルリノン）の投与である（後述を参照）．心臓カテーテル検査中にあからさまな心原性ショックが存在する，ないしは発症したときには，手技中に患者を安全に保つために反対側の鼠径部から大動脈内バルーンポンプまたは経皮的左室補助循環装置を迅速に挿入することが必要となり得る（第27章を参照）．低浸透圧性造影剤は伝統的な高浸透圧性造影剤

よりも心筋抑制作用が弱い．低浸透圧性造影剤は冠動脈造影や血管造影の世界において高浸透圧性造影剤を駆逐し，また血行動態の不安定な患者においても非代償化させることなく必要な血管造影の施行を可能とした（第2章を参照）．

Ⓓ 弁膜性心疾患

診断的心臓カテーテル法の適応として冠動脈疾患が大多数を占めるにもかかわらず，重症弁膜性心疾患患者も心臓カテーテル検査中に死亡するリスクが高い．ゆえに，弁膜性心疾患に関する米国在郷軍人協会の協力のもとに行われた研究[11]は弁膜性心疾患患者において施行された術前心臓カテーテル検査1,559件における死亡率が0.2％であることを示した．死亡例のうち1例は僧帽弁閉鎖不全症患者で，2例は大動脈弁狭窄症患者であった．弁膜病変の重症度を評価するための最近の非侵襲的検査法をもってすれば，術前心臓カテーテル検査の一環として，高度に狭窄した弁を通過させる必要があるか否かに関しては議論がある[12]．米国心臓病学会（ACC）と米国心臓協会（AHA）による弁膜症患者の管理に関するガイドラインの2006年アップデート最新版では，大動脈弁置換術の術前において「非侵襲的検査による評価が臨床症状に見合っており適切と考えられる場合」，大動脈弁狭窄の程度を評価するために心臓カテーテル検査を施行することは推奨されていない（エビデンスレベルC）[13]．

Ⓔ バイパス手術の既往

冠動脈バイパス術の既往のある患者は，診断的および治療的カテーテル法の対象として年々増加してきている．それらの患者は典型的には患者全体の平均より5歳年長であり，よりびまん性で全身の動脈硬化，およびより低い左室機能を有し，左右の冠動脈とすべてのグラフトを造影するのにより長時間でより複雑な手技を必要とする．これらの有害な危険因子にもかかわらず，Post CABG試験[14]によれば安定した患者に行われた2,635例の診断的カテーテル施行例において死亡率は0％であり，重大な合併症の発生率は0.7％（心筋梗塞は0.08％，脳卒中は0.19％，輸血または外科的修復を要する血管損傷は0.4％）であった．

Ⓕ 小児患者

小児患者のリスクはより高い可能性がある（第9章を参照）．Toronto小児病院で行われた4,952例の患者（年齢中央値は2.9歳）に関する検討[15]は，5歳未満の患者に限った死亡率が1.2％であることを認めた（半数は生後30日未満の重篤な新生児例）．診断的カテーテル法に関するリスクは，電気生理学的検査やインターベンションにおけるリスクよりも低いが，3,149例の診断的手技において3例（0.1％）が死亡した．

Ⓖ インターベンション手技経過中の死亡

インターベンション手技は，より侵襲の大きいカテーテルの使用，病変を有する冠動脈への超選択的挿入，冠動脈血流または，体血流をも短時間途絶することを伴うため（第28章を参照），純粋な診断的カテーテル法に比べると死亡率は高い．米国心臓肺血液研究所（NHLBI）が1979〜1982年までスポンサーとなった1,500例の患者についての最初の登録研究においては，待機的冠動脈形成術の死亡率は1.1％であった[16]．これは，1984〜1987年の間に15のセンターで治療された1,802例の患者に関する第2のNHLBI登録研究においても1.0％と割合に変化がなかったが，第2の登録研究は不利な特徴（高齢，左室機能低下，多枝病変，冠動脈バイパス術の既往など）を有する患者をより多く含んでいた[17]．事実，一枝病変に対する手技の死亡率は，第1と第2の登録研究の間で，1.3％から0.2％に低下した．

高リスクの病変を積極的に治療するための，あるいは通常のバルーン形成術施行後の急性閉塞を解除するための，より新しいデバイス（たとえば，ステント，アテレクトミー，レーザー）の導入に伴い，待機的冠動脈インターベンションの総死亡率はさらに低下したが（第28章を参照），一方で一次的血管形成術を受け

[図 4-1] PCI 後の死亡率のリスク解析の一例

リスクを予測する場合，合併症に応じて個々のスコアを加算し，合計スコアを計算する．「# 枝病変」という場合，主要な心外膜冠動脈で 70％以上の狭窄を有する枝の数を数え，0.5 を掛けて加える．合計スコアは横軸に相応し，それに相当する死亡率は縦軸となる．合計スコア 2.5 以下は死亡率 0.8％未満であり，合計スコア 7.5 以上は死亡率 40％以上となる．

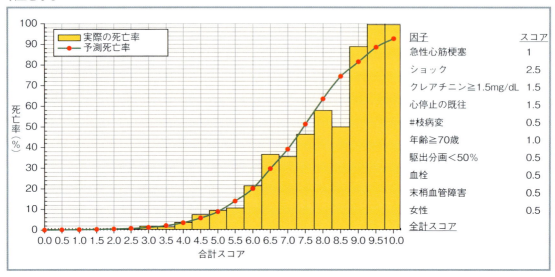

る急性心筋梗塞患者などのその他の高リスク患者群へインターベンションの適応が拡大されたことは，総死亡率を 1.0％近くに高止まりさせている[18, 19]．この死亡率は純粋な診断的カテーテル法に比べて 10 倍である（すなわち 1％対 0.1％）．手技死亡率（0〜35％）を予測するいくつかの多変量モデルが，年齢，駆出分画，急性心筋梗塞・心原性ショックに対する治療か否か，緊急性の程度などに基づいて開発されてきた[18-24]（第 28, 30 章も参照）．ゆえに，冠動脈インターベンションの経過における死亡のリスクには，患者の合併症，臨床的適応，手技の種類に基づいてこのような大きな変動があるので，これらの「平均的」リスクは「平均的」患者にのみ引用すべきであり，1 つ以上の不利な危険因子を有する患者から同意を取得する過程で，彼らの予想されるリスクはこれらの平均値よりいくらか高いことを包み隠さず話すべきである（図 4-1, 4-2）．急性心筋梗塞や心原性ショックを合併した患者に PCI を施行する際の予後について話す場合も同様である．

3 心筋梗塞

一過性虚血は，診断的カテーテル検査中に比較的多く，冠動脈インターベンション中にも日常的に生じるが，心筋梗塞の頻度は高くなく，診断的心臓カテーテル法の重要な合併症である．1970 年代後半，Coronary Artery Surgery 研究からのデータは冠動脈造影に関して心筋梗塞の発生率が 0.25％であることを示した[25]．米国心血管造影学会（SCAI）が運営した第 1, 第 2, 第 3 の登録研究においては，心筋梗塞のリスクは進行的に 0.07％から 0.06％，さらには 0.05％に低下した[4, 5, 7]．しかし，診断的カテーテル検査中に心筋梗塞の発症を促すリスクは，冠動脈疾患の重症度（一枝病変に対しては 0.06％，三枝病変に対しては 0.08％，左主幹部病変に対しては 0.17％）[5]，臨床的適応（たとえば，不安定狭心症ないしは最近の心内膜下梗塞），およびインスリン依存性糖尿病の存在などの患者関連因子によって明らかに影響される．1970 年代以降の心筋梗塞総リスクの低下は，カテーテルフラッシュ，圧ダンピング，カ

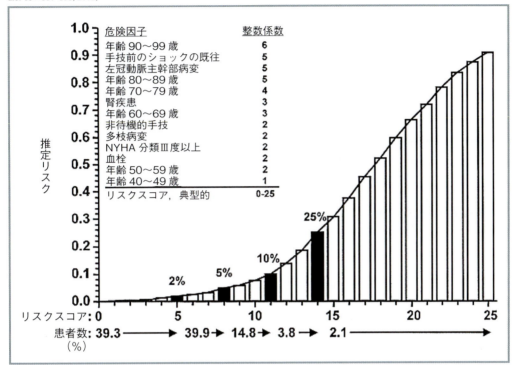

[図4-2] PCI後の主要心血管イベント発生率に関するMayo Clinicのリスクスコア
指定された臨床的変数のそれぞれに対して整数の係数を割り当て，整数係数の合計に対応する推定死亡リスクを曲線とY軸上の値から読む．
(Singh M e al：Correlates of procedural complications and a simple integn resk sure for percutanerous arong intervente. J Am Coll Cardiol 40：387-393, 2002)

テーテル交換時の動脈シースの取り扱いに対してより注意を払うことなど，今では冠動脈造影の主要部分と考えられているものを徐々に取り入れてきた結果を反映している可能性がある（第15章を参照）．しかし，このリスク低下は，β遮断薬使用による患者の安定化，術前のアスピリンやスタチンの使用，解剖学的に適した病変を有する患者に対してその場で（ad hoc）PCIが可能になったことをより反映している可能性が高いことも忘れてはならない．

Ⓐ インターベンション手技

冠動脈インターベンションは，解離，急性血管閉塞，側枝の「雪かき」(snowplow)閉塞，心外膜動脈または細動脈の攣縮（ノーリフロー），血栓形成，ないしは末梢塞栓などの種々の機序により心筋梗塞を生じ得る（第28, 29章を参照）．Q波梗塞は，最初のNHLBI登録研究においては患者の4.8%に，第2のNHLBI登録研究においては3.6%に報告された[17]．これには，急性血管閉塞によって緊急冠動脈バイパス術に送られた6%のPTCA患者の約半分が含まれている[16]．過去10年間に，冠動脈ステント留置術の経験は緊急冠動脈バイパス術の必要性を顕著に低下させ（約0.2%；第28と31章を参照），Q波梗塞の発生率も1%未満に低下した．

しかし，主に1990年代に糖蛋白Ⅱb/Ⅲa受容体阻害薬を用いて施行された臨床試験の副産物として，手技に関連した心筋梗塞の定義は，今では心筋バイオマーカーの正常上限以上への上昇により検出される非Q波梗塞（より適切な呼び方は非ST上昇型心筋梗塞）を含むように拡大されている[26]．この新しい心筋梗塞の定義を用いると[27]，PCIに関連する心筋梗塞（タイプ4a）は前値が正常範囲にあった患者において心筋CK-MBまたはトロポニンの正常上限

[図 4-3]
（左）2つの心基部における短軸像では，右前下行枝（LAD）へのPCIを受ける前は，この患者において遅延造影効果は認められない．（右）同じ切片でPCI後，新たに前側壁の造影効果（細い矢印）がLADのステント（太い矢印）に沿って認められる．（中）PCI後の冠動脈造影では，白線で表す3つのステントとLADおよび第2対角枝（矢頭）の良好な血流が認められる．

(Selvanayagam JB et al：Troponin elevation after percutaneous coronary intervention directly represents the extent of irreversible myocardial injury：insights from cardiovascular magnetic resonance imaging. Circulation 111：1027-1032, 2005)

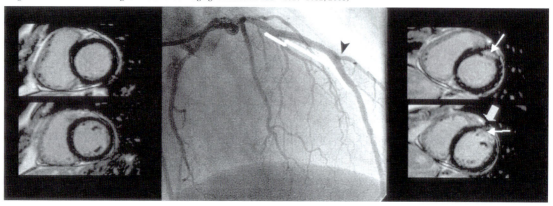

3倍以上の上昇と定義される（第28章により詳細な議論がある）．このような低レベルの心筋酵素上昇を呈する患者は小さな側枝の閉塞や遠位部の微小塞栓によりある程度の胸部不快感を有する可能性がより高いが[28, 29]（図4-3），この胸部症状は酵素上昇を呈さない患者においても多く，それはおそらく治療部位の局所的伸展による血管外膜の痛覚受容体の刺激を意味している[30]．

CK-MBの上昇と長期予後の関連についてはいくつかの研究がある．正常上限の5〜8倍超のCK-MBの上昇は有意量の心筋壊死に相当し，長期予後にQ波梗塞と同様の有害な影響を及ぼすが（図4-4A），いくつかの多施設臨床試験における患者の長期観察[32]は，PCIの手技後CK上昇が低レベル（正常上限の1〜3倍）にとどまる患者においても晩期の有害事象の頻度が高いことを示している（図4-4B）．同様のことはトロポニンの上昇と長期予後の関連性を検討した解析において示されている[33, 34]．このような関連性は因果関係なのか，あるいは共通の交絡因子（基礎にあるびまん性動脈硬化のようなな）により手技に伴う心筋バイオマーカーの上昇と晩期イベントの両者が同時に存在するだけ

なのかについてはいまだ解明されていない[35, 36]．しかし，トロポニンのほうが高感度であるため，トロポニンを使用した場合にタイプ4a心筋梗塞と定義される患者でも，CK-MBの基準では心筋梗塞とはならない場合が多いことはよく知られている．このような場合，造影CMRのような非常に感度の高い画像診断法を使用しても心筋壊死を同定できないことが多い[37]．

4 脳血管合併症

脳血管事故（脳卒中）は，診断的心臓カテーテル検査においてまれではあるが，悲惨な結末となり得る合併症である．過去の経験であるAdamsらの1973年の研究[38]ではその頻度が0.23％と高かったのと比較すると，SCAIの登録研究に含まれたより最近の診断的カテーテル検査における頻度は0.07％であった[4, 5]．すべての侵襲的循環器科医はカテーテル関連脳卒中の可能性のある病因，予防戦略，および治療についてよく知っておくべきであり，手技の最後には患者に直接話す日常的習慣を築くべきである．患者が，左心への手技の最中または後に，意識レベル低下を示す，不明瞭発語を呈する，

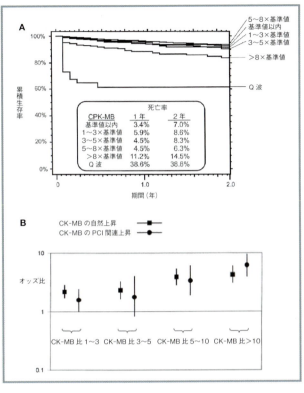

[図4-4]
インターベンション後のCK-MB上昇に関する死亡率解析は，正常上限の5～8倍超のCK-MB上昇に関してのみ明らかな影響を示している．しかし，他の解析のいくつかは，低レベルのCK上昇も死亡率上昇に関連していることを示唆している．
(A図は文献31を参照．B図はAkkerhuis KM et al：Minor myocardial damage and prognosis：Are spontaneous and percutaneous coronary intervention-related events different? Circulation 105：554-556, 2002)

また視力，感覚，運動に関する症状を呈する場合には，スクリーニングの神経学的検査を行うことや，脳卒中専門の神経科医に緊急コンサルトすることを躊躇すべきでない．重症の大脳半球系イベントに対しては，神経血管救助法が主要な長期的神経障害または死亡のリスクを最小にすることを期待して（資格を持つ神経系インターベンション専門医との協力が可能であれば），緊急の頸動脈造影と神経血管救助法を考慮すべきである［通常はその前に，出血を除外するためにコンピュータ断層撮影（CT）または磁気共鳴撮影（MRI）を行う］[39]．

冠動脈インターベンションにおいてはガイディングカテーテルを使用すること，大動脈基部において何回もデバイスを交換すること，抗凝固を強く行うこと，およびより長い手技時間であること，などから予測されるように，脳卒中のリスクは冠動脈インターベンションにおいてやや高い．Washington病院センターにおいてPCIを受けた12,407例の患者に関する検討[40]では，手技関連の脳卒中（おおよそ半分が出血で，半分が塞栓）のリスクが0.38％であることを示した．危険因子には，80歳以上の高齢，大動脈内バルーンポンプの使用，および大伏在静脈グラフトに対するインターベンションなどがあった．脳卒中を合併した患者の院内死亡率が37％，1年後の死亡率が56％であったのに対し，脳卒中を合併しなかった患者の院内死亡率は1.1％，1年後の死亡率は6.5％であった．

脳出血は常に除外しなければならないが，カテーテル関連の脳卒中の主たる原因は塞栓性と考えられる．0.035インチのガイドワイヤに沿って大きな内径のガイディングカテーテルを進める最中に40～60％の症例で大動脈壁から動脈硬化性の破砕物が遊離するという観察[41]が事実であるとすると，カテーテルによる塞栓の多くは予期せぬ大動脈プラークあるいはびまん性の動脈硬化病変より発生するとしてよいであろう．中大脳動脈の経頭蓋Doppler法による監視のような鋭敏な方法は，造影剤注入やカテーテル移動の間に高輝度トランジェントを高

頻度に示しており[42]，逆行性左心カテーテル法の前後の拡散強調 MRI は，大動脈狭窄弁を通過したときにはスキャン欠損の頻度が 20％以上（神経系イベントの頻度は 3％のみ）であることを示している[43]．ほとんどの神経・眼系の合併症（すなわち網膜動脈塞栓）[44]，および全身性コレステロール塞栓症候群[45]も，コレステロールの結晶，石灰化物質，あるいは血小板・フィブリン性血栓を大動脈基部に遊離させるような，大動脈壁の気づかれていないプラークの破砕により放出される塞栓により生じるように思える．

そこで，筆者らは先端孔（すなわち冠動脈造影用，特にガイディング）カテーテルを大動脈弓を越えて上行大動脈に進める際に常にガイドワイヤを使用することとし，十分に抗凝固療法が行われていない患者においては大動脈基部にガイドワイヤがとどまる時間を最短にするとともに，フラッシュと注入の技法に注意を払っている（第 6 章を参照）．しかし，いいかげんなカテーテルのフラッシュ，造影剤注入中の空気泡混入，大動脈弓部分枝へのワイヤやカテーテルの不注意な迷入，狭窄した大動脈弁を通過させるときの長い（3 分間を超える）ワイヤ留置時間，あるいは左心カテーテル手技中にガイドワイヤを再挿入する前に注意深く拭いてヘパリン加生理食塩水中に浸さないなどのような，事故原因となり得る技術的な失敗に対する言い訳は存在し得ない．

大動脈基部の塞栓源に加えて，塞栓物質は心内腔，血栓化した冠動脈，ないしは心臓弁の表面にも生じる．したがって，心室瘤が疑われる患者や最近発症した心筋梗塞患者においては，遊離し得る壁在血栓を伴っている可能性があるので，ピッグテールカテーテルを心尖部まで深く挿入するのを避けるべきである．閉塞したネイティブの冠動脈や静脈グラフトに含まれる凝血塊も，冠動脈インターベンションを試みる最中や，遠位部に超選択的に挿入されているカテーテルを通して造影剤を力強く注入する最中に，その血管から大動脈基部の中に不注意に飛び出し飛散する可能性がある．左房内血栓を有する患者においても，血栓が臨床的脳卒中を発生させる頻度を高めるので，経中隔的カテーテル法や僧帽弁形成術は避けるよう注意を払わなければならない．このような患者を避けても，経皮的バルーン僧帽弁形成術の後には，MRI による新しい高輝度の脳病変が発生する頻度が予期せぬほど高く[46]，小さな不顕性の塞栓が以前に推測されていたよりも高頻度に生じることを示唆している．右 - 左短絡を有する患者（血行動態が Eisenmenger 化した心房中隔欠損症患者や右室梗塞と卵円孔開存を有する患者など）においては，奇異性塞栓により脳卒中を生じ得る．このような患者では，左心での手技中にルーチンであるカテーテルやシースのフラッシュに関するのと同じレベルの注意を，右心における手技にも拡大すべきである．

塞栓リスクについての疑問は，左側心臓弁（大動脈弁および僧帽弁）の心内膜炎を有する患者においてカテーテル法を施行する必要があるときにも常に議論にのぼる．これらの疣贅は脆く見えて自然発生的に塞栓し得るが，それらはすでに，侵された弁が開閉することによって反復される損傷に対し移動することなく耐えている．左心カテーテル法を受けた活動性の心内膜炎を有する連続 35 例の患者（うち 5 例では自然発生の全身塞栓の既往あり）では，カテーテル誘発性の塞栓事故を起こした症例はなかった[47]．しかし，左室および僧帽弁を評価するための最近の非侵襲的技術を用いることにより，一般的には，左側の心内膜炎患者の左室内にカテーテルを挿入する必要はない．

心腔内，動脈内，あるいはカテーテルの塞栓源からの脳血管塞栓症のほかに，積極的な抗凝固療法，抗血小板療法，もしくは血栓溶解療法を受けている患者は，術後の神経合併症の潜在的原因として自然発生的頭蓋内出血を起こしやすい．出血の疑いが少しでもある場合，特に疑われる脳血管塞栓症に対して血栓溶解療法ないし強力な抗凝固療法が考慮される場合には，神経内科医へのコンサルトおよび CT または MRI 検査の施行が勧められる．閉塞した脳血管への血栓溶解薬の選択的注入により心臓カテーテル

法施行中に生じた塞栓性脳卒中が消散した症例の報告[39]がある一方で，迅速な診断と脳神経外科的血腫除去の結果，後頭蓋窩出血患者の治療に成功したとの報告もあるため，両者の鑑別は重要である．

5 局所的血管合併症

カテーテル挿入部位の局所的合併症は，カテーテル手技後に最も普通にみられる問題であり，おそらく単一で最も多い手技関連合併症の原因である．特異的な問題には血管血栓症，末梢塞栓，解離，穿刺部位の不十分な止血，仮性動脈瘤の発生，動静脈瘻，後腹膜血腫，および大腿部の神経障害などがある．持続性の出血は，不適切な穿刺部位，血管の裂傷，過剰な抗凝固療法，もしくは縫合閉鎖，機械的鼠径部圧迫法，または穿刺部閉鎖デバイス（第6～8章を参照）のいずれかにおける不適切な手技に起因し得る．

大腿アプローチでは，制御不十分の出血は，外出血，大腿部または後腹膜の血腫，仮性動脈瘤，ないしは動静脈瘻として現れ得る．明らかな出血や血腫は一般に手技の12時間以内にはっきりと現れるが，仮性動脈瘤の診断は手技後何日も，さらには何週間も明らかでない可能性がある．手技後血管合併症が高頻度で起こること，そして治療困難な場合があることから，すべての心臓カテーテル法の術者は，それぞれの種類の合併症を診断治療するために，血管内挿入と止血のための手技を完全に理解していなければならない．Judkinsらによる大腿アプローチの早期の経験では，局所的合併症の頻度は3.6％であったと報告されているが[48]，SCAI登録研究においては診断的カテーテル法に関する血管合併症の頻度を0.5～0.6％と報告しており，それは上腕および大腿アプローチに関しても同等であった[7]．一般に上腕アプローチの合併症は血栓性である傾向を示すのに対して，大腿アプローチのそれは出血性である傾向にあるが，例外も起こり得る．橈骨動脈アプローチの場合の合併症は第7章に記述されている．

A 大腿動脈血栓症

大腿動脈血栓症は，総大腿動脈の内腔が細い患者（末梢血管病変，糖尿病，女性）において，太いカテーテルないしはシース（たとえば，大動脈内バルーンポンプ）が挿入された場合，特にカテーテル挿入時間が長いときや術後に長時間圧迫されたときに生じ得る．このような患者の下肢は遠位部の知覚と運動が障害され，末梢の脈拍を触知できず，血行不良で白くなって痛みを伴う．このような症状がカテーテル手技中に発症して，シース抜去により即座に矯正されない場合には，大腿動脈穿刺部位の閉塞性解離ないしは血栓症，または末梢動脈塞栓症を疑うべきである．このような場合，（すべての局所的解離または粥腫剝離の探索および矯正のため，および末梢の脈拍を回復するのに必要ならば末梢血管のFogartyカテーテルによる血栓除去術のため）緊急に血管外科へのコンサルテーションを必要とする．あるいは，末梢血管インターベンションに熟練した術者は対側の大腿動脈を穿刺し，大動脈分岐部を越えて，総大腿動脈閉塞を経皮的に処理してもよい[49]（図4-5）．いずれの方法でも，下肢血流を2～6時間以内に回復できないと，血栓が細い末梢の分枝に進展し，筋膜切開や下肢切断さえも必要とするような筋肉壊死を生じ，腎不全に至る場合もあり得る．

B 大腿静脈血栓症

大腿静脈血栓症と肺塞栓症は，大腿アプローチの診断的カテーテル法のまれな合併症である（図4-6）．しかし，特に大きな動脈血腫による静脈圧迫，長時間の機械的圧迫（第6章を参照），あるいは多数の静脈ラインを用いた長時間の手技（たとえば，電気生理学的検査）の場合にいくつかの事例が報告されている[50]．ただし，大多数の場合は臨床症状がはっきりしないため，静脈血栓および肺塞栓性合併症の頻度はかなり過小評価されている可能性がある．診断的カテーテル法を受けた患者の10％に及ぶ頻度で，無症状でありながら肺血流スキャンに異

[図4-5] 大腿動脈血栓症
右大腿動脈のAngio-Sealによる閉鎖の翌朝，この患者は穿刺部の鋭い痛みと腫脹を訴え，30分の圧迫が行われた．その後，患者は白くなった下肢に激しい痛みと知覚脱失を訴えた．（左上）反対側からの交差造影は側副血行を伴う総大腿動脈の閉塞を示した．（中上）バルーン拡張後，血栓に合致する著明な造影欠損があった．（右上）AngioJet血栓除去カテーテルを使用後，造影欠損は縮小した．（左下）しかし，遠位部を造影すると，前脛骨動脈（AT）および脛腓骨動脈（TP）の両方が血栓により閉塞していた．（中下）カテーテルによる吸引後，これらの血管の血流は回復された．（右下）遠位の血管造影では，両側の足背動脈および後脛骨動脈までが造影されている．
（Brigham and Women's HospitalのDr. Andrew Eisenhauerの厚意による）

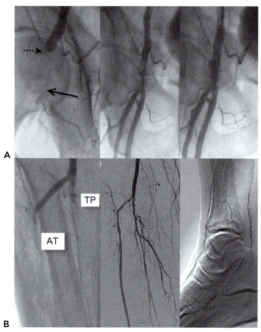

常のあることが報告されている[51]．

C 出血合併症

大腿動脈アプローチによる心臓カテーテル法施行後には血栓性合併症も生じるが，動脈穿刺部位からの不十分な止血による出血がより高頻度で生じる[52]．シース周囲の制御不能の外出血は大腿動脈の裂傷を示唆する．このような外出血がより太い径のシースへの入れ替えに反応しない場合には，手技が終了するまでシース周囲を用手的に圧迫して出血を制限すべきである．抗凝固療法は中和してもよく，シースを抜去して長時間（30～60分間）の圧迫，あるいは大腿部閉鎖デバイスの設置を試みるべきである（第6章を参照）．しかし出血が持続する場合には，外科的修復に関して血管外科医にコンサルトすべきである．

血腫の形成（大腿部の軟部組織内への血液集積）は，外出血よりも高頻度である．血腫は野球ボールないしはソフトボール大の圧痛を伴う腫瘤を生じる傾向にある．進行性の出血が用手的圧迫によって停止する場合には，血液は徐々に広がり，軟部組織に再吸収されるので，血腫は通常1～2週間で消失する．より大きな血腫は輸血を必要とする可能性があるが，血腫の外科的修復は，（後述の仮性動脈瘤とは異なり）一般的には必要とされない．大きな血腫によって患者に与える不快感や，このような血腫が仮性動脈瘤に進展する可能性を考慮すると，血腫形成を最小にするための正確な穿刺および穿刺部位の圧迫，ないしは血管閉鎖技術は，カテーテル手技として習得すべき必須の部分である．

抗凝固の程度および抗血小板療法のみならず，大きなシース径，女性，および高齢者は，すべて出血性合併症のリスクを増大させる．ステント留置術に対して，静脈内ヘパリン投与に引き続いて経口ワルファリン投与に切り替えていた時代（1990～1996年）には，血管合併症は10％と高かった[53]．より弱い抗凝固プロトコール（アスピリンとチクロピジン，またはクロピドグレルの併用）へ切り替わった後でも，またより細い6Fシースの使用を可能にした第2世代ステントと穿刺部閉鎖デバイスが広範に使用されてもステント留置後の出血性挿入部合併症の頻度は1～2％のままである（第6章を参照）．糖蛋白Ⅱb/Ⅲa受容体阻害薬は局所的出血性合併症を増やす傾向にあったが，ヘパリン化を低いレベルにとどめることや出血リスクの低い新しい抗血栓薬ビバリルジンの導入により出血合併症の頻度は減少してきている[54]．コラーゲン栓や経皮的縫合閉鎖などの大腿動脈穿刺部位に対する種々のアプローチが，過去数年

[図 4-6] カテーテル後の深部静脈血栓症
この 63 歳男性例では，動脈穿刺部位を閉鎖するため右鼠径部に Angio-Seal デバイスを使用した．患者が手技の 18 時間後に起き上がって座ったとき，右鼠径部に急激な痛みと腫脹を生じた．鼠径部血腫の疑いで 20 分間用手的な圧迫が行われた．血管雑音のため超音波法が施行され，大腿静脈がプローブで圧迫可能でないことが示され（右図の矢印），大腿静脈血栓症が示唆された．アスピリンとクロピドグレルによる治療に加えて，経口ワルファリンによる十分な抗凝固状態が達成されるまで，エノキサパリンを用いた抗凝固療法が開始された．
(Brigham and Women's Hospital の Dr. Marie Gerhard-Herman の厚意による)

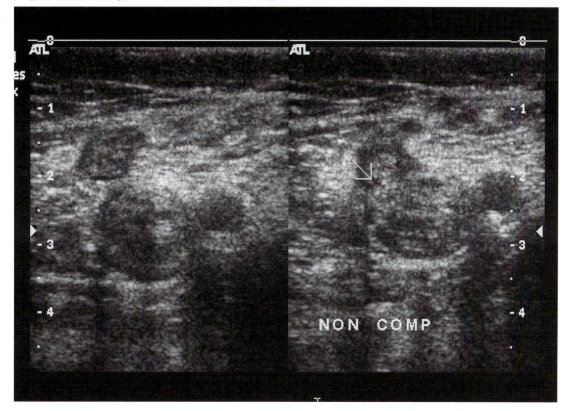

間に導入されてきた（第 6 章を参照）．これらのデバイスは，長時間の用手的および機械的圧迫による不快感を避けることができ，より早期の離床または即時の歩行さえも可能にするが，臨床試験はこれらが圧迫に比べて主要な血管合併症を有意に減少させ得ることを示し得ていない[55]．しかしこの種のデバイスは，いずれ大腿動脈穿刺部の閉鎖に際して合併症を 1〜2％の頻度にとどめ十分な信頼を得ることができるように改善が進むと考えられる．そのときまで術者は，血管合併症が生じたときにはそれらを診断治療することや，橈骨動脈（そこでは出血性合併症は聞いたことがなく，Allen テストが陰性であれば，通常は血栓症も問題にならない）のような他の挿入部位から操作すること（第 7 章を参照）を考慮しなければならない．

D 後腹膜出血

後腹膜出血または血腫は比較的まれな合併症であるが，重症となることが多く，死亡率も高い．112,340 例の PCI 施行連続症例の大規模多施設登録研究によれば後腹膜血腫（RPH）は 482 人（0.4％）に生じていた[56]．この研究では女性，体表面積 1.8 m² 未満，緊急手術，慢性閉塞性肺疾患の既往，心原性ショック，周術期の静脈内ヘパリンまたは糖蛋白Ⅱb/Ⅲa 受容

[図 4-7] 後腹膜出血

67歳男性が冠動脈インターベンションを受けた．（左）シースへの造影剤注入は，大腿骨頭の（中部ではなく，むしろ）先端レベルで総大腿動脈に挿入される比較的高位での穿刺を示している．Angio-Sealでの閉鎖の翌日，患者は鼠径部に「ポン」という音と痛みを感じ，低血圧となった．アトロピンと輸液には一時的にしか反応せず，42％から35％へのヘマトクリットの低下を伴った．（中）大腿骨頸部のレベルのCTスキャンが両側の総大腿動脈を示している．（右）下腹部レベルのCTスキャンが，腸腰筋を閉塞する大きな右後腹膜出血を示している．ヘマトクリットが持続的に低下したため，患者は手術室に運ばれた．閉鎖デバイスが脱落した部位で外腸骨動脈の前壁からの活動性出血が見つかった．患者は総計15単位の赤血球パックを輸血された後，9日目に退院した．

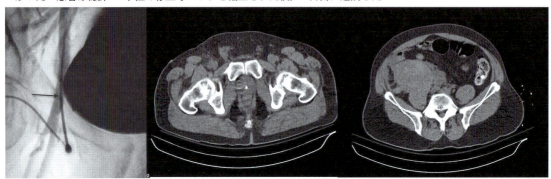

体阻害薬投与，8F以上のサイズのシース使用，血管閉鎖デバイスの使用などがRPHの独立した発症リスクであり，一方ビバリルジンの使用はリスク低減に働いていた．RPHを発症しなかった患者と比較して，RPHを合併した患者は術後の心筋梗塞（5.81％対1.67％，$P<0.0001$），感染症または敗血症（17.43％対3.00％，$P<0.0001$），心不全（8.00％対1.63％，$P<0.0001$）の発症がいずれも多かった．RPHを発症した患者の総死亡率は6.6％であった[56]．後腹膜出血は，大腿動脈の前または後壁が鼠径靭帯よりも高い位置で穿刺され，生じた血腫が後腹膜腔まで進展し得る場合に生じる可能性がある[57,58]．下腹壁動脈の損傷や穿孔，またはまれには総大腿動脈刺入部からの出血がRPHの原因となる[59]．このような出血は体表面からは明らかではないが，患者が説明できない低血圧（特に，低血圧が積極的な容量負荷に短時間しか反応しない場合），ヘマトクリットの減少，または大腿アプローチによるカテーテル手技後の同側の側腹部痛が生じる場合には考慮されるべきである．確定診断はCTスキャンまたは腹部超音波法による（図4-7）．後腹膜出血に対する最良の予防法は，鼠径靭帯の近く，あるいはそれより高位で総大腿動脈に挿入しないように，穿刺部位を注意深く同定することと慎重にガイドワイヤを挿入することである．治療は外科的修復よりむしろ保存的（生理食塩水の静注による補液，輸血，床上安静）なものである．最近，カテーテルによるインターベンションが報告されてきている．同側（もしくは問題が腸骨低位にある場合には反対側）アプローチにより後腹膜出血部位を同定したのち末梢血管形成用バルーンによる圧迫止血とその後カバードステントを留置する方法などが可能性のある代替手段とされている[49,58,60]．シースによって蛇行した腸骨動脈が裂傷を受けたことが原因の場合には，このようなカテーテル治療なしには，そこからの出血はおおよそ数分以内に致命的になり得るので，特に有用である（図4-8）．図4-9にRPHが疑わしい患者の管理方法について提唱されているアルゴリズムを記載する[1]．

E 大腿部神経障害

大腿部の神経障害は，大腿動脈アプローチの合併症としてはこれもまれな部類に入る[61,62]．大腿神経の直接損傷でも起き得るし，血腫によ

[図 4-8] 腸骨動脈裂傷
（左）術前のシース挿入時血管造影が右腸骨動脈の顕著な蛇行（矢印）を示したため，蛇行部を越えるような長いシースを挿入した．（中）PCI 後，患者が腹痛を訴え，進行性に血圧が低下した．シースを再造影すると，造影剤が腸骨動脈から血管外に漏れ，膀胱の右円頂部を圧迫しているのが示され，後腹膜出血と合致した所見であった．（右）反対側からの交差的挿入を介して，裂傷を覆うために外腸骨動脈に被覆用 Wallgraft が留置された．
（Scripps Clinic の Dr. Paul Teirstein の厚意による）

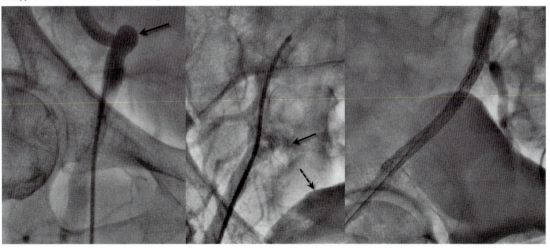

[図 4-9] 後腹膜血腫が疑われる患者の管理において推奨されるアルゴリズム
[Chetcuti SJ et al：Local arterial and venous vascular access site complication. Complications of Cardiovascular Procedures：Incidence, Risk Factors and Bailout Techniques, Moscucci M（ed），Lippincott Williams & Wilkins, Philadelphia, 2011]

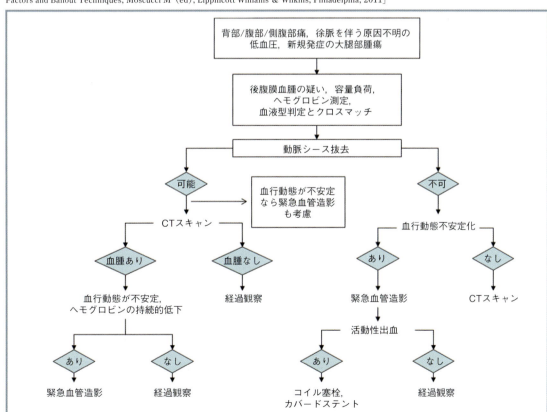

る圧迫でも，止血の際に長時間直接神経を圧迫することでも起き得る．2種類の臨床的類型が知られている[62]．1つ目は（そしてより重症度が高いのが）大きなRPHによる腰部神経叢障害であり，大腿，閉鎖，外側大腿皮の各神経に影響する．このような患者では感覚神経障害や運動機能障害が持続することがある．2つ目は鼠径部の血腫や仮性動脈瘤により大腿神経の内側皮枝または中間皮枝領域に感覚異常をきたす場合である．

F 仮性動脈瘤と動静脈瘻

仮性動脈瘤は，血腫が動脈腔と連続性を保ち続ける場合（すなわち，動脈穿刺部位を塞いでいた凝血塊の溶解後；図4-10）に発症し得る．動脈穿刺部を出入りする血流は収縮期に血腫の内腔を拡大し，拡張期には血腫内腔が減圧するように動脈腔に戻る．血腫内腔には正常の動脈壁構造（すなわち中膜や外膜）がないので，この状態は偽性または仮性動脈瘤と称される．仮性動脈瘤は，存在部位に拍動および聴取可能な血管雑音が存在するために，しばしば単純な血腫から鑑別可能であるが，デュプレックス超音波スキャンで確認できる[63]．最も小さいサイズ（径2 cm未満）の仮性動脈瘤以外は拡大し，最終的には破裂する傾向があるので，筆者らは通常，それが検出されたときには血管外科医に（一般に局所麻酔下に）修復してもらう[52]．血管外科的修復よりも侵襲度の低い代替手段には，エコーガイド下に，血液が大腿動脈を出る細い頸部を30〜60分間圧迫することがあるが，この方法は経路を恒久的に閉鎖できる可能性があり，手術が必要でなくなることもある[64]．あるいはエコーガイド下や反対側に挿入されたバルーンによる瘤頸部の閉塞中に，仮性動脈瘤に凝固促進液や塞栓用コイルを注入することもある[65]（図4-11）．径が2 cm未満の仮性動脈瘤は，超音波法による2週後のフォローアップまでに約半数が閉鎖するので，期待して経過観察してもよい[66]．

仮性動脈瘤形成を避けるために重要な点は，総大腿動脈を正確に穿刺することと，シース抜去後に最初に出血を効果的に制御することである（第6章を参照）．浅大腿あるいは大腿深動脈の穿刺（すなわち総大腿動脈分岐部以下での穿刺）は，動脈内径が小さいことと，シース抜去後にそれに対して圧迫できる骨性構造物がないために，仮性動脈瘤形成に至る可能性が有意に高い[67]．大腿骨頭下縁上に横たわる皮膚の切り込みを透視により同定することにより，効果的にこの誤りを避けることができる（第6章を参照）．効果的な最初の出血制御も必須であるが，それは，血腫の形成をなすがままに任せていると効果的な制御がより困難になるからであり，穿刺部位における早期のフィブリン栓を溶解し得るような自然の血栓溶解活性が血腫内に生じるからである．

動静脈瘻は，近接した静脈穿刺部位内への大腿動脈穿刺部位からの進行性出血によって生じる（図4-10）．これは穿刺部位上の「ブランコ」(to-and-fro)様連続性血管雑音によって同定可能であり，大腿動脈アプローチによるカテーテル手技後数日まで臨床的に明らかでないことがあり得る[68]．これらの瘻孔は時間とともに拡大し得るが，少なくとも1/3は1年以内に自然に閉鎖する．しかし，その後は外科的修復を考慮すべきである[69]．手術時に最も多い所見は低位での穿刺（すなわち，浅大腿または大腿深動脈，横行する小さな静脈枝の穿刺）であり，この大腿血管合併症を避けるためには注意深い穿刺手技を行うのが重要であることを強調するものである．

6 不整脈や伝導障害

種々の不整脈（頻脈性または徐脈性）や伝導障害が，診断的あるいは治療的心臓カテーテル法の最中に生じ得る．ほとんどは，カテーテルを右室や左室へ挿入するときの心室期外収縮（ventricular premature beats：VPBs）のように臨床的に問題はない．一方，心停止や心室細動のような不整脈は直ちに生命の危険がある．最後に，ある種の調律異常（心房細動など）はほとんどの患者では忍容できるが，重症冠動脈疾

[**図 4-10**] 通常みられる重大な大腿血管合併症
(**左上**) 右大腿動脈の仮性動脈瘤の血管造影像 (矢印) であり，鼠径部圧迫後に有意の局所血腫を合併した経皮的逆行性大腿動脈カテーテル法の 4～5 日後に発症した．動脈穿刺が (総ではなく) 浅大腿動脈 (sfa) においてなされていたことに注意が必要である．(**右上**) 仮性動脈瘤の内腔とその下の穿刺孔への外科的アプローチを示す模式図．(**左下**) 動静脈瘻の血管造影像で，大腿動脈 (fa) と大腿静脈 (fv) が同時に造影されることを示している．(**右下**) 大腿穿刺後の瘻孔形成の背後に存在する (動静脈の枝が重なり合う) 可能性のある解剖学的状況を示す模式図．
(Fukumoto Y et al: The incidence and risk factors of cholesterol embolization syndrome, a complication of cardiac catheterization: a prospective study. J Am Coll Cardiol 42: 211-216, 2003)

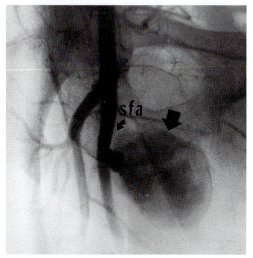

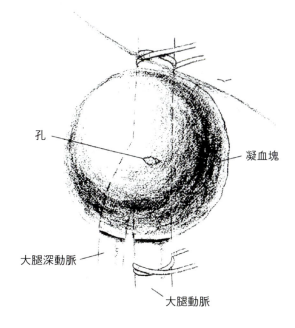

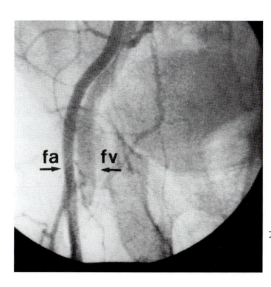

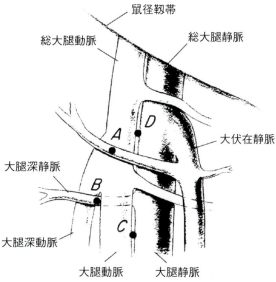

[図 4-11] 大腿部仮性動脈瘤

（左）カテーテル後の左鼠径部の拍動性腫瘤の評価のため，右鼠径部から交差的血管造影が施行され，総大腿動脈上に大きな仮性動脈瘤が示された．（中）針（矢印）を仮性動脈瘤の内腔に進め，それを造影剤注入で確認するとともに，血管形成術用バルーンを以前の穿刺部の下に位置させた．（右）血管形成術用バルーンを拡張して総大腿動脈を閉塞させた後，仮性動脈瘤内腔へ針を通してトロンビンが注入され，手技後の血管造影において内部への造影剤のさらなる流入がなくなった（矢印）ことによって示されるように，凝血塊を形成した．
(Brigham and Women's Hospital の Dr. Andrew Eisenhauer の厚意による)

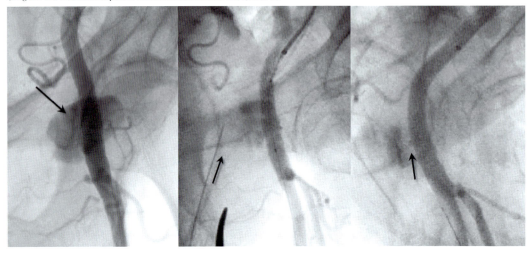

患，大動脈弁狭窄症，ないしは肥大型心筋症患者においては，過剰に心拍数を増加させることと，硬い左室の拡張期充満を維持するのに必要な心房収縮を消失させることにより，重篤な非代償性血行動態を惹起し得る．

ゆえに，安全な心臓カテーテル法の重要な一部分は，術者や看護師ないしは技師が，圧波形を表示するのに用いられるのと同じ生理学的モニタ上の体表面心電図を監視することである．モニタ装置は典型的には，術者が透視画像に集中している間にもう一つの情報伝達法として役に立つように，それぞれの QRS 波に対して信号音も生じ得る．技師は，そうしなければ術者の注意から逃れてしまう VPBs のようなあらゆる調律異常の名を大声で呼ぶよう訓練されているべきである．これらの調律異常を治療するための道具（同期ないし非同期のカウンターショックが可能な除細動器，一時的経静脈的ペーシング電極とペースメーカジェネレータ，およびあらゆる種類の抗不整脈薬など）は，すべての心臓カテーテル室において即座に利用できなければならない[2,70]．主要な調律異常を迅速に認識し，治療する能力（たとえば，時には患者が完全に意識を失う前にも，心室細動に迅速にカウンターショックをかけることによる）により，心肺蘇生（CPR）を開始しなければならないような完全な心肺停止への進行を避けることが可能である．それでも，すべての術者と心臓カテーテル室の補助スタッフは，彼らの一次および二次救命処置（ACLS）の資格を 2010 年に出版された最も新しいガイドライン[71-75]の内容を含む最新のものにしておき，必要なときには，遅れなしに呼吸および循環補助を開始できるよう備えておくべきである．それらのガイドラインをここに繰り返すことは本書の範囲を越えているであろうが，心臓カテーテル手技中の不整脈についての以下の解説はガイドラインにかなったものである．

Ⓐ 心室細動

心室期外収縮ないしは短い（3〜5 拍の）心室頻拍は，カテーテルが右室や左室に挿入されるときにはまれではない．先端にバルーンの付いた右心カテーテルでさえも，30％までの患

者に心室頻拍のショートラン，3％の患者に持続性心室頻拍，0.7％の患者に心室細動を生じ得る[76]．すなわち，右室内でカテーテルの位置を制御することや，右室流出路を円滑に通過させることが重要である．同様の問題は，ピッグテールカテーテルを左室中部に先端が自由になるように注意深く挿入する場合にも当てはまる（第 17 章を参照）．期外収縮が急に増えた場合，または心室頻拍の連発が始まった場合には，基本心調律が回復するように，刺激となっているカテーテルの位置を直ちに変えなければならない．冠動脈インターベンション中にガイドワイヤの先端が小さな心筋内分枝（通常は左前下行枝の中隔枝）に挿入されたときに誘発される心室期外収縮についても同様である．ガイドワイヤを少し引いて，主要血管の中に位置させるべきである．これらの機械的刺激以外では，カテーテルによる「漏出性」電流の心臓への伝導によっても心室細動が誘発され得る．しかしこの問題は，2 つの露出したいかなる伝導性表面間でも漏出性電流を最大 20 μA に抑えられるよう，心臓カテーテル室内に標準化されたアースシステムを採用することにより，解決された[70]．

心室頻拍や心室細動はカテーテル操作により生じ得るが，右冠動脈への［特にイオン性（高浸透圧性）造影剤を用いた］注入に伴うものが最も多い．この問題は現在の低浸透圧性造影剤ではより少ない（第 2 章を参照）が，造影剤注入が遷延した場合や，カテーテル圧が部分的にダンプした状態で行われた場合には現在でも生じ得る（第 15 章を参照）．しかし，冠動脈造影に用いられる注入技術や造影剤定式化の変化は，この合併症の頻度を，1973 年の Adams の発表における 1.28％[38] から，Montreal Heart Institute より発表された 1970～1974 年の連続例における 0.77％[9]，SCAI 登録研究における 0.4％未満[7] へと低下させており，現在では，非イオン性の低浸透圧性造影剤の日常的な使用により 0.1％となっている．しかし，検査前に QT 延長を呈した患者においては，心室細動の頻度はやや高い可能性がある[77]．

最も治療抵抗性の心室期外収縮のいくつかは，重大な貫壁性虚血，または早期の心筋梗塞が背景にある．心室細動や不安定な心室頻拍は迅速なカウンターショックによって治療すべきであるが，重症度の低い心室期外収縮は，アミオダロン（10 分かけて 150 mg 投与し，ブレイクスルー期外収縮に対してさらに 10 分かけて 150 mg を追加でボーラス投与し，その後 1 mg/min で 6 時間，さらに 0.5 mg/min で持続静注する），またはプロカインアミド（血圧低下，50％以上の QRS 幅の拡大や QT 間隔延長を監視しながら，総投与量が 17 mg/kg 超えないように 20～50 mg/min で投与する）の経静脈的投与に反応し得る[72]．アミオダロンは虚血性であるため心室期外収縮に非常に効果的であるが，脂溶性低血圧を生じ得る表面活性剤（Tween-80）と化合させなければならない[78]．この溶剤を含まない製剤が今は米国において使用可能になっている．硫酸マグネシウム（2 分かけて 1～2 g 静注投与）は，低マグネシウム血症が疑われる例やトルサードドポアンツに対して投与してもよい．なお，カテーテル室で生じるような目の前で起きて迅速に治療される心室細動が，遷延する心停止に陥ることはまれである．しかし，そのような場合には，正式の ACLS プロトコール[79, 80] を始めるべきである．もちろん，前胸部の圧迫およびバッグ・マスク換気は，カウンターショックに即座に反応しない心室細動の場合には気管挿管への準備がなされる間に開始すべきである．

Ⓑ 心房不整脈

心房期外収縮は，カテーテルを右房から上大静脈に進める際，ないしは右心系の拡大した患者において通過を容易にするために右房内でループを形成する際に多くみられる．これらの期外収縮は通常，カテーテルの位置を変えれば鎮静化するが，感受性のある患者では心房粗動または細動に進展し得る．これら両方の不整脈は，数分から数時間の間に自然に洞調律に復帰し得るが，それらが虚血や不安定な血行動態をもたらす場合には追加治療を要する可能性があ

る．心房粗動は短時間（15秒）の右房急速（300～400拍/min）バーストペーシングによって治療可能であり，洞調律への復帰，ないしは（より心室応答が制御された）心房細動の発症が期待できる[81]．心室細動を誘発する可能性があるため，バーストペーシング中にカテーテルが心室内に入り込まないよう，心房ペーシング部位の安定化を確実にするよう注意を払わなければならない．

カテーテル中の心房粗動や心房細動は一般に良性であるが，心室応答が速い（100拍/min超）場合，もしくは僧帽弁狭窄，肥大型心筋症，または左室拡張機能障害の患者において心房収縮の消失が低血圧を生じる場合には，臨床的な後遺症を生じ得る．このような患者において忍容性が不良である場合には，心房細動や粗動は同期化直流除細動を要する可能性がある．有意の血行動態異常を生じていない場合には，静注β遮断薬（メトプロロール5 mg，またはエスモロール[82]）を30秒で500 μg/kg ローディング後，50 μg/kg/min から持続静注を開始し，最大量 300 μg/kg/min まで増量可能である），またはカルシウム拮抗薬（ジルチアゼムまたはベラパミル）を開始し，心室応答のコントロールが十分に達成されるまで増量してもよい．いったん心室応答が制御されたならば，正常洞調律への薬剤による復帰は，通常プロカインアミドまたはイブチリドの経静脈的投与によって達成可能である[83]．後者は QT 延長およびトルサードを生じ得るので，他の QT 延長性の薬剤を使用中であったり，低カリウム血症や低マグネシウム血症を有していたり，徐脈であったり，または投与前の QT 間隔が 440 msec 超であったりする患者には投与すべきではない．しかし，心房粗動または心房細動によって血行動態が有意に不安定となった場合には，最も迅速で信頼性のある治療法は同期化除細動（適当な静脈麻酔後に 35～50 ワット・秒より開始）である．

発作性上室頻拍のような他の QRS 幅の狭い頻拍は，迷走神経刺激操作（頸動脈洞マッサージ）や，ベラパミルまたはアデノシンの静脈内投与により治療可能である．同期化直流除細動は血行動態異常を伴う遷延化した発作に対してのみ行われるべきである．しかし，Wolff-Parkinson-White 症候群が背景にある場合には，これらの薬剤は避けるべきであり，アミオダロンの適応となる．

C 徐脈性不整脈

一過性の心拍数減少は，冠動脈造影中，特に高浸透圧性イオン性造影剤を用いた右冠動脈注入の終わりに頻繁に生じる．力強く咳をすることは，冠動脈から造影剤を除去すること，心停止中に大動脈圧と脳灌流を保持すること，および正常の心調律に復帰することの助けとなるので，患者は力強く咳をするよう指示される可能性があり，そのように指示されたときには躊躇なくそうしなければならないことを手技の始めに伝えておくべきである．この問題は現在では，低浸透圧性造影剤の広範な使用によりはるかに低頻度になっている（第2章を参照）．

血管迷走神経反射は，低血圧，嘔気，欠伸および発汗を伴う徐脈を示すが，徐脈がより遷延するときに疑うべきである．これは心臓カテーテル室で最も普通にみられる合併症の一つ（大まかに頻度は3％）であり，特に体液量減少を背景に，痛みおよび不安により誘発される．高齢の患者の一部は，明白な徐脈所見なしに血管迷走神経反射の低血圧所見を呈し得る[84]．Landau らの研究[85]によると，このような反射の80％以上は血管穿刺時に起こり，16％はシース抜去中に起こった．このことから，手技前に十分鎮静しておくこととカテーテル挿入前に十分局所麻酔を施すことの重要性がわかる．血管迷走神経反射に対する治療には，以下のようなものがある；(a) 痛みを伴う刺激の中止，(b) 急速容量負荷（リネンパック上に下肢を挙上し，静脈シースの側孔または末梢静脈ラインを通して生理食塩水を手押しで注入），および (c) アトロピン投与（0.6～1.0 mg 静脈内投与）．低血圧が持続する場合には，さらに昇圧薬（ノルエピネフリンまたは Neo-Synephrine）が必要となる可能性がある．血管迷走神経反射

自体は良性である傾向にあるが，重症の弁膜性心疾患を有する患者は，迷走神経反射がきちんと治療されず低血圧が持続したままであると，重症かつ不可逆性の代償不全さえも経験し得る．（シース挿入または抜去中ではなく）カテーテル操作中に血管迷走神経が頻発する場合にも，前述の治療を行うべきであるが，術者は迷走神経刺激が，心膜が血液により刺激されるような心臓穿孔（後述を参照）の最も早い徴候であることを理解しておくべきである．

伝導障害（脚ブロックまたは完全房室ブロック）は，心臓カテーテル中の徐脈のまれではあるが潜在的に重大な原因である[86]．それらは，右心カテーテル中にカテーテルが右脚の領域を強く押すときに突然引き起こされ得る．これはモニタ心電図上のQRS群に一時的変化を生じるが，既存の左脚ブロックを有する患者以外では治療を要さない[87]．既存の左脚ブロックに右脚ブロックが重なると，十分な補充調律（すなわち房室接合部補充調律）が引き続き生じなければ，心停止や血管虚脱が結果として起こり得る．同様の筋書きは，既存の右脚ブロックを有する患者において，大動脈弁通過に際して左脚ブロックを生じるときにもみられる可能性がある．

完全房室ブロックが発症したときに，房室接合部補充調律が不十分で血行動態が悪化した場合には，まれにしか有効でないが，副作用がほとんどないので，アトロピンをとにかく投与すべきである．咳をすることは，一時ペーシングカテーテルを挿入する間，循環を補助し，意識を保つのに役立つ可能性がある．イソプロテレノール（Isuprel）も有用である可能性があるが，一時ペーシングを迅速に開始できるカテーテル室においては，適応となることはまれである．かつては，脚ブロックを呈する患者や，右冠動脈インターベンションが予定される患者において，予防的に一時ペーシングカテーテルが挿入されていたが，あからさまな心停止はまれであり，一般にペーシングカテーテル挿入に十分な時間があるので，これは行われなくなった．筆者らが最近，予防的右心カテーテルを留置する手技は，ロータブレータないしは血栓吸引療法のみである（特に右冠動脈や左回旋枝において）．

7 心臓ないしは大血管の穿孔

心腔，冠動脈ないしは胸郭内大血管の穿孔は，幸いなことに診断的カテーテル法においてはまれなイベントである．1968年からの共同研究[88]においては，100例（0.8％）の患者が診断的カテーテル中に穿孔をきたした．ほとんどは心腔，特に右房（33例），右室（21例），左房（10例），および左室（10例）に生じていた．ほとんど（33例中30例）の右房穿孔は経中隔カテーテル法に伴っていた．右室は，残りの（非経中隔）診断的手技において最も多い穿孔部位であり，硬いカテーテル［平織りDacron製右心用（すなわちCournand），心内膜心筋生検用，あるいは一時ペーシング用］の使用に関連していた．高齢の女性（65歳超）は特に穿孔を起こしやすいようであるが，それは右心系心腔の壁がより薄い傾向にあるからである．

心臓穿孔を生じたときには，迷走神経刺激（前述の血管迷走神経反射を参照）による徐脈と低血圧が先触れとなる[89,90]．血液が心膜腔に集積するにつれて，心陰影は拡大し，透視上の心臓辺縁の正常の拍動は不明瞭になる．タンポナーデの血行動態所見は，奇脈とy谷の消失を伴う右房圧上昇のかたちで発現し得る（第23章を参照）．患者が血行動態上安定である場合には，ポータブルの経胸壁心エコー像は心膜腔に血液が存在することを明らかにするのに有用であるが，血行動態異常が重篤ないしは進行性である場合には，剣状突起下アプローチにより即座の心膜穿刺を施行すべきである（第38章を参照）．筆者らは，18ゲージの針，先端J型ガイドワイヤ，および多数の側孔を有する先細りカテーテルを含むディスポーザブルのキットを使用しており，カテーテル室において即座に使用可能である．心膜穿刺がいったん状態を安定させたならば，術者は穿孔部位を縫合するために緊急手術が必要となるか否かを判断しなけ

[表 4-2] Ellis による冠動脈穿孔の分類

	形態	臨床的転帰
タイプⅠ	外膜への損傷はあるが血管外漏出なし	ほぼ問題なし．ステント留置で治療する
タイプⅡ	心膜や心筋への染まりはあるが漏出や 1 mm 以上の孔なし	遠隔期にタンポナーデの可能性あり．慎重な経過観察が必要
タイプⅢ	1 mm 以上の孔で明らかな血管外漏出	タンポナーデのリスクが高く，抗凝固のリバースを要し，緊急性が高い
タイプⅢ (心腔内漏出)	解剖学的心腔（冠静脈洞，心房，心室など）への穿孔	おおむね良好な経過．瘻孔形成あり．大きな穿孔，冠動脈盗血を避けるために修復の必要もあり

ればならない．事実，Mayo Clinic から出た 18 年間にわたる報告[90]に例証されているように，ほとんどの穿孔は閉鎖するので手術は不要である．この期間に，弁形成術の 1.9％，電気生理学的検査の 0.23％，冠動脈形成術の 0.08％，診断的カテーテル法の 0.006％など，92 例（侵襲的手技の 0.08％）の患者が心タンポナーデを発症した．多く（57％）の患者は，心膜穿刺時に明らかな血行動態虚脱状態（収縮期血圧 60 mmHg 未満）にあった．心エコーガイド下の心膜穿刺は 91 例において成功し，症例の 82％においては唯一必要な治療であった（残りの 18％は外科的治療を必要とした）．この連続例において手技死亡はなかったが，3 例の主要な合併症（気胸，肋間動脈損傷，および右室裂傷）があり，7 例（8％）は手技後 30 日以内に死亡した．

しかし，現代のインターベンションカテーテル室においては，タンポナーデの最も多い原因は冠動脈の穿孔または破裂である．これは，診断的カテーテル法の時代には聞いたことがなく，バルーンのみの冠動脈形成術の時代では報告に値する程度のまれな合併症であった[91]．親水性被覆のガイドワイヤ，糖蛋白Ⅱb/Ⅲa 受容体阻害薬，および積極的なアテレクトミー技術の使用により，冠動脈穿孔の発生頻度は 1％にまで高くなっている可能性がある[92-94]．冠動脈穿孔の分類は表 4-2 に示す通りである．穿孔のうちのあるもの，特に局所的な血管周囲の造影剤の染まりを伴う血管壁への深い損傷にとど

まっているものは，単純に観察のみでよい（タイプⅠ）．しかし，このような患者は，手技後数時間のうちに遅発性タンポナーデを生じるリスクがあるので，治癒を期待しながら観察しなければならない．それに対し，特に患者が十分な抗凝固療法を受けているとき，または，糖蛋白Ⅱb/Ⅲa 受容体阻害薬を投与されているときには，フリーの穿孔は数秒から数分以内に明らかなタンポナーデの発症に至る可能性がある（タイプⅢ）（図 4-12）．最初の対応は，穿孔部位にかかるバルーンカテーテルの拡張によって，漏出部位を閉鎖することである．いったん穿孔を生じた際には，可能であれば抗凝固療法は一般に中和されるべきである［たとえば，ヘパリン 1,000 単位に対して硫酸プロタミン 1 mL（1 mg 相当）を投与する］．血行動態的異常が存在する場合には，心膜穿刺が必要となる可能性がある．多くの局在化した冠動脈穿孔は長時間のバルーン拡張と抗凝固療法の中和によって閉鎖するが，進行性の出血は通常はフリーの穿孔を示唆する．その場合には，非外科的な治療上の選択には，出血部位が遠位部の細小血管であるときのコイル塞栓術や，より大きな近位部血管における穿孔部位を閉鎖するためのカバードステント（第 31 章を参照）の留置などがある．しかし，進行性の漏出を伴うフリーの穿孔は緊急外科的修復術の強い適応である[93,94]．

大血管（大動脈または肺動脈）の穿孔は非常にまれである．大動脈は，上行大動脈解離や大

[図4-12] 冠動脈穿孔と管理

（左上）6Fカテーテルを通して左前下行枝中部に留置したステントの18気圧での後拡張の直後に，フリーの造影剤漏出を伴う冠動脈穿孔が認められた（矢印）．（右上）患者は数分以内に低血圧となり，剣状突起下から心膜穿刺を施行する間に，漏出を閉鎖するために血管形成術バルーンを穿孔部位内で再拡張した．（左下）反対側の鼠径部より8Fのガイディングカテーテルを左冠動脈入口部に挿入し，ワイヤとJomedカバードステントを穿孔部位まで進めた．（右下）このステント留置後，さらなる血管外漏出はなく，ヘパリンは中和せず，同時に糖蛋白Ⅱb/Ⅲa受容体阻害薬の投与が右冠動脈と近位左前下行枝に留置されたステントの開存性を守るために継続された．

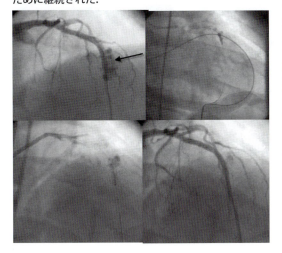

動脈瘤によって弱くなっている場合以外では，穿孔に抵抗するのに十分なくらい弾性的である．しかし，針を前に向けすぎて経心房中隔穿刺を試みる間には，大動脈穿刺が生じ得る（第6章を参照）．上行大動脈解離も，ガイディングカテーテルの激しい操作や，近位冠動脈解離の結果として生じる可能性がある[92]．解離が血管造影上限局したままであり，大動脈基部の始めの数cmに限られている場合には，通常，内科的に管理可能であり，数週間で軽快するであろう（図4-13）．

肺動脈破裂もまれであるが，これらの壁の薄い血管に先端が硬いガイドワイヤを使用しないよう注意が必要である．肺動脈分枝の穿孔は，（左ないしは右主肺動脈ではなく）遠位の枝に挿入中にバルーン浮揚カテーテルを拡張したときに報告されている[95]．患者は典型的には，明るく赤い血液の大量の喀出と呼吸促迫を発症する．この状態は，近位肺動脈のタンポン止血，出血している枝の塞栓術，および損傷を受けていない肺を保護するためのダブルルーメン気管内チューブの挿入（または緊急肺葉切除術ないしは肺切除術でさえも）を必要とする．裂傷を起こした肺動脈が下となるような体位を患者にとらせると，ダブルルーメン気管内チューブが挿入されるまで，非損傷肺の通気を維持するのに有用である．この重大な合併症を避けるためには，透視下やベッドサイドで明らかな肺動脈圧波形がない場合に，先端バルーン付きカテーテルを肺動脈遠位においては決して拡張すべきではなく，また，ちょうど圧波形が変化するまで（すなわち肺動脈から肺動脈楔入部まで），ゆっくりと徐々に拡張すべきである．

8 感染症および発熱反応

心臓カテーテル法は本質的に無菌的な手技であるため，感染症は非常にまれである．推奨されている手技には，カテーテル挿入部位の剃毛とクロルヘキシジンによる消毒，無孔性の覆布の使用，術者の適切な着衣（術衣，ガウン，無菌手袋など）などがある[96,97]．心内膜炎の予防は，心臓カテーテル法が標準的な無菌予防策にしたがって施行されるときには通常は推奨されないが，長時間の，または複雑なPCIの後には菌血症が報告されており[98]，ゆえに，最初の診断的手技時に挿入されたシースを交換することによって引き続きインターベンションを施行する際や，複雑な手技を受ける高リスクの患者（人工弁）において，あるいは無菌的手技に何らかの支障が疑われるときには，手技30〜60分前のセファロスポリン単回投与を考慮すべきである．最初の診断的手技から2週以内に手技を繰り返すときには，同一の鼠径部を早期に再使用すると感染率が上昇することが報告されているので，反対側の鼠径部を使用すべきである[99]．大腿動脈グラフトを介してカテーテル法を施行するとき[100]や，異物（たとえば大腿部

[図 4-13] ガイディングカテーテルによる右冠動脈解離の大動脈基部への進展
（左）右冠動脈の血管形成術を試みている最中に，広範な冠動脈解離（矢印）を生じ，造影剤の大動脈基部壁内への進展を伴った（矢頭）．（右）造影 CT は大動脈右側の限局化した血腫を示したが（矢印），治癒を期待して保存的に管理され，フォローアップの CT 検査では軽快していた．
（Goldstein JA et al：Aortocoronary dissection complicating a percutaneous coronary intervention. J Invasive Cardiol 15：89-92, 2003）

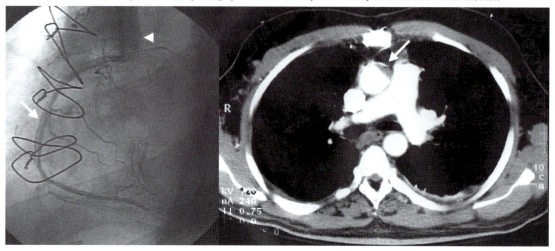

閉鎖デバイス；第6章を参照）を留置するときには，感染を起こしやすく，悲惨な転帰をもたらす可能性があるので特別な注意を払うべきである．

ACC/AHA のガイドラインでは，術者が外科的手洗いを行うこと，大腿アプローチの手技中に手術帽やマスクを着用することを強制していない[2]．しかしこれらの予防策は，上腕アプローチによるカテーテル法においては大腿アプローチよりも感染のリスクが 10 倍高い（0.62％対 0.06％）ため推奨される．十分な無菌的予防策（手洗い，帽子，および飛沫防止遮蔽のついたマスク）は，手技が長引くとき，シースを一定期間留置するとき，ステントまたは恒久的ペースメーカを植込むとき，または血管グラフトを穿刺するときには，大腿アプローチに際しても強く勧められる．術者の中には帽子やマスクを着用しないことを好む者もいるが，現在までに，おそらく心臓カテーテル室で感染したと思われる生命を脅かすようなステント，鼠径部，あるいは播種性の感染症が報告されている[98]．さらに心臓カテーテルを施行する術者は患者の血液中の病原体に曝露されており，それによる感染のリスクがある．したがって，帽子，マスク，ゴーグルを含む防護用具を装着することは，（強制ではないにせよ）米国職業安全衛生管理局（Occupational Safety and Health Administration：OSHA）の普遍的予防策ガイドラインに推奨されており，術者を血液による汚染から防護するためにも，また患者の感染リスクを減らすためにも強く推奨される[2, 97]．

これらの予防策を用いても，飛沫，手袋の穿孔，および針刺しによる血液の曝露は，心臓カテーテル室の環境で働く際の最大のリスクの一つである．手技後に術野を片付ける際，術者や補助職員がうっかり触ってしまわないように，鋭利なものはすべて背後の台の上に分離しておくように注意を払うべきである．B 型肝炎に対するワクチンは検査室のすべての人員に勧められ[101]，穿刺あるいは裂傷を受けた全員は，カテーテル室の責任者と，抗 HIV 治療を実施する選択肢を与えるべき従業員健康部門に事故を報告すべきである．2 種類のヌクレオシド類似体逆転写酵素阻害薬（通常はジドブジンとラミブジン）に加えて蛋白分解酵素阻害薬（インジ

ナビルまたはネルフィナビル）の投与は，HIV陽性患者からの血液で汚染された中空の穿刺針による針刺し後数時間以内に開始し，続いて起こる感染のリスクを低減させるために4週間継続すべきである[102]．

患者間の汚染のリスクを除去するために，筆者らは薬剤用ガラス瓶の多重使用を避け，手技間には部屋を徹底的にきれいにしている．こうした予防策を用いると，感染が手技後の発熱の原因であることは比較的まれである．患者は通常の発熱時の評価（胸部X線，尿検査，血算，血液培養）を受けるべきであるが，他の2つの原因を考慮すべきである；すなわち，静脈炎が上腕アプローチによるカテーテル法後に発症する可能性があり，微熱と，侵された静脈上に横たわる温かく圧痛のある索状物を伴うこと，また発熱反応は，カテーテル法施行中，ないしは施行後1時間以内に悪寒・戦慄を伴い発症し得るが，華氏102度（約38.9℃）まで上昇する短時間の発熱スパイクも伴うことである．以前には普通にみられたこれらの反応は，不完全に洗浄されたカテーテル表面に残存した汚染物質の存在によって生じていたが[103]，ディスポーザブルで1回使用となる商業ベースのカテーテルへの切り替えにより事実上除去された．

9 アレルギーおよびアナフィラキシー反応

心臓カテーテル法は，3種類の物質に対するアレルギーまたはアナフィラキシー反応を突然引き起こし得る；すなわち，（a）局所麻酔薬，（b）ヨード化造影剤，（c）硫酸プロタミンである．局所麻酔薬に対する真のアレルギーを生じるが，より古いエステル製剤（たとえばプロカイン）を用いた場合のほうが，より新しいアミド製剤（リドカイン，ブピバカイン）を用いた場合よりも頻度が高い[104]．これらの製剤に対するアレルギー反応と称されるもののあるものは，実際には血管迷走神経反射か防腐剤に対する反応である．局所麻酔薬へのアレルギー反応の既往を主張する患者に関しては，防腐剤を含まない麻酔薬（ブピバカインまたはメピバカイン）や他の種類の麻酔薬（アミドに対するエステル）の使用が，局所麻酔薬なしの手技に対する代替手段である．

最も普通のアレルギー反応（手技の1％以下）はヨード化造影剤によって誘発される．真のアナフィラキシー反応（IgEを介する）とは異なり，造影剤に対する反応は，循環する好塩基球および組織肥満球の直接的な補体活性化による脱顆粒（すなわちアナフィラキシー様反応）を伴うように思える[105]．ヒスタミンその他の作動物質の放出が臨床症状（くしゃみ，蕁麻疹，口唇と眼瞼の血管浮腫，気管支攣縮，あるいは極端な例では著明な全身血管拡張による四肢の暖かいショック）を生じる．これらは軽症，中等症，重症に分類できる（表4-3）．このような反応のリスクは，β遮断薬内服中の患者，他のアトピー性障害，ペニシリンアレルギーや魚介類（有機ヨードを含有）に対するアレルギーを有する患者において増加し，以前に造影剤に対して反応を呈した患者においては15〜35％にも及び得る．アトピー反応を有する患者や，造影剤アレルギーの既往がある患者では前投薬が推奨される．甲殻類に対するアレルギーと造影剤アレルギーとの関連については現在まったくデータがない．したがって，甲殻類や魚介類アレルギーの患者に対する前投薬は今では推奨されていない[2, 108]．広く使用されている前投薬は，（a）プレドニゾロン50 mgを造影剤使用の13時間，7時間，1時間前にそれぞれ経口投与，（b）ジフェンヒドラミン（Benadryl）50 mgを造影剤投与1時間前に静注，筋注，または経口投与，あるいは（c）それに加えてH_2遮断薬を投与というものである．抗ヒスタミン薬の追加投与は副作用の発現，特に皮膚症状の発現を抑制することに役立つ．また，造影剤の副作用の既往のある患者ではβ遮断薬をいったん中止することも勧められている．より新しい低および等浸透圧性の非イオン性造影剤（第2章を参照）の使用により，安全境界はさらに広くなっている．イオン性造影剤に対する副作用の既往があっても非イオン性造影剤にも重篤な交差反

[表 4-3] アレルギー反応の分類

	分類 1[106]	分類 2[107]
軽症	嘔吐・嘔気，くしゃみ，眩暈などが 1 回のみ	咳，紅斑，蕁麻疹，鼻閉，瘙痒感，咽頭瘙痒感，くしゃみ
中等症	蕁麻疹，紅斑，2 回以上の嘔吐，発熱または寒気（またはその両方）	徐脈，気管支痙攣，胸痛，呼吸困難，顔面浮腫，高血圧，一過性低血圧，軽度の低酸素血症，頻脈，びまん性蕁麻疹
重症	ショック，気管支痙攣，喉頭痙攣，喉頭浮腫，意識消失，痙攣，血圧上昇または低下，不整脈，狭心症，血管浮腫または肺水腫	中等度〜重度の低酸素血症，喉頭浮腫

[Moscucci M：Complications of contrast media：contrast induced nephropathy, allergic reactions, and other idiosyncratic reactions. Complications of Cardiovascular Procedures：Incidence, Risk Factors and Bailout Techniques, Moscucci M（ed），Lippincott Williams ＆ Wilkins, Philadelphia, 2011]

応を生じる率は 1％未満である[109,110]．この副作用という点では，交差反応がいまだに生じる可能性のあるイオン性の低浸透圧性造影剤よりも真の非イオン性造影剤のほうがより望ましい．重篤な造影剤アレルギーの既往のある患者においては，非イオン性造影剤の使用はステロイドと抗ヒスタミン薬による前投薬と組み合わせることができるが，そのようにしてもブレイクスルーアレルギー反応は生じ得る[111,112]．

文書で明らかに証明された重症造影剤アレルギー反応の既往を有する患者が再度のカテーテル法を必要とするときには，カテーテルに造影剤を満たす前に大動脈圧を記録すべきであるが，それはこのような少量の造影剤でも有意のヒスタミン放出を生じる可能性があるからである．冠動脈に対する重要な造影像は最初に撮っておくべきであるが，それは左室造影に対する重症造影剤反応はさらなる血管造影を不可能にするからである．重篤な反応が生じた場合には，希釈したエピネフリンの静注によって回復させ得る．1：10,000 のエピネフリンを 1 mL（すなわち，1 mL あたりエピネフリン 0.1 mg）救急カート上の注射器から吸引し，さらに全容量が 10 mL となるように希釈し（10 μg/mL），フラッシュ用の溶液と間違えないようにラベルを付ける．エピネフリンは右心カテーテルの内腔に，動脈圧が回復するまで毎分 1 mL（または 10 μg）ずつボーラス投与する．総量で 10 mL（100 μg）を超えて投与しなければならないことはまれであり，過剰な投与は避けるべきであるが，それは致死的な高血圧，頻脈，ないしは心室細動さえも突然引き起こすからである．

造影剤に対する反応はカテーテル室で最も普通のアレルギー反応であるが，サケの卵由来の生物学的産物である硫酸プロタミンに対する反応も生じ得る．硫酸プロタミンに対するアレルギー反応は，NPH インスリン（硫酸プロタミン含有）を投与されているインスリン依存性糖尿病患者においてより多いように思える[113]．最近の実地では，ほとんどの診断的カテーテル法に対してヘパリンが用いられず，穿刺部閉鎖デバイスが広く用いられているので，心臓カテーテル室において硫酸プロタミンが投与されることはまれである．表 4-4 にこれらのアレルギー反応への対応をまとめてある[112]．

考慮すべきもう一つのアレルギー反応は，カテーテル室においてはまれにしかみられないが，ヘパリン誘発性血小板減少症（heparin-induced thrombocytopenia：HIT）である[114,115]（後述を参照）．10％までの患者が，直接的な非免疫的機序によって，ヘパリンへの曝露 4 日後に 5 万未満への血小板数の減少を経験する（いわゆる HIT-1）．しかし，もっとより少ない数（1％未満）の患者は，ヘパリンと血小板第Ⅳ因子の複合体に結合し，血小板活性化を生じる抗体

[表 4-4] 造影剤アレルギーの際に推奨される治療法

蕁麻疹や皮膚瘙痒感	1）経過観察 2）ジフェンヒドラミン 25～50 mg 静注 ■反応しない場合 3）エピネフリン 0.3 mL（1：1,000 希釈液）皮下注，15 分かけて，1 mL まで 4）シメチジン 300 mg，またはラニチジン 50 mg を 20 mL 生理食塩水とともに静注，15 分かけて
気管支痙攣	a）O₂ マスクで酸素投与 b）酸素分圧測定 ■軽症 アルブラロール吸入 2 回 ■中等症 エピネフリン 0.3 mL（1：1,000 溶液）皮下注，15 分まで 1 mL ■重症 1）エピネフリン：ボーラスで 10 pg/min，その後点滴静注 1～4 pg/min．血圧と心電図モニタで効果が出るまで観察 2）ジフェンヒドラミン 50 mg 静注 3）ヒドロコルチゾン 200～400 mg 静注 4）必要なら H₂ 遮断薬（シメチジン，ラニチジン）を上記のように ■エピネフリン静注用溶液 ボーラス：0.1 mL（1：1,000 溶液），または 1 mL（1：10,000 溶液）を 10 mL 生理食塩水とともに（10 pg/mL） 点滴静注：1 mL（1：1,000 溶液），または 10 mL（1：10,000 溶液）を 250 mL 生理食塩水とともに（4 pg/mL）
顔面浮腫や喉頭浮腫	■麻酔科医を呼ぶ ■気道確保 a）マスクで酸素投与 b）挿管 c）気管切開の準備 ■軽症 エピネフリン 0.3 mL（1：1,000 溶液）皮下注，15 分かけて，1 mL まで ■中等症，重症 1）エピネフリンを上記のように 2）ジフェンヒドラミン 50 mg 静注 3）酸素分圧測定，動脈血液ガス分析 4）必要なら H₂ 遮断薬を上記のように
低血圧ショック	■麻酔科医を呼ぶ ■気道確保 a）マスクで酸素投与 b）酸素分圧測定，動脈血液ガス分析 c）挿管 d）気管切開の準備 1）同時に a）エピネフリン：ボーラスで 10 pg/min，十分な血圧の上昇が得られるまで投与する．その後，点滴静注 1～4 pg/min を，血圧が保持される程度に行う．生理食塩水は上記のように準備する b）大量の 0.9% 生理食塩水を静注（最初の 1 時間で 1～3 L） 2）ジフェンヒドラミン 50～100 mg 静注 3）ヒドロコルチゾン 400 mg 静注 4）中心静脈圧 /Swan-Ganz カテーテル ■反応しない場合 5）必要なら H₂ 遮断薬を上記のように 6）ドパミン 2～15 pg/kg/min 静注 7）心肺蘇生

[Moscucci M：Complications of contrast media：contrast induced nephropathy, allergic reactions, and other idiosyncratic reactions. Complications of Cardiovascular Procedures：Incidence, Risk Factors and Bailout Techniques, Moscucci M（ed）, Lippincott Williams ＆ Wilkins, Philadelphia, 2011/Goss JE et al：Systemic anaphylactoid reactions to iodinated contrast media during cardiac catheterization procedures：guidelines for prevention, diagnosis, and treatment. Laboratory Performance Standards Committee of the Society for Cardiac Angiography and Interventions. Cathet Cardiovasc Diagn 34：99-104, 1995 より改変）

による，動脈および静脈血栓症を伴う血小板数の重大な減少を示す［HIT-2，またはヘパリン誘発性血栓性血小板減少症（heparin-induced thrombocytopenia and thrombosis：HITT）］[116]．この合併症は，ヘパリンに対する感作の既往がなければ，通常5日後までは発症せず，血液検査によって診断可能であるが，血液検査は血小板減少症を発症したすべての術後患者において施行すべきである．陽性である場合には，非ヘパリン性の（すなわち，非分画ヘパリンでも低分子ヘパリンでもない）代替的抗凝固薬を使用すべきである（後述を参照）．冠動脈インターベンション手技後に血小板減少症を発症した場合には，糖蛋白Ⅱb/Ⅲa受容体阻害薬で治療されている患者の1〜3％に発症する血小板減少症と鑑別するために，抗ヘパリン抗体の測定が特に重要である（後述を参照）．

10 造影剤腎症，急性腎障害

一時的ないし恒久的な腎機能障害は，心血管造影の起こり得る重大な合併症の一つである．造影剤腎症（contrast-induced nephropathy：CIN）の潜在的機序には，血管運動不安定性，糸球体蛋白透過性の亢進，直接的尿細管障害，あるいは尿細管閉塞などがある．患者の少なくとも5％は，心血管造影後に血清クレアチニンの一時的上昇（0.5 mg/dL以上，または25％の相対的上昇）を経験し[117]，CINは院内発症腎不全の3番目に多い原因となっている．それは，一般的なカテーテル患者の15％，ないしは糖尿病，既存の腎機能障害，多発性骨髄腫，体液量減少や，他の薬物療法［たとえば，ゲンタマイシン，アンジオテンシン変換酵素（ACE）阻害薬，非ステロイド系抗炎症薬（NSAIDs）］などの危険因子を有する患者の50％以下に生じる可能性がある．このようなクレアチニン上昇のほとんどは乏尿性ではなく，1〜2日以内に最大値となり，7日目までには前値に戻るが，まれには慢性透析を必要とするレベルまで上昇し続けることがある．CINの発症は入院期間を延長し，院内死亡率の5倍の上昇を伴う[118]．透析を必要とする場合には，死亡率はさらに（CINに伴う1.1〜7.1％からCIN＋透析に伴う35.7％まで）上昇する．

CINに対する主要な防御策は，造影剤の総量を3 mL/kg（あるいは，血清クレアチニンの前値の上昇している患者では5 mL/kgを血清クレアチニン値で除した量）に制限することである[119, 120]．1990年のSCAIの登録研究においては，カテーテル法施行中に投与された造影剤の平均量は，診断的手技に対しては130 mL，血管形成術手技に対しては191 mLであり，腎機能が正常な患者に対する3 mL/kgという制限[7]は通常は可能なはずである．腎機能が低下した患者，特に糖尿病を有する患者では，造影剤の総量を押し上げる可能性のある，不必要な血管造影方向や，インターベンション用のワイヤおよびデバイス挿入中の多数回の造影剤のショットを制限することに余分の注意を払わなければならない[119, 120]．第2章に記載されているように使用可能な造影剤は高浸透圧性，低浸透圧性，そして等浸透圧性に分類される．低浸透圧性造影剤は高浸透圧性造影剤に比較して腎機能障害を有する患者においてCINの発症が低いというデータが得られている[121]．等浸透圧性造影剤（イオジキサノール）が低浸透圧性造影剤よりさらにCINの発症を低減させるかどうかはまだ議論の最中である．いくつかの研究とそのメタ解析によれば，イオジキサノールはイオヘキソールやイオキサグレートよりCINの発症が低いとされているが，イオパミドールやイオベルソール，イオパミデートと比較した場合は差がない[122-126]．すでに腎機能が低下しているすべての患者において，術前に十分な水分補給を行うことも非常に重要である．ある古典的研究[127]において，血清クレアチニン前値の平均が2.1 mg/dLである患者の26％が，0.5 mg/dL以上の血清クレアチニン値の上昇を示した．造影剤を使用する手技の前後12時間，1/2生理食塩水で水分補給することは，クレアチニン上昇に対して最良の保護をもたらした（上昇率は11％になった）が，フロセミド，マンニトールいずれかとともに水分補給を受けた患者の

[表4-5] 造影剤腎症（CIN）予防の実際

元来リスクのある患者やリスクの高い手技の場合：造影剤使用を最小限にする	■静注または動脈内に造影剤を注入する患者すべてにおいてベースラインの腎機能を測定しCIN発症のリスクに関わる他の因子がないかを検討すべきである ■造影剤の使用量が増えるとCINの発症リスクが高まるため，造影剤の使用上限量を定めることが重要であるという研究がいくつかあり，総量を125 mLに抑えるか，体重とクレアチニンで補正する造影剤の上限量を求める下記の計算式がある 　　造影剤 5 mL/ 血清クレアチニン値（mg/dL）×体重（kg） ■不必要な方向の造影や不必要な検査を避けてなるべく造影剤の使用総量を減らすべきである．たとえば，左室造影は駆出率を求めるために行うのであれば非侵襲的検査でおよそ可能であるし，もし必要だとしても二方向同時の撮影をすべきである ■小さいサイズのカテーテルを使用することは症例ごとの造影剤の使用量を減らす効果があるかもしれない．冠動脈の各部位を観察するうえでも二方向同時の撮影ならば造影剤の使用量を減らすことができる
補液のプロトコール	■等浸透圧の 0.9％生理食塩水は 0.45％の半生理食塩水に優る ■手技の 12 時間前に 0.9％生理食塩水を 1 mL/kg/hr で開始し，手技終了の12時間後まで継続する ■造影剤使用の 1 時間前に 154 mEq/L の重炭酸ナトリウム溶液を 3 mL/kg でボーラス投与し，手技中 1.5 mL/kg/hr で持続し，終了後 4 時間まで継続することが 0.9％生理食塩水の代わりになり得るが，最新のデータによれば生理食塩水以上に利点があるとは考えにくい ■造影剤使用の 1 時間前に 154 mEq/L の塩化ナトリウム溶液（0.9％生理食塩水）を 3 mL/kg でボーラス投与し，手技中 1.5 mL/kg/hr で持続し，終了後 4 時間まで継続する
造影剤の選択と薬物治療の役割	■造影剤の特徴からみて，高い粘稠度や高い浸透圧は CIN の発症を増加させるようであり，低浸透圧の造影剤が望ましい ■等浸透圧（280〜290 mOsm/kg）の造影剤がより好ましいかどうかはいまだ不明である ■CIN を予防するために投与される薬剤は多くのものが試されたが，N-アセチルシステインは現在推奨されない ■術前のスタチン使用は CIN の発症リスクを減らす可能性があり，PCI の他の合併症予防にも効果があるので，一般的に投与が推奨されている

[Moscucci M：Complications of contrast media：contrast induced nephropathy, allergic reactions, and other idiosyncratic reactions. Complications of Cardiovascular Procedures：Incidence, Risk Factors and Bailout Techniques, Moscucci M （ed）, Lippincott Williams & Wilkins, Philadelphia, 2011 より改変]

26〜28％は上記のような上昇を示した．別の有名な試験において，0.9％生理食塩水の投与は0.45％の1/2生理食塩水よりも優れている可能性があるとされている[128]．術前の水分補給として，生理食塩水よりもむしろ重炭酸ナトリウム（154 mEq/L）を用いることにはいくらかの利点があるかもしれない[129]．しかし，最近の大規模な無作為化臨床試験において重炭酸ナトリウムはCINの予防という観点では生理食塩水に劣るというデータが示された[130]．CIN予防のための戦略，特に補液のプロトコールを表4-5にまとめてある．

集中治療室における手技後の血液濾過も，1つの研究においては，おそらく直接的な造影剤除去とその結果としての腎臓曝露の短縮によって，CINの発生率を低下させると報告されている[131]．しかし，この方法の利点はまだ明確ではなく，高リスクの患者に対してさえ全員に行うことは現時点では推奨されない．

フリーラジカル消去薬である N-アセチルシステイン（600 mg を造影剤投与前と後に 1日2回経口投与）もある程度効果があると示されているが[132]，他の臨床試験ではベネフィットを示すことができなかった[133]．最近までの無

作為化試験と登録研究の結果はすべてネガティブなものであり[134, 135]，N-アセチルシステインの使用は推奨されない[2, 108]．

CINの機序として輸入細動脈の血管収縮によるという意見もあるが，低用量のドパミンは実際にはCINを悪化させる[136]．選択的DA-1受容体刺激薬であるフェノルドパムは，より強力な輸入細動脈拡張作用をもたらし，予備的臨床試験において良好な結果を示した[137]．しかしCONTRAST試験において一次エンドポイントであるCINの発症がフェノルドパム群で33.6％であったのに対し，プラセボ群では30.1％であり（リスク比1.11，95％信頼区間0.79-1.57，P=0.61），フェノルドパムはCINの発症予防に有効ではないと結論づけられた[138]．フェノルドパムを両側腎動脈に選択的に同時に注入可能な装置（Benephit注入システム，FlowMedica社，Fremont，CA）は，全身性低血圧をほとんど，ないしはまったくきたさずに，より高度の腎血管拡張をもたらし得るが，現在CINに対しては検討中である．

心臓カテーテル後の腎不全のもう一つの原因は，全身性コレステロール塞栓症である[139]．この臨床的症候群はカテーテル法の0.15％にみられるが，もっと多くの患者においてコレステロール塞栓症が病理学的に同定可能である．最もリスクが高いのはびまん性動脈硬化症あるいは腹部大動脈瘤のある患者であり，ガイディングカテーテルの挿入は頻回に，テーブルの覆布上できらきら輝く粒子のシャワーをもたらすであろう．コレステロール塞栓症を証明するのは，末梢塞栓症の証拠（網状皮斑，腹痛または足痛，および紫色のつま先など）である．発作性高血圧や全身性好酸球増加症は，他の症状が出現するかなり前に明らかになり得る．コレステロール塞栓症による腎不全はゆっくりと（CINにみられるように1～2日かけてではなく，むしろ数週間から数ヵ月かけて）発症する傾向にある．この症候群の患者の半数は顕性の腎不全に進展する．腎生検はコレステロール裂隙の存在を確認できるが，診断にはめったに必要とならない．治療は対症療法しかない．

11 他の合併症

A 低血圧

動脈圧の低下はカテーテル施行中にみられる最も多い問題の一つである．この低下は，以下を含む種々の状態の最終的な通常の症状発現を表している；すなわち（a）循環血液量減少（原因：不十分な術前の水分補給，血液喪失，あるいは過剰な造影剤による浸透圧利尿），（b）心拍出量の低下（原因：虚血，タンポナーデ，不整脈，あるいは弁逆流），（c）不適切な全身細動脈拡張（原因：血管迷走神経反射，過剰な硝酸薬投与，ないしは造影剤，またはドパミンやドブタミンのような強心作用と血管拡張作用を併せ持つ薬剤による血管拡張反応）である．しかしカテーテル室ほど，低血圧の認知，診断および治療をするために十分装備されている場所はほとんどない．ルーチンの右心カテーテル検査が施行されていない場合には，低血圧が進行しつつあることは，循環血液量減少，高心拍出量症候群（敗血症など）および心原性ショックを鑑別するためにカテーテルを挿入することの十分な理由である．

充満圧が低い場合は，末梢静脈ラインや静脈シースの側孔（この経路からは5分間に500～1,000 mLの生理食塩水を投与可能）からの急速輸液，ならびに血液喪失の可能性のある部位（拡大しつつある大腿部血腫，後腹膜出血）の考慮がなされるべきである．低充満圧が不適切な徐脈を伴う場合には，潜在的な血管迷走神経反射に対してアトロピンを投与すべきである．しかし，高い充満圧は一次的な心機能障害を示唆し，虚血，タンポナーデ，あるいは弁逆流症の急性発症を考慮すべきである．このような患者に対しては，より正確な原因が明らかにされて治療されるまでの間に，経験的に強心薬（ドブタミン，ドパミン，ミルリノン），昇圧薬（ノルエピネフリンまたはNeo-Synephrine），ないしは循環補助装置（第27章を参照）によって補助すべきである．術者は，増悪しつつある

問題が外科的治療を必要とするのか否か，また心臓カテーテル室で矯正のためのインターベンションを施行すべきか否かの決定もしなければならない．徐脈が存在し，アトロピンに反応しない場合には，このような患者において心房収縮を保持するために，心房（または心房心室順次）ペーシングを考慮すべきである．

　低血圧管理における最も多い失敗の一つは，熱希釈法または肺動脈血酸素飽和度によって心拍出量を評価し損ねることである．いくつかの場合では，低血圧患者における高い肺動脈血酸素飽和度は，敗血症，造影剤反応，またはドパミン点滴に対する特異体質による血管拡張反応の共存を示してきた．低血圧に対する最初の経験的判断に基づく治療とその原因に対する決定的な治療がなされなければ，二次性虚血を生じたり左室機能障害の不可逆的螺旋状低下をきたしたりして，重大な合併症に陥ってしまうことを考えると，患者を救ううえで迅速な判断と治療の重要性はいくら強調しても足りないくらいである．

Ⓑ 容量負荷

　心臓カテーテル室における患者は，高浸透圧性造影剤の投与，造影剤に誘発された心筋の機能低下ないしは虚血，低い術前左室機能と同時に，仰臥位であること，およびCINに関して高リスクの患者に対する容量負荷を試みることなどによって，うっ血に陥りやすい．最良の治療は，手技の前あるいは早期に容量の状態を最適化すること，また低浸透圧性造影剤を使用することにより予防することである．前述した補助的手段（強心薬，利尿薬，血管拡張薬，バルーンパンピング）も，患者が明らかな肺水腫に移行し，不穏や酸素分圧低下をきたす前に，進行性の病態においては適用すべきである．いったん肺水腫が発症したら，より積極的な治療が必要となる．充満圧を低下させるためにモルヒネとニトロプルシドを投与する間に，患者に部分的な起座位を取らせる必要がある．呼吸不全が切迫していると思われる場合には，完全な呼吸停止がみられる前に気管挿管できるよう，麻酔科医の援助を早急に依頼すべきである．

Ⓒ 不安と痛み

　心臓カテーテル手技は，経口鎮静薬の前投与［ミダゾラム（Versed）1～2 mg，およびフェンタニル25～50 μg］とカテーテル挿入部位への局所麻酔薬をふんだんに使用することによって十分に耐えられるはずである．しかし，不快の量，不安の程度，およびそれぞれに対する耐性は患者間で異なる．最初に努力すべきことは，患者に痛みがある理由（血管合併症，穿孔，冠動脈閉塞，虚血）は何か，および問題を解決するためにできることがあるのかを理解することである．その間に，痛みと不安に伴うカテコラミンの急上昇は，不安定狭心症，大動脈弁狭窄症，うっ血性心不全，ないしは肥大型心筋症を有して心臓カテーテル室に来た患者の状態を悪化させ得る．ゆえに少量のフェンタニル（25～50 μg）とミダゾラム（Versed；0.5～2.0 mg）を静脈内投与することによって，このような訴えを対症的に管理することも日常的に行われている．しかし，患者を過剰に鎮静したり，患者の訴えの元となっている重要で治療可能な理由を見落としたりしないよう注意しなければならない．意識下鎮静法に関するガイドラインは，このような薬剤を投与後に，血圧，呼吸数，および酸素飽和度の監視を要求している．拮抗薬［アヘン薬に対するナロキソン（Narcan）およびベンゾジアゼピン系薬剤に対するフルマゼニル（Mazicon）］も，神経作動薬が意識下鎮静法に用いられる場所に必ず備えておくべきである．

Ⓓ 呼吸不全

　十分な換気や酸素化に関する問題は心臓カテーテル室においてまれではなく，それらは肺水腫，基礎肺疾患，アレルギー反応，閉塞型睡眠時無呼吸，あるいは過度の鎮静により生じ得る．患者は，進行性の脱飽和を検出するために，手技の間中，指のパルスオキシメータで監視される．このような監視によるデータをみる

と，心臓カテーテル（34％）あるいは冠動脈形成術（56％）中の酸素飽和度90％未満は驚くほど高い頻度で生じるが，低流量（鼻カニューレを介する毎分2L）の酸素投与によりそれを回避できることを示している[140]．Fick法による心拍出量算出のため酸素消費量を測る予定である場合には，その測定の後まで酸素投与を始めるべきではない（あるいは，酸素消費量を測定する少なくとも10分前には中断すべきである）．しかしほとんどのカテーテル室では，酸素消費量は実際に測定されているよりもむしろ125 mL/m^{2}として推測されているので，このような状況では，心拍出量のFick法による測定の最中に酸素投与を中止する理由はまったくない．

E 遺残器具

診断的および治療的心臓カテーテル法は高度の信頼性を有しているが，器具が結び目を作る[141]，トラップされる[142]，あるいは循環中に砕片を置き去りにする[143]といった事故は生じ得る．これらの事故のほとんどは，このような器具が設計指標を超えて圧力をかけられたとき，たとえば冠動脈形成術用ガイドワイヤが，先端が完全閉塞内に捕捉されている間に，単一の方向に何回も回転させられたとき，あるいは病変を越えてベアマウントのステントを進めることができず，抜去しようと試みる間にデリバリ用のバルーンから脱落したとき，などに突然生じる．ゆえに，術者は器具の性能限界を熟知し，故障を助長するような状況に器具を置かないようにすべきである．また術者は，血管スネア，バイオトーム，バスケットなど，デバイスが故障したときに逸脱した砕片を回収するのに使用できる器具および技術を熟知しておくべきである（図4-14）．

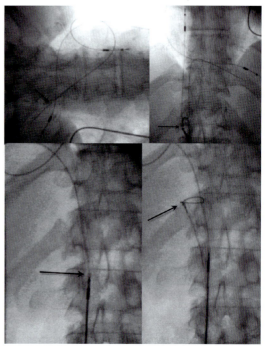

［図4-14］折れたペースメーカ電極の回収
この両室ペースメーカが心房をペースしなくなったときに，電極の折れた端が右室内に遊離していることが見出され（**左上，矢印**），この電極のループが屈曲可能なマッピング用カテーテルによって捕捉され（**右上，矢印**），遊離した先端は下大静脈内まで引き落とされた．遊離端はバイオトームで捕捉され（**左下，矢印**），グースネック様のスネアを電極に沿って進めることにより，12Fの大腿静脈シースを通して除去可能となった（**右下**）．
（Brigham and Women's HospitalのDr. Laurence Epsteinの厚意による）

12 結語

テクノロジーとそれに付随する薬物治療の進歩により心臓カテーテルおよび心血管系インターベンションの手技における安全性は著しい向上をみた．しかし，合併症はなお起きるものである．したがって，心臓カテーテルの術者は合併症のリスクを増加させる因子とその認知，そして合併症から患者を救う手立てについて精通していることが肝要である．

（絹川弘一郎）

文　献

1. Moscucci M. Ed. *Complications of Cardiovascular Procedures: Incidence, Risk Factors and Bailout Techniques*. Philadelphia, PA: Lippincott & Wilkins; 2011.
2. Bashore TM, Balter S, Barac A, et al. 2012 American College of Cardiology Foundation/Society for Cardiovascular Angiography and Interventions expert consensus document on cardiac catheterization laboratory standards update. A report of the American College of Cardiology Foundation Task Force on Expert Consensus documents. *J Am College Cardiol* 2012;59(24):2221–2305.
3. Braunwald E. Cooperative study on cardiac catheterization. Deaths related to cardiac catheterization. *Circulation* 1968;37(5 suppl):III17–III26.
4. Kennedy JW. Complications associated with cardiac catheterization and angiography. *Cathet Cardiovasc Diagn* 1982;8(1):5–11.
5. Johnson LW, Lozner EC, Johnson S, et al. Coronary arteriography 1984-1987: a report of the Registry of the Society for Cardiac Angiography and Interventions. I. Results and complications. *Cathet Cardiovasc Diagn* 1989;17(1):5–10.
6. Lozner EC, Johnson LW, Johnson S, et al. Coronary arteriography 1984-1987: a report of the Registry of the Society for Cardiac Angiography and Interventions. II. An analysis of 218 deaths related to coronary arteriography. *Cathet Cardiovasc Diagn* 1989;17(1):11–14.
7. Noto TJ Jr, Johnson LW, Krone R, et al. Cardiac catheterization 1990: a report of the Registry of the Society for Cardiac Angiography and Interventions (SCA&I). *Cathet Cardiovasc Diagn* 1991;24(2):75–83.
8. Laskey W, Boyle J, Johnson LW. Multivariable model for prediction of risk of significant complication during diagnostic cardiac catheterization. The Registry Committee of the Society for Cardiac Angiography & Interventions. *Cathet Cardiovasc Diagn* 1993;30(3):185–190.
9. Bourassa MG, Noble J. Complication rate of coronary arteriography. A review of 5250 cases studied by a percutaneous femoral technique. *Circulation* 1976;53(1):106–114.
10. Boehrer JD, Lange RA, Willard JE, Hillis LD. Markedly increased periprocedure mortality of cardiac catheterization in patients with severe narrowing of the left main coronary artery. *Am J Cardiol* 1992;70(18):1388–1390.
11. Folland ED, Oprian C, Giacomini J, et al. Complications of cardiac catheterization and angiography in patients with valvular heart disease. VA Cooperative Study on Valvular Heart Disease. *Cathet Cardiovasc Diagn* 1989;17(1):15–21.
12. Meine TJ, Harrison JK. Should we cross the valve: the risk of retrograde catheterization of the left ventricle in patients with aortic stenosis. *Am Heart J* 2004;148(1):41–42.
13. Bonow RO, Carabello BA, Chatterjee K, et al. 2008 Focused update incorporated into the ACC/AHA 2006 guidelines for the management of patients with valvular heart disease: a report of the American College of Cardiology/American Heart Association Task Force on Practice Guidelines (Writing Committee to Revise the 1998 Guidelines for the Management of Patients With Valvular Heart Disease): endorsed by the Society of Cardiovascular Anesthesiologists, Society for Cardiovascular Angiography and Interventions, and Society of Thoracic Surgeons. *Circulation* 2008;118(15):e523–e661.
14. Gobel FL, Stewart WJ, Campeau L, et al. Safety of coronary arteriography in clinically stable patients following coronary bypass surgery. Post CABG Clinical Trial Investigators. *Cathet Cardiovasc Diagn* 1998;45(4):376–381.
15. Vitiello R, McCrindle BW, Nykanen D, Freedom RM, Benson LN. Complications associated with pediatric cardiac catheterization. *J Am College Cardiol* 1998;32(5):1433–1440.
16. Dorros G, Cowley MJ, Simpson J, et al. Percutaneous transluminal coronary angioplasty: report of complications from the National Heart, Lung, and Blood Institute PTCA Registry. *Circulation* 1983;67(4):723–730.
17. Detre K, Holubkov R, Kelsey S, et al. Percutaneous transluminal coronary angioplasty in 1985-1986 and 1977-1981. The National Heart, Lung, and Blood Institute Registry. *N Engl J Med* 1988;318(5):265–270.
18. Moscucci M, Kline-Rogers E, Share D, et al. Simple bedside additive tool for prediction of in-hospital mortality after percutaneous coronary interventions. *Circulation* 2001;104(3):263–268.
19. Peterson ED, Dai D, DeLong ER, et al. Contemporary mortality risk prediction for percutaneous coronary intervention: results from 588,398 procedures in the National Cardiovascular Data Registry. *J Am College Cardiol* 2010;55(18):1923–1932.
20. Qureshi MA, Safian RD, Grines CL, et al. Simplified scoring system for predicting mortality after percutaneous coronary intervention. *J Am College Cardiol* 2003;42(11):1890–1895.
21. Shaw RE, Anderson HV, Brindis RG, et al. Development of a risk adjustment mortality model using the American College of Cardiology-National Cardiovascular Data Registry (ACC-NCDR) experience: 1998-2000. *J Am College Cardiol* 2002;39(7):1104–1112.
22. Singh M, Lennon RJ, Holmes DR Jr, Bell MR, Rihal CS. Correlates of procedural complications and a simple integer risk score for percutaneous coronary intervention. *J Am College Cardiol* 2002;40(3):387–393.
23. Moscucci M, O'Connor GT, Ellis SG, et al. Validation of risk adjustment models for in-hospital percutaneous transluminal coronary angioplasty mortality on an independent data set. *J Am College Cardiol* 1999;34(3):692–697.
24. O'Connor GT, Malenka DJ, Quinton H, et al. Multivariate prediction of in-hospital mortality after percutaneous coronary interventions in 1994-1996. Northern New England Cardiovascular Disease Study Group. *J Am College Cardiol* 1999;34(3):681–691.
25. Davis K, Kennedy JW, Kemp HG Jr, Judkins MP, Gosselin AJ, Killip T. Complications of coronary arteriography from the Collaborative Study of Coronary Artery Surgery (CASS). *Circulation* 1979;59(6):1105–1112.
26. Alpert JS, Thygesen K, Antman E, Bassand JP. Myocardial infarction redefined—a consensus document of The Joint European Society of Cardiology/American College of Cardiology Committee for the redefinition of myocardial infarction. *J Am College Cardiol* 2000;36(3):959–969.
27. Thygesen K, Alpert JS, White HD, et al. Universal definition of myocardial infarction. *Circulation* 2007;116(22):2634–2653.
28. Ricciardi MJ, Wu E, Davidson CJ, et al. Visualization of discrete microinfarction after percutaneous coronary intervention associated with mild creatine kinase-MB elevation. *Circulation* 2001;103(23):2780–2783.
29. Selvanayagam JB, Porto I, Channon K, et al. Troponin elevation after percutaneous coronary intervention directly represents the extent of irreversible myocardial injury: insights from cardiovascular magnetic resonance imaging. *Circulation* 2005;111(8):1027–1032.
30. Jeremias A, Kutscher S, Haude M, et al. Nonischemic chest pain induced by coronary interventions: a prospective study comparing coronary angioplasty and stent implantation. *Circulation* 1998;98(24):2656–2658.
31. Stone GW, Mehran R, Dangas G, Lansky AJ, Kornowski R, Leon MB. Differential impact on survival of electrocardiographic Q-wave versus enzymatic myocardial infarction after percutaneous intervention: a device-specific analysis of 7147 patients. *Circulation* 2001;104(6):642–647.
32. Abdelmeguid AE, Topol EJ. The myth of the myocardial "infarctlet" during percutaneous coronary revascularization procedures. *Circulation* 1996;94(12):3369–3375.
33. Testa L, Latini RA, Agostoni P, Banning AP, Bedogni F. Prognostic significance of small troponin I rise after a successful elective percutaneous coronary intervention of a native artery. *Am J Cardiol* 2009;103(11):1622–1623.
34. Testa L, Van Gaal WJ, Biondi Zoccai GG, et al. Myocardial infarction after percutaneous coronary intervention: a meta-analysis of troponin elevation applying the new universal definition. *QJM* 2009;102(6):369–378.
35. Mehran R, Dangas G, Mintz GS, et al. Atherosclerotic plaque burden and CK-MB enzyme elevation after coronary interventions: intravascular ultrasound study of 2256 patients. *Circulation* 2000;101(6):604–610.
36. Reeder GS. Elevation of creatine kinase, MB fraction after elective coronary intervention: a valid surrogate end point of poor late outcome? *J Am College Cardiol* 1999;34(3):672–673.
37. van Gaal WJ, Banning AP. Diagnosing peri-procedural myocardial injury following percutaneous coronary intervention: replacing confusion with consensus. *Heart* 2012;98(20):1473–1475.
38. Adams DF, Fraser DB, Abrams HL. The complications of coronary arteriography. *Circulation* 1973;48(3):609–618.
39. Sandoval AE, Laufer N. Thromboembolic stroke complicating coronary intervention: acute evaluation and management in the cardiac catheterization laboratory. *Cathet Cardiovasc Diagn* 1998;44(4):412–414.
40. Fuchs S, Stabile E, Kinnaird TD, et al. Stroke complicating percutaneous coronary interventions: incidence, predictors, and prognostic implications. *Circulation* 2002;106(1):86–91.
41. Eggebrecht H, Oldenburg O, Dirsch O, et al. Potential embolization by atherosclerotic debris dislodged from aortic wall during cardiac catheterization: histological and clinical findings in 7,621 patients. *Catheter Car-

diovasc Interv: Official J Soc Cardiac Angiogr Interv 2000;49(4):389–394.
42. Bladin CF, Bingham L, Grigg L, Yapanis AG, Gerraty R, Davis SM. Transcranial Doppler detection of microemboli during percutaneous transluminal coronary angioplasty. *Stroke; J Cerebral Circ* 1998;29(11):2367–2370.
43. Omran H, Schmidt H, Hackenbroch M, et al. Silent and apparent cerebral embolism after retrograde catheterisation of the aortic valve in valvular stenosis: a prospective, randomised study. *Lancet* 2003;361(9365):1241–1246.
44. Blanco VR, Moris C, Barriales V, Gonzalez C. Retinal cholesterol emboli during diagnostic cardiac catheterization. *Catheter Cardiovasc Interv: Official J Soc Cardiac Angiogr Interv* 2000;51(3):323–325.
45. Fukumoto Y, Tsutsui H, Tsuchihashi M, Masumoto A, Takeshita A. The incidence and risk factors of cholesterol embolization syndrome, a complication of cardiac catheterization: a prospective study. *J Am College Cardiol* 2003;42(2):211–216.
46. Rocha P, Mulot R, Lacombe P, Pilliere R, Belarbi A, Raffestin B. Brain magnetic resonance imaging before and after percutaneous mitral balloon commissurotomy. *Am J Cardiol* 1994;74(9):955–957.
47. Welton DE, Young JB, Raizner AE, et al. Value and safety of cardiac catheterization during active infective endocarditis. *Am J Cardiol* 1979;44(7):1306–1310.
48. Green GS, McKinnon CM, Rosch J, Judkins MP. Complications of selective percutaneous transfemoral coronary arteriography and their prevention. A review of 445 consecutive examinations. *Circulation* 1972;45(3):552–557.
49. Samal AK, White CJ. Percutaneous management of access site complications. *Catheter Cardiovasc Interv: Official J Soc Cardiac Angiogr Interv* 2002;57(1):12–23.
50. Shammas RL, Reeves WC, Mehta PM. Deep venous thrombosis and pulmonary embolism following cardiac catheterization. *Cathet Cardiovasc Diagn* 1993;30(3):223–226.
51. Gowda S, Bollis AM, Haikal M, Salem BI. Incidence of new focal pulmonary emboli after routine cardiac catheterization comparing the brachial to the femoral approach. *Cathet Cardiovasc Diagn* 1984;10(2):157–161.
52. Skillman JJ, Kim D, Baim DS. Vascular complications of percutaneous femoral cardiac interventions. Incidence and operative repair. *Arch Surg* 1988;123(10):1207–1212.
53. Moscucci M, Mansour KA, Kent KC, et al. Peripheral vascular complications of directional coronary atherectomy and stenting: predictors, management, and outcome. *Am J Cardiol* 1994;74(5):448–453.
54. Lincoff AM, Bittl JA, Harrington RA, et al. Bivalirudin and provisional glycoprotein IIb/IIIa blockade compared with heparin and planned glycoprotein IIb/IIIa blockade during percutaneous coronary intervention: REPLACE-2 randomized trial. *JAMA: J Am Med Assoc* 2003;289(7):853–863.
55. Koreny M, Riedmuller E, Nikfardjam M, Siostrzonek P, Mullner M. Arterial puncture closing devices compared with standard manual compression after cardiac catheterization: systematic review and meta-analysis. *JAMA: J Am Med Assoc* 2004;291(3):350–357.
56. Trimarchi S, Smith DE, Share D, et al. Retroperitoneal hematoma after percutaneous coronary intervention: prevalence, risk factors, management, outcomes, and predictors of mortality: a report from the BMC2 (Blue Cross Blue Shield of Michigan Cardiovascular Consortium) registry. *JACC. Cardiovasc Interv* 2010;3(8):845–850.
57. Witz M, Cohen Y, Lehmann JM. Retroperitoneal haematoma—a serious vascular complication of cardiac catheterisation. *Eur J Vasc Endovasc Surg: Official J Eur Soc Vasc Surg* 1999;18(4):364–365.
58. Mak GY, Daly B, Chan W, Tse KK, Chung HK, Woo KS. Percutaneous treatment of post catheterization massive retroperitoneal hemorrhage. *Cathet Cardiovasc Diagn* 1993;29(1):40–43.
59. Kent KC, Moscucci M, Mansour KA, et al. Retroperitoneal hematoma after cardiac catheterization: prevalence, risk factors, and optimal management. *J Vasc Surg: Official Publ, Soc Vasc Surg [and] Int Soc Cardiovasc Surg, North American Chapter* 1994;20(6):905–910; discussion 910–903.
60. Farouque HM, Tremmel JA, Raissi Shabari F, et al. Risk factors for the development of retroperitoneal hematoma after percutaneous coronary intervention in the era of glycoprotein IIb/IIIa inhibitors and vascular closure devices. *J Am College Cardiol* 2005;45(3):363–368.
61. Butler R, Webster MW. Meralgia paresthetica: an unusual complication of cardiac catheterization via the femoral artery. *Catheter Cardiovasc Interv: Official J Soc Cardiac Angiogr Interv* 2002;56(1):69–71.
62. Kent KC, Moscucci M, Gallagher SG, DiMattia ST, Skillman JJ. Neuropathy after cardiac catheterization: incidence, clinical patterns, and long-term outcome. *J Vasc Surg: Official Publ, Soc Vasc Surg [and] Int Soc Cardiovasc Surg, North American Chapter* 1994;19(6):1008–1013; discussion 1013–1004.
63. Sheikh KH, Adams DB, McCann R, Lyerly HK, Sabiston DC, Kisslo J. Utility of Doppler color flow imaging for identification of femoral arterial complications of cardiac catheterization. *Am Heart J* 1989;117(3):623–628.
64. Taylor BS, Rhee RY, Muluk S, et al. Thrombin injection versus compression of femoral artery pseudoaneurysms. *J Vasc Surg: Official Publ, Soc Vasc Surg [and] Int Soc Cardiovasc Surg, North American Chapter* 1999;30(6):1052–1059.
65. Samal AK, White CJ, Collins TJ, Ramee SR, Jenkins JS. Treatment of femoral artery pseudoaneurysm with percutaneous thrombin injection. *Catheter Cardiovasc Interv: Official J Soc Cardiac Angiogr Interv* 2001;53(2):259–263.
66. Kent KC, McArdle CR, Kennedy B, Baim DS, Anninos E, Skillman JJ. A prospective study of the clinical outcome of femoral pseudoaneurysms and arteriovenous fistulas induced by arterial puncture. *J Vasc Surg: Official Publ, Soc Vasc Surg [and] Int Soc Cardiovasc Surg, North American Chapter* 1993;17(1):125–131; discussion 131–123.
67. Kim D, Orron DE, Skillman JJ, et al. Role of superficial femoral artery puncture in the development of pseudoaneurysm and arteriovenous fistula complicating percutaneous transfemoral cardiac catheterization. *Cathet Cardiovasc Diagn* 1992;25(2):91–97.
68. Smith SM, Galland RB. Late presentation of femoral artery complications following percutaneous cannulation for cardiac angiography or angioplasty. *J Cardiovasc Surg* 1992;33(4):437–439.
69. Kelm M, Perings SM, Jax T, et al. Incidence and clinical outcome of iatrogenic femoral arteriovenous fistulas: implications for risk stratification and treatment. *J Am College Cardiol* 2002;40(2):291–297.
70. Bashore TM, Bates ER, Berger PB, et al. American College of Cardiology/Society for Cardiac Angiography and Interventions Clinical Expert Consensus Document on cardiac catheterization laboratory standards. A report of the American College of Cardiology Task Force on Clinical Expert Consensus Documents. *J Am College Cardiol* 2001;37(8):2170–2214.
71. Jacobs I, Sunde K, Deakin CD, et al. Part 6: Defibrillation: 2010 International Consensus on Cardiopulmonary Resuscitation and Emergency Cardiovascular Care Science with Treatment Recommendations. *Circulation* 2010;122(16 suppl 2):S325–S337.
72. Neumar RW, Otto CW, Link MS, et al. Part 8: adult advanced cardiovascular life support: 2010 American Heart Association Guidelines for Cardiopulmonary Resuscitation and Emergency Cardiovascular Care. *Circulation* 2010;122(18 suppl 3):S729–S767.
73. O'Connor RE, Bossaert L, Arntz HR, et al. Part 9: Acute coronary syndromes: 2010 International Consensus on Cardiopulmonary Resuscitation and Emergency Cardiovascular Care Science with Treatment Recommendations. *Circulation* 2010;122(16 suppl 2):S422–S465.
74. O'Connor RE, Brady W, Brooks SC, et al. Part 10: acute coronary syndromes: 2010 American Heart Association Guidelines for Cardiopulmonary Resuscitation and Emergency Cardiovascular Care. *Circulation* 2010;122(18 suppl 3):S787–S817.
75. Sayre MR, Koster RW, Botha M, et al. Part 5: Adult basic life support: 2010 International Consensus on Cardiopulmonary Resuscitation and Emergency Cardiovascular Care Science with Treatment Recommendations. *Circulation* 2010;122(16 suppl 2):S298–S324.
76. Sprung CL, Pozen RG, Rozanski JJ, Pinero BR, Eisler BR, Castellanos A. Advanced ventricular arrhythmias during bedside pulmonary artery catheterization. *Am J Med* 1982;72(2):203–208.
77. Arrowood JA, Mullan DF, Kline RA, Engel TR, Kowey PR. Ventricular fibrillation during coronary angiography: the precatheterization QT interval. *J Electrocardiol* 1987;20(3):255–259.
78. Kowey PR, Marinchak RA, Rials SJ, Filart RA. Intravenous amiodarone. *J Am College Cardiol* 1997;29(6):1190–1198.
79. Link MS, Atkins DL, Passman RS, et al. Part 6: electrical therapies: automated external defibrillators, defibrillation, cardioversion, and pacing: 2010 American Heart Association Guidelines for Cardiopulmonary Resuscitation and Emergency Cardiovascular Care. *Circulation* 2010;122(18 suppl 3):S706–S719.
80. Travers AH, Rea TD, Bobrow BJ, et al. Part 4: CPR overview: 2010 American Heart Association Guidelines for Cardiopulmonary Resuscitation and Emergency Cardiovascular Care. *Circulation* 2010;122(18 suppl 3):S676–S684.
81. Greenberg ML, Kelly TA, Lerman BB, DiMarco JP. Atrial pacing for

conversion of atrial flutter. *Am J Cardiol* 1986;58(1):95–99.
82. Kirshenbaum JM, Kloner RF, McGowan N, Antman EM. Use of an ultrashort-acting beta-receptor blocker (esmolol) in patients with acute myocardial ischemia and relative contraindications to beta-blockade therapy. *J Am College Cardiol* 1988;12(3):773–780.
83. Murray KT. Ibutilide. *Circulation* 1998;97(5):493–497.
84. Weissler AM, Warren JV. Vasodepressor syncope. *Am Heart J* 1959;57(5):786–794.
85. Landau C, Lange RA, Glamann DB, Willard JE, Hillis LD. Vasovagal reactions in the cardiac catheterization laboratory. *Am J Cardiol* 1994;73(1):95–97.
86. Gupta PK, Haft JI. Complete heart block complicating cardiac catheterization. *Chest* 1972;61(2):185–187.
87. Sprung CL, Elser B, Schein RM, Marcial EH, Schrager BR. Risk of right bundle-branch block and complete heart block during pulmonary artery catheterization. *Crit Care Med* 1989;17(1):1–3.
88. Braunwald E, Gorlin R. Cooperative study on cardiac catheterization. Total population studied, procedures employed, and incidence of complications. *Circulation* 1968;37(5 suppl):III8–III16.
89. Friedrich SP, Berman AD, Baim DS, Diver DJ. Myocardial perforation in the cardiac catheterization laboratory: incidence, presentation, diagnosis, and management. *Cathet Cardiovasc Diagn* 1994;32(2):99–107.
90. Tsang TS, Freeman WK, Barnes ME, Reeder GS, Packer DL, Seward JB. Rescue echocardiographically guided pericardiocentesis for cardiac perforation complicating catheter-based procedures. The Mayo Clinic experience. *J Am College Cardiol* 1998;32(5):1345–1350.
91. Saffitz JE, Rose TE, Oaks JB, Roberts WC. Coronary arterial rupture during coronary angioplasty. *Am J Cardiol* 1983;51(5):902–904.
92. Awadalla H, Salloum JG, Smalling RW, Sdringola S. Catheter-induced dissection of the left main coronary artery with and without extension to the aortic root: a report of two cases and a review of the literature. *J Interv Cardiol* 2004;17(4):253–257.
93. Ellis SG, Ajluni S, Arnold AZ, et al. Increased coronary perforation in the new device era. Incidence, classification, management, and outcome. *Circulation* 1994;90(6):2725–2730.
94. Fejka M, Dixon SR, Safian RD, et al. Diagnosis, management, and clinical outcome of cardiac tamponade complicating percutaneous coronary intervention. *Am J Cardiol* 2002;90(11):1183–1186.
95. Foote GA, Schabel SI, Hodges M. Pulmonary complications of the flow-directed balloon-tipped catheter. *New Engl J Med* 1974;290(17):927–931.
96. Heupler FA Jr, Heisler M, Keys TF, Serkey J. Infection prevention guidelines for cardiac catheterization laboratories. Society for Cardiac Angiography and Interventions Laboratory Performance Standards Committee. *Cathet Cardiovasc Diagn* 1992;25(3):260–263.
97. Chambers CE, Eisenhauer MD, McNicol LB, et al. Infection control guidelines for the cardiac catheterization laboratory: society guidelines revisited. *Catheter Cardiovasc Interv: Official J Soc Cardiac Angiogr Interv* 2006;67(1):78–86.
98. Ramsdale DR, Aziz S, Newall N, Palmer N, Jackson M. Bacteremia following complex percutaneous coronary intervention. *J Invasive Cardiol* 2004;16(11):632–634.
99. Wiener RS, Ong LS. Local infection after percutaneous transluminal coronary angioplasty: relation to early repuncture of ipsilateral femoral artery. *Cathet Cardiovasc Diagn* 1989;16(3):180–181.
100. McCready RA, Siderys H, Pittman JN, et al. Septic complications after cardiac catheterization and percutaneous transluminal coronary angioplasty. *J Vasc Surg: Official Publ, Soc Vasc Surg [and] Int Soc Cardiovasc Surg, North American Chapter* 1991;14(2):170–174.
101. Poland GA, Jacobson RM. Clinical practice: prevention of hepatitis B with the hepatitis B vaccine. *New Engl J Med* 2004;351(27):2832–2838.
102. Beltrami EM, Williams IT, Shapiro CN, Chamberland ME. Risk and management of blood-borne infections in health care workers. *Clin Microbiol Rev* 2000;13(3):385–407.
103. Reyes MP, Ganguly S, Fowler M, et al. Pyrogenic reactions after inadvertent infusion of endotoxin during cardiac catheterizations. *Ann Intern Med* 1980;93(1):32–35.
104. Feldman T, Moss J, Teplinsky K, Carroll JD. Cardiac catheterization in the patient with history of allergy to local anesthetics. *Cathet Cardiovasc Diagn* 1990;20(3):165–167.
105. Wittbrodt ET, Spinler SA. Prevention of anaphylactoid reactions in high-risk patients receiving radiographic contrast media. *Ann Pharmacother* 1994;28(2):236–241.
106. Ring J, Rothenberger KH, Clauss W. Prevention of anaphylactoid reactions after radiographic contrast media infusion by combined histamine H1- and H2-receptor antagonists: results of a prospective controlled trial. *Int Arch Allergy Appl Immunol* 1985;78(1):9–14.
107. Lasser EC, Berry CC, Talner LB, et al. Pretreatment with corticosteroids to alleviate reactions to intravenous contrast material. *New Engl J Med* 1987;317(14):845–849.
108. Levine GN, Bates ER, Blankenship JC, et al. 2011 ACCF/AHA/SCAI Guideline for Percutaneous Coronary Intervention: a report of the American College of Cardiology Foundation/American Heart Association Task Force on Practice Guidelines and the Society for Cardiovascular Angiography and Interventions. *Circulation* 2011;124(23):e574–e651.
109. Bertrand ME, Esplugas E, Piessens J, Rasch W. Influence of a nonionic, iso-osmolar contrast medium (iodixanol) versus an ionic, low-osmolar contrast medium (ioxaglate) on major adverse cardiac events in patients undergoing percutaneous transluminal coronary angioplasty: a multicenter, randomized, double-blind study. Visipaque in Percutaneous Transluminal Coronary Angioplasty [VIP] Trial Investigators. *Circulation* 2000;101(2):131–136.
110. Schrader R, Esch I, Ensslen R, et al. A randomized trial comparing the impact of a nonionic (Iomeprol) versus an ionic (Ioxaglate) low osmolar contrast medium on abrupt vessel closure and ischemic complications after coronary angioplasty. *J Am College Cardiol* 1999;33(2):395–402.
111. Freed KS, Leder RA, Alexander C, DeLong DM, Kliewer MA. Breakthrough adverse reactions to low-osmolar contrast media after steroid premedication. *AJR. Am J Roentgenol* 2001;176(6):1389–1392.
112. Goss JE, Chambers CE, Heupler FA Jr. Systemic anaphylactoid reactions to iodinated contrast media during cardiac catheterization procedures: guidelines for prevention, diagnosis, and treatment. Laboratory Performance Standards Committee of the Society for Cardiac Angiography and Interventions. *Cathet Cardiovasc Diagn* 1995;34(2):99–104; discussion 105.
113. Stewart WJ, McSweeney SM, Kellett MA, Faxon DP, Ryan TJ. Increased risk of severe protamine reactions in NPH insulin-dependent diabetics undergoing cardiac catheterization. *Circulation* 1984;70(5):788–792.
114. Brieger DB, Mak KH, Kottke-Marchant K, Topol EJ. Heparin-induced thrombocytopenia. *J Am College Cardiol* 1998;31(7):1449–1459.
115. Walenga JM, Frenkel EP, Bick RL. Heparin-induced thrombocytopenia, paradoxical thromboembolism, and other adverse effects of heparin-type therapy. *Hematol/Oncol Clin North Am* 2003;17(1):259–282, viii–ix.
116. Jang IK, Hursting MJ. When heparins promote thrombosis: review of heparin-induced thrombocytopenia. *Circulation* 2005;111(20):2671–2683.
117. Tommaso CL. Contrast-induced nephrotoxicity in patients undergoing cardiac catheterization. *Cathet Cardiovasc Diagn* 1994;31(4):316–321.
118. McCullough PA, Wolyn R, Rocher LL, Levin RN, O'Neill WW. Acute renal failure after coronary intervention: incidence, risk factors, and relationship to mortality. *Am J Med* 1997;103(5):368–375.
119. Freeman RV, O'Donnell M, Share D, et al. Nephropathy requiring dialysis after percutaneous coronary intervention and the critical role of an adjusted contrast dose. *Am J Cardiol* 2002;90(10):1068–1073.
120. Moscucci M, Rogers EK, Montoye C, et al. Association of a continuous quality improvement initiative with practice and outcome variations of contemporary percutaneous coronary interventions. *Circulation* 2006;113(6):814–822.
121. Barrett BJ, Carlisle EJ. Metaanalysis of the relative nephrotoxicity of high- and low-osmolality iodinated contrast media. *Radiology* 1993;188(1):171–178.
122. Reed M, Meier P, Tamhane UU, Welch KB, Moscucci M, Gurm HS. The relative renal safety of iodixanol compared with low-osmolar contrast media: a meta-analysis of randomized controlled trials. *JACC. Cardiovasc Interv* 2009;2(7):645–654.
123. Jo SH, Koo BK, Youn TJ, Kim HS. Iodixanol vs ioxaglate for preventing contrast induced nephropathy: who is winner? *Kidney Int* 2007;71(8):828; author reply 828–829.
124. Solomon RJ, Natarajan MK, Doucet S, et al. Cardiac Angiography in Renally Impaired Patients (CARE) study: a randomized double-blind trial of contrast-induced nephropathy in patients with chronic kidney disease. *Circulation* 2007;115(25):3189–3196.
125. Solomon R, Dumouchel W. Contrast media and nephropathy: findings from systematic analysis and Food and Drug Administration reports of adverse effects. *Invest Radiol* 2006;41(8):651–660.

126. Solomon R. The role of osmolality in the incidence of contrast-induced nephropathy: a systematic review of angiographic contrast media in high risk patients. *Kidney Int* 2005;68(5):2256–2263.
127. Solomon R, Werner C, Mann D, D'Elia J, Silva P. Effects of saline, mannitol, and furosemide to prevent acute decreases in renal function induced by radiocontrast agents. *New Engl J Med* 1994;331(21):1416–1420.
128. Mueller C, Buerkle G, Buettner HJ, et al. Prevention of contrast media-associated nephropathy: randomized comparison of 2 hydration regimens in 1620 patients undergoing coronary angioplasty. *Arch Intern Med* 2002;162(3):329–336.
129. Merten GJ, Burgess WP, Gray LV, et al. Prevention of contrast-induced nephropathy with sodium bicarbonate: a randomized controlled trial. *JAMA: J Am Med Assoc* 2004;291(19):2328–2334.
130. Brar SS, Shen AY, Jorgensen MB, et al. Sodium bicarbonate vs sodium chloride for the prevention of contrast medium-induced nephropathy in patients undergoing coronary angiography: a randomized trial. *JAMA: J Am Med Assoc* 2008;300(9):1038–1046.
131. Marenzi G, Marana I, Lauri G, et al. The prevention of radiocontrast-agent-induced nephropathy by hemofiltration. *New Engl J Med* 2003;349(14):1333–1340.
132. Tepel M, van der Giet M, Schwarzfeld C, Laufer U, Liermann D, Zidek W. Prevention of radiographic-contrast-agent-induced reductions in renal function by acetylcysteine. *New Engl J Med* 2000;343(3):180–184.
133. Briguori C, Manganelli F, Scarpato P, et al. Acetylcysteine and contrast agent-associated nephrotoxicity. *J Am College Cardiol* 2002;40(2):298–303.
134. ACT Investigators. Acetylcysteine for prevention of renal outcomes in patients undergoing coronary and peripheral vascular angiography: main results from the randomized Acetylcysteine for Contrast-induced nephropathy Trial (ACT). *Circulation* 2011;124(11):1250–1259.
135. Gurm HS, Smith DE, Berwanger O, et al. Contemporary use and effectiveness of N-acetylcysteine in preventing contrast-induced nephropathy among patients undergoing percutaneous coronary intervention. *JACC. Cardiovasc Interv* 2012;5(1):98–104.
136. Abizaid AS, Clark CE, Mintz GS, et al. Effects of dopamine and aminophylline on contrast-induced acute renal failure after coronary angioplasty in patients with preexisting renal insufficiency. *Am J Cardiol* 1999;83(2):260–263, A265.
137. Tumlin JA, Wang A, Murray PT, Mathur VS. Fenoldopam mesylate blocks reductions in renal plasma flow after radiocontrast dye infusion: a pilot trial in the prevention of contrast nephropathy. *Am Heart J* 2002;143(5):894–903.
138. Stone GW, McCullough PA, Tumlin JA, et al. Fenoldopam mesylate for the prevention of contrast-induced nephropathy: a randomized controlled trial. *JAMA: J Am Med Assoc* 2003;290(17):2284–2291.
139. Rosman HS, Davis TP, Reddy D, Goldstein S. Cholesterol embolization: clinical findings and implications. *J Am College Cardiol* 1990;15(6):1296–1299.
140. Amar D, Greenberg MA, Menegus MA, Breitbart S. Should all patients undergoing cardiac catheterization or percutaneous transluminal coronary angioplasty receive oxygen? *Chest* 1994;105(3):727–732.
141. Lipp H, O'Donoghue K, Resnekov L. Intracardiac knotting of a flow-directed balloon catheter. *New Engl J Med* 1971;284(4):220.
142. Kober G, Hilgermann R. Catheter entrapment in a Bjork-Shiley prosthesis in aortic position. *Cathet Cardiovasc Diagn* 1987;13(4):262–265.
143. Hartzler GO, Rutherford BD, McConahay DR. Retained percutaneous transluminal coronary angioplasty equipment components and their management. *Am J Cardiol* 1987;60(16):1260–1264.

【第5章】Section I *General Principles*

心臓カテーテルに併用する薬物療法
Adjunctive Pharmacology for Cardiac Catheterization

Kevin Croce, Daniel I. Simon

カテーテルインターベンションを行う際には広範な薬剤に精通することも重要である．薬剤には，抗凝固薬，抗血小板薬，血管作動薬，鎮静薬，および抗不整脈薬が含まれる．抗血小板薬（たとえばADP受容体拮抗薬）や抗凝固薬（たとえばビバリルジン）の併用療法が洗練されたことにより，過去10年間に経皮的冠動脈インターベンション（PCI）の成功率，安全性および持続性が大いに改善してきたことに関して，ほとんど疑いの余地はない．ここではACCF/AHA/SCAIのガイドラインに特に焦点を絞り，PCI中の抗血栓療法に関してのエビデンスに基づく薬物の推奨使用法について記載する[1]．

1 抗血小板薬

PCIを施行される患者に対して認可されている抗血小板薬には3種，すなわちシクロオキシゲナーゼ阻害薬（アスピリン），ADP受容体拮抗薬（チクロピジン，クロピドグレル，プラスグレル，チカグレロル），糖蛋白（GP）Ⅱb/Ⅲa受容体阻害薬がある．これらの薬剤は，PCIを受ける患者の術前，術中，術後の心血管イベントを減少させる目的で，通常は併用して使用される．現行のガイドラインでは，虚血イベントやインターベンション後のステント血栓症を低減するために，すべてのPCI症例においてアスピリンとADP受容体拮抗薬を併用する抗血小板薬2剤併用療法を推奨している[1-4]．

Ⓐ アスピリン

[1] 作用機序と薬物動態

アスピリン（アセチルサリチル酸）の血小板阻害作用は，主にサイクリックプロスタノイド（たとえばトロンボキサン A2：TXA2）の生合成を阻害することによる．プロスタグランジンH合成酵素1（Cox-1）とプロスタグランジンH合成酵素2（Cox-2）に代表されるシクロオキシゲナーゼは，血小板凝集の促進物質であるアラキドン酸由来のTXA2を含む種々のプロスタノイドを合成するために利用される中間産物を生成するが，アスピリンはシクロオキシゲナーゼの活性を不可逆的に阻害する[5,6]．アスピリンはCox-1とCox-2の重要なセリン残基を不可逆的にアセチル化し，アラキドン酸からプロスタノイド前駆体が合成されるのを阻害する．血小板凝集作用を有するプロスタノイドであるトロンボキサンは主にCox-1によって合成されるのに対し，血管拡張作用と血小板阻害作用を有するプロスタサイクリン（PGI_2）は主にCox-2によって合成される．Cox-1よりもCox-2を阻害するほうがより高用量のアスピリンを要するため，抗血小板作用が得られるのは，鎮痛効果が現れる用量の約半分である（各効果に必要な用量はそれぞれ80～100 mgと325 mg）．アスピリンは上部消化管から速やかに吸収され，投与後40分以内で血中濃度はピークに達する[7]．投与後40～60分でアスピリンの血小板阻害作用が認められ，血小板寿命（7～10日）の間は不

可逆的にCoxを阻害する[7]．

［2］ PCIにおける用量

PCIにおけるアスピリンの至適用量は確立されていないが，無作為試験では50〜100 mg/日の用量においてCox-1阻害作用が示されてきた[8]．また心血管イベント予防においては，75〜150 mgの用量がより高用量の場合と同等の効果を呈することが，臨床試験で示された[9]．CURE（Clopidogrel in Unstable angina to prevent Reccurent Events）試験のデータの事後解析では，低用量アスピリン（100 mg未満）群で効果は同等で，重大な出血イベントが少なかったことが示された．この結果に基づき，ワルファリンあるいはADP受容体拮抗薬といった抗血小板薬と併用する際には，アスピリンの投与量を80〜100 mgに下げるのがおそらく妥当である[10]．

CURRENT/OASIS-7（Clopidogrel Optimal Loading Dose Usage to Reduce Recurrent Events/Organization to Assess Strategies in Ischemic Syndromes）試験は，急性冠症候群（ACS）に対しPCIを施行する症例において低用量アスピリンと高用量アスピリンを比較した初の前向き無作為化試験である[11]．症例はオープンラベルで2×2要因デザイン，すなわちアスピリンに関して低用量群（75〜100 mg/日）か高用量群（300〜325 mg/日），クロピドグレルに関して低用量群（300 mgのローディング後75 mg/日）か高用量群（600 mgのローディング後150 mg/日を7日間，その後75 mg/日）に割付けられた．本試験ではアスピリンの用量に関してはその効果において両群で有意な差は認められなかったが，高用量群で消化管出血が増加する傾向にあった（0.38％対0.24％，$P=0.051$）．一方で重大な出血イベントでは有意差を認めなかった．

［3］ PCI症例におけるエビデンス

不安定狭心症や非ST上昇型心筋梗塞症例において，アスピリンが死亡や心筋梗塞のリスクを約50％低減することが，4つの臨床試験で示されており[12-15]，アスピリンは冠動脈疾患治療において不可欠な薬剤である．SAPAT（Swedish Angina Pectoris Aspirin Trial）[16]では2,035例がアスピリン群（75 mg/日）とプラセボ群に割付けられ，死亡と心筋梗塞が評価項目とされた．アスピリン群では複数のサブセットにおいて有意なイベント低減効果，すなわち不安定狭心症症例では46％，狭心症症例では33％，冠動脈形成術施行症例で53％のイベント低減効果が認められた．

アスピリンは冠動脈疾患患者の心血管死，心筋梗塞，脳卒中を減少させることがわかり[17]，アスピリンはPCI症例に対してほぼ世界中で使用されるようになった．冠動脈形成術やステント留置術では血管の局所損傷，内皮の脱落，血小板やフィブリンの沈着をきたすことがみられ，これらにより初期の臨床試験では急性血管閉塞や亜急性血栓症の発生リスクは3.5〜8.6％であった[18]．PCIにおけるアスピリンの効果を検討する当初の研究は，ジピリダモールとの併用療法でバルーン血管形成術の24時間前に投与を開始し，4〜7ヵ月間継続するというデザインであった．この試験ではアスピリン群はプラセボ群と比してPCI中の手技関連心筋梗塞が77％低減した[19]．一方で待機的冠動脈形成術症例において，ジピリダモールとアスピリンの併用療法はアスピリン単独療法に対する優位性を示すことはできなかった[20]．アスピリンはステント留置術を施行される症例において特に有用であり，血小板$P2Y_{12}$ ADP受容体拮抗薬との併用によりその効果がさらに際立つことが示されてきた[21-23]．

［4］ 副作用

アスピリンは抗血小板作用を有するため出血のリスクを助長する．メタ解析によるとアスピリンは致命的な出血のリスクを増やさないようではあったが，一方で頭蓋外出血のリスクを60％増加させることが示された[9, 24]．アスピリン過敏症にはアナフィラキシー反応，呼吸器過敏症，皮膚過敏症（蕁麻疹や血管性浮腫）がある．アスピリンアレルギーの患者に対しカテーテル治療に伴ってアスピリンを使用しなければならない場合は，ステント留置後の抗血小板薬2剤併用療法を継続できるように，まずアスピ

リンに対する脱感作療法を行う[25, 26)].

[5] ガイドラインによる推奨

2011年のACCF/AHA/SCAIによるPCIガイドラインでは，PCI後の抗血小板薬2剤併用療法の項目でアスピリンの適応について具体的に記載されており，以下のように推奨している（注：チカグレロルと併用する場合，アスピリンの用量は81〜100 mgに減量する[27)]）．
① アスピリン内服中の患者はPCI前にアスピリン81〜325 mgを内服する（class I，エビデンスレベルB）．
② アスピリンを内服していない患者はPCI前に非腸溶性のアスピリン325 mgを内服する（class I，エビデンスレベルB）．
③ アスピリンはPCI後，終生内服する（class I，エビデンスレベルA）．

B ADP受容体拮抗薬

[1] 作用機序と薬物動態

ADP受容体拮抗薬は，血小板の活性化と凝集において重要な役割を果たす血小板$P2Y_{12}$ ADP受容体に対して，選択的かつ不可逆的（クロピドグレル，プラスグレル，チクロピジン）あるいは可逆的（チカグレロル）に結合し阻害することにより，血小板の活性化を減弱する[28)]．この受容体の活性化により血小板の凝集が持続し，血小板の凝集体が安定化する．ADP受容体拮抗薬とアスピリンを併用した際の血小板凝集阻害作用は，どの薬剤単剤よりも強力である[29)]．現在，米国では4種類のADP受容体拮抗薬（チクロピジン，クロピドグレル，プラスグレル，チカグレロル）が認可されており，静注ADP受容体拮抗薬であるカングレロルは現在臨床試験中である．カングレロルは薬効の発現と消失が速やかであり，PCIにおいては他のADP受容体拮抗薬と比較して優位性はないようだが[30)]，現在心臓手術への橋渡し療法としての有用性を評価中である[31, 32)]．

a) チクロピジン

チクロピジンは第1世代のADP受容体拮抗薬であり，1991年に抗血小板薬として認可された．チクロピジンはチエノピリジン系ADP受容体拮抗薬に分類され，それ自体は非活性のプロドラッグで，肝臓のチトクロムP450-3A4で代謝され活性代謝物が生成される[33, 34)]．チクロピジンによる血小板凝集阻害作用は濃度依存性で[35)]，活性代謝物は$P2Y_{12}$受容体に不可逆的に結合するため，その阻害作用は血小板寿命にわたる．チクロピジンの抗血小板作用は投与開始後2日でピークに達する．しかし，チクロピジンには安全性（特に好中球減少症の割合が高い）と1日2回内服という問題があるため，より安全性の高いクロピドグレル（第2世代チエノピリジン）に変更されているケースが多い[36)]．

b) クロピドグレル

第2世代チエノピリジンであるクロピドグレルは，チクロピジンにカルボキシメチル基が付加されている点で構造的に異なる．クロピドグレルもチクロピジンと同様にプロドラッグであり，肝臓のチトクロムP450-3A4で代謝されて活性代謝物が生成される[33, 34)]．クロピドグレルの85％はヒトカルボキシエステラーゼ1により加水分解されて非活性代謝物となるが，残りの15％が肝臓のチトクロムP450（CYP）依存性の2段階の酸化過程を経る．この活性化の過程のために，抗血小板作用がピークに達するまでには時間がかかる．その時間は6〜9時間と幅があるが，これはローディングの用量に依存する．クロピドグレルの薬効はチクロピジンの6倍で，2つの薬剤の代謝産物は共通ではない[37)]．クロピドグレルによる血小板凝集阻害は濃度依存性で不可逆的である[35)]．クロピドグレル中止後，新規の血小板産生により血小板機能は5〜7日で回復する[38)]．

最近クロピドグレルによる血小板阻害作用の程度が，症例によって大きく異なることが判明し，クロピドグレルに対する反応の多様性が大きく見直されている[39-41)]．クロピドグレルの血小板阻害の程度は，服薬コンプライアンス，年齢，人種，体重，糖尿病や脂質異常症の有無，腎機能，心筋梗塞の既往，うっ血性心不全や薬物代謝に影響する薬物との相互作用といった臨床的因子の影響を受ける[42-47)]．さらに肝臓の

CYP2C19活性が弱い多型（たとえばCYP2C19*2やCYP2C19*3）では，肝臓でのクロピドグレル代謝が減弱している．このCYP2C19の活性が弱いアレルのキャリアでは，活性代謝産物の血中濃度が有意に低く，血小板阻害は減弱しており，心血管イベントやステント血栓症の頻度が有意に高かった[46]．CYP2C19の多型の頻度は人種によって異なるが，30～60％と高い[48-50]．ABCB1のような消化管からの吸収に影響する遺伝子の多型もクロピドグレルの血小板阻害作用に影響する[51,52]．また，ある種のプロトンポンプ阻害薬のようにCYP活性を阻害する薬物はクロピドグレルの代謝活性産物の合成を妨げ，クロピドグレルの効果を減弱するようである[53]．ABCB1多型やクロピドグレルとの薬物相互作用（たとえばアトルバスタチンやオメプラゾール）がPCI症例において心血管疾患に関する転帰に影響するか否かについてはよくわかっていない．新規のADP受容体拮抗薬であるプラスグレルやチカグレロルの使用が制限されている国では，クロピドグレルへの反応性が不良である患者に対して，アスピリンとクロピドグレルに加えて抗血小板薬であるシロスタゾールが投与されることがある．シロスタゾールはホスホジエステラーゼ-3阻害薬である．クロピドグレル反応不良患者においてこの3剤を併用投与し，薬理作用を検討したところ，血小板阻害作用は増強していた[54,55]．

c）プラスグレル

第3世代の可逆的チエノピリジン系ADP受容体拮抗薬であるプラスグレルはチクロピジンやクロピドグレルと比較して薬効の発現が1～2時間とより速やかで，血小板阻害作用も強く，薬物相互作用も少なく，さらに薬物に対する反応性の個人差も少ない（図5-1）[48,56,57]．プラスグレルもプロドラッグであるが，クロピドグレルと比べて肝臓での酸化経路の効率が高いため，代謝物がより速やかに産生され，ローディング用量を投与してから30～60分で血小板阻害作用はピークに達する[48,56,57]．またプラスグレルの活性は肝臓のCYP2C19の遺伝子多型の影響を受けない[48]．

d）チカグレロル

第3世代の非ジヒドロピリジン系ADP受容体拮抗薬であるチカグレロルは，受容体へ可逆的に結合し，直接的に作用する非競合的拮抗薬である．チカグレロルとプラスグレルの作用発現時間は60分以内とほぼ同様で，両者ともに強力な血小板阻害作用を有し，クロピドグレルと比較して薬物反応性に個人差が少ない[58]．チカグレロルはプロドラッグではないため，肝臓での代謝活性体への代謝過程を必要としない．さらにチカグレロルの阻害作用は可逆的であるため，最終投与後3～5日以内に血小板機能は回復する．これは他の不可逆性チエノピリジン系薬物よりも早い[59]．

［2］PCIにおける用量

PCI時，抗血小板用量のアスピリンと，チクロピジン250 mgを1日2回併用する．クロピドグレルの場合，推奨ローディング用量は600 mgで，その後75 mg/日とする[1]．PCIを施行することが決まった場合は，ローディング用量のクロピドグレルをなるべく早く投与するべきである[1]．クロピドグレルをPCI前に投与した群は，薬物の前投与を行わなかった群と比較して，30日時点での転帰が改善する[60,61]．前述のようにクロピドグレルは薬効発現まで時間を要するため，PCI開始より6時間以上前にクロピドグレルを投与できた場合，前投与の効果が最大限となる[62]．クロピドグレルの代謝過程が緩やかな症例，または通常用量では血小板の反応性が高いままの症例において，クロピドグレルのローディング用量を900 mgまで増やし維持用量も増やすと，血小板阻害作用が増強したと報告する臨床試験がいくつかあり[63-65]，高用量のクロピドグレルにより，効果発現までの時間が短縮され，症例間での反応性の差が小さくなり，出血イベントを増やすことなく短期予後が改善することが示された[63-65]．しかし，その後に行われたGRAVITAS試験ではクロピドグレルの維持量を増やすことにより血小板阻害作用を増強することはできたが，クロピドグレルへの反応が不良である患者を血小板機能テストにより前向きに確認した場合，心血管イベ

[図 5-1] クロピドグレル 300 mg またはプラスグレル 60 mg の投与 24 時間後に，ADP 20 μmol/L を付加した際の血小板活性阻害率

対象はクロスオーバー方式で両薬剤を投与された．これらのデータから，プラスグレルに比較してクロピドグレルは薬剤に対する反応性の個人差が大きいことがわかる．
(Brandt JT et al：A comparison of prasugrel and clopidogrel loading doses on platelet function：magnitude of platelet inhibition is related to active metabolite formation. Am Heart J 153：66, 2007)

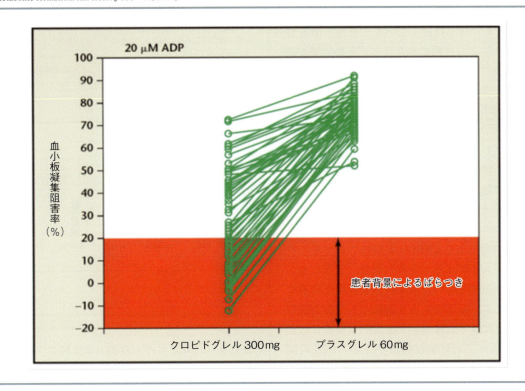

ントの転帰は一貫して改善されなかった[66]．プラスグレルの PCI 時ローディング用量は 60 mg で，その後は 10 mg/ 日とする．プラスグレルの効果発現は速やかであるため，臨床試験では診断目的の冠動脈造影に先立って常にローディングするというわけではない[67]．チカグレロルの PCI 時ローディング用量は 180 mg で，その後は 90 mg を 1 日 2 回内服する．チカグレロルは高用量アスピリンと併用すると臨床的効果が減弱したと報告されているため[27, 58]，チカグレロルを処方する場合は併用するアスピリンを 81〜100 mg の低用量にしなければならない．

[3] PCI 症例におけるエビデンス

冠動脈ステント留置の黎明期においては亜急性ステント血栓症の発症率が 3〜5％ と非常に高く，そのために心筋梗塞を発症したり，緊急で冠動脈バイパス術が必要になったり，なかには死亡したりするケースもあった．急性血栓症のリスクを最低限にするために，積極的な抗凝固療法（ヘパリンの点滴投与やデキストラン，ワルファリン，ジピリダモールを含む）が導入されると，出血性合併症が増加し，入院期間も長くなった[68]．アスピリンとチエノピリジンの併用により，アスピリン単剤やワルファリン，ヘパリンあるいは長期の低分子ヘパリンと比較して，急性，亜急性ステント血栓症の頻度が 1/5 になることが，複数の臨床試験により証明された[22, 70]（図 5-2）．

CURE 試験は 24 時間以内に症状のあった患者 12,562 例を，アスピリンとクロピドグレル（300 mg のローディング後，75 mg/ 日投与）を併用する群とアスピリンとプラセボを服用す

る群に無作為化割付けした[70]．アスピリンとクロピドグレルの併用群で一次イベント（心血管死，非致死的心筋梗塞，脳卒中のいずれか）の有意な減少（9.3％対11.4％，相対リスク減少率20％，$P<0.001$）を認めた．クロピドグレルの効果は早期（治療後24時間以内）で際立っており，1年後も持続していた．また，ACS症例ではリスクの高低にかかわらずその効果が認められた[71]．CURE試験のサブ研究では，PCIを受けたクロピドグレル群では，死亡と心筋梗塞を評価項目とすると，プラセボ群と比較して相対リスク減少率は31％であった[60]．さらにPCI後クロピドグレルを長期間（9～12ヵ月）服用する群と短期間（4週間）服用する群に分けて心血管死，心筋梗塞，再血行再建のイベント発症率を評価すると，長期服用群で31％の相対リスク減少率を認めた（$P=0.03$）．

観察研究であるCREDO試験においても，クロピドグレルのイベント抑制効果，すなわちステント留置術を受けた安定性冠動脈疾患患者において，クロピドグレルを前投与かつ長期投与することにより，イベントを抑制できることが確認された[61]．対象症例はPCIの3～24時間前にローディングとしてクロピドグレル300 mgまたはプラセボを投与され，引き続きPCI後28日間クロピドグレル75 mg/日を投与された．クロピドグレルをローディングした群は28日後から12ヵ月後まで実薬を投与され続けたが，対照群ではプラセボが投与された．クロピドグレル投与群において死亡，心筋梗塞または脳卒中が有意に27％減少し（$P=0.02$），PCI後短くとも9ヵ月間は，アスピリンに加えてクロピドグレルによる治療を継続すべきであることを示唆している．

クロピドグレルは出血イベントを有意に増加する．CURE試験においては，クロピドグレル投与群と対照群の出血率は3.7％対2.7％（$P=0.001$）であり，冠動脈バイパス術（CABG）を必要とした患者において最も顕著であった[71]．対照的にCREDO試験では，TIMI（Thrombolysis in Myocardial Infarction）出血基準における大出血が多い傾向がみられたのみ

[図5-2] ISAR，FANTASTIC，S+TARS，MATTISおよびCLASSICS試験におけるベアメタルステント留置術後の主要有害臨床的イベント（major adverse clinical event：MACE）率の比較

これらのイベントは亜急性ステント血栓症の頻度を反映している．

OAC：経口抗凝固薬，ASA：アセチルサリチル酸（アスピリン）

[Bertrand ME et al：Double-blind study of the safety of clopidogrel with and without a loading dose in combination with aspirin compared with ticlopidine in combination with aspirin after coronary stenting：the clopidogrel aspirin stent international cooperative study（CLASSICS）．Circulation 102：628, 2000]

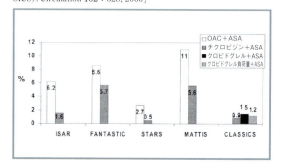

であり（クロピドグレル群8.8％対プラセボ群6.7％，$P=0.07$），CABGを受けた患者においては過剰な出血は認められなかった[61]．これらの知見を踏まえると，待機的CABGをクロピドグレル中止後5日間延期すること，また不安定狭心症／非ST上昇型心筋梗塞（unstable angina/non-ST elevation myocardial infarction：UA/NSTEMI）患者においては，冠動脈の解剖学的所見が同定されCABGの必要性が除外されるまでは，クロピドグレルのローディングをできるかぎり避けることが望ましい．しかしながら，クロピドグレルのローディングにより死亡と心筋梗塞のリスクが減少するという一貫性のある大きな有益性を念頭に置いたうえで，個々の症例においてローディングの有用性と危険性を綿密に検討する必要があるということは大いに強調しておく．

プラスグレルとクロピドグレルを直接比較したTRITON-TIMI 38試験（Trial to Assess Improvement in Therapeutic Outcomes by Optimizing

Platelet Inhibition with Prasugrel-Thrombolysis in Myocardial Infarction 38）では，薬物力価に優れ，反応性に個人差も少ない新規抗血小板薬（プラスグレル）が標準治療薬であるクロピドグレルと比較して虚血性イベントを減少させるという仮説が検証された[67]．同試験では，PCIを受ける中等度から高リスクのACS患者13,608人が，プラスグレル群（ローディング用量60 mg，維持用量10 mg）とクロピドグレル群（ローディング用量300 mg，維持用量75 mg）に無作為化割付けされた．薬物投与期間は6～15ヵ月（中央値14ヵ月）であった．有効性の一次エンドポイントは心血管死，非致死的心筋梗塞，非致死的脳卒中で，安全性の一次エンドポイントはCABGに関連しないTIMI大出血とされた．有効性の一次エンドポイントの発生率はプラスグレル群9.9％，クロピドグレル群12.1％（ハザード比0.81，95％信頼区間0.73-0.90，$P<0.001$）とプラスグレル群で低かった．非致死的心筋梗塞の発生率（プラスグレル群7.4％対クロピドグレル群9.7％，$P<0.001$），緊急標的血管血行再建の施行率（プラスグレル群2.5％対クロピドグレル群3.7％，$P<0.001$），ステント血栓症の発生率（プラスグレル群1.1％対クロピドグレル群2.4％，$P<0.001$）といずれもプラスグレル群で有意に低かった．これらの心血管イベントに関する良好な結果を受け，ACS患者に対する投与について，プラスグレルは2009年に米国食品医薬品局（FDA）より認可を受けた．

可逆性ADP受容体拮抗薬のチカグレロルもPLATO（Platelet Inhibition and Patient Outcomes）試験でクロピドグレルと直接比較された．PLATO試験ではACSで入院となった患者18,624人が，チカグレロル群（ローディング用量180 mg，その後90 mg，1日2回）とクロピドグレル群（ローディング用量300～600 mg，その後75 mg/日）に割付けられ，12ヵ月にわたり心血管イベントが調査された[58]．一次エンドポイントを心血管死，心筋梗塞，脳卒中の複合エンドポイントとしたところ，チカグレロル群で9.8％，クロピドグレル群で11.7％（ハザード比0.84，95％信頼区間0.77-0.92，$P<0.001$）という結果であった．二次エンドポイント解析では，チカグレロル群対クロピドグレル群において心筋梗塞の発生が5.8％対6.9％（$P=0.005$），血管死が4.0％対5.1％（$P=0.001$）であった．チカグレロルはACS患者への投与について，2011年にFDAより承認された．

[**4**] **副作用**

すべてのADP受容体拮抗薬は出血のリスクを増加させる．CURE試験ではアスピリンとクロピドグレルの併用群では，アスピリンとプラセボを服用した群と比較して出血性合併症が増加したが（3.7％対2.7％，相対リスク比1.38，$P=0.001$）[70]，CLASSICS（Clopidogrel Aspirin Stent International Coperative Study）では，主要末梢血管合併症あるいは出血合併症の頻度はクロピドグレル群1.3％，チクロピジン群1.2％とほぼ同様であった[36]．クロピドグレルと比較して，より強力なプラスグレルとチカグレロルはPCIを受ける患者において確実に出血性合併症を増加させる[58, 67]．TRITON-TIMI 38試験では，重症出血の頻度がプラスグレル群で1.4％，クロピドグレル群で0.9％（$P=0.01$）とプラスグレル群で増加しており，非致死的な出血がプラスグレル群で1.1％，クロピドグレル群で0.9％（ハザード比1.25，$P=0.23$），致死的な出血がプラスグレル群で0.4％，クロピドグレル群で0.1％（$P=0.002$）という内訳であった[67]．同様にPLATO試験においてチカグレロル群でCABGに関連しない大出血の頻度が上昇し（チカグレロル群4.5％対クロピドグレル群3.8％，$P=0.03$），致死的頭蓋内出血の頻度も高かった[58]．

チクロピジンの副作用の頻度は高く，下痢，嘔気・嘔吐は30～50％の症例でみられる[72]．一方，重篤な合併症である好中球減少症も1.3～2.1％に認められ，クロピドグレル服用患者における発生率0.1％と比較して，その頻度は高い[73, 74]．チクロピジン服用者における好中球減少症の多くは投与開始後3ヵ月以内に発生し，発症後も最初は無症状であることがあるため，同期間は2週間ごとに血算をチェックす

る[75]．チクロピジンによる副作用として骨髄無形成と血栓性血小板減少性紫斑病（TTP）も報告されている[76-78]．チクロピジンTTPの頻度は1/1,600〜1/5,000と見積もられているが[37,77,79]，クロピドグレルではそれよりも少ないようである[77]．クロピドグレルに対するアレルギー反応あるいは血液学的反応が約1％に認められるが，副作用が確認された患者においてチエノピリジン系薬への変更が有用であるか否かに関しては十分な情報がない[80]．クロピドグレルアレルギーの患者に対しては，経口クロピドグレルの用量を段階的に増量する脱感作療法が提唱されてきたが[81]，非チエノピリジン系薬であるチカグレロルの登場により，クロピドグレルの脱感作療法を導入するよりも，ADP受容体拮抗薬を変更するという治療戦略も選択可能となった．

　プラスグレルとクロピドグレルの非出血性副作用の頻度は同様である．TRITON-TIMI 38試験の事後的な（*post hoc*）サブ解析では，脳卒中あるいは一過性脳虚血発作の既往のある患者，高齢患者（＞75歳），低体重の患者（＜60 kg），緊急CABGを受けた患者において，臨床的効果がより低く，出血性副作用がより多いことが示された．これらのサブグループにおいて出血性副作用が増加したことから，脳卒中あるいは一過性脳虚血発作の既往のある患者，重度の肝機能障害を有する患者に対してはプラスグレルを処方すべきではないとの注意勧告がFDAより出された．さらに高齢患者（＞75歳）では致死的出血や頭蓋内出血のリスクが高く有用性も確かではないため，高リスク症例（糖尿病や心筋梗塞の既往）を除いてプラスグレルは推奨されていない．プラスグレルは出血のリスクを助長する薬剤［例：Coumadin（訳者注：ワルファリンの米国内での商品名）］と併用すべきではなく，低体重患者（＜60 kg）への投与は注意を要する．チカグレロルでよくみられる非出血性副作用は呼吸困難（チカグレロル13.8％対クロピドグレル7.8％）と徐脈／心室ポーズ（チカグレロル6.0％対クロピドグレル3.5％）の2つである．

[5] **ガイドラインによる推奨**

　2011年のACCF/AHA/SCAIによるPCIガイドラインでは，PCIを施行される患者に対する経口ADP受容体拮抗薬の使用について具体的に記載されており，以下のように推奨している．

① ステント留置を含むPCIを施行される患者に対しては，ローディング用量のP2Y$_{12}$受容体阻害薬を投与する（エビデンスレベルA）．以下のいずれかを選択する；
   a. クロピドグレル600 mg（ACSあるいは非ACS症例）(class I，エビデンスレベルB)
   b. プラスグレル60 mg（ACS症例）(class I，エビデンスレベルB)
   c. チカグレロル180 mg（ACS症例）(class I，エビデンスレベルB)

② ステント留置後のP2Y$_{12}$受容体阻害薬の投与期間は，一般的には以下のように推奨されている．
   a. ACSに対してステント［非薬剤溶出ステント（BMS）あるいは薬剤溶出ステント（DES）］を留置された症例ではP2Y$_{12}$受容体阻害薬は少なくとも12ヵ月間の投与期間を設ける．各薬剤とその用量については，クロピドグレル75 mg/日，プラスグレル10 mg/日，チカグレロル180 mg，1日2回のいずれかを選択する（class I，エビデンスレベルB）．
   b. 非ACSに対して薬剤溶出ステント（DES）を留置された症例では，出血性イベントのリスクが高くなければ，クロピドグレル75 mg/日を最低12ヵ月間投与する（class I，エビデンスレベルB）．
   c. 非ACSに対して非薬剤溶出ステント（BMS）を留置された症例では，クロピドグレルを最低でも1ヵ月，理想的には12ヵ月まで投与する（これは出血性イベントのリスクが高くない症例に対する投与期間であり，出血性イベントのリスクが高い症例に対しては最低2週間の投与期間を設定する）(class I，エビデンスレベルB)．

Ⓒ 静注用GPⅡb/Ⅲa受容体阻害薬

[1] 作用機序と薬物動態

　血小板GPⅡb/Ⅲa受容体は，隣接する血小板間に架橋を形成するフィブリノゲンやその他の接着蛋白質と結合することによって，血小板凝集の最終共通経路を介在するため，薬物的抗血小板戦略の主要なターゲットとなる．現在3種類の親化合物［アブシキシマブ（ReoPro），エプチフィバチド（Integrilin），およびチロフィバン（Aggrastat）］がFDAにより臨床使用の認可を受けている．

a) アブシキシマブ

　アブシキシマブは，GPⅡb/Ⅲaに対するマウスモノクローナル抗体7E3から作られたヒト用のFabフラグメントである[82]．低分子量の薬剤とは異なり，アブシキシマブはリガンド結合RGD配列とは違う部位でGPⅡb/Ⅲaと相互に作用する非競合的阻害薬である[83]．薬剤の大部分は26分以内に血漿から取り除かれるが，身体からの除去はかなり緩徐であり，機能的半減期は7日に及ぶという独特な薬効動態を示す[84]．GPⅡb/Ⅲa受容体に対する親和性が高いため，治療期間中に血小板に結合しているアブシキシマブは血漿中の薬剤プールに遊離しているものよりも多い．点滴の終了後14日超でも血小板に結合したアブシキシマブを検出し得る[85]．一部のインターベンション循環器科医は，主により小規模のカテーテルの臨床試験結果に基づき，GPⅡb/Ⅲa受容体阻害薬の冠動脈投与を推奨している．興味深いことに，INFUSE-AMI（Intracoronary abciximab and aspiration thrombectomy in patients with large anterior myocardial infarction）試験では，STEMIに対するPCI時のアブシキシマブ冠動脈内投与は，血栓吸引療法と比較して大幅に左室機能を改善させた[86]．

b) エプチフィバチド

　アミノ酸数7の環状ペプチドであるエプチフィバチドは，南東ピグミーガラガラヘビ（*Sistrurus miliarius barbouri*）の毒液より分離されたアミノ酸数73のペプチドであるバルボリンに基づいている．ボーラス投与（180 μg/kg，10分後に180 μg/kgを2回目のボーラス投与）および点滴投与（2 μg/kg/min）が推奨される．点滴投与では，血漿レベルはボーラス投与の少し後にピークとなり，またそれよりもわずかに低いレベルを点滴中は終始維持する．点滴終了後に血漿中濃度は速やかに低下するが，主として腎より排泄され半減期は2.5時間である[88]．そのためクレアチニンクリアランスが50 mL/min未満の患者では，より少ない点滴量（1 μg/kg/min）のエプチフィバチドの使用が推奨される．点滴中止後4時間以内に血小板凝集はかなり回復する[89]．

c) チロフィバン

　チロフィバンはペプチド類似化合物であり，GPⅡb/Ⅲaを占拠して，フィブリノゲンあるいはvon Willebrand因子を介する血小板凝集を競合的に阻害する[90]．十分な血小板阻害を達成するのに必要なエプチフィバチドとチロフィバンは化学量論ではGPⅡb/Ⅲa受容体あたり100分子超である．これに対してアブシキシマブの個々の受容体に対する必要量は1.5分子である[88]．エプチフィバチドと同様に，点滴中止後4時間以内に血小板凝集の相当な回復が認められる[89]．FDAに認可されている用法よりも有効性がより高いと考えられる，チロフィバンの高用量ローディングが薬物動態学的研究により提示されている[91-93]．

[2] PCIにおける用量

　前臨床的および臨床的な薬物動態研究は，臨床的に有効な抗血小板活性に関する目標が，光透過度法凝集計で測定した血小板凝集能の80%阻害であるべきであることを示唆している[94]．血小板阻害のレベルは，推奨されるボーラス投与および点滴の後でも3種類のGPⅡb/Ⅲa受容体阻害薬によって異なる[95]．一般にアブシキシマブのボーラス投与と点滴による治療方式，およびエプチフィバチドの2回ボーラス投与と点滴による治療方式は，血小板機能の迅速かつ甚大な阻害をもたらす[95-97]．一方でFDAに認可されているチロフィバンのボーラス投与と点滴による治療方式は，最長で4～6

時間の準最適レベルの血小板阻害を達成するのみであることが複数の試験で実証されており，チロフィバンのPCI時における臨床試験の結果が芳しくないのは，血小板阻害が準最適レベルであることにより説明できそうである[97]．

これらの薬物動態的観察研究が臨床的に妥当か否かについて，TARGET（Tirofiban and ReoPro Give Similar Efficacy Trial）で検証された．同試験では5,308症例がステント留置予定のPCI術前に，チロフィバン群（10 μg/kgのボーラス投与後，PCI後18～24時間に0.15 μg/kg/minで点滴投与）とアブシキシマブ群に無作為化割付けされた[98]．一次エンドポイントは30日以内の死亡，非致死的心筋梗塞，緊急標的血管血行再建の複合エンドポイントとされた．一次エンドポイントの発生率は6.0％対7.4％（$P=0.038$），心筋梗塞の発症率は5.4％対6.9％（$P=0.04$）で，チロフィバン群と比較して，アブシキシマブ群において有意にイベント発生が少なかった．両群で大出血の頻度に有意差は認めなかった．

チロフィバンのボーラス投与を2.5倍（25 μg/kg）に増量することにより，FDA認可の用量による投与方式と比較して血小板阻害が増強され，PCIの結果が改善されると考えられる[99]．PCIを施行される患者においては，ボーラス投与後10分で95％以上の血小板阻害を達成すると，95％を達成できなかった症例と比較して主要血管イベント（MACE）の発生が55％減少したとする報告があり[100]，血小板阻害の程度がGP Ⅱb/Ⅲa受容体阻害薬の薬効の根幹をなすようである．

[3] **PCI症例におけるエビデンス**

バルーン血管形成術でのGP Ⅱb/Ⅲa受容体阻害薬の効能を実証した画期的な臨床試験がEPIC（Evaluation of Ⅱb/Ⅲa platelet receptor antagonist 7E3 in Preventing Ischemic Complications）試験である[104]．この研究において，バルーン血管形成術を受ける高リスクの患者が無作為に，アブシキシマブのボーラス投与と点滴，アブシキシマブのボーラス投与のみ，プラセボの各群に割付けられた．アブシキシマブのボーラス投与と点滴で治療された群は，プラセボ群に比べて30日間の死亡，心筋梗塞ないしは予定されていなかった血行再建術の発生率が35％低かった（8.3％対12.8％，$P=0.008$）．アブシキシマブのボーラス投与のみでは有意な効果は得られなかったことから，臨床的に良好な結果を得るためには，より短い血小板阻害時間では不十分であることが示唆される．重症出血性合併症は，アブシキシマブ群においてプラセボ群と比較して許容できないほど高頻度であった（それぞれ，重症出血が14％対7％，輸血が15％対7％）．動脈の前壁のみを穿刺して挿入する動脈シースの径を8Fから6Fに細くする，ヘパリンの用量を活性凝固時間（ACT）300秒超ではなくACT 200～250秒を目標とするように減量する，シースを一晩留置しないで可及的速やかに（ACT 180秒未満で）抜去する，およびルーチンの静脈シースの使用をやめる，などの手技上の修正により，その後の臨床試験における重症出血の頻度が1～1.5％未満に減少した．

ステント留置術を受ける患者のGP Ⅱb/Ⅲa受容体阻害薬の便益は，2つの大規模無作為化対照試験において示されている[101, 102]．EPISTENT（Evaluation of Platelet Ⅱb/Ⅲa Inhibition for Stenting）試験は2,399例の患者をステント＋プラセボ群，ステント＋アブシキシマブ群，バルーン血管形成術＋アブシキシマブ群に無作為に割付けた[103]．30日間の一次エンドポイント（死亡，心筋梗塞あるいは緊急血行再建術の複合エンドポイント）は，ステント＋プラセボ群の10.8％，ステント＋アブシキシマブ群の5.3％（ハザード比0.48，$P<0.001$），バルーン血管形成術＋アブシキシマブ群の6.9％（ハザード比0.63，$P=0.007$）に発生した．これら便益は6ヵ月後[104]，1年後[105]も維持され，GP Ⅱb/Ⅲa受容体阻害薬なしのステント群に比して，ステントおよびアブシキシマブで治療された患者における1年死亡率は低下していた（2.4％対1.0％，$P=0.037$）．出血性合併症は各群間で有意差がなかった．

ESPRIT（Enhanced Suppression of the Platelet Ⅱb/Ⅲa Receptor with Integrilin Therapy）試験では，ステント留置術を受ける2,064例の患者を，エプチフィバチド群（180 μg/kgをボーラス投与後，2.0 μg/kg/minで点滴を開始し，最初のボーラス投与の10分後に180 μg/kgを2回目のボーラス投与）とプラセボ群に無作為に割付けた[102]．この試験においては，患者は手技施行日にローディング用量のクロピドグレルまたはチクロピジンを投与された．一次エンドポイント（死亡，心筋梗塞，緊急血行再建術，48時間以内の血栓症に対する緊急処置の複合エンドポイント）は，エプチフィバチドにより37％減少した（10.5％対6.6％，$P=0.0017$）．48時間後時点での死亡，または心筋梗塞は，プラセボと比較してエプチフィバチドにより有意に減少し（5.5％対9.2％，相対リスク減少率40％，$P=0.0013$），これらの便益は6ヵ月後[106]および1年後[107]にも維持されていた．重症出血はまれであったが，エプチフィバチド投与中の患者において，プラセボと比較してより高頻度に生じた（1.3％対0.4％，$P=0.027$）．

PCIを受けるUA/NSTEMIの患者において，3つの大規模無作為化臨床試験で3種類のGPⅡb/Ⅲa受容体阻害薬それぞれが評価された．CAPTURE試験（Chimeric c7E3 Fab Antiplatelet Therapy in Unstable angina Refractory to standard treatment trial）において，1,265人の患者は，PCIの18～24時間前と手技終了後1時間の時点にアブシキシマブの投与を受ける群とプラセボ群に無作為に割付けられた[108]．MACEはプラセボ群に比してアブシキシマブ群において減少していた（それぞれ15.9％対11.3％，$P=0.012$）が，重症出血の頻度（1.9％対3.8％，$P=0.043$）および輸血を要する頻度（3.4％対7.1％，$P=0.005$）は有意に増加した．PRISM-PLUS（Platelet Receptor Inhibition in ischemic Syndrome Management in Patients Limited by Unstable Sign and symptoms）試験では，UA/NSTEMIの患者1,915人がチロフィバン単独群，チロフィバン＋ヘパリン群，プラセボ点滴＋ヘパリン群に無作為に割付けられた[101]．チロフィバンとヘパリンの併用は，ヘパリン単独に比べて，7日後の死亡，心筋梗塞ないしは再発性治療抵抗性虚血の頻度に関するリスクを32％低下させ（12.9％対17.9％，$P=0.004$），PCIを受けた亜群においても同様であった（30日後の死亡ないしは心筋梗塞の相対リスク比は0.44）．

PURSUIT（Platelet glycoprotein Ⅱb/Ⅲa in Unstable angina：Receptor Suppression Using Integrilin Therapy）試験においては，UA/NSTEMIの患者10,948人がエプチフィバチドまたはプラセボに無作為に割付けられた[109]．一次エンドポイントは30日後の時点での死亡または心筋梗塞であり，エプチフィバチドを投与された患者においてプラセボに対して減少しており（それぞれ14.2％対15.7％，$P=0.042$），受診後72時間以内にPCIを受けた患者において最も顕著であった（それぞれ11.6％対16.7％，$P=0.01$）．中等度ないしは重度出血はエプチフィバチド群において高頻度であった（それぞれ12.8％対9.9％，$P<0.001$）．

STEMIに対する初回PCIを受ける患者においては，4つの試験が30日後の時点でのMACEを35～54％減らすという点でアブシキシマブの使用を支持している[110-113]．ADMIRAL（Abciximab before Direct angioplasty and stenting in Myocardial Infarction Regarding Acute and Long-term follow-up）試験において，300人のSTEMI患者が血管造影前に，アブシキシマブ＋ステント留置群とステント留置単独群に無作為に割付けられた[112]．30日後に，一次エンドポイント（死亡，再梗塞，あるいは標的血管の緊急血行再建術の複合）は，アブシキシマブ＋ステント留置群においては患者の6.0％に生じたのに対し，ステント留置単独群においては患者の14.6％に生じた（$P=0.01$）．この有益な効果は，ADMIRAL試験においては6ヵ月後にも持続していた（7.4％対15.9％，$P=0.02$）が，他の2つの試験においてはそうでなかった[110-113]．

STEMIに対するPCIに先立ったGPⅡb/Ⅲa受容体阻害薬の投与については，6つの臨床試

[表5-1] GPⅡb/Ⅲa受容体阻害薬投与患者のアウトカム

20,137人の患者を含む20の試験のメタ解析は，手技関連心筋梗塞（正常上限の3倍超のCK-MBを用いた）の35%超の減少を示しており，死亡，心筋梗塞，または血行再建術からなる複合転帰も併行して減少している（注：心筋梗塞が最も多い構成要素であったため，複合エンドポイントの減少を押し進めた）．

アウトカム	研究数（症例数）	イベント総数／患者数（%）		リスク比（95%信頼区間）
		実治療群	対照群	
心筋梗塞（30日）	20（20,137）	537/11,676（4.6）	585/8,461（6.9）	0.63（0.56-0.70）
心筋梗塞（6ヵ月）	13（15,250）	481/8,485（5.7）	550/6,765（8.1）	0.67（0.60-0.76）
複合[a]（30日）	20（20,137）	926/11,676（7.9）	978/8,461（11.6）	0.65（0.59-0.72）
複合[a]（6ヵ月）	13（15,250）	1,817/8,485（21.4）	1,624/6,765（24.0）	0.85（0.80-0.90）
重症出血	20（20,137）	531/11,676（4.6）	273/8,461（3.2）	1.26（1.09-1.46）
出血性脳卒中[b]	18（19,612）	14/11,373（0.1）	10/8,239（0.1）	0.89（0.46-1.72）

[a]：複合アウトカムは死亡，心筋梗塞，または血行再建術を含む．最後の構成要素に関して筆者らは，すべての標的血管血行再建術を用いた．これが試験のアウトカムではない研究に関しては，緊急あるいはすべての血行再建術を含めた．
[b]：ADMIRALならびにERASER試験は出血性脳卒中に関するデータを提供しなかった．統計学的に有意の不均一性はなく，30日後の複合アウトカム［不均一性に関しては$P=0.04$，無作為効果はリスク比0.66（95%信頼区間0.57-0.75）］および重症出血［不均一性に関しては$P=0.08$，無作為効果はリスク比1.19（95%信頼区間0.96-1.48）］を除くと，無作為効果は非常によく似ていた（データはここでは呈示していない）．
(Karvouni E et al：Intravebous glycoprotein Ⅱb/Ⅲa receptor antagonisits reduce mortality after percutaneous coronary interventions. J Am Coll Cardiol 41：26-32, 2003 より改変)

験で研究されてきた．これらのメタ解析ではTIMIグレード3の血流が獲得される頻度が，早期群（カテーテル室搬入前に投与），晩期群（カテーテル室で投与）で20.3%（84/413）対12.2%（51/418）（オッズ比1.69，95%信頼区間1.28-2.22，$P<0.001$，オッズ比1.85，95%信頼区間1.26-2.71，$P<0.001$）と早期群で有意に高かった．GPⅡb/Ⅲa受容体阻害薬の早期投与，晩期投与による死亡率はそれぞれ3.4%，4.7%と，早期群で28%減少していた．この結果は有意ではなかったが，再梗塞や虚血複合イベントに関しても同様の傾向で一貫していた．このようにSTEMI症例におけるGPⅡb/Ⅲa受容体阻害薬の早期投与は臨床転帰に対して良好な傾向をもたらすとともに，冠動脈の開存性も改善するようである．しかしながら前向き無作為化試験であるEARLY-ACS試験では，エプチフィバチドの早期投与は，カテーテル室での投与に対する有意な便益性を示さなかった[114]．

GPⅡb/Ⅲa受容体阻害薬は，PCIを受ける患者においてMACE（死亡，心筋梗塞，および緊急血行再建術）を35〜50%減少することが示されている[115]（表5-1）．GPⅡb/Ⅲa受容体阻害薬単独による死亡率の有意の低下を証明した単一の研究はないが，メタ解析ではこれらの薬剤がクラスとして死亡を20〜30%減らすことが示唆されている（図5-3）[119]．GPⅡb/Ⅲa受容体阻害薬の点滴が長期死亡率を低下させ得る機序ははっきりしておらず，周術期死亡または心筋梗塞を減少させる能力だけでは説明不可能である．研究者らはGPⅡb/Ⅲa受容体阻害薬も著明な抗炎症作用を有している可能性があり，これにより動脈硬化性疾患の病歴に良い方向で作用しているかもしれない[116,117]と主張しているが，この論点は現時点では証明されていない．

GPⅡb/Ⅲa受容体阻害薬によって心血管イベントが減少することが実証されてきたが，チエノピリジンの投与とステント留置が行われる

[**図 5-3**] GPⅡb/Ⅲa受容体阻害薬による死亡率低下に関するメタ解析
30日後（**A**）と6ヵ月後（**B**）フォローアップにおける死亡率を示す．リスク比と95％信頼区間を，個々の研究についてランダム効果の要約のために示してある．

S：ステント留置術，P：バルーン血管形成術

（Karvouni E et al：Intravebous glycoprotein Ⅱb/Ⅲa receptor antagonisits reduce mortality after percutaneous coronary interventions. J Am Coll Cardiol 41：30, 2003）

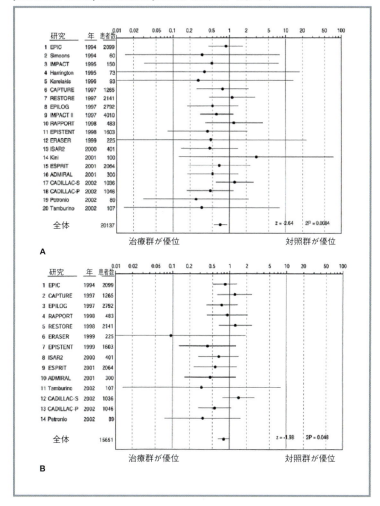

昨今では，GPⅡb/Ⅲa受容体阻害薬の臨床的有用性には一貫性がみられなくなっている．CADILLAC（Controlled Abciximab and Device Investigation to Lower Late Angioplasty Complications）試験では，STEMI患者においてステント留置術はバルーン血管形成術よりも有用性が劣っていることが示された[113]．クロピドグレル600mgの術前ローディングを受けた低リスクの待機的PCI症例では，アブシキマブにより出血イベントが増加した一方で，虚血イベントの転帰は改善しなかった[118, 119]．低リスクの選択的PCI症例全例に対し，GPⅡb/Ⅲa受容体阻害薬を投与することは有用ではないが，高リスク症例では有効であることをデータが実証している．ISAR-REACT-2（Intracoronary Stenting and Antithrombotic Regimen：Rapid Early Action for Coronary Treatment 2）試験では，アブシキマブは高リスクのACS

[表 5-2] ステント留置が予定されている PCI における GPⅡb/Ⅲa 受容体阻害薬と適切なチエノピリジンの術前ローディングに関する無作為化試験

臨床試験（発行年）	症例数	対象患者	複雑病変（Type B/C）の割合（%）	糖尿病（%）	GPⅡb/Ⅲa 受容体阻害薬対プラセボ			
					30 日時点での死亡，心筋梗塞，緊急血行再建	TIMI 大出血	TIMI 小出血	輸血を要した患者の割合（%）
ISAR-REACT（2004）	2,159	安定冠疾患	65	21	4%対4%, P = NS	1%対1%, P = NS	2%対2%, P = NS	2%対1%, P = 0.007
ISAR-SWEET（2004）	701	安定冠疾患糖尿病	68	100	5.7%対4.3%, P = 0.39	1.1%対0.9%, P = NS	3.4%対1.4%, P = 0.09	2.3%対0.6%, P = 0.11
BRAVE-3（2009）	800	急性心筋梗塞	—	19	4.7%対3.5%, P = NS[a]	1.8%対1.8%, P = NS	3.7%対1.8%, P = 0.06	3%対3.3%, P = NS
ISAR-REACT2（2006）	2,022	急性冠症候群 51% でトロポニン上昇	80	25	8.9%対11.9%, P = 0.03[b]	1.4%対1.4%, P = NS	4.2%対3.3%, P = NS	2.5%対2%, P = NS

[a]：BRAVE-3 試験ではアブシキシマブは梗塞サイズの減少（一次エンドポイント）に寄与していなかった．患者は救急部門でクロピドグレル600 mg の術前ローディングを受けた．
[b]：トロポニン高値症例ではイベント発生率が GPⅡb/Ⅲa 受容体阻害薬とプラセボで 13.1%対 18.3%（P = 0.02），トロポニン正常症例ではイベント発生率が GPⅡb/Ⅲa 受容体阻害薬とプラセボで 4.6%対 4.6%（P = 0.99）であった．
(Hanna EB et al：The evolving role of glycoprotein IIb/IIIa inhibitors in the setting of percutaneous coronary intervention strategies to minimize bleeding risk and optimize outcomes. J Am Coll Cariol Interv 3：1209-1219, 2010 より改変)

症例において出血を増加させずに虚血性エンドポイントを減少させた[120]．

少し前の研究では，GPⅡb/Ⅲa 受容体阻害薬の PCI 術前投与により虚血イベントが減少することが証明されてきた[121, 122]．しかし，チエノピリジン投与とステント留置が行われるようになった最近の研究では，侵襲的処置を受ける ACS 症例において，GPⅡb/Ⅲa 受容体阻害薬の術前投与は，PCI 時の緊急投与と比較して，出血イベントを増加させるが，虚血イベントの減少に関してはその効果は同程度であることが判明した[114]．FINESSE（Facilitated Intervention with Enhanced Reperfusion Speed to Stop Events）試験では，急性心筋梗塞症例においてアブシキシマブの早期投与は，PCI 中の暫定的な投与と比較して出血イベントを増加させるが，臨床的有用性はないことが示された．チエノピリジンの術前ローディングとステント留置が行われるようになった昨今における GPⅡb/Ⅲa 受容体阻害薬の効果を検討した臨床試験のデータを表 5-2 に要約した．

[4] 副作用

前述したように，GPⅡb/Ⅲa 受容体阻害薬とヘパリンを併用し早期にシースを抜去した場合，大腿アプローチで一次的に発生する大出血は 1%未満であるが確実に増加することが臨床試験により判明している[109, 121-126]．8 つの臨床試験のメタ解析において，アブシキシマブはプラセボ群に比べて軽症血小板減少症（血小板数 5 万超 10 万未満）の頻度を増加させた（4.2%対 2.0%，P < 0.001，オッズ比 2.13）[127]のに対し，エプチフィバチドやチロフィバンはプラセ

ボと比べて軽症血小板減少症を増加させなかった（オッズ比 0.99）．中等症血小板減少症（血小板数 2 万以上 5 万未満）の頻度は，アブシキシマブにより倍増した（1.0％対 0.4％，$P=0.01$，オッズ比 2.48）が，ヘパリン単独に比べてエプチフィバチドやチロフィバンでは変化しなかった（0.3％対 0.2％，$P=0.16$）．ACS を対象とした臨床研究では，（通常の）PCI の臨床研究と比較して血小板減少症の頻度が高く報告される傾向にあるが，これはおそらくヘパリンの長期点滴投与に伴うヘパリン起因性血小板減少症（HIT）が原因と考えられる[127]．

まれではあるが，中等症および重症（2 万未満）血小板減少症では GPⅡb/Ⅲa 受容体阻害薬の治療を即時に中止する必要がある．これらの患者を評価し，管理するためのアルゴリズムが提唱されている（図 5-4）[128]．血小板凝集に続発する偽性血小板減少症や HIT を除外する必要がある．血小板数は通常 48〜72 時間以内に正常に戻る．GPⅡb/Ⅲa 受容体阻害薬による中等症および重症血小板減少症はまれであり，アブシキシマブの使用に伴う頻度がより高い．原因にかかわらず，PCI を受ける患者における血小板減少症は，より多くの虚血イベント，出血性合併症および輸血に関連している[129]．血小板減少症の機序は不明である．血小板数は GPⅡb/Ⅲa 受容体阻害薬の投与後数時間以内に減少する．アブシキシマブの再投与は血小板減少症のリスクを若干増加させるが，低分子阻害薬（エプチフィバチドやチロフィバン）ではその傾向はみられない[130]．

[5] ガイドラインによる推奨

ACCF/AHA/SCAI の 2011 年版 PCI ガイドラインでは，PCI を受ける患者での GPⅡb/Ⅲa 受容体阻害薬の静注投与について以下のように記載しており，推奨レベルは以下の通りである．

a）ST 上昇型心筋梗塞（STEMI）

①初回 PCI を受ける患者で未分画ヘパリンを投与されている場合，クロピドグレルを前投与されているか否かにかかわらず，GPⅡb/Ⅲa 受容体阻害薬（アブシキシマブ，エプチフィバチドの 2 回のボーラス，チロフィバンの高用量ボーラスのいずれか）を投与することは妥当である［（クロピドグレルを前投与されていない患者に対する GPⅡb/Ⅲa 受容体阻害薬の投与）class Ⅱ，エビデンスレベル A，（クロピドグレルを前投与されている患者に対する GPⅡb/Ⅲa 受容体阻害薬の投与）class Ⅱ，エビデンスレベル C］．

②アブシキシマブ投与下に初回 PCI を受ける患者において，アブシキシマブを冠動脈内投与することは妥当であろう（class Ⅱ，エビデンスレベル B）．

③PCI を受ける STEMI 患者に対する前治療の一つとして，カテーテル室搬入前（たとえば救急車内や救急診療科）に定型的に GPⅡb/Ⅲa 受容体阻害薬を投与することは有益ではない（class Ⅲ，エビデンスレベル B）．

b）不安定狭心症／非 ST 上昇型心筋梗塞（UA/NSTEMI）

①高リスクの UA/NSTEMI 患者（たとえばトロポニンが上昇しているケース）で，ビバリルジンを投与されていない，あるいは十分なクロピドグレルの前投与をされていない場合，未分画ヘパリンと併用して GPⅡb/Ⅲa 受容体阻害薬（アブシキシマブ，エプチフィバチドの 2 回のボーラス，チロフィバンの高用量ボーラスのいずれか）を投与することは PCI 時には有益である（class Ⅰ，エビデンスレベル A）．

②高リスクの UA/NSTEMI 患者（たとえばトロポニンが上昇しているケース）で，ヘパリンを投与されている，あるいは十分なクロピドグレルの前投与をされている場合，PCI 時に GPⅡb/Ⅲa 受容体阻害薬（アブシキシマブ，エプチフィバチドの 2 回のボーラス，チロフィバンの高用量ボーラスのいずれか）を投与することは妥当である（class Ⅱ，エビデンスレベル B）．

c）安定虚血性心疾患

①待機的 PCI 症例で，未分画ヘパリンを投与されているが，クロピドグレルの前投与をされていない場合，GPⅡb/Ⅲa 受容体阻害薬

[図 5-4] アブシキシマブ投与後の血小板減少症の時間経過と評価
（上）c7E3 Fab のボーラス投与および点滴後に急性重症血小板減少症を発症した 4 例の患者における，治療前，治療中および回復後の血小板数．挿入図は最初の 48 時間の血小板数に焦点を合わせており，投与された最初の血小板輸血（Plt Txn）を記載している．（下）c7E3 Fab 治療に伴う血小板減少症の評価と管理．
ANA：抗核抗体，EDTA：エチレンジアミン四酢酸
[Berkowitz SD et al：Acute profound thrombocytopenia after C7E3 Fab（abciximab）therapy. Circulation 95：811, 1997]

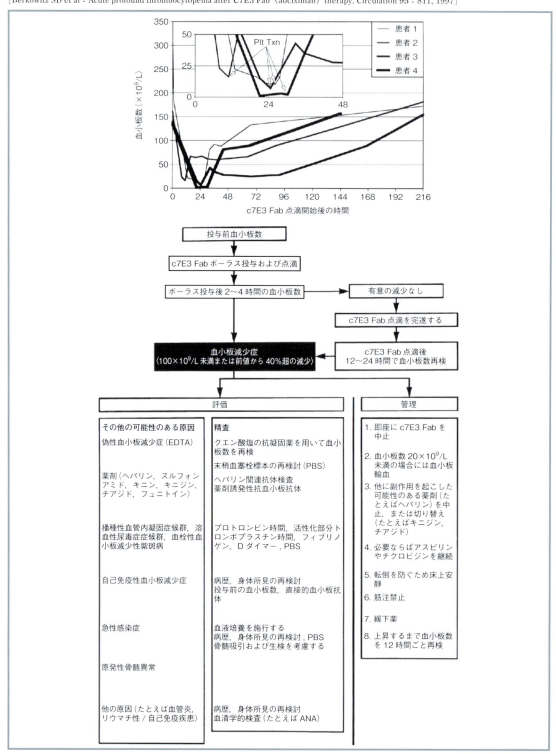

[図 5-5] 止血と血栓症における血液凝固系

組織因子は循環している第VIIa因子と複合体を形成する．この複合体は凝固系において主な役割を果たし，3つの基質，すなわち第VII因子，第IX因子，第X因子を有する．第IXa因子は第VIII因子に結合する．この複合体は第X因子を第Xa因子に活性化する．第Xa因子は，組織因子・第VIIa因子複合体あるいは第IXa因子・第VIII因子複合体によって生成され，膜表面で第V因子に結合する．この複合体がプロトロンビンをトロンビンに転換する．

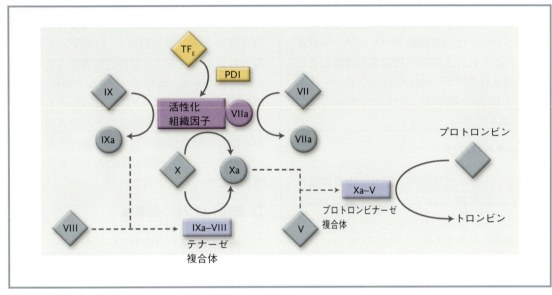

（アブシキシマブ，エプチフィバチドの2回のボーラス，チロフィバンの高用量ボーラスのいずれか）を投与することは妥当である（class II，エビデンスレベル B）．

②待機的 PCI でステントを留置する症例で，未分画ヘパリンと十分なクロピドグレルの前投与をされている場合，GP IIb/IIIa 受容体阻害薬（アブシキシマブ，エプチフィバチドの2回のボーラス，チロフィバンの高用量ボーラスのいずれか）を投与することは妥当であろう（class II，エビデンスレベル B）．

2 抗凝固薬

PCI 時に併用する抗血栓薬は，血液凝固酵素のプロテアーゼ活性を阻害することにより機能し（図 5-5），結果としてトロンビンの産生や活性を低減させ，フィブリン形成を減少させる．PCI 中に使用される主な抗血栓薬には，未分画ヘパリン，低分子ヘパリン（エノキサパリン，ダルテパリン），第Xa因子に作用する薬剤（フォンダパリヌクス），直接トロンビン阻害薬（ビバリルジン，アルガトロバン）がある．

A 未分画ヘパリン

未分画ヘパリンは PCI 中に一般的に使用される抗凝固薬である．未分画ヘパリンは分子量 2,000〜30,000 Da の多糖分子からなる不均一な混合物である．未分画ヘパリンの抗凝固活性は，五糖類による第Xa因子の特異的阻害と長鎖糖類によるトロンビン阻害による．五糖類の長鎖（>18単位）はアンチトロンビンに結合すると，1,000 倍のトロンビン阻害活性を発揮する．未分画ヘパリンアンチトロンビン複合体は第Xa，IXa，XIa，XIIa因子，トロンビンを含む多くのプロテアーゼを不活性化する．未分画ヘパリンの阻害活性は第Xa因子やトロンビンに対して 1：1 である．トロンビンの活性を阻害することにより，未分画ヘパリンはフィブリン形成を妨げ，トロンビンによる血小板活性化を阻害する．ボーラス投与後，持続静注に移行することで即座に抗凝固作用が達成されるた

め，ACSにおいて静脈注射が好んで使用される理由となっている．未分画ヘパリンは多くの血漿蛋白や表面蛋白と結合し，その活性を低減する．この非特異的な蛋白への結合により多様な抗凝固活性を呈するため，その治療効果のモニタリングが必要となる．標準的な投与量では未分画ヘパリンは内皮細胞やマクロファージに結合した際に起こる非線形的解重合過程により分解除去される[131, 132]．25単位/kgをボーラス投与した場合，未分画ヘパリンの半減期は約30分である[133-135]．

Ⓑ 低分子ヘパリン

低分子ヘパリンは未分画ヘパリンの多糖鎖の解重合により得られる．分子量は2,000〜10,000 Daで，アンチトロンビンへの結合に必要な五糖鎖を保有するが，アンチトロンビンとトロンビンを架橋するには長さが不十分である．そのため低分子ヘパリンの主な作用は，アンチトロンビン依存性の第Xa因子の阻害に限定される．未分画ヘパリンの抗Xa：抗トロンビン活性比が1：1であるのに対し，低分子ヘパリンの抗Xa：抗トロンビン活性比は2：1から4：1である[136]．最も頻用されている低分子ヘパリンはエノキサパリンとダルテパリンで，抗Xa：抗トロンビン活性比はそれぞれ3.8：1と2.7：1である[137]．未分画ヘパリンと比べて低分子ヘパリンは血漿蛋白や細胞表面蛋白への結合がより緩やかであるため，薬物動態が予想しやすい[138]．治療効果は抗Xa値を測定することにより評価可能であるが，低分子ヘパリンの抗凝固効果のモニタリングは常時必要とされるわけではない．皮下投与された低分子ヘパリンは90％が生体利用可能な状態となり[139]，抗Xa作用は投与後3〜5時間でピークとなる[137]．低分子ヘパリンは腎排泄であり，腎機能障害を有する患者においては薬剤は直線的に蓄積する[140]．腎機能が正常な患者では低分子ヘパリンの半減期は皮下投与後3〜6時間である[141]．

Ⓒ 選択的第Xa因子阻害薬

フォンダパリヌクスは選択的第Xa因子阻害薬（Xa阻害薬）であり，アンチトロンビンを阻害する五糖鎖を有する1,728 Daの合成低分子ヘパリンであるが，アンチトロンビンとトロンビンを架橋するのに十分な長さではないため，トロンビン阻害活性は有していない．皮下投与されたフォンダパリヌクスは100％生体利用可能である．半減期は17時間で，主に腎排泄であるため，重度の腎機能障害を有する患者には禁忌である．低分子ヘパリンと同様に抗Xa値を測定することにより，抗凝固効果を評価することができるが，血漿蛋白や細胞表面蛋白への非特異的結合は最小限で，抗凝固効果も予測可能であるため，治療効果のモニタリングは常時必要というわけではない[142]．

Ⓓ 直接トロンビン阻害薬

直接トロンビン阻害薬（レピルジン，アルガトロバン，ビバリルジン）は低分子ヘパリンの代替薬として，PCI中に使用されてきた[143-145]．これらのうちビバリルジンが最も広範に研究されている[144, 146-148]．直接トロンビン阻害薬はアンチトロンビンを必要とせずに，トロンビンに直接結合し，その異化活性を阻害することにより抗凝固作用を発揮する．直接トロンビン阻害薬はトロンビン依存性のフィブリン生成を阻害するうえに，トロンビンを介した血小板の活性化や凝集をも阻害する[149]．PCIで使用されるその他の抗血栓薬と比較して，直接トロンビン阻害薬は循環しているフリートロンビンだけでなく血栓に結合したトロンビンにも結合し，その作用を阻害する．この特徴は理論的にはアテローム血栓性のACSの治療において長所となる．

最初の直接トロンビン阻害薬であるヒルジンはヒルの唾液腺から単離された．レピルジンはヒルジンのリコンビナント体で，65アミノ酸からなるポリペプチドであり，静注後の血漿中半減期は60分である[150]．主に腎排泄であるため，腎機能障害患者では減量する必要がある[150]．レピルジンは主にHITの患者に対して使用される．アルガトロバンは競合的な低分子トロンビン阻害薬で，肝臓から排泄され，血漿

[表 5-3] PCI 中の非経口抗凝固薬の用量

薬剤	抗凝固薬がすでに投与されている症例	抗凝固薬が投与されていない症例
未分画ヘパリン	GPI の点滴投与が予定されている場合：ACT 200〜250 秒を達成するのに必要な未分画ヘパリン（たとえば 2,000〜5,000 単位）を追加投与	GPI の点滴投与が予定されている場合：ACT 200〜250 秒を達成するため 50〜70 単位/kg をボーラス投与
	GPI の点滴投与が予定されていない場合：ACT 250〜300 秒（HemoTec 法），300〜350 秒（Hemochron 法）を達成するのに必要な未分画ヘパリン（たとえば 2,000〜5,000 単位）を追加投与	GPI の点滴投与が予定されていない場合：ACT 250〜300 秒（HemoTec 法），300〜350 秒（Hemochron 法）を達成するため 70〜100 単位/kg をボーラス投与
エノキサパリン	エノキサパリンの前投与として，最終皮下投与が 8〜12 時間前である場合，あるいは 1 回分だけ皮下投与されている場合，0.3 mg/kg のエノキサパリンを追加で静脈投与する 最終皮下投与が 8 時間以内の場合，エノキサパリンの追加投与は不要である	0.5〜0.75 単位/kg をボーラス投与
ビバリルジン	未分画ヘパリンを投与されている患者では，30 分待機したうえで 0.75 mg/kg のボーラス投与を行い，その後 1.75 mg/kg/hr で点滴投与する	0.75 mg/kg ボーラス投与，1.75 mg/kg/hr で点滴投与
フォンダパリヌクス	フォンダパリヌクスの先行治療として，抗 IIa 活性のある抗凝固薬を追加投与する．GPI が投与されているか否かを考慮する	N/A
アルガトロバン	200 mg/kg ボーラス投与，その後 15 mg/kg/min で点滴投与	350 mg/kg ボーラス投与，その後 25 mg/kg/min で点滴投与

GPI：GP IIb/IIIa 受容体阻害薬，ACT：活性凝固時間

中半減期は 45 分である[151]．肝障害患者に対しては注意深く使用すべきであるが，腎機能障害患者では用量調節の必要はない[152]．レピルジンと同様，アルガトロバンは主に HIT の患者に対して使用される．ビバリルジンは PCI において最も有効かつ最も頻用される直接トロンビン阻害薬である．ビバリルジンはヒルジン由来の 20 アミノ酸からなる合成ポリペプチド誘導体である．ビバリルジンはトロンビンと 1：1 で反応し，トロンビンがビバリルジンのアミノ末端を切断すると，ビバリルジンが解離し，トロンビンの酵素活性が回復する[153]．ビバリルジンは肝代謝（が主）であるが，一部は腎代謝であり，半減期は約 25 分である[154, 155]．腎臓からも代謝される点を考慮し，重度腎障害患者ではビバリルジンの投与量を減量する[156]．ビバリルジンは，UA/NSTEMI 症例では心臓カテーテル開始よりも先行投与すべきであること[157]，STEMI に対する初回 PCI では未分画ヘパリンと GP IIb/IIIa 受容体阻害薬の併用の代替療法となること[158]，HIT の患者における抗凝固療法となること[159]が，臨床データから示唆されている．

[1] PCI における用量

PCI における一般的な抗凝固療法としてガイドラインで推奨される用量を表 5-3 にまとめた．未分画ヘパリンに関しては，PCI において必要とされる抗凝固療法のレベルが活性化部分トロンボプラスチン時間（aPTT）を用いて測定できる直線範囲を超えてしまうため，PCI 中

の用量は活性凝固時間（ACT）でモニタリングしながら決定する[160, 161]．ACTとPCI後の臨床転帰の関連性が，少なくとも2つの試験で後ろ向きではあるものの示唆されている[162, 163]．3番目の後ろ向き解析は，PCI中にヘパリンを投与された5,216人を対象としており，この解析によるとACTが171〜295秒の患者と比較して，350〜375秒の患者では術後7日以内の虚血イベントが34％少なかった（$P=0.001$）[164]．ACTが延長しているほうが虚血性合併症が減少する一方で，出血性合併症はACTが350秒未満では8.6％であるのに対し，350〜375秒では12.4％まで増加する．ACTが400秒を超えると，出血イベントの飛躍的増加が認められる[164]．重要なことだが，これらの研究でヘパリンを投与された患者は，ACTの目標値がより低くてすむGPⅡb/Ⅲa受容体阻害薬を使用されていない（後述を参照）．

　ヘパリンの用量を経験的に決定する方法と体重で調整する方法とを比較した2つの小規模無作為化試験によって，ヘパリンの用量調整法が評価された．両試験とも2つの方法はほぼ同等であるという結果であった[165, 166]．これらのデータに基づき，GPⅡb/Ⅲa受容体阻害薬を併用していない症例では，ACT 250〜350秒を目標に70〜100 IU/kgのヘパリンが投与される．対照的にヘパリン（未分画ヘパリン40〜60 IU/kgをボーラス投与）とGPⅡb/Ⅲa受容体阻害薬を併用する症例では，ACT 200〜250秒を目標とする．大腿シース抜去に関して閉鎖デバイスを使用しない場合は，ACTが150〜180秒となるまでシース抜去を遅らせるべきである．複数の無作為化試験において，術後に長らくヘパリンを投与することにより，出血イベントが増加し虚血イベントも抑制されないことが示されているため，PCI後のヘパリンは恒常的には投与しない[167]．

　エノキサパリンの用量は，手技開始に先行して薬剤を投与されているかどうかによる．PCIに先行してエノキサパリンを投与されている患者において抗凝固薬を追加投与するかどうかは，最後にエノキサパリンを投与された時間に従う．エノキサパリンの最終投与がPCIの8時間前であれば，抗凝固療法の追加は推奨されない．エノキサパリンの最終投与がPCIの8〜12時間前であれば，PCI時にエノキサパリン0.3 mg/kgをボーラス投与する．エノキサパリンの最終投与がPCIの12時間以上前であれば，PCI中は通常通りの抗凝固療法を行う．抗凝固療法の治療効果の常時モニタリングは推奨されない．

　フォンダパリヌクスではACS症例において2.5 mg/日の皮下投与が，それよりも高用量と比較して，治療効果と安全性のバランスが最も優れていることが示されている[168]．フォンダパリヌクスは重度腎障害患者（クレアチニンクリアランス<30 mL/min）では十分に検討されていないが，中等度腎障害患者（クレアチニンクリアランス30〜50 mL/min）では用量を半分に減量すべきである[169]．フォンダパリヌクスはACS症例では許容される抗凝固療法のレジメンであるが，手技中のカテーテル血栓症が有意に増加するため[1]，PCIにおける第一の抗凝固療法としては最適ではない．このため，フォンダパリヌクスを投与されている患者には手技中に抗凝固療法を追加する必要がある．また，以下に概説するが，侵襲治療を早期に行うよりも保存的に行う患者においてフォンダパリヌクスを使用することが望ましい[1]．

　レピルジンは，典型的には0.4 mg/kgのボーラス静注後，0.15 mg/kg/hrで点滴投与し，aPTTが1.5〜2.5倍のコントロールとなるように漸増する[169]．アルガトロバンは2 mg/kg/minで持続点滴投与し，aPTTが1.5〜3倍のコントロールとなるように漸増する[169]．ビバリルジンは0.75 mg/kgのボーラス投与後，1.75 mg/kg/hrでPCI中に点滴投与する．重度腎障害患者ではビバリルジンの半減期は延長し得るため，シース抜去の時間は，正常腎機能患者では2時間，透析患者では8時間まで遅らせる．ビバリルジンは非線形的にACTを延長するため，抗凝固効果の常時モニタリングは不要である．しかし適切に投与されたことを確認するために，ボーラス投与後はACTを測定す

ることがいまだに推奨されている．

［2］PCI症例におけるエビデンス
a）PCI症例における未分画ヘパリンのエビデンス

ACSにおける未分画ヘパリンのガイドライン推奨レベルは，UA/NSTEMIの治療における，プラセボを対象としたメタ解析に基づいている[170-176]．これらの試験ではアスピリン単独群と比較して，アスピリン＋未分画ヘパリン併用群で死亡と心筋梗塞が54％減少したが，出血は併用群で増加した．前述したように，PCI中のヘパリン投与のデータは，PCI症例においてACTを300〜350秒に管理すると臨床転帰が改善したという後ろ向き解析に由来するものである[162-164]．

b）PCI症例における低分子ヘパリンのエビデンス

未分画ヘパリンの代替抗凝固療法としての低分子ヘパリンは，ACS患者に対する薬物療法（すなわち非インターベンション治療）の臨床試験において未分画ヘパリンに対する低分子ヘパリンの優位性が示されたことにより，大いに使用されるようになった．ESSENCE（Efficacy and Safety of Subcutaneous Enoxaparin in Non-Q wave Coronary Events）試験では，エノキサパリン（1 mg/kgを1日2回皮下投与）と標準量のヘパリン（5,000単位ボーラス投与）を比較対照とし，その後はaPTT 55〜86秒となるように点滴を調整した．死亡，心筋梗塞，再発性狭心症の複合イベントは14日時点ではエノキサパリン群で16.2％減少し（未分画ヘパリン群19.8％，エノキサパリン群16.6％，$P=0.019$），30日時点では19％減少した（未分画ヘパリン群23.3％，エノキサパリン群19.8％，$P=0.017$）．同様にTIMI 11B試験ではUA/NSTEMIの患者がエノキサパリン群（30 mgボーラス投与後，1 mg/kgを12時間ごとに皮下投与）と未分画ヘパリン群（70単位/kgボーラス投与後，15単位/kg/hrで点滴投与）に無作為化割付けされ，aPTT 1.5〜2.5倍のコントロールを目標に漸増された[177]．8日時点，43日時点の死亡，心筋梗塞または緊急血行再建の複合エンドポイントは，それぞれ14.5％から12.4％（$P=0.048$），19.6％から17.3％（$P=0.048$）に減少した．しかし，エノキサパリン群で院内と院外の両方における小出血のリスクが増加した[178]．

エノキサパリンとは対照的に，その他の低分子ヘパリンであるダルテパリンやナドロパリンの未分画ヘパリンに対する優位性は，それぞれFRIC（Fragmin in Unstable Coronary Artery Disease）試験[179]，FRAXIS（Fraxiparine in Ischaemic Syndrome）試験[180]で示されたように，現時点では確認されていない．このように結果に一貫性がないが，対象症例，研究デザイン，ヘパリンの投与レジメン，低分子ヘパリンの分子量や抗Ⅹa/アンチトロンビン活性比の違いなどの特性によって説明し得る．

4つの無作為化試験において，PCI中の未分画ヘパリンの安全性と効果がエノキサパリンと比較されている[181,182]．CRUISE（Coronary Revascularization Using Integrilin and Single Bolus Enoxaparin）試験では，待機的あるいは緊急PCIを施行する症例をエプチフィバチドとエノキサパリンの併用群，エプチフィバチドと未分画ヘパリンの併用群に無作為化割付けした[181]．一次エンドポイントを出血指標（輸血で補正したヘモグロビン値の変化）としたところ，エノキサパリン併用群で0.8，未分画ヘパリン併用群で1.1であった（$P=0.15$）．アプローチ部位の合併症発生率は，エノキサパリン併用群で9.3％，未分画ヘパリン併用群で9.8％であった（$P=NS$）．30日時点での死亡，心筋梗塞または緊急血行再建術の複合エンドポイントでは有意差を認めなかった（エノキサパリン併用群で8.5％，未分画ヘパリン併用群で7.6％，$P=NS$）．CRUISE試験は無作為化試験であり，PCIにおけるエノキサパリンと未分画ヘパリンは安全性と有益性においてほぼ同等であることを示した．

INTERACT（Integrilin and Enoxaparin Randomized Assessment of Acute Coronary Syndrome Treatment）試験では，746人の高リスクACS症例がエプチフィバチドとエノキサパリン（1 mg/kgを1日2回皮下注，48時間）を併用する群と，エプチフィバチドと低分子ヘ

パリン（体重で補正した用量，48時間）を併用する群に無作為化割付けされた[182]．心臓カテーテル検査と冠動脈血行再建術は試験担当医の判断で行われた（63％の患者が心臓カテーテル検査を受け，28.5％の患者が冠動脈血行再建術を受けた）．安全性を評価する一次エンドポイントは96時間以内のCABGに関連しない大出血とした．未分画ヘパリン併用群，低分子ヘパリン併用群のエンドポイント発生率は48時間後，96時間後でそれぞれ3.8％対1.1％（$P=0.014$），4.6％対1.8％（$P=0.03$）とエノキサパリン併用群で有意に減少した．二次エンドポイントである死亡と心筋梗塞はエノキサパリン併用群で有意に少なかった（5％対9％，$P=0.03$）．未分画ヘパリン併用群と低分子ヘパリン併用群において，持続的心電図モニタリングで決定される再発性虚血は，最初の48時間，48〜96時間後でそれぞれ14.3％対25.4％（$P=0.0002$），12.7％対25.9％（$P<0.0001$）とエノキサパリン併用群で有意に少なかった．

A to Z（Aggrastat to Zocor）試験は，ST上昇を認めないACS症例における，エノキサパリンとチロフィバンの併用療法と，未分画ヘパリンとチロフィバンの併用療法の有用性と安全性を比較検討するためにデザインされた[183]．一次エンドポイントを死亡，再発性心筋梗塞，治療抵抗性の虚血としたところ，エノキサパリン併用群に無作為化割付けされた症例，未分画ヘパリン併用群に無作為化割付けされた症例のそれぞれ8.4％，9.4％にイベントが発生した（ハザード比0.88，95％信頼区間0.71-1.08）．これは事前に定義された非劣性の基準を満たしていた．TIMI分類による出血イベントはどのレベルにおいても発生率は低かった（エノキサパリン併用群3.0％，未分画ヘパリン併用群2.2％，$P=0.13$）．

SYNERGY（Superior Yield of the New Strategy of Enoxaparin, Revascularization and Glycoprotein Ⅱb/Ⅲa Inhibitors）試験においては，10,027例の高リスクACS患者が早期の侵襲的治療をゴールとして，エノキサパリン群（1日2回，1 mg/kgを皮下投与）と未分画ヘパリン群（60単位/kgボーラス投与後，12単位/kg/hrで点滴）に無作為に割付けられた．最初の30日間の総死亡または非致死性心筋梗塞という一次複合臨床エンドポイントは，エノキサパリンに割付けられた患者の14.0％と未分画ヘパリンに割付けられた患者の14.5％に生じた（オッズ比0.96，95％信頼区間0.86-1.06）．エノキサパリン群と未分画ヘパリン群の間には，急性閉塞，切迫急性閉塞，不成功PCIないしは緊急冠動脈バイパス術という点では，PCI中の虚血性イベントに関して差が認められなかった．出血イベントはエノキサパリン群でより多く認められた．TIMI大出血は有意に増加した（9.1％対7.6％，$P=0.008$）が，GUSTO（Global Utilization of Streptokinase and Tissue Plasminogen Activator for Occluded Coronary Arteries）試験での重症出血は2.7％対2.2％（$P=0.08$），輸血率も17.0％対16.0％（$P=0.16$）と有意な増加を認めなかった．亜群の解析により，交差治療とプロトコール違反が出血性合併症に不利に寄与したことが示唆された．

以上をまとめると，エノキサパリンは，PCI中にMACEを予防することにおいて未分画ヘパリンと同等に有効であるが，重症出血の合併はわずかに増加するようである．PCI中にエノキサパリンの抗凝固効果をモニタリングすることが困難であったことから，経験的な用量設定アルゴリズムと薬物動態データおよび登録データに基づいてその使用をガイドするコンセンサス声明が作成された[1, 184]．重要なのは，エノキサパリンのボーラス静注（0.3 mg/kg）をせずに定常状態の抗凝固効果を得るためには3回の皮下投与量を要することに注意することである．

c）PCI症例における直接トロンビン阻害薬のエビデンス

直接トロンビン阻害薬は，未分画ヘパリンよりも多くの理論的長所，すなわち直接作用，薬物動態が予測できること，血栓に結合したトロンビンも阻害すること，トロンビンを介した血小板活性化の阻害といった特徴を有する．BAT（Bivalirudin Angioplasty Trial）は，PCIを受け

る予定の4,098人の高リスクACS患者を，高用量ヘパリンのボーラス投与群（175 IU/kgのボーラス投与後，15 IU/kg/hrで18〜24時間持続点滴），またはビバリルジン群（1.0 mg/kgのボーラス投与後，2.5 mg/kg/hrで4時間持続点滴，その後14〜20時間は0.2 mg/kg/hrに減量して持続点滴）に無作為に割付けた[147]．出血性合併症はビバリルジンの使用により減少し，梗塞後狭心症を有する患者の亜群では虚血性合併症の頻度も低かった．また，最近報告された複合エンドポイント（死亡，心筋梗塞，または再度の血行再建術）を用いた再解析では，ビバリルジンによるリスクの低下が示された（6.2%対7.9%，$P=0.039$）．

REPLACE-2（Randomized Evaluation in PCI Linking Angiomax to Reduced Clinical Events）試験は，PCIを受ける予定の6,010人の患者を，暫定的なGPⅡb/Ⅲa受容体阻害薬を伴うビバリルジン静脈内投与群（0.75 mg/kgをボーラス投与後，PCI中に1.75 mg/kg/hrで点滴），またはヘパリン（65単位/kgをボーラス投与）とGPⅡb/Ⅲa受容体阻害薬の併用群（アブシキシマブあるいはエプチフィバチド）に割付けた[145]．一次複合エンドポイント（30日後までの死亡，心筋梗塞，緊急再血行再建術，または院内での重症出血）は，ビバリルジン群の患者では9.2%，ヘパリン＋GPⅡb/Ⅲa受容体阻害薬群の患者では10.0%に生じた（オッズ比0.92，95%信頼区間0.77-1.08，$P=0.32$）．二次複合エンドポイントである死亡，心筋梗塞または緊急再血行再建術は，ビバリルジン群の7.6%の患者に生じたのに対して，ヘパリン＋GPⅡb/Ⅲa受容体阻害薬群では7.1%の患者に生じた（オッズ比1.09，95%信頼区間0.90-1.32，$P=0.40$）．ゆえに暫定的なGPⅡb/Ⅲa受容体阻害薬投与を伴うビバリルジン投与は，計画的なGPⅡb/Ⅲa受容体阻害薬投与を伴うヘパリン投与に対し統計学的に非劣性であり，歴史的な比較により，少ない出血性合併症で急性の虚血性エンドポイントを抑制するという点で，ヘパリン単独よりも統計学的に優れていた．院内での重症出血の頻度は，ビバリルジンの使用により有意に減少した（2.4%対4.1%，$P<0.001$）が，この試験におけるヘパリン用量設定の結果として，以前のGPⅡb/Ⅲa受容体阻害薬を用いた臨床試験よりもACTが長かった事実（317秒；四分位範囲が263〜373秒）に注意することが重要である．そのことが未分画ヘパリンとGPⅡb/Ⅲa受容体阻害薬の併用による治療に割付けられた患者における過剰な出血に寄与した可能性がある．しかし，試験データはそれでも出血についての高リスク（たとえば高齢者，腎機能障害，出血素因，および手術直後）の患者においては，ビバリルジンの使用を支持している．長期の未分画ヘパリンの点滴投与を受けた患者の5%がHITを発症することが最近では認識されている．現時点ではビバリルジンは，PCIを受ける患者でHITの明らかな既往がある者に対しては，最適な抗凝固薬となる．

ACUITY（Acute Catheterization and Urgent Intervention Triage Strategy）試験では，3つの治療戦略，すなわち①未分画ヘパリンまたはエノキサパリンと，GPⅡb/Ⅲa受容体阻害薬の併用，②ビバリルジンとGPⅡb/Ⅲa受容体阻害薬の併用，③ビバリルジン単独のいずれかに，13,189人の高リスクACS患者が無作為化割付けされた[161]．ビバリルジン単独群ではGPⅡb/Ⅲa受容体阻害薬を併用した他の2つの治療戦略群と比較して，複合虚血エンドポイントでは非劣性であったが，出血性イベントに関しては優れていた（3.0%対5.7%，$P<0.001$）．出血イベントにおける優位性が示されたことにより，ビバリルジン単独投与がリスクとベネフィットを勘案したうえで臨床的に有用であるという結果となった（10.1%対11.7%，$P=0.02$）．

ST上昇型心筋梗塞（STEMI）におけるビバリルジンの投与は，HORIZONS-AMI（Harmonizing Outcomes with Revascularization and Stents in Acute Myocardial Infarction）試験で評価された[158]．本試験では，3,602人のSTEMI患者が初回PCI中の未分画ヘパリン＋GPⅡb/Ⅲa受容体阻害薬併用群，またはビバリルジン単独群に無作為化割付けされた．ビバリルジン

[図 5-6] ビバリルジン療法と，未分画ヘパリンまたはエノキサパリン＋GPⅡb/Ⅲa受容体阻害薬の併用療法とを比較したメタ解析

PCI を受ける患者におけるビバリルジン療法と，未分画ヘパリンまたはエノキサパリン＋GPⅡb/Ⅲa受容体阻害薬の併用療法の有用性と安全性を評価した．同解析によると，ビバリルジン単独療法では虚血性イベントは同程度である一方，出血イベントが有意に少なかった．（上）主要心血管イベントに対するオッズ比とサマリープロット，（下）出血イベントに対するオッズ比とサマリープロット．

(Lee MS et al：Comparison of bivalirudin versus heparin plus glycoprotein IIb/IIIa inhibitors in patients undergoing an invasive strategy：a meta-analysis of randomized clinical trials. Int J Cardiol 152：369-374, 2011)

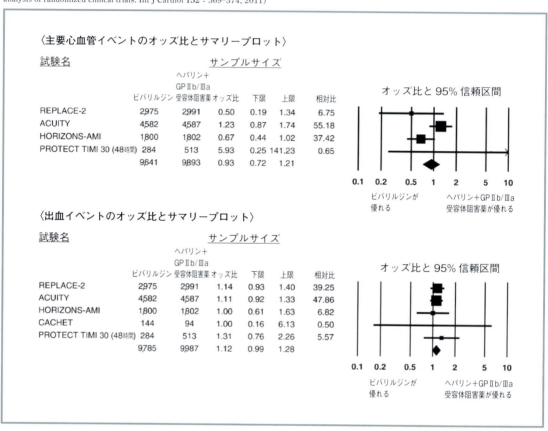

群では，併用群と比較して，30日時点での死亡率が低く（2.1％対3.1％，$P=0.047$），大出血も減少していた（4.9％対8.3％，$P<0.001$）．出血イベントが低減されたことにより，リスクとベネフィットを勘案し，死亡，虚血イベント，出血イベントをエンドポイントとしたところ，ビバリルジン群で有意に低かった（ビバリルジン群9.2％，併用群12.1％，$P=0.005$）．しかしながら，ビバリルジン群で急性ステント血栓症の発症が1％絶対増加した．ビバリルジン群では1年後の心臓死亡（2.1％対3.8％，ハザード比0.57, 95％信頼区間0.38-0.84, $P=0.005$），全死亡（3.5％対4.8％，ハザード比0.71, 95％信頼区間0.51-0.98, $P=0.037$）がそれぞれ減少した[148]．図5-6 は PCI を受ける患者におけるビバリルジン療法と，未分画ヘパリンまたはエノキサパリン＋GPⅡb/Ⅲa受容体阻害薬併用療法の有用性と安全性を評価したメタ解析のデータである．同解析によると，ビバリルジン単独療法では虚血性イベントは同程度である一方，出血イベントが有意に少なかった[185]．早期あるいは晩期の死亡率は出血イベ

ントが大きく関与するという見解が一般的になったため[186-188]，米国では待機的 PCI と ACS に対する PCI の両方において，ビバリルジンが未分画ヘパリンと GPⅡb/Ⅲa 受容体阻害薬の併用療法に代わって大いに使用されるようになった．しかしコスト面の問題から，北米以外では未分画ヘパリンと経口 ADP 受容体拮抗薬の併用療法が依然として優勢である．

[3] 副作用

抗血栓薬は出血を増加させる．PCI で使用されるさまざまな抗血栓療法と抗血小板療法における出血リスクの重要な差異については前述した．未分画ヘパリンの抗凝固作用は硫酸プロタミンの静脈内投与によって中和される．中和に必要な量は，未分画ヘパリン 100 単位あたり硫酸プロタミン 1 mg である．硫酸プロタミンに対する過敏症とアナフィラキシー反応が，特に硫酸プロタミンを含むインスリンを使用したことのある患者で起き得る．未分画ヘパリンは出血以外にも，免疫反応を介した血小板の活性化と HIT の原因となる．HIT の機序は，ヘパリン依存性 IgG が血小板表面の血小板因子 -4 や Fc 受容体に結合することによる．この抗体が結合すると，血小板が活性化され，血小板クリアランスが亢進し，血小板由来のカスケードを起動させる．これにより著しい前血栓状態となり，動静脈血栓症が誘発される[189]．その他の生理作用として，ヘパリンが細胞表面蛋白に非特異的に結合することによる血管透過性の増加[196]や，ヘパリン起因性骨粗鬆症の原因となる骨芽細胞と破骨細胞の機能阻害[191]が挙げられる．

エノキサパリンの抗凝固作用は，硫酸プロタミンによって部分的に中和できる．硫酸プロタミンはエノキサパリンの抗トロンビン作用を減弱するが，エノキサパリンの Xa 阻害作用に対する効果は限定的である[192]．エノキサパリン 1 mg に対して，硫酸プロタミン 1 mg が中和に必要な量である[169]．未分画ヘパリンと比較して，エノキサパリンによる血小板因子 -4 抗体産生は誘発されにくく[193]，血小板因子 -4 抗体がすでに産生されている患者においても HIT を発生させにくいようである[193, 194]．HIT が発症した場合，低分子ヘパリンは血小板減少症を増悪させ，血栓症のリスクを増大させ得るので，HIT 患者に対して低分子ヘパリンは使用できない．

フォンダパリヌクスは第 Xa 因子に対して特異的に作用するため，硫酸プロタミンで中和できない．重大かつ生命に危険のある出血に対しては，フォンダパリヌクスの抗凝固作用を中和するためにリコンビナント第Ⅶa 因子を用いる[195]．フォンダパリヌクスは血小板因子 -4 抗体複合体形成を誘発せず，HIT 抗体とも反応しない[196]．フォンダパリヌクスは HIT の治療薬として具体的には認可されていないが，HIT 患者を治療するために有効に使用されてきた[197]．

ビバリルジンは速やかに体内から除去される（半減期 25 分）ため，その抗凝固作用はすぐに消失するが，生命を脅かす出血イベントの際も有効な中和薬はない．レピルジンは免疫原性があり，約 40％の患者で抗体産生を促す．レピルジンに対する過敏症，アナフィラキシーは感作された患者が再曝露された際に生じ得る．ビバリルジンはレピルジンよりも小分子であり，免疫原性はないが，典型的には過敏症を引き起こす．

[4] ガイドラインによる推奨

2011 年の ACCF/AHA/SCAI による PCI ガイドラインでは，PCI を受ける患者に対する抗血栓薬（非経口抗凝固薬）の使用に関して個別に記載している．推奨レベルは以下の通りである．

a) PCI：推奨

PCI を受ける患者に対して抗凝固薬を投与すべきである（class Ⅰ，エビデンスレベル C）．

PCI 症例において未分画ヘパリンの経静脈投与は有用である（class Ⅰ，エビデンスレベル C）．

b) エノキサパリン：推奨

① 2 回以下の皮下投与（1 mg/kg）しか受けていない患者あるいは最終投与が PCI 施行の 8 ～12 時間前である患者に対しては，PCI 時に 0.3 mg/kg のエノキサパリンの経静脈投与を追加する（class Ⅰ，エビデンスレベル B）．

②UA/NSTEMIに対してエノキサパリンの前投与を受けている患者，あるいは先行する抗トロンビン療法を受けておらずPCI時にエノキサパリンの経静脈投与を受けた患者では，PCIの成績は許容範囲内である（class Ⅱ，エビデンスレベルB）．

③未分画ヘパリンは，すでに治療量のエノキサパリン皮下投与を受けた患者に対しては投与すべきではない（class Ⅲ，エビデンスレベルB）．

c）フォンダパリヌクス：推奨

①フォンダパリヌクスはPCIをサポートする単独の抗凝固薬として投与すべきでない．カテーテル血栓症のリスクがあるため，抗Ⅱa活性のある抗凝固薬を追加投与すべきである（class Ⅱ，エビデンスレベルC）．

d）ビバリルジン，アルガトロバン：推奨

①PCI症例では，ビバリルジンは未分画ヘパリンの先行投与があってもなくても抗凝固薬として有用である（class Ⅰ，エビデンスレベルB）．

②HITの症例では，未分画ヘパリンの代替薬としてビバリルジンかアルガトロバンを使用することが推奨される（class Ⅰ，エビデンスレベルB）．

E その他の薬剤

心臓カテーテル室で用いられる血管作動薬，鎮静薬および抗不整脈薬の概説は，本書の範囲を超えているが，Brigham and Women's Hospitalで使用されている薬剤用量表をクイックリファレンスとして提供する（表5-4）．投与前にすべての薬剤に関する用量と禁忌を一次的情報源（添付文書，医薬品便覧など）により確認されたい．

（石田純一）

[表5-4] Brigham and Women's Hospitalの心臓カテーテル室で一般に用いられている薬物

薬物の種類	薬物名	用量とコメント
抗凝固薬	未分画ヘパリン	ボーラス静注および点滴： ■ GP Ⅱb/Ⅲa受容体阻害薬なしのPCIにおいては，ACT 250〜300秒になるように最初に70〜100 IU/kgをボーラス投与する ■ GP Ⅱb/Ⅲa受容体阻害薬を併用しているPCIにおいては，ACT 200〜250秒になるようにボーラス投与の用量を50〜60 IU/kgに減らす ■ 手技が1時間を超える場合は，ACTを再測定し，必要量（1,500〜2,000 IU）を追加ボーラス投与する ■ 硫酸プロタミンで拮抗できる（1 mL＝10 mgで1,000 IUのヘパリンを中和する）．最大投与量は50 mg
	低分子ヘパリン（エノキサパリン）	皮下注射： ■ 1 mg/kgを1日2回，2〜8日間投与．アスピリンと併用 ■ 腎機能障害症例では0.5 mg/kgへ減量
		PCI時のボーラス投与： ■ GP Ⅱb/Ⅲa受容体阻害薬を非投与下での十分な抗凝固療法：1.0 mg/kg ■ GP Ⅱb/Ⅲa受容体阻害薬併用例では0.5〜0.75 mg/kgへ減量 ■ 8〜12時間前の皮下投与への補充：0.3 mg/kg．皮下注射による抗凝固療法が定常状態に至っていない（たとえば3回以下しか皮下投与されていない）患者でも0.3 mg/kgのボーラス投与を検討する ■ Xa/Ⅱa比が高いため，ACTが延長しないケース ■ 硫酸プロタミンによる部分的中和．8時間以内に皮下投与されたエノキサパリン1 mgに対し硫酸プロタミン1 mg，8〜12時間以内に皮下投与されたエノキサパリン1 mgに対し硫酸プロタミン0.5 mg

（次ページに続く）

[表 5-4]（続き）

薬物の種類	薬物名	用量とコメント
抗凝固薬	直接トロンビン阻害薬： ビバリルジン （Angiomax）	■ローディング用量：0.75 mg/kg 静注 ■点滴：PCI 施行中に 1.75 mg/kg/hr（注：半減期が 25 分と短い） ■透析患者では投与量を 0.25 mg/kg/hr へ減量 ■推定クレアチニンクリアランス（eCCr）を，（140－年齢）×体重（kg）/（72×血清クレアチニン値）により求め（女性では 0.85 を乗する），腎障害症例では 1 mg/kg/hr へ減量する ■ACT によりモニタリング可能で，初期投与後は通常は 350 秒を超える．拮抗薬はないが，半減期は約 25 分である
抗血小板薬	アスピリン 160～325 mg 錠	■ローディング用量は 325 mg．経口投与 ■維持用量は 81～100 mg．経口投与
	クロピドグレル 75 mg 錠（Plavix）	■ローディング用量は 600 mg．経口投与 ■維持用量は 75 mg/日．経口投与 ■ベアメタルステント留置後 4 週間，薬剤溶出ステント留置後 12 ヵ月間，体内照射療法後は終生投与
	プラスグレル	■ローディング用量は 60 mg．経口投与 ■維持用量は 10 mg/日．経口投与 ■ACS 症例に対して FDA が認可済み ■投与期間はクロピドグレルと同様（上記）
	チカグレロル	■ローディング用量は 180 mg．経口投与 ■維持用量は 90 mg/日．1 日 2 回経口投与 ■ACS 症例に対して FDA が認可済み ■併用は低用量アスピリン（81～100 mg/日）のみ ■投与期間はクロピドグレルと同様（上記）
	チクロピジン 250 mg 錠（Ticlid）	■ローディング用量は 750 mg．経口投与 ■維持用量は 250 mg/日．1 日 2 回経口投与 ■投与期間はクロピドグレルと同様（上記） ■投与期間が 2 週間を超えたら血小板減少症と好中球減少症をモニタリングする ■Plavix，プラスグレル，チカグレロルのほうが望ましい
GP Ⅱb/Ⅲa 受容体阻害薬	アブシキシマブ （ReoPro）	待機的 PCI，あるいは ACS に対して 24 時間以内に予定されている PCI において： ■（手技の 10～60 分前に）0.25 mg/kg をボーラス投与し，0.125 µg/kg/min（ただし最大 10 µg/min）で 18～24 時間経静脈投与 ■血小板減少症をモニタリングするため，4 時間後に血小板数を測定
	エプチフィバチド （Integrilin）	PCI 時： ■180 µg/kg ボーラス投与 ■10 分後に同量をボーラス投与 ■2 µg/kg/min で 18 時間点滴投与 ■CCr＜50 mL/min の症例では 1 µg/kg/min へ減量 ■最大用量（体重 121 kg の患者で到達する）は 22.6 mg ボーラス投与を 2 回，その後 242 µg/min 点滴投与
	チロフィバン （Aggrastat）	ACS 症例において： ■0.4 µg/kg/min で 30 分点滴投与，その後 0.1 µg/kg/min で点滴投与 ■PCI に対しては推奨されていない

（次ページに続く）

[表 5-4]（続き）

薬物の種類	薬物名	用量とコメント
徐脈性不整脈	硫酸アトロピン	血管迷走神経性徐脈ないしは症候性洞徐脈に対して： ■必要に応じて 3～5 分ごとに 0.5～1.0 mg 静注 ■総投与量が 0.04 mg/kg を超えないように注意する
	イソプロテレノール	遅い心室補充調律を伴う房室結節下ブロックに対して点滴静注： ■ 2 mg を 250 mL の 5％ブドウ糖溶液に混合 ■ 2～10 μg/min で点滴．適当な心拍数になるよう投与量調節 ■トルサードドポアンツにおいては，心室頻拍が抑制されるまで心拍数を増やすよう投与量調節
心房細動または粗動	ドフェチリド	心房細動または粗動に対する点滴静注： ■ 30 分かけて 8 μg/kg を単回点滴 ■米国での使用は認可されていない
	イブチリド	心房細動または粗動に対する静脈内投与（体重 60 kg 以上の成人用）： ■ 1 mg（10 mL）を（無希釈で，または希釈して）10 分かけて静注．最初の投与後 10 分に同じ速度で 2 回目の投与を行ってもよい ■心房細動または粗動に対して
上室頻拍	アデノシン	上室頻拍を停止させるため急速静脈内投与（ノーリフローの治療，または FFR 測定における使用については，後述の血管拡張薬の項を参照）： ■ 6 mg を最初に 1～3 秒で急速ボーラス投与し，その後生理食塩水を 20 mL 投与する．四肢を挙上させる ■必要であれば，1～2 分以内に 12 mg を反復投与 ■さらに必要であれば，3 回目の投与として，1～2 分以内に 12 mg を投与してもよい
心室不整脈	リドカイン	安定している心室頻拍，QRS 幅の広い頻拍または不確定の頻拍，有意の期外収縮に対して： ■ 1.0～1.5 mg/kg を急速静注 ■ 5～10 分ごとに 0.5～0.75 mg/kg 投与を繰り返す．最大総用量は 3 mg/kg ■ 1～4 mg/min で維持点滴（30～50 μg/kg/min）
	アミオダロン	心室細動に対して： ■ 300 mg を急速静注 ■必要であれば，2～5 分かけて 150 mg を反復投与 心室期外収縮または安定した心室頻拍に対する投与量： ■急速点滴；150 mg を 50 mL に希釈し，10 分かけて投与．必要に応じて 10 分ごとに反復投与 ■緩徐な点滴；360 mg を 6 時間かけて点滴（1 mg/min） ■維持点滴；540 mg を 18 時間かけて点滴（0.5 mg/min）
	プロカインアミド	再発性心室細動・心室頻拍： ■ 20 mg/min で点滴静注（最大投与量は 17 mg/kg） ■緊急的状況では，最大 50 mg/min で総投与量 17 mg/kg まで投与可能 ■以下のどれかを生じている場合には負荷投与を見合わせる 　―不整脈抑制 　―低血圧 　―QRS 幅が 50％超拡大 ■ 1～4 mg/min で維持点滴

（次ページに続く）

[表 5-4]（続き）

薬物の種類	薬物名	用量とコメント
心室不整脈	硫酸マグネシウム	心停止（低マグネシウム血症またはトルサードドポアンツのため）： ■ 1〜2 g（50%溶液 2〜4 mL）を 10 mL の 5%ブドウ糖溶液で希釈して，急速静注 トルサードドポアンツ（心停止ではない）： ■ 負荷量の 1〜2 g を 50〜100 mL の 5%ブドウ糖溶液で希釈して，5〜60 分かけて静注 ■ その後 0.5〜1.0 g/hr で，最長 24 時間点滴静注（トルサードを制御できるよう速度を調節）
	重炭酸ナトリウム	遷延した心停止に対するボーラス静注： ■ 1 mEq/kg を静脈内ボーラス投与 ■ その後，この半量を 10 分ごとに反復投与 ■ 迅速に利用可能であれば，重炭酸療法の手引きとして動脈血液ガス分析を用いる（塩基欠乏量または重炭酸濃度を計算） ■ $PaCO_2$ 1 mmHg の急性変化は pH 0.008 U の上昇または低下を伴う（正常 pH 7.4 と比較して）
β遮断薬	エスモロール	■ 0.5 mg/kg を 1 分かけて投与し，その後，0.05 mg/kg/min で持続点滴（最大：0.3 mg/kg） ■ 効果をみながら漸増する．注：エスモロールの半減期は非常に短い（2〜9 分）
	アテノロール	■ 最初の負荷量投与：5 mg をゆっくりと静注（5 分超かけて） ■ 10 分待ち，5 mg をゆっくりと再静注（5 分超かけて） ■ 10 分間経って，忍容性が良好ならば，経口投与を開始してもよい．50 mg を 1 日 2 回経口投与
	メトプロロール	■ 静脈内初期投与量；5 mg をゆっくり静注，総量 15 mg まで 5 分ごとに反復投与 ■ 静脈内投与後の経口投与様式；最初の 24 時間は 50 mg を 1 日 2 回，その後 100 mg を 1 日 2 回に増量
	プロプラノロール	■ 総投与量：0.1 mg/kg をゆっくりと静注．均等に 3 分割し，それぞれを 2〜3 分の間隔をあけて投与 ■ 1 mg/min を超えないように，過剰な徐脈ないしは低血圧を監視 ■ 非選択的 $β_1$ および $β_2$ 遮断薬（気管支喘息患者では注意して使用）
	ラベタロール	重症高血圧に対して： ■ 10 mg のラベタロールを 1〜2 分かけて静注 ■ 最大用量 150 mg まで，10 分ごとに同じ量を反復投与，ないしは倍量を反復投与してもよい．あるいは最初にボーラス投与してから，2〜8 mg/min で点滴開始してもよい
カルシウム拮抗薬	ジルチアゼム	急性期の心拍数コントロール（ノーリフロー現象における使用については血管拡張薬の項を参照）： ■ 15〜20 mg（0.25 mg/kg）を 2 分かけて静注 ■ 15 分で 20〜25 mg（0.35 mg/kg）を 2 分かけて反復投与してよい ■ 5〜15 mg/hr で維持点滴．心拍数に応じて投与量調節

（次ページに続く）

[表 5-4]（続き）

薬物の種類	薬物名	用量とコメント
カルシウム拮抗薬	ベラパミル	急性期の心拍数コントロール（ノーリフロー現象における使用は血管拡張薬の項を参照）： ■ 2.5〜5.0 mg を 2 分かけてボーラス静注 ■ 再投与量：総投与量 30 mg まで，15 分ごとに 5 mg をボーラス投与
意識下鎮静薬	フェンタニル	■ 25〜50 μg を静注 ■ 必要に応じて 5 分ごとに反復投与 ■ バイタルサイン，酸素飽和度，および意識状態を，意識下鎮静法ガイドラインに従って監視
	ベルセド	■ 0.5〜1.0 mg を静注 ■ 必要に応じて 5 分ごとに反復投与 ■ バイタルサイン，酸素飽和度，および意識状態を，意識下鎮静法ガイドラインに従って監視
	硫酸モルヒネ	■ 2〜4 mg を 5〜30 分ごとに（1〜5 分かけて）静注 ■ バイタルサイン，酸素飽和度，および意識状態を，意識下鎮静法ガイドラインに従って監視
拮抗薬	フルマゼニル （Romazicon, "Re-versed"）	ベンゾジアゼピン系による過鎮静に対して： ■ 用量：0.2 mg から最大用量の 1 mg まで ■ 0.2 mg ずつ増やして 15 秒かけて投与．1 分ごとに反復投与して，最大 1 mg まで投与可能 ■ 最大用量：1 回あたり 1 mg，および 1 時間あたり 3 mg ■ 少なくとも 2 時間は再鎮静に関して緊密に監視する
	塩酸ナロキソン （Narcan）	麻薬による過鎮静に対して： ■ 0.4 mg（1 mL）を 9 mL の生理食塩水で希釈（0.04 mg/mL） ■ 0.04 mg あるいは 1 mL を，呼吸数と意識レベルを上げるために，必要に応じて 2〜3 分ごとに投与 ■ 1 分で作用が発現し，持続時間は 30〜40 分間 ■ 少なくとも 2 時間は再鎮静に関して緊密に監視する
静脈麻酔薬*	プロポフォール （Diprivan）	全身麻酔の導入： ■ 55 歳未満の健康な成人；導入開始まで 40 mg を 10 秒ごとに投与（2〜2.5 mg/kg） ■ 高齢者，衰弱者，米国麻酔学会（ASA）のリスクが III / IV の患者：導入開始まで 20 mg を 10 秒ごとに投与（1〜1.5 mg/kg） 全身麻酔の維持： ■ 55 歳未満の健康な成人：100〜200 μg/kg/min ■ 高齢者，衰弱者，ASA リスク III / IV の患者：50〜100 μg/kg/min
	ベシル酸シサトラクリウム （Nimbex）	■ 用量は個人ごとに決める ■ 骨格筋弛緩；初期量 0.15〜0.20 mg/kg をプロポフォール・笑気・酸素導入，気管挿管の一部としてボーラス静注 ■ 骨格筋弛緩；維持量 0.03 mg/kg を静注 ■ 骨格筋弛緩；維持量 3 μg/kg/min の初期持続点滴量が，初期ボーラス投与量からの回復に迅速に拮抗するために必要となり得る．その後，1〜2 μg/kg/min で持続点滴．ICU では，点滴速度は 0.5〜10.2 μg/kg/min の範囲内

*：麻酔科医と一緒の場合のみ使用．

（次ページに続く）

[表 5-4]（続き）

薬物の種類	薬物名	用量とコメント
静脈麻酔薬*	臭化ベクロニウム（Norcuron）	■用量は個人ごとに決める ■骨格筋弛緩；初期量 0.08～0.1 mg/kg をボーラス静注 ■骨格筋弛緩；維持量として，初期投与の 25～40 分後に 0.01～0.015 mg/kg を静注．必要に応じて 12～15 分ごとに反復投与 ■骨格筋弛緩；気管挿管時の初期投与の 20～40 分後，自発的回復の早期の証拠が認められたら，1 μg/kg/min で持続点滴静注．その後，攣縮反応の 90％抑制を維持するように投与量を調節．0.8～1.2 μg/kg/min の範囲内
造影剤腎症（CIN）	補液	CIN の予防のため： ■造影剤曝露の前後 12 時間に生理食塩水 1 mL/kg/hr を投与 ■または，手技前 1 時間に生理食塩水 3 mL/kg，手技後 6 時間に 1 mL/kg/hr を投与 ■心不全患者では点滴量を制限し，緊密に監視する ■フロセミド，マンニトール，ドパミン，フェノルドパム（全身的）を加えない ■等浸透圧性造影剤であるイオジキサノール（Visipaque）の使用を考慮する．造影剤使用量を制限する
造影剤アレルギーまたは毒性	プレドニゾロン	■1 日 60 mg を 24～48 時間にわたり経口前投与 ■ソルメドロール 100 mg を手技直前に静注してもよい
	塩酸ジフェンヒドラミン（Benadryl）	■H_1 遮断薬 ■手技前に 25～50 mg 内服 ■手技中のアレルギー反応に対して，25 mg を静注してもよい
	H_2 遮断薬：ラニチジン（Zantac）	■ヒスタミン誘発性の血管拡張を予防するのに必要 ■手技前に 150 mg 内服 ■または，5 分かけて 50 mg 静脈内投与
	エピネフリン	アナフィラキシー，気管支攣縮，心血管系虚脱に対して： ■0.1 mg（1：10,000 溶液 1 mL）のエピネフリンを少量ずつ分注し，それぞれを反応するまで投与 ■頻脈ないしは血圧の過剰上昇を緊密に監視する ■下記のように，反復投与するか，点滴静注する
	塩酸オンダンセトロン（Zofran）	手技中や後の嘔気および嘔吐の予防ないしは治療のため： ■2～4 mg を，希釈せず 4 分かけて静注
利尿薬	フロセミド（Lasix）	静注： ■0.5～1.0 mg/kg を 1～2 分かけて投与 ■反応がなければ，量を 2.0 mg/kg に倍増し，1～2 分かけてゆっくりと投与
	ブタメニド（Bumex）	静注： ■0.5～1.0 mg のボーラス投与は，フロセミド 40 mg と同等の効果
強心薬	ドブタミン（Dobutrex）	点滴静注： ■500 mg（20 mL）を，250 mL の 5％ブドウ糖で希釈 ■通常の点滴速度は 2～20 μg/kg/min ■心拍数が投与前値の 10％超増加しないように投与量を調節

*：麻酔科医と一緒の場合のみ使用．

（次ページに続く）

[表 5-4]（続き）

薬物の種類	薬物名	用量とコメント
強心薬	ドパミン	点滴静注： ■ 400～800 mg を生理食塩水，乳酸リンゲル，または 5%ブドウ糖溶液と混合 持続点滴（患者の反応により用量調節）： ■ 低用量；1～5 μg/kg/min［γ（ドパミン作動性）刺激］ ■ 中等用量；5～10 μg/kg/min（「心臓用量」；β 刺激） ■ 高用量；10～15 μg/kg/min（「血管収縮用量」；α 刺激）
	ミルリノン（Primacor）	重症ポンプ不全に対する負荷量静注および点滴： ■ 200 μg/mL 溶液として供給されている ■ 負荷量として 50 μg/kg を 10 分かけて投与 ■ その後，0.5～0.75 μg/kg/min で点滴 ■ 腎不全に対しては点滴速度を減らす（たとえば，CCr が 30 mL/min の場合には 0.33 μg/kg/min）
	エピネフリン	心停止： ■ 注：1：1,000（1 mg/mL）と 1：10,000（0.1 mg/mL）の濃度の溶液が入手可能である ■ 静注量：1 mg（1：10,000 溶液を 10 mL）を，蘇生中 3～5 分ごとに投与 ■ 1 mg の量では反応がないときにはより高用量（最大 0.2 mg/kg）を使用可能 ■ 持続点滴：30 mg のエピネフリン（1：1,000 溶液 30 mL）を 250 mL の生理食塩水に加え，100 mL/hr，または反応により用量を調節して投与 重度の徐脈または低血圧： ■ 500 mL の生理食塩水に 2 mg を加える ■ 2～10 μg/min で点滴（1：1,000 溶液 1 mL を生理食塩水 500 mL に加え，1～5 mL/min で点滴）
	グルカゴン	β 遮断薬による過度の徐脈を治療するため： ■ 1～5 mg を 2～5 分かけて投与
	塩化カルシウム	心停止においてゆっくりと静注： ■ 10 mL バイアルの濃度は 100 mg/mL（総量は 1 g，10%溶液） ■ 高カリウム血症，およびカルシウム拮抗薬過剰摂取に対して 8～16 mg/kg（通常 5～10 mL）静注 ■ 必要に応じて反復してもよい ■ カルシウム拮抗薬静注前の予防として 2～4 mg/kg（通常 1.25～2.5 mL）静注
	ジゴキシン	点滴静注［心房細動・粗動の心拍数コントロール（注：β 遮断薬やカルシウム拮抗薬のほうがむしろ望ましい）］： ■ 0.25 mg/mL または 0.1 mg/mL の濃度の溶液が，1 または 2 mL のアンプル（総量は 0.1～0.5 mg に等しい）で供給されている ■ 除脂肪体重 1 kg あたり 10～15 μg を負荷投与；最小の毒性で治療的効果を期待できる ■ 維持量は体格と腎機能の影響を受ける

（次ページに続く）

[表 5-4]（続き）

薬物の種類	薬物名	用量とコメント
昇圧薬	フェニレフリン （Neo-Synephrine）	重症治療抵抗性低血圧に対して： ボーラス投与： ■ 0.04〜0.1 mg を静注．必要であれば 10 分後に反復投与可能 点滴： ■ 20 mg を 500 mL の 5％ブドウ糖溶液，または生理食塩水と混合（40 μg/mL） ■ 血圧が安定化するまで 100〜180 μg/min で点滴 ■ 望みの血圧を維持できるよう調節して，点滴速度を 40〜60 μg/min に減らす
	メタラミノール （Aramine）	重症治療抵抗性低血圧に対して： ■ 負荷量；0.5〜1 mg 静注 ■ 点滴；15 mg（1.5 mL）を 500 mL の生理食塩水に加える．目標血圧を維持できるよう点滴速度を調節 ■ 間接的作用型交感神経様作用アミン；α と β 作用を併せ持ち，作用は 5 分遅れて出現
	ノルエピネフリン （Levophed）	重症治療抵抗性低血圧に対して： ■ 4 mg を 5％ブドウ糖溶液 1,000 mL で希釈すると，4 μg/mL 溶液となる ■ 初期投与量は 0.5〜1 μg/min（通常は 0.5〜30 μg/min）
	バソプレシン	心停止に対する用量（エピネフリンのオプション）： ■ 40 U を一押しで静注 1 回 ■ エピネフリンのプロトコールを開始するまで 10 分間待つ 重症治療抵抗性低血圧に対して： ■ 20 U を 5％ブドウ糖溶液 250 mL で希釈 ■ 0.01〜0.10 U/min で点滴
血管拡張薬 （全身動脈）	ニトログリセリン	静脈内投与： ■ ボーラス静注；12.5〜25 μg ■ 10〜20 μg/min で点滴 ■ 効果をみて投与量を調節 冠動脈内投与（血管攣縮に対して；ノーリフロー現象に対しては使用してはいけない）： ■ 100〜200 μg/mL に希釈 ■ ガイディングカテーテルを通して，または遠位冠動脈に選択的に 100 μg 投与 ■ 必要に応じて反復する
	ニトロプルシド（ニトロプルシドナトリウム）	点滴静注： ■ 50 mg を 5％ブドウ糖溶液 250 mL と混合 ■ 0.1 μg/min で開始し，血圧を改善するよう用量を調節（最大 10 μg/min） ■ アルカリ性溶液と同じラインから投与してはならない
	ACE 阻害薬：エナラプリル（静注用エナラプリラート）	■ 静注；初期量の 1.25 mg を 5 分かけて静注 ■ 反復投与量；6 時間ごとに 1.25〜5.0 mg を静注 ■ 静注用 ACE 阻害薬は STEMI には認可されていない

[表 5-4]（続き）

薬物の種類	薬物名	用量とコメント
血管拡張薬（冠動脈）	ニトログリセリン	心外膜側冠血管の拡張または冠攣縮の治療のために： ■ 200 μg/mL に希釈 ■ 100〜200 μg を冠動脈内に投与 ■注：ニトログリセンリンは主として心外膜側冠血管の血管拡張薬であり，細小血管（細動脈）の拡張を要するノーリフロー現象（後述を参照）のような状況では使用すべきではない
	アデノシン	血流予備量比（fractional flow reserve：FFR）の測定のため： ■ 10 μg/mL に希釈 ■ 右冠動脈に対しては 18〜24 μg を，ガイディングカテーテルを通して，または遠位冠動脈に選択的に投与 ■ 左冠動脈に対しては 24〜36 μg を，ガイディングカテーテルを通して，または遠位冠動脈に選択的に投与 ■ または 140〜180 μg/kg/min で末梢静脈ラインから 3 分間点滴 ノーリフロー現象の解消のため： ■ 100 μg をノーリフローを生じている遠位血管内に選択的に注入
	ニトロプルシド（ニトロプルシドナトリウム）	ノーリフロー現象の解消のため： ■ 100 μg/mL に希釈（ヘパリン化されていない生理食塩水で） ■ 100 μg を，ガイディングカテーテルを通して，または遠位冠動脈に選択的に投与 ■ 必要に応じて反復投与
	ニカルジピン	ノーリフロー現象の解消のため： ■ 100〜200 μg/mL に希釈 ■ 200 μg を選択的にノーリフロー現象を生じている冠動脈内に投与
	ジルチアゼム	ノーリフロー現象の解消のため： ■ 0.25〜1 mg/mL に希釈 ■ 1 mg を，ガイディングカテーテルを通して，または遠位冠動脈に選択的に投与 ■ 必要に応じて，総投与量 2.5 mg まで反復投与
	ベラパミル	ノーリフロー現象の解消のため： ■ 100 μg/mL に希釈 ■ 100〜200 μg を，ガイディングカテーテルを通して，または遠位冠動脈に選択的に投与 ■ 必要に応じて反復投与 ■ 右冠動脈および左冠動脈回旋枝においては徐脈を監視する
血管拡張薬（肺細動脈）	エポプロステノール（Flolan）	肺高血圧症に対して点滴静注： ■ 2 ng/kg/min から開始 ■ 肺血管抵抗が低下し，投与量を制限するような副作用（悪心，頭痛，低血圧）を伴うまで，15 分ごとに 2 ng/kg/min ずつ点滴速度を速める

文 献

1. Levine GN, Bates ER, Blankenship JC, et al. 2011 ACCF/AHA/SCAI Guideline for Percutaneous Coronary Intervention: a report of the American College of Cardiology Foundation/American Heart Association Task Force on Practice Guidelines and the Society for Cardiovascular Angiography and Interventions. *Circulation* 2011;124:e574–e651.
2. Kushner FG, Hand M, Smith SC Jr, et al. 2009 focused updates: ACC/AHA guidelines for the management of patients with ST-elevation myocardial infarction (updating the 2004 guideline and 2007 focused update) and ACC/AHA/SCAI guidelines on percutaneous coronary intervention (updating the 2005 guideline and 2007 focused update) a report of the American College of Cardiology Foundation/American Heart Association Task Force on Practice Guidelines. *J Am Coll Cardiol* 2009;54:2205–2241.
3. Wright RS, Anderson JL, Adams CD, et al. 2011 ACCF/AHA focused update incorporated into the ACC/AHA 2007 Guidelines for the Management of Patients with UA/Non-ST-Elevation Myocardial Infarction: a report of the American College of Cardiology Foundation/American Heart Association Task Force on Practice Guidelines developed in collaboration with the American Academy of Family Physicians, Society for Cardiovascular Angiography and Interventions, and the Society of Thoracic Surgeons. *J Am Coll Cardiol* 2011;57:e215–e367.
4. King SB 3rd, Smith SC Jr, Hirshfeld JW Jr, et al. 2007 Focused Update of the ACC/AHA/SCAI 2005 Guideline Update for Percutaneous Coronary Intervention: a report of the American College of Cardiology/American Heart Association Task Force on Practice Guidelines: 2007 Writing Group to Review New Evidence and Update the ACC/AHA/SCAI 2005 Guideline Update for Percutaneous Coronary Intervention, Writing on Behalf of the 2005 Writing Committee. *Circulation* 2008;117:261–295.
5. Patrono C. Aspirin as an antiplatelet drug. *N Engl J Med* 1994;330:1287–1294.
6. Awtry EH, Loscalzo J. Aspirin. *Circulation* 2000;101:1206–1218.
7. Patrono C, Coller B, Dalen JE, et al. Platelet-active drugs: the relationships among dose, effectiveness, and side effects. *Chest* 1998;114:470S–488S.
8. Patrono C, Garcia Rodriguez LA, Landolfi R, Baigent C. Low-dose aspirin for the prevention of atherothrombosis. *N Engl J Med* 2005;353:2373–2383.
9. Collaboration AT. Collaborative overview of randomized trials of antiplatelet therapy—I: prevention of death, myocardial infarction, and stroke by prolonged antiplatelet therapy in various categories of patients. *Br Med J* 1994;308:81–106.
10. Peters R, Mehta S, Fox K, et al. Effects of aspirin dose when used alone or in combination with clopidogrel in patients with acute coronary syndromes: observations from the Clopidogrel in UA to prevent Recurrent Events (CURE) study. *Circulation* 2003;108:1682–1687.
11. Mehta S. CURRENT/OASIS-7 Trial. ESC Congress 2009, Barcelona, Spain; 2009.
12. Risk of myocardial infarction and death during treatment with low dose aspirin and intravenous heparin in men with unstable coronary artery disease. The RISC Group. *Lancet* 1990;336:827–830.
13. Lewis HD Jr, Davis JW, Archibald DG, et al. Protective effects of aspirin against acute myocardial infarction and death in men with UA. Results of a Veterans Administration Cooperative Study. *N Engl J Med* 1983;309:396–403.
14. Cairns JA, Gent M, Singer J, et al. Aspirin, sulfinpyrazone, or both in UA. Results of a Canadian multicenter trial. *N Engl J Med* 1985;313:1369–1375.
15. Theroux P, Ouimet H, McCans J, et al. Aspirin, heparin, or both to treat acute UA. *N Engl J Med* 1988;319:1105–1111.
16. Juul-Moller S, Edvardsson N, Jahnmatz B, Rosen A, Sorensen S, Omblus R. Double-blind trial of aspirin in primary prevention of myocardial infarction in patients with stable chronic angina pectoris. The Swedish Angina Pectoris Aspirin Trial (SAPAT) Group. *Lancet* 1992;340:1421–1425.
17. Antithrombotic Trialists' Collaboration. Collaborative meta-analysis of randomised trials of antiplatelet therapy for prevention of death, myocardial infarction, and stroke in high risk patients. *BMJ* 2002;324:71–86.
18. Serruys PW, de Jaegere P, Kiemeneij F, et al. A comparison of balloon-expandable-stent implantation with balloon angioplasty in patients with coronary artery disease. *N Engl J Med* 1994;331:489–495.
19. Schwartz L, Bourassa MG, Lesperance J, et al. Aspirin and dipyridamole in the prevention of restenosis after percutaneous transluminal coronary angioplasty. *N Engl J Med* 1988;318:1714–1719.
20. Lembo N, Black A, Roubin G, et al. Effect of pretreatment with aspirin versus aspirin plus dipyridamole on frequency and type of acute complications of percutaneous transluminal coronary angioplasty. *Am J Cardiol* 1990;65:422–426.
21. Goods CM, al-Shaibi KF, Liu MW, et al. Comparison of aspirin alone versus aspirin plus ticlopidine after coronary artery stenting. *Am J Cardiol* 1996;78:1042–1044.
22. Leon MB, Baim DS, Popma JJ, et al. A clinical trial comparing three antithrombotic-drug regimens after coronary-artery stenting. Stent Anticoagulation Restenosis Study Investigators. *N Engl J Med* 1998;339:1665–1671.
23. Stephens NG, Ludman PF, Petch MC, Schofield PM, Shapiro LM. Changing from intensive anticoagulation to treatment with aspirin alone for coronary stents: the experience of one centre in the United Kingdom. *Heart* 1996;76:238–242.
24. Collaboration AT. Collaborative meta-analysis of randomised trials of antiplatelet therapy for prevention of death, myocardial infarction, and stroke in high risk patients. *BMJ* 2002;324:71–86.
25. Rossini R, Angiolillo DJ, Musumeci G, et al. Aspirin desensitization in patients undergoing percutaneous coronary interventions with stent implantation. *Am J Cardiol* 2008;101:786–789.
26. Wong J, Nagy C, Krinzman S, Maclean J, Bloch K. Rapid oral challenge-desensitization for patients with aspirin-related urticaria-angioedema. *J Allergy Clin Immunol* 2000;105:997–1001.
27. Mahaffey KW, Wojdyla DM, Carroll K, et al. Ticagrelor compared with clopidogrel by geographic region in the Platelet Inhibition and Patient Outcomes (PLATO) trial. *Circulation* 2011;124:544–554.
28. Andre P, Delaney SM, LaRocca T, et al. P2Y12 regulates platelet adhesion/activation, thrombus growth, and thrombus stability in injured arteries. *J Clin Invest* 2003;112:398–406.
29. Herbert J, Dol F, Bernat A, Falotico R, Lale A, Savi P. The antiaggregating and antithrombotic activity of clopidogrel is potentiated by aspirin in several experimental models in the rabbit. *Thromb Haemost* 1998;80:512–518.
30. Harrington RA, Stone GW, McNulty S, et al. Platelet inhibition with cangrelor in patients undergoing PCI. *N Engl J Med* 2009;361:2318–2329.
31. Angiolillo DJ, Firstenberg MS, Price MJ, et al. Bridging antiplatelet therapy with cangrelor in patients undergoing cardiac surgery: a randomized controlled trial. *JAMA* 2012;307:265–274.
32. Carney EF. Antiplatelet therapy: Can cangrelor bridge the gap to cardiac surgery? *Nat Rev Cardiol* 2012;9:128.
33. Gachet C, Stierle A, Cazenave JP, et al. The thienopyridine PCR 4099 selectively inhibits ADP-induced platelet aggregation and fibrinogen binding without modifying the membrane glycoprotein IIb-IIIa complex in rat and in man. *Biochem Pharmacol* 1990;40:229–238.
34. Gachet C. ADP receptors of platelets and their inhibition. *Thromb Haemost* 2001;86:222–232.
35. Coukell AJ, Markham A. Clopidogrel. *Drugs* 1997;54:745–750; discussion 51.
36. Bertrand ME, Rupprecht HJ, Urban P, Gershlick AH, Investigators FT. Double-blind study of the safety of clopidogrel with and without a loading dose in combination with aspirin compared with ticlopidine in combination with aspirin after coronary stenting: the clopidogrel aspirin stent international cooperative study (CLASSICS). *Circulation* 2000;102:624–629.
37. Steinhubl S, Tan W, Foody J, Topol E. Incidence and clinical course of thrombotic thrombocytopenic purpura due to ticlopidine following coronary stenting. EPISTENT Investigators. Evaluation of Platelet IIb/IIIa Inhibitor for Stenting. *JAMA* 1999;281:806–810.
38. Weber AA, Braun M, Hohlfeld T, Schwippert B, Tschope D, Schror K. Recovery of platelet function after discontinuation of clopidogrel treatment in healthy volunteers. *Br J Clin Pharmacol* 2001;52:333–336.
39. Ahmad T, Voora D, Becker RC. The pharmacogenetics of antiplatelet agents: towards personalized therapy? *Nat Rev Cardiol* 2011;8:560–571.
40. Gurbel PA, Tantry US. Clopidogrel response variability and the advent of personalised antiplatelet therapy. A bench to bedside journey. *Thromb Haemost* 2011;106:265–271.
41. Angiolillo DJ. Variability in responsiveness to oral antiplatelet

therapy. *Am J Cardiol* 2009;103:27A–34A.
42. Price MJ, Endemann S, Gollapudi RR, et al. Prognostic significance of post-clopidogrel platelet reactivity assessed by a point-of-care assay on thrombotic events after drug-eluting stent implantation. *Eur Heart J* 2008;29:992–1000.
43. Buonamici P, Marcucci R, Migliorini A, et al. Impact of platelet reactivity after clopidogrel administration on drug-eluting stent thrombosis. *J Am Coll Cardiol* 2007;49:2312–2317.
44. Marcucci R, Gori AM, Paniccia R, et al. Cardiovascular death and nonfatal myocardial infarction in acute coronary syndrome patients receiving coronary stenting are predicted by residual platelet reactivity to ADP detected by a point-of-care assay: a 12-month follow-up. *Circulation* 2009;119:237–242.
45. Cuisset T, Frere C, Quilici J, et al. High post-treatment platelet reactivity identified low-responders to dual antiplatelet therapy at increased risk of recurrent cardiovascular events after stenting for acute coronary syndrome. *J Thromb Haemost* 2006;4:542–549.
46. Mega JL, Close SL, Wiviott SD, et al. Cytochrome p-450 polymorphisms and response to clopidogrel. *N Engl J Med* 2009;360:354–362.
47. Hochholzer W, Trenk D, Fromm MF, et al. Impact of cytochrome P450 2C19 loss-of-function polymorphism and of major demographic characteristics on residual platelet function after loading and maintenance treatment with clopidogrel in patients undergoing elective coronary stent placement. *J Am Coll Cardiol* 2010;55:2427–2434.
48. Mega JL, Close SL, Wiviott SD, et al. Cytochrome P450 genetic polymorphisms and the response to prasugrel: relationship to pharmacokinetic, pharmacodynamic, and clinical outcomes. *Circulation* 2009;119:2553–2560.
49. Sibbing D, Stegherr J, Latz W, et al. Cytochrome P450 2C19 loss-of-function polymorphism and stent thrombosis following percutaneous coronary intervention. *Eur Heart J* 2009;30:916–922.
50. Kim IS, Choi BR, Jeong YH, Kwak CH, Kim S. The CYP2C19*2 and CYP2C19*3 polymorphisms are associated with high post-treatment platelet reactivity in Asian patients with acute coronary syndrome. *J Thromb Haemost* 2009;7:897–899.
51. Simon T, Verstuyft C, Mary-Krause M, et al. Genetic determinants of response to clopidogrel and cardiovascular events. *N Engl J Med* 2009;360:363–375.
52. Mega JL, Close SL, Wiviott SD, et al. Genetic variants in ABCB1 and CYP2C19 and cardiovascular outcomes after treatment with clopidogrel and prasugrel in the TRITON-TIMI 38 trial: a pharmacogenetic analysis. *Lancet* 2010;376:1312–1319.
53. Gilard M, Arnaud B, Cornily JC, et al. Influence of omeprazole on the antiplatelet action of clopidogrel associated with aspirin: the randomized, double-blind OCLA (Omeprazole CLopidogrel Aspirin) study. *J Am Coll Cardiol* 2008;51:256–260.
54. Jeong YH, Lee SW, Choi BR, et al. Randomized comparison of adjunctive cilostazol versus high maintenance dose clopidogrel in patients with high post-treatment platelet reactivity: results of the ACCEL-RESISTANCE (Adjunctive Cilostazol versus High Maintenance Dose Clopidogrel in Patients with Clopidogrel Resistance) randomized study. *J Am Coll Cardiol* 2009;53:1101–1109.
55. Lee SW, Park SW, Yun SC, et al. Triple antiplatelet therapy reduces ischemic events after drug-eluting stent implantation: Drug-Eluting stenting followed by Cilostazol treatment REduces Adverse Serious cardiac Events (DECREASE registry). *Am Heart J* 2010;159:284–291, e1.
56. Farid NA, Kurihara A, Wrighton SA. Metabolism and disposition of the thienopyridine antiplatelet drugs ticlopidine, clopidogrel, and prasugrel in humans. *J Clin Pharmacol* 2010;50:126–142.
57. Huber K, Yasothan U, Hamad B, Kirkpatrick P. Prasugrel. *Nat Rev Drug Discov* 2009;8:449–450.
58. Wallentin L, Becker RC, Budaj A, et al. Ticagrelor versus clopidogrel in patients with acute coronary syndromes. *N Engl J Med* 2009;361:1045–1057.
59. Gurbel PA, Bliden KP, Butler K, et al. Randomized double-blind assessment of the ONSET and OFFSET of the antiplatelet effects of ticagrelor versus clopidogrel in patients with stable coronary artery disease: the ONSET/OFFSET study. *Circulation* 2009;120:2577–2585.
60. Mehta SR, Yusuf S, Peters RJ, et al. Effects of pretreatment with clopidogrel and aspirin followed by long-term therapy in patients undergoing percutaneous coronary intervention: the PCI-CURE study. *Lancet* 2001;358:527–533.
61. Steinhubl SR, Berger PB, Mann JT 3rd, et al. Early and sustained dual oral antiplatelet therapy following percutaneous coronary intervention: a randomized controlled trial. *JAMA* 2002;288:2411–2420.
62. Steinhubl SR, Berger PB, Brennan DM, Topol EJ. Optimal timing for the initiation of pre-treatment with 300 mg clopidogrel before percutaneous coronary intervention. *J Am Coll Cardiol* 2006;47:939–943.
63. Collet JP, Hulot JS, Anzaha G, et al. High doses of clopidogrel to overcome genetic resistance: the randomized crossover CLOVIS-2 (Clopidogrel and Response Variability Investigation Study 2). *JACC Cardiovasc Interv* 2011;4:392–402.
64. Cuisset T, Frere C, Quilici J, et al. Benefit of a 600-mg loading dose of clopidogrel on platelet reactivity and clinical outcomes in patients with non-ST-segment elevation acute coronary syndrome undergoing coronary stenting. *J Am Coll Cardiol* 2006;48:1339–1345.
65. Patti G, Colonna G, Pasceri V, Pepe LL, Montinaro A, Di Sciascio G. Randomized trial of high loading dose of clopidogrel for reduction of periprocedural myocardial infarction in patients undergoing coronary intervention. Results from the ARMYDA-2 (Antiplatelet therapy for Reduction of MYocardial Damage during Angioplasty) Study. *Circulation* 2005 Apr 26;111(16):2099–106. Epub 2005 Mar 6.
66. Price MJ, Berger PB, Teirstein PS, et al. Standard- vs high-dose clopidogrel based on platelet function testing after percutaneous coronary intervention: the GRAVITAS randomized trial. *JAMA* 2011;305:1097–1105.
67. Wiviott SD, Braunwald E, McCabe CH, et al. Prasugrel versus clopidogrel in patients with acute coronary syndromes. *N Engl J Med* 2007;357:2001–2015.
68. Schatz RA, Baim DS, Leon M, et al. Clinical experience with the Palmaz–Schatz coronary stent: Initial results of a multicenter study. *Circulation* 1991a;83:148–161.
69. Schomig A, Neumann FJ, Kastrati A, et al. A randomized comparison of antiplatelet and anticoagulant therapy after the placement of coronary-artery stents. *N Engl J Med* 1996;334:1084–1089.
70. Yusuf S, Zhao F, Mehta SR, Chrolavicius S, Tognoni G, Fox KK. Effects of clopidogrel in addition to aspirin in patients with acute coronary syndromes without ST-segment elevation. *N Engl J Med* 2001;345:494–502.
71. Budaj A, Yusuf S, Mehta SR, et al. Benefit of clopidogrel in patients with acute coronary syndromes without ST-segment elevation in various risk groups. *Circulation* 2002;106:1622–1626.
72. Quinn MJ, Fitzgerald DJ. Ticlopidine and clopidogrel. *Circulation* 1999;100:1667–1672.
73. Gent M, Blakely JA, Easton JD, et al. The Canadian American Ticlopidine Study (CATS) in thromboembolic stroke. *Lancet* 1989;1:1215–1220.
74. Schuhlen H, Kastrati A, Pache J, Dirschinger J, Schomig A. Sustained benefit over four years from an initial combined antiplatelet regimen after coronary stent placement in the ISAR trial. Intracoronary Stenting and Antithrombotic Regimen. *Am J Cardiol* 2001;87:397–400.
75. Love BB, Biller J, Gent M. Adverse haematological effects of ticlopidine. Prevention, recognition and management. *Drug Saf* 1998;19:89–98.
76. Page Y, Tardy B, Seni F, Comtet C, Terrana R, Bertrand J. Thrombotic thrombocytopenic purpura related to ticlopidine. *Lancet* 1991;337:774–776.
77. Bennett CL, Kiss JE, Weinberg PD, et al. Thrombotic thrombocytopenic purpura after stenting and ticlopidine. *Lancet* 1998;352:1036–1037.
78. Bellavance A. Efficacy of ticlopidine and aspirin for prevention of reversible cerebrovascular ischemic events. The Ticlopidine Aspirin Stroke Study. *Stroke* 1993;24:1452–1457.
79. Bennett CL, Weinberg PD, Rozenberg-Ben-Dror K, Yarnold PR, Kwaan HC, Green D. Thrombotic thrombocytopenic purpura associated with ticlopidine. A review of 60 cases. *Ann Intern Med* 1998;128:541–544.
80. Lokhandwala JO, Best PJ, Butterfield JH, et al. Frequency of allergic or hematologic adverse reactions to ticlopidine among patients with allergic or hematologic adverse reactions to clopidogrel. *Circ Cardiovasc Interv* 2009;2:348–351.
81. von Tiehl KF, Price MJ, Valencia R, Ludington KJ, Teirstein PS, Simon RA. Clopidogrel desensitization after drug-eluting stent placement. *J Am Coll Cardiol* 2007;50:2039–2043.
82. Coller BS. A new murine monoclonal antibody reports an activation-dependent change in the conformation and/or microenvironment of the platelet glycoprotein IIb/IIIa complex. *J Clin Invest* 1985;76:101–108.
83. Topol EJ, Byzova TV, Plow EF. Platelet GPIIb-IIIa blockers. *Lancet* 1999;353:227–231.
84. Kleiman NS, Raizner AE, Jordan R, et al. Differential inhibition of

84. platelet aggregation induced by adenosine diphosphate or a thrombin receptor-activating peptide in patients treated with bolus chimeric 7E3 Fab: implications for inhibition of the internal pool of GPIIb/IIIa receptors. *J Am Coll Cardiol* 1995;26:1665–1671.
85. Mascelli MA, Lance ET, Damaraju L, Wagner CL, Weisman HF, Jordan RE. Pharmacodynamic profile of short-term abciximab treatment demonstrates prolonged platelet inhibition with gradual recovery from GP IIb/IIIa receptor blockade. *Circulation* 1998;97:1680–1688.
86. Stone GW, Maehara A, Witzenbichler B, et al. Intracoronary Abciximab and Aspiration Thrombectomy in Patients with Large Anterior Myocardial Infarction: The INFUSE-AMI Randomized Trial. *JAMA* 2012 May 2;307(17):1817–26. doi: 10.1001/jama.2012.421. Epub 2012 Mar 25.
87. Scarborough RM, Rose JW, Hsu MA, et al. Barbourin. A GPIIb-IIIa-specific integrin antagonist from the venom of *Sistrurus m. barbouri*. *J Biol Chem* 1991;266:9359–9362.
88. Topol EJ. Topol EJ. *Acute Coronary Syndrome*, 2nd ed. New York, NY: Marcel Dekker Inc; 2001:419–445.
89. Kleiman NS. Pharmacokinetics and pharmacodynamics of glycoprotein IIb-IIIa inhibitors. *Am Heart J* 1999;138:263–275.
90. Deckelbaum LI, Sax FL. *Tirofiban, a Non-Peptide Inhibitor of the Platelet Glycoprotein IIb/IIIa Receptor*. New York, NY: Marcel Dekker; 1997.
91. Danzi GB, Capuano C, Sesana M, Baglini R. Safety of a high bolus dose of tirofiban in patients undergoing coronary stent placement. *Catheter Cardiovasc Interv* 2004;61:179–184.
92. Gunasekara AP, Walters DL, Aroney CN. Comparison of abciximab with "high-dose" tirofiban in patients undergoing percutaneous coronary intervention. *Int J Cardiol* 2006;109:16–20.
93. Kimmelstiel C, Badar J, Covic L, et al. Pharmacodynamics and pharmacokinetics of the platelet GPIIb/IIIa inhibitor tirofiban in patients undergoing percutaneous coronary intervention: implications for adjustment of tirofiban and clopidogrel dosage. *Thromb Res* 2005;116:55–66.
94. Coller BS. Platelet GPIIb/IIIa antagonists: the first anti-integrin receptor therapeutics. *J Clin Invest* 1997;99:1467–1471.
95. Kereiakes DJ, Broderick TM, Roth EM, et al. Time course, magnitude, and consistency of platelet inhibition by abciximab, tirofiban, or eptifibatide in patients with UA pectoris undergoing percutaneous coronary intervention. *Am J Cardiol* 1999;84:391–395.
96. Simon DI, Liu CB, Ganz P, et al. A comparative study of light transmission aggregometry and automated bedside platelet function assays in patients undergoing percutaneous coronary intervention and receiving abciximab, eptifibatide, or tirofiban. *Catheter Cardiovasc Interv* 2001;52:425–432.
97. Kabbani S, Aggarwal A, Terrien E, Di BP, Sobel B, Schneider D. Suboptimal early inhibition of platelets by treatment with tirofiban and implications for coronary interventions. *Am J Cardiol* 2002;89:647–650.
98. Topol EJ, Moliterno DJ, Herrmann HC, et al. Comparison of two platelet glycoprotein IIb/IIIa inhibitors, tirofiban and abciximab, for the prevention of ischemic events with percutaneous coronary revascularization. *N Engl J Med* 2001;344:1888–1894.
99. Valgimigli M, Percoco G, Barbieri D, et al. The additive value of tirofiban administered with the high-dose bolus in the prevention of ischemic complications during high-risk coronary angioplasty: the ADVANCE trial. *J Am Coll Cardiol* 2004;44:14–19.
100. Steinhubl SR. Assessing the optimal level of platelet inhibition with GPIIb/IIIa inhibitors in patients undergoing coronary intervention. Rationale and design of the GOLD study. *J Thromb Thrombolysis* 2000;9:199–205.
101. (PRISM-PLUS) Study Investigators, Inhibition of the platelet glycoprotein IIb/IIIa receptor with tirofiban in UA and non-Q-wave myocardial infarction. Platelet Receptor Inhibition in Ischemic Syndrome Management in Patients Limited by Unstable Signs and Symptoms (PRISM-PLUS) Study Investigators. *N Engl J Med* 1998;338:1488–1497.
102. ESPRIT Investigators. Novel dosing regimen of eptifibatide in planned coronary stent implantation (ESPRIT): a randomised, placebo-controlled trial. *Lancet* 2000;356:2037–2044.
103. Epistent. Randomised placebo-controlled and balloon-angioplasty-controlled trial to assess safety of coronary stenting with use of platelet glycoprotein-IIb/IIIa blockade. *Lancet* 1998;352:87–92.
104. Lincoff A, Califf RM, Moliterno D, et al. Complementary clinical benefits of coronary artery stenting and blockade of platelet glycoprotein IIb-IIIa receptors. *N Engl J Med* 1999;341:319–327.
105. Topol EJ, Mark DB, Lincoff AM, et al. Outcomes at 1 year and economic implications of platelet glycoprotein IIb/IIIa blockade in patients undergoing coronary stenting: results from a multicentre randomised trial. EPISTENT Investigators. Evaluation of Platelet IIb/IIIa Inhibitor for Stenting. *Lancet* 1999;354:2019–2024.
106. O'Shea J, Hafley G, Greenberg S, et al. Platelet glycoprotein IIb/IIIa integrin blockade with eptifibatide in coronary stent intervention: the ESPRIT trial: a randomized controlled trial. *JAMA* 2001;285:2468–2473.
107. Labinaz M, Madan M, O'Shea J, et al. Comparison of one-year outcomes following coronary artery stenting in diabetic versus nondiabetic patients (from the Enhanced Suppression of the Platelet IIb/IIIa Receptor with Integrilin Therapy [ESPRIT] trial). *Am J Cardiol* 2002;90:585–590.
108. CAPTURE investigators. Randomised placebo-controlled trial of abciximab before and during coronary intervention in refractory UA: the CAPTURE Study. *Lancet* 1997;349:1429–1435.
109. PURSUIT. Inhibition of platelet glycoprotein IIb/IIIa with eptifibatide in patients with acute coronary syndromes. The PURSUIT Trial Investigators. Platelet Glycoprotein IIb/IIIa in UA: Receptor Suppression Using Integrilin Therapy. *N Engl J Med* 1998;339:436–443.
110. Brener SJ, Barr LA, Burchenal JE, et al. Randomized, placebo-controlled trial of platelet glycoprotein IIb/IIIa blockade with primary angioplasty for acute myocardial infarction. ReoPro and Primary PTCA Organization and Randomized Trial (RAPPORT) Investigators. *Circulation* 1998;98:734–741.
111. Neumann FJ, Kastrati A, Schmitt C, et al. Effect of glycoprotein IIb/IIIa receptor blockade with abciximab on clinical and angiographic restenosis rate after the placement of coronary stents following acute myocardial infarction. *J Am Coll Cardiol* 2000;35:915–921.
112. Montalescot G, Barragan P, Wittenberg O, et al. Platelet glycoprotein IIb/IIIa inhibition with coronary stenting for acute myocardial infarction. *N Engl J Med* 2001;344:1895–1903.
113. Stone GW, Grines CL, Cox DA, et al. Comparison of angioplasty with stenting, with or without abciximab, in acute myocardial infarction. *N Engl J Med* 2002;346:957–966.
114. Giugliano RP, White JA, Bode C, et al. Early versus delayed, provisional eptifibatide in acute coronary syndromes. *N Engl J Med* 2009;360:2176–2190.
115. Karvouni E, Katritsis DG, Ioannidis JP. Intravenous glycoprotein IIb/IIIa receptor antagonists reduce mortality after percutaneous coronary interventions. *J Am Coll Cardiol* 2003;41:26–32.
116. Welt FG, Rogers SD, Zhang X, et al. GP IIb/IIIa inhibition with eptifibatide lowers levels of soluble CD40L and RANTES after percutaneous coronary intervention. *Catheter Cardiovasc Interv* 2004;61:185–189.
117. Lincoff AM, Kereiakes DJ, Mascelli MA, et al. Abciximab suppresses the rise in levels of circulating inflammatory markers after percutaneous coronary revascularization. *Circulation* 2001;104:163–167.
118. Kastrati A, Mehilli J, Schuhlen H, et al. A clinical trial of abciximab in elective percutaneous coronary intervention after pretreatment with clopidogrel. *N Engl J Med* 2004;350:232–238.
119. Mehilli J, Kastrati A, Schuhlen H, et al. Randomized clinical trial of abciximab in diabetic patients undergoing elective percutaneous coronary interventions after treatment with a high loading dose of clopidogrel. *Circulation* 2004;110:3627–3635.
120. Kastrati A, Mehilli J, Neumann FJ, et al. Abciximab in patients with acute coronary syndromes undergoing percutaneous coronary intervention after clopidogrel pretreatment: the ISAR-REACT 2 randomized trial. *JAMA* 2006;295:1531–1538.
121. Hamm CW, Heeschen C, Goldmann B, et al. Benefit of abciximab in patients with refractory UA in relation to serum troponin T levels. c7E3 Fab Antiplatelet Therapy in Unstable Refractory Angina (CAPTURE) Study Investigators. *N Engl J Med* 1999;340:1623–1629.
122. PRISMPLUS. Inhibition of the platelet glycoprotein IIb/IIIa receptor with tirofiban in UA and non-Q-wave myocardial infarction. Platelet Receptor Inhibition in Ischemic Syndrome Management in Patients Limited by Unstable Signs and Symptoms (PRISM-PLUS) Study Investigators. *N Engl J Med* 1998;338:1488–1497.
123. The EPILOG Investigators. Platelet glycoprotein IIb/IIIa receptor blockade and low-dose heparin during percutaneous coronary revascularization. *New Engl J Med* 1997;336:1689–1696.
124. RESTORE. Effects of platelet glycoprotein IIb/IIIa blockade with tirofiban on adverse cardiac events in patients with UA or acute myocardial infarction undergoing coronary angioplasty. The RESTORE Investigators. Randomized Efficacy Study of Tirofiban for

Outcomes and REstenosis. *Circulation* 1997;96:1445–1453.
125. The EPISTENT Investigators. Randomised placebo-controlled and balloon-angioplasty-controlled trial to assess safety of coronary stenting with use of platelet glycoprotein-IIb/IIIa blockade. Evaluation of Platelet IIb/IIIa Inhibitor for Stenting. *Lancet* 1998;352:87–92.
126. ESPRIT. Novel dosing regimen of eptifibatide in planned coronary stent implantation (ESPRIT): a randomised, placebo-controlled trial. *Lancet* 2000;356:2037–2044.
127. Dasgupta H, Blankenship JC, Wood GC, Frey CM, Demko SL, Menapace FJ. Thrombocytopenia complicating treatment with intravenous glycoprotein IIb/IIIa receptor inhibitors: a pooled analysis. *Am Heart J* 2000;140:206–211.
128. Berkowitz SD, Harrington RA, Rund MM, Tcheng JE. Acute profound thrombocytopenia after C7E3 Fab (abciximab) therapy. *Circulation* 1997;95:809–813.
129. Merlini PA, Rossi R, Menozzi A, et al. Thrombocytopenia caused by abciximab or tirofiban and its association with clinical outcome in patients undergoing coronary stenting. *Circulation* 2004;109:2203–2206.
130. Tcheng JE, Kereiakes DJ, Lincoff AM, et al. Abciximab readministration: results of the ReoPro Readministration Registry. *Circulation* 2001;104:870–875.
131. Friedman Y, Arsenis C. Studies on the heparin sulphamidase activity from rat spleen. Intracellular distribution and characterization of the enzyme. *Biochem J* 1974;139:699–708.
132. Dawes J, Papper DS. Catabolism of low-dose heparin in man. *Thromb Res* 1979;14:845–860.
133. Olsson P, Lagergren H, Ek S. The elimination from plasma of intravenous heparin. An experimental study on dogs and humans. *Acta Med Scand* 1963;173:619–630.
134. de Swart CA, Nijmeyer B, Roelofs JM, Sixma JJ. Kinetics of intravenously administered heparin in normal humans. *Blood* 1982;60:1251–1258.
135. Bjornsson TD, Wolfram KM, Kitchell BB. Heparin kinetics determined by three assay methods. *Clin Pharmacol Ther* 1982;31:104–113.
136. Choay J, Petitou M, Lormeau JC, Sinay P, Casu B, Gatti G. Structure-activity relationship in heparin: a synthetic pentasaccharide with high affinity for antithrombin III and eliciting high anti-factor Xa activity. *Biochem Biophys Res Commun* 1983;116:492–499.
137. Weitz JI. Low-molecular-weight heparins. *N Engl J Med* 1997;337:688–698.
138. Hirsh J, Levine MN. Low molecular weight heparin. *Blood* 1992;79:1–17.
139. Handeland GF, Abildgaard U, Holm HA, Arnesen KE. Dose adjusted heparin treatment of deep venous thrombosis: a comparison of unfractionated and low molecular weight heparin. *Eur J Clin Pharmacol* 1990;39:107–112.
140. Brophy DF, Wazny LD, Gehr TW, Comstock TJ, Venitz J. The pharmacokinetics of subcutaneous enoxaparin in end-stage renal disease. *Pharmacotherapy* 2001;21:169–174.
141. Boneu B, Caranobe C, Cadroy Y, et al. Pharmacokinetic studies of standard unfractionated heparin, and low molecular weight heparins in the rabbit. *Semin Thromb Hemost* 1988;14:18–27.
142. Paolucci F, Claviès MC, Donat F, Necciari J. Fondaparinux sodium mechanism of action: identification of specific binding to purified and human plasma-derived proteins. *Clin Pharmacokinet* 2002;41(suppl 2):11–18.
143. Lewis B, Matthai W, Cohen M, Moses J, Hursting M, Leya F. Argatroban anticoagulation during percutaneous coronary intervention in patients with heparin-induced thrombocytopenia. *Catheter Cardiovasc Interv* 2002;57:177–184.
144. Lincoff A, Kleiman N, Kottke-Marchant K, et al. Bivalirudin with planned or provisional abciximab versus low-dose heparin and abciximab during percutaneous coronary revascularization: results of the Comparison of Abciximab Complications with Hirulog for Ischemic Events Trial (CACHET). *Am Heart J* 2002;143:847–853.
145. Lincoff AM, Bittl JA, Harrington RA, et al. Bivalirudin and provisional glycoprotein IIb/IIIa blockade compared with heparin and planned glycoprotein IIb/IIIa blockade during percutaneous coronary intervention: REPLACE-2 randomized trial. *JAMA* 2003;289:853–863.
146. Bittl JA, Strony J, Brinker JA, et al. Treatment with bivalirudin (Hirulog) as compared with heparin during coronary angioplasty for unstable or postinfarction angina. Hirulog Angioplasty Study Investigators. *N Engl J Med* 1995;333:764–769.
147. Bittl J, Chaitman B, Feit F, Kimball W, Topol E. Bivalirudin versus heparin during coronary angioplasty for unstable or postinfarction angina: Final report reanalysis of the Bivalirudin Angioplasty Study. *Am Heart J* 2001;142:952–959.
148. Mehran R, Lansky AJ, Witzenbichler B, et al. Bivalirudin in patients undergoing primary angioplasty for acute myocardial infarction (HORIZONS-AMI): 1-year results of a randomised controlled trial. *Lancet* 2009;374:1149–1159.
149. Xiao Z, Theroux P. Platelet activation with unfractionated heparin at therapeutic concentrations and comparisons with a low-molecular-weight heparin and with a direct thrombin inhibitor. *Circulation* 1998;97:251–256.
150. Lefevre G, Duval M, Gauron S, et al. Effect of renal impairment on the pharmacokinetics and pharmacodynamics of desirudin. *Clin Pharmacol Ther* 1997;62:50–59.
151. Hursting MJ, Alford KL, Becker JC, et al. Novastan (brand of argatroban): a small-molecule, direct thrombin inhibitor. *Semin Thromb Hemost* 1997;23:503–516.
152. Swan SK, Hursting MJ. The pharmacokinetics and pharmacodynamics of argatroban: effects of age, gender, and hepatic or renal dysfunction. *Pharmacotherapy* 2000;20:318–329.
153. Witting JI, Bourdon P, Brezniak DV, Maraganore JM, Fenton JW 2nd. Thrombin-specific inhibition by and slow cleavage of hirulog-1. *Biochem J* 1992;283(pt 3):737–743.
154. Fox I, Dawson A, Loynds P, et al. Anticoagulant activity of Hirulog, a direct thrombin inhibitor, in humans. *Thromb Haemost* 1993;69:157–163.
155. Robson R, White H, Aylward P, Frampton C. Bivalirudin pharmacokinetics and pharmacodynamics: effect of renal function, dose, and gender. *Clin Pharmacol Ther* 2002;71:433–439.
156. Chew DP, Bhatt DL, Kimball W, et al. Bivalirudin provides increasing benefit with decreasing renal function: a meta-analysis of randomized trials. *Am J Cardiol* 2003;92:919–923.
157. Stone GW, McLaurin BT, Cox DA, et al. Bivalirudin for patients with acute coronary syndromes. *N Engl J Med* 2006;355:2203–2216.
158. Stone GW, Witzenbichler B, Guagliumi G, et al. Bivalirudin during primary PCI in acute myocardial infarction. *N Engl J Med* 2008;358:2218–2230.
159. Mahaffey KW, Lewis BE, Wildermann NM, et al. The anticoagulant therapy with bivalirudin to assist in the performance of percutaneous coronary intervention in patients with heparin-induced thrombocytopenia (ATBAT) study: main results. *J Invasive Cardiol* 2003;15:611–616.
160. Bowers J, Ferguson J. The use of activated clotting times to monitor heparin therapy during and after interventional procedures. *Clin Cardiol* 1994;17:357–361.
161. Dougherty K, Gaos C, Bush H, Leachman D, Ferguson J. Activated clotting times and activated partial thromboplastin times in patients undergoing coronary angioplasty who receive bolus doses of heparin. *Cathet Cardiovasc Diagn* 1992;26:260–263.
162. Ferguson J, Dougherty K, Gaos C, Bush H, Marsh K, Leachman D. Relation between procedural activated clotting time and outcome after percutaneous transluminal coronary angioplasty. *J Am Coll Cardiol* 1994;23:1061–1065.
163. Narins CR, Hillegass WB Jr, Nelson CL, et al. Relation between activated clotting time during angioplasty and abrupt closure. *Circulation* 1996;93:667–671.
164. Chew D, Bhatt D, Lincoff A, et al. Defining the optimal activated clotting time during percutaneous coronary intervention: aggregate results from 6 randomized, controlled trials. *Circulation* 2001;103:961–966.
165. Koch KT, Piek JJ, de Winter RJ, Mulder K, David GK, Lie KI. Early ambulation after coronary angioplasty and stenting with six French guiding catheters and low-dose heparin. *Am J Cardiol* 1997;80:1084–1086.
166. Boccara A, Benamer H, Juliard J, al e. A randomized trial of a fixed high dose versus a low weight adjusted low dose of intravenous heparin during coronary angioplasty. *Eur Heart J* 1997;18:631–635.
167. Ellis S, Roubin G, Wilentz J, Douglas J, King S. Effect of 18- to 24-hour heparin administration for prevention of restenosis after uncomplicated coronary angioplasty. *Am Heart J* 1989;117:777–782.
168. Simoons ML, Bobbink IW, Boland J, et al. A dose-finding study of fondaparinux in patients with non-ST-segment elevation acute coronary syndromes: the Pentasaccharide in Unstable Angina (PENTUA) Study. *J Am Coll Cardiol* 2004;43:2183–2190.
169. Hirsh J, Guyatt G, Albers GW, Harrington R, Schunemann HJ, American College of Chest P. Antithrombotic and thrombolytic therapy: American College of Chest Physicians Evidence-Based Clinical Practice Guidelines (8th Edition). *Chest*

2008;133:110S–112S.
170. Telford AM, Wilson C. Trial of heparin versus atenolol in prevention of myocardial infarction in intermediate coronary syndrome. *Lancet* 1981;1:1225–1228.
171. Williams DO, Kirby MG, McPherson K, Phear DN. Anticoagulant treatment of UA. *Br J Clin Pract* 1986;40:114–116.
172. Theroux P, Waters D, Qiu S, McCans J, de Guise P, Juneau M. Aspirin versus heparin to prevent myocardial infarction during the acute phase of UA. *Circulation* 1993;88:2045–2048.
173. Neri Serneri GG, Gensini GF, Poggesi L, et al. Effect of heparin, aspirin, or alteplase in reduction of myocardial ischaemia in refractory UA. *Lancet* 1990;335:615–618.
174. Holdright D, Patel D, Cunningham D, et al. Comparison of the effect of heparin and aspirin versus aspirin alone on transient myocardial ischemia and in-hospital prognosis in patients with UA. *J Am Coll Cardiol* 1994;24:39–45.
175. Cohen M, Adams PC, Hawkins L, Bach M, Fuster V. Usefulness of antithrombotic therapy in resting angina pectoris or non-Q-wave myocardial infarction in preventing death and myocardial infarction (a pilot study from the Antithrombotic Therapy in Acute Coronary Syndromes Study Group). *Am J Cardiol* 1990;66:1287–1292.
176. Oler A, Whooley MA, Oler J, Grady D. Adding heparin to aspirin reduces the incidence of myocardial infarction and death in patients with UA. A meta-analysis. *JAMA* 1996;276:811–815.
177. Antman EM, Anbe DT, Armstrong PW, et al. ACC/AHA guidelines for the management of patients with ST-elevation myocardial infarction—executive summary: a report of the American College of Cardiology/American Heart Association Task Force on Practice Guidelines (Writing Committee to Revise the 1999 Guidelines for the Management of Patients with Acute Myocardial Infarction). *Circulation* 2004;110:588–636.
178. Braunwald E, Antman E, Beasley J, et al. ACC/AHA 2002 guideline update for the management of patients with UA and non-ST-segment elevation myocardial infarction—summary article: a report of the American College of Cardiology/American Heart Association Task Force on Practice Guidelines (Committee on the Management of Patients with UA). *J Am Coll Cardiol* 2002;40:1366–1374.
179. Klein LW, Schaer GL, Calvin JE, et al. Does low individual operator coronary interventional procedural volume correlate with worse institutional procedural outcome? *J Am Coll Cardiol* 1997;30:870–877.
180. FRagmin and Fast Revascularisation during InStability in Coronary Artery Disease Investigators. Invasive compared with non-invasive treatment in unstable coronary-artery disease: FRISC II prospective randomised multicentre study. *Lancet* 1999;354:708–715.
181. Bhatt DL, Lee BI, Casterella PJ, et al. Safety of concomitant therapy with eptifibatide and enoxaparin in patients undergoing percutaneous coronary intervention: results of the Coronary Revascularization Using Integrilin and Single bolus Enoxaparin Study. *J Am Coll Cardiol* 2003;41:20–25.
182. Goodman SG, Fitchett D, Armstrong PW, Tan M, Langer A. Randomized evaluation of the safety and efficacy of enoxaparin versus unfractionated heparin in high-risk patients with non-ST-segment elevation acute coronary syndromes receiving the glycoprotein IIb/IIIa inhibitor eptifibatide. *Circulation* 2003;107:238–244.
183. Blazing MA, de Lemos JA, White HD, et al. Safety and efficacy of enoxaparin vs unfractionated heparin in patients with non-ST-segment elevation acute coronary syndromes who receive tirofiban and aspirin: a randomized controlled trial. *JAMA* 2004;292:55–64.
184. Kereiakes DJ, Montalescot G, Antman EM, et al. Low-molecular-weight heparin therapy for non-ST-elevation acute coronary syndromes and during percutaneous coronary intervention: an expert consensus. *Am Heart J* 2002;144:615–624.
185. Lee MS, Liao H, Yang T, et al. Comparison of bivalirudin versus heparin plus glycoprotein IIb/IIIa inhibitors in patients undergoing an invasive strategy: a meta-analysis of randomized clinical trials. *Int J Cardiol* 2011;152:369–374.
186. Suh JW, Mehran R, Claessen BE, et al. Impact of in-hospital major bleeding on late clinical outcomes after primary percutaneous coronary intervention in acute myocardial infarction the HORIZONS-AMI (Harmonizing Outcomes With Revascularization and Stents in Acute Myocardial Infarction) trial. *J Am Coll Cardiol* 2011;58:1750–1756.
187. Mehran R, Pocock S, Nikolsky E, et al. Impact of bleeding on mortality after percutaneous coronary intervention results from a patient-level pooled analysis of the REPLACE-2 (randomized evaluation of PCI linking angiomax to reduced clinical events), ACUITY (acute catheterization and urgent intervention triage strategy), and HORIZONS-AMI (harmonizing outcomes with revascularization and stents in acute myocardial infarction) trials. *JACC Cardiovasc Interv* 2011;4:654–664.
188. Kim YH, Lee JY, Ahn JM, et al. Impact of bleeding on subsequent early and late mortality after drug-eluting stent implantation. *JACC Cardiovasc Interv* 2011;4:423–431.
189. Visentin GP, Ford SE, Scott JP, Aster RH. Antibodies from patients with heparin-induced thrombocytopenia/thrombosis are specific for platelet factor 4 complexed with heparin or bound to endothelial cells. *J Clin Invest* 1994;93:81–88.
190. Blajchman MA, Young E, Ofosu FA. Effects of unfractionated heparin, dermatan sulfate and low molecular weight heparin on vessel wall permeability in rabbits. *Ann N Y Acad Sci* 1989;556:245–254.
191. Shaughnessy SG, Young E, Deschamps P, Hirsh J. The effects of low molecular weight and standard heparin on calcium loss from fetal rat calvaria. *Blood* 1995;86:1368–1373.
192. Racanelli A, Fareed J, Walenga JM, Coyne E. Biochemical and pharmacologic studies on the protamine interactions with heparin, its fractions and fragments. *Semin Thromb Hemost* 1985;11:176–189.
193. Warkentin TE, Levine MN, Hirsh J, et al. Heparin-induced thrombocytopenia in patients treated with low-molecular-weight heparin or unfractionated heparin. *N Engl J Med* 1995;332:1330–1335.
194. Warkentin TE, Roberts RS, Hirsh J, Kelton JG. An improved definition of immune heparin-induced thrombocytopenia in postoperative orthopedic patients. *Arch Intern Med* 2003;163:2518–2524.
195. Bijsterveld NR, Moons AH, Boekholdt SM, et al. Ability of recombinant factor VIIa to reverse the anticoagulant effect of the pentasaccharide fondaparinux in healthy volunteers. *Circulation* 2002;106:2550–2554.
196. Savi P, Chong BH, Greinacher A, et al. Effect of fondaparinux on platelet activation in the presence of heparin-dependent antibodies: a blinded comparative multicenter study with unfractionated heparin. *Blood* 2005;105:139–144.
197. Kuo KH, Kovacs MJ. Fondaparinux: a potential new therapy for HIT. *Hematology* 2005;10:271–275.

Section II

第2部 基本手技
Basic Techniques

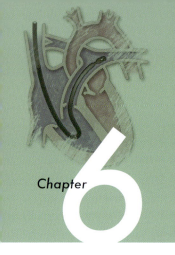

【第6章】 Section II *Basic Techniques*

経皮的カテーテル挿入法, 経心房中隔穿刺法, 心尖部穿刺法

Percutaneous Approach, Including Transseptal and Apical Puncture

Claudia A. Martinez, Mauro Moscucci[a]

Chapter 6

経皮的カテーテル挿入法による左心カテーテルおよび右心カテーテル検査法では，カットダウン動脈露出法（第8章を参照）と対照的に血管を穿刺するため[1]，カテーテル挿入時や抜去時に外科的に血管を露出させない．穿刺針を血管内に挿入し，針を通して次に柔らかいガイドワイヤを血管内に進める[2]．針を抜去するとガイドワイヤが血管内に残り，ダイレータや先端孔のカテーテルを直接挿入できる．通常では，ガイドワイヤを介してまず逆流防止弁と側孔付きシースを挿入し，次にシースを介してカテーテルを血管内に挿入する[3,4]．シース外径は挿入するカテーテルより1 F（0.33 mm）大きいため穿刺部をわずかに大きくしてしまうが，この手技のおかげで患者の苦痛は軽減され，カテーテルを取り替えるたびに動脈損傷が起き得ることが減少する．経皮的カテーテル検査手技が終わればカテーテルとシースを抜去し，直接圧迫するか適切な止血器具により止血を行う（後述を参照）．

経皮的心臓カテーテル検査は簡単で短時間で済むことから大腿動脈から行われることが多い．2011年のCathPCI登録（米国心血管データレジストリ）では，90%以上が大腿動脈からカテーテルが施行されている[5]．十分な解剖の知識と技術があれば，大腿動静脈でのカテーテル挿入法はさまざまな部位でのカテーテル挿入に応用できる．静脈カテーテルは内頸静脈，鎖骨下静脈および前正肘静脈を介して行われる．一方，動脈カテーテルは上腕動脈，腋窩動脈ならびに橈骨動脈を介して行われる．

1 大腿動静脈からのカテーテル法

A 患者の準備

鼠径部位で大腿動脈の拍動を触れ，ここを中心として直径10 cmの範囲を安全カミソリを用いて剃毛する．通常のカテーテル検査では，一方の鼠径部から簡単に素早く行えるが，常に両鼠径部を剃毛する．患者の横に立つ術者が手技を行いやすいため，通常は右鼠径部より検査を行う．カテーテルが進みにくい場合には左鼠径部に変更するため，前準備がしてあると時間の節約になる．剃毛した部位は，ポビドンヨードと洗浄剤の混合液で消毒したのちにポビドンヨード溶液を塗布する．最近では，われわれを含めた多くの施設がポビドンヨード溶液ではなくクロルヘキシジンアルコール溶液をベースに消毒を行うようになった．これらのほうが有効で低刺激であることが示されている[6]．ポビドンヨード溶液を清潔なタオルで拭き取ったのち，患者の上に鎖骨から足の先端まで清潔布をかけ，消毒した鼠径部のみを表面に出す．多くの検査室では使い捨ての清潔覆布を用いてい

---

[a]：以前の版における本章の執筆者は，Donald S. Baim と Daniel I. Simon である．

[図6-1] 経皮的大腿動静脈穿刺法に関連した局所解剖
(**A**) 右大腿動静脈が鼠径靱帯の下を通過しているのが示されている．鼠径靱帯は上前腸骨棘と恥骨結節を結んでいる．動脈の皮膚切開部位（×で示されている）は鼠径靱帯の下方約 3 cm で，動脈の拍動直上となる．静脈の皮膚切開部位は同じ部位の約 1 横指正中寄りである．この部位は多くの場合，皮膚皺に相当するが，鼠径靱帯を解剖学的目印にしたほうがより確実である（本文を参照）．(**B**) 腹部大動脈造影中の透視下解剖図．(**C**) 透視下での皮膚皺の位置（ペアンの先端）を示す．大腿骨頭（ibfh）の下縁である．(**D**) この皮切より挿入されたカテーテル（中抜き矢印）は大腿動脈（cf）に入る．浅大腿動脈（sfa）と大腿深動脈（p）の分岐部より近位部に入る．

（詳細は，Kim D et al：Role of superficial femoral artery puncture in the development of pseudoaneurysm and arteriovenous fistula complicating percutaneous transfemoral cardiac catheterization. Cathet Cardiovasc Diagn 25：91-97, 1992）

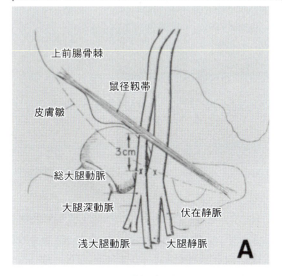
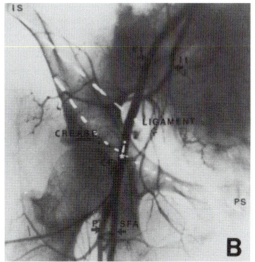
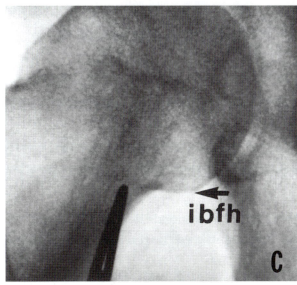
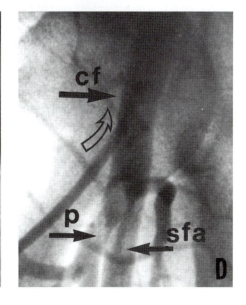

る．この覆布は鼠径部に接着面があり，ほとんどの場合で使い捨て器具（注射器，注射針，ボウルなど）がセットになっている．これらの器具類は，通常どの業者もセット販売している．

B 穿刺部位の選択

大腿動静脈（図6-1A，B）は，経皮的心臓カテーテル検査において最も多く使用される血管

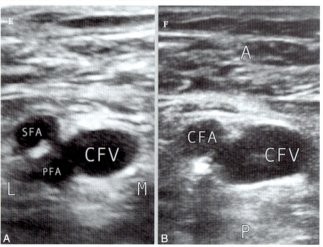

[図6-2]
(A) 右総大腿動脈（CFA）が浅大腿動脈（SFA）と大腿深動脈（PFA）に分岐する血管エコーでの静止画像（M：内側，L：外側）．(B) 右総大腿動脈（CFA）と総大腿静脈（CFV）（A：前方，P：後方）

である[5]．適切な位置（鼠径靭帯より1〜2 cm下方）で穿刺すると容易に血管内にワイヤは入り，また適切な圧迫部位となり血管合併症も減らせる．肥満した患者では鼠径部の皺を目印にすると位置を誤ることがある．最初に，適切な穿刺部位を透視下で確認すべきである．鼠径靭帯［上前腸骨棘（anterior superior iliac spine）］と恥骨結節（public tubercle）を結んだ線を目印にする．つまり，皮切が大腿骨頭（図6-1C，D）の下縁に重なるようにする[6]．この位置で皮切を入れると穿刺針は大腿動脈に入り，高すぎる（鼠径靭帯の上方）ことも，低すぎる（浅大腿動脈あるいは大腿深動脈）こともない．大腿動脈は皮切の上下数cmにわたって触れることができる．大腿静脈は約1横指内側を大腿動脈と並走している．解剖学的変異が存在することも理解しておく必要がある．最近では，血管エコーガイド下に穿刺血管を選び，穿刺部位を選ぶ手技も使われている．最初に透視下で目印を付け，清潔なカバーを使って血管エコープローブを最も拍動が強い大腿動静脈の上に置く（図6-2A，B）．大腿動脈は拍動する円として見え，壁が厚く明るく映し出されることが多い．時々，動脈硬化や石灰化プラークも描出さ

れる．プローブで軽く圧迫すると，動脈は圧排されず，拍動はよりはっきりする．動脈分岐部は頭側や尾側にスキャンして同定し，分枝部レベルでの穿刺を防ぐ必要がある（図6-2A）．針ガイド穿刺も，針の角度を固定し，穿刺したい深さの平面と角度を交差させ，分岐部の穿刺を防止するために使われることがある．穿刺針と動脈を画像の中心に置くことで穿刺回数を減らすことができ，誤って静脈穿刺になることを回避できるため，起き得る血管合併症のリスクも減らすことができる[7,8]．大動脈の内側（時には直下の場合もある）に大腿静脈は並走しており，壁が薄く滑らかであること，プローブで軽く圧迫するだけで圧排されることなどで同定できる．静脈が同定できれば，穿刺針が血管前壁を貫通して穿刺しているのが血管エコーで確認できる．

大腿動静脈の穿刺がうまくいかない場合（および血管の合併症が起こる場合）は，たいていは穿刺前に目印を十分確認していないことが原因である．カテーテルが挿入されると，動脈造影（同側に15〜30°傾ける）によりシースの位置を確認できる．高位穿刺，鼠径靭帯や下腹壁動脈より頭側での動脈穿刺では，カテーテルを

進めるときにトラブルが起きることもあるし，カテーテル抜去後に不十分な圧迫となり，血腫形成や後腹膜部出血を引き起こす原因となる（第4章を参照）．鼠径靱帯から3cm以上尾側からの穿刺では，大腿動脈が深部枝と表在枝にすでに分岐している可能性がある．2つの枝の分岐部を穿刺すると血管内腔に到達することができず，また枝を穿刺すると血管径が小さいため，血栓閉塞や仮性動脈瘤形成の危険性が高くなる．浅大腿動脈はしばしば大腿静脈の上を走行しており，低位での静脈穿刺では浅い大腿動脈を貫通することで出血を招き，動静脈瘻を作る危険がある（第4章を参照）[9]．

C 局所麻酔

十分な局所麻酔はカテーテル検査をうまく行うために重要なことである．局所麻酔が不十分であると患者の協力が得られず，患者にとっても術者にとってもカテーテル検査が気持ちよく行われなくなる．まず鼠径靱帯と大腿動脈を確認したら，大腿動脈の走行にしたがい左手の中3本の指で触れる．その際，最も上の指は鼠径靱帯の直下に置く．左手を動かさずに，1％あるいは2％のリドカインを用いて，必要な部位から大腿動静脈の走行部位にしたがって25ゲージあるいは27ゲージの針で皮内に膨隆を作り局所麻酔の処置を行う．細い針を22ゲージ，1.5インチの針に替え，動静脈の入口部までのより深い組織に浸潤させる．この針を進めながら，少量のリドカインをゆっくり注入する．浸潤を行う前に必ず注射器を引かなければいけない．それによって血管内への注入を避けることができる．不要な動脈損傷を防ぐために，意識的に脈が触れる部位の内側か外側に麻酔を注入する．針が動脈あるいは静脈を穿刺した場合には，血管外に針を引くまで注入してはいけない．その後，針が届くかぎり，あるいは針の先が骨膜に達するまで浸潤を続ける．このようにして約10～20 mLの1％もしくは2％リドカインを注射すれば十分な局所麻酔が得られる．患者には，「麻酔薬を注入するときは焼けるような感じがするが，この麻酔薬によってその後は鋭い痛みは起こらなくなる」と伝えておく必要がある．

局所麻酔が終われば，左手はその場所に置いたまま，11番のスカルペルメスにて皮膚を切開する．この操作で穿刺針およびシースを挿入する際の抵抗を減らせるし，出血が起きたときも穿刺部位から浸出して見えるため，深部の血腫として隠れてしまうことがなくなる．ただ，術者によっては小径シース（5，6F）では皮膚切開を省略する場合もある．

D 大腿静脈穿刺法

右心カテーテル検査を行う場合や，輸液や薬剤を投与する静脈ラインの確保や，一時ペーシングを挿入する静脈路が必要なときは，通常は大腿動脈穿刺より前に大腿静脈穿刺を行う．鼠径靱帯直下にて，大腿動脈を走行にしたがって左手で触れ，穿刺針を内側の皮切から刺入する．もし血管エコーが使用できるなら，静脈と前壁をエコー画像で確認できるため，血管穿刺を簡単に行える．

以前は18ゲージで壁が薄いSeldinger針を用いた．針は，先端が鈍で先細りになった外套針でできており，中を鋭く硬い内套針が通っている（図6-3）．示指と中指を外套針のつばの下に当て，母指を内套針の頭のところに置き，皮膚に対して45°の角度で進める．まれにこの針が深く進むことがあるが，通常この針の先端は恥骨結節の骨膜に触れ，深くないところで止まる．骨膜は神経が多く，はじめにリドカインを十分にこの部位に浸潤させておかないと激痛が生じる可能性がある．穿刺針を強く骨膜に押し付ける必要はないし，行うべきではない．もし患者に不快感があれば，術者は内套針をSeldinger針から抜き，外套針を通してリドカインを深部組織に追加する．この時点で，Seldinger針が大腿静脈を貫通していることが望ましい．内套針を抜き，10 mLのシリンジを外套針に付ける．シリンジと外套を押さえ付け，大腿の表面に近づけ（図6-4），針は静脈に対して（直角にするのではなくて）なるべく平行にする．注射器の内筒を軽く引きながら全

［図 6-3］経皮的穿刺針とガイドワイヤ
（A）18 ゲージの薄壁針．（B）Seldinger 針で中の内套針は鋭く硬い．（C）Micropuncture Introducer Set（Cook 社，Bloomington, IN）：21 ゲージ針，5 F イントロデューサ，ダイレータ，0.018 インチニチノール製ワイヤ．（D）Doppler-guided SmartNeedle（Vascular Solutions 社，Minneapolis, MN）

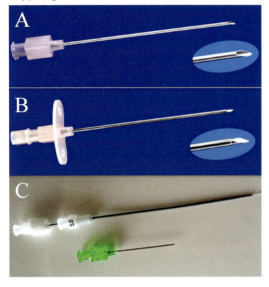
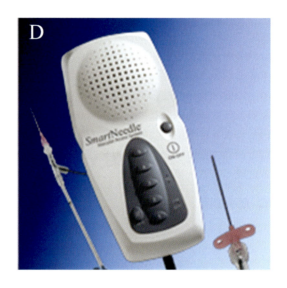

体をゆっくりと皮膚の表面に引いてくる．その際に，左手（支えのために患者の下肢の上に置いておく）と右手（シリンジを引いている）で外套針をコントロールするとよい．外套針の先端が静脈腔内に引かれると，シリンジ内に血液が容易に引ける．

しかしながら，最近では，Seldinger 針より先端が鋭利で内套針がない単層の 18〜21 ゲージ針で血管前壁穿刺を行うようになった（図 6-3）．穿刺針の後ろに液体を満たしたシリンジを付けることにより，静脈前壁を通過したことがわかるので，一度後壁を貫通させて引き戻す必要がない．血管腔に入ってからは，その後のやり方はまったく同じである．

左手で外套針を固定して，右手でシリンジを外し，0.018 インチあるいは 0.038 インチの J 型ガイドワイヤを外套針の頭から，透視下もしくは血管エコーで確認しながら挿入する．そのときワイヤの先端は，右手でワイヤの軸を真っすぐに伸ばすか，プラスチックのイントロデューサの中にガイドワイヤの先端を残して真っすぐにする．0.018 インチのワイヤを 21 ゲージ針に挿入するとき，ワイヤは真っすぐか，少しカーブした柔らかい先端をなしている．ワイヤが針を通るとき，さらに 30 cm 血管内へ進むと抵抗がないはずである．透視を行うとガイドワイヤ先端が脊椎の左側（患者の右側）に見える．

ガイドワイヤを進めることが難しい場合は，無理に力を加えて進めてはいけない．透視でワイヤ先端が腰部の小さな枝に迷入していることがわかったら，わずかに引いて方向を変え，再び腸骨静脈に入れることができる．しかし，針の先端，あるいはそれよりわずかに進んだところで抵抗がある場合には，血管損傷を避けるために一層の注意を払う必要がある．この抵抗は，単に針先が静脈の後壁に当たっているために生じている場合は，手元の針頭をさらに押さえ付けるか，あるいは外套を少し引くことによって解消できる．この方法でうまく進まなければ，ワイヤを抜き，シリンジを再び付けて，血液が容易に引けることを確認する．これらのことを行う前にワイヤ操作を続けて行ってはいけない．つまり容易に血液が引けるようになる

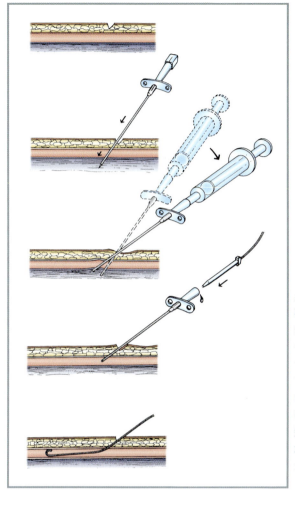

[**図6-4**] Seldinger 法による静脈穿刺
皮膚切開は目的とする静脈の上で行う．この部位より，硬い内套針の付いた Seldinger 針で穿刺する．（**中**）内套針を抜いて外套針にシリンジを付けたところを示す．シリンジを皮膚の表面のほうに押し付けると静脈はわずかに持ち上がり，そこで外套針を静脈の方向に沿ってゆっくりと引くと外套針の先端が静脈内に入りやすい．これは，注射器の内筒を軽く引いただけで血液が引けるため容易に確認できる．次にシリンジを外してJ型ガイドワイヤを進める（ここではガイドワイヤの先端にJ型ガイドワイヤを伸ばすチップが描かれている）．ガイドワイヤが安全に血管内に入ったら，外套針を抜くことができる．

まで穿刺針からワイヤを入れてはいけない．それでもまだワイヤが進まなければ，外套針を抜去して穿刺部位を1～3分間圧迫し，解剖学的目印を再確認して，穿刺をやり直す．症例によっては，Valsalva 法や静脈内に補液を投与して大腿静脈を怒張させると静脈穿刺がしやすくなることがある．

ワイヤが抵抗なく静脈に入ったら，次に外套を抜去して，ワイヤを静脈内に残し，左手で皮膚の入口部を押さえる．このときに，小さいモスキート鉗子の先端部を用いて，皮膚切開部を広げたり深くしたりしてもよい．ワイヤを濡れたガーゼで十分に拭き，一方の端から，右心カテーテルを行うのに適当なダイレータの付いたシースを進める（メモ：Micropuncture キットを使用している場合，4，5Fシースとダイレータは，0.035～0.038 インチワイヤに変更するために 0.018 インチワイヤ以上のものを使用する必要がある．また，右心カテーテルに適切なそれより大きいシースを挿入することになる）．現在のすべてのシースは，逆流防止弁と側枝付きコネクタが付いており（図6-5），カテーテルの周囲からの出血を防ぎ，右心カテーテル中の薬剤の注入や輸液を行うことができる．術者はガイドワイヤの近位端を一定の位置に固定し，皮膚を通してダイレータを進めなければいけない．シースとダイレータを回転させると軟部組織の中を容易に進めることができる．そのとき抵抗があればシースからダイレータを抜き，ダイレータのみを一度挿入すれば，

Section II Basic Techniques

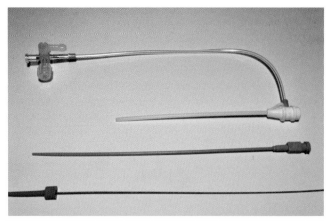
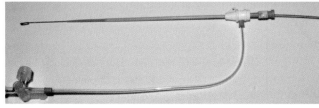

[図 6-5] 血管シース
（上）6 F シース，ダイレータ，ガイドワイヤ．
（下）シースはすべて一体として挿入し，ダイレータとワイヤを抜去する．側枝付きカテーテルではカテーテルを入れたまま補液投与や圧モニタリングができる．

ダイレータとシースを容易に入れることができる．最初の挿入がうまくいかない場合には，シースの先端がギザギザに損傷していることがあり，この場合にはシースを交換するべきである．

シースが入ったら，ワイヤとダイレータを抜去し，シースから血液を逆流させヘパリン加生理食塩水を注入する．必要があれば，シースの側枝に静脈用の延長チューブを用いて補液バッグにつないでもよい．これによりシースの閉塞を予防することができ，看護師が投薬もできる．末梢静脈ラインからの投薬も可能だが，シースの側枝からの投薬は，容量負荷速度に関して心配しなくてよく，緊急時に末梢ライン内溶液により投薬が遅くなる心配もない．たとえ右心カテーテルを考えていなくても，大腿部にシースを置いておけば，血行動態が不安定化したり，徐脈になった場合，容易に右心カテーテルや一時的経静脈的ペースメーカリードを挿入できる．

E 経大腿静脈右心カテーテル法

血行動態の詳細を知りたいときには右心（ならびに左心）カテーテルが必要である．右心カテーテルによってのみ，平均左室充満圧［肺動脈楔入圧，a波直後の左室拡張終期圧（LV-EDP）より勝る］を知ることができ，肺高血圧の検出や，心拍出量の測定，また左-右心内短絡を同定できる．複雑なインターベンション中に肺動脈内に右心カテーテルを留置すれば，溶液や造影剤の負荷での血行動態の変化の確認ができ，さまざまな薬剤（硝酸薬，利尿薬など）の投与も行える．虚血が生じた場合に早期検出や治療も可能である．

これらの理由で，かつてはすべての患者に右心カテーテルを行うのが普通であった．しかし，1990年のSCAIの調査では手技の28％しか右心カテーテルは施行されていない[10]．いくつかの標準的な保険会社が左心カテーテルのみを冠動脈評価に適当であると決めたことで，右心カテーテルはさらに減少している．時間（5分以内），追加の費用（100ドル未満），追加のリスク（1/10,000未満）はたいしたことではないが，右心カテーテルでさらに得られる情報は少ないため，冠動脈疾患の診断が目的の患者では通常業務としては右心カテーテルは行われていない．しかし，心不全症状があったり，非侵襲的に左心機能低下や弁膜症や肺高血圧の合併が

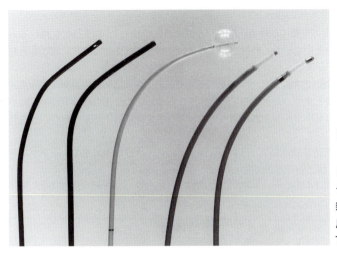

[図 6-6] 大腿静脈穿刺法で使用される右心カテーテル
（左）Dacron 製 Goodale-Lubin，Cournand カテーテル．（中）Swan-Ganz カテーテル．（右）新しいバルーンカテーテル．肺動脈楔入圧測定用カテーテルと双極ペーシング電極付き Baim-Turi カテーテル

疑われている場合には右心カテーテルを行う．このような患者では右心カテーテルにより得られる血行動態の情報は役に立ち，もともと低リスクである右心カテーテルの手技を行う妥当性があると筆者らは考えている．

もし右心カテーテルを施行するならば，必要に応じた静脈用カテーテル（図 6-6）をフラッシュして，シースから挿入し，下大静脈まで進める．通常の Dacron 製のカテーテル（Goodale-Lubin や Cournand）は操作性は良いものの，本来硬いカテーテルのため技術的に未熟な術者がいる検査室で日常的に使用するものとしては不適である．通常は 7 F バルーン付きカテーテルを使用している．動かしやすく，右室や右房を損傷する危険が少なく，熱希釈法で心拍出量を測定できるからである．ただ，残念ながら，そのような柔らかくて内径の小さなカテーテルは周波数特性が悪い（第 10 章を参照）．回転トルクはうまく伝わらず，0.025 インチ未満のガイドワイヤしか通らない．この問題点を解決するために，より硬いバルーン付きのカテーテル（肺動脈楔入圧モニタリングカテーテル，Medtronic 社）が開発されている．このカテーテルは Swan-Ganz カテーテルの安全性と，Dacron 製カテーテルの周波数特性と操作性の良さを併せ持っている．また 0.035 インチあるいは 0.038 インチのガイドワイヤが必要であれば使用できる．

カテーテルを進めているときに先端が脊椎近くからはずれたならば，それは肝静脈あるいは腎静脈に入ったことを示す．その際には，少しカテーテルを引いて回転させれば方向を変えることができる．カテーテルが横隔膜を越して右房に入れば，反時計方向に回転して右房の側壁に向ける（図 6-7）．さらに反時計方向に回転して丁寧に進めると，上大静脈は右房の後側壁とつながっているので，先端は上大静脈の中に入る．ここでカテーテルの先端を前方に向けると，右心耳に入り上大静脈に進まない．それでもうまくいかない場合には，カテーテルの先端を下大静脈まで引いて 0.035 インチの J 型ガイドワイヤを挿入し，下大静脈から右房後壁を伝わるように上大静脈まで進める．カテーテルが進めば，上大静脈で採血し，肺動脈血の酸素飽和度と比較する．これは左-右心内短絡の有無のスクリーニングとなる．次にカテーテル内をヘパリン加生理食塩水でフラッシュして，カテーテル先端を右房に戻し，右房圧を測定する．

大腿静脈から肺動脈にカテーテルを進めるには，カテーテル先端をまず右房下部の右側壁に位置させ，次いで時計方向に回転させると，三尖弁が位置する右房前壁から前内側壁へと滑る（図 6-7）．カテーテルの先端は三尖弁輪を通過し，さらにわずかに進めると右室内に入る．そこで再び圧を測定する．右房が拡張している場

[図6-7] 大腿静脈穿刺法による右心カテーテル法の模式図

（上段）右心カテーテルは始めに右房に入れ，心房の側壁に向ける．反時計方向に回してカテーテルを後方に向けると上大静脈にカテーテルが進む．図では明確にされていないが，時計方向にカテーテルを回転させて前方に向けると右心耳にカテーテルが進み，上大静脈には進まない．

（中段）カテーテルを右房に引き側方に向ける．時計方向にカテーテルを回転させると，先端は前正中方向に進み三尖弁を通過する．カテーテルの先端が脊椎をちょうど横切ったところで水平方向に保つと，右室流出路の下方に位置することになる．さらに時計方向に回転させるとカテーテルが上方に真っすぐに伸びて主肺動脈に進み，そこから右肺動脈に進む．

（下段）右心系が拡張しているときには，2つの方法が役に立つ．三尖弁に達するのに，大きな下向きのループが必要なことがある．カテーテルの先端を上方に向け，流出路の方向に向ける．

SVC：上大静脈，RAA：右心耳，RA：右房，RV：右室，IVC：下大静脈，PA：肺動脈，RVO：右室流出路，RPA：右肺動脈，HV：肝静脈

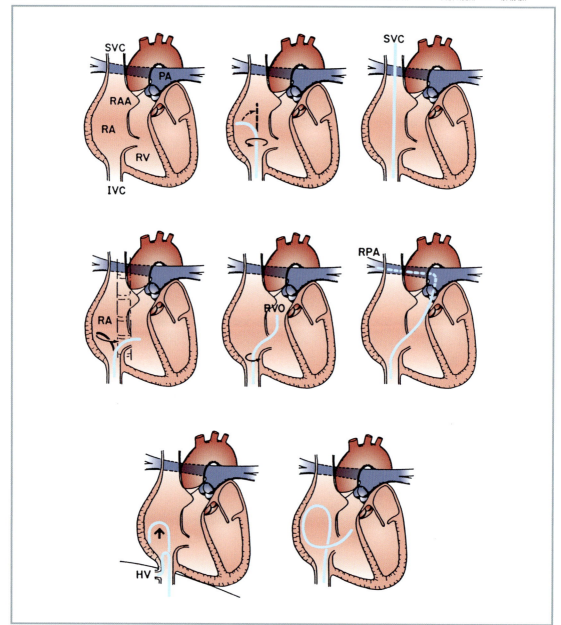

合には，カテーテルの曲がりを大きくする必要がある（大きなJループにする）．このループはカテーテルの先端を右房の側壁に押し付けるか，カテーテルの先端を横隔膜直下の肝静脈入口部に挿入することによって作ることができる．この大きなループを，心房内で前述のように時計方向に回転すれば，通常カテーテルは右室に進む．ここで右室圧を測定する．

ただ単にカテーテルを進めるだけでは先端は右室心尖部に向いてしまい，肺動脈にカテーテルを進めることはできない．カテーテルを肺動脈に上げるには，わずかにカテーテルの先端を引いて，脊椎のすぐ右（患者の左側）に水平に向けなければいけない．ここで時計方向に回転すると先端は上方（わずかに後方），すなわち右室の流出部に向かう（図6-7）．この方向に向いたときだけカテーテルを進めれば，心室不整脈や右室の損傷を最小限度にできる．患者に深呼吸をさせると，カテーテルを容易に進めることができる．

右房や右室の拡張のために，この方法でカテーテルを進めることができなければ，カテーテルを右房まで引き「逆ループ」を作る．これによりカテーテルの先端は三尖弁を通過して上に向き（右心カテーテルが上部から行われても同様），右室流出部に入りやすくなる（図6-7下段右）．適切な操作を行えば，カテーテルの先端は難なく肺動脈弁を通り肺動脈楔入部まで到達する．患者に深呼吸あるいは咳をさせると，楔入部にカテーテルが入りやすくなる．あるいはバルーンから少し空気を抜くとバルーンのサイズが小さくなり，肺動脈のより細い遠位枝に進み楔入部に到達する．大腿静脈穿刺法で行った場合には，カテーテルが左肺動脈に入ることが多いが，上部から挿入した場合は常に反時計回りのループを作っているので右肺動脈に入りやすい．適切な操作やJ型ガイドワイヤを注意深く使用することで，どちらの肺動脈にもカテーテルを進めることができるが，壁の薄い肺動脈内でガイドワイヤを突くことはよほどの必要性がないかぎり避けるべきである．

楔入圧測定後，バルーン付きのカテーテルを用いている場合はバルーンの空気を抜いて，カテーテルを右あるいは左肺動脈の近位部まで引き，肺動脈圧測定後に酸素飽和度を測定する．同時圧が必要なときには，入口の圧を右心カテーテルの引き抜きの際に再度測定する．実際には楔入圧（左心圧と同時に測定）と肺動脈圧を測定する．同時に心拍出量の測定も行う．血行動態が異常な場合には右心カテーテルを肺動脈に残し，連続的に肺動脈拡張期圧をモニタリングして，容量負荷と虚血性左室機能不全の指標としている．

右心カテーテルを行っている最中に，カテーテルがまれに他の部位に進むこともある．Dacron製カテーテルが右房内で後正中方向に進めば，卵円孔を通過して左房に進む可能性がある．左房あるいは左室内のカテーテルの形は，通常の右心カテーテル施行中のカテーテルの形と（前後方向の透視下では）区別がつかないので，カテーテルの位置だけから左房に進んでいるかを知るのは難しいが，圧が左房波形に変化すること，脊椎を横切って肺野に進んだ（つまり肺静脈に進んだ）カテーテル先端の位置（図6-8A，B），カテーテルの先端から十分に酸素化された血液が引けることにより確認される．よりまれだが，Dacron製のカテーテル先端が三尖弁口の下後方にある冠静脈洞入口部に入ることがある．ここでも右房波形がみられるが，酸素飽和度は下大静脈に比較してはるかに低い（20〜30％）．右前斜位（RAO）方向で見ると，右方向に進んで右室に入っているようには見えず，房室間溝にカテーテルが残っているように見える．右心カテーテル中に通常とは異なる部位や経路へカテーテルが進むことで，予期しなかった解剖学的異常が見つかることもある．図6-8C〜Eにそのような3種類の先天性異常（左上大静脈遺残，肺動脈管開存，肺静脈還流異常）における右心カテーテルの経路を示した．このようにカテーテルが右室に進まず逸れた際に重要なことは，カテーテル先端が右室にないことを確認し（カテーテルを肺動脈に進めようとしない），カテーテルの先端がどこにあるかを判断してから（圧，酸素飽和度の判定，

[図 6-8]
右心カテーテルを右房から右室に進めようとしているときに，カテーテルが予想外の方向に進むことがある．（A, B）ガイドワイヤが開存している卵円孔を通過して左房に入り，左上方の肺静脈まで進んでいる．RAO 方向で J 型ガイドワイヤが房室面で心房側にあり，肺動脈にないことがわかる．（C）大腿静脈からのカテーテルが下大静脈，右房，冠静脈洞，左上大静脈に上がる．（D）カテーテルが肺動脈から動脈管を通って下行大動脈に進む．（E）カテーテルが右房に還流している異常肺静脈に進んでいる．

LSVC：左上大静脈，RA：右房，IVC：下大静脈，CS：冠静脈洞，PA：肺動脈，Descending Ao：下行大動脈，Anomalous PV：異常肺静脈

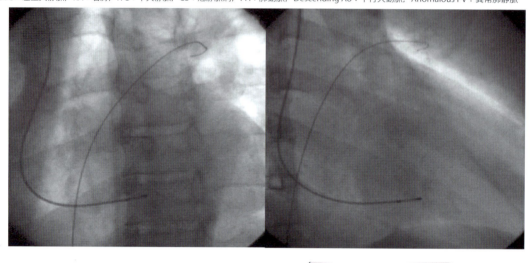

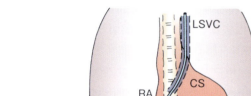

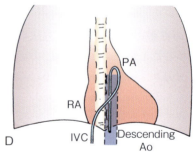

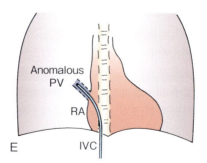

少量の造影剤の注入），右房へカテーテルを引いて，右心カテーテルを再開することである．
　右心圧が上昇している患者，以前に下大静脈フィルタやアンブレラを入れた患者，特別な検査（心筋生検，冠静脈洞カテーテル）中の患者，バルーン付きカテーテルによる長期モニタリングの必要な患者などでは，大腿静脈よりもむしろ右上腕静脈（鎖骨下静脈または尺側正中皮静脈）や右内頸静脈を穿刺したほうがよい．内頸静脈穿刺法は第 26 章に述べている．また，右

心カテーテルを尺側正中皮静脈から肺動脈まで進める方法については第7章に述べている．

F 大腿動脈穿刺法

　オリジナルのSeldinger法は，骨膜に達するまでSeldinger針で血管壁を貫通して穿刺する．次に内套針を抜き，外套の手前を大腿の表面に近づけて寝かす．動脈は圧が高いので，穿刺針に注射器を付ける必要がない．両手で外套を安定させてゆっくりと引いてくる．外套先端が大腿動脈内に入ると拍動性の血液を認めるので，0.035インチあるいは0.038インチのJ型ガイドワイヤを注意深く外套内に入れる．この手技は，前述した前壁穿刺やSeldinger変法に完全にとって代わられている．透視で穿刺部位の目印を確認した後，血管エコーで単層の前壁を確認し，分枝部より頭側で総大腿動脈を穿刺する．動脈を血管エコーなしで確認する場合は，左手の中3本の指で拍動を確かめ，大腿動脈の走行に沿って約45°の角度で穿刺する．時に「拍動」技術（bounce technique）が使われる．この技術では，動脈に近接すると穿刺針から拍動が伝わり，穿刺針が動脈の表面に触れると頭側や尾側に動き出す．もし穿刺針が動脈の側壁に接すると，穿刺針は横方向に動き出す．この技術は21ゲージ針を使うとより明らかになる．

　Seldinger変法を使うとき，さまざまな穿刺針を選択できる（図6-3）．Potts-Cournand針は内套に細い管腔があり，針が血管内に入るとそこから血液が逆流する．内套を抜去後，外套をわずかに大腿表面の方向に押し付ける．あるいは静脈穿刺に用いたのと同じ18ゲージ穿刺針を用いる．大腿動脈の拍動が触れにくいときや，何回も穿刺してうまくいかない場合には，18ゲージのSmartNeedle（Vascular Solutions社，Maple Grove, MN）（図6-3D）を使用すると簡単に穿刺できる．これは，内套針にDoppler端子が付いていて，拍動性の動脈流や連続的な静脈流を見つけ，簡単に針先を動脈腔の中央に向けることができる．Micropunctureキットに加えて血管エコーを併用すれば，理想的な穿刺部位を同定できる．21ゲージ針を使用する場合，通常の穿刺針より圧が少なくなり拍動性の血液流出が少ないが，拍動性の血液は認める．多施設無作為化研究であるFEMORIS（The Femoral Micropuncture or Routine Introducer Study）では，マイクロパンクチャー技術が通常の18ゲージ前壁穿刺よりも臨床的に有用かどうかを調べているところである［訳者注：2014年の以下の報告では明らかな有意差を認めなかった．Ambrose JA et al：Femoral micropuncture or routine introducer study (FEMORIS). Cardiology 129：39-43, 2014］．

　どの穿刺針を用いても，挿入したガイドワイヤ先端を自由な状態に保ちながら大動脈内へ横隔膜の位置まで上げる［カテーテル先端は透視上では脊椎の右（患者の左側）に位置する］．穿刺針の先端でガイドワイヤが進みにくくなり，穿刺針を少し押し付けたり引いたりしても進まない場合には，それ以上操作をする前に，ガイドワイヤをいったん引き抜き血液が勢いよく逆流してくることを確認する．血液の逆流の勢いが悪いときや，また依然としてガイドワイヤが進みにくい場合には，穿刺針を抜去して鼠径部を5分間圧迫する．術者は解剖学的目印が正しいことを再確認して，再度穿刺する．2回穿刺してもガイドワイヤが進まないときには，その血管を穿刺せずに他の血管を穿刺すべきである．

　はじめはガイドワイヤの動きが自由でも，数cm進んだところで動きが自由でなくなったり，患者が不快感を訴えた場合は，腸骨動脈に病変があるか，ガイドワイヤが血管内膜下に迷入した可能性がある．透視を見ながらガイドワイヤをわずかに引き，左手でワイヤを安定させ，出血しないよう圧迫しながら針を抜去すべきである．ワイヤを濡れたガーゼで拭き，ガイドワイヤが抵抗なく進んだ部位まで小さなダイレータ（4Fか5F）のみを注意深く入れる．ワイヤをダイレータから抜き，そこで血液が十分に逆流してくるかどうか確認する．次に透視下にわずかな量の低浸透圧性造影剤をゆっくりと注入する．この透視画像で，ワイヤが進みにくかった解剖学的理由がわかる．一般的には，腸骨動脈の蛇行，狭窄，解離などである．大動脈の分岐

部より先にガイドワイヤが進まないときには腹部大動脈瘤[11]が存在していることがある．先端がしなやかで操作性の良いワイヤ（Wholeyワイヤ，Mallinckrodt 社，Hazelwood, MO），あるいは親水性ワイヤ（Glidewire, Terumo 社）を注意深く再度ダイレータに挿入することで下行大動脈へ進めることができる場合がある．そのときには，大動脈破裂，大動脈解離，血栓剥離に注意しなければならない（図6-9A）．最近では狭窄部位を血管形成術やステント挿入（第34章を参照）で容易に治療できるため，腸骨動脈の狭窄があっても大腿動脈から左心カテーテル法ができる．

ダイレータから造影剤を注入して，ワイヤが内膜下に進んだり，同側の腸骨動脈が閉塞していることがわかったら，逆行性左心カテーテルは他の大腿動脈，あるいは上腕動脈や橈骨動脈から施行すべきである．そして解離の進行あるいは動脈の閉塞が起こらないかどうか注意する必要がある．しかし，幸いなことに，逆行性のガイドワイヤ操作による解離では，解離の進行，動脈の閉塞が起こることは少ない．

びまん性に動脈硬化性病変がある高齢者では，人工血管（たとえば大動脈−両大腿動脈）グラフトを介して左室カテーテルを施行することには疑問が残る[12,13]．人工血管壁は硬く（シースの挿入が困難である），人工血管によるグラフトはびまん性に動脈硬化性，または血栓の残遺が付着していることがあり，またグラフトの閉塞や重症感染症を起こすこともある．人工血管と大腿動脈をはっきりと区別確認して，穿刺の際には血管前壁のみを穿刺し，後壁を貫通しないように注意する．仮に正しい位置で穿刺できたとしても，ガイドワイヤは吻合部を通り，バイパスよりはむしろ本来の大腿動脈に進むこともある[12]．このようなことが起きたらRAO方向（右大腿からの場合）でダイレータを通して造影剤を注入すると状態を把握できる．この場合にはダイレータをわずかに引いて，特別に操作性の良いガイドワイヤを用いればガイドワイヤをグラフト内に進めることができ，最終的には下行大動脈に進めることができる（図6-9B）．シースを血管内に挿入することで，カテーテル操作中の余分な摩擦や，カテーテル抜去時にカテーテル先端による血管損傷を避けることができる．小さなサイズのダイレータから次第にサイズを大きくして挿入することで，グラフト内にシースを容易に挿入できる．他の方法（上腕動脈や腋窩動脈や橈骨動脈の穿刺）によるカテーテルが困難で，人工血管グラフトからカテーテルを行う場合には特に注意しなければならない．人工血管を穿刺してカテーテルを行ったときには抗菌薬の予防的投与（Kefzol 1 g を 8 時間おきに 24 時間投与）を行う術者もいる．

G 経大腿動脈左心カテーテル法

ガイドワイヤが横隔膜の高さまで達したら針を抜去する．左手でガイドワイヤを固定して出血を防ぎ，濡れたガーゼでワイヤを拭いて付着した血液を除去する．カテーテルを動脈内に直接挿入する場合は，まず 1 F 小さい Teflon 製のダイレータを挿入して軟部組織を拡張し，その後，左心カテーテルを挿入する．通常，大腿動脈穿刺法による左心カテーテルでは，逆流防止弁と側枝の付いた適切なサイズのシース（6 F のカテーテルには 6 F のシース）を使用する．通常では長さ 15 cm のシースが診断カテーテル用として用いられるが，このシースは腸骨動脈の中間部辺りまでしか届かない．蛇行がきつい場合には血管形成術用の 23 cm の長いシースを挿入するとよい．このシースは大動脈分岐部の先まで届く．この長いシースを用いることで，腸骨動脈の蛇行が強くても診断カテーテルの操作性は良くなる．

このシースはガイドワイヤ（近位端は真っすぐに固定しておく）を通して回転しながら挿入し，次にガイドワイヤとダイレータを抜き，血液を引いてフラッシュし，側枝を動脈圧モニタリング用のライン［Intraflo II（30 mL/hr），Abbott Critical Care 社，North Chicago, IL］につなぎシース内血栓を予防する．そうしない場合には，側枝は他の部位の動脈圧（ピッグテールカテーテルを大動脈弁狭窄に通すときなど）

[図 6-9]
（A）右大腿動脈は真っすぐだが，ガイドワイヤは腸骨動脈で止まっている［左：5 F のダイレータを介して造影剤を注入すると，腸骨動脈の高度の狭窄と骨盤内の側副血行路を認めた．この狭窄では Terumo ガイドワイヤを使用して通過することができ，診断カテーテルと右冠動脈の血管形成術（図なし）を施行した．中：腹部大動脈造影で腸骨動脈の近位部狭窄が明らかになった．右：腸骨動脈狭窄を拡張し，Palmaz-Schatz 腸骨動脈ステントを挿入した．その後，腸骨動脈の血流が再開した］．
（B）以前に大動脈‐両大腿動脈バイパスを行った患者の逆行性左心カテーテルを示す（左：人工血管から挿入されたワイヤが腸骨動脈の閉塞部に来ている．右：RAO 方向の透視でグラフトを介しての大動脈前寄りの経路が腸骨動脈と重なって見える．大腿深動脈と浅大腿動脈の分岐部が直下に見える）．
（C）ワイヤ通過が困難な場合には 5 F のダイレータに変えて造影剤を注入すると，大動脈瘤が見える（Wholey ワイヤで通過できた）．
（D）他の患者では 5 F のダイレータを介して造影したところ，両側の腸骨動脈が閉塞していた（右側のみが写っている）．橈骨動脈からの造影に変更して検査を終了した．

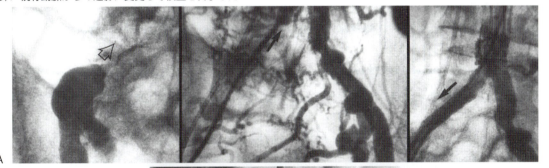

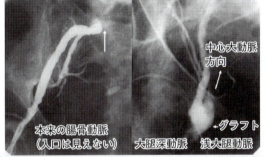

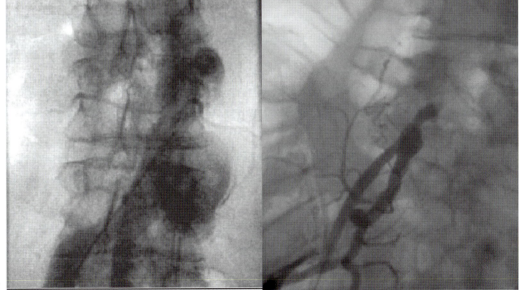

をモニタリングするために動脈圧モニタリング用のラインにつなぐ．このシースはカテーテルの出し入れの直後およびカテーテル中はフラッシュする．

　前述した従来のやり方では，いったんシースが挿入されるとガイドワイヤは抜去される．カテーテルをフラッシュしてJ型の145 cmのガイドワイヤを通す．次にカテーテルの先端を逆流防止弁からシースに入れる．カテーテルそのものを進める前に，ガイドワイヤ先端を横隔膜の高さまで進める．腸骨が蛇行していたり狭窄があったりすると，挿入してあるシースから再びガイドワイヤを入れる際に，血管損傷を起こすことがある．そのようなときには，通常の方法を少し変更して，175 cmのNewton J（Cook社）というカテーテル交換用の長いガイドワイヤをあらかじめ穿刺針に通しておく．ガイドワイヤの先端を横隔膜の位置に残し，ダイレータをシースから抜いてシースをフラッシュしてから，左心カテーテルを挿入する．それにより，複雑な腸骨大腿動脈に再びガイドワイヤを通すことを避けることができる．

　カテーテルが目的の位置（横隔膜上あるいは上行大動脈）に到達したら，ガイドワイヤを抜き，カテーテルを動脈圧測定ラインに接続して二重にフラッシュする（10 mLの血液を引いて，ヘパリン加生理食塩水でフラッシュする）．同様に，その後のカテーテルもガイドワイヤ先端を横隔膜の位置に固定するほうが，カテーテルを抜いて新たにガイドワイヤを入れ直すよりもよい（次のカテーテルを安全に挿入できる）．もちろん，シースを使用せずにカテーテル検査を行う場合には，1本のカテーテルを抜き，次のカテーテルを挿入する間，ガイドワイヤの先端は腹部動脈の部分に残しておく必要がある．ガイドワイヤの後端をまずシースの先から出し，真っすぐ伸ばして患者の足に固定しておけば，カテーテルを進めるときにガイドワイヤを一定の位置に固定できる．

［1］ヘパリンに関して一言

　第4，8章に記載したように，初期の時代の大腿動脈穿刺によるカテーテル検査では上腕動脈からのカテーテル検査よりも重大な合併症の頻度が高かった．大腿動脈穿刺との相異点としては，上腕動脈からのカテーテル検査では，上腕動脈が細いため血栓症予防にヘパリン全身投与が行われていたことがある．大腿動脈からのカテーテルでもヘパリン全身投与が行われれば合併症の頻度は同じになると考えられたため，シース挿入後すぐにヘパリンを静注（5,000単位）することが標準的になった．小柄な患者では少なめのヘパリン（2,500〜3,000単位）が投与される．そして冠動脈形成術を行うときには追加のヘパリン（合計で50〜70単位/kg）が投与される．ヘパリン投与量が多いときは，カテーテル室に設置している活性凝固時間（ACT）測定機器でACTを測定し，ACTが約300秒程度になるようにヘパリンを投与する[14]．糖蛋白Ⅱb/Ⅲa受容体阻害薬の静注を行うときには過剰な出血を予防するためにヘパリンを少なめにする（ACT>200秒）．一方で，直接トロンビン阻害薬（ビバリルジンなど）が使用できる場合は，冠動脈ワイヤが挿入される前に薬剤の影響でACTが200秒以上であることを確認し，それからACTをモニタリングする必要がある．ACTは300秒以上が目標となる．

　冠動脈形成術や長時間のカテーテルでは必ずヘパリンを投与するが，多くの施設では診断カテーテルでのヘパリン投与をしない傾向にある．それはヘパリンを投与してもしなくても合併症の発生頻度が極めて低いからである[15]．科学的に検証するには10万人以上の患者を無作為にヘパリン投与群と非投与群に割付けて診断カテーテルを行っていく必要があるが，現時点ではこのような臨床研究はないため，筆者らの施設ではヘパリン投与を行っている．一方，大動脈弁狭窄を通過させるためにガイドワイヤが必要となるような複雑な診断カテーテルや時間がかかる場合には抗凝固療法も必要であり，特に冠動脈形成術や末梢インターベンションには絶対に必要である．

　カテーテル検査が終了したら，ヘパリンをプロタミンによって中和する（ヘパリン1,000 IUに対してプロタミン10 mg/1 mL溶液を投与す

[図6-10] 経大腿動脈穿刺法で使用される左心カテーテル

（左から右へ）ピッグテールカテーテル，145°の角度つきピッグテールカテーテル，Teflon製Gensiniカテーテル（あまり使用されていない）．この3本のカテーテルには先端孔があり，そこよりガイドワイヤを出すことができる．複数の側孔が付いており，機械で造影剤を注入しても，カテーテルが跳ねたり，造影剤が心筋内に注入されたりすることはない．

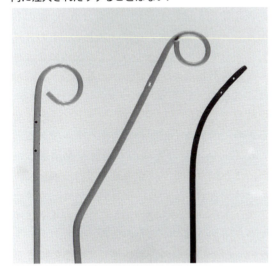

[図6-11] 7.3Fのピッグテールカテーテル（Cook社製）を用いて測定した大動脈圧と8Fのシース（Cordis社製）の分枝から測定した大腿動脈圧

大腿動脈圧がわずかに減衰しており，通常収縮期には大腿動脈圧は大動脈圧を超えることが多いが（第10章を参照），ここではそれがみられない．より大きなカテーテル（8F）を用いると側枝からの圧はさらに減衰する．

Ao 大動脈圧，FA：大腿動脈圧

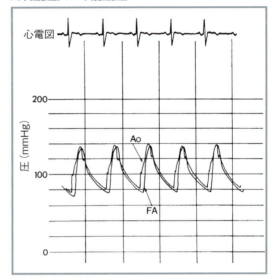

る）[16]．術者は血管虚脱や血圧低下などの副作用に注意する．プロタミンの副作用はインスリン依存性の糖尿病患者や以前プロタミンを使用したことのある患者で起きることが多い．これらの患者では抗IgGあるいは抗IgEプロタミン抗体が上昇している場合が多いためである[17]．診断カテーテルでヘパリンを使わないことも多くなっていることや血管閉鎖デバイスの使用頻度が増えているため，ヘパリン中和を目的にプロタミンを使う機会は減少している．ビバリルジン（中和薬がない）を使用した場合は，その半減期を考慮し投与終了2時間後にシースを抜去するようにしている．

[2] カテーテルの選択

ほとんどの症例において，左心カテーテルで最初に用いるのは，先端孔と複数の側孔が付いたピッグテールカテーテルである（図6-10）．このカテーテルは上行大動脈へと容易に進めることができる．大動脈弁狭窄症の評価目的のように左室圧と大腿動脈圧（シース側孔から）を同時測定する場合には，あらかじめ大動脈圧と大腿動脈圧を同時に測定してほぼ等圧であることを確認しておく（図6-11）[3,4]．第10，13，14章で述べたように，大腿動脈圧波形の収縮期のピークは，大動脈圧と比較すると遅れ，かつ上昇しているが，拡張期圧と平均圧はほぼ等しくなる．腸骨動脈の径が細いときや，高度狭窄を認めるときにはカテーテルとシースの圧較差が大きくなる．そういう場合には長いシースを用いるとよい．挿入するカテーテルより1F大きなシースを使えば，位相周波数特性が良くなる（たとえば5Fのピッグテールカテーテルに対しては6Fのシースを使う）．他の方法としては異なる動脈部位からカテーテルを挿入し

て左室圧と動脈圧を測ることもある．また，先端孔と側孔が独立して圧記録できる特殊なピッグテールカテーテル（二腔構造）を使えば，大動脈弁狭窄症において左室圧と動脈圧の同時圧測定が可能である[18]．直型の単一孔カテーテルは，心室内の圧較差測定で使用される（肥大型心筋症など）．大動脈弁異常がわかっていない症例でも，ピッグテールカテーテルを左室心尖部から大動脈に引き抜けば圧較差を測定できる．

［3］大動脈弁通過法

上行大動脈圧を測定したのちに大動脈弁を通過させ，左室内にピッグテールカテーテルを進める．大動脈弁が正常でピッグテールカテーテルが正しい位置にあれば，大動脈弁を通過するのは簡単である．多くの場合では，ピッグテールカテーテルをValsalva洞に進めてループを作る必要がある（図6-12）．そこでゆっくりカテーテルを引くと，このループは大動脈で伸びて，さらに少し引けば弁を通過する．

大動脈弁狭窄症があれば，0.038インチのストレートガイドワイヤを用いてピッグテールカテーテルを大動脈弁に通過させる．ピッグテールカテーテル先端から6cmほどガイドワイヤを出し，カテーテルをわずかに引いてガイドワイヤ先端を適切な方向へ向ける（図6-12）．ガイドワイヤ先端の位置は，ピッグテールカテーテルを回転させ，ガイドワイヤを出す長さで調整する．ガイドワイヤの出る部分が短ければ，先端は左冠動脈の入口部に向く．ガイドワイヤを長く出せば，先端は右冠動脈の入口部に向く．カテーテル先端が大動脈弁の正しい方向に向いていれば，カテーテル先端は収縮期の拍出により揺れ動くことで確認できる．ガイドワイヤとカテーテルを共に進めていき，ガイドワイヤを左室に挿入する．ガイドワイヤが弁を通過せずにValsalva洞で曲がったら，全体をわずかに引いて，カテーテルの先端から出ているガイドワイヤの長さを調節し，ピッグテールカテーテルの方向を調節して再度進めてみる．もしくは，ピッグテールカテーテルを固定してガイドワイヤだけを動かして，狭窄大動脈弁を通過させる．ヘパリンを全身投与していても，大動脈弁通過時には3分ごとにガイドワイヤを抜いて拭き，カテーテルを再度フラッシュしたほうがよい．ガイドワイヤが理想的な位置に行かなければ，適切なカテーテルに交換して再度試してみるべきである．大動脈起始部が拡張していれば角度がついたピッグテールカテーテルや左用のAmplatzカテーテル（AL1）を選択し，大動脈起始部が通常より細い場合はJudkinsの右用カテーテルを選択する[19]．ストレートのガイドワイヤも併用するとよい．このためにさまざまな特殊形状のカテーテルがあるが[20]，実際にはこれらの一般的なカテーテルで十分である．現時点ではAL1が大動脈弁狭窄症を通過させるために最もよく使われるカテーテルである．

ガイドワイヤの先端が大動脈弁を通過したら，さらにガイドワイヤを進めて，その後にカテーテルを進めていく．そうしないと，カテーテルがValsalva洞に向いてしまい，ガイドワイヤが左室から抜けることがある．もしカテーテルの先端が心尖部の内膜に達しているのにさらに進めようとすると左室穿孔を起こす危険があるので（大動脈弁狭窄症では心筋肥大があり，可能性は少ない），ストレートのガイドワイヤは注意して進める必要がある．ピッグテール以外のカテーテルが大動脈弁を通過したときは，左前斜位（LAO）や前後位の角度から冠動脈入口部にワイヤが不適切な位置にないか確認する必要がある．カテーテルが左室内に入ったら，すぐにガイドワイヤを引き抜き，血液を逆流させてフラッシュし，圧ラインに接続する．そうすれば，もしカテーテルが左室から抜けたり，不整脈が原因で左室からカテーテルを抜かざるを得ないときでも，圧較差は測定できる．AL1を用いてこの方法を行う場合には，交換用ガイドワイヤ（260cm）を用いてカテーテルを交換する．ガイドワイヤの先端が大動脈弁を通過したら，ガイドワイヤをその位置に残し，AL1を抜いて，通常のピッグテールカテーテルを進めて左室圧を測定する．

逆行性左室カテーテルでブタ大動脈人工弁を通過させるときにも同じ方法が用いられる．通

[**図 6-12**] ピッグテールカテーテルによる大動脈弁の通過

（**左上**）正しい方向に向いたピッグテールカテーテルでは直接大動脈弁を通過するが，Valsalva 洞の右冠動脈洞あるいは無冠動脈洞に進むこともある．（**中上**）その場合はさらにカテーテルを進めると大動脈起始部で大きなループができる．（**右上**）そこでカテーテルをゆっくり引くと，カテーテルは大動脈弁口をかすめて滑り，左室内に落ち込む．（**左下**）狭窄した大動脈弁を通過させるためには，中にストレートのガイドワイヤを進める必要がある．カテーテルの先端から出ているガイドワイヤが長くなるにつれて，カテーテルの曲がりは伸び，先端が右冠動脈の入口部に向かうようになる．先端から出ているガイドワイヤが長くなるにつれて，カテーテルの曲がりは伸び，先端が右冠動脈の入口部に向かうようになる．逆に先端から出ているガイドワイヤが短くなるにつれて，カテーテルの曲がりは元に戻り，ガイドワイヤは左冠動脈に向かう．ガイドワイヤの適切な長さとピッグテールの適切な方向が定まれば，カテーテルとガイドワイヤを一緒に出し入れすることにより，ガイドワイヤは大動脈弁を通過する．（**中下**）大動脈起始部が拡張している場合には，角度のついたピッグテールカテーテルのほうがガイドワイヤは適切な位置に来る．（**右下**）大動脈起始部が小さい場合は，Judkins の右用カテーテルが有効である．

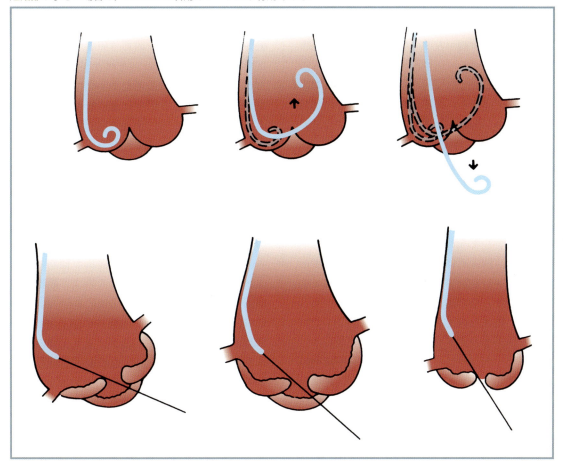

常は J 型ガイドワイヤを用いると，支持構造と大動脈壁の間にカテーテルが進むことを回避できる．ボール弁（Starr-Edwards 弁）もこの方法で逆行性に弁を通過できる．細い（4 F あるいは 5 F）カテーテルを使えば，拡張期のボールの位置のためにカテーテルとの相互干渉で生じる大動脈弁逆流を最小限にできる．可動性ディスク弁（Björk-Shiley 弁，St. Jude 弁，Carbomedics 弁）などでは逆行性に弁を通過させてはいけない．もしカテーテルが小さいほうの開口部を通過すると，急激な大動脈弁逆流が起きたり，カテーテルが引っかかり抜けなく

なったり，ディスクが外れてしまう危険性があるからである．透視下で注意深く大きな開口部にカテーテルを入れれば安全ではあるが[21]，傾斜ディスク弁の患者で左室にカテーテルを進める必要があるときには，筆者らは経中隔穿刺法あるいは左室心尖部穿刺法を選択する（後述）．

Ⓗ シース抜去後の穿刺部の管理

通常，ヘパリンの影響がなくなるまで待つか，プロタミンで中和してACTが160秒以下になったら，動脈カテーテルとシースを抜いて用手的に圧迫する．左手の中3本の指で，皮膚切開部よりわずかに近位部の大腿動脈をしっかりと圧迫する．この位置に指を置くと，軟部組織や皮膚切開部からの出血はない．始めは足背動脈の拍動が触れない程度に圧迫し，次にわずかに拍動が触れるよう調節して圧迫する．10～15分後には圧迫を次第に弱め，最終的には圧迫を終える．静脈シースは動脈穿刺部の圧迫を開始してから5分後に抜去して，右手で静脈穿刺部位を圧迫する．圧迫止血でカテーテル室を占有してしまうことを避けるために，カテーテル室の待機室に移動，または病室のベッドに戻ってシースが抜去される．シース抜去前に患者を移動する場合には，移動中にシースが引っぱられて抜けないように固定する（縫合糸で固定するか，少なくともテープで固定する）．

より大きい径のシースを用いた場合や抗凝固薬，糖蛋白Ⅱb/Ⅲa受容体阻害薬を用いた場合にはより長く圧迫するが（30～45分間），鼠径部の圧迫には圧迫器［Compressar（Applied Vascular Dynamics社，Portland，OR），Clamp Ease device（Pressure Products社，Rancho Palos Verdes，CA），またはFemoStop（Radi Medical社，Wilmington，MA）］を使用して術者の疲労を軽減する．これらの器具は長時間の圧迫と同等，もしくはそれ以上の効果がある[22]．しかし，細めのシース（6F）を抜く場合や，動脈の末梢に狭窄のある患者，バイパス術の既往がある患者では，圧迫による血流低下が動脈閉塞を引き起こす可能性があるため，器具を用いずに用手的に圧迫するほうがよい．いずれにしても，そばで経験豊富な術者が観察し，圧迫器が適切に働いているかどうか，末梢血流が保たれているかどうかを確認する必要がある．

圧迫が終了したら，穿刺部位や周辺の血腫や出血の有無を調べ，末梢の拍動を圧迫帯の装着前に確認しておく．筆者らはカテーテル検査終了後4～6時間は下肢を伸展させて床上安静にしている[15]．最初の数時間に砂袋を乗せて止血しても血腫形成の減少につながらないことが明らかになったため，通常業務としては行われていない[23]．再出血の危険（高血圧，肥満，大動脈弁閉鎖不全症など）のある患者では圧迫帯とともに砂袋を乗せておいたほうが安全である．力が入らないように，電動や手動で頭部と胸部を30～45°上げると患者は楽になり，局所出血の危険も少なくなる．重症の起立性低血圧がある場合には，ベッド上で完全な仰臥位になっていなければならない．歩行前や退院前に穿刺部位を確認し，再出血，血腫形成，動静脈瘻あるいは仮性動脈瘤の可能性を疑わせる血管雑音，遠位部の動脈の拍動をチェックする．

［1］穿刺部閉鎖デバイス

前述の技術は用手あるいは器具で初期の動脈出血を防止するためであり，その次に動脈穿刺部位を圧迫して止血する．出血の危険性（血腫形成，仮性動脈瘤，動静脈瘻）に関しては第4章にすでに記述されているが，より大径のシースを用いた場合や，積極的な抗凝固を行うインターベンションでは出血が起きやすい．このため，動脈穿刺部位をより積極的に閉鎖する方法が開発された（図6-13, 表6-1）．これらの止血デバイスにより，十分な抗凝固療法が行われた患者でもカテーテル室でシースを抜去できるようになり，止血から歩行開始時間までが短縮された．

さまざまな閉鎖デバイスがある．これらは，その仕組みにより受動的（passive）か能動的（active）な閉鎖デバイスかのグループに分類される．最も単純なデバイスは受動的なものとしての，機械的圧迫時にトロンビン前駆物質を放出することで止血効果を高めるものである．こ

[図6-13] さまざまな大腿動脈穿刺部閉鎖デバイスの模式図
(A) Catalyst, (B) Exoseal, (C) Angio-Seal, (D) Fish, (E) Mynx, (F) StarClose, (G) Perclose ProGlide, (H) Prostar, (I) Axera. 詳細は本文を参照.

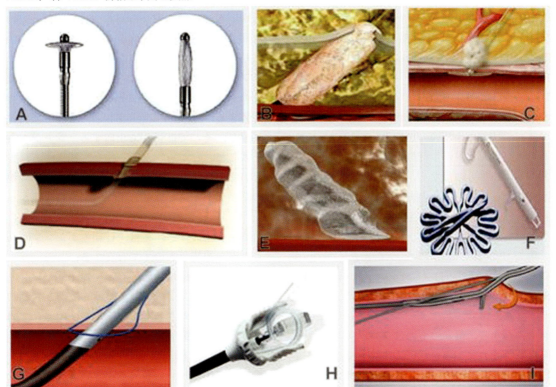

[表6-1] 血管閉鎖デバイス

閉鎖デバイス	方法	適応	シースサイズ	再アクセス	詳細
Catalyst III	受動的	診断/PCI	5～7 F, 25 cm まで	すぐに可能	ニチノール製ディスクプロタミンコーティング（Catalyst III）
Exoseal	受動的	診断/PCI	5～7 F, 12 cm まで	30日以上	動脈切開の上にポリグリコール酸閉鎖栓
Angio-Seal	能動的/受動的	診断/PCI	6～8 F	90日以上（もしくは1 cm 上部より）	動脈内ポリマーと血管外コラーゲン閉鎖栓
Fish	能動的/受動的	診断	5～8 F	30日以上（もしくは2 cm 上部より）	再吸収性閉鎖栓としての動脈内ブタ生体材料
Mynx	受動的	診断/PCI	5～7 F	30日以上	血管外ポリエチレングリコール
StarClose	能動的	診断/PCI	5～6 F	すぐに可能	ニチノール製クリップ
ProGlide	能動的	診断/PCI	5～8 F	すぐに可能	縫合閉鎖
Prostar	能動的	診断/PCI	8.5～10 F	すぐに可能	縫合閉鎖
Axera	能動的	診断	5～6 F	すぐに可能	内圧により閉鎖

のタイプで一般的なものは，凝固前駆物質をコーティングしている止血パッドとしてのChito-Seal（Abbott Vascular 社，Redwood City, CA），Clo-Sur PAD（Scion Cardiovascular 社，Miami, FL），SyvekPatch（Marine Polymer Technologies 社，Dankers, MA），Neptune Pad（Biotronik 社，Berlin, Germany），D-Stat Dry（Vascular Solutions 社，Minneapolis, MN）などがある．診断カテーテルやインターベンション手技での小規模の無作為化試験でも，これらの止血パッドが歩行開始時間を短縮したと報告しているものはなく，止血効果は小さいように思われる[24,25]．そのため，これらは厳密な止血デバイスというよりも，用手圧迫の補助手段と考えられている．

再び使われるようになってきたCardiva Catalyst（Ⅱ，Ⅲ）（Cardiva Medical 社，Sunnyvale, CA）もまた受動的なタイプの止血デバイスであり，ニチノール製のメッシュディスクからなる．最新のものはプロタミンでコーティングされており，0.037インチワイヤが付属している．このデバイスは動脈切開シースから挿入し，先端が動脈腔内に入ると，ディスクを残してシースは抜去される．ディスクは動脈壁に対してゆっくり引っぱられ，皮膚内のテンションクリップでその場に保持される．血管内で一時的な止血栓となることで，生理的な血管収縮と止血を促す．15分後（インターベンション症例では120分後）にデバイスを抜去し，軽い用手的圧迫を行う．デバイス抜去後には何も残らないが，抜去時に再出血の可能性があるので数分間は用手圧迫が必要となる．この閉鎖デバイスは歩行開始までの時間を短縮させた．Catalyst Ⅲはヘパリンを投与された患者に対して使用されるデバイスである[26]．

Exoseal（Cordis 社，Bridgewater, NJ）は，ポリグリコール酸（90日以内に吸収される）が充填された受動的閉鎖デバイスである．止血する動脈切開部位に使用したシースを利用してデバイスを持ち込む．5mm以下の血管には使用できない．止血や歩行までの時間を用手圧迫よりも減少させた報告がある[27]．

MynxGripデバイス（AccessClosure 社，Mountain View, CA）はポリエチレングリコールからなり（30日以内に加水分解される），動脈切開部位を動脈内からバルーンで閉鎖している間に，動脈外へ留置するデバイスである．手技時のシースから挿入し，小さいセミコンプライアントバルーンを動脈内で拡張して，動脈壁まで引き，適切な位置であることをアンカーで確認する．充填材（シーラント）を動脈の外側へ運び，そこで拡張して止血する．シーラントを残して，バルーンは圧を抜いて抜去する．少ない報告からでは止血の有効性は認めたが，他の閉鎖デバイスと比較して失敗の割合は高かった[28,29]．

能動的止血デバイスは，仕組みがシンプルなものから複雑なものまで存在する．

Angio-Seal閉鎖デバイス（St. Jude Medical 社，Minnetonka, MN）は能動的技術と受動的技術が組み合わさっている．現在使用されているデバイスで最もよく使われているものの一つである[30]．長方形の吸収性ポリマーアンカーを血管内壁に入れ，血管外へ小さいコラーゲン栓を置き，それをまだ凝固前の状態として保持する．動脈シースは，専用の6Fまたは8Fのシース（動脈切開部位の位置決め用のデバイスが付いている）と交換する．逆血で動脈腔内にあることを確認し，シースを保持し，ガイドワイヤと位置決めデバイスを抜去する．Angio-Sealはシースに挿入し適切な位置に入ると音で確認できる．アンカーを置いて動脈壁に対して引っぱる．デバイスが引き抜かれると，コラーゲン栓が動脈壁外へ留置される．最後に，縫合糸を皮膚面より下で切除し，アンカー，コラーゲン栓，縫合糸だけを残す．残ったものは90日以内に加水分解されて再吸収される．Angio-Sealは用手圧迫と比べて止血にかかる時間，安静時間，血腫を減少させた．最新のものはEvolutionと呼ばれ，止血機能は維持しながら手技的な限界を克服するようデザインされている[31,32]．

FISHデバイス（Morris Innovative 社，Bloomington, IN）は手技時のシースと生体吸

収性細胞外マトリックスパッチ（ブタの小腸粘膜下層から作られる）を組み合わせて止血を行う能動的閉鎖デバイスである．動脈切開部より挿入して動脈壁を交叉させる．現時点で，このデバイスは診断時に使用できる唯一のデバイスである．FISH デバイスのパッチが血管内に残存するため，安全性に関するデータがさらに求められる[33]．

StarClose SE デバイス（Abbott Vascular 社，Redwood City, CA）は 4 mm のニチノール製クリップを動脈切開部の縁に留置して止血する能動的閉鎖デバイスである．デバイスを動脈腔に挿入し，クリップは動脈壁外側に置き，動脈切開部の縁をつかんで引っぱり，一緒に閉鎖する．StarClose デバイスは，患者の快適度を改善し安静時間を短縮させたが，にじみ出る出血が続くため，有用性は抗凝固療法を受けている患者のみに限定された[34,35]．

Perclose ProGlide（Abbott Vascular 社，Redwood City, CA）は縫合糸付きの能動的閉鎖デバイスである．逆血が出て動脈腔内に位置していることが確認されるまで，ガイドワイヤ越しにデバイスを挿入する．レバーを引いて「Foot」（足部）にあたるものを動脈腔内に挿入する．デバイスを引いて動脈前壁に足部を置く．非吸収性ポリプレン縫合糸により二針で同時に動脈前壁を縫合する．針が付いているデバイスは抜去し，2 つの縫合糸の切断端は残す．止血が終われば，動脈切開部に結び目が縛られている．このデバイスは止血時間とベッドの安静時間を減少させた[36]．事前縫合（preclosure）の技術を使うと，ProGlide はより大きい動脈切開部を閉鎖できる．6 F シースを挿入して大腿動脈穿刺で血管造影を行った後，シースを 2 つ並べた ProGlide で置き換え，針は動脈と垂直に置く．縫合糸だけを残して ProGlide を抜去する．それからより大きいシースを使用できる．手技の最後に縫合する[37]．

Prostar XL（Abbott Vascular 社，Redwood City, CA）はシース様の器具を用いて動脈穿刺部位を縫合閉鎖する．この器具は何度か改良されて使いやすくなったが，細いニチノール製針を動脈穿刺部位の縁にかけて皮膚のトンネルに通して外に出して結び，外科的に止血する．主に大きいシースで使用されている．止血時間と歩行開始時間も短縮し，大きな合併症も比較的少ない[38,39]．

Axera デバイス（Arstasis 社，Redwood City, CA）は異物を残さない能動的閉鎖デバイスである．限られたデータからだが，診断時のみに使用が許されている．浅い角度で穿刺し，通常の血行動態の圧で穿刺部位を閉鎖させるものである．

無作為化試験では，用手圧迫と比べて血管閉鎖デバイスは，血管合併症を減らすという利点はないものの，止血時間と歩行までの時間を低下させている[27,30,40,41]．インターベンション時には閉鎖デバイスの使用は有用だが，血管合併症を減らすという意味では class Ⅲ の推奨になっている[42]．

これらのデバイスが使用できるようになったため，外来での PCI 増加とともに大腿動脈閉鎖デバイスの使用も増加している．大きいシースの使用とともに，安全性と早く歩行開始できることが求められている．閉鎖デバイスにそれなりのコストはかかるが，デバイスは進化し続けていることと早期歩行が可能になっていることが埋め合わせをしている．大腿動脈からの出血予防手段として，最終的には閉鎖デバイスは用手圧迫や機械圧迫に取って代わるであろう．もし穿刺部位の出血合併症をさらに減らせれば，穿刺部閉塞デバイスはさらに使われるようになる．なぜなら，大腿動脈カテーテルで最多の合併症の一つが出血イベントだからである．穿刺部位の閉塞デバイスの使用がうまくいくためには，穿刺時に総大腿動脈の前壁のみを正確に 1 ヵ所だけ穿刺していることや，血管とその周辺組織の状態が良いことが前提条件となる．いずれも術者の経験や技術が必要とされる．シース抜去後ではワイヤを使えないため，穿刺部の修復は極めて難しくなり，外科的血管修復，深部感染，輸血などの危険性を減少させるよりむしろ増加させることになる．大腿穿刺部閉鎖デ

バイスのメタ解析では，初期世代のデバイスは用手圧迫や器具圧迫と比べて，仮性動脈瘤や感染などの合併症がわずかに多かったが，現在では良い成績を示している[40, 43]．また，特に糖尿病患者のようなハイリスク患者では，予防的に抗菌薬投与を行ったほうがよい．

1 左心カテーテルでの経大腿動脈カテーテル法の相対的禁忌

第1章で述べたように，カテーテル検査での穿刺部位の選択は，術者，施設および患者の状態によって異なる．最新の大規模レジストリでは，技術的にやさしいために診断カテーテルの多くは大腿動脈より施行されている[5]．末梢血管の疾患（大腿動脈に血管雑音のある場合や，下肢で拍動が減弱している場合），腹部大動脈瘤，著明な腸骨動脈の蛇行，大腿動脈バイパス術後および極度肥満の症例では，カテーテル操作に慣れた術者であっても高い技術が求められる．相対的禁忌の場合には，腋窩動脈，上腕動脈，橈骨動脈，もしくは経腰部大動脈穿刺法（第7，8章を参照）にてカテーテル検査を行ったほうがよい．それぞれの施設で，どの穿刺部位からでもアクセス可能な技術を持つ術者が複数人は必要である．

穿刺部位の選択を決める重要な要素は，動脈循環へのアクセスの観点だけではなく，止血がしやすいかどうかという点である．大腿動脈穿刺法では一般的に止血は難しくないが，脈圧の大きい患者（重症大動脈弁閉鎖不全症や高血圧症），極端な肥満患者，抗凝固療法を受けている患者では，検査後の出血リスクが高い．閉鎖デバイスを使わない場合は，特に検査後の出血のリスクは高い．経皮的逆行性動脈カテーテル法に伴う合併症は，第4章で述べた．実際は，大腿動脈からアクセス不可能という患者はほとんどいない．

2 左心カテーテルでの他の穿刺法

前述した大腿動脈カテーテルの経皮的挿入法の手技は，腋窩動脈，上腕動脈，橈骨動脈，さらには腰部大動脈からの挿入法でも応用できる．症例に応じて，左心への到達は，心房中隔を穿刺して右房から左房に到達する方法，経皮的に左室の心尖部を直接穿刺する方法が行われる．他の部位からの穿刺法であっても，まず針で穿刺し，ガイドワイヤを先に進め，シースを挿入するという技術は，前述した大腿動脈穿刺法と同様である．いずれの部位から穿刺しても，術者は局所解剖の知識，挿入可能なカテーテルのサイズ，カテーテル選択の限界，カテーテル終了時の止血方法，穿刺部位での出血，血栓症で起こり得る合併症などに精通していなければならないし，1つ以上のアプローチをマスターする必要がある．詳細は第7，8章の文献を参照いただきたい．

Ⓐ 腋窩動脈，上腕動脈，橈骨動脈穿刺法

腋窩動脈穿刺法は，血管放射線科医によって長い間大腿動脈穿刺法より多く行われてきた[44]．患者は手を頭の後ろに持っていき腋窩を露出すると，腋窩動脈の走行がよく触れる．局所麻酔後に，前述と同様のやり方で穿刺してガイドワイヤを挿入する．腋窩動脈は上腕骨頭の上を通過する．通常はJudkinsカテーテルで左腋窩動脈より行われ，腕頭動脈は避ける．カテーテル技去後の出血の対応が難しいため，動脈周囲の小さな血腫でも神経圧迫の原因となる[45]．

上腕動脈穿刺法は，外科的カットダウン（第8章を参照）でも行われるし，経皮的（穿刺針とガイドワイヤ）にも行われる[46]．切開術を行えるように肘前窩を準備して麻酔する．21ゲージの動脈穿刺針，0.021インチのガイドワイヤ，5Fあるいは6Fシース（Micropunctureセット，Cook社）を用い，穿刺後は通常の経皮的カテーテル法と同様に行う．右腕から行う場合にはAmplatzカテーテル（第8，15章を参照）が便利である．すべての検査が終了したらシースを技去して用手圧迫する．他の止血法としては，近位部を血圧測定用カフで圧迫し，穿刺部位にガーゼを乗せ，その上から静脈輸液用

の圧バッグで収縮期圧以上の圧をかける[47]．その後，20〜25分かけて徐々に圧を下げる．上腕切開法に比べ，この経皮的上腕動脈穿刺法は短時間で済む（血管解離や修復の必要がない場合）．時に外科的修復が必要になることがあるが，カットダウン法と比較しても合併症は少ない[48]．しかし，血管合併症のため，橈骨動脈穿刺法がこの方法に取って代わっている（第7章を参照）．大腿動脈や橈骨動脈から施行困難な場合に選択される．

B 腰部大動脈穿刺法

腰部大動脈穿刺法は，より末梢に血管病変を多数認める患者に対して，1980年代初めころから血管放射線科医が行っていた方法である．後に，冠動脈造影にも応用された[49]．この方法は冠動脈ステント時に用いられることもある[50]．この方法は腹臥位の造影方向しか得られず，蘇生術も限られてしまう．大動脈の穿刺部位（大動脈の後壁）には直接圧をかけられないので抗凝固薬は十分に使えない．このようなマイナスの要素があるため，腰部大動脈穿刺法はあまり行われる手技ではない．

C 経心房中隔穿刺法

逆行性左心カテーテル法が発達したため，成人では経心房中隔穿刺法による左房および左室の検査[51, 52]はあまり行われなくなった[53]．経心房中隔穿刺法が行われるのは，左房圧の測定が必要な疾患（肺静脈疾患），カテーテル先端が壁内でトラップされた場合に大動脈弁下の特発性肥大型狭窄症と鑑別する必要がある場合，逆行性左心カテーテル法がうまくいかない場合（重症末梢動脈疾患あるいは大動脈弁狭窄症など），機械的人工弁（Björk-Shiley弁あるいはSt. Jude弁など）のためリスクが高い場合などである．行う機会が少ないため，術者の技術水準を維持するのが難しく，練習も難しいため検査自体のリスクが高い印象がある．最近では不整脈治療に対するカテーテルアブレーションやstructural heart diseaseインターベンション（僧帽弁治療，順行性大動脈弁形成術，順行性

大動脈弁置換術など）の発展のため，この手技が復活してきている[54-57]．表6-2に現在の経心房中隔穿刺法をまとめた．

経心房中隔穿刺法の目的は，卵円窩を介して右房から左房へ到達することである．約10%の患者で，Dacron製のカテーテルで右心カテーテル中に偶然左房へ通過してしまうことがある．これは卵円孔開存による．それ以外の場合には，針の入ったカテーテルを使い，機械的にこの部位を穿刺して左房へと到達する．卵円窩の穿刺は安全に行えるが，経心房中隔穿刺法の危険な点は，針の入ったカテーテルで他の部位（右房後壁，冠静脈洞，大動脈起始部など）を穿刺する可能性があることである．この危険を避けるために，術者は心房中隔の解剖（図6-14）を熟知しておく必要がある．仰臥位の状態の患者を足の方向から見た場合，心房中隔の面は1時から7時の方向に走っている．卵円窩は大動脈起始部の後方，尾側にあり，右房後方の自由壁前方にある．卵円窩の位置は冠静脈洞の入口部の上後方，三尖弁輪と右心耳のすぐ後方にある．卵円窩の直径は約2cmで上縁に隆起（卵円窩縁）がある．

大動脈弁や僧帽弁疾患があると解剖学的位置関係が変化することがある[58]．大動脈弁狭窄症では，心房中隔を含む面がより垂直となり，卵円窩がわずかに前方にずれる．僧帽弁狭窄症では心房中隔は平坦，水平になり，卵円窩はより低いところに位置する．心房中隔（および卵円窩）は右房側に張り出すこともあり，高度の弁膜症の患者で経心房中隔カテーテル法を施行するときには，解剖学的位置関係を正確に把握していなければならない．左右の心房造影で決定される透視下での目印や後Valsalva洞（無冠尖）にあるピッグテールカテーテルの位置から，心房中隔の穿刺部位を決定することができる[59]（図6-15）．もしくは術中に経胸壁[60]，経食道[61]，心腔内エコー[62, 63]などを行うと，心房中隔の穿刺部位を正確に決めることができる（図6-16）．

伝統的に経心房中隔カテーテル法は右大腿静脈から行われてきたが，内頸静脈や左大腿静脈

[表 6-2] 経心房中隔穿刺法での合併症

穿孔 ■左房天井 ■左房後壁 ■左心耳 ■上大静脈または下大静脈 ■大動脈 ■肺静脈穿孔
不整脈
冠静脈洞の穿刺や解離
塞栓 ■左房壁に付着する血栓 ■左房粘液腫 ■空気，により ■脳 ■冠動脈 ■全身，に生じる
18 ゲージとの境目で 21 ゲージの先端が破損し器具が損傷
Bezold-Jarisch 反射様の迷走神経反射：胸痛を伴わない下壁誘導の ST 上昇を起こし，低血圧，徐脈を伴うが正常冠動脈であり，アトロピンでリバースする
一時的な片頭痛
静脈アクセスに難渋した後の血栓性静脈炎や肺塞栓
心膜腔へ造影剤注入後の心膜炎
心膜腔後部への重篤な出血
下壁の ST 上昇
心房中隔短絡の残存
血胸
右房後壁の穿刺により左房と交通する現象
心房大動脈瘻

[Martinz C, Moscucci M：Complications of trans-septal cardiac catheterization. Complications of Cardiovascular procedures：Incidence, Risk Factors and Bailout Techniques, Moscucci M（ed）, Lippincott Williams & Wilkins, Philadelphia, 2011]

が適している場合もある．ただ，手技は難しくなる．右大腿静脈では，筆者らは 71 cm のカーブの付いた Brockenbrough 針を使用する．針は 18 ゲージで，先端は 21 ゲージまで細くなっている（図 6-17）．適正サイズの Brockenbrough カテーテル，またはダイレータを通した 8 F Mullins シース[64]を先端の柔らかい 0.032 インチや 145 cm J 型ガイドワイヤとともに上大静脈まで進める．ワイヤを抜いてカテーテルをフラッシュし，Brockenbrough 針をカテーテルの中に進める．この際，内套針（Bing スタイレット）は Brockenbrough 針よりわずかに出し，進める際にカテーテル壁の損傷を予防する必要がある．内套針を入れたまま針をカテーテルに進めると，針が硬いため静脈が伸展して，患者は軽度の圧迫感を感じる．進めるときは針が自由に回転するのに任せるほうがよく，カテーテルのカーブに沿って針が進むようにする．針の手

[図6-14] 経心房中隔穿刺法のための局所解剖
（左上）卵円窩と上大静脈，大動脈起始部，冠静脈洞，三尖弁の位置関係を示す．（右上）卵円窩での横断面（下方から見た図）は心房中隔（太線）が後正中に向いており，右房の側自由壁に近いことを示す．（下段）経心房中隔穿刺法用カテーテルが上大静脈から引かれ，後正中方向に向いている．カテーテルの先端が大動脈起始部を越え（左下の破線部），右に進み脊椎に当たるように見える．さらにわずかに引くとさらに右方に向かい卵円窩（実線部）に入る．カテーテルを進めて卵円窩を穿刺すると，左房内（中下）にカテーテルが進み，先端の曲がった内套針（右下）の補助でカテーテルが左室内に進む
SVC：上大静脈，Ao：大動脈，PA：肺動脈，CS：冠静脈洞，TV：三尖弁，RV：右室，LV：左室，MV：僧帽弁
（Ross J Jr：Considerations regarding the technique for transseptal left heart catheterization. Circulation 34：391, 1966）

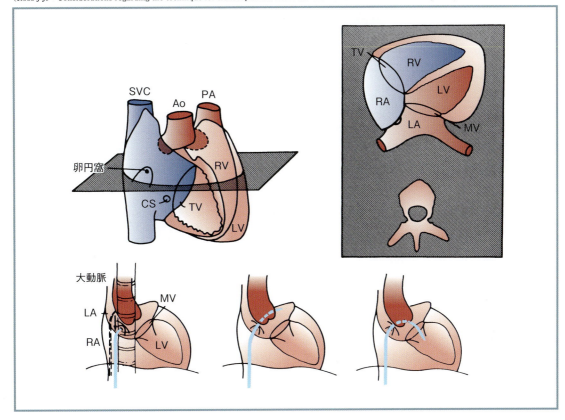

元をつかんだり，そこで回転させたりしてはいけない．針の先端が進んでいくのを透視で常に確認しながら，針がカテーテルを穿孔する徴候がないか注意する．横隔膜の位置で内套針を抜去し，短い圧チューブがつながっているストップコック付きの圧測定ラインに針を連結する．その後，中隔穿刺針をカテーテルあるいはシースの先端まで進める．この間の距離は，中隔穿刺針とカテーテルの先端との距離を比べて計測できる．挿入前に清潔な定規を用いて事前に計測しておくとよい（図6-18）．一方，最近の高解像能の透視下では，中隔穿刺針を見ながらカテーテルの先端まで進めることができる．

針を介して上大静脈圧を測定し，針は方向指示部が前方を指すように回転させておく．連続的透視下で圧をモニタリングしながら，針とカテーテルの関係を一定に保ち，両手でゆっくりと引く．上大静脈からゆっくりと引いてくる間に，方向指示部を右手でしっかりコントロールして時計方向に回転させると，矢印は後内方（足のほうから見ると4時の方向）に向く．カテーテル先端が右房に入ると，先端はわずかに右方向（患者の左側方向）に動く．針とカテーテルを後内方に向けたままゆっくりと引き続け

[図 6-15] 卵円窩の位置決めのための透視下の目印
（左）Inoue の記載の通り，右房造影は三尖弁の上角（A）を位置決めするために使用される．ここにモニタ画面で印をする．（右）透視を続けると左房が造影される．点 A から左房後壁まで水平線を引き，そこを B 点とする．その先を二等分し，そこから左房下壁に垂直線を引き，そこを C 点とする．透視下で左房の境界が見えるときには，無冠動脈 Valsalva 洞内のピッグテールカテーテルの位置を点 A の代わりに目印にできる．このように，造影せずに理想的な穿刺部位を決定できる．（ここでは示されていないが）同様な位置決めが，Croft らによって 40° RAO 方向の透視下で提唱されている[59]．彼らは大動脈内のピッグテールカテーテルと左房後壁の境界を参考にしている．大動脈後壁と左房の後壁を結ぶ線の中点より 1～3 cm 下方を穿刺する．

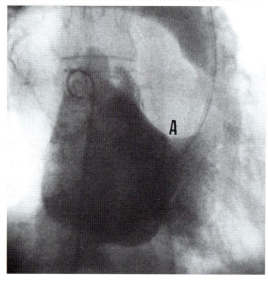 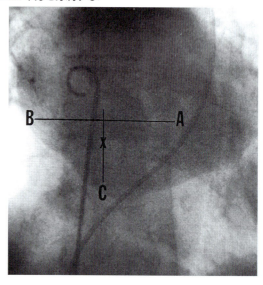

る．このように引いてくることで，カテーテル先端は上行大動脈の突出部に重なる．そして再び右方向へ進めると，前後方向の透視では脊椎に重なって見える．指示部を 4 時方向に保ってゆっくり引くと，再びカテーテルは右方向へ向き，先端が卵円窩に飛び込む．カテーテルの先端が卵円窩に入っていれば，カテーテルを進めると（心房中隔が後方に動くのではなく）わずかに先端が曲がることで確認できる．カテーテルの先端が卵円窩に入ったことを透視で確認することは，経心房中隔穿刺を成功させるうえで最も重要である．

卵円孔が開存している場合には，卵円孔を通って左房にカテーテルが進む．左房内であることは，心房圧波形の変化と酸素濃度の高い血液が引けることで確認できる．卵円孔を通過しない場合には，カテーテルをわずかに進めると先端が卵円窩の上縁の隆起に当たって曲がる．カテーテルの位置が問題ないと判断したら，Brockenbrough 針を進める．すると針の先端が

カテーテルの先端より出て心房中隔を穿孔する．ちゃんと左房に入ったかどうかは，左房圧波形や酸素濃度の高い血液が引けること，あるいは針を介して造影剤を注入して透視下で左房造影により判断する．術者は針の先端が心房中隔を通過したと確信したら，針とカテーテルを左房内へ少しだけ進める．このときカテーテルの先端から出ている針で左房壁を傷つけないように，針およびカテーテルの動きには十分に気を付ける．カテーテルが心房中隔を通ったら，針を抜き，フラッシュして圧測定ラインに連結する．

経心房中隔穿刺法の主な合併症は，隣接している構造（大動脈起始部，冠静脈洞，右房の後自由壁）を卵円窩の代わりに不注意に穿孔することである．患者が抗凝固療法を受けておらず，穿孔が Brockenbrough 針の 21 ゲージの先端だけで起きている場合は（つまり穿刺部位にカテーテルそのものが進んでいなければ），通常は問題にならない．しかし，もし 8 F のカ

[図6-16]
心腔内エコーで右房から見ると，卵円窩と左房がはっきりと見える．中隔穿刺針の位置決めをしている間の画像では，中隔穿刺針で卵円窩がテント状に見える．そのことで正確な穿刺位置を確実に決めることができる．
(Moscucci M et al：Balloon atrial septostomy in end-stage pulmonary hypertension guided by a novel intracardiac echocardiographic transducer. Catheter Cardiovasc Interv 52：530-534, 2001)

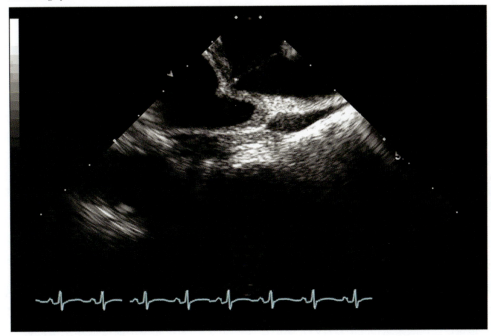

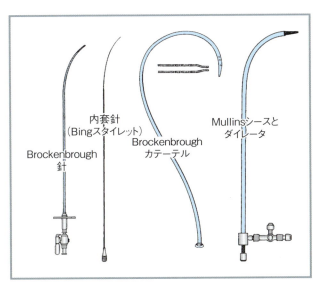

[図6-17] 経心房中隔穿刺法の器具 (左から右へ) Brockenbrough針，内套針 (Bingスタイレット)，Brockenbroughカテーテル，Mullinsシースとダイレータ

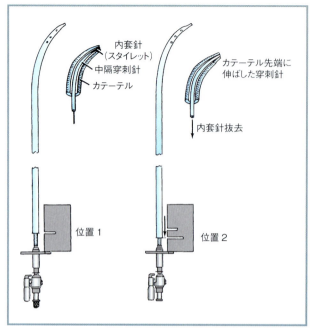

[図6-18] 針と内套針（スタイレット）をカテーテル内に入れた状態でのBrockenbroughシステム

カテーテルの端と針の先端の距離は，カテーテル先端と内套針先端の距離で示されている（位置1）．内套針を抜いて穿刺針がカテーテル先端から出ている（位置2）．

テーテルが心膜腔あるいは大動脈起始部内に進んだ場合は，致死的な合併症が起きる可能性がある．したがって，術者は操作のそれぞれの段階で，透視，圧，酸素飽和度から針の先端がどの位置にあるか十分に確認しなければいけない．経心房中隔穿刺法を行っている際に圧波形の変化が起きた場合には，カテーテル先端が心外膜腔内に入ったか，あるいは肥厚した心房中隔を完全には穿通しきれていない可能性がある．この場合には，無理に針を進めずに，少量の造影剤を注入して，心房中隔に造影剤が残るかを確認するか，LAO（左前斜位）やRAO（右前斜位）方向で十分に位置を確認する必要がある（図6-19）．初めの中隔穿刺が失敗したら，針をカテーテルから抜いた後，カテーテルをわずかに引き，0.032インチのガイドワイヤを上大静脈まで入れて，カテーテルの位置を調整してから再度行ったほうがよい．決してカテーテルの中に針を入れたまま，カテーテルを再び上大静脈に入れ直してはいけない．右房あるいは心耳の穿孔を起こす危険があるからである．

カテーテルが安全に左房に入ったら，左室に挿入するには別の操作が必要である．もしカテーテル先端が下肺静脈に入ったら（RAO方向にてカテーテルの先端が後ろの心境界より先に進むことでわかる），カテーテルを反時計方向に180°回転してカテーテルをわずかに引くと，カテーテル先端が前に進み左室に近づく．カテーテル先端が前下方に進むと僧帽弁を通過して左室内に入る．もしこの方法で入らなければ，先端の曲がったチップオクルーダをOリングの付いた側枝アダプタを介してカテーテルに入れ，先端のカーブ部分を硬くすれば，カテーテル先端が左室に入りやすくなる．チップオクルーダを入れることで側孔と先端孔の付いたBrockenbroughカテーテルは側孔のみに変わるため，左室造影での左室穿孔や左室壁内に造影剤が残ってしまうリスクを最小限にできる．しかし，全量40〜50 mLの造影剤を8〜10 mL/sec（Sonesカテーテルで造影するのと同じ量）で造影することは，チップオクルーダがなくても安全に行える．血行動態の測定および造影が終了したら，圧を継続的にモニタリングした状態でBrockenbroughカテーテルを抜く．Mullinsシースを用いて行うのも同様だが[64]，ダイレータと8 Fのシースを同時に左房内に進める際に，左房の対側を傷つけないように注意しなければならない．わずかに反時計方向に回

[**図 6-19**] 一般的な解剖学的目印（脊椎，心臓シルエット，左気管支）を使った透視での経心房中隔穿刺の流れ

この症例では人工弁がある．（**A**）上大静脈の中の経心房中隔穿刺（TS）キット．（**B**）卵円窩の中に TS キットを下ろしている．（**C**）心房中隔内の造影剤の染み．（**D**）経心房中隔穿刺と左房内への挿入．（**E**）TS シースを左房に進めている．（**F**）左房圧の血行動態をモニタリング．

［Dr. Ruiz と Dr. Jelnin（Department of Interventional and Structural Heart Disease, Lenox Hill Institute, New York）の厚意による／Martinez C, Moscucci M：Complications of trans-septal cardiac catheterization. Complications of Cardiovascular Producers：Incidence, Risk Factors and Bailout Techniques, Moscucci M(ed), Lippincott Williams & Wilkins, Philadelphia, 2011］

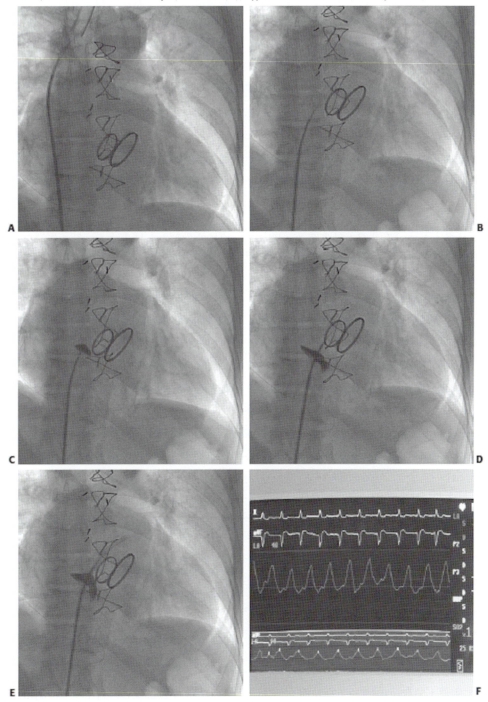

転させて，繰り返し造影剤を注入してカテーテルの先端を確認すれば，心房壁を傷つけることはない．シースが心房内に入ったら，針とダイレータを引き抜き，シースを注意深くフラッシュする．特別なカーブの付いたピッグテールカテーテル（正常な僧帽弁の患者の場合）またはCO_2を充満させたバルーンカテーテル（僧帽弁狭窄症患者の場合）をシースから左室へ進める．現在のMullinsシースは側枝と逆流防止弁が付いており，左室カテーテル中に左房圧を同時に記録できる．最近では，Brockenbrough針の代わりに高周波アブレーションで心房中隔を穿刺するものがある[65]．電気生理検査の場合にも，アブレーションや電位マッピングのためにさまざまな左房部位にアクセスする必要があるため，いくつかの経心房中隔シースが使われている．

経験豊富な術者であれば，経心房中隔穿刺法の合併症は多くない（表6-2；針先穿孔<1%，タンポナーデ<1%，死亡<0.5%）．このことは，Massachusetts総合病院での1,279例での報告[66]や，その他の施設の報告でも支持されている[58, 67]．これらの結果からわかることは，経心房中隔穿刺法は1960年代と1970年代に流行した手技ではあるが，その技術は失われていないということである[15, 54]．しかし，術者の経験が乏しい場合や，リスクの高い患者の場合には重篤な合併症が起こり得るため，経心房中隔穿刺法は技術が確立した術者のみが行うべきである．経心房中隔穿刺法は，先天性疾患で解剖学的位置関係が変化している症例，左右の心房が著明に拡大している症例，胸部や脊柱の変形例，仰臥位をとれない症例，抗凝固療法を受けている症例，左房内血栓や腫瘍がある症例では行わないほうがよい．

D 左室心尖部穿刺法

経皮的左心・右心カテーテルが開始される前には，さまざまな直接穿刺法で心臓カテーテル検査が行われていた．この技術のなかには，経気管支的[68]あるいは経胸郭的左房穿刺法[69]，Radnerの胸骨上部穿刺法[70]および左室心尖部穿刺法[52, 71]などがある．これらの技術のうち，左室心尖部穿刺法のみが唯一行われているが，その頻度は低く，大動脈弁および僧帽弁の機械弁置換術後で，逆行性の経心房中隔穿刺法が不可能な患者に左室圧を測定する目的で行われる[72]．また，特殊なstructural heart diseaseの治療においてそれに代わる穿刺法がない場合も同様である[73]．

心尖部穿刺法の準備としては，理想的には肺や冠動脈などの穿孔予防のためにCTで術前に画像を確認できれば，骨組織との関連で穿刺部位を決めることができる．触診で心尖部拍動の部位を確認し，穿刺予定部位に止血鉗子を置き透視で確認する．あるいは，心エコーを用いて心尖部を確認する[74]．右室が拡大している患者では，心尖拍動を触れた位置より外側に左室心尖部があることが多い．十分に局所麻酔をしたのちに，21ゲージ針を左室長軸方向に沿って直接心尖部から挿入する．針の先端をおおよそ右肩の後方に向けるとうまくいく．左室に接触すると拍動が触れる（また心室期外収縮が出現する）．この部位で針を進めると針先は左室腔内に入り，血液が拍動性に逆流する．

Sempleの技術[71]では，穿刺針の外側にあるTeflon製カテーテルを左室内に進めるが（時に大動脈弁を通過し左室外に出ることもある），筆者らは0.035インチ，65 cmのJ型ガイドワイヤを透視下で左室まで進め，4Fダイレータを挿入し，次に4Fピッグテールカテーテルに交換して，左室内圧測定や左室造影を行う（図6-20, 6-21）．

この手技は102例の報告で良い結果が得られている[75]．Massachusetts総合病院でも38例の報告で同様の結果が報告されている[76]．心尖部穿刺法の変法として，剣状突起下から穿刺して右室から中隔を経て左室に到達する方法がある[77]．手技後の止血は挿入したシースの太さにより異なる．細いシースでは用手的に抜去しても問題ないが，太いシース（9Fまで）では心室閉鎖デバイスを適応外使用すれば抜去できる[78]．このデバイスが使えない場合は，小さく開胸して穿刺部位の縫合やパッチ閉鎖が必要に

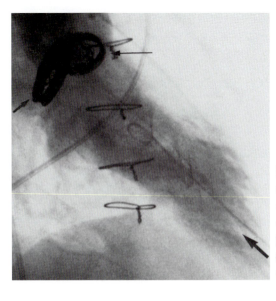

[図6-20] 左室心尖部穿刺法

この患者はBjörk-Shiley大動脈弁と僧帽弁の置換後であり（左上矢印），経皮的左室心尖部穿刺法により挿入されたピッグテールカテーテル（右下矢印）を用いて，左室圧測定と左室造影が行われた．18ゲージ薄壁針で心尖部を穿刺し，0.035インチのガイドワイヤを中に通してピッグテールカテーテルを左室に進めている．

[図6-21] St. Jude弁で人工弁置換後（大動脈弁と僧帽弁）の患者に対して行われた左室心尖部穿刺と経心房中隔穿刺

画像はRAO像．ピッグテールカテーテルが左室心尖部穿刺により左室内へ挿入されている．2つ目のピッグテールカテーテルは上行大動脈に置かれている．Mullinsカテーテルは肺動脈に進めている．St. Jude弁（大動脈弁と僧帽弁）は脊椎左に見える（矢印）．

(Turgut T et al：Left ventricular apical puncture：a procedure surviving well into the new millennium. Catheter Cardiovasc Interv 49：68-73, 2000)

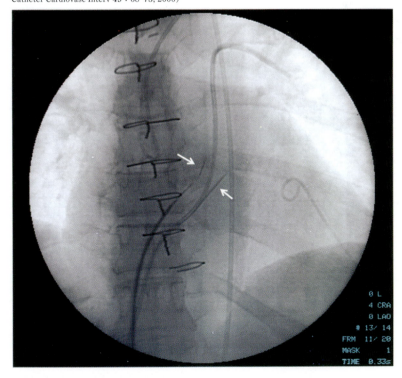

なることがある．大きい合併症（タンポナーデあるいは気胸）は3%起きているが，心タンポナーデは術後患者では極めてまれである（心外膜が癒着しているため）．心尖部穿刺法のその他の合併症は，血胸，心筋内注入，心室細動，胸膜性胸部不快感（約10%），迷走神経反射性低血圧（約5%）などである．左室腔内にカテーテルを進める必要があり，順行性にも逆行性にも経中隔的にもカテーテルが使用できない患者のために，この技術を保つようにしている．

（稲葉俊郎）

文 献

1. Seldinger SI. Catheter replacement of the needle in percutaneous arteriography; a new technique. *Acta Radiologica* 1953;39:368–376.
2. Judkins MP, Kidd HJ, Frische LH, Dotter CT. Lumen-following safety j-guide for catheterization of tortuous vessels. *Radiology* 1967;88:1127–1130.
3. Barry WH, Levin DC, Green LH, Bettman MA, Mudge GH Jr, Phillips D. Left heart catheterization and angiography via the percutaneous femoral approach using an arterial sheath. *Catheter Cardiovasc Diagn* 1979;5:401–409.
4. Hillis LD. Percutaneous left heart catheterization and coronary arteriography using a femoral artery sheath. *Catheter Cardiovasc Diagn* 1979;5:393–399.
5. Dehmer GJ, Weaver D, Roe MT, et al. A contemporary view of diagnostic cardiac catheterization and percutaneous coronary intervention in the united states: a report from the cathpci registry of the national cardiovascular data registry, 2010 through june 2011. *J Am Coll Cardiol* 2012;60(20)2017–31.
6. Nishihara Y, Kajiura T, Yokota K, Kobayashi H, Okubo T. Evaluation with a focus on both the antimicrobial efficacy and cumulative skin irritation potential of chlorhexidine gluconate alcohol-containing preoperative skin preparations. *Am J Infect Control* 2012;40(10)973–8.
7. Seto AH, Abu-Fadel MS, Sparling JM, et al. Real-time ultrasound guidance facilitates femoral arterial access and reduces vascular complications: Faust (femoral arterial access with ultrasound trial). *JACC. Cardiovasc Interv* 2010;3:751–758.
8. Castillo D, McEwen DS, Young L, Kirkpatrick J. Micropuncture needles combined with ultrasound guidance for unusual central venous cannulation: desperate times call for desperate measures—a new trick for old anesthesiologists. *Anesth Analg* 2012;114:634–637.
9. Kim D, Orron DE, Skillman JJ, et al. Role of superficial femoral artery puncture in the development of pseudoaneurysm and arteriovenous fistula complicating percutaneous transfemoral cardiac catheterization. *Catheter Cardiovasc Diagn* 1992;25:91–97.
10. Noto TJ Jr, Johnson LW, Krone R, et al. Cardiac catheterization 1990: a report of the registry of the society for cardiac angiography and interventions (SCAI). *Catheter Cardiovasc Diagn* 1991;24:75–83.
11. Ernst CB. Abdominal aortic aneurysm. *N Engl J Med* 1993;328:1167–1172.
12. Smith DC, Willis WH Jr. Transfemoral coronary arteriography via a prosthetic aortic bifurcation graft. *Catheter Cardiovasc Diagn* 1988;14:121–125.
13. Lesnefsky EJ, Carrea FP, Groves BM. Safety of cardiac catheterization via peripheral vascular grafts. *Catheter Cardiovasc Diagn* 1993;29:113–116.
14. Ferguson JJ, Dougherty KG, Gaos CM, Bush HS, Marsh KC, Leachman DR. Relation between procedural activated coagulation time and outcome after percutaneous transluminal coronary angioplasty. *J Am Coll Cardiol* 1994;23:1061–1065.
15. Bashore TM, Balter S, Barac A, et al. 2012 American College of Cardiology Foundation/Society for Cardiovascular Angiography and Interventions Expert Consensus Document on Cardiac Catheterization Laboratory Standards Update. A report of the American College of Cardiology Foundation Task Force on Expert Consensus Documents. *J Am Coll Cardiol* 2012;59:2221–2305.
16. Dehmer GJ, Haagen D, Malloy CR, Schmitz JM. Anticoagulation with heparin during cardiac catheterization and its reversal by protamine. *Catheter Cardiovasc Diagn* 1987;13:16–21.
17. Weiss ME, Nyhan D, Peng ZK, et al. Association of protamine ige and igg antibodies with life-threatening reactions to intravenous protamine. *N Engl J Med* 1989;320:886–892.
18. Jayne JE, Catherwood E, Niles NW, Friedman BJ. Double-lumen catheter assessment of aortic stenosis: comparison with separate catheter technique. *Catheter Cardiovasc Diagn* 1993;29:157–160.
19. Harrison JK, Davidson CJ, Phillips HR, Harding MB, Kisslo KB, Bashore TM. A rapid, effective technique for retrograde crossing of valvular aortic stenosis using standard coronary catheters. *Catheter Cardiovasc Diagn* 1990;21:51–54.
20. Feldman T, Carroll JD, Chiu YC. An improved catheter design for crossing stenosed aortic valves. *Catheter Cardiovasc Diagn* 1989;16:279–283.
21. MacDonald RG, Feldman RL, Pepine CJ. Retrograde catheterization of left ventricle through tilting disc valves using a modified catheter system. *Am J Cardiol* 1984;54:1372–1374.
22. Pracyk JB, Wall TC, Longabaugh JP, et al. A randomized trial of vascular hemostasis techniques to reduce femoral vascular complications after coronary intervention. *Am J Cardiol* 1998;81:970–976.
23. Yilmaz E, Gurgun C, Dramali A. Minimizing short-term complications in patients who have undergone cardiac invasive procedure: a randomized controlled trial involving position change and sandbag. *Anadolu Kardiyoloji Dergisi: AKD = Anatolian J Cardiol* 2007;7:390–396.
24. Nguyen N, Hasan S, Caufield L, Ling FS, Narins CR. Randomized controlled trial of topical hemostasis pad use for achieving vascular hemostasis following percutaneous coronary intervention. *Catheter Cardiovasc Interv: Official J Soc Cardiac Angiogr Interv* 2007;69:801–807.
25. Mlekusch W, Minar E, Dick P, et al. Access site management after peripheral percutaneous transluminal procedures: Neptune pad compared with conventional manual compression. *Radiology* 2008;249:1058–1063.
26. Doyle BJ, Godfrey MJ, Lennon RJ, et al. Initial experience with the cardiva boomerang vascular closure device in diagnostic catheterization. *Catheter Cardiovasc Interv: Official J Soc Cardiac Angiogr Interv* 2007;69:203–208.
27. Wong SC, Bachinsky W, Cambier P, et al. A randomized comparison of a novel bioabsorbable vascular closure device versus manual compression in the achievement of hemostasis after percutaneous femoral procedures: the eclipse (ensure's vascular closure device speeds hemostasis trial). *JACC. Cardiovasc Interv* 2009;2:785–793.
28. Scheinert D, Sievert H, Turco MA, et al. The safety and efficacy of an extravascular, water-soluble sealant for vascular closure: initial clinical results for mynx. *Catheter Cardiovasc Interv: Official J Soc Cardiac Angiogr Interv* 2007;70:627–633.
29. Azmoon S, Pucillo AL, Aronow WS, et al. Vascular complications after percutaneous coronary intervention following hemostasis with the mynx vascular closure device versus the angioseal vascular closure device. *J Invasive Cardiol* 2010;22:175–178.
30. Duffin DC, Muhlestein JB, Allisson SB, et al. Femoral arterial puncture management after percutaneous coronary procedures: a comparison of clinical outcomes and patient satisfaction between manual compression and two different vascular closure devices. *J Invasive Cardiol* 2001;13:354–362.
31. Rastan A, Sixt S, Schwarzwalder U, et al. Viper-2: a prospective, randomized single-center comparison of 2 different closure devices with a hemostatic wound dressing for closure of femoral artery access sites. *J Endovasc Ther: Official J Int Soc Endovasc Specialists* 2008;15:83–90.
32. Applegate RJ, Turi Z, Sachdev N, et al. The angio-seal evolution registry: Outcomes of a novel automated angio-seal vascular closure device. *J Invasive Cardiol* 2010;22:420–426.
33. Bavry AA, Raymond RE, Bhatt DL, et al. Efficacy of a novel procedure sheath and closure device during diagnostic catheterization: the multicenter randomized clinical trial of the FISH device. *J Inva-*

sive Cardiol 2008;20:152–156.
34. Veasey RA, Large JK, Silberbauer J, et al. A randomised controlled trial comparing starclose and angioseal vascular closure devices in a district general hospital—the scoast study. Int J Clin Pract 2008;62:912–918.
35. Deuling JH, Vermeulen RP, Anthonio RA, et al. Closure of the femoral artery after cardiac catheterization: a comparison of angio-seal, starclose, and manual compression. Catheter Cardiovasc Interv: Official J Soc Cardiac Angiogr Interv 2008;71:518–523.
36. Martin JL, Pratsos A, Magargee E, et al. A randomized trial comparing compression, perclose proGlide and angio-seal vip for arterial closure following percutaneous coronary intervention: the cap trial. Catheter Cardiovasc Interv: Official J Soc Cardiac Angiogr Interv 2008;71:1–5.
37. Bhatt DL, Raymond RE, Feldman T, et al. Successful "pre-closure" of 7fr and 8fr femoral arteriotomies with a 6fr suture-based device (the multicenter interventional closer registry). Am J Cardiol 2002;89:777–779.
38. Hayashida K, Lefevre T, Chevalier B, et al. True percutaneous approach for transfemoral aortic valve implantation using the prostar xl device: impact of learning curve on vascular complications. JACC. Cardiovasc Interv 2012;5:207–214.
39. Cockburn J, de Belder A, Brooks M, et al. Large calibre arterial access device closure for percutaneous aortic valve interventions: use of the prostar system in 118 cases. Catheter Cardiovasc Interv: Official J Soc Cardiac Angiogr Interv 2012;79:143–149.
40. Baim DS, Knopf WD, Hinohara T, et al. Suture-mediated closure of the femoral access site after cardiac catheterization: results of the suture to ambulate and discharge (stand i and stand ii) trials. Am J Cardiol 2000;85:864–869.
41. Hermiller JB, Simonton C, Hinohara T, et al. The starclose vascular closure system: interventional results from the clip study. Catheter Cardiovasc Interv: Official J Soc Cardiac Angiogr Interv 2006;68:677–683.
42. Patel MR, Jneid H, Derdeyn CP, et al. Arteriotomy closure devices for cardiovascular procedures: a scientific statement from the american heart association. Circulation 2010;122:1882–1893.
43. Koreny M, Riedmuller E, Nikfardjam M, Siostrzonek P, Mullner M. Arterial puncture closing devices compared with standard manual compression after cardiac catheterization: systematic review and meta-analysis. JAMA : J Am Med Assoc 2004;291:350–357.
44. Valeix B, Labrunie P, Jahjah F, et al. Selective coronary arteriography by percutaneous transaxillary approach. Catheter Cardiovasc Diagn 1984;10:403–409.
45. Molnar W, Paul DJ. Complications of axillary arteriotomies. An analysis of 1,762 consecutive studies. Radiology 1972;104:269–276.
46. Fergusson DJ, Kamada RO. Percutaneous entry of the brachial artery for left heart catheterization using a sheath: further experience. Catheter Cardiovasc Diagn 1986;12:209–211.
47. Cardenas JA, Yellayi S, Schatz RA, Franklin M. A new method for brachial artery hemostasis following percutaneous coronary angiography. J Invasive Cardiol 1994;6:285–288.
48. Cohen M, Rentrop KP, Cohen BM. Safety and efficacy of percutaneous entry of the brachial artery versus cutdown and arteriotomy for left-sided cardiac catheterization. Am J Cardiol 1986;57:682–684.
49. Nath PH, Soto B, Holt JH, Satler LF. Selective coronary angiography by translumbar aortic puncture. Am J Cardiol 1983;52:425–426.
50. Henry GA, Williams B, Pollak J, Pfau S. Placement of an intracoronary stent via translumbar puncture. Catheter Cardiovasc Interv: Official J Soc Cardiac Angiogr Interv 1999;46:340–342.
51. Ross J Jr. Considerations regarding the technique for transseptal left heart catheterization. Circulation 1966;34:391–399.
52. Brock R, Milstein BB, Ross DN. Percutaneous left ventricular puncture in the assessment of aortic stenosis. Thorax 1956;11:163–171.
53. Schoonmaker FW, Vijay NK, Jantz RD. Left atrial and ventricular transseptal catheterization review: losing skills? Catheter Cardiovasc Diagn 1987;13:233–238.
54. De Ponti R. Transseptal catheterization: a matter of technology, training, or both? Europace: European Pacing, Arrhythmias, and Cardiac Electrophysiology: J Working Groups on Cardiac Pacing, Arrhythmias, and Cardiac Cellular Electrophysiol Eur Soc Cardiol 2012;14:615–616.
55. Ren JF, Marchlinski FE. Training methodology for transseptal catheterization should incorporate difficult anatomic conditions and the use of intracardiac echocardiographic imaging. J Am Coll Cardiol 2012;59:291–292.
56. Eisenhauer AC, Hadjipetrou P, Piemonte TC. Balloon aortic valvuloplasty revisited: the role of the inoue balloon and transseptal antegrade approach. Catheter Cardiovasc Interv: Official J Soc Cardiac Angiogr Interv 2000;50:484–491.
57. O'Keefe JH Jr, Vlietstra RE, Hanley PC, Seward JB. Revival of the transseptal approach for catheterization of the left atrium and ventricle. Mayo Clin Proc 1985;60:790–795.
58. Clugston R, Lau FY, Ruiz C. Transseptal catheterization update 1992. Catheter Cardiovasc Diagn 1992;26:266–274.
59. Croft CH, Lipscomb K. Modified technique of transseptal left heart catheterization. J Am Coll Cardiol 1985;5:904–910.
60. Kronzon I, Glassman E, Cohen M, Winer H. Use of two-dimensional echocardiography during transseptal cardiac catheterization. J Am Coll Cardiol 1984;4:425–428.
61. Ballal RS, Mahan EF 3rd, Nanda NC, Dean LS. Utility of transesophageal echocardiography in interatrial septal puncture during percutaneous mitral balloon commissurotomy. Am J Cardiol 1990;66:230–232.
62. Hanaoka T, Suyama K, Taguchi A, et al.. Shifting of puncture site in the fossa ovalis during radiofrequency catheter ablation: intracardiac echocardiography-guided transseptal left heart catheterization. Jpn Heart J 2003;44:673–680.
63. Moscucci M, Dairywala IT, Chetcuti S, et al. Balloon atrial septostomy in end-stage pulmonary hypertension guided by a novel intracardiac echocardiographic transducer. Catheter Cardiovasc Interv: Official J Soc Cardiac Angiogr Interv 2001;52:530–534.
64. Mullins CE. Transseptal left heart catheterization: experience with a new technique in 520 pediatric and adult patients. Pediatr Cardiol 1983;4:239–245.
65. Justino H, Benson LN, Nykanen DG. Transcatheter creation of an atrial septal defect using radiofrequency perforation. Catheter Cardiovasc Interv: Official J Soc Cardiac Angiogr Interv 2001;54:83–87.
66. Roelke M, Smith AJ, Palacios IF. The technique and safety of transseptal left heart catheterization: the Massachusetts general hospital experience with 1,279 procedures. Catheter Cardiovasc Diagn 1994;32:332–339.
67. Hung JS. Atrial septal puncture technique in percutaneous transvenous mitral commissurotomy: mitral valvuloplasty using the inoue balloon catheter technique. Catheter Cardiovasc Diagn 1992;26:275–284.
68. Morrow AG, Braunwald E, Tanenbaum HL. Transbronchial left heart catherization: a modified technique and its physiologic evaluation. Surg Forum 1957;8:390–392.
69. Bjork VO. Direct pressure measurement in the left atrium, the left ventricle and the aorta. Acta Chirurgica Scand 1954;107:466–478.
70. Radner S. Extended suprasternal puncture technique. Acta Medica Scand 1955;151:223–227.
71. Semple T, McGuinness JB, Gardner H. Left heart catheterization by direct ventricular puncture. Br Heart Jl 1968;30:402–406.
72. Turgut T, Deeb M, Moscucci M. Left ventricular apical puncture: a procedure surviving well into the new millennium. Catheter Cardiovasc Interv: Official J Soc Cardiac Angiogr Interv 2000;49:68–73.
73. Jelnin V, Dudiy Y, Einhorn BN, Kronzon I, Cohen HA, Ruiz CE. Clinical experience with percutaneous left ventricular transapical access for interventions in structural heart defects a safe access and secure exit. JACC. Cardiovasc Interv 2011;4:868–874.
74. Vignola PA, Swaye PS, Gosselin AJ. Safe transthoracic left ventricular puncture performed with echocardiographic guidance. Catheter Cardiovasc Diagn 1980;6:317–324.
75. Morgan JM, Gray HH, Gelder C, Miller GA. Left heart catheterization by direct ventricular puncture: withstanding the test of time. Catheter Cardiovasc Diagn 1989;16:87–90.
76. Walters DL, Sanchez PL, Rodriguez-Alemparte M, Colon-Hernandez PJ, Hourigan LA, Palacios IF. Transthoracic left ventricular puncture for the assessment of patients with aortic and mitral valve prostheses: The Massachusetts general hospital experience, 1989–2000. Catheter Cardiovasc Interv: Official J Soc Cardiac Angiogr Interv 2003;58:539–544.
77. Zuguchi M, Shindoh C, Chida K, et al. Safety and clinical benefits of transsubxiphoidal left ventricular puncture. Catheter Cardiovasc Interv: Official J Soc Cardiac Angiogr Interv s 2002;55:58–65.
78. Barbash IM, Saikus CE, Faranesh AZ, et al. Direct percutaneous left ventricular access and port closure: pre-clinical feasibility. JACC. Cardiovasc Interv 2011;4:1318–1325.

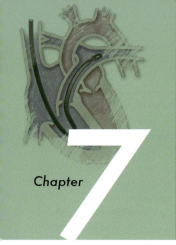

【第7章】Section II Basic Techniques

橈骨動脈穿刺法
Radial Artery Approach

Chapter 7

Mauricio G. Cohen, Sunil V. Rao

1 導入

　1989年，Lucien Campeauは左橈骨動脈穿刺法による冠動脈造影100例を最小限の合併症で報告した[1]．1993年には，ほとんどの術者が8Fカテーテルで治療している時代に，Kiemeneijは6Fガイディングカテーテルでの経皮的冠動脈インターベンション（PCI）を報告した[2]．それ以降，橈骨動脈穿刺（transradial access：TRA）は，ヨーロッパ・カナダ・南米・日本を含む米国以外のいくつかの地域では一般的に行われており，それらの地域では60％以上の症例がTRAで行われている[3]．TRAに切り替わってきた最も切実な理由は，出血や血管合併症に関する安全性が増加したことである．さらに，鼠径動脈穿刺と比較して，TRAは早くシースを抜去でき，患者の快適さも向上し，回復も早く，コストも安い，ということもある[4-6]．しかしながら，TRAへ移行しない理由としては，初期の習熟により多くの症例数が必要なこと，放射線被曝が増加すること，ロータブレータで大きいバーが必要なときや分枝部の複雑なステント留置時には橈骨動脈で大径シースを使えないこと，穿刺失敗が起きやすいこと，などが挙げられている[7-11]．2004〜2007年にかけて行われた米国心臓病学会（ACC）の国際登録研究（ACC/NCDR）における初期のメタ解析の報告では，米国ではTRAの施行率が低く，約90％の施設はTRA施行率が2％以下であったと報告している[12]．しかしながら，インターベンション医の考えも変化しており，穿刺部出血がPCI後の有害転帰リスクであると認識されてきたこと[13]，練習の機会が増えたこと，専用の小さい穿刺針や親水性コーティングシース，そして橈骨動脈止血デバイスが生まれたことなどから，米国でもTRAへの認識が改まってきている．米国の1,200施設以上，1,776,625症例からなる最近の大規模解析結果では，TRAは2007年の1.3％から2011年には12.7％まで増加している[14]．ACC/AHA/SCAIガイドラインでは，穿刺部合併症を減らす目的としてのTRAはclass II Aの推奨度で，エビデンスレベルAとなっている[15]．最新のヨーロッパのガイドラインでも，ST上昇型心筋梗塞に対するプライマリPCIにおいて慣れた術者が行えば，TRAはclass II Aの推奨度になっている[16]．

2 解剖学的考察

　橈骨動脈は肘の屈曲部位のちょうど下部から，上腕動脈の分岐として尺骨動脈とともに分かれる．橈骨動脈は橈骨頸から手首の茎状突起前の前腕の側面に沿って走行しており，尺骨動脈より径は細い．橈骨動脈は手根骨の側面周囲を後方に回転して走行する．前腕の橈骨動脈遠位部は表面を走行し，外皮や浅筋膜，深筋膜に覆われながら，橈骨隆起の上にある腕橈骨筋と橈側手根屈筋の腱の間に走行する．女性では平

均直径2.8 mm，男性では平均直径3.1 mmであり，6Fシースには橈骨動脈は耐えられる．橈骨動脈は全走行において伴行静脈と並走しているため，その静脈は右心カテーテル法施行の際に用いられる[17-19]．

いくつかの解剖学的特徴のおかげで，TRAは鼠径動脈穿刺よりも極めて安全である．橈骨は平らで骨ばっている隆起があるため，シース抜去後に圧迫止血が容易である．手掌動脈弓に対して橈骨動脈が広大な側副血行路を持つため，手が虚血になりにくい．穿刺部位が関節や手首の可動域にないため，出血リスクは多くない．重要な神経系構造物が隣接していないため，神経合併症のリスクも少ない[20]．対照的に，尺骨動脈は深部にあり，動きやすく，尺骨神経に隣接しているため，穿刺部位の第一選択としては理想的ではない．ただ，TRAに比べ，尺骨動脈穿刺でも合併症を増やすことなく冠動脈検査を施行できたとする報告もある[21]．尺骨動脈は同側の橈骨動脈が失敗した後には行うべきではない．なぜなら，手への血流が完全に途絶してしまうリスクがわずかなりとも存在するからである．

カテーテルを大動脈へ進めることが不可能なほどの解剖学的変異は少ないし，失敗や合併症のリスクも少ない，ということは知っておいたほうがよい．変異には，以下のようなものがある；橈骨動脈の屈曲・狭窄・低形成，橈骨－尺骨動脈ループ（訳者注：橈骨動脈が尺骨動脈合流部直前で360°ループを形成する），右鎖骨下動脈の異常（奇形動脈），橈骨動脈起源の異常など[22,23]．TRA 1,540例の検討で，解剖学的異常は15％に認められた．上腕中部・上部の高位で橈骨動脈が起始している症例は7％認められ，4.6％で不成功であった．橈骨動脈近位部のループは2.3％に認められ，37.1％が不成功だった．高度屈曲は2％認められ，その他の奇形は2.5％だった．これらの異常はたいてい片側性のため，高度に屈曲し角度が急な橈骨動脈ループを呈している場合でも反対側で行えばうまくいく[23]．鎖骨下動脈や腕頭動脈の高度屈曲は約10％に存在し，高齢，低身長，長い高血圧歴などと関連がある．しかし，鎖骨下動脈の屈曲があっても手技ができないことはほとんどなく，深呼吸やサポートガイドワイヤを併用することで容易に切り抜けることができる[11]．まれな症例（<1％）では，右鎖骨下動脈が大動脈弓後面の遠位部から直接起始しており，食道後方を右上肢へと走行する．この異常は奇形動脈として知られており，鎖骨下動脈から大動脈へとカテーテルを進めるのが困難となる．この異常はたいてい無症候だが，嚥下障害と関連がある[22]．

3 技術的側面

A 手技前評価：手への二重灌流のテスト

TRAを受けるすべての患者は標準プロトコールに従って事前評価や準備を受けるべきである．術者の好みに応じて手首の下に筒型の台を敷く．静脈ラインを手首近くに取るのは避けるべきである．橈骨動脈の攣縮の誘因となるカテコラミンの放出を減らすため，鎮静処置が強く推奨される．

手の血管における解剖学的変異はとても多様である．尺骨動脈や橈骨動脈と連結している浅掌動脈弓は，約80％の症例では問題なく，大部分の症例では尺骨動脈が手に最も多く血流を供給している[24]．1929年に，Edgar Van Nuys Allenが閉塞性血栓性血管炎やBuerger病の経験から，動脈閉塞を診断するための「圧迫テスト」を導入した．そのテストでは，手首で尺骨動脈と橈骨動脈を約1～2分同時に圧迫し，できるかぎり阻血になるよう手を強く握ってもらい，それから素早く手を開けて指を伸ばしてもらう．そして尺骨動脈の圧迫を解除して手の色が回復するのを待つ．手の血液循環が完全で，掌動脈弓が開存している患者では，青白くなった手はいつも以上に赤くなり約5～9秒で素早く血流が戻ってくる．このAllenテストは主観的な検査のため，間違って異常という結果が30％以上に出てしまうので，BarbeauらはAllenテストを改良し，酸素飽和度や容積脈波

[図 7-1] 手への二重灌流のテスト（Barbeau Grading System による手掌弓への側副血行の評価）
容積脈波記録法（プレチスモグラフィ）により（たとえ波形が遅延していたり振幅が減弱していても）動脈の脈波形が存在し，酸素飽和度が 90%以上（Grade A, B, C）あれば，手が二重支配で灌流されていることを確認できる．

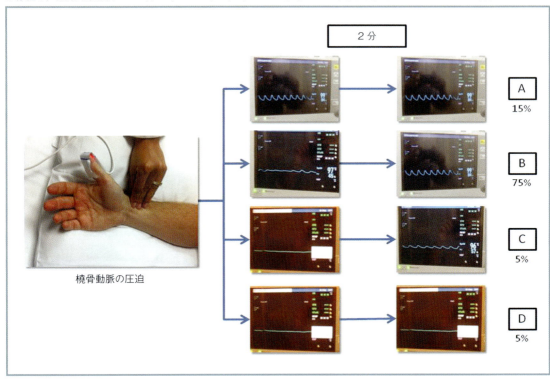

記録法（プレチスモグラフィ）を測定するために，親指にパルスオキシメータを付けている．Barbeau らの報告では，1,010 例の検討で 4 つのパターンがあった（図7-1）；橈骨動脈圧迫2分後にも脈波形の減衰なし，パルスオキシメトリは反応あり（Type A；頻度 15%）．圧迫 2 分以内で脈波形の減衰あり，2 分後には完全に回復．パルスオキシメトリ反応あり（Type B；頻度 75%）．圧迫 2 分以内で脈波形なし，パルスオキシメトリ反応なし．その後，脈波形とオキシメトリが部分的に血流回復（Type C；頻度 5%）．圧迫 2 分以内に脈波形なし，パルスオキシメトリなし．2 分後も脈波形やオキシメトリの回復なし（Type D；頻度 5%）．研究参加者の両手首でこれらのパターンを解析すると，1.5% だけが両側とも Type D を示した．これらの患者は TRA を行わないほうがよい．この研究のまとめとしては，ほぼすべての患者は手の虚血合併症のリスクなく TRA を行うことができるということである[25]．橈骨動脈の側副血行路評価を積極的に行っている術者もおり，豊富な側副血行と骨間動脈があれば，同時に尺骨動脈と橈骨動脈が閉塞したとしても耐え得るだろうと述べている[26]．Allen テスト変法によって TRA 後の手の虚血を予測できているわけではないが，カテーテル室の仕事の一部として，パルスオキシメータや容積脈波記録法（プレチスモグラフィ）を用いた Allen テスト変法が行われ，その結果が記録されている．

B 患者の位置：右 TRA 対 左 TRA

TRA は右もしくは左 TRA で行われる．人間工学的に考えると，たいていの術者は右 TRA を好む．どちら側を選んだとしても，患者と術

[図 7-2] 右もしくは左 TRA における手台の位置
（A）右手は 30°外転した角度の板上に置かれている．（B）左手の肘当ては通常の手台に大きい枕を乗せて，前腕が患者の体の中央に来るように置かれている．左手首は左鼠径部の上に置かれている．

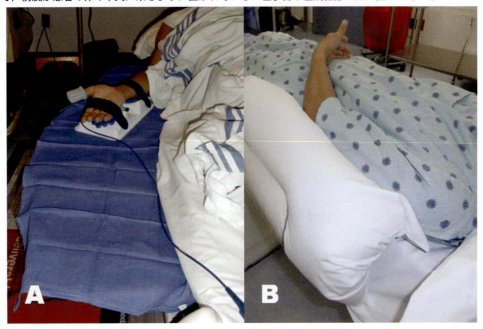

[図 7-3] TRA における手の位置
（A）巻きタオルを手首の下に敷き，指をテープで保持し，手を過伸展させる．（B）もしくは専用の固定用添え木を用いる．

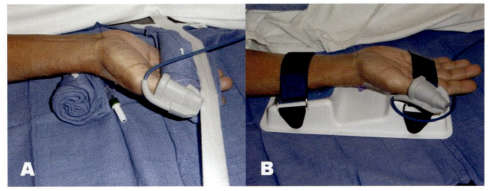

者の快適な位置が，TRA をうまく行うために最も重要である．患者は血管造影用テーブルで仰向けに寝る．右 TRA では手台を右手につける．重要なことだが，手台の延長方向に台を動かすための装置があるべきである．さまざまな形やデザインの手台が購入できる．多くのカテーテル室では台形型のアクリルガラス板を使用し，肩の位置に細い側を，肘の位置に広い側を置き，マットレスの下に入れ込む（図 7-2）．患者の右腕は手台の上に乗せて 30°外転させる．右手首は過伸展させて添え木や手首の下に巻きタオルを敷き，手台に指をテープで固定する．パルスオキシメータを親指に装着し，手技中の指の血流循環を連続的にモニタリングする

第 7 章　橈骨動脈穿刺法　**209**

（図7-3）．両鼠径部も必要な場合に備えて事前に準備しておく．

左TRAでは，事前準備はまったく異なるし，カテーテル室によっても異なる．右TRAと同様に，従来の準備と混乱しないように左TRAでも術者は患者の右側に立つ．患者は仰向けとなり，発泡剤と枕素材で作られた特注の手台をカテーテル台の左側につけ，左手を挙上，回内させ，左前腕を体の中央部に位置させる．左手首を脚の上に置く．添え木で固定してもいい（図7-2）．

右上肢のほうが，鎖骨下動脈の屈曲や橈骨動脈ループが3倍多いという報告がある[27]．右TRAではカテーテルを右鎖骨下動脈や右腕頭動脈を通って大動脈へと通過させなければいけない．これら2つの分枝部領域では，特に動脈硬化，屈曲，石灰化が強いときは技術的に難しくなる．左鎖骨下動脈は大動脈から直接分枝しており，左橈骨動脈からアプローチすると大動脈へ真っすぐに到達し，カテーテル操作はより容易である．さらに，左TRAは左内胸動脈（LIMA）に直接到達できるので，冠動脈バイパス術（CABG）後の患者では考慮すべきである．LIMAは右橈骨動脈からでも到達できるが，大動脈弓部でのカテーテル操作やカテーテル交換による塞栓性脳梗塞の潜在的なリスクを考えると，技術的にも難しい．右または左TRAでの無作為化比較試験では，左TRAは初心者でもより早く習熟しやすいと報告されている．TALENT［Transradial Approach（Left versus Right）and Procedural Times during Percutaneous Coronary Procedures］試験では，1,500人の患者を右TRAか左TRAに無作為化割付けしているが，術者の症例数が増えるほど，左TRAのほうが術者の習熟が早く，カテーテル挿入時間や透視時間も有意に低下したと報告されている[28,29]．

C　橈骨動脈の穿刺

たくさんのTRAキットが入手可能である．一般的に，これらのキットは穿刺針，短いワイヤ（0.018〜0.021インチ径），動脈シースからなる．シースには親水性コーティングのものとそうでないものがあり，短いもの（10〜13 cm）や長いもの（23 cm）もある．カテーテル操作と攣縮予防の観点から長いシースを推奨する術者もいるが，無作為化比較試験では長いシースが攣縮の発生率を有意に低下させることはなかった[30]．他方で，親水性シースではシース抜去は容易であり，攣縮や苦痛を有意に低下させた[31]．しかしながら，Kozakらは，橈骨動脈シース使用後，手首に無菌性膿瘍が発生した症例を報告している．これらの膿瘍は親水性シースへの異物反応として後々発見されたものである[32]．膿瘍形成時はドレナージで局所創傷ケアを行い，感染予防やよく確認することが推奨される．無菌性膿瘍は親水性コーティングが改良されてほとんどみることはないが，最近の新しいシースでも報告はある[33]．TRAによるPCIにおいて，790人の患者を短いシース（13 cm）か長いシース（23 cm），親水性か親水性ではないの4群（2×2）に分けた無作為化割付試験がある．親水性シースは有意に橈骨動脈の攣縮を抑制し（19.0％対39.9％，$P<0.001$），不快感も改善した（15.1％対28.5％，オッズ比2.27，$P<0.001$）．一方で，シース長は攣縮や不快感との関連はなかった[30]．5Fシースのような小径シースのほうが6Fシースよりも橈骨動脈閉塞が起きにくいと考えられている[34]．そのため，現在の臨床では短い5F親水性コーティングシースが好まれている．

検査前後に感じるストレスや不安で生じるカテコラミンが橈骨動脈の攣縮に影響するため，カテコラミン放出を抑えるために鎮静処置を施すことも重要である．穿刺部位は橈骨茎状突起より1〜2 cm近位部であり，手首ではない．橈骨動脈はこの領域で最も表面を走行している．この部位を無菌消毒し，25ゲージ針で約2〜3 mLの1％リドカインを用いて局所麻酔を行う（図7-4）．動脈穿刺は，短い2.5 cmのステンレス製21ゲージ針を使用するか，細い金属針と22ゲージTeflon製カテーテル（0.018〜0.021インチワイヤが通過する）からなるMicropuncture IV カテーテルセットを使用す

［図 7-4］TRA の技術（ステップ 1）
消毒の準備とドレープをかけた後に，手首の領域は 25 ゲージ針と 3 mL シリンジのリドカインを用いて局所麻酔を行う．

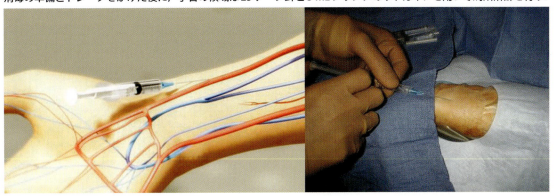

［図 7-5］TRA の技術（前壁穿刺）（ステップ 2）
前壁穿刺では，短い 2.5 cm の 21 ゲージステンレス製針で橈骨動脈の穿刺を行う．

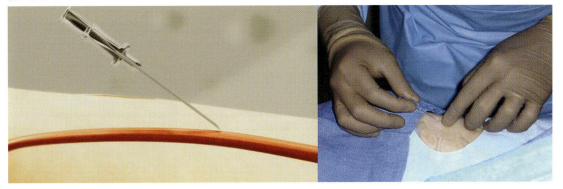

［図 7-6］TRA の技術（前壁穿刺）（ステップ 3）
針を橈骨動脈内へ進める．逆血は針が血管内に入っていることを示す．逆血は脈動もあまりなく，強くはない．

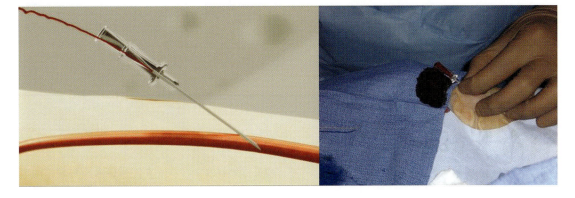

る．片手で脈の拍動を感じ，もう片方の手で 30°の角度で橈骨動脈へ針を進める（図 7-5）．ほとんどの術者は 2 つの手技（前壁穿刺か後壁貫通穿刺）のどちらかを好む．前壁穿刺では，前壁を貫通させて穿刺針を内腔へ挿入する．血液が穿刺針のハブに見えたら，ワイヤを進める

第 7 章　橈骨動脈穿刺法　**211**

[図 7-7] TRAの技術（前壁穿刺）（ステップ 4）
短い 0.018 インチガイドワイヤを抵抗なく針を介して橈骨動脈内へ進める．次いで針を親水性コーティングされたシースと交換する．

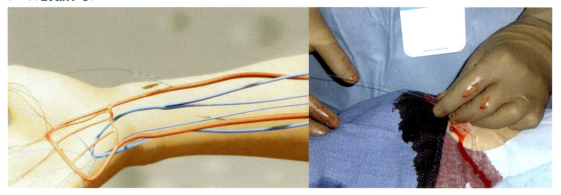

[図 7-8] TRAの技術（後壁貫通穿刺）（ステップ 2）
マイクロカテーテルと針を皮膚と 30°の角度になるようにして橈骨動脈へ進める．針のハブ内に血液が見えたら動脈を穿刺したとわかる．その後，橈骨動脈の後壁まで貫いて進める．

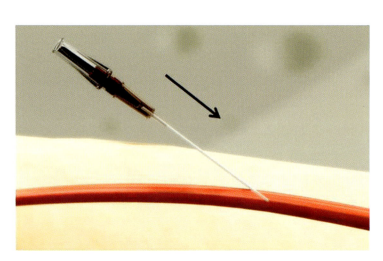
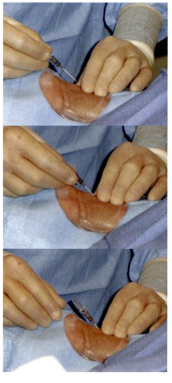

ことができる（図 7-6）．この穿刺法では，逆血があまり強くなく，拍動性でないこともある．時にはワイヤも自由に進んでいかないことがあるが，針の傾斜のせいで血管壁にワイヤ先端が向いているからである．こういう場合には，動脈解離のリスクがあるので決して押し進めてはいけない．ワイヤが抵抗なく容易に前に進むようになるまで，穿刺針を時計回りか反時計回りに注意深く回転させるべきである（図 7-7）．後壁貫通穿刺では，血液がハブ内に逆血するまで前壁にマイクロカテーテルが進んだら，意識的に動脈後壁を貫通するまで押し進め

[図 7-9] TRA の技術（後壁貫通穿刺）（ステップ 3）
一度マイクロカテーテル先端と針を橈骨動脈後壁を貫いて進め，針を抜去し，マイクロカテーテルを動脈を貫通した場所に残す．

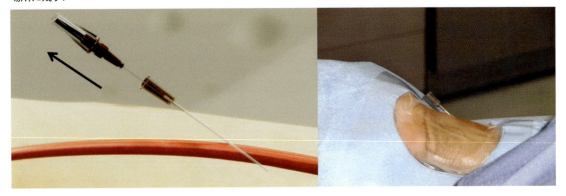

[図 7-10] TRA の技術（後壁貫通穿刺）（ステップ 4）
はっきりした脈動のある逆血が出現することで，遠端が橈骨動脈内にあることを確認できるので，その場所まで，極めてゆっくりとマイクロカテーテルを引いてくる．

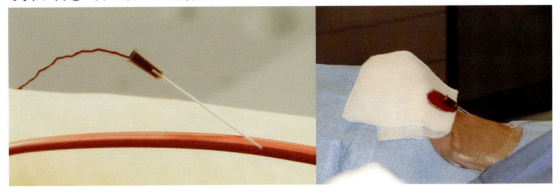

る（図 7-8）．内筒の穿刺針を抜去し，強く拍動性の血流が出てくるまで小さい Teflon 製マイクロカテーテルをゆっくり引き抜いてくる（図 7-9, 7-10）．それからワイヤを抵抗なく進めていき，マイクロカテーテルを動脈シースに入れ替える（図 7-11）．橈骨動脈の後壁の穿刺孔は，シースが入れば閉鎖される（図 7-12）．この穿刺法により手首の血腫の頻度が増加するとは報告されていない．後壁貫通穿刺を好む術者は，この手技のほうが簡潔で再現性も高く，教えるのも容易で，ワイヤも進めやすく，動脈の逆血も認識しやすいと言っている．

何度か穿刺を失敗すると，橈骨動脈の攣縮のため脈が触れにくくなる．こういう状況では，再度穿刺を試みる前に，術者は患者の鎮静度を再確認し，動脈拍動が触れなくなった部位にニトログリセリン 200～400 μg の皮下注を行うことを考慮し，5～10 分は脈拍が触れるようになるまで慌てずに待つべきである[35]．

95％以上の症例で TRA 手技が完遂できるものの，TRA 手技が不成功に終わる一番の原因は穿刺の失敗である[11]．それゆえに，確実に極めて注意深く穿刺を行うことが重要である．TRA は初期習熟に症例数が必要なことはよく言われる．Spaulding らは，最初の不成功率が 10％以上の術者でも，最初の 80 例以降では約 2％までに劇的に低下することを報告してい

[図 7-11] TRA の技術（後壁貫通穿刺）（ステップ 5）

短い 0.018 インチワイヤ（通常は Micropuncture キット内に付属されている）を抵抗なくマイクロカテーテルを介して橈骨動脈内に進める．抵抗があるときは，マイクロカテーテルからごく少量の造影剤で造影を行い，血管内腔にあることや血管変異がないかを確認する．

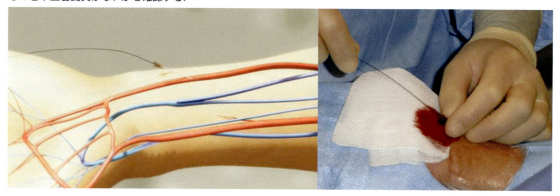

[図 7-12] TRA の（後壁貫通穿刺）（ステップ 6）

シース（理想的には親水性コーティングされたもの）をワイヤに沿って進める．

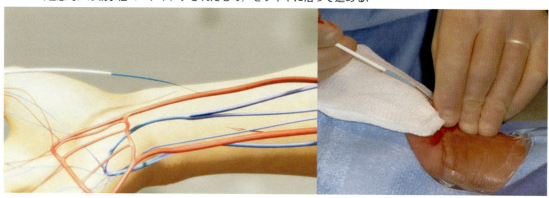

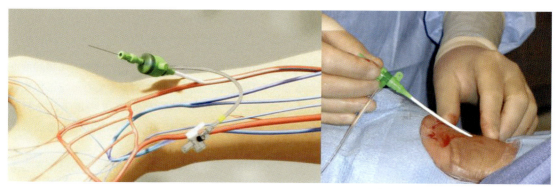

る．80 例を超えれば，シース挿入までにかかる時間も 10.2±7.6 分から 2.8±2.5 分まで低下し，手技時間も 25.7±12.9 分から 17.4±4.7 分まで有意に低下したと報告している[7]．最近の Ball らの報告では，28 人の術者のグループの検討で，手技回数が増加するにつれて，TRA での PCI 不成功率が 7％から 2％へ（$P=0.01$），造影剤使用量が 180±79 mL から 168±79 mL

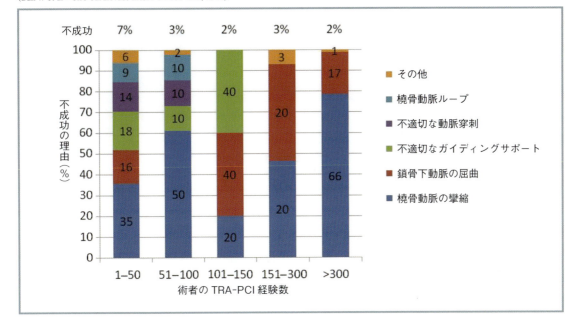

[図7-13] 術者のTRA経験数と不成功の理由
(Ball W et al：Circ Cardiovasc Interv 4：336-341, 2011)

へ（$P=0.05$），透視時間が15±10分から12±9分へ（$P=0.02$）改善したと報告している．TRA手技の不成功率は50例までは徐々に低下していき，100例以降はラーニングカーブが平坦化する．図7-13で示すように不成功の理由は術者の経験数によって異なる．経験を積むにつれて術者は大部分の障害を乗り越えることができる．しかしながら，橈骨動脈の攣縮と血管の蛇行だけは主要な不成功原因として残る[9]．

D 橈骨動脈の攣縮の予防

橈骨動脈は同様の動脈と比較しても血管径が小さく，大きい筋性中膜があり，受容体作動性の大きい血管運動があるため，攣縮が起きやすい[36]．橈骨動脈の攣縮は，TRAで最もよくある合併症であり，鼠径動脈穿刺に切り替える理由としてもよく経験する[9, 11]．親水性コーティングシースを使用し，血管拡張薬の単剤やカクテル製剤をシース側孔からシース挿入後すぐに投与して，攣縮は常に回避すべきである（図7-14）．最もよく使われる血管拡張薬は，ベラパミルとニトログリセリンのカクテルか，単剤のベラパミル，ニトログリセリン，ニカルジピン，リドカイン，塩酸パパベリンなどである[37, 38]．橈骨動脈の攣縮は前腕の強い痛みを訴え，カテーテルやシース操作が困難になる．橈骨動脈の攣縮の独立規定因子は，橈骨動脈奇形，複数回のカテーテル交換，橈骨動脈挿入時の疼痛，大きいカテーテル径，小さい橈骨動脈径である[39]．極端な場合では，力づくで橈骨動脈シースを抜去したことで，橈骨動脈の内膜が外側にめくり返ってしまった症例報告もある[40]．攣縮が起きた場合は，血管拡張薬や鎮静薬を追加投与し，より小さい4Fや5Fのカテーテルを使用して手技を完遂することが推奨される．これらの手技を行っても患者が疼痛を訴え，カテーテル操作が困難な場合は，上腕動脈近位部での高位橈骨動脈起始や，橈骨動脈ループのような血管奇形を除外する目的で上肢の血管造影が推奨される．攣縮でカテーテルやシースが動かなくなった場合は，上肢の皮膚を暖かいもので覆って血管を拡張させ，シースやカテーテルをゆっくり引き抜く．極めて重症な例では，局所神経ブロックが必要になることもある．

[図7-14] TRA時の攣縮予防
シースさえ挿入できれば，攣縮予防薬を側孔から投与できる．

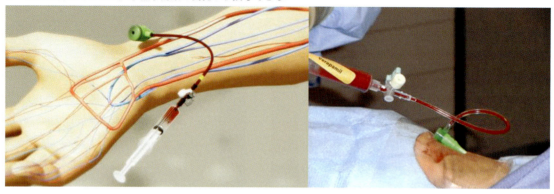

E ● 上肢の動脈系への誘導

　橈骨動脈のアクセスサイトが得られたら，0.035インチガイドワイヤとカテーテルを上肢動脈系を通過させ上行大動脈へ進める．ガイドワイヤの選択は術者や施設で異なる．J型ワイヤは大血管に沿って進み，小さい橈骨動脈や腕頭動脈の分枝には入らない．ただし，J型ワイヤ先端の直径は橈骨動脈の直径より大きく，攣縮を起こす原因となる．硬いシャフトを持つアングル型の親水性ガイドワイヤは，特に鎖骨下動脈や腕頭動脈のような屈曲の強い部位を通過させるには最良だが，透視を常に見ながら操作する必要があり，思いがけず小さい橈骨動脈や上腕動脈の分枝に迷入することや穿孔することがある．橈骨動脈からの手技では十分に抗凝固しておく必要があり，小さい分枝の穿孔は重大な血腫形成につながることがある．

　割合としては少ないが，橈骨動脈からのアクセスで，ガイドワイヤやカテーテルを上行大動脈へ進めることができない解剖学的変異に出合うことがある．これらの症例ではガイドワイヤかカテーテルを進めるときに抵抗を感じる．上肢動脈の血管径が比較的小さいため，抵抗を感じているときは術者はどんなものでも決して力任せに押してはいけない．その代わりに，逆行性に血管を造影して血管奇形や屈曲を同定し，戦略を立て直して合併症を避けるべきである．

　橈骨動脈や上腕動脈にある橈骨-尺骨動脈ループや屈曲は，0.014インチの冠動脈用ワイヤと4F親水性コブラカテーテルを使うか，0.035インチガイドワイヤとアングル型カテーテルを使用してなんとか通過できる．一度冠動脈用ワイヤがループを通過すれば，親水性カテーテルを前に進めることができるため，その後に冠動脈用ワイヤを通常の0.035インチガイドワイヤに交換すればよい．ループは0.035インチワイヤが通過すると真っすぐになることが普通である．もしくは優しく引っぱり，全体のシステムを反時計回りに回転させる（図7-15）．ループを通過することが難しい場合や，患者がひどい苦痛を訴えている場合は，別の部位からアプローチすることを考えたほうがよい．

　橈骨-尺骨動脈ループを認めるとき，ガイドワイヤがループと上腕動脈近位部の間にある微小な副交通路（いわゆる副橈骨動脈）を抵抗なく通過してしまうことが時にある．透視下では予想ルートをワイヤが通過しているように見えるが，カテーテルを進めてみると通常にはない抵抗を感じ，患者も攣縮のため強い疼痛を訴える．このことがわかったら，カテーテルをサイズダウンしてもよいが，副橈骨動脈は極端に細いこともあり，カテーテルを進めると解離や穿孔のリスクもある．前腕の橈骨-尺骨動脈ループをなんとか通過させるか，手技を完遂させるために他の橈骨動脈からアプローチすることが

[図 7-15] 橈骨動脈ループの通過法
（A）橈骨動脈ループの解剖．（B）4Fの親水性カテーテルのサポートにより 0.014 インチ冠動脈ワイヤを進め，橈骨動脈ループを通過させている．（C）カテーテルはすでに橈骨動脈ループを通過しており，冠動脈ワイヤを 0.035 インチガイドワイヤに交換している．

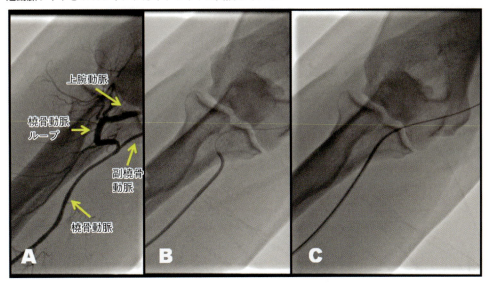

勧められる．

　上腕動脈上部から橈骨動脈が高位分枝している場合は別の挑戦的な問題がある．この場合には，診断カテーテルはそれほど難しくなく行われ，患者の不快感も最小限に抑えられるが，ad hoc PCI を行う場合には，ガイディングカテーテルが奇形橈骨動脈の入口の急角度部位を通過するときに，通常にはない抵抗を感じるかもしれない．力づくにカテーテルを先に進めると，解離，穿孔，裂離を引き起こすこともある．このような状況に直面したら，いくつかの選択肢がある．一つはガイドワイヤをその場に置いたままにして，125 cm の長い5Fマルチパーパス，もしくは JR4 カテーテルをガイディングカテーテルの中から通し，ワイヤとガイディングカテーテルの間が滑らかに移行するようにし，カテーテル先端の尖りをなくして，全体を抵抗なく先に進めていく．他の選択肢は 0.014 インチ 300 cm 冠動脈用ガイドワイヤを上行大動脈へ進めていき，そこに 2.0×15 mm 冠動脈用バルーンを乗せて進め，ガイド遠位部から半分はバルーンを飛び出させる．バルーンをそれから正常圧で拡張させ，全体を前に進めていく（balloon-assisted tracking）[41]．ガイディングカテーテルが通過すれば解離や小さい穿孔は手技終了までにはたいてい改善している．

　鎖骨下動脈の屈曲では注意深く操作し，硬いシャフトの親水性ワイヤを使えばなんとか通過できる．患者に深呼吸をしてもらうと血管が真っすぐになることもある．屈曲部はワイヤのシャフトの硬い部分で真っすぐにさせて通過できる．冠動脈にカテーテルが挿入されるまではワイヤをカテーテル内に保持する必要がある．カテーテルが安定すればワイヤを抜去してよい．解剖学的に難しい部位を通過させるときには必ず透視下で行わなければいけない．経験に乏しい術者の場合は，左 TRA のほうが左鎖骨下動脈より屈曲も弱く抵抗も少ないため，快適に行える場合がある．

　前腕の内出血や血腫形成は，術中や術後に強い疼痛の訴えや皮下腫脹を認めた場合に疑うべきである．最も恐ろしい合併症の一つであるコンパートメント症候群を防ぐためには，カテーテル室内で気づき，早期発見することが重要で

第7章　橈骨動脈穿刺法　217

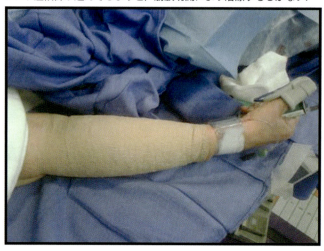

［図7-16］前腕の血腫形成後でのコンパートメント症候群の予防と治療

前腕で血管穿孔が起きて血腫形成が起きた早期に，前腕を弾性包帯とラップで巻いてコンパートメント症候群を予防する．一度コンパートメント症候群が進んでしまうと，筋膜切開により治療するしかない．

ある．コンパートメント症候群が疑われたらすぐに，前腕の周囲組織を圧迫すべきである．凝固パラメータが正常値に復帰するまで（たいてい1〜2時間後），前腕を弾性包帯で巻き，血圧計で収縮期血圧より15 mmHgまで膨らませて圧迫する（図7-16）．パルスオキシメータを同側親指に装着し，手の虚血状況をモニタリングする．大きい穿孔が起きた場合は，血管エコーで仮性動脈瘤がないか確認したほうがよい．極端なケースでは，コンパートメント症候群で前腕の外科的筋膜切開術が必要になった症例もある[42]．

4 カテーテルの選択

橈骨動脈アプローチでトレーニングを行うには，Judkinsカテーテルが最も上達は早い．左冠動脈ではJL4かJL3.5を用い，右冠動脈ではJR4かJR5を推奨している．すべてのカテーテル交換は，屈曲の強い橈骨動脈や鎖骨下動脈の患者では特に，長いガイドワイヤ（260 cm）で行う．経験豊富な術者は，専用の形状をした両用カテーテルで両方の冠動脈を選択的にエンゲージでき，カテーテル交換の手間を省いて手技時間と透視時間を減らせる．両用カテーテルには，マルチパーパス，Kimney，MAC，Tiger，Sarah，Jackyカテーテルなどがある[43]．重症の大動脈弁狭窄症の場合では，大動脈弁にワイヤを通すためには右Amplatz（AR1）カテーテルが大動脈根部で安定したポジションを取ることができる．カテーテル選択にかかわらず，診断または治療としてのTRAの場合には，指での小さな操作を基本として，時計方向や反時計方向にねじる動きを使う．鎖骨下動脈や大動脈で複数の摩擦点があるため，カテーテルをしっかりと保持しなければいけない．

CABG既往のある患者には，LIMAへアクセスしやすいので左TRAが好まれる．IMAまたはVB-1カテーテルが選択される．LIMAへの挿入は鼠径動脈穿刺よりもTRAのほうがずっと早いことに注目すべきである．カテーテルをLIMA入口部の近位部まで通過させて持っていき，そこから回転方向のトルクをかけながらゆっくりと引いてくる．両側内胸動脈を使用している場合は，右TRAから左鎖骨下動脈へ進む（図7-17）．伏在静脈グラフトの場合には，

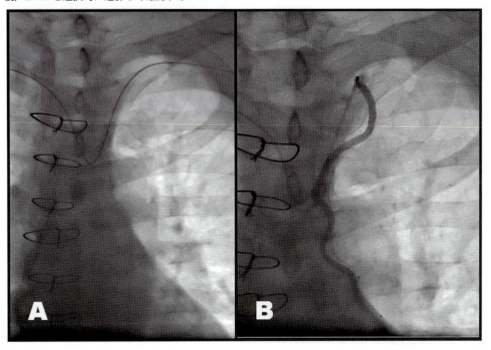

[図7-17] 右橈骨動脈からの左内胸動脈（LIMA）への挿入
（A）通常の親水性ワイヤを介して左鎖骨下動脈へ4F IMAカテーテルを進める．（B）ワイヤを抜去し，カテーテルを注意深く引いて，LIMAに選択的に挿入されるまで注意深くゆっくりと引いてくる．それ後，LIMAを選択的に造影して確認する．

左TRAのほうが右TRAより真っすぐに到達できる．大動脈右壁のグラフトではマルチパーパスやJR4カテーテルが使用される．左Amplatzカテーテルは，大動脈の前壁や左壁にグラフトがつながっているときに適している[44]．

5 橈骨動脈からの冠動脈インターベンション

冠動脈インターベンションでは，3.5 extra backup curve（EBU，XP，Voda）が適切である．上行大動脈でのカテーテル挿入や位置に関する力学的研究では，JudkinsカテーテルよりIkariカテーテルのほうが，より良い安定したサポートを得ることができる[45]．

TRA-PCIに関する議論では，分岐部ステント挿入や大きいサイズのロータブレータ（回転性アテレクトミー）などの複雑な手技を行うときのガイディングサポートの限界に関しての議論が欠けている．バックアップのサポート不足についてはGuideLiner（Vascular Solutions社，Minneapolis, MN）という，6Fガイディングカテーテルから，先端が柔らかい5F 20 cmのカテーテルを深く挿入してカテーテルを延長することで容易に解決できる．このデバイスは手技が複雑になるわけでもなく，複雑なインターベンション手技において，さらに強力なバックアップサポートを与える[46]．大径カテーテルに関していえば，ここ最近ではほとんどの術者は6Fガイディングカテーテルを使って複雑な分岐部病変やロータブレータが必要な石灰化病変（最大バーサイズ≦1.75 mm）の治療を行っているということは知っておく必要がある．しかしながら，少数派ではあるが2つのステントを同時に持ち込む場合や2.0 mm以上のバーサイズのロータブレータを使用する場合は，イントロデューサシースを用いずに7Fガイディングカテーテルを橈骨動脈から直接挿入して使用す

[図7-18] 標準のガイディングカテーテルを用いた橈骨動脈シースレスインターベンション
(From AM et al：Sheathless transradial intervention using standard guide catheters. Catheter Cardiovasc Interv 76：911-916, 2010)

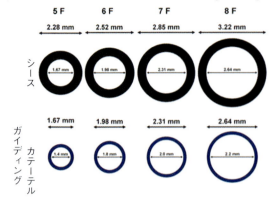
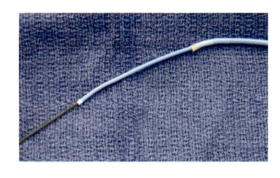

る．7Fガイディングカテーテルの外径が2.31 mmで，従来の6Fシースの外径(2.52 mm)よりも小さいため，それが可能である(図7-18)．シースレス技術は，通常のガイディングカテーテルを用いる場合もあるし，特別に設計されたガイディングカテーテルを用いることもある．そのカテーテルは，親水性コーティングされ，先端まで大きい内腔で作られており，皮膚から損傷や抵抗もなく挿入できるよう，0.035インチガイドワイヤのサイズまで先細りされた設計になっている[47-50]．橈骨動脈に5Fシースを挿入し，0.035インチワイヤを大動脈まで挿入してシースを抜去し，専用のシースレスガイディングカテーテルを直接挿入する．システム全体が大動脈まで到達したら，イントロデューサとワイヤを抜去し，標的血管へ通常のやり方でガイディングカテーテルを挿入する．米国では，シースレスガイディングカテーテルは使うことができないので，Fromらは大きい通常のカテーテルをそのまま使用してTRAに成功している．ガイディングカテーテル先端の縁で橈骨動脈や皮膚の損傷を避け，挿入しやすくするために，長い5Fマルチパーパスカテーテル(125 cm)や7Fガイディングカテーテルに110 cmのダイレータを挿入することで疑似的に先細りの形状を作ることもできる[47,48]．シースレス技術を使うときもそうだが，大きいガイディングカテーテルを直接挿入するときは橈骨動脈閉塞が重大な欠点となる[49]．

6 橈骨動脈の止血：橈骨動脈閉塞の予防

TRAの重要な利点としては，抗凝固や抗血小板薬の効き方にかかわらず，手技の最後にはシースは常に抜去されるということである．橈骨動脈の止血にはさまざまなやり方が提唱されている．血管穿刺部位を1本または2本の指で優しく用手圧迫するのは有効である．他には，巻きガーゼを動脈長軸に合わせて圧迫し，弾性包帯で巻き，止血包帯を手首に巻いて止血圧を維持する．これらの手技の欠点は，止血用の圧力を測定できないので，動脈血流を完全に遮断してしまう点にある．圧迫時間が長ければ，橈骨動脈閉塞の確率は高くなると報告されてきた[51]．対照的に，TR band (Terumo Medical社，Somerset, NJ)のように橈骨動脈への圧を選択できるバルーンを使った止血デバイスは，止血圧を微調整でき，透明なバルーン素材から止血部位を直接見て確認できる．弾性包帯や止血バンドは静脈還流を阻害して，手の静脈うっ血を招いてしまう．数分後には手は腫れ上がり青白くなり，患者や医療スタッフを驚かせる．片側の親指にパルスオキシメータを装着していれば，動脈灌流が適切に行われているか再確認できる．

橈骨動脈閉塞は約5〜10％の割合で起きる．たいていは血管損傷や血管塞栓により起こり，

たいていは無症状で橈骨動脈が触れなくなる．無症状なのは，阻血を防ぐための尺骨動脈や骨間動脈からの側副血行路が存在するからである[52]．しかしながら，TRA後の手の虚血は起きる可能性があり，わずかながら報告もある．たいていのケースでは，橈骨動脈閉塞は順行性血管形成術でうまく治療できる[53, 54]．不幸な症例では，橈骨動脈閉塞が原因で人差し指を切断せざるを得なかった報告もある[55]．橈骨動脈閉塞は手の虚血がないにもかかわらず穿刺部位や前腕の疼痛があることに関連性がある．経験的には低分子ヘパリンが短期間投与されることで，慢性期に再開通すると考えられている[56, 57]．手技中に抗凝固が行われていないこと，大径シース，同じ橈骨動脈から複数回の手技を行うこと，止血での閉塞時間が長いことなどが橈骨動脈閉塞のリスクを増加させる．しかしながら，橈骨動脈閉塞の約25～50％は30日後には自然に再疎通している[7, 34, 51]．

　橈骨動脈閉塞は手技中に十分な抗凝固を行うことで予防できる．通常では未分画ヘパリン50～70 IU/kg（最大5,000 IU）を使用し，2時間以内は最小限の圧で圧迫止血する[51, 58]．動脈を完全に閉塞させず開存させたまま圧迫する技術は，Pancholyが橈骨動脈閉塞を最小限にさせたことから徐々に知られるようになった．この技術では，バルーン付き閉鎖デバイスシースを手首に巻き，パルスオキシメータを同側の親指に付ける．シースを抜去しながら，バルーンを15～18 mLの空気で膨らませて，橈骨動脈を完全に閉塞させる．その後，豆状骨の側面にあるGuyon管にある尺骨動脈を用手的に完全に圧迫しながら，デバイスのバルーンの圧をゆっくり下げていく．オキシメータとプレチスモグラフィ（容積脈波記録法）で脈波が検出されるようになったら，開存させながら止血する手技は成功したということになる．この手技により止血中に橈骨動脈の順行性血流があることを確認できる．2時間後に5 mLの空気を抜去し，それから15分ごとに完全に空気が抜けるまで空気を抜いて，デバイスを抜去する．この技術を使えば，遅発性閉塞の発生率を約5％以

下にまで下げることができる[59]．止血デバイス抜去後や退院前に，すべての患者にAllenテスト変法を行って橈骨動脈の開存の確認をするべきである．早期の橈骨動脈閉塞は，手技同日か退院前には起きる．Bernatらは，バルーン付き止血デバイスで1時間の尺骨動脈閉鎖を行ってみると，血流が再開したときに橈骨動脈への最大血流速度を増加させることができたと述べている．465人のTRAカテーテルを施行した研究では，尺骨動脈閉鎖を併用すると，橈骨動脈閉塞の割合が，2,000 IUの未分画ヘパリン投与群では5.9％から2.9％に減少し，5,000 IUの未分画ヘパリン投与群では4.1％から0.8％に減少したと報告しており，橈骨動脈閉塞の発生率を1％以下まで減らせた[60, 61]（図7-19）．たいていの橈骨動脈閉塞は無症候性だが，動脈アクセスが難しい患者では将来的に橈骨動脈経由の手技を行えなくなるし，遠隔期に手が虚血になる可能性も残すため，このような合併症を防ぐ努力はするべきである．残念ながら，日常臨床では退院前の橈骨動脈開存を確認しているのは半分以下にすぎず，約1/3の術者は自分自身の症例での橈骨動脈閉塞の発生率を知らないという報告がある[38]．表7-1に橈骨動脈閉塞予防の現在の戦略をまとめた．

7 橈骨動脈アクセスと放射線被曝

　橈骨動脈と鼠径動脈穿刺で手技時間がほぼ同じであっても，たいていの無作為化比較試験では，TRAでの診断カテーテルやインターベンションのほうが，透視時間が長く（約1～2分），患者と術者の被曝量が軽度増加すると報告している．しかしながら，ほとんどの研究は，経験ある術者では手技が向上することで透視時間も短くなることを考慮に入れ補正していない[62]．大規模な観察研究において，5,954人の症例を患者の要素（肥満や性別），技術的困難さ（末梢血管障害またはバイパスグラフトの有無），そして術者の経験などで補正して検討したところ，TRAが放射線被曝の独立規定因子

[図 7-19] 時代とともに橈骨動脈閉塞の割合は改善している

UFH：未分画ヘパリン

(Rao SV：Observations from a transradial registry：our remedies oft in ourselves do lie. JACC Cardiovasc Interv 5：44-46, 2012)

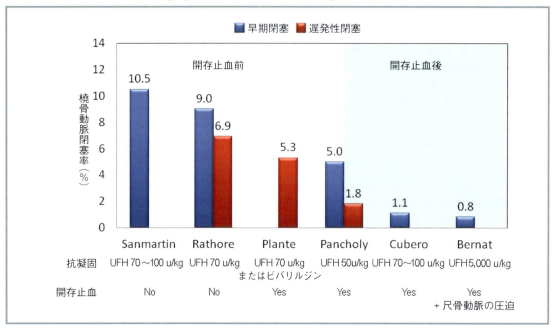

[表 7-1] 橈骨動脈閉塞のリスクを減らすための戦略

明らかにリスクを軽減させる	リスクを軽減させる可能性がある	限定効果
■十分な抗凝固 ■動脈を開存させながら止血 ■細いシース径（5F） ■同じ橈骨動脈を穿刺する回数を制限する	■エノキサパリン（低分子ヘパリン） ■親水性シース ■攣縮予防の薬剤を常に使用する ■動脈圧迫の回数を制限する	■シース長 ■シースレスガイディングカテーテル

であり，鼠径動脈穿刺での透視時間が3.82分であるのに対し，TRAでは5.57分に増加していた．しかしながら，放射線量はどちらのアプローチでも確定的影響の閾値より下回っていた[63]．

左TRAでは，術者が患者の上に覆いかぶさるような位置になることや，左上肢に届く放射線源が患者台の下に位置していることから，術者の被曝が増加するのではないかという問題が指摘されている．しかしながら，右と左のTRAを無作為化割付けしたTALENT試験では，胸骨，体幹，肩への放射線被曝はどのアプローチでも同じだった．注目すべきことに，左TRAに比べて右TRAのほうが術者の手首への放射線被曝時間は増加していた[64]．

まとめると，データからは一貫してTRAのほうが鼠径動脈穿刺に比べて透視時間も放射線量もわずかに増加する傾向にあるが，全被曝量は推奨閾値よりは低い．診断カテーテル時には，上肢血管系を安全に操作する必要があり，冠動脈にカテーテルを挿入するために透視時間が多くなるかもしれない．しかし，一度ガイディングカテーテルが良い位置に挿入されれば，TRAでも鼠径動脈穿刺と同じように手技は進む[65]．移動式の防護板を使ったり，三方活栓とカテーテルの間に長い連結管をつないだり，高齢者には左TRAを選び，経験ある術者

[図 7-20] エコーガイド穿刺と橈骨動脈 - 上腕静脈カテーテル時のセットアップ

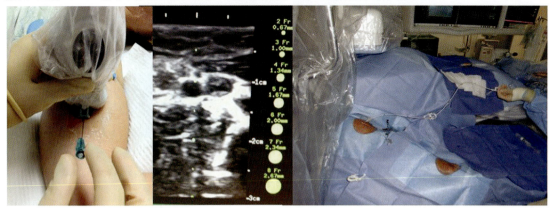

が手技を行うことで，術者の放射線被曝はさらに減らすことができる[28]．

8 右心カテーテルの上腕静脈アクセス

　TRA 時のカテーテルに関する議論の一つに，右心カテーテルを同時に行う必要性に関するものがある．右心カテーテルを行うのに鼠径静脈を使用してきたからこそ，鼠径部の準備が済んでいれば，左心カテーテルも鼠径動脈がやりやすいと感じる．人工弁，凝固亢進，心房細動の患者など血栓塞栓症のリスクが高く，抗凝固療法を行っている患者には，このアプローチ法が安全なこともある．経口薬から非経口の抗凝固薬へ切り替えることは，手間がかかり，リスク，費用，入院期間を延長させることとも関連がある．凝固機能が障害されている肝硬変患者に対して，肝移植を考慮してカテーテル検査が行われるときと同様の問題でもある．

　上肢からの右心カテーテルはシンプルな手技であり，肘前窩に位置する大きな静脈を使えば，容易に TRA での左心カテーテルと同時に施行できる．上肢の静脈系にはさまざまな側副血行路や交通網があり，重要な解剖学的変異があることを覚えておく必要がある．動脈系と比較して，静脈系は拡張や攣縮は問題にならない．

　観察区域では，手技前に看護師が 18 ゲージカテーテルで静脈アクセスを確保できる．カテーテル室内では，0.021 インチワイヤを使い 5 F シースに入れ替える．それから，5 F 120 cm の先端にバルーンが付いた長いカテーテルを，状況に応じて 0.025 インチガイドワイヤを使いながら上大静脈まで進めていく．胸部にカテーテル先端が入ったら，バルーンを膨らませ，血流に乗せながら肺動脈へとカテーテルを進める[19, 66]．通過静脈はたいてい真っすぐなので，血行動態波形を見ながら透視なしでも進めることができる．静脈路の解剖学的変異や屈曲がある場合は，0.014 インチ冠動脈用ガイドワイヤを使ってカテーテルを操作できる．鼠径動静脈もしくは橈骨動脈＋上腕静脈での両心臓カテーテルの比較をした試験では，後者のほうが有意に手技時間と透視時間が減少し，合併症発生率も低かった[67]．INR 値が高い 81 例の肝硬変患者の検討では，平均透視時間は 8.3 分，造影剤使用量は 90 mL であった[68]．

　手技前に末梢静脈へのアクセスが確保できなかった場合には，エコーガイド下に 2 インチの長い 18 ゲージステンレス針で上腕静脈への穿刺を試してみるとよい（図 7-20）．止血帯は上肢に巻き，エコーで静脈が見えるように調節する．たいていは 2 つの上腕静脈が上腕動脈近位部に接して同定される．動脈が正円形で拍動しているのと対照的に，静脈は楕円形で容易に圧排できる．

9 橈骨動脈アクセスと結果

過去20年以上にわたり，冠動脈疾患の治療は進歩し，薬物治療と並んでPCIは不可欠な要素となった．適切に行われれば，特に急性冠症候群（ACS）などのハイリスク患者においては，PCIは罹患率と死亡率を有意に低下させる．技術の進歩と抗血栓療法が進歩したおかげで，リスクにかかわらずPCIは広い範囲の患者に対して高い手技成功率を示し，虚血合併症も最小限にとどまっている[69]．過去10年では，PCI後の出血が短期・長期で望ましくない結果となっている．その結果，関心は虚血合併症の予防から出血予防へと移った[70]．カテーテル後の出血では穿刺部位が重要である[71,72]．比較的中規模の多くの臨床試験では，鼠径動脈穿刺に比べてTRAでは出血リスクや血管合併症が低下したと一貫して報告されている．12の無作為化比較試験（$n=3,224$）を合わせた初期の総合的な報告によると，TRAのほうが有意に血管合併症を低下させたが［オッズ比（OR）0.20，95%信頼区間（95% CI）0.09-0.42］，有意に手技不成功が多かった（OR 3.30，95% CI 1.63-6.71）[10]．しかしながら，血管穿刺デバイスやカテーテル技術が進歩したため，現在の試験では不成功率は格段に減少している．カナダのPCIレジストリ大規模観察研究では，TRAのほうが輸血を40%低下させ，30日死亡率（OR 0.71，95% CI 0.61-0.82）や1年死亡率（OR 0.83，95% CI 0.71-0.98）も低下したと報告されている[6]．ごく最近の報告では，国際多施設研究であるRIVAL（RadIal Versus femorAL access for coronary angiography and intervention）試験があり，これはACSに対する橈骨動脈でのPCI（$n=3,507$）と鼠径動脈でのPCI（$n=3,514$）に無作為化割付けした試験である．30日後の主要転帰（死亡，心筋梗塞，脳卒中，CABG以外の出血）に関しては，TRA群でも鼠径動脈穿刺群でも有意差がなかった（3.7%対4.0%，$P=0.50$）．注目すべきこととして，全手技を症例数が多い施設で経験豊富な術者が行っており，両腕での主要出血合併症は0.5%と極めて低率である．また，同様の観察研究での報告と比べても出血合併症はさらに低率であった．主要血管合併症は，TRA群は鼠径動脈穿刺群に比べて有意に低率であった（1.4%対3.7%，$P<0.0001$）．サブグループ解析では，面白いことにTRAが最も盛んな施設（PCI＞146例／年／術者）で治療した患者とST上昇型心筋梗塞（STEMI）の患者の間に統計学的な相互作用が示され，これらのサブグループ群ではTRA群が良い結果を示していた[73]．

STEMIのプライマリPCIにおいて，RIVAL試験で示されたように中規模の臨床試験では，TRAはほぼ同程度の死亡率改善を得ている[74,75]．これらの結果は，RIFLE STEACS（Radial Versus Femoral Randomized Investigation in ST-Elevation Acute Coronary Syndrome）試験でも確かめられた．RIFLE STEACS試験は，4施設でプライマリPCIやレスキューPCIを受けた総数1,001人のSTEMI患者を，TRA群か鼠径動脈穿刺群に無作為化割付けした試験である．対象患者は広く，約10%は肺水腫または心原性ショック，8%は大動脈内バルーンパンピング（IABP）が必要な患者であった．TRAのほうが，入院時からバルーンでの再灌流までの時間は7分長くかかったが，統計学的な有意差はなかった（60分対53分，$P=0.175$）．5Fカテーテルの使用率はTRAのほうが有意に多かった（18.2%対9.2%，$P<0.001$）．穿刺不成功率はTRA群では6%，鼠径動脈穿刺群では1%だった．最終TIMIグレード2，3の達成はいずれの穿刺部位でも95%以上で認められた．主要評価項目としての合併症［死亡，心筋梗塞，脳卒中，標的病変部血行再建（TLR），CABG以外の出血］は，TRA群では13.6%，鼠径動脈穿刺群では21%で有意差を認めた（$P=0.003$）．複合エンドポイントの違いは，RIFLE STEACS試験のようにTRAで穿刺部出血を減少させたことが影響を与えているが，他の研究と異なり，虚血と出血のエンドポイントは同等に低下していた．主要心脳血管有害事象（MACCE）は，TRA群では7.2%，鼠径動脈穿刺群では11.4%

だった（$P=0.03$）．CABG以外の出血は7.8%と12.2%（$P=0.03$）であった．心臓死亡率は5.2%対9.2%（$P=0.02$）でありTRA群が良い傾向にあった．その結果は，穿刺部位関連の出血が著明に減少していることに起因していた[76]．注目すべきことに，この試験では出血イベントの約50%が穿刺部関連のものではなく，ACS患者の他の研究で述べられているのと同様に，強力な抗血小板薬が長時間にわたって効いていることと関連があった[72,77]．

まとめると，TRAは鼠径動脈穿刺より優れているとは言わないまでも，PCIの結果に同程度の効果を認めた．優れた効果を認めたのは，STEMIのような重症の患者や，経験豊富な術者で治療を受けた場合だった．これらの結果を生かすならば，もっと多くのSTEMI患者にTRAを選択してよい．TRAに時間がかかり，冠動脈への挿入に手間取るのではないかという問題は，主要な出血，血管合併症，全合併症が減少することにより相殺されている．しかしながら，急性期治療のプライマリPCIにおけるTRAでは，TRAに慣れた術者が行うべきであり，左室補助デバイスの使用に備えて鼠径動脈の穿刺部も準備する必要がある．

10 経済的側面：PCIでの同日退院

重大な出血イベントでは追加費用が4,000～6,000ドルかかり，1単位の輸血は約2,000ドルであり，血管合併症には6,400ドルかかり，入院も3日以上追加になると見積もられる[78-80]．穿刺部関連出血や血管損傷を減らせば，TRAは医療コストを節約できる．穿刺部位で比較した専門家によるコスト評価では，TRAは病院のコストを顕著に減少させた．診断カテーテルを含む初期の無作為化試験では，TRAは1例につき約290ドルの節約になり，看護費用も減らし，薬剤コストも減らすことにつながっていた[4]．ACSにPCIを行った142例における小規模な無作為化試験では，TRAで術後滞在時間が約1.5日減少し，全入院料金が23,389ドルから20,476ドルにまで減少したと報告している[81]．最近の14の試験を含むメタ解析では，TRAの費用対効果を病院の視点から解析している．主な疑問は，手技的合併症を減らすことや止血時間を短縮することでのコスト節約が，手技時間が長くなることやTRAで穿刺部位を変更する割合が多くなりコストが高くなることと相殺するかどうかということであった．結果としては，TRAは1人の患者につき275ドルのコスト削減につながり，それは主に合併症を減らしたことに起因するものであった．この解析によると，TRAの費用対効果からすると鼠径動脈穿刺によるリスクを60%削減しなければいけないと報告されている[82]．

直接的なコスト削減に加えて，TRAはカテーテル室内のスタッフの仕事の負荷を減らし効率を上げるため，それ以外の場所にも波及してコスト削減効果がある．TRAで穿刺部関連の合併症が減少し，シースをすぐに抜去し，早く患者が動けるようになるため，スタッフの仕事も減らせる[83]．

TRAでは患者の復帰が早いので，待機的PCI後には安全に同日退院できる．PCI手技はより安全になっており，合併症の危険性は手技後4～6時間経過すると極端に低下する[84]．鼠径動脈穿刺での待機的PCI後の同日退院に関してはオランダの研究でよく検討されている．それは800人の患者を1泊して退院する群とPCI後4時間経過観察してから同日退院する群に無作為化割付けした研究である．追加の経過観察が必要かどうかは，血管造影での合併症，臨床的に不安定であること，止血トラブルなどを含んだ厳密な基準がプロトコール内に決められていた．同日退院に割付けられた患者のなかで，18%が経過観察の延長を求められた．さらに重要なことは，同日退院群では退院後24時間以内にイベントを起こした症例がなかったことである．1人の患者だけが鼠径動脈穿刺部関連の合併症（仮性動脈瘤）で再入院となった．同日退院は著明なコスト削減につながる[85]．カナダの研究で，TRAでのPCIにおいて，1,005例の患者を同日退院群と1泊して退院する群とに無作為に割付けた研究がある．すべての患者

はPCI後にいずれかの群に割付けられ，アブシキシマブ［訳者注：糖蛋白Ⅱb/Ⅲa受容体（フィブリノゲン受容体）の拮抗薬として働くモノクローナル抗体．わが国未承認］をボーラス投与か補液で投与された．同日退院群は4〜6時間経過観察して退院させた．すべての出血イベントはいずれの群とも関連がなく，5例（＜0.5％）に起きていた．同日退院群の88％は予定通り退院できたが，1泊群に比べて30日以内の再入院率が高かった（5％対3％）[86]．この研究の極めて詳細な経済学的解析では，術後の病院側のケアは1泊群（1,618ドル）に比べて，同日退院群（459ドル）が著明なコスト削減につながっていた．フォローアップの費用，医療サービス，内服薬に関しては違いを認めなかった．全コストでいえば，1人の患者につき1,141ドルのコストの違いとなり，それはPCI後の1泊の費用により生まれていた．このことは1,000人の外来患者につき100万ドル以上の削減につながる[87]．安定した10万人以上のメディケア受益者の解析では，米国での待機的PCIの同日退院率は1.25％であり，極めて低い実施状況であった．注目すべきことは，同日退院となった多くの例で，TRA-PCIか血管閉鎖デバイスを使用していたということである（3.14％

対1.56％，$P<0.001$）．

まとめると，TRAでのカテーテル法の施行は，それぞれの施設においても，ヘルスケアシステム全体にとっても，大変なコスト節約になるということである．

11 結語

TRAは世界中で心臓カテーテル検査やPCIにおける標準的なアプローチ法になった．米国でも徐々にではあるが増加している．TRAを行うには50〜100例の症例が習熟に必要であり，放射線被曝時間や穿刺部位の変更回数とも関連がある．しかしながら，施設内のプログラムでTRAを一度マスターしてしまえば，穿刺部関連の出血や血管損傷は少なく，患者の快適度も上がり，保険制度の観点からもコスト削減になる．

スタッフ教育や施設の指針を発展させ，最善の臨床を行うことがTRA教育プログラムを成功させるために極めて重要である．指導要綱やさまざまな練習の機会は，専門学会を介して熟練の術者から得ることができる[88]．

（稲葉俊郎）

文献

1. Campeau L. Percutaneous radial artery approach for coronary angiography. *Cathet Cardiovasc Diagn* 1989;16:3–7.
2. Kiemeneij F, Laarman GJ. Percutaneous transradial artery approach for coronary stent implantation. *Cathet Cardiovasc Diagn* 1993; 30:173–178.
3. Louvard Y, Kumar S, Lefevre T. Percentage of transradial approach for interventional cardiology in the world and learning the technique. *Ann Cardiol Angeiol* (Paris) 2009;58:327–32.
4. Cooper CJ, El-Shiekh RA, Cohen DJ, et al. Effect of transradial access on quality of life and cost of cardiac catheterization: a randomized comparison. *Am Heart J* 1999;138:430–436.
5. Jolly SS, Amlani S, Hamon M, Yusuf S, Mehta SR. Radial versus femoral access for coronary angiography or intervention and the impact on major bleeding and ischemic events: A systematic review and meta-analysis of randomized trials. *Am Heart J* 2009;157:132–140.
6. Chase AJ, Fretz EB, Warburton WP, et al. Association of the arterial access site at angioplasty with transfusion and mortality: the m.O.R.T.A.L study (mortality benefit of reduced transfusion after percutaneous coronary intervention via the arm or leg). *Heart* (Br Cardiac Soc) 2008;94:1019–1025.
7. Spaulding C, Lefevre T, Funck F, et al. Left radial approach for coronary angiography: Results of a prospective study. *Cathet Cardiovasc Diagn* 1996;39:365–370.
8. Brasselet C, Blanpain T, Tassan-Mangina S, et al. Comparison of operator radiation exposure with optimized radiation protection devices during coronary angiograms and ad hoc percutaneous coronary interventions by radial and femoral routes. *Eur Heart J* 2008;29:63–70.
9. Ball WT, Sharieff W, Jolly SS, et al. Characterization of operator learning curve for transradial coronary interventions. *Circ Cardiovasc Interv* 2011;4:336–341.
10. Agostoni P, Biondi-Zoccai GG, de Benedictis ML, et al. Radial versus femoral approach for percutaneous coronary diagnostic and interventional procedures; systematic overview and meta-analysis of randomized trials. *J Am Coll Cardiol* 2004;44:349–356.
11. Dehghani P, Mohammad A, Bajaj R, et al. Mechanism and predictors of failed transradial approach for percutaneous coronary interventions. *JACC Cardiovasc Interv* 2009;2:1057–1064.
12. Rao SV, Ou FS, Wang TY, et al. Trends in the prevalence and outcomes of radial and femoral approaches to percutaneous coronary intervention: a report from the national cardiovascular data registry. *JACC Cardiovasc Interv* 2008;1:379–386.
13. Mehran R, Pocock SJ, Stone GW, et al. Associations of major bleeding and myocardial infarction with the incidence and timing of mortality in patients presenting with non-ST-elevation acute coronary syndromes: a risk model from the ACUITY trial. *Eur Heart J*. 2009;30(12):1457–66.
14. Feldman DN, Swaminathan RV, Kaltenbach LA et al. Adoption of radial access and comparison of outcomes to femoral access in percutaneous coronary intervention: an updated report from the national cardiovascular data registry (2007–2012). *Circulation* 2013;127:2295–306.
15. Levine GN, Bates ER, Blankenship JC, et al. ACCF, AHA, SCAI 2011 ACCF/AHA/SCAI guideline for percutaneous coronary intervention: Executive summary: a report of the American College of Cardiology Foundation/American Heart Association Task Force on

Practice Guidelines and the society for cardiovascular angiography and interventions. *Catheter Cardiovasc Interv* 2012;79:453–495.

16. Steg PG, James SK, Atar D, et al. Esc guidelines for the management of acute myocardial infarction in patients presenting with st-segment elevation: the task force on the management of ST-segment elevation. *Eur Heart J*. 2012;33(20):2569–619.
17. Saito S, Ikei H, Hosokawa G, Tanaka S. Influence of the ratio between radial artery inner diameter and sheath outer diameter on radial artery flow after transradial coronary intervention. *Catheter Cardiovasc Interv* 1999;46:173–178.
18. Drake RL, Vogl W, Mitchell AWM, Gray H, Gray S. *Gray's Anatomy for Students*. Philadelphia, PA: Churchill Livingstone/Elsevier; 2010.
19. Gilchrist IC, Kharabsheh S, Nickolaus MJ, Reddy R. Radial approach to right heart catheterization: Early experience with a promising technique. *Catheter Cardiovasc Interv* 2002;55:20–22.
20. Cohen MG, Alfonso C. Starting a transradial vascular access program in the cardiac catheterization laboratory. *J Invasive Cardiol* 2009;21:11A–17A.
21. Aptecar E, Pernes JM, Chabane-Chaouch M, et al. Transulnar versus transradial artery approach for coronary angioplasty: the pcvi-cuba study. *Catheter Cardiovasc Interv* 2006;67:711–720.
22. Valsecchi O, Vassileva A, Musumeci G, et al. Failure of transradial approach during coronary interventions: anatomic considerations. *Catheter Cardiovasc Interv* 2006;67:870–878.
23. Lo TS, Nolan J, Fountzopoulos E, et al. Radial artery anomaly and its influence on transradial coronary procedural outcome. *Heart (Br Cardiac Soc)* 2009;95:410–415.
24. Wallach SG. Cannulation injury of the radial artery: diagnosis and treatment algorithm. *Am J Crit Care* 2004;13:315–319.
25. Barbeau GR, Arsenault F, Dugas L, Simard S, Lariviere MM. Evaluation of the ulnopalmar arterial arches with pulse oximetry and plethysmography: comparison with the Allen's test in 1010 patients. *Am Heart J* 2004;147:489–493.
26. Biondi-Zoccai G, Moretti C, Zuffi A, Agostoni P, Romagnoli E, Sangiorgi G. Transradial access without preliminary allen test–letter of comment on rhyne et al. *Catheter Cardiovasc Interv* 2011;78:662–664.
27. Norgaz T, Gorgulu S, Dagdelen S. Arterial anatomic variations and its influence on transradial coronary procedural outcome. *J Interv Cardiol* 2012;25(4):418–24.
28. Sciahbasi A, Romagnoli E, Burzotta F, et al. Transradial approach (left vs right) and procedural times during percutaneous coronary procedures: Talent study. *Am Heart J* 2011;161:172–179.
29. Sciahbasi A, Romagnoli E, Trani C, et al. Evaluation of the "learning curve" for left and right radial approach during percutaneous coronary procedures. *Am J Cardiol* 2011;108:185–188.
30. Rathore S, Stables RH, Pauriah M, et al. Impact of length and hydrophilic coating of the introducer sheath on radial artery spasm during transradial coronary intervention: a randomized study. *JACC Cardiovasc Interv* 2010;3:475–483.
31. Kiemeneij F, Fraser D, Slagboom T, Laarman G, van der Wieken R. Hydrophilic coating aids radial sheath withdrawal and reduces patient discomfort following transradial coronary intervention: a randomized double-blind comparison of coated and uncoated sheaths. *Catheter Cardiovasc Interv* 2003;59:161–164.
32. Kozak M, Adams DR, Ioffreda MD, et al. Sterile inflammation associated with transradial catheterization and hydrophilic sheaths. *Catheter Cardiovasc Interv* 2003;59:207–213.
33. Swaminathan RV, Wong SC. Radial access site inflammatory reaction to a recently available hydrophilic coated sheath. *Catheter Cardiovasc Interv* 2011;77:1050–1053.
34. Dahm JB, Vogelgesang D, Hummel A, Staudt A, Volzke H, Felix SB. A randomized trial of 5 vs. 6 french transradial percutaneous coronary interventions. *Catheter Cardiovasc Interv* 2002;57:172–176.
35. Pancholy SB, Coppola J, Patel T. Subcutaneous administration of nitroglycerin to facilitate radial artery cannulation. *Catheter Cardiovasc Interv* 2006;68:389–391.
36. He GW, Yang CQ. Radial artery has higher receptor-mediated contractility but similar endothelial function compared with mammary artery. *Ann Thorac Surg* 1997;63:1346–1352.
37. Kiemeneij F. Prevention and management of radial artery spasm. *J Invasive Cardiol* 2006;18:159–160.
38. Bertrand OF, Rao SV, Pancholy S, et al. Transradial approach for coronary angiography and interventions: results of the first international transradial practice survey. *JACC: Cardiovasc Interv* 2010;3:1022–1031.
39. Ruiz-Salmeron RJ, Mora R, Masotti M, Betriu A. Assessment of the efficacy of phentolamine to prevent radial artery spasm during cardiac catheterization procedures: A randomized study comparing phentolamine vs. verapamil. *Catheter Cardiovasc Interv* 2005;66:192–198.
40. Dieter RS, Akef A, Wolff M. Eversion endarterectomy complicating radial artery access for left heart catheterization. *Catheter Cardiovasc Interv* 2003;58:478–480.
41. Patel T, Shah S, Pancholy S. Balloon-assisted tracking of a guide catheter through difficult radial anatomy: a technical report. *Catheter Cardiovasc Interv* 2013; 81(5):E215–8.
42. Tizon-Marcos H, Barbeau GR. Incidence of compartment syndrome of the arm in a large series of transradial approach for coronary procedures. *J Interv Cardiol* 2008;21:380–384.
43. Kim SM, Kim DK, Kim DI, Kim DS, Joo SJ, Lee JW. Novel diagnostic catheter specifically designed for both coronary arteries via the right transradial approach. A prospective, randomized trial of tiger ii vs. Judkins catheters. *Int J Cardiovasc Imaging* 2006; 22:295–303.
44. Burzotta F, Trani C, Hamon M, Amoroso G, Kiemeneij F. Transradial approach for coronary angiography and interventions in patients with coronary bypass grafts: tips and tricks. *Catheter Cardiovasc Interv* 2008;72:263–272.
45. Ikari Y, Nagaoka M, Kim JY, Morino Y, Tanabe T. The physics of guiding catheters for the left coronary artery in transfemoral and transradial interventions. *J Invasive Cardiol* 2005;17:636–641.
46. Mamas MA, Fath-Ordoubadi F, Fraser DG. Distal stent delivery with guideliner catheter: First in man experience. *Catheter Cardiovasc Interv* 2010;76:102–111.
47. From AM, Gulati R, Prasad A, Rihal CS. Sheathless transradial intervention using standard guide catheters. *Catheter Cardiovasc Interv* 2010;76:911–916.
48. From AM, Bell MR, Rihal CS, Gulati R. Minimally invasive transradial intervention using sheathless standard guiding catheters. *Catheter Cardiovasc Interv* 2011;78:866–871.
49. Mamas MA, Fath-Ordoubadi F, Fraser DG. Atraumatic complex transradial intervention using large bore sheathless guide catheter. *Catheter Cardiovasc Interv* 2008;72:357–364.
50. Sciahbasi A, Mancone M, Cortese B, et al. Transradial percutaneous coronary interventions using sheathless guiding catheters: a multicenter registry. *J Interv Cardiol* 2011;24:407–412.
51. Pancholy SB, Patel TM. Effect of duration of hemostatic compression on radial artery occlusion after transradial access. *Catheter Cardiovasc Interv* 2012;79:78–81.
52. Rao SV. Observations from a transradial registry: our remedies oft in ourselves do lie. *JACC: Cardiovasc Interv* 2012;5:44–46.
53. Ruzsa Z, Pinter L, Kolvenbach R. Anterograde recanalisation of the radial artery followed by transradial angioplasty. *Cardiovasc Revasc Med* 2010;11:266 e1–4.
54. Rhyne D, Mann T. Hand ischemia resulting from a transradial intervention: Successful management with radial artery angioplasty. *Catheter Cardiovasc Interv* 2010;76:383–386.
55. de Bucourt M, Teichgraber U. Digital ischemia and consecutive amputation after emergency transradial cardiac catheter examination. *Cardiovasc Intervent Radiol* 2012;35(5):1242–4.
56. Zankl AR, Andrassy M, Volz C, et al. Radial artery thrombosis following transradial coronary angiography: incidence and rationale for treatment of symptomatic patients with low-molecular-weight heparins. *Clin Res Cardiol* 2010;99:841–7.
57. Uhlemann M, Mobius-Winkler S, Mende M, et al. The Leipzig prospective vascular ultrasound registry in radial artery catheterization: impact of sheath size on vascular complications. *JACC Cardiovasc Interv* 2012;5:36–43.
58. Schiano P, Barbou F, Chenilleau MC, Louembe J, Monsegu J. Adjusted weight anticoagulation for radial approach in elective coronarography: the AWARE coronarography study. *EuroIntervention* 2010;6:247–250.
59. Pancholy S, Coppola J, Patel T, Roke-Thomas M. Prevention of radial artery occlusion-patent hemostasis evaluation trial (PROPHET study): a randomized comparison of traditional versus patency documented hemostasis after transradial catheterization. *Catheter Cardiovasc Interv* 2008;72:335–340.
60. Bernat I, Bertrand OF, Rokyta R, et al. Efficacy and safety of transient ulnar artery compression to recanalize acute radial artery occlusion after transradial catheterization. *Am J Cardiol* 2011;107:1698–1701.
61. Cubero JM, Lombardo J, Pedrosa C, et al. Radial compression guided by mean artery pressure versus standard compression with

a pneumatic device (RACOMAP). *Catheter Cardiovasc Interv* 2009; 73:467–72.
62. Rao SV, Bernat I, Bertrand OF. Clinical update: Remaining challenges and opportunities for improvement in percutaneous transradial coronary procedures. *Eur Heart J* 2012;33(20):2521–6.
63. Mercuri M, Mehta S, Xie C, Valettas N, Velianou JL, Natarajan MK. Radial artery access as a predictor of increased radiation exposure during a diagnostic cardiac catheterization procedure. *JACC Cardiovasc Interv* 2011;4:347–352.
64. Sciahbasi A, Romagnoli E, Trani C, et al. Operator radiation exposure during percutaneous coronary procedures through the left or right radial approach: the TALENT dosimetric substudy. *Circ Cardiovasc Interv* 2011;4:226–231.
65. Schaufele TG, Grunebaum JP, Lippe B, Breidenbach T, Von Hodenberg E. *Radial Access Versus Conventional Femoral Puncture: Outcome and Resource Effectiveness in Daily Routine. The Raptor Trial.* Presented at the Scientific Sessions of the American Heart Association 2009, Orlando, FL. http://directnews.americanheart.org/extras/sessions2009/slides/41_pslides.pdf (accessed 09 Aug 2010).
66. Lo TS, Buch AN, Hall IR, Hildick-Smith DJ, Nolan J. Percutaneous left and right heart catheterization in fully anticoagulated patients utilizing the radial artery and forearm vein: a two-center experience. *J Interv Cardiol* 2006;19:258–263.
67. Gilchrist IC, Moyer CD, Gascho JA. Transradial right and left heart catheterizations: A comparison to traditional femoral approach. *Catheter Cardiovasc Interv* 2006;67:585–588.
68. Jacobs E, Singh V, Warsch J, et al. Safety of transradial left-heart cardiac catheterization in patients with end-stage liver disease. *J Am Coll Cardiol* 2011;57:129 (supplement A).
69. Singh M, Rihal CS, Gersh BJ, et al. Twenty-five-year trends in in-hospital and long-term outcome after percutaneous coronary intervention: a single-institution experience. *Circulation* 2007;115:2835–2841.
70. Doyle BJ, Rihal CS, Gastineau DA, Holmes DR Jr. Bleeding, blood transfusion, and increased mortality after percutaneous coronary intervention: implications for contemporary practice. *J Am Coll Cardiol* 2009;53:2019–2027.
71. Kinnaird TD, Stabile E, Mintz GS, et al. Incidence, predictors, and prognostic implications of bleeding and blood transfusion following percutaneous coronary interventions. *Am J Cardiol* 2003;92:930–935.
72. Rao SV, Cohen MG, Kandzari DE, Bertrand OF, Gilchrist IC. The transradial approach to percutaneous coronary intervention: historical perspective, current concepts, and future directions. *J Am Coll Cardiol* 2010;55:2187–2195.
73. Jolly SS, Yusuf S, Cairns J, et al. Radial versus femoral access for coronary angiography and intervention in patients with acute coronary syndromes (RIVAL): a randomised, parallel group, multicentre trial. *Lancet* 2011;377:1409–1420.
74. Mamas MA, Ratib K, Routledge H, et al. Influence of access site selection on pci-related adverse events in patients with STEMI: meta-analysis of randomised controlled trials. *Heart (Br Cardiac Soc)* 2012;98:303–311.
75. Joyal D, Bertrand OF, Rinfret S, Shimony A, Eisenberg MJ. Meta-analysis of ten trials on the effectiveness of the radial versus the femoral approach in primary percutaneous coronary intervention. *Am J Cardiol* 2012;109:813–818.
76. Romagnoli E, Biondi-Zoccai G, Sciahbasi A, et al. Radial versus femoral randomized investigation in ST-segment elevation acute coronary syndrome: the RIFLE-STEACS (radial versus femoral randomized investigation in ST-elevation acute coronary syndrome) study. *J Am Coll Cardiol* 2012;60:2481–2489.
77. Verheugt FW, Steinhubl SR, Hamon M, et al. Incidence, prognostic impact, and influence of antithrombotic therapy on access and non-access site bleeding in percutaneous coronary intervention. *JACC Cardiovasc Interv* 2011;4:191–197.
78. Kugelmass AD, Cohen DJ, Brown PP, Simon AW, Becker ER, Culler SD. Hospital resources consumed in treating complications associated with percutaneous coronary interventions. *Am J Cardiol* 2006;97:322–327.
79. Rao SV. Implications of bleeding and blood transfusion in percutaneous coronary intervention. *Rev Cardiovasc Med* 2007;8(suppl 3):S18–S26.
80. Cohen DJ, Lincoff AM, Lavelle TA, et al. Economic evaluation of bivalirudin with provisional glycoprotein iib/iiia inhibition versus heparin with routine glycoprotein iib/iiia inhibition for percutaneous coronary intervention: results from the replace-2 trial. *J Am Coll Cardiol* 2004;44:1792–1800.
81. Mann T, Cubeddu G, Bowen J, et al. Stenting in acute coronary syndromes: A comparison of radial versus femoral access sites. *J Am Coll Cardiol* 1998;32:572–576.
82. Mitchell MD, Hong JA, Lee BY, Umscheid CA, Bartsch SM, Don CW. Systematic review and cost-benefit analysis of radial artery access for coronary angiography and intervention. *Circ Cardiovasc Quality Outcomes* 2012;5:454–462.
83. Amoroso G, Sarti M, Bellucci R, et al. Clinical and procedural predictors of nurse workload during and after invasive coronary procedures: the potential benefit of a systematic radial access. *Eur J Cardiovasc Nurs* 2005;4:234–241.
84. Thel MC, Califf RM, Tardiff BE, et al. Timing of and risk factors for myocardial ischemic events after percutaneous coronary intervention (IMPACT-II). Integrilin to minimize platelet aggregation and coronary thrombosis. *Am J Cardiol* 2000;85:427–434.
85. Heyde GS, Koch KT, de Winter RJ, et al. Randomized trial comparing same-day discharge with overnight hospital stay after percutaneous coronary intervention: results of the elective PCI in outpatient study (epos). *Circulation* 2007;115:2299–2306.
86. Bertrand OF, De Larochelliere R, Rodes-Cabau J, et al. A randomized study comparing same-day home discharge and abciximab bolus only to overnight hospitalization and abciximab bolus and infusion after transradial coronary stent implantation. *Circulation* 2006;114:2636–2643.
87. Rinfret S, Kennedy WA, Lachaine J, et al. Economic impact of same-day home discharge after uncomplicated transradial percutaneous coronary intervention and bolus-only abciximab regimen. *JACC Cardiovasc Interv* 2010;3:1011–1019.
88. Caputo RP, Tremmel JA, Rao S, et al. Transradial arterial access for coronary and peripheral procedures: executive summary by the transradial committee of the SCAI. *Catheter Cardiovasc Interv* 2011;78:823–839.

【第8章】Section II Basic Techniques

血管切開法：上腕，大腿，腋窩，大動脈，経心尖部

Cutdown Approach: Brachial, Femoral, Axillary, Aortic, and Transapical

Ronald P. Caputo, G. Randall Green, William Grossman[a]

以前は心臓カテーテル検査や血管造影で上腕切開法（あるいは Sones 法）がよく行われていた．しかし，過去40年間で急速に行われなくなり，第6章で示した経皮的大腿動静脈穿刺法や，より近年では第7章で示した橈骨動脈穿刺法が主流となっている．現在，心臓カテーテル検査で上腕切開法が用いられることは極めて少なく（1%以下），上腕動脈および静脈切開法や血管修復に必要な技術は，心臓カテーテル検査領域では急速に失われつつある．上腕切開法はある種の疾患の患者では有用な方法であり，本法を習得しようとする術者のガイドとして，また本法を以前に習得しているが特殊な患者に対して本法を用いる必要が生じた術者の再学習用として，本章では上腕切開法を解説する．しかし，血管外科医やこの手技に精通した循環器科医のバックアップなしに不慣れな術者が上腕切開法を行うべきではない．

1 適応

上腕切開法は次の患者に対して行われる；①重症な末梢血管病変を有し，上肢の血管から検査するほうがよい患者，②出血の危険性が高い患者（抗凝固療法を受けている患者や，直近に血栓溶解療法を受けた患者）で，緊急に心臓カ

テーテル検査を行う必要のある患者，③早期に離床して歩く必要のある患者（外来患者の検査や，強い腰痛患者など）．このような状況でも多くの場合，橈骨動脈穿刺法（第7章を参照）でカテーテル検査を行うことが可能であるが，上腕切開法は次の利点がある；①開存した橈骨動脈がない患者や橈骨動脈穿刺法が禁忌となるような患者においても上肢の動脈からカテーテルを挿入できる，②弁膜症，うっ血性心不全，心臓内の短絡が疑われる，もしくはあるとわかっている患者で同時に右心カテーテル検査をするのに静脈確保がしやすい，③7Fもしくそれ以上のカテーテルを使用することができる，⑤太い静脈を介して（上大静脈，下大静脈，右室，肺動脈から）血管内異物を摘出することができる．

上腕動脈切開法は比較的禁忌が少ない．上腕動脈の拍動が触れない，動静脈瘻がある，周辺軟部組織の感染がある，同側の腋窩動脈や鎖骨下動脈に高度の病変がある，肘を伸ばすことができない，手を回外できない，などの場合が禁忌となる．

2 検査前の評価

術前に患者を正確に評価しておくことは，上腕切開法によるカテーテル検査がうまくいくた

---

[a]：Alessandro Giambartolomei と Paolo Esente は前版における本章の執筆者であり，彼らによる文章の一部が今回の版でも引き続き生かされている．

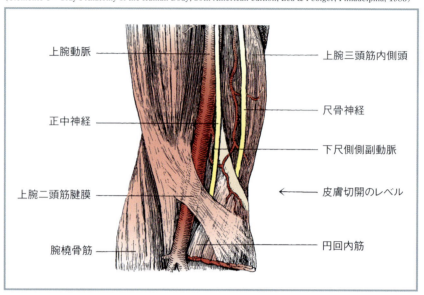

[図8-1] 肘前窩の解剖
上腕動脈の走行を示す．上腕動脈は肘前窩の皮膚皺襞あるいはそのわずか上方で，上腕二頭筋腱膜の内側に認められる．通常は上腕動脈の内側を走行する正中神経を傷つけないように注意しなければならない．
(Clemente C：Gray's Anatomy of the Human Body, 30th American edition, Lea & Febiger, Philadelphia, 1985)

めに重要である．肘窩の皺襞，上腕二頭筋腱，上腕骨の内側上顆と外側上顆の視認と同定は数秒で済むが必ず行うべきである．患者の前腕を伸ばして回外し，検査が適切に行えるか考えて視認するべきである．通常，動脈切開する位置は肘窩の皺襞の2～3 cm近位部で，上腕骨顆のわずかに上方で上腕二頭筋腱の内側寄りである．この位置より下での切開では，動脈が上腕二頭筋腱の下を走行して分かれるので勧められない．この位置より上でも可能ではあるが，動脈が内側寄りに走行するので行いにくい．

　両側の上腕動脈を注意深く触知する．一方の動脈の拍動が弱い場合は近位の血管の閉塞性病変が考えられる．上腕動脈，腋窩動脈，鎖骨下動脈領域の血管雑音を聴診する．弱い拍動と血管雑音があれば，術者は近位部の血管閉塞病変があると考え，対側の上腕，あるいは大腿動脈から検査を行うか，柔らかく操作性の良いガイドワイヤを使用する．以前に上腕切開法で検査をしていたら，（前回切開した動脈に癒着している可能性のある組織を癒着剝離しなくて済むように）傷痕から1～2 cm離れたところで拍動を確認し，通常は前回より近位で切開する．

3 切開，血管剝離，カテーテル挿入

　上腕切開法では右肘前窩に置いた1つの皮膚切開から，上腕動脈と静脈を露出することができ，この動静脈を介して右心と左心の両方のカテーテル検査が行われる．腕を乗せる台の上で腕を十分に伸ばして手を回外した後，上腕動脈（図8-1）の拍動を触知して位置を確認し，周囲軟部組織に1～2％リドカインで局所麻酔を行う．まず25ゲージあるいは27ゲージの短い針を用いて皮内に膨隆疹を作り，次に22ゲージの長い針（1.5インチ）で皮下，深部筋膜および骨膜周囲組織まで麻酔薬を注入する．十分な量のリドカイン（始めに5～15 mL）を使用し，カテーテル検査が終わるまでに追加で4回，リドカイン4 mLを切開部から局所注入することが多い．麻酔がきちんと行われていれ

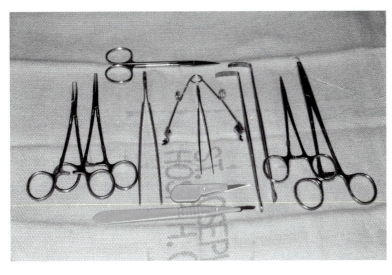

[図8-2] 上腕切開法に用いられる器具

5インチHalsteadモスキート曲鉗子（2つ），5インチHalsteadモスキート直鉗子（1つ），6インチ無鉤鑷子（1つ），眼科用直無鉤鑷子（1つ），短い柄付きメス（11番刃；1つ），長い柄付きメス（15番刃；1つ），Grieshaber開創器（1つ），Davis両端筋鉤（2つ），4インチ眼科用直剪刀（1本），5インチHalsey持針器（1つ）．メス以外の器具はすべてPilling Instruments社（Washington, PA）製．

[図8-3] 上腕の静脈の解剖

肘前窩では上腕静脈と尺側皮静脈は橈側皮静脈の内側にある．上腕静脈と尺側皮静脈は直接腋窩静脈と鎖骨下静脈系につながるが，一方で橈側皮静脈系は鎖骨下静脈に直角に入っていくことが多い．したがって，カテーテルを橈側皮静脈系から右房に進めることは極めて難しい．肘正中静脈からは真っすぐにつながる．

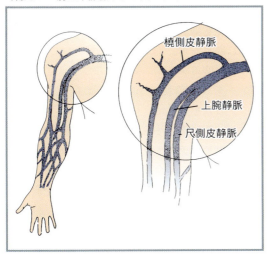

ば，検査中カテーテル挿入部位は実際に痛みがないはずである．

検査を始める前に，次の必要な道具を用意しておく；15番の柄付きメス1本，動脈切開の際に使いやすいように改良された11番の柄のない（あるいは柄の短い）メス1本，曲がりの止血鉗子を2本ないし3本，直の止血鉗子2本，開創器1つ，筋鉤2つ，小さな剪刀1つ，持針器1つ，無鉤鑷子1つ，小さな鑷子1つ，臍帯結紮用テープもしくは血管テープ2本，3/8インチ針付きの6-0 Prolene縫合糸，針付きの3-0吸収糸，絹糸あるいはクロム糸，静脈を持ち上げる器具．これらの道具があればほとんどの場合は十分である（図8-2）．

15番の外科用メスを用いて，屈側の皺襞の近位部（つまり約2cm上方）に横方向の切開を入れる．左右の心臓カテーテル検査が予定されている場合には，切開を大きく，拍動を触知した上腕動脈の上まで入れる．もし，右心カテーテル検査のみを施行する場合には，切開は小さく，あらかじめ同定しておいた肘正中静脈の上に入れる．肘前窩外側に太い静脈があっても通常橈側皮静脈系につながるので，この静脈からカテーテルを右房まで進めるのは困難である．一方，肘正中静脈は直接腋窩静脈に続く尺側皮静脈系や上腕静脈系につながるので，ここから上大静脈や右房にカテーテルを進めるのが最も容易である（図8-3）．

術者は，曲がりの止血鉗子で皮下脂肪を鈍的に剥離するが，この際，自分は外側へ創部を牽引し，助手には内側へ創部を牽引させる．筋鉤で切開部の創縁を左右に牽引し，開創器を上下方向にかけることで，十分な視野が確保でき

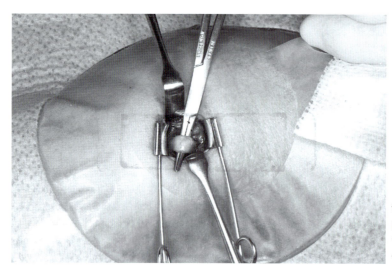

[図 8-4] 上腕動脈の剥離
切開創は上下方向には開創器をかけて，左右方向には用手的に筋鉤で牽引し，曲鉗子を動脈の下を通す．

る．特に脂肪組織が多いときにはこうするとよい．動脈の上にある筋膜が露出できたら，再度動脈の拍動を確認し，筋膜を動脈の上あるいは外側から純的に剥離する．こうすることにより，正中神経を傷つけることが少なくなる．動脈が部分的に見えてきたら，続けて血管を静脈や周囲の組織から剥離する．

この時点で，動脈はその拍動と銀白色の色調で容易に同定できる．一方，静脈は拍動がなく，暗い色をしており，通常は動脈より径が小さい．正中神経は黄色調で表面が少しうねっていて，触れないようにすべきである．時に副上腕動脈のある患者がいるが，細くて通常はカテーテル挿入には不適当である．副上腕動脈はより浅いところを走行しており，静脈に囲まれていないことが多い．さらに深いところを触れてみると，本来の上腕動脈のあることがわかる．組織を Kelly 曲鉗子で鈍的に剥離して，適切な静脈を隣接する神経や筋膜から剥離して表面に出し，近位部と遠位部に 3-0 絹糸あるいは 4-0 絹糸をかける．上腕動脈も同様に，Kelly 曲鉗子を用いて周囲の神経，静脈，筋膜から剥離して表面に出し，近位部と遠位部に水で濡らした臍帯用テープかシリコン製で弾性のある外科用テープ（Retract-o-tape，Quest Medical 社，Med-Pro Division，Dallas，TX；図 8-4）をかける．

上腕動脈と尺側皮静脈あるいは上腕静脈を剥離後，適切な右心カテーテルを選択してフラッシュする．11 番のメスを用いて静脈を 1〜2 mm 長軸方向に切開し，曲鉗子か小さなプラスチックのイントロデューサを用いてカテーテルを静脈に挿入する．あるいは静脈を直鉗子の上に引き上げておくと血液の漏れも少なく，カテーテルを挿入しやすい．カテーテルを挿入して少し進めたら，血液を少し引いてヘパリン加溶液で再度カテーテルをフラッシュする．次にカテーテルを直接，あるいは柔らかいプラスチックの管を介して，圧トランスデューサの付いた連結器に接続する（第 10 章を参照）．

右心カテーテル（後述を参照）を挿入した後，上腕動脈表面の結合組織をきれいに除去し，止血鉗子を下に挿入するか臍帯用テープを親指と人差し指で牽引することで上腕動脈を長軸方向に引き伸ばす（図 8-5）．この操作は大変重要で，動脈の位置を定め安定させ，（適切な力で牽引することにより）出血をコントロールする．11 番の外科用メスを用いて動脈の前面に小さな（2 mm）横切開を入れる術者がほとんどだが，11 番の外科用メスの刃を動脈の後壁をできるだけ損傷しないように上（つまり天井）に向け，動脈に対して 30° の角度をつけて，長軸方向に切開を入れる術者もいる．長軸方向に切開を入れた場合，血管を修復する際には狭

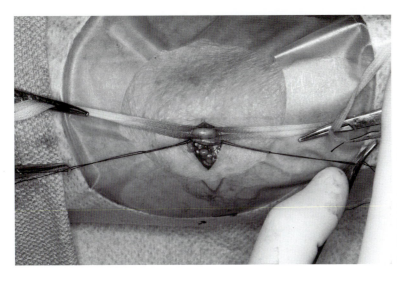

[図8-5] 上腕動静脈の剝離と確保

上腕動脈は水で濡らした臍帯用テープで近位と遠位を確保し，テープには曲鉗子を付けておく．剝離した静脈は動脈と同様に4-0の縫合糸で確保する．

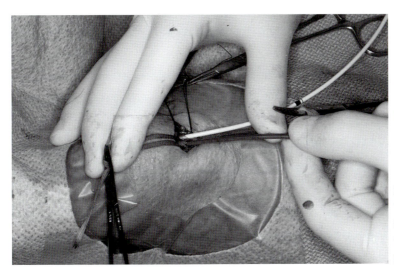

[図8-6] 8 F Sones Iカテーテル（Cordis社，Miami, FL）の上腕動脈への挿入

臍帯用テープを親指と人差し指で丁寧に上下方向に牽引し，出血を制御する．静脈に7FのバルーンつきSwan-Ganzカテーテルがすでに挿入されている．

窄を作らないように一層注意しなければならない．

適切な左心カテーテル（後述を参照）をフラッシュする．Sonesやマルチパーパスカテーテルなど，先端が細くなっているカテーテルはシースなしで挿入できるが（図8-6），複数のカテーテルを交換する場合や，経皮的冠動脈インターベンション（PCI）に用いるガイディングカテーテルのように先端が細くなっていないカテーテルを用いるときにはシースがあるほうが望ましい．比較的硬い動脈用シースを挿入する際には動脈解離の危険性を最小限にするため

に，ワイヤを介して挿入し，挿入後に注意深く血液吸引してフラッシュすべきである．

多くのカテーテル室では手に血栓塞栓症が起きるのを予防するためにヘパリン原液（50単位/kg）を投与する．ヘパリン投与は上腕動脈の遠位側，大動脈，静脈内に投与ができる．

4 カテーテルの選択

Ⓐ 右心カテーテル

右房，右室，肺動脈および肺動脈楔入部など

の圧を測定するためだけに右心カテーテル検査が行われる場合は，先端孔があるカテーテルであれば十分である．Dacron 製の右心カテーテル（例として Goodale-Lubin や Cournand；図 8-7）は以前よく使用されていたが，最近ではバルーン付き順行性カテーテルが主流である．右心カテーテルを挿入する際に一過性に右脚ブロックが起こることがある．これが左脚ブロックのある患者に起こると，両脚あるいは完全房室ブロックが起き，緊急の心室ペーシングが必要になることがある．右心系の造影には，先端孔がなく複数の側孔があるカテーテルでもよい（第 17 章を参照）．

B 左心カテーテル

上腕動脈切開法では，先端孔のあるカテーテルも，先端孔がなく複数の側孔のあるカテーテル（左室圧測定と血管造影に用いられる）も用いられる．以前からよく用いられた Sones B とマルチパーパスカテーテルは冠動脈造影や左室造影に使用できるが，造影剤を 8 mL/sec 以上の速度で注入するとカテーテルが跳ねるし，また造影剤の心筋内注入を避けるために左室内でのカテーテルの位置に注意しなければならない．したがって，左室造影にはピッグテールカテーテルを用いるのが望ましい．さらに，造影剤の流量が 10 mL/sec を超える場合には必ず（6 F または 7 F の）ピッグテールカテーテルを使用すべきである．

冠動脈造影は Sones カテーテルで通常は行うことができる．もしくは，Castillo や Amplatz 1，2 および 3 型の弯曲のカテーテル（Cordis 社，Miami，FL）が利用可能で，これらは冠動脈バイパスの造影，大動脈基部が拡張している患者での冠動脈造影や，より大きなトルクを必要とする患者で大変有用である（後述を参照）．Sones A の弯曲は左冠動脈が高いところから起始している患者で有用である．マルチパーパスタイプⅠ（MP1），およびタイプⅡカテーテル（MP2）は，Sones カテーテルと同じように用いる．右上腕動脈からのカテーテル検査では，右内胸動脈の造影では大腿動脈用の内胸動脈造

[図 8-7] 右心および左心カテーテル法に便利なカテーテル

（左）Goodale-Lubin カテーテルは先端孔と 2 つの側孔があり，右心カテーテル用としては最も優れている．肺動脈楔入圧も測定できる．（右）ポリウレタン製の Sones カテーテル．先端が 5 F と細くなっている．先端孔と 4 つの側孔がある．冠動脈造影と左室造影（低注入速度用）に便利である．

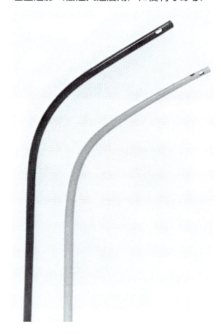

影カテーテルで十分であるのに対し，左内胸動脈の造影では上腕動脈用の内胸動脈造影カテーテルか，段階的にカテーテルを替えるアプローチ（①左鎖骨下動脈に Castillo もしくは Amplatz カテーテルでアクセスし，②カテーテル交換用のワイヤを腋窩動脈まで進め，③大腿動脈用の内胸動脈造影カテーテルに交換）が必要である（後述を参照）．

5 右心カテーテル法

右心カテーテルも左心カテーテルも，血管内にカテーテルを挿入したらできるだけ速やかにカテーテルを進めていく必要がある．それはカテーテルを体温の血液中に入れておくと，カテーテルが柔らかくなって操作性が悪くなるか

らである．右心カテーテルはX線透視下で上大静脈に進める．バルーン付きのカテーテルは通常そのまま順調に進む．しかし，上腕動脈でなく橈側皮静脈に挿入した場合は，鎖骨下静脈に合流するレベルで角度があるため，カテーテルを進めるのに抵抗がある場合がある．もし，鎖骨下静脈や上大静脈にカテーテルを進められないときには，次のようにするとよい；患者に深呼吸をさせる，右腕と肩を頭部のほうへ挙上する（患者に肩をすくめるように言う），患者の頭をできるかぎり左に向ける，患者の枕を外す．ガイドワイヤを用いると，カテーテルを鎖骨下静脈から上大静脈に進めることができる場合がある．また，動脈や静脈の攣縮が起きてカテーテルを動かせなくなることがある．攣縮が起きた場合にはカテーテルを10～20 cm引き抜いて，橈骨動脈からのカテーテル検査で使用されるのと同じ組成でニトログリセリンとベラパミル，または他のカルシウム拮抗薬を静注すると攣縮が治まる．パパベリン（30～60 mg）の静注も効果的である（ただし，血管痛が強いので動脈内に注入してはいけない）．攣縮があるのにカテーテルを進めようと操作すると，痛みや迷走神経反射，低血圧が生じることがあり，小さな問題だったことが動脈解離などの大事に至ることもある．

　カテーテルの先端が上大静脈に達したら，術者は採血して酸素飽和度を測定する．もし，上大静脈で採取された血液の酸素飽和度が肺動脈からのものよりも大幅に低ければ，各部位の血液の酸素飽和度を測定するべきである（第12章を参照）．バルーンの付いていないカテーテルを右房から右室や肺動脈へ進めるには，まずJループ法を行うべきである．カテーテルを進めていくと，カテーテルの先端が右房の外側壁に当たり，透視下でJ字のように見える（図8-8）．次にカテーテルを反時計回りに回すと，J字の先端が右房の前壁に沿って進み（こうすると，冠静脈洞に入らないようにできる．冠静脈洞は三尖弁の後方に入口がある），三尖弁を通過して右室に入る．カテーテルは通常J字型のカーブを維持しているため，カテーテルの先端は右室流出路に向いており，容易に肺動脈に進めることができる．カテーテルが通過するとき，あるいは肺動脈から引き戻すときに右室圧を記録する．抵抗があるときは決してカテーテルを無理に進めてはいけない．右室流出路の穿孔が起きることがあるからである．

　次にカテーテルを楔入部の位置へ進める．患者に深呼吸させて，しばらくカテーテルを保持しているとカテーテルの先端がそれ以上進まないところまで進み，心拍動に合わせた動きがなくなって，楔入部に至る．ここで患者に咳をしてもらうと，カテーテルが真の楔入部の位置に進むことが多い．圧波形を調べ，そしてそれが本当の楔入圧の形をしていれば圧を記録する．本当に楔入部にあるかどうか疑問のあるときには，カテーテルから血液を吸引する．カテーテルからゆっくり吸引した血液が十分に酸素で飽和されているとき（95%以上）のみ，圧が楔入圧であることがわかる[1]．低酸素血症の患者の場合，特に肺動脈血の酸素飽和度がかなり低いとき（たとえば70%以下）には，90%以上の酸素飽和度であったら楔入圧と考えることができる．僧帽弁狭窄症がなければ，楔入圧は典型的な圧波形で単純に確認でき，さらに同時測定した左室拡張期圧と同等になっている．楔入圧を測定（確認）したら，右心カテーテルを肺動脈まで引き戻す．肺動脈楔入圧を肺静脈圧や左房圧と同等と考えることに関してはこれまでかなりの論議がなされているが[2-10]，総じてほとんどの研究では左房圧と肺動脈楔入圧はよく一致していると報告されている[2-7,10]．

　肺動脈楔入圧をSwan-Ganzカテーテルを用いて測定する場合には，肺毛細管床の鮮血を採血するために，バルーンと肺毛細管床の間にある5～15 mLほどの血液を吸引して破棄する必要があることが多い．

6 左心カテーテル法

　右心カテーテルを肺動脈あるいは楔入部まで進めた後で，適切な左心カテーテルを前述のように上腕動脈より挿入する．このカテーテルを

[図 8-8] 右心カテーテルの進め方

右房から肺動脈にカテーテルを進めるには，まずJループ法を行ってみるべきである．（左上）カテーテルが進むと，先端が右房の外側の壁に当たり，カテーテルがJ字型になる．（右上）反時計回りに回すと，カテーテルは右房の前壁に沿って回り（こうすれば冠静脈洞にカテーテルが入ることを予防できる），三尖弁を通過して右室内に入る．（左下）カテーテルの先端は右室流出路に向き，容易に肺動脈に進められる．（右下）患者が深呼吸するとカテーテルは楔入部の位置まで進む（本文を参照）．

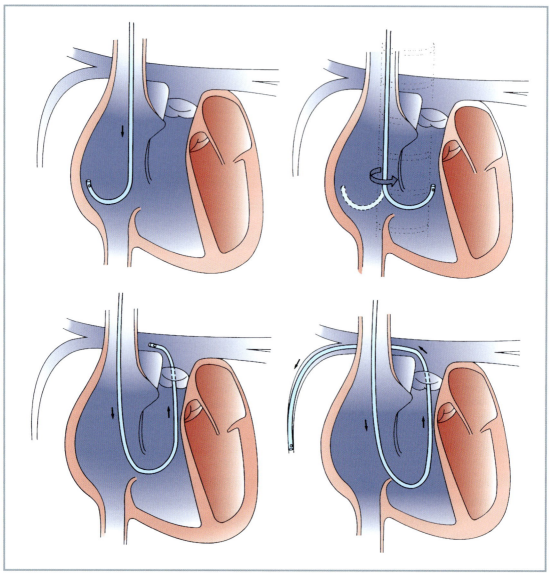

上行大動脈に進め，カテーテルの先端を大動脈弁の直上まで進める．Sonesカテーテルやマルチパーパスカテーテルはガイドワイヤを使用しなくても丁寧に行えば進めることはできるが，先端がJ字型のガイドワイヤを用いてカテーテルを進めるほうが安全で，好まれて行われる方法である．深吸気で呼吸を止め，顎を挙げ，顔を左に向け，肩をすぼめるとカテーテルを進めやすいが，カテーテルが大動脈基部まで進んでも，動脈の蛇行が強いとカテーテル操作が困難になることがある．

カテーテルが上行大動脈に到達したら，大動

[図8-9] Sonesカテーテルを用いた逆行性左室カテーテル法

（左上）カテーテルを進めると先端が大動脈弁に触れる．（右上）さらに進めると上行大動脈でループができる．（左下）ループが跳ねて左室内に入る．（右下）カテーテルを少し引いてループを解き，左室造影に適した位置にカテーテルを動かす．

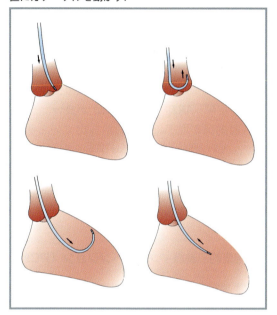

[図8-10] Shireyカテーテルを用いた逆行性左房カテーテル法

（左上）まずループを作りカテーテルを左室に挿入する．（右上）そうするとカテーテルの先端は左室心尖部方向ではなく，大動脈弁や僧帽弁の方向を向いている．（下）ループのままでカテーテルを引き抜いてくると，カテーテルの先端が左房に入る．

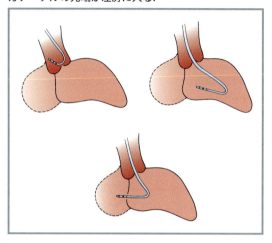

脈圧を測定し記録する．次に大動脈弁を通過させて，カテーテルを左室に入れる．カテーテルをゆっくりと360°回転させながら大動脈弁の周りで前後に動かすと，カテーテルの先端が大動脈弁全体の表面に沿って動き，カテーテルが左室に入る．前述したように，Cordis社製のポリウレタンでできたSonesカテーテルは先端が柔らかく，直接（先端から）カテーテルを左室に進めることができる．また，図8-9に示すように，まずループ状の先端部分が左室に落ち込むようにカテーテルを左室に入れることもある．重症大動脈弁狭窄症では通常Sonesカテーテルは先端から入るが，0.035インチのストレートのガイドワイヤを用いると入りやすい（第6章を参照）．

カテーテルが左室内に入ったら，肺動脈楔入圧と左室の同時圧測定を含む，基本となる血行動態の測定を十分に行う．もし右心カテーテル検査を施行していなければ，Earl Shireyによって考案された特殊な左心カテーテルを逆行性に左室から左房に進める．このカテーテルを使用するときにはまずループ状にした先端を左室に入れ，そうすると先端が左室心尖部ではなく大動脈弁や僧帽弁の方向を向く（図8-10）．先端がループ状のままでカテーテル引き抜くと，ループの折り返した部分により先端が左房内に入る．

血行動態と心拍出量の測定（第11章を参照）終了後，今日のほとんどの心臓カテーテル検査では左室造影と冠動脈造影が続けて行われる．上腕動脈切開法や大腿動脈穿刺法で行われるこれらの技術の詳細は第15章と第17章で説明されているが，上腕動脈切開法で用いられるいくつかの特殊な技術を次に述べる．

7 特殊な技術

A 冠動脈バイパスグラフト

大動脈と冠動脈をバイパスする静脈グラフト

は通常の冠動脈に比較して起始部が高い．したがって曲がりの長いSonesカテーテルやマルチパーパスカテーテル（たとえばSones AやMP2）が使用される．しかし，右冠動脈への静脈グラフトにはCastilloやAmplatz 1型，左冠動脈への静脈グラフトにはAmplatz 2型，大動脈基部が拡張している症例ではAmplatz 3型の曲がりなど，あらかじめ型がついているカテーテルがよく用いられる．

Ⓑ 内胸動脈

内胸動脈は鎖骨下動脈の下壁で椎骨動脈起始部の対側から出ている．内胸動脈は同側の上腕動脈から，大腿動脈用のカテーテルを用いてアプローチするのが最善であるが，次の2つの方法のうちの1つを用いて右上腕動脈から左内胸動脈にアプローチすることも通常は可能である．Amplatzカテーテル（通常はAL0.75，AL1またはAL2）を左鎖骨下動脈起始部より遠位の下行大動脈まで進める．カテーテルは元の自然な形になっており，優しく回転させながらゆっくりとカテーテルを引いてくると左鎖骨下動脈にカテーテルの先端が入る．このカテーテルに交換用の長さのワイヤを入れて腋窩動脈まで進め，Amplatzカテーテルを大腿動脈用カテーテルに交換する．2つ目の方法は，あらかじめ上腕動脈から内胸動脈を造影するように型がついているカテーテルを用いる方法で，カテーテルを大動脈基部に進めると大動脈弁上でカテーテルが曲がり，先端が鎖骨下動脈のほうに進むようになる．これは0.35インチまたは0.38インチのワイヤを補助に用いて行う．先端が鎖骨下動脈に入ったらカテーテルをさらに進めて回転させると内胸動脈に入る．

Ⓒ 冠動脈起始異常

Sonesカテーテルやマルチパーパスカテーテルによっては簡単に造影できない冠動脈起始異常では，CastilloまたはAmplatzの始めからカーブのついたカテーテルが適している．特殊な状況で勧められるカテーテルは以下の通りである．

①起始部が低い右冠動脈や水平心：AR2，Castillo/AL1
②起始部が前方にある右冠動脈：Castillo/AL1または2
③起始部が高い左冠動脈：Castillo/AL3，Sones A，MP1
④右冠動脈から出ている左回旋枝：AR2，MP1または2が先端が下向きになっていて適している．左回旋枝を通り越すような左回旋枝と右冠動脈の起始部が極めて近いかすぐ先にある場合でSonesカテーテルが通り過ぎてしまうなら，AR2，Castillo/AL1が良い．
⑤右冠動脈が左Valsalva洞から出ている場合や，左冠動脈が右Valsalva洞から出ている場合：Castillo/AL2または3を用いて先端を大動脈壁に沿って滑らせ，冠動脈入口部を探す．KimnyやJL3.5カテーテルも有用である．

Ⓓ 経皮的冠動脈インターベンション（PCI）

PCIを行うときには必ず上腕動脈にシースを入れる．ガイディングカテーテルは先端が細くなっていないし，挿入の際に動脈壁を傷つけるためである．シースは糸で皮膚に固定するか，中央部分に臍帯結紮用テープを巻いておく．こうすればカテーテルを操作するときにシースが安定する．ガイディングカテーテルは硬く辺縁が鋭いので，必ずガイドワイヤを用いて挿入する．経皮経管冠動脈形成術（PTCA）やステント留置（第28，31章を参照）には6Fか7Fのカテーテルが使用される．ロータブレータ，キッシングバルーン，大径のステント，追加の補助が必要になったときは，上腕動脈の大きさによっては8Fのカテーテルを用いるとよい．

次のガイディングカテーテルの形状は上腕動脈用である．

[1] 右冠動脈

上腕動脈から挿入されたガイディングカテーテルの2番目の曲がりは大動脈の左の壁に接していなければならない．こうすることにより大腿動脈から行うよりもより強いサポートが得られる．そのため，右冠動脈の蛇行や石灰化が強

いなどの理由がある場合には右上腕動脈アプローチを用いるようにする．ホッケースティックのデザインは有用である．しかし，大動脈が細い場合には AR2 が必要になる．カテーテルを深く入れるときには AL0.75, 1, 2 の曲がりが有用である．

[2] 左冠動脈

Amplatz 0.75～3 までのカテーテルは入口部が高い位置にある左冠動脈のインターベンションや上方に向いている左前下行枝のインターベンションなどに有用である．ほかにも JCL, Q, Voda, XB, EBU (3.5, 3.75, 4.0), Kimny (6 F) などが使用される．左上腕動脈からアプローチするときには大腿動脈用の標準的なガイディングカテーテルが利用可能である．

[3] バイパスグラフト

左冠動脈への静脈グラフトには AL1, 2, 3 とホッケースティックの形状のものが有効である．右冠動脈への静脈グラフトには AL1 マルチパーパスと先端の短い形状の JR4.0 がうまく使われることが多い．

8 血管の修復と術後処置

診断的検査終了後，左心カテーテルを抜去して，上腕動脈切開部を修復する．修復には多くの方法（巾着縫合，結節縫合，連続縫合）がある．まず血管修復の前に，近位部のループを短時間緩めて順行性に勢いよく血液を出し，もしカテーテル周囲に血栓ができていたら押し出す．再びループを締めて近位部からの出血を制御し，次に遠位側のテープを緩めて逆行性に（側副血行路を介して）出血させて血管が閉塞していないことを確認する．もし勢いよく血液の逆流があれば，それ以上の処置は要らず，血管縫合にかかる．血液の逆流がなければ，手で橈骨動脈や上腕動脈の遠位側をしごいたり，遠位から近位に向けてマッサージしたりして，血栓を押し出す．それでも血液が逆流してこない場合には，Sones カテーテルかマルチパーパスカテーテルを血管切開部より遠位側に注意して挿入し，抵抗があるまで進め，注射器でカテーテルを吸引しながら，ゆっくりとカテーテルを引いてくる．もしこれでも血液の逆流がなければ，Fogarty カテーテルで血栓除去術を行う．Grossman は Fogarty 動脈血栓除去カテーテル（3 F, 40 cm, Shiley Laboratories 社，Irvine, CA）をいつもきまって好んで用いていた[11]．

血管を修復するために一般的で非常に上手なやり方は，臍帯結紮用テープを引くか，または大きな鑷子を血管の下に直角に入れて血管を安定させることである．支持縫合を長軸方向の切開部上位端から約 1 mm 近位に置き，連続的に 0.5 mm 間隔で縫合する（図 8-11）．切開部の下端から 1～2 mm 遠位に置いたもう一つの支持縫合糸と連続縫合糸を結ぶ（図 8-12）．縫合部の少量の出血は手で軽く押さえるだけで止まることが多いが，小さな Gelfoam 片を一時的に置くこともある．助手が橈骨動脈の拍動を確認したら，皮下組織と皮膚を吸収糸で埋没縫合する．0.25 インチの Steri-Strip を 2, 3 枚傷口に対して直角に貼っておく．抗菌薬軟膏を塗った小さな Telfa で創部を直接被覆し，その上から 4×4 のガーゼを置き，さらに 3 インチ幅の Ace バンドでしっかりと覆っておく．

Grossman は 10～15 mL のヘパリン加生理食塩水（30 mL の生理食塩水に 3,000 IU のヘパリンを入れたもの）を Sones カテーテルを通して近位部と遠位部の血管内に注入し，ブルドッグ型の血管鉗子（DeBakey ブルドッグ末梢血管鉗子，45～60°角度つき，V. Mueller 社，Chicago, IL）を血管の切開部よりできるだけ近位部および遠位部にかけて血管をロックしていた（図 8-13）．動脈切開部の両端に支持縫合を置き，6-0 Tevdek (Deknatel 社，Queens Village, NY) のような細い非浸潤性の糸で連続縫合にて閉じる．切開部の一方の端の支持糸が連続縫合の始点となり，もう一端の支持糸と結紮して縫合を終える．連続縫合の利点は鉗子を外した後に，動脈が伸展すると縫合が締まることである．

動脈を縫合したのち，まず遠位部のブルドッグ型血管鉗子を外して，前腕部を手首から肘に向かって優しくマッサージし，近位部のブルドッグ型血管鉗子を外す前に血管腔内の空気を

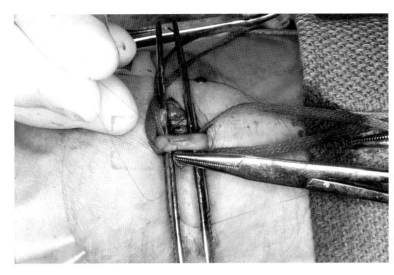

[図 8-11] 上腕動脈切開部の縫合修復
上腕動脈の下に血管と直交する方向に大きな鑷子を入れて動脈を安定させる．長軸方向の動脈切開の近位部に1針かけておき，動脈切開の遠位部を越えるまで二重に連続縫合して動脈切開部を閉鎖する．

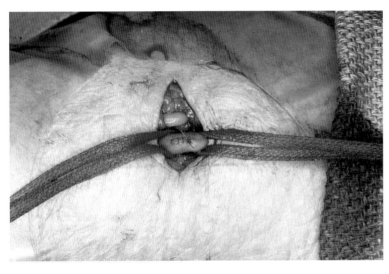

[図 8-12] 上腕動脈切開部の縫合修復後

絞り出す．次に近位部の血管鉗子を外すが，多少の血液の漏出は，橈骨動脈の拍動が触れることを確認しながら，直接指で押さえて止血する．指で圧迫止血して数分以内に出血が止まらない場合には，1，2針の縫合の追加が必要である．この操作の間，橈骨動脈の拍動が触れず，動脈切開する前と同じように触れなければ，動脈を再切開してFogartyカテーテルを近位部と遠位部にもう一度通す．これでうまくいかない場合には，問題をすぐに同定して解決できる経験豊かな血管外科医に直ちに相談すべきである．動脈切開部がうまく修復されたら，右心カテーテルに使用された静脈は結紮するか，修復する（通常は巾着縫合で十分である）．創部は多量の生理食塩水で洗浄し，次に10％のポビドンヨード液（Pharmadine, Sherwood Pharmaceutical社，Mahwah, NJ）で消毒する．皮膚は後で抜糸の必要がないように吸収糸（4-0 Dexon Plus, Davis & Geck社，Manati, Puerto Rico；角針付き）で埋没縫合する．抗菌薬軟膏を縫合部に塗り包帯をしっかり巻く（固く巻きすぎて橈骨動脈の拍動が減少しないようにする）．

検査終了後24時間は，検査で使用した腕で

[図 8-13] Grossman が好んで行った血管の剝離と修復法
（A）上腕動静脈を剝離する．両方とも近位側と遠位側にテープをかける．動脈は水に濡らした臍帯用テープかシリコン製の弾性のあるテープを用い，静脈は 3-0 絹糸を用いる．静脈の下に直鑷子を挿入して持ち上げると操作しやすい．（B）静脈に小さな剪刀で切開を入れ，プラスチック製のカテーテルイントロデューサを用いてカテーテルを挿入する．（C）右心カテーテルを挿入する．（D）11 番の外科用メスを用いて上腕動脈に切開を入れる．この際，メスの刃を上に向ける．動脈に対しては横の部分より，刃全体を水平方向に対し 10～20°の角度で切開を入れると，動脈の後壁を傷つけない．（E）左心カテーテルを挿入する．（F）動脈の修復のためにヘパリン加生理食塩水を血管内に注入して，ブルドッグ鉗子を切開部よりできるだけ遠位部と近位部に置く（本文参照）．（G）連続縫合で動脈切開部を縫合する．支持糸を動脈切開部の両端に置く（本文参照）．

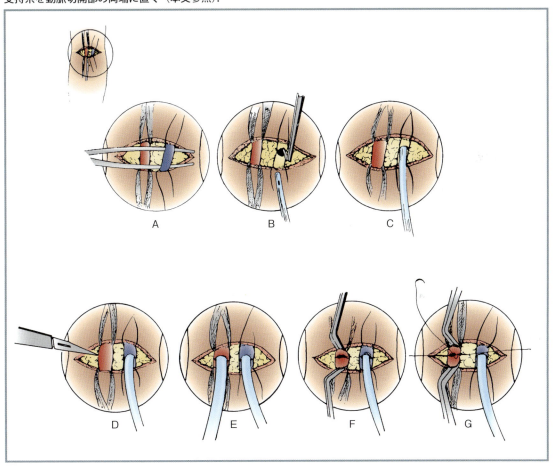

血圧を測定するべきではない．Ace バンドを取らないで，遠位部の拍動，感覚，運動機能，および局所の出血を評価するべきである．Ace バンドは検査終了後 2 時間で一度取り，創部を確認して，再度しっかりと，しかしゆったりと 48 時間巻いておく．切開部分は最低 3 日間乾燥した状態に置き，Steri-Strip は 1 週間後に取り除く．

9 トラブルの解決

Ⓐ 橈骨動脈の拍動がない

上腕動脈切開法による検査の後で，橈骨動脈の拍動がなくなるか弱くなる原因でよくあるのは，切開部の血栓症，橈骨動脈への塞栓症，切開部での動脈解離，不適切な縫合，血管攣縮で

ある．カテーテルを操作中に血管攣縮が問題とならなければ，血管修復後に攣縮が起きることはめったになく，したがって，血管攣縮が橈骨動脈の拍動低下の原因と考えるべきではない．橈骨動脈の拍動がまったく触れない場合には，動脈を再度露出して，臍帯結紮用テープか曲鉗子で固定する．切開部の縫合糸を注意して取り除き，順行性および逆行性の出血を再確認する．遠位および近位側の出血が普通にあれば，始めの血管縫合そのものに問題（たとえば，縫合する際に血管後壁も縫ってしまう，縫合部の狭窄をつくるなど）があったと考えられる．その場合は動脈切開部をそのような問題が生じないように注意深く再縫合する．

両方からの出血が減少していれば，前述のごとく，血栓を押し出せるようにもっと動脈をマッサージしたりしごいたりする．小さな鑷子を挿入して，解離のフラップがないか，動脈切開部の近位と遠位を確認する．もし解離があれば，鑷子や先端が柔らかいカテーテル（Sones）を真腔に少しだけ挿入して，ステントのように動脈壁のすべての層を押し付ける．カテーテルを入れたまま，2，3ヵ所結節縫合を置いて動脈壁の解離した層をすべて合わせ，それから動脈切開部を修復する．解離が明らかでない場合は，3番のFogartyカテーテルを使用する前に，前述のようにカテーテルによる吸引を行う．血栓除去後に切開部を縫合するが，内膜のはがれ（フラップ）を押さえ付けるために，わずかに縫合部の長さと深さを増やす．もし橈骨動脈の拍動が戻るものの減弱していれば，それはおそらく血管攣縮によるものである．ニフェジピン（10 mg）の経口投与かパパベリン（30 mg）の静注が有効なことが多いが，もし橈骨動脈が触れない場合や特に神経血管障害の徴候がある場合には，血管外科医に直ちに相談すべきである．

B 手のしびれ

手のしびれは手への血流が十分でないときや，正中神経障害のときに起こる．上腕の包帯がきつすぎないときや，橈骨動脈の拍動が触れるときには，手のしびれは血流不足によるものではない．切開のときに重篤な正中神経損傷が生じれば，通常はすぐに強い特徴的な不快感（電気ショックのような感じ）を患者は感じる．時間が経ってからの正中神経障害は皮膚を縫合した後にできた血腫による圧迫が原因のことが最も多い．通常これは検査終了後数時間かけて進行するもので，長期にわたる正中神経圧迫で生じ得る不可逆的な神経障害を避けるために，直ちに血腫を取り除くべきである．

10 大腿，腋窩，大動脈，経心尖部アクセス

循環器インターベンション治療医や心臓外科医，血管外科医からなる集学的チームがいかに手技の長所を生かしているかを示す良い例となるのが，経カテーテル的大動脈弁置換術のような手技の成功である．補完的技術ではあるが，中枢血管系や胸部へ到達するためによく使われる部位の露出やカニューレ挿入，閉鎖に関する基本的な技術知識を，すべてのチームメンバーが共有すべきである．そのため，大腿動脈や腋窩動脈の切開法だけでなく，上行大動脈や左室心尖部への到達法についても説明する．

A 大腿動脈切開法

総大腿動脈とその分枝は全身麻酔でも局所麻酔でも露出することができるが，手技の時間を考えれば全身麻酔が最も良い．総大腿動脈の前面を露出するだけなら，1〜2％のリドカイン20 mLを用いた局所麻酔で十分である．患者を仰臥位にして，足を外転させ，鼠径部は臍から大腿の半ばまで，外側は上前腸骨棘まで消毒してドレープをかける．鼠径部の内側はタオルで覆う．それから，予定した皮膚切開と剥離部で，皮膚とより深部の皮下にリドカインを注射する．

総大腿動脈へは，縦の皮膚切開でも斜めの皮膚切開でも適切に到達することができる．縦の皮膚切開は，大腿動脈の拍動を触知する部位の直上で鼠径部の皺の数cm頭側から尾側に向

かって5〜7cmの長さで，15番メスで行う（図8-14）．斜めの皮膚切開は鼠径靱帯に沿った方向に鼠径靱帯のすぐ尾側で，大腿動脈の拍動を触れる部位を中心に5〜7cmの長さで行うのが理想的である．大腿動脈の拍動を触知できない場合は，縦切開の中心を恥毛の高さにするか，上前腸骨棘から恥骨結合に向かって2/3の位置にする[12]．また，斜切開では皮膚切開を延長しなくても大腿動静脈の内側から外側の広い範囲にアクセスできる．大腿動静脈の上を覆う深部の皮下組織は，大腿動静脈血管鞘を露出するために鋭的に，もしくは電気メスを用いて剝離する．この剝離中にみられる多数のリンパ管や表在の静脈を焼灼するために電気メスが好んで剝離に用いられる．Leriche症候群の外膜周囲面はMetzenbaum剪刀で鋭的に剝離すると大腿動脈とその分枝を安全に露出できる．Weitlaner開創器を使うと総大腿動脈の深さまでよく露出できる．より高位で動脈にアクセスする必要があるときは，助手に鼠径靱帯を頭側に牽引させることで外腸骨動脈を剝離しやすくなる．腸骨回旋静脈が外腸骨動脈の遠位を横切っているため，うっかりとこれを損傷して面倒な出血が起こらないように注意しなければならない．

総大腿動脈から挿入するデバイスの大きさに応じて，動脈内へのアクセスをSeldinger法にて行うか，動脈切開して行う．Seldinger法では血管の前面に5-0ポリプロピレンのタバコ縫合をかけてターニケットをかけておく．タバコ縫合の中心に針を内腔に向け刺入し，ガイドワイヤを挿入する．径が7mm以上のほとんどの総大腿動脈には適切に順次ダイレータ（Vascular Dilator Kit，Estech社，San Ramon，CA）を挿入することで22Fまでのカテーテルやカニューレを安全に挿入することができる．より大きなダイレータを挿入しやすくするために，ダイレータが血管内に挿入されている状態で，11番メスを用いてタバコ縫合の内側で，ダイレータに沿って血管の前上面に切開を入れてもよい．カテーテルやカニューレを進められないときや強い抵抗がある場合には，術者はそ

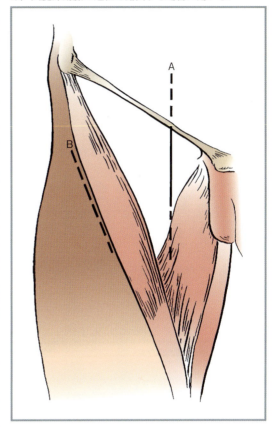

[図8-14] 大腿近位部の図解
縦切開（A；点線と直線）と斜切開（B；点線）．縦切開は，大腿動脈の分岐部を露出する際に用いる．斜切開は，大腿深動脈の遠位を露出する場合に用いる．

のアプローチを断念し，他のアクセス方法を考慮すべきである．

タバコ縫合はSeldinger法において出血を制御するのに役に立ち，手技後に動脈穿刺部を閉鎖するのに用いる．止血を得るのに追加で5-0ポリプロピレンの縦の結節縫合を要することもある．浅大腿動脈遠位の拍動を触知できれば十分な遠位への血流があると考えられるが，これは足背動脈の拍動でも確認すべきである．遠位の血流が疑わしい場合は，総大腿動脈の近位と遠位の血流を遮断し，タバコ縫合の糸を切除して，動脈穿刺部を5-0ポリプロピレンの連続縫合か結節縫合で横方向に縫合閉鎖しなければならない．

性状が非常に悪いか石灰化のみられる大腿動

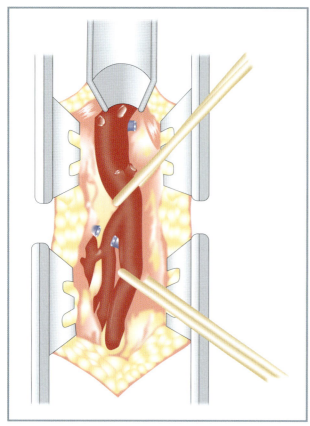

[図 8-15]
Silastic 血管テープで総大腿動脈（上）と浅大腿動脈（下）をテーピングする．総大腿動脈を Silastic 血管テープでテーピングするために，腸骨回旋静脈は結紮切離してある．

脈では，全周性に授動し，動脈切開してアクセスできるように近位と遠位の血流を制御する必要があることが多い．大腿動脈の上を覆う筋膜を切開した後，外膜周囲面の内側と外側を，上は鼠径靱帯から下は総大腿動脈の分岐まで剝離する（図 8-15）．総大腿動脈の小さな動脈の枝は，3-0 絹糸で結紮するか小さなチタンクリップでクリップして切離してもよい．大腿神経と総大腿静脈は近傍にあるが，それぞれ解剖学的区画に分かれて存在し保護されている．総大腿動脈の近位と遠位の分枝には Silastic 血管テープを二重に回して血流を調節できるようにする．総大腿動脈を遮断する前にヘパリンを投与して活性凝固時間（ACT）を測定し，抗凝固状態を確認すべきである．血管テープを締めるか血管遮断鉗子をかけてから，総大腿動脈を 11 番もしくは 15 番メスと Potts 剪刀で横方法に鋭的に切開する．近位の Silastic 血管テープで調節するか総大腿動脈の遮断鉗子を少し緩め

て，ガイドワイヤとカテーテルを中枢血管系に挿入する．動脈切開法においても，順次ダイレータ（Vascular Dilator Kit）を挿入することは近位の血管径を拡大するのに有用である．より大きな血管内デバイスを挿入するためには，下腹壁動脈と総大腿動脈分岐の間の中ほどで動脈を切開する必要がある[13]．横方法の動脈切開部は，動脈の狭窄を生じないように，タバコ縫合で閉鎖するよりも，5-0 か 6-0 のポリプロピレンで連続縫合するほうがはるかに確実である．

注意深く鼠径部の創閉鎖を行うことが合併症を避けるのに重要である．創部そのものと縫合閉鎖する 3 層すべては，抗菌薬入りの多量の生理食塩水で洗浄すべきである．深部の結合組織や大腿筋膜は，大腿動静脈周囲の深部に死腔ができないように縫い幅を取りながら，まず始めに 2-0 ポリグラクチンの吸収糸で閉鎖する．それから浅い皮下組織を 2-0 ポリグラクチンで縫合する．皮膚は糸で縫合閉鎖してもステー

プラーを用いて閉鎖してもよい．4-0 ポリグレカプロン吸収糸を用いた皮内縫合は，抜鉤の必要がなく，整容面でも良い結果をもたらす．

大腿動脈を露出した際によくある合併症は，リンパ瘻，リンパ嚢腫，漿液腫形成である．総大腿動脈の内側を剝離する際に，たくさんのリンパ節やリンパ管を切離する必要が多い．血管内に血管前面からアクセスする際，Seldinger 法では内側の剝離が少なくて済むので，この特徴的な問題を小さくできるかもしれない．しかし，鼠径部の剝離がより広範囲に必要な場合は，チタンクリップを十分に使ってリンパの漏れを制御し，小孔の閉鎖式ドレーン（14 F）によるドレナージを要することもある．大腿動脈アクセスの際の他の合併症としては，出血，感染，大腿神経損傷，下肢虚血，血腫，仮性動脈瘤，動静脈瘻形成がある．確かな動脈切開部閉鎖と遠位の血流に関する慎重な評価が，合併症予防に最重要である．

B 腋窩・鎖骨下動脈切開法

腸骨動脈から大腿動脈や大動脈遠位の性状が非常に悪い患者や，大腿動脈の石灰化が高度の患者，または血管の細い患者では，中枢血管系へは他のアクセスが必要となることがある[14]．そのような症例では，腋窩動脈や鎖骨下動脈が十分な血管径があって大動脈までも近い．一般に，左鎖骨下動脈が大動脈弓部の弯曲に沿ってその血管の向きが適していて，上行大動脈へのアクセスに好んで用いられる[14]．

鎖骨下動脈や腋窩動脈へアクセスするには全身麻酔下で行うのが最も良い．患者は仰臥位（semi-Fowler 位）にし，頭を反対方向に捻って首はやや過伸展させる．体血圧測定用のカテーテルは対側の四肢に留置すべきである．同側の頸部，胸部，肩，そして鎖骨全長にわたって術野に含めるべきである．

鎖骨の中心から外側 1/3 で鎖骨下に，15 番メスを用いて横方向かわずかに斜めの 3〜5 cm の皮膚切開を置く[15]（図 8-16）．胸筋を覆う筋膜を皮下組織の下で露出して切開する．大胸筋の筋線維を線維方向に切開し，Weitlaner 開創

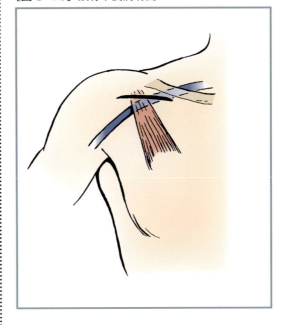

[図 8-16] 鎖骨下皮膚切開

器で展開しておく．その下にある小胸筋腱は外側で切離しなければならないこともあるが，多くの場合は切離しないで牽引すればよい．胸筋深部の脂肪組織の中に，鎖骨下静脈につながるたくさんの静脈の枝が存在する．これらの静脈をクリップか 3-0 絹糸で結紮切離すると，鎖骨下静脈を頭側に牽引してその深部にある鎖骨下動脈を露出しやすい．鎖骨下動脈は第 1 肋骨の外側縁の内側に存在し，ここから腋窩動脈となる．この近位で内胸動脈，椎骨動脈，甲状頸動脈を分枝するが，この動脈構造はこの場所ではほとんど分枝がない．

近位と遠位に Silastic 血管テープかゴム製の血管テープを二重に回して，血流を制御できるようにするために少なくとも 3〜5 cm の長さで鎖骨下動脈を剝離して授動すべきである（図 8-17）．鎖骨下動脈の血管壁が薄いことと時に蛇行していることを認識し，後壁の分枝を避けるために血管テープを通すときには注意が必要である．血管テープを安全に回せたら，動脈の血流を制御することができ，血管をより浅層に牽引してくることができる．抗凝固薬を投与しなければならない．

[図 8-17]
大胸筋と小胸筋を分けて，鎖骨下動脈遠位から腋窩動脈近位をSilastic血管テープでテーピングする．

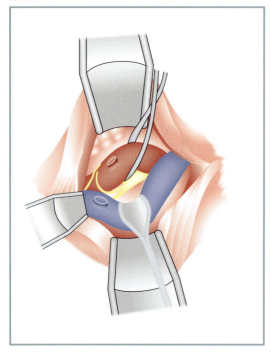

動脈へのアクセスにSeldinger法を用いる場合でも，11番メスで横方向に動脈切開してPotts剪刀を使うことで，良い視野が得られる．ガイドワイヤとダイレータを近位に向けて皮膚切開部から進めることもあるが，皮膚切開からでは角度が急峻すぎる場合にはより外側にそれらを挿入するための切開を設けることもある．あるいは，8 mmのDacron製人工血管を鎖骨下動脈に吻合して，そこから挿入するほうが，動脈そのものに挿入するよりも容易にガイドワイヤやカテーテルを進められることもある．このDacron製人工血管を吻合するためには，11番メスで長軸方向の動脈切開を置く．冠動脈吻合の際に通常用いられる4.4 mmの大動脈パンチを動脈切開部に数回使って，楕円形の動脈切開孔を作成する．そして，Dacron製人工血管を5-0か6-0のポリプロピレンで鎖骨下動脈に端側吻合する．Dacron製人工血管を閉鎖するには，鎖骨下動脈吻合部の近くで小さな血管鉗子で人工血管を遮断して切離し，人工血管断端を

6-0ポリプロピレンで縫合閉鎖する．創部は，深部組織は2-0ポリグラクチンで閉鎖し，皮膚は4-0ポリグレカプロンかステープラーで閉鎖する．ドレーンは必要としないが，このアクセス法では鎖骨下動脈の深部の壁が胸膜と癒着していて，気胸を合併することがあることに注意が必要である．いつものごとく，遠位の血流が十分であることを確認するまで手技は終了しない．腋窩動脈切開法や鎖骨下動脈切開法に関わる合併症としては，脳卒中，動脈や大動脈の解離，血栓形成，上肢の虚血がある．

ⓒ 直接胸部大動脈アクセス

上部胸骨小切開や右前方開胸で上行大動脈にアクセスすることができ，これは心臓外科医が単独大動脈弁置換術を行う際によく用いる方法である[16]．どちらの方法も全身麻酔が必要である．患者を仰臥位にして，胸部・腹部・骨盤を含めて術野として準備する．通常はモニタとして体血圧ライン，肺動脈カテーテルも含めた中心静脈カテーテルが用いられる．

胸骨小切開では，胸骨柄・胸骨体関節部の胸骨角を中心に6 cmの縦の皮膚切開が必要である．胸骨柄から第3肋間の高さまで胸骨を切開する．第3肋間に向かって胸骨を左右に横切するか，右に横切することで上行大動脈を含めて上縦隔の視野が得られる[17]．このアプローチ法は左右とも胸腔には入らず，縦隔のみに直接到達することができるのが一般的である．胸腺脂肪組織を分けて，心膜を縦切開して2-0絹糸で皮膚に吊り上げ固定することで，上行大動脈が中心にある「心膜の井戸」ができる．血管内操作のために上行大動脈へカニューレを挿入するのは，心臓外科医が通常通りに行う．Teflon製フェルトプレジェットを付けた3-0ポリプロピレンのタバコ縫合を上行大動脈に2つかけて，そこからカニューレを順行性にでも逆行性にでも挿入できる．あるいは，上行大動脈にサイドクランプをかけて，11番メスで大動脈切開を置く．この大動脈切開を4.4 mmのパンチで拡大して十分な大きさの孔にして，8 mmのDacron製人工血管を5-0から6-0のポリプロピ

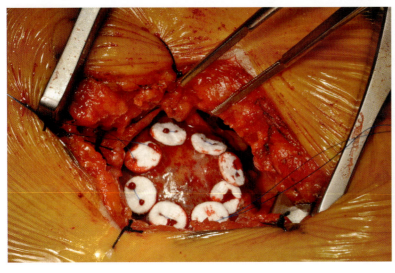

[図8-18] 経心尖部アプローチ（その1）
左室心尖部を露出し，経心尖部大動脈弁置換術を準備する．左室心尖部にプレジェットで補強した円状の巾着縫合を置いたところ．
(Miami大学，Alan W. Heldman医師の厚意による)

レンで端側吻合する．このDacron製人工血管を用いて，上行大動脈から離れて送血回路を接続できる．手技が終わったらそのDacron製人工血管は5-0ポリプロピレンで縫合閉鎖できる．胸骨閉鎖するときは，胸骨ワイヤと閉鎖式の縦隔ドレーンが必要である．

右前方開胸では，上部胸骨小切開と同様の大動脈アクセスが可能であるが，胸腔内に入る必要がある．患者の体位と準備は胸骨小切開と同じである．5〜7 cmの横方向の皮膚切開を第2肋間で胸骨に近接するところまで行う[18]．大胸筋とその下で第3肋骨上の肋間筋を切離すると，縦隔の右側に至る．上行大動脈の右側に沿って心囊の上部を縦切開し，吊り上げ糸（2-0絹糸）を心膜と皮膚にかけて上縦隔組織を患者の右側に避ける．上行大動脈はその切開創の底部にあり，そのアクセス方法は胸骨小切開と同じである．小開胸創の閉鎖時には肋骨は寄せなくてよいが，胸腔ドレーンは留置することが勧められる．

胸骨小切開や右前方開胸の利点の一つは，この小さな創部で手技を行っている際に重篤な合併症が生じた場合，必要に応じてより容易に人工心肺を用いた開胸術に移行できることである．

D 左室心尖部アクセス

左室心尖部アクセスは，起こり得る多数の重篤な合併症へ対応できる技術のある者によって行われるべき外科的手技である．この手技は，全身麻酔下で，手技中に（右）片肺換気にできるようダブルルーメンの気管チューブか気管支ブロッカーを用いて行われるべきである．患者を仰臥位として，全胸部，腹部，骨盤を術野に含める[19]．胸骨の左側で通常は鎖骨中線を中心とした5〜7 cmの横方向の皮膚切開で，左室心尖部にアプローチする[20]．皮膚切開は第5肋間と第6肋間にアクセスできる高さにするべきである[21]．術前のCTスキャンは皮膚切開の場所を決めるのに有用であり，手技にX線透視を使う場合はX線透視も有用である．切開位置を考えるのに左室心尖部拍動を触知することもある[22]．

皮下組織を剝離し，その下の大胸筋の線維を分けると，その下に骨性胸郭が現れる．選んだ肋骨の上面で，電気メスを用いて肋間筋を切離すると，胸腔に入れるため肋間神経や肋間動静脈を損傷せずに済む．心尖部がわかりにくいときは，同じ皮膚切開で他の肋間から入るか，肋骨剪刀で肋骨に切れ目を入れることもある．左室心尖部にアプローチする場合には，2-0ポリプロピレンの吊り上げ糸を視野の下方に牽引す

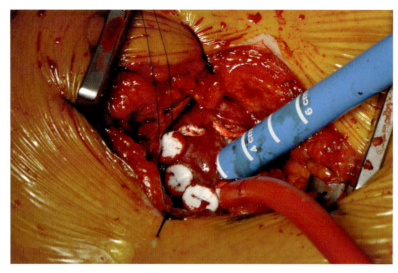

[図8-19] 経心尖部アプローチ（その2）
左室心尖部よりイントロデューサシースを挿入したところ.
（Miami大学，Alan W. Heldman医師の厚意による）

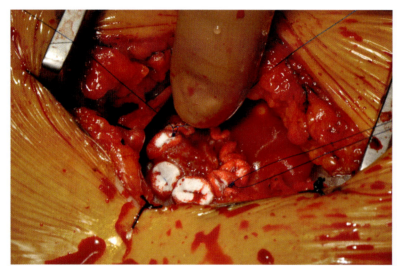

[図8-20] 経心尖部大動脈弁置換術
イントロデューサシースが抜去され，巾着縫合で結紮して止血を得ている.
（Miami大学，Alan W. Heldman医師の厚意による）

るため，高すぎる肋間よりは低すぎる肋間のほうが良いことが一般的である[23]．これらの吊り上げ糸は縦に切開した心膜に糸を通してから皮膚に通す．

Teflon製フェルトプレジェット付きの2-0ポリプロピレンのタバコ縫合を2つ，心尖部を含めた左室前壁に置くのがよい．この部位では，心外膜の脂肪組織が少なく，左室内腔に針糸が入らないようにしながらも心筋を十分に保持することができる可能性が高い．このタバコ縫合にはターニケットをかけて，カテーテルやデバイスが心尖部から挿入されている間の出血の制御に用いる．左冠動脈前下行枝を損傷しないようにその走行を確認するよう注意が必要である（図8-18, 8-19）．

手技が終わったら左室心尖部を閉鎖するためにタバコ縫合で結紮する（図8-20）．プレジェット付きの3-0か4-0のポリプロピレン糸による追加縫合が止血を得るために必要となることがあるが，左室心尖部の壁は薄く，この点では外科的にとても難しいことである．左室心尖部を閉鎖するのが難しい場合は，左室を減圧するため，大腿動静脈で装着されることが多いが，人工心肺を用いることもある[22]．心膜は

2-0絹糸の結節縫合で閉鎖するか，開放したままとする．左胸腔ドレーン（28Fまたは32F）が必要だが，細い心囊ドレーン（19F）を好む人もいる．肋骨は切離した場合や切込みを入れた場合だけ，肋間を合わせるように糸（1号ポリグラクチン）をかける．大胸筋線維を連続縫合（0号ポリグラクチン）で閉鎖し，同様に皮下組織も連続縫合閉鎖する（2-0ポリグラクチン）．皮膚は皮内連続縫合（4-0ポリグレカプロン）で閉鎖すべきである．胸腔ドレーンを20 cmH_2Oで吸引し，手技は終了である．このアクセス法において起こり得る合併症は多数あるが，主なものとしては出血，冠動脈損傷，仮性瘤形成である[17]．胸腔内操作が必要であるために呼吸器合併症が生じることがあり，重篤化することもある[23]．

（木下　修）

文献

1. Rapaport E, Dexter L. Pulmonary capillary pressure. *Methods Med Res* 1958;7:85.
2. Dexter L, Burwell CS, Haynes FW, Seibel RE. Oxygen content of pulmonary "capillary" blood in unanesthetized human beings. *J Clin Invest* 1946;25:913.
3. Dexter L, et al. Studies of congenital heart disease, II: the pressure and oxygen content of blood in the right auricle, right ventricle and pulmonary artery in control patients, with observations on the oxygen saturation and source of pulmonary "capillary" blood. *J Clin Invest* 1947;26:554.
4. Hellens HK, Haynes FW, Dexter L. Pulmonary "capillary" pressure in man. *J Appl Physiol* 1949;2:24.
5. Werko L, Varnauskas E, Eliasch H, et al. Further evidence that the pulmonary capillary venous pressure pulse in man reflects cyclic changes in the left atrium. *Circ Res* 1953;1:337.
6. Connolly DC, Kirklin JW, Wood EH. The relationship between pulmonary artery wedge pressure and left atrial pressure in man. *Circ Res* 1954;2:434.
7. Batson GA, Chandrasekhar KP, Payas Y, Rickards DF. Measurement of pulmonary wedge pressure by the flow directed Swan-Ganz catheter. *Cardiovasc Res* 1972;6:748.
8. Schoenfeld MH, Palacios IF, Hutter AM, Jacoby SS, Block PC. Underestimation of prosthetic mitral valve areas: role of transseptal catheterization in avoiding unnecessary repeat mitral valve surgery. *J Am Coll Cardiol* 1985;5:1387.
9. Hosenpud JD, McAnulty JH, Morton MJ. Overestimation of mitral valve gradients obtained by phasic pulmonary capillary wedge pressure. *Cathet Cardiovasc Diagn* 1983;9:283.
10. Lange RA, Moore DM Jr, Cigarroa RG, Hillis LD. Use of pulmonary capillary wedge pressure to assess severity of mitral stenosis: is true left atrial pressure needed in this condition? *J Am Coll Cardiol* 1989;13:825.
11. Baker LD, Leshin SJ, Mathur VS, Messer JV. Routine Fogarty thrombectomy in arterial catheterization. *N Engl J Med* 1968;279:1203.
12. Stoney RJ, Effeney DJ. *Comprehensive Vascular Exposures*. Philadelphia, PA: Lippincott-Raven; 1998.
13. Wilson A, Toggweiler S, Webb JG. Transfemoral aortic valve replacement with the SAPIEN XT valve: step-by-step. *Semin Thorac Surg* 2011;23:51–54.
14. Caceres M, Braud R, Roselli EE. The axillary/subclavian artery access route for transcatheter aortic valve replacement: a systematic review of the literature. *Ann Thorac Surg* 2012;93:1013.
15. Bruschi G, Fratto P, De Marco F, et al. The trans-subclavian retrograde approach for transcatheter aortic valve replacement: Single-center experience. *J Thorac Cardiovasc Surg* 2010;140: 911–915.e2.
16. Bruschi G, De Marco F, Fratto P, et al. Direct aortic access through right minithoracotomy for implantation of self-expanding aortic bioprosthetic valves. *J Thorac Cardiovasc Surg* 2010;140: 715–717.
17. Etienne P-Y, Papadatos S, El Khoury E, Pieters D, Price J, Glineur D. Transaortic transcatheter aortic valve implantation with the Edwards Sapien valve: feasibility, technical considerations, and clinical advantages. *Ann Thorac Surg* 2011;92:746–748.
18. Bruschi G, De Marco F, Botta L, et al. Direct transaortic corevalve implantation through right minithoracotomy in patients with patent coronary grafts. *Ann Thorac Surg* 2012;93:1297–1299.
19. Zierer A, Wimmer-Greinecker G, Martens S, Moritz A, Doss M. The transapical approach for aortic valve implantation. *J Thorac Cardiovasc Surg* 2008;136:948–953.
20. Zierer A, Wimmer-Greinecker G, Martens S, Moritz A, Doss M. Is transapical aortic valve implantation really less invasive than minimally invasive aortic valve replacement? *J Thorac Cardiovasc Surg* 2009;138:1067–1072.
21. Walther T, Dewey T, Borger MA, et al. Transapical aortic valve implantation: step by step. *Ann Thorac Surg* 2009;87:276–283.
22. Wong DR, Ye J, Cheung A, Webb JG, Carere RG, Lichtenstein SV. Technical considerations to avoid pitfalls during transapical aortic valve implantation. *J Thorac Cardiovasc Surg* 2010;140: 196–202.
23. Bleiziffer S, Piazza N, Mazzitelli D, Opitz A, Bauernschmitt R, Lange R. Apical-access-related complications associated with trans-catheter aortic valve implantation. *Eur J Cardiothorac Surg* 2011;40(2):469–474.

【第9章】Section II Basic Techniques

小児，成人先天性心疾患の心臓カテーテル検査

Diagnostic Catheterization in Childhood and Adult Congenital Heart Disease

Gabriele Egidy Assenza, James E. Lock, Michael J. Landzberg

先天性心疾患に対して乳児期に治療された多くの患者が成人に達するにつれ[1]，現在先天性心奇形に対するカテーテル検査を受けるかなりの患者は18歳以上であり，この年齢分布は今後も増えることが見込まれる．Boston小児病院のデータでは，2005〜2011年で，先天性心疾患治療に関するカテーテル検査の約20%が成人患者であったとしている[1]．非侵襲的な，解剖と生理のイメージング手法のたゆまない進歩があるなか，カテーテルに基づいた解剖と生理の正確な描写は，多くの小児および成人先天性心疾患患者の主要な，そして付加的な管理において今なお非常に重要なものである[2]．それは以下の点を明らかにし得る．

① 変化に富んだ，時にユニークな解剖とそれに関連した自然（未手術）および術後病変の生理学的結果（表9-1）．
② 肺循環（心室，血管，実質）と体循環の相互関係と相互依存性．
③ 解剖学的欠損と生理学的機能との相関．
④ 小さい（2〜3 mm未満）あるいはねじれた構造の正確な血管造影による解像度の向上や，多数の入口部や出口部，あるいはそのつながりの正確な描出[2]．
⑤ 先天性心疾患と後天的に起こり得る非心血管疾患との増え続ける関連性．事実，先天性心疾患の小児および成人患者における神経液性因子や機能的な異常が，ますます明らかになってきていることは，そうした患者における生理と解剖に対するより深大な理解が，これまでになく重要な役割を果たしていることを示唆する[3]．

過去数十年においては，先天性心疾患のほとんどの患者はいくつかにクラス分けされた「単純な」解剖や生理のうちの一つを呈することが多かった．たとえば，狭窄性疾患［肺動脈/大動脈狭窄（PS/AS），大動脈縮窄（CoA）］や血管内短絡疾患［心房/心室中隔欠損（ASD/VSD），動脈管開存（PDA）］などである．現在では，生存している患者のほとんどは複雑な解剖や生理[4]を持つことが多くなってきている．これは成人先天性心疾患患者の60%以上は小児期に少なくとも1回の手術を経験している

[表9-1] 先天性心疾患患者における複雑な生理学的異常

- ■ 心房あるいは心室前血流の配分の異常
- ■ 肺血流（量，拍動性，血管抵抗）の変化
- ■ 肺血管容量（導管血管）の変化
- ■ 短絡，閉塞，インピーダンスに関連した心室負荷状態の変化
- ■ 心筋-心外膜連関
- ■ 心筋伝導異常

[表 9-2] 典型的な手術修復の区分

手術名	相当する典型病変	手術吻合部位	方法
Glenn（古典的） （両方向性）	単心室/TA 単心室/TA	SVC と（右）肺動脈 SVC と R/MPA	端々 端側
Fontan（心房肺動脈） （大静脈肺動脈）	単心室/TA	心耳と RV または PA IVC-SVC から心内，または心外導管で PA へ	
Waterston	TOF/DORV/肺動脈閉鎖	上行大動脈と RPA	側々
Potts	TOF/DORV/肺動脈閉鎖	下行大動脈と LPA	側々
Blalock-Taussig（古典的） （変法）	TOF/DORV/肺動脈閉鎖 TOF/DORV/肺動脈閉鎖	鎖骨下動脈と末梢 PA 導管を使用して	端側 側々
Mustard/Senning（atrial switch, 心房位血流転換）	TGA	SVC-IVC 血流をバッフルで PA 下 LV へ，肺静脈血流を大動脈下 RV へ	端々
Arterial switch（大動脈スイッチ手術）	TGA	後方の MPA を前方 RV へ，前方大動脈を後方 LV へ，冠動脈再移植	
Rastelli	TGA/TOF	PA 下心室と PA 間の導管	
Norwood	HLHS	近位 MPA を LV 上へ，遠位 MPA を大動脈と端側吻合，変法 Blalock-Taussig 短絡	
Double switch	TGA	Atrial switch と arterial switch	

注：すべての患者にはバリエーションがあり，手術記事を詳細に見直す必要がある．
DORV：両大血管右室起始，HLHS：左心低形成症候群，IVC：下大静脈，LPA：左肺動脈，LV：左室，MPA：主肺動脈，PA：肺動脈，RPA：右肺動脈，RV：右室，SVC：上大静脈，TA：三尖弁閉鎖，TGA：完全大血管転位（L：左，D：右），TOF：Fallot 四徴症

（約半数は成人期に再手術をしている）という事実に一部関係している．各々の手術の特徴的な項目に対して特に注意を払いながら，個々の症例の「自然歴」と手術歴（表 9-2）のすべての点に関する完全な再吟味（review）は，いかなるカテーテルに基づいたインターベンションを行う前にも必須の事柄である（表 9-3）．これは，必要に応じて追加のインターベンションを選択，遂行する準備のみならず，可能性のある解剖や生理の変異や続発症に対する十分な理解とともになされなければならないことである．後天性心疾患患者におけるのと同様に，適切に訓練されたサポートスタッフ，充実した設備，熟練したオペレータ，そしてカテーテル前後のモニタリングに対して注意を払ったうえで，カテーテル前の詳細な検査計画が必要とされる．

1 先天性心疾患患者のカテーテル検査における一般的原則

A 血管確保，血管・心房心室挿入

大きな小児や成人では，通常，大腿や頸動静脈が穿刺部として用いられるが（第6章を参照），新生児や乳児においては通常，特別な穿刺部位が必要とされる．穿刺部位の選択は，体型，血管が開存しているか否か，そしてどこの部位にアクセスするかによってさまざまである．患者の体格，心拡大，血管のねじれなどは，穿刺に際してのさらなる技術を必要とさせる難しい事項であるが，これらは通常，熟練したオペレータにとっては大きな問題となることはない．

[表9-3] 診断カテーテル検査の典型的適応，好ましい画像診断方法，およびカテーテルインターベンション

典型病変	診断カテーテルの典型的適応	好ましい画像診断法	インターベンションカテーテルの適応
二次孔 ASD	なし：PHT が疑われる場合は PVR チェックに→ PHT 拡張薬試験；RV, LV 機能不全の血行動態的管理	TEE/ICE	ASD 閉鎖
PFO	なし	TEE/ICE	時に PFO 閉鎖
静脈洞型 ASD	議論の余地あり：より高い PHT の頻度→ PHT が疑われる場合は PVR チェック（上記参照）	MRI	
一次孔 ASD	なし	TEE	
心内膜床欠損	なし：年齢が増すにしたがい PHT のリスクが上昇→ PVR チェック（上記参照）	TEE	
TAPVR	議論の余地あり：PVR, PV 解剖と狭窄の除外診断	Cath/MRI	
VSD（膜様部）	なし：PVR 評価が必要なことはまれ	TTE/MRI	研究段階の閉鎖
VSD（筋性部多発）	なし：必要に応じて血行動態に基づく心機能不全の管理	TTE/MRI	VSD 閉鎖
Ao 狭窄 / 逆流：弁下 / 弁上	議論の余地あり：弁性 AS の小児や若年成人では血行動態変化がインターベンションの基準．弁上 AS：CA 起始部に対する関係を決めるのに有用．AR：瘻孔示唆時	TTE/TEE/MRI	AS：弁拡大
大動脈縮窄	なし：小児や成人では血行動態変化がインターベンションの基準	MRI	拡大 / ステント
PDA	なし：PHT が疑われるときは PA 圧 → PDA 試験閉鎖	TTE/MRI	PDA 閉鎖
弁性 PS	なし：適宜血行動態に基づく右心不全の管理	TTE/MRI	弁拡大
末梢性 PS	なし：適宜血行動態に基づく右心不全や PHT の管理	核シンチ /MRI	PA 拡大 / ステント
術前 TOF	なし：CA, VSD, Ao-PA 側副血行路が他の方法で十分描出できない場合	TTE/MRI	
術後 TOF	残存短絡の評価：血行動態に基づく RV, LV 機能不全の管理，PHT 治療	TTE/MRI	残存短絡 /VSD 閉鎖，PA や導管の拡大 / ステント
PA 閉鎖，TOF	あり：PA の解剖と血行動態の確定	MRI	Ao-PA 側副血行路閉鎖，狭窄拡大 / ステント
純型 PA 閉鎖	小児：CA の解剖，成人：CA の解剖や血行動態に基づく心機能不全や PHT の管理		
術前 dTGA	なし	TTE	心房中隔裂開

（次ページに続く）

[表 9-3]（続き）

典型病変	診断カテーテルの典型的適応	好ましい画像診断法	インターベンションカテーテルの適応
dTGA（心房血流転換術後）	残存短絡評価：血行動態に基づく体心室心機能不全や PHT の管理	MRI	短絡閉鎖
dTGA VSD/PS, 総動脈管，術後 DORV	なし：血行動態に基づく体心室心機能不全や PHT の管理	MRI	短絡閉鎖，導管の拡大／ステント
dTGA（arterial switch 術後）	PA 狭窄，CA 狭窄の評価	MRI, IVUS	側副血行路の閉鎖，PA の拡大／ステント
LTGA	血行動態に基づく体心室心機能不全	MRI	
単心室（術前）	あり：血行動態／PVR	TTE/MRI	側副血行路の閉鎖，PA の拡大／ステント
単心室（Fontan 手術後）	あり：血行動態に基づく心負荷，心機能の管理	MRI	導管や PA の拡大／ステント，側副血行路の閉鎖

Ao：大動脈，AR：大動脈逆流，AS：大動脈狭窄，ASD：心房中隔欠損，CA：冠動脈，DORV：両大血管右室起始，ICE：心腔内エコー，IVUS：血管内エコー，LV：左室，MRI：核磁気共鳴画像，PA：肺動脈，PFO：卵円孔開存，PHT：肺高血圧，PS：肺動脈狭窄，PV：肺動脈弁，PVR：肺血管抵抗，RV：右室，TAPVR：総肺静脈還流異常症，TEE：経食道エコー，TGA：完全大血管転位（L：左：D：右），TOF：Fallot 四徴症，TTE：経胸壁エコー，VSD：心室中隔欠損

［1］臍血管

　臍血管は生後 72 時間にわたり時間とともに開通性を失っていくが，臍血管の利用は他の血管の温存を可能にする．臍静脈（UV）からのアクセス（5 F 臍カテーテル）はカテーテルの方向を右房（RA）後方寄りに向けるため，バルーン心房中隔裂開術には好都合であるが，右室（RV）や肺動脈（PA）への安定したアクセスには非常な困難を呈する．カテーテル走行［UV→門脈→静脈管→下大静脈（IVC）→ RA］におけるほぼ 180°のターンを考えると，挿入時に同時に走行ルートを造影しておくのがよいかもしれない．先が曲がった（tip-deflecting）ガイドワイヤやトルクをコントロールできるガイドワイヤを用いて，用手造影による静脈管開存の確認により，カテーテルの後方先進や肝臓への挿入回避，さらには造影後にロングシースに置き換え可能な位置である IVC へのカテーテル通過が可能となる．同様に，臍動脈（生後 7～10 日まで開存）からカテーテルを挿入する際に必要とされるさらなる弯曲は，体心室への逆行性のカテーテル挿入を難しくするが，概ねうまくいくことが多い．

［2］肝静脈

　肝静脈からの直接のアプローチは大腿静脈からの通過が不可能なときに考慮される[5]．Chiba 針を，横隔膜と肝臓の下縁の間の肋骨縁の近くで，中腋窩線と前腋窩線の間から挿入する．Chiba 穿刺針は，典型的にはエコーガイド下に進め，肝内 IVC に向けて後方頭側に，あるいは IVC と RA 接合部に向けて，脊椎の右縁の数 cm 以内に進める．造影剤注入により大きな中心肝静脈への挿入を確認した後，シースとダイレータをガイドワイヤに沿って RA に進める．このルートから，合併症なく大きいサイズのシースの挿入を施行することは，以下の方法によって可能である．つまり，手技の終わりに挿入カテーテルより 1 F 小さいカテーテルに交換し，シースの先端が血管外かつ肝実質内管の中に見えるまで造影剤を用手注入しながらこのシースを引き抜く．その後，この経路をコイルかジェルで満たす．腹膜刺激のために挿入部の痛みはどうしても術後 24 時間は続くことが予想される．

Ⓑ 心腔内カテーテル操作

　血管確保がなされた後でも，目的とする心腔にカテーテルを進めるには特別な知識と経験を要するといえよう．カテーテルの適切なポジショニングは，末梢血管や冠動脈用の形成済のカテーテルの使用や，トルク操作可能で伸展性のある，先端偏向操作（tip-deflecting）が可能な硬い（stiff）あるいは非常に硬い（extra-stiff）0.035インチまたは0.038インチのガイドワイヤの使用により，より容易となり得る．

　上大静脈（SVC）への挿入は，IVCからストレートのワイヤまたはカテーテルを進めることにより最も容易に達せられる（柔らかいカテーテルは心耳に向かって前方に，SVCから離れる方向に進みやすい）．ストレートのカテーテルはカテーテル先端が自由に動くよう反時計回りにやさしく進める．前後（AP）投射位にてカテーテル先端が短く見える場合は通常カテーテルはうまく後方を向いており，前方の右心耳を避けて，SVCへの挿入が可能となる．心房不整脈や心房頻拍が急性の循環不全を招来し得る患者（重症の肺高血圧，左室流出路狭窄，僧帽弁狭窄，その他）においてはカテーテル操作には特別な注意が必要となる．

　時に，奇静脈接合を伴ったIVC欠損ではカテーテル通過が複雑で，非常に長いカテーテルのコースをとることがある．カテーテル通過コース中の多数にわたるカーブによって，IVCからのアプローチではカテーテル後方への通過，あるいは心房中隔間通過が非常に困難となる．

　RVへのカテーテル通過は，① RAが非常に大きい，②三尖弁やRVが小さい，③著明な三尖弁閉鎖不全が存在する，④ PA閉鎖が存在する，などの場合に難しくなることがある．三尖弁に向けたカーブをつけたカテーテルや，ガイドワイヤの硬い側を曲げたり，tip-deflectingガイドワイヤを挿入した（注：血管に直接露出せず，常にワイヤをカテーテル内にとどめておくようにする）柔らかいカテーテルを用いるなどの工夫によりRVへの挿入が楽になることがある．ガイドワイヤと柔らかいカテーテルを用いたこの方法は，カテーテル先端からガイドワイヤ先端までの距離を，カテーテルをワイヤに沿って挿入する前に調節することによって，挿入角とカーブの長さを適切に決定することを可能とする．この場合，さらにカテーテルを操作したり，バルーンを膨らましたりする前にカテーテル先端が自由に動くように特に注意を払うことが必要である．

　RVが特に拡大したり，三尖弁逆流がある場合，通常の位置にあるRVや主肺動脈（MPA）へのカテーテル挿入が難しくなることがある．内頸静脈や鎖骨下静脈からのアプローチはカテーテルの安定性を増し，RV流出路に向かい，そしてそこを通過する際に，カテーテルの前方への操作の助けになり得る．マルチパーパスカテーテルや単純にあらかじめカーブをつけた柔らかいカテーテルは，同時に造影剤を注入するかトルク調節可能なガイドワイヤを用いて，時計回りにやさしく回転させることができる．同様に，バルーン付きの柔らかい先端孔カテーテルは，0.035インチの鋭いS字型stiffワイヤの後端を用いるか，RV流出路通過を容易にするためのtip-deflectingガイドワイヤを用いることにより，硬くして使うことが可能である．別の方法として，RA内にループを作り，カテーテルの安定性を増すことによりRV流出路やMPAに向けることができる．

　大腿静脈からRV流出路を通過する場合，カテーテルは通常の位置にあり，後方を向いている左肺動脈（LPA）に向かうのが典型的である．PAの位置が通常とは異なる場合，あるいは拡大している場合は，ガイドワイヤの硬い側を時計回りおよび半時計回りに形をつけ，柔らかいカテーテルの先端まで進めることによりカテーテルをそれぞれ右と左のPAに向けることが容易になる．このようにカーブをつけることは，基本的な形のついたカテーテルを個々の症例にあったあつらえのカテーテルに様変わりさせることとなり，症例によったいろいろな状況において非常に有用となるであろう．同様に，あらかじめ形をつけたカテーテルは造影剤注入やトルク調節可能なガイドワイヤとともに用いるこ

とにより末梢PAへの挿入の助けとなる．拡大した，あるいは角度のついた右肺動脈（RPA）への挿入は大腿静脈からのアプローチでは特に困難を呈することがあるが，左のJudkins冠動脈用カテーテルをLPAからMPAまで引いてきて右に向けるとRPAへの挿入がスムースに行われることがある．

　PAが後方に向いている場合（完全大血管転位：TGA）は，左室（LV）を通しての挿入は，通常バルーン付きの柔らかい先端孔カテーテルをLVの心尖部まで進めてから行う．カテーテル先端が自由に動くことを確認後，tip-deflectingガイドワイヤをカテーテル内近位端まで入れて，カテーテル先端が後方を向いて心尖部から離れ，心基部に向かうように十分牽引する．これにより，カテーテルとガイドワイヤが一体として軽く後退し，LV流出路に向かう方向となる．ガイドワイヤをしっかりと保持することにより，カテーテルが心尖からLV流出路に押し出されるための，いわば「てこ」の支点として働く．

　左方を向いたカテーテルをそっと反時計回りに回転させながらSVCから引くか，または三尖弁近くに置いた，同様に左方を向いたカテーテルを時計回りに進めることにより，心房中隔を通過して左房（LA）内に挿入することができる．両方向透視による評価により安全な手技が可能であるが，多くの施設で心腔内エコーをガイドにするところが増えてきている．心房中隔の典型的な前後（AP）透視の位置は脊椎中心のやや右側であることが多い．この位置からカテーテルを後方へ時計回りに回転させると肺静脈への挿入が容易であるが，肺静脈はトルク操作可能なガイドワイヤで探りを入れることもできる．ワイヤとカテーテルの位置の確認は，それらが背側を通り，左心耳の中にないこと，もしくは大動脈の方向である前方に向かっていないことを確かめるために，側面像を使わなければならない．さらに，心房細動の既往があるものや，心房細動の高いリスクがあるもの（LAの著明な拡大，僧帽弁狭窄，高血圧性心筋症など）においては心内のカテーテル操作には細心の注意を払う必要がある．下肺静脈への挿入は，ガイドワイヤの硬い側にほぼ180°のきついカーブをつけたものをカテーテル内に挿入し，肺静脈出口に向けることにより容易になることが多い．左肺静脈へは典型的にはカテーテルが心房中隔を通過する辺りで入っているが，心耳に入っている可能性もある．カテーテルをかなり牽引し，心耳の外側にさらに後方に向けることにより左肺静脈への迅速な挿入が可能となることが多い．右肺静脈への挿入には，カテーテル先端が前後投影像で脊椎の右に見えるまでさらに後方に時計回りに回転させ，その後，カテーテルを先進させることが必要である．

　短絡への挿入は正確な短絡の位置を（MRI血管造影やCTスキャンのような三次元画像診断装置により）事前に知っておくことにより楽になることが多い．高血流短絡（Waterstone，Potts，他のセントラルシャント）は，バルーン付きカテーテルを一時的に膨らませたり，患者個々に合わせてあらかじめ調節したカテーテル（たとえば，遠位端を少し切ったJudkins右冠動脈用カテーテル）を用いたり，あるいは，tip-deflectingガイドワイヤやトルク操作可能なガイドワイヤを用いることにより挿入可能である．あらかじめ形をつけたCobraカテーテルや少し手を加えたピッグテールカテーテル（先端を約180°に切ったものは，トルク操作可能なガイドワイヤを鎖骨下動脈からBlalock-Taussig短絡に通過させることを容易にすることがある）．

　動脈管は，成人の先天性心疾患例ではめったに遭遇しないが，初期の頃のカテーテル検査で，カテーテル挿入がなされた古典的先天性心疾患の一つである．動脈管があれば静脈から順行性に，あるいは動脈から逆行性に比較的簡単に挿入することができる．下行大動脈からは，形のついたカテーテル（Cobra，右Judkins，あるいは小児ではマルチパーパス，成人では左Judkins）を用いることにより，柔らかいトルク操作可能なガイドワイヤを動脈管を通過するよう方向づけることが可能である．静脈から

は，マルチパーパスカテーテルを MPA-LPA 接合部の若干左に向けて MPA に置くことにより，先端の柔らかいストレートガイドワイヤやトルク操作可能なガイドワイヤを動脈管を通して下行大動脈まで通過させることができる．

ⓒ 圧測定と酸素飽和度測定

圧測定や収縮期／拡張期圧較差測定には，カテーテル先端の正確なポジショニングのみならず，負荷条件と心収縮性が安定していることが必要とされる．若年者における心房心室の柔らかさ（大きなコンプライアンス）によって，小児の充満圧（filling pressure）の「正常」値は低めである［RA 圧 ≦ 3～5 mmHg, 肺動脈楔入圧（PCWP）／LA 圧 ≦ 5～8 mmHg[6]］．安定したガイドワイヤ越しにカテーテルを引き抜いてくるときに連続圧測定ができるように，Touhy-Borst Y 字型アダプタを装着した市販の，あるいは自作の（少し切った）側孔付きピッグテールカテーテルからの圧変換で，圧較差の場所認定が容易に可能である．あるいは，ダブルルーメンの先端孔付きカテーテルでもほぼ同時の圧測定を達成することが可能である．

酸素飽和度測定は，今なお短絡検出のゴールドスタンダードである．現在の高精度酸素測定器でもその誤差範囲はなお約 ± 3％ある．この誤差と，flow-sampling と静脈混合の誤差とを合わせて考えると，左-右短絡の存在を確定するには，4～9％の酸素飽和度の違いが必要である[7]．これらの誤差は，短絡量や抵抗の計算（表 9-4, 図 9-1）の正確さを評価するうえで考慮に入れなければならない．酸素飽和度測定値を評価するうえでよく間違うものとしては以下のものがある．

① IVC の飽和度を混合静脈飽和度として使用する．特に胎児においてであるが，他の年齢においてでも，肝静脈，腎静脈（そして静脈管）の血流は，IVC 内では完全に混合しないかもしれないので，層流効果により不正確な血流の反映をもたらす．
② 目的とする心腔や血管の検体を反映しないで，むしろその近位，あるいは遠位の部分からの値が部分的に混じっている可能性のある「wedge」した検体を使用する．
③ 上昇した SVC の酸素飽和度を，肺静脈還流異常から SVC への直接の短絡や，心房レベルの短絡が存在する場合の RA からの逆流の指標としないで正常と誤ってしまう．
④ 全体の血流を評価せずに，特定の短絡量にだけ注目する．たとえば，二次孔心房中隔欠損（ASD）の患者において，SVC 酸素飽和度 50％，PA 酸素飽和度 80％，大動脈酸素飽和度 100％，ヘモグロビン（Hb）14 で肺体血流比（Q_p/Q_s）2.6 の場合，心房間短絡の補正は必ずしも低い体血流量（$Q_s = 1.3$ L/min/m^2）の補正を意味せず，体血流の異常はさらなる検索を要する．
⑤ 肺静脈血の酸素飽和度低下（desaturation）がある場合に肺静脈酸素飽和度の平均を用いる．肺各分画の肺血流は決して一定ではなく，予測が難しく，直接の測定なしではその値を推定することはできない．したがって，肺静脈酸素飽和度がばらつく場合（最大限の正確を期すためにはすべての肺静脈血からのサンプリングをすべきである），肺血管抵抗（PVR）を計算するためには，各分葉の総肺血流に対する相対的血流配分を知らなければならない．もし，酸素投与によって，肺静脈血の desaturation が改善し，一様になるのであれば PVR の計算の精度は向上する．しかしながら，溶解酸素（$PO_2 > 100$）と肺静脈血の総酸素含量との違いがなおも不正確さをもたらすかもしれない．

さらに，以下に述べるように，先天性心疾患患者における酸素飽和度測定と血流，血管抵抗の測定に関するいくつかのさらなる事実も認識しておかなければならない．
① 静脈酸素飽和度が低い場合，短絡の検出率は上昇する．
② 全 PVR は，血流をもたらす導管が含まれると，その血管の抵抗によらず，低下する．
③ PVR は基本的に血流に依存して変化する．より大きな肺血流へのさらなる領域の肺血流の参入は肺血管全体の抵抗を下げる．し

[表9-4] 短絡と血管抵抗計算に用いられる式

Q_p	$\dfrac{VO_2}{(PV\ sat - PA\ sat)(Hb)(1.36)(10)}$
Q_s	$\dfrac{VO_2}{(Ao\ sat - SVC\ sat)(Hb)(1.36)(10)}$
Q_p/Q_s	$\dfrac{(Ao\ sat - SVC\ sat)}{(PV\ sat - PA\ sat)}$
Q_p effective (Q_s effective)	$\dfrac{VO_2}{(PV\ sat - SVC\ sat)(Hb)(1.36)(10)}$
Q Left → Right	($Q_p - Q_p$ effective)
Q Right → Left	($Q_s - Q_s$ effective)
% Left → Right = 1−(Q_p effective/Q_p)	$\dfrac{(PA\ sat - SVC\ sat)}{(PV\ sat - SVC\ sat)}$
% Right → Left = 1−(Q_s effective/Q_s)	$\dfrac{(PV\ sat - Ao\ sat)}{(PV\ sat - SVC\ sat)}$
PVR	$\dfrac{(mean\ PA\ pressure - LA\ pressure)}{Q_p}$
複数の肺区域のPVR	$\dfrac{1}{R_{Total}} = \dfrac{1}{R_{segment1}} + \dfrac{1}{R_{segment2}} \cdots$ $\dfrac{1}{R_{total}} = \left[\dfrac{Flow_{segment1}}{Pressure\ (PA1-PV1)}\right] + \left[\dfrac{Flow_{segment2}}{Pressure\ (PA1-PV2)}\right]$

Q:血流，p:肺，s:体，PVR:肺血管抵抗，VO_2:酸素消費量，R:抵抗，PV:肺静脈，PA:肺動脈，Hb:ヘモグロビン（gm/dL），Ao:大動脈，SVC:上大静脈

がって，肺への短絡の外科的排除により，実際，（肺血流が減少し，PVRが変化しない場合に期待されるようには）PA圧は低下しないこともあり，Q_pの減少とPVRの上昇の相殺によりむしろ上昇したままのこともある．
④多数の異なった酸素飽和度の血流源（たとえば，大動脈−肺動脈短絡からの無効な動脈血とともに存在する体静脈からの有効な肺血流）が，特定の肺区域や肺全体に存在する場合には，その区域や肺全体のQ_pを直接測定することはできない．各々の血流源の分離，1つ以外のすべての血流源の一時的遮断，そ

して問題とする肺区域への残った単一血流源からの肺血流測定が，少ない血流状態（PVRの考えられるうちで最も高い状態）においてではあるが，PVRの算出を可能にする．
⑤単心室姑息術（Fontan循環）の患者の血行動態評価には，血流，圧，抵抗間の関係を理解するうえでの生理学的原則を基にした推定を必要とし，かつそれらを完全な拍動波のある循環がない状態でのある瞬間になされた測定に応用しなければならない．この姑息術の循環生理は，PVRの上昇や肺血管容量の減少に特に鋭敏に反応し，かつ実際の血管イン

[図 9-1]
(A) 血行動態, 酸素飽和度のデータを示すのによく使われる図. ある場所での酸素飽和度を丸で囲み, 圧は測定場所に直接書き込む. 解剖変化は黄色い丸で描き, 短絡や血流方向は矢印と色で示す. (B, 表) 心房レベルで両方向短絡のある患者の血行動態と酸素飽和度（短絡含む）の計算と測定値を示す.
Q：血流, p：肺, s：体, PVR：肺血管抵抗, VO$_2$：酸素消費量, R：抵抗, PV：肺静脈, PA：肺動脈, Hb：ヘモグロビン (gm/dL), Ao：大動脈, SVC：上大静脈

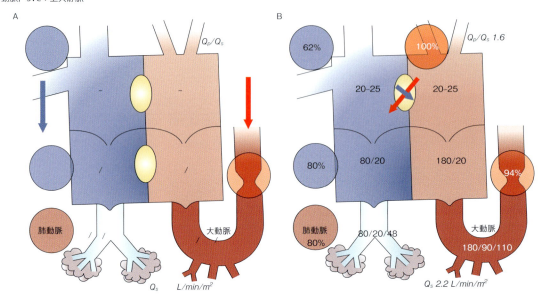

Q_p	$\dfrac{VO_2}{(PV\ sat - PA\ sat)(Hb)(1.36)(10)}$	$\dfrac{125}{(1-0.80)(13)(1.36)(10)}$	3.6 L/min/m^2
Q_s	$\dfrac{VO_2}{(Ao\ sat - SVC\ sat)(Hb)(1.36)(10)}$	$\dfrac{125}{(0.94-0.62)(13)(1.36)(10)}$	2.2 L/min/m^2
Q_p/Q_s	$\dfrac{(Ao\ sat - SVC\ sat)}{(PV\ sat - PA\ sat)}$	$\dfrac{(0.94-0.62)}{(1-0.80)}$	1.6 L/min/m^2
Q_p effective (Q_s effective)	$\dfrac{VO_2}{(PV\ sat - SVC\ sat)(Hb)(1.36)(10)}$	$\dfrac{125}{(1-0.62)(13)(1.36)(10)}$	1.9 L/min/m^2
Q Left → Right	($Q_p - Q_p$ effective)	3.6 − 1.9	1.7 L/min/m^2
Q Right → Left	($Q_s - Q_s$ effective)	2.2 − 1.9	0.3 L/min/m^2
% Left → Right = 1 − (Q_p effective/Q_p)	$\dfrac{(PA\ sat - SVC\ sat)}{(PV\ sat - SVC\ sat)}$	$\dfrac{(0.8-0.62)}{(1-0.62)}$	0.47 = 47%
% Right → Left = 1 − (Q_s effective/Q_s)	$\dfrac{(PV\ sat - Ao\ sat)}{(PV\ sat - SVC\ sat)}$	$\dfrac{(1-0.94)}{(1-0.62)}$	0.16 = 16%
PVR	$\dfrac{(mean\ PA\ pressure - LA\ pressure)}{Q_p}$	$\dfrac{(48-23)}{3.6}$	6.9 Wood units

ピーダンスの状態を正確に反映する血行動態指標を見つけることが困難である. さらに, 肺循環をサポートする心室を持たない

Fontan 循環は, 非常に低い流体エネルギー消失の循環である[8]. Fontan 経路の分岐点の形状や, 最小血管径, 左右 PA の血流分布に

[表 9-5] 典型的血管造影位と最もよく描出される病変

投影位	角度	描出血管，心腔	病変
長軸斜位	LAO 70°，頭側 30°	LV	膜様部 VSD，流出路 VSD，LVOT 狭窄
肝鎖骨位	LAO 45°，頭側 45°	LV 四腔	心内膜床欠損，中央部筋性 VSD LV-RA 交通
側面	90°	RV/ 末梢 PA 下行大動脈	PS, PPS, TGA, DORV 大動脈縮窄，PDA
LAO	LAO 60〜70°	大動脈	大動脈縮窄，大動脈弁疾患
LAO 頭位	LAO 15°，頭側 30°	MPA 末梢基部	TOF，PA 狭窄
急峻 LAO 頭位	LAO 60°，頭側 15°	心房中隔	ASD/PFO
AP 頭位	LAO 0°，頭側 30°	RV，導管	TOF/PS/DORV
AP 尾位	LAO 0°，尾側 45°	上行大動脈，冠動脈基部	TGA, DORV, CA 起始異常
AP	0°	RV，末梢 PA 肺静脈	TGA/DORV/ 末梢 PS 肺静脈狭窄・起始異常・交通異常
RAO	RAO 30°	LV, RVOT	前方 VSD，僧帽弁疾患，RVOT 異常

Ao：大動脈，ASD：心房中隔欠損，AV：房室，CA：冠動脈，DORV：両大血管右室起始，LAO：左前斜位，LV：左室，LVOT：左室流出路，PA：肺動脈，PDA：動脈管開存，PFO：卵円孔開存，PHT：肺高血圧，(P) PS：(末梢) 肺動脈狭窄，RAO：右前斜位，RV：右室，RVOT：右室流出路，TGA：完全大血管転位（L：左：D：右），TOF：Fallot 四徴症，VSD：心室中隔欠損

よって Fontan 循環のエネルギー消失が影響されることが，コンピュータ流体力学のようなより洗練された手法や生体内での水力学に基づくエネルギーロスの計算により示されてきた．このような重要な情報を得るためにはカテーテル検査に基づいた測定では限界がある．したがって，Fontan 患者の血行動態異変や日常機能に関係する微細な変化を捉える診断カテーテルの役割は難しいものがある．
⑥血圧や抵抗の測定は，その近辺での血管損傷（血管に対するインターベンション），炎症・感染，限局的な圧迫（たとえば近接する構造物や周囲の浮腫，無気肺），造影剤注入，あるいは交感神経活性，pH，PCO_2，PO_2 などの変化といったさまざまな影響を受ける可能性がある．血行動態評価の大切な点は，造影剤注入やインターベンションを行う前に施行するのが最も望ましいということである．同様に，それらの後に行われた血行動態評価の結果は，最悪の状態を反映している可能性があり，時間とともに改善するものかもしれない．

D 血管造影

人体においては，完全な対称性を示す構造はほとんどないので，血管，心腔，そしてそれらのつながりを見る場合，オーバーラップや見落としを最小限にする多方向（典型的には直交する）像が必要である（表 9-5）．放射線量や造影剤量を減らすために二方向あるいは多方向像が使われるのが最適である．個々の症例によっての造影の角度や方向を記録しておくと，より正確にその後の比較ができる．

造影剤の注入は，解剖学的描写が十分であるかぎりにおいて，影響される心室が耐え得る 1 回あたりの注入量に制限する（たとえば，PVR の高い症例や RV 収縮性が悪い患者においては，大分枝や MPA での造影より，区域あるいはより限定した区域での PA 造影のほうが望ましい）．以前の放射線透視装置は，完全にきれいな心腔造影を得るには，正常の血流量の乳児や小児では 1 秒間に約 1 mL/kg，短絡量が多い場合では 1 秒間に約 1.5 mL/kg の造影剤を必

要とした．近年では，装置精度の向上により，造影剤の必要量が非常に減少したように思える．

総造影剤使用量が，1回のカテーテル検査あたり5 mL/kg 以下が望ましいことを考えると，最大限の患者安全確保をもって必要なデータ収集を最適に行う「中庸」を保つ能力をもって，カテーテル検査前に十分に造影の計画を立てておかなければならない．

① 特定の造影像（投射位）は，個々の症例によって多少の調節を加えたりしながら，特定の場所や病変の描写をするのに合理的な出発点である（表9-5）．

② 血管造影は，典型的にはガイドワイヤを通した側孔付きカテーテルを用いて，局所的に施行される場合に最大限の精度と最小限の造影剤曝露で施行することができる[9]．一番良い解剖学的描写を最小限の造影剤で得るために，カテーテルを側孔が問題とする場所の上流か下流に位置するように調節する．こうすることにより，造影剤の投与を著しく減らせる可能性があり，投与量は，目的部位の血流，造影剤の投与速度，造影部位の大きさによって決定される．

③ 楔入血管造影（wedge angiography）による逆行性造影は，そうでなければ到達不可能な心血管の描写の助けとなることがある．患者のなかには，もともとの病変や先行手術の結果として，近位 PA（典型的には左）が完全閉塞していることがある．しかしながら，閉塞した PA 分枝のより末梢部に入る気管支動脈からの側副血行路のために，肺動脈はその後何十年も開存していることもある．大動脈造影や側副血行路造影，あるいは MRI では，基本的に少ない血流と underfilling のために，血管の開存性やサイズを確定するのは難しいかもしれない．しかし，先端孔付きカテーテルを排出血管（draining vessel；通常はそれぞれに対応する肺静脈）に置いて，0.3 mL/kg 以下の非イオン性造影剤の注入後，即座に同量の生理食塩水を肺静脈でバルーンを膨らませた状態で注入することによって，実質血管の概要を，縦隔部位血管の逆充填（backfilling）とともに明らかにすることができる．時に MPA や対側 PA も，もし交通がある場合は満たされて描出できることがある．この造影では，同側にある，たとえば気管のような目印となるもの（landmark）に対してどのくらい対象血管が近位部まで伸びてきているかを正確につかむために，二方向造影を行うことが重要である．同様のテクニックは，血管への到達が制限されていたり困難である場合の特定の肺静脈路の造影にも使えることがある．2 方向血管造影の際は，カテーテルを流入 PA（feeding PA）においてバルーンを膨らませた状態で施行する．

2 特殊な状況

ある状況は，先天性心疾患を持つ患者の診断に特別の考慮を必要とする．これらについて以下に述べる．

Ⓐ 妊娠

前負荷，心拍数，心拍出量の増加は，心室収縮力の変化とあいまって，既存の血行動態異常を増悪させ得る．心臓カテーテル検査は，循環器とハイリスク妊娠専門の共同チームが，適切な血液量と心拍数管理にもかかわらずカテーテルによる診断やインターベンションが必要であると決定した状況に限られれば（通常は僧帽弁や心室流出路狭窄），母親にも胎児にも安全に施行される．カテーテルの時期の選択はできないこともあるが，胎児の催奇形や死亡のリスクを最小限にしつつ母体の安全を最適化するタイミングを図るべきである．食事の摂取の有無によらず，妊婦は胃が充満した状態と考えられ，それゆえ逆流と誤嚥のリスクがあるとされていた（この概念は最近疑問視され，ほとんどのセンターで妊婦のカテーテル検査が施行されており，リスクはないと考えられている）．全身と子宮の被曝は最小限にとどめるべきである（鉛の前掛けを直接かけることは被曝を減少させるよりむしろ増強させるので避けるべきである）[10]．そのような状況下では，現代のカテー

テル室の低線量被曝による胎児の促奇形性の長期リスクに比べ，細分化された管理策の理解の向上や，直接の血行動態変化による胎児の利益のほうが，はるかに大きい．胎児モニタリングや分娩室への緊急搬送が可能かどうかについては，カテーテル検査前に産科スタッフにより決定されなければならない．妊娠中のカテーテル検査が必要になる典型例は，標準治療に反応しない，妊娠中に疑われた，あるいは既存の肺血管病変，冠動脈異常の疑い，肺静脈や機能的LA流出路狭窄，心室流出路狭窄，あるいはPA・大動脈下心室機能不全である．

B Down症候群

Down症候群の成人患者はしばしば多くの疾患を抱える（甲状腺疾患，上気道下気道疾患，胃食道逆流，誤嚥，コミュニケーション技術の制限，認知症）．栄養補給が制限されているにもかかわらず，Down症候群の患者は胃が充満した状態で，誤嚥のリスクが高いと考えられる．PVRの血行動態評価においては，換気の変化と肺血管病変の高いリスクを考慮に入れておかなければならない[11, 12]．適切なPVR評価を確実にするために，必要に応じて人工呼吸も考慮すべきである．

C 肺心室（pulmonary ventricle）機能不全，肺血管病変

PA下心室の収縮期圧の上昇は，根治後先天性心疾患の成人患者においてしばしば認められる[13]．これはRV流出路レベル（RV-PA導管不全やRV流出路再建後の患者のように）や末梢PAレベル（PA閉鎖を伴うか否かにかかわらず複雑なFallot四徴症のケースや体肺側副血行路のunifocalization後の患者のように）での固定した狭窄と関連しているかもしれない．多くの症例では，PA下心室の後負荷上昇は，進行する肺血管床のリモデリングのために起こり，PVRの上昇に至る（肺動脈性肺高血圧：PAH）．PAHは通常，左-右短絡（VSD，PDA，そしてより少ないがASD）の長期にわたる影響と関連するが，症例によっては，PAH進展のリスクは基本の血行動態異常の程度をはるかに超えたものであることもある（Down症候群やTGAの患者）．他の状況では，最も多い機序は内膜増殖，中膜肥厚，および外膜線維化をもたらす分子細胞，そして細胞外器質の複雑な相互作用を活性化する肺静脈圧や心房圧の上昇に代表されるもの（房室中隔欠損修復後，先天性僧帽弁狭窄，あるいは他の左側心内・血管内病変）である．この場合，非常に高いPCWPを持った患者では，trans-pulmonaryの圧較差は正常かほんの少ししか上昇していないので，PAHという定義は使うべきではない（肺高血圧：PH）．

現在受け入れられているPAHの定義は，平均PA圧が25 mmHg（安静時）でPCWPは15 mmHg未満で，PVRが3 Wood単位/m^2以上である．ASDのように左-右短絡開存の患者のなかには，PA圧やtrans-pulmonaryの圧は高肺血流の状況において上昇し得る．これらの症例では，PVRは正常範囲内にある可能性があるが，経時的にPVRが変化してくるリスクは残されている可能性がある．

成人においては，右心機能不全は急性に起こった場合，より余裕がなく，あっという間に血行動態の虚脱が確立し得る．したがって，前負荷（急激な輸液）や後負荷（大量造影剤静注，塞栓）の大きな変化を避けることはこの状況において特に重要である．後天性・先天性心疾患の肺血管病変を持った患者に対する近年の治療法の進歩は，生活の量と質の改善をもたらす可能性を著しく向上させた．さらなる外科的・内科的治療介入の指標としての肺血管反応性の評価は，先天性心疾患カテーテル検査においてますます重要な役割を演じるようになってきた．過度の鎮静による呼吸抑制，麻酔による心機能低下，痛み，出血，アシドーシス，負荷条件の非常な変化などによって，カテーテル検査中にPVRが急性増悪するようなことのないよう，特に注意を払わなければならない．このような患者においては，静注用（プロスタサイクリン），吸入用（一酸化窒素：NO）の肺血管拡張薬が基本的な血行動態評価においても必要となることがある．長期の管理策を最適化し適合さ

[表 9-6] 急性血管拡張反応試験に用いられる薬剤

	エポプロステノール	アデノシン	一酸化窒素（NO）
投与経路	経静脈	経静脈	吸入
投与量	2 ng/kg/min，10〜15 分ごと	50 μg/kg	
投与量の範囲	2〜10 ng/kg/min	50〜250 μg/kg/min	10〜80 ppm
副反応	頭痛，嘔気，羞明	呼吸困難，胸痛，AV ブロック	左心充満圧上昇

せるために，カテーテル室外での集中的モニタリングのできる環境が必要である．近年，内科的・外科的治療方針決定の補助として PVR を推定する際に使われる血管拡張薬（吸入 NO，吸入プロスタサイクリン，経静脈プロスタサイクリン，経静脈アデノシン，経静脈エンドセリン受容体拮抗薬）に対する急性の血管反応は，典型的には Q_p を増加させ，それゆえに PVR を減少させる．このようにして測定された PVR は，心肺手術からの早期の回復をもたらすほど十分低いかもしれない．しかしながら，そのような患者の長期の予後改善には，さらなる長期にわたる肺血管拡張療法が必要かもしれない[14, 15]．

リスクの層別化向上に役立ち（responder は通常予後が良い），治療方針決定に役立つ（responder は通常カルシウム拮抗薬で治療できる）ことから（第 42 章を参照），急性の血管反応試験は PAH のすべての患者に施行されることが望ましい．表 9-6 には，急性血管拡張反応試験を施行するにあたり，最も一般的に勧められる適応，投与経路，投与方法をまとめてある．反応ありの定義は施設により若干の違いがあるかもしれない．最も最新でかつ広く受け入れられている定義は，心拍出が保たれた状況で，平均 PA 圧が少なくとも 10 mmHg 低下し，実際の圧が 40 mmHg 以下になることである[16]．筆者らは通常，関連する合併症が少ない吸入 NO を使って血管反応試験を行っている．安静時非常に高い PCWP（25〜30 mmHg 以上）の患者では，吸入 NO を用いた反応試験で肺うっ血の増悪をきたす可能性があるので注意が必要である．

経皮的閉鎖に適しているかもしれない左－右短絡の患者におけるカテーテルインターベンションを考えるうえで，完全かつ患者特異の PVR に関する理解は必須である．デバイス生産，安全検査，術者の経験，それぞれの向上が，ASD と RV 機能不全，またはチアノーゼを持った ASD 患者のような，リスクが高く，インターベンション適応基準があまりよく定義されていない患者層における，カテーテルによる心房中隔閉鎖の適応拡大をもたらしてきた（後述を参照）．欠損孔閉鎖による急性変化を疑似するための一時的な経カテーテル試験閉鎖の概念は，Fontan 手術のバッフルに外科的に作った孔をどう管理するかを考え，肺体循環間の短絡をなくすことに心肺が長期に耐え得るかどうかを最大限に予測するための基準を確立した小児循環器専門医によって導入された[17]．RV 機能不全とチアノーゼを伴った年配の成人に対してこれらの基準を当てはめることの実証はなされていないが，循環成立か否か（physiologic tolerance）の急性試験として役に立つ．弾力ある大きなバルーンによる欠損孔の一時的な閉鎖とその後の心拍出量と RA 圧の変化の測定は，カテーテルや手術による ASD 閉鎖が考慮される最もリスクの高い患者群において推奨されるものである[18]．その際は，血行動態を変化させ得る関連血流（肺静脈や僧帽弁など）の遮断が起こらないように十分注意しなければならない．

D RV 流出路の拡大

Fallot 四徴症患者における流出路パッチの使

[図 9-2] 右室流出路への経カテーテル的インターベンションと冠動脈解剖
(A) MRI は Fallot 四徴症の患者の所見を示している．左前下行枝（LAD）が右冠動脈（RCA）から異常起始し，右室（RV）－肺動脈（PA）導管の後ろを走行している．(B, C) 導管内の高圧バルーン拡大中の近位部 LAD のダイナミックな圧迫を示している．近位部 RCA は圧迫されていない．この状況は経カテーテル的肺動脈弁留置を断念させた．

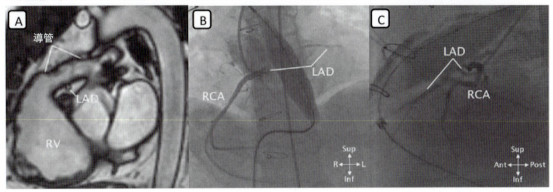

用，RV 流出路狭窄の残存や再燃，あるいは末梢 PA 圧の上昇は，RV 流出路や PA の瘤状拡大の発生増加に寄与する．この状況における RV 流出路再建のタイミングに関する基準はいまだ定かではない．さらに，RV-PA 導管は総動脈管，両大血管 RV 起始，PA 狭窄を伴った TGA，PA 閉鎖などの多くの円錐動脈幹奇形を治療する際に用いられる．さらに，RV-PA のつながりを確立するのに用いられる PA ホモグラフトは，先天性 LV 流出路狭窄の一群を治療する際の Ross 手術において用いられる．

このような患者では，運動耐容能の変化や不整脈の増悪がある場合の血行動態確認のため，もしくは肺静脈還流障害か PA 解離の疑いを伴った胸痛やチアノーゼがある場合の解剖確認のために，カテーテル検査が適応となり得る．

近年導入された経皮的弁留置のみならずステント留置は，RV 流出路機能回復のための信頼できる低侵襲手技である[19]．そのようなインターベンションが適しているかどうかの判断には，導管や再建された流出路の径や長さ，壁の伸展性，周囲組織との関係に関する注意深い解析を必要とする．留置前の造影検査の一つの重要な事項は冠動脈と native そして再建された流出路との関係を視覚化することである．この種の疾患においては，冠動脈のさまざまな走行，起始異常が報告されている[20]．さらに，Ross 手術のようなアプローチでは非解剖学的な位置に冠動脈を移植する．経皮的弁留置手技における冠動脈の圧迫を避けるために，症例によっては冠動脈の基部や近位部のダイナミックな圧迫を評価するために，選択的冠動脈造影が RV 流出路バルーン拡大と同時に行われる（図9-2）（第 35 章を参照）．

E チアノーゼ

長期にわたる低酸素が関与した二次性の赤血球増多は，糸球体濾過率を低下させ，血液粘性を増加させることにより，造影剤誘発性急性尿細管壊死と血管血栓症の危険性を高める[21]．そのような患者におけるカテーテル検査は周到に計画されなければならず，手技前に計画的に赤血球重量の減少を図った後に行われることもある．先天性心疾患の患者は，肺実質性，呼吸性チアノーゼを発症するリスクが高いが，先天性あるいは後天性の血管由来の動脈血酸素飽和度の低下は，慢性チアノーゼと赤血球増多による長期の障害を避けられるよう，十二分に検討すべきである．体静脈から肺静脈，心房内バッフルからの漏れ，卵円孔，PA から肺静脈などのレベルでの右－左短絡はよく調べ，可能であればカテーテル室で治療されるべきである．同様に，(a) 心室収縮／拡張不全，(b) 房室弁逆流，(c) 血管内閉塞や拡大した RA や PA による血

[表 9-7] 先天性心疾患患者における「心不全」の病因

後負荷
血管閉塞
動脈インピーダンス異常 ■構造 ■神経液性 ■右室体心室／単心室
前負荷 ■残存／後天性短絡 ■単心室 ■弁／弁周囲逆流 ■腎／肝疾患と水分貯留 ■静脈容量の異常
心房機能／流体コンダクタンス ■ Fontan，単心室／三尖弁閉鎖，心房位血流転換，完全大血管転位
肺動脈下心室機能の喪失（Fontan）
心房心室協調性の喪失 ■心房粗動→心房細動 ■人工的ペーシング ■心室期外収縮
心外膜下・壁内冠動脈の血流・構成異常 ■左冠動脈肺動脈起始（ALCAPA） ■完全大血管転位，体／肺動脈転換 ■大血管間／壁内／単冠動脈

管外からの圧迫狭窄のために肺静脈圧上昇をきたしている場合の肺静脈の酸素飽和度低下では，内科的，外科的，カテーテル治療的介入の可能性を探るべきである．

F 体心室の「心不全」

先天性心疾患患者の代謝需要を心臓や肺が満たすことができない場合，独特の解剖学的，生理学的病因があり，小児や成人の後天性心疾患に比べて幅広い多様な治療法があるかもしれない（表9-7）．先天性心疾患を持つ患者においての個々の症例に合わせた，血行動態に基づいたテーラーメイドの治療法に関する研究は今日まだなされていない．

G 冠動脈疾患

患者は，冠動脈起始異常［たとえば右または左冠動脈（RCA，LCA）の起始異常や LCA/RCA の PA 起始；すなわち左冠動脈肺動脈起始（ALCAPA）］，走行異常（壁内あるいは大血管間走行），そして冠動脈性状の異常（ALCAPA，川崎病，あるいは TGA の arterial switch 中の冠動脈移植例においてみられるような）を持っていることがある（第16章を参照）．このような異常の理解には，先天性心疾患に対する知識と，成人を対象とした循環器科医の道具［血管内エコー，心筋梗塞における血栓溶解（TIMI）のフレームカウント，誘発的内皮機能テスト］に対する専門的知識との結合が必須であり，最終的にはそれらの疾患の原因の理解と治療技術の向上にもつながり得る．

H 心臓手術前の血管解剖

先天性心疾患を持って生きる青年や成人にお

いては，残存欠損，合併症，修復不全に対する再手術はしばしば行われる．この患者群では，再開胸と人工心肺導入は多くの癒着と通常とは異なる解剖により困難になり得る．大出血や緊急のバイパスは比較的頻繁に起こり，施設によっては必要に応じた緊急の人工心肺確立のためにルーチンに末梢血管アクセス（大腿静脈もしくは鎖骨下静脈）の準備をするところもある．複数のカテーテルや手術のために比較的頻繁に認められる血管の問題（大腿，腸骨，鎖骨下血管の閉塞や強い狭窄）を考えて，筆者らは緊急のバイパスのためのカニュレーションに適した血管かどうかを見定めるために，術前カテーテル検査を行う成人患者においては，ルーチンに IVC と腹部大動脈の血管造影を行っている．

3 結語

先天性心疾患を持った小児や年配の患者の血行動態評価には，以下に挙げる事柄に関する複雑な理解と評価に基づいた，正確な計画と多くの学問領域にわたるケアが要求される．

① （体⇔肺）循環の相互作用
② 心腔と循環の結び付き（PA 下心室⇔PA，大動脈下心室⇔体動脈）
③ 心腔間の結び付き（RV⇔LV，心房位血流転換術後の心房心室血液運搬）
④ カテーテルに基づいた手技のための通常とは異なる病変特異的な問題

先天性心疾患を持つ小児の複雑さが増し，ますます多くのそのような小児が成人に達するにつれ，先天性心疾患を扱う医師は，熟練した血行動態評価とこれまでになく増加した内科的，外科的，そしてカテーテルによる（第35章を参照）治療法を適宜提供できるよう備preparednaければならない．これらの患者群では将来，画像（カテーテル操作のための MRI に基づいた画像，心腔内エコー，血管内エコー，高精度トノメトリ）とカテーテルを基本とした診断の組み合わせが予想されるが，カテーテル検査はなおも重要な道具であることは間違いない．

（先崎秀明）

文　献

1. Marelli AJ, Mackie AS, Ionescu-Ittu R, Rahme E, Pilote L. Congenital heart disease in the general population: changing prevalence and age distribution. *Circulation* 2007;115:163–172.
2. Chung T, Burrows PE. Angiography of congenital heart disease. In: Lock JE, Keane JF, Perry SB, eds. *Diagnostic and Interventional Catheterization in Congenital Heart Disease*, 2nd ed. Boston, MA: Kluwer; 2000:73.
3. Landzberg MJ. Heart failure in the adult with congenital heart disease. In: Pediatric Heart Failure (Wernovsky G, Shaddy R). *Boca Raton*: Taylor and Francis Group 2005:869–888.
4. Warnes CA, Liberthson R, Danielson GK, et al. Task force 1: the changing profile of congenital heart disease in adult life. *J Am Coll Cardiol* 2000;37:1170–1175.
5. Shim D, Lloyd TR, Cho KJ et al. Transhepatic cardiac catheterization in children. Evaluation of efficacy and safety. *Circulation* 1995;92:1526–1530.
6. Lock JE, Einzig SA, Moller JH. Hemodynamic responses to exercise in normal children. *Am J Cardiol* 1978;41:1278–1284.
7. Freed MD, Miettinen O, Nadas AS. Oximetric detection of intracardiac left-to-right shunts. *Br Heart J* 1979;42:690–694.
8. Dasi LP, Pekkan K, de Zelicourt D, et al. Hemodynamic energy dissipation in the cardiovascular system: generalized theoretical analysis on disease states. *Ann Biomed Eng* 2009;37:661–673.
9. Verma R, Keane JF. Use of cut-off pigtail catheters with intraluminal guide wires in interventional procedures in congenital heart disease. *Cathet Cardiovasc Diag* 1994;33:85.
10. Damilakis J, Theocharopoulus N, Perisnakis K, et al. Conceptus radiation dosea and risk from cardiac catheter ablation procedures. *Circulation* 2001;104:893–897.
11. Jacobs IN, Tegue WG, Bland JW. Pulmonary vascular complications of chronic airway obstructions in children. *Arch Otolaryngol Head Neck Surg* 1997;123:700–704.
12. Freeman SB, Taft LF, Dooley KI, et al. Population-based study of congenital heart defects in Down syndrome. *Am J Med Genet* 1998;80:213–217.
13. McLaughlin VV, Archer SL, Badesh DB, et al. ACCF/AHA 2009 Expert consensus document on pulmonary hypertension. *J Am Coll Cardiol* 2009;17:1573–1619.
14. Fernandes SM, Newburger JW, Lang P, et al. Usefulness of epoprostenol therapy in the severely ill adolescent/adult with Eisenmenger physiology. *Am J Cardiol* 2003;91:632–635.
15. Rosenzweig EB, Kerstein D, Barst RJ. Long term prostacyclin for pulmonary hypertension with associated congenital heart defects. *Circulation* 1999;99:1858–1865.
16. Badesch DB, Abman SH, Simonneau G, Rubin LJ, McLaughlin VV. Medical therapy for pulmonary arterial hypertension: updated ACCP evidence-based clinical practice guidelines. *Chest* 2007;131:1917–1928.
17. Bridges ND, Lock JE, Mayer JE, Burnett J, Castaneda AR. Cardiac catheterization and temporary occlusion of the interatrial communication after the fenestrated Fontan operation. *J Am Coll Cardiol* 1995;25:1712–1717.
18. Landzberg MJ. Catheterization of the adult with congenital heart disease (ACHD): beyond "shooting the coronaries". *J Interv Cardiol* 2001;14:267–269.
19. McElhinney DB, Hellenbrand WE, Zahn EM, et al. Short- and medium-term outcomes after transcatheter pulmonary valve placement in the expanded multicenter US Melody valve trial. *Circulation* 2010;122:507–516.
20. Baraona F, Valente AM, Porayette P, Pluchinotta FR, Sanders SP. Coronary arteries in childhood heart disease: implications for management of young adults. *J Clin Exp Cardiolog* 2012;S8:6–22.
21. Flanagan MF, Hourihan M, Keane JF. Incidence of renal dysfunction in adults with cyanotic congenital heart disease. *Am J Cardiol* 1991;68:403–406.

Section III

第3部 血行動態の原則
Hemodynamic Principles

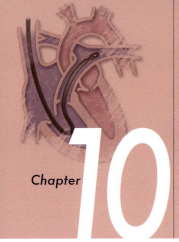

【第10章】Section III *Hemodynamic Principles*

血圧測定
Pressure Measurement

Chapter 10

Mauro Moscucci, William Grossman

1732年，Reverend Stephen Hales[1]が，ウマの大腿動脈に挿入した真鍮製の筒に連結した直立ガラス管によりウマの血圧を測定して以来，多くの生理学者が血圧測定に興味を向けてきた（第1章を参照）．それ以来，血圧の測定法の進歩は目ざましく，各種の複雑な装置が開発され，現在では，医師自身，自分が使用している装置の原理や構造について完全には理解し得なくなってしまっている．

1 入力信号としての圧波とは

力は液体を媒体として，圧波として伝達される．心臓カテーテル法の主要目的は心腔内における力，すなわち圧波をいかに正確に測定するかにある．心室内圧波は「単位面積あたりの力の複雑な周期的変化」として考えることができる．1周期は収縮の開始から次の収縮の開始までをいう．1秒間あたりの周期の数を，心臓の圧発生の「基本周波数」という．したがって，1秒間あたり基本周波数2ということは120/minの心拍数ということになる．圧測定の理論と実際に関する用語の定義を表10-1に示した．

圧波は複雑な周期波として，いかなる複雑な波も相異なる振幅と周波数とを有する正弦波の数学的和で表せるというフランスの物理学者Fourierの発展させた解析法の対象となる．図10-1からも推測できるごとく，いかなる複雑な圧波形も，基本周波数の整数倍の周波数（倍音）を持つ正弦波の和として表されるFourier級数によって表現し得る．たとえば心拍数120/minの場合，基本周波数は2周期/sec（Hz）で，最初の5つの倍音成分は，2，4，6，8，10 Hzということになる．実際の解析においては，圧を正確に測定するには測定装置が圧波を構成する成分の全周波数帯において与えられた入力に対して同じ振幅で応答しなければならない．もしも，圧トランスデューサが，ある特定の周波数帯の入力に対して過小ないしは過大に応答した場合には，本来の生理的圧波はゆがんで記録されてしまうことになる．たとえば，大動脈圧波の dicrotic notch は 10 Hz を超す周波数を含んでいるが，装置が 10 Hz を超す周波数に応答しなければ，ノッチは減衰するか欠如してしまうことになる．

2 圧測定装置

Starling, Wiggers ら[2]によって用いられた血圧計は，1898年に Hürthle[3] によって考案されたものを改良したもので，その外観を図10-2に示す．ゴム膜がレバーと連動して回転煤煙筒に圧を記録する仕掛けになっていた．この装置は慣性が大きく弾性が小さいので，有用範囲が狭かった．しかしながら，この初期のシステムが新しい圧測定装置に応用できる重要な発想を与える手助けになったことは明らかである．

[表 10-1] 圧測定の理論と実際に関する用語の定義

用語	定義
圧波	面積あたりの力の複雑な周期的変化 単位：dynes/cm^2：1 dyne/cm^2=1 microbar=10^{-1} N/m^2=7.5×10^{-4} mmHg 　　　mmHg：1 mmHg=1 Torr=1/760 気圧
基本周波数	1秒あたりの圧波周期の数
倍音（harmonic）	基本周波数の整数倍
Fourier 解析	複雑な周期波を一連の異なった周波数と振幅を持つ正弦波の和として分解すること
直線性（linearity）	一次式で表される入力と出力の関係
測定装置の圧の感度	入力信号振幅に対する記録信号振幅の比
測定装置の周波数応答	入力圧波の周波数域全体における入力振幅に対する出力振幅の比
固有周波数	圧測定装置が衝撃を受けた際に生じる振動（応答）周波数であり，また装置の出力/入力振幅比が最大になるときの入力圧波の周波数である．単位：cycles/sec，Hz
Damping	摩擦による圧測定装置の振動エネルギーの散逸．単位：damping 係数（D）（本文を参照）
最適 damping	Damping は固有周波数に近づくにつれて大きくなる入出力比の増大を，周波数に応じて鈍化する．最適制動とは，装置の固有周波数の 88％ まで周波数応答を平坦（入出力比＝1）に保ち得るものを指す
ひずみ計（strain gauge）	トランスデューサの膜にかかる圧により生ずる抵抗線のひずみ（ΔL/L）を検出する可変抵抗トランスデューサである．広範囲にわたり，電線の電気抵抗はΔL/L に比例する
Wheatstone 電橋	圧による抵抗の変化が橋間の電圧の変化と比例するようなひずみ計の電気配線
トランスデューサのバランスをとること	ゼロ点（たとえば胸部中央）で大気圧をトランスデューサにかけたときに，モニタ/記録装置出力電圧がオシロスコープ上の基準線上になるように，Wheatstone 電橋/ひずみ計トランスデューサの可変抵抗を変化させること

A 感度

この種の装置の感度とは，入力信号の小さな変化を感知する能力のことであり，入力信号と記録された信号の振幅の比で表される．図 10-2 に示された Hürthle 式血圧計では，圧感受膜が硬いと感度は落ち，逆に柔らかいと感度が大となる．この一般原則は現在使用されている血圧計についてもいえることであり，入力信号の小さな変化に対しても，適切な出力を有するのに十分な感度を有している必要がある．

B 周波数応答

感度に次いで，圧測定装置の第 2 の重要な特性は周波数応答である．圧測定装置の周波数応答とは，入力圧波の最低から最高の周波数帯における入力の振幅に対する出力の振幅の比と定義される．圧を正確に測定するには，十分に広い範囲の周波数において，この周波数応答（振幅比）が一定であることが必要である．もし，一定でないとすると，圧波形の主要成分が過小表示されたり，微小な成分が過大表示されることにもなり，記録された圧波がゆがんでしまうことになる．図 10-2 に示される Hürthle 式血圧計についてみると，ゴム膜を硬くすると周波数応答は良くなり，柔らかくすると高い周波数成分に十分応答することができなくなるので，周波数応答は悪くなる．周波数応答は感度と逆

[図 10-1] 正常の心室圧波（最上段）を Fourier 解析により第 10 倍音までに分解したもの

ある特定の周波数成分（たとえば 7 Hz である第 3 倍音）がトランスデューサにより抑制ないしは誇張されると，記録された圧波形は元の生理的信号とはかけ離れたものになってしまう．

(Wiggers CJ：The Pressure Pulses in the Cardiovascular System, Longmans, Green, London, 1928)

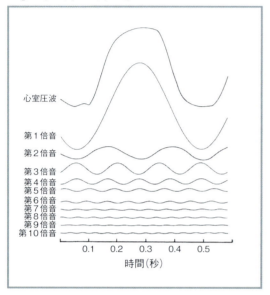

[図 10-2] Hürthle 式血圧計の模式図

ゴム膜が圧感受膜となっており，それが拡大レバーと連動して圧変化（ΔP）が回転煤煙筒上に描かれる．左下の心臓内圧は液を充填した管により圧感受膜に伝達される．

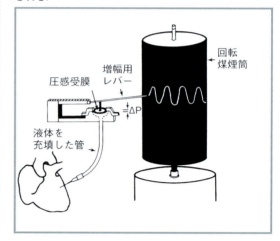

相関するわけである．一方の特性を高めるには，一方の特性を犠牲にしなければならない．

Ⓒ 固有周波数と damping

第 3 の重要な特性は感受膜の有する固有周波数と最適な記録に必要とされる damping の程度の決定方法である．もし，感受膜が銅鑼（どら）のように衝撃で励起されると摩擦がない場合は永久に調和振動するわけであるが，この振動の周波数が固有周波数である．摩擦など，この振動エネルギーを散逸する作用を damping という．測定装置の動的応答特性は装置の固有周波数と damping の程度によって決定される[4]．

図 10-3 に固有周波数の意義と適切な damping がいかに重要であるかを示した．出力信号の振幅は，入力信号の周波数が感受膜の固有周波数に近づくにつれて増大する．実際の現象に即して述べると，圧トランデューサの感受膜はどんどん激しく振動するようになるということである．オペラ歌手の歌声に共鳴してガラスが割れるというのも同様の現象である．Damping とは，振動している感受膜のエネルギーを打ち消すことであり，最適な damping とはエネルギーを徐々に打ち消すことにより，周波数応答曲線を測定装置の固有周波数付近においても平坦に（すなわち出力／入力比を一定に）することである．

Damping の意味をより良く理解するために，バネに錘を下げた状態から類推して考えてみよう．錘を引っぱって離すとバネが伸び縮みし，錘は上下する．もし，ここで摩擦（damping）がなければバネの剛性と錘の重さにより決められた周波数と振幅で無限に上下運動することになる．しかし，実際には常に何らかの damping がある．Damping は 2 つの作用を有している．振動の振幅を減衰せしめる作用と，振動の周波数を減少せしめる作用である．この第 2 の作用の帰結（すなわち装置の固有周波数を減少させること）は重要であるが，あまり注目されていない．類似例から推測すれば，このバネと錘をシロップか蜂蜜の中に吊すと，振動の振幅と

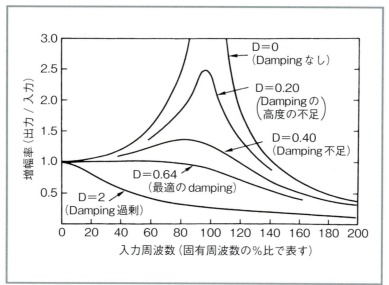

[図 10-3] 最適 damping の重要性を示した圧測定系の周波数応答特性曲線
圧感受膜の固有周波数に近づくにつれて，入力信号の増幅率は過大になる．最適 damping 状態では，曲線はほぼ平坦（すなわち出力 / 入力比は一定）となる（本文を参照）．D：damping 係数

周波数はその前に比べて減少するだろう．溶媒に粘性のあるものを用いるとより大きな damping 効果が生じる．粘性が十分に大きいと錘はオーバーシュート（行きすぎ）や振動せずに，どこからスタートさせても原点に戻る．さらに damping を強めると原点への復帰が遅くなり，装置の周波数応答特性を下げる．すなわち damping は装置の共振によるオーバーシュートのアーチファクトを防ぐのに役立つが，一方で周波数応答の減弱という犠牲を伴う．

D 直線性（linearity）

直線性（linearity）もまた，記録装置の重要な要素であり，入力信号と出力信号の比率が一次式の関係になっていることである．直線性を前提として，異なる大きさの入力信号に対しての単一の較正が許容される．

3 どのような周波数応答が望ましいか

Wiggers[2] によれば，生理的圧波に含まれる最も高調の有意な振動は基本周期の 1/10 周期のものである．すなわち，生理学的に重要な情報は Fourier 級数のうちの初めの 10 倍音までに含まれていることになる．心拍数 120/min では基本周波数は 2 Hz であり，その第 10 倍音は 20 Hz である．したがって，20 Hz まで周波数応答曲線が平坦な装置は適切な装置といえるわけである．このことは高い周波数応答を示す装置を，従来のカテーテル装置と比較した研究で実験的に確かめられている[5]．

通常，用いられている圧測定装置での周波数帯は，特殊な場合を除き 20 Hz 未満である．Wood ら[6]，および Gleason と Braunwald[7] によれば，小径（6 F）のカテーテルを通常のひずみ計式血圧計に連結した場合には，周波数応答曲線が平坦なのは 10 Hz までであった．

高い周波数帯での応答を得るためにはできるだけ高い固有周波数を有し，かつ最適の damping 効果が得られるような装置が必要となる．固有周波数はカテーテルの内径に比例する一方，カテーテルや連結管の長さに逆比例する．さらに，カテーテルや連結管のコンプライアンス，および装置を満たしている液体の密度の平方根に逆比例する．したがって，最高の固

[図 10-4]

中央はカテーテル検査時に測定された，通常の液体充填型カテーテル系血圧計による左室圧と，カテーテル先端型血圧計による左室圧である．左右に in vitro における両測定系の周波数応答を示す．上はカテーテル先端型血圧計，下は液体充填型カテーテル系血圧計を示す．左の図は 2〜200 Hz の正弦波を加えた場合である．液体充填型カテーテル系血圧計では 37 Hz に固有周波数があるが，平坦（±5%）なのはわずかに 12 Hz までである．したがって，実用上の範囲も 12 Hz までにすぎない．右の図は矩形波入力に対する応答である．

(Nichols WW et al：Percutaneous left ventricular catheterization with an ultraminiature catheter-tip pressure transducer. Cardiovasc Res 12：566, 1978)

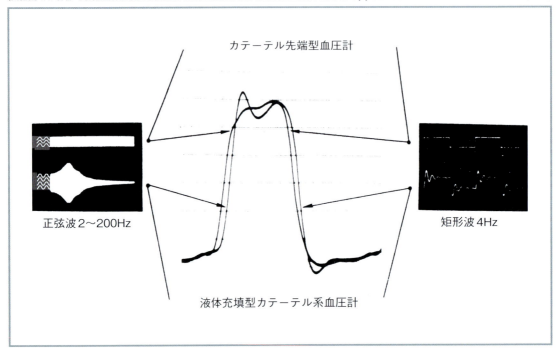

有周波数を得るには，太く，短く，硬いカテーテルを連結管や活栓などを介さずに直接トランスデューサに連結し，満たす液体は低密度のものを用い，コンプライアンスを増す気泡を入れないことである（例：煮沸した生理食塩水を用いる）．このような装置は，通常の使用においては，実用的なものではないが，この装置とどこかが違えば必ず何かが犠牲になっているということを念頭に置いておく必要がある．

もし，このような圧測定装置を作ったとすると，大幅に damping 不足の状態となる可能性がある（図 10-3）．したがって，入力信号の周波数が測定装置の固有周波数に近いところでも，周波数応答曲線が平坦になるようにするには，測定装置に damping を入れなければならなくなる．最適の damping 状態では，固有周波数の 88% まで周波数応答曲線は平坦（±5%）となると Fry[4] は報告しているが，一般には 50% に達しない．Damping としてカテーテルと血圧計の間に damping 針を入れる[6]とか，damping 針を最適の damping が得られるまでだんだん短くしていくとか，造影剤（例：Renografin）などの粘稠な液体を血圧計や連結管に入れるなどの異なった方法が試みられている．

4 周波数応答特性の評価

理想的には，周波数応答特性を調べるために正弦圧波発生装置を用い，図 10-3 に示すごとき曲線を合成するのがよい．測定装置の各部分を変え，周波数応答，damping などを調べることにより，各カテーテル室で適切なカテーテル

[**図 10-5**] カテーテル-トランスデューサ系の動特性の実用的検定法

カテーテルの基部を小容量血圧計と接続し，切断した 60 mL シリンジの外筒にはめ込んだ No.6 ゴム栓の孔にカテーテルの先端を差し込む．系は生理食塩水で満たす．シリンジには液が約 30 mL 存在するようにする．内筒を挿入するとオシロスコープ上の圧表示が上方に移動する．安定したならば，記録装置を動かしながら内筒を急速に引く．記録の解析については図 10-6 に示す．

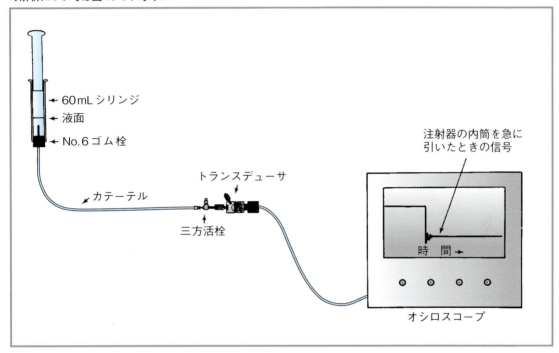

系を組むことができる．圧測定装置の周波数応答を評価するためのこの装置の使用例を図 10-4 に示した．

このような圧波形発生装置を使用しない方法もある．この方法でも圧測定装置の動的応答特性の測定が可能である．

カテーテルを，三方活栓を介し周波数応答特性の良好な低容量トランスデューサに直接連結する（連結管をつなぐ場合とつながない場合がある）（図 10-5）．カテーテルの先端を，60 mL プラスチック製シリンジにはめた 6 号のゴム栓の穴にしっかりと挿入し，内筒を抜き，次いでシリンジを下方に向け立てる．カテーテルと血圧計は気泡を生じないように注意して生理食塩水で満たし，カテーテルをフラッシュし，生理食塩水がほぼ 30 mL シリンジに入るようにする．次いで，シリンジの内筒をゆっくり挿入して下方に押し，オシロスコープ上の圧表示を上方に上げ，安定したところで高速で記録用紙を流しながら急に内筒を引く．本法は Hansen[8] による衝撃を与えて振動を発生させる方法の変法（図 10-6）である．これで得られた曲線を Wiggers[2] や Fry[4] により発表されている式で解析する．それを以下に記す．

衝撃によって生じた余振動の周波数は減衰を受けた固有周波数である．すなわち 2 つの連続する振動の間隔 t を計測し，1/t が減衰を受けた固有振動数 N_D である．図 10-6 の例では $N_D = 1/0.04 = 25$ Hz である．次に damping 係数 D は余振動の減衰率の関数として算出される．図 10-6 ではオーバーシュートの割合である x_2 と x_1 の比から，

$$D = \sqrt{\ln^2(x_2/x_1) / [\pi^2 + \ln^2](x_2/x_1)} \quad (10\text{-}1)$$

である．ln (x_2/x_1) はオーバーシュートの割合の自然対数を示す．本例では $x_2/x_1 = 0.093$，

[**図10-6**] 図10-5の方法を用いて描いた周波数応答特性
カテーテル-トランスデューサ系に造影剤を入れることにより，A, B, Cの順にdampingを大きくした．（**A**）damping不足，（**B**）ほぼ最適damping，（**C**）damping過剰である．カテーテルは8 F，長さ80 cm．オーバーシュートの割合 x_2/x_1 を用いてdamping係数Dを算出．Dと減衰固有周波数 N_D を用いて非減衰固有周波数Nを算出．縦の線の間隔は20 msec．B図の系の周波数応答曲線は0.88 N=27.5 Hzまでだいたい平坦（±5%）と考えられる．

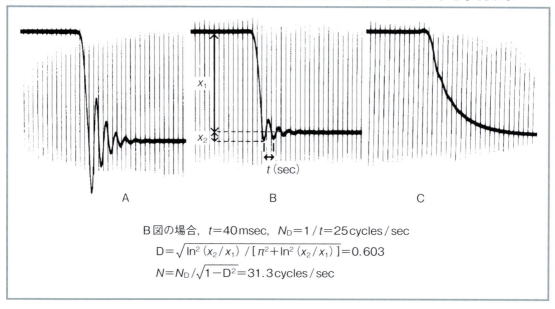

B図の場合，$t=40$ msec，$N_D=1/t=25$ cycles/sec
$$D=\sqrt{\ln^2(x_2/x_1)/[\pi^2+\ln^2(x_2/x_1)]}=0.603$$
$$N=N_D/\sqrt{1-D^2}=31.3 \text{ cycles/sec}$$

$\ln(x_2/x_1)=-2.379$，$D=0.603$で，damping係数Dと非減衰での固有振動数Nとの関係は，

$$N=N_D/\sqrt{1-D^2} \tag{10-2}$$

である．実際上の目的は圧測定装置のdampingを調節してdamping係数をできるかぎり0.64（いわゆる最適damping係数）に近づけることにある．Dが最適damping係数（0.64）であると，Fry[4]のいうごとく固有周波数の約88%まで周波数応答曲線が平坦となる．図10-6に示される最適dampingにおいては，周波数応答は0.88 Nあるいは27.5 Hzまでは平坦であると考えられる．気泡や柔らかい管などにより固有周波数が低下し，dampingが不適当になると，周波数応答は10 Hz未満でのみ平坦となるので注意すべきである．

5 圧波の電気信号への変換と電気的ひずみ計

今日広く使用されている圧測定装置のほとんどは電気的ひずみ計であり，Wheatstone電橋の原理を応用している．ごく簡単にいえば，ひずみ計は一種の可変抵抗トランスデューサであり，電線が引っぱられると電気抵抗が増加するということである．ひずみが電線の弾性限界内にとどまっているかぎり，広い範囲において，抵抗の増加は長さの増加と比例する．

図10-7にWheatstone電橋により，いかにして圧信号が電気信号に変換されるかを示す．図10-7は圧トランスデューサの模式図である．Pを介し，圧は膜Dに作用する．Dの反対側は大気圧である．図に示すように，膜の下面はプランジャーを介して4本の線 $G_1 \sim G_4$ に接続されている．圧が増すとDが伸びて G_1，G_2 の電気抵抗が増加する．一方，G_3，G_4 の抵抗

[図 10-7] ひずみ計圧トランスデューサの模式図
圧は門 P を通って膜 D に働く．D の反対側には大気圧がかかっている．圧により D が伸びると線 G_1，G_2 の抵抗が増し，G_3，G_4 の抵抗は減少する．線の電気的結合は図 10-8 で説明する．

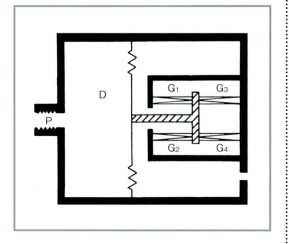

[図 10-8] Wheatstone 電橋を用いたひずみ計
全抵抗が等しいと電池 B の電圧の 1/2 が G_1-G_4，G_2-G_3 の結合部に存在し端子に電流は流れない．図 10-7 に示すように膜に圧が加わって抵抗のバランスが崩れると，G_1-G_4 の結合点が陰性となり，端子に電流が流れる．

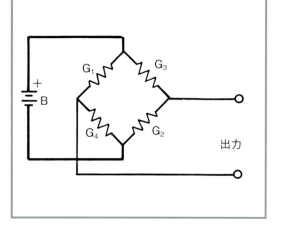

は逆に減少する．Wheatstone 電橋では G_1，G_2，G_3，G_4 は図 10-8 のごとく接続され，電源 B に連結されている．もし G_1，G_2，G_3，G_4 のいずれもが同じ抵抗なら，電源電圧の 1/2 が G_1-G_4 の接続点と G_2-G_3 の接続点に生じる．したがって，出力端子間に電流は流れない．もし，ここで圧が加わる（図 10-7）と抵抗のバランスが崩れ，G_1-G_4 の接続点はマイナス電圧となり，出力端子に電流が流れることになる．

図 10-7 の膜 D が動くことが Wheatstone 電橋での電流発生に不可欠であるため，圧を記録するためには一定量の液体がカテーテルと連結管内を移動しなければならない．したがって低容量トランスデューサのほうが周波数応答特性が優れることになる．

トランスデューサのバランスをとるということは図 10-8 の回路に挿入された可変抵抗（R バランス）を調節することにより，任意の圧ゼロのもとで出力端子の電圧をゼロにすることをいう．現在用いられているトランスデューサでは，図 10-8 の直流電源の代わりに交流電源を用いているので，可変抵抗のみでなく，可変容量蓄電器（C バランス）も調節しなければならない．

6 カテーテル室における実用型圧トランスデューサ系

これまで述べた原理をすべて考慮したうえで，多くのカテーテル室で採用しているシステムを図 10-9 と図 10-10 に示す．これは液体を充填させたカテーテルを，多方活栓を介して低容量型のひずみ計式トランスデューサに連結したものである．

このシステムは，右心系と動脈圧のモニタリングに用いている．左心系用のシステムは，このほかに造影剤，排血，冠動脈造影（第 6，15 章も参照）用のインジェクター用のポートが必要なため複雑な構成となっている．実際にカテーテル室で現在使っているトランスデューサは安価な無菌の使い捨てのものであるが，これはシリコン製の感受膜の上に IC を組み込んだものである．血圧はゲル状の媒体を通してこの素子に伝わり，膜の変形が回路の抵抗を変化させる．この後の信号変換の仕組みは前述の通りである．

多方活栓の 1 つの側枝（図 10-9）に液体を満たした管を連結し，その他端をコックを介し

[図 10-9] 優れた周波数特性を有する圧測定の実際のシステム
カテーテルは多方活栓に接続されている．多方活栓の2つの側枝は，液体で満たされた管により，小容量の液体充填型圧トランスデューサと加圧フラッシュ装置に接続されている．

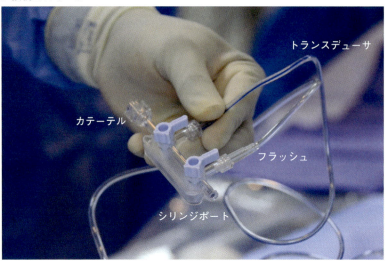

[図 10-10] カテーテル検査台に取り付けられた金属棒に装着した圧トランスデューサ
上部のコックはゼロ点較正に用いられ，下方のコックはトランスデューサのフラッシュに用いられる．

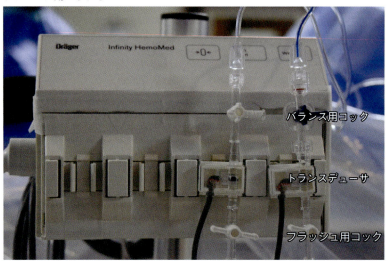

てトランスデューサに接続する．次いで他の側枝に液体を満たした管を連結し，それをヘパリン加生理食塩水の加圧バッグに連結する．カテーテルは回転アダプタを介して装置の他端に連結する．このセットにより，カテーテルを定期的（例：3分間隔）にフラッシュすることができるし，トランスデューサにつながるコックを逆に回せば，トランスデューサをフラッシュすることもできる．また，このコックを逆に回わせば，多方活栓に接続した注射器を満たすことができる．このカテーテルトランスデューサ系では，周波数応答特性曲線は 20 Hz 以上まで

[図 10-11] 多方活栓を用いた代用的圧測定系
カテーテルはバルブを介して多方活栓に連結され，多方活栓の他端は低容量型圧トランスデューサに連結されている．多方活栓の2つの側枝には，ゼロ点用の管と加圧フラッシュ装置が接続されている．すなわちこの測定系は，独立したゼロラインを有し，図 10-14 に示す適切な高さに位置することになる．

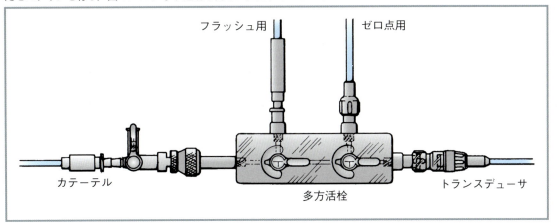

[図 10-12]
液体充填型トランスデューサの基準位置を，胸壁の中央に置いた場合と，7人の患者の左室の最上位の血液のレベル（H）に置いた場合の高さの測定について図示した．
(Courtois M et al：Anatomically and physiologically based reference level for measurement of intracardiac pressures. Circulation 92：1994-2000, 1995)

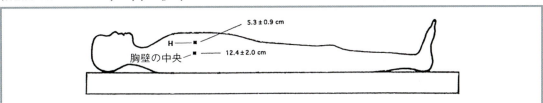

平坦（±5％）である．図 10-11 は多方活栓を用いた代用的セットであり，ゼロ点用の管が独立しており，検査台の上に置かれたトランスデューサは直接多方活栓に接続されている．このセットにおいて，ゼロ点用の管の出口ポートは適切な高さに置かれなければならない．ゼロ点の設定は重要であり，カテーテル検査のたびごとに行わねばならない．検査台の上に仰臥した状態で左室と大動脈はほぼ胸壁の厚さの1/2の点にあるため，胸壁の中点レベルをゼロ点として設定することが多い．しかしながら，胸壁の中点をゼロ点として選択することの正当性は，Courtois ら[9]の優れた研究により，異議が唱えられてきた．彼らは，（重力によって起こる）静水力の影響を注意深く研究し，心内圧は圧測定する腔における血液の最高点に照準を合わせた液体充填型トランスデューサを基準とすべきであると結論している．実際には，左室圧，大動脈圧の測定のためには，ゼロ点は左第4肋間（LICS）胸骨左縁の約5 cm下に置くべきである（図 10-12）．これにより，心室内でカテーテル先端よりも上方にある血液によって生じる重力・静水圧の影響を除去できる（図 10-13）．右室や左房は胸腔内で左室とは異なるレベルにあるが，Courtois ら[9]は第4肋間胸骨左縁下5 cmの位置を用いることにより生じる誤差は，左室以外の心腔ではおよそ±0.8 mmHgであると計算した．
ゼロ点に胸壁の中点を用いると決めた場合は，患者の胸壁前後径を Louis 角のレベルで測

[図 10-13] 最低左室圧（LVP$_{min}$）測定におけるエラーは，患者の胸壁前後径の関数として胸壁の中点（Midchest）を基準とすることにより生じる静水圧の影響によるものであることを示すグラフ．H は左室の最上位の血液のレベルでの測定を示す．
(Courtois M et al：Anatomically and physiologically based reference level for measurement of intracardiac pressures. Circulation 92：1994–2000, 1995)

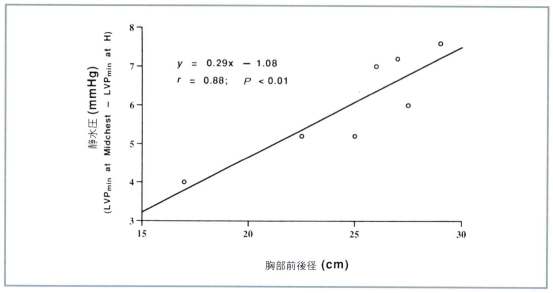

定することから始める．まず，図 10-14 に示されるような大型の胸壁厚測定用 X 線物差し，あるいは胸部外径測定用物差しで測定する．次に患者を検査台に寝かせ，カテーテルの準備（12 誘導心電図記録や皮膚の消毒など）を進めながら，検査台の脇に立てた支柱を用いてゼロ点を設定する．具体的には水準器を貼り付けた物差しを用いる．片方の端を胸骨の Louis 角の部位に置き，もう一方の端を支柱に固定する．図 10-15 に示す通り，トランスデューサは金属支柱に取り付けられ一度は適切な胸壁の中点の高さ（Louis 角下における患者の胸壁前後径の半分），あるいは第 4 肋間胸骨左縁下 5 cm に調整される．代用方法としては Morse の多方活栓（NAMIC 社，Medical Products Division, Hudson Falls, NY），あるいは同様の装置にトランスデューサのすべてを接続し，支柱に沿って上下させ，透明なチューブを用いたゼロラインの一方の端を多方活栓に，他方の端を圧測定用の多方活栓（図 10-14）につなぐ．このシステムを生理食塩水で満たし，多方活栓の操作に

より圧トランスデューサをゼロラインと直結できるようにする．気泡が混入すると underdamp した圧波形となるので，少しの気泡でも取り除くことが重要である．かつて圧トランスデューサは Morse の活栓の開放端に水銀圧力計をつなぎ較正しており，場面に応じた圧トランスデューサ（例：左心用，右心用，動脈圧用）に 100 mmHg の圧を送り較正していた．現在の圧トランスデューサは較正済みのものであり，多社から較正を確実にするための電子機器が供給されている．Morse の活栓の開放端は大気圧に開放しておき，多方活栓の操作によりゼロラインを介して使用中のすべてのトランスデューサのゼロレベルを合わせる．

7 圧波形の生理学的特性

A 反射波

圧波形の正常な形を認識することは，ある種の循環器疾患を特徴づける異常を認識するのに

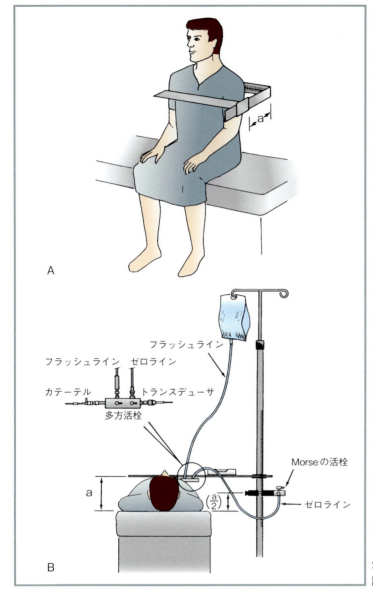

[図 10-14]
(**A**) 患者の胸壁前後径（a）の測定法．金属性の物差しを用いる．(**B**) ゼロ点の設定（詳細は本文を参照）．

不可欠なことである．図10-16に示すごとく，圧と血流の前進成分の波形は大動脈近位部でみられるように，本質的には形も時相も一致している（$P_{forward}$ と $F_{forward}$）．しかし，圧波形は圧の反射成分（$P_{backward}$）の加算により変形され，その結果測定される大動脈圧波形は駆出中に常に上昇する[10, 11]（図10-17）．血流波形も反射波（$F_{backward}$）の加算により変形されるが，血流には方向性があるために $F_{backward}$ は駆出後期の血流を減少させ，大動脈血流計や Doppler 信号が示すような $F_{measured}$ の特徴を与える．

圧反射は動脈分枝の多くの部位より生じるが，ヒトにおける主たる実効反射部位は腹部大動脈下端付近のようである[10]．図10-18に示すごとく，上行大動脈圧は外部からの圧迫による両側大腿動脈の閉塞後1心拍以内に大幅に増加する．高速度記録（図10-18右）は圧上昇の主な部分が，圧反射の増大と合致して収縮期の後半であることを示している．

表10-2 に反射波を変化させる要因を列挙す

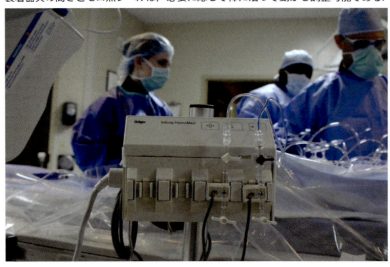

[図 10-15] 金属棒に取り付けられた器具に装着されたトランスデューサ
装着器具の高さとゼロ点レベルは，必要に応じて棒に沿って動かし調整可能である．

[図 10-16] カテーテル検査時の大動脈近位部の圧波形（P）と血流波形（F）
コンピュータによって算出した圧，血流の前進，および後退成分を示している．測定される波形は両成分の和である（詳細は本文を参照）．
(Murgo JP et al：Manipulation of ascending aortic pressure and flow wave reflections with Valsalva maneuver：relationship to input impedance. Circulation 63：122, 1981)

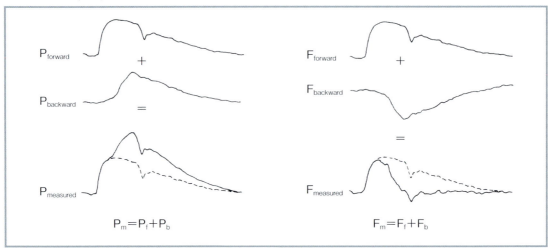

る．Valsalva 手技の緊張相には圧反射は減少し[11]，その結果，圧と血流の波形は似た形となる（図 10-19）．Valsalva の緊張を解くと反射波は復帰し，さらには過大になる．このように一般的なヒトの大動脈起始部と左室の圧記録の尻上がりの形（図 10-20）は，タイプ A 波形に属するもので[11]，収縮後期の強い圧反射の結果である．Valsalva 手技以外に，循環血流減少，低血圧，あるいはさまざまな血管拡張薬に対して反応している間は圧反射は減少する（表 10-2）．このような状況下では，左室や大動脈起始部圧波形はタイプ C 波形となる（図 10-20）．一方，血管収縮や高血圧はタイプ A 波形を際立たせることが予想される．末梢では圧波形に対する反射の関与は収縮期のより早い時期に移るはずなので，カテーテルを大動脈起始部

[**図 10-17**] 正常な対象における代表的な上行大動脈圧と流速信号
A 図と B 図のそれぞれの上段は測定された圧波形（左）と血流波形（右）であり，下段は陽性前進成分（前進波；太破線）と反射成分（逆行波；細破線）を表している．上段に重ねて表示されている破線は，逆 Fourier 変換による合成波形である（周波数領域解析による）．矢印は逆行波の最大点を示す．（B）時間領域法を用いて測定波形（実線）を分解すると，A 図に示される周波数領域法によるものと類似した前進成分（太破線）と反射成分（細破線）が生じる．
(Laskey WK, Kussmaul WG：Arterial wave reflection in heart failure. Circulation 75：711-722, 1987)

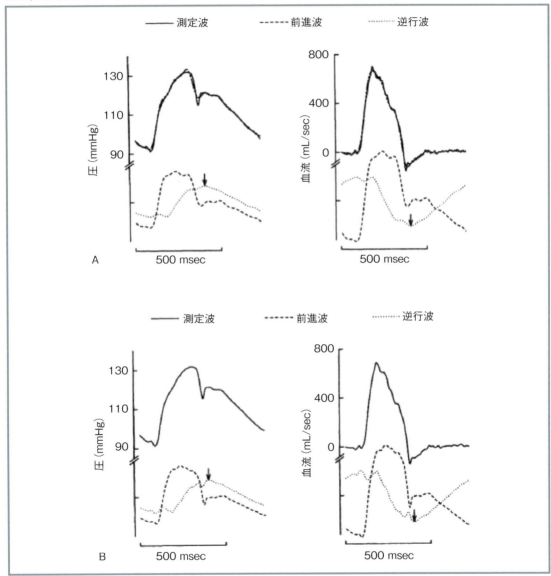

から末梢へ引き抜く際に，より反射部位に近い圧波形は，頂点がより早い時期になることは意外なことではない（図 10-21）．

　反射波は心不全患者では非常に大きなものになり得る（図 10-17）[12]．Laskey と Kussmaul[12] によれば，17 人の拡張型心筋症による心不全患者において反射圧波の増大がみられ，時に非常に大きな dicrotic notch が生じていた．さらに反射波は健常者でみられるように運動時に減少することはなかった．ニトロプルシドの静注は反射波の大きさを減らし，また時相を遅らせたが，これらの変化は収縮期における左室の負

[**図 10-18**] 両側の大腿動脈を外部から手で圧迫し閉塞した（矢印）前後の患者の上行大動脈圧
右図は高速度記録で，後半部の（反射による）波による増強の結果である圧増大部を拡大したもの．
(Murgo JP et al：Aortic input impedance in normal man：relationship to pressure wave forms. Circulation 62：105, 1980)

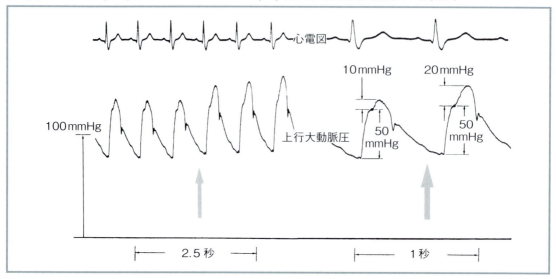

[**図 10-19**] 心臓カテーテル検査中に Valsalva 手技を行った患者の近位大動脈圧（P_m）と血流（F_m）の測定記録

コントロール，Valsalva の緊張，Valsalva の開放後の各記録を示す．P_m は前進波（P_f）と後退（反射）波（P_b）の和であり，F_m は F_f と F_b の和である（本文を参照）．
(Murgo JP et al：Manipulation of ascending aortic pressure and flow wave reflections with Valsalva maneuver：relationship to input impedance. Circulation 63：122, 1981)

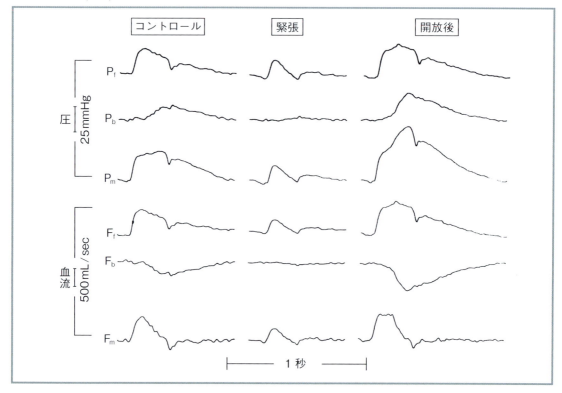

[図10-20] Valsalva手技緊張相の開始部分における，左室と大動脈起始部の圧および大動脈血流速度の測定記録

詳細は本文を参照．

(Murgo JP et al：Manipulation of ascending aortic pressure and flow wave reflections with Valsalva maneuver：relationship to input impedance. Circulation 63：122, 1981)

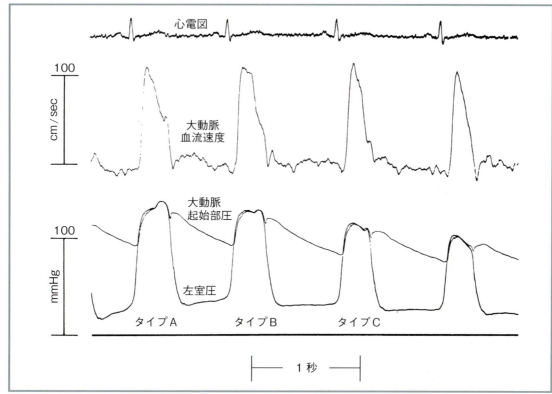

[表10-2] 反射波の大きさに影響する因子

増大因子 ■血管収縮 ■心不全 ■高血圧 ■大動脈もしくは腸骨大腿動脈の閉塞 ■Valsalva手技の開放後
抑制因子 ■血管拡張 　生理的（例：発熱） 　薬理学的（例：ニトログリセリン，ニトロプルシド） ■循環血液量減少 ■低血圧 ■Valsalva手技の緊張相

荷を軽減すると考えられた[12]．

B 楔入圧

「楔入圧」の概念は長年，生理学的興味を集めてきた．広い意味でいえば，楔入圧は先端孔のカテーテルを，毛細管の方向へ向けたかたちで目的の血管に固定し，さらにカテーテル先端と毛細管の間に他と交通する血管がない場合に測定される．厳密な意味の楔入圧は血流がない場合にのみ測定される．血流がなければ，カテーテル先端の圧は，毛細血管床を越え，その先に位置する血管の圧と平衡し等しくなる．もしカテーテル先端と，毛細管を挟んで反対側に位置する血管との間に圧を減衰させる要因がなければ，つまり，もし毛細血管が拡張しており，毛細血管前後の小動脈と小静脈が緊張して

[**図 10-21**] 心臓カテーテル検査中の患者の大動脈弁からの距離の関数としての圧波形
最初の垂直線は初期（前進）圧波の始まりを示し，これは大動脈弁からの距離の増加にしたがい QRS 波から次第に遅れて生じる．2 番目の垂直線は後退（反射）波による二次的圧上昇の始まりを示す（本文を参照）．
(Murgo JP et al：Aortic input impedance in normal man：relationship to pressure wave forms. Circulation 62：105, 1980)

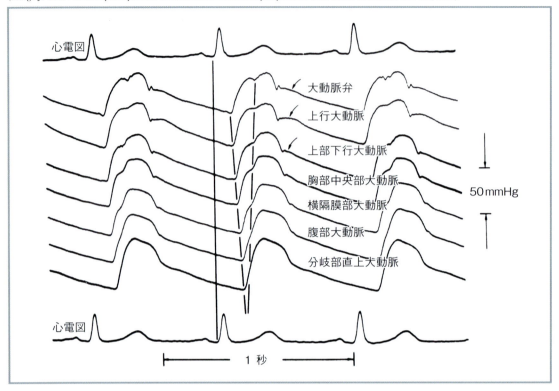

おらず，さらに他の圧の伝播を妨げる要因（例：微小血栓など）がなければ，平均圧のみならず，脈圧も伝播される．したがって先端孔カテーテルを肝静脈に楔入すれば門脈圧を，肺動脈遠位部に楔入すれば肺静脈圧を，さらに肺静脈に楔入すれば肺動脈圧を測定できる．肺動脈楔入圧，一般的には肺毛細管楔入圧と呼ばれるが，この測定については第 6 章に詳述した．正しく行えば，この測定法は肺静脈圧を反映する．三心房心や肺静脈流出路の狭窄がなければ，肺静脈圧と左房圧は等しいので，肺動脈楔入圧を左房圧の代わりに用いることができる．僧帽弁狭窄症や人工弁の通過障害といった症例の圧較差を評価する際には減衰や時相の遅れを考慮しなければならない．これらについては Lange らの文献[13]に詳しく述べられている．

8 正常圧波形の概略

A 心房圧

心房圧波形は 3 つの陽性波，すなわち a 波，c 波，v 波と，3 つの陰性波あるいは下行脚，すなわち x, x_1 下行脚と y 下行脚である（図 10-22）．a 波は心房収縮に一致し，PR の間に発生する．心房弛緩に一致する x 下行脚が a 波に続くが，心房細動の患者では消失している．x 下行脚に続く陽性の c 波は，心室の収縮期の始まりに房室弁が閉じて心房側に膨隆することで生じるわずかな心房圧の上昇によって生じる．心室収縮期の間に，心房弛緩は続き房室弁輪は下行するため，さらに心房圧は低下し，これが x_1 下行脚に一致する．

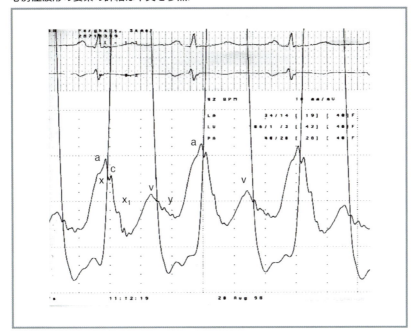

[図 10-22] 僧帽弁狭窄症患者で記録された左房圧と左室圧の同時記録
心房圧波形の要素の詳細は本文を参照.

　房室弁が閉じている間に，心房への静脈還流は心房圧の進行性の上昇（v波）を起こし，その後，房室弁が開いて心房は急速に空になりy下行脚が続く（図10-22）．左房圧形も右房圧波形も同様であるが，通常左房圧は右房圧より高く，左房圧形ではv波がより目立つ．第23章に示すように，収縮性心膜炎や心タンポナーデの進行による血行動態の変化により，心房圧波形には特徴的な変化が起きる．

Ⓑ 心室圧

　心室圧波は収縮期相と拡張期相からなる．心室の収縮が始まると，圧は上昇し房室弁は閉まる．拡張終期は心室収縮の開始時に一致しており，QRS波の頂点または最下点の時相に一致する．房室弁が閉じると等容収縮期が続き，半月弁が開くまで容積が変わらないまま心室内圧が上昇する（図10-23）．駆出期は半月弁が開いて始まり，半月弁が閉じて終わる．駆出期の後には等容弛緩期となり，房室弁が開いて拡張期心室流入が始まると終了する．心室圧は急速流入期の始まりには下降し続け，最低値に達した後に上昇を開始し，心房収縮の心室流入への関与に一致する陽性波の時点で終了する．静止期は，左室圧は徐々に上昇するが有意の容積増加は生じない拡張期に相当する．

Ⓒ 動脈圧

　動脈圧波形は進行波と反射波の結果である．左室の等容収縮期の間でも動脈圧は少し上昇することに注意すべきである．そのメカニズムは心房圧におけるc波の形成メカニズムと同様であり，大動脈内での半月弁の膨隆によるものである．心室の等容収縮終期に，大動脈弁が開いて駆出期が始まり大動脈圧は上昇を開始する．初期の勾配が上昇して頂点に達すると，大動脈弁が閉じて駆出の終了に一致するdicrotic notchまで下降する．

9 誤差とアーチファクトの原因

　たとえ圧測定系が高感度で均一な周波数応答特性を有し，理想的なdamping状態で，バランスがよくとれていても圧波形の記録が不正確

［図10-23］正常の心室内流出路内外に生じる推進力較差と，それに伴う容積変化
左室圧（LV），大動脈圧（Ao），大動脈血流，左室容積の関係が示されている．垂直の線は
大動脈弁開放（AVO）と大動脈弁閉鎖（AVC）を表しており，この間が収縮駆出期である．
破線は収縮期の中点であり，僧帽弁の開放（MVO）を表している．
a：左室流入への心房関与

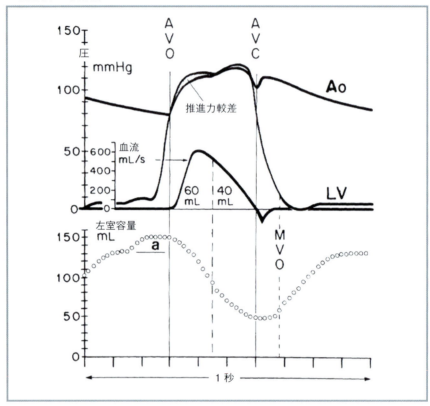

なことがある．実際，臨床上みられる原因としては，周波数応答の悪化，カテーテルの移動によるアーチファクト，先端圧によるアーチファクト，カテーテルへの衝撃によるアーチファクト，末梢での収縮期圧の増幅，ゼロ点やバランスあるいは較正上の誤りがある．

Ⓐ 周波数応答の悪化

トランスデューサの準備中に周波数応答が高く damping が最適であっても，カテーテル検査中に特性の重大な悪化が生じ得る．空気の泡がカテーテル操作中にカテーテルやコックや管の中に侵入したり，トランスデューサに満たした生理食塩水に溶解していた空気が遊出することもある（ちょうどコップの水が数時間撹拌されないであったとき，そこから溶解していた空気が遊出するように）．非常に小さな空気の泡でも過度の damping と固有周波数の低下（コンプライアンスが増加するため）の結果，圧測定に対し大きな影響を与える．圧測定装置の固有周波数が低下すると，左室圧の上昇や下降に伴うような圧の急激な変化は，収縮早期あるいは拡張早期によくみられる左室圧のオーバーシュートを伴う測定結果を惹起する（図10-4，10-24）．カテーテル，多方活栓およびトランスデューサ内をフラッシュすると小さな泡が除去され，圧測定系の周波数応答性は回復する（図10-25）．

Ⓑ カテーテルの移動によるアーチファクト

心腔内および大血管内でのカテーテル先端の急激な動きによりカテーテル内の液体が加速さ

[**図 10-24**] 左室圧信号
カテーテル先端型トランスデューサ，および圧トランスデューサと 7F NIH カテーテルの間に液体を充填した長い管と数個の活栓が挿入された系により記録された信号．カテーテル先端型トランスデューサでの記録を **A** の波形で，液体充填型カテーテル系での記録を **B** の波形で示す．拡張早期と駆出早期に液体充填型カテーテルではオーバーシュートが認められ，特に左図においては貧弱な周波数応答を示している．

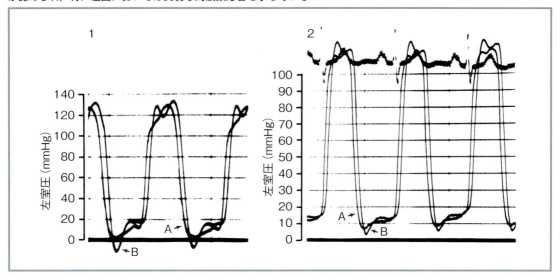

[**図 10-25**] 左室拡張期圧測定のピットフォール
すべて同じ患者から測定したものである．（左）左室拡張終期圧（LVEDP）が著明に上昇しており，圧波形は異常な形状を呈している．異常な形状と左室拡張期圧の上昇は，左室のピッグテールカテーテルの不適切な位置によるものであり，側孔が大動脈内にあるために生じている．（中）拡張早期にオーバーシュートがある．システム内の気泡によるものである．（右）位置を修正し，カテーテルをフラッシュした後の正常圧波形を示す．

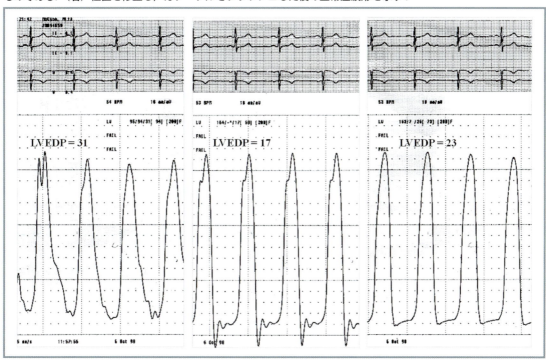

[**図 10-26**] 30歳健常男性における動脈圧の末梢への伝達に伴う変形

比較のため，圧の発生開始点を同一点に揃えた．末梢に至るにつれて，圧の立ち上がりは急となり，かつ振幅が大となり，いわゆるスパイク状となってくる．基準線は 90 mmHg．

［Marshall HW et al：Physiologic consequences of congenital heart disease. Handbook of Physiology, Section 2, Circulation, vol 1, Hamilton WF, Dow P（eds），American Physiological Society, Washington DC, p417, 1962］

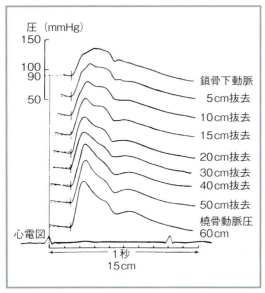

れ，±10 mmHg の波が原波形に重ね合わされる．これは，特に肺動脈圧記録の際によくみられる．除去は難しい．

C 先端圧によるアーチファクト

血流は運動エネルギーを有しているため，急に流れが止まると，そのエネルギーが圧に変換される．それゆえ，先端孔のあるカテーテルが上流を向いていると（例：橈骨動脈や大腿動脈の圧モニタリングのような場合），運動エネルギーの変換により上昇した圧が記録される．加算される圧は 2〜10 mmHg であろう．

D カテーテルへの衝撃によるアーチファクト

このアーチファクトはカテーテルの移動によるアーチファクトに似ているが，まったく同じものというわけではない．液体を満たしたカテーテルが（たとえば開閉する弁によって，あるいは心室壁によって）衝撃を受けると，圧の過渡現象が生じる．カテーテル－血圧計系の固有周波数と一致する圧の過渡期に含まれる周波数成分は，圧記録に振動を生じる原因となる．カテーテルに対する衝撃によるアーチファクトは，左室内のピッグテールカテーテルでしばしば生じる．それは左室内ではピッグテールカテーテル先端が拡張早期に開放する僧帽弁尖にぶつかるためである．

E 末梢での収縮期圧の増幅

橈骨動脈圧，上腕動脈圧や大腿動脈圧を用い大動脈圧の代用をする場合には，最大収縮期圧が大動脈圧よりも 20〜50 mmHg 高く記録されることを考慮に入れる必要がある．むろん，平均圧としては，ほぼ同じか低値を示す（図 10-17, 10-18）．この収縮期圧の増幅は，McDonald[5] と Murgo[10, 11] によれば反射波による圧波形の変形によるという．反射波は，大動脈分岐部，動脈枝，末梢血管から来ており，それらが順向性の圧波形の山と谷を強め，収縮期圧を増幅させる（図 10-26）．このため末梢動脈圧はしばしば左室圧より 20 mmHg も高くなる．この現象による収縮期圧の増幅は特に橈動脈で著明に現れ（図 10-26, 10-27）[14]，特に先端圧によるアーチファクトが加わると，大動脈弁や左室流出路を介する圧較差の存在が隠されてしまったりゆがめられてしまったりすることがある．左室圧と大動脈起始部の同時測定では，ダブルルーメンのカテーテル（例：ダブルルーメンのピッグテールカテーテルなど）を用いるとこの問題を解決できる．別の方法として心房中隔穿刺法を行い，2 本目のカテーテルを大動脈起始部に挿入する方法がある（第 6 章を参照）．第 3 の方法として，対側の大腿動脈から挿入した 2 本目のピッグテールカテーテルを用いる方法がある．最後に，引き抜き曲線の記録を細心の注意を払って行うことも，この現象による誤りを避けるために役立つ．

術者は逆行性左心カテーテルにおいては，カテーテルを左室内に進める直前に起始部大動脈

[図 10-27] 大動脈圧と橈骨動脈圧の同時記録

安静時（A），および対象が最大酸素摂取のそれぞれ 28.2%（B），47.2%（C），70%（D）における記録．緩徐な圧変動の頂点で記録されたものであり，運動強度に対して末梢圧がどのように極端な影響を受けるかの関係を示している．

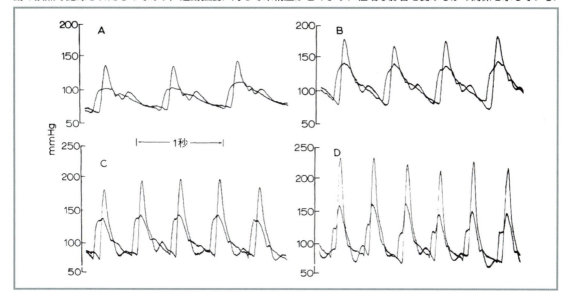

圧を末梢動脈圧とともに記録すべきである．もしこの記録が圧較差の逆転（末梢動脈圧の最高値が起始部大動脈の最高値よりも高い）を示したならば，この圧較差を大動脈狭窄症，または弁下狭窄の検出のための左室圧と動脈圧の比較の際に考慮に入れる必要がある．したがって，圧較差があるかないか少しでも疑問がある場合，大動脈弁を介しての圧較差を正確に測定するために，ダブルルーメンの左心カテーテルを用いるか，2 本目のカテーテルを大動脈起始部まで挿入する必要がある．

F ゼロ点，バランス，較正上の誤り

ゼロ点設定の誤りによる不正確な圧測定はよくみかけられる．先に述べたように，多くの検査室では，ゼロ点は臥位での患者の胸部の厚さの中点としているが，背中より 10 cm 高い点や胸骨より 5 cm 低い点を用いている施設もある．すべての血圧トランスデューサは共通のゼロ点につながらなければならないし（図 10-10，10-14），（たとえば枕を置いて患者に寄りかからせるなどして）患者の体位が変わったらゼロ点を変えなくてはならないのは当然のことである．較正を必要とするトランスデューサは，使うたびごとに較正を行う必要がある．電気的な較正は通常，水銀血圧計と同様に信頼できるが，定期的に水銀血圧計による基準較正に対して確認を行うべきである．直線性については水銀血圧計を用い，25，50，100 mmHg の圧を検定するとよい．2 個以上のトランスデューサを使用する場合には，すべてに同時に圧を加えて調整する必要がある．さもないと圧較差がないのにあるというような判断をしてしまうことにもなる．図 10-10 に示した装置ではゼロ点照合用の管の気泡がゼロ点を誤らせる可能性があるので，予期されない圧較差が記録されたときは，ゼロ点照合用の管のフラッシュをまず行うことが重要で，引き続きすべてのトランスデューサのバランスをとり直す．もしそれでも圧較差が観察されたらカテーテルとトランスデューサの接続を入れ替えてみるとよい．もし圧較差がアーチファクトなら圧較差は逆転するが，真のものなら変わらない．

10 微小血圧計

　圧記録系の慣性を小さくし，周波数特性を良くし，過大なdampingやカテーテルの動きによるアーチファクトを除外するなどの目的で，カテーテルの先端に微小トランスデューサを取り付けた心内血圧計が開発されている（図10-4，10-24）．カテーテル先端のトランスデューサで血管内や心腔内の圧力を直接測定するため，液体充填システムに由来するゆがみを避けることができる．さらにこれらの微小血圧計は1,000 Hzまでは平坦な周波数応答性を有しているため，心拍が頻回であっても正確な記録が可能である．特に信頼性の高いカテーテル先端型血圧計はMillar Instruments社製のものである．先端がピッグテール型のもののほか，1つまたは2つの圧トランスデューサと12の電極を有し，圧と容積を高精度に同時に測定できるものもある（第21章を参照）．他のカテーテルや器具とともにエチレンオキサイドによるガス滅菌もできる．使い捨て用の高性能カテーテルを用いている検査室もあり，またこのカテーテルにより測定された圧波形は通常の方法で測定されたものより正確である[15]．使い捨て用のMillarカテーテルが，現在臨床現場で使用可能である[16]．

　心室圧の上昇速度（dP/dt）や，収縮初期40〜50 msecにおける心筋機能のその他の指標を正確に測定するには，高い周波数応答特性を有するトランスデューサが必要である．この点についてはいまだ議論のあるところだが[17]，現在では心機能の測定にカテーテル先端型トランスデューサが不可欠とされている[18-22]（第22章を参照）．この点についてはGershらの詳細な報告[23]がある．それによると，最大dP/dtを正確に記録するには第20倍音まで±5％以内の平坦な周波数倍音特性が必要とされている[18]．第6倍音までのみ平坦な場合は最大dP/dtが20％過小評価されることになる．心拍数80/minでは，基本周波数は$80/60 = 1.33$ Hzで，第20倍音は26.7 Hzである．図10-6にみるごとく，短く太いカテーテルを圧トランスデューサに直結し，最適なdampingを行えば，ほぼ正確な値を得ることができる．しかし，心拍数が100/minとなると，第20倍音は$(100/60) \times 20 = 33.3$ Hzとなり，この最適な液体充填方式による圧測定能力の限界を超えてしまうことになる．したがって，dP/dtを測定する場合には，その誤差を除くためにカテーテル先端型トランスデューサが必要となる．カテーテル先端型トランスデューサを用いた場合と用いない場合の圧波形を図10-4，10-24に示した．

11 結語

　圧測定は心臓カテーテル検査の基本的要素である．本書の他の章で記述したように，心臓弁膜症や構造的心血管病態の正確な診断は，複雑な血行動態変化や圧波形の変化を正確に測定することに基づく．記録上の一連の留意事項（recording chain），正常圧波形，エラーやアーチファクトの原因について熟知することは，誤診につながる誤った結論を避けるのに役立つ．

　　　　　　　　　　　　　　　　（望月孝俊）

文 献

1. Hales S. Statical Essays: Containing Haemastatics: Or, an Account of Some Hydraulic and Hydrostatical Experiments Made on the Blood and Blood-vessels of Animals. To which is added, and appendix, with an index to both vs Vol II, 3rd ed., v 2 of 2-. (Reproduction of original writings available through: Gale Eighteenth Century Collection Online Print Editions).
2. Wiggers CJ. *The Pressure Pulses in the Cardiovascular System.* London: Longmans, Green; 1928:1.
3. Hürthle K. Beiträge zur hämodynamik. *Arch Ges Physiol* 1898;72:566.
4. Fry DL. Physiologic recording by modern instruments with particular reference to pressure recording. *Physiol Rev* 1960;40:753–788.
5. Mcdonald DA. *Blood Flow in Arteries*, 2nd ed. Baltimore: Williams & wilkins; 1974.
6. Wood EH, Leusen IR, Warner HR, Wright JL. Measurement of pressures in man by cardiac catheters. *Circ Res* 1954;2:294–303.
7. Gleason WL, Braunwald E. Studies on the first derivative of the ventricular pressure pulse in man. *J Clin Invest* 1962;41:80–91.
8. Hansen AT. Pressure measurement in the human organism. *Acta Physiol Scand* 1949;19(suppl 68):87.
9. Courtois M, Fattal PG, Kovacs SJ Jr, Tiefenbrunn AJ, Ludbrook PA. Anatomically and physiologically based reference level for measurement of intracardiac pressures. *Circulation* 1995;92:1994–2000.
10. Murgo JP, Westerhof N, Giolma JP, Altobelli SA. Aortic input impedance in normal man: Relationship to pressure wave forms. *Circulation* 1980;62:105–116.
11. Murgo JP, Westerhof N, Giolma JP, Altobelli SA. Manipulation of ascending aortic pressure and flow wave reflections with the valsalva maneuver: relationship to input impedance. *Circulation* 1981;63:122–132.
12. Laskey WK, Kussmaul WG. Arterial wave reflection in heart failure. *Circulation* 1987;75:711–722.
13. Lange RA, Moore DM Jr, Cigarroa RG, Hillis LD. Use of pulmonary capillary wedge pressure to assess severity of mitral stenosis: is true left atrial pressure needed in this condition? *J Am Coll Cardiol* 1989;13:825–831.
14. Rowell LB, Brengelmann GL, Blackmon JR, Bruce RA, Murray JA. Disparities between aortic and peripheral pulse pressures induced by upright exercise and vasomotor changes in man. *Circulation* 1968;37:954–964.
15. Cha SD, Roman CF, Maranhao V. Clinical trial of the disposable transducer catheter. *Catheter Cardiovasc Diagn* 1988;14:63–68.
16. http://millar.com/ (accessed 11/10/2012).
17. Falsetti HL, Mates RE, Greene DG, Bunnell IL. Vmax as an index of contractile state in man. *Circulation* 1971;43:467–479.
18. Chiu YC, Arand PW, Carroll JD. Power-afterload relation in the failing human ventricle. *Circ Res* 1992;70:530–535.
19. Feneley MP, Skelton TN, Kisslo KB, Davis JW, Bashore TM, Rankin JS. Comparison of preload recruitable stroke work, end-systolic pressure-volume and dp/dtmax-end-diastolic volume relations as indexes of left ventricular contractile performance in patients undergoing routine cardiac catheterization. *J Am Coll Cardiol* 1992;19:1522–1530.
20. Liu CP, Ting CT, Yang TM, et al. Reduced left ventricular compliance in human mitral stenosis. Role of reversible internal constraint. *Circulation* 1992;85:1447–1456.
21. Givertz MM, Andreou C, Conrad CH, Colucci WS. Direct myocardial effects of levosimendan in humans with left ventricular dysfunction: alteration of force-frequency and relaxation-frequency relationships. *Circulation* 2007;115:1218–1224.
22. Burns AT, La Gerche A, Prior DL, Macisaac AI. Left ventricular untwisting is an important determinant of early diastolic function. *JACC. Cardiovasc Imaging* 2009;2:709–716.
23. Gersh BJ, Hahn CE, Prys-Roberts C. Physical criteria for measurement of left ventricular pressure and its first derivative. *Cardiovasc Res* 1971;5:32–40.

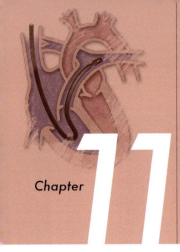

【第11章】Section III *Hemodynamic Principles*

血流量測定：心拍出量および血管抵抗

Blood Flow Measurement: Cardiac Output and Vascular Resistance

Mauro Moscucci, William Grossman

　人体の代謝に必要な血流量を維持することは、生存にとって基本的な必要事項である．血管系における大きな疾患（例：動脈閉塞）がないかぎり、人体への適切な血流の維持には前方への血流拍出のための心機能に大きく依存している．一定時間内に全身循環へ送られる血流量は心拍出量（cardiac output）と呼ばれ、一般的にリットル／分（L/min）にて表される．

1 摂取予備能および心拍出量

　組織代謝により栄養を取り込む機能は、これら栄養源の供給割合だけでなく、それぞれの組織が循環からこれらの栄養源を取り出す能力にも依存している．それゆえ、組織の生存は心拍出量が減少したとしても、必要とする栄養を取り込む量が増加しているかぎり維持することができる．ある臓器における循環血液から供給された栄養源（または何らかの物質）の取り込みは、その組織前後の動静脈較差により表され、（代謝需要を変化させることで）定常の循環血液量において動静脈較差を上昇させる因子を摂取予備能と呼ぶ．たとえば、ヒトにおける動脈血は通常酸素飽和度95％であるが、すなわち1Lの血液が最大約200 mLの酸素を運搬する能力を持つとした場合、動脈血は1Lあたり190 mLの酸素を含有していると思われる（190/200＝95％）．体に戻ってくる静脈血は通常平均酸素飽和度は75％であり、すなわち混合静脈血は一般に血液1Lあたり150 mLの酸素を含有している（150/200＝75％）．このため、正常の動静脈酸素較差は40 mL/Lとなる（190 mL－150 mL）．

　正常の酸素摂取予備能は3であり、これは代謝需要が著しい際には運搬される血液1Lあたり、体組織は酸素を120 mLまで取り込むことができるということを意味している（3×40 mL）．それゆえ、動脈血酸素飽和度が95％で維持されている場合、摂取予備能を最大に用いた場合には混合静脈血の酸素含有量は70 mLとなり（190 mL－120 mL）、混合静脈血酸素飽和度は35％となる（70/200）．これは、原則的には健常者が最大運動を行った際にみられる混合静脈血（すなわち肺動脈血）酸素飽和度の値である．心拍出量と動静脈血酸素較差の関係性は図11-1に示される通りである．

A 心拍出量の下限

　摂取予備能が3であることは、進行する非代償性の心不全においては、人体の基礎酸素必要量に応じるために、心拍出量低下、組織での酸素需要の上昇が起き、最終的に動静脈血酸素較差は3倍に、心拍出量は1/3まで低下することが予測できる（図11-1）．摂取予備能は限界まで増加しているため、これ以上の心拍出量の低下は組織低酸素、嫌気代謝、アシドーシス、ひいては循環破綻につながる．この予測は極めて正確であり、臨床研究者らは長年にわたり、安静時心拍出量が通常の1/3より低下した場合

[図 11-1] 安静時（中），運動時（右），心不全増悪患者（左）における動静脈酸素較差（破線）と心係数（実線）の関係

詳細は本文参照．AV O$_2$：動静脈酸素較差，CI：心係数

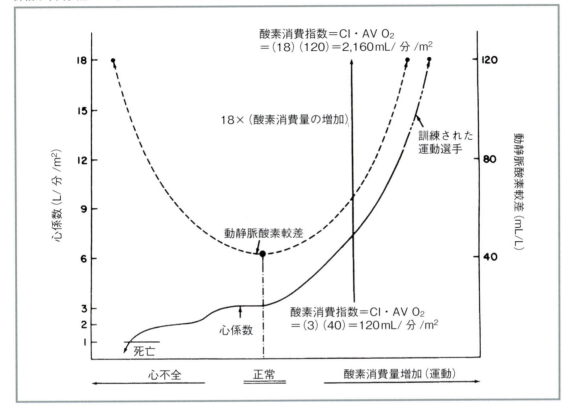

（すなわち心係数≦1.0 L/min/m^2），生存が脅かされることを報告している．

B 心拍出量の上限

いくつかの研究からは，訓練された運動選手が最大限運動した際には，心拍出量の増加は最大安静時の600％に達することが報告されている．健常な体重70 kgの男性が5 L/min，または3.0 L/min/m^{2}の心拍出量を持つ場合，最大心拍出量は30 L/min（18 L/min/m^2）に達すると思われる．心拍出量は身体の酸素需要が100 mL増加するごとに約600 mL上昇するため，最大運動時の25 L/minまでの心拍出量の増加は，身体全体で酸素需要が4,167 mL/min増加していることを意味し，これは安静時の250 mL/minの約18倍にあたる．体全体の酸素需要が18倍まで増加することは，酸素運搬（心拍出量）が6倍になること，酸素の吸収（摂取予備能）が3倍になることに合致している．これらの関係性を図 11-1 に示す．

C 健常者において心拍出量に影響を与える因子

「正常な」心拍出量の範囲を正確に定義するのは，それがさまざまな因子に影響されるため難しい．明らかに体格は重要であり，2歳の子ども，10歳の子ども，50歳の男性の心拍出量の正常値はあまりにも差がありすぎるため，各年齢間でオーバーラップは認められない．このため，この問題の研究者はすべて，体格の差で心拍出量を補正することは基本的な事項であると考えている．しかし，この補正のための最良の方法に関しては議論がある．心拍出量は身体の酸素消費，または代謝率の主要な規定因子で

あり[1, 2]，代謝率は体表面積と最も相関すると考えられているため[3, 4]，慣習的に心拍出量を心係数（L/min/体表面積 m²）で換算して表すようになった．体表面積は直接測定できないため，代わりに Dubois 式のような経験式により計算される[4]．

$$\text{体表面積}(m^2) = 0.007184 \times \text{体重}^{0.425}(kg) \times \text{身長}^{0.725}(cm)$$

(11-1)

心拍出量の補正のためのこの計算式には欠点や弱点があるにもかかわらず[1, 5]，この方法は過去 40 年間ほとんど世界中の臨床家に受け入れられ，本書のなかでも用いられている．現在の血行動態測定機器の一部となっている自動計算機の有用性により，補正されたデータの正確な計算と，その結果は標準的にレポートのなかに組み込まれている．

心拍出量を心係数で表すことにより，2 歳の子ども，10 歳の子ども，50 歳の男性における正常値の範囲は狭まったが，必ずしもこれらの差が完全になくなったわけではない．実際，正常心拍出量は年齢により変動し，7 歳で 4.5 L/min/m² であったものが，70 歳では 2.5 L/min/m² まで減少する[1, 6]．これは驚くべきことではなく，身体の代謝率は年齢により大きな影響を受けることが知られており，このため小児期に最も高値となり，加齢とともに徐々に減少していく．

年齢に加えて，心拍出量は姿勢により影響を受け，ある人が仰臥位から座位になった際に約 10 ％程度，座位から立位に立ち上がった際に（または傾けられた際に）20 ％程度低下する．また，体温，不安，気温，湿度など多くの因子が安静時心拍出量に影響を与え[1]，臨床において心拍出量を測定し解釈する際にはこれらを加味しておかなければならない．

2 心拍出量測定法

心拍出量の測定のために，何年もの間，膨大な数の手技が考案されてきたが，2 つの手技のみ心臓カテーテル室において広く受け入れられている．すなわち，Fick 法と指示薬希釈法である．どちらの手技も 1870 年の Adolph Fick により提唱された理論[7]に基づいているという点で似ている．その理論は，実際には Fick により適応されることはなかったが，初めに Prague の O'Klein によりヒトの心拍出量を測定するために用いられ，ある臓器における何らかの物質の吸収，放出量の総和は，その臓器に流入する血流と，その物質の動静脈での濃度差の乗算であるとするものである．肺において，血中に放出される物質とは酸素のことであり，肺血流は肺を通過する動静脈酸素較差と，1 分間あたりの酸素消費量により決定される．

Fick の原理を図 11-2 に示す．この図においては，列車は 1 分間に貨車に 20 個のおはじきを供給するホッパーの下を通過している．ホッパーの下を通過する前にそれぞれの台車が 16 個のおはじきを運んでおり，ホッパーの下を通過した後に 20 個のおはじきを運んでいたとすると，それぞれの貨車は 4 個のおはじきを与えられ，またタンクの下を通過する際に 0.20 分しかかかっていないと思われる．なぜならタンクの下に 1 分間すべてとどまっていた場合には，おはじき 20 個が与えられるからである．それぞれの貨車がタンクの下を通過するのに 0.2 分かかるとすると，列車は線路の下流のいずれの部分においても，1 分間あたり 5 個の貨車を運搬する速度で動いていることになる．これは図 11-2 に示されるように計算することができる．

列車の速度（貨車台数/min）
 =おはじき輸送速度（おはじき個数/min）/「動静脈」のおはじき較差（おはじき個数/貨車台数）
 =（20 おはじき/min）/（4 おはじき/貨車）
 =5 貨車/min

1 つの貨車が 1 L の血液を，おはじき一つ一つが酸素 10 mL を示すとした場合，動静脈酸素較差は 1 L あたり 40 mL，酸素消費量は 200 mL/min となり，心拍出量は 5 L/min となる．

[図11-2] Fickの原理の説明図
循環を表している列車は，20個/minの割合で貨車におはじき（酸素）を送るホッパー（肺）の下を通過する．それぞれの貨車はホッパー通過前には16個，通過後には20個のおはじきを積んでいるため，途中で4個のおはじきを乗せていることになる．ホッパーの下に1分間いた場合，20個のおはじきを乗せることになるため，それぞれの貨車は0.2分しかホッパーの下にいなかったことになる．どの貨車もホッパーを通過するのに0.2分しかかかっていないとすると，列車は線路を1分間あたり5台の貨車を進める速度で走っていることになる．これは次のように計算できる．

列車の速度（貨車台数/min）
= おはじき輸送速度（おはじき個数/min）/動静脈のおはじき較差（おはじき個数/貨車台数）
= （20おはじき/min）/（4おはじき/貨車）
= 5貨車/min

1つの貨車が血液1Lで，それぞれのおはじきが酸素10 mLとすると動静脈酸素較差は40 mL/minの酸素消費量となり，心拍出量は5 L/minとなる．
（図はJennifer Grossmanの11歳のときの絵によるもの）

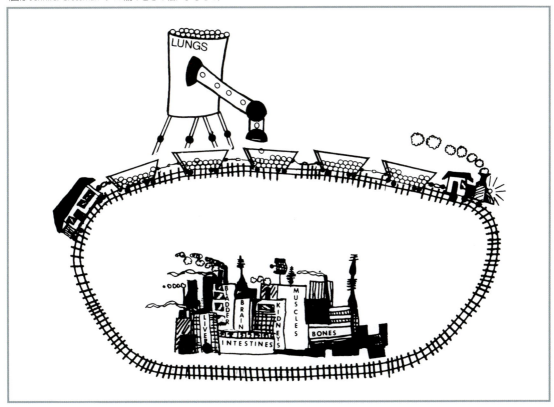

A Fick 酸素法

Fick酸素法において，肺血流は理想的には肺を通過する動静脈血の酸素較差と，肺からの酸素消費量を測定することで計算されるべきである．心内短絡がなく，肺血流が体血流と同じであるとすると，Fick酸素法は体血流も測定することになる．このため，心拍出量は酸素消費量を動静脈血酸素較差で割った値に等しくなる．

実際の手法としては，血流により肺から消費される酸素の量は測定されず，むしろ肺により室内気から消費される酸素量が測定される．なぜなら，安定した状態であればこれらの測定結果は一致するからである．さらに，肺を通過する血流の動静脈酸素較差は直接測定することができない．一般的に，肺動脈血（真の混合静脈血）は採取されるが，肺静脈血は採取されな

い．代わりに，左室，または体動脈血が採取され，肺静脈血の酸素含有量を反映すると想定されている．実際，気管支静脈とテベシウス静脈によるドレナージにより，肺静脈血が肺胞に供給する量と比較して，体動脈の酸素含有量は一般に血液1Lあたり2～5 mL低いとされている．

[1] 酸素消費量

酸素消費量を測定する手法はDouglasバッグ法，ポーラログラフセル法，常磁性法などがある．本書の以前の版で記載されていた方法は今では使用することができず，今日では心臓カテーテル室において酸素消費量を直接測定することはほとんどない．しかし，それぞれの手法と昔の器具の説明は正確な測定と，どのようにそのシステムが進化してきたかを理解するためにはいまだ有用である．古いDouglasバッグ法はDouglasバッグの中で3分間呼気を集める標準的な手法を必要とし，その量（Tissotスパイロメータ）と酸素消費量を測定する．詳細に関して興味のある読者は本書の初期の版を読むことをお勧めする．

代謝率計（MRM）ポーラログラフィック機器（Waters Instruments 社，Rochester，MN）はポーラログラフ酸素感受セル（金と銀，塩化銀電極），フード，もしくはマスク，酸素センサによるサーボコントロールループに接続され，速度が変化する送風機で構成される（図11-3）．手技の原理としては，風速を変えられる送風機を用いて，ポーラログラフ酸素感受セルにつながるホースが接続されたフードを通じて，室内より一方向性の送気を行う．図11-3に示されるように，室内気は送風機の送風速度 $\dot{V}_M$(mL/min)，および患者の換気速度［吸気 $\dot{V}_i$(mL/min)，呼気 $\dot{V}_E$(mL/min)］で決まる速度 $\dot{V}_R$(mL/min)にてフード内に送られる．$\dot{V}_M$は，サーボループにより一定の酸素含有量がポーラログラフ酸素感受セルを通過するようにコントロールされている．患者の酸素消費量を計算するために，安定した状態では，$\dot{V}_M$の平均値，室内気の酸素含有量と，ポーラログラフ酸素感受セルを通過する気流の酸素含有量より，酸素消費量は以下のように計算される．

患者酸素消費量 $\dot{V}_{O_2}$ は，

$$\dot{V}_{O_2} = (F_R O_2 \cdot \dot{V}_R) - (F_M O_2 \cdot \dot{V}_M) \quad (11\text{-}2)$$

で表され，$F_R O_2$，$F_M O_2$ はそれぞれ室内気の酸素分圧比と，ポーラログラフセルを通過する気流の酸素分圧比である．

図11-3 に示すように，

$$\dot{V}_M = \dot{V}_R - \dot{V}_i + \dot{V}_E \quad (11\text{-}3)$$

であるため，

$$\dot{V}_R = \dot{V}_M + \dot{V}_i - \dot{V}_E \quad (11\text{-}4)$$

となる．

11-2式にこれを代入し，

$$\begin{aligned}
\dot{V}_{O_2} &= F_R O_2 (\dot{V}_M + \dot{V}_i - \dot{V}_E) - F_M O_2 \cdot \dot{V}_M \\
&= F_R O_2 (\dot{V}_M) - F_M O_2 (\dot{V}_M) + F_R O_2 (\dot{V}_i) \\
&\quad - F_R O_2 (\dot{V}_E) \\
&= \dot{V}_M (F_R O_2 - F_M O_2) + F_R O_2 (\dot{V}_i - \dot{V}_E)
\end{aligned} \quad (11\text{-}5)$$

となる．

室内気における酸素分圧比 $F_R O_2$ は0.209であるため，酸素消費量は，

$$\dot{V}_{O_2} = \dot{V}_M (0.209 - F_M O_2) + 0.209 (\dot{V}_i - \dot{V}_E) \quad (11\text{-}6)$$

で表される．

このため定常状態（$\dot{V}_i - \dot{V}_E$ が一定の場合）では，酸素消費量は送風機により移動した気流量（$\dot{V}_M$）と，ポーラログラフセルを通過する気流に含まれる酸素分圧比を測定することで得られる．

MRMにおいてはサーボコントロール装置は $\dot{V}_M$ を $F_M O_2$ が定められた一定の値になるように設定されている．実際には，$F_M O_2$ は0.199に設定されているため，11-6式は

$$\begin{aligned}
\dot{V}_{O_2} &= \dot{V}_M (0.209 - 0.199) + 0.209 (\dot{V}_i - \dot{V}_E) \\
\dot{V}_{O_2} &= 0.01 \dot{V}_M + 0.209 (\dot{V}_i - \dot{V}_E)
\end{aligned} \quad (11\text{-}7)$$

となる．

実用上呼吸商（RQ）を1.0と仮定すると，$\dot{V}_i = \dot{V}_E$ となるため，$\dot{V}_{O_2} = 0.01 \dot{V}_M$ となる．RQ

[図 11-3] Waters Instruments 社製の代謝率計（MRM）を用いたポーラログラフセル法による酸素消費量の測定

患者の頭には枕が敷かれ，透明なフードで覆われている．空気はプラスチック板の穴を通してフード内に $\dot{V}_R$ の流速で流入する．患者の吸気流速（$\dot{V}_I$）と呼気流速（$\dot{V}_E$）が $\dot{V}_R$ に加減され $\dot{V}_M$ となり，その流速でフードからサーボユニットへ流入する．サーボユニットの送風モーターは，ポーラログラフセルによって感知される酸素が一定になるように $\dot{V}_M$ を調節する（詳細は本文参照）．

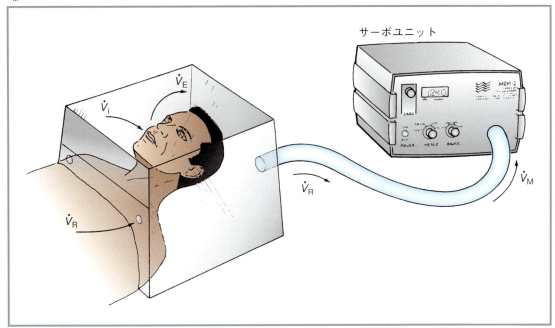

が実際には 0.9 の場合（例：患者が酸素 1 L の消費につき二酸化炭素を 0.9 L を吐き出す），RQ を 1.0 としたときの $\dot{V}_{O_2}$ の誤差は 1.6％に，0.8 としたときの誤差は 3.2％となる．

この装置は Douglas バッグ法を超えた画期的な進歩である．しかし，Lange らの研究[8]によると代謝率計（MRM-2, Waters Instruments 社，Roshester, MN）により測定された酸素消費量の値は，前述の標準的な Douglas バッグ法の測定値よりも有意に低いことが示されている．

SensorMedics 社の Deltatrac II（現在では利用できないが）は，いくつかの点で Waters Instruments 社製の MRM と異なっている．まず，MRM よりもより洗練されており，呼気における二酸化炭素測定と同様に，酸素分圧比を直接測定することができ，RQ を患者ごとに測定することが可能である．SensorMedics 社製では 95％の酸素と 5％の二酸化炭素が含まれたシリンダーを使用して，初めて使用される前にキャリブレーションを行う．キャノピーやフードに一定流量 $\dot{V}_M$ が流され，代謝測定ユニットに流入していく．ユニット内のセンサは酸素含有量（磁性体センサ）と二酸化炭素含有量（赤外線センサ）を測定し，標準的な気温（Standard Temperature），気圧（Pressure）における乾燥（Dry）した酸素消費量と二酸化炭素排出量（STPD；0℃の乾燥した気体，760mmHg）を表示しながら，気温，水蒸気圧に合わせて調整する．現在では代謝テスト，および $\dot{V}_{O_2}$ 測定に関していくつかの新しい機器が存在する．それらは一般に運搬可能であり，使用が簡便で，安静時，運動時においても $\dot{V}_{O_2}$ の測定のために心臓カテーテル室へ持っていくことが可能である．個々の機器の詳述，商品名に関してはこの章では割愛する．

［2］動静脈酸素較差

　肺における動静脈酸素較差はFick酸素法による心拍出量測定において必ず測定する必要があり，以下の方法により算出される．酸素消費量が測定されている間に，適切に挿入されたカテーテルから，体動脈，混合静脈血（肺動脈血）を採取する．検体はヘパリン化されたシリンジに注入し，速やかに密封する．患者がヘパリンの全身投与を受けている場合，採取された検体をヘパリン化する必要はない．また，検体を迅速にオキシメトリにより分析する場合，プラスチックのシリンジを使ってもよいが，酸素はプラスチックシリンジの壁を伝い拡散していくことは念頭に置かねばならない．しかし，筆者（William Grossman）の研究室での測定では，2時間たっても静脈血の酸素飽和度の増加は認められなかった（室温において，静脈血を満たした密封プラスチックの15 mLシリンジを，オキシメトリにて15分おきに測定）．各々の検体は同時に，また可能なかぎり酸素消費量の測定と同じ時点で採取しなければならない．血液検体に気泡が混入することも避けなければならない．

　酸素含有量［血液1 Lあたりの酸素（mL）］はさまざまな方法で決定されるが，最も古典的なもの（そして他の手法の基準ともなるもの）は，Van SlykeとNeillの圧力計による手法である[9]．Van Slykeらの手法の最も重要な欠点は，1つの検体の測定に15～30分を要することである．ShepherdとMcMahanによってこれらの酸素分圧測定方法の違いが検討された[9]．より古い，Van Slykeらの手法は今日ではほとんど用いられず，Lex-O_2-Con fuel cell法はもはや使用不可能である．今日広く用いられている装置はco-oximeter法に分類されるものである．co-oximeter法では，血液検体を（超音波，または化学的に）溶血させるか，または全血を使用する．どちらのタイプのco-oximeter法も％ヘモグロビンのパーセント酸素飽和度の分光光度計による測定に依存している．これらの機器を用いて，ヘパリン化された血液検体の酸素測定は簡便に，また即座に酸素化ヘモグロビンとして示されるヘモグロビンのパーセント飽和度として測定することができる．このパーセンテージは理論的な患者の血液の酸素抱合能と乗算され，その血液に含まれる酸素含有量が算出される（図11-4）．ヒトにおける理論上の酸素抱合能を概算する公式は，

$$\text{ヘモグロビン（Hb）（g/dL）}\times 1.36\text{（mL }O_2\text{/g Hb）}\times 10 \\ =\text{理論的酸素抱合能（mL }O_2\text{/L 血液）} \quad (11\text{-}8)$$

である．

　いくつかの教科書において定数は1.34となっているが，ヒトヘモグロビンの結晶解析に基づいた研究によると正しい値は1.36と思われる[10, 11]．正確な値が何であろうと，この公式は概算にすぎない．図11-4の式は分光光度計を用いた酸素計測法を使用する際に，血液検体の酸素含有量と動静脈酸素較差を計算する際に用いられる．動脈血，および混合静脈血の酸素含有量はこれらの検体のヘモグロビンパーセント酸素飽和度を酸素抱合能に乗算して計算される（図11-4の第2～第5式）．酸素消費量（前項で説明）を動静脈酸素較差（図11-4の第3式と第5式の値の差）で割ることで，心拍出量が算出される．AVOXimeter 1000または4000（AVOX Systems社，San Antonio，TX）といった現在のオキシメータは，ごく少量のヘパリン化血液（50μL）にさまざまな波長の光を照射し，それぞれの透過波長の吸光度を測定する．この手法により，全ヘモグロビン濃度だけでなく，酸素化ヘモグロビン，メトヘモグロビン，カルボキシヘモグロビンといった種々の物質の濃度も評価することができる．これにより酸素含有量を速やかに測定することが可能であり，その結果はオキシメータの液晶画面に表示される．その後，この値は図11-4の第3，第5，第6式に直接代入される．Fick酸素法を用いた心拍出量測定の完全な公式を図11-5に示す．

　動脈血は体動脈，左室，左房，または肺静脈などから採取される．理論的には，動静脈酸素較差の計算のためには，末梢動脈よりも肺静脈のほうが好ましい．しかし，心内の右-左短絡

[図 11-4] Refractance oximetry 法を用いた酸素含有量および動静脈酸素較差の計算

```
第1式：理論的酸素抱合度
    ヘモグロビン (g/dL) ×1.36 (mL O₂/g Hb) ×10＝＿＿＿mL O₂/L
第2式：動脈血酸素飽和度（上腕／大腿／大動脈）＝＿＿＿％
第3式：動脈血酸素含有量
    理論的酸素抱合度（第1式）× パーセント酸素飽和度（第2式）＝＿＿＿mL/L
第4式：混合静脈血酸素飽和度（肺動脈）＝＿＿＿％
第5式：混合静脈血酸素含有量
    理論的酸素抱合度（第1式）× パーセント酸素飽和度（第4式）＝＿＿＿mL/L
第6式：動静脈酸素較差
    動脈血酸素含有量（第3式）－混合静脈血酸素含有量（第5式）＝＿＿＿mL/L
```

[図 11-5] Fick 酸素法を用いた心拍出量の計算

$$\frac{V_{O_2}\,(\mathrm{mL/min})}{[ヘモグロビン(Hb)(g/dL) \times 1.36 \times 10 \times 動脈血酸素飽和度(\%)] - [Hb(g/dL) \times 1.36 \times 10 \times 混合静脈血酸素飽和度(\%)]}$$

$$= \frac{V_{O_2}\,(\mathrm{mL/min})}{[Hb(g/dL) \times 1.36 \times 10] \times [動脈血酸素飽和度(\%) - 混合静脈血酸素飽和度(\%)]}$$

$$= CO\,(\mathrm{L/min})$$

が存在する場合を除いて，肺静脈酸素含有量は気管支，テベシウス静脈のドレナージといった少量の静脈血の混入を無視すれば，ほぼ体動脈酸素含有量と同等とみなせる．動脈血酸素飽和度に低下を認める場合（すなわち動脈血酸素飽和度＜95％）は，体動脈酸素含有量を肺静脈血の代用とする前に，右－左短絡の存在を除外しなければならない．このような短絡を見つけ，定量するための手法については第12章を参照いただきたい．

混合静脈血を採取する最も信頼できる場所は肺動脈である．血液の流れや，不完全な混合のため，右房や大静脈といった近位部を混合静脈血の代用として用いるのはより不正確である[12, 13]．右室血は真の混合静脈血に近く，もし必要があれば肺動脈血の代わりに用いてもよい．

[3] 誤差の原因

これまで述べた Fick の原理を応用した心拍出量測定のための手法は，定常状態である（すなわち，心拍出量と酸素消費量は測定の間一定である）ことを想定している．そのため安定した定常状態を保つために，心臓カテーテル室での測定の際には，厳密に静かで，落ち着いた，雑然としていない環境が維持される必要がある．Fick 酸素法による心拍出量の決定における潜在的な誤差には多くの原因が考えられる．

先に述べたように，分光光度計による酸素飽和度の測定はカルボキシヘモグロビンや他の異常ヘモグロビンに関連した不正確性を伴い得る．この手法は循環系にインドシアニングリーンが存在する場合にも不正確となるが，最新のオキシメータはこの問題に影響されない．全血を用いて施行される reflectance oximetry 法は酸素飽和度が45～98％の範囲では正確である

が，心拍出量が非常に低下している，または非常に激しい運動をした患者から採取した場合など，肺動脈血の酸素飽和度が40％を下回った場合では信頼できないと思われる．

不適切な混合静脈血検体の採取（たとえば気泡）はよくみられる誤差の原因である．肺動脈血に部分的に肺毛細管楔入血が混入すると，誤った高い混合静脈血酸素含有量となる．混合静脈血検体を右房，下大静脈，冠静脈洞などの部位で採取すると，結果として誤って高い，もしくは低い動静脈酸素較差となる可能性がある．また，血液検体を過剰なヘパリン加生理食塩水で希釈しないよう注意が必要である．

酸素消費量を決定する際の平均的な誤差は6％程度とされている[13]．動静脈酸素較差の誤差は5％と推定されている[14,15]．小さな動静脈酸素較差は大きな動静脈酸素較差と比較して，より誤差が生じやすい．このため，Fick 酸素法は低心拍出量の，動静脈酸素較差が大きい患者において最も正確である．Fick 酸素法による心拍出量の決定の誤差は，全体では10％程度とされている[16]．

酸素消費量は本当に測定される必要があるのだろうか．酸素消費量測定に関連した技術的な困難さ，また費用を避けるため，いくつかの施設では，時に年齢，性別での補正をする場合もあるが，酸素消費量を体表面積から予測できると想定している．このため，いくつかの施設は安静時の酸素消費量を $125\ \text{mL/min}^2$，高齢者では $110\ \text{mL/min}^2$ と推定している．これらの過程に関する妥当性は Dallas の Texas 大学の研究[17]で報告されている．心拍出量が指示薬希釈法により求められ，酸素消費量は心拍出量を直接測定した動静脈酸素較差で除することで計算された．対象の 108 人において，酸素消費指数は $126 \pm 26\ \text{mL/min/m}^2$（平均±標準偏差）であったが，標準偏差に示されるように大きな変動があり，筆者らは成人において，心臓カテーテル検査の際の酸素消費量は広くばらつきを認めると結論している．英国の Bristol Royal Infirmary からの別の研究[18]では，80 人の患者（年齢38～78歳）において，直接測定した酸素消費量を想定された値と比較したが，大きな乖離が明らかになり，半数が±10％以上の差を示し，また幾人かは±25％以上の差を示した．このように，酸素消費量に推定値を用いることは大きな誤差につながる可能性がある．

B 指示薬希釈法

指示薬希釈法は単に Fick の原理の特殊な応用にすぎない．Fick 酸素法では指示薬は酸素であり，注入場所は肺で，注入方法は持続投与である．Stewart[19] は心拍出量の測定のため指示薬希釈法を用いており，持続注入法を用いた初めての報告を 1897 年に発表している．

指示薬希釈法には，大きく分けて2つのタイプがある．持続投与法と一回投与法である．一回投与法は最も広く用いられる方法であり，ここではこの方法を詳細に述べる．この方法の基本的な必要条件は以下の通りである．

- 非毒性の指示薬をボーラス投与し，その物質は血液に完全に混ざり，またその濃度を正確に測定することができる．
- 指示薬は注入場所から採取場所を通過するまで，増加も減少もしない．
- 指示薬のほとんどは再循環に入る前に採取場所を通過する．
- 指示薬は体のすべての血液が混合する中心循環の一部を通過しなければならない．

一回注入法による理論的な概念を以下に要約する．ある指示薬（I）の近位腔（たとえば指示薬希釈法における大静脈，右房，インドシアニングリーン色素法における肺動脈）への一定量注入に続いて，注入部より下流（たとえば指示薬希釈法における肺動脈，インドシアニングリーン色素法における橈骨，または大腿動脈）の部分において，時間 t の関数として血中の指示薬濃度 C の連続測定を行う．注射された指示薬 I のすべては下流の測定部を通過しなければならないため，

$$I = \dot{Q} \int_0^\infty C(t)dt \tag{11-9}$$

[図11-6] Ganzらにより最初に報告された熱希釈法
(A) 僧帽弁狭窄症患者において，冷水と色素を同時に注射した後のそれぞれの記録曲線．注入物（Tr）の平均温度はコンピュータにより近位サーミスタ（T_P）の温度曲線の温度低下部分（陰影部分）から計算される．徐々に復温している部分からわかるように，カテーテルに残存している指示薬は注入後に完全に除かれることはない．このため遠位サーミスタ（T_D）の温度変化曲線の復温部分を対数曲線で外挿することが必要になる．これにより3%程度の誤差を補正する（点線）．
(B) 正常の循環動態の患者において記録された温度曲線．この症例においては注射後に指示薬は完全になくなっている．近位サーミスタの復温は急速に起こっており，肺動脈内の遠位サーミスタの指数関数的な復温曲線を描いている．A図における温度曲線は指示薬注入の前にキャリブレーションされている．1.0℃の温度低下に応じて（サーミスタの温度－抵抗キャリブレーション曲線によると），遠位サーミスタの抵抗値は（4,895オームから）200オーム上昇している．200オームの信号は101 mmの検流計のずれを引き起こすため，較正係数は1 mmあたり0.0099℃のずれを生じる．同様に，近位サーミスタの較正係数は1 mmあたり0.81℃である．
(Ganz W et al：A new technique for measurement of cardiac output by thermodilution in man. Am J Cardiol 27：392-396, 1971 より改変)

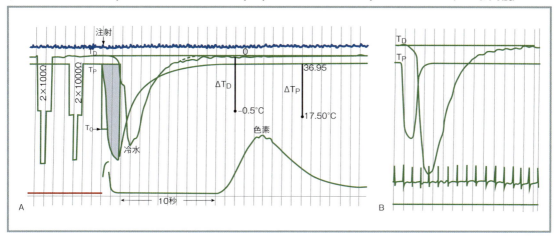

となる．$\dot{Q}$ は注入部と測定部の間の流量である（mL/min）．このため，$\dot{Q}$（前述の手法による心拍出量に相当する）はこのように計算される．

$$\dot{Q} = \frac{I}{\int_0^\infty C(t)dt} \quad (11.10)$$

いままで多くの指示薬が用いられ，成果が上がっており，それらの歴史に関してはGuytonら[1]が詳細に考察している．インドシアニングリーンは以前より実臨床において長く受け入れられていたが，今日ではもはや心拍出量の測定のためには用いられない．それに関してここでは言及しないが，興味のある読者は本書の以前の版を参照されたい．ここでは最も主流の手法である熱希釈法（「冷水」が指示薬である）のみ論じることにする．

C 熱希釈法

心拍出量測定のための熱希釈法は，Fegler[20]によって1954年に初めて紹介されたが，BranthwaiteとBradley[21]，Ganzら[22,23]の報告が発表されるまで臨床に応用されることはなかった．Ganzら[22]による最初の研究では，2つのサーミスタが使用され（図11-6），1つは冷やされたブドウ糖液を血流に注入する部分である上大静脈に，2つ目の下流のサーミスタは肺動脈に置かれた．これら2つのサーミスタによって，注入された物質の温度 T_I と同様に，注入部位の下流の血流の温度である T_B も正確に測定することができた．基本的な指示薬希釈法の公式を用いて，熱希釈法による心拍出量（CO_{TD}, mL）は次のように計算される．

$$CO_{TD} = \frac{V_1 (T_B - T_I)(S_I \cdot C_I / S_B \cdot C_B) \ 60 \ (\text{sec/min})}{\int_0^\infty \Delta T_B(t) \, dt}$$

(11-11)

　V_1 は注入量（mL），S_B，S_I，C_B，C_I はそれぞれ血液，および注入物の比重と比熱である．5％のブドウ糖液が注入物として用いられた場合，$(S_I \cdot C_I)/(S_B \cdot C_B) = 1.08$ となる．市販され，入手できる熱希釈法の多くは，下流の1つのサーミスタのみ使用しており，注入物の温度（注入前にボウルの中で測定されている）は注入の間に（カテーテルの熱により）予測される分だけ上昇すると想定されている．熱希釈公式により計算された心拍出量は，カテーテルの加温に関して修正されるために[23]，経験によって得られた補正係数（0.825）を乗算する．しかし，最近の報告[24]では心拍出量を2つのサーミスタが付いたカテーテルで測定する際は，正確性，的確性が改善することを示した．これらの報告の研究者は，右房において注入物がカテーテルから流出する場所の温度を測定できるよう2つ目のサーミスタが取り付けられた，特別な2個のサーミスタを持つカテーテルを使用した．この方法では注入物が注射器から右房におけるカテーテル開口部で流出するまでのわずかな加温の影響も考慮されている．この手法は測定のばらつきが少なく，その結果は同時に計測された Fick の心拍出量にも概ね合致していた（後者は5分間の Douglas バッグにより収集された呼気と肺動脈，大腿動脈の血液を採取し算出）．

　心拍出量測定のための熱希釈法はインドシアニングリーン色素法と比較して，以下のようないくつかの利点がある．

①血液吸引を必要としない．
②動脈穿刺を必要としない．
③無害で安価な指示薬を用いている．
④実質的に再循環はなく，コンピュータ分析において初回の温度曲線の分析を容易にする．

[1] 誤差の原因

①熱希釈法は有意な三尖弁逆流が存在する場合は信頼性が低くなる．
②肺動脈血の基礎温度は呼吸，心臓の周期に関連してしばしばばらつきを生じる．これらのばらつきが大きい場合，寒冷指示薬の注入により生じた温度変化と誤って認識される可能性がある．
③注入部位と測定部位（大静脈，肺動脈）の間の注入指示薬（寒冷）の喪失はたいてい問題とはならないが，低流速，低拍出量状態においては血液が心腔や周囲組織により温められることで，指示薬の喪失が起こりやすくなると思われる．この懸念は van Grondelle ら[25]の研究により支持されている．彼らは熱希釈法による心拍出量測定は低拍出量（3.5 L/min 未満）の患者においては常に過大に算出され，この過大評価分は心拍出量が 2.5 L/min 未満の患者においては最も高くなり，平均で35％となることを発見した．これは，熱希釈法における心拍出量の計算式から予測され得ることである．なぜなら大静脈，右房，右室を通過する遅い流れの中で指示薬が温められることで，肺動脈血の温度変化（ΔT_B）は減少するからである．ΔT_B は心拍出量計算式において分母であるため，ΔT_B の低下は結果として算出された心拍出量の増加につながる．
④経験的な補正係数 0.825 は，シリンジからブドウ糖液を注入する際の術者の手による加温や，カテーテル加温などの要因のため，ボウルやリザーバの中の指示薬の温度を真の温度に補正するのに不適当である可能性がある．
⑤今日ではほとんどの検査室では氷冷水でなく，室温の5％ブドウ糖液や生理食塩水を使用している．氷冷水ではなく室温の溶液を用いることで，シグナル／ノイズ比は低下し，検体ごとのばらつきが付加される可能性がある．

　一般的に，細心の注意を払って行われた場合でも，指示薬希釈法による心拍出量算出は5〜10％の誤差を含む．本法で得られた値は Fick 酸素法で測定された値とはよく相関する．**表 11-1** は Fick 酸素法と指示薬希釈法における心拍出量測定におけるピットフォールをまとめ

[表 11-1] Fick 酸素法と熱希釈法による心拍出量測定におけるピットフォール

Fick 酸素法
- 右房における不適切な血液混合
- 不適切な検体採取（高位右房，下位右房，一部楔入した遠位肺動脈）
- 血液検体の空気，またはヘパリン加生理食塩水による汚染
- $\dot{V}_{O_2}$ がしばしば測定されないこと．特に重症患者においては $\dot{V}_{O_2}$ に大きな変動がある
- $\dot{V}_{O_2}$ の不適切な測定
- 小さな動静脈酸素較差による高心拍出状態

熱希釈法
- 低心拍出状態（指示薬の不完全な混合）
- 心房細動（指示薬の不完全な混合）
- 三尖弁逆流（指示薬の異常な循環）
- 心内短絡（指示薬の異常な循環）
- 点滴静注薬の併用投与

ている．

D 持続的心拍出量モニタリング

　右心カテーテルと持続的心拍出量測定のための技術（Edwards Lifesciences 社，Irvine，CA）により，ICU 管理と侵襲的血行動態モニタリングの技術は著しく発展している．これらのカテーテルは熱希釈法に基づいているが，冷やした指示薬ではなく，温めた指示薬を使用している点で異なっている．このカテーテルは右房に位置する近位側の温度フィラメントと，カテーテル先端から 4 cm の部分にあり肺動脈に位置する遠位側のサーミスタまたはセンサが取り付けられている．温度フィラメントは入力信号を生み出し，結果として血液の加温を引き起こす．そのため，「冷たい」注入物ではなく，「温かい」注入物が収集される．その入力信号は肺動脈内の遠位センサにて感知され，コンピュータ処理をされて洗い出し曲線を描き，心拍出量を決定する．これらのカテーテルはICU 設備の患者，外傷患者，周術期の心臓手術患者においてしばしば用いられる．いくつかの研究では，標準的な間欠的注入による熱希釈法と比較して，「温かい」注入物による持続的心拍出量モニタリングにより，より正確で，再現性を持った測定が可能であるとされている[26-28]．

2 血管抵抗の臨床的測定

[1] Poiseuille の法則

　フランスの内科医の Jean Léonard Marie Poiseuille（1799〜1869 年）は，血行動態の研究において多くの重大な貢献を成した．18 歳のときに彼は血圧測定のための水銀血圧計を導入したが，これは今日でも使われ続けている技術的な革新である．1846 年に，彼は円筒管内を通過する流体に関する一連の公式を導き出した．Poiseuille は血流に興味があったが，代わりにより単純な液体の硬いガラス管を通過する流れに関して測定を行った．彼の発見は後にいくつかの修正を受けるが，Poiseuille の法則[29]と命名され，次のように記述される．

$$Q = \frac{\pi (P_i - P_o) r^4}{8 \eta l} \quad (11-12)$$

ここで，Q は流量，$P_i - P_o$ は流入圧－流出圧，r は管の半径，l は管の長さ，η は液体粘度を示す．

　この関係式は剛体の管の中の均一な液体の定常層流という特殊な条件下においてのみ当てはまる．この条件下では，流速 Q は圧較差 $P_i - P_o$，管の半径の 4 乗に比例し，また管の長さ l，液体粘度 η と反比例する．

　水力学的な抵抗 R は Ohm の法則に基づき，

平均圧較差ΔPの循環系の流量Qに対する比で定義される．血管抵抗に影響を与える種々の因子は，次のようにPoiseulleの法則を書き換えることで示される．

$$R = \frac{P_\mathrm{i} - P_\mathrm{o}}{Q} = \frac{8\eta l}{\pi r^4} \quad (11\text{-}13)$$

この公式から，剛体の管の中の均一な液体の定常層流という条件下では，液流に対する抵抗は管腔の大きさと液体の粘度にのみ影響されることが明らかとなる．特に，抵抗は明らかに管腔の径の変化により影響を受けやすく，その4乗に逆比例する．

［2］血管抵抗と圧-流量関係

血管抵抗を評価する際に，定常状態の流体力学から得られる法則を適用することはやや不適当である．なぜなら血流は拍動しており，血液は均一な液体ではなく，血管床は非線形であり，弾性に富み，心拍という周波数に依存する系だからである．このような系においては，抵抗は圧，流速により変化し，また慣性，反射波，圧波と流速間の位相角といった多くの因子により影響を受ける[29-31]．

血管の径と弾性，つまり血管系の抵抗とコンプライアンス特性を評価するために，血管インピーダンスという概念が用いられている[30]．血管インピーダンスは拍動圧の拍動流に対する各瞬間の比として定義される[31,32]．インピーダンスは各周波数に対して同一ではないので，その計算のために圧波と流速波の双方をそれぞれの調和成分に分解しなければならない．このようにして求められるインピーダンス係数は周波数に対するインピーダンスのスペクトルとして表される．インピーダンスの測定は研究調査においては重要であるが，心臓カテーテル検査においては通常含まれないため，十分な議論には他の文献[29]を参照されたい．

前述の血管において圧，流速に影響する多くの能動的，受動的因子がある結果，純粋に物理学的な意味で血管抵抗の概念を扱うには制約がある．しかし，臨床と生理学の場面においては，血行動態測定から得られる体血管，肺血管抵抗は経験的にも病態生理学的な意味を持ち，しばしば臨床での方針決定において重要な因子となる．

［3］臨床の場面における血管抵抗の計算

血管抵抗の計算は通常肺循環，体循環の両方に適用することができる．多くの研究者は体細動脈抵抗（systemic arteriolar resistance），肺細動脈抵抗（pulmonary arteriolar resistance）と呼ぶが，筆者らは血管抵抗（vascular resistance）という言葉を好んでいる．なぜなら，このほうが抵抗の解剖学的部位との関連性がより少ないからである．前述のように，細動脈の緊張は血流に対する血管抵抗に影響を与える因子の一つにすぎない．肺血管抵抗，体血管抵抗を定量的に評価するために，肺血管床，体血管床両方の圧較差，およびそれを通る流速を知ることが必要になる．

通常用いられる計算式は以下の通りである．

A． 体血管抵抗＝$\dfrac{\overline{Ao} - \overline{RA}}{Q_\mathrm{s}}$

B． 全肺血管抵抗＝$\dfrac{\overline{PA}}{Q_\mathrm{p}}$ （11-14 A〜C）

C． 肺血管抵抗＝$\dfrac{\overline{PA} - \overline{LA}}{Q_\mathrm{p}}$

ここで，$\overline{Ao}$は平均体動脈圧，$\overline{RA}$は平均右房圧，$\overline{PA}$は平均肺動脈圧，$\overline{LA}$は平均左房圧，Q_sは体血流，Q_pは肺血流を示す．

多くの検査室では，平均左房圧の近似値として平均肺動脈楔入圧を用いている．これは適切に測定されれば，肺動脈楔入圧は左房圧の値と近似できるという多くのエビデンスから，問題にはならないとされている[33-35]．血流とは血液量（血流速度ではない）であり，L/minで表され，圧はミリリットル水銀（mmHg）で表される．この式による抵抗はmmHg（L/min）で表される特別な抵抗単位（R unit）を与える．これはhybrid resistance unit（HRU）とも呼ばれている．HRUはPaul Woodにより初めて導入されたため，しばしばWood単位とも呼称される．これらは変換係数80を用いて，dynes・sec・cm^{-5}で表されるメートル単位に変換する

[表 11-2] 血管抵抗の正常値

体血管抵抗	$1,170\pm270$ dynes・sec・cm^{-5}
体血管抵抗係数	$2,130\pm450$ dynes・sec・cm^{-5}・m^2
肺血管抵抗	67 ± 30 dynes・sec・cm^{-5}
肺血管抵抗係数	123 ± 54 dynes・sec・cm^{-5}・m^2

平均値±標準偏差を示す．1975年7月1日から1978年6月30日までの間にPeter Bent Brigham Hospitalにて，明らかな心血管病変のない37例に施行された心臓カテーテルから得られたもの（男性17人，女性20人，年齢47±9歳）．

ことができる．この場合，抵抗は次のように表される．

抵抗
$$= \frac{\Delta P(\mathrm{mmHg})\times 1{,}332\,\mathrm{dynes/cm^2/mmHg}}{Q_\mathrm{s}\text{または}Q_\mathrm{p}(\mathrm{L/min})\times 1{,}000\,\mathrm{mL/L}\div 60\,\mathrm{sec/min}}$$

$$= \frac{\Delta P}{Q_\mathrm{s}\text{または}Q_\mathrm{p}}\times 80$$

$$= \mathrm{dynes\cdot sec\cdot cm^{-5}} \qquad (11\text{-}15)$$

どちらも同じ比率を表現するものであり，特に優劣はない．多くの小児循環器科医はHRUを用い，一方で成人の循環器科医は一般にメートル単位を用いる．

小児科領域においては体表面積で血管抵抗を標準化したもの，すなわち抵抗係数を用いたほうが便利である．これは通常の成人のカテーテル検査では行われないが，260ポンド（約118 kg）の男性と，110ポンド（約50 kg）の女性においては正常の心拍出量が異なり，血管抵抗にも大きな差が出るため，この手法は意味を持つと思われる．しかし，抵抗係数は抵抗（11-14の式で得られる）を体表面積で除することでは得られない．逆に抵抗係数は，抵抗の計算式において血液量を血液量指数に置き換えることで計算される．このため体血管抵抗指数（SVRI）は

$$\mathrm{SVRI} = (\overline{Ao}-\overline{RA})\,80/\mathrm{CI} \qquad (11\text{-}16)$$

で計算される．CIは心係数（または体血流指数）である．このため，SVRIは体血管抵抗と体表面積の積に等しい．

通常，Fick酸素法，あるいは熱希釈法により求められる心拍出量が平均血流量となる．重要なことは，心内短絡や肺循環，体循環の間に短絡がある状態では，肺血流量と体血流量は等しくならず，それぞれの循環系を通過する流量を測定し，適切に抵抗を算出しなければならない．成人における血管抵抗の正常値を表11-2に示す．

A 血管抵抗の臨床応用

Poiseulleの法則から推測できるように，体血管，または肺血管抵抗の変化は理論的には3つの機序のうちの1つから生じるものである．血管床の長さの変化は成長後にはまれであるため，血管抵抗の変化は血液の粘度の変化，もしくは血管床の断面積（半径）の変化を反映している．

血液粘度の変化が，血管抵抗の測定値を変化させるという多くのエビデンスが報告されている．Nihill[36]はヘマトクリットが43％から64％に増加した場合，肺血管抵抗はおよそ2倍になることを示した．同様に，重症の慢性貧血の患者においては通常血管抵抗の測定値は低下する．しかし，このような症例での低い血管抵抗は，おそらく血液粘度以外の影響もあると思われる．

肺，または体血管床の断面積の変化に関しては，この変化は必ずしも細動脈の緊張度の変化を意味するわけではない．通常の体循環系においては，平均大動脈圧は100 mmHgであるが，一方で右房圧はたった5 mmHgにすぎない．

この間の圧低下の多くは細動脈レベル（60％）で起き，毛細血管で15％，小静脈で15％，細動脈より近位部の動脈系で10％が生じている[30]．そのため体血管抵抗は細動脈の径により左右されるが，体血管床の他の部分も無視できるものではない．たとえば，Readら[37]は一定の心拍出量（ポンプ補助）のイヌにおいて体血管抵抗を測定し，静脈圧の上昇は常に抵抗の低下につながることを発見した．この低下の程度は静脈圧の上昇と相関し，静脈圧が20 mmHg上昇すると，抵抗は約20％低下した．他の研究では（圧受容体による調整がない場合において），動脈圧を同様に変化させても，抵抗には変化がみられなかった．これらの知見から，McDonald[31]は静脈圧が上昇することで結果的に小静脈の拡張が起こり，血管抵抗は減少するが，一方で動脈圧の上昇では体細動脈の受動的な拡張は起こらないと解釈している．そのため，血管抵抗測定では血管床の個々の部分における血行動態の変化を評価することは正確にはできない．また，血管抵抗（vascular resistance）という言葉は，細動脈抵抗（arteriolar resistance）の同義語として用いてはならない．

Ⓑ 体血管抵抗

少なくとも体血管床においては，血管抵抗のその時々の細かな調節は，自律神経の作用と局所の代謝因子の合わさったものである．低血圧や，心拍出量の低下は圧受容体，αアドレナリン交感神経系，体液性血管収縮物質の放出により徐々に体血管抵抗を増加させるが，これらの影響は，低血圧，心拍出量の低下が結果として局所低酸素，アシドーシスを伴うような組織灌流低下を起こした場合には，逆に体血管抵抗を低下させる．後者のような状況は，一般にうっ血性心不全やショックにおいて認められる．

体血管抵抗の変化を知ることは，ダイナミクな，あるいは等張性運動といったストレステストに対する血行動態を評価する際にも重要となる[38]．この点に関しては，ダイナミックな運動に反応して通常体血管抵抗は減少するが，肺血管抵抗に関しては（少なくとも仰臥位自転車運動では）不変であるという多くの知見がある．後負荷の突然の増大に対する左室の反応性を評価するために，血管収縮薬を投与し一過性の体血管抵抗上昇を引き起こすことも試みられている[39]．

体血管抵抗の低下は，動静脈瘻，重症貧血，またその他の敗血症性ショックのような末梢血管拡張，高心拍出状態といった，血流が異常に増加した場合に認められる．このような状況で重要なことは，血管抵抗に関して局所間の差（たとえば動静脈瘻の部分では非常に低いが，他の血管床においては正常，または増加している）が存在し，循環全体の平均圧，および流量から計算された抵抗については注意して解釈しなければならないことである．

Ⓒ 全肺血管抵抗

平均肺動脈圧と肺血流量の比で表される全肺血管抵抗は，肺動脈から拡張期の左室へ一定量運ばれる血流に対する抵抗を示し，左室拡張期圧は無視している．この関係性は左房圧の変化により明らかに影響を受けるため，肺血管の状態に関して常に有用な情報を与えてくれるものではない．25年前は広く用いられていたが，今日ではこの値はほとんど用いられず，一般に左房圧，または肺動脈楔入圧の測定ができない患者において用いられるべきである．

Ⓓ 肺血管抵抗

時に（不適切ではあるが）肺細動脈抵抗とも呼ばれる肺血管抵抗は，主肺動脈，肺細動脈，肺毛細管床までの圧の低下を示し，肺血管抵抗の存在とその程度の評価に関して全肺血管抵抗よりもより正確である．単純に肺血管抵抗を計算することで，肺循環に関する一般的情報を得ることができるが，これは臨床知見，および他の心臓カテーテル検査の血行動態データと組み合わせて解釈する必要がある．肺血管系は動的なシステムであり，さまざまな機械的，神経学的，生化学的影響を受ける．

肺血管抵抗の測定値は，低酸素，高二酸化炭素血症，交感神経活性化，多血症，セロトニン

局所分泌，多発肺塞栓による機械的閉塞，前毛細血管性肺水腫，肺の圧迫（胸水，人工呼吸器による胸腔内圧上昇）などにより上昇する．一方で，肺血管抵抗は酸素，アデノシン，イソプロテレノール，フェントラミン，トラゾリンといったα拮抗薬，一酸化窒素吸入，プロスタサイクリン，ニトロプルシド，高用量カルシウム拮抗薬などにより低下する．これらの血管拡張薬は，持続した，不可逆性の肺高血圧のテストに用いられる．肺高血圧の可逆性の評価，または一次性，二次性肺高血圧患者の薬物療法に関して用いられる薬剤，手法の詳細は，第9，42，43章を参照されたい．中枢性短絡（たとえば心室中隔欠損）に関連した高い肺血管抵抗を示す患者（たとえば＞600 dynes・sec・cm^{-5}）においては，この変化が不可逆であると結論する前にフェイスマスクで100％の酸素投与を行うべきである．左心疾患と慢性閉塞性肺疾患が混在する高齢者においては，細動脈の低換気とその結果による低酸素により著明な肺血管収縮が起きている．このような症例においては，100％の酸素吸入により肺動脈圧，および肺血管抵抗は劇的に低下する可能性がある．

3 先天性の中枢短絡症例における肺血管障害

先天性心疾患患者において外科的修復術が有用であるかの決定には，しばしば肺血管抵抗の測定値が関連している．個々の症例において，それぞれの特徴に基づいて評価されるべきであるが，手術の可能性に関して多くの基準が提案されている[40, 41]．先天性心疾患の治療においては，手術の可否に関して肺血管抵抗と体血管抵抗の比（抵抗比，PVR/SVR）を用いることが報告されている[40]．通常この値は≦0.25である．0.25～0.50の値は中等度の，0.75を超えると重症の肺血管障害を示す．PVR/SVR≧1の場合は，重症の肺血管障害のため先天性欠損に対する外科的修復術は禁忌とされる．

抵抗比はさまざまな神経性，内分泌性，血液粘性といった影響を受け，これらは肺，体血管床双方に影響を与えるため，肺血管の本質的な変化というよりも患者の即時的な臨床状態に関連している．左心不全，低心拍出（原因にかかわらず）の多くの患者は高い体血管，肺血管抵抗を示すが，抵抗比は肺血管病変がないかぎり正常である．

筆者ら[40]はチアノーゼに加えてほぼ体血圧に等しいほどの肺高血圧を呈する3例の先天性心疾患患者を報告している（2例は心房中隔欠損症，1例は動脈管開存症）．どの患者もPVR/SVR＜0.5であり，重症の肺高血圧症（たとえば肺動脈圧 110/55 mmHg）にもかかわらず，基本的に左-右短絡を呈していた[40]．どの患者も外科的短絡閉鎖により，肺血管抵抗は正常まで改善を認めた．これらの症例は，チアノーゼに伴う二次性の多血症（ヘマトクリット 56～66％）に関連した血液粘度増加の重要性を示しており，これは肺血管，体血管抵抗の増加に寄与していると思われる．前述のようにイヌの研究において，ヘマトクリットが43％から64％に上昇すると，肺血管抵抗の測定値は2倍になることが報告されている．すなわち，重症のチアノーゼがなくなりヘマトクリットが正常化すると，肺血管抵抗は50％低下することがわかる．この血液粘度の影響は，重症心疾患患者においてしばしばみられる血管収縮と同様に，PVR/SVRで分析することができる．

古典的な Eisenmenger 症候群に関する記述において，Wood は短絡欠損孔を外科的に修復しようとすることがこのような患者における主要な死因であることを指摘している[41]．彼は肺血流が体血流の 1.75 倍未満の患者，または全肺血管抵抗が 12 単位（960 dynes・sec・cm^{-5}）以上の患者においては，通常の外科的欠損修復術を施行するべきではないと述べている．他にもある時点，状態において，同様の基準が多々報告されている．筆者らは外科的修復術は左-右短絡を有し，肺血管抵抗が体血管抵抗より小さい場合，できればPVR/SVR＜0.50の患者においてのみ施行されるべきと考えている．

4 僧帽弁狭窄症患者における肺血管障害

　肺血管抵抗の著明な上昇は後天性心疾患においてもみられ，特に僧帽弁狭窄症患者に多い．今まで肺高血圧症を伴う僧帽弁狭窄症，僧帽弁逆流症患者に対する僧帽弁置換術の効果に関して検討が行われている[42, 43]．多くの患者は僧帽弁病変の手術が成功したのちに，有意に肺血管抵抗の低下を認めている．術後にも軽度の肺高血圧症が持続する場合もあるが，通常明らかな効果が認められ，手術の決定に関しては肺高血圧の程度と同様に左室・右室機能に関する情報も踏まえてなされるべきである．

　今日では，進行した僧帽弁狭窄症に対して手術の代わりに経皮的バルーン僧帽弁形成術が広く行われるようになっている．この手技により，僧帽弁弁口面積，肺高血圧症は速やかに改善する．14人の重症僧帽弁狭窄と肺高血圧を伴う患者において，その効果が報告されている[44]．バルーン僧帽弁形成術の結果，僧帽弁弁口面積（0.7 ± 0.2 cm^2 から 1.6 ± 0.7 cm^2 へ，$P<0.01$），平均左房圧（26 ± 6 mmHg から 15 ± 5 mmHg へ，$P<0.01$），平均肺動脈圧（51 ± 17 mmHg から 40 ± 14 mmHg へ），肺血管抵抗（630 ± 570 dynes・sec・cm^{-5} から 447 ± 324 dynes・sec・cm^{-5} へ，$P<0.01$）は速やかに改善した．平均7ヵ月後に施行されたカテーテル検査において肺血管抵抗はさらに低下し，280 ± 183 dynes・sec・cm^{-5} となっていた．ただし，僧帽弁口面積 <1.0 cm^2 まで再狭窄をきたした患者2人においては，肺血管抵抗は弁形成術前の値まで戻っていた[44]．バルーン形成術後の肺血管抵抗の低下は，開胸や全身麻酔の影響がなかったことによるものだけではないと思われる．バルーンによる僧帽弁形成術は手術の代用としても，また重症肺高血圧を伴う僧帽弁狭窄症患者における術前の準備的手技としても有用である．

5 血管拡張薬の評価

　心臓カテーテル検査はある患者において薬物療法を変更する際に，特に血管拡張薬に対する反応性を評価する際に有用である．近年血管拡張薬はうっ血性心不全患者の治療において重要な役割を果たすと考えられている．しかしながら，現在使用されている血管拡張薬の間には大きな差があり，抵抗血管，容量血管に対する個々の薬物の影響の違いを知ることは，それが血行動態に与える影響を予測するうえで最も重要なことである[45]．この問題は，ある薬物が安静時の抵抗血管床，容量血管床の緊張度に応じて異なる作用を示す場合，より複雑となる．たとえば，硝酸薬は容量血管に影響を与えることが知られており，うっ血性心不全患者に硝酸薬を投与すると，心室充満圧と肺うっ血が同時に改善することの（少なくとも一部分での）原因と考えられる．この前負荷に対する影響に対して，前方心拍出に対する硝酸薬の影響はさまざまであり[46-48]，健常者，および心不全患者において心拍出量を低下させる場合と増加させる場合のどちらもあり得るとする多くの報告がみられる．

　Goldberg ら[49] は心臓カテーテル検査の際に経口硝酸薬（四硝酸エリスリチル）を内服させた15例のうっ血性心不全患者を対象とし，硝酸薬の心拍出量に対する効果を調べた．ほとんどすべての患者において，右房圧，肺動脈楔入圧，平均動脈圧の有意な減少を認めた．8人の患者において心拍出量の10%以上の上昇が認められたが（responder），7人においては心拍出量は不変，または減少した（non-responder）．安静時体血管抵抗を反映した末梢血管収縮の程度は non-responder に比較して responder において有意に高値であった（$2,602\pm251$ 対 $1,744\pm193$ dynes・sec・cm^{-5}，$P<0.02$）．さらに，responder においてのみ体血管抵抗の有意な低下が起こり，この低下は安静時血管抵抗と正比例関係にあった（図 11-7）．

　このように，硝酸薬治療により動脈圧，左

[図 11-7]
うっ血性心不全患者15例において，四硝酸エリスリチル投与後の体血管抵抗の変化（Δ）を安静時血管抵抗に対してプロットした．安静時に高度の血管収縮を認めた患者においては，硝酸薬投与に対して大きな血管抵抗の低下を示した．

(Goldberg S et al：Nitrate therapy of heart failure in valvular heart disease. Importance of resting level of peripheral vascular resistance in determining cardiac output response. Am J Med 65：161-166, 1978)

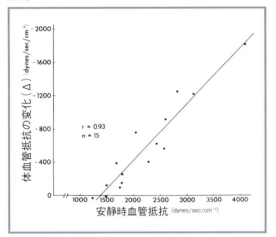

室・右室充満圧の低下は常に認められるが，前方心拍出の有意な増加は，安静時末梢血管収縮の強い患者においてのみ起こると思われる．うっ血性心不全患者におけるカテーテル検査はこの原則に基づいた血管拡張薬の評価を行うように計画される必要がある．たとえば，安静時心拍出量が低値であり，体血管抵抗が高くかつ右室・左室充満圧が高値であれば，長時間作用型の硝酸薬，またはニトロプルシドナトリウム，アンジオテンシン変換酵素（ACE）阻害薬のような balanced agent が有用であると思われ，カテーテルが挿入されている間に検査されるべきである．一方で，心拍出量が低値であり，抵抗は高いが充満圧がほぼ正常な場合は硝酸薬は無効であるかもしれない．なぜなら，抵抗を低下させることは，正常であった充満圧の低下を招き，それぞれの相殺のため心拍出量の増加をもたらさないと思われるからである．このような患者においては，選択的に血管抵抗を低下させることが望ましく，カテーテルの抜去前にヒドララジンを試してみるべきである．心拍出量は低値であるが，血管抵抗が正常である場合，硝酸薬，ACE 阻害薬のいずれも心拍出量を増加させることは困難であり，充満圧が高く，うっ血が臨床症状の主体である場合にのみ試みられるべきである．このような患者においては，強心薬と硝酸薬の併用が特に有用である可能性があり，心臓カテーテル検査の際に試みてもよいと思われる．最後に，心拍出量が低値であるが，充満圧と血管抵抗は正常である患者においては，硝酸薬はむしろ不利益となる可能性がある．この場合はカテーテル検査中に場合によっては強心薬を使用しながら，前負荷の増大（膠質液投与）による治療効果を試してみるべきである．

これらの例は単純に，治療方針を立てるための心臓カテーテル検査の測定値（たとえば抵抗，流量，充満圧）を用いる原則と，カテーテルが挿入されている間にそれをテストすることを示したものである．筆者らは心不全患者においてこのことが有用であることを知り，このような患者においては心拍出量，右心・左心内圧，体血管・肺血管抵抗を含めた右心および左心カテーテルの full study を行うべきであると考える（第43章を参照）．

（新田大介）

文 献

1. Guyton AC, Jones EC, Coleman TG. *Circulatory Physiology: Cardiac Output and its Regulation.* Philadelphia, PA: WB Saunders; 1973:4.
2. Dexter L, Whittenberger JL, Haynes FW, Goodale WT, Gorlin R, Sawyer CG. Effect of exercise on circulatory dynamics of normal individuals. *J Appl Physiol* 1951;3:439.
3. Berkson J, Boothby WB. Studies of metabolism of normal individuals: comparison of estimation of basal metabolism from linear formula and surface area. *Am J Physiol* 1936;116:485.
4. Dubois EF. *Basal Metabolism in Health and Disease.* Philadelphia, PA: Lea & Febiger; 1936.
5. Holt JP, Rhode EA, Kines H. Ventricular volumes and body weight in mammals. *Am J Physiol* 1968;215:704.
6. Brandfonbrener M, Landowne M, Shock NW. Changes in cardiac output with age. *Circulation* 1955;12:556.
7. Fick A. Uber die Messung des Blutquantums in den Herzventrikeln. *Sitz der Physik-Med ges Wurtzberg* 1870;16–28.
8. Lange RA, Dehmer GJ, Wells PJ, et al. Limitations of the metabolic rate meter for measuring oxygen consumption and cardiac output. *Am J Cardiol* 1989;64:783.
9. Shepherd AP, McMahan CA. Role of oximeter error in the diagnosis of shunts. *Cathet Cardiovasc Diagn* 1996;37:435.
10. Bernhard FW, Skeggs L. The iron content of crystalline human hemoglobin. *J Biol Chem* 1943;147:19.
11. Diem K, ed. *Documenta Geigy-Scientific Tables*, 6th ed. Ardsley, NY: Geigy Pharmaceuticals; 1962:578.
12. Dexter L, Haynes FW, Burwell CS, Eppinger EC, Sagerson RP, Evans JM. Studies of congenital heart disease, II: the pressure and oxygen content of blood in the right auricle, right ventricle, and pulmonary artery in control patients. *J Clin Invest* 1947;26:554.
13. Barratt-Boyes BG, Wood EH. The oxygen saturation of blood in the venae cavae, right heart chambers, and pulmonary vessels of healthy subjects. *J Lab Clin Med* 1957;50:93.
14. Selzer A, Sudrann RB. Reliability of the determination of cardiac output in man by means of the Fick principle. *Circ Res* 1958;6:485.
15. Thomassen B. Cardiac output in normal subjects under standard conditions: the repeatability of measurements by the Fick method. *Scan J Clin Lab Invest* 1957;9:365.
16. Visscher MB, Johnson JA. The Fick principle: analysis of potential errors in the conventional application. *J Appl Physiol* 1953;5:635.
17. Dehmer GJ, Firth BG, Hillis LD. Oxygen consumption in adult patients during cardiac catheterization. *Clin Cardiol* 1982;5:436.
18. Kendrick AH, West J, Papouchado M, Rozkovec A. Direct Fick cardiac output: are assumed values of oxygen consumption acceptable? *Eur Heart J* 1988;9:337.
19. Stewart GN. Researches on the circulation time and on the influences which affect it, IV: the output of the heart. *J Physiol* 1897; 22:159.
20. Fegler G. Measurement of cardiac output in anesthetized animals by a thermodilution method. *Q J Exp Physiol* 1954;39:153.
21. Branthwaite MA, Bradley RD. Measurement of cardiac output by thermodilution in man. *J Appl Physiol* 1968;24:434.
22. Ganz W, Donoso R, Marcus HS, Forrester JS, Swan HJC. A new technique for measurement of cardiac output by thermodilution in man. *Am J Cardiol* 1971;27:392.
23. Forrester J, Ganz W, Diamond G, McHugh T, Chonette D, Swan HJC. Thermodilution cardiac output determination with single flow-directed catheter. *Am Heart J* 1972;83:396.
24. Lehmann KG, Platt MS. Improved accuracy and precision of thermodilution cardiac output measurement using a dual thermistor catheter system. *J Am Coll Cardiol* 1999;33:883.
25. van Grondelle AV, Ditchey RV, Groves BM, et al. Thermodilution method overestimates low cardiac output in humans. *Am J Physiol* 1983;245:H690.
26. Boldt J, Menges T, Wollbruck M, Hammermann H, Hempelmann G. Is continuous cardiac output measurement using thermodilution reliable in the critically ill patient? *Crit Care Med* 1994;22:1913–1918.
27. Yelderman ML, Ramsay MA, Quinn MD, Paulsen AW, McKown RC, Gillman PH. Continuous thermodilution cardiac output measurement in intensive care unit patients. *J Cardiothorac Vasc Anesth* 1992;6:270–274.
28. Mihaljevic T, von Segesser LK, Tonz M, Leskosek B, Jenni R, Turina M. Continuous thermodilution measurement of cardiac output: in-vitro and in-vivo evaluation. *Thorac Cardiovasc Surg* 1994;42:32–35.
29. Milnor WR. *Hemodynamics*, 2nd ed. Baltimore, MD: Williams & Wilkins; 1989.
30. O'Rourke ME *Arterial Function in Health and Disease.* Edinburgh: Churchill Livingstone; 1982.
31. McDonald DA. *Blood Flow in Arteries*, 2nd ed. Baltimore, MD: Williams & Wilkins; 1974.
32. Murgo JP, Westerhof N, Giolma JP, Altobelli SA. Aortic input impedance in normal man: relationship to pressure wave forms. *Circulation* 1980;62:105.
33. Connolly DC, Kirklin JW, Wood CH. The relationship between pulmonary artery pressure and left atrial pressure in man. *Circ Res* 1954;2:434.
34. Rapaport E, Dexter L. Pulmonary capillary pressure. *Methods Med Res* 1958;7:85.
35. Lange RA, Moore DM Jr, Cigarroa RG, Hillis LD. Use of pulmonary capillary wedge pressure to assess severity of mitral stenosis: is true left atrial pressure needed in this condition? *J Am Coll Cardiol* 1989;13:825.
36. Nihill MR, McNamara DG, Vick RL. The effects of increased blood viscosity on pulmonary vascular resistance. *Am Heart J* 1976; 92:65.
37. Read RC, Kuida H, Johnson JA. Venous pressure and total peripheral resistance in the dog. *Am J Physiol* 1958;192:609.
38. Grossman W, McLaurin LP, Saltz SB, Paraskos JA, Dalen JE, Dexter L. Changes in inotropic state of the left ventricle during isometric exercise. *Br Heart J* 1973;35:697.
39. Ross J Jr, Braunwald E. The study of left ventricular function in man by increasing resistance to ventricular ejection with angiotensin. *Circulation* 1964;29:739.
40. DiSesa VJ, Cohn LH, Grossman W. Management of adults with congenital bidirectional shunts, cyanosis, and pulmonary vascular obstruction: successful operative repair in 3 patients. *Am J Cardiol* 1983;51:1495.
41. Wood P. The Eisenmenger syndrome or pulmonary hypertension with reversal central shunt. *Br Med J* 1958;2:701.
42. Braunwald E, Braunwald NS, Ross J Jr, Morrow AG. Effects of mitral-valve replacement on the pulmonary vascular dynamics of patients with pulmonary hypertension. *N Engl J Med* 1965; 273:509.
43. Dalen JE, Matloff JM, Evans GL, et al. Early reduction of pulmonary vascular resistance after mitral valve replacement. *N Engl J Med* 1967;277:387.
44. Levine MJ, Weinstein JS, Diver DJ, et al. Progressive improvement in pulmonary vascular resistance following percutaneous mitral valvuloplasty. *Circulation* 1989;79:1061.
45. Braunwald E, Colucci WS. Vasodilator therapy of heart failure: Has the promissory note been paid? *N Engl J Med* 1984;310:459.
46. Ferrer MI, Bradley SE, Wheeler HO, Enson Y, Preising R, Brickner PW, Conroy RJ, Harvey RM. Some effects of nitroglycerin upon the splanchnic, pulmonary and systemic circulations. *Circulation* 1966;33:357.
47. Williams JF, Glick G, Braunwald E. Studies on cardiac dimensions in intact unanesthetized man, V: effects of nitroglycerin. *Circulation* 1965;32:767.
48. Gold HK, Leinbach RC, Sanders CA. Use of sublingual nitroglycerin in congestive failure following acute myocardial infarction. *Circulation* 1972;46:389.
49. Goldberg S, Mann T, Grossman W. Nitrate therapy of heart failure in valvular heart disease: importance of resting level of peripheral vascular resistance in determining cardiac output response. *Am J Med* 1978;65:161.

【第12章】 Section III *Hemodynamic Principles*

短絡検出と定量化
Shunt Detection and Quantification

William Grossman, Mauro Moscucci

　心内短絡の検出，位置決定および定量化は，先天性心疾患患者の血行動態評価において，欠くことのできない部分である．大多数の症例では，カテーテル検査前の臨床診察や諸検査により，すでに心内短絡の存在は疑われている．しかし，カテーテル検査時のデータから，循環器科医ですら術前には考えつかなかったような短絡が見出される場合もある．

① 理由のわからない動脈血酸素飽和度の低下をみたら，直ちに，右-左短絡の存在を疑うべきであり，短絡を以下に述べる方法にて確認すべきである．心臓カテーテル検査時に見出される動脈血酸素飽和度低下（動脈血酸素飽和度95%未満）の大多数は，肺胞低換気の存在を示すものである．この肺胞低換気やそれに伴う生理的右-左短絡の原因は，(a) 前投薬による過度の鎮静，(b) 慢性閉塞性肺疾患あるいは他の肺実質性疾患，(c) その患者の有する心疾患による二次的な肺うっ血・水腫などである．これらの点が原因となって起こる肺胞低換気は，カテーテル手技中に患者が仰臥位をとることによって増悪する．患者により挙上した体位をとらせたり（頭部を傾斜挙上したり，あるいは台の挙上装置が利用できないならば，大きな「くさび」で患者の上体を持ち上げる），患者に深呼吸や咳をさせたりすることは，ほとんどの症例において，動脈血低酸素を是正・改善する．動脈血酸素飽和度低下が持続するならば，治療的および診断的な意味でフェイスマスクを用いて酸素を投与しなければならない．フェイスマスクで酸素を投与しても十分に動脈血酸素飽和度が上昇しないならば（この点に関しては，ぴったりと合った再呼吸式マスクを用いるのが最良である），右-左短絡の存在が想定されねばならず，後述するような方法を用いて，その解剖学的位置および大きさを決定しなければならない．

② 反対に，肺動脈血酸素含量が予想以上に高い場合（すなわち肺動脈血酸素飽和度が80%超の場合）は，左-右短絡の存在を考慮しなければならない．心臓カテーテル検査中に，動脈血および肺動脈血の酸素飽和度をルーチンに測定しなければならないのは，これら2つの理由による．

③ 心臓カテーテル検査の成績から，当初疑った疾患の存在を確認できない場合には，心内短絡の存在を考慮しなければならない．たとえば，収縮期雑音の原因が僧帽弁閉鎖不全であると判断した患者において，左室造影にその所見を認めない場合には，左-右短絡を有する心室中隔欠損（VSD）の証拠を追求すべきである．

1 左-右短絡の検出

　左-右短絡の検出と位置決定および定量化には多くの異なった方法が利用できる．それらの方法は，感度，用いる指示薬の種類，指示薬を

感知し読み取るための装置などの点でそれぞれ異なっている．

Ⓐ 右心系の酸素飽和度・含量の測定（oximetry run）

左‐右短絡を検出し，その量を測定する基本的な方法である oximetry run では，酸素含量あるいはパーセント酸素飽和度を，肺動脈，右室，右房，上大静脈，下大静脈より順次採取された血液サンプルにおいて測定する．右心系の1つの室で，酸素飽和度あるいは酸素含量の有意な「上昇」(step-up）が見出されたとき，左‐右短絡の存在とその位置が明らかとなる．有意な step-up とは，複数の血液採取が行われた場合にみられる正常のばらつきを超えて，その心腔内での酸素含量や酸素飽和度が増加するものと定義される．

Oximetry run の技法は，1947年に Dexter らにより行われた正常心についての基礎的研究に基づいている[1]．Dexter らは右房から多数のサンプルを採取すると，その酸素含量には2容積パーセント（vol％）[a]までの変動があることを見出した．この変動は，右房が異なった酸素含量を有する血液を3ヵ所（すなわち上大静脈，下大静脈，冠静脈洞）より受け取ることによるものである．右室内の正常変動の最大値は 1 vol％ であり，肺動脈内ではより十分に血液が撹拌されるため，わずかに 0.5 vol％ であることが Dexter により見出された．このように，Dexter の判定基準を用いれば，右房から採取された血液サンプルの酸素含量の最大値が，大静脈血の最大値より 2 vol％ 以上大きい場合に，心房レベルで有意な step-up が存在するといえる．同様に，右室からの血液サンプルの最大値が，右房の最大値より 1 vol％ 以上大きい場合には心室レベルで有意な step-up が存在し，肺動脈血の酸素含量が右室サンプルの最大値より 0.5 vol％ 以上大きい場合には肺動脈レベルにて有意な step-up が存在する．

Dexter の研究は，正常の変動範囲や有意な

酸素含量の step-up の基準を，血液酸素含量の測定についてのみ記述している．これは一つには，方法上の限界を反映するもので，その当時には spectrophotometric oximetry は広くは用いられていなかったためである．近年では，ほとんどの心臓カテーテル室（特に小児の心臓カテーテル検査を主に行う施設）における血液サンプルの酸素測定のためのルーチンな方法は，spectrophotometric oximetry によるパーセント酸素飽和度の測定に移行しつつある．Spectrophotometric oximetry による測定の場合，酸素含量はパーセント酸素飽和度，患者の血液のヘモグロビン濃度，一定であると仮定されたヘモグロビンの酸素運搬能（1.36 mL O_2/g ヘモグロビン；第11章に述べた）から算出される．このような方法で求められた酸素含量は，Van Slyke 法やその他の直接酸素測定により求めた場合と異なり，その計算の基となるパーセント酸素飽和度ほどは正確ではない（カルボキシヘモグロビンや運搬能が 1.36 とは異なる変異ヘモグロビンが存在する可能性があるため）．

この点をより明確にするため，Antman らは右心系の血液の酸素含量と酸素飽和度の両者の正常変動に関する前向き研究を行った[2]．この研究の対象は，冠動脈疾患，弁膜症，心筋症あるいは肺塞栓の疑いの評価のため，診断的心臓カテーテル法を受けた心内短絡を有さない患者であった．各症例について，各心腔内の多数の部位より採血を行って，完全な右心内酸素測定（oximetry run）（後述）を行った．酸素含量は electrochemical fuel-cell 法（Lex-O_2-Con, Lexington Instruments 社, Lexington, MA）を用いて直接に測定した．この方法は以前に，Van Slyke 法と対比してその有効性が確認されたものである．酸素飽和度は，血液酸素含量を酸素運搬能で除して求められた．酸素含量と酸素飽和度の関係が患者の血液のヘモグロビン濃度に依存することは明らかである．たとえば，肺動脈血酸素飽和度が 75％ であっても，貧血例では正常のヘモグロビン濃度を有する症例に

---

[a]：1 vol％ = 1 mL O_2/100 mL 血液，または 10 mL O_2/1L 血流

[表 12-1] Oximetry による左-右短絡の検出

短絡の位置	有意な step-up の基準				確認し得る最小の Q_p/Q_s（体血流量係数を 3 L/min/m² として）	Step-up の原因
	遠位室血液の平均 − 近位室血液の平均		近位室の最高値 − 遠位室の最高値			
	O_2% sat	O_2 vol%	O_2% sat	O_2 vol%		
心房 (SVC/IVC → RA)	≧7	≧1.3	≧11	≧2.0	1.5〜1.9	ASD，部分肺静脈還流異常，Valsalva 洞右房内破裂，VSD＋三尖弁閉鎖不全，冠動脈右房瘻
心室 (RA → RV)	≧5	≧1.0	≧10	≧1.7	1.3〜1.5	VSD，動脈管開存＋肺動脈弁閉鎖不全，一次孔 ASD，冠動脈右室瘻
大血管 (RV → PA)	≧5	≧1.0	≧5	≧1.0	≧1.3	動脈管開存，大動脈−肺動脈交通症，冠動脈起始異常
任意のレベル (SVC → PA)	≧7	≧1.3	≧8	≧1.5	≧1.5	上記のすべて

SVC：上大静脈，IVC：下大静脈，RA；右房，RV：右室，PA：肺動脈，Q_p/Q_s：肺血流量 / 体血流量，ASD：心房中隔欠損，VSD：心室中隔欠損

比べて，酸素含量はかなり小さい．また，体血流量が多いと，各組織床間の較差を均等化する傾向があるので，体血流量も右心内の酸素含量の規定因子となり得る．

これらの点を考慮して，表 12-1 に種々の型の左-右短絡に伴う右心系内の酸素含量，パーセント酸素飽和度の有意な step-up の判定基準を示す．これらは，Antman ら[2]および他の研究者[1, 3-6]の成績に基づいている．表 12-1 の最下段（任意のレベル）に示されているように，左-右短絡をスクリーニングする最も簡便な方法は，上大静脈と肺動脈から血液を採取し，パーセント酸素飽和度の差を測定することである．筆者らは右心カテーテル施行時に，ルーチンに上大静脈および肺動脈より血液サンプルを採取し，reflectance oximetry によりそれらの酸素飽和度を測定することを勧めている．上大静脈と肺動脈のサンプル間の酸素飽和度の差が 8％以上であるならば，心房，心室あるいは大血管レベルで左-右短絡が存在する可能性があり，十分な oximetry run を施行すべきである．

B Oximetry run

右心内に有意な step-up が存在するか否かを決定するために必要な採血は，いわゆる酸素測定過程（oximetry run）を遂行中に行う．必要な血液サンプルや，筆者らが推奨する採血順序は次の通りである．

次の部位において，2 mL の採血を行う；
① 左および右肺動脈，あるいはその一方
② 主肺動脈[b]
③ 右室，流出路[b]
④ 右室，中央部[c]
⑤ 右室，三尖弁または心尖部[b, c]
⑥ 右房，下部または三尖弁付近
⑦ 右房，中央部

---

[b]：圧力を測定して位置を確認する．
[c]：期外収縮が頻発する場合はこだわるべきではない．右室内の異なる箇所と右室流出路からサンプルを入手すればよい．

⑧右房，上部
⑨上大静脈，下部（右房結合部付近）
⑩上大静脈，上部（無名静脈結合部付近）
⑪下大静脈，上部（横隔膜直下）
⑫下大静脈，下部（L4～L5 部）
⑬左室
⑭大動脈（動脈管よりも遠位部）

　Oximetry run を行うには，先端孔カテーテル（たとえば Swan-Ganz バルーンカテーテル），または先端近くに側孔を有するカテーテル（たとえば Goodale-Lubin カテーテル）を右または左肺動脈に挿入する．心拍出量は Fick 法で測定する．酸素消費量を測定したら直ちに，術者は前述の部位において，2 mL ずつの採血を開始する．採血は，X 線透視下で，圧測定によりカテーテルの位置を確認しながら行う．全過程を 7 分以内に終了させなければならない．ある場所の採血が心室期外収縮のためできないときは，残りの過程が終わるまでその場所を飛ばすべきである．

　前述したように，各サンプルの酸素含量や酸素飽和度を測定し，表12-1 の基準に従って有意な step-up の存在を確かめる．

　Oximetry run のもう一つの方法は，光ファイバーカテーテルを肺動脈より右心系を通って，下および上大静脈に引き抜くことである．これにより，連続的に酸素飽和度を読み取り，酸素含量の step-up を検出することができる．

　Oximetry run で有意な step-up の存在が明らかとなれば，以下の計算式により肺血流量，体血流量や，左-右および右-左短絡量を求めることができる．

C 肺血流量（Q_p）の計算

　肺血流量は，標準的な Fick の式と同じ式により計算される．

$$Q_p\,(\text{L/min}) = \frac{\text{酸素消費量（mL/min）}}{\text{肺静脈血酸素含量}-\text{肺動脈血酸素含量}\\(\text{mL/L})\qquad(\text{mL/L})} \quad (12\text{-}1)$$

　カテーテルが肺静脈内に入らない場合には，体動脈血酸素飽和度が 95％以上であれば体動脈血酸素含量を前述の式に用いてもよい．体動脈血酸素飽和度が 95％よりも低ければ，右-左短絡が存在するか否かを明らかにしなければならない．心腔内に右-左短絡があれば，肺血流量を計算する際に肺静脈酸素含量の値として，98％酸素結合能を用いるべきである．動脈血酸素飽和度の低下があっても，これが右-左短絡によるものでなければ，肺血流量の計算には測定された体動脈酸素飽和度そのものを用いるべきである．

[1] 実例

　たとえば，患者が oximetry run で明らかに検出される左-右短絡を伴う心房中隔欠損（ASD）を有すると仮定しよう．また，カテーテルは欠損孔を通って肺静脈に入り，そこから採取した血液の酸素飽和度は 98％である．さらにそのうえ，体動脈血酸素飽和度が 90％であり，これが慢性肺疾患によるものであると仮定しよう．右-左短絡の存在を，（たとえば，100％酸素の吸入，下大静脈内へのインドシアニングリーンの注入，コントラスト心エコー像により）否定したのちに，Q_p を計算する際に，肺静脈血酸素飽和度として 98％と 90％のいずれの値を用いるべきであろうか．前述したように，動脈血酸素飽和度低下は右-左短絡によるものではないので，体動脈酸素飽和度の測定値（90％）を用いるべきである．なぜならば，この値は両肺より流れ出るすべての肺静脈血の総和であり，98％の酸素飽和度を有する 1 本だけの肺静脈の値ではないからである．

D 体血流量（Q_s）の計算

　体血流量の測定には以下の式を用いる．

$$Q_s\,(\text{L/min}) = \frac{\text{酸素消費量（mL/min）}}{\text{体動脈血酸素含量}-\text{体静脈血酸素含量}\\(\text{mL/L})\qquad(\text{mL/L})} \quad (12\text{-}2)$$

　心内短絡が存在する際の体血流量測定の鍵は，表12-2 に示すように，混合静脈血酸素含量を短絡直前の心腔内で測定しなければならな

[表 12-2] 左-右短絡が存在する場合の体血流量の算出

酸素 step-up により決定された短絡部位	体血流量算出に用いるべき混合静脈血
1. 肺動脈（例：動脈管開存）	右室，oximetry run 施行中のサンプル平均値
2. 右室（例：VSD）	右房，oximetry run 施行中の全サンプルの平均値
3. 右房（例：ASD）	$\dfrac{3（SVC\ O_2\ 含量）+1（IVC\ O_2\ 含量）}{4}$

VSD：心室中隔欠損，ASD：心房中隔欠損，SVC：上大静脈，IVC：下大静脈

いうことである．

ASD が存在する場合に，混合静脈血酸素含量の計算に用いられる式は，Flamm ら[5]により作成されている．その知見では，安静時の ASD 患者において，表 12-2 に挙げられた計算式による体血流量が，左室-上腕動脈色素希釈法による体血流量に最もよく近似していた．Flamm の式では，上大静脈と下大静脈の流量比から予測されるより多くの比重が，上大静脈から還流する血液におかれていることに注意する必要がある．相対的に酸素飽和度の低い上大静脈血（上大静脈血はほぼ常に下大静脈血より酸素飽和度が低い）に対して経験的に重みをおいたことが成功した事実は，おそらく混合静脈血の第三の寄与因子（酸素飽和度の低い冠静脈洞血）が oximetry run では採血されず，計算式に直接含まれていないということを反映するものであろう．また，$(3\ SVC\ O_2 + 1\ IVC\ O_2)/4$ という計算式では，Flamm らによって，安静時の混合静脈血酸素含量についてその妥当性が認められたことを指摘しなければならない[5]．すなわち，短絡を有さない 18 人の患者において，安静時には，この計算値と肺動脈血酸素含量とはぴったりと一致した．しかし，仰臥位自転車運動中には，短絡のない症例の混合静脈（肺動脈）血酸素含量は，$(1\ SVC\ O_2 + 2\ IVC\ O_2)/3$ という異なった式によって，最もよく近似値が得られることが見出された．この計算式は運動中の ASD 患者に用いられ，左室-上腕動脈色素希釈法による体血流量によく一致した．それゆえ，心房レベルの左-右短絡を有する患者に対しては，表 12-2 の計算式は安静時

の混合静脈血酸素含量の計算にのみ用いるべきである．

明らかに，表 12-2 の式による計算は，それが下大静脈血を無視しても多くの症例でほとんど変化がないので，いくつかの検査室（特に小児の心臓カテーテル検査を行う施設）にて行われている．しかし，Flamm らは，上大静脈血酸素含量を混合静脈血のそれと等しいとみなした場合の影響について検討し，そのようにすると，（短絡を有さない 18 例と左-右短絡を有する ASD 9 例の両群において）表 12-2 の式よりも若干不正確になると結論した[5]．

E 左-右短絡量の算出

右-左短絡の合併の証拠がなければ，左-右短絡量は次式によって算出される．

$$左-右短絡量(L/min) = 肺血流量(Q_p) - 体血流量(Q_s) \quad (12\text{-}3)$$

F 左-右短絡の検出および量測定の実例

Oximetry run の実例を，その解釈法を明らかにするために呈示する．

［1］心房中隔欠損症（ASD）

図 12-1 に示されているように，右房中部にて酸素飽和度の step-up が存在する．この患者の大静脈血の酸素飽和度の平均値は，$[3(SVC)+1(IVC)]/4$ として計算される．SVC は上大静脈血サンプルの平均値（この例では 67.5％）であり，IVC は横隔膜の高さで採血された下大静脈血サンプル単独の値（73％）である．ゆえに，図 12-1 に示された患者では，

第 12 章　短絡検出と定量化

大静脈血の平均酸素飽和度は［3（67.5）＋1（73）］/4＝69％となる．この患者の右房の平均酸素飽和度は（74＋84＋79）/3＝79％である．大静脈から右房にかけてみられる平均酸素飽和度の10％のstep-upは，表12-1に示した心房レベルにおける有意なstep-upの基準である7％よりも大きい．この症例では，highest-to-highest approach（右房血の酸素飽和度の最大値と，大静脈血の酸素飽和度の最大値の比較）を行うと，上大静脈血の酸素飽和度に比して下大静脈血の飽和度が高い（73％）ために，有意なstep-upの判定基準をかろうじて満足させることに注意する．そのためhighest-to-highest approachを用いて心房レベルの有意なstep-upを検出するには，上大静脈血サンプルの最大値を用い，それと右房血サンプルの最大値を比較するのが最良である．この症例では，そのようにするとstep-upは84％－68％＝16％となり，表12-1に示してある有意なstep-up検出のための11％という値よりも明らかに大きい．また，筆者がすべての右心カテーテル施行時に行ったほうがよいと推奨するスクリーニング採血（上大静脈と肺動脈より1検体ずつ採取）を行ったならば，右心系のあるレベルにおける短絡の存在が強く示唆されたはずである．というのは，上大静脈から肺動脈への酸素飽和度の上昇は12〜13％であり，有意なstep-upの基準である8％を優に超えているからである．

図12-1に示す例に対して，肺および体血流量を計算するためには，酸素消費量と血液の酸素供給能を知る必要がある．この患者において，酸素消費量が240 mL O₂/minであり，血液のヘモグロビン濃度が14 g％であれば，肺血流量（Q_p）は，次のように計算される．

$$Q_p = \frac{\text{酸素消費量（mL/min）}}{\text{肺静脈血酸素含量（mL/L）} - \text{肺動脈血酸素含量（mL/L）}} \quad (12\text{-}4)$$

肺静脈血酸素含量は測定されなかったが，左室および動脈血酸素飽和度は96％である（結

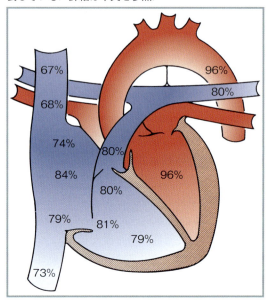

［図12-1］軽度〜中等度の大きさのASDを有する患者におけるoximetry runの結果の模式図

多数の部位における値をパーセント酸素飽和度として表している．詳細は本文を参照．

果的に右－左短絡の存在を否定できる）ため，肺静脈血酸素飽和度を96％と仮定してもよい．第11章で述べたように，肺静脈血の酸素含量は次のように計算される．

$$0.96 \left(\frac{14\,\text{g ヘモグロビン}}{100\,\text{mL 血液}} \right) \times \left(\frac{1.36\,\text{mL O}_2}{\text{g ヘモグロビン}} \right)$$
$$= 18.3\,\text{mL O}_2/100\text{mL 血液}$$
$$= 183\,\text{mL O}_2/\text{L} \quad (12\text{-}5)$$

同様に，肺動脈血酸素含量は，次のように計算される．

$$0.80(14)1.36 \times 10 = 152\,\text{mL O}_2/\text{L} \quad (12\text{-}6)$$

ゆえに，

$$Q_p = \frac{240\,\text{mL O}_2/\text{min}}{(183 - 152)\,\text{mL O}_2/\text{min}} = 7.74\,\text{L/min} \quad (12\text{-}7)$$

図12-1に示した患者の体血流量（Q_s）は，次のように計算される．

[**図 12-2**] 大きな VSD を有する患者に行った oximetry run の所見

詳細は本文を参照.

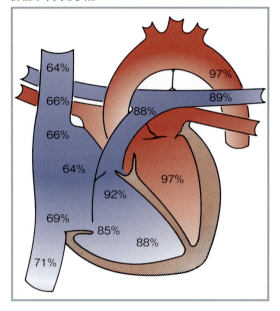

$$Q_\mathrm{s} = \frac{240 \text{ mL O}_2/\text{min}}{\text{体動脈血酸素含量} - \text{混合静脈血酸素含量}}$$
$$= \frac{240}{(0.96 - 0.69) 14 (1.36) 10}$$
$$= 4.7 \text{ L/min}$$

（12-8）

この計算においては，混合静脈血酸素飽和度は，表 12-2 に示した式より導き，その値は 69％であった．ゆえに，この症例の $Q_\mathrm{p}/Q_\mathrm{s}$ 比は 7.74/4.7 = 1.65 であり，左－右短絡量は 7.7 － 4.7 = 3 L/min であった．以上より，この患者は軽度～中等度の大きさの ASD を有していることがわかる．

[**2**] **心室中隔欠損症（VSD）**

図 12-2 は，もう 1 例の oximetry run の所見を示している．この症例では，右室において酸素の大きな step-up がみられ，VSD の存在を示唆している．もしも，酸素消費量が 260 mL/min でヘモグロビン濃度が 15 g％であれば，次のようになる．

$$Q_\mathrm{p} = \frac{260}{(0.97 - 0.885) 15 (1.36) 10} = 15 \text{L/min}$$

$$Q_\mathrm{s} = \frac{260}{(0.97 - 0.66) 15 (1.36) 10} = 4.1 \text{L/min}$$

（12-9）

$Q_\mathrm{p}/Q_\mathrm{s} = 15/4.1 = 3.7$

左－右短絡量 = 15 － 4.1 = 10.9 L/min

この症例では，右房が酸素の step-up の直前の心腔であるため，混合静脈血の酸素飽和度は右房血の酸素飽和度を平均して求めている．

G 血流量比

$Q_\mathrm{p}/Q_\mathrm{s}$ 比は，左－右短絡量に関して重要な生理学的情報を与えてくれる．そのうえ，その値は他の因子（たとえば酸素消費量）を消去した後のものなので，血液の酸素飽和度のみ知っていれば計算することができる．$Q_\mathrm{p}/Q_\mathrm{s}$ 比が 1.5 未満であれば，左－右短絡量は少量であり，特に患者が他の点では合併症のない ASD あるいは VSD を有する場合には，しばしば外科的修復に対し反対する理由となる．$Q_\mathrm{p}/Q_\mathrm{s}$ 比が 2.0 以上であれば大量の左－右短絡の存在を示唆し，遅発性の肺血管病変など慢性循環負荷による合併症を防ぐために，一般に欠損孔の外科的修復が推奨される．血流量比が 1.5～2.0 にあれば，中程度の大きさの短絡を示唆し，手術のリスクが低ければ，外科的修復が推奨される．血流量比が 1.0 未満であれば，正味の右－左短絡の存在を示唆し，それはしばしば不可逆的な肺血管病変の徴候である．

血流量比の算出のための簡易式は，体および肺血流量を求める式を組み合わせることにより導かれる．

$$\frac{Q_\mathrm{p}}{Q_\mathrm{s}} = \frac{(\text{SA O}_2 - \text{MV O}_2)}{(\text{PV O}_2 - \text{PA O}_2)} \quad (12\text{-}10)$$

ここで SA O_2 は体動脈血酸素飽和度，MV O_2 は混合静脈血酸素飽和度，PV O_2 は肺静脈血酸素飽和度，PA O_2 は肺動脈血酸素飽和度を示す．図 12-1 に示した患者では，$Q_\mathrm{p}/Q_\mathrm{s}$ =（96％－69％）/（96％－80％）= 1.69 となる．

Ⓗ 両方向性短絡量の算出

同時に存在する右-左および左-右短絡（両方向性短絡としても知られる）の量の算出に対する簡便な方法は，「有効血流量」として知られる仮想量を用いることである．有効血流量とは，いかなる左-右あるいは右-左短絡もないと仮定した場合の血流量である．

$$\text{有効血流量}(Q_{\text{eff}}) = \frac{\text{酸素消費量 (mL/min)}}{\begin{pmatrix}\text{肺静脈血}\\\text{酸素含量}\\\text{(mL/L)}\end{pmatrix} - \begin{pmatrix}\text{混合静脈血}\\\text{酸素含量}\\\text{(mL/L)}\end{pmatrix}} \quad (12\text{-}11)$$

左-右短絡量はおおよそ $(Q_p - Q_{\text{eff}})$ に等しく，右-左短絡量はおおよそ $(Q_s - Q_{\text{eff}})$ に等しい．実際，この有効血流量法は有意に，より複雑な12-12の式を近似したものである．

Ⓘ Oximetry run の限界

Oximetry run により得られたデータを用いて血流量を算出する場合には，いくつかの限界と誤差を生じる可能性を持つ原因がある．第1の誤差の原因は，血液サンプル採取中の状態が一定でないことである．すなわち，技術的な困難により oximetry run が長引いたり，検査中に患者が不穏になったり，不整脈を生じたりするとデータが一定とならない可能性がある．

心内短絡を見出すための酸素 step-up 法の重大な限界は，鋭敏性を欠くということである．VSD や動脈管開存では，外科的閉鎖が必要とされるであろう程度の大きさの短絡はこの方法により検出される．しかし，少量の短絡は，この方法では常に検出されるとは限らない．

Antman ら[2] により指摘されたように，右心系の心腔内の血液酸素飽和度の正常のばらつきは，体血流量の大きさにより強く影響される．体血流が高レベルであると，血管床前後の動脈および静脈血酸素含量は等しくなる傾向にある．ゆえに，体血流量が増加すると混合静脈血酸素飽和度は正常より高くなり，血流による心腔間のばらつきは不明瞭となる．このような状況では，右心系の血液酸素飽和度のほんのわずかの増加も，有意の左-右短絡の存在を示唆することがある．より大きな増加は，大量の左-右短絡血流の存在を示唆する．体血流量係数が $3.0\,\text{L/min/m}^2$ の患者では，oximetry run により信頼性をもって検出可能な最小の短絡量は**表12-1** に示すごとくである．

短絡検出における oximetry run の原理は，心内欠損孔を通過する左-右短絡が，短絡血を受け入れる心腔内の血液酸素飽和度を，短絡の大きさに比例した量だけ上昇させるということである．しかし，短絡血を受け入れる心腔内の血液酸素含量の上昇は，短絡の大きさにのみ依存するのではなく，血液の酸素運搬能（すなわちヘモグロビン濃度）にも左右される．Antman ら[2] により報告されたように，血液のヘモグロビン濃度の影響は，短絡を検出するために血液酸素含量（酸素飽和度ではなく）を用いる場合に重要である（**表12-3**）．

ゆえに，同量の酸素飽和度 step-up を呈する同量の短絡でも，血液のヘモグロビン濃度が有意に異なっていれば，非常に異なった血液酸素含量の step-up を示す．したがって，短絡の検出のために oximetry のデータを計算する場合には，血液酸素運搬能が影響する可能性を除外するために，酸素飽和度のデータのみを用いるほうがより正確である．これは，血液の酸素運搬能の基準値が，新生児の $20 \sim 28\,\text{vol}\%$ から乳

$$\text{左}\to\text{右} = \frac{Q_p\begin{pmatrix}\text{混合静脈血}\\\text{酸素含量}\end{pmatrix} - \begin{pmatrix}\text{肺動脈血}\\\text{酸素含量}\end{pmatrix}}{\begin{pmatrix}\text{混合静脈血}\\\text{酸素含量}\end{pmatrix} - \begin{pmatrix}\text{肺静脈血*}\\\text{酸素含量}\end{pmatrix}}$$

$$\text{右}\to\text{左} = \frac{Q_p\begin{pmatrix}\text{肺静脈血*}\\\text{酸素含量}\end{pmatrix} - \begin{pmatrix}\text{体動脈血}\\\text{酸素含量}\end{pmatrix} \times \begin{pmatrix}\text{肺動脈血}\\\text{酸素含量}\end{pmatrix} - \begin{pmatrix}\text{肺静脈血*}\\\text{酸素含量}\end{pmatrix}}{\begin{pmatrix}\text{体動脈血}\\\text{酸素含量}\end{pmatrix} - \begin{pmatrix}\text{混合静脈血}\\\text{酸素含量}\end{pmatrix} \times \begin{pmatrix}\text{混合静脈血}\\\text{酸素含量}\end{pmatrix} - \begin{pmatrix}\text{肺静脈血*}\\\text{酸素含量}\end{pmatrix}} \quad (12\text{-}12)$$

*：肺静脈にカテーテルが入らなければ，98%×酸素結合能を用いる．

[表 12-3] 種々のレベルの酸素 step-up と血液ヘモグロビン濃度に対する酸素含量の予測値（vol%）

		ヘモグロビン濃度（g/100mL）		
		10	12	15
酸素飽和度の増加（%）	5	0.68 vol%	0.82 vol%	1.02 vol%
	10	1.36	1.63	2.04
	15	2.04	2.45	3.06
	20	2.72	3.26	4.08

vol%：容積パーセント

(Antman EM et al：Blood oxygen measurements in the assessment of intracardiac left to right shunts：a critical appraisal of methodology. Am J Cardiol 46：265, 1980 より改変)

[表 12-4] 短絡の検出および定量化に oximetry を最適に使用するためのガイドライン*

1. 多数の部位から血液サンプルを迅速に採取すべきである
2. 短絡の存在と部位を同定するためには，血液酸素含量のデータよりも，血液酸素飽和度のデータを用いる
3. 当該心腔内の最大値を比較するよりも，全サンプルの平均値を比較する
4. 体血流量の大きさが短絡検出に重大な影響を与えるので，安静時の体血流量が少なく判定困難な症例では，運動負荷を行うべきである

＊：Antman ら[2] のデータに基づく．

児の 12〜16 vol％に変化し得る小児科領域の症例において特に当てはまる[4]．誤差を最小にし，短絡の検出および定量化における oximetry run の生理的効果を最大にするために，表 12-4 に示すガイドラインに従うべきである．

J その他の指示薬

より小さな左‐右短絡を検出するためには，多くのより鋭敏な方法が利用できる[7-19]．インドシアニングリーン色素曲線法，核医学的方法，造影剤血管造影法，心エコー像を用いた方法などである．これらの方法のいくつか（たとえばインドシアニングリーン色素曲線法）については，本書旧版で広範に論じてあるので，興味のある読者はその詳細についてそちらを参照されたい．他の，カテーテルに基づかない方法（たとえば，エコー，核医学）についての議論も，それらの方法論の専門書を参照されたい．ここでは古い方法の例を 1 つだけ挙げる．

[1] 指示薬の早期再循環

標準的なインドシアニングリーン色素曲線法は，インドシアニングリーンの肺動脈内への注入と全身動脈内でのサンプリングにより施行されるが，今日ではまれにしか行われず，ほとんどのカテーテル室にはそれらを施行するための装備すらない．しかし，左‐右短絡が存在すると，本法で得られる色素曲線は，その下降脚に早期再循環を示す[7]（図 12-3）．

この方法は，酸素 step-up 法では検出できないほどの小さな左‐右短絡を検出できる[8]．ゆえに，この方法により左‐右短絡の証拠が得られなければ，oximetry run を施行する必要はない．Castillo ら[9] の研究によれば，体血流量の 25％程度の小さな左‐右短絡が，標準的な肺動脈‐体動脈色素曲線により検出可能である．

単純な肺動脈‐体動脈色素曲線は短絡の存在を検出することはできるが，その位置を決定することはできない．すなわち，肺動脈‐体動脈色素曲線は，ASD，VSD，動脈管開存のいずれ

[図12-3] 左-右短絡
インドシアニングリーンを肺動脈内に注入し，上腕動脈にて採血して得られた色素希釈曲線であり，下行脚に左-右短絡の存在を示唆する早期再循環がみられる．注入は時間軸の0にて行われた．この方法は左-右短絡の位置を決定することはできない．

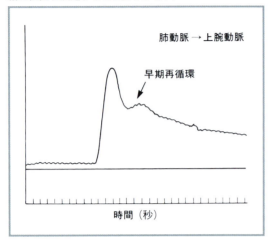

かによる左-右短絡が存在すれば，早期再循環を示す．

K 心血管造影法

選択的心血管造影法は，左-右短絡の部位を視認し，決定するのに効果的である．心血管造影により解剖学的所見を得ることは，先天性あるいは後天性の短絡を有する患者の術前評価においてルーチン化しており，心血管造影法は短絡の解剖学的部位を決定するのに有用である．実際，このような目的で造影法を用いることは，造影剤を指示薬，X線シネ装置を濃度計とみなした指示薬希釈法であると考えるべきである．

一般に，左-右短絡を有する患者の検査には，常に左室造影法が含まれている．頭蓋方向に傾けた左前斜位（もしくは左・右前斜位の両方向撮影）で左室造影を行えば，心室中隔，Valsalva洞，上行および下行胸部大動脈を極めて良好に見ることができ，ASDや肺静脈還流異常以外のほとんどすべての左-右短絡の原因疾患の診断と部位決定が可能となる．

複雑な病変（たとえば，心内膜床欠損，冠動脈右心瘻，Valsalva洞動脈瘤破裂）では，通常，外科的治療が行われる前に，造影法にて短絡を描出する必要がある．造影法は，ありふれた症例をより完璧に評価する際にも有用である［たとえば，二次孔ASDの患者が左室機能不全や僧帽弁逸脱を合併していないか？ VSDの患者が大動脈弁閉鎖不全（大動脈弁中隔尖の逸脱による）や漏斗部肺動脈狭窄を合併していないか？］．

しかし，心血管造影法が，血流量や血管抵抗を定量化するなどの生理学的に重要な測定に取って代わることは不可能である．肺および体血流量（Q_pおよびQ_s）やそれらに関連した血管抵抗（PVRおよびSVR）の定量的評価を行わずに，患者の治療法を決定したり，予後を予測することは不可能である．

2 右-左短絡の検出

右-左短絡を検出し，その部位を決定する方法を用いる第1の適応は，チアノーゼ，あるいはより一般的に低酸素血症が存在することである．低酸素血症の存在は2つの具体的問題を提起する．1つは，観察された低酸素血症が心内短絡によるのか，あるいは肺本来の種々の疾患による二次的な換気・灌流不均衡によるものかという問題である．これは，特に先天性心疾患に肺疾患を合併した患者において重要な問題である．第2に，低酸素血症が心内短絡によるのであれば，その部位はどこで，その大きさはどのくらいかという問題である．

チアノーゼ性心疾患の患者において右-左短絡を測定しようとする試みは，少なくとも1941年にさかのぼる[20-23]．Prinzmetal[20]は，エーテルをチアノーゼ性心疾患患者に静注すると，顔面にピリピリする燃えるような感覚を惹起するというBenensonとHitzigの知見[18]を，その一連の巧妙な試みによって発展させた．この感覚は，右-左短絡を有する患者では，エーテルが体循環に入るために起こる．右-左短絡を有さない正常例では，エーテルは肺より除去されるため，それは体循環には到達しない．

Prinzmetal はさらに，サッカリンの希釈液を静注してから，その味を感じるまでに必要な時間を測定した．この時間は，末梢静脈から肺および左心系を通り体循環に到達するまでの時間に等しい．サッカリンの濃度を増すと，チアノーゼ性心疾患を有する患者では，肺循環をバイパスする右－左短絡が存在するため，別のずっと短い時間で味を感じるようになることが見出された．さらに，Prinzmetal は次式で，右－左短絡の比率を概算した（ここで，A は長い循環を通った後に味覚されるサッカリンの最低濃度，C は短い循環を通った後に味覚されるサッカリンの最低濃度を示す）．

$$\%右-左短絡 = \frac{A}{A+C} \qquad (12\text{-}13)$$

右－左短絡を検出し定量化する最近の方法は，これほど巧妙ではなく，確かに甘くもないが，それにもかかわらず有効である．

Ⓐ 心血管造影法

適切な技術を用いれば，心血管造影法は右－左短絡を証明することに利用可能である．この方法は特に，肺動静脈瘻による右－左短絡を検出するうえで重要である．この疾患においては，指示薬の出現時間の短さにより，短絡が検出される指示薬希釈曲線によっては短絡は見出されない．すなわち，肺毛細管をバイパスすることによる通過時間の差異は，通常の指示薬希釈法では検出されないからである．心血管造影法は，右－左短絡の部位を診断し得るが，その量の測定は不可能である．

Ⓑ 酸素含量測定

肺静脈，左房，左室および大動脈より採血ができれば，右－左短絡の部位を決定し得る．右－左短絡による低酸素血症を有する患者の肺静脈血は，酸素により十分に飽和されている．ゆえに，右－左短絡の部位は，左心系のどの心腔において初めて酸素飽和度の低下（すなわち酸素濃度の step-down）がみられるかを確認すれば決定される．すなわち，左房血の酸素飽和度は正常であるが，左室および体循環において血液酸素飽和度が低下していれば，右－左短絡は VSD を介するものである．この方法の唯一の欠点は，肺静脈および左房内にカテーテルを挿入しなければならないことである．これは，卵円孔を通して左房内に挿入可能な乳児に比べて，成人ではより困難である．

Ⓒ 心エコー図法

心エコー図法は，左－右および右－左短絡の検出および部位の決定において，非常に鋭敏であることが明らかになっている．微小な気泡を有する撹拌した生理食塩水，または特別にデザインされたいくつかの新しいエコー造影剤を用いる，いわゆるコントラスト心エコー図法あるいは bubble study は，少量の短絡を検出することが可能であり，断層心エコー図法を用いれば心房または心室中隔の短絡部位を通常は決定できる．心エコー図法とカテーテル法を同時に行うと，エコー造影剤を右心あるいは左心内に次々と注入することにより，短絡の部位や，それが一方向性か両方向性かを決定することができる．Doppler 心エコー図法もまた，心内短絡の検出および部位決定に用いられる．この点に関して，カラー Doppler 心エコー図法は，エコー造影剤の注入を必要とせず，小さな心内短絡の検出および部位を決定することが可能で，特に有用である．左－右短絡を有する ASD の検出における，コントラスト心エコー図法の実例を図 12-4 に示す．

（八尾厚史）

[**図 12-4**] 心臓カテーテル検査にて Q_p/Q_s が 3.0 であった ASD を有する患者の断層心エコー像

右室流入路（**上段**），心基部短軸（**中段**）および心尖部四腔（**下段**）の各断面を示す．各段の左図はエコーコントラスト注入前の所見を示す．撹拌した生理食塩水静注後（各段の右図），右房内にネガティブコントラスト効果（黒矢印）が観察され，空気を含まないため不透明化されていない血液が左房から ASD を通って右房内に流入することを示している．ASD は中隔の中断像（septal drop-out）として示されている（白矢印）．

[Come PC, Riley M：Contrast echocardiography. Diagnostic Cardiology：Noninvasive Imaging Techniques, Come PC（ed），Lippincott, Philadelphia, p294, 1984]

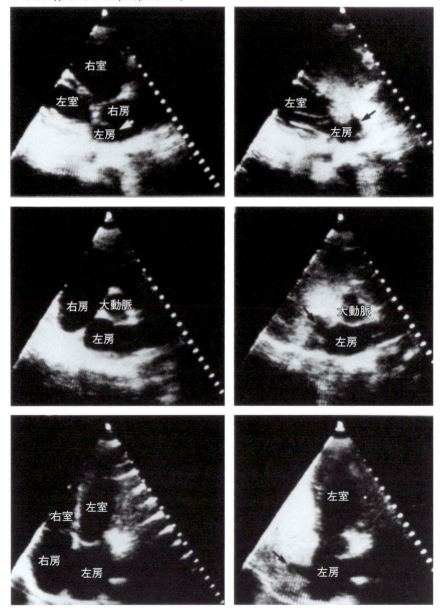

文 献

1. Dexter L, Haynes FW, Burwell CS, Eppinger EC, Sagerson RP, Evans JM. Studies of congenital heart disease, I: technique of venous catheterization as a diagnostic procedure. *J Clin Invest* 1947;26:547.
2. Antman EM, Marsh JD, Green LH, Grossman W. Blood oxygen measurements in the assessment of intracardiac left to right shunts: a critical appraisal of methodology. *Am J Cardiol* 1980;46:265.
3. Barratt-Boyes BF, Wood EH. The oxygen saturation of blood in the vena cavae, right heart chambers, and pulmonary vessels of healthy subjects. *J Lab Clin Med* 1957;50:93.
4. Freed MD, Miettinen OS, Nadas AS. Oximetric determination of intracardiac left to right shunts. *Br Heart J* 1979;42:690.
5. Flamm MD, Cohn KE, Hancock EW. Measurement of systemic cardiac output at rest and exercise in patients with atrial septal defect. *Am J Cardiol* 1969;23:258.
6. Dexter L, Haynes FW, Burwell CS, Eppinger EC, Sagerson RP, Evans JM. Studies of congenital heart disease, II: the pressure and oxygen content of blood in the right auricle, right ventricle, and pulmonary artery in control patients, with observations on the oxygen saturation and source of pulmonary capillary blood. *J Clin Invest* 1947;26:554.
7. Swan HJC, Wood EH. Localization of cardiac defects by dye-dilution curves recorded after injection of T-1824 at multiple sites in the heart and great vessels during cardiac catheterization. *Proc Staff Meet Mayo Clin* 1953;28:95.
8. Hyman AL, et al. A comparative study of the detection of cardiovascular shunts by oxygen analysis and indicator dilution methods. *Ann Intern Med* 1962;56:535.
9. Castillo CA, Kyle JC, Gilson WE, Rowe GG. Simulated shunt curves. *Am J Cardiol* 1966;17:691.
10. Braunwald E, Tannenbaum HL, Morrow AG. Localization of left-to-right cardiac shunts by dye-dilution curves following injection into the left side of the heart and into the aorta. *Am J Med* 1958;24:203.
11. Long RTL, Braunwald E, Morrow AG. Intracardiac injection of radioactive krypton: clinical applications of new methods for characterization of circulatory shunts. *Circulation* 1960;21:1126.
12. Levy AM, Monroe RG, Hugenholtz PG, Nadas AS. Clinical use of ascorbic acid as an indicator of right-to-left shunt. *Br Heart J* 1967;29:22.
13. Hugenholtz PG, et al. The clinical usefulness of hydrogen gas as an indicator of left-to-right shunts. *Circulation* 1963;28:542.
14. Amplatz K, et al. The Freon test: a new sensitive technique for the detection of small cardiac shunts. *Circulation* 1969;39:551.
15. Singleton RT, Dembo DH, Scherlis L. Krypton-85 in the detection of intracardiac left-to-right shunts. *Circulation* 1965;32:134.
16. Morrow AG, Sanders RJ, Braunwald E. The nitrous oxide test: an improved method for the detection of left-to-right shunts. *Circulation* 1958;17:284.
17. Long RT, Waldhausen JA, Cornell WP, Sanders RJ. Detection of right-to-left circulatory shunts: a new method utilizing injections of krypton-85. *Proc Soc Exp Biol Med* 1959;102:456.
18. Benenson W, Hitzig LWM. Diagnosis of venous arterial shunt by ether circulation time method. *Proc Soc Exp Biol Med* 1938;38:256.
19. Parker JA, Treves S. Radionuclide detection, localization, and quantitation of intracardiac shunts and shunts between the great arteries. *Prog Cardiovasc Dis* 1977;20:121.
20. Prinzmetal M. Calculation of the venous arterial shunt in congenital heart disease. *J Clin Invest* 1941;20:705.
21. Swan HJC, Zapata-Diaz J, Wood EH. Dye dilution curves in cyanotic congenital heart disease. *Circulation* 1953;8:70.
22. Swan HJC, Burchell HB, Wood EH. The presence of venoarterial shunts in patients with interatrial communications. *Circulation* 1954;10:705.
23. Banas JS, et al. A simple technique for detecting small defects of the atrial septum. *Am J Cardiol* 1971;28:467.

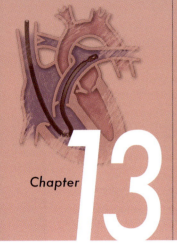

【第13章】Section Ⅲ Hemodynamic Principles
狭窄弁口面積の計算
Calculation of Stenotic Valve Orifice Area

Blase A. Carabello, William Grossman

正常の心臓の弁は，血流に対してほとんど抵抗とならない．弁狭窄が進行するにつれて，弁口は次第に流れに対して大きな抵抗となり，弁前後に圧力の降下（圧較差）をきたすようになる．弁口がいかなる大きさであっても，弁口を通る血流が増加すればするほど，圧較差はより大きくなる．この原則を2つの基本的な流体力学の公式とともに用いることにより，Richard Gorlin とその父は，血流と圧較差のデータより心臓の弁口面積を算出するための公式を導いた[1]．今日，この式はコンピュータ圧監視システムによって計算されるが，その導き方と特性を理解することは，今でも大切である．

1 Gorlin の公式

Gorlin 父子が用いた第1の基本的な公式はTorricelli の法則に基づくものであったが，それは円形の弁口を通過する血流を記述するものである．

$$F = AVC_c \quad (13\text{-}1)$$

ここで，F は流量，A は弁口面積，V は血流速度，C_c は弁口縮小係数を示す．

定数 C_c は，完全な弁口を除いては，弁口を通過する流れの断面積が真の弁口面積より小さくなるという物理的現象を補正するためのものである．

項を並べ替えると，次式のようになる．

$$A = \frac{F}{VC_c} \quad (13\text{-}2)$$

Gorlin の式を導くために用いられる第2の基本式は，Torricelli の法則にしたがって圧較差と血流速度を関係づけるものである．

$$V^2 = (C_v)^2 \cdot 2gh, \text{ あるいは } V = (C_v)\sqrt{2gh} \quad (13\text{-}3)$$

ここで，V は血流速度，C_v は速度係数で圧が運動あるいは速度エネルギーに変換される際のエネルギー損失を補正するもの，g は cmH_2O を圧の単位に変換するための重力加速度（980 cm/sec²），h は圧較差（cmH_2O）を示す．2つの式をまとめると，次式のようになる．

$$A = \frac{F}{C_v\sqrt{2gh} \cdot C_c} = \frac{F}{C_vC_c\sqrt{2 \cdot 980 \cdot h}}$$
$$= \frac{F}{(C)(44.3)\sqrt{h}} \quad (13\text{-}4)$$

ここで C は，C_v および C_c および h の（cmH_2O よりむしろ）mmHg 単位での式を考慮に入れ，この式で算出された弁口面積を手術時あるいは剖検時に実測された弁口面積で補正するための経験定数である．

僧帽弁および三尖弁を通過する前方への血流が拡張期のみに生じ，大動脈弁および肺動脈弁を通過する前方への血流が収縮期のみに生じることは明らかである．したがって，13-4 式における流量（F）は，実際に弁を通過する前方

への血流が存在する1分間あたりの秒数で全心拍出量を除することにより求められる．僧帽弁および三尖弁に関しては，拡張期充満時間（sec/拍）に心拍数（拍/min）を乗じることにより，拡張期血流が存在する時間（sec）/minの値が求められる．ゆえに，mL/min（あるいは cm^3/min）の単位で表された心拍出量は血流が存在する1分あたりの秒数で除され，拡張期血流量の単位は cm^3/sec となる．大動脈弁および肺動脈弁に関しては，拡張期充満時間の代わりに収縮期駆出時間が用いられる．拡張期充満時間および収縮期駆出時間を求める方法は図13-1に示してある．拡張期充満時間は僧帽弁開放時に始まり，拡張終期まで続く．収縮期駆出時間は大動脈弁開放時に始まり，重複切痕あるいは他の大動脈弁閉鎖の徴候がみられるまで続く．

かくして，弁口面積（A cm^2）算出のための最終的な公式は，次に示す通りである．

$$A = \frac{CO/(DFP または SEP)(HR)}{44.3\,C\sqrt{\Delta P}} \quad (13\text{-}5)$$

ここで，CO は心拍出量（cm^3/min），DFP は拡張期充満時間（sec/拍），SEP は収縮期駆出時間（sec/拍），HR は心拍数（拍/min），C は経験定数，ΔP は圧較差を示す．DEP は左室と肺動脈楔入圧との比較から直接測定される．または左房圧のトラッキングから求められる（図13-1）．

経験定数の0.7（その後0.85に調整された）は，計算上と実際の僧帽弁口面積を比較することにより導かれた[1,2]．この定数を用いると，弁口面積の実測値と算出値との間の最大の誤差は $0.2\,cm^2$ であった．大動脈弁，三尖弁および肺動脈弁に対する経験定数は一度も導かれたことがない．これらの弁に対する経験定数は，それらに対して実際の弁口面積と算出された弁口面積を比較したデータがないため，1.0（すなわち $1.0 \times 44.3 = 44.3$）と仮定されてきた．それにもかかわらず，Gorlin の式は狭窄心臓弁の重症度を評価するためのゴールドスタンダードであり続けている．

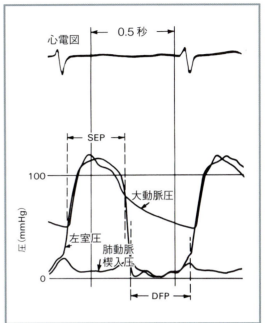

[図13-1] 弁膜疾患を有しない患者より得られた，左室圧，大動脈圧，肺動脈楔入圧の記録　拡張期充満時間（DFP）および収縮期駆出時間（SEP）の定義と計測法を図示している．詳細は本文を参照．

2 僧帽弁口面積

13-5式を整理すると，僧帽弁に対する公式を得る．

$$\Delta P = \left[\frac{CO/(HR)(DFP)}{(MVA)(44.3)(0.85)}\right]^2 \quad (13\text{-}6)$$

ここで，ΔP は平均僧帽弁圧較差，MVA は僧帽弁口面積を示す．

ゆえに，心拍数と拡張期充満時間が一定であれば，心拍出量が2倍になると弁前後の圧較差は4倍となる．成人の正常僧帽弁口は，拡張期に完全に開放するときには $4.0 \sim 5.0\,cm^2$ の断面積を有している．僧帽弁口面積がかなりの程度減少しても，何ら日常生活を制限する症状が出現しないこともあり得るが，弁口面積が $1.0\,cm^2$ 以下となると，安静時にも相当な僧帽弁前後の圧較差が存在し，心拍出量の増加が必要とされるような状況では，左房圧および肺動脈楔入圧が上昇し，肺うっ血や肺水腫を生じる．

Section III　*Hemodynamic Principles*

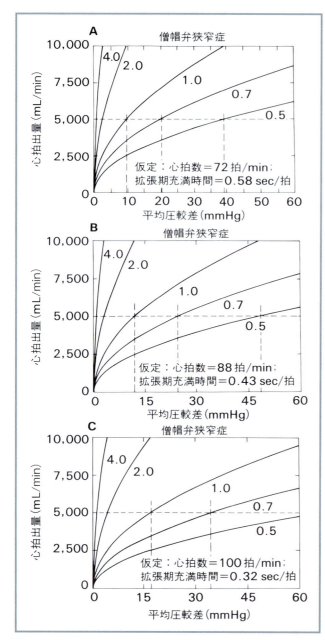

[図 13-2] 僧帽弁狭窄症患者での，Gorlin の公式より導いた 13-6 式を用いて計算した心拍出量と平均拡張期圧較差の関係

個々の曲線は弁口面積が，それぞれ 4.0, 2.0, 1.0, 0.7, 0.5 cm² の場合を表している．A, B, C 図は，異なった心拍数，拡張期充満時間について血流量−圧較差関係を表している．詳細は本文を参照．

(Dr. James J. Ferguson III の厚意による)

　図 13-2 から理解されるように，僧帽弁口面積が正常値の 4.0〜5.0 cm² から，中等度の狭窄である 2.0 cm² に減少しても，5 L/min の心拍出量はほんのわずかの僧帽弁拡張期圧較差によって維持され得る．しかし，1.0 cm² の弁口面積では，正常の安静時心拍数 72 拍/min においても，5 L/min の心拍出量を維持するためには，8〜10 mmHg の安静時圧較差が必要であり，圧較差が正常時に比して増加する（図 13-2A）．心拍出量がこの程度であっても，頻脈になって 1 分間あたりの拡張期充満時間の総計が減少すると，相当な圧較差の増加を生じ得ることに注意が必要である（図 13-2B, C）．それゆえ，わずかな心拍出量の増加が肺うっ血や高度の呼吸困難を生じるために，1.0 cm² は一般に臨界の僧帽弁口面積と考えられている．しかし，臨界弁口面積を評価する場合には，患者の体格に関していくらかの考慮がなされるべきで

[表 13-1] 弁口面積測定

```
患者_____  年齢_____  番号_____  日付_____
A. 番号    圧較差面積（mm²） / 拡張期あるいは収縮期時間の長さ（mm）  =  平均圧較差（フレ, mm）
   1. _____ / _____ = _____
   2. _____ / _____ = _____
   3. _____ / _____ = _____
   4. _____ / _____ = _____
   5. _____ / _____ = _____

B. 平均圧較差＝平均圧較差（mm フレ）×縮尺係数（mmHg/mm フレ）
           = _____×_____ = _____ mmHg
C. 平均拡張期あるいは収縮期時間＝平均長（mm）/ 紙送り速度（mm/sec）
                              = _____/_____ = _____ sec/拍
D. 心拍数＝_____ 拍/min
E. 心拍出量（Fick 法あるいは熱希釈法）＝_____ mL/min
F. 弁口面積＝ 心拍出量/（心拍数×平均拡張期あるいは収縮期時間）
            ─────────────────────────────────────
                    弁定数* ×√平均圧較差

         = _____/(_____×_____)
           ─────────────────────────── = _____ cm²
                _____×√_____

G. 弁口面積係数＝弁口面積/体表面積＝_____ cm²/m²
```

*弁定数：僧帽弁に対しては 37.7 を用い，大動脈弁，三尖弁および肺動脈弁に対しては 44.3 を用いる．

ある．体格の大きな患者は小さな患者に比して，組織灌流を維持するためにより多量の血流を必要としており，ある特定の弁口面積に対して心拍出量がより多くなるため，圧較差もより大きくなる．そのために，体格の大きな患者に対しては 1.2 cm² が臨界僧帽弁面積となり得る．今のところ，臨界弁口面積を体格で補正して係数として表すことについて統一された見解は存在しない．

A 僧帽弁狭窄症における弁口面積算出の実例

図 13-3 は，リウマチ性弁膜症で重症の僧帽弁狭窄を有する 40 歳女性より得られた肺動脈楔入圧および左室圧記録を示している．この女性は高血圧をも有しており，左室拡張期圧も有意に上昇していた．弁口面積は表 13-1 に示す書式を利用して算出される．この患者においては，Fick 法による心拍出量測定時に最も近い時点になされた記録より，5 心拍が選ばれた．これらの 5 心拍について，肺動脈楔入圧と左室圧の圧曲線間の面積を計算し（図 13-3），この面積を各心拍における拡張期充満時間で除することにより，平均圧較差の偏位をミリメートル（mm）単位で求めた．mmHg 単位の平均圧較差（表 13-1B）は，mm 単位の平均圧較差の偏位に縮尺係数（mmHg/偏位）を乗じて計算した．この症例において，平均圧較差は 30 mmHg であった．次に，平均拡張期充満時間は，拡張早期の最初の肺動脈楔入圧 − 左室圧交叉点より拡張終期（心電図上の R 波の頂点）までの時間を計測し，その平均値を用いて計算される（表 13-1C）．この mm 単位で表された平均長を紙送り速度（mm/sec）で除すると平均拡張期充満時間が求められるが，その値は本症例においては 0.40 秒であった．心拍数および心拍出量（表 13-1D, E）もこの用紙上に記録されるが，理想的には肺動脈楔入圧 − 左室圧較差と同時に得られたデータを用いるべきである．図 13-3 に示した症例においては，心拍数は 80 拍/min で，心拍出量は 4,680 cm³/min であった．弁口面積を cm² 単位で表すならば，心拍出量を cm³/min 単位で表さねばならないことに注意する．

これらの値を，表 13-1F の公式に代入し，僧帽弁に対する定数の 0.85×(44.3) = 37.7 を用いると，次に示すような結果を得る．

[図 13-3] 40歳女性の僧帽弁狭窄症患者における肺動脈楔入圧および左室圧の記録

この女性は高血圧症も有しており，左室拡張期圧も上昇していた．詳細は本文を参照．

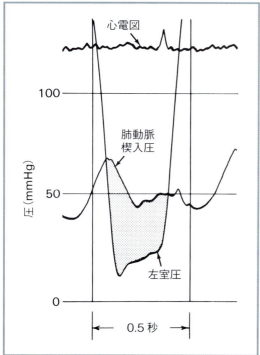

僧帽弁口面積
$$= \frac{(4{,}680 \text{ cm}^3/\text{min})/(80 \text{ 拍}/\text{min})(0.40 \text{ sec}/\text{拍})}{37.7\sqrt{30 \text{ mmHg}}}$$
$$= 0.71 \text{ cm}^2 \qquad (13\text{-}7)$$

この方法が100分の1 cm^2 の桁まで正確であることは証明されていないので，得られた弁口面積は四捨五入し，0.7 cm^2 と表す．

B 犯しやすい誤り

[1] 肺動脈楔入圧記録

ほとんどの症例において，正しく確認された肺動脈楔入圧は正確に左房圧を反映するという仮定のもとに，肺動脈楔入圧が左房圧の代わりに用いられる．Nishimuraら[3]は，Swan-Ganzカテーテルを肺動脈楔入圧測定に用いると，実際の左房圧に比べて経僧帽弁圧較差を3.3〜3.5 mmHgだけ過大評価することを見出した．しかし，これらの楔入圧は，第6章に記載した方法を用いて真の楔入圧であることを確認されてはいない．反対に，Langeら[4]は，経中隔的に直接測定された左房圧と，硬いDacron製のカテーテルにより測定されて酸素飽和度測定によりその妥当性が確認された肺動脈楔入圧とを対比した．この研究においては，肺動脈楔入圧は真の左房圧をわずか1.7±0.6 mmHgだけ過大評価したのみであった．ゆえに，筆者らは，肺静脈閉塞性疾患や三心房心の患者を除いては，以上の事実[5]や自身の経験に基づいて，肺動脈楔入圧を左房圧の代わりに使用できると考えている．しかし，カテーテルを正しく楔入できない場合に減衰した肺動脈圧と左室圧を対比すると，誤って高い圧較差を得ることになる．右心カテーテルが正しく楔入していることを確かめるためには，次のような事項を確認すべきである；

① 平均肺動脈楔入圧は平均肺動脈圧よりも低い．
② 楔入したカテーテルより引かれる血液の酸素飽和度は95％以上であるか，低くとも動脈血の酸素飽和度と等しい．

[2] 位置のずれ

左房圧信号が肺静脈および毛細管床を通って後方に伝達する際には，時間的遅れがあるため，肺動脈楔入圧と左室圧の配列は左房および左室同時圧記録の配列と同じではない．結果として生じる圧の時間的ずれは，肺動脈楔入圧を7Fや8FのCournandあるいはGoodale-Lubinカテーテルを用いて遠位の肺動脈において測定する場合は小さく，ほとんど取るに足らないが，肺動脈楔入圧をバルーン付きの血流指向型カテーテルを用いて肺動脈系のより近位部において測定する場合には，より大きくなり得る．最適にダンプした肺動脈楔入圧波形のa波とv波は，同時左房圧波形に比して，典型的には50〜70 msec遅れている．ゆえに，理想的には肺動脈楔入圧を（トレーシングペーパーを用いて）左方に50〜70 msec移動させ，左室圧に合うようにずらすべきである．

v波は，正常でも左房圧に認められる（それは肺静脈還流を表している）が，左室圧記録の

急激な下降の直前にピークを形成する．肺動脈楔入圧を 7 F の Goodale-Lubin カテーテルを用いて遠位部において測定する（図 13-3）と，v 波の頂点は左室圧下行脚の急激な下降に一致する．v 波の頂点が左室圧の下降に一致（あるいは下降よりわずか左に）するように肺動脈楔入圧記録をずらすことは，より生理的な関係を得る実際的な方法である．

[3] 較正の誤り

圧トランスデューサを正しく較正することや，それらを同じゼロ点に調整することに失敗すると，誤った圧較差を得ることになる．予期せぬ経僧帽弁圧較差の妥当性をチェックする敏速な方法は，左右の心カテーテルを反対側のトランスデューサにつなぎ換えることである．その場合でも，両者の較正が正しければ同じ圧較差を得る．

a）心拍出量の測定

心拍出量は，第 11 章に述べたように正確に測定しなければならない．弁口面積の計算に用いられる心拍出量は，圧較差測定と同時に決定されるべきである．弁口面積の公式に用いられる値は，通常，Fick 法あるいは熱希釈法により求められた前方心拍出量である．僧帽弁逆流が存在すると，弁前後の圧較差は正味の前方血流のみでなく，前方＋逆流，あるいは僧帽弁拡張期血流の合計を反映するようになる．ゆえに，正味の前方血流のみを用いて弁口面積を計算すると，逆流が狭窄に合併する症例では実際の解剖学的弁口面積を過小評価することになる．僧帽弁狭窄症患者の多くに三尖弁逆流が合併することは書き留めておく価値がある．第 11 章に示したように，三尖弁逆流は熱希釈法による心拍出量の測定を不正確にする可能性がある．

[4] 早期 diastasis

左房と左室圧が拡張終期以前に等しくなる（diastasis）場合にさえも，一般に，僧帽弁血流は diastasis 以降にもまだ存在する．拡張期充満期間は非等容拡張期のすべてを含んでおり，圧較差が存在する期間のみではない．

3 大動脈弁口面積

大動脈弁口面積が 0.7 cm^2 以下になると，大動脈弁狭窄症の患者における狭心症，失神，心不全という症状を説明するのに十分なほど重症であると一般に考えられている．大動脈弁狭窄症患者における症状の進展は急激な予後悪化の前兆であるため，このような弁口面積は「臨界的」（critical）と称される．しかし，唯一の臨界的弁口面積は確立されておらず，大動脈弁口面積が 1.0 cm^2 大であっても，特に身体の大きな個人においては症状を生じる可能性があり，それゆえ臨界的となり得る．逆に，まったく無症状の患者におけるより小さな算出弁口面積は臨界的でない可能性がある．このため，AHA/ACC の弁膜症患者管理ガイドラインでは，「臨界的」という言葉を使用することは避けられている[6]．代わりに，弁口面積 1.0 cm^2 以下を「重症」（severe）と定義することにより，「臨界的」と定義することなく「重症」と定義することができるようにしている．図 13-4 は 3 つの異なった心拍数および収縮期駆出時間における，弁口面積ごとの大動脈弁圧較差と心拍出量との関係を示している．大動脈弁に対しては，13-4 式を次のように整理し直すことができる．

$$\Delta P = \left[\frac{CO/(HR)(SEP)}{44.3\ AVA} \right]^2 \quad (13\text{-}8)$$

図 13-4A においてみられるように，安静時心拍出量が正常の 5.0 L/min であるとき，大動脈弁口面積が 0.7 cm^2 であると，大動脈弁前後の圧較差は約 33 mmHg となる．運動時にみられるように心拍出量が 2 倍になると，収縮時間/min が変化しないならば圧較差は 4 倍に増加し，132 mmHg となる．圧較差がこのように増加すると，中心大動脈圧を 120 mmHg に維持するためには 250 mmHg を超す最大左室圧が必要となる．このように大きな左室圧の上昇は，明らかに心筋酸素消費量を増加させ，駆出機能の低下をももたらす．これらの因子は，それぞれ狭心症およびうっ血性心不全の症状の原

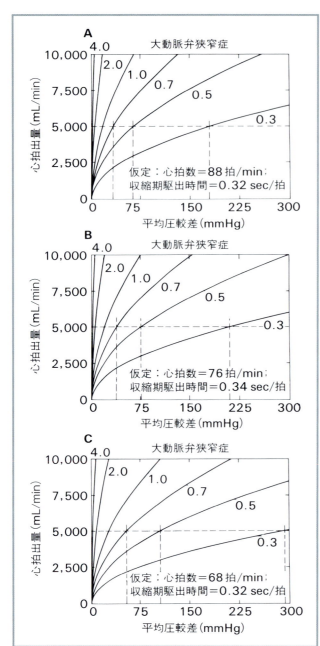

[図 13-4] 大動脈弁狭窄症患者での，Gorlin の公式より導いた 13-8 式を用いて計算した心拍出量と平均収縮期圧較差の関係

個々の曲線は弁口面積が，それぞれ 4.0, 2.0, 1.0, 0.7, 0.5, 0.3 cm^2 の場合を表している．**A**，**B**，**C** 図は，異なった心拍数，収縮期駆出時間について血流量 - 圧較差関係を表している．

(Dr. James J. Ferguson III の厚意による)

因となる[7, 8]．高い後負荷によって心拍出量が制限されると，筋運動中の末梢血管の拡張による低血圧を起こし得る．

実際には，1 分間あたりの収縮時間は運動に伴って心拍出量が増加するときには一定ではない．運動中に心拍数が増加するにつれて収縮期駆出時間は短縮する傾向を示すが，静脈還流の増加および全身動脈の血管拡張の両者が正常な例では，運動中の左室一回拍出量を一定に保つ（あるいは増加させさえする）を助ける因子である両者に相殺される．ゆえに，心拍数は増加するが収縮期駆出期間はわずかに短縮するのみなので，それらの積（1 分間あたりの収縮期駆出時間）は増加する．これは，前述した運動中の 1 分間あたりの拡張期充満時間の短縮と対をなすものである．13-8 式を吟味すると，心

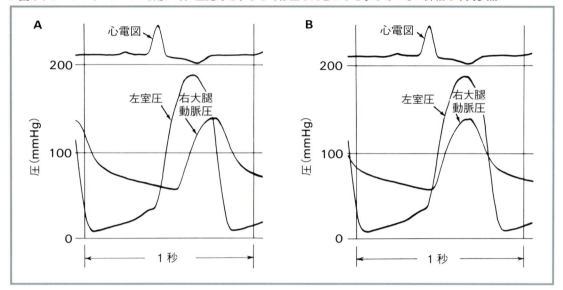

[図 13-5] 大動脈弁狭窄症による運動時失神発作を呈した患者の左室圧および右大腿動脈圧の記録
A 図は実際に記録された圧記録を示しており，圧波が右大腿動脈へ到達するのに有意な時間的遅れが存在している．
B 図はトレーシングペーパーを用いて，圧記録をずらして修正したところを示している．詳細は本文参照．

拍出量の増加は心拍数（HR），収縮期駆出時間（SEP）の延長により一部相殺されるので，運動中に心拍出量が倍になっても，圧較差は 4 倍にはならない．

図 13-4B，C は，大動脈弁狭窄症においては，心拍数が減少するといかなる値の心拍出量に対しても圧較差が増大することを示している．これは，僧帽弁狭窄症における心拍数の影響と相反するものであり，心拍数が 1 分間あたりの収縮および拡張時間にそれぞれ反対の影響を与えることを反映している．別の観点からみると，大動脈弁狭窄症においては，心拍数が少なくなるにつれて，心拍出量が不変であれば一回拍出量は増加する．ゆえに，大動脈弁を通過する血流／心拍数比が増加し，圧較差も同様に増加する．

僧帽弁狭窄症におけるのと同様に大動脈弁狭窄症においても，臨界弁口面積を決定する際には体格に関していくらかの考慮がなされなければならない．すなわち，より多量の心拍出量を必要とするより大きな体格の患者は，弁口面積がやや大きめであってもすでに自覚症状が出現する．体表面積が 2.4 m², 心係数が 3.0 L/min/m² である非常に大きな体格の患者の心拍出量は 7,200 mL/min となるが，この患者で心拍数が 68 拍/min のとき（図 13-4C）に弁口面積が 0.9〜1.0 cm² であれば，大動脈弁圧較差は 50 mmHg となる．それゆえ，この患者にとって，この程度の弁口面積が「臨界値」となり得る．

A 実例

図 13-5 は，運動時の失神発作を有する患者の左室および右大腿動脈の同時圧記録を示す．脈波が左室から大腿動脈に伝播するにはある程度の時間を要するので，大腿動脈圧記録はやや遅れている（図 13-5A）．図 13-5B は，伝播時間の遅れを補正するためにずらした左室および右大腿動脈圧記録を示している．トレーシングペーパーを用いて，動脈圧の立ち上がりと左室圧の立ち上がりが一致するようにずらせばよい．このような処置を行うと，プラニメトリにより平均圧較差を求めることができ，表 13-1 に示した式を用いて弁口面積を計算することができる．この症例については，平均大動脈弁圧較差は 40 mmHg，収縮期駆出時間は 0.33 秒，心拍数は 74 拍/min，心拍出量は 5,000 cm³/min であった．これらの値と，大動脈弁に対す

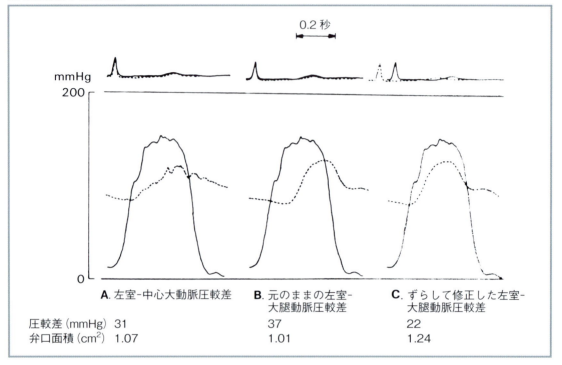

[図 13-6] 大動脈弁狭窄症における圧較差
(**A**) 左室－中心大動脈圧較差．(**B**) ずらして修正していない左室－大腿動脈圧較差．(**C**) 大腿動脈圧記録を，その立ち上がりが左室圧の立ち上がりと一致するように左方にずらして修正した左室－大腿動脈圧較差
(Folland ED et al：Is peripheral arterial pressure a satisfactory substitute for ascending aortic pressure when measuring aortic valve gradients? J Am Coll Cardiol 4：1207, 1984)

る弁定数 $1.0 \times 44.3 = 44.3$ を表 13-1 の式に当てはめると次のような結果を得る．

$$\text{大動脈弁口面積} = \frac{(5{,}000\ \text{cm}^3/\text{min})/(74\ \text{拍}/\text{min})(0.33\ \text{sec}/\text{拍})}{44.3\sqrt{40\,\text{mmHg}}}$$
$$= 0.7\ \text{cm}^2 \tag{13-9}$$

第 10 章で論じたように，末梢動脈圧波形は単なる時間的遅れ以外に変形もしている．これらの変形は，圧波形の収縮期増高および幅の拡大などである．上行大動脈圧の代わりに末梢動脈圧を使用することにより生じる可能性のある誤差を評価するために，Folland ら[9]は 26 例の大動脈弁狭窄症の患者において，左室－上行大動脈 (LV-Ao) 平均圧較差と左室－大腿動脈 (LV-FA) 圧較差とを，圧をずらした場合とずらさない場合に分けて対比した（図 13-6）．その結果ずらして修正しないと，LV-FA 圧較差は LV-Ao 圧較差を約 9 mmHg 過大評価した．それに対し，修正された LV-FA 圧較差は LV-Ao 圧較差を約 10 mmHg 過小評価したが，おそらくそれは末梢動脈圧記録の最大収縮期圧が中心大動脈圧記録におけるそれよりも高いために，LV-FA 圧較差を用いたときのほうがプラニメトリによる圧較差が小さくなるという事実を表している．ずらして修正しないときには，この効果は収縮期動脈圧波形の大部分が左室圧記録の外側かつ右方に記録されるという事実によって相殺される（図 13-6）．圧較差測定における第 2 の誤差は，左室のカテーテルが左室流出路内にあると生じ得る[10]．図 13-7 に示すように，左室体部と流出路の間には通常圧較差が存在するが，それは血液がこの左室の比較的狭い部分に入るにつれて加速することによって生じる．左室流出路内に位置するカテーテルの先端は典型的な左室圧波形を記録する

[図 13-7]
（A）左室体部内の 2 本のカテーテルにより記録された圧波形．両者はほぼ一致している．（B）左室体部内のカテーテルと左室流出路の大動脈弁の近位に位置する第 2 のカテーテルより記録した圧記録．両方のカテーテルは特徴的な左室圧波形を記録しているが，左室体部と流出路の間にはかなりの圧較差がある．これは解剖学的な弁下狭窄に起因するのではなく，むしろ血液が比較的狭い流出路に入るにつれて加速することによる．（C）左室体部内のカテーテルと近位大動脈内の第 2 のカテーテルより記録された圧波形．これらの圧記録は大動脈弁および流出路前後の圧較差を示している．

(Pasipoularides A：Clinical assessment of ventricular ejection dynamics with and without outflow obstruction. J Am Coll Cardiol 15：859, 1990)

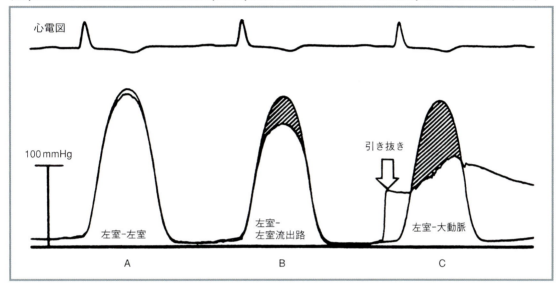

が，真の LV-Ao 圧較差を 30 mmHg 過小評価し得る．

Assey ら[11]は，15 例の患者において図 13-8 に示す模式図を用いて，8 対の異なったカテーテル部位の組み合わせで大動脈弁圧較差を測定した．図の部位 1 と 3 の間で記録された平均圧較差の平均値が最大で，部位 1 と 5 の間のずらして修正された圧較差が最小値であった．一部の患者では，異なった測定部位間の圧較差の差異は最大 45 mmHg にも達した．大動脈弁口面積の算出という点では，部位 1 と 3 の間の圧較差が圧力回復前の圧較差を記録していることから，おそらく弁前後の圧力降下を最も正確に反映するものと思われる．大動脈内のカテーテルがより遠位に挿入されると，それは圧力回復の影響を記録するが，血流が再び層流になるので圧較差は減少する．より近位の大動脈内のほうが，おそらく弁口面積計算に用いる圧較差を測定する点で理想的な部位であろう．それに対し，より遠位の位置は心筋にかかる実際の負荷の大きさをよりよく反映するものであろう．図 13-8 の部位 1 と 5a の間で記録される圧較差が 60 mmHg より大きい場合には，これらの（部位間の）差は臨床的に重要ではない．しかしながら，大動脈弁前後の圧較差が小さく，心拍出量が低値である場合には，修正された圧記録と修正されていない圧記録との差異，および異なったカテーテル部位で記録されたことによる圧較差の違いが，弁を置換するか否かの決断に影響を与える可能性がある．このような場合には，2 本目のカテーテルを，圧記録をずらさなくてもよいように近位上行大動脈内に位置させることにより，問題を未然に防ぐことが勧められる（図 13-6A）．または，その代わりに，中心大動脈と末梢動脈との収縮期最高圧の差を，Fick 法による心拍出量測定中の圧記録より，プラニメトリ法により求められた圧較差に加算する．この方法は，ずらして修正さ

[図13-8] 左室圧を測定した部位（1と2）と大動脈圧を測定した部位（3，4と5）

5u は左室圧に対してずらして修正されていない実際の大腿動脈圧を表し，5a は左室圧と時相が合うように手でずらして修正した大腿動脈圧を表している．以下は大動脈弁狭窄症において大動脈弁前後の圧較差を得るため使用可能な部位であり，1-3，1-4，1-5a，1-5u，2-3，2-4，2-5a，および 2-5u である．これらの異なった部位で記録された圧較差は，どの患者においても大きく異なっていた．

(Assey ME et al：Effect of catheter positioning on the variability of measured gradient in aortic stenosis. Cathet Cardiovasc Diagn 30：287, 1993)

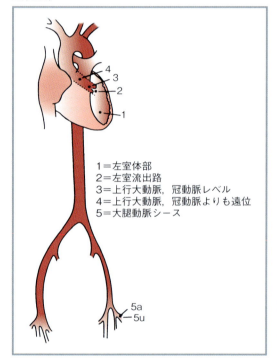

1＝左室体部
2＝左室流出路
3＝上行大動脈，冠動脈レベル
4＝上行大動脈，冠動脈よりも遠位
5＝大腿動脈シース

れ，プラニメトリ法により算出された圧較差（図13-6C）が真の圧較差（図13-6A）を過小評価するという事実を補正するものである．左室－大腿動脈同時圧記録を用いた経大動脈弁圧較差測定をより正確にするためのもう一つの方法が，Utah 大学の Krueger らによって紹介された．図13-9 に示すように，時間間隔 A における収縮期左室平均圧，および時間間隔 B における収縮期大腿動脈平均圧とをプラニメータを用いて計測する．それら 2 つの平均圧の間の差は，左室－中心大動脈同時圧記録よりプラ

[図13-9] 大動脈弁狭窄症患者の左室圧および大腿動脈圧の同時記録

時間間隔 A における平均左室収縮期圧と時間間隔 B における平均大腿動脈収縮期圧とがプラニメータにより求められ，収縮期左室－大動脈圧較差はこれらの平均圧の差として推定される．

(Krueger SK et al：Accurate determination of the transaortic valve gradient using simultaneous left ventricular and femoral artery pressures. Cathet Cardiovasc Diagn 16：202, 1989)

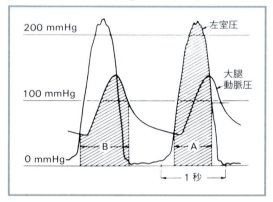

ニメータを用いて算出された圧較差とほぼ等しく，通常用いられている他の方法よりも正確であった[12]．

しかし，前述のように，最も正確な方法は，上行大動脈内に 2 本目のカテーテルを挿入する，もしくはダブルルーメンカテーテルを使用して圧記録を行うことである．特に，今日では Langston カテーテル（Vascular Solutions 社，Minneapolis, MN）のようなダブルルーメンカテーテルが，左室と大動脈の同時圧を測定するのに優れた手段であることが明らかとなっている．

左室および末梢動脈圧の同時圧を得る目的で 2 本目のカテーテルやダブルルーメンカテーテルを入れない場合には，左室内のカテーテルを大動脈に引き抜いた直後に得られた大動脈圧に重ね合わせることにより，圧較差を求めることができる．

現在の AHA/ACC ガイドライン[6]において，大動脈弁狭窄症の患者において非侵襲的検査からその重症度が明らかな患者に対しては，カテーテルを大動脈弁を通過させることは class III（有害な可能性があり，有益ではない）の推

奨度である．反対に，診断や重症度が疑わしい患者においては class I（適応であり，有益である）の推奨度である．このため，どのような方法により測定された圧較差であったとしても，それに基づいた治療方針は極めて重大であるため，可能なかぎりの正確性が求められる．

B 犯しやすい誤り

［1］トランスデューサの較正

僧帽弁口面積算出時と同様に，心拍出量測定およびトランスデューサの較正に対する注意は重要である．正しい較正がなされているかどうかは，左心カテーテルを左室内に挿入する前に，左心カテーテルの圧と末梢動脈カテーテルの圧とを比較することにより確認することができる．末梢動脈に狭窄がなければ，平均動脈圧は動脈系を通して同一であるので，両者のカテーテルにより記録される平均圧は同一であるはずであり，その場合には，トランスデューサの較正が同一であることを確認できる．さらに得られた圧較差の妥当性を確認するためには，左室圧とカテーテル引き抜き中に得られる大動脈圧とを対比すればよい．この場合には，左室圧と大動脈圧の両者は同一のカテーテルおよびトランスデューサにより記録されており，誤差の原因となる2台目のトランスデューサを使用しないで済む．

［2］引き抜き時の血行動態

大動脈弁口面積が 0.6 cm² 以下に減少すると，逆行性に弁を通して挿入された 7F あるいは 8F のカテーテルは残余の弁口面積のかなりの部分を占有し，実際に弁狭窄の重症度を増強し得る．逆に，カテーテルを除去すると狭窄の程度は減弱する．筆者らは，重症の大動脈弁狭窄症においては，左室内のカテーテルを大動脈弁口より引き抜くときに末梢動脈圧が上昇することを観察している[13]．筆者らの経験では，左室内のカテーテルを引き抜くときにみられる 5 mmHg より大きい末梢動脈圧の上昇は，有意な大動脈弁狭窄の存在を示唆している．この徴候は，大動脈弁口面積が 0.5 cm² 以下の患者の80％超に存在するが，この点については，さらに第 40 章において論じる．

4 三尖弁および肺動脈弁口面積

成人においては，三尖弁および肺動脈弁狭窄症はまれであるので，これらの弁については臨界弁口面積がどの程度であるかについて一致した見解は存在しない．一般に，三尖弁前後の 5 mmHg の平均圧較差は全身静脈圧上昇症状の原因となるには十分である．肺動脈弁前後の 50 mmHg 未満の圧較差は通常よく耐えられるが，100 mmHg 超の圧較差は外科的修復の必要性を示唆している．圧較差が 50〜100 mmHg では，外科的治療に関する決定は，個々の症例の臨床的特徴に依存する．

5 Gorlin の公式に代わる簡易式

狭窄弁口面積算出のための簡易式が Hakki ら[14]により提唱され，大動脈弁あるいは僧帽弁狭窄症の連続 100 症例においてその妥当性が検討された．簡易式は簡単で，

$$\text{弁口面積} = \frac{\text{心拍出量（L/min）}}{\sqrt{\text{圧較差}}} \quad (13\text{-}10)$$

である．この式は，安静時に血行動態が測定されたすべての患者において，心拍数（HR），収縮期駆出時間（SEP），拡張期充満時間（DFP），Gorlin の公式の定数の積がほぼ同一であり，1.0 に近かったという Hakki らの成績に基づいている．本章で前述した実例については，この簡易公式がかなりよく当てはまる．心拍出量が 4,680 mL/min で，僧帽弁圧較差が 30 mmHg である僧帽弁狭窄症の患者（図 13-3）では，Gorlin の公式を用いて算出される僧帽弁弁口面積が 0.71 cm² であるのに対して，簡易式を用いると $4.68/\sqrt{30} = 0.85$ cm² となる．図 13-5 に圧記録が示されている大動脈弁狭窄症の患者（心拍出量 5 L/min，大動脈弁圧較差 40 mmHg）に関しては，Gorlin の公式による大動脈弁弁口面積が 0.73 cm² であるのに対して，簡易式では $5/\sqrt{40} = 0.79$ cm² となる．拡張期あるいは

収縮期に費やされる1分間あたりの時間の割合は，心拍数が多くなるにしたがってかなり変化するので，相当な頻脈が存在すると簡易式はあまり有用でなくなる．しかし，この点に関しては十分な検討は行われていない．

6 低心拍出量の患者における大動脈弁狭窄の評価

前方心拍出量が3 L/minである患者においては，大動脈弁平均圧較差が20 mmHgである場合，算出される弁口面積は0.7 cm^{2}となり，この値は臨界的な大動脈弁狭窄であることを示している．しかし，このような患者のすべてが実際に重症大動脈弁狭窄を有しているわけではない．Gorlinの式による弁口面積の計算は血流量に依存する．すなわち，心拍出量が増加すると算出される（弁口）面積も増加し，心拍出量が減少すると算出される面積も減少する[15, 16]．算出弁口面積が心拍出量とともに増加する機序としては，次のような2つの可能性が考えられる．（a）狭窄した大動脈弁を通過する血流の増加および左室圧の上昇が，物理的に弁をより弁口面積が大きくなる方向に開くため，弁口は血流増加時には実際に大きくなる．あるいは，（b）Gorlinの式が不正確なために，算出された弁口面積（必ずしも実際の弁口面積ではなく）が血流量に依存する．Gorlin父子自身は大動脈弁に対する経験定数を計算するためのデータを所持していないことを書き留めている[1]．事実，このような定数は一度も計算されたことはなく，心臓専門医たちにより1.0と仮定されたのである．この問題は今でも疑わしいが，おそらく両方の説明が部分的に正しい．

一方で，Tardifら[17]は，狭窄大動脈弁の断層経食道心エコー像が，増加した血流が算出弁口面積を増大させたときに，弁口面積の真の変化を証明できなかったことを示した．これらのデータは，算出弁口面積と血流量依存性との間の関係が，面積の真の変化を表しているのではなく，むしろ計算上の見かけの変化であることを示唆している．しかし，心エコー像を用いた方法が，実際の弁口面積の小さな（0.2～0.4 cm^{2}の）変化を検出するのに十分なほど鋭敏であるかは不明である．他方，Voelkerら[18]は in vitro で実験を行い，血流量の変化に伴う算出弁口面積の変化は，おそらく弁口面積の実際の変化によると結論した．算出弁口面積の血流量依存性は三尖弁におけるよりも二尖弁においてより小さいように思われるが[19]，高流量におけるよりも低流量におけるもののほうがより大きい[20]．

狭窄の重症度評価におけるこれらの問題点は臨床的にかなり重要である．心筋症と軽度の大動脈弁狭窄の両者を有し，心拍出量が減少して左室駆出分画が低下している患者について考えてみる．算出された弁口面積が0.7 cm^{2}であっても，このような患者では大動脈弁狭窄が左室機能障害の原因ではないため，弁置換術を行ってもおそらく有益ではないであろう．他方，大動脈弁前後の圧較差が小さい患者では，一般に大動脈弁置換術に伴う手術前後の死亡率が高いが[8, 21-26]，実際には多くの患者が手術後に心機能が改善する．このような患者は，血行動態代償不全の原因となるような真に高度の大動脈弁狭窄を有していた可能性がある．すなわち，これらの患者では大動脈弁狭窄を修復することは有益である．

ある4つの研究の予備的なデータは，カテーテル室において血行動態を注意深く動かすと，これら2つの異なる臨床的状態を区別できることを示唆している[27-30]．軽度の大動脈弁狭窄患者では，ニトロプルシドやドブタミンの点滴は前方拍出量を著明に増加させるが，実際に大動脈弁圧較差を減少させ得る．このような症例においては，算出された大動脈弁口面積は著明に大きくなり，もはや臨界的な範囲にはなくなる．他方，真に高度の大動脈弁狭窄患者では，ニトロプルシドの点滴は弁前後の圧較差を拡大し，算出される弁口面積をほんのわずかだけ大きくするのみである．軽度の大動脈弁狭窄患者におけるニトロプルシド点滴の効果を表13-2に示す[31]．当初，患者の弁口面積は0.6 cm^{2}であり，手術適応と考えられた．しかし，ニトロ

[表13-2] 軽症大動脈弁狭窄患者に対するニトロプルシド点滴の効果

	前値	ニトロプルシド (0.5 μg/kg/min)
心拍出量（L/min）	3.0	4.5
左室圧（mmHg）	130/30	120/20
大動脈圧（mmHg）	90/60	90/50
大動脈弁口面積（cm^2）	0.6	1.0
弁抵抗（dynes・sec・cm^{-5}）	200	160

(Carabello BA et al：Patient 65. Cardiology Pearls, Hanley & Belfus, Philadelphia, p142, 1994)

プルシド点滴後に圧較差は実際に減少し，算出された弁口面積は増大した．患者は長期的な血管拡張療法によって改善したが，通常この治療法は軽症でなければ大動脈弁狭窄症には禁忌である．大動脈弁狭窄症患者では，ニトロプルシドの点滴は多大の注意を払って行うべきであることを強調しなければならない．なぜならば，真の大動脈弁狭窄が存在すると低血圧をきたし得るからである．患者の冠動脈が正常であることがわかっていたら，同様な心拍出量の変化をきたすため，ニトロプルシドの代わりにドブタミンを使用できる．しかし，ドブタミンの点滴は冠動脈疾患を合併する患者には危険であり，虚血を促進する可能性がある．重要なことは，真の大動脈弁狭窄症の患者であって，ドブタミン点滴により少なくとも20％以上一回拍出量が増加する患者であれば，そうでない患者に比べて周術期死亡率はずっと低いといえるということである（第20章も参照）[24]．

低心拍出で大動脈弁圧較差も小さい患者は駆出率も低いのが通常である．しかし近年，低心拍出で大動脈弁圧較差も小さい患者であっても，駆出率が正常である一群が存在することが報告されている[32,33]．このような患者は小さな求心性に肥大した左室を有し，結果として駆出率が正常であっても一回拍出量は少なく圧較差は小さい．このような場合に臨床医は，実際に大動脈弁狭窄が重症であったとしても，圧較差が小さいことから大動脈弁狭窄を軽症もしくは中等症と誤解してしまうことがある．重症度は弁口面積によって規定されるものであり，有症状で弁置換なしには予後不良な患者は重症と考えるべきである．

7 弁抵抗

弁抵抗は単純に，平均大動脈弁圧較差を1秒あたりの収縮期心拍出量で除したものである．それは，2種の直接採取可能なデータ（心拍出量と圧較差）により算出できるという利点を持ち，流量係数を必要としない[34]．大動脈弁抵抗を算出するための簡易式は次の通りである．

$$\frac{(平均圧較差)(収縮期駆出時間)(心拍数) \times 1.33}{心拍出量（L/min）} \tag{13-11}$$

Cannonら[28]は，弁抵抗が，真の大動脈弁狭窄症患者と，算出された大動脈弁口面積は小さいがその後に軽度の狭窄であることが明らかとなった患者とを鑑別する一助となることを示した．弁抵抗は弁口面積よりも血流量に依存しないようである[28,34]．抵抗は重症度を評価するという点では，Gorlinの式におそらく取って代わるものではないが，低心拍出量の患者においては，同式の重要な補助式となると思われる．

最近筆者らは，心拍出量が4.5 L/min未満，大動脈弁圧較差が40 mmHg未満，弁抵抗が275 dynes・sec・cm^{-5}未満であるような患者において，ドブタミンやニトロプルシドを用いて血行動態を注意深く変化させてみることを勧

めている．患者の反応が圧較差計測値の著明な増加である場合は，おそらく真に高度の大動脈弁狭窄であり，その患者にとって大動脈弁置換術は有益である．しかし，心拍出量がかなり増加するのに，圧較差はわずかに増加するのみ，またはかえって減少する場合には，大動脈弁狭窄は軽症であり，患者にとって大動脈弁置換術は有益でないであろう．

8 謝辞

コンピュータシミュレーションにより構成された図 13-2，13-4 を提供してくれた Dr. James J. Ferguson III に感謝の意を表する．

（波多野　将）

文　献

1. Gorlin R, Gorlin G. Hydraulic formula for calculation of area of stenotic mitral valve, other cardiac valves and central circulatory shunts. *Am Heart J* 1951; 41:1.
2. Cohen MV, Gorlin R. Modified orifice equation for the calculation of mitral valve area. *Am Heart J* 1972;84:839.
3. Nishimura RA, Rihal CS, Tajik AJ, Holmes DR Jr. Accurate measurement of the transmitral gradient in patients with mitral stenosis: a simultaneous catheterization and Doppler echocardiographic study. *J Am Coll Cardiol* 1994;24:152.
4. Lange RA, Moore DM, Cigarroa RG, Hillis LD. Use of pulmonary capillary wedge pressure to assess severity of mitral stenosis: is true left atrial pressure needed in this condition? *J Am Coll Cardiol* 1989;13:825.
5. Alpert JS. The lessons of history as reflected in the pulmonary capillary wedge pressure. *J Am Coll Cardiol* 1989;13:830.
6. Bonow R, Carabello BA, Chatterjee K, et al. ACC/AHA 2006 guidelines for the management of patients with valvular heart disease: a report of the American College of Cardiology/American Heart Association Task Force on practice guidelines (writing committee to revise the 1998 guidelines for the management of patients with valvular heart disease). *Circulation* 2006;114:e84–e231.
7. Strauer BE, Burger SB. Systolic stress, coronary hemodynamics and metabolic reserve in experimental and clinical cardiac hypertrophy. *Basic Res Cardiol* 1980;75:234.
8. Carabello BA, et al. Hemodynamic determinants of prognosis of aortic valve replacement in critical aortic stenosis and advanced congestive heart failure. *Circulation* 1980;62:42.
9. Folland ED, Parisi AF, Carbone C. Is peripheral arterial pressure a satisfactory substitute for ascending aortic pressure when measuring aortic valve gradients? *J Am Coll Cardiol* 1984;4:1207.
10. Pasipoularides A. Clinical assessment of ventricular ejection dynamics with and without outflow obstruction. *J Am Coll Cardiol* 1990;15:859.
11. Assey ME, Zile MR, Usher BW, Karavan MP, Carabello BA. Effect of catheter positioning on the variability of measured gradient in aortic stenosis. *Cathet Cardiovasc Diagn* 1993;30:287.
12. Krueger SK, Orme EC, King CS, Barry WH. Accurate determination of the transaortic valve gradient using simultaneous left ventricular and femoral artery pressures. *Cathet Cardiovasc Diagn* 1989;16: 202.
13. Carabello BA, Barry WH, Grossman W. Changes in arterial pressure during left heart pullback in patients with aortic stenosis: a sign of severe aortic stenosis. *Am J Cardiol* 1979;44:424.
14. Hakki AH, et al. A simplified valve formula for the calculation of stenotic cardiac valve areas. *Circulation* 1981;63:1050.
15. Burwash IG, Thomas DD, Sadahiro M, et al. Dependence of Gorlin formula and continuity equation valve areas on transvalvular volume flow rate in valvular aortic stenosis. *Circulation* 1994;39:827.
16. Carabello BA. Advances in the hemodynamic assessment of stenotic cardiac valves. *J Am Coll Cardiol* 1987;10:912.
17. Tardif JC, Rodrigues AG, Hardy JF, et al. Simultaneous determination of aortic valve area by the Gorlin formula and by transesophageal echocardiography under different transvalvular flow conditions: evidence that anatomic aortic valve area does not change with variations in flow in aortic stenosis. *J Am Coll Cardiol* 1997;29:1296.
18. Voelker W, Reul H, Nienhaus G, et al. Comparison of valvular resistance, stroke work loss and Gorlin valve area for quantification of aortic stenosis: an *in vitro* study in a pulsatile aortic flow model. *Circulation* 1995;91:1196.
19. Shively BK, Charlton GA, Crawford MH, Chaney RK. Flow dependence of valve area in aortic stenosis: relation to valve morphology. *J Am Coll Cardiol* 1998;31:654.
20. Marcus R, Bednarz J, Abruzzo J, et al. Mechanism underlying flow-dependency of valve orifice area determined by the Gorlin formula in patients with aortic valve obstruction. *Circulation* 1993;88(suppl I):I-103 (abstr).
21. Lund O. Preoperative risk evaluation and stratification of long-term survival after valve replacement for aortic stenosis: reasons for earlier operative intervention. *Circulation* 1990;82:124.
22. Brogan WC III, Grayburn PA, Lange RA, Hillis LD. Prognosis after valve replacement in patients with severe aortic stenosis and a low transvalvular pressure gradient. *J Am Coll Cardiol*. 1993;21(7): 1657–60.
23. Connolly HM, Oh JK, Schaff HV, et al. Severe aortic stenosis with low transvalvular gradient and severe left ventricular dysfunction: result of aortic valve replacement in 52 patients. *Circulation* 2000;101:1940–1946.
24. Monin JL, Quere JP, Monchi M, et al. Low-gradient aortic stenosis: operative risk stratification and predictors for long-term outcome—a multicenter study using dobutamine stress hemodynamics. *Circulation* 2003;108: 319–324.
25. Tribouilly C, Levy F, Rusinaru D, et al. Outcome after aortic valve replacement for low-flow/low-gradient aortic stenosis without contractile reserve on dobutamine stress echocardiography. *J Am Coll Cardiol* 2009;53(20):1865–1873.
26. Levy F, Laurent M, Monin JL, et al. Aortic valve replacement for low-flow/low-gradient aortic stenosis: operative risk stratification and long-term outcome: a European multicenter study. *J Am Coll Cardiol* 2008;51(15):1466–1472.
27. Casale PN, Palacios IF, Abascal VM, et al. Effects of dobutamine on Gorlin and continuity equation valve areas and valve resistance in valvular aortic stenosis. *Am J Cardiol* 1992;70(13):1175–1179.
28. Cannon JD Jr, Zile MR, Crawford FA Jr, Carabello BA. Aortic valve resistance as an adjunct to the Gorlin formula in assessing the severity of aortic stenosis in symptomatic patients. *J Am Coll Cardiol* 1992;20:1517.
29. DeFilippi CR, Willett DL, Brickner ME, et al. Usefulness of dobutamine echocardiography in distinguishing severe from nonsevere valvular aortic stenosis in patients with depressed left ventricular function and low transvalvular gradients. *Am J Cardiol* 1995;75:191.
30. Nishimura RA, Grantham JA, Connolly HM, Schaff HV, Higano ST, Holmes DR Jr. Low-output, low-gradient aortic stenosis in patients with depressed left ventricular systolic function: the clinical utility of the dobutamine challenge in the catheterization laboratory. *Circulation* 2002;106(7):809–813.
31. Carabello BA, Ballard WL, Gazes PC. *Cardiology Pearls*. Philadelphia: Hanley & Belfus; 1994:142.
32. Hachicha Z, Dumesnil JG, Bogaty P, Pibarot P. Paradoxical low-flow, low-gradient severe aortic stenosis despite preserved ejection fraction is associated with higher afterload and reduced survival. *Circulation* 2007;115(22):2856–2864.
33. Dumesnil JG, Pibarot P, Carabello BA. Paradoxical low flow and/or low gradient severe aortic stenosis despite preserved left ventricular ejection fraction: implications for diagnosis and treatment. *Eur Heart J* 2010;31(3):281–289.
34. Ford LE, Feldman T, Chiu YC, Carroll JD. Hemodynamic resistance as a measure of functional impairment in aortic valvular stenosis. *Circ Res* 1990;66:1.

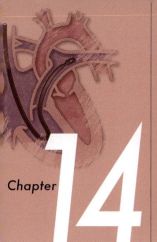

【第14章】 Section III *Hemodynamic Principles*

血行動態測定におけるピットフォール

Pitfalls in the Evaluation of Hemodynamic Data

Chapter 14

Zoltan G. Turi

　心臓カテーテルによる血行動態データ測定は，その測定と記録の自動化により，本書初版が出版されたときから革命的な発展を遂げている．20世紀中頃より携わってきた先駆者たちにとって，血管内圧，心内圧の評価には，単なるカテーテルの発展，および種々の心腔に到達するための方法以上のものが必要であった．多くの時間が圧測定装置の基礎的な不備に対応するために費やされた（第10章を参照）．トランスデューサは本質的に不安定な回路であり，気圧に対して頻回に再調整が必要であった．すなわち，すべての血行動態測定の基本である「ゼロ」圧の問題のことである．トランスデューサのぶれは，キャリブレーションがなされなければならないことも意味し，たいていの場合水銀柱血圧計に対して少なくとも1症例において1回はそれが必要であった．加えて，機械による測定システムの特徴として，波形の正確な測定は困難であった．現代では圧トランスデューサは使い捨てであり，記録された圧のぶれは理論的には8時間使用しても1 mmHgに満たない程度であり，想定される誤差率は2％未満である．実践的には，実際のキャリブレーションの平均誤差は0.1±0.8％以下とされている[1]．現代の測定システムにより，紙に対するアナログのペン，もしくは炭素層のドラム（キモグラフ）への針使用による機械的な誤差（第10章の図10-2を参照）などはなくなっている．不運なことに，自動化の発展により今ではほとんど語られなくなってしまった基本的な事柄に対する正確性がいまだに必要になっており，結果として現在でもカテーテル室において，しばしば役に立たない，時にまったく誤ったデータを収集してしまうことがあり得る．本章では血行動態測定におけるさまざまなピットフォールに焦点を当てたい．

1 基本概念

　心臓の血行動態測定における潜在的な誤差には，いくつかのカテゴリーがある．第1は，見過ごされたトランスデューサの故障や，トランスデューサの位置の誤り，不適切な調整，アンダーまたはオーバーダンピングを含む機械，または術者により引き起こされるアーチファクトである．第2は，おそらくより重要であるが，カテーテルの位置の誤認（たとえば肺動脈楔入圧と肺動脈圧），心拍出量の影響の誤認，誤って記録された出力波形の解釈などを含めた，記録への誤認である．最後は，標準的なソフトウェアはそれぞれの検査室が血行動態測定の際に共通のデータ収集法を用いると想定しているが，これは必ずしも妥当な想定ではなく，誤った結果につながる可能性があることである．
　第1のカテゴリーの例として，図14-1に通常の血行動態，急峻なy谷を伴う拘束性状態での中等度，高度の右心圧上昇を反映した波形を示している．平均右房圧はそれぞれ6，17，24 mmHgである．重要なことは，これらは1人の患者においてそれぞれ1分以内に測定され

[図 14-1]

（A〜C）放射線性心膜炎に対する心膜剥離術施行後であり，大動脈弁狭窄を伴う患者における3つの右房圧の波形を示す．それぞれの図は正常，中等度上昇，高度上昇した右房圧をすべて5 mmHgスケールで示している．これらの波形はそれぞれ圧トランスデューサの位置を数秒ごとに患者心臓の上，真横，下の高さに設置して記録されたものである．トランスデューサを正確に患者心臓の高さに置くことに失敗すると，血行動態測定において大きな誤差が生じる．A図左の0よりも下方へ逸脱している急峻なy谷に注目．

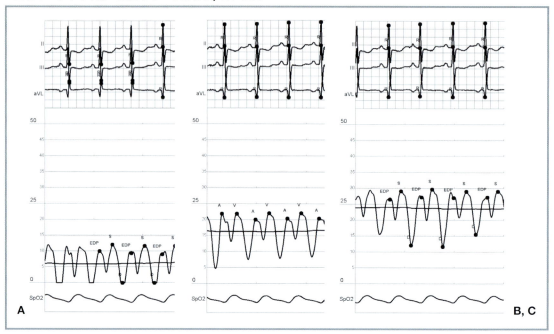

たものであり，単にトランスデューサのゼロ点の高さが患者右房の上方か，または下方かによって異なっているということである．第10章に記載されているように，ゼロ点を正しい位置に合わせるために必要な基準尺を使用している検査室はほとんどない．より厳密な検査室では患者胸郭の前後径を測定し，カテーテル台の上からこの径の半分の距離のところに活栓を置く．この手順さえも議論となっており，評価される血管構造に応じて数mmHgの差違が生じるため，トランスデューサを圧測定しようとする心腔の頂点の位置に置くのがより適切かもしれない[2]．

カテーテル室において適切なトランスデューサの調整に失敗すると，生理学的にあり得ないことであるが，しばしば拡張期圧が負の値になることがある．通常の生理条件においては，負の拡張期圧はあり得ない．あり得る場合としては，負の左室拡張終期圧は血流の逆流を反映している可能性がある．図14-2Aは初診の心不全を呈する拡張型心筋症患者の血行動態を示しており，正確に解釈すると左室拡張終期圧は −1 mmHgとなる．図14-2B，Cはそれぞれ適切なチューブを通して測定した場合と，チューブ内の空気のためダンプした場合の左室圧を示している．図14-2D，Eはより厳密なマイクロマノメータによるカテーテル記録と，通常のカテーテルによる記録の違いを示している．マイクロマノメータによるカテーテル記録はより正確であるが，基本的には研究目的に用いられる．

最後に，解析ソフトウェアの想定による誤差の一例として，大動脈狭窄症患者における体血圧に対する左室内圧の記録波形を示す（図14-3A）．この波形は圧較差を著しく過小評価しており，生理学的にはあり得ないことであるが，左室収縮前の体血圧の上昇を記録している[3]．

[図 14-2]
(A) 拡張型心筋症と診断され，うっ血性心不全を呈した初診の 63 歳の患者の左室圧波形．患者の圧評価において －1 mmHg という左室拡張終期圧が表示されているが，明らかにアーチファクトである．これはおそらく圧トランス デューサが患者心臓の高さより上に設置されていることにより起きたと思われる．負の圧に加えて，血行動態が初診の 拡張型心筋症患者にそぐわない結果となっている．これは現在の血行動態評価および記録システムにおける基本的な 誤りの一例であり，機械により意味のない数値が表示されている．
(B, C) その他の誤った左室圧波形の例（200 mmHg スケール）．B 図の波形は適切なチューブ接続がなされた診断カ テーテルにより得られたものであるが，C 図の波形ではカテーテルと連結管の間に気泡が認められた（Pennsylvania 大学の Dr. John Hirshfeld の厚意による）．
(D, E) D 図は微小連結管カテーテルによる精密圧測定器を用いた大腿動脈に対する左室圧波形を示す．対照的に E 図 の波形は従来のカテーテルを用いて記録された不正確な波形を示している．最後の 2 心拍は左室から中心動脈への引 き抜きを示す．大腿動脈圧の立ち上がりは遅延しており，また脈波伝播と，おそらく左室トランスデューサの高さのた めに大腿動脈圧が左室収縮期圧よりも明らかに高くなっている．B 図上と同様に左室波形はアンダーダンプしている （California 大学 Irvine 校の Dr. Morton Kern の厚意による）．

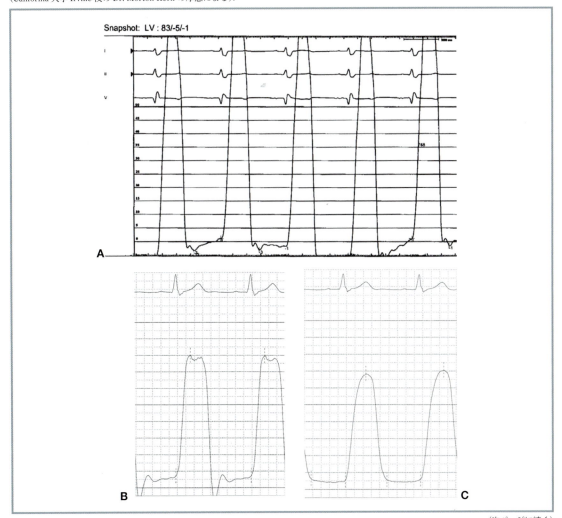

（次ページに続く）

[図 14-2]（続き）

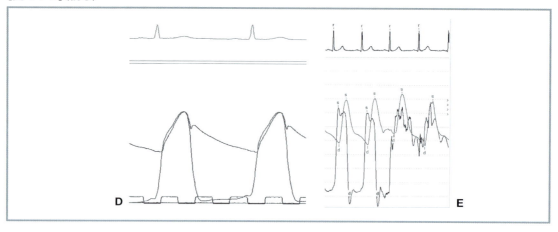

[図 14-3]
(A) 圧波形における不適切な時相のずれ．このカテーテル室で使用されているソフトウェアは誤って体血圧を大腿・外腸骨動脈において記録していると想定している．このため大動脈圧波形は時間的に早期にずれており，体血圧の上昇が左室収縮に先行するアーチファクトを生じているが，（まったく異なる波形を生じるある種の心臓補助装置を使用していないかぎりにおいて）これは生理学的にはあり得ないことである．圧較差は 11 mmHg と記録され，計算上大動脈弁口面積は 1.7 cm² となっている．(B) 時相のずれを補正した結果，新たな圧較差は 20 mmHg，弁口面積は 1.3 cm² となっている．
(Pennsylvania 大学の Dr. John Hirshfeld の厚意による)

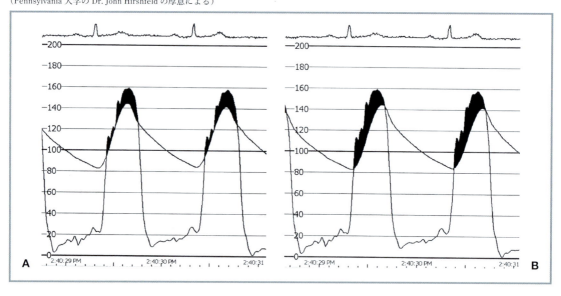

2 弁圧較差

弁疾患の重症度評価のために，一概に圧較差を信用することは，心拍出の状態，収縮および拡張期の充満時間，圧較差測定において弁を通過する流速の影響を無視している．図 14-5 の例は，血液容量減少および鎮静下において，弁圧較差の重症度が過小評価されていることを示し，それぞれ容量負荷，および運動によって正しく補正されていることがわかる．この患者は臨床所見と非侵襲的な画像所見から重症の僧帽弁狭窄症の診断がついている．彼女は深夜以降水分を摂取しておらず，翌日午後の遅くまでカ

[**図 14-4**] ヒトにおける初の経カテーテル的大動脈弁置換術（TAVR）の報告における波形
この初回の TAVR の結果は実際にはこの波形から一見わかるよりもより良い結果であった．A 図の波形は図 14-3 の例のように，左室圧の上昇に先行して体血圧の上昇が始まっている．このためこの波形は TAVR 前の圧較差を過小評価し，弁口面積を過大評価している．B 図の波形は大腿動脈に対する左室内圧を示しているが，この場合には明らかに大腿動脈圧は体血圧よりも上昇しており，結果として弁口面積を過小評価している．動脈圧の立ち上がりが遅れていることに注意．中心動脈ではなく大腿動脈を用いた場合には，重症の末梢血管病変を持つこのような患者においては動脈硬化による硬い血管腔を通過する際に脈波の同調による増幅が起きる結果，動脈圧のピーク値はより高くなるため，大動脈弁狭窄の重症度が過小評価される可能性がある．同様に，大腿動脈で測定した場合，上行大動脈において測定された場合より dP/dT は高くなると思われる．

(Eltchaninoff H et al：Percutaneous implantation of aortic valve prosthesis in patients with calcific aortic stenosis：technical aspects. J Interv Cardiol 16：515-521, 2003 より改変)

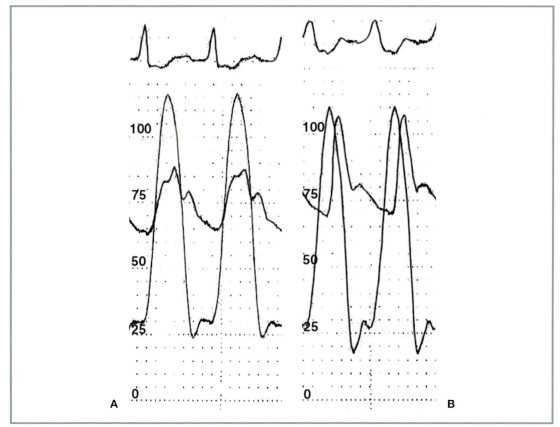

テーテル検査ができなかったため，鎮静に伴い脱水状態とそれに続く心拍出量の低下を引き起こしていた．わずか 100 mL の生理食塩水の点滴と，両手に 1 L の点滴バッグを持ち上げさせることで，図に示されるように十分に血行動態の変化が起こっている．僧帽弁狭窄症患者において心拍数の上昇により急激に圧較差が上昇することは，拡張期充満時間における充満圧の低下を反映しているが，これは軽度の僧帽弁狭窄

症においてもみられ，左房圧，圧較差，肺動脈圧の上昇も起こり得る．

弁口面積と圧較差の関係は第 13 章の図 13-2 および図 13-4 に示されている．弁口面積が正常でも，弁輪径がもともと決まっていることを反映し，心拍出量が非常に大きい場合，わずかな圧較差が生じる．弁の通過流速が増大するにつれ，完全に弁が固定された重症の狭窄症において圧較差は指数関数的に増大するが，一方で

[図 14-5]
一晩絶食の翌日，午後遅くに心臓カテーテル検査を施行した患者における100 mL生理食塩水負荷（A），および上肢運動負荷（B）に対する反応を示す．左房のコンプライアンスが良い場合，脱水により僧帽弁狭窄症の重症度は結果的に過小評価される．A図右の圧較差は約2倍となっている．心拍数の増加に対する拡張期充満時間の短縮，および運動による弁の通過流速の増大により，比較的軽度の運動負荷によっても圧較差に大きな影響が出る．B図右において圧較差は約3倍となっている（本文参照）．
LV：左房圧，PAW：肺動脈楔入圧，EX：運動

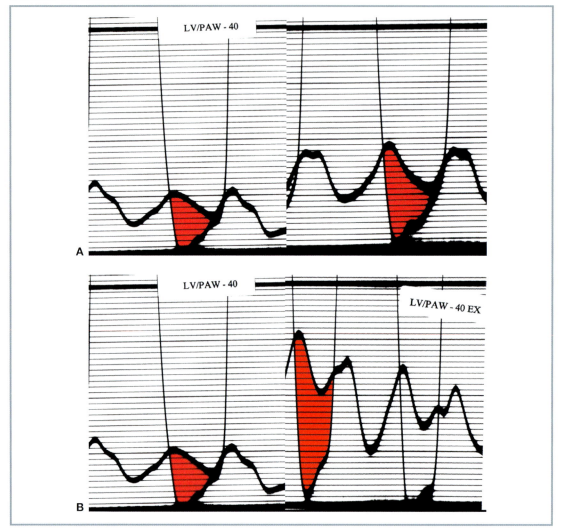

軽度から中等度の病変の場合，硬化した弁がより開くことで，圧較差の増大は鈍くなる．すなわち，これらの所見は弁膜症の重症度がはっきりしない場合，ドブタミン点滴，血管拡張薬，その他の薬物を用いて弁の通過流速を増加させる処置により，その評価がしやすくなることを示している（図 14-6）．

3 カテーテル位置の影響

古典的に医学生に教えられる頸動脈波形の小遅脈は，カテーテル室においても洗練されたかたちで反映されている．図 14-7 は 200 mmHg スケールにおける左室，大動脈，左房の同時圧

[図 14-6] 鎮静され，軽度脱水状態にある僧帽弁狭窄症の患者における肺動脈楔入圧と左室圧波形（40 mmHg スケール）

もともとの波形は A 図，ドブタミン投与中の波形は B 図に示す．この手法は一般には大動脈弁狭窄症の患者に適応されるが，さまざまな硬化性弁疾患において簡単に応用することができる．

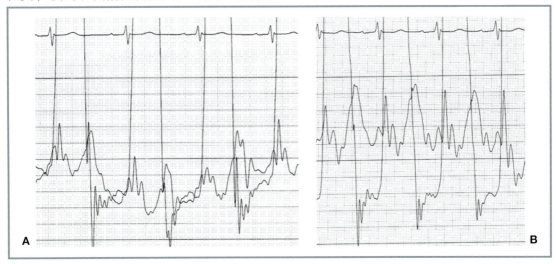

[図 14-7]

(A) 200 mmHg スケールにおける左室圧（LV），中心動脈圧（Ao），左房圧（LA）波形．最大左室圧は体血圧よりも約 100 mmHg 高くなっている．重症大動脈弁狭窄症の特徴である立ち上がり隆起のノッチ（細い矢印）に注目．また，身体所見で認められる鈍化した頸動脈波に応じて，古典的な parvus et tardus（小遅脈）波形を認める．左房圧は v 波が 40 mmHg 以上と高くなっている．v 波のピークの位置（太い矢印；本文参照），拡張早期の心静止期に注目（点線矢印）．

(B) 同様の波形において，左室圧波形の立ち上がり，中心動脈圧波形の立ち上がりに時間あたりの圧変化（dP/dT）を示す直線を重ね合わせたもの．それぞれ緑と青の点線で示す．脈圧を示す赤の直線とともに，収縮期，拡張期圧が水平の点線で示されている．

(C) 20 mm のバルーンによる弁形成ののち，圧較差は明らかに低下し，中心動脈の dP/dT は改善を認め，体血圧と脈圧は劇的に増加している．圧較差は少なくとも 50％は低下しているが，この患者は依然重症の大動脈弁狭窄を呈している．このような結果はバルーン拡張術ではよくみられる．

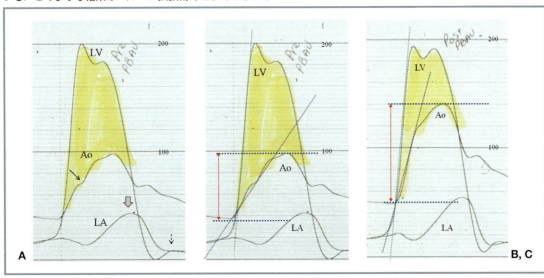

第 14 章 血行動態測定におけるピットフォール

[図14-8]

（A，B）それぞれ中心動脈圧（AO），大腿動脈圧に対する左室圧（LV）波形を示したもの．これらの波形は数秒おいて取られたものである．A図の波形における，古典的な重症大動脈弁狭窄症の特徴である劇的に高い圧較差に注目．対照的にB図の波形はpeak-to-peakにおいて低い圧較差を示し，動脈圧波形のdP/dTと脈圧はより高くなっている．このように中心動脈圧の代用として大腿動脈圧を用いることで，結果として大動脈弁狭窄症が過小評価される可能性がある．

（C）収縮期雑音を聴取し，大動脈弁狭窄症と推測された患者における大腿動脈圧に対する左室圧波形．著明な圧較差が認められる．

（D）しかし左室圧波形，大腿動脈圧波形のdP/dT（斜めの点線）は一致しており，脈波（水平の点線）は高く保たれている．この波形は大動脈弁狭窄症には一致しない．

（E）大腿シースの圧トランスデューサの位置を再調整したところ，正常の血行動態であった．

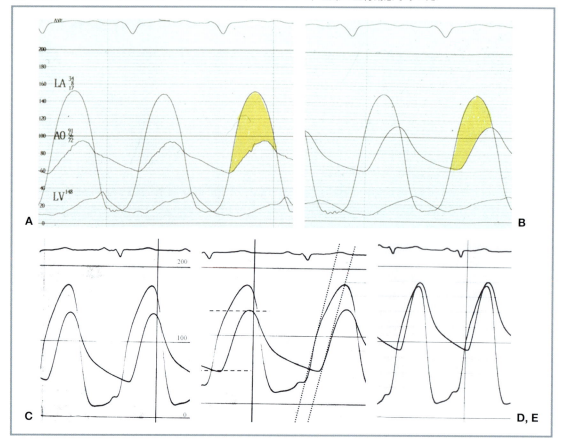

を示している．大動脈弁狭窄症の圧測定における重要なピットフォールは，大動脈弁の両側のレベル以外の部分で圧を測定していることに関連している．大腿動脈圧に対して左室内圧を測定することは，ピットフォールとして特によくみられることである．というのは，通常の循環動態において大腿動脈と中心動脈の平均血圧は同じであるが，それにもかかわらず，反射波の共振作用により大腿動脈と中心動脈の脈圧波形の差は大きなものとなるからである（第10章を参照）．図14-8A，Bはそれぞれ中心動脈圧，および大腿動脈圧に対して左室内圧を測定した場合の影響を示している（第13章の図13-6も参照）．後者は大動脈弁における単純な引き抜き圧測定法にも応用されている一般的な手法であるが，いずれも誤差が認められている[5]．図14-8C〜Eは大動脈弁狭窄症のない患者において記録された波形であり，単純にトラ

[図14-9] 重症の僧帽弁逆流の患者における左房圧（LA），肺動脈楔入圧（PAW）の同時記録
平均圧は同じだが，肺動脈楔入圧を記録した波形においてはa波とv波は鈍化している．このため青と赤の領域で示されている圧較差はアーチファクトであり，左房が拡張した際の拡張期圧の低下は著しく遅れて伝わっている．拡張期における楔入圧と左房圧の間の圧較差は僧帽弁狭窄症における僧帽弁弁口面積，および僧帽弁逆流におけるv波の高さの過小評価につながる．拡張終期の圧の差に注目．

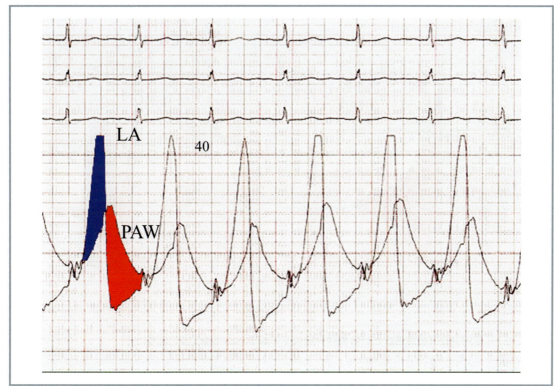

ンスデューサの調整アーチファクトを反映している．これに関しては，時相の調整をした場合としない場合では，大腿動脈に対する左室内圧を測定する際に圧較差および弁口面積評価に誤差が生じてしまうことに関する13章の議論も参考にされたい[6]．

僧帽弁狭窄症の評価における重要なピットフォールは，同様に僧帽弁の両側において測定される圧が重要であるということである．肺血管床を介した間接的な左房圧測定は，結果としてアーチファクトによる圧較差を生じる可能性がある．Poiseulleの法則により，肺細動脈循環の微小な血管径により，圧の伝播により指数関数的に抵抗は増大する．図14-9は左房圧と肺動脈楔入圧を同時に測定した際の圧較差を示している．図14-10Aに示す例では，楔入圧と左室圧は重症僧帽弁狭窄症を呈するかのように誤って解釈されている．実際には，重症の僧帽弁逆流は認めるも，僧帽弁狭窄は軽度である．図14-10Bは左房と左室内圧を同時に測定しており，A図でみられた圧較差はほとんど消失している．このように非侵襲的データが不明確であり，臨床的な方針決定に圧較差が必須である場合，血栓形成，空気塞栓など，経中隔カテーテルによる合併症の危険性は増すが，楔入圧を用いるよりも，直接左房圧を測定するほうが有用である[7]．今までの研究では，楔入圧を信頼することは圧較差および弁機能不全を過大評価する可能性があることが報告されている[8,9]．

4 その他の懸念

すでに議論されているように，右心，左心カテーテル双方において，心拍数と心調律は血行

[図14-10]
この患者はエコーにおいて重症僧帽弁狭窄症と軽度僧帽弁逆流を認めたことから，バルーンによる僧帽弁形成術のため入院した．（A）楔入圧に対する左室圧波形において，遅延相に高いv波と圧解離がみられ，それぞれ重症僧帽弁逆流と軽度僧帽弁狭窄症が考えられる．（B）左室圧と左房圧は軽度の僧帽弁狭窄症に合致する早期の左房弛緩を示している．この患者の主要な僧帽弁の病理変化は重症の僧帽弁逆流であった．
肺動脈楔入圧を用い肺細動脈床の高い血管抵抗を介して左房弛緩を記録することにより，A図の波形においては僧帽弁圧較差が増強していることに注目．

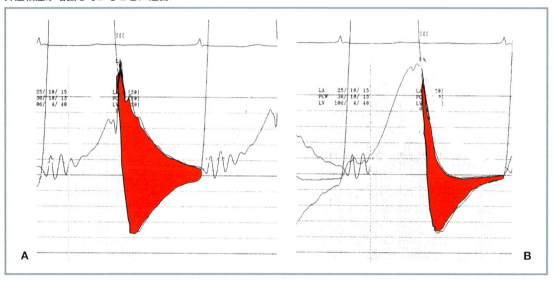

[図14-11] 僧帽弁狭窄症患者における僧帽弁圧較差に対するペーシングの影響
A図にみられる波形では圧較差は約12 mmHgとなっており，82回/minでのペーシングによる影響と思われる．B図にみられる波形ではペースメーカを止めた際に，心拍数が遅くなることで圧較差が軽減していることがわかる．心周期の後期相で圧解離が生じていることに注目．心室ペーシングに伴う心房収縮の欠如により，僧帽弁圧較差が増悪している．

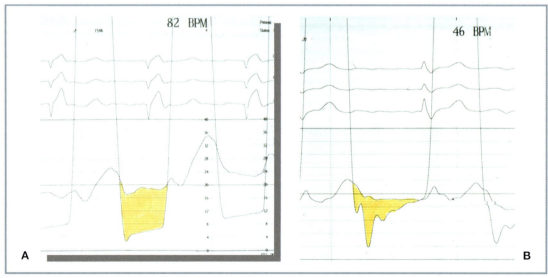

動態に重大な影響を与える[10]．ペースメーカ調律の影響の例を図14-11に示す．血行動態測定におけるピットフォールは，カテーテルを適切にフラッシュするといった単純な原則も含ま

[図 14-12] 数分おいて測定された大動脈圧に対する左室圧波形（A，B）dP/dT，および圧較差に劇的な違いを認めることに注目．この患者は軽度の大動脈弁硬化を認めるも狭窄症はなく，圧較差は軽度である．これらの圧は 6 F のダブルルーメンカテーテルにより記録されたが，大動脈圧測定用のルーメンは非常に細く，血流の停滞および血栓凝集により容易にダンプしている（A）．カテーテルをフラッシュすることで圧較差はほとんど消失している（B）．

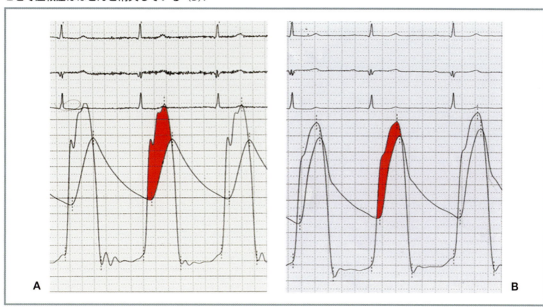

れる（図 14-12）．時相のずれや，周波数のフィルタにより検査の結果は台なしになってしまうこともある．気泡，血栓，チューブの硬さ，造影剤の混入（粘稠性を生じ抵抗となる）などはすべて液体により満たされている記録システムに影響を与える．チューブ長を短く保ち，できるだけトランスデューサをカテーテル終端に近づけ，システムを適切に，また頻回にフラッシュすることは，すべて重要なことである．

5 結語

過去 20 年にわたり技術の進歩により血行動態測定は自動化され，また簡便化されてきた．しかしながら，心臓生理学の概念の理解，記録機器の適切な使用，およびアーチファクトを除去することは，心臓カテーテル検査において正確な診断に至るために依然必要なことである．

（新田大介）

文献

1. Gardner RM. Accuracy and reliability of disposable pressure transducers coupled with modern pressure monitors. Crit Care Med 1996;24(5):879–882.
2. Seo JH, Jung CW, Bahk JH. Uppermost blood levels of the right and left atria in the supine position: implication for measuring central venous pressure and pulmonary artery wedge pressure. Anesthesiology 2007;107(2):260–263.
3. Eltchaninoff H, Tron C, Cribier A. Percutaneous implantation of aortic valve prosthesis in patients with calcific aortic stenosis: technical aspects. J Interv Cardiol 2003;16(6):515–521.
4. Aviles RJ, Nishimura RA, Pellikka PA, Andreen KM, Holmes DR Jr. Utility of stress Doppler echocardiography in patients undergoing percutaneous mitral balloon valvotomy. J Am Soc Echocardiogr 2001;14(7):676–681.
5. Gordon JB, Folland ED. Analysis of aortic valve gradients by transseptal technique: implications for noninvasive evaluation. Cathet Cardiovasc Diagn 1989;17:144–151.
6. Folland ED, Parisi AF, Comei C. Simplified method for estimating true aortic valve mean gradient from simultaneous left ventricular and peripheral arterial pressure recordings. Cathet Cardiovasc Diagn 1990;20(4):271–275.
7. Holmes DR Jr, Nishimura R, Fountain R, Turi ZG. Iatrogenic pericardial effusion and tamponade in the percutaneous intracardiac intervention era. JACC Cardiovasc Interv 2009;2(8):705–717.
8. Schoenfeld MH, Palacios IF, Hutter AM Jr, Jacoby SS, Block PC. Underestimation of prosthetic mitral valve areas: role of transseptal catheterization in avoiding unnecessary repeat mitral valve surgery. J Am Coll Cardiol 1985;5:1387–1392.
9. Nishimura RA, Rihal CS, Tajik AJ, Holmes DR Jr. Accurate measurement of the transmitral gradient in patients with mitral stenosis: a simultaneous catheterization and Doppler echocardiographic study. J Am Coll Cardiol 1994;24(1):152–158.
10. Kern MJ. Hemodynamic rounds series II: pitfalls of right-heart hemodynamics. Cathet Cardiovasc Diagn 1998;43(1):90–94.

Section IV

第4部 心血管造影法
Angiographic Techniques

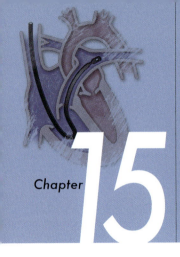

【第15章】Section VI *Angiographic Techniques*
冠動脈造影
Coronary Angiography

Chapter 15

Mauro Moscucci[a]

当初，冠動脈造影は大動脈基部に非選択的に造影剤を注入し，左右の冠動脈を同時に充満させ，従来の連続フィルムに記録するというものであった[1]．動物実験において，冠動脈へ選択的に造影剤を注入した際に心室細動が多かったため，非選択的血管造影が好まれた．造影剤が冠動脈起始部に多く流れるように，初期の研究ではアセチルコリンを静注したり，気道内圧を上昇させたりすることで一時的に循環を停止させ，次いで上行大動脈をガスで充満させたバルーンで閉鎖してから造影剤を注入する工夫をしていた．残念ながら，これらの手技は危険を伴い，なおかつあまり造影結果を良くすることはなかった．ヒトにおいて選択的冠動脈造影が安全に施行できることは，1958年に Cleveland Clinic のカテーテル室における偶然の出来事によりもたらされた．F. Mason Sones の回想によると，助手とともにリウマチ性心疾患の若年患者において，左室造影を行った後に大動脈造影を実施しようとしているときであった[2]．

> 私は同僚にカテーテルの先端を大動脈弁から上行大動脈まで引き抜いて，大動脈造影を完了させようと言った．同僚はカテーテルを引き抜いたが，その際われわれはカテーテル台を5インチのイメージインテンシファイア（拡大管）の下に戻して先端の位置を透視で確認せずに，先端圧が左室波形から大動脈波形になることで確認していた．透視で確認せずとも，カテーテル先端は大動脈弁直上の上行大動脈内にあるものと思っていたからである．一緒に手技をしていた Royston Lewis が造影剤である 90％ Hypaque 40 mL をカテーテルから注入し，その1秒前から私はシネ記録を始めていた．実際に注入が始まってみると，右冠動脈が非常に濃く造影され，カテーテルが実際には優位右冠動脈の入口部内に位置していることに気がついて，ぞっとした．とっさに「引き抜け」と叫んだ．カテーテルを引き抜くまで全部で3～4秒ほど，すなわち右冠動脈に30 mL ほど 90％ Hypaque が注入されたであろうか．当然心室細動が生じるものとびくびくしていた．当時は直流型の除細動器もなく，閉胸心マッサージの有効性についても知られていなかった．開胸して直に心臓にパドルを当てて交流型除細動器を当てようと思い，メスを探し回った．オシロスコープの心電図波形を見ると，心室細動ではなく心静止であった．大きく咳をさせれば大動脈内圧を一過性に上昇させ，心筋の毛細血管床から造影剤を押し出してくれることを期待した．幸い，患者は意識があり，私の指示に従い何度か咳を繰り返した．3～4回ほど大きく咳をした後，心拍が再開した．始めは洞徐脈であったが，15～20秒ほどして洞頻脈となった．最終的には，何の神経異常や後遺症もなく回復した．

幸い，この患者は心室細動とはならず，偶然の造影により Sones は冠動脈への選択的造影

---

[a]：William Grossman と Donald Baim は前版における本章の執筆者であり，彼らによる文章の一部が今回の版でも引き続き生かされている．

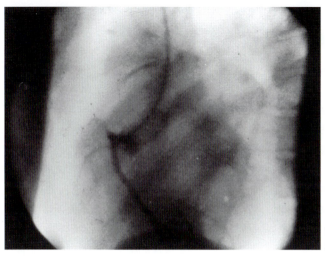

[図15-1] 1958年10月30日にF. Mason Sonesにより初めて撮影された選択的冠動脈造影像

(Ryan TJ: The coronary angiogram and its seminal contributions to cardiovascular medicine over five decades. Circulation 106: 752-756, 2002)

剤注入が実現可能であることに気がついた．2日後，Sonesは待機的選択造影を計画実行し，冠動脈カテーテルの新たな時代の幕を開けることになる（図15-1）．冠動脈造影に関する歴史および進化に関しては成書をあたられたい[3-5]．

　現代においても診断的冠動脈造影は心臓カテーテル検査の中心である．その目的は冠動脈枝全体（もともとの冠動脈および外科的に追加したバイパス）を精査するとともに，以下のような冠動脈の解剖の詳細を記録することである；動脈の分布，解剖学的・機能的病変（動脈硬化，血栓，先天性奇形，あるいは局所の冠攣縮），そして冠動脈内および冠動脈間の側副血行路の存在．通常は30分以内，局所麻酔下に日帰りで行われ，手技関連の主要合併症率（死亡，脳卒中，心筋梗塞；第4章を参照）は0.1％未満である．きちんと造影角度を選択し，現行の高解像X線装置を使用して一連の造影を行うことで（第2章を参照），血管の重なりや短縮などのアーチファクトを除外し，0.3 mm径の血管まで冠動脈循環の全容を解明することが可能である．

　現状では冠動脈循環の詳細な画像を得るのに冠動脈造影に勝るものはないが，磁気共鳴血管造影（MRA）や冠動脈CT血管撮影（CCTA）などの非侵襲的手法の時間・空間分解能は改善してきており，冠動脈病変のスクリーニング，冠動脈奇形やバイパス血管の開存の評価，最近では非閉塞性の冠動脈病変や動脈硬化巣に関するさらなる情報を得るのに有用となりつつある[6-9]．しかしながら，明らかな胸部症状を有する患者の場合，冠動脈造影においては同じアクセス部をそのまま利用して，根本治療へとすぐに内容を変更することができる［経皮的冠動脈インターベンション（PCI）；第28〜31章を参照］．それでも，冠動脈造影は血管内腔の評価のみが可能であり，血管内皮表面やプラーク内容，血管壁，（間接的には可能であるものの）冠動脈血流については評価不可能である．これらに関する情報が必要な場合には，冠動脈造影に加えて，血管内超音波，光干渉断層撮影（optical computerized tomography: OCT），血管内視鏡，そして冠動脈内圧測定や血流測定などの手法が用いられることもある（第24, 25章を参照）．以上のように限界はあるものの，今なお選択的冠動脈造影は冠動脈の解剖を評価するうえでのゴールドスタンダードである．適切な角度において安全に高度に保たれた質で各冠動脈のすべての狭窄病変を造影することは冠動脈カテーテルにおける術者の能力を測るものであり，冠動脈インターベンションを成功させる土台となるものである．

1 現在の適応

　冠動脈造影における種々の適応はAHA/ACCのガイドラインおよび"Appropriate Use Criteria for Diagnostic Catheterization"にまとめられている[10,11]．これらの適応の詳細はカテーテル治療の幅が広がるともに変わりつつあるとは言え，Sonesの以下の原則に集約される；冠動脈の解剖の客観的評価が解決の一助となり得るような問題に対して，適切な設備と適任な手技者が存在し，潜在的リスクが患者，医師ともに許容できる場合に冠動脈造影は適応となる．

　最も高頻度の適応は，冠動脈の動脈硬化性病変の存在がほぼ明らかで，冠動脈バイパス術あるいはPCIによる血行再建を想定した冠動脈精査である．この場合，冠動脈造影により冠動脈解剖を評価することは，適切な治療方針［カテーテルインターベンション（第28〜31章を参照），バイパス手術，あるいは薬物治療］を選択するに際しての決定的情報となる．薬物治療抵抗性の安定狭心症の症例もこのカテゴリーに属する．

　無症状ではあるが，非侵襲的検査により心筋虚血が証明される症例においても，血行再建は有効と思われ，冠動脈造影の対象候補となる[12]．不安定狭心症（新規発症，進行性，安静時）では，強力な内科療法（β遮断薬，カルシウム拮抗薬，硝酸薬，ヘパリン，アスピリン，クロピドグレル，糖蛋白IIb/IIIa受容体阻害薬）で一時的には症状が改善するものの，2/3以上の症例においては臨床症状の残存あるいは運動負荷試験陽性のため，結局発症後6週間以内に冠動脈造影を受けることになる[13,14]．したがって，不安定狭心症の症例においては，早い段階で冠動脈造影がなされ，病変が適していればそのままPCIを受けることが多い．急性心筋梗塞の患者では，緊急冠動脈造影の後にそのまま冠動脈形成術を行うことが通常である[15]．しかしながら，保存的治療あるいは血栓溶解療法後の心筋梗塞の症例で無症状の場合において，全例冠動脈造影を行う意義に関しては確立されていない[16]．安定狭心症，不安定狭心症，急性心筋梗塞に対する冠動脈造影の役割に関するAHA/ACCの最新のガイドラインはhttp://www.cardiosource.org/にて参照できる．

　冠動脈造影の潜在的候補となり得る第2のグループは冠動脈病変の有無が不明な群である[11]．胸痛があるが非侵襲的検査でははっきりしない場合や，原因不明の心不全，心室不整脈を有する場合，院外心停止生存者[17]，異型狭心症が疑われる，あるいは証明されている場合[18]，そして腹部，胸部，血管の大手術前で冠動脈病変のリスク因子を有する場合[19]などである．また，先天性心疾患や弁疾患の治療前の症例も含まれる．Fallot四徴症などの先天心の症例においては冠動脈走行の奇形があり，気がつかないと手術合併症の原因となり得る[20]．また45歳以上の弁膜症症例では，臨床症状がなくとも冠動脈硬化病変が合併している可能性もある．若年の弁膜症症例では，術前の冠動脈造影を行うことなく手術することが一般的ではあるが，診断カテーテルが非常に低リスクであることと冠動脈解剖が把握できることの利点を考慮すると，多くの手術センタースタッフは術前診断カテーテルを行うことで，有意冠動脈病変を検出し（そして同時に治療し），弁置換の予後と安全性を良くすることができると考えている[21]．

　最後に，冠動脈造影はしばしば冠動脈インターベンション後（再狭窄の発見や治療）や冠動脈バイパス術後（カテーテルインターベンションや再手術の対象となるような静脈グラフト不全の検出）の狭心症の再発に対して行われる．カテーテルインターベンション後6ヵ月目の定期フォローアップカテーテルは臨床的には一律に必須ではないが，再狭窄予防や動脈硬化巣軽減目的に実施される新しい技術や薬物治療の研究評価には重要であろう[22]．

2 一般事項

　始まってまもない時期には，冠動脈造影は上腕動脈のカットダウンで実施されていた．成形

済カテーテルの開発や血管アクセス技術の進歩により大腿動脈，上腕動脈，橈骨動脈からの経皮的アプローチへと変化を遂げ，現在では上腕動脈カットダウン（第8章を参照）はほとんど行われていない．過去10年間において，経皮的橈骨動脈アプローチ（第7章を参照）が大腿動脈アプローチに代わるものとして台頭してきた．詳細は第7章で述べられているが，橈骨動脈アプローチは重度の末梢血管疾患症例，病的肥満症例，腹部大動脈瘤合併症例において有利であり，また出血性合併症の点や早期歩行・離床が図れる点などで優れている．どこからアプローチするにせよ，カテーテルチームのメンバーは手技前に患者を診察し，最適なアクセス部位を吟味し，冠動脈造影によって情報を得るべき臨床課題を再整理し，薬剤やヨード造影剤の副作用歴を把握し，また手技内容と危険性を詳細に患者に説明するべきである．

　従来，冠動脈造影は検査後一晩入院して，また時には検査前も一晩入院して行われていたが，現在は予定日の朝に来院する．カテーテル前6〜8時間は，内服と少量の水分以外は絶飲食である．軽い鎮静薬の前投与（ジアゼパム5〜10 mg経口など）や，手技中に必要に応じて経静脈的に鎮静薬が投与される．低から中等度リスクの症例における日帰り冠動脈造影は1990年代に始まり[23, 24]，現在一般的となっている．重度の併存症（心不全，弁膜症，腎機能障害，末梢血管病変など）を有する患者の場合，また手技関連合併症が生じた場合には，診断冠動脈造影後に一晩入院し経過観察が望ましい．もし造影の結果，有意病変がありPCI治療が適切と判断されれば，そのままPCIを実施し一晩入院することもある．PCI後の同日退院に関しては，現在さらなる検証中である．血行再建が必要であるが，冠動脈造影の時点でPCI不適応と判断された場合には，重症度と手術スケジュールに応じて，24〜48時間後にバイパス手術に回るか，一時退院し再入院で手術をすることになる．早期歩行および退院のために穿刺部止血デバイスを使用しないかぎり（第3章を参照），経皮的大動脈穿刺後は少なくとも2時間のベッド上安静が必要である．

3　大腿動脈アプローチ

　第6章で解説した通り，大腿動脈から左心系へのカテーテルでは，直にガイドワイヤに乗せて，またはイントロデューサシースを介してカテーテルを挿入する．一連の成形済カテーテルが使用される．まずは左室造影用のピッグテールカテーテル，続いて左右冠動脈とバイパスグラフト挿入のために別々のカテーテル（JudkinsまたはAmplatz）が用いられる．冠動脈用カテーテルは先端が先細りしている先端孔の4F，5F，6F，7F，そして8Fのものがある．ポリエチレン（Cook社, Bloomington, IN），ポリウレタン（Cordis社, Miami, FL），その他Trilon（Boston Scientific社, Natick, MA）などの体内で柔らかくならない強化ポリマーなどを材質としている．冠動脈カニュレーション操作上必要なトルクを実現するため，カテーテル壁に鋼鉄の糸，ナイロン，その他の強化剤（Kevlar，カーボンファイバーなど）が含まれている．現在のカテーテルは先端が柔らかくなっており，大動脈解離のリスクを軽減している．1970年代では，操作性と造影剤を迅速に注入するために8Fカテーテルが多く使用された．1980年代には，7Fのデザイン改良により内径が通常の8Fに匹敵するほどになり，多くの施設で使用されるようになった．最近では，ガイディングカテーテル同様の技術を用いてより薄いカテーテル壁とより大きな内腔を作り出すことができ，かつての8F診断カテーテルを凌駕する内腔（6Fガイディングカテーテルで最大0.071インチ）を持つ小径カテーテル（6F，そして5Fや4Fまでも）が利用可能である．われわれはすべての通常診断手技と多くのインターベンションにおいて，このような6Fカテーテルを使用している．大腿動脈または上腕動脈アプローチで使用されるカテーテルの一部を図15-2に示す．

[図 15-2] 選択的冠動脈造影において現在一般的に使用されるカテーテルの種類
(A) Judkins カテーテル, (B) Amplatz カテーテル
[Cordis 社（Bridgewater, NJ）の厚意による]

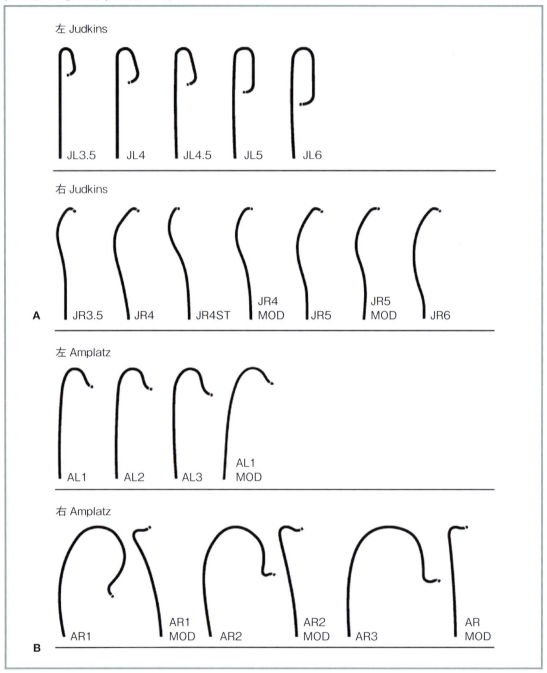

A 冠動脈カテーテルの挿入とフラッシュ

選択したカテーテルは大腿動脈シースから挿入し, 弓部から上行大動脈まで挿入してからガイドワイヤを引き抜く. あるいは, 左主気管支のレベルまでガイドワイヤで持っていくやり方

もある．この場合，不十分なエア抜きやカテーテルフラッシュによる合併症のリスクを軽減できるものの，大動脈壁プラークや凹凸にカテーテル先端を引っかけてしまうこともある．ガイドワイヤ抜去後は，圧モニタリング，カテーテルフラッシュ，造影剤注入のための閉鎖系連結管に接続する（図 15-3）．カテーテルは即座に2回フラッシュする（血液を引いて廃棄し，ヘパリン加生理食塩水でカテーテル内腔を満たす）．血液がうまく引けない場合には，カテーテル先端が大動脈壁に当たっていることを意味し，カテーテルを少し引くか回すことにより血液が引けるよう修正できる．カテーテル位置の修正にもかかわらず血液が引けない場合には，カテーテルを体内から抜去し，タオルなどに向かってフラッシュすべきである．時折，ガイドワイヤを用いてカテーテルを交換した際に血栓が入り込んでいることがあるからである．イントロデューサシースの内腔も，血液が入り込まぬようカテーテルの挿入前後と5分おきにフラッシュすべきである．シースに入り込んだ血液が血栓となり，これがカテーテル挿入時にカテーテル先端から内腔に入り込むことがある．代替法として，シースの側管から 30 mL/hr で持続注入してもよい．

　カテーテルを生理食塩水で満たした後は，先端圧を常に生体モニタ上に表示しておくべきである（実際の造影時は除く）．造影剤注入前に基本波形を記録しておくことは，その後の重要な参照データとなる．次いで，実際に透視で視認しながら，ゆっくり造影剤でカテーテル内腔を満たす．下行大動脈で行う際には腰動脈などの小動脈に選択的に造影剤が入らないように注意が必要である．造影剤で充満すると大動脈圧波形の高周波成分が若干減弱するので，この波形にも慎重に気を配るべきである．これ以降の冠動脈造影中の波形変化は入口部狭窄やカテーテル位置の不具合を示唆する（次項「圧波形の鈍化と心室化」を参照）．これらの測定が済めば，いよいよ冠動脈造影カテーテルを大動脈基部に進め，冠動脈入口部に選択的に挿入する．

B 圧波形の鈍化と心室化

　冠動脈入口部への挿入に際して，カテーテル先端圧全体の低下［鈍化（damping）］や拡張期のみの低下［心室化（ventricularization）；図 15-4］は，先端の閉塞や先端が冠動脈流入を妨害していることを意味する．カテーテル先端は冠動脈近位部の狭窄部に挿入されていたり，冠動脈壁に当たるような不都合な形となっていたりする可能性がある．このような現象が観察された場合には，術者は速やかにカテーテルを大動脈基部まで引き抜き，状況を明らかにすべきである．再度カテーテルを冠動脈に挿入し，慎重に少量の造影剤を流すことで状況を明らかにしてもよい．これにより，カテーテル先端が血管近位部に当たり，閉塞していることを明らかにすることができる．この際，シネを走らせこの状況を記録すべきである．また試験注入において，大動脈基部への逆流を欠く場合や血管近位部から中間部にかけての造影剤が貯留する場合には，入口部狭窄を示唆する．逆流がない場合，カテーテル先端が入口部の順行性血流を高度に障害ないしは閉塞していることを意味し，この場合はゆっくり造影剤を注入してシネ撮影の最後に速やかにカテーテルを引き抜き，順行性血流を確保しないといけない．実際には，入口部からカテーテルを外す際にも造影剤注入と撮影を継続することにより，入口部病変をきれいに捉えることも可能である．

　このような入口部病変を評価する別の方法として，適切な角度（Valsalva洞が重ならず，知りたい血管の入口部が映る角度）を選んでValsalva洞へ非選択的に造影剤を注入する方法もある．また，通常の先端孔診断カテーテルに代えて血管形成術用の側孔付きガイディングカテーテルを用いることにより，入口部自体の順行性血流は閉塞していても，側孔からカテーテル内部を通り，先端へと部分的に順行性血流を確保して圧鈍化を克服することも可能である（次項「左冠動脈入口部へのカテーテル挿入」も参照）．圧波形の鈍化や心室化を認める際には，心室細動や冠動脈近位部の解離を生じ重大

[図 15-3]
（A）4連の冠動脈用連結管．この連結管は閉鎖回路となっており，カテーテルから引いた血液もそのまま廃液できる．一連の活栓の操作下で，カテーテルはフラッシュ液で満たすことも造影剤で満たすこともできるし，カテーテル先端圧を観察することも可能である．4つ目の接続は空のプラスチックバッグにつながれ，手技中のいかなる場面においてもシリンジを外すことなく，廃液処理が可能である（カテーテル洗浄の際の血液や気泡のため）．または，フラッシュ液と廃液を同じ部位に接続して，薬液注入や血液サンプリング用に活栓を1つ開けておくこともできる．トランスデューサを連結管に直に接続すると最適な圧波形が得られ（第10章を参照），液で満たしたリファレンス用ルートで延長することにより，中腋窩線レベルでトランスデューサのゼロ点補正を行うこともできる．
（B）Bracco Acist 装置は，造影剤で充填した自動注入器を搭載しており（滅菌圧縮空気作動），デジタルパネルであらかじめ設定した範囲内で造影剤の量と速度を制御できる．自動の洗浄装置と圧トランスデューサも装備しており，従来の4連結管の機能の多くを兼ね備えている［ACIST Medical Systems 社（Eden Prairie, MN）の厚意による］．

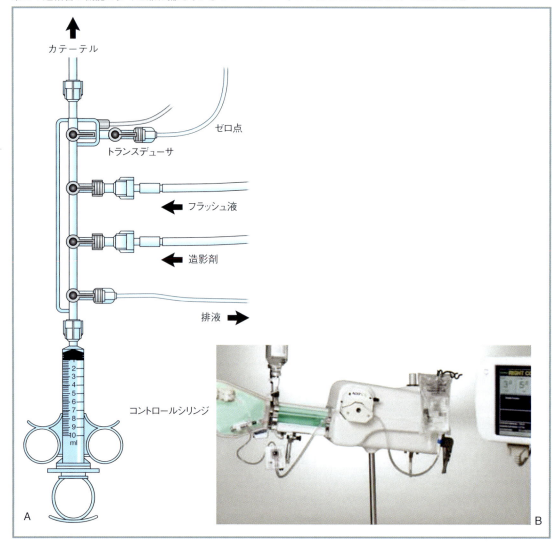

な虚血を引き起こし得るため，勢いよく造影剤注入してはならない．解離形成の際には，注入の向きに沿って血管が造影され，注入終了にもかかわらず透視上造影剤が滞留する（図15-5）．このような造影剤の貯留により順行性血流が妨げられ，心筋虚血の徴候が認められる場

[図 15-4] 冠動脈造影中に記録された圧波形

位相が早いことと収縮期圧が少し低いことを除けば，カテーテル先端圧は大腿シースの側管やその他の圧モニタ（たとえば，橈骨動脈）の同時動脈圧とほぼ同形であるはずである．入口部狭窄やカテーテル先端の位置が血管壁に対して不適切な位置にある場合，圧波形は心室化（収縮期圧は保たれているが，拡張期圧が減弱する）あるいははっきりと鈍化（収縮期，拡張期ともに圧が低下する）を示す．いずれの場合にも最善の方法は，圧波形が正常化するまで速やかにカテーテルを引き抜き，Valsalva洞で非選択的に造影し原因を探究することである．あるいは，冠血流を維持できるように先端付近に側孔を有するカテーテルを用いてもよい．

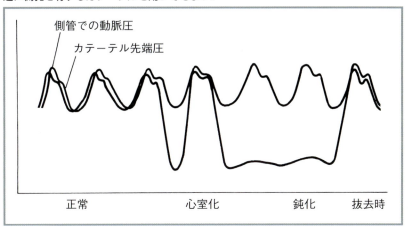

合には，カテーテルインターベンションか冠動脈バイパスによる迅速な修復を検討すべきである．

C 左冠動脈入口部へのカテーテル挿入

Judkins法で左冠動脈入口部へカテーテルを挿入することは通常容易である．Judkins本人の弁を借りると，「冠動脈カテーテルができるからといって何の点数も稼げない．術者が邪魔さえしなければ，カテーテルそのものは行くべきところがわかっているのだ」[25]．4 cm カーブの左Judkinsカテーテル（一般的にJL4と表記される）を真っすぐに大動脈基部へ向かって進め静置すれば，80〜90％程度の症例で特に追加の操作をしなくても左冠動脈入口部に入るのである（図15-6）．冠動脈挿入の際には，カテーテルのアーム（腕）の部分が上行大動脈に対して約45°の角度をなし，カテーテルの先端はほぼ水平になっていて，先端圧波形に変化を生じない形になる．

大動脈弁疾患や長期の高血圧により大動脈基部が拡大した症例では，4 cm の左Judkinsカテーテルでは短すぎることがある（カテーテルのアームが大動脈基部でほぼ水平となり，先端は左冠動脈主幹部の天井に向かって垂直に上を向いてしまう）．あるいは，大動脈基部に進める際に，カテーテルそのものが元のたたまれた形に戻ってしまう（図15-6D）．この場合は，より大きなカーブの左Judkinsカテーテル（JL4.5，JL5，時にJL6）を選択すべきである．合っていないカテーテルで試行錯誤するよりも，大きなカテーテルに変更したほうが短時間で手技が済むことも多い．

大動脈基部が短かったり細かったりする症例にも時折遭遇し（通常若い女性で，低身長のことが多い），4 cm Judkinsですら長すぎることもある．大動脈基部へ持ち込むと，カテーテルのアームは垂直に近い形となり，先端は左冠動脈入口部よりも下向きに向かう．このような不利な状況下においても，カテーテルを10秒ほど左Valsalva洞に押し付け，先端の角度を強めてゆっくりカテーテルを引いてくることで，入

[**図 15-5**] ガイディングカテーテルによる冠動脈解離とステント留置による治療
（A）LAO 頭位からの撮像で，高バックアップカテーテルが左回旋枝深くにまで選択的に挿入されている．（B）RAO からの撮像で，左回旋枝が解離で閉塞し，造影剤が貯留している．経過中，ワイヤの位置が維持されていることに留意されたい．（C）ステント留置により血流が完全に回復した最終像である．

[Cohen MG, Rossi JS：Coronary dissection, side branch occlusion and abrupt closure. Complications of Cardiovascular Procedures：Risk Factors, Management and Bailout Techniques, Moscucci M（ed），Lippincott Williams & Wilkins, 2011）]

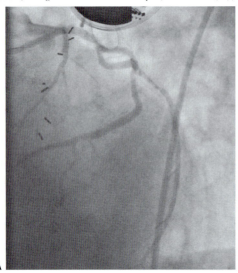
A

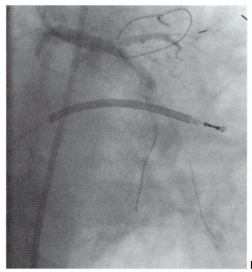
B

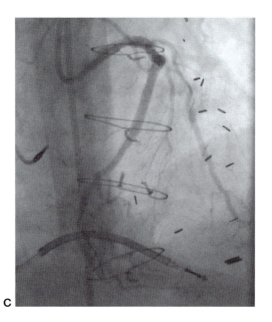
C

口部を捉えることができることもある．この際，患者に大きく息を吸い込んでもらうと，心臓をより垂直位にすることができ，入口部の選択が容易になる．しかしながら，最も良い方法はよりカーブの短い JL3.5 へ変更することである．

まれに，左冠動脈入口部が透視角度と同一の平面上になく（通常，高位後方），右前斜位（RAO）で入口部がカテーテルよりも後方に位置していることがある．この場合，わずかに反時計回りの回転を左 Judkins カテーテルに加えることにより，カテーテル先端を後方へ向け挿

[図 15-6] LAO での左右冠動脈への Judkins カテーテル挿入法
正常大の大動脈弓の症例（**A〜C**）では，JL4 カテーテルを単純に進めるのみで左冠動脈起始部に挿入できる．大動脈基部が拡大した症例（**D**）では，JL4 の腕の長さが足りず，カテーテルの先端が上を向いてしまったり，折りたたまれた形に戻ってしまったりすることさえある（破線）．より腕が長い適したカテーテル（JL5 または JL6）が必要となる．右冠動脈起始部へ挿入する際には，LAO で右 Judkins カテーテルを先端を左側向きにして弓部を越え，左冠動脈入口部の 2〜3 cm 上方まで進める（**E**）．時計回りの回転を加えるとカテーテル先端が大動脈基部へ入り込み，前方を向く（**F**）．さらに少し回転を加えるとカテーテル先端が右冠動脈入口部に入る（**G**）．

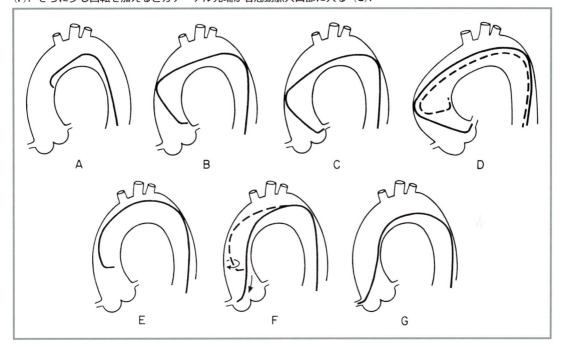

入しやすくなることがある．しかし回しすぎると，カテーテルが折りたたまれてしまい，ガイドワイヤで伸ばして直すことになる．この場合，より大きなサイズの Judkins カーブへ変更することは有効である．また，左 Amplatz 型（図 15-2；カーブが大きくなる順に 1，2，3，4 と存在）への変更を好む術者もいる．Amplatz カテーテル[26]は回転に強く，左冠動脈入口部が従来の Judkins 面外にある場合や，左冠動脈主幹部が短いまたは入口部から分離していて左前下行枝と左回旋枝を別々に造影する場合などに効果を発揮する．左 Amplatz カテーテルは大動脈弓部を越えて，左冠動脈入口部へ向けて進める（図 15-7）．カテーテル先端は通常，左 Valsalva 洞内で左冠動脈入口部の下方に位置する．カテーテルをさらに押し進めると，Amplatz 形状ではカテーテル先端は Valsalva 洞の壁に沿って上方へ移動し，入口部へ到達する．この時点で，少しカテーテルを引くとより深く挿入され，さらにカテーテルを押すと逆に先端は外れる．

D 右冠動脈入口部へのカテーテル挿入

Judkins 法による右冠動脈入口部へのカテーテル挿入は，左冠動脈入口部と比べて少し操作が必要である[1,25]．下行大動脈でカテーテルをフラッシュし造影剤で充填した後に（肋間動脈への注入を避けるためにカテーテル先端は前方へ向ける），4 cm カーブの右 Judkins カテーテル（JR4）を先端が内側（大動脈小弯側）に向いた形で弓部を越えて進め，最終的に先端が左冠動脈入口部に向き，カテーテル自体は大動脈の右壁に当たる位置まで持ってくる（図 15-6）．左前斜位（LAO）で，術者はゆっくり慎

[図15-7] 左冠動脈への Amplatz カテーテル挿入

カテーテルは先端を下向きにして，上行大動脈まで進める［この際，カテーテルの末端の形状は「潜水カモ」(diving duck)（訳者注：カテーテルの先端がカモが水に潜る様子に似ていることを意味する）のような形になる］．左 Valsalva 洞まで進めると，先端はまず左冠動脈入口部の下に位置する（左）．さらに進めると，先端は大動脈壁に沿って上がり，入口部に挿入される（中）．少しカテーテルを引くと，先端が入口部深くに収まる（右）．

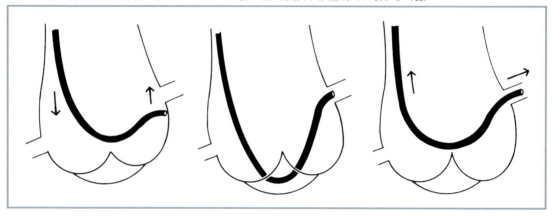

重にカテーテルを時計回りに180°近く回転させると右冠動脈に挿入できる．カテーテルを回すと，カテーテルの第3のカーブが大動脈弓部の頂点と一直線になるため，カテーテル先端は大動脈基部より深く落ち込む．このため，術者はカテーテル回転操作を先端が冠動脈入口部の2～3 cm上方から始めるか，回転中にゆっくりカテーテルを引き抜く必要がある．カテーテルを回しすぎると右冠動脈に深く挿入されることがあるため注意が必要である．これを防ぐため，術者はカテーテル先端が入口部に入ると即座にカテーテルを反時計回りに少し回すように準備しておかねばならない．大動脈基部の形状や右冠動脈近位部の解剖のためカテーテル挿入が困難の場合には，より小さい Judkins カテーテル（3.5 cm）や大きい Judkins カテーテル（5または6 cm），Amplatz カテーテル（AR1またはAR2）が有用である．

時々，右冠動脈入口部が右 Valsalva 洞内中央にはなく，左右大動脈弁交連部の高位前方に位置していることがある．前述の方法で右冠動脈に挿入することができない場合には，右 Valsalva 洞内で非選択的造影を行うべきである．これにより，高位前方起始が明らかになり，この位置で大動脈壁に届き得るような左 Amplatz

型のカテーテル（AL0.75 か AL1）への変更を決断できるであろう．

圧鈍化や心室化は，左冠動脈に比べて圧倒的に右冠動脈にて生じやすい．原因としては，(a) 一般に血管内径が小さいこと（特に非優位血管である場合；後述を参照），(b) カテーテル先端による入口部攣縮，(c) 円錐枝への選択的挿入，そして (d) 実際に入口部狭窄がある場合などがある．右冠動脈へのカテーテル挿入にまつわるこれらの諸問題は，右 Valsalva 洞内での非選択的造影か，圧鈍化波形下で慎重に造影し速やかにカテーテルを引き抜くことではっきりさせることができる．前述の通り，真の入口部病変や近位部病変の場合，側孔付きの6Fか7Fガイディングカテーテルを用いることで，造影中も冠動脈血流を保つことが可能である．

E 伏在静脈グラフトおよび動脈グラフトへのカテーテル挿入

冠動脈バイパス術直後には高率に狭心症症状は消失するものの，静脈グラフトの3～12％は始めの1ヵ月で閉塞してしまう．術後1ヵ月から1年以内にも，新生内膜過形成のため，さらに閉塞する．しかしながら，術後1年以降は静脈グラフト不全の原因はびまん性の動脈硬化

となり，術後7年間で約50％のグラフト閉鎖率である[27]．遊離動脈グラフト（遊離橈骨動脈または遊離内胸動脈）も時に静脈グラフトの代わりに用いられ，静脈グラフトと有茎内胸動脈グラフトとの中間の長期開存率を有する（後述を参照）．多くのバイパス術後患者が静脈グラフトやもともとの冠動脈疾患の進行により狭心症を再発するようになり，診断カテーテルを受けることが多くなってきている．

静脈グラフトや遊離動脈グラフトの近位吻合部は通常大動脈壁のValsalva洞から数cm上方，右あるいは左前方に位置することが多い．今なおX線不透過の印をグラフト近位に付けない外科医が多く[28]，カテーテル術者は手術記録や図表，自身の施設における手術作法などの知識に頼らざるを得ない．冠動脈バイパス術後の待機的カテーテル検査前に手術記録を入手することは当然であるが，他施設で手術されている場合にはより一層重要である［施設によって，グラフト近位部を右後方の大動脈表面に設定したり（後述を参照），大動脈基部病変がある場合には近位吻合部を下行大動脈に設置したりしている場合もある］．詳細なグラフト図や手術記録，以前のカテーテル記録やフィルムが入手困難な状態でバイパス術後症例の冠動脈造影を行うことは非常に骨の折れることである．さらに，吻合の数や場所がわからないまま吻合部を探そうとすると，脳梗塞の危険を高め，使用造影剤量が増加し造影剤腎症発症の危険性も高める．

もし吻合部マーカーがないのであれば，大動脈壁に対して正しい向きにカテーテル先端を向け，先端がグラフト入口部に引っかかるまでゆっくり押したり引いたりする．グラフト撮影は，起始部，シャフト（本体），遠位吻合部，そして吻合部以遠の冠動脈自体が映るよう複数の角度から行う．これをすべてのグラフトが同定されるまで行う．明らかなスタンプ（閉塞基部の切り株様造影）が描出されないかぎりは，グラフト閉塞と判断してはならない．閉塞していると予想されるグラフトが灌流するべき心筋の収縮が保たれており，その領域への冠動脈の順行性血流や側副血行路も明らかではない場合，グラフトを見落としている可能性がある（目に見える血液供給なく心筋が機能するはずがない！）．このような場合には，適切な角度で大動脈造影を行い，見落としたグラフトへの血流を描出し，起始部の位置を特定するとよい．静脈グラフトの局所病変に対して有効な治療法が存在する現在において，閉塞する前に病変グラフトを検出・特定することは重要である（図15-8；第29，31，33章も参照）．

[1] 左冠動脈へのグラフト

最も一般的には，左冠動脈へのグラフトは大動脈の左前方表面から始まる．左回旋枝へ向かうバイパスの場合，左前下行枝や対角枝へ向かうものより幾分高位にあることが多い．また，外科医のなかには左回旋枝へのグラフトを心臓後面の横洞に通すことを好む者もおり，この場合，グラフト起始部は大動脈後表面に来る．われわれは，左冠動脈へのグラフト造影の際にはRAOを使用している．この角度では，カテーテル先端は前方（造影画像では右方へ）に向く．LAOももちろん使用可能である．

[2] 右冠動脈へのグラフト

右冠動脈（または優位左回旋枝の遠位部）へのグラフトは，通常の右冠動脈入口部の上方，そして幾分後方で，大動脈の右前表面から始まる．われわれは前方への冠動脈グラフト（たとえば左冠動脈）の造影には，右Judkins（JR4）か左Amplatz（AL1）を用いている．上向きの軌跡で始まる左冠動脈グラフトの場合には，特別な左冠動脈バイパス用カテーテルや，内胸動脈用のホッケースティック型のカテーテルなどが必要な場合もある（図15-9）．下向きに始まる右冠動脈バイパスの場合，われわれはグラフトの近位部と形が合い造影効率も良い，第1のカーブがない柔らかいカテーテル（マルチパーパス，Wexler，JR3.5 short-tip）を好んでいる．大動脈の左側または後面から始まるグラフトにはWexlerカテーテルを用いてもよい．このカテーテルでは先端は常に大動脈壁に接しており，一度先端がグラフト起始部に入ってしまえば，カテーテルを回したり先端を曲げたり

[図15-8]
（A）左回旋枝へ向かう血栓閉塞した伏在静脈グラフト造影の一例（左上；中抜き矢印）．薬剤注入用カテーテル（Tracker，Target Therapeutics 社）を留置し（左下；曲矢印），ウロキナーゼ（50,000 IU/hr）を一晩投与した．翌朝，血栓は溶解し，潰瘍化した責任病変が明らかになった（右上）．この病変は Palmaz-Schatz 冠動脈ステントを 1 つ留置して治療され，血行再建が得られた（右下）．
（B）手術時に付けられたリングマーカーにより起始部が特定可能であった伏在静脈グラフトを示す．

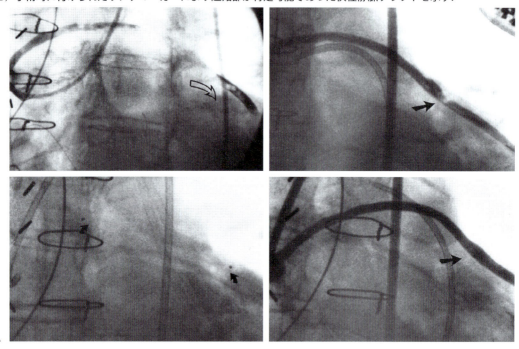

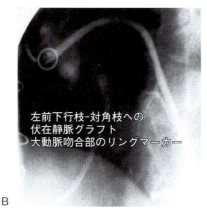

して，バイパスとの同軸性を修正することができる．右冠動脈グラフト選択の際は，われわれは LAO を好んでいる．この角度では，カテーテルの先端は大動脈の右側で下向きになる（造影画面では左向き）．

F 内胸動脈へのカテーテル挿入

10 年開存率の成績が良好であるため，有茎の左および右内胸動脈［internal mammary arteries（IMA），または internal thoracic arteries（ITA）］は現在グラフトの第一選択である．このグラフトの近位端は鎖骨下動脈に接続したま

[図 15-9] バイパスグラフト造影に使用されるカテーテル
前方起始の静脈グラフトの多くは右 Judkins や Amplatz カテーテルを用いてもよいが，ここに示すものも有用である．
（上段，左から右へ）右冠動脈バイパス用（RCB），左冠動脈バイパス用（LCB），マルチパーパス A1 と 2（MPA1，MPA2），マルチパーパス B1 と 2（MPB1，MPB2），そしてマルチプル SK（SK）．（下段，左から右へ）El Gamal（EGB），ホッケースティック（HS），左内胸動脈用（IM VB-1, IM B-C, 3D LIMA90）．

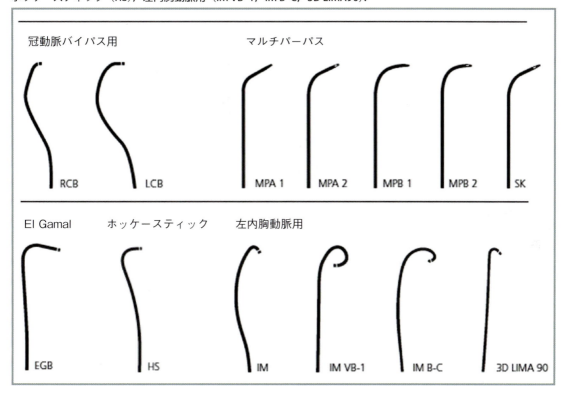

まであり（グラフト自体の栄養供給は保たれている），胸骨下部から血管は剥離され標的の冠動脈に吻合される（通常は左前下行枝）．現在行われている待機的バイパス術の 90 ％ 以上において少なくとも 1 つの内胸動脈グラフトが使用されている．

図 15-10A に示すように，グラフトへのカテーテル挿入には左鎖骨下動脈，腕頭動脈，そして右鎖骨下動脈の解剖を把握しておく必要がある[29]．頻度の高い内胸動脈の解剖学的変異を知ることも重要である．これらには，鎖骨下動脈の垂直部でより近位から起始する場合や，甲状頸動脈と一緒に分岐する場合などがある．

多くはないものの，これらのグラフトも有意病変を生じることがあり，バイパス術後のあらゆるカテーテルにおいて，こうしたグラフトの評価も行うことは重要である．狭心症が早期に再発する患者の場合（術後 6 ヵ月以内），たいていの病変は遠位の内胸動脈−冠動脈吻合部に存在する．通常，動脈硬化ではなく局所の内膜増殖が原因となり，バルーン血管形成術への反応は良い．グラフト中部に血流障害となるようなねじれであったり，鎖骨下動脈から内胸動脈が分岐する起始部病変が存在したりすることもある．術後年数が経過した患者においては，内胸動脈吻合部以遠の冠動脈に有意狭窄が形成されることもある．内胸動脈自体の開存を確認するだけではなく，冠循環から血流を減じてしまうような結紮されていない大きな側枝を探すことも重要であり，この枝を閉塞することで狭心

[図 15-10] 内胸動脈造影

(A) 大動脈弓部での造影では，左内胸動脈（LIMA）が，甲状頸動脈（TCT）の対側で左椎骨動脈（VERT）よりも遠位にて，左鎖骨下動脈（LS）から分岐していることがわかる．右内胸動脈（RIMA）は，右内頸動脈（RC）と腕頭動脈（BT）の分岐から少し遠位で右鎖骨下動脈（RS）から分岐する．

(B) 対応する弓部分枝の模式図．LAO において，上縦隔が形成する楔状陰影の左端の少し内側から LS が起始していることに注目する．この角度でのカテーテル操作は，ガイドワイヤを LS に進めやすく（ステップ 1），カテーテルを少し反時計回りに回しながら引いてきた際に LIMA に選択的に入りやすい（ステップ 2；本文参照）．

(C) IMA が TCT と共通の起始部を有する奇形のため造影不良となった一例．6 F 診断カテーテルから IMA に血管形成用のガイドワイヤを挿入し，診断カテーテルの先端を IMA に選択的に挿入した．その位置からであれば十分な造影が可能となり，患者の狭心症の再発の原因である吻合部以遠の左前下行枝（LAD）遠位の閉塞が明らかとなった．

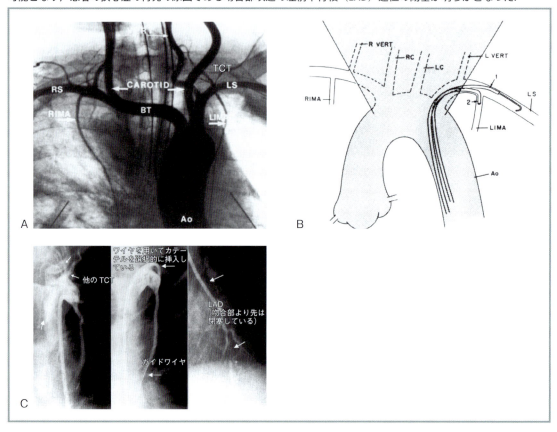

症症状が改善する症例も時にある[30]．グラフトの血流供給を損ない心筋虚血を生じるものとして，内胸動脈の分岐手前の鎖骨下動脈そのものの狭窄も重要である（図 15-11）．このような病変では，内胸動脈や椎骨動脈の血流の正常化のために，頸動脈–鎖骨下動脈グラフトの形成や，より一般的にはステント留置[31]が必要となる場合もある（第 19, 34 章を参照）．

内胸動脈は同側の上腕動脈から容易に造影することができるものの，われわれは大腿動脈から先端が柔らかく作られた内胸動脈用のカテーテルを用いて造影することを好んでいる．このカテーテルは右 Judkins カテーテルに似ているが，第 1 のカーブがよりきつく成形されている．以前は造影に時間を要したが（術者によっては 20 分も），体系立ったやり方で 3 分以内に抑えることができる[29]（図 15-10B）．LAO において左内胸動脈へカテーテルを挿入するときには，まず大動脈弓部を越えて，肺野に対して上縦隔が作る楔状の陰影の左端の少し内側にま

[図15-11] 左鎖骨下動脈の狭窄のため狭心症が再発した症例
左内胸動脈そのものの血流は保たれており（左），鎖骨下動脈へのステント留置により治療された（右）．

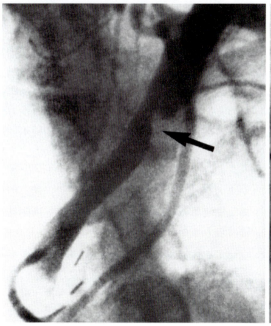
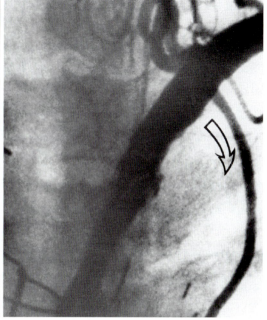

でカテーテル先端を持ってくる．J型のガイドワイヤを1～2cmほど先端から飛び出させた状態で，内胸動脈用カテーテルを反時計回りに回転させ，鎖骨下動脈起始部に入り込むまでゆっくり引き抜く．そこから，ガイドワイヤを腋窩動脈までしっかり進める．ワイヤ越しに内胸動脈用カテーテルを進め，鎖骨下動脈の中間でガイドワイヤを引き抜き，カテーテルをフラッシュし造影剤で充填する．椎骨動脈に高浸透圧性のヨード造影剤が流れ込むと中枢神経毒性を生じるので，低浸透圧の造影剤を使用すべきである．透視を正面像（AP）に戻し，カテーテルを（先端がわずかに正面を向くように）わずかに反時計回りに回し，ゆっくり引いてくると内胸動脈に入る．カテーテルを引いてくる際に，間欠的に造影剤を流すことで内胸動脈の起始部を特定することもできる．内胸動脈は比較的脆弱であるので，カテーテル先端で損傷や解離を生じぬよう注意が必要である．

もし血管蛇行や解剖学的変異のため選択的カテーテル挿入が困難な場合には，さまざまな超選択的あるいは非選択的造影手法がある．鎖骨下動脈での非選択的造影は内胸動脈が開存しているかどうかの判断には十分であるが，吻合以遠の冠動脈を詳細に吟味するには不十分であることが多い．選択的造影が困難な場合，同側の上腕を駆血帯で加圧し，腋窩動脈への血行を遮断することで内胸動脈の造影を改善することもできる．選択的カテーテル挿入が困難な場合，診断用内胸動脈用カテーテルにY型コネクタを装着し，0.014インチの先端が柔らかな冠動脈形成術用のガイドワイヤを内胸動脈に挿入して，カテーテル挿入の支えとしてもよい．

右内胸動脈へのカテーテル挿入では，右鎖骨下動脈に入る際に内頸動脈への迷入を避ける必要があるため，少し難易度が上がる．同じようにLAOにおいて上縦隔の楔状陰影を同定する．J型ワイヤ先行で内胸動脈用カテーテルをこの陰影の右端まで進め，反時計回りに回すと腕頭動脈に入る．ここでワイヤを右鎖骨下動脈まで進める．右内頸動脈にワイヤが入りやすい場合には，いったんワイヤを抜いて腕頭動脈からの非選択造影を行い鎖骨下動脈の起始を見つけるとよい．RAO-caudal（尾側）の角度が右内頸動

脈と右鎖骨下動脈起始の空間分解能が良く，操作可能な Wholey ガイドワイヤ（Mallinckrodt 社）を用いて鎖骨下動脈に挿入することができる．鎖骨下動脈の奥までしっかり入った後に，前述の通り内胸動脈用カテーテルを進める．右内胸動脈への挿入の際には，カテーテルを少し時計回りに回転させ，先端を前方へ向けながら引いてくる．

G 胃大網動脈グラフトへのカテーテル挿入

総合すると，左右内胸動脈によって左前下行枝，回旋枝近位部，右冠動脈近位部の多くの病変を治療することができる．遠位での順次吻合（シーケンシャル吻合）を用いても，内胸動脈は 2 本しかなく，多くの血行再建術において静脈グラフトを使用せざるを得ず，そのため長期成績に制約が存在する．再バイパス手術の症例において，遊離橈骨動脈をグラフトとして使用し，（静脈グラフトのように）上行大動脈から，または胸部下行大動脈から吻合する場合もある[32]．静脈グラフトに比べるとわずかに良いものの，橈骨動脈グラフトでは術後早期から冠攣縮を生じる傾向があり，内胸動脈ほどの長期開存成績を残せていない（遊離グラフトとして使用した場合，栄養血管や神経支配が失われるためと思われる）．全動脈バイパス術を模索するなかで，後下行枝やその他の心臓下面の血管へのバイパスにおいて（有茎動脈グラフトとして）右胃大網動脈が再び見直されてきた[33]．右胃大網動脈は通常，胃大弯側の大部分を栄養しているが，胃から切離し横隔膜を貫通して心臓の下面まで届かせることができる．この血管の造影は，腹腔動脈などの腹腔内動脈の造影に用いられる一般的なカテーテル（Cobra など）で可能である[34]．腹腔動脈からは，総肝動脈（脾動脈とは反対側に）を経て，胃十二指腸動脈へカテーテルを下ろしていく（図 15-12）．もしさらなる選択的な造影が希望なら，0.025 インチガイドワイヤ（Terumo 社）を使用して右胃大網動脈（上膵頭十二指腸動脈とは反対側）に挿入してもよい．

4 上腕動脈または橈骨動脈アプローチ

第 8 章で解説したように，選択的冠動脈造影において初めに用いられた手法は上腕動脈切開法であった．F. Mason Sones が初めにこの手法用のカテーテルを設計しており，本体（シャフト）が 2.67 mm 径（8 F）の薄壁の X 線不透過に編まれた Dacron 製カテーテル[1, 35]で，先端から 5 cm の地点から外径 5 F になるように先細り状になっていた．先端孔に加えて，最近の型では先端から 7 mm の地点で左右対称に側孔が付けられている．Sones が述べているように，この「しなやかな指」(flexible finger) は，大動脈弁に硬いシャフトを押し付けることで，冠動脈起始部に曲げ上げて挿入することが可能となる．Sones カテーテルは左右の冠動脈のみならず，左室造影にも使用することができる．標準的な Sones カテーテルは，80，100，そして 125 cm のものがあり，直径は 6 F から 8 F までがある．現在多くの術者は Cordis 社のポリウレタン製の Sones カテーテルを用いている．このカテーテルは，Dacron 製のものよりも蛇行した鎖骨下動脈を容易かつ滑らかに通ることができ，回転が伝わりやすく摩擦係数も軽減されているため，冠動脈に挿入しやすい．図 15-2 に上腕動脈アプローチに有用なさまざまな成形カテーテルを示す[36]．一般的に，左上腕動脈や橈骨動脈からカテーテル挿入を行う場合，標準的な Judkins カテーテルや Amplatz カテーテルの手法は大腿動脈アプローチと大きく変わらない．右上腕動脈や橈骨動脈から行う場合には，より曲がりの小さな左 Judkins や専用のカテーテルの使用が望ましい（第 7，8 章を参照）．

右腕から Sones 法を行う場合，カテーテルが上腕動脈に入る頃から先端圧をモニタリングし続ける必要がある．鎖骨下動脈，腕頭動脈とカテーテルを進める際には，圧モニタと透視の両方を確認しながら行う．時に鎖骨下動脈から大動脈弓部へカテーテルを進めることが難しいことがあるが，患者に深い息を吸ってもらった

[図 15-12]

（**A1，A2**）胃大網動脈グラフトの解剖．総肝動脈（CHA）は脾動脈（SA）とともに腹腔動脈（CT）から分枝する．CHA から胃十二指腸動脈（GDA）が始まり，CHA 本幹は固有肝動脈（PHA）となる．GDA の末梢枝が膵頭十二指腸動脈（PD）と右胃大網動脈（GEA）であり，ここに示しているのは右冠動脈（RCA）への吻合部病変に対する血管形成術の画像である．

（**B**）下行大動脈から鈍角枝への無茎橈骨動脈グラフトを腹部血管用の Cobra カテーテルで造影した像．バイパス手術の際に，橈骨動脈の小さな側枝は複数の手術クリップで結紮されており，グラフトの入口部を見つける際の参考になる．

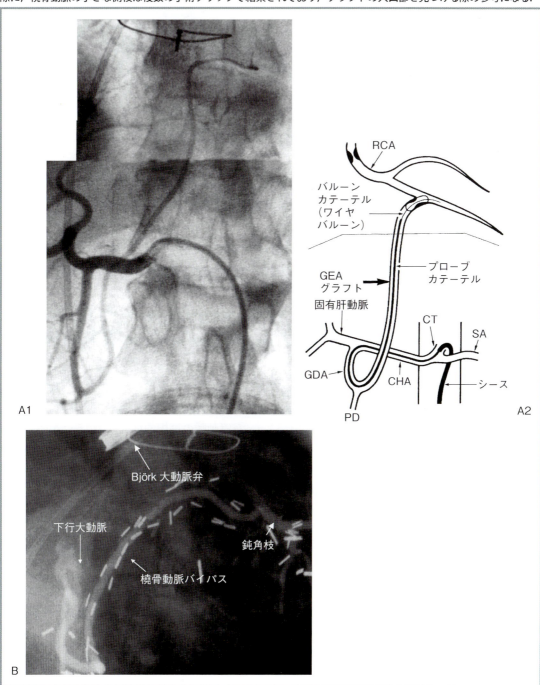

[図 15-13] Sones カテーテルを用いた左冠動脈の選択的挿入法

標準的なやり方では，浅く滑らかなループを形成し，入口部下方から徐々に押し上げていく．押し上げていく過程でカテーテル先端の 2～3 mm が下向きに曲がると，先端は左冠動脈に入りコブラ頭様の形になる（右上）．左 Valsalva 洞の高位から左冠動脈が起始する場合（高位起始左冠動脈）は，先端が左冠動脈主幹部の走行に対して入口部で直角に横たわる形になる（下）．この状況で造影剤を注入すると，通常は冠血流に乗って造影剤が運ばれ左冠動脈全体が良好に造影されることが多い．

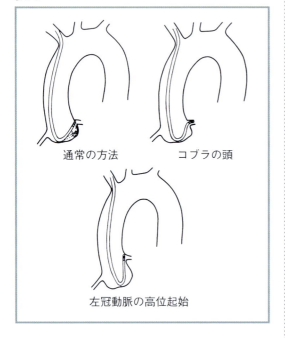

通常の方法　　　コブラの頭

左冠動脈の高位起始

り，肩をすくめてもらったり，顔を左に向けてもらったりすることで，上行大動脈まで容易に進めることができるようになる．もし鎖骨下動脈から上行大動脈までカテーテルが短時間で容易に進まない場合には，無理にカテーテル操作をせずに J 型 0.035 インチワイヤを使用するべきである．上行大動脈までカテーテルを持ち込むことができたら，ガイドワイヤを抜き，カテーテルから血液を吸引し，生理食塩水でフラッシュし，連結管に直に，または間に大径の接続チューブを挟んで接続する．

Sones 法では左冠動脈への選択的挿入は次のように行う．LAO において，左冠動脈入口部がある左 Valsalva 洞は左側にあり，右冠動脈入口部のある右 Valsalva 洞は右向きになる．無冠尖は後方にある．術者はカテーテルを大動脈弁にまで進め，さらに押し当てて先端を頭側に曲げ左冠動脈入口部を向くようにする．きちんとカテーテル先端を頭側に向けられたら，少しカテーテルを進めたり回したりすることで通常は左冠動脈入口部を捉えることができる．少量の造影剤を注入して確かめる．患者に深く息を吸い込んでもらうと挿入しやすくなることもある．第 8 章や図 15-13 左上に示すように，われわれの普段のやり方では，カテーテルの先端で浅いカーブを作り，左冠動脈入口部の下からゆっくり押し上げていく．徐々に押し上げていくなかで，先端 2～3 mm が下向きになり，左 Amplatz カテーテル（図 15-7）のような「コブラの頭」の形（図 15-13 右上）になれば，左冠動脈に入ったことになる．高位分岐の左冠動脈起始部の場合，カテーテル先端が左冠動脈主幹部に対して直角に入り込むこともある（図 15-13 下）．この場合，造影剤を流すと冠血流に乗って左冠動脈全体が良好に造影される．カテーテル先端が冠動脈入口部に入り，先端圧の鈍化がなければ，以下に述べるようにさまざまな角度から選択的シネ血管造影を実施することができる．

右冠動脈の選択的挿入は図 15-14 のステップ 1～3 の通りに行う．浅い LAO で左冠動脈へ向けてカテーテルを曲げ（ステップ 1），続いて時計回りに回す．徐々に時計回りに回す際には，カテーテルをゆっくり出し入れすると手元の回転がカテーテル先端に伝わりやすい（カテーテルの出し入れは 5～10 mm 程度とするべきである）．右冠動脈入口部は左冠動脈入口部よりも下方にあるため，カテーテルが大動脈前壁を時計回りに回り始めたら，その回転を維持したまま同時にカテーテルをわずかに引く（ステップ 2）．このとき，たいていカテーテルがすっと右冠動脈入口部に入り込むので，それ以上カテーテルが回らないように，すぐに回転させている手を離さないとならない．時々 Sones

[図 15-14] Sones カテーテルを用いた右冠動脈の選択的挿入法

浅い LAO 投影で，カテーテルを左側上方へ曲げ（1），時計回りに回転させる．時計回りの回転を維持したまま，ゆっくりカテーテルを前後に動かすと回転が先端に伝わりやすい．大動脈壁前面をカテーテルが時計回りに回転し始めたら，その回転を維持しながらカテーテルを同時に少し引く（2）．右冠動脈の入口部の位置は左冠動脈入口部より低いためである．この時点で，カテーテルが右冠動脈入口部にすっと飛び込むことが多く（3），この瞬間，カテーテル先端が回転しすぎて入口部を通りすぎないように捻りを解除せねばならない（詳細やその他の方法については本文を参照）．

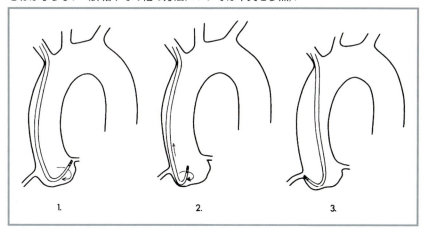

カテーテルは右冠動脈にまさしく飛び込み，4〜5 cm も奥に入ってしまうこともある．この場合には，カテーテル先端がちょうど冠動脈入口部に位置するまでゆっくり引き抜く．

右冠動脈へのカテーテル挿入のもう一つのやり方として，右冠尖を使った直接的なやり方がある．カテーテルを右冠動脈洞に入れ，先端を右に向けて小さな曲がりを作る．少量の造影剤を Valsalva 洞に流し，入口部の位置を特定すると選択的に挿入しやすい．患者に深い息を吸ってもらい，カテーテルをゆっくり右大動脈基部に向けて進めると入ることがある．橈骨動脈からの冠動脈へのカテーテル挿入は，上腕動脈からのものと類似している．詳細は第 7 章を参照されたい．

5 冠動脈造影の副作用

カテーテル挿入後は，適切に冠動脈造影を行うために一過性ではあるが，ほぼ完全に冠血流を造影剤に置換する必要がある．第 2 章で詳細に述べたように，冠動脈造影では多種類のヨード造影剤が現在使用されている．従来の高浸透圧性造影剤は冠動脈への注入に際して，いくつかの有害事象を引き起こす可能性を秘めていた（第 2，4 章を参照）．たとえば，(a) 動脈圧低下と左室拡張終期圧上昇などの一過性（10〜20秒程度）の血行動態低下，(b) 下壁誘導における T 波の逆転や尖鋭化（右冠動脈，左冠動脈注入の順に），洞徐脈ないしは停止，PR，QRS，QT 間隔の延長などの心電図変化[37]，(c) 重症不整脈（心静止や心室頻拍・細動）[38]，(d) 酸素供給の遮断や細動脈の過拡張［冠動脈盗血(steal)］による心筋虚血，(e) アレルギー反応[39]，そして (f) 累積性の腎毒性[40] などである．これらのうち（すべてではないものの）いくつかの副作用は，少し高コストではあるが低浸透圧性造影剤を使用することで回避することができる[41]．

新しい低浸透圧性造影剤では目立った副作用は少ないものの，冠動脈造影中は臨床状況，体表面心電図，カテーテル先端動脈圧は常にモニタリングされるべきである．もともと左室機能低下例や心筋虚血が不安定な症例では，われわ

れは右心カテーテルも行い，動脈圧と肺動脈圧を持続的に同画面に表示し，手技トラブルや代償不全の進行の早期発見に努めるようにしている．肺動脈の平均圧あるいは拡張終期圧に著明な上昇を認めた場合には，肺うっ血が進行する前に冠動脈造影を一時中断し，治療を開始するべきである（例：フロセミド，ニトログリセリン，ニトロプルシドなどの静注）．静脈シースがあれば，側管から急速補液や薬剤投与を行うことができ，また必要時には一時ペーシング電極も速やかに挿入することができる．冠動脈造影の際に予防的に一時ペーシング電極を挿入することは必要ない[42]．多くの場合，手技中の徐脈や心静止は短期間であり，患者に強制的に咳をしてもらい，中心動脈圧を上昇させ，心筋の毛細血管床から造影剤を洗い出すことで速やかに改善する．同様に，常に必要な薬剤（リドカイン，アミオダロン，アトロピン，エピネフリンなど）や除細動器，気道確保器材はすぐに使用できるよう常備しているものの，心室頻拍予防のために抗不整脈薬を全例投与することはしていない．

　冠動脈造影の際に起こりやすい有害事象の一つとして心筋虚血の誘発がある．これは特に不安定狭心症症例で多い．不安定狭心症症例や冠動脈病変の精査が心臓カテーテルの主目的の症例においては，（心室造影の副作用のためにより重要な冠動脈の検査が損なわれないように）われわれは従来のやり方を変更し，左室造影の前に冠動脈造影を行うようにしている．冠動脈造影の最中に実際に心筋虚血が生じてしまった場合は，冠動脈からカテーテルを外し，狭心痛が収まるまで一時的に造影剤注入を中断することが最良である．もし30秒以上たっても症状が改善しない場合には，われわれはニトログリセリン（まず200 mgをボーラスで注入し，その後最大1,000 mgまで30秒間隔で反復）を対象冠動脈に直に，または肺動脈カテーテルから注入する．もし著明な高血圧がありニトログリセリンが無効の場合，血圧を低下するために他の血管拡張薬を用いることもある．狭心痛に伴い過度の頻脈を呈し，左室収縮力が保たれている場合には，メトプロロールの静注（最大15 mgまで，5分間隔で5 mgずつ）や短時間型β遮断薬（エスモロール）の持続注入が有効なことが多い．非常にまれであるが，心筋虚血が重度（重症三枝病変かつ/または左冠動脈主幹部病変で虚血により低血圧をきたすもの）であり，前述の管理を行っても改善しない場合，冠動脈造影を完了する前に対側の大腿動脈から大動脈内バルーンパンピングを留置する（第27章を参照）．診断冠動脈造影中に虚血が遷延したり難治性であったりした症例では，いくつかの角度から冠動脈を再度評価し，追加の冠拡張薬や冠動脈インターベンション，血栓溶解療法，緊急バイパス手術が必要となるような問題（冠攣縮，解離，血栓）の有無を判定するとよい．

　冠動脈造影中の重度のアレルギー反応は多くなく，13〜24時間前の前投薬（第4章を参照）や，造影剤アレルギー歴のある患者では非イオン性造影剤を用いることで，効率良く予防できる[41]．実際に予想外の重症反応が生じた際には，エピネフリンの静注で通常はすぐに回復する（詳細な投与法に関しては第4章を参照）．血管内容量の低下した症例や，造影剤量が多くなった症例（5 mL/体重kg/血清クレアチニン値mg/dL以上）[43]，術前から腎機能不全，糖尿病，多発性骨髄腫などを有する症例では特に，冠動脈造影後に急性腎障害（acute kidney injury：AKI）を生じることがある．このような症例では，術前術後に適切な補液を行うよう最善を尽くすべきである（第2, 4章も参照）．高浸透圧性造影剤に比べて，低浸透圧性や等浸透圧性造影剤を使用するとAKIの発症が減ることが示されている（第4章を参照）．血行動態や心内伝導，心筋収縮に及ぼす悪影響を考慮すると，もはや高浸透圧性造影剤は使用されることはないだろう．

　空気塞栓は冠動脈造影の際のまれな合併症であり，未熟な手技が常に原因である（後述を参照）．この合併症による急性虚血からの脱却には，冠動脈内へのニトログリセリンや生理食塩水の注入，100％酸素投与，誤注入した気泡の

吸引などが提唱されている[44]．

6 注入手技

前述のように，質の高い冠動脈造影のためには，常に少量の造影剤を大動脈基部へ逆流させながら，造影剤で注入血管内の血液を一過性に置換できるように，適切な速度と分量で注入する必要がある．あまりに弱い注入では，冠動脈に放射線不透過の血液が間欠的に入ることになり（造影剤が薄まったり層流となったりして，病変の解釈が難しくなる），冠動脈入口部や近位分枝の描出ができなくなる．一方，あまり強く注入すると冠動脈解離や過度の心筋濃染を生じることがあり，また長時間の注入では心筋抑制や徐脈が悪化することがある．

われわれのところでは，注入する血管の実際の充満具合に応じて造影剤注入の速度や時間を調整するよう指導している．注入速度は，始めの1秒間で徐々に増やして，冠動脈入口部の順行性血流を完全に置換するのに十分な速度まで上げる（図15-15）．適切な注入速度と量を測定した結果によると，左冠動脈では平均7 mLを2.1 mL/secで，右冠動脈では平均4.8 mLを1.7 mL/secであった[45]．冠動脈閉塞がある場合には速度や量を減らす必要があり，左室肥大（大動脈弁狭窄，肥大型心筋症など）の場合には速度や量を増やす必要がある．右冠動脈の造影には4 mL未満の造影剤量で十分なことが多い．このように注入は血管全体が造影されるまで維持する．もし注入した造影剤量で冠動脈入口部が十分描出されているか不確かな場合には，終了前に追加で強めの注入（追加逆流）をするとよい．その後，連結管の三方活栓を圧モニタへ切り替えて，注入を素早く終了する．注入終了後も，血管の遠位部や遅れて造影されてくる枝が完全に映るまでシネ記録は継続すべきである．術者は過度の徐脈や血圧低下に注意を払い，造影画像を見直し，次の撮影角度を決定する．用心のため，造影の際には必ずシリンジを造影剤で満杯にして（気泡除去），おしりを少し上にして微小な気泡もプランジャーの上に

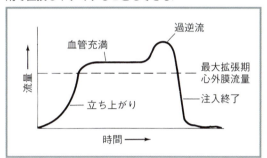

[図15-15] 冠動脈造影時の望ましい造影剤注入法
心拍全体を通して順行性冠血流をすべて造影剤で適切に置換するためには，始めの1～2秒の間に注入速度を徐々に高めていき，造影されない血液が入口部から混じることないようにする．この際，収縮期・拡張期ともに造影剤を少し大動脈に逆流させる．冠動脈全体が造影剤に置換されるまで，同じ程度で注入を維持する．入口部の描出が不十分であれば，最後に注入量を少し増して大動脈基部へ十分な逆流を生じさせ，終了する．Sones法では，患者に大きく息を吸い込んで息こらえをさせる（Valsalva法）ことで，冠血流を減少させ造影剤で置換しやすくすることもできる．

集められるようにしておく．混ざると血栓形成の温床となるため（特に非イオン性造影剤使用の場合），血液と造影剤が混ざらないように注意が必要である．

冠動脈造影においては，手動で造影剤注入することが標準的であるが，自動注入器（左室造影や大動脈造影で使用されるように）を好んで使用する術者もいる[46]．注入血管に応じて速度を設定し（右冠動脈で2～3 mL/sec，左冠動脈で3～4 mL/sec），足踏みスイッチで冠動脈を造影剤で充満するまで起動する（通常2～3秒）．このやり方では，注入と台操作を一人の術者で行うことができ，これまでに何千例と安全に施行されている．滅菌操作ハンドルバーを指で押す強さに応じて速度調整でき，注入終了とともに自動的に圧モニタに復帰するような，特別な自動注入器も導入されている（Acist, Bracco社，Eden Prairie, MN）．冠動脈造影の際に，注入とパン（撮影中の台移動）を一人で同時に行わなくてはならない場合にとても有用である．

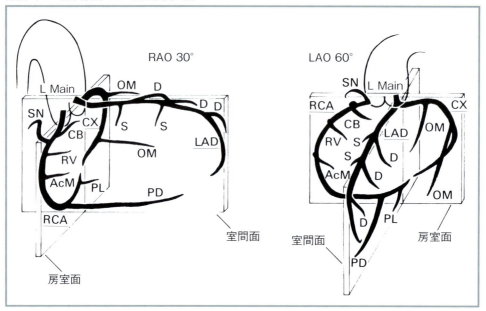

[図 15-16] 室間面と房室面からみた冠動脈解剖の描写
冠動脈枝の表記は以下の通りである．L Main：左冠動脈主幹部，LAD：左冠動脈前下行枝，D：対角枝，S：中隔枝，CX：回旋枝，OM：鈍角枝，RCA：右冠動脈，CB：円錐枝，SN：洞結節枝，AcM：鋭縁枝，PD：後下行枝，PL：左室後側壁枝

7 解剖，造影角度，狭窄の評価法

A 冠動脈の解剖

　冠動脈造影を行う術者は，正常冠動脈解剖と頻度の多い変異に関して精通しなくてはならない．冠動脈解剖を学び始めた方々は，冠動脈の主要枝を2つの直交する面で理解するとよい（図15-16）．前下行枝と後下行枝は心室中隔の平面にあり，右冠動脈と左回旋枝は房室弁の平面にある．LAO 60°では，心室中隔の平面に沿って投影するかたちになり，房室弁の平面を正面に見るかたちになる．RAO 30°では，房室弁の平面に沿って投影するかたちとなり，心室中隔の平面を正面から見る．冠動脈の主な部分と枝はCASS命名法のBARI版で番号が付けられている（図15-17）[47]．

[1] 右優位冠循環

　右冠動脈は，優位であってもなくても，円錐枝（conus branch；右室流出路を栄養する）と1本以上の鋭縁枝（acute marginal branch；右室の自由壁を栄養する）を分枝する．85％の症例は右冠動脈優位であり，さらに房室結節枝（AV nodal branch），後下行枝（posterior descending branch），そして心室中隔の下方を栄養する後外側枝/後室間枝（posterolateral left ventricular branch）などが派生する（図15-16）．（長さに個人差があるが）左冠動脈主幹部は左前下行枝と左回旋枝に分岐する．左前下行枝からは，心室中隔へ入り込む中隔枝と左室前外側自由壁を覆う対角枝が分枝する．

　左前下行枝が2本存在することもあり，その場合，一方（通常心筋内にある）は中隔全体を灌流し，もう一方が心臓の表面を走行してすべての対角枝へ血流を供給する．左回旋枝は房室溝を（心尖部から見て）時計回りに走行し，左室外側自由壁を栄養する鈍角枝（obtuse marginal branch）を1本以上分枝するが，右冠動脈優位の症例の場合にはcrux（十字，クルックス；冠状溝と後室間溝の交差）までは達しな

[図 15-17] BARI（Bypass Angioplasty Revascularization Investigation）研究で使用された冠動脈部位の番号付けと正式名称

【右冠動脈】1：近位部，2：中間部，3：遠位部，4：後下行枝，5：後房室枝，6：第1後側枝，7：第2後側枝，8：第3後側枝，9：下中隔枝，10：鋭縁枝
【左冠動脈】11：左冠動脈主幹部，12：左冠動脈前下行枝近位部，13：左冠動脈前下行枝中間部，14：左冠動脈前下行枝遠位部，15：第1対角枝（a：第1対角枝の側枝），16：第2対角枝，17：中隔枝（前中隔枝），18：回旋枝近位部，19：回旋枝中間部，19a：回旋枝遠位部，20，21，22：第1，第2，第3鈍角枝，23：左房室枝，24，25，26：第1，第2，第3後側枝（左冠動脈優位またはバランス型冠動脈循環の場合），27：左後下行枝（左冠動脈優位循環の場合），28：中間枝，29：第3対角枝

(The BARI Protocol. Protocol for the Bypass Angioplasty Revascularization Investigation. Circulation 84：V1, 1991)

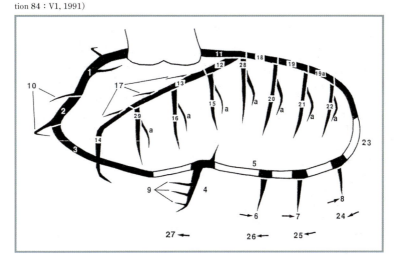

い．大きな中間枝または正中枝（対角枝でも鈍角枝でもない）が，左前下行枝と左回旋枝のなす角度をちょうど二分するかたちで左冠動脈主幹部から直接分岐し，三又をなしていることもある．右冠動脈優位でも左冠動脈優位でも，洞結節枝は60％の症例において右冠動脈近位から，残る40％の症例では左回旋枝の左房枝から派生する．

[2] 左冠動脈優位循環

8％の症例において冠循環は左優位である．すなわち，後外側枝/後室間枝，後下行枝，房室結節枝がすべて左回旋枝末端から分岐する．このような症例では，右冠動脈は小さく，右房と右室のみ灌流している．右－左側副血行路の源となる可能性があるため造影することは重要であるが，非優位右冠動脈は直径が小さく圧の減衰やカテーテル誘発冠攣縮を生じやすいので（後述を参照），控えめに造影すべきである．

[3] バランス型冠動脈循環

全体の7％は左右相互優位またはバランス支配となっており，右冠動脈は後下行枝を分岐して終わり，左回旋枝がすべての後外側枝/後室間枝を分岐する．時に左回旋枝由来のもう一方の後下行枝が並走しており，心室中隔の一部を灌流することもある．下壁の灌流が，右冠動脈からの短い後下行枝（下壁基部を栄養），遠位回旋枝の分枝（下壁中部の栄養），鋭縁枝の枝（下壁心尖部まで伸びて栄養する）と細分化されている症例もある．

[4] 解剖学的変異

前述のように冠動脈循環には一般的な原則があるものの，冠動脈の枝の大きさや位置には相応の個人差があることは忘れてはならない[48]．1～2％の症例においては，冠動脈解剖の変化

[図 15-18] 右冠動脈が左 Valsalva 洞から起始し，大動脈と肺動脈の間を通る症例のマルチスライス CT 画像
RCA：右冠動脈，LAD：左冠動脈前下行枝，LCX：左回旋枝，AO：大動脈，RVOT：右室流出路

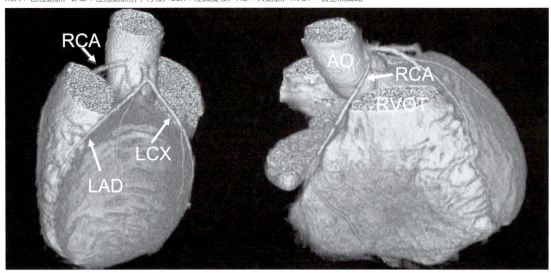

が大きく，冠動脈奇形として認識される（第16章を参照）．奇形に気づけないがゆえに不完全で不十分な検査とならないように，術者はこれらの奇形に十分熟知し，その存在に気を配っておく必要がある．Cleveland Clinic での 126,595例の報告[49]では，奇形のなかで最も多いのは左前下行枝と左回旋枝の起始部が別々にあるものであった（0.41%）．左前下行枝と左回旋枝の起始部が別々にある場合，カテーテルの先端はまず左前下行枝に入ることが多く，また造影剤注入時の逆流で回旋枝も造影されてくることが多い．そうでない場合には，次に大きいサイズの左 Judkins カテーテル（たとえば JL4 の代わりに JL5）や左 Amplatz カテーテルを用いて，左回旋枝に改めてカテーテルを挿入する必要がある．同じように右冠動脈においても，円錐枝の起始部が別にあり，右冠動脈造影からの逆流で十分造影されてこない場合には，円錐枝自体へカテーテルを挿入して側副血行路を出していないか調べることが必要な場合もある．

次に多い奇形は，左回旋枝が右冠動脈ないしは右 Valsalva 洞から起始する場合である（0.37%）．左冠動脈主幹部が通常よりも長く，側壁領域への血流に乏しい場合に疑うべきである．RAO での左室造影を注意深く見直すと，大動脈の後方へ向かう奇形回旋枝が大動脈弁の真後ろ辺りに点状に造影される[50]．右冠動脈からの造影においても奇形回旋枝が十分造影されない場合には，個別にカテーテル挿入を行う必要がある（通常 AL1 を用いて）．われわれはこのような奇形回旋枝にのみ病変があった症例を経験しており，この血管を同定・造影できなかった場合には診断および治療に結び付けなかったであろう．

その他の奇形として，奇形血管（特に右冠動脈）が大動脈基部より異常に高位から分岐したり，通常の冠動脈面から外れて分岐したりする場合があり（図 15-18），右 Judkins カテーテルより左 Amplatz カテーテルを用いたほうが挿入しやすいこともある．左冠動脈が右 Valsalva 洞内で，別な入口部[51]からあるいは単一冠動脈[52]として分岐することもある（図 15-19）．無冠尖洞から冠動脈が起始することが，まれではあるが報告されている[49,53]．これらの冠動脈奇形が検査に及ぼす影響としては，主に術者の忍耐強さ，知識，思慮深さが試されるという程度のものであるが，（動脈硬化性の狭窄がなくとも）時に心筋虚血の原因ともなり得ることもある（第 16 章を参照）．

[図15-19] 右冠動脈から回旋枝が分枝する起始異常

（左上）左冠動脈造影において主幹部が長く，回旋枝が描出されない．（右上）RAOで左室造影を見直すと，大動脈基部の後ろを走行する異常回旋枝が輪切りになっている円状の造影が認められる．（左中）異常回旋枝は右Valsalva洞から出ており，高度狭窄を有して本症例での不安定狭心症の原因となっていた．（右中）RAO投影では，異常起始回旋枝（矢印）は右冠動脈起始部のすぐ後ろの別な開口部から起始しており，大動脈の後面を通って左室の側壁まで到達している．（左下）別な急性下壁心筋梗塞症例．右冠動脈へのカテーテル挿入が困難であったため，右冠動脈洞で造影したところ，右冠動脈入口部は造影されないが，大動脈を横切る血管が薄く造影された．（右下）Amplatzカテーテルを用いて左Valsalva洞から起始する異常右冠動脈（左冠動脈のやや前方から始まる）を造影したところ，下壁梗塞の原因である右冠動脈の閉塞と血栓（点線矢印）が判明し，そのまま冠動脈形成術とステント留置が実施された．
RCA：右冠動脈，LCA：左冠動脈

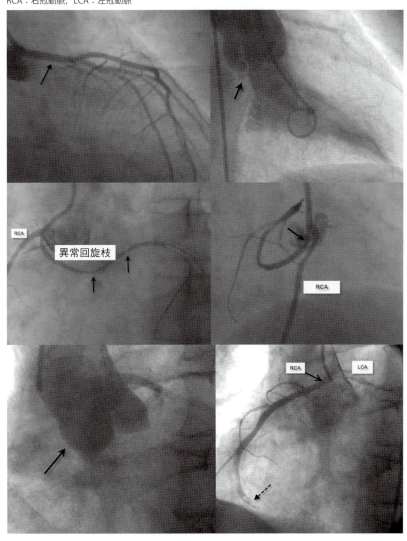

B 造影角度

正確な冠動脈の診断には複数の角度から造影を行い，冠動脈のあらゆる部分が短縮や重なりなく確実に描出されなければならない．各造影角度は2つの用語で規定される．1つ目は「旋

[図 15-20] 造影角度と機器の配置

従来の冠動脈造影は，60°LAO や 30°RAO のように横軸面での角度のみで撮影されていた（上）．現在は，X 線装置の改良のおかげで，同時に矢状断面方向に頭側や尾側の角度をつけることができる．各撮像角度は，従来のように X 線照射管とイメージインテンシファイアの両方の位置ではなく，単にイメージインテンシファイアの位置で呼称される［たとえば，「尾側－頭側」(caudocranial) は「頭側」(cranial) と同一である］．

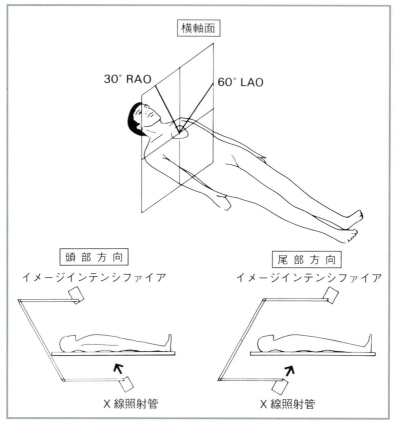

回」「回転」方向を表す；たとえば，右前斜位（RAO）はイメージインテンシファイアが患者の右前胸郭の上に位置している場合を指し，左前斜位（LAO）はイメージインテンシファイアが患者の左前胸郭の上に位置していることを指す．2 つ目は「傾斜」，すなわち患者の頭側（cranial）または足側／尾側（caudal）への角度を表す．傾斜の本来の正式名称では，始めに線源の位置，続いてイメージ装置の位置を記載するのであるが（たとえば，「caudocranical」は X 線管が患者の足側にあり，イメージインテンシファイアが頭側にあることを示している），実際にはイメージ装置の位置を記載するのみに簡略化している．したがって，「RAO caudocranial」は単に「RAO-cranial」と表記される．

1970 年代に揺り籠システムが使用されていた頃には，角度は従来の 60°LAO や 30°RAO などの，横軸面上で左右の前斜位に限られていた（図 15-16，15-20）．頭側への X 線傾斜を同時に達成し，複合した LAO-cranial 像を得るため，患者の肩の下にスポンジ製の楔台で支える工夫がなされた［すなわち sit-up view（起き上がり像）と呼ばれた］．1980 年代になり，回転する台座に支えられた平行四辺形または固定式の U 型のシステムにより，従来の横向き

[図15-21] Donald Baim の冠動脈模型を用いた冠動脈造影角度の例示
LAO と RAO の角度は，LAO/RAO ストレート（すなわち頭側や尾側への傾斜なし），および少し頭側や尾側に角度をつけて撮影している（詳細は本文参照）．

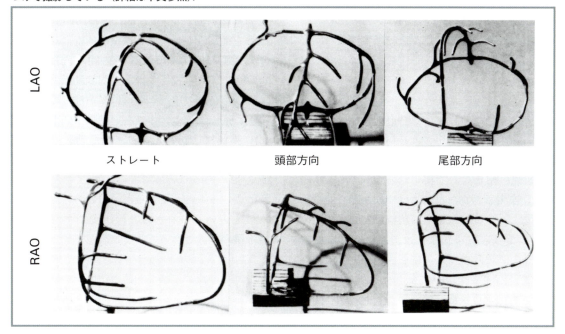

のあらゆる角度（LAO，RAO）と45°までの傾斜角（cranial，caudal）の複合角が可能となり，従来の揺り籠システムに取って代わるようになった．これらの角度での撮影は発生器への負荷となり，放射線散乱も増えるものの，われわれが冠動脈解剖の把握しやすくなったことは疑いようがない（図15-20）[54,55]．

すべての症例で，あらゆる角度を造影することは必ずしも必要ない．むしろ，一連のスクリーニング角度からの造影を基本とし，疑われる血管部分に関してはそれに応じて角度を選んで十分評価するべきである．このためには，術者は造影のたびに，またはその場で見返すたびに冠動脈解剖を解釈しないとならず，ただ単に決められた一連の角度で造影し，後から見たときに十分であることを期待していてはならない．技師に冠動脈造影中の角度を決めさせて台操作を任せてしまっている施設もあるが，台の角度の選択が投影された冠動脈にどう影響するのか理解を深めるためにも術者自身が自分でできるようにしておかねばならない．冠動脈解剖

のワイヤ模型をさまざまな角度から観察すると非常に教育的である（図15-21）[56]．実地経験以外には訓練手段はないのであるが，以下は大まかな入門としての紹介である．

[1] 右前斜位（RAO）

歴史的に揺り籠システムから発展してきたため，多くのカテーテル室で使用されるスクリーニング用の角度は LAO と RAO であった．より近代的な装置が使用可能となり，cranial や caudal の角度をつけたほうがより良い解剖学的分離が得られる場合があることが判明してきた．われわれは，左冠動脈造影の際，単純 RAO 投影は左前下行枝と回旋枝の重複と短縮が生じるため，通常は使用していない（図15-20）．RAO-caudal 投影（0～10° RAO，15～20° caudal）では，左主幹部の二分岐，左前下行枝の近位部，左回旋枝の近位から中間部までが良好に描出され，われわれはこの角度から撮影を始めている．続いて，浅い RAO-cranial 投影（0～10° RAO，25～40° cranial）を撮影する．この角度では，左前下行枝の中間から遠位部，中隔枝と

対角枝の分岐部がはっきりと描出される．この浅い RAO-cranial 角度では，後下行枝や後外側枝を短縮なく映し出すことができ，右冠動脈の遠位部や左回旋枝の遠位部の検査の際にも有用である．しかしながら，左冠動脈主幹部や回旋枝に関しては重複や短縮を生じるためほとんど役に立たない．

［2］左前斜位（LAO）

従来の 60° LAO 投影は，右冠動脈の近位部から中間部の評価に有用であるが，左冠動脈に関しては重複や短縮により制約を受ける．15～30°頭側へ振ることで得られる LAO-cranial 像では，左主幹部から左前下行枝近位部を伸長して投影し，中間枝や第 1 対角枝は左回旋枝近位部から下方に重なりなく投影することができる．もしこの角度での X 線透過が不十分である場合には，通常は LAO 角を 30～40°に減ずることで，左前下行枝を右横隔膜と脊椎の間の明るい楔状の隙間に収めることができる．最大吸気を維持しながら撮影すると横隔膜を下方に押し下げ，X 線透過が改善される．LAO-caudal 像（40～60° LAO，10～20° caudal）は左冠動脈が主幹部から蜘蛛の足のように上向きに描出され（そのため「spider view」と呼ばれた），左冠動脈主幹部，左前下行枝近位部，回旋枝近位部の描出に優れている．心臓が水平位である症例，すなわち通常の LAO 投影で撮影した場合に，左冠動脈主幹部起始が左前下行枝近位部と同じ高さ，または下方に位置する場合に非常に有用である．古い設備では X 線装置に負荷となるものの，最大呼気で撮影することにより水平位を強め，下方からの描出を改善することもできる．浅い LAO-cranial 像はまた，右冠動脈遠位部，後下行枝と後外側枝との分岐部，後下行枝と後外側枝の冠流域全体の描出にも最適である．

［3］後前方向および左側方（left lateral：LL）投影

複合像が撮影できるようになるなか，単純後前方向（PA または「0-0」）や左側方（LL）投影は活用されない傾向にある．左主幹部は左向きに起始した後にほぼ前方に向けて走行しているため，PA 投影（時に誤って AP と表記されるが）は左主幹部入口部の描出には最適なことが多い．一方，浅い RAO-caudal は左主幹部遠位の描出に優れている．LL 投影は回旋枝近位部と左前下行枝の近位と遠位の精査に有用であり，頭側の角度（10～15°）と組み合わせると特に良い．この投影では，左内胸動脈グラフトと左前下行枝の中部から遠位にかけての吻合の描出に最適であり，また右冠動脈中間部も単純 RAO 投影では問題となる過剰な動きもなく観察することができる．LL 投影では，患者に両腕を頭に持っていってもらうことで X 線透過を改善することができるが，患者の右側，術者に最も近いところから X 線が侵入するため後方散乱が最大となってしまう．

これらの決められた一連の角度を，症例ごとに造影剤のテストショットで角度を微調整しながら採用することで，造影剤量や放射線曝露を最小限に抑えつつ適切な冠動脈解剖の描出が可能となる．まず左冠動脈では，以下の角度が含まれる．

① RAO-caudal で左冠動脈主幹部，左前下行枝近位部，回旋枝近位部を観察する．
② RAO-cranial で中隔枝や対角枝の重なりなく，左前下行枝中間から遠位部を観察する．
③ LAO-cranial で左前下行枝中間から遠位部を正面から観察する．
④ LAO-caudal で左冠動脈主幹部と回旋枝近位部を観察する．

描出不十分な領域をはっきりさせるため，1 つ以上の補充角度［PA，側頭位（lateral cranial），側尾位（lateral caudal）］を撮影してもよい．続いて右冠動脈にカテーテルを挿入し，以下のように 3 つのスクリーニングの角度で撮影する．

① LAO で右冠動脈の近位から中間部を観察する．
② LAO-cranial で右冠動脈遠位部，後下行枝と後外側枝の分岐を観察する．
③ RAO-cranial で後下行枝と後外側枝を観察する．

④側方位で右冠動脈中間部を観察する．

C 病変定量化

冠動脈狭窄を正確に定量化するためには，短縮や血管の重なりで不明瞭になることなく，真横から見る必要がある．多くの病変では内腔が著しく偏心性となっており（円状ではなく楕円状）[57]，複数の角度から見ることが重要である．長軸に沿って見た場合には内腔の幅はほぼ正常に見えるが，その部分だけ造影剤量が減って薄く見えることが，横断面で見た場合に高度狭窄が存在することの手がかりとなる．このように疑わしい病変は，さまざまな方位から調べることで，真の重症度を明らかにし，造影部の輝度上昇が偏心性狭窄によるものなのか，隣接部の造影が濃いために（真の異常ではなく，屈曲や重複血管により）視覚的に薄く錯覚しているだけなのか（Mach効果と呼ばれる）を区別する必要がある[58]．

冠動脈造影において，冠動脈循環のさまざまな部分において狭窄度を定量化することには本質的に限界がある．それは，本検査は「lumen-o-gram」内腔造影であり，各狭窄は隣接部に病変がないという前提での比較によって決められるからである．事実，血管内超音波（第25章を参照）[57]や病理検査[59]では，冠動脈造影において一見滑らかに見える部位においても相当量のプラークを有していることが明らかになっている．したがって，主要冠動脈の正常口径の実感を持ち合わせていることが重要である［左冠動脈主幹部で4.5±0.5 mm，左前下行枝で3.7±0.4 mm，回旋枝で3.4±0.5 mm（非優位），4.2±0.6 mm（優位），右冠動脈で2.8±0.5 mm（非優位），3.9±0.6 mm（優位）][60]．冠動脈の非病変領域と思われる部分と診断カテーテルのサイズ（6Fで2 mm相当）を比較することで，正常範囲よりも小さく，びまん性病変がある血管を見つけだすことができる．

病変のない部分を見つけることが難しいことに加えて，冠動脈造影の解釈で大きな問題となるのは狭窄度の決定である．動物[61]そしてヒト[62]でのデータによると，内腔の直径が50%

[**図15-22**] 冠動脈狭窄が心筋血流と冠動脈拡張能に及ぼす影響

（上段）安静時心筋血流（白丸）は，心筋1gあたり1 mL/minで概ね一定であり，計測した狭窄度の範囲内では変化しない．しかし，冠拡張薬投与時の血流増加能（黒丸）は，＞50%狭窄から低下し始め，＞70%狭窄では事実上増加しなくなる．
（下段）冠動脈拡張能（拡張時血流／安静時血流）の正常値は3〜4であるが，＞50%狭窄から減少し，＞70%狭窄では1に低下する．
(Uren NG et al：Relation between myocardial blood flow and the severity of coronary artery stenosis. N Engl J Med 330：1782-1788, 1994)

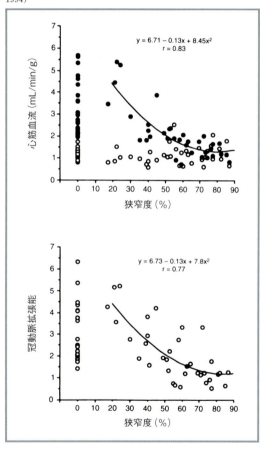

減少（したがって横断面で75%減少）する病変では，通常では3〜4倍まである冠血流の予備能が障害され，血行動態上有意となる（図15-22）．直径が70%減少（横断面で90%減少）する狭窄では，安静時から血流は事実上まったく増加しなくなる（第24章を参照）．内腔が90%減少する狭窄では，ほとんどの例

[図 15-23] 50％，70％そして 90％冠動脈狭窄の長軸面と横断面

対応する横断面積を括弧内に示す.

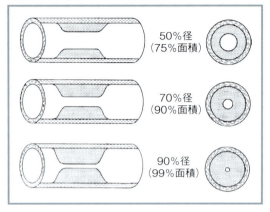

で順行性血流が減少する［TIMI（Thrombolysis in Myocardial Infarction）グレード 3 の正常血流ではなく，TIMI グレード 1 か 2］．

主観的な TIMI 血流分類の代わりに，Gibson ら[63]は造影剤がカテーテル先端から各冠動脈で定められた目標点［左前下行枝（LAD）では LAD mustache（訳者注：左前下行枝の一番遠位の枝のことで通常は心尖部）］，右冠動脈では第 1 後外側枝）まで到達するまでに要するフィルムのコマ数［秒速 30 コマ（fps）］による基準を作成した．通常造影剤がこれらの地点に到達するまでには，左前下行枝で 36 コマ，右冠動脈で 20 コマが必要であり，TIMI グレード 2 の（不完全）血流ではコマ数が倍以上になる．もちろん，安静時および血管拡張時（たとえばアデノシン静注後）の冠血流や圧較差測定により冠血流予備能や血流予備能比を計算することで，病変の血行動態上の重症度に関するより詳細な情報を得ることができる[64]．アデノシン静注下の最大血流下において，血流が 2 倍以上増加する場合や，遠位の圧が大動脈圧に比して＞0.75 の場合には，血行動態としては有意ではない．冠動脈造影では境界域の病変（全体の 40〜60％）で，虚血の客観的証拠（たとえば，運動負荷試験や血流スキャニング）のない場合には，インターベンションを考慮する前に血管内超音波や圧測定によるさらなる精査が必要である（第 24，25 章を参照）．

しかしながら，実臨床の場では病変狭窄度は冠動脈造影像から単に視覚的に推測されることが多い．したがって術者は 50％，70％，90％狭窄がどのようなものか感覚的に把握しておく必要がある（図 15-23）．冠動脈狭窄の程度を視覚的に推測することはわかりやすいように見えるが，術者間差異が大きく[65]，定量的冠動脈造影（QCA）[66]での測定に比べて 20％ほど狭窄度を強く推測する「狭窄度インフレ」の影響を受ける．50％と測定された狭窄は 70％と判定され，70％の測定病変は 90％と判定される．

この問題の解決のためにいくつかの方法がある．最も単純には，冠動脈の画像を壁に備え付けのスクリーンに投影し，安価なデジタル式の計測器（器具用品店などで購入可能）で狭窄部位と参照部位の相対径を測定する[67]．狭窄率は 100×［1－（狭窄径／参照径）］で計算され，より正確な狭窄度の推定ができる．この方法では狭窄度の推定値の標準偏差を 6〜8％まで減らすことができる[65, 67]．コンピュータ制御のアルゴリズムを使用することで，デジタル画像で輪郭の自動測定を行い，内腔を標準偏差 5％未満まで正確にすることもできる[68]．これらの複数の方法で同時に測定した狭窄度の変分を調べた研究結果を図 15-24 に示す[69]．今日使用される心臓カテーテル冠動脈造影システムのほとんどは，冠動脈狭窄の定量化用解析ソフトを搭載している．

幸いなことに，実際の狭窄度の定量化を自分自身で行い（デジタル測定器やコンピュータ補助下の定量冠動脈造影などで）眼を鍛えた術者の場合，その後は実際の測定値に近い視覚評価を行うことができるようになる[70]．これにより，冠動脈造影の術者は皆同じような視覚評価を行うことができるようになり，正常血流の 95％狭窄などという生理的に矛盾した結果を記載しなくなる．冠動脈造影から病変形態をより正確に評価することも重要になってきている．偏心性，潰瘍形成，血栓などの所見は不安定な病状と関連していることもあり[71, 72]，石灰化，偏心性，血栓の有無などがカテーテルイン

[図 15-24]

一枝病変の 227 症例において，計測器測定（平均約 80％）やコンピュータ補助下定量造影法（形態あるいは濃度による測定のいずれとも）（左曲線；平均約 70％）と比べて，目測（右曲線；平均約 90％）での狭窄度は常に高かった．
(Folland ED et al：Relation between coronary artery stenosis assessed by visual, caliper, and computer methods and exercise capacity in patients with single-vessel coronary artery disease. Circulation 89：2005-2014, 1994)

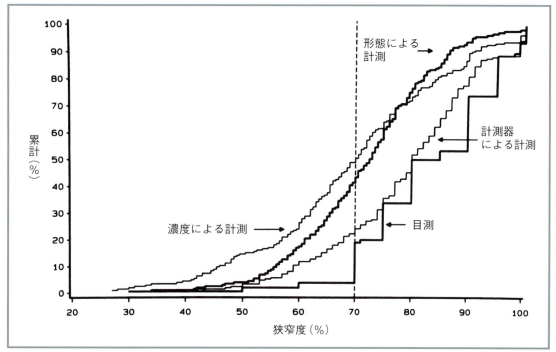

ターベンションの適応判断に影響する．これらの所見の多くは高精度の冠動脈造影像を慎重に見直すことで気づくことが可能であるが，（血栓や解離の検出に）血管内超音波[73]や血管内視鏡[74]ほど感度が高くないことは明らかである．術者は冠動脈狭窄が生理的に有意かどうか判断に迷うこともあるが，この場合，直接的な血流測定や遠位圧測定などの他の方法により補完する必要があるかもしれない[64]．最後に，プラークが破綻し冠動脈の血栓形成をきたしやすいのは，狭窄度が軽く，大きな脂質コア（lipid core）に薄い線維性被膜（fibrous cap）を伴うものが多く，冠動脈内腔が＞50％狭窄している部位がないからといって，それ以降の冠動脈疾患が発生しないという保証はない[75]．定量化や形態評価にこのように限界はあるものの，冠動脈造影は虚血性心疾患症例において病変を評価し血行再建の是非（そして最適なやり方）を判断するうえでの臨床基準であり続けている．

D 冠動脈の側副血行路

冠動脈造影画像を見直す際，左室全体に確実に血流供給があるという大原則がある．すでに閉塞した血管枝は通常は切株断端様に見えるが，その血管の起始部で閉塞した場合にははっきりしないこともある．閉塞した，または高度狭窄を有する血管は，順行性側副血行路［いわゆる架橋（bridging）］や同じ血管（冠動脈内），隣接血管（冠動脈間）からの側副血行路によって，造影剤注入から遅れて造影される（これらの側副血行路に関しては Levin ら[76]の論文に非常に良くまとめられており，図 15-25～15-27 に示した）．最後に，順行性血流もなく，側副血行路も血管の切株断端もなく，単に造影血管に乏しい領域として冠動脈の閉塞が描出される場合もある．しかし，左室造影におい

[図 15-25] 右冠動脈（RC）閉塞（完全閉塞ないしは＞90％狭窄）の症例においてみられる10通りの側副血行路

LAD：左冠動脈前下行枝，C：回旋枝，OM：鈍角枝，PD：後下行枝，PLV：左室後壁枝，AM：右冠動脈の鋭縁枝，AV：房室結節枝，LC：左冠動脈．括弧内の数字は該当例の合計数．
(Levin DC：Pathways and functional significance of the coronary collateral circulation. Circulation 50：831-837, 1974)

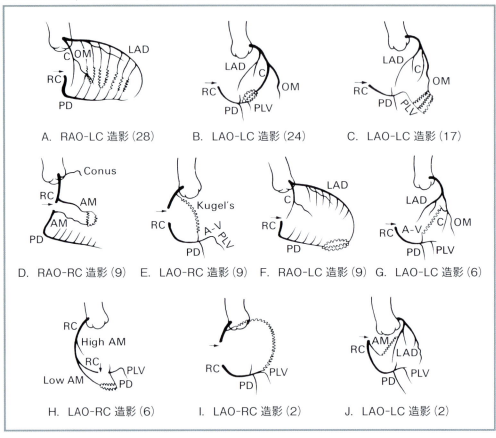

てこの領域の壁運動低下がない場合には，明らかな栄養路なしに心筋が正常に機能するはずはなく，術者は奇形血管やまだ造影されていない側副血行路によって血液供給されていないか慎重に探す必要がある（たとえば，右冠動脈造影の際に造影されない，入口部が独立した円錐枝など）．有効な側副血行路では，平均動脈圧の40％近い冠動脈楔入圧を維持することができ[77,78]，灌流域の心筋を生き長らえさせることができる．他検査において左室壁運動が保たれていることや，心筋シンチグラフィで集積欠損が再分布すること，ポジトロン放出断層撮影（PET）でブドウ糖代謝が維持されていることと同じく，冠動脈造影において閉塞血管領域への側副血行路が存在することは心筋が生存していることの非常に強い証拠であり，最適な血行再建手段を判断するうえで重要である．

まれなことではあるが，側副血行路のネットワークのように見えたものが，（左室や左房内の）器質化血栓や心臓腫瘍への供給血管であることがある．血管閉塞や狭窄がなく，心筋へ正常血流があるにもかかわらず明らかな側副血行ネットワークが見られる場合にこれらの存在を疑うべきである．

[図 15-26] 左冠動脈（LC）閉塞の症例においてみられる7通りの側副血行路
略語と図の構成は図 15-25 と同様．
(Levin DC：Pathways and functional significance of the coronary collateral circulation. Circulation 50：831-837, 1974)

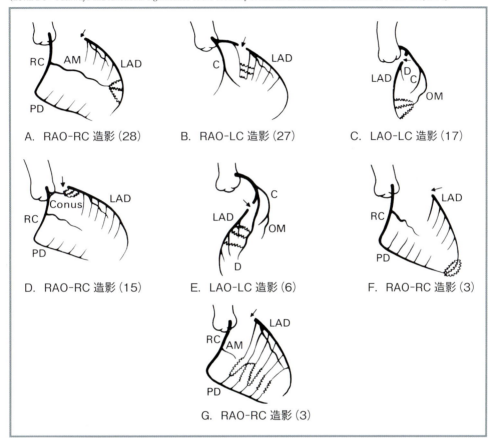

8 バイプレーンおよび回転冠動脈造影

技術の進歩により冠動脈造影の安全性は著明に改善しているが，比較的小さいものの今なお放射線被曝の危険性は存在する（第2章を参照）．また，背景に腎不全やその他の併存症を有する高リスク症例では特に，造影剤の使用によりAKIが生じることもある（第4章を参照）．撮像の際に放射線被曝と造影剤総量を減らすための方法に関して研究がなされてきた．バイプレーン冠動脈造影はその名の通りバイプレーン心臓カテーテル装置が必要であり，直交するように配置された正面管と側管を用いて1回の造影で2つの方向からの撮像を行うものである．

通常，側管は左頭位あるいは左尾位に置き，正面管を対側の頭側または尾側に配置する（LAO-cranial-RAO-caudal や LAO-caudal-RAO-cranial）．このやり方では冠動脈画像撮影の際の台操作を簡略化できる．バイプレーン冠動脈造影では，必要造影剤量を減らすことができるが，正面管と側管の配置のために放射線照射を要するので放射線曝露量は少し増えてしまうこともある．

高速回転冠動脈造影もいくつかの小規模無作為化臨床試験で試された代替手法である．この方法では，1回の造影剤注入の際にCアームと検出器が患者の周囲を高速で回転し，撮像する．通常，左冠動脈に対して頭位と尾位で（LAOからRAOに向かって）計2回回転し，右冠動脈に対しては（LAOからRAOに向かっ

[図15-27] 一般的に遭遇する側副血行路の血管造影像
（左上）閉塞右冠動脈（RCA）のブリッジないしは血管－側副血行路．（右上）遠位RCAへのKugel側副血行路（洞結節枝から房室結節枝へ；点線矢印）．（左中）回旋枝遠位から閉塞した右冠動脈遠位への太い側副血行路（点線矢印）．この症例では，左冠動脈前下行枝（LAD）も閉塞している（短い矢印）．（右中）左中図の症例における，右冠動脈の円錐枝がLADに流入するVieussens側副血行路［Raymond de Vieussens（1641～1715年）］．（左下）LADの高度狭窄における中隔枝－中隔枝の側副血行．（右下）LAD閉塞における後下行枝から中隔枝を介するLADへの側副血行路．

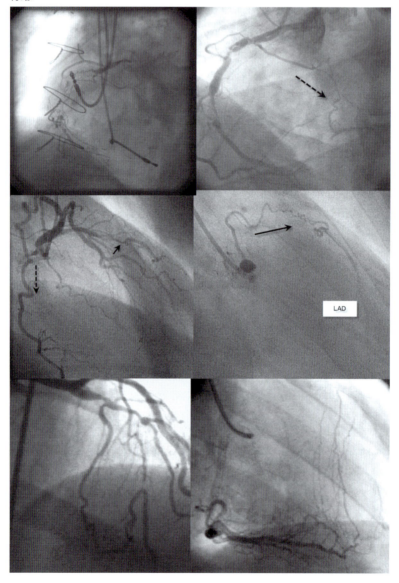

て）1回回転する[79,80]．最新の技術では，2軸回転が可能であり，Cアームが患者の周囲を曲線状の軌跡で1周するようにあらかじめプログラムされており，1回の回転ですべての撮像が可能である[81]．従来の冠動脈造影法に比べて回転冠動脈造影は，画質を損なうことなく，造影剤量，放射線被曝量，撮影時間を著明に減少させることが示されている[79-81]．したがって，設

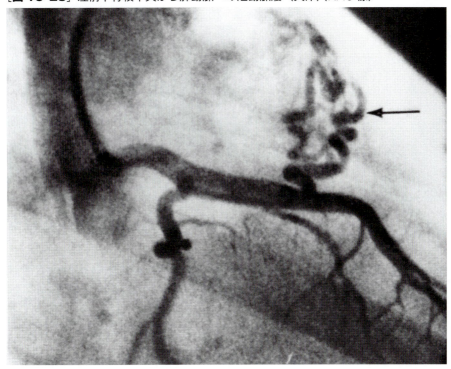

[図 15-28] 左前下行枝中央から肺動脈への冠動脈瘻（矢印）（RAO 像）

備があり症例が適している場合には，標準的な冠動脈造影に代わって回転冠動脈造影を考慮してもよい．

9 非動脈硬化性冠動脈病変

動脈硬化性狭窄が心筋虚血の病因として圧倒的に多いものの，冠動脈造影の術者はその他のさまざまな原因の可能性も認識しておかねばならない．これらには先天性冠動脈起始異常などが含まれる[48, 82-84]．たとえば，大動脈と肺動脈の間を奇形冠動脈が通る場合（図 15-18），入口部の変形や血管近位での圧迫により血流が障害されることがあり，時には突然死を引き起こす可能性さえある．このような奇形があり，薬物治療にもかかわらず客観的に虚血が証明される症例では，バイパス手術や奇形部位へのステント挿入が考慮される[85]．

他の異常としては，冠動脈瘻（図 15-28），冠動脈瘤[86, 87]，心筋ブリッジ（図 15-29）[88, 89]などがある．冠動脈瘻は冠動脈カテーテルを受ける症例のおおよそ 0.1% に認められ，冠動脈から右室，右房，肺動脈，そして冠静脈洞への連絡が多い．大きい場合（あるいは近位冠動脈に病変がある場合），これらの瘻は慢性的な容量負荷や心筋虚血の原因となり得，手術や新しいカテーテル技術（コイル塞栓やカバードステント）[90]を用いて閉じる必要がある．しかし，小さな無症状の瘻は自然閉塞することがあり，保存的に管理することが可能である[91]．心筋ブリッジは左室の心筋の下を冠動脈の一部が走行することであり（ほとんど左前下行枝），拡張期は正常にみえるものの収縮期に心筋によって内腔が圧迫される[88, 89]．肥大型心筋症の多くの症例において，同じように第 1 中隔枝が収縮期に圧迫されること（saw-toothing）が観察される[92]．虚血症状のある患者でカテーテル検査において期待された冠動脈硬化が検出されず，このような先天性奇形が存在した場合には，術者は虚血の原因として認識し，手術またはカテーテル補助下の修復（瘻孔のコイル塞栓，心筋ブリッジにステント留置など）を見据えて追加の

[図 15-29] 心筋ブリッジ
左前下行枝の中等度心筋ブリッジ（矢印）の拡張期像（左）と収縮期像（右）を示す．

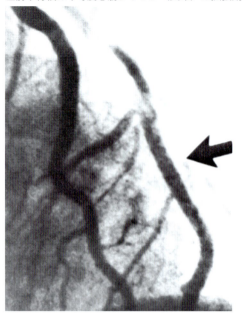
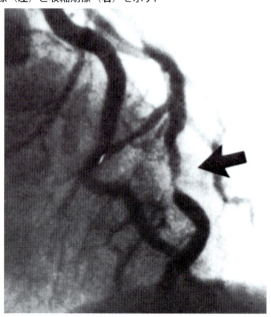

機能検査を行うべきである．

冠動脈は結節性多発動脈炎や皮膚粘膜リンパ節症候群（川崎病）などの中血管炎でも障害される[93]．後者は主に小児期の疾患であり，急性期の高用量γグロブリン療法が行われる以前は，冠動脈炎から瘤や狭窄，血栓を生じ致死的となり得た（発症1ヵ月以内に多い）．成人において冠動脈瘤を認めた場合，血管壁の動脈硬化性の障害なのか，小児期の川崎病の後遺症であるかを判断することは困難なことがある[86]．しかし，原因の如何によらず，狭窄性病変の治療は同じである（バイパスかカテーテルインターベンション）．

動脈炎ではないが，冠動脈同種移植片血管障害[94]は心臓移植後の非常に厄介な遠隔期合併症の一つである．冠動脈の遠位から近位における，免疫が関与したびまん性血管増殖反応が原因であり，近位血管では局所病変も重複して存在する．後者はカテーテルによる血行再建が良いかもしれない．Hodgkin病に対して背部への放射線治療を受けた患者の場合，放射線起因性の冠動脈狭窄が発生する可能性がある[95]．特に左右冠動脈入口部や左冠動脈近位部に多く，治療完了後20年にもわたって発症する可能性がある．原因は，内膜増殖やプラーク形成ではなく血管の線維性収縮であることが多い．

最後に，カテーテル検査を受ける患者のなかには，臨床的に疑われた虚血性心疾患と辻褄の合うような冠動脈異常が検出されない人もいる．冠動脈以外の心臓疾患（たとえば，僧帽弁逸脱症，肥大型心筋症，大動脈弁狭窄症，心筋炎）や非心原性の原因（食道運動異常症[96]，胆嚢炎）でも狭心症様の症状が認められることもあるが，心外膜や微小血管の冠攣縮の可能性も考慮しなくてはならない（後述を参照）．

A 冠動脈攣縮

心外膜冠動脈の冠攣縮は，典型的には普段は運動耐容能が十分保たれているが，安静時胸痛が起きるという異型狭心症（Prinzmetal狭心症）を呈する[97]．自然発生した胸痛の際に記録される心電図では，攣縮を生じた血管の灌流域に応じた誘導でST上昇が認められる．このような症例において，有意な冠動脈病変がない場合に，局所的冠攣縮よる異型狭心症と診断が確定する（図15-30）．これらの患者では，冠動

[図 15-30] 真の冠動脈攣縮
異型狭心症の患者における左冠動脈前下行枝の高度局所血管攣縮の RAO 像を示す．背景に有意な動脈硬化性狭窄がなく（上段），血管のその他の部位にも血管攣縮がなく，攣縮中に前胸部誘導に著明な ST 上昇があることに注目されたい．
[Baim DS, Harrison DC：Nonatherosclerotic coronary heart disease. The Heart, 5th ed, Hurst JW(ed), McGraw-Hill, New York, 1985]

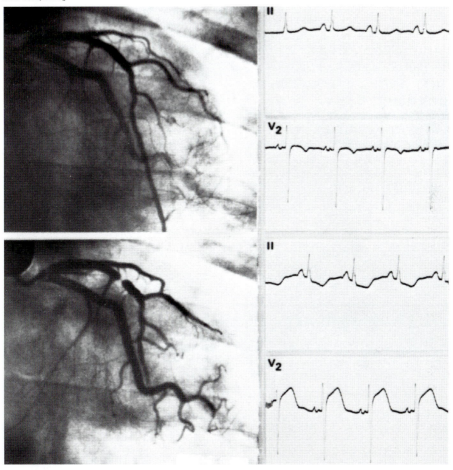

脈造影は主に動脈硬化の程度を調べるために行われる[98]．攣縮の誘発試験は診断の確認と薬物治療効果の判定のために以前は一般的に行われていた[99]．現在では主に，異型狭心症の診断が確定しておらず，厄介な胸部症状の原因として辻褄の合う病変がない場合に行われる．

冠攣縮の誘発試験を行う場合には，カルシウム拮抗薬は少なくとも 24 時間，長時間作用型硝酸薬は少なくとも 12 時間は検査前から中止し，またアトロピンやニトログリセリンの舌下錠などの前投薬も控えるべきである．これらの 1 つでも継続していた場合は，誘発試験結果が偽陰性となる可能性がある[99]．さまざまな誘発試験（メタコリン，エピネフリン，プロプラノロール，過換気やトリス緩衝液，寒冷刺激）があるが，最も頻繁に使用される誘発薬はエルゴノビンかマレイン酸メチルエルゴノビン（Methergine, Sandoz 社, East Hanover, NJ）である[100-103]．これらは冠動脈の血管平滑筋のαアドレナリン受容体とセロトニン受容体の刺激薬である．

冠攣縮の検査は，まず左右の冠動脈を造影評価してから行う．重度の高血圧や重度の心臓疾患（左室機能障害，左冠動脈主幹部や多枝病

[図15-31]

37歳男性．胸痛で搬送され下壁誘導でST上昇が認められた．急性心筋梗塞の疑いで発症30分以内に緊急冠動脈造影を行ったが（左上），硝酸薬とヘパリンの投与で胸痛が消失し，その時点では優位右冠動脈に中程度以下の病変を認めるのみであった．過呼吸（1分あたり30回の呼吸を5分間）によりPCO$_2$ 19 mmHg, pH 7.61としたところ，右冠動脈末梢が攣縮により閉塞し，胸痛とST上昇も再現された（右上）．冠動脈内へのトリニトログリセリン（TNG）200 μg（左下）またはジルチアゼム500 μg（右下）の投与により，冠攣縮は解除され，右冠動脈全体の著明な拡張が得られた．

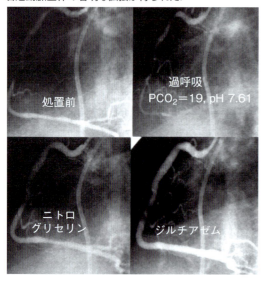

変，大動脈弁狭窄など）を有する際には誘発試験は行うべきではない．一例として，メチルエルゴノビンを使用したプロトコールでは，まず0.4 mgのメチルエルゴノビンを総量8 mLに希釈し（400 μg＝2アンプル），ラベルを付けた10 mLシリンジに入れる．1 mL（0.05 mg），2 mL（0.1 mg），そして5 mL（0.25 mg）と3〜5分おきに段階的に静脈内に投与していく．注射用ニトログリセリン（100〜200 μg/mL）を事前に希釈し，ラベルしたシリンジに準備しておく必要がある．ニトログリセリンが無効の冠攣縮が生じた際に備えて，冠動脈注入用のカルシウム拮抗薬（ベラパミル100 μg/mL，ジルチアゼム250 μg/mL）やニトロプルシド（100 μg/mL）も手元に用意しておくとよい．冠攣縮に伴って生じる徐脈性不整脈や頻脈性不整脈の治療のために一時ペーシングや除細動器の準備も必要である．各エルゴノビン注入の1分前に，臨床的症状と類似の症状があるか否か質問し，12誘導心電図を記録する．心電図記録後に冠動脈造影を行うが，このとき左右の冠動脈両方を造影してもよいし，攣縮が最も臨床的に疑われる動脈のみでもよい．臨床症状がみられず，心電図の変化もなく，局所的な冠動脈攣縮もない場合には，次のエルゴノビン投与量を投与し，総量0.4 mgになるまで繰り返す．誘発試験は，局所的な攣縮が生じ（＞70％狭窄），かつ臨床症状を有し，かつ／または心電図変化がある場合にのみ陽性と判定する．症状がなく，心電図変化がない場合にも，誘発試験の最後には左右冠動脈をしっかりと造影し，全身投与された血管攣縮薬の効果をニトログリセリンの投与で解消してから，冠攣縮の寛解と背景の動脈硬化性狭窄の程度を見届ける必要がある．冠動脈攣縮が2つの血管で同時に起こることがあり（図15-31），一方の血管の造影のみでは冠攣縮反応の程度を見誤る可能性があることに注意する．

メチルエルゴノビンの冠動脈内注入を行う術者もおり，この場合，4分間の冠動脈持続注入が行われる（右冠動脈で10 μg/min，左冠動脈で16 μg/min）．代わりに，冠動脈に1回5〜10 μgを3分間隔で投与し，その間に撮像していくやり方もある（各血管最大50 μgまで）．このように冠動脈注入を行うと全身の副作用（高血圧，食道痙攣）を少なくすることができる．冠動脈内へのアセチルコリン投与でも冠攣縮誘発試験を行うことができ，左冠動脈に順次20, 50, 100 μg，右冠動脈に順次20, 50, 80 μg注入する．アセチルコリンでは他にも，症状や心電図変化がない場合，3分ずつかけて2, 20, 100, 200 μgを左冠動脈に漸増投与し，右冠動脈には3分かけて80 μg注入するやり方もある[104]．アセチルコリン負荷の間は，心拍数，血圧，12誘導心電図を慎重にモニタリングする必要がある．冠攣縮の誘発に過換気を用いることもある（図15-31）[105]．どのような誘発試験であれ，攣縮治療のための冠動脈内投与用の

冠拡張薬を手元に用意しておく必要がある.

エルゴノビンに関するいくつかのコメントを追加しておく．臨床症状を説明するのにもはや冠攣縮を必要としない，重度の動脈硬化性狭窄（≧80％）ではエルゴノビン負荷を行うべきではない．しかし，われわれは自然発生し得る局所の冠攣縮により重度の動脈硬化性狭窄様に見えている可能性を除外するため，ニトログリセリン200 mgを冠動脈注入後に冠動脈造影をやり直している．次に，術者は誘発試験の陽性率は患者背景に規定されることを意識しておくべきであり，異型狭心症と診断されている症例（疾患が活動性で薬剤を一時中断した場合）でほぼ常に陽性となり，臨床的疑い症例では約1/3で陽性となるが，症状が異型狭心症に典型的でない場合には<5％である[102, 103]．Dukeグループは有意冠動脈狭窄や異型狭心症のない3,447例でのエルゴノビン負荷試験の結果を報告しており[106]，全体陽性率は4％であった．検査陽性には2つの独立した関連因子があり，冠動脈造影における中等度病変（攣縮はしばしばこのような病変部で生じる）と喫煙歴のある症例では陽性率は10％にまで増加した．

現在ほとんどの症例で臨床的に診断されカルシウム拮抗薬で効率良く治療できるようになり，冠攣縮の新規症例に遭遇することが少なくなった．非典型的な胸部症状であり，冠動脈病変もごく軽度の症例におけるエルゴノビン負荷試験の危険性は非常に低い．Duke研究では，重篤な合併症は11症例（0.03％）で発症し，内訳は4例で心筋梗塞と7例で心室頻拍あるいは心室細動（VT, VF）であった[106]．誘発試験により臨床症状が誘発されるが左右冠動脈造影で冠攣縮の証拠がない場合，シンチグラフィなどで微小血管の攣縮による心筋虚血が証明されることもある．たこつぼ症候群では，過度の感情ストレスの後に胸痛，ST上昇，そして単一の冠動脈領域を超える心尖部壁運動低下という特徴的なパターンを呈するが，多発冠攣縮や微小血管の攣縮が関連している．心筋虚血の徴候がない場合，メチルエルゴノビンにより同様に誘発され得る食道運動障害[96]なども鑑別に

[図15-32] 真の冠動脈攣縮とはいえない血管運動性変化

Judkinsカテーテルを用いた右冠動脈造影の際に生じた高度のカテーテル先端攣縮（**左上**）．24時間後にAmplatzカテーテルで再造影すると（**右上**），カテーテル先端攣縮も動脈硬化性狭窄も認められなかった．エルゴノビン0.4 mg投与後，胸痛や心電図変化は生じなかったが，著明なびまん性の冠動脈狭小化を認めた（**左下**）．ニトログリセリン200 μgを冠動脈内注入後，血管全体の著しい拡張が得られた（**右下**）．

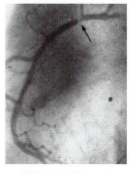 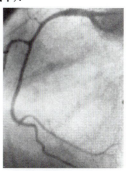
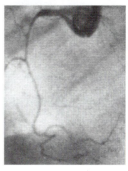 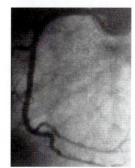

上がる．

健常者においてもエルゴノビンに対する薬理的反応により冠動脈全体が軽度狭小化（15〜20％）することがあり[107]，異型狭心症の患者にみられる激しい局所攣縮と区別することが重要である．真の冠攣縮は，また，回転性アテレクトミー（第29章を参照）などの機械的介入による攣縮や，カテーテル先端刺激による攣縮（図15-32）と区別しなくてはならない．カテーテル先端刺激による攣縮は右冠動脈に多く，臨床症状や心電図とは関連なく，異型狭心症を示すわけではない[108]．しかし，それとしてきちんと認識し，カテーテルを引いてニトログリセリンを投与し，非選択的にあるいは選択

[図15-33] 右冠動脈のアコーディオン現象（pleating artifact）
（左）回転性アテレクトミーの対象となった曲がりくねった右冠動脈のびまん性病変．（中）硬いCワイヤにより血管近位部は引き伸ばされ，血管壁が3ヵ所で内側に折りたたまれ（矢印），また入口部狭窄も出現している（曲矢印）．（右）ガイドワイヤを抜去すると，すぐに冠動脈は元の曲がった形を取り戻し，不具合は解消された（矢印）．

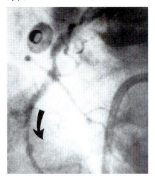
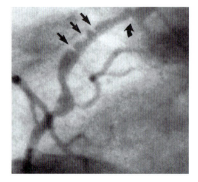
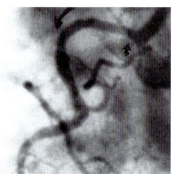

的に慎重に繰り返し造影することで，カテーテル先端刺激による攣縮を動脈硬化病変と見間違えないようにする必要がある．屈曲した動脈が硬いガイドワイヤ挿入によって引き伸ばされ，血管壁の折り目が内腔に飛び出すときに生じるアコーディオン現象（pleating artifact；図15-33）と攣縮も区別する必要がある．この現象はニトログリセリンでは改善しないが，硬いワイヤを引き抜くと速やかに改善する[109]．

Ⓑ 冠血管拡張予備能異常

狭心症はあるが正常冠動脈造影所見を示す症例の一部に，冠血管拡張予備能に起因する心筋虚血を有する症例があることがわかりつつある．血管撮影上は正常ではあるが，血管内超音波で調べると，正常壁構造であったり，内膜増殖を認めたり，またはアテローム性プラークを有していたりなどさまざまである[87]．これらの症例では，ペーシングや運動により頻脈になると（第24章で解説するように）冠動脈血流を通常のように増加させることができず，冠動脈血管抵抗が非常に上昇している[110]．また，これらの患者の多くは，ペーシングで頻脈にした際に左室拡張終期圧が異常に上昇し，ペーシング頻脈時の乳酸消費量が健常者に比べて低下している[111]．小血管レベルでの冠拡張の低下，細動脈レベルでの過度の血管収縮[104]（図15-34），

そして毛細血管内皮細胞の内皮由来弛緩因子（endothelium-derived relaxing factor：EDRF）の分泌異常などが原因として提唱されている．いわゆる「シンドロームX」と呼ばれる多くの患者では，少なくとも部分的にはカルシウム拮抗薬が有効である．心外膜冠動脈は造影上正常ではあるものの，胸痛，前胸部ST上昇，特徴的な心尖部無収縮などを呈するたこつぼ症候群においても，障害小血管の収縮の関与が示唆されている[112,113]．

10 読影時の注意事項

特に旧型の設備を使用している場合，術者の経験が浅いと検査が不完全または解釈困難になりがちである．このような術者は造影所見を誤判定し，臨床的に深刻な結末を引き起こす可能性もある．以下に経験の浅い冠動脈造影の術者が間違った結論に陥りやすい代表的なピットフォールをまとめる．

Ⓐ 不適切な撮影枚数

完全な情報が常に得られるような規定造影枚数などはない．それぞれの主要血管は，まるで他の血管とは別にそれ単体であるかのように描出されなければならない．通常は，本章で前述したような造影角度が，左前下行枝近位部と回

[図15-34] アセチルコリンに対して異常反応を示すが，心外膜動脈の閉塞性病変が冠動脈造影では認められない一例

（上段）心外膜血管の攣縮の症例での左冠動脈造影と心電図を示す．アセチルコリンの持続注入中に，下壁誘導の心電図変化を伴いながら，左前下行枝（心尖部を回り込む）がびまん性かつ先に行くほど狭窄し（A），冠動脈内へのニトログリセリン注入後，心電図および冠動脈造影所見が共に改善していることに注目（B）．

（下段）微小血管攣縮の症例の一例．アセチルコリンの持続注入の間，胸痛や心電図変化は認められたが，心外膜血管の攣縮は認められなかった（C）．冠動脈内へのニトログリセリン注入後，胸痛と心電図変化は消失した（D）．

[Ong P et al：High prevalence of a pathological response to acetylcholine testing in patients with stable angina pectoris and unobstructed coronary arteries. The ACOVA Study (Abnormal COronary VAsomotion in patients with stable angina and unobstructed coronary arteries). J Am Coll Cardiol 59：655-662, 2012]

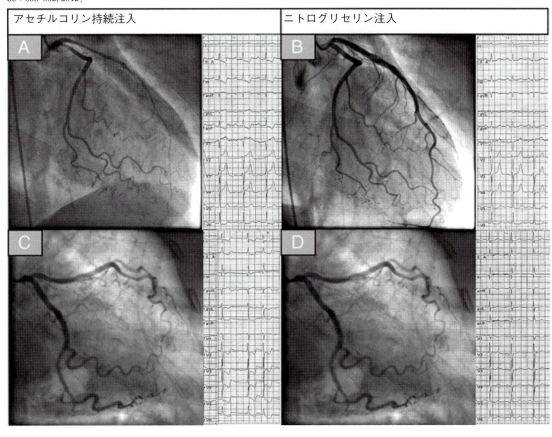

旋枝の解剖を明確に描出するのに必要である．

Ⓑ 不適切な造影剤注入

経験が浅い術者や助手は，冠動脈循環への造影剤注入の量や力が不足する傾向にある．このため，拡張期の最大冠血流時に造影剤量が足りず，不十分または間欠的な拍動性の造影になってしまう．このような不適切な造影の場合，造影剤と血液の混合が不十分のため，造影剤のない一部が動脈の狭窄のように見えてしまうこと

もある．

Ⓒ 超選択的造影

特に左冠動脈主幹部が短くすぐに分岐する場合，左前下行枝や回旋枝に超選択的にカテーテルが入ってしまうことは珍しくない．経験が浅い術者の場合，造影されないほうの血管の完全閉塞と誤認してしまうことがある（たとえば，もし回旋枝しか造影されない場合，左前下行枝が閉塞していると思ってしまう）．造影剤の逆

[図15-35] 超選択的挿入により入口部狭窄が隠蔽された一例

狭窄より深い位置にカテーテルの先端があり，以前ステント留置された静脈グラフトの入口部狭窄が見えなくなっている（上，中）．造影剤を注入しながらカテーテルを引くと（下），大動脈へ逆流を生じ（中抜き矢印），入口部の有意狭窄（黒矢印）が明確になる．

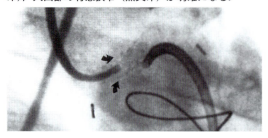
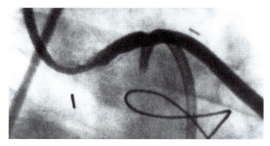
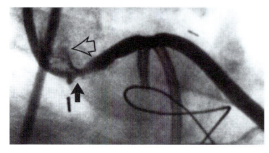

な側副血行路の供給源であり，重要な情報を見落としかねない（図15-25，15-26）．Valsalva洞まで造影剤が（拍動性でなく）持続的に逆流するよう適切に注入することで，カテーテル先端よりも近位部から分岐する枝に気づくことができ，超選択的造影による見落としを防ぐことができる．

また，冠動脈への選択的カテーテル挿入では，入口部狭窄を見落とすことがある．特にカテーテル先端が病変部の奥まで挿入され，十分な造影剤の逆流がない場合に生じる．入口部狭窄が疑われた場合（たとえば，部分的な圧の心室化や鈍化がある場合）には，最終造影の際にカテーテルを入口部から引きながら行うとよい（図15-35）．

D カテーテル誘発冠動脈攣縮

冠動脈の攣縮はカテーテルそのものが原因のことがあり，機械的な刺激や筋原性反射が関与していると考えられる（図15-32）．左前下行枝でもまれには起こり得るものの，右冠動脈に選択的にカテーテルが挿入された際に多く認められる．カテーテル先端での攣縮は上腕動脈からであれ大腿動脈からであれ起こり得るが，右Judkinsカテーテルで起こりやすく，特にカテーテル先端が右冠動脈入口部に斜めに挿入されて壁に当たり，血管近位部を覆うようになると起こりやすい．冠動脈の狭小化が攣縮によるものと疑われる場合には，ニトログリセリンの舌下，静注，冠動脈内投与を行い，再造影するべきである．

E 先天性冠動脈起始異常と冠動脈走行異常

この項目は本章で説明済みであり，また第16章にも触れられているが，再度強調しておく．冠動脈の起始や走行異常の存在は術者を混乱させ，誤って冠動脈閉塞と診断してしまうことがある．たとえば，クルックス（crux）に至る前に房室溝内で終わる小さな右冠動脈は異常ないしは閉塞血管と解釈されることがあるが，実際には7〜10％でみられる正常所見である．右冠動脈の二重入口部や回旋枝が右冠動脈分岐

流でカテーテルが挿入されていないほうの血管が十分に造影されない場合には，反時計回りにカテーテルを回したり，次に小さいJudkinsカテーテル（たとえばJL3.5）を使用したりすることで左前下行枝に選択的に挿入でき，また時計回りにカテーテルを回したり，次に大きいJudkinsカテーテル（たとえばJL5）を使用したりすることで回旋枝に選択的に挿入することができる．右冠動脈に関しては，カテーテルの先端が血管に沿って深く入りすぎることで超選択的造影となることがあり，円錐枝や洞結節枝が描出されなくなる．これらは左冠動脈への重要

する場合なども同じように紛らわしく，誤診しやすい．

Ⓕ 心筋ブリッジ

　前述の通り，冠動脈は時々心外膜表面から潜って心筋の束に埋もれていることがある．収縮期には，心筋に囲まれた動脈の部分は狭小化し，局在する狭窄のように見える．このような心筋ブリッジは左前下行枝と対角枝に多くみられる．一見局在性狭窄に見えるが拡張期に正常化することが，見抜く鍵である．血流測定ワイヤを用いた最近の研究では，心筋ブリッジ部位では血流障害があり，ステント留置により正常化することが示されている．特定の条件下においては重度の心筋ブリッジは真の心筋虚血の原因となり得るものの，左前下行枝領域に明らかな虚血のない正常造影の少なくとも5％に認められる所見である．

Ⓖ 完全閉塞

　もし冠動脈または側枝が起始部から完全に閉塞している場合，描出は難しく，閉塞に気づかないこともある．元の血管に対して分岐部から閉塞している場合，切株様造影は認められない．側副血行路を介して閉塞血管の遠位部が造影される場合や，心臓の特定領域への血管が乏しい場合などに，このような閉塞は認識され得る．

（藤田大司）

文　献

1. Conti CR. Coronary arteriography. *Circulation* 1977;55:227.
2. Sones FM Jr. *Coronary Arteriography*. Read before the Eighth Annual Convention of the American College of Cardiology, Philadelphia, 1959.
3. Ryan TJ. The coronary angiogram and its seminal contribution to cardiovascular medicine over five decades. *Circulation* 2002;106:752–756.
4. Hurst JW. History of cardiac catheterization. In: King SB III, Douglas JS Jr, eds. *Coronary Arteriography and Angioplasty*. New York: McGraw-Hill;1985:1–h.
5. Spencer B, King, III. The development of interventional cardiology. *J Am Coll Cardiol* 1998,31(4s2):64B–88B.
6. Budoff MJ. Clinical utility of computed tomography and magnetic resonance techniques for noninvasive coronary angiography. *J Am Coll Cardiol* 2003;42:1867–1878.
7. Ropers D, Moshage W, Daniel WG, Jessl J, Gottwik M, Achenbach S. Visualization of coronary artery anomalies and their anatomic course by contrast-enhanced electron beam tomography and three dimensional reconstruction. *Am J Cardiol* 2001;87:193–197.
8. Martuscelli E, et al. Evaluation of venous and arterial conduit patency by 16-slice spiral computed tomography. *Circulation* 2004;110:3234–3238.
9. Mark DB, Berman DS, Budoff MJ, et al. ACCF/ACR/AHA/NASCI/SAIP/SCAI/SCCT 2010 expert consensus document on coronary computed tomographic angiography: a report of the American College of Cardiology Foundation Task Force on expert consensus documents. *Circulation* 2010;121:2509–2543.
10. Scanlon PJ, Faxon DP, Audet A, et al. AHA/ACC guidelines for coronary angiography. A report of the ACC/AHA Task Force on practice guidelines. *J Am Coll Cardiol* 1999;33:1756.
11. Patel MR, Bailey SR, Bonow RO, et al. ACCF/SCAI/AATS/AHA/ASE/ASNC/HFSA/HRS/SCCM/SCCT/SCMR/STS. 2012 appropriate use criteria for diagnostic catheterization: a report of the American College of Cardiology Foundation appropriate use criteria task force, Society for Cardiovascular Angiography and Interventions, American Association for Thoracic Surgery, American Heart Association, American Society of Echocardiography, American Society of Nuclear Cardiology, Heart Failure Society of America, Heart Rhythm Society, Society of Critical Care Medicine, Society of Cardiovascular Computed Tomography, Society for Cardiovascular Magnetic Resonance, and Society of Thoracic Surgeons. *J Am Coll Cardiol* 2012;59:1995–2027.
12. Davies RF, Goldberg AD, Forman S, et al. Asymptomatic Cardiac Ischemia Pilot (ACIP) study two-year follow-up: outcomes of patients randomized to initial strategies of medical therapy versus revascularization. *Circulation* 1997;95:2037.
13. The TIMI IIIB Investigators. Effects of tissue plasminogen activator and a comparison of early invasive and conservative strategies in unstable angina and non-Q wave myocardial infarction—results of the TIMI IIIB trial (Thrombolysis in Myocardial Ischemia). *Circulation* 1994;89:1545.
14. Miltenberg AJM, et al. Incidence and follow-up of Braunwald subgroups in unstable angina pectoris. *J Am Coll Cardiol* 1995; 25:1286.
15. Antman EM, Hand M, Armstrong PW, et al. 2007 focused update of the ACC/AHA 2004 guidelines for the management of patients with ST-elevation myocardial infarction: a report of the American College of Cardiology/American Heart Association Task Force on Practice Guidelines. Circulation. 2008;117:296–329.
16. The TIMI Study Group. Comparison of invasive and conservative strategies after treatment with intravenous tissue plasminogen activator in acute myocardial infarction. *N Engl J Med* 1989;320:618.
17. Spaulding CM, Joly L, Rosenberg A, et al. Immediate coronary angiography in survivors of out-of-hospital cardiac arrest. *N Engl J Med* 1997;336:1629.
18. Panza JA, Laurienzo JM, Curiel RV, et al. Investigation of the mechanism of chest pain in patients with angiographically normal coronary arteries using transesophageal dobutamine stress echocardiography. *J Am Coll Cardiol* 1997;29:293.
19. Fleisher LA, Beckman JA, Brown KA, et al. ACC/AHA 2007 guidelines on perioperative cardiovascular evaluation and care for noncardiac surgery: a report of the American College of Cardiology/American Heart Association Task Force on Practice Guidelines (writing committee to revise the 2002 guidelines on perioperative cardiovascular evaluation for noncardiac surgery) Circulation 2007;116:e418–e499.
20. Neufeld NH, Blieden LC. Coronary artery disease in children. *Prog Cardiol* 1975;4:119.
21. Roberts WC. No cardiac catheterization before cardiac valve replacement—a mistake. *Am Heart J* 1982;103:930.
22. Baim DS, Kuntz RE. Appropriate uses of angiographic follow-up in the evaluation of new technologies for coronary intervention. *Circulation* 1994;90:2560.
23. Maher PR, Young C, Magnusson PT. Efficacy and safety of outpatient cardiac catheterization. *Cathet Cardiovasc Diagn* 1987;13:304.
24. Lee JC, et al. Feasibility and cost-saving potential of outpatient cardiac catheterization. *J Am Coll Cardiol*.
25. Judkins MP. Selective coronary arteriography, a percutaneous transfemoral technique. *Radiology* 1967;89:815.
26. Amplatz K, Formanek G, Stanger P, Wilson W. Mechanics of selective coronary artery catheterization via femoral approach. *Radiology* 1967;89:1040.
27. Fitzgibbon GM, Kafka HP, Leach AJ, Keon WJ, Hooper DG, Burton JR. Coronary bypass graft fate and patient outcome: angiographic follow-

28. Eisenhauer TL, Collier E, Cambier PA. Beneficial impact of aortocoronary graft markers on post-operative angiography. *Cathet Cardiovasc Diagn* 1997;40:249.
29. Kuntz RE, Baim DS. Internal mammary angiography: a review of technical issues and newer methods. *Cathet Cardiovasc Diagn* 1990;20:10–16.
30. Ayres RW, et al. Transcatheter embolization of an internal mammary artery bypass graft sidebranch causing coronary steal syndrome. *Cathet Cardiovasc Diagn* 1994;31:301.
31. Breal JA, et al. Coronary-subclavian steal—an unusual cause of angina pectoris after successful internal mammary artery bypass grafting. *Cathet Cardiovac Diagn* 1991;24:274.
32. Bilazarian SD, Shemin RJ, Mills RM. Catheterization of coronary artery bypass graft from the descending aorta. *Cathet Cardiovasc Diagn* 1990;21:103.
33. Suma H, et al. The right gastroepiploic artery graft—clinical and angiographic mid-term results in 200 patients. *J Thorac Cardiovasc Surg* 1993;105:615.
34. Tanimoto Y, et al. Angiography of right gastroepiploic artery for coronary artery bypass graft. *Cathet Cardiovasc Diagn* 1989;16:35.
35. Sones FM, Shirey EK. Cine coronary arteriography. *Mod Concepts Cardiovasc Dis* 1962;31:735.
36. Schoonmaker FW, King SB. Coronary arteriography by the single catheter percutaneous femoral technique, experience in 6,800 cases. *Circulation* 1974;50:735.
37. Ovitt T, et al. Electrocardiographic changes in selective coronary arteriography: the importance of ions. *Radiology* 1972,102:705.
38. Paulin S, Adams DF. Increased ventricular fibrillation during coronary arteriography with a new contrast medium preparation. *Radiology* 1971;101:45.
39. Lasser EC, et al. Pretreatment with corticosteroids to alleviate reactions to intravenous contrast material. *N Engl J Med* 1987;317:845.
40. Parfrey PS, et al. Contrast material-induced renal failure in patients with diabetes mellitus, renal insufficiency, or both. *N Engl J Med* 1989;329:143.
41. Ritchie JL, et al. Use of nonionic or low osmolar contrast agents in cardiovascular procedures (ACC Position Statement). *J Am Coll Cardiol* 1993;21:269.
42. Harvey JR, et al. Use of balloon flotation pacing catheters for prophylactic temporary pacing during diagnostic and therapeutic catheterization procedures. *Am J Cardiol* 1988;62:941.
43. Freeman R, et al. for the Blue Cross Blue Shield of Michigan Cardiovascular Consortium (BMC2) Nephropathy Requiring Dialysis after Percutaneous Coronary Interventions: incidence, risk factors and the critical role of an adjusted contrast dose. *Am J Cardiol* 2002;90(10):1068–1073.
44. Khan M, Schmidt DH, Bajwa T, Shalev Y. Coronary air embolism: incidence, severity, and suggested approaches to treatment. *Cathet Cardiovasc Diagn* 1995;36:313–318.
45. Dodge JT, Nykiel M, Altmann J, Hobkirk KM, Brennan M, Gibson CM. Coronary artery injection technique: a quantitative in vivo investigation using modern catheters. *Cathet Cardiovasc Diagn* 1998;44:34.
46. Ireland MA, et al. Safety and convenience of a mechanical injector pump for coronary angiography. *Cathet Cardiovasc Diagn* 1989;16:199.
47. The BARI Protocol. Protocol for the Bypass Angioplasty Revascularization Investigation. *Circulation* 1991;84:V1.
48. Angelini P, Villason S, Chan AV, Diez JG. Normal and anmomalous coronary arteries in humans. In: Angelini P, ed. *Coronary Artery Anomalies—A Comprehensive Approach*. Philadelphia: Lippincott Williams & Wilkins; 1999.
49. Yamanaka O, Hobbs RE. Coronary artery anomalies in 126,595 patients undergoing coronary arteriography. *Cathet Cardiovasc Diagn* 1990;21:28.
50. Serota H, et al. Rapid identification of the course of anomalous coronary arteries in adults—the "dot and eye" method. *Am J Cardiol* 1990;65:891.
51. Ishikawa T, Brandt PWT. Anomalous origin of the left main coronary artery from the right aortic sinus—angiographic definition of anomalous course. *Am J Cardiol* 1985;55:770.
52. Shirani J, Roberts WC. Solitary coronary ostium in the aorta in the absence of other major congenital cardiovascular abnormalities. *J Am Coll Cardiol* 1993;21:137.
53. Cohen DJ, Kim D, Baim DS. Origin of the left main coronary artery from the "non-coronary" sinus of Valsalva. *Cathet Cardiovasc Diagn* 1991;22:190.
54. Aldridge HE. A decade or more of cranial and caudal angled projections in coronary arteriography—another look. *Cathet Cardiovasc Diagn* 1984;10:539.
55. Elliott LP, et al. Advantage of the cranial-right anterior oblique view in diagnosing mid left anterior descending and distal right coronary artery disease. *Am J Cardiol* 1981;48:754.
56. Taylor CR, Wilde P. An easily constructed model of the coronary arteries. *Am J Radiol* 1984;142:389.
57. Mintz GS, Popma JJ, Pichard AD, et al. Limitations of angiography in the assessment of plaque distribution in coronary artery disease: a systematic study of target lesion eccentricity in 1446 lesions. *Circulation* 1996;93:924.
58. Randall PA Mach bands in cine coronary arteriography. *Radiology* 1978;129:65.
59. Arnett EN, et al. Coronary artery narrowing in coronary heart disease: comparison of cineangiographic and necropsy findings. *Ann Intern Med* 1979;91:350.
60. Dodge JT, Brown BG, Bolson EL, Dodge HT. Lumen diameter of normal human coronary arteries—influence of age, sex, anatomic variation, and left ventricular hypertrophy or dilation. *Circulation* 1992;86:232.
61. Gould KL, et al. Physiologic basis for assessing critical coronary stenosis—instantaneous flow response and regional distribution during coronary hyperemia as measures of flow reserve. *Am J Cardiol* 1974;33:87.
62. Uren NG, et al. Relation between myocardial blood flow and the severity of coronary artery stenosis. *N Engl J Med* 1994;330:1782.
63. Gibson CM, Cannon CP, Daley WL, et al. TIMI frame count: a quantitative method of assessing coronary artery flow. *Circulation* 1996;93:879.
64. Pijls NHJ, de Bruyne B, Peels K, et al. Measurement of fractional flow reserve to assess the functional severity of coronary-artery stenoses. *N Engl J Med* 1996;334:1703.
65. Gibson CM, Safian RD. Limitations of cineangiography—impact of new technologies for image processing and quantitation. *Trends Cardiovasc Med* 1992;2:156.
66. Stadius ML, Alderman EL. Coronary artery revascularization—critical need for and consequences of objective angiographic assessment of lesion severity. *Circulation* 1990;82:2231.
67. Scoblionko DP, et al. A new digital electronic caliper for measurement of coronary arterial stenosis—comparison with visual estimates and computer-assisted measurements. *Am J Cardiol* 1984;53:689.
68. Gronenshild E, Janssen J, Tijdent F. CAAS II—a second generation system for off-line and on-line quantitative coronary angiography. *Cathetet Cardiovasc Diagn* 1994;33:61.
69. Folland ED, Vogel RA, Hartigan P, et al. Relation between coronary artery stenosis assessed by visual, caliper, and computer methods and exercise capacity in patients with single-vessel coronary artery disease. *Circulation* 1994;89:2005.
70. Danchin N, Foley D, Serruys PW. Visual versus quantitative assessment of the severity of coronary artery stenoses—can the angiographer's eye be reeducated? *Am Heart J* 1993;126:594.
71. Ambrose JA, Hjemdahl-Monsen CE. Angiographic anatomy and mechanisms of myocardial ischemia in unstable angina. *J Am Coll Cardiol* 1987;9:1397.
72. Dangas G, Mehran R, Wallenstein S, et al. Correlation of angiographic morphology and clinical presentation in unstable angina. *J Am Coll Cardiol* 1997;29:519.
73. Mintz GS, Pichard AD, Popma JJ, et al. Determinants and correlates of lesion calcium in coronary artery disease: a clinical, angiographic and intravascular ultrasound study. *J Am Coll Cardiol* 1997;29:268.
74. Waxman S, Sassower MA, Mittleman MA, et al. Angioscopic predictors of early adverse outcome after coronary angioplasty in patients with unstable angina and non-Q-wave myocardial infarction. *Circulation* 1996;93:2106.
75. Fishbein MC, Siegel RJ. How big are coronary atherosclerotic plaques that rupture? *Circulation* 1996;94:2662.
76. Levin DC. Pathways and functional significance of the coronary collateral circulation. *Circulation* 1974;50:831.
77. Piek JJ, van Liebergen RAM, Koch KT, Peters TJG, David GK. Clinical, angiographic and hemodynamic predictors of recruitable collateral flow during balloon angioplasty of coronary occlusion. *J Am Coll Cardiol* 1997;29:275.
78. Seiler C, Fleisch M, Garachemani A, Meier B. Coronary collateral quantitation in patients with coronary artery disease using intravascular flow velocity or pressure measurements. *J Am Coll Cardiol*

1998;32:1272.
79. Maddux JT, Wink O, Messenger JC, et al. Randomized study of the safety and clinical utility of rotational angiography versus standard angiography in the diagnosis of coronary artery disease. *Catheter Cardiovasc Interv* 2004;62:167–174.
80. Empen K, Kuon E, Hummel A, et al. Comparison of rotational with conventional coronary angiography. *Am Heart J* 2010;160:552–563.
81. Grech M, Debono J, Xuereb RG, Fenech A, Grech V. A comparison between dual axis rotational coronary angiography and conventional coronary angiography *Catheter Cardiovasc Interv* 2012;80(4):576–580.
82. Levin DC, Fellows KE, Abrams HL. Hemodynamically significant primary anomalies of the coronary arteries. Angiographic aspects. *Circulation* 1978;58:25.
83. Click RL, et al. Anomalous coronary arteries: location, degree of atherosclerosis and effect on survival—a report from the Coronary Artery Surgery Study. *J Am Coll Cardiol* 1989;13:531.
84. Liberthson RR. Sudden death from cardiac causes in children and young adults. *N Engl J Med* 1996;334:1039.
85. Doorey AJ, et al. Six-month success of intracoronary stenting for anomalous coronary arteries associated with myocardial ischemia. *Am J Cardiol* 1000;86:580–582.
86. Newburger JW, et al. Diagnosis, treatment, and long-term management of Kawasaki disease. *Circulation* 2004;110:2747–2771.
87. Papadakis MC, et al. Frequency of coronary artery ectasia in patients undergoing surgery for ascending aortic aneurysms. *Am J Cardiol* 2004;94:1433–1435.
88. Ge J, Erbel R, Rupprecht HJ, et al. Comparison of intravascular ultrasound and angiography in the assessment of myocardial bridging. *Circulation* 1994;89:1725.
89. Klues HG, Schwarz ER, vom Dahl J, et al. Disturbed intracoronary hemodynamics in myocardial bridging: early normalization by intracoronary stent placement. *Circulation* 1997;96:2905.
90. Dorros G, Thota V, Ramireddy K, Joseph G. Catheter-based techniques for closure of coronary fistulae. *Cathet Cardiovasc Diagn* 1999;46:143.
91. Sherwood MC, Rockenmacher S, Colan SD, Geva T. Prognostic significance of clinically silent coronary artery fistulas. *Am J Cardiol* 1999;83:407.
92. Yetman AT, McCrindle BW, MacDonald C, Freedom RM, Gow R. Myocardial bridging in children with hypertrophic cardiomyopathy—a risk factor for sudden death. *N Engl J Med* 1998;339:1201.
93. Jennette JC, Falk RJ. Small-vessel vasculitis. *N Engl J Med* 1997;337:1512.
94. Weis M, von Scheidt W. Cardiac allograft vasculopathy: a review. *Circulation* 1997;96:2069.
95. Om A, Ellaham S, Vetrovec GW. Radiation-induced coronary artery disease. *Am Heart J* 1992;124:1598.
96. Cohen S. Motor disorders of the esophagus. *N Engl J Med* 1979;301:183.
97. Maseri A, Chierchia S. Coronary artery spasm: demonstration, definition, diagnosis, and consequences. *Prog Cardiovasc Dis* 1982; 25:169.
98. Mark DB, et al. Clinical characteristics and long-term survival of patients with variant angina. *Circulation* 1984;69:880.
99. Waters DD, Theroux P, Szlachcic J, Dauwe F. Provocative testing with ergonovine to assess the efficacy of treatment with nifedipine, diltiazem and verapamil in variant angina. *Am J Cardiol* 1981;48:123.
100. Heupler FA, et al. Ergonovine maleate provocative test for coronary arterial spasm. *Am J Cardiol* 1978;41:631.
101. Sueda S, Kohno H, Fukuda H, et al. Frequency of provoked coronary spasms in patients undergoing coronary arteriography using a spasm provocation test via intracoronary administration of ergonovine. *Angiology* 2004;55:403–411.
102. Raizner AE, et al. Provocation of coronary artery spasm by the cold pressor test. *Circulation* 1980;62:925.
103. Sueda S, Kohno H, Fukuda H, et al. Induction of coronary artery spasm by two pharmacological agents: comparison between intracoronary injection of acetylcholine and ergonovine. *Coron Artery Dis* 2003;14:451–457.
104. Ong P, Athanasiadis A, Borgulya G, Mahrholdt H, Kaski JC, Sechtem U. High prevalence of a pathological response to acetylcholine testing in patients with stable angina pectoris and unobstructed coronary arteries: the ACOVA study (Abnormal COronary VAsomotion in patients with stable angina and unobstructed coronary arteries). *J Am Coll Cardiol* 2012; 59:655–662.
105. Nakao K, Ohgushi M, Yoshimura M, et al. Hyperventilation as a specific test for diagnosis of coronary artery spasm. *Am J Cardiol* 1997;80:545.
106. Harding MB, Leithe ME, Mark DB, et al. Ergonovine maleate testing during cardiac catheterization—a 10 year perspective in 3,447 patients without significant coronary artery disease or Prinzmetal's variant angina. *J Am Coll Cardiol* 1992;20:107.
107. Cipriano PR, et al. The effects of ergonovine maleate on coronary arterial size. *Circulation* 1979;59:82.
108. Friedman AC, Spindola-Franco H, Nivatpumin T. Coronary spasm: Prinzmetal's variant angina vs. catheter-induced spasm; refractory spasm vs. fixed stenosis. *Am J Radiol* 1979;132:897.
109. Hays JT, Stein B, Raizner AE. The crumpled coronary artery—an enigma of arteriopathic pseudopathology and its potential for misinterpretation. *Cathet Cardiovasc Diagn* 1994;31:293.
110. Cannon RO III, Watson RM, Rosing DR, Epstein SE. Angina caused by reduced vasodilator reserve of the small coronary arteries. *J Am Coll Cardiol* 1983;1:1359–1373.
111. Cannon RO III, et al. Left ventricular dysfunction in patients with angina pectoris, normal epicardial coronary arteries, and abnormal vasodilator reserve. *Circulation* 1985;72:218–226.
112. Kurisu S, Sato H, Kawagoe T, et al. Tako-tsubo-like left ventricular dysfunction with ST-segment elevation: a novel cardiac syndrome mimicking acute myocardial infarction. *Am Heart J* 2002;143:448–455.
113. Sun H, Mohri M, Shimokawa H, et al. Coronary microvascular spasm causes myocardial ischemia in patients with vasospastic angina. *J Am Coll Cardiol* 2002;39:847–851.

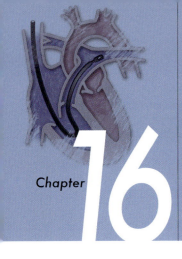

【第16章】Section Ⅵ Angiographic Techniques
冠動脈奇形
Coronary Artery Anomalies

Chapter 16

Paolo Angelini, George Monge

冠動脈奇形（coronary artery anomalies：CAA）についての豊富な医学的文献は多くの制約に悩まされているが，主要な原因は以下の2つである；
① 希少な解剖［多くの臨床セッションで「奇病」（fascinomas）として発表される］への表面的かつ雑多な思い込みの結果生じる，冠動脈奇形についての多数の症例報告やまとまりのない不確かな文献．
② 冠動脈奇形の知識を，明確かつ広く一般に受け入れられる知識として扱う枠組みの欠如．この分野に関する綿密かつ包括的なレビューに関しては，興味のある読者は，1999年にわれわれのグループが刊行した書籍を参考にしていただきたい[1]．

本章では，CAAの現状について，特にカテーテル検査における診断および治療介入に関して簡潔にレビューする．

1 定義

冠動脈の解剖が非常に多様性に富むことを勘案すると，「正常冠動脈」の定義はこれまで冠動脈解剖について述べられてきた種々の特徴のバリエーションの知識に基づくべきである（たとえば，冠動脈起始部の位置や冠動脈の径や断面積など）．

一般的に，各解説書では，解剖学的な正常とは，一般集団のなかで1％以上にみられる，もしくは正規分布内で平均値±標準偏差の2倍以内に属するものと考えられている[1]．各々の解剖学的変異の最も関連がある臨床的評価については，何らかの形態学的異型の病態生理学的な結果に注目するべきで，これらの結果はそれぞれの異型ごとに分けて議論されるべきである．

ほとんどの冠動脈では，通常近位部は主に3本の血管で構成される．① 前壁中隔や前側壁に灌流する血管（左前下行枝：LAD），② 左室鈍縁領域を灌流する血管（左回旋枝：LCx），③ 右室自由壁を灌流する血管（右冠動脈：RCA）の3本である[1]．LADとLCxは大動脈から共通の起始部を介しており，その起始部は左主幹部と呼ばれる（左主幹部は90％においてみられる．しかしLADとLCxとは異なり，必要不可欠なものではない）．通常，左冠動脈は左Valsalva洞（左後部Valsalva洞）の上部2/3から分岐する．右冠動脈は右Valsalva洞の上部2/3から分岐する．通常，冠動脈は大動脈壁に対して直角に分岐する．

一般的な冠動脈奇形の分類（表16-1）には，その走行や流入先に準じて，起始部の異常に代表される各解剖学的事象を表す基本的特徴が用いられる[1,2]．図16-1は冠状断面での3本の冠動脈の正常分布と，起始部や冠動脈近位部の走行についての想定し得る種々の奇形を表した図表である．

CAAの有病率は各々の異常の定義による（不幸にも，多くのCAAに関する研究でその定義については言及されていない）．この点については不適切な方法的訓練の結果，CAAの有病

[表 16-1] 冠動脈奇形の分類

A. 起始および走行の異常
　1) 冠動脈主幹部の欠損（左冠動脈の分割）
　2) 大動脈基部およびValsalva洞内での冠動脈起始異常（各々の動脈における）
　　　a) 高位
　　　b) 低位
　　　c) 交連部
　3) 正常Valsalva洞外に起始部が存在する冠動脈起始異常
　　　a) 大動脈洞右後方
　　　b) 上行大動脈（異常走行を伴う）
　　　　①壁内性（「intramural」：ACAOS）
　　　　②壁外性
　　　c) 左室
　　　d) 右室
　　　e) 肺動脈（以下の異形あり）
　　　　①左冠動脈肺動脈起始（肺動脈洞後方から起始：ALCAPA）
　　　　②左回旋枝肺動脈起始（肺動脈洞後方から起始）
　　　　③左前下行枝肺動脈起始（肺動脈洞後方から起始）
　　　　④右冠動脈肺動脈起始（肺動脈洞右前方から起始）
　　　　⑤肺動脈洞外部の肺動脈よりいずれかの冠動脈が異所性に起始
　　　　　(a) 左側肺動脈洞前方から
　　　　　(b) 肺動脈幹から
　　　　　(c) 肺動脈枝から
　　　f) 大動脈弓部
　　　g) 無名動脈
　　　h) 右頸動脈
　　　i) 内胸動脈
　　　j) 気管支動脈
　　　k) 鎖骨下動脈
　　　l) 胸部下行大動脈
　4) 異なるValsalva洞からの冠動脈起始（起始部結合もしくは起始部並列を含む）
　　　a) 右冠動脈の左冠洞起始（以下の走行異常も含む）
　　　　①後房室間溝[a]もしくは心臓の後面
　　　　②大動脈後方[a]
　　　　③大動脈と右室流出路の間，大動脈前方，大動脈壁内走行，ACAOS
　　　　④中隔内[a]
　　　　⑤右室流出路前方，心臓の前面
　　　　⑥後室間溝から前室間溝への走行[a]
　　　b) 左前下行枝の右冠洞起始（以下の走行異常も含む）
　　　　①大動脈と右室流出路の間，大動脈前方，大動脈壁内走行，ACAOS
　　　　②中隔内
　　　　③右室流出路前方，心臓の前面
　　　　④後室間溝から前室間溝への走行
　　　c) 左回旋枝の右冠洞起始（走行異常も含む）
　　　　①前室間溝後方
　　　　②大動脈後方
　　　d) 左冠動脈の右冠洞起始（走行異常も含む）
　　　　①前室間溝後方[a]もしくは心臓後面
　　　　②大動脈後方
　　　　③大動脈と右室流出路の間，大動脈前方，大動脈壁内走行，ACAOS
　　　　④中隔内
　　　　⑤右室流出路前方[a]，心臓の前面
　　　　⑥後室間溝から前室間溝への走行[a]
　　　e) 左冠動脈の無冠洞起始（走行異常も含む）
　　　　①壁内性（ACAOS）
　　　　②壁外性
　5) 単冠動脈

[a]：単一の冠動脈，つまり入口部が左右冠動脈で共通の場合は「単冠動脈」の表現形と考える．
ACAOS：anomalous origin of a coronary artery from an opposite sinus of Valsalva, with intramural course, ALCAPA：anomalous origin of the left coronary artery from the pulmonary artery

（次ページに続く）

[**表 16-1**]（続き）

B. 内因性の冠動脈解剖の異常
  1) 先天性起始部狭窄，閉塞（左冠動脈，左前下行枝，右冠動脈，左回旋枝）
  2) 冠動脈入口部 dimple
  3) 冠動脈拡張および瘤
  4) 冠動脈欠損症
  5) 低形成
  6) 冠動脈壁内走行（心筋ブリッジ）
  7) 心内膜下走行
  8) 冠動脈交差
  9) 後下行枝もしくは中隔枝の起始異常
  10) 後下行枝（PD）の欠損もしくは右冠動脈（RCA）の分断
      a) PD の近位部と遠位部が RCA 内で各々異所性に起始
      b) PD 近位部が RCA から，遠位部が左前下行枝から起始
      c) PD 近位部が RCA から，遠位部が左回旋枝から起始
  11) 左前下行枝の欠損もしくは分断
      a) 巨大第 1 中隔枝と遠位部の小さな左前下行枝
      b) 重複左前下行枝
  12) 第 1 中隔枝の異常起始

C. 冠動脈流入部の異常
  1) 冠動脈・毛細血管領域における分枝の減少
  2) 右冠動脈，左冠動脈，および漏斗動脈から以下への瘻孔
      a) 右室
      b) 右房
      c) Valsalva 洞
      d) 上大静脈
      e) 肺動脈
      f) 肺静脈
      g) 左房
      h) 左室
      i) 心室（複数の場合もあり）に多数の小孔が流入

D. 側副血行路の異常

率は報告によって差異が存在している．実際，有意義で正確な CAA の有病率を集積するには，CAA の診断に対しての前向きに提言された基準とバイアスを除いた一般人のサンプリングが必要とされる．今日までそういった研究は行われてこなかったため，一般人における CAA の有病率について信頼できる正確な情報が依然としてなく，むしろカテーテル検査時に見つかる CAA の頻度が現時点では最も信憑性のあるデータとされる．この種の研究はほぼ紹介バイアス［訳者注：研究に集められた人とそうでない人の患者特性の系統的な違い（特定の施設に来た患者のみなど）によって起こるエラー］を持つが，精密に構築された研究であるかぎり非常に重要な研究である[1,2]．

現在，われわれの施設である Texas Heart Institute は，多数の学童に対して MRI を用いることで CAA の有病率の正確なデータを得ることに関する，包括的な過程を率先して行ってきた．加えて，われわれのグループはこれまでに心臓カテーテル検査および治療の成人患者での CAA の有病率を前向きに調査している．われわれのコホート研究の結果では CAA 有病率は 5.64％ であった[2]．過去の多くの系統的でない研究をみてみると，CAA の有病率は個々の研究によって大きく異なり，その信憑性は低い[3-6]．

66 ある CAA（**表 16-1**）のなかで，虚血性心疾患に代表される何らかの冠動脈機能異常を引き起こす危険性のあるものとしては，対側 Valsalva 洞から起始した冠動脈が壁内走行をとるタイプの冠動脈起始異常（ACAOS；後述

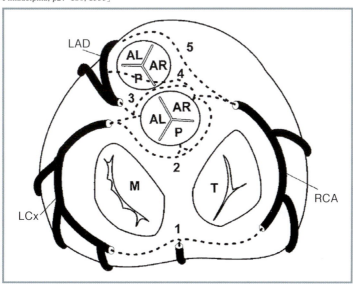

[図 16-1] 3本の主要な冠動脈（LAD, LCx, RCA）の位置関係を頭側より観察した冠状断面図

点線部は各冠動脈の正常（正規の Valsalva 洞より冠動脈が派生している）および異常なつながりおよび走行を示す．数字は以下の異常走行を示す．
1：posterior（後方の走行異常；房室弁方向），2：retroaortic（大動脈後方），3：preaortic（大動脈前方），intramural（冠動脈の大動脈壁内走行），4：intraseptal（中隔内；漏斗状），5：prepulmonic（肺動脈前方）．
LAD：左前下行枝，LCx：左回旋枝，RCA：右冠動脈，AL：左半月弁，AR：右半月弁，P：後半月弁，M：僧帽弁，T：三尖弁
[Angelini P et al：Normal and anomalous coronary arteries in human. Coronary Artery Anomalies：A Comprehensive Approach, Angelini P（ed），Lippencott Williams & Wilkins, Philadelphia, p27-150, 1999]

のただ 1 つと考えられている[7]．ACAOS は成人心臓カテーテル検査症例の約 1％にみられる[2]．その詳細は次節に譲るが，成人 CAA 症例において最も臨床的に重要な問題点をはらんでいる．ACAOS 以外の CAA はそれ自体で心筋虚血を引き起こすことは知られていない（さらに，これらは成人 CAA のなかで臨床的に重要である議論に含まれるべきではない），しかし，これらの CAA についても，その認識および管理が臨床的に不確実である点，アテローム血栓性冠動脈疾患に代表されるように偶発的に病態を悪化させる因子となり得る点を考えると臨床的重要性は存在する．したがって，各々の CAA を正確に診断し，その重症度の判定を行うことは成人心臓カテーテル検査に臨む医師にとって重大な責務といえる．

A 対側 Valsalva 洞から起始した冠動脈が壁内走行をとるタイプの冠動脈起始異常（anomalous origin of a coronary artery from an opposite sinus of Valsalva, with an intramural course：ACAOS）

多くの ACAOS が検死ベースの研究で確定されているように[8-10]，ACAOS は虚血イベントとの関連が明らかな唯一の CAA である．この奇形を認識することは特に重要である．なぜなら，アスリートや軍隊における新兵といった若年者の死亡や，日常生活に支障をきたすような狭心痛，呼吸困難および失神をきたす可能性があるためである．致死的な虚血イベントを引き起こし得る ACAOS のメカニズムや特有の解剖学的特徴については，解剖学者たちにより長い

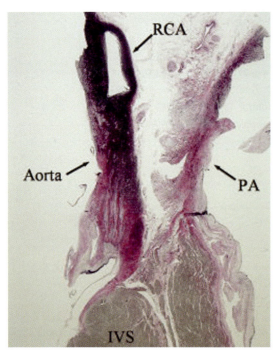

[図16-2] 大動脈と肺動脈の中間部（大動脈と肺動脈幹の最も近接部）レベルにおける大動脈前壁および肺動脈後壁の横断面の組織図

症例は陸上選手でR-ACAOSで突然死を遂げており，病理解剖を行っている．注目する点は，大動脈と肺動脈の間のスペースに異所性の動脈は存在せず，むしろ動脈は大動脈中膜内を走行しており，横方向に圧迫されている（intramural）．この血管のIVUSおよびOCT像は図16-3～16-5に示す．

RCA：右冠動脈，Aorta：大動脈，PA：肺動脈，IVS：心室中隔
（写真はDwayne A. Wolf博士の厚意による）

間議論されてきた．まず，開口部がスリット様である点，冠動脈の起始が接線方向である点，大動脈と肺動脈に挟まれた部分，入口部の線維性の突起などが，ACAOS症例において虚血イベントを引き起こす可能性があると考えられている．さらに最近では，血管内超音波（IVUS）所見やそれに類似するいくつかの解剖学的証拠により，解剖学的異常の生体内における正確な画像を得ることができ，虚血イベントについての明確な結論が得られている．すなわち，大動脈壁内を走行する異所性冠動脈部位がACAOS関連の虚血発作に対して再現性および定量化可能なかたちでの機序となっているというものである（図16-2～16-6）．

ACAOSの診断は，過去には通常，カテーテル検査時に異所性の冠動脈起始部が偶然発見されたときになされるという不確定なものであった．現在では，ほとんどのACAOS症例は，若年性の胸痛，各種スクリーニング検査，冠動脈疾患が疑われているなどの何らかの原因によるコンピュータ断層血管造影法（CTA）によって判明している[11]．カテーテル検査では，ACAOS症例の選択的な冠動脈造影は起始部が異所性かつ大動脈壁に対して接線方向に開口するといった理由により非常に困難である．

R-ACAOS（右冠動脈のACAOS）症例では，左Valsalva洞に存在する異所性入口部への位置取りおよび選択はルーチンの診断カテーテルでは極めて困難である．ルーチンで使用する診断カテーテルはValsalva洞から90°の直角方向に派生する冠動脈に合わせることを意図して作られている．R-ACAOSでは右冠動脈の起始は通常，左冠動脈起始部（正常に派生している）と大動脈弁前交連部の間に存在する．また，冠動脈近位部は大動脈壁に対して接線方向に走行し，かつ大動脈壁内を走行する．われわれはこのような症例に対してのカテーテル検査時におけるフラストレーション（これはこのような希少疾患への特別な興味へと昇華された）により，R-ACAOS症例での異所性右冠動脈入口部に対し特異的にエンゲージするカテーテルを考案した．準選択的カテーテル法（subselective catheterization）を可能とする，カテーテルの冠動脈と同軸方向でのアプローチと適切なバックアップ（選択的冠動脈造影のためだけでなく，さらにはIVUS，OCT，ステント留置を容

[**図 16-3**] 典型的な R-ACAOS 症例における冠動脈造影像
（**A**）非選択的造影像，（**B**）選択的造影像．LAO で壁内部より近位（入口部付近）は冠動脈壁内部の狭窄により軽度拡張を認めるが，冠動脈の大動脈壁内部の閉塞は認めていない．右冠動脈優位であり，その入口部は左冠動脈と並んで存在していた．R-ACAOS の CTA 像を示す［（**C**）矢状断面，（**D**）冠状断面］．同一症例の他の方法を用いた画像を図 16-4，16-5 に示す．

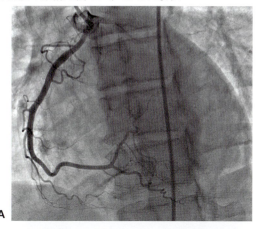
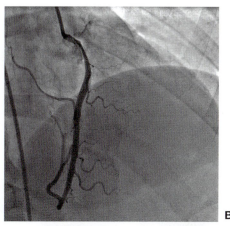
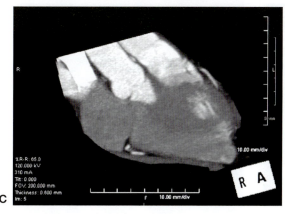
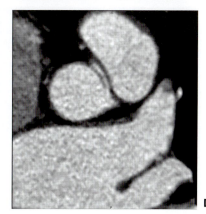

易にするためにも重要である）は，Amplatz カテーテルの遠位部のカーブが前方に傾斜する特性を模倣した特製のカテーテル（Cordis 社，Miami，FL；catalog number SM7600 AL3A）によって得られた．R-ACAOS と診断された 40 症例に対してこのカテーテルを用いたところ，ほぼ 100％の確率で速やかにエンゲージ可能であった．IVUS を用いたさらなる検討により，高位起始（たとえ大動脈の通常方向からの起始であっても起こり得る；図 16-7）や左冠動脈が無冠尖から分岐する症例でも冠動脈の壁内走行があることが明らかとなった[12]．

R-ACAOS（もしくは L-ACAOS）での選択的冠動脈造影では近位部冠動脈の狭窄の重症度は明らかにはならないが，経験を積んでいけば ACAOS の存在は明確にわかる．特に，冠動脈造影によって"intramural"（言い換えれば「大動脈と肺動脈の間を走行する」もしくは「傍大動脈」）タイプと，ACAOS には含まれない"intraseptal"（もしくは漏斗状）タイプとは明確に区別することが可能である（図 16-8）．この 2 つのタイプの血管造影上の鑑別基準を表 16-2 に示す．優位な冠動脈を見極め（もしくは後下行枝起始部の同定），アテローム性動脈硬化といった後天的な冠動脈疾患を検出するのに冠動脈造影は必須の検査である．また偶然で

第 16 章　冠動脈奇形　**403**

[図 16-4] R-ACAOS 症例における入口部付近の IVUS，OCT 像
（A）収縮期，（B）拡張期，（C）大動脈壁内走行部より遠位部での基準となる正常血管部（狭窄部はおよそ 60％の狭窄率）．（D～F）IVUS 像と同部位での OCT 像．IVUS と比較してより精度が高く，狭窄の程度を正確に評価することが可能である．（D）入口部収縮期，（E）入口部拡張期，（F）遠位部での基準となる正常血管（収縮期は 65％，拡張期は 60％の狭窄率）．

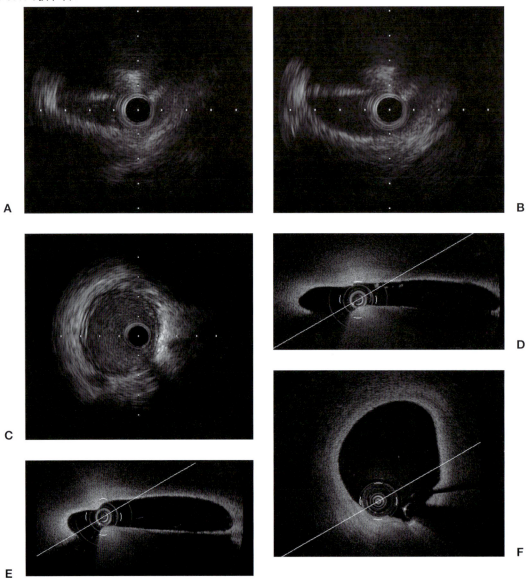

はあるが，遠位部の血管に糖尿病患者にみられるような動脈硬化性病変があっても，ACAOSにおける大動脈壁内部の冠動脈にアテローム性変化がないことが IVUS で判明することは注目に値する．

CTA は異所性の血管が持つ異常走行の特殊なタイプを描出するのに非常に有用な方法である（図 16-3C，16-6F，G）．また，冠動脈造影で「大動脈と肺動脈に中間にある」近位部壁内冠動脈を明確にする右前斜位（RAO）造影と同等の撮像を行うことで，同部の側面方向からの圧迫も CTA では判別可能である．残念なこ

[図 16-5] R-ACAOS 症例での大動脈壁内冠動脈部位の OCT 像
(A) 拡張期, (B) 収縮期. 本例はわれわれが観察した症例のなかで最も狭窄率が低い症例である. 平均の狭窄率は 30%（軽度）であった.

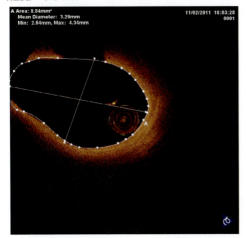
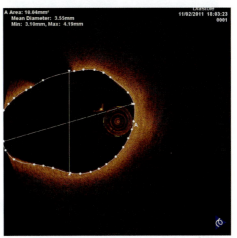

[図 16-6]
L-ACAOS の収縮期 (A) および拡張期 (B) の冠動脈造影像. 収縮期が拡張期に比して狭窄度が強く見える. 大動脈壁内部冠動脈の収縮期 (C), 拡張期 (D), および左主幹部のリファレンス部 (E) の IVUS 横断像を示す. リファレンス部に対しての狭窄率は 55% であった. (F) 本症例における冠動脈 CT 像. 異所性の左冠動脈の入口部は正常の右冠動脈入口部に隣接して存在する. (G) 大動脈根部における矢状断像. 大動脈と肺動脈の間に圧排された左冠動脈主幹部を認める（矢印）.

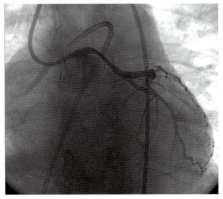
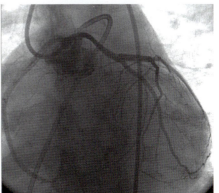

（次ページに続く）

とに現時点では, CTA は ACAOS 症例における狭窄を十分な正確性をもって検出もしくは計測できるほどには至っていない. それゆえに, 個々の ACAOS 症例における重症度や冠動脈近位部の狭窄の様式を把握する目的では, IVUS（可能であれば OCT）が施行されている. 図 16-4, 16-5, 16-6C～E に, われわれが個々の ACAOS 症例について以下に示す重症度を定義する指標を考案するに至った, 典型的か つ重要な R-ACAOS, L-ACAOS 症例の IVUS と OCT 像を示す；

①冠動脈の壁内走行部の長さ.
②遠位部の基準となる心外膜面正常血管に対しての血管短軸断面での圧迫の重症度.
③横断面イメージにおける縦方向の直径と横軸の比で算出される, 狭窄の重症度を簡便に評価可能と思われる血管非対称性のスコア.
④シミュレーションされた負荷時と負荷前

第 16 章 冠動脈奇形

[図 16-6]（続き）

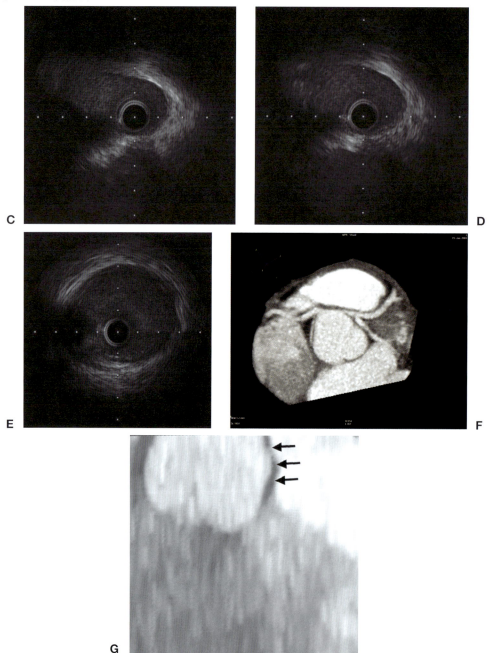

（ベースライン）に測定された，血管横断面における心周期内での収縮期と拡張期の狭窄度［SAD 試験；生理食塩水（500 mL ボーラス），アトロピン（0.5 mg），ドブタミン（40 μg/kg/min）を注入し，同じパラメータの変化を観察する試験］[7]．

われわれのグループはこれらの研究を多くの症例について行ってきており，現在いくつかの予備的な提言をするべく包括的なレポートを推敲中である．この領域は，特に外科的介入への推奨[13, 15, 17]について，現時点では発展途上かつ暫定的である[13-20]．Texas Heart Institute の

[**図 16-7**] 左 Valsalva 洞上方，上行大動脈に右冠動脈起始を持つ症例の冠動脈造影ならびに IVUS 像
症例は胸痛と呼吸困難を訴える 51 歳男性．低形成と一過性の横方向への圧迫による両側冠動脈起始部の狭窄を認めた．核医学検査では下壁領域の虚血を認めた．（**A**）右冠動脈の選択的冠動脈造影像．起始部はその横に見える左動脈起始部より頭側に存在し，sinotubular junction（Valsalva 洞 - 大動脈管接合部）の 1 cm 頭側に存在する．（**B**，**C**）収縮期（**B**）および拡張期（**C**）の右冠動脈起始部 IVUS 像．横断面での狭窄率は遠位リファレンス領域（**D**）と比して，収縮期に 60％，拡張期に 37％であった．（**E～G**）冠動脈起始部の IVUS 像［（**E**）収縮期，（**F**）拡張期，（**G**）遠位部のリファレンス領域］．リファレンス領域と比して収縮期は 63％，拡張期は 50％の狭窄率であった．本症例は両側冠動脈起始部の外科的形成術を行う方針となった．

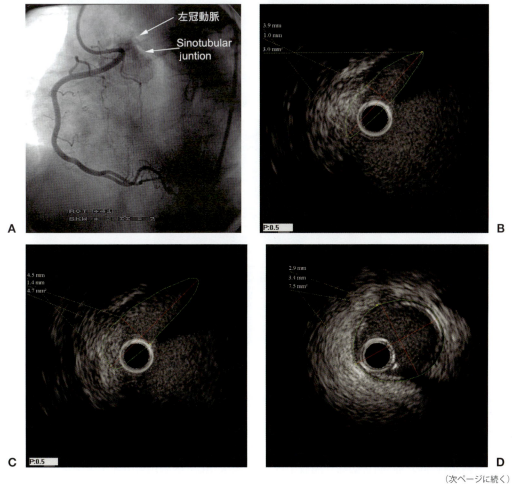

（次ページに続く）

冠動脈奇形センターで私たちが経験的に症例をフォローアップする際に使用している暫定的なアルゴリズムを表 16-3 に示す．

現時点では，R-ACAOS の症例で IVUS もしくは OCT での冠動脈壁内走行部の横断面での面積がベースラインで 55％ 以上の狭窄率か SAD 試験で 60％ 以上の狭窄率，もしくはその両者を満たす場合を重症例と考えている．同様に，若年で活動性の高い L-ACAOS の患者ではベースラインでの狭窄率が 50％ 以上で重症と考えている．35 歳以上の成人例では，無症候，もしくは虚血が証明されない症例についての治療介入の適応は若年例と比較すると緊急度は高くないが，これは確立されたものではない．若年症例，特にスポーツ競技を行っている症例では，R-ACAOS は症候例に対して治療介入が望ましいが，L-ACAOS 症例については仮に無症候であったとしても外科的な介入が望ましい．

[図 16-7]（続き）

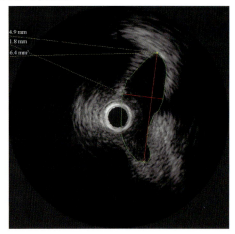
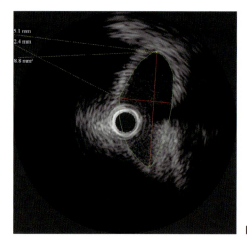

E　F

G

　現在，ACAOS専門施設での外科的治療では，可能であれば（特に，大動脈弁の前交連部を巻き込んでいる可能性のある症例），unroofing（冠動脈壁内走行部の内腔側を切除し開放する手技）が好まれる傾向にある．異所性動脈の再移植術もまた，近位部の壁内走行部が除去可能であれば，熟練した外科医の手によって可能かつ成功することがある．内胸動脈を用いたバイパス術は，壁内走行を有する冠動脈本幹の狭窄がベースライン時に有意でない場合（通常はこのケースが多い）は，グラフト血流は減少し退縮することが予想されるため，根治につながりにくい[2,12-22]．

　加えて，われわれの施設は近年，ステント血管形成術が重症のACAOS症例への体外循環下の外科的治療の代替治療になり得るかどうかを解明することを目的とした研究を率先して行っている．技術的には，適切な修練や前述のようなR-ACAOS専用のガイディングカテーテルを含めた器具類の導入以来，ステント血管形成術は平易かつ信頼できる手技となった．IVUS（もしくはOCT）はステント留置の前後で必要不可欠な評価手段である．

　異所性冠動脈の壁内走行は，どちらかもしくは双方の冠動脈が異所性に起始する，通常のValsalva洞よりも頭側の上行大動脈から起始する症例（言い換えれば上行大動脈からの高位起始例）でのIVUS時にみられることがあり，経験的には関連があると思われる．すべてのそのような症例の壁内走行冠動脈では何らかの狭窄

[図 16-8] 類似した 2 タイプでの左冠動脈走行異常における冠動脈近位部の異常走行
Intraseptal, 漏斗変異（infundibular variant）の模式図（A 上）とその典型的な冠動脈造影所見（B）. Intramural, 傍大動脈変異（preaortic variant）の模式図（A 下）とその典型的な冠動脈造影所見（C, D）.
ACAOS については心筋虚血の危険性をはらんでいる. RAO 造影では intraseptal 症例と intramural 症例は一見同様に見えるが，intramural の症例では冠動脈は大動脈辺縁に付着するように（本例は大動脈右側を走行している），かつ頭側に引き上げられるように走行しているのが特徴である. Intraseptal の症例では冠動脈は尾側前方に向かって走行し，中隔枝が最初の分枝であることが特徴である（B）. また，主幹遠位部は近位部前下行枝の位置で心外膜表面に到達する.
（D）intramural の症例における LAO 造影では intraseptal 症例の RAO 造影と同様に大動脈壁内走行部は頭側に向かって走行し，C 図と同様に sinotubular junction（Valsalva 洞 – 大動脈管接合部）の下方に輪（halo）のように観察される.
RCA：右冠動脈，LCA：左冠動脈，LAD：左前下行枝，AO：大動脈，PA：肺動脈，Cx：回旋枝，OM：鈍縁枝，LM：左主幹部，Asc. Ao.：上行大動脈，SPT：中隔枝，MT：mixed, short common trunk（右冠動脈と左冠動脈の起始部をつなぐ血管）

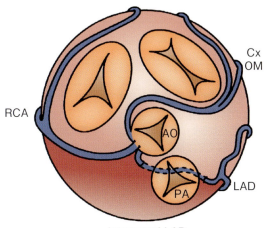

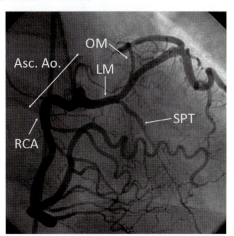

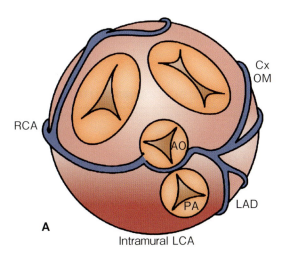

（次ページに続く）

病変を伴う（図 16-7）.

Ⓑ 成人カテーテル検査で時折遭遇するその他の冠動脈奇形：冠動脈瘻，心筋ブリッジ

以下に挙げる 2 つの疾患は，通常はカテーテル検査時に比較的遭遇する疾患であるが，本質的には冠動脈異常の原因となるものではない. しかしながら，さまざまな複雑な要因により，これらの疾患が重要となることがある.

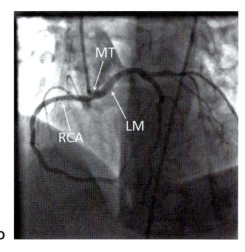

[図 16-8]（続き）

[表 16-2] 右Valsalva洞起始異所性左冠動脈での大動脈前方を走行するタイプ（intramural, L-ACAOS）と漏斗状タイプ（intraseptal）の冠動脈造影像の特徴所見

	Intramural	Intraseptal
RAO造影での大動脈後方への走行	なし	なし
冠動脈走行方向（RAO造影）	大動脈前壁／上方向（大動脈根部周囲）	前下方
主幹部からの最初の分枝	LAD遠位部とLCx分岐部	主幹部中間部から分離する第1中隔枝
収縮期における主幹部の狭窄	血管造影では通常認識されない，認識されても1cm程度の側方からの圧迫	遠位主幹部に認め得る（軽度の心筋ブリッジ効果；同心円状の圧迫）
主幹部遠位の位置	正常（左Valsalva洞に隣接する）	左前下行枝中間部に接続

LCx：左回旋枝，LAD：左前下行枝，RAO：右前斜位

[表 16-3] Texas Heart Institute で現在使用されている冠動脈奇形についての治療アルゴリズム

1. ACAOSでない無症候性冠動脈奇形（良性） 適切な画像評価による良性の奇形であることを認識し，本人および家族を安心させる
2. 何らかの原因で行われたスクリーニングで見つかった無症候性ACAOS a. R-ACAOSの場合 　核医学もしくはPETスキャンもしくは超音波による負荷試験での虚血の証明 　・陰性の場合：臨床的フォローアップと同時に，患者と家族を安心させる 　・陽性の場合：可逆性，不可逆性を問わずIVUSおよびOCTを含めたカテーテル検査を施行．重度の狭窄を有する場合は，外来フォローよりもしかるべき施設でのステント治療もしくは外科的治療を提案する b. L-ACAOSの場合 　・35歳未満：外科的治療を推奨する（本文参照） 　・35歳以上：負荷試験陽性であれば外科的治療介入を推奨する
3. 症候性（呼吸困難，胸痛，眩暈，失神発作，突然の心停止）もしくは負荷試験陽性（核医学，超音波，PETが望ましい）のR-ACAOS症例 IVUS，OCTで狭窄度を確定させ，重度ならば専門施設でのPCIもしくは外科的治療介入が望ましい（本文参照）
4. 症候性（呼吸困難，胸痛，眩暈，失神発作，突然の心停止）もしくは負荷試験陽性（核医学，超音波，PETが望ましい）のL-ACAOS症例 IVUS，OCTで狭窄度を確定させ，重度ならば専門施設でのPCIもしくは外科的治療介入が望ましい（本文参照）

［1］冠動脈瘻

　冠動脈瘻はさまざまな理由によりカテーテルの分野において研究がなされている．本項では，冠動脈瘻に対するわれわれの見解および治療方針について簡単に概説する．興味のある読者は，われわれが冠動脈瘻に関して総論的に述べた書籍を参照していただきたい[1]．

　冠動脈瘻は冠静脈洞や上大静脈といった体静脈系，もしくは心房および心室といった心腔内と冠動脈が異常に結合するものと定義される．冠動脈瘻の臨床的重要性は以下の点と考えられる；

① 冠動脈瘻を流れる血液によって瘻孔が進行性に増大し，瘤状の拡張を含む二次性のアテローム血栓性変化といった血管壁の変性をきたす点．

② 血流短絡が二次性の右心系および左心系への容量負荷を生じる点．

③ 抵抗の低い瘻孔血管と抵抗の高い栄養血管が並列し競合することにより生じる栄養血流の盗血現象（steal phenomenon）によって，同血管に血流を依存する心筋領域に虚血を生じる点．

④ 冠動脈やValsalva洞を含む瘤状の拡張そして結果として起こる逆流により，二次的に大動脈根部のゆがみを生じる点．

　現在，ほとんどの巨大冠動脈瘻は超音波検査やCTAで最初に診断されることが多い．その後，カテーテル検査で診断および治療を行う．

　外科的な治療が必要と考えられた患者については，術前に冠動脈固有の疾患がないか，瘻の正確な走行，そして特に，これはカテーテル治療時においても当てはまるが，治療時に保護が必要である栄養血管の開口部を認識しておくことが必要である（図16-9, 16-10）．カテーテル治療を選択した際，瘻孔血管のゆがみや血管の横断面での直径は，デバイス閉鎖およびコイル塞栓を考える際に把握するべき基本的事項である（図16-10）．

　理想的には，巨大冠動脈瘻を鮮明に造影するためには，一般的に6～8 Fのガイディングカテーテルを用いて施行すべきであり，これにより血管造影の際に良好な位置で造影が可能，かつ血流量に応じた適切な造影剤の注入を行うことが可能となる．ガイドライン上は，健常成人における左冠動脈血流量は150～250 mL/minと考えられているが，瘻の径，狭窄度，全長，流入部の圧にもよるが，「外科的治療適応の（巨大な）瘻」の血流量はさらに多く，一般的には300～1,500 mL/min程度の血流量を有している．酸素飽和度に基づいた短絡率測定の信憑性は通常低い．

　冠動脈瘻閉鎖術の適応は確立されていないが，瘤状拡大を予防する点についてはもっぱら検討されている．確かに，たとえ治療後でも瘻の瘤状拡張は残存し，修復により血流が大幅に減少することで，冠動脈内壁在血栓のリスクは増大する．壁の石灰化の存在に示されるような，治療介入後の瘻孔血管のリモデリングは若年者では一般的であるが，成人になるとまれであることから，治療介入は通常，成人前に行うことが推奨されている．術後のカテーテル検査やCTでのフォローアップは，血流減少後の栄養血管である冠動脈側枝の開存度や，残存する冠動脈の瘤状拡張の程度を評価するために行う．

［2］心筋ブリッジ

　心筋ブリッジとは，心筋内（一般的には左室内）を走行し収縮期に狭窄所見を示す冠動脈の一部分のことを指す[23]．冠動脈造影において，ニトログリセリンのような血管拡張薬を注入することにより，心筋ブリッジ部の収縮期の狭窄所見は増強を認める．通常，心筋ブリッジは，左室肥大もしくは冠動脈疾患といった他の疾患の精査目的や負荷試験陽性時の精査目的のカテーテル検査時に発見されることが主である[24]．

　急性心筋梗塞や狭心痛（特に安静時）の既往のある患者では，心筋ブリッジの評価時にアセチルコリン負荷試験などの冠動脈内皮機能を調べる検査を追加するべきである（図16-11）[25]．安静時胸痛を伴う肥大型心筋症患者での心筋ブリッジの冠動脈造影像とIVUS像を図16-12に示す．内皮障害は心筋ブリッジの症

[図16-9]
（A〜C）冠動脈主幹部から右室後面へ流入する無症候性巨大冠動脈瘻を有する27歳女性のCTA像．CTによる撮像は，瘻の直径，走行，起源，流入部から瘻の壁にある瘤や壁在血栓まで鮮明に描出することが可能である．（A）3Dボリュームレンダリング像．狭窄や拡張の原因となっている壁の不規則性を各部位で明確に描出可能である．（B）ボリュームレンダリング像でのさまざまな部位での瘻径の計測．これが最も関連のある事象は瘻孔への栄養血管の位置である．特に鈍縁枝は複数の斜断面構築像で検出されている（C）．
（D）CTA施行から4年後に待機的に施行された選択的コイル塞栓術時の冠動脈造影像．瘻孔血管は鈍縁枝起始部の遠位で偶発的に生じた，明らかな血栓によって完全に閉塞していた．左冠動脈主幹部と左回旋枝の近位部は画像上CTAと比較して明らかに縮小しているのが特徴であり，ネガティブリモデリングが起こっていると考えられた．
Cx：左回旋枝，FT：瘻孔の流入部，LAD：左前下行枝，OM：鈍縁枝，RV：右室

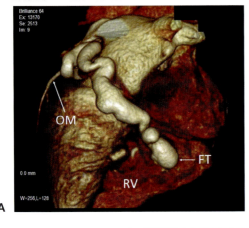

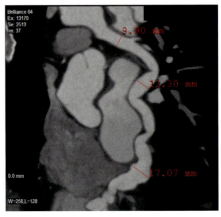

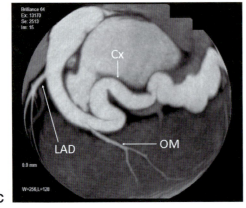

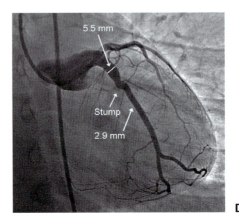

例ではしばしば合併し，内皮障害が心筋梗塞や安静時胸痛の機序となっている可能性があると近年報告されている．アセチルコリン負荷試験は既存のプロトコールに従って施行する．特に，段階的にアセチルコリンの投与量を増加させる（30〜120秒ごとに25, 50, 75, 100μgを注入する）際には，有意な攣縮や狭心痛が起こることを想定してニトログリセリンを準備して行う．血管径に対して可逆性変化を伴う70％以上の狭窄率を認めた場合に，一般的には有意狭窄と判断する．右冠動脈へのアセチルコリン注入の際には，時として徐脈が誘発されるため，一時的ペースメーカを挿入することが求められる．

ブリッジ心筋への介入に対しての経験に基づく適応は現段階では確定的なものは存在せず，

[図 16-10] 胸痛と呼吸困難を契機に発見された 41 歳女性の左冠動脈から冠静脈洞への瘻孔血管像
頭側 LAO（A）と RAO（B）からの左冠動脈造影像．拡大かつ屈曲した左回旋枝（Cx）は短い左主幹部から左前下行枝（LAD）とともに枝分かれし，2 本の鈍縁枝（OM$_1$，OM$_2$）を分岐して冠静脈洞および右房（RA）に流入する．OM$_2$ の梗塞を回避するためにいかなる閉鎖デバイスも OM$_2$ 分岐部より遠位に置く必要がある．（C）OM$_2$ 分岐部遠位の瘻孔血管に対するコイル塞栓時の最終冠動脈造影像．6 F ガイディングカテーテル（GC）を留置カテーテルである Tracker マイクロカテーテル（Boston Scientific 社，Natick，MA）（DC）を補助する目的で使用している．最初に留置するコイルは最も遠位部に置かれるが，最大径のコイルを用いている．これは，瘻孔の血流遮断が十分になされるまでコイルを留置する間，塞栓症を防ぐためである（訳者注：コイル塞栓時に，血栓が形成され，瘻の血流に乗って他所で塞栓症を起こすのを防ぐために，最初に一番径の大きいコイルを瘻孔の最も遠位部に置いて血栓の飛散を防ぐ，という意味と思われる）．

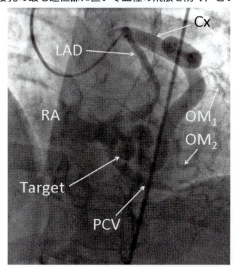

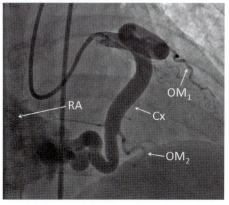

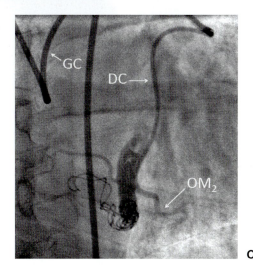

仮にあったとしても極めて慎重に行われるべきである．特にステント留置は二次的な内膜増殖，ステント損傷，およびその双方によるステント再狭窄の危険性が明らかに高率であり，その適応には注意を要する[26]．

（皆月　隼）

[**図 16-11**] 非典型的かつ増加する冠動脈攣縮の症状を有し，たこつぼ心筋症と判明した症例での冠動脈造影像

アセチルコリン負荷試験では左前下行枝近位の心筋ブリッジ部の攣縮が増強する．ニトログリセリンの冠動脈注入後は拡張期（**A**）では狭窄は消失したが，収縮期（**B**）では狭窄は残存している典型的な心筋ブリッジの所見であった．（**C**）アセチルコリン注入後は全心周期にわたり冠動脈狭窄を認めた．（**D**）ニトログリセリン冠動脈注入の反復により速やかに狭窄は解除された（同部に内皮機能障害が残存することを示唆する）．

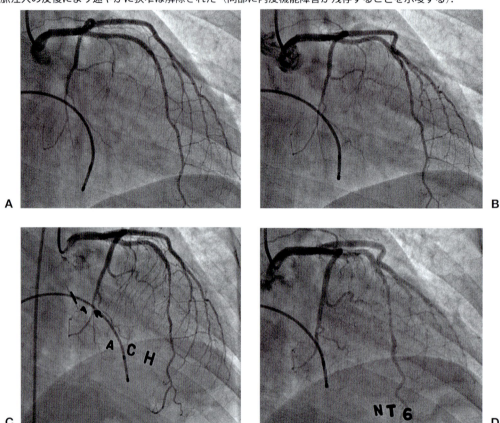

[**図 16-12**] 非典型的な胸痛を訴える肥大型心筋症

初回の冠動脈造影で左前下行枝中間部に拡張期に 4.0 cm 程度の狭窄（**A**）を認め，収縮期にさらなる狭窄（**B**）を認めた．内膜肥厚もしくは低形成などの原因検索を目的に IVUS を施行した．ニトログリセリン注入後の IVUS では内膜肥厚を伴わない低形成を認め，これが心筋ブリッジ部における冠動脈狭窄の機序と考えられた［（**C**）近位部のリファレンス像，（**D**）ブリッジ部の収縮期における IVUS 像，（**E**）ブリッジ部の拡張期における IVUS 像）］．β遮断薬を含む薬物治療で症状の改善が乏しい症例に対して，ブリッジ部の心筋を取り除く（unroofing）治療が提案されたこともあるが，決して主流の手技となることはなかった．

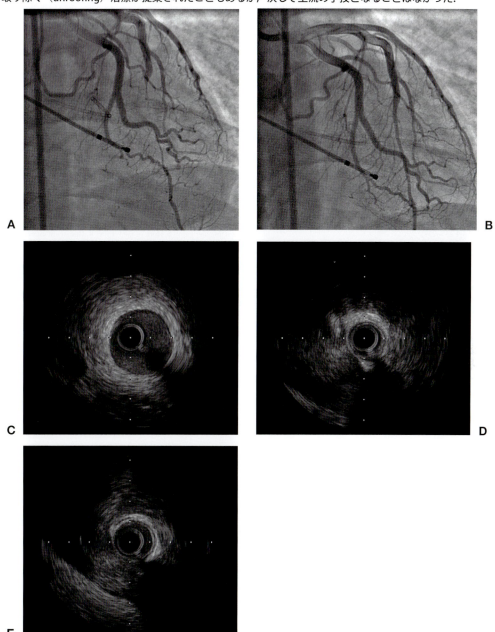

第 16 章　冠動脈奇形　**415**

文 献

1. Angelini P. *Coronary Artery Anomalies: A Comprehensive Approach.* Philadelphia, PA: Lippincott Williams & Wilkins; 1999.
2. Angelini P. Coronary artery anomalies: an entity in search of an identity. *Circulation* 2007;115:1296–1305.
3. Alexander RW, Griffith GC. Anomalies of the coronary arteries and their clinical significance. *Circulation* 1956;14:800–805.
4. Baltaxe HA, Wixson D. The incidence of congenital anomalies of the coronary arteries in the adult population. *Radiology* 1977;122:47–52.
5. Click RL, Holmes DR Jr, Vlietstra RE, Kosinski AS, Kronmal RA. Anomalous coronary arteries: location, degree of atherosclerosis and effect on survival—a report from the Coronary Artery Surgery Study. *J Am Coll Cardiol* 1989;13:531–537.
6. Yamanaka O, Hobbs RE. Coronary artery anomalies in 126,595 patients undergoing coronary arteriography. *Cathet Cardiovasc Diagn* 1990;21:28–40.
7. Angelini P, Flamm SD. Newer concepts for imaging anomalous aortic origin of the coronary arteries in adults. *Catheter Cardiovasc Interv* 2007;69:942–954.
8. Eckart RE, Scoville SL, Campbell CL, et al. Sudden death in young adults: a 25-year review of autopsies in military recruits. *Ann Intern Med.* 2004;141:829–834.
9. Roberts WC. Major anomalies of coronary arterial origin seen in adulthood. *Am Heart J* 1986;111:941–963.
10. Taylor AJ, Byers JP, Cheitlin MD, Virmani R. Anomalous right or left coronary artery from the contralateral coronary sinus: "high-risk" abnormalities in the initial coronary artery course and heterogeneous clinical outcomes. *Am Heart J* 1997;133:428–435.
11. Angelini P, Cheong B. Left coronary artery from the right coronary sinus: what can CT angiography tell us? *J Cardiovasc Comput Tomogr* 2010;4:255–257.
12. Angelini P, Walmsley RP, Libreros A, Ott DA. Symptomatic anomalous origination of the left coronary artery from the opposite sinus of Valsalva: clinical presentations, diagnosis, and surgical repair. *Tex Heart Inst J* 2006;33:171–179.
13. Basso C, Maron BJ, Corrado D, Thiene G. Clinical profile of congenital coronary artery anomalies with origin from the wrong aortic sinus leading to sudden death in young competitive athletes. *J Am Coll Cardiol* 2000;35:1493–1501.
14. Burke AP, Farb A, Virmani R, Goodin J, Smialek JE. Sports-related and non-sports-related sudden cardiac death in young adults. *Am Heart J* 1991;121:568–575.
15. Gersony WM. Management of anomalous coronary artery from the contralateral coronary sinus. *J Am Coll Cardiol* 2007;50:2083–2084.
16. Maron BJ, Shirani J, Poliac LC, Mathenge R, Roberts WC, Mueller FO. Sudden death in young competitive athletes: clinical, demographic, and pathological profiles. *JAMA* 1996;276:199–204.
17. Maron BJ, Thompson PD, Ackerman MJ, et al. Recommendations and considerations related to preparticipation screening for cardiovascular abnormalities in competitive athletes: 2007 update: a scientific statement from the American Heart Association Council on Nutrition, Physical Activity, and Metabolism: endorsed by the American College of Cardiology Foundation. *Circulation* 2007;115:1643–1455.
18. Van Camp SP, Bloor CM, Mueller FO, Cantu RC, Olson HG. Nontraumatic sports death in high school and college athletes. *Med Sci Sports Exerc* 1995;27:641–647.
19. Waller BF. Exercise-related sudden death in young (age less than or equal to 30 years) and old (age greater than 30 years) conditioned subjects. *Cardiovasc Clin* 1985;15:9–73.
20. Cheitlin MD. Coronary anomalies as a cause of sudden death in the athlete. In: Estes NAM, Salem DN, Wang PJ, eds. *Sudden Cardiac Death in the Athlete*. Armonk, NY: Futura Pub. Co.; 1998: 379–391.
21. Angelini P. Letter by Angelini regarding article, "Long-term outcome and impact of surgery on adults with coronary arteries originating from the opposite coronary cusp." *Circulation* 2011;124:e383.
22. Krasuski RA, Magyar D, Hart S, et al. Long-term outcome and impact of surgery on adults with coronary arteries originating from the opposite coronary cusp. *Circulation* 2011;123:154–162.
23. Angelini P, Trivellato M, Donis J, Leachman RD. Myocardial bridges: a review. *Prog Cardiovasc Dis* 1983;26:75–88.
24. Mohlenkamp S, Hort W, Ge J, Erbel R. Update on myocardial bridging. *Circulation* 2002;106:2616–2622.
25. Kumari M, Rha S-W, Poddar KL, et al. Clinical and angiographic characteristics of coronary endothelial dysfunction severity in patients with myocardial bridge as assessed by acetylcholine provocation test. *J Am Coll Cardiol* 2011;57:E1513.
26. Haager PK, Schwarz ER, vom Dahl J, Klues HG, Reffelmann T, Hanrath P. Long term angiographic and clinical follow up in patients with stent implantation for symptomatic myocardial bridging. *Heart* 2000;84:403–408.

【第17章】 Section VI *Angiographic Techniques*
心室造影
Cardiac Ventriculography

Chapter 17

Mauro Moscucci, Robert C. Hendel[a]

　心室造影は，先天性心疾患，心臓弁膜症，冠動脈疾患や心筋症における心室や関連組織の構造や機能を明らかにする検査である[1-5]．特に左室造影は左室の壁運動異常の評価に有用で，僧帽弁逆流，心室中隔欠損症や肥大型心筋症などの疾患の検出や重症度の評価にも優れている．そのため，左室造影は冠動脈疾患，大動脈疾患，僧帽弁疾患や原因不明の左室機能不全，また先天性心疾患などの症例に対するカテーテル検査においてルーチンに施行されることが多い．右室造影も同様に右室の壁運動機能評価に優れ，特に先天性心疾患の患者においては重要な検査になる．

1　心室造影用カテーテル

　適切な心室内造影をするためには短時間に大量の造影剤を注入する必要がある．成人においては，6F，7F，8Fの複数側孔付きカテーテルが推奨される．カテーテルを安定して心室中部に保持することで不整脈を誘発することなく急速に大量の造影剤を注入することが可能である．側孔のないカテーテル（単一先端孔付きカテーテル；Cournandカテーテルやマルチパーパスカテーテル）は造影剤注入中にカテーテルが動いてしまう懸念があり，不整脈の誘発や不均等な造影，または心室穿孔を起こす危険性がある．

A　ピッグテールカテーテル

　心室造影において，ピッグテールカテーテル（Judkinsにより考案）は単一先端孔付きカテーテルに比べていくつかの利点がある（**図17-1**）．先端が丸くなっているために屈曲した腕頭動脈や腸骨動脈からでも安全に左室へアプローチできる（第6章を参照）．先端から数cm手前にある側孔からも造影剤が出るうえに，ループエンドであるために注入した造影剤が心内膜に直撃しない利点もある．多方向へ造影剤のジェットが出ることで，その反跳力は相殺され，心室内でのカテーテル位置が安定する．カテーテルの先端が心室壁から離れているため，心内膜の濃染や不整脈の誘発を防ぐことができる．

　通常，ピッグテールカテーテルは直接もしくは大動脈弁尖の間を滑らせて容易に大動脈弁を通過させることができる．硬化した大動脈弁の場合はストレート型ガイドワイヤを先行させて弁通過を試みる（第6章を参照）．ブタ生体弁では，ストレート型のカテーテルよりも容易に生体弁を通過する．その構造から，Valsalva洞へ滑り落ちることが少ないためと考えられる．球状の人工弁（Starr-Edwards弁）を通過させることも可能であるが，カテーテルシャフトが拡張期に球状弁の着座を妨げ，高度の大動脈閉鎖不全を引き起こす懸念がある．この場合，

---

[a]：Donald Baim は前版における本章の執筆者であり，彼による文章の大部分が今回の版でも引き続き生かされている．

[図 17-1] 心室造影用カテーテルの例

(上から時計回りに) ピッグテール 8 F (Cook 社), Gensini 7 F, NIH 8 F, ピッグテール 8 F (Cordis 社), Lehman 心室造影用 8 F, Sones 7.5 F (先端にかけて徐々に細くなっており, 先端は 5.5 F になっている). 詳細は本文参照.

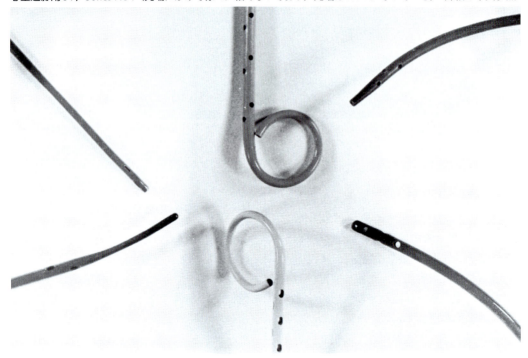

4 F 程度の細いカテーテルを用いるべきである. 弁を通過させる時間は 1 分程度にとどめ, カテーテルを左室から引き抜くまでは注意深く患者のバイタルサインをモニタリングする必要がある. もちろん, 傾斜ディスク型一葉弁 (Björk-Shiley 弁, Medtronic-Hall 弁, St. Jude 弁) の人工弁に対しては, カテーテルが弁口で引っかかってしまうため禁忌となる.

Judkins のピッグテールカテーテルはもともと先端までのシャフト部分が直線状に作られていた. このため, ピッグテールエンドが大動脈弁直下, かつ僧帽弁流入部の直前に位置し, 造影剤が血流により十分に撹拌され, 左室の心尖部までが良好に造影可能であった. 最近では側孔の近位部に 145～155°に軽く角度をつけたものが用いられる. この角度は大動脈基部と左室の長軸とがなす角度と同じであるため, カテーテルが左室中部に位置しやすい. 患者が左室造影時に深吸気位をとると心臓は垂直方向に引き伸ばされ, さらにカテーテルは心室内で良好な位置をとるとされる. カテーテルの操作および造影像の質はストレート型よりも角度のついたカテーテルのほうが優れるとされるが[6], 結局はいずれのカテーテルでも適切な造影は可能である.

Ⓑ 単一先端孔付きカテーテル

Sones カテーテル (80 cm Cordis SON-II, Sones Technique, Cordis 社, Miami, FL) は肘動脈からのアプローチの場合に広く用いられてきた. 1 つの先端孔に加えて 4 つの側孔があるため, 特に左室造影に適している. 5～8 F のサイズがあり, 先端にかけて外径が先細になる 0.035 インチのガイドワイヤが使用可能である. 高度に硬化した大動脈弁や屈曲した鎖骨下動脈を通過させることも可能である. 左室内へ

[図 17-2] Berman 造影用カテーテル
（A）通常型で側孔がバルーンの手前に付いているカテーテル，（B）逆行型で側孔がバルーンより遠位に付いているカテーテル．逆行型のカテーテルは閉塞肺動脈造影や末梢血管造影に用いる．
(Arrow International 社の厚意による)

A
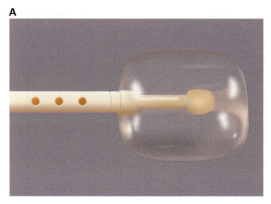

B
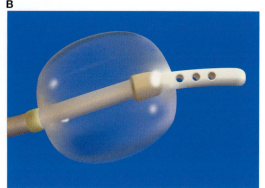

挿入する方法は第8章に記載している．左室造影を施行する場合，カテーテルを左室長軸に平行となるように操作して，その先端が大動脈弁と左室心尖部の中間になるように位置取りする必要がある．造影剤の注入速度を遅くすればカテーテルの反跳力を弱めることができるが，心室の期外収縮が生じてしまうことが多く，心内膜濃染のリスクにもなる．したがって，術者は造影中カテーテルを把持しておく必要がある．

NIH カテーテルと Eppendorf カテーテルには先端孔の代わりに多くの側孔がある（図 17-1）．これらは，動脈切開によって上腕動脈から，または大腿動脈のシースから容易に挿入可能である．Cordis NIH カテーテル（ポリウレタン製）と Cook NIH Torcon Blue カテーテル（ポリエチレン製）は柔らかく，解離や穿孔を起こしにくい．NIH カテーテルと Eppendorf カテーテルは比較的容易に大動脈弁を通過できるが，先端孔がないためにガイドワイヤは使用できない．Lehman 心室造影用カテーテルは先端が先細りして閉鎖しており，多くの側孔が開いている（図 17-1）．先端が細くなっているため屈曲した動脈や硬化した大動脈弁を通過するのに便利である．先端孔がないカテーテルの場合，左室内において心内膜造影の危険性は減るが，造影剤注入中に期外収縮の誘発が増える可能性が

ある．

C 先端バルーン付き左室造影用カテーテル

Berman 造影用カテーテルは4～8Fサイズが使用可能で，先端にバルーンが付いており，右室造影，肺動脈造影，末梢血管造影，バルーン閉塞造影に用いられる（図 17-2）．右室や肺動脈内でカテーテルを簡単に進めることができ，カテーテル自体や側孔を心室壁から離した状態に保つことができるため，内膜造影や心室不整脈の危険を軽減できる．

2 造影剤の注入部位

適切な心室造影像を得るためには短時間に大量の造影剤を注入しなくてはならない．左室の良好な造影は左房への造影剤注入によっても得られる．左房へ造影剤を注入する場合には心房中隔穿刺を施行する必要がある．しかしこの場合，僧帽弁機能の評価が困難となり，また左室基部や大動脈弁近傍の評価が曖昧になる．大動脈閉鎖不全症の患者では大動脈造影を施行した場合に左室造影も可能である．また，中心静脈や右房に造影剤を注入した場合は間接的に右室が造影される．しかしながら結局，成人カテーテルにおいては直接心室内に造影剤を注入する

[図 17-3] 角度のついたピッグテールカテーテルを左室中腹に位置させて 30°RAO から撮影した造影検査の例
(A) 造影剤注入直前，(B) 急速注入終了時，(C) 拡張終期時（a 波の後），(D) 収縮終期時

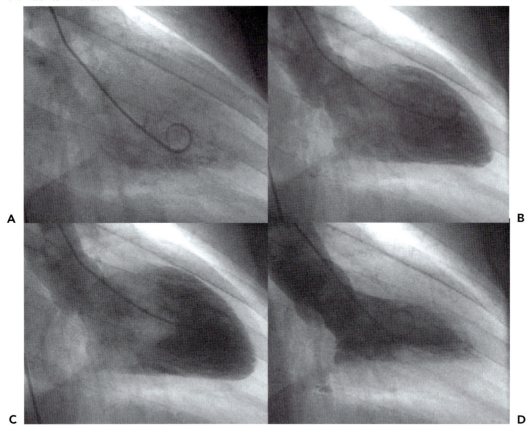

のが一番良いとされる．

　左室造影でカテーテルの適切な位置は心室中部であり，期外収縮の誘発を防ぐことができる（図 17-3）．心室中部に置くことで，(a) 造影剤が適切に心室体部や心尖部に行きわたり，(b) 僧帽弁への干渉を防ぎ，僧帽弁閉鎖不全の発生を防ぐことができる．また，(c) 造影剤が出るカテーテル孔の位置も心室肉柱から離れた位置となるため，心内膜濃染を防ぐことができる．しかし，症例によっては心室中部にカテーテルを位置取りしても期外収縮が誘発されてしまうことがある．その場合，カテーテル先端を左室流入路上の僧帽弁後尖直前に位置取りすると，通常は期外収縮は誘発されないことが多い（図 17-4）．しかし，僧帽弁に近づきすぎるとカテーテルの干渉により僧帽弁閉鎖不全を引き起こしてしまう．左室収縮能が非常に良好な場合，心室中部でカテーテルが安定する位置取りができないこともある．その場合，ピッグテールカテーテルを心尖部に進め（ただし心室瘤や心室内血栓がないことを確認することが必要），安定した心拍下で心室内圧の測定を施行し，10 mL/sec 程度に注入速度を落として左室造影を行うとよい（後述を参照）．

　左室内でピッグテールカテーテルが回転してしまった場合，腱索下を通過している可能性がある．この現象はカテーテルが下壁近傍を通過した場合やピッグテールの形状が不自然に屈曲した形状をとった場合，またカテーテルを引いた際にピッグテールの輪が開いてしまうような引っかかり方をしたときに推察できる．カテーテルの側孔は腱索近傍の心筋壁に接近した位置

[図 17-4] 30°RAO で撮影した，ピッグテールカテーテルを左室流入路に位置取りした左室造影の例

（**A**）造影剤注入前，（**B**）拡張終期時，（**C**）収縮期時．注目すべきは，この症例の場合に前壁中隔部は収縮期に瘤状になっており，壁運動は奇異性壁運動になっている点である．

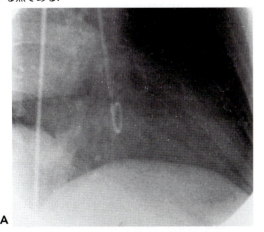

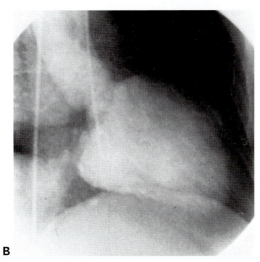

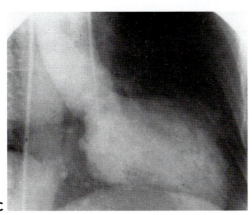

になるため心筋濃染の危険性があり，造影前に位置を修正すべきである．もし新たに位置取りすることが困難な場合（たとえば，大動脈弁硬化の患者に対する左室造影の場合など）は，Sones カテーテルに関して前述したように注入速度を落として造影する．

3 造影剤の注入速度と注入量

　大量の造影剤を短時間で注入する場合にはパワーインジェクターが必要である．通常，インジェクターは造影剤の注入量と注入速度を選ぶことができる（Medrad 社製が多く用いられている）．選択された注入量と注入速度を得るために，十分な注入圧が自動的に決められる．カテーテルが破損しないように，おおよそ 1,000 psi 程度の上限圧力も設定されている．実際には，カテーテルのシャフトの中で摩擦などの影響によってある程度減圧されるため，ここまでの高圧はカテーテル先端にはかからない．インジェクターのなかには心電図のR波に同調できるようなものもあり，それぞれの拡張時間に応じて注入速度が決定される[7]．心室の期外収縮の頻度を減らし，使用する造影剤量を減らすことができるとされるが，非同期によるものと比較して明らかなメリットは実臨床の場では実感できないかもしれない．

　左室造影の撮影には，(a) カテーテルの種類とサイズ，(b) 心室腔の大きさ，(c) おおよその心拍出量，(d) 造影前の血行動態などに応じた造影剤の注入速度と量を決める必要がある．術者が異なれば使用するカテーテルや造影剤の使用指標が異なる．多くの場合，造影剤の注入量は 30〜36 mL で，注入速度は 10〜12 mL/sec である（注入時間はおよそ 3 秒）．高心拍出の患者や心室腔が大きな患者には造影剤量や注入速度を少し増やして造影し，心室腔が小さな患者や期外収縮が出やすい患者には造影剤量や注入速度を少し減じる．Sones カテーテルやマルチパーパスカテーテルなどの先端孔カテーテルを使用する場合はカテーテルの反跳や壁内造影を予防するために，注入速度を 7〜10 mL/

sec以下にする．手動での造影は，十分な造影剤注入の量と速度が担保できないため推奨されない．

　左室機能が高度に低下した患者の場合（平均肺動脈楔入圧＞25 mmHg），左室造影に低浸透圧性の造影剤を使用したほうが望ましい．低浸透圧の造影剤を使用することで左室機能低下症例や高度冠動脈病変を持つ症例，大動脈狭窄を持つ症例（第2章を参照）などにおいて格段に安全性が高くなる[8-11]．とは言え，高度な左室機能障害があったり左室拡張終期圧が25 mmHg以上に高い場合は，ニトログリセリンやニトロプルシドを静注して内圧の軽減を図った後で造影検査を行うべきである．最近の左室造影装置[12]であれば，低浸透圧性造影剤を用いた場合や少量の造影剤を使えば十分安全に左室造影を施行することができる．しかし，高度に上昇した肺動脈楔入圧の降圧ができない場合，重度の肺うっ血や場合によっては死に至らせてしまうこともある．リスクを持つ症例（左心機能低下，壁在血栓，腎機能異常）の場合は，他の非侵襲的な左室機能評価検査（後述を参照）を検討するべきである．

　左室造影においてパワーインジェクターを使用する際，空気塞栓の発症を防ぐために造影剤の充填に十分な配慮が必要である．左室造影用のシリンジは造影剤や混入した空気が見えるように透明のシリコンプラスチック素材となっている．造影剤の瓶から通常U字型のストローを用いてシリンジの先端を上方に向けて造影剤を充填する．充填後，インジェクターに設置したシリンジの方向は上方向のままで，30インチの造影用延長チューブ（滅菌処理されたもの）をシリンジに接続し，インジェクターの前進スイッチを押し，シリンジとチューブから空気をすべて排出する．術者はシリンジとチューブおよびコネクタ部分（Luer-Lok）を軽く叩いて空気の排出を促す．施設によっては冠動脈造影で使用する三連三方活栓（coronary manifold）に造影用延長チューブをつなぎ，そこから造影剤をシリンジに充填する施設もある．ただし，そうした方法の場合は充填時間に時間がかかり空気混入も起こりやすいとされる．

　空気を除去した後に初めてシリンジ先端を下方向に向けることができる．カテーテルの末端とシリンジに接続した造影用延長チューブとを接続するときは，インジェクターを用手的に操作して介助者に造影剤をゆっくり押し出してもらいつつ，（接続時に空気の混入を防ぐため）チューブ先から出る造影剤の液面とカテーテルの末端から出る血液の液面とを合わせるようにして接続する．接続が完了したら介助者は造影剤を押し出すのをやめ，造影剤と血液の境界面がチューブ内に現れるまでプランジャーを逆回転に操作する．その際，チューブ内に空気の混入がないことを確認する．少量の造影剤を使って透視下でテストショットを行い，カテーテルおよび患者の位置が適切かどうか，また期外収縮が誘発されるかどうか確認する．カテーテルの位置を修正した場合は，もう一度テストショットを行う．

　造影検査を行う前に術者は，シリンジ内が造影剤で満たされ，空気の混入を認めず，シリンジ先端が下方向を向いていることを確認する．術者は造影中にカテーテルの接続部を把持し，期外収縮や心筋濃染などの有害事象が生じた場合に即座にカテーテルを引き抜くことができるようにする．造影剤注入担当者は不適切な事象が発生した場合には，造影を中断できるように準備をしておく．期外収縮が発生した場合，発生直後に2～3 cm程度カテーテルを引き抜くことで，残りの3～4秒間程度は期外収縮が治まることが多い．

　患者に対する呼吸指示は施設間で異なる．以前は撮影装置の性能が不十分であったため，深吸気位をとらせて撮影野から横隔膜が写らないようにして撮影しないと鮮明な画像が得られなかった．最近の装置であれば患者に深吸気位をとらせなくても良好な画像が得られるようになった．通常の安静時の呼吸状態で左室造影を施行した場合，左室容量，心拍出量，そして弁逆流を持つ患者の場合は正確な逆流量を生理的に評価することができる．

4 撮影の方向と方法論

　撮影方向は見たい構造の輪郭を最大限に映し出し，できるだけ他の構造物と重ならない方向を選ぶ必要がある．30°の右前斜位（RAO）では左室と脊柱とのオーバーラップがない．この撮影像では，前壁，心尖部，下壁領域の壁運動評価が可能である．そして僧帽弁が側面から写り，僧帽弁閉鎖不全症の存在と重症度の評価を適切に行うことができる．60°の左前斜位（LAO）では心室中隔の全貌と動き，側壁および後壁の運動，大動脈弁の構造が評価できる．左室の長径を短縮させずに心室中隔側面の全貌を描出するためには，60°のLAOに15〜20°程度の頭側角度を加え，さらに横隔膜を撮影野から排除するために深吸気位で撮影するとよい．ここからの方向で，心室中隔欠損，左‐右短絡の有無，閉塞型肥大型心筋症での僧帽弁の収縮期前方運動（systolic anterior motion：SAM）と中隔の張り出し，側壁の壁運動異常を評価することができる（図17-5，17-6）．通常の心室造影では，毎秒30フレームで9インチのサイズで撮影すると良好な画像が撮影できる．しかし最近では，被曝量を軽減するために毎秒15フレームで撮影する施設が多い（第2章を参照）．

　RAOとLAOの心室造影をシングルプレーンのカテーテル室で撮影しなければならない場合，別々に2回の撮影をしなくてはならない．一度の撮影で多くの情報を得ることができ，患者への負担も少ないため，シングルプレーンよりもバイプレーンのほうがより望ましい．冠動脈疾患症例の場合，シングルプレーンで左室造影を施行するよりもバイプレーンで撮影したほうが壁運動異常の場所や重症度などの評価においてより多くの情報を得ることができる．先天性心疾患症例の場合，バイプレーンによる右室造影を施行することで右室流出路の解剖や肺動脈弁および肺動脈の近位部をより正確に評価できる．しかしながら，バイプレーン撮影にもデメリットはあり，（a）バイプレーン装置の導入は高額の資金がかかり，（b）対側管球からのノイズ（radiation scatter）が入りやすく撮影像の質が落ちる．また，（c）特に肘部からのアプローチの場合，同時に2つの管球を適切な部位に位置取りさせるには時間がかかる．そして，（d）1回の撮影ごとの被曝量は増加してしまう．ほとんどの施設においてカテーテル室には1つのバイプレーン装置しか設置されていないことが多いため，左室造影はシングルプレーンで施行されていることが多い．表17-1にさまざまな状況下における心室造影の推奨撮影角度を列挙した．先天性心疾患での詳細は第9章や表9-5に記載されている．

5 右室造影検査

　成人の心臓カテーテル検査において右室造影は必ずしも頻繁には行われないが，その手技や方法論に習熟しておくことは必要である．

　前後像の状態で頭側に角度をつけた撮影や側面からの撮影は，右室流出路や肺動脈の中央部の観察を容易にするために頻用されている．適切なカテーテル位置は心室腔の中部で，期外収縮を誘発しにくい（図17-7）．期外収縮の誘発がコントロールできない場合，右室流出路の肺動脈弁直下にカテーテル先端を置くと有効な場合がある．先端バルーン型のカテーテルは期外収縮を減らす可能性がある．

6 心室造影の解析

　左室造影は洞調律下に造影剤が心室に十分に充満した状態で解析しなくてはならない．期外収縮時やその直後のデータを用いた場合は，誤った解析結果を招く．心室の全体的な運動は，過収縮（hyperdynamic；70％以上），正常（normal；50〜69％），軽度収縮低下（mildly hypokinetic；35〜49％），中等度収縮低下（moderately hypokinetic；20〜34％），高度収縮低下（severely hypokinetic；20％以下）と分類される．部位別の壁運動に関しては，その運動程度を評価して正常（normal），収縮低下

[図 17-5] 僧帽弁閉鎖不全症と三尖弁閉鎖不全症の例
30°RAOで撮影した拡張期（A）と収縮期（B）の左室造影像．この症例は冠動脈に有意狭窄を認めず，AIDSによる心筋症を疑われた患者である．拡張終期，収縮終期ともに左室は拡大していて左室駆出率は38％と低下しており，2度の僧帽弁閉鎖不全症を合併していた．着目すべきは，拡大した左房への逆流造影像である．左房が拡大していると逆流した造影剤の濃度が薄くなり，逆流程度を過小評価してしまう懸念がある．結果的に本症例の場合は経食道エコーと逆流率の測定結果（40％以上）からmoderately severeと判断した．（C）同じ症例に対して30°RAOで撮影した右室造影像である．2度の三尖弁閉鎖不全を認める．

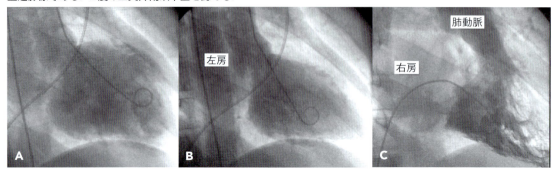

[図 17-6] 左回旋枝完全閉塞による急性側壁心筋梗塞症例におけるバイプレーンでの左室造影の例
（A）30°RAOでの拡張終期像，（B）60°LAOでの拡張終期像，（C）RAOでの収縮終期像では左室中部の下壁領域で壁運動低下を認め，3度の僧帽弁閉鎖不全を認める，（D）LAOでの収縮終期像では左室側壁領域の壁運動消失を認める．

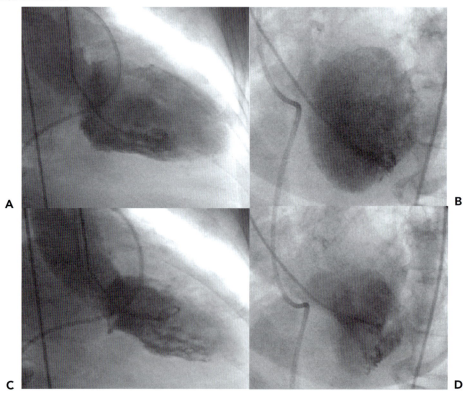

[表17-1] 特殊な病態における左室・右室造影検査の推奨される撮影角度

	左室造影	右室造影
左室・右室機能評価	30° RAO 60° LAO	AP Cranial
膜様部	70° LAO 30° Cranial RAO	
筋性部	四腔像（45° LAO 45° Cranial） 70° LAO 30° Cranial RAO	
房室中隔欠損	四腔像（45° LAO 45° Cranial） 45° RAO 45° Cranial	RAO Cranial Lateral
肺動脈狭窄		AP Cranial Lateral
左室流出路閉塞 （線維筋性大動脈弁下狭窄を含む）	70° LAO 30° Cranial RAO	
重複右室流出路	70° LAO 30° Cranial RAO	AP Lateral
修正大血管転位	RAO cranial/LAO Cranial （形態学的左室へ順行性にカテーテルを入れる）	
大血管転位	70° LAO 30° Cranial RAO （卵円孔を通して順行性にカテーテルを進める）	

VSD：心室中隔欠損，AP：前後位，LAO：左前斜位，RAO：右前斜位，Cranial：頭側位，Lateral：側方位

(hypokinetic)，無収縮（akinetic），収縮期膨隆（dyskinetic）と分類され，RAOおよびLAOで撮影され評価される．RAOでは前壁−側壁，心尖部，下壁，後壁−基部，LAOでは基部−中隔，心尖部−中隔，心尖部−側壁，基部−側壁の部位別の壁運動を評価できる．量的評価としては駆出分画（ejection fraction）がある．駆出分画は収縮期に駆出された容量の拡張終期容積との比率である．拡張終期容積と収縮終期容積の算出（面積−長さ法）によるものと，chord-by-chord local shortening法によるものがある（第21，22章を参照）．

僧帽弁閉鎖不全症の程度は収縮期に左室から左房へ逆流する造影剤量と，左室に対する左房の相対的な造影強度で評価され，1＋〜4＋度の4段階に分類される．その評価はRAOで行う（第40章を参照）（図17-6）．しかし，慢性的な僧帽弁閉鎖不全症例で高度に左房が拡大した症例では，左房への造影剤の逆流ジェットが拡大した左房の容量により希釈され，逆流程度が過小評価されることがある（図17-7）．別の量的評価法として，一回拍出量（拡張終期容積と収縮終期容積の差）と前方一回拍出量（心拍出量を心拍数で割ったもの）を比較したものがある．これらは高度の左心系弁逆流がない場合は一致しなくてはならない．しかし，僧帽弁または大動脈弁閉鎖不全症の症例では一回拍出量が前方一回拍出量よりも大きく算出されてしまう（逆流の分だけ一回拍出量のほうが大きくなる）．逆流病変の重症度も，逆流率（逆流量を造影上一回拍出量で割ったもの）を算出することで評価することができる．これは収縮期に大動脈へ前方拍出されずに左房へ逆方向に拍出された容量の割合を示している．mild（1＋）の僧

[図17-7] 他の疾患の左室造影の例
(A) 肥厚した僧帽弁後尖がドームの後方に逸脱して（矢印），僧帽弁閉鎖不全症を合併した僧帽弁逸脱症の症例（RAO），(B) 右冠動脈一枝の完全閉塞による下壁梗塞後3日目に心室中隔穿孔を起こした症例（LAOで左－右短絡を認めた），(C, D) 後下壁梗塞発症から5日目に乳頭筋断裂を合併した症例［それぞれ拡張終期と収縮終期像を示す；僧帽弁閉鎖不全の合併により左房と左心耳（矢印）が描出されている］，(E) 仮性心室瘤の症例（矢印は心破裂部分）．左回旋枝一枝の比較的小さな病変による心筋梗塞の発症数週間目に心破裂を合併した．

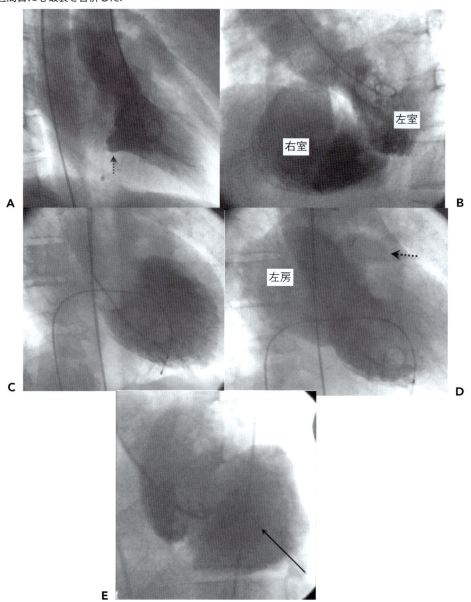

帽弁閉鎖不全は逆流率30％未満に相当し，moderate（2＋）は逆流率30～39％，moderately severe（3＋）では逆流率40～49％，そしてsevereな僧帽弁閉鎖不全では逆流率50％以上に相当する[14]．心室造影の質的評価によって，右室低形成や左室緻密化障害などの先天性疾患の評価も可能である[15]（図17-8）．これらはルーチンの造影検査で見逃されるべき

[**図 17-8**] 冠動脈病変を合併しない左室緻密化障害に心室瘤を合併した症例
（**A**）RAO からの収縮中期左室造影，（**B**）LAO からの収縮終期像．下壁の大きな心室瘤と前側壁の高度に発達した肉柱形成を認める．
Ao：大動脈，Lv：左室
(Ionescu CN, Turcot D：Left ventricular non-compaction and aneurysm revealed by left ventriculography. Catheter Cardiovasc Interv 80：109-111, 2012 より改変)

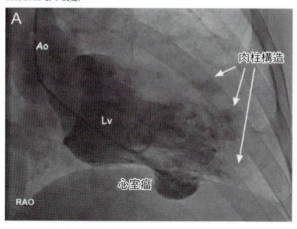
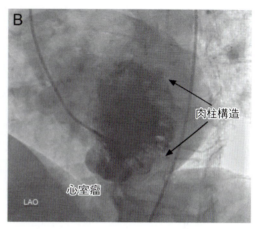

[**図 17-9**] 左室緻密化障害
心不全を発症した 26 歳の患者の心臓 MRI．定常自由回転法を用いて撮影された弓状断像（**左**），水平断像（**中**），単軸像（**右**）．左室緻密化障害によって生じた著明な肉柱形成を矢印で示す．

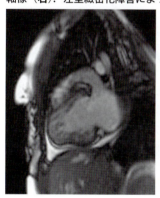
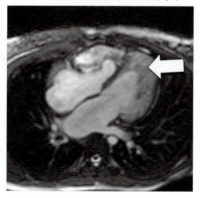
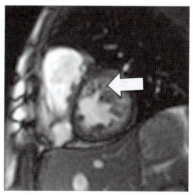

でなく，MRI 検査で確定される[16]（図 17-9）．急性心筋梗塞の場合，心室自由壁破裂や心室中隔穿孔，乳頭筋損傷などのまれではあるが重篤な合併症を見逃さないよう注意すべきである（図 17-7）．

7 負荷心室造影

恒常的な左室の壁運動異常は梗塞により生じるが，可逆的な壁運動異常も心筋虚血によって生じる．この現象は一過性心筋虚血（図 17-10），比較的長時間の心筋虚血により生じた心筋スタニング（気絶心筋），比較的高度の心筋虚血が持続した場合に生じるハイバネーション（冬眠心筋）や，側副血行路で灌流される慢性完全閉塞によっても生じる[17]．

最近の新しい非侵襲的な検査方法が開発される以前は，左室造影が唯一の左室機能を評価する検査だった．そこで，局所的な壁運動異常が梗塞によるものなのか虚血によるものなのかを

[図17-10] たこつぼ心筋症

(A) 71歳の女性で高度の精神的なストレスを抱えていた．心電図上，前壁領域のST上昇を認め，CKの上昇を認めた．左室造影検査で心尖部にびまん性の無収縮域を認めた（前壁側，下壁側はいずれも無収縮）．この造影像はタコを釣る仕掛けとして日本で用いられている壺（タコ壺；壺の頸部は狭く，底の部分は円くなった形をしている）によく似ている．冠動脈造影では有意狭窄を認めなかった．(B) 3週間以内に左室機能はほぼ完全に回復した．発症機序として，強い交換神経の興奮が心尖部を含めた前壁領域の冠動脈の収縮を引き起こしたためと考えられている．

(本症例はStanford大学のAlan Yeung医師の厚意による．Wittstein IS et al：Neurohumoral features of myocardial stunning due to sudden emotional stress. N Eng J Med 352：539-548, 2005 も参照)

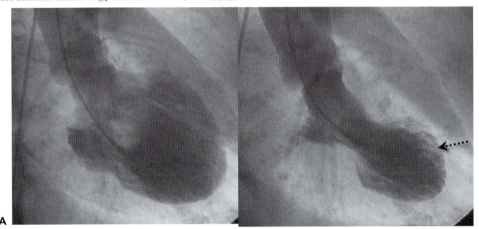

判別するために，いくつかの負荷検査が開発された．負荷検査中，虚血状態であったならば壁運動異常は改善し，梗塞であったならば一切改善しない．

たとえば，カテコラミンを投与することで左室の壁運動は劇的に改善する[18]．安静時と，エピネフリン（1〜4 mg/min）もしくはドブタミン（10〜15 μg/kg/min）投与下での左室造影所見とを比較して解析する．別の方法として，左室の部位別壁運動異常はニトログリセリン投与によってしばしば改善する[19]．最適な投与量下であれば，側副血行路の血流改善や心筋酸素消費量の低下，または後負荷軽減によって左室収縮能が改善する．心室期外収縮が左室造影中に誘発されると，それに続く心拍の左室収縮能は期外収縮後の収縮増強作用（postextrasystolic potentiation）の影響を受ける[20]．洞調律下で通常心拍と期外収縮後の心拍との壁運動を比較して解析する．通常心拍の収縮能よりも期外収縮後の収縮増強作用を受けた心拍において収縮能の改善が認められた場合，梗塞よりもむしろ心筋虚血の存在を疑う．しかしながら，左室造影中に造影カテーテルを操作して意図的に期外収縮を誘発することは心内膜濃染を誘発する危険性があり，必ずしも推奨されない．負荷により壁運動の改善が得られた場合，同程度に再灌流療法後に壁運動が改善する可能性がある．一方，負荷試験で壁運動の改善を認めなかった場合，再灌流療法による改善は一般に見込めない．

それ以外の負荷心室造影は，大動脈弁逆流や僧帽弁逆流による慢性的な容量負荷を認める症例に対して行われてきた．大動脈弁逆流を認めるものの左室機能が保持されている症例では，左室収縮期圧を20〜50 mmHg程度上昇させるアンジオテンシンを投与しても左室収縮能は変わらない[21]．しかしながら左室収縮予備能が消失している場合，同量のアンジオテンシンを投与すると左室収縮能が10％以上低下する．このように，後負荷を増大させるような負荷を与えて心室造影検査を行う検査は，左室残存機能を評価するためにしばしば行われてきた．一

方，ニトロプルシドを用いた造影検査は僧帽弁逆流，大動脈弁逆流，拡張型心筋症の患者に対する血管拡張薬の有効性の評価目的で行われてきた．しかしながら，現在は安静時タリウム検査，安静時テクネチウム検査，FDG PET 検査，心臓 MRI 検査，ドブタミン負荷心エコーなどの新たに考案された検査が心機能や弁膜症評価に用いられるようになってきた．

8 合併症と危険性

心臓カテーテルや血管造影における合併症についての詳細は第4章で述べたが，本項では心室造影における特記すべき事項について述べる．

Ⓐ 不整脈

心室期外収縮は心室造影中に起こり，カテーテルや噴射される造影剤による心内膜への機械的刺激により誘発されることが多い．カテーテルの位置を変えることで期外収縮を減らすことは可能である．ショートランが発生してもすぐにカテーテルを心室から引き抜けば，たいていの場合停止する．まれにカテーテルを引き抜いても心室頻拍が続くことがあり，その際はリドカインの急速静注や電気的除細動が必要となる．パワーインジェクターを不適切に設定してしまい心室細動が誘発されたという報告もある[22]．

Ⓑ 心筋内注入（心内膜濃染）

心内膜内や心筋内に造影剤が残存する現象は造影時のカテーテルの不適切な位置により誘発されることが多く，カテーテルが乳頭筋の下をくぐってしまったり側孔が心内膜面に密着していた場合に見受けられる．ごく軽度の心内膜濃染であれば問題はないが，高度の濃染を起こしてしまった場合には持続する心室性の頻脈性不整脈を誘発する恐れがあり，時に心室頻拍や心室細動が誘発されることもある．まれに，インジェクターから高圧に出された造影剤により心室穿孔を起こし，心囊腔へ穿破して心タンポナーデを発症することがある．この場合，緊急で心囊ドレナージを施行する必要があり，心臓外科へ至急コンサルトする（第38，44章を参照）．

Ⓒ 束ブロック

左室内に左室流出路を介してカテーテルを挿入する際に，伝導路である左脚前枝の近位通過時に，刺激によって左脚前枝ブロックを一過性に誘発することがある．もともと右脚ブロックや左脚後枝ブロックを持つ患者の場合は，カテーテルの刺激で完全房室ブロックを誘発する危険性があり注意を要する[23]．一時的ペースメーカの挿入が必要になることがあるが，多くの場合 12～24 時間のうちに自然に軽快する．カテーテル挿入時の一過性完全左脚ブロックの誘発は極めてまれといわれている[24]．

Ⓓ 塞栓症

不注意な空気や血栓の注入は重大な合併症になる．前述のように空気塞栓の危険性は造影剤の充填や装置の組み立て時に十分な配慮を払うことで回避可能である．カテーテル内やその表面に血栓が付着する危険性は，ヘパリン加溶液（多くの場合は生理食塩水）によるカテーテル内のフラッシュを頻回に行うことで回避できる．このフラッシュは造影装置を組み立てる際やカテーテル使用前に十分に行う．左室心尖部に血栓が疑われる場合は，カテーテルの位置取りをする際に細心の注意を払う必要があり，心尖部への留置を回避するか，左室造影検査を中止して非侵襲的検査での代用を検討すべきである．カテーテルの先端が触れたり噴射された造影剤が当たることで，一部器質化した壁在血栓がはがれてしまうことがある．したがって，特発性肥大型大動脈弁下狭窄症などのような特殊な場合を除いて，カテーテルを左室心尖部に進めるべきではない．

Ⓔ 造影剤による合併症

かつてのイオン性の造影剤を使用した場合，多くの場合は1，2分で軽快するものの血圧が

第 17 章　心室造影　**429**

低下したり，反射性頻脈を起こしたり，左室収縮性が低下することがあった．急激な血管拡張により全身灼熱感を感じたり，嘔気・嘔吐が20～30％に生じたこともあった．現在では低浸透圧性の造影剤を使用することで，このような合併症はほとんど認められなくなった．

9 左室造影に代わる検査法

A 二次元心エコー，リアルタイム三次元心エコーを用いた左室の可視化

二次元心エコー（2-dimensional echocardiography）は左室機能評価法として左室造影に代わる優れた検査法と言っても過言ではない．心エコーは非侵襲的であり，被曝がなく，造影剤により腎機能障害をきたす危険性を持つ患者に対して冠動脈造影に加えさらに造影剤を使用する必要がない．経食道エコーでない場合は高度の肥満症例や胸郭が大きい症例で描出力に劣る可能性があるが，大部分の症例においては左室の適切な画像を得ることができる．多数のスライスの短軸像および長軸像を描出することで，僧帽弁閉鎖不全症の程度を評価できるだけではなく，左室の全体的，部分的な運動機能を評価することができる．長軸像に直交した描出像では，Simpson変法を用いて左室容量を評価することも可能である．心エコー法により得られる左室容量値は，左室造影法によるものよりも過小評価され，僧帽弁閉鎖不全症の場合は左室造影法のものよりも過大評価されることがある[14,25]．二次元心エコーは左室壁の厚さを評価するために用いられるため，左室心筋の重量を測定するのに優れている．

リアルタイム三次元心エコー（RT3DE）は左室容量や機能の定量化，壁運動異常の検出，心筋重量や弁膜症の評価，またはリアルタイムの心腔内ガイドとして最近注目されている方法である（第3章を参照）．容量測定においては心臓MRIと同等程度に再現性に優れ，全体的な正確性や再現性は二次元心エコーよりも優れている[26]．

B 核医学イメージング

非侵襲的な左室収縮能はさまざまな核医学イメージング法で評価できる．最初に用いられた方法は平衡放射性核種血管造影法（equilibrium radionuclide angiography：ERNA）であり，プールシンチ法（MUGA）としても知られており，再現性に優れ，解剖学的構造に影響されにくい[27]．かつては平面的な解析のみが行われていたが，近年は断層画像として解析可能で，両心機能を画像的に再構築したり定量化や視覚化にも優れている．まず放射性核種をボーラスで急速静注し，通常は安静時と運動負荷時に高時間分解能検出を行う．特に右室機能の評価においては最も正確な検査方法といえる．

最近は心電図同期SPECTが用いられることが多く，通常心筋灌流イメージングも同時に行い心筋機能や容積評価を行う[27]．この方法を用いることで三次元的な解析が可能であり，左室収縮率などを再現性をもって自動的に測定することが可能である．現在は多くの市販のソフトウェアが使用可能であり，正確な機能解析が可能である[28]（図17-11）．同様に，心室の非同期的な収縮も解析可能である[29]．

C MRIおよびCTを用いた左室評価法

おそらく左室径や左室壁運動を評価する最も正確で再現性のある方法は心臓MRIであろう．MRIでは，心電図同期法により拡張終期および収縮終期像を得ることができる．MRIはいかなる断面をも描出することができるので，患者の体格によらずほとんどすべての対象において左室壁運動を評価することができる．三次元的に評価可能なため，特に非対称な心室を持つ症例において心腔内容積や収縮能を正確に推定する場合に有用である[30]．心臓MRIは心室造影と同等程度に左室容積を推定可能であり[31]，二次元心エコーと比較すると左室壁肥厚の定量化，左室重量，心筋灌流，心外膜の肥厚，弁機能評価がより正確に可能である[32]（図17-12）．一回拍出量や心拍出量などの血行動態も合わせて評価可能である．心筋壁の心筋に網目状にタ

[図 17-11] Gated SPECT 心室造影法

収縮終期（**A**）と拡張終期（**B**）の画像．心拍動周期を 8 分割または 16 分割して局所的な左室機能や壁肥厚を三次元的イメージとして評価できる．全体の左室駆出率と同時に容量データ（拡張終期容積と収縮終期容積）も自動的に再現性を持って計算できる．
ANT：前方，BASE：基部，INF：下方，APEX：心突部，SEPT：中隔

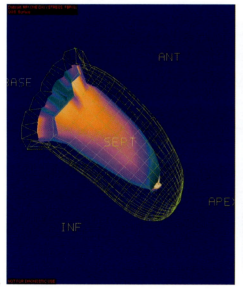
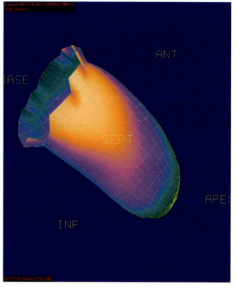

[図 17-12] MRI を用いた左室評価法

（**A**）拡張終期像，（**B**）収縮終期像．本症例は大動脈狭窄と左室肥大を持ち，左室駆出率は保持されていた．MRIや心エコーは血行動態が不安定な患者や左室内血栓を認める患者，腎機能障害など造影剤投与が制限されるべき患者に対して，左室造影法に代わる方法として検討すべき検査法である．

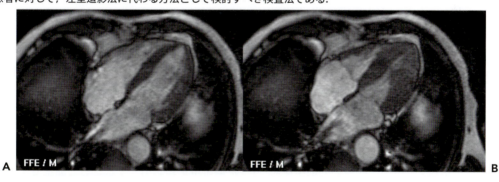

グ付けが施され，心筋のねじれや伸展も評価可能で，壁運動異常や構造異常を明瞭に視覚化可能である．

後ろ向きに心拍同期させた心臓 CT もまた左室機能評価に有用である．多くのスライス断面において心筋内腔が自動的に検出され，心室容積の評価がより高い空間分解能をもって可能である．実際，心臓 CT によって計算された左室収縮能は心エコー[33]，心臓 MRI，左室造影検査と同等に正確であることが示されている[34]．心臓 MRI を基準とした場合，多管球付き CT は心エコーや左室造影検査よりもより正確に左室機能を推定できるとされる[34, 35]．

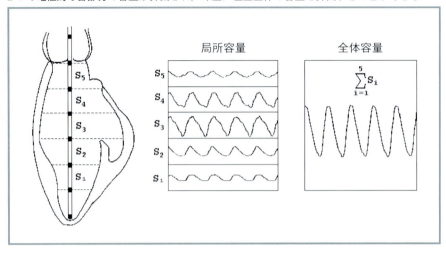

[図17-13] 左室長軸に沿って留置された左室用インピーダンスカテーテル
2つの電極間で各部分の容量が算出され，即座に左室全体の容量を算出することができる．

D 左室電気機能的マッピング

　もともとは電気生理学的検査のために開発された方法である．電気機能的マッピング用カテーテル（Biosense）はチップセンサを用いて患者の下に置かれた3つのコイルから発せられた電磁場の相対的距離を測定することで，三次元でカテーテルチップの正確な場所を認識することができる[36,37]．カテーテルが左室心内膜に接しているときは心内の単電極心電図を左室内の多くの場所から記録することができる．このシステムで心周期に応じたカテーテルの動きを記録すれば左室容量を計測することが可能であるうえ（左室拡張終期容積および収縮終期容積も計測できる），局所的壁運動評価や心室壁の短縮評価も行うことが可能である．心筋梗塞巣では心室壁局所の短縮運動が低下しており，心電図は低電位を示す．一方，高度の心筋虚血にさらされている領域では局所の壁短縮運動は低下しているが，心電位は保持されていることが多い．左室造影検査よりも検査に時間を要するが，電気機能的マッピングにより左室機能のより詳細な情報を得ることができ，血行再建術後の左室運動機能の回復予備能も評価することができる[38]．より直接的な局所心筋再灌流療法や心筋障害部位の局所的薬物注入療法，心筋再生医療など，極めて正確な部位評価が必要な治療において効果を発揮できる可能性がある（第36章を参照）．

E コンダクタンスカテーテル

　カテーテル上にいくつかの電極を備え付けたマルチエレクトロード（multielectrode）カテーテルを，心室の長軸に沿わせて大動脈弁部から心尖部に設置し，電流を末端電極と近位電極の間で流すことで各部位での心室内血液の電気伝導を測定する．それにより得られる2つの電極間の電圧較差から，左室内各部位での血液量を算出することができる（図17-13；第21章も参照）．実際この方法においては，周囲心筋組織の電気伝導の影響（parallel conductance）を補正しなくてはならない．補正は，測定された伝導値から算出された拍出量（conductance volume）と実際の拍出量とを比較して決定された補正量を差し引きすることで補正できる．測定された伝導値と実際の容量との関係曲線に対する2つ目の補正因子は，肺動脈に急速注入した5 mLの10%生理食塩水が左室を通過する信号をモニタリングすることで決定される．Conductance volumeを測定するアプリケーションは種々の薬剤やその他の負荷による圧‐容積曲線の変化を即時にモニタリングすることができ，下大静脈をバルーンで閉塞している間の連続した圧‐容積曲線もモニタリングでき

る．この方法で左室収縮終期圧–容積曲線を求めて左室機能評価ができる[39]．この技術は右室および大動脈内の連続した容量変化を測定でき，心エコーやMRI，核医学検査と比較することも可能である[40]．

(今村輝彦)

文献

1. Hildner FJ, Furst A, Krieger R, et al. New principles for optimum left ventriculography. *Cathet Cardiovasc Diagn* 1986;12:266.
2. Grossman W. Assessment of regional myocardial function. *J Am Coll Cardiol* 1986;7:327.
3. Herman MV, Gorlin R. Implications of left ventricular asynergy. *Am J Cardiol* 1969;23:538.
4. Bruschke AVG, Proudfit WL, Sones FM Jr. Progress study of 590 consecutive nonsurgical cases of coronary disease followed 5–9 years, II: ventriculographic and other correlations. *Circulation* 1973;47:1154.
5. Rackley CE, Hood WP Jr. Quantitative angiographic evaluation and pathophysiologic mechanisms in valvular heart disease. *Prog Cardiovasc Dis* 1973;15:427.
6. Lehmann KG, Yang JC, Doria RJ, et al. Catheter optimization during contrast ventriculography: a prospective randomized trial. *Am Heart J* 1992;123:1273.
7. Schad N, Stucky JP, Brunner H, Schad H, and Wellauer J, et al. The intermittent phased injection of contrast material into the heart. *Am J Roentgenol* 1968;104:464.
8. Bourdillon PD, Bettmann MA, McCracken S, Poole-Wilson PA, Grossman W. Effects of a new nonionic and a conventional ionic contrast agent on coronary sinus ionized calcium and left ventricular hemodynamics in dogs. *J Am Coll Cardiol* 1985;6:845.
9. Salem DN, Konstam MA, Isner JM, Bonin JD. Comparison of the electrocardiographic and hemodynamic response to ionic and nonionic radiocontrast media during left ventriculography: a randomized double-blind study. *Am Heart J* 1986;111:533.
10. Benotti JR. The comparative effects of ionic versus nonionic agents in cardiac catheterization. *Invest Radiol* 1988;23(suppl 2):5366.
11. Wisneski JA, Gertz EW, Dahlgren M, Muslin A. Comparison of low osmolality ionic (ioxaglate) versus nonionic (iopamidol) contrast media in cardiac angiography. *Am J Cardiol* 1989;63:489.
12. Mancini GB, Hodgson JM, Legrand V, et al. Quantitative assessment of global and regional left ventricular function with low-contrast dose digital subtraction ventriculography. *Chest*. 05/01 1985;87(5):598–602.
13. Taylor C, Burrows PE. Angiography in congenital heart disease. In: Lock JE, Keane JF, Perry SB, eds. *Diagnostic and Interventional Catheterization in Congenital Heart Disease*. Boston, MA: Kluwer Academic Publisher; 2000.
14. Dujardin KS, Enriques-Sarano M, Bailey KR, Nishimura RA, Seward JB, Tajik AJ. Grading of mitral regurgitation by quantitative Doppler echocardiography: calibration by left ventricular angiography in routine clinical practice. *Circulation* 1997;96:3409.
15. Ionescu CN, Turcot D. Left ventricular noncompaction and aneurysm revealed by left ventriculography. *Catheter Cardiovasc Interv* 2012;80:109–111
16. Petersen SE, Selvanayagam JB, Wiesmann F, et al. Left ventricular non-compaction: insights from cardiovascular magnetic resonance imaging. *JACC* 2005;352:539.
17. Kurisu S, Sato H, Kawagoe T, et al. Tako-tsubo-like left ventricular dysfunction with ST-segment elevation: a novel cardiac syndrome mimicking acute myocardial infarction. *Am Heart J* 2002;143: 448–455.
18. Horn HR, Teichholz LE, Cohn PF, Herman MV, Gorlin R. Augmentation of Left Ventricular Contraction Pattern in Coronary Artery Disease by an Inotropic Catecholamine: The Epinephrine Ventriculogram. *Circulation*. June 1, 1974 1974;49(6):1063–1071.
19. Helfant RH, Pine R, Meister SG, Feldman MS, Trout RG, Banka VS. Nitroglycerin to Unmask Reversible Asynergy Correlation with Post Coronary Bypass Ventriculography. *Circulation*. July 1, 1974 1974;50(1):108–113.
20. Dyke SH, Cohn PF, Gorlin R, Sonnenblick EH. Detection of residual myocardial function in coronary artery disease using postextrasystolic potentiation. *Circulation* 1974;50:694.
21. Bolen JL, Holloway EL, Zener JC, Harrison DC, Alderman EL. Evaluation of left ventricular function in patients with aortic regurgitation using afterload stress. *Circulation*. January 1, 1976 1976;53(1):132–138.
22. Rowe GG, Zarnstorff WC. Ventricular fibrillation during selective angiography. *JAMA* 1965;192:947.
23. McBride W, Hillis LD, Lange RA. Complete heart block during retrograde left-sided cardiac catheterization. *Am J Cardiol* 1989;63:375.
24. Shammas NW, Lee JK, Daubert JP, Pomerantz RM. Complete heart block complicating retrograde left ventricular catheterization: case report and review. *Cathet Cardiovasc Diagn* 1994;31:122.
25. Schiller NB, Shah PM, Crawford M, et al. Recommendations for quantitation of the left ventricle by two-dimensional echocardiography. *J Am Soc Echo* 1989;2:358.
26. Mor-Avi V, Sugeng L, Lang RM. Real-time 3-dimensional echocardiography an integral component of the routine echocardiographic examination in adult patients? *Circulation* 2009;119:314–329.
27. Heller GV, Navare S, Hendel R. Assessment of ventricular function using ECG-gated SPECT imaging. In: Heller GV, Hendel RC, eds. *Nuclear Cardiology: Practical Applications*, 2nd ed. New York: McGraw Hill; 2011.
28. Ficaro EP, Lee BC, Kritzman JN, Corbett JR Corridor 4DM: the Michigan method for quantitative nuclear cardiology. *J Nucl Cardiol* 2007;14(4):455–465.
29. Chen J, Henneman MM, Trimble MA, et al. Assessment of left ventricular mechanical dyssynchrony by phase analysis of ECG-gated SPECT myocardial perfusion imaging. *J Nucl Card* 2008;15:127–136.
30. Bellenger NG, Burgess MI, Ray SG, et al. Comparison of left ventricular ejection fraction and volumes in heart failure by echocardiography, radionuclide ventriculography and cardiovascular magnetic resonance; are they interchangeable? *Eur Heart J* 2000;21:1387–1396.
31. Yang PC, Kerr AB, Liu AC, et al. New real-time interactive cardiac magnetic resonance imaging system complements echocardiography. *J Am Coll Cardiol* 1998;32:2049.
32. Woods T, Grist T, Rahko P. Leaking left ventricular pseudoaneurysm. *Circulation* 1999;100:329.
33. Ko SM, Kim YJ, Park JH, Choi NM. Assessment of left ventricular ejection fraction and regional wall motion with 64-slice multidetector CT: a comparison with two-dimensional transthoracic echocardiography. *Br J Radiol* 2010;83:28–34.
34. Wu YW, Tadamura E, Kanao S, et al. Left ventricular functional analysis using 64-slice multidetector row computed tomography: comparison with left ventriculography and cardiovascular magnetic resonance. *Cardiology* 2008;109:135–142.
35. Greupner J, Zimmermann E, Grohmann A, et al. Head-to-head comparison of left ventricular function assessment with 64-row computed tomography, biplane left cineventriculography, and both 2- and 3-dimensional transthoracic echocardiography: comparison with magnetic resonance imaging as the reference standard. *J Am Coll Cardiol* 2012;59:1897–1907.
36. Gepstein L, Hayam G, Sshpun S, Ben-Haim SA. Hemodynamic evaluation of the heart with a non-fluoroscopic electromechanical mapping technique. *Circulation* 1997;96:3672.
37. Gepstein L, Goldin A, Lessick J, et al. Electromechanical characterization of chronic myocardial infarction in the canine coronary occlusion model. *Circulation* 1998;98:2055.
38. Samady H, Choi CJ, Ragosta M, Powers ER, Beller GA, Kramer CM. Electromechanical Mapping Identifies Improvement in Function and Retention of Contractile Reserve After Revascularization in Ischemic Cardiomyopathy. *Circulation*. October 19, 2004 2004;110(16):2410–2416.
39. Tulner SAF, Klautz RJM, van Rijk-Zwikker GL, et al. Perioperative Assessment of Left Ventricular Function by Pressure-Volume Loops Using the Conductance Catheter Method. *Anesthesia & Analgesia*. October 1, 2003 2003;97(4):950–957.
40. White PA, Redington AN. Right ventricular volume measurement: can conductance do it better? *Physiol Meas* 2000;21:R23–R41.

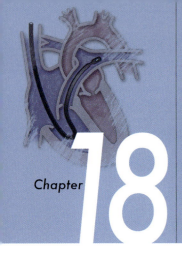

【第18章】Section Ⅵ Angiographic Techniques

肺血管造影
Pulmonary Angiography

Chapter 18

Kyung Cho, Nils Kucher

右心カテーテルが1929年に最初に記載されたのに対して[1]，肺動脈の血管造影法は1938年まで行われていなかった[2]．かつては，肺血管造影は，非選択的技法（造影剤の静脈内投与）により行われ，静脈切開や，カテーテル操作，透視診断法は用いられていなかった．連続カットフィルムに撮影する選択的肺動脈造影は，1964年，Sasaharaらによって紹介された[3]．主要な目的は，依然として肺動脈の本幹と分岐の内腔を観察することである．そして現在の手技は，カテーテルのデザインの発展，デジタルイメージング装置の発達（処理速度の速い画像処理装置の開発），より安全な造影剤が利用できることを反映している．

CT血管造影（CTA）やMR血管造影（MRA）など新しい画像診断法が導入されたことにより，カテーテルによる肺血管造影は急性肺塞栓症の診断において以前ほど施行されなくなってきた．しかしながら肺血管造影は依然として肺塞栓症診断のための王道的な手技であり，さまざまな先天性・後天性疾患，たとえば肺動静脈奇形，肺動脈狭窄，肺動脈瘤，肺静脈狭窄，肺静脈還流異常，肺動脈腫瘍，炎症，出血などの評価に必要である．マルチスライスCTやMRIといった最新の非侵襲的撮影方法は肺血管構造に関する疾患の診断においては肺血管造影に匹敵する精度まで近づいていることもあり，診断的肺血管造影は過去10年間施行される件数が減少してきている．しかしながら肺循環に対するさまざまな侵襲的治療，たとえばバルーンやステントによる血管形成術や，機械的血栓除去術，塞栓術，異物除去術などが導入されてきたため，肺血管造影が最近になって再び行われるようになってきた[4]．この手技（肺血管カテーテル）は多くのセンターではいまだに放射線科の守備範囲であるが，心臓インターベンションの専門，非専門を問わず，心臓専門医はこの技術に精通しておく必要がある．

1 解剖

総肺動脈は右室の円錐部より起始する．大動脈の前方から左方へ走行する．総肺動脈は後方正中に向かって4～5cm走行し，その後左右の肺動脈に分岐する．

右肺動脈は，縦隔内を水平に走行し，右主気管支の前方，上行大動脈，上大静脈の後方を通る．右上葉枝（truncus anterior）は縦隔内で肺門部手前より起始し，3本の上葉区域枝へ分岐する（図18-1）．右肺動脈は中葉枝と上葉区域枝を出すまでを葉間部として続く．ここから肺底部となり，下葉の4つの区域枝に分岐する．

左肺動脈は，総肺動脈より直接後方へ続き，左主気管支を乗り越え気管後部を上部として走行する．ゆえに，左肺動脈の近位部は正面像では短縮して見え，左前斜位（LAO）像や側面像で最もよく見える．左肺動脈には，大きな上葉枝というものはなく，上部の外側方向へ起始する何本かの小さな区域枝により左上葉は血流を受けている．葉間部と肺底部からはそれぞれ，

[図 18-1] 肺動脈の解剖
【右肺】RAO 像（1），LAO 像（2）
（A）右中葉動脈内側枝，（B）右前肺底動脈，（C）右外側肺底動脈，（D）右後肺底動脈，（E）右内側肺底動脈，（F）右中葉動脈外側枝，（G）右下葉上動脈，（H）右上葉後動脈，（I）右肺尖動脈，（J）右上葉前動脈
【左肺】RAO 像（3），LAO 像（4）
（A）左肺舌動脈，（B）左前内側肺底動脈，（C）左外側肺底動脈，（D）左後肺底動脈，（E）左前上葉動脈，（F）左肺舌動脈上舌枝，（G）左肺底動脈上枝，（H）左上葉動脈肺尖－後区域枝
RAO：右前斜位，LAO：左前斜位
[Handbook of Cardiovascular and Interventional Radiology, Kondarpa K (ed), Little Brown and Company, Boston, 1988]

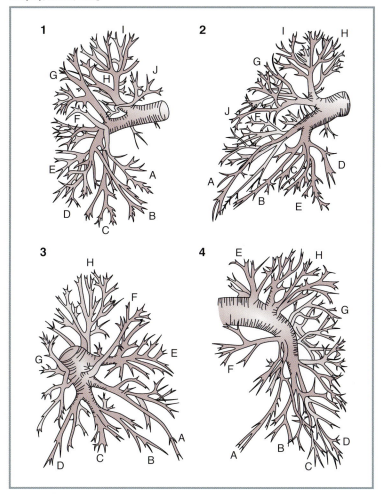

2本の舌枝ならびに4本の下葉区域枝が分岐する．

肺葉，肺区域での分枝は非常に多様である．そしてさらに多くの枝に分岐し，直接肺内に貫入している[5]．各区域動脈によって，肺シンチスキャンにより決定されるような肺灌流区域が与えられる（図18-2）．

肺区域静脈は肺実質内で多様な走行をしている．しかしながら，最終的には左右それぞれ上下の肺静脈となり左房へ流入する．左の肺静脈

Section VI　*Angiographic Techniques*

[図 18-2] 肺動脈灌流域
（上段）左後斜位（LPO）像，後面（POST）像，右後斜位（RPO）像，（中段）右前斜位（RAO）像，正面（ANT）像，左前斜位（LAO）像，（下段）右側面（R-LAT）像，左側面（L-LAT）像
【左肺】上葉：（S1＋2）肺尖−後区域，（S3）前区域，（S4）上舌区，（S5）下舌区
　　　　下葉：（S6）上区，（S8）前内側底区，（S9）外側底区，（S10）後底区
【右肺】上葉：（S1）肺尖区，（S2）後区，（S3）前区
　　　　中葉：（S4）外側区，（S5）内側区
　　　　下葉：（S6）上区，（S7）内側底区，（S8）前底区，（S9）外側底区，（S10）後底区

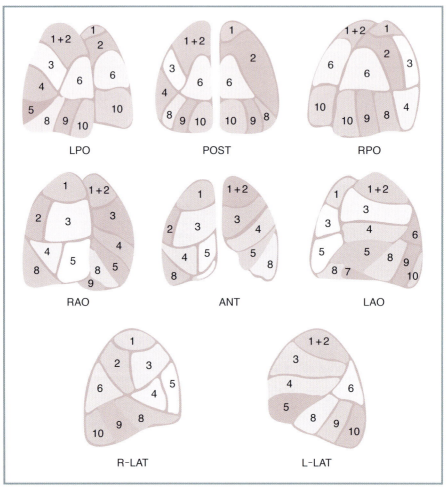

は心膜内で合流し，1本の幹となることもある[5]．

2　手技に関する考察

Ⓐ　血行動態の評価

　肺血管造影を必要とする患者は，しばしば急性疾患の患者であり，持続的な血圧測定や心電図記録を必要としているかもしれない．カテーテルを心内に進めた際に，洞徐脈や伝導障害が生じることがある．左脚ブロックがある患者では，右心カテーテル中に右脚にカテーテルが強く接触することによって完全房室ブロックが生じ，まれに一時ペーシングが必要となることがある．カテーテルが右心内を進むときに，一時

的な上室性あるいは，心室性の不整脈を生じることがあるが，血行動態の悪化きたす持続性の頻拍が生じた場合には，電気的除細動が必要となることもある．

手技における重要な点は，カテーテルを進める間，圧と酸素飽和度を正しく測定することである．右室流出路にカテーテルを進めようとしている際に，特に鎖骨下静脈，頸静脈，上腕静脈からのアプローチでは冠静脈洞へカテーテルが進むことがある．カテーテル穿孔の危険を最小限にするため，透視下でカテーテルが棘突起を越えて右室と思しき場所に挿入されたにもかかわらず，波形が右房圧のままであった場合には，カテーテルを進めるのを止めるべきである．冠静脈洞内でのカテーテルの位置は，透視下で造影剤を用手的に注入することで確認することができる．主肺動脈で圧波形が出なくなる場合，巨大な肺動脈塞栓の存在が示唆される．つまり，カテーテルの先端の孔が血栓内に埋没しているためである．この状況で造影剤を用手的に注入することで診断を確定することができる．

血管造影前の型通りの血行動態測定によりうっ血性心不全，弁膜症，心内短絡，肺高血圧，心膜疾患の存在が明らかになるかもしれない（**表 18-1**）．重症な血行動態の障害があると血管造影の手技の修正が必要となることがある．すなわちカテーテルの留置，造影剤の流入速度，撮影のモードなどが含まれる．とりわけ肺血管造影における合併症が肺高血圧患者（特に右心不全を合併している例）でより多くみられるが，そのような例では酸素投与を行い，使用する造影剤の量を減らし，本幹造影ではなく選択的な造影を試みるなどの用心が必須である[6]．

B 経皮的静脈カテーテル法

肺血管造影は，Seldinger が 1953 年に示した方法により施行する[7]．カテーテル検査時に穿刺される血管には，大腿静脈，頸静脈，そして上肢の静脈がある．これらの血管のうち，下大静脈そして右房への血管が比較的蛇行が少ない

[**表 18-1**] 血行動態測定値（基準値）

右房圧（mmHg）	平均	8〜10
	a 波	2〜10
	v 波	2〜10
右室圧（mmHg）	収縮期	15〜30
	拡張終期	0〜8
肺動脈圧（mmHg）	平均	10〜20
	収縮期	15〜30
	拡張終期	3〜12
肺動脈楔入圧（mmHg）	平均	5〜12
	a 波	3〜15
	v 波	3〜12
動静脈酸素較差（mL/L）		30〜50
心拍出量（L/min）		4〜8
心係数（L/min/m²）		2.6〜4.6
肺血管抵抗（Wood 単位）[a]		0.7〜1.1

[a]：（平均肺動脈圧−平均肺毛細管圧）／心拍出量

という理由から，右大腿静脈が好んで選択される．近位部の深部静脈血栓症（DVT）が疑われる場合，穿刺前にエコーによる確認が考慮される．手技は軽い鎮静下で行い，撮影の際の息止めに協力が得られるよう覚醒を保つことが重要である．肺塞栓症が疑われ，ヘパリンが持続静注されている患者では継続のまま検査を行うべきである．

動脈と静脈の穿刺手技に関する詳細は第 6 章で詳述されているため，参照されたい．カテーテル挿入に伴う血栓塞栓症のリスク[8]を最小限にするため，カテーテルを右心内に進める前に，10〜15 mL の造影剤を大腿静脈内に用手的に注入することで，腸骨静脈や下大静脈内に大きな血栓が存在しないかどうか確認できる．

下肢近位部の DVT や下大静脈内血栓症，あるいは鼠径部に感染のある患者では，大腿静脈から穿刺できないことがある．その場合は，頸

[図 18-3] 肺動脈カテーテルの手技
(A) ストレート型ピッグテールカテーテルと先端偏向用ワイヤ．ピッグテールカテーテルの先端は右房内に留置されている（1）．ワイヤを挿入しカテーテル先端を右室方向へ向ける（2）．ワイヤを固定し，カテーテルを右室内に進める（3）．カテーテル先端のたわみが取れた状態（4）．反時計方向に回転させることで，カテーテルが前方を向く（5）．同時にカテーテルを進めることで肺動脈幹内へ挿入される．そのままカテーテルを進めるとたいていは左肺動脈へ入る．カテーテルを下に向けるときや右肺動脈の方向へ向けるときにはワイヤを用いる．
(B) Grollman 肺動脈用カテーテル．カテーテルの先端は右房内に留置されている（1）．右房の前内側部は右室内に容易にカテーテルを進めることができる（2）．それから少しカテーテルを引き，反時計方向にカテーテルを回転させると右室流出路へカテーテルが進入し，そのまま進めると肺動脈幹へ入る（3）．
(C) 先端バルーン付きカテーテル．先端バルーンは総腸骨静脈内で透視下に拡張されている．透視下で右房内までカテーテルを進める（1）．カテーテルを前内側方向へ向け，右室内へ挿入する（2）．三尖弁を通り抜け，圧波形が右室のものになったところで速やかに頭側へカテーテルの先端を向け，右室流出路へとカテーテルを進める（3）．右室流出路から肺動脈幹へカテーテルを進める際に，大きく息を吸ってもらうと血流に乗ってカテーテルが肺動脈内に入りやすく，さらに左肺動脈に入りやすい．

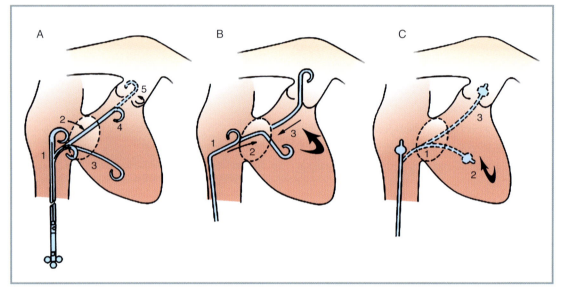

静脈あるいは上肢静脈が選択される．内頸静脈からバルーン付きカテーテルを用いることにより容易に右心へアプローチが可能であるかもしれない．

上肢静脈のうち肘前窩で尺側皮静脈からのアプローチが最適であるが，橈側皮静脈は腋窩静脈に対して急な角度で合流するため，アプローチとしては不適切である．尺側皮静脈からアプローチできない場合には，上腕静脈を使用してもよい．

C 肺動脈カテーテル検査

診断的肺血管造影用のカテーテルは 5〜7 F のものが多く，20〜25 mL/sec で適切に造影剤を注入できる[9]．ナイロン製の 4 F カテーテルは 1,050 psi で 20 mL/sec の流速が得られ，挿入部の合併症を減少させることが可能である[10]．左右肺静脈へ選択的にカテーテルを挿入するには多くの方法があるが，図 18-3 では 3 つの一般的な技法を示す．下大静脈内にフィルタが留置されていても必ずしも大腿静脈からのアプローチが不可能なわけではない．直線型もしくは J 型ガイドワイヤをカテーテルに先行させることで，Greenfield，Vena-Tech，Bird's Nest などのステンレス製フィルタが留置されている患者でも安全に血管造影を行えると報告

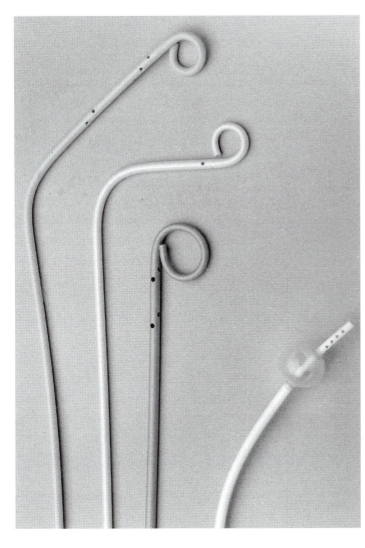

[図 18-4] 肺血管造影用カテーテル
（左から右へ）Nyman ピッグテールカテーテル，Grollman ピッグテールカテーテル，ストレート型ピッグテールカテーテル（Eppendorf 型），遠位部に側孔の付いたバルーン付きカテーテル（Berman 型）

されている[11]．ガイドワイヤを通過させた後，下大静脈フィルタの脱落予防のためにロングシースを先端が下大静脈フィルタを超えるところまで通過させる．

肺血管造影用のカテーテルには2つの基本的なタイプがある．ピッグテールタイプと先端バルーン付きタイプである．ピッグテールカテーテルは多数の側孔を持つのが特徴で，カテーテルの先端が曲がっているため安全に右心に挿入することができる．一方ですべてのピッグテールタイプのカテーテルを肺動脈から引き抜く際には透視下で先端の柔らかいものか，先端がJ型のガイドワイヤを通して先端を真っすぐに延ばしてから肺動脈より抜去しなくてはならない．さもなければ引き抜く際にカテーテルの先を乳頭筋や三尖弁腱索あるいは三尖弁尖に引っかけて損傷させる可能性があるためである．それに対して先端バルーン付きカテーテルは血流にしたがって右室・肺動脈内にカテーテルを進めることができる．カテーテルの側孔からは肺動脈本幹での圧力をかけた注入が可能であり，一方で同じカテーテルの先端孔を用いてバルーンで閉塞させた状態での血管造影も可能である（図18-4）．バルーンカテーテルの引き抜きに際してはまずバルーンを収縮させ，その後は透視なしに引き抜くことができる．

ピッグテールカテーテルで最も一般的なものは Grollman 肺動脈用カテーテル（Cook 社，Bloomington, IN）である．この 6.7 F のポリエチレン製のカテーテルは先端より 3 cm 近位部のところで 90°逆方向へ第 2 の曲がりがついている[12]（図 18-4）．このカテーテルならば右室内の肉柱に引っかかる危険性が実際に低く，いかなる区域動脈にも挿入することができる．もしカテーテルの先端が右室流出路内にはまり込んでしまったら，先端の柔らかい J 型ガイドワイヤを用いることで肺動脈内にカテーテルを進めやすくなるかもしれない．肺動脈への挿入が困難な例では従来の内腔の大きなバルーンカテーテルを用いてカテーテル交換用の長い J 型ガイドワイヤをまず肺動脈内に留置しておき，その後ピッグテールカテーテルをワイヤ越しに進める方法もある．

右房の拡張した患者においては，通常の Grollman カテーテルでは右室への挿入が困難なことがある．なぜなら先端の曲がりの部分の長さが短すぎて直接右室へ届かないからである．この場合，ガイドワイヤの近位端側を用手的に曲げておいて，カテーテル内に挿入することで先端の 90°の角度を拡大することができる[13]．Van Aman カテーテルは 7 F のポリウレタン製のカテーテルで Grollman カテーテルを改良したものであり，2 番目の曲がりが先端部より 6 cm（Grollman カテーテルでは 3 cm）のところにあり，右心拡大のある患者への肺動脈挿入には使用しやすい[14]．

7 F の Berman バルーンカテーテル（Critikon 社，Tampa, FL）には先端孔がなく，ガイドワイヤが使用できないため，挿入時には静脈へシースの挿入が必要である．頸静脈もしくは上腕静脈からのアプローチでは連続的な静脈の曲がりに沿って右室流路へ到達し，そのまま右肺動脈へ挿入される．下肢より右肺静脈へ挿入する際には逆方向の曲がりを使用することで挿入される，すなわち右房内で右房側壁に Berman カテーテルを押し付けてループを形成するように曲げ，あたかも上肢や頸部からのアプローチのように先端が上を向くかたちで三尖弁を通過させる．この方法は，右房内でループを形成することでカテーテルを進める際に直接三尖弁を通過させるときよりも強いバックアップが得られるため，三尖弁逆流がある場合には特に有効である．左肺動脈へのカテーテル挿入は多くの場合，右より困難であり，通常のカテーテル操作で挿入できない際には偏向用のガイドワイヤを使用する必要があるかもしれない．

上腕静脈からアプローチする際に推奨されるのは 5 F の曲がりのない Grollman カテーテル，もしくは 5 F のマルチプルベンドピッグテールカテーテル（Cordis 社，Miami, FL）である[15,16]．上腕静脈からのアプローチでは直接右室への挿入は困難である．カテーテルを右房の自由壁に沿わせてループを作り，反時計方向に回転を加えてゆっくりとカテーテルを引くことが，右室への挿入には必要である．

筆者の施設では肺血管造影には曲がりのついた 7 F ピッグテールカテーテル（7 F APC；1,200 psi で流速 32 mL/sec）と 7 F Mont-1 Torcon NB アドバンテージカテーテル（1,200 psi で流速 29 mL/sec；Cook Medical 社，Bloomington, IN）の 2 つのカテーテルを用いている．

これら 7 F のカテーテルは 7 F の静脈シースの使用なしに，大腿静脈および頸静脈から挿入可能である．横隔膜直上でカテーテル先端を右室方向に向け，三尖弁を通過し右室に入るまでカテーテルを進め，そこでカテーテルを時計方向に回転させて右室流出路へとさらに進める．曲がりのついたピッグテールカテーテルを用いた肺血管造影は通常簡単であるが，右房，右室の拡大がみられる患者ではカテーテル先端が三尖弁に届かないため，施行することが困難となるかもしれない．右心系の拡大がみられる患者では，右室へのカテーテル挿入に際して先端偏向用ワイヤを用いた手技を利用する．偏向用ワイヤはピッグテールカテーテル先端の曲がりの直前まで進め，カテーテルが三尖弁方向に向くようにしてワイヤを保持する．その後，カテーテルをワイヤ越しに進めることで右室へと挿入させる．カテーテル先端が右室内に入ったら，

ワイヤを抜去し，カテーテルを時計回りに回転させつつ，右室流出路そして肺動脈へと進める．もう一つの方法として，ガイドワイヤをカテーテルを通して右室，肺動脈へと進めることもできる．この方法ではカテーテル先端が右室心尖部に向かって進み，心室不整脈を生じたなら，カテーテルを速やかに三尖弁方向に引いて，その位置からJ型ガイドワイヤを肺動脈へ進めるべきである．その後，カテーテルをガイドワイヤ越しに肺動脈まで進める．カテーテル先端を右房の頭側から進める際に，偶然に卵円孔開存あるいは心房中隔欠損部を通過し，左房や肺静脈まで挿入されることがある．その場合，肺静脈で造影剤を注入すると肺血管は造影されずに左房が造影される．このような場合，カテーテル先端を右房まで引き抜き，再度右房の尾側から三尖弁を通過させて右室へ挿入し，肺動脈まで進める．カテーテル先端が右室に入らずに冠静脈洞へと進むことが時々あるが，その場合，カテーテル先端を進めてはならない．カテーテルを一度右房まで引き抜き，その後改めて右室へ進める．

カテーテルを左肺動脈へと進められたら，圧トランスデューサを接続し，肺動脈圧を測定することができる．圧波形が記録できたら，選択的肺血管造影を2つの斜位像で行う．その後，カテーテルを肺動脈主幹部まで引き抜くと同時に，右肺動脈のほうへ向ける．もしこの操作でうまく右肺動脈へカテーテルを進められなければ，通常のガイドワイヤあるいは偏向用ガイドワイヤを用いてカテーテル先端を左肺動脈から右肺動脈へと導くことができる．

D カテーテル交換

曲がりのついたピッグテールカテーテルでは，左右肺動脈下行枝への選択的造影，およびその末梢の右中葉枝，左舌区枝，両側下葉枝への選択的造影を容易に行うことができる．末梢肺血管の評価や，治療的塞栓術を施行する目的で肺動脈区域枝あるいは亜区域枝の造影が必要なときには，カテーテル交換法を用いて，ピッグテールカテーテルをシースやガイディングカテーテル，あるいは先端孔付き選択的肺血管造影用カテーテルへ交換することができる．

少なくとも180 cm以上の長いガイドワイヤをピッグテールカテーテル内に挿入し，ゆっくりと先端から出してできるだけ末梢の肺動脈枝まで進める．ガイドワイヤの位置をしっかりと固定し，ピッグテールカテーテルをゆっくりと引き抜き，穿刺部より抜去する．新たなカテーテルあるいはイントロデューサをガイドワイヤ越しに進め，カテーテル先端を進めたいところまで進めたらガイドワイヤは抜去可能であり，さらに先端がアングル型のGlidewire（Terumo Interventional Systems社，Somerset，NJ）など操作用のガイドワイヤを用いて，肺動脈枝を選択することができる．

E 造影剤と注入速度

ヨード濃度が最低300 mg/mLの低浸透圧性造影剤が肺血管造影には適している．非イオン性造影剤を使用することで咳反射，紅潮，低血圧，嘔気などの副作用が減少し，よりぶれの少ない画像が撮れるようになった[17]．

低浸透圧性造影剤のイオヘキソール（Omnipaque，GE Healthcare社）とイオパミドール（Isovue，Bracco Diagnostics社）は血小板活性化作用があることが，*in vitro*の実験で報告されている[18]．1つの研究においてイオヘキソールを用いた肺血管造影後の患者における血漿中プラスミノゲン活性化因子インヒビターの上昇と，イオヘキソールおよびイオキサグレート（Hexabrix，Guerbet LLC社）使用後のトロンビン・アンチトロンビンⅢ複合体の上昇が報告されている[19]．新しい等張性非イオン性造影剤は肺血管造影患者では用いられていないが，等張性非イオン性二量体のイオジキサノール（Visipaque，GE Healthcare社）は低浸透圧性イオン性造影剤に比べて，急性冠症候群で経皮的冠動脈インターベンション（PCI）を施行する患者において主要な心血管イベントを減少させ[20]，一方でイオヘキソールと比べて造影剤腎障害を減少させる印象がある[21]．

造影剤注入速度は選択した血管の血流速度，

[表18-2] 肺血管造影の造影条件

動脈	投与速度（mL/sec）	造影剤使用量（mL）
左右肺動脈	25	50
左右肺動脈（肺高血圧症）	15〜20	30〜40
肺葉動脈	15〜20	30〜40
区域肺動脈	5〜10	15〜20

肺動脈圧，撮影条件，そして使用するカテーテルによって決定される．造影剤は造影したい血管の血流速度にできるだけ近い速度で注入すべきである．注入速度が遅すぎると，肺動脈枝の造影が不良となるし，逆に注入速度が速すぎると反対側の肺動脈枝に造影剤の逆流を招く．左右の主肺動脈血流速度はおおよそ 25 mL/sec である．注入速度はテスト注入から算出された速度と検出しようとしている病変に応じて調整される．正常肺動脈圧患者では，通常 25 mL/sec で総量 50 mL を注入する．一般的に，末梢肺動脈の選択的造影における注入速度は肺血管床全体を完全に描出するために，通常予想される血流速度よりも少し速い速度で行う．注入する肺動脈の血管径により，造影剤注入速度は 5〜10 mL/sec で，総量が 15〜20 mL となるように調整する（表18-2）．肺高血圧症が存在する場合，造影剤注入による血行動態への悪影響を最小限に抑えるため，造影剤量を減量する[22]．この場合，造影剤の注入速度は 15〜20 mL/sec で総量 30〜40 mL にすべきである．注入速度を減らしても中枢肺動脈の血栓の有無を正確に評価するためには，最低でも 30 mL の造影剤量は使用すべきである．低浸透圧性造影剤を低速でより末梢に注入することにより重症肺高血圧症患者においても安全に肺血管造影を行えることが証明された．造影剤の注入は自動注入装置を用いて 600 psi（42 kg/cm^2）で行うべきである．バルーンで閉塞して区域枝の造影を行うときには 5〜10 mL の造影剤を用手的に注入する．

F イメージングモード

デジタル技術は事実上，従来のカットフィルムに取って代わっている．Hagspiel らはデジタルサブトラクション血管造影法（DSA）による選択的肺血管造影は従来のカットフィルムを用いた血管撮影と診断能力，画質ともに同等であることを明らかにした[23]．80 人の患者で DSA は従来のカットフィルムより正確に肺塞栓症の診断を可能とし，観測者間における診断の一致率も DSA のほうが優れていたとの報告もある[24]．肺塞栓症が疑われ，DSA にて肺塞栓症が否定された 54 人をその後平均 12 ヵ月追跡したが，血栓塞栓症を発症した人は 1 人もいなかった[25]．

カットフィルムと比較して DSA の優れている最大の点は少量の造影剤で高い分解力を得られることである．このことは肺高血圧症や腎不全のある患者の評価においては特に重要である．他にもより速くイメージを作成できることや，表示形式に柔軟性があることも DSA の利点である．減算，非減算モードのどちらであっても画像は個々に見ることが可能であり，シネ形式でモニタ上に表示することもできる．イメージごとにマスクを選択でき，ピクセルを解剖学的に合う位置に移動させることができる．加えて，DSA では造影剤を上大静脈あるいは右房より注入しても満足のいく造影を行うことができる．DSA の主な欠点は撮影に際して対象が静止している必要があることである．撮影中に十分な息止めができない重症の心肺症状を呈する患者では評価を行うことが困難なことが

[図 18-5] 正常肺動脈の DSA 所見
PIOPED II 研究では，以下の角度での左右肺動脈造影が採用された．(**A**) 右肺 DSA（RAO 30°），(**B**) 右肺 DSA（LAO 40°），(**C**) 左肺 DSA（RAO 50°），(**D**) 左肺 DSA（LAO 40°）

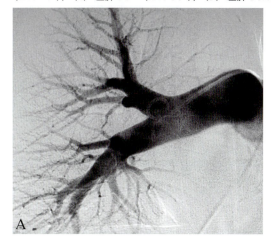
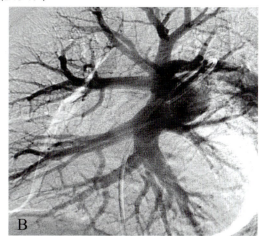
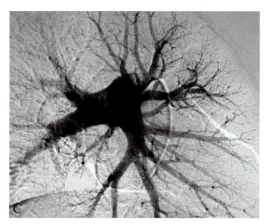
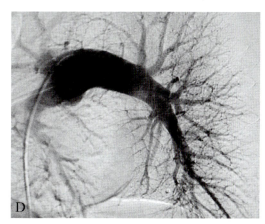

ある．マスクの移動は心臓の動きによるアーチファクトを軽減するのには役に立つが，呼吸によるモーションアーチファクトの軽減にはあまり有効ではない．シリアルカットフィルムはシネ撮影や DSA に比べて優れた空間分解能を持つが，亜区域枝レベルの肺塞栓の診断において DSA が劣っているというエビデンスはない．

撮影速度は造影剤が肺に正常に通過するときの速度に基づいている．注入された造影剤は 2〜3 秒で毛細血管へ到達し，左房は 4〜6 秒で造影される[26]．カットフィルムを用いると通常 12 枚の画像が得られる．毎秒 3 枚で 3 秒間，そして毎秒 1 枚で 6 秒間撮影する．デジタルシステムを用いると 1 秒間マスクされた画像が造影剤注入前に得られ（およそ 1 心周期），その後 1 秒間に 6 枚の画像が連続撮影される．非協力的な患者，体格の大きな患者，血流量が多いと予想される患者（たとえば肺動静脈奇形など）においてはより高速度の撮影が使用される．心拍出量の低下した患者での撮影には低速での撮影が望ましい．

肺塞栓症を否定するには片側の肺で最低 2 枚の写真の撮影がそれぞれ必要である．代表的な二方向は正面像と肺と同側の 45° 後斜位像である．これらの方向からの撮影は大規模臨床試験で肺塞栓の診断に有効であると証明されている[27]．可能ならば造影剤使用量を減少させるため，二方向からの同時撮影が一方向ずつ撮影す

るよりも好ましい．側面像は正面像と直交する断面であるが，肺血管造影には適当ではない．左右肺動脈を選択的に造影しても，多くの場合，対側の肺血管も造影され判断に迷うからである．もし十分な量の造影剤（40〜50 mL）が注入され持続的に撮影を行うなら，側面像または斜位像にして左室の大きさや機能，そして上行大動脈や冠動脈近位部の解剖を調査することができる．

筆者らの施設では，左右どちらかの肺動脈に造影剤を注入して，肺血管造影を行っている．左肺動脈の造影は右前斜位（RAO）50°と左前斜位（LAO）40°で行い，右肺動脈の造影は，RAO 30°と LAD 40°で行っている（図18-5）．DSA のマトリックスサイズは常に最高の 1,024×1,024 とすべきである．フィールドの大きさについては，最高の画像を得るために両方の画面で肺全体が収まる最大拡大を用いるべきである．

G 合併症と禁忌

生命に危険のある合併症もしくは治療，集中的な観察を必要とする合併症を「主要な合併症」と定義する．また「軽度の合併症」とは，たとえ長期間の観察を要しても病的状態からは短期間で自然に回復するものと定義する．PIOPED（Prospective Intervention of Pulmonary Embolism Diagnosis）研究[27]においてみられる合併症をこれらの定義に基づき表にした（表18-3）．注意すべきは，この研究にはイメージをカットフィルムに記録しながら，イオン性で高浸透圧の造影剤をピッグテールカテーテルより注入している患者を含むことである．

5人のうち3人はカテーテル手技や造影が原因というよりは背景の心肺機能不全のために死亡した可能性があると Stein らは報告している[27]．ある研究では右室拡張終期圧が 20 mmHg 以上で死亡した3例が報告されている[8]．

以前の大規模試験と異なり PIOPED 研究では心臓穿孔は一例も起こっていないが，それは Eppendorf カテーテルのようなストレートタイプのカテーテルではなくピッグテールカテーテ

[表18-3] 肺血管造影における合併症（PIOPED 研究，$n = 1,111$）

主要な合併症	
死亡	5人（0.5%）
心肺蘇生・人工呼吸施行	4人（0.4%）
腎不全（透析施行）	3人（0.3%）
血腫（輸血施行）	2人（0.2%）
計	14人（1.3%）
軽度の合併症	
呼吸困難	4人（0.4%）
腎障害	10人（0.9%）
狭心症	2人（0.2%）
低血圧	2人（0.2%）
肺うっ血	4人（0.4%）
蕁麻疹，瘙痒感，眼窩浮腫	16人（1.4%）
血腫	9人（0.81%）
不整脈	6人（0.54%）
内膜下造影（解離）	4人（0.4%）
麻酔薬過量投与	1人（0.1%）
嘔気・嘔吐	1人（0.1%）
右脚ブロック	1人（0.1%）
計	60人（5.4%）

［Abrams, Angiography, Bann S(ed), Little Brown and Company, Boston, 1997］

ルのみを使用したためと考えられる．PIOPED 群において腎不全や腎機能障害はそれぞれ 0.3％，1.0％で発症し，特に高齢者で多くみられた[27]．

肺血管造影の絶対的な禁忌はないが，重症肺高血圧症やヨードアレルギー，腎機能障害，左脚ブロック，重症うっ血性心不全などを合併している患者では当然合併症リスクが大きくなる[22]．非イオン性で低浸透圧の造影剤の使用と，予防的酸素投与によりこれらのリスクは軽

減できる可能性がある[28]．造影剤の静脈内投与によりアナフィラキシー反応を起こしたことのある患者には，ステロイドの前投与と非イオン性低浸透圧性造影剤の使用が推奨される．

3 肺塞栓症

米国での静脈血栓塞栓症と肺塞栓症の年間発症率は1,000人に1人を超える[29]．早期死亡の主な原因は急性右心不全であるが，一方で30日以上経過後の死亡例のほとんどは原疾患が原因である[30]（たとえば悪性腫瘍，うっ血性心不全，慢性肺疾患など）．また，3ヵ月以内の総死亡率は約15%である[31]．

A 診断

他の多くの内科疾患と症状が類似するため肺塞栓症は見落とされがちである．したがってよく鑑別に挙がる疾患は，慢性肺疾患，うっ血性心不全，肺炎，急性心筋梗塞，大動脈解離，心膜炎，悪性腫瘍，気胸，筋骨格系疼痛，不安状態などである．最もよくみられる症状には，呼吸困難，胸痛，咳，血痰などがある．胸膜痛は区域肺動脈レベルの肺塞栓患者でよく認められる．失神や，痛みのない重度の呼吸困難が存在する場合には，循環動態に重大な影響を及ぼす塞栓症を示唆し，特に頻脈と頻呼吸を伴う場合にはその可能性が高い．右心不全の臨床徴候には，頸静脈怒張，II音の肺動脈弁成分の亢進，右室の拍動性隆起などが挙げられる．時々三尖弁逆流による雑音を聴取することがある．

検査前確率の評価は，肺塞栓症が疑われる患者におけるあらゆる検査の診断確率の向上に役立つ．Wellsら[32]は次のようなベッドサイドでの評価を用いて，前向きに検査前確率の計算を行った．以下の合計点が4点以下であれば肺塞栓症の可能性は低いと考えられる；DVTの徴候あるいは症状がある（3点），肺塞栓症以外の疾患は否定的である（3点），心拍数 > 100拍/min（1.5点），4週間以内にギプス固定または手術の既往がある（1.5点），DVTまたは肺塞栓症の既往歴（1.5点），血痰（1点），悪性腫瘍の存在（1点）．

[1] 画像検査以外の検査

a) 心電図

心電図でST上昇型心筋梗塞を除外することができる．また，古典的なS1Q3T3パターン，不完全あるいは完全右脚ブロック，右軸偏位，胸部誘導での時計方向回転などの所見の存在は肺塞栓診断の助けになるかもしれない．V1でのQrパターンや前胸部誘導でのT波の陰転化が認められる場合，血行動態的に重症の肺塞栓を示唆し，有害事象の発生するリスクが高い[33]．

b) Dダイマー

Dダイマーとは架橋されたフィブリンが内因性に溶解されることにより生じる特異的蛋白分解産物である．肺血管造影検査において，酵素免疫測定法（ELISA法）で測定した血漿中Dダイマーが500 ng/mL未満なら陰性適中率90%以上で肺塞栓症を否定できる[34]．他の研究では陰性適中率は99.6%であった．概してELISA法によるDダイマー値の感度は94%であり，Dダイマーが陰性の患者では血管造影検査の必要性が低いといえるだろう[35]．しかしながら肺塞栓症の疑われる外来患者でのDダイマーの特異度は45%と低かった[36]．特異度が非常に低いため，肺塞栓症の疑われる入院患者においてはDダイマーの測定はあまり役に立たず，むしろ救急部や診療所で適している．急性肺塞栓症を疑った患者での前向き研究では，Dダイマーが1.0 μg/mL以下であれば造影CTでの肺血管造影は不必要であると報告されている[37]．

c) 動脈血液ガス分析

動脈血液ガス[38]と肺胞・動脈血酸素較差[39]は，肺血管造影で肺塞栓症を診断あるいは除外した患者の識別には役立たない．ゆえに，動脈血液ガス検査は肺塞栓症のスクリーニング検査としては不適切である．

[2] 非侵襲的画像検査

a) 肺換気血流スキャン

これまで肺スキャンは肺塞栓症の疑われる患者では主要な検査であったが，最近では造影剤アレルギーや重症腎障害，妊婦などの特殊な状

況でしか肺スキャンを使用しない病院が増えてきている．肺スキャンで正常または肺塞栓症の可能性が高い所見はそれ自体診断的であるが，肺塞栓症が疑われる多くの患者で肺換気血流スキャンの結果は診断不十分である（「低確率」「中確率」「不確定」という結果）．臨床的診断前確率と併用することで診断の正確性は改善するかもしれないが[40]，通常，他の画像診断を追加することが必要である．換気血流SPECT（単光子放出コンピュータ断層撮影）は胸部単純X線像が正常な患者を含む，以下の状況において施行されるかもしれない．すなわち，腎機能低下，造影剤アレルギー，妊娠，フォローアップが必要な全症例，長期予後が期待できる患者，そして臨床所見と画像所見が合わない患者や画像所見が不十分な結果しか得られなかった患者などである[41]．

b）胸部造影CT

肺塞栓症が疑われる例に最初に行う画像検査としては，胸部CTは事実上肺スキャンに取って代わった[42]．最新のマルチスライスCTは胸部全体を1mmの解像度で撮影するのに，10秒以内の息止め1回で済み，これで肺血管床全体の正確な画像が得られる（図18-6）．同時に骨盤部から大腿膝窩部の撮影を追加することで，近位部のDVTの検索を行うことができる．胸部CTは大動脈解離や肺炎，心タンポナーデなどの胸部疾患を鑑別するのに役立つ．第1世代のシングルスライスCTと比較して，マルチスライスCTの感度は70％から90％以上へと上昇した[43,44]．PIOPED II研究では，さまざまな画像検査（肺スキャン，静脈超音波，DSA，静脈造影）とマルチスライスCTとの比較がなされている[45]．

肺塞栓と確定した患者において，CT像の三次元再構築による四腔断面像での右室拡大の存在は予後予測に有用である．63人の肺塞栓症患者を対象とした研究で右室／左室径比＞0.9ならば臨床的有害事象出現のリスクが高いことが明らかにされている[46]．

c）MRA（磁気共鳴血管造影法）

MRIは電離放射線やヨード造影剤を使用せずに，リスクの層別化に重要な情報である右室および左室の機能・大きさを評価することが可能である．特別な検査環境でなら，肺塞栓症に対してMRIは肺血管造影と同程度の感度と特異度が得られるだろう[47]．問題点は末梢肺動脈を評価するには空間解像度が低いこと，24時間対応での運用が困難であること，検査時間が長いこと，検査中重症患者を観察することが困難であることなどである．

多施設共同前向き研究（PIOPED III研究）では，MRAによる肺血管造影とMRAによる静脈造影の肺塞栓症診断における正確性が検討された[48]．その結果，25％（11〜52％）の患者で，MRAによる肺血管造影は技術的に不十分な画像しか得られなかったが，十分な画質が得られた患者では感度92％，特異度96％で肺塞栓症を診断し得たと報告されている．

d）静脈超音波

深部静脈の圧迫超音波検査では，非侵襲的に有症状の近位部DVTを正確に診断することができる．もし，肺塞栓症を示唆する症状のある患者でDVTが確認されれば，それ以上の検査なしに肺塞栓症と診断してよい．しかしながら半数以上の肺塞栓症患者では，血栓がすべて肺に飛んでしまっており，超音波検査上明らかな深部静脈の血栓を認めない．そのため，肺塞栓症が疑われる患者でDVTが証明されない患者には，さらなる肺塞栓症の検索が必要である．

e）静脈造影

静脈造影は近位部および遠位部のDVTに対して高い正確性をもって診断することが可能だが，静脈炎（非イオン性造影剤ではまれである）や過敏症を引き起こすことがある．静脈造影検査はDVTの診断には最も標準的な検査であるが，肺塞栓症が疑わしい患者に施行されることはまれである．静脈造影はカテーテルからの直接血栓溶解術，カテーテルによる血栓除去術，経皮的血管形成術あるいはステント留置術，下大静脈フィルタ挿入などで必要とされる．ヨード造影剤あるいは30〜40 mLの医療用CO_2による下大静脈の造影により，フィルタ留置前に下大静脈が閉塞していないことの確

[図18-6] 16列の造影CTで撮った急性肺塞栓症患者の像
冠状面の再構成像では複数の区域枝塞栓が認められる（矢印）

[画像はJoseph Schoepf博士（Department of Radiology, Brigham and Women's Hospital, Boston, MA）の厚意による]

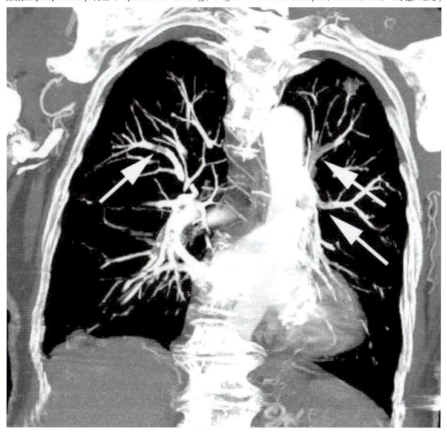

認や重複下大静脈の鑑別，腎静脈奇形の除外などを行うことができる．CO_2は腎毒性やアレルギーの心配がなく，空気混入がなければ横隔膜下の動脈の造影と静脈造影に安全に使用できる[49]．

重症患者や妊娠患者，そして腎不全患者では，血管内超音波（IVUS）ガイド下にベッドサイドで下大静脈フィルタ（例：Günther Tulip Filter, Cook Medical 社, Bloomington, IN）を正確に腎静脈下に留置することが可能である．本法では造影剤や透視が不要であり，また重症患者の搬送を回避することができる．筆者の施設ではエコーガイド下に，右大腿静脈を微小穿刺法で穿刺し，イントロデューサシースをガイドワイヤ越しに挿入して，それをJ型ガイドワイヤ越しに進めている．そして右房から腸骨静脈まで下大静脈を観察し，かつ右房，肝静脈，腎静脈，大動脈，そして下大静脈分岐部を同定したら，シースとIVUSカテーテルは低い位置の腎静脈より下に位置させ，ガイドワイヤとIVUSを引き抜く．次いで，あらかじめ組み込まれているフィルタイントロデューサをシースの遠位端まで挿入し，シースを術者側に引くことで下大静脈内にフィルタを展開する．その後，下大静脈内でフィルタを留置し，再度IVUSカテーテルを挿入してフィルタの位置を確認する．

f）心臓超音波

経胸壁心臓超音波検査は急性肺塞栓症の患者のリスク層別化に重要な手段であるといわれて

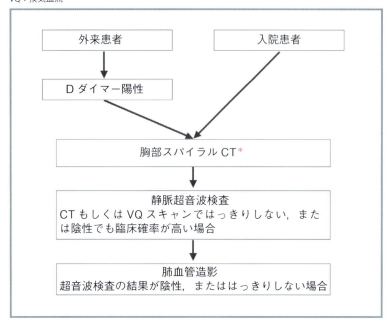

[図18-7] 肺塞栓が疑われる患者で心原性ショック状態でない場合に推奨される診断計画

＊：もし造影剤アレルギー，腎不全，妊娠中のいずれかであれば，VQスキャンをCTの代わりに施行．
VQ：換気血流

きた．心エコー上の右心不全の所見は急性期死亡の独立した予測因子である[31]．しかし，心臓超音波検査は肺塞栓症の診断もしくは除外ルーチンで用いることはできない．なぜなら慢性肺塞栓症の患者の約半数は，心臓超音波検査では異常を示さないからである[50]．しかしながらベッドサイドでの心エコー検査は，肺塞栓症と心原性ショックの鑑別が必要な患者の診断の手助けにはなる．血栓溶解療法，侵襲的カテーテル治療，外科的血栓除去術などの救命治療の場合は，時間のかかる画像検査は行わずに心エコーで右心不全の所見を確認することで治療を開始してもよいかもしれない[51]．経食道心エコーは左右主肺動脈内の血栓をみるのに有用であるし，経胸壁心エコーで描出不良な患者における代替手段となる[52]．

g）総合的な診断手順

まず最初に臨床的な診断前確率の評価，身体所見，心電図の確認などが行われる．すべての外来患者でELISA法による血清Dダイマー測定を行うべきである（図18-7）．Dダイマーが正常なら基本的には肺塞栓症は除外できる[53]．Dダイマーが上昇しているときには，まず胸部造影CTが勧められる（図18-7）．腎機能異常や妊娠，造影剤アレルギーがある場合には，換気血流スキャンで代替する．胸部CT，肺スキャンで肺塞栓症がない，あるいは判定不能であるものの，なお臨床的に疑わしい場合には，下肢静脈超音波検査が勧められる．下肢静脈超音波検査の結果，陰性もしくははっきりしない場合には肺血管造影が勧められる．この診断手順は安全であり，肺血管造影まで行われることはまれである[53]．

[3] 肺血管造影の解釈と妥当性

カットフィルム血管造影の大規模研究によって，急性肺塞栓症での血管造影の診断的基準が実証されてきた[27, 54, 55]．血管造影における肺塞栓症の第1の診断基準は，持続する中心または辺縁の血管内透過性亢進や，血管内透過性亢進のトレイリングエッジで血管が閉塞し，造影剤が末梢に進まない所見などである（図18-8）．凹面の境界を持ち，急に血管が途絶して見える

[図18-8] 急性肺塞栓症の主要な証拠
（左）選択的カットフィルム血管造影による右下葉の多数の血管内透過性亢進を伴った肺動脈．ほぼ完全に造影剤で縁取られている．（右）右下葉に一致した区域性の造影欠損がみられる．

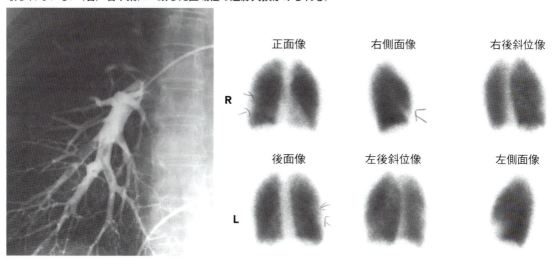

[図18-9]
（A）バルーン閉塞による右下葉の肺動脈造影では多数の血管途絶（矢印）を認める．（B）バルーン収縮により造影剤の分布が促進され，血栓の後縁（トレイリングエッジ）がはっきりと認められる（矢印）．

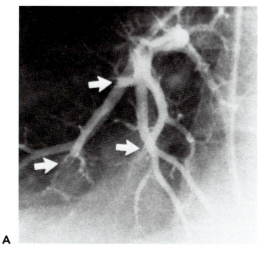 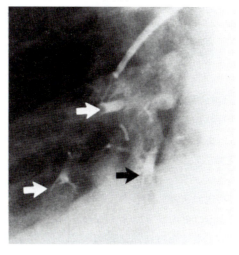

完全閉塞もまた急性肺塞栓症の主要な所見である（図18-9）．これらの基準はDSAにおいても実証されている（図18-10）[13, 14, 56]．第2の所見としては血流減少または無血管病変や，局所的に延長した動脈相，末梢血管の急激な先細り，局所的な肺静脈血流の消失などの所見が挙げられるが，これらの所見の妥当性は肺塞栓症では証明されておらず，所見の解釈は慎重に行うべきである．

PIOPED研究[27]においては肺塞栓症患者の35％が肺血管造影で陽性であり，61％が陰性であったとしており，また3％の患者では診断

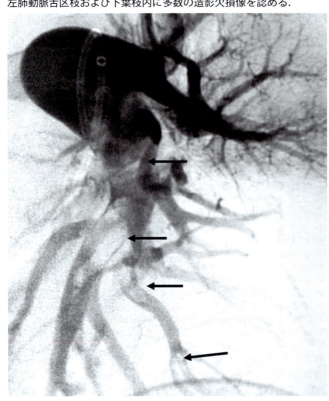

[図18-10] 肺塞栓症患者での左肺DSA所見（RAO像）
左肺動脈舌区枝および下葉枝内に多数の造影欠損像を認める．

不能で，1％では合併症のため検査を最後まで続けられなかった．2人の読影者による判読で肺塞栓症症例の92％について明らかな肺塞栓がある，または確信を持って診断できないという意見で一致した．また，彼らは82％の症例で一致して，肺塞栓はない，もしくは確信を持って否定できないとした．肺動脈径が小さくなればなるほどカットフィルムの読影者間で判断が一致しなくなった．肺動脈本幹レベルの肺塞栓では一致率98％，区域動脈レベルでの一致率が90％であったのに対して，亜区域動脈レベルの肺塞栓では一致率は66％まで低下した．亜区域動脈レベルの肺塞栓と診断できたのは患者の6％にすぎなかった．他の肺血管造影についての研究においても亜区域動脈レベルの肺塞栓と診断できたのは30％であった[57]．DSAではカットフィルムによる血管造影と比べて，読影者間の診断の一致率は優れている印象がある．肺塞栓症の疑われる140人の患者でκ値はカットフィルムで0.28〜0.59，DSAで0.66〜0.89であった[58]．

肺血管造影は肺塞栓症診断の標準的手法であるため，直接その感度，特異度や予測値を計算することはできないが，感度および特異度は各々98％，95〜98％程度と予測できる．肺血管造影の妥当性が，抗凝固療法を施行しなかった肺血管造影陰性の患者の追跡調査によって評価された．5つの研究で840人の患者を少なくとも3ヵ月間フォローアップした結果[42,58-63]，静脈血栓塞栓症の再発が1.9％の患者で認められた．ゆえに，肺塞栓症が疑われた患者で肺血管造影が陰性であった場合には抗凝固療法を行わずとも多くの場合は安全である．

[4] 血行動態の特徴

心肺基礎疾患のない多くの肺塞栓症患者の血行動態は正常である．基礎疾患のない患者で右

[図 18-11] 呼吸困難，失神発作を繰り返す 65 歳男性の選択的カットフィルム血管造影
体血圧は保たれていたが，心臓超音波検査で右室機能低下所見を認めた．血管造影の結果，両側肺動脈［(A) 右側，(B) 左側］に多数の造影欠損を認めた．

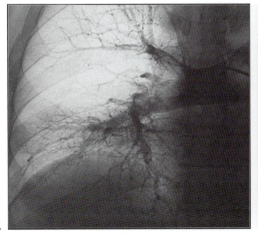
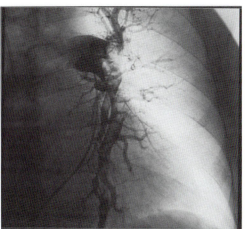

[図 18-12] 図 18-11 と同一症例の患者における右心系の圧波形
（左から右へ）右房，右室，肺動脈の各波形を示す．
RA：右房，RV：右室，PA：肺動脈

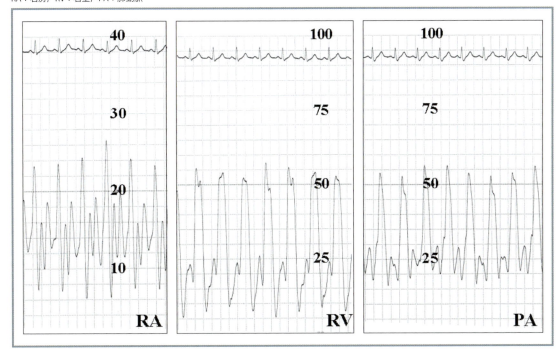

室収縮期血圧が 50 mmHg を超えることはまれである（図 18-11〜18-13）．右室後負荷が急激に上昇し，右室収縮期圧が 50〜60 mmHg を超えると急性右室拡張と収縮不全が生じる．

再発性肺塞栓症の患者では右心不全が進行する前により高い収縮期圧まで耐えられるかもしれない．右室拡張不全の結果，右室拡張期圧は肺動脈拡張期圧に近づく．そのため圧波形は典型

[**図18-13**] 図18-11と同一症例の患者における右房圧（下側）と右室圧（上側）の同時記録

心房のa波（A）は最も突出しており，右室拡張期圧の急激な上昇と一致する．c波（C）はv波（V）よりも小さく右室収縮期圧の急激な上昇に一致する．右房波形のx谷（x）の底は右室収縮期圧のピークと一致し，T波の直前である（矢印）．y谷（y）の底は右室拡張期圧のくぼみに一致する．

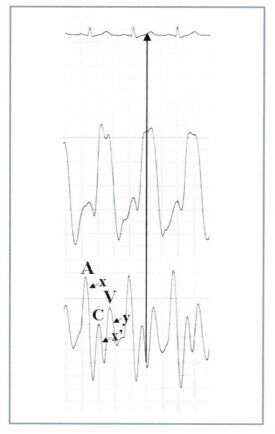

的にははっきりとしたくぼみと急激な立ち上がりとしてみられる．右房圧が上昇するとa波の突出とx谷の急峻化がみられる[64]．右室が拡張し右心不全が進行すると，右心拍出量が減少するため左室充満が悪化する．左室の伸展性は心室中隔が左室側へ偏位することによってさらに悪化する可能性がある．左室心拍出量は減少し代償性に体血管抵抗が増すことによって，全身動脈圧波形は急峻な立ち上がりを示す．

肺塞栓症患者では上昇する心筋へのずり応力はヒト脳性ナトリウム利尿ペプチド（BNP）の値で定量化することが可能である[65, 66]．トロポニン上昇は心筋虚血と微小梗塞を示唆する[67, 68]．心筋虚血および微小梗塞の原因は，機能不全に陥った右室の酸素需要の上昇や，全身心拍出量の低下による冠血流量の減少などと考えられる．

[5] **急性肺塞栓症に対する血管内治療**

巨大肺塞栓症の患者では，カテーテル手術（塞栓除去術を追加することもある）が全身血栓溶解療法や外科的切除術に代わって施行される（図18-14, 18-15）．出血リスクが高くなければ，カテーテル手術は局所的または全身の血栓溶解療法と併用できる．いずれの機器も効果的で安全であり，新鮮な巨大血栓が関与する病態で救命に役立つ可能性があるが（表18-4），対照臨床試験は施行されていない[69-74]．Greenfield経静脈血栓除去用カテーテルは最も長く利用されてきたが，慢性血栓の存在下では有効性が制限され，また塞栓症の再発のリスクを解決できないことから，このカテーテルはもはや現在では用いられていない．

血管内治療は以下のような手段で行われる．すなわち，右大腿静脈あるいはDVTの存在により大腿静脈からアプローチできない場合には，右頸静脈がアプローチ部位として選択され，エコーガイド下にマイクロ穿刺法により穿刺される．その後，7Fシースを挿入し，7F APCカテーテルまたはMONT-1カテーテルを右房まで進める．三尖弁を通過させ，右室そして肺動脈へと進める．透視下で造影剤を注入し，肺動脈血流と肺塞栓の重症度を評価する．左右の肺動脈造影を造影剤注入速度と総量を減らして行う．最大の中枢血栓を伴う肺動脈にカニューレを挿入し，続いて7Fロングシースを高耐久性ガイドワイヤあるいは硬いAmplatzガイドワイヤ越しに挿入する．カテーテルにより直接血栓を破砕し，10 mgのtPAを血栓内に注入して，血栓吸引を行い，中枢の血栓を細かく砕き，肺動脈血流を回復することができる．血栓除去目的のデバイスはどれでも使用することが可能である．カテーテルによる血栓破砕を

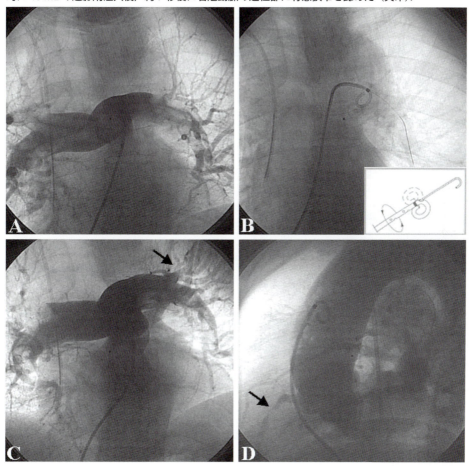

［図 18-14］心原性ショックを伴う巨大肺塞栓症に対しカテーテル破砕術に追加してアルテプラーゼ 100 mg を 2 時間かけて全身投与した 64 歳女性
（A）正面像では両側主肺動脈にほぼ完全な造影欠損が認められる．（B）ピッグテール回転カテーテルを用いた左肺動脈内の血栓破砕術．（C）カテーテル破砕術後，左上葉動脈の血流の改善がみられ，同時に体血圧は速やかに 70 mmHg から 95 mmHg に増大した．（D）側面像では主肺動脈に非選択的に 40 mL の造影剤注入後，約 7 秒後に右冠動脈の近位部に有意狭窄を認めた（矢印）．

行ったのちに，血栓溶解療法として tPA を 20 mg/hr で 2〜7 時間，肺動脈内に直接投与することもある．手技の最後に下大静脈フィルタを留置して終了する．

4 肺血管造影の他の適応

Ⓐ 肺高血圧症

［1］**慢性血栓塞栓性肺高血圧症**

慢性血栓塞栓症のほとんどの患者は，明らかな DVT，肺塞栓の既往なく凝固異常も認めない．労作時呼吸困難，易疲労感は最も多くみられる．これらの所見は非特異的であるため診断が遅れることもある．胸部単純 X 線像では右室と肺動脈主幹部の拡大がみられる．心電図変化は肺高血圧症に矛盾しない．動脈血液ガス分析では，動脈－肺胞酸素分圧較差の開大と安静時の低酸素血症がしばしばみられる．心臓超音波検査は肺高血圧症と右室の拡張と機能不全を評価できる．ほとんどの患者で診断確率の高い換気血流スキャンを行う．胸部 CT や MRI で

[図18-15] 図18-14と同一症例の患者における
カテーテル破砕術前後の右室圧波形
臨床的には速やかな改善を認めているが，破砕術後の右室圧の低下は軽度である．
Pre：破砕術前，Post：破砕術後

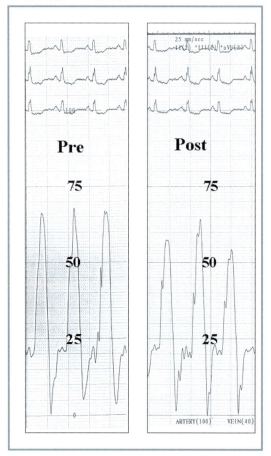

は慢性血栓の存在が明らかになるが，肺高血圧症のまれな原因（縦隔線維症など）を解明してくれるかもしれない．胸部CTは肺血管に多数の狭窄や閉塞を及ぼす他の疾患，たとえば感染や炎症，悪性腫瘍などを除外するのに有用である[75]．

右心カテーテル検査と肺血管造影は診断の確定と肺血栓内膜摘除術の適応決定のために施行される．肺高血圧症のために中枢肺動脈の拡張と肺動脈血流遅延を認める場合には，造影方法を工夫し選択的肺動脈造影に変更することで造影剤投与速度と投与量を減ずるべきである．

慢性血栓塞栓症による肺高血圧の患者250人において特徴的な血管造影所見（表18-5, 図18-16）が外科的に確認された[76]．WHO機能クラス2以上の患者では無期限の抗凝固療法に加えて肺血栓内膜摘除術と下大静脈フィルタの挿入を考慮すべきである．一連の手技には胸骨正中切開，そして循環停止下で超低体温法による体外循環も含まれる[77]．手術適応のない患者に対しては，肺動脈近位部へのバルーン拡張術を複数回施行することが検討される[78]．肺移植は広範囲の末梢病変患者に施行される選択肢である．肺下流の血管抵抗の存在，これはバルーンでの閉塞から肺動脈閉塞圧が安定し始めるまでの時間延長で確認されるが，肺血栓内膜摘除術後の肺高血圧の遷延と予後不良リスクが

[表18-4] 巨大肺塞栓に対する侵襲的器具

カテーテル	製造会社	機能
ピッグテール回転カテーテル	Cook Europe社（Bjaerverskov, Denmark）	ワイヤ越しにピッグテールカテーテルの回転で破砕
Helix Clot Buster	ev3社（Plymouth, MN）	高速回転（140,000回転/min）による血栓の破壊
AngioJet	Possis Medical社（Minneapolis, MN）Bayer HealthcCare/Medrad社（Warrendale, PA）	高圧生理食塩水注入による血栓除去（Venturi効果）
Aspirexカテーテル	Straub Medical社（Wangs, Switzerland）	オーバーザワイヤによる高速回転コイルでの血栓破壊

高いことを示唆する可能性がある[79]．

［2］原発性肺高血圧症

原発性肺高血圧症（primary pulmonary hypertension：PPH）（訳者注：古い呼称，現在は特発性／遺伝性肺動脈性肺高血圧症と分類される）は原因不明

［表18-5］慢性血栓塞栓性肺高血圧症の血管造影所見

所見	コメント
袋状化	器質化した血栓内に造影剤が貯留．末梢血管は遅延造影または閉塞
帯状，くもの巣状	薄いまたは厚い層状のX線透過性が肺葉．区域動脈内にみられる．これは狭窄後拡張を伴う，または伴わない狭窄の原因となる
内腔不規則化	動脈縁の薄切り
血管の先細り像	肺動脈主幹の突然の狭窄
血管閉塞	肺葉動脈の閉塞，多くは初回

（Koning R et al：A new treatment for severe pulmonary embolism：percutaneous rheolytic thrombectomy. Circulation 96：2498-2500, 1997）

のまれな疾患であり，動脈，毛細血管，細静脈に特徴的な病変を認める[80]．原発性とは先天性もしくは後天性の肺疾患，心疾患あるいは膠原病による血管病変を持たないという意味で用いられる．患者のうち遺伝的素因を持つものは10%程度である．ヒトヘルペスウイルス8が発症機序に関与している可能性がある[81]．無治療のまま経過すれば，肺動脈圧と肺血管抵抗は進行性に上昇し，右室不全に陥る．

通常原因不明の呼吸困難や疲労感を訴える患者に心臓超音波検査を施行してはじめて肺高血圧症を指摘されることが多い．胸部CTは二次性肺高血圧を除外するのに有用である．右心カテーテル検査は肺高血圧症の存在を確定するのに最も標準的な検査であり，左室充満圧が正常な患者で肺静脈高血圧を除外するのに特に重要な検査である．

血管造影では，肺動脈近位部の非特異的な拡張と遠位部血管の平坦かつ急激な先細り像が認められる（図18-17）．遠位の螺旋状の動脈像がみられることもある[80]．

血行動態を持続的に観察しながら短時間作用型の血管拡張薬の投与を試みることはカルシウ

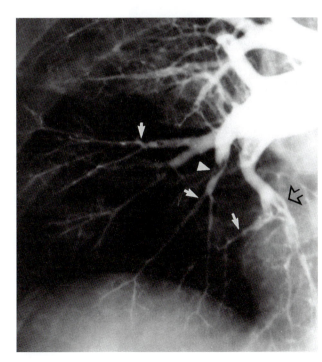

［図18-16］慢性血栓塞栓性肺高血圧症
42歳女性の右肺動脈造影の正面像．6ヵ月前に急性肺塞栓症と診断され治療されたが，いまだに呼吸困難がある．肺動脈近位部は拡張している．遠位部の血管は急激に先細りしており，不規則である（白矢印）．偏心性の狭窄も認められ（白矢頭），また内腔にくもの巣状病変を認める（中抜き矢印）．

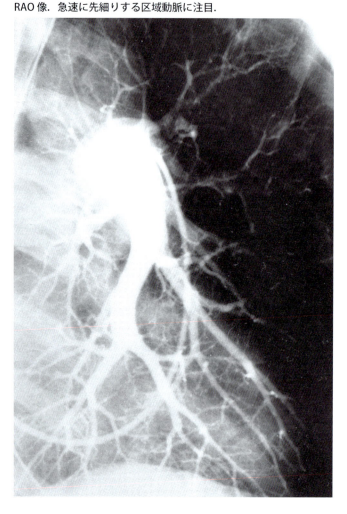

[図 18-17] 原発性肺高血圧症
原発性肺高血圧と診断された 30 歳男性の左肺動脈造影における 45°RAO 像．急速に先細りする区域動脈に注目．

ム拮抗薬の使用を考慮している患者で勧められる[80]．肺血管抵抗が 20％以上減少し，それによって平均肺動脈圧が 20％以上低下する患者は薬物に反応する症例と考えられる[82]．平均体動脈血圧の 40％以上の低下，心拍数の 40％以上の上昇，その他薬剤を中止すべき徴候や症状の出現する例は，症候性薬物不耐例である．薬物効能試験は，末期うっ血性心不全患者において肺血管抵抗の上昇が固定化していないか確認し，心移植の適応があるかどうかを判断するために推奨される．しかしながらボセンタンの使用が考慮される PPH 患者での薬物負荷については任意である．慢性的に使用できる血管拡張薬が増えていることは PPH 治療にとっては有用なことである（第 42 章を参照）．

エポプロステノール（Flolan）の静注は，血管拡張薬の試験投与で用いられる最も一般的な薬剤である（表 18-6）．投与量は全身的副作用（頭痛，紅潮，嘔気）が出現するまで増量される．うっ血性心不全合併例での使用には注意しなければならない．

アデノシンは有効な肺血管拡張薬で半減期も 5 秒未満と短い．副作用には呼吸困難と胸部不快感が挙げられる．テオフィリン投与中の患者

[表 18-6] 用量決定：急性肺血管拡張試験

薬剤	推奨される用量	投与量増加	最大量
エポプロステノール経静脈投与	2 ng/kg/min	15分ごとに 2 ng/kg/min	16 ng/kg/min
アデノシン経静脈投与	50 μg/min	15分ごとに 50 μg/min	350 μg/kg/min
一酸化窒素（NO）の吸入	20 ppm	20 ppm/日	80 ppm

[図 18-18] 16列 CT による単発巨大肺動静脈奇形（矢印）の胸部 CT 像
（左）体軸断像，（右）再構成冠状面像
[Joseph Schoepf 博士（Department of Radiology, Brigham and Women's Hospital, Boston, MA）の厚意による]

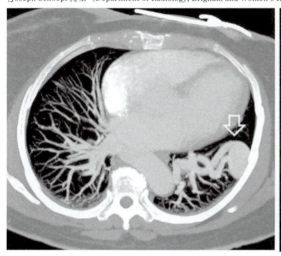
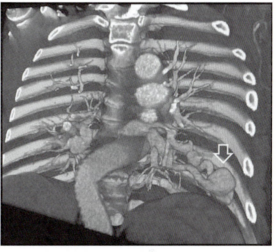

や急性気管支喘息の患者ではアデノシンは使用すべきでない．

エポプロステノールやアデノシンと比較して一酸化窒素は強心作用を持たず心拍出量を増大させない．一酸化窒素はマスクによる吸入にて投与する．

B 希少疾患への適応

[1] 肺動静脈奇形（PAVMs）

この奇形は，おそらくは毛細血管終末の発生学的欠損によるものと思われる．多血症と動脈血酸素分圧の低下は心外右-左短絡の徴候である．PAVMs のあるほとんどの患者は無症状であるが，呼吸困難，チアノーゼ，ばち指，喀血を認めることがある．PAVMs を通じた奇異性塞栓により脳血管障害や脳膿瘍を起こし得る．PAVMs は単純型と複雑型の大きく2通りに分類される[83]．単純型 PAVMs は1〜3つの亜区域動脈より血流を受ける血管の複合体で，1つの区域動脈に由来する．複雑型の PAVMs は2本以上の異なる区域動脈より血流を受ける．右中葉や舌区で多くみられる．

PAVM の血管壁は非常に薄く，全体の1/3の症例で多発が認められる．PAVMs の 40〜65％は遺伝性出血性毛細血管拡張症（Weber-Osler-Rendu 症候群）と関与している．まれではあるが Fanconi 症候群で PAVMs がみられることもある．

PAVMs のスクリーニングは，コントラスト心臓超音波法を用いて非侵襲的に行うことができる．胸部マルチスライス CT は診断の確定に有効である[84]（図 18-18）．侵襲的治療を計画しているとき，正面像と両側斜位像での選択的肺血管造影は必須である．

[**図 18-19**] 肺動静脈奇形に対して，経皮的カテーテル塞栓術を施行した遺伝性出血性毛細血管拡張症の家族歴のある 47 歳男性

(**A**) 胸部 CT での流入動脈（長い矢印），流出静脈（短い矢印）を伴った動静脈奇形．(**B**) 右肺 DSA での LAO 像（動脈相）．3.6 mm の流入動脈と動脈瘤（矢印）を認める．(**C**) B 図と同一症例の遅延動脈相．流出静脈（矢印）を認める．(**D**) 6 mm の Amplatzer Vascular Plug（AVP）を 2 個用いて流入動脈を塞栓後，動静脈奇形は描出されない．

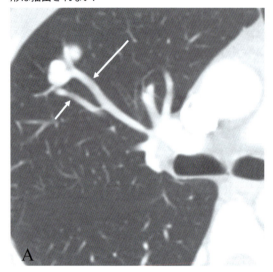
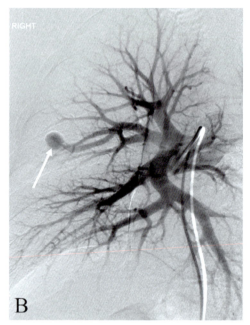
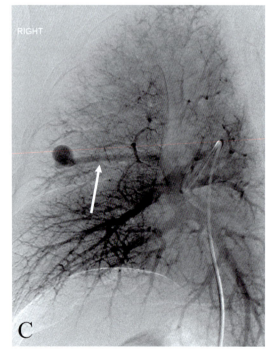
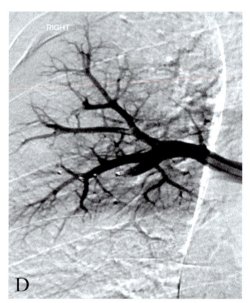

PAVMs は Nester コイル（Cook Medical 社，Bloomington，IN）などの塞栓用コイルや Amplatzer Vascular Plug（AVP）（St. Jude Medical 社，St. Paul，MN）を用いて経皮的に閉塞させることが可能である（図 18-19）[83]．直接全身塞栓症を起こす可能性があるため，手技にあ

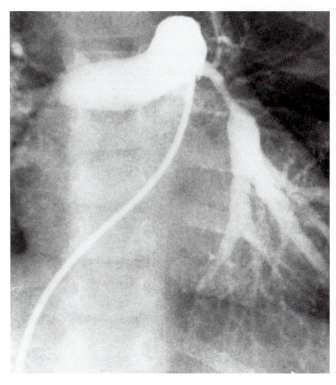

[図18-20] 左肺動脈狭窄
成人男性の単一肺動脈狭窄を示す．

たっては細心の注意が不可欠である．空気塞栓やカテーテル血栓塞栓症，閉塞器具の体内遺残を避けるためカテーテル手技には細心の注意を要する．コイルやAVPは留置後の末梢への移動を避けるため，閉塞させる血管径より30〜50％大きいものを使用する．治療1年後あるいは症状再発時には造影CTを施行すべきである．塞栓血管が再疎通した際にはコイルやAVPを用いて繰り返し塞栓術を行う．

後天性肺動静脈短絡は，外傷，感染，肝血管異形成により二次的に発生し得る[85]．感染による短絡は，気管支拡張症，侵襲性アスペルギルス症，肺結核，住血吸虫症でみられる．

[2] 肺動静脈狭窄症

今日，先天性心疾患に対し修復術を受けた患者の多数が生存し成人している一方で，成人してから肺血管狭窄や閉塞を呈する場合もある．ほとんどの肺動静脈狭窄は，Fallot四徴症や総肺動脈幹症，肺動脈弁狭窄，動脈管開存症，大動脈弁狭窄，心室中隔欠損，大血管転位症などの先天性心疾患に合併する．肺血流は外科的短絡や体循環‐肺循環側副血行によりたいていの場合は保たれている．体循環‐肺循環短絡術（Blalock-Taussig，Waterston-Cooley，Glennなどの吻合手術）の後に肺動脈結紮術を施行した患者では単一狭窄を認めることがある．先天性疾患患者での再手術の適応があるかを判断するのに肺血管の大きさや側副血行を評価し，心内外の短絡の開存を確認することを含めて，肺血管造影が必要とされることがある．

肺血管狭窄は風疹や慢性感染症（ヒストプラスマ症など），寄生虫感染（住血吸虫症など）によっても二次的に起こり得る．狭窄は特発性高カルシウム血症と関係がある．移植肺における肺動脈狭窄はまれであるが，起こると予後不良である[86]．心奇形を伴わずに，先天性の1ヵ所または2ヵ所以上の肺動脈狭窄が認められることがある（図18-20）．肺動脈狭窄に対する血管形成術とステント留置による治療は先天性狭窄に対する第一選択とされている[87]．肺動脈分枝狭窄の血行動態への影響を評価するのに圧記録は有用である．

[図 18-21] 心筋梗塞で大動脈内バルーンポンプが留置された既往があり，Swan-Ganz カテーテル留置後に大量喀血を起こした 69 歳男性

(A) 右肺 DSA での LAO 像．末梢肺動脈仮性瘤（矢印）を認める．(B) 仮性瘤（矢印）への流入動脈への選択的カテーテル挿入および造影剤注入．(C) コイル塞栓（矢印）後，流入動脈と仮性瘤は閉塞されている．塞栓術後，血痰は消失した．

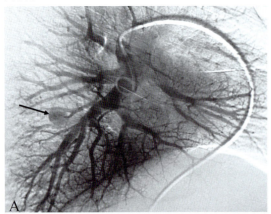
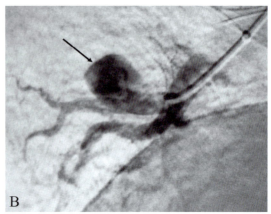
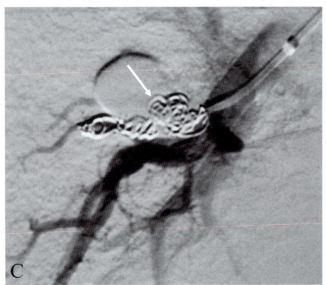

心房細動の治療として肺静脈口周囲への高周波アブレーションを施行するようになり，肺静脈狭窄症の数が増加している．これらの症例での有症状例に対しては，バルーンやステント留置による血管形成術が有効である[88]．

[3] 肺動脈瘤

肺動脈瘤は胸部 X 線にて肺門部の腫瘤影として見えることがある．胸部スパイラル CT や MRI は確定診断に役立つ．ほとんどすべての瘤は中心性に生じ，肺高血圧症や先天性心疾患への修復術を施した患者に二次的に生じる．変性による肺動脈瘤は Marfan 症候群でみられる．肺結核後，Rasmussen 瘤と言われる肺動脈瘤が発生しやすい．他にも梅毒や敗血症性塞栓も肺動脈瘤の原因となり得る．肺動脈瘤の破裂による出血は致命的となり得る．Behçet 病に多発肺動脈瘤を合併することがあるが，その場合，予後不良である[89]．

末梢肺動脈仮性瘤は鈍的あるいは貫通性外傷，原発性もしくは転移性肺腫瘍，気管支拡張

[図18-22] 多発末梢肺動脈瘤を伴った転移性紡錘細胞肉腫の11歳男児
（A）仮性動脈瘤を伴った右下葉の転移性肺腫瘍のCTA像．左肺（非掲載）は腫瘍内に造影剤の集積を認める多発転移巣を認める．（B）右肺DSAの静脈相．右下葉に淡い造影剤の集積を認める（矢印）．（C）多分葉仮性瘤（矢印）に対する選択的造影．（D）コイル塞栓後，流入動脈と仮性動脈瘤は閉塞されている．

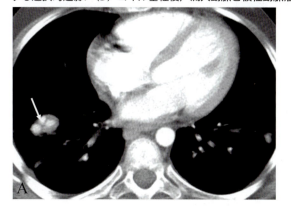
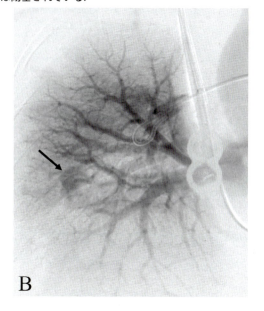
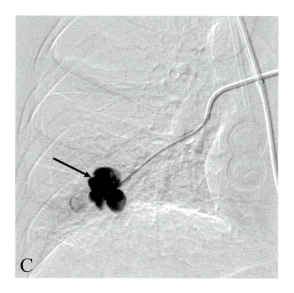
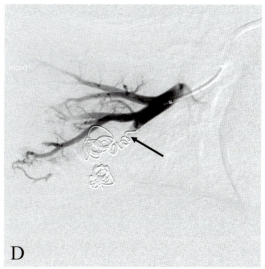

症，膿瘍，急性あるいは慢性炎症性肺疾患などで生じる（図18-21，18-22）．気管支動脈やその他の動脈由来の側副血行に対する塞栓術後に喀血を繰り返す症例では，マルチスライスCTで仮性瘤を除外する必要がある[90]．コイルやiCAST（Advanta V12-nonUS, Atrium Medical社，Hudson, NH）などのカバードステントを用いた経皮的塞栓術は技術的にも臨床的にも成功を収めたと報告されている[91]．もし，肺動脈仮性瘤を閉塞してもなお，喀血が続くときには，肺動脈への血流供給源となっている気管支動脈あるいはその他の動脈の塞栓術を考慮する．

[図 18-23] 呼吸器感染症の既往のある静脈蛇行の 28 歳女性

胸部単純 X 線像と CT 像では肺動静脈奇形を疑う病変を右上葉に認める．（A）右上葉 DSA で，正常右上葉肺動脈を認める．（B）A 図の同一症例の静脈相．左房に流入する蛇行した右上葉肺静脈（矢印）を認める．

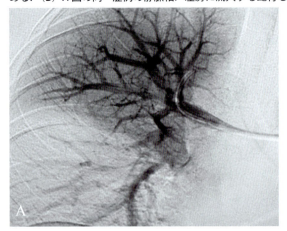
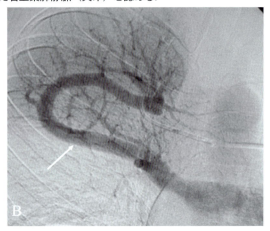

[4] 肺動脈－気管支瘻

肺動脈－気管支瘻はまれな疾患であるが，大量喀血の原因となり得る．肺移植，肺葉切除や肺切除，Swan-Ganz カテーテル検査，バルーン拡張型気管支ステント留置後などに起こることがある[92]．大量喀血を伴う場合，気管支鏡検査を施行して出血源を同定し，速やかに内視鏡的に止血ができるようにすべきである．同時に，侵襲的手技を行うにあたっては気道確保を行わなくてはならない．動脈－気管支瘻が疑われたら，Fogarty バルーン付きカテーテルで出血している気管支を閉塞し止血を試みるべきである．続いて大腿静脈より 12 F シースを挿入後，肺動脈までカテーテルを進めて DSA で肺血管造影を行う．もし造影剤の血管外漏出や仮性瘤が確認されなければ，Fogarty バルーンによる閉塞を解除して，再度肺血管造影を行う．再造影の結果，造影剤の血管外漏出が認められれば，Fogarty バルーンで再度気管支を閉塞し，同部にステントグラフトを留置して止血すべきである．

現在使用可能な自己拡張性カバードステントには，GORE Viabahn Endoprosthesis（W.L. Gore & Associates 社，Flagstaff, AZ；5～13 mm が使用可能），Fluency Plus（Bard Peripheral Vascular 社，Tempe, AZ；6～10 mm が使用可能），Wallgraft（Boston Scientific 社，Watertown, MA；6～14 mm が使用可能）などがある．バルーン拡張型カバードステントには Atrium iCAST カバードステント（Atrium 社，Hudson, NH；5～10 mm が使用可能）がある．

[5] 肺静脈瘤

肺静脈瘤はまれな疾患である．先天性，外傷後，あるいは僧帽弁逆流に合併して生じることがある[93-96]．肺静脈瘤は CT 検査や肺 DSA，体動脈－肺動脈短絡がある場合には体動脈造影でも同定することができる．肺静脈に血管内から直接到達することはできないので，経皮的に直接瘤を穿刺し，瘤を閉塞させる．CT ガイド下あるいは血管造影によって瘤を確認し，22 ゲージの穿刺針を肺静脈瘤に挿入し，0.018 インチのマイクロコイルを留置する[96]．

[6] 部分的肺静脈還流異常

この異常は単独またはそれより高い頻度で心房中隔欠損症と合併して存在する．異常血管は一般的には右房へ直接流入する．経食道エコーはこの奇形を正確に描出することができる．また肺動脈造影で遅延相を撮影することにより左－右短絡量を定量化することが可能である．血液ガス分析のサンプルは上大静脈の高位からも採

[図18-24] 進行性の呼吸困難と頸静脈圧上昇を伴う62歳男性のカットフィルムによる選択的肺動脈造影像

不規則な血管内腫瘤（平滑筋肉腫）が左主肺動脈内にみられる．重度の末梢血流低下は血行動態に影響するような重大な狭窄を示唆する．

［Richard Baum博士（Department of Radiology, Brigham and Women's Hospital, Boston, MA）の厚意による］

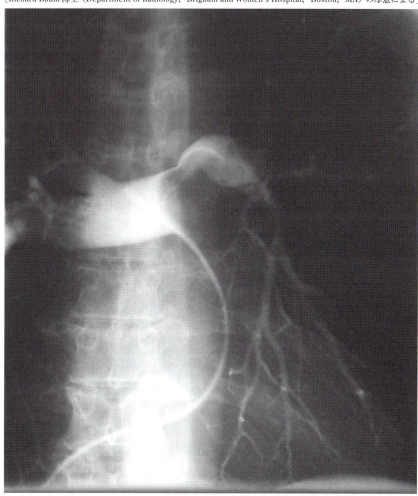

取すべきである．このことで，まれな疾患である孤立性左肺静脈還流異常を除外できる[97]．

C 肺静脈蛇行

肺静脈蛇行は肺静脈が左房に流入する手前で蛇行する先天性静脈奇形で，まれな疾患である[98]．まれに異常な右肺静脈が下大静脈と左房の両方に流入することがある．肺のCT血管造影とMRIの両方が異常静脈の蛇行を描出できる．最終的には肺血管造影により肺静脈蛇行を診断できる（図18-23）．

[1] 肺動脈腫瘍

肺動脈の平滑筋腫瘍はまれな腫瘍である．典型的には総肺動脈内に肺動脈弁と関連して認められる（図18-24）．腫瘍は報告例の半数では完全な血管内腫瘍であり，内腔に沿って広がっている．肺血管造影による血行動態の評価が術前に必要となることがある（図18-25）．大切なことは肺静脈への浸潤を確認するため肺静脈相を評価することである．動脈あるいは静脈の

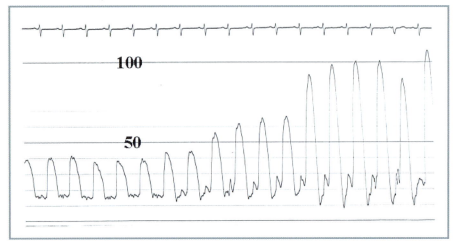

[**図 18-25**] 図 18-24 と同一症例の患者の肺動脈圧記録
左肺動脈から肺動脈幹へ引き抜きの圧波形を示す．血行動態に影響を与えるような重大な狭窄を認める．

[Richard Baum 博士（Department of Radiology, Brigham and Women's Hospital, Boston, MA）の厚意による]

閉塞，包み込み，変位，血管内浸潤が検出されることがある．

[２] 炎症

肺の炎症性疾患では肺動脈造影で多種多様な所見を示す．高安動脈炎における肺病変の程度は腕頭動脈の病変の重症度と相関する[99]．所見としては肺動脈の狭窄や閉塞が代表的であり，まれに拡張所見を示すことがある．CT による血管造影では血管壁の肥厚が最もよく表現され，病変血管がよく造影される[100]．体血管から肺血管への交通を認めることもあり，気管支動脈から閉塞した肺動脈への側副血行路などが挙げられる．Behçet 病の 5％で肺動脈に非特異的血管炎を伴うことがある．その血管造影の所見は動脈瘤が圧倒的に多く，閉塞はそれほど多くない．ヒストプラスマ症による重症の縦隔炎は，縦隔を横断する肺動静脈を圧迫し閉塞させる可能性がある．また，リンパ節病変は隣接した動静脈を圧迫する可能性がある．

[３] 異物

肺動脈系は静脈内で破損し塞栓子となった器具が最終的に行き着く場所である．肺動脈造影は右側と LAO の二方向より施行して，異物のある血管の大きさと位置を確認する．大多数の症例では，用手的造影が異物の大きさと場所の特定に有用である．ニチノール製スネア（Amplatz Gooseneck Snare，ev3 社，Plymouth，MN）や回収用鉗子を用いた経皮的回収法により異物除去の手技は容易になった．バルーンにより脱落したステント内を良好に通過し，適切な場所へ留置したり，そのまま回収したりすることが可能である．肺動脈の異物回収にあたっては右大腿静脈がアプローチ部位として選択され，12〜14 F のシースを大腿静脈内へ挿入する（図 18-26）．

（牧　尚孝）

[図 18-26] 左肺動脈からのカテーテル破片の除去
カテーテルは鎖骨下静脈の入口部で損傷し，破片が左肺動脈末梢に塞栓している．（A）体軸方向のCT像では，損傷カテーテルの中枢側が認められる．（B）大腿静脈からの左肺動脈DSA所見（LAO像），血栓形成なくカテーテルの残骸が認められる．（C）損傷したカテーテルの残骸はGooseneck Snareを用いて回収．（D）Gooseneck Snare（ev3社，Plymouth，MN）の外観．

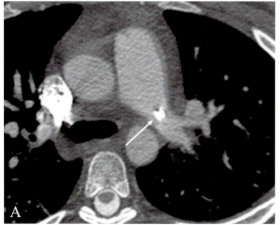
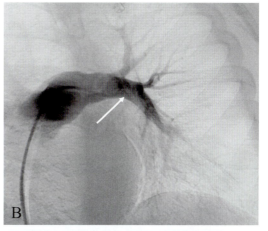
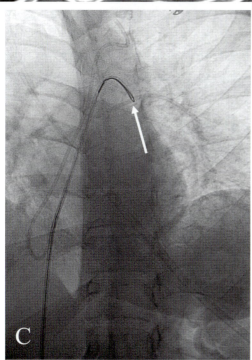
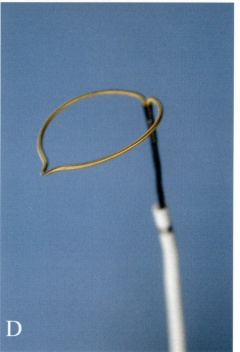

文 献

1. Ludwig JW. Heart and coronaries—the pioneering age. In: Rosenbusch G, Oudkerk M, Amman E, eds. *Radiology in Medical Diagnostics—Evolution of X-Ray Applications 1895–1995*. Oxford: Blackwell Science; 1995:213–224.
2. Robb GP, Steinberg I. A practical method of visualization of the chambers of the heart, the pulmonary circulation, and the great blood vessels in man. *J Clin Invest* 1938;17:507.
3. Sasahara AA, Stein M, Simon M, Littmann D. Pulmonary angiography in the diagnosis of thromboembolic disease. *New Engl J Med* 1964;270:1075–1081.
4. Goldhaber SZ. Pulmonary embolism. *Lancet* 2004;363:1295–1305.
5. Fraser RF, Pare JAP, Pare PD, et al. *Diagnosis of Diseases of the Chest*, 3rd ed. Boston, MA: Little, Brown and Co.; 1983.
6. Alpert JS, Smith R, Carlson J, et al. Mortality in patients treated for pulmonary embolism. *JAMA* 1976;236:1477–1480.
7. Seldinger SI. Catheter replacement of the needle in percutaneous arteriography: a new technique. *Acta Radiologica* 1953;39(5): 368–376.
8. Mills SR, Jackson DC, Older RA, et al. The incidence, etiologies, and avoidance of complications of pulmonary angiography in a large series. *Radiology* 1980;136:295–299.
9. Grollman JH. Pulmonary arteriography. *Cardiovasc Intervent Radiol* 1992;15:166–170.
10. Koizumi J, Mouri M, Watanabe M, Hiramatsu K. Transbrachial selective pulmonary angiography using a new 4 Fr curved pigtail catheter and hydrophilic-coated guidewire. *Cardiovasc Intervent Radiol* 1998;21:347–349.
11. Hansen ME, Geller SC, Yucel EK, et al. Transfemoral venous catheterization through inferior vena caval filters: results in seven cases. *AJR* 1991;157:967–970.
12. Grollman JH, Gyepes MT, Helmer E. Transfemoral selective bilateral pulmonary arteriography with a pulmonary artery-seeking catheter. *Radiology* 1978;96:202–204.
13. Courey WR, de Villsante JM, Waltman AC. A quick, simple method of percutaneous transfemoral arteriography. *Radiology* 1975;113:475–477.
14. Mills CS, van Aman ME. Modified technique for percutaneous transfemoral pulmonary angiography. *Cardiovasc Intervent Radiol* 1986;9:52–53.
15. Grollman JH, Renner JW. Transfemoral pulmonary angiography: update on technique. *Am J Roentgenol* 1981;136:624–626.
16. Tempkin DL, Kadika JE. New catheter design and placement technique for pulmonary arteriography. *Radiology* 1987;163:275–276.
17. Saeed M, Braun SD, Cohan RH, et al. Pulmonary angiography with iopamidol: patient comfort, image quality, and hemodynamics. *Radiology* 1987;165:345–349.
18. Hardeman MR, Konijnenberg A, Sturk A, Reekers JA. Activation of platelets by low-osmolar contrast media: differential effects of ionic and nonionic agents. *Radiology* 1994;192:563–566.
19. Van Beek EJR, Levi M, Reekers JA, et al. Increased plasma levels of PAI-1 after administration of nonionic contrast medium in patients undergoing pulmonary angiography. *Radiology* 1994;193: 821–823.
20. Davidson CJ, Laskey WK, Hermiller JB, et al. Randomized trial of contrast media utilization in high-risk PTCA: the COURT trial. *Circulation* 2000;101:2172–2177.
21. Aspelin P, Aubry P, Fransson SG, et al. Nephrotoxic effects in high-risk patients undergoing angiography. *N Engl J Med* 2003;348: 491–499.
22. Oudkerk M, van Beek EJR, Reekers JA. Pulmonary angiography: technique, indications and interpretation. In: Oudkerk M, van Beek EJR, ten Cate JW, eds. *Pulmonary Embolism*. Berlin: Blackwell Science; 1999:135–159.
23. Hagspiel KD, Polak JF, Grassi, CJ, et al. Pulmonary embolism: comparison of cut-film and digital pulmonary angiography. *Radiology* 1998;207:139–145.
24. Johnson MS, Stine SB, Shah H, et al. Possible pulmonary embolus: evaluation with digital subtraction versus cut-film angiography—prospective study in 80 patients. *Radiology* 1998:207:131–138.
25. Forauer AR, McLean GK, Wallace LP. Clinical follow-up of patients after a negative digital subtraction pulmonary arteriogram in the evaluation of pulmonary embolism. *J Vasc Interv Radiol* 1998;9: 903–908.
26. Baum S, ed. *Abrams Angiography*. Boston, MA: Little, Brown and Co.; 1997.
27. Stein PD, Athanasoulis C, Alavi A, et al. Complications and validity of pulmonary angiography in acute pulmonary embolism. *Circulation* 1992;85:462–468.
28. Pitton MB, Duber C, Mayer E, Thelen M. Hemodynamic effects of nonionic contrast bolus injection and oxygen inhalation during pulmonary angiography in patients with chronic major-vessel thromboembolic pulmonary hypertension. *Circulation* 1996;94:2485–2491.
29. Tsai AW, Cushman M, Rosamond WD, Heckbert SR, Polak JF, Folsom AR. Cardiovascular risk factors and venous thromboembolism incidence: the longitudinal investigation of thromboembolism etiology. *Arch Intern Med* 2002;162:1182–1189.
30. Goldhaber SZ, Elliot CG. Acute pulmonary embolism I: epidemiology, pathophysiology, and diagnosis. *Circulation* 2003;108: 2726–2729.
31. Goldhaber SZ, Visani L, De Rosa M. Acute pulmonary embolism: clinical outcomes in the International Cooperative Pulmonary Embolism Registry (ICOPER). *Lancet* 1999;353:1386–1389.
32. Wells PS, Anderson DR, Rodger M, et al. Derivation of a simple clinical model to categorize patients' probability of pulmonary embolism: increasing the model's utility with the SimpliRED D-dimer. *Thromb Haemost* 2000;83:416–420.
33. Kucher N, Walpoth N, Wustmann K, Noveanu M, Gertsch M. QR in V1—an ECG sign associated with right ventricular dysfunction and adverse clinical outcome in pulmonary embolism. *Eur Heart J* 2003;24:1113–1119.
34. Goldhaber SZ, Simons GR, Elliott CG, et al. Quantitative plasma D-dimer levels among patients undergoing pulmonary angiography for suspected pulmonary embolism. *JAMA* 1993;270:2819–2822.
35. Dunn KL, Wolf JP, Dorfman DM, et al. Normal D-dimer levels in emergency department patients suspected of acute pulmonary embolism. *J Am Coll Cardiol* 2002;40:1475–1478.
36. Brown MD, Rowe BH, Reeves MJ, et al. The accuracy of the enzyme-linked immunosorbent assay D-dimer test in the diagnosis of pulmonary embolism: a metaanalysis. *Ann Emerg Med* 2002;40:133–144.
37. Hirai LK, Takahashi JM, Yoon HC. A prospective evaluation of a quantitative D-dimer assay in the evaluation of acute pulmonary embolims. *J Vasc Interv Radiol* 2007;18:970–974.
38. Stein PD, Goldhaber SZ, Henry JW, Miller AC. Arterial blood gas analysis in the assessment of suspected acute pulmonary embolism. *Chest* 1996;109:78–81.
39. Stein PD, Goldhaber SZ, Henry JW. Alveolar-arterial oxygen gradient in the assessment of acute pulmonary embolism. *Chest* 1995;107:139–143.
40. PIOPED Investigators. Value of the ventilation/perfusion scan in acute pulmonary embolism. Results of the Prospective Investigation of Pulmonary Embolism Diagnosis (PIOPED). *JAMA* 1990;263: 2753–2759.
41. Leblanc M, Paul N. V/Q SPECT and computed tomographic pulmonary angiography. *Semin Nucl Med* 2010;40:426-441.
42. Schoepf UJ, Costello P, Goldhaber SZ. Current perspective: spiral CT for acute pulmonary embolism. *Circulation* 2004;109:2160–2167.
43. Schoepf UJ, Holzknecht N, Helmberger TK, et al. Subsegmental pulmonary emboli: improved detection with thin-collimation multi-detector row spiral CT. *Radiology* 2002;222:483–490.
44. Qanadli SD, Hajjam ME, Mesurolle B, et al. Pulmonary embolism detection: prospective evaluation of dual-section helical CT versus selective pulmonary arteriography in 157 patients. *Radiology* 2000;217:447–455.
45. Gottschalk A, Stein PD, Goodman LR, Sostman HD. Overview of Prospective Investigation of Pulmonary Embolism Diagnosis II. *Semin Nucl Med* 2002;32:173–182.
46. Quiroz R, Kucher N, Kipfmueller F, et al. Right ventricular enlargement on chest computed tomography: prognostic role in acute pulmonary embolism. *Circulation* 2004;109:2401–2404.
47. Oudkerk M, van Beek EJ, Wielopolski P, et al. Comparison of contrast-enhanced magnetic resonance angiography and conventional pulmonary angiography for the diagnosis of pulmonary embolism: a prospective study. *Lancet* 2002;359:1643–1647.
48. Stein PD, Chenevert TL, Fowler SE, et al. Gadolinium-enhanced magnetic resonance angiography for pulmonary embolism: a multicenter prospective study (PIOPED III). *Ann Intern Med* 2010;152 (7):434–443.
49. Cho KJ, Hawkins IF. *Carbon Dioxide Angiography: Principles, Techniques, and Practices*. New York, London: Informa Healthcare; 2007:225–237.
50. Goldhaber SZ. Echocardiography in the management of pulmonary embolism. *Ann Intern Med* 2002;136:691–700.

51. Kucher N, Windecker S, Meier B, Hess OM. Novel management strategy for patients with suspected pulmonary embolism. *Eur Heart J* 2003;24:366–376.
52. Pruszczyk P, Torbicki A, Kuch-Wocial A, et al. Diagnostic value of transoesophageal echocardiography in suspected haemodynamically significant pulmonary embolism. *Heart* 2001;85:628–634.
53. Musset D, Parent F, Meyer G, et al. Diagnostic strategy for patients with suspected pulmonary embolism: a prospective multicentre outcome study. *Lancet* 2002;360:1914–1920.
54. Dalen JE, Brooks HL, Johnson LW, et al. Pulmonary angiography in acute pulmonary embolism: indications, techniques, and results in 367 patients. *Am Heart J* 1971;81:175–185.
55. Hull RD, Hirsh J, Carter CJ, et al. Pulmonary angiography, ventilation lung scanning, and venography for clinically suspected pulmonary embolism with abnormal perfusion lung scan. *Ann Intern Med* 1983;98:891–899.
56. Sagel SS, Greenspan RH. Nonuniform pulmonary arterial perfusion. *Radiology* 1970;99:541–548.
57. Oser RF, Zuckerman DA, Gutierrez FR, Brink JA. Anatomic distribution of pulmonary emboli at pulmonary angiography: implications for cross-sectional imaging. *Radiology* 1996;199:31–35.
58. Van Beek EJR, Bakker AJ, Reekers JA. Interobserver variability of pulmonary angiography in patients with non-diagnostic lung scan results: conventional versus digital subtraction arteriography. *Radiology* 1996;198:721–724.
59. Cheely R, McCartney WH, Perry JR, et al. The role of noninvasive tests versus pulmonary angiography in the diagnosis of pulmonary embolism. *Am J Med* 198;70:17–22.
60. Van Beek EJ, Reekers JA, Batchelor DA, Brandjes DP, Buller HR. Feasibility, safety and clinical utility of angiography in patients with suspected pulmonary embolism. *Eur Radiol* 1996;6:415–419.
61. Bookstein JJ. Segmental arteriography in pulmonary embolism. *Radiology* 1969;93:1007–1012.
62. Novelline RA, Baltarowich OH, Athanasoulis CA, et al. The clinical course of patients with suspected pulmonary embolism and a negative pulmonary arteriogram. *Radiology* 1978;126:561–567.
63. Henry JW, Relyea B, Stein PD. Continuing risk of thromboemboli among patients with normal pulmonary angiograms. *Chest* 1995;107:1375–1378.
64. Goldstein JA. Pathophysiology and management of right heart ischemia. *J Am Coll Cardiol* 2002;40:841–853.
65. Kucher N, Printzen G, Goldhaber SZ. Prognostic role of brain natriuretic peptide in acute pulmonary embolism. *Circulation* 2003;107:2545–2547.
66. Kucher N, Printzen G, Doernhoefer T, Windecker S, Meier B, Hess OM. Low pro-brain natriuretic peptide levels predict benign clinical outcome in acute pulmonary embolism. *Circulation* 2003;107:1576–1578.
67. Giannitsis E, Muller-Bardorff M, Kurowski V, et al. Independent prognostic value of cardiac troponin T in patients with confirmed pulmonary embolism. *Circulation* 2000;102:211–217.
68. Konstantinides S, Geibel A, Olschewski M, et al. Importance of cardiac troponins I and T in risk stratification of patients with acute pulmonary embolism. *Circulation* 2002;106:1263–1268.
69. Greenfield LJ, Proctor MC, Williams DM, et al. Long-term experience with transvenous catheter pulmonary embolectomy. *J Vasc Surg* 1993;18:450–458.
70. Schmitz-Rode T, Janssens U, Duda SH, et al. Massive pulmonary embolism: percutaneous emergency treatment by pigtail rotation catheter. *J Am Coll Cardiol* 2000;36:375–380.
71. Uflacker R, Strange C, Vujic I. Massive pulmonary embolism: preliminary results in treatment with the Amplatz thrombectomy device. *J Vasc Interv Radiol* 1996;7:519–528.
72. Koning R, Cribier A, Gerber L, et al. A new treatment for pulmonary embolism: percutaneous rheolytic thrombectomy. *Circulation* 1997;96:2498–2500.
73. Kucher N, Windecker S, Banz Y, Schmitz-Rode T, Hess O, Meier B. Percutaneous catheter thrombectomy device for acute pulmonary embolism. *Radiology* 2005;236:852–858.
74. Kuo WT. Endovascular therapy for acute pulmonary embolism. *J Vasc Interv Radiol* 2012;23:167–179.
75. Schwickert HC, Schweden F, Schild HH, et al. Pulmonary arteries and lung parenchyma in chronic pulmonary embolism: preoperative and postoperative CT findings. *Radiology* 1994;191:351–357.
76. Auger WR, Fedullo PF, Moser KM, et al. Chronic major-vessel thromboembolic pulmonary artery obstruction: appearance at angiography. *Radiology* 1992;182:393–398.
77. Fedullo PF, Auger WR, Kerr KM, Rubin LJ. Chronic thromboembolic pulmonary hypertension. *N Engl J Med* 2001;345:1465–1472.
78. Feinstein JA, Goldhaber SZ, Lock JE, et al. Balloon pulmonary angioplasty for treatment of chronic thromboembolic pulmonary hypertension. *Circulation* 2001;103:10–13.
79. Kim NHS, Fesler P, Channick RN, et al. Preoperative partitioning of pulmonary vascular resistance correlates with early outcome after thromboendarterectomy for chronic thromboembolic pulmonary hypertension. *Circulation* 2004;109:18–22.
80. Humbert M, Sitbon O, Simonneau G. Treatment of pulmonary arterial hypertension. *N Engl J Med* 2004;351:1425–1436.
81. Cool CD, Rai PR, Yeager ME, et al. Expression of human herpesvirus 8 in primary pulmonary hypertension. *N Engl J Med* 2003;349:1113–1122.
82. Galie N, Ussia G, Passarelli P, et al. Role of pharmacologic tests in the treatment of primary pulmonary hypertension. *Am J Cardiol* 1995;75:55A–62A.
83. White RI, Pollak JS, Wirth JA. Pulmonary arteriovenous malformations: diagnosis and transcatheter embolotherapy. *J Vasc Interv Radiol* 1996;7:787–804.
84. Nawaz A, Litt HI, Stavropoulos SW, et al. Digital subtraction pulmonary arteriography versus multidetector CT in the detection of pulmonary arteriovenous malformations. *J Vasc Interv Radiol* 2008;19:1582–1588.
85. Oh KS, Bender TM, Bowen A, Ledesma-Medina J. Plain radiographic, nuclear medicine and angiographic observations of hepatogenic pulmonary angiodysplasia. *Pediatr Radiol* 1983;13:111–115.
86. Clark SC, Levine AJ, Hasan A, et al. Vascular complications of lung transplantation. *Ann Thorac Surg* 1996;61:1079–1082.
87. O'Laughlin MP, Slack MC, Grifka RG, et al. Implantation and intermediate-term follow-up of stents in congenital heart disease. *Circulation* 1993;88:605–614.
88. Qureshi AM, Prieto LR, Latson LA, et al. Transcatheter angioplasty for acquired pulmonary vein stenosis after radiofrequency ablation. *Circulation* 2003;108:1336–1342.
89. Numan F, Islak C, Berkmen T, et al. Behçet disease: pulmonary arterial involvement in 15 cases. *Radiology* 1994;192:465–468.
90. Shin S, Shin TB, Choi H, et al. Peripheral pulmonary arterial pseudoaneurysms: therapeutic implications of endovascular treatment and angiographic classifications. *Radiology* 2010;256:656–664.
91. Ray CE Jr, Kaufman JA, Geller SC, et al. Embolization of pulmonary catheter-induced pulmonary artery pseudoaneurysms. *Chest* 1996;110:1370–1373.
92. Davidson BD, Ring DH, Bueno R, et al. Endovascular stent-graft repair of a pulmonary artery-bronchial fistula. *J Vasc Interv Radiol* 2003;14:929–932.
93. Sirivella S, Gielchinsky I. Pulmonary venous aneurysm presenting as a mediastinal mass in ischemic cardiomyopathy. *Ann Thorac Surg* 1999;68:241–243.
94. Hubler B, Earls JP, Stevens K. Traumatic pulmonary arterial and venous pseudoaneurysms. *AJR Am J Roentgenol* 1997;169:1354.
95. Christow SP, Dietz R. Severe mitral regurgitation after valve replacement as cause of pulmonary venous aneurysm. *Circulation* 2000;102:2159–2160.
96. Arumugham A, Blom PH, McLean GK. SCVIR 2002 film panel case 8: hemoptysis caused by a pulmonary venous aneurysm. *J Vasc Interv Radiol* 2002;13:651–655.
97. McGaughey MD, Traill TA, Brinker JA. Partial left anomalous pulmonary venous return: a diagnostic dilemma. *Cathet Cardiovasc Diagn* 1986;12:110–115.
98. Goodman LR, Jamshidi A, Hipona FA. Meandering right pulmonary vein simulating the Scimitar syndrome. *Chest* 1972;62:510–512.
99. Yamada I, Shibuya H, Matsubara O. Pulmonary artery disease in Takayasu's arteritis: angiographic findings. *AJR* 1992;159:263–269.
100. Park JH, Chung JW, Im J-G, et al. Takayasu arteritis: evaluation of mural changes in the aorta and pulmonary artery with CT angiography. *Radiology* 1995;196:89–93.

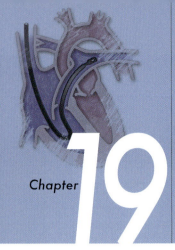

【第19章】 Section Ⅵ *Angiographic Techniques*

大動脈および末梢動脈造影
Angiography of the Aorta and Peripheral Arteries

Chapter 19

Michael R. Jaff, John Rundback, Kenneth Rosenfield

アテローム動脈硬化症は米国で毎年，何百万人もの人々を苦しめている全身疾患である．歴史的にみれば，頻度が高く重篤な結果を起こし得る冠動脈疾患のほうが臨床において重視されてきた．血管内科や血管外科の専門家は，末梢（心臓以外の）動脈閉塞性疾患が生命予後に重大な影響を及ぼすことを以前から認識していたが，インターベンション心臓病専門医が診断や治療を積極的に行うようになったのは最近のことである．このような変化を踏まえ，本章ではすべての主要動脈領域におけるアテローム動脈硬化症を扱う．胸部と腹部の大動脈瘤，頭蓋外の頸動脈，腎動脈と下肢動脈のおける動脈硬化性疾患を含む末梢血管疾患患者の自然史，臨床症状，非侵襲的診断法，血管造影技術について概説する．

1 末梢動脈の画像診断法

大動脈造影と末梢血管造影は心臓カテーテル検査と同様の長い歴史を持っている．1929年にW. Forssmannが自分の腕の静脈から右房にカテーテルを到達させたとする報告[1]を発表した直後に，dos Santosらが直接穿刺による腹部大動脈造影を行ったと報告した[2]．7年後，Nuvoliは上行大動脈の直接穿刺にて大動脈造影を行った[3]．これらの直接穿刺法は，現在ではカテーテル挿入のための経皮的または血管切開による方法に置換されており（第6, 8章を参照），現代の血管造影法の基本となっている．

過去10年間に非侵襲的画像診断法が大きく進歩し，デュプレックス超音波やコンピュータ断層撮影（CT），磁気共鳴血管造影（MRA）が診断のための初期検査や末梢動脈疾患（peripheral artery disease：PAD）の経過観察に頻繁に用いられるようになった．これらの非侵襲的画像診断法は，発症前の疾患の発見やインターベンションの方針決定に役立ち，経過観察のための安全で信頼できる方法となっており，従来のカテーテル血管造影法を補強する役割がある．

2 末梢動脈の断層撮影法

現在行われているCT血管造影（CTA）とMRAによる断層撮影法では，ほとんどすべての末梢血管床を，高解像度で再現性をもって映し出すことができる．部位別に専用のアルゴリズムを用いるだけでなく，高磁場装置にすることにより，特定の解剖や病態に適した最良の画像を得ることができる．従来のカテーテルを用いた血管造影法と異なり，CTAとMRAでは取り込んだデータから直交する複数面の画像を作ることができる．専用のワークステーションを用いれば，体軸断面像，矢状断面像，曲面多断面再構成（curved planar reconstruction）像など，カテーテルでは得られない画像を作ることができる（curved planar reformation：CPR像）．いわゆる「生データ」である横断面データセットを評価することで，血管および周囲の構造に関する高度に詳細な視点が得られ，病理診断に

[図 19-1] 横断像が診断に有用である例
膝窩動脈瘤の患者の表面レンダリング画像と最大値投影画像（中央の2つ）では，動脈拡張を認めるものの動脈瘤の全体像は示されない．元データの体軸像（外側の2つ）では，開存する内腔の周囲にある大量の血栓の存在が明確に示されている．小さな膝窩動脈瘤では，血栓の画像化がインターベンションの必要性と時期の決定に極めて重要である．

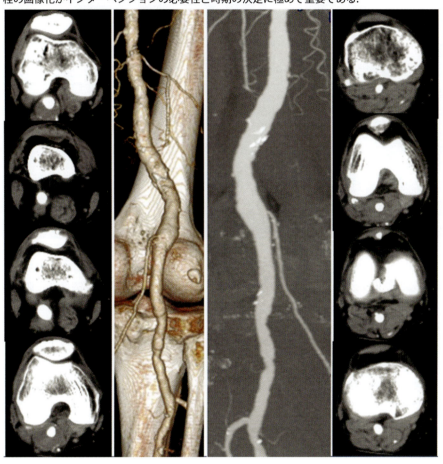

有用である（図 19-1）[4]．

非侵襲的な画像診断法は，カテーテル血管造影法で起こり得る合併症を回避できるメリットがある一方，いくつかの制限がある．CTAでは比較的高いレベルの電離放射線に曝露され，しばしば従来の血管造影法よりも多線量になることがある[5]．したがって，比較的若い患者にCTAを繰り返し行うと，その後の悪性腫瘍の発生率が少し上昇する可能性がある[6]．また，CTAではヨード造影剤を投与する必要があるが，造影剤過敏症や腎機能低下の患者には悪影響を与える可能性がある．MRAは放射線曝露がない代わりに，より長く検査時間を要し，モーションアーチファクトによる画像劣化を起こす可能性がある．胸部血管の撮像には呼吸同期や心電図同期が有用である[7]．強磁性体の医療機器［ペースメーカや植込み型除細動器（ICD）など］を植込まれている患者や体内に強磁性体の金属が入っている患者はMRAの絶対禁忌である．金属ステントに関しては，多くのステントは強磁性体ではないか，あるいは体内で十分固定されているのでMRAが可能だが[8]，ステントによる磁化率アーチファクトによって，ステント挿入部位の血管評価が不正確になる（図 19-2）．最後に，MRA撮影でよく用いられるガドリニウムキレート剤は，腎機能が低

［図19-2］MRIにおけるステントのアーチファクト
（A）ガドリニウム強調3D-TOF骨盤MRAでは，両側の腸骨動脈の閉塞が明らかである．強磁性体の腸骨動脈ステントによる磁化率効果によりステント端に高輝度シグナルの集中がある（矢印）．（B）その後のカテーテル血管造影では右腸骨動脈ステントの全開存が確認できる．

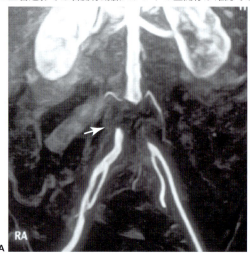 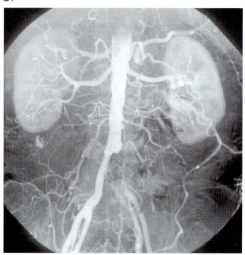

下（糸球体濾過率＜30 mg/min）した患者では，腎性全身性線維症（nephrogenic systemic fibrosis）を起こす可能性がある[9]．最近のMRAプロトコールでは，ガドリニウムの投与なしに正確な動脈の画像が得られるように改善されつつある[10, 11]．これらの手法では，心電図同期下に高速スピンエコー法で得られる三次元データを用いて，拡張期画像から収縮期画像を差し引くことで，静脈と背景シグナルを除去できる．また，k空間の最適化によって高速撮像が可能になりコントラスト分解能が改善される[12]．

バイパスや血管内治療の目標となる遠位部血管を同定するのが主目的の患者の場合は，二次元タイム・オブ・フライト（two-dimensional time-of-flight：2D-TOF）MRAの有用性が確立しており，この場合はガドリニウムキレート剤の投与は不要である[13]．

多数のMRAシーケンスが存在し，開発中のものも数多くある．歴史的には，タイム・オブ・フライトMRA（TOF-MRA）が最初のアプローチであった[14]．2D-TOF法は，ラジオパルスの高速なシーケンスによって背景の組織を抑制し，血流中の不飽和プロトンを検知する方法である[15]．現在でも2D-TOF法を用いることは時々あるが，空間解像能に限界があり狭窄の重症度を過大評価する傾向がある[16]．血液を高信号に強調させるシーケンスで他に代表的なものには，位相コントラスト（phase contrast）MRA（PC-MRA）がある．PC-MRAでは血流の向きを知ることができるが，血管内部の緩流や乱流（とスピンの分散）によって血管シグナルが失われ，かなりの画質低下がある[17]．

造影増強（contrast-enhanced）MRA（CE-MRA）は，ガドリニウムキレート剤を同期して急速静注する方法で，最もよく用いられるMRA撮像シーケンスである．CE-MRAでは信号雑音比（signal-to-noise ratio：SNR）が向上し，血流に影響されず，カテーテル血管造影との良好な相関が保証されている．ガドリニウムは血液プール造影剤であるため，CE-MRAはダイナミックなシーケンスよりも，定常状態で撮像することが多い．その結果，重なり合う血管構造物や静脈が画質を落とす可能性がある[18]（図19-3）．広い血管床でダイナミックCE-MRAを撮像するためには，マルチステーション（multistation）MRAやテーブル移動（moving-table）MRAが用いられる．マルチステーションMRAでは造影剤を複数回注射し，静脈

[図 19-3] 大動脈の CE-MRA
壁在血栓の存在とともに大動脈の蛇行が示されている．
左右両方の腎動脈は基部で高度狭窄を示している．

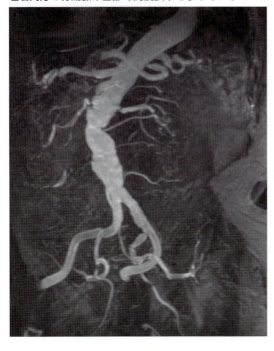

[図 19-4] 腎動脈下大動脈瘤の三次元 CTA
最新撮像プロトコールの現代血管医療への応用である．

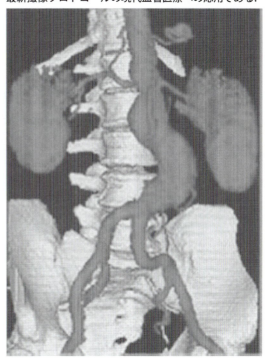

と実質の信号を初回注射像から引き去る必要があり，多量の造影剤が必要である[19]．ボーラス追跡（bolus chasing）テーブル移動 MRA は，単回の造影剤注射で得られるデータを最大限に利用することで，これらの弱点のいくつかを克服したものである．大動脈から下肢への移動時間が速いため，静脈の充満が完全には打ち消されないが[20]，多くの場合，事前の飽和パルスの付加と駆血帯の使用が静脈シグナルの抑制に有効である．先進的な撮像シーケンスの物理や Fourier 変換技術については本章の範囲を超えているので扱わない．とは言え，より強い磁場強度の磁石の使用，脂肪抑制法，急速静注タイミングの改善は，SNR を最大限に向上させる．現在では，高度な撮像技術によって，同期なしに胸部や大血管の高解像度の 1 回息止め画像が得られ，TRICKS（time resolved imaging of contrast kinetics）のような技術により，従来の血管造影法と同等の連続血流画像が確実に得られるようになった[21]．初回通過撮影（TRICKS）と定常状態撮影（3D-TOF）を組み合わせることで診断の精度が向上する[22]．

1992 年の最初の報告以後，CTA の進歩は高速画像取り込みと高解像度を可能にした[23]．特に，マルチ検出器（multidetector）CT（MDCT）の開発により，画像取り込み時間の短縮とより薄い切断面，長軸方向の撮像範囲の拡大が可能になった（図 19-4）．MRA と同様に，手動または自動で行う急速静注のタイミングの計算法を工夫すれば，標的とする血管床を最適なタイミングと造影濃度で撮像できる．MRA やデュプレックス超音波検査と比べると，CTA は追加の画像撮影を必要とすることが少ないため，末梢動脈疾患（PAD）の初期画像評価法としてコストが安く済む[24]．専用のソフトウェアやサードパーティのワークステーションを用いると，さまざまな投影での詳細な画像レンダリングが可能である．しかし，横断面の元データの

[図19-5] 左大腿動脈ステントの表面レンダリング（SR）画像（**A**），最大強度ピクセル（MIP）画像（**B**），曲面断再構成（CPR）画像（**C, D**）

SR画像では閾値処理のため動脈腔内の評価に限界がある．同様に，MIP画像ではステントおよびステントの重複領域が明らかに示されているが，ステントの開存度については明らかでない．CPR画像では血管の中心線でのデータが表示されており，ステントにまったく狭窄がないことが示されている．

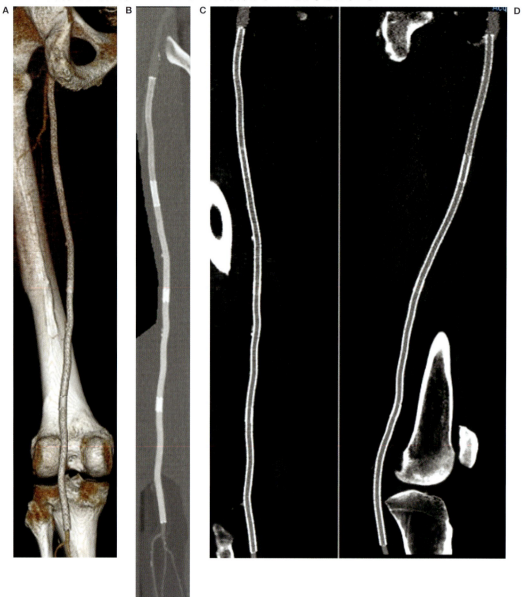

評価は，依然として画像解釈のうえで重要な部分を占めている．画像データは通常，従来の血管造影と同様に血管の縦方向の表示ができるように再構成され，しかも1回の撮像データからさまざまな投影像が表示できる．表面レンダリング（surface rendering：SR）と最大強度ピクセル（maximum intensity pixel：MIP）表示（図19-5）の2種類が最もよく用いられる再構成法である．SR画像は，動脈の三次元の陰影付き画像を，背景の骨や軟部組織画像の有り無し

[表 19-1] CTA と MRA の相対的長所と短所

	CTA	MRA
費用負担	＋＋＋	＋
検査時間と利便性	＋＋＋	－
閉所恐怖症	＋＋	
骨の分離	＋	＋＋
少ないモーションアーチファクト	＋＋＋	＋
石灰化した血管の画像化（特に脛骨動脈）	＋	＋＋＋（TRICKS 法）
ヨード造影剤	－	＋
造影剤の腎毒性	－	＋＋＋
腎性全身性線維症	＋＋	－（進行した CKD の場合）
ステント内部の可視化	＋＋（CPR 法）	－（アーチファクト）

＋：長所を有する．　－：短所を有する．
TRICKS：time resolved imaging of contrast kinetics，CPR：曲面断再構成，CKD：慢性腎臓病

で表現できる．この画像を得るためには，一定値（すなわちヨード造影剤の X 線吸収度）以上の Hounsfield 値を持つ構造物のみ最終画像に含まれるように閾値処理を行う．軟部組織や他の低吸収の画像は排除される．MIP 画像は，造影された血管のように，すべて連続した均一吸収度のピクセルで二次元表示する．MIP 画像は種々の投影像で表示できるだけでなく，縦覧して内部の血管構造を詳しく評価することができる．CTA には特筆すべき限界がいくつかあるが，主に造影された血管と周辺組織のコントラスト分解能が原因である．コントラストを鮮明にするため，多量（80～150 mL）のヨード造影剤を大径の注射器で 3 mL/sec の速さで注入する必要がある．したがって，CTA は造影剤過敏症や造影剤腎症（contrast-induced nephropathy：CIN）のリスクを有し，ステージ 4 以上の慢性腎臓病の患者は適応外である．心不全の患者では，静脈または動脈の通過時間低下，末梢静脈のアクセス困難，下肢血流の著しい非対称，造影不良，画質低下が起こる可能性がある．CTA は大動脈や腸骨動脈の疾患では従来の血管造影法と高い相関があるが，大腿動脈や膝窩動脈の疾患では信頼性が低下し，膝窩動脈下動脈ではさらに低下する．そのような部位では，中膜石灰化の存在が動脈管腔の正確な描出を妨げ，SR-CTA の閾値処理の影響でカルシウムと造影剤の区別が困難になる．その結果，高密度に石灰化した高度狭窄血管が，SR-CTA では正常の血管径になってしまうことが起こり得るため，こうした石灰化した血管の評価する際の問題を解決するための新しい技術が開発された．特筆すべきは曲面断再構成（CPR）で，合成した動脈のデータから血管中心線を基にした画像を作ることができ，内腔を画像化する能力と狭窄への評価能力が向上したことである（図 19-5）．この技術は予後の改善をもたらしたが，石灰化した動脈の評価が不正確である点は，今でもなお CTA の大きな欠点である．CTA と MRA の長所と短所を表 19-1 に示す．

3　X 線撮影法

カテーテルを用いた血管造影法は，複雑化と

精巧化の新たな段階に入ってきたが，それでも現時点では動脈疾患診断のゴールドスタンダードの地位にある．心臓血管造影法（第 2 章を参照）と同様，末梢血管造影法の技術は患者の利益を最大限，合併するリスクを最小限にするように考えられている．末梢血管造影法の原則は，最近改訂された，末梢血管疾患の診断と管理に要求される臨床能力に関する合同会議で決定されたガイドライン[25]に要約されている．

末梢血管造影の原則は，すべての血管に共通の一般原則と各血管床固有の特殊原則に分けられる．一般原則には，動脈アクセスの技術，X線撮影の機材，カテーテルのデザインと使用法，抗凝固薬，造影剤の選択などがある．特殊原則はそれぞれの項で述べるが，動脈アクセスの選択，カテーテルの選択，最適な撮影角度，評価の方法［血管内超音波（IVUS），狭窄前後の圧勾配測定など］，結果の分類方法などがある．

4 血管アクセス

動脈アクセスについてはすでに述べているが（第 6～8 章を参照），安全で合併症なく施行するためには，アクセスの重要性は何度述べても言いすぎではない．末梢血管の病変の存在が判明している場合はなおさらである．外科における切開線と同様，末梢動脈アクセスに適切な部位の決定は，造影施行前の最も重要な決定項目である．最適なアクセスによって合併症の確率が下がり，施行時間が短くなる．最も良いアクセス部位は病歴や身体所見，非侵襲的検査（たとえばデュプレックス超音波検査やMRA，CTA など）によって決定する．最も一般的な場所は，現在でも総大腿動脈と上腕動脈である．もし，近位側の閉塞などの原因により大腿動脈の触知が悪いか拍動を触れないときでも，動脈へのアプローチを成功させるための方法がいくつかある[26, 27]．すべての患者において（体表面の目印がわかりにくい患者では特に），大腿動脈アクセスの部位を X 線透視で確認することを強く推奨する（第 6 章を参照）．逆行性大腿動脈アクセスの場合，大腿骨頭の中央で大腿動脈を穿刺できるように大腿骨頭下端の皮膚からアプローチすることが一般的である．これによりカテーテル抜去後の用手止血が容易になり，鼠径靱帯以下での穿刺が確実になる．もし最初の穿刺位置が高い（鼠径靱帯の位置を示す下前腸骨棘と恥骨結合を結ぶ線より上の）場合は，抜針再穿刺が推奨される．動脈の石灰化は病的動脈でよくみられるが，透視で確認できるので穿刺の際に有用である．エコーガイドや，反対側の鼠径部から挿入し大動脈遠位側に留置されたカテーテルから造影剤を注入しロードマッピングを行うことも有用である．

大腿動脈，膝窩動脈，膝窩動脈下動脈の疾患に対して，反対側の大腿動脈からアクセスするクロスオーバー手技を用いる術者も多いが，同側の総大腿動脈を順行性に穿刺する方法も広く用いられている．順行性アクセスはさらに技術を要するとされ，同側肢の造影しかできないが，インターベンションには向いている．患者のオリエンテーションは逆になり，足をカテーテル台の頭側に置く．そうすることでイメージインテンシファイアを下肢にくまなく最大限に動かせるようになる．逆行性アクセスと同様，血管進入箇所として望ましいのは，鼠径靱帯より下部の総大腿動脈の中央部である．しかし刺入方向の違いから，皮膚の穿刺は大腿骨頭，またはそれより上部になる[28]（図 19-6）．逆行性アクセスでは標準的な 7 cm の針を使うが，順行性アクセスでは 9 cm の針が必要になることが多い．45°未満の鋭角な刺入角度によりカテーテルのねじれが回避され，カテーテルとシースの挿入が容易になる．動脈穿刺は透視ガイド下で大腿骨頭の中央部から上部を目指すべきである．総大腿動脈の分岐と大腿骨頭の位置関係がわかるような動脈の石灰化や，CTA や MRA などの検査が順行性アクセスの際に役に立つ．総大腿動脈の分岐が高い位置にある場合，穿刺部位や角度を適宜変更する必要がある．

動脈穿刺後は，0.035 インチのガイドワイヤを透視ガイド下に浅大腿動脈あるいは大腿深動

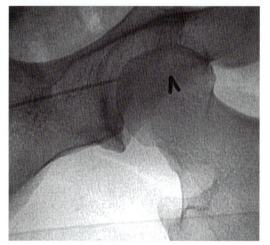

[図 19-6] 順行性大動脈穿刺
皮切は大腿骨頭の最上点（穿刺針）にあり，総大腿動脈の中央部に 45°未満の角度で刺入するのが理想的である．

脈の近位側に進める．推奨されるガイドワイヤは，Bentson ワイヤ（先端 15 cm が柔らかく血管を傷つけないようになっている），Wholey ワイヤ（先端に緩やかな曲がりをつけられる），曲がりのついた Glidewire（大腿動脈を容易に通過できるが，内膜下に入る，あるいは穿刺針の鋭いエッジで芯が露出する可能性があるため注意して使う必要がある）などである．過去の外科手術で瘢痕がある場合には，ニチノール（訳者注：形状記憶機能を持つニッケルとチタンの合金）製のガイドワイヤがねじれ防止に有用である．動脈切開の部位や施術上の必要性がないかぎり，5F のシースの使用を推奨する．順行性アクセスの部位を確認するために，30〜50°の同側斜位で血管造影を行うと動脈切開の部位と総大腿動脈分岐の位置関係がわかる．インターベンションを行う場合，正しいアクセス部位が確認できた時点で抗凝固薬を投与する．診断造影のみを行う場合は抗凝固薬はルーチンには投与しない．合併症を最小限にするため，施術直後に順行性のシースを特に注意を払って抜去する必要がある．筆者らはカテーテル室で直ちにシースを抜去できるように，抗凝固の中和を行っているが，血管閉鎖デバイスの使用により抗凝固の中和を行う必要性が減少してきた．

重度の病変血管にカテーテルやガイドワイヤを進めたり操作したりするときには，コレステロール豊富なアテローム硬化性プラークを破砕し塞栓症を起こす可能性が高いため，細心の注意を払う必要がある．この，まれではあるが重篤な動脈造影の合併症では，網状皮斑，高血圧，腎不全，脳卒中，さらには死亡に至る可能性がある（第 4 章を参照）．恐ろしいこの合併症の治療に有効と証明されたものはないが，もし起こってしまった場合はプロスタノイド（PGE_1，PGI_2 など）がとりあえず使用されることがある[29,30]．

5 X 線撮影装置

心臓カテーテルの場合と同様，最良の画像を得るためにはすべての血管床が撮影できるように，カテーテル台が体軸方向と矢状方向に十分に動かせる必要がある．大きな領域（大動脈弓全体，骨盤の脈管，両下肢など）を撮影する場合，大視野（14 インチ = 36 cm）のイメージインテンシファイアが推奨される．デジタル画像記録の普及によってコントラスト増強とノイズ軽減が可能になり，質の高い血管造影が行われるようになった．デジタルサブトラクション血管造影（DSA）とロードマッピングが，末梢血管造影とインターベンションに通常用いられる方法である．DSA では，造影中の映像から造影前のマスク画像を差し引き，造影剤の動脈への充満を強調して動かない構造物（骨，石灰化，軟部組織，空気など）をマスクできる．DSA を用いると，ヨード造影剤の使用量が減少し，二酸化炭素やガドリニウムなど非ヨード系造影剤の使用が可能になる[31,32]（図 19-7）．

さらに，減算後の画像処理法として，色調反転（動脈の構造を白色から黒色に変える），拡大，ピクセル移動，画像統合（ランドマーキング），輪郭強調，画像スタッキングと三次元再構成などがある[33-37]．血管の径や長さ，血管腔の狭窄の程度，血流速度などの定量的な評価もできる[38]．その他，DSA で有用な手法にロー

[図 19-7]
（A）ヨード造影剤による正常腹部大動脈造影．（B）同じデータの DSA 画像．造影剤注入直前に撮影したマスク画像を用いて背景（骨，軟部組織，ガス）を差し引くことにより，造影される血管が強調される．

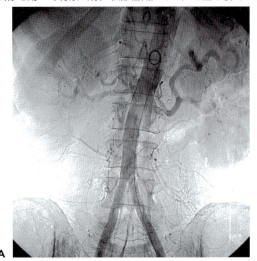
A

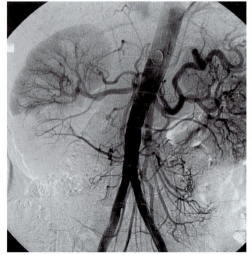
B

ドマッピングがある．この手法は選択的カテーテル法の際に用いられ，動くカテーテルを可視化するのに役立つ．カテーテルを動かす前に，少量の造影剤を注入する．血管に造影剤が充満した画像をマスク画像にする（この画像がカテーテルの進むべき道を示すロードマップとなる）．その後の透視画像からマスク画像を差し引くと，血管と先端を含むカテーテルが映る．新しい血管造影装置のなかには，ロードマップ画像作製用の「スマートマスク」画像を血管造影画像から作成できるものもある．心臓カテーテルでは（心臓の動きにより適切なマスク画像が得られないため）用いられないが，造影剤の量，施行時間，X線照射量を減らすことができる DSA は末梢血管造影において非常に有用である．

6 カテーテルとガイドワイヤ

幅広い種類の心臓カテーテルやガイドワイヤがあるのと同様，血管造影とインターベンション用に幅広い種類のカテーテルやガイドワイヤがあり，解剖学的に多様な血管に対応できるようになっている．0.038 インチのガイドワイヤが通る標準的な 18 ゲージ針に加え，出血リスクの高い場合や穿刺に失敗したときのために，細い（0.035 インチ）ガイドワイヤが通る Micropuncture（21 ゲージ）穿刺セットも使用できる．

多くの末梢用ガイドワイヤはワイヤの補強のための先細の芯が中心にあり，その周りをステンレス鋼のコイルが覆っている．中心に芯が入っているのはワイヤのコイルが折れたときにワイヤが分解するのを防ぐためである．標準的なワイヤの径は 0.012～0.052 インチで，最もよく使われるのは 0.035 インチ径と 0.038 インチ径である．ワイヤの長さは通常 100～180 cm である．長いガイドワイヤ（260～300 cm）はカテーテル交換用で，ワイヤ先端を動かさずにカテーテルを交換できる．先端の形状はストレート，アングル，J 型などがある．ワイヤの芯を移動して柔らかい先端部の長さを変更できる，先端が曲げられる，シャフトから先端にトルクを伝えられるなどの特殊タイプは，枝分かれする血管の中を進めていくために有用である．シャフトの硬さもいろいろあり，extra-support wire などはねじれた血管の中で硬いデバイスを通すのに役に立つ．親水性のコーティ

[図 19-8] 末梢血管造影カテーテル
(左から右へ) ピッグテール, Cobra, マルチパーパス, Headhunter, Simmons, SOS-Omni, テニスラケットの各カテーテル.

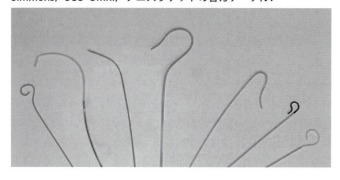

ングを施した低摩擦ワイヤ (Glidewire) は，末梢血管造影に革命をもたらし，超選択的カテーテル法や複雑な狭窄や長い閉塞部位の通過が可能になった．

　末梢血管造影用カテーテルは，ポリウレタン，ポリエチレン，Teflon またはナイロンでできている．また，カテーテル壁にはワイヤブレード（訳者注：金属ワイヤを網組みしたもの）が埋め込まれており，トルクが伝わるようになっている．理想的なカテーテルは，復元力があり，血栓形成が起こらず，カテーテル先を回転させるための十分なトルクコントロールが可能で，高い注入圧に耐えられ，（親水性のコーティングが施してあり）トラッキングが良いカテーテルである．種々の太さ（French：F），長さ，穴のパターン（選択的に注入するために単一の先端孔が開いているもの，先端孔と側孔が開いているもの，側孔のみ開いているもの）のカテーテルがある．腹部大動脈用のカテーテルは 60〜80 cm あれば十分である．胸部大動脈から頸動脈には，左心カテーテルと同様 100〜120 cm のカテーテルが必要である．通常，診断カテーテルのサイズは 4〜7F である．

　用途に合わせて種々の形のカテーテルが考案されている（図 19-8）．カテーテルの形は以下に分類される；
- 複数の側孔があるストレートカテーテル：大血管への急速注入や交換用に用いる．
- ピッグテールまたはテニスラケットカテーテル：大動脈，肺動脈など大血管や心室の非選択的造影に用いる．カテーテルの末端に複数の側孔があり，造影剤を急速に流すことができる．先端単一孔カテーテルでは，単一孔からの強い噴出でカテーテルが動いたり内膜解離を起こす可能性があるが，複数の側孔があることで回避できる．
- 単カーブカテーテル（Berenstein，Cobra，Headhunter など）：選択的カテーテル挿入に用いられる．
- 逆カーブ複合カテーテル（Simmons，sidewinder，SOS-Omni など）：特定の大動脈分枝に選択的にカテーテルを挿入する場合に用いられる．

7 造影剤

　末梢血管造影における造影剤の選択原則は，冠動脈造影の場合と同様である（第 2 章を参照）．一般的には高浸透圧の造影剤は副作用（嘔気・嘔吐，立ちくらみ，注射中の局部痛）の頻度が高いため，患者の忍容度が低く[39]，使用を控えるべきである．低浸透圧か等浸透圧の造影剤は浸透圧負荷が少なく，血管内容量の増大を抑えることができる．従来はこれらの造影剤の使用は高リスクの患者に限られていたが，最近ではどのカテーテル室においても標準的な造影剤になってきた．

　造影剤腎症（contrast-induced nephropathy：

CIN)（第4章を参照）は血管造影で最も多い合併症の一つであり，造影後急性腎不全の14.5％を占める．さらに，入院中の新規発症腎不全の原因の第3位である[40]．CINは末梢血管造影で特に多い．多量の造影剤を必要とし，基礎に腎不全，糖尿病，高血圧，腎動脈アテローム硬化などを併発していることが多いためである[41]．積極的な術前の水分投与［低張の半生理食塩水（0.45％）よりも等張の生理食塩水（0.9％）が好ましい］が，特に高リスクの患者においてCINを減少させる[42]．等浸透圧性造影剤（イオジキサノールなど）も同様にCINの発生を減少させる可能性があるが[43]，低浸透圧性造影剤と比べた等浸透圧性造影剤のメリットに関しては依然議論があるところである（第2，4章を参照）．フリーラジカル傷害の最終経路を標的とする抗酸化薬のN-アセチルシステインが注目されるようになった[44-48]．しかし，N-アセチルシステインの使用には相反する結果が出ているうえに，現在のガイドラインではN-アセチルシステインの使用は推奨されなくなった．造影前後の重炭酸ナトリウムの投与の有効性が近年報告されたが[49]，残念ながら重炭酸ナトリウムにおいても，等張生理食塩水の積極的投与に匹敵する効果を明示するデータはない（第4章を参照）．

　CINを予防するために腎毒性のない造影剤の開発が注目されている．腎機能障害を有する患者や造影剤アレルギー既往のある患者向けに以下の2種類の代替造影剤が登場した．二酸化炭素（CO_2）は多種の血管床に広く用いられている造影剤である[50-54]．その最大の利点は，あらゆるアレルギー反応や腎毒性を回避できる点である[55]．ただし，脳塞栓症のリスクを最小限にするため横隔膜より下の動脈の造影に限られ，DSAの設備が必要である．もう一つの造影剤は，ガドリニウム（ガドペンテト酸ジメグルミン）で，従来磁気共鳴イメージング（MRI）で用いられてきた造影剤であるが，カテーテル造影でも使える[56-58]．CO_2と同じく比較的毒性が少ないが，最大投与量が0.4 mmol/kg（約60 mL）に限られる．ステージ4の慢性腎臓病の患者では腎性全身性線維症のリスクがあるためガドリニウムは禁忌である．

　腎不全の患者では，CINのリスクを減らすためさまざまな手法が用いられ，その成果もさまざまである[59]．予防のための第一の方法は，造影剤の量の制限と事前の十分な補液である．補液に重炭酸ナトリウムを加えることがCINの予防に効果があると複数の観察研究で示されている[60]．しかし，最新の臨床試験では重炭酸ナトリウムの投与がリスクを増大させると報告されており[61]，その予防効果に疑問が投げかけられている．前述のように，血管造影前のN-アセチルシステインの経口投与や静注は，その効果に相反する結果が出ており，現在では推奨されない[62]．最後に，腎臓に的を絞った治療として，先端が2つある専用のカテーテル（Benephit, Angiodynamics社）で腎動脈にフェノルドパムを直接投与する方法によってCINを減少させることが期待されているが，より太い大腿動脈シースか新たな動脈穿刺が必要である[63]．

　今まで述べた一般的な末梢造影の技術に加え，全身の動脈の各部分それぞれにおいて重要なポイントが多数ある．本章と以後の末梢循環に関連した章で，全身の各領域について頭側から順に概説する．

8 胸部大動脈

A 解剖

　大動脈弁は3葉からなり，それぞれが右，左，後Valsalva洞を構成する[64]．上行大動脈は，Valsalva洞の直後より起始し，主に前後方向に走行する．上行大動脈の径は中年成人で2.2～3.8 cm，高齢になるにつれてわずかに増大する[65]．大動脈は主肺動脈と左主幹気管支を越えた後，腕頭動脈への分枝を上方に出し，気管の前を左後方に向かう．そして大動脈弓の残りの分枝（左総頸動脈と左鎖骨下動脈）を上面から出す（図19-9A）．

　左鎖骨下動脈の起始部の遠位側，大動脈が動脈管索（胎生期の動脈管の遺残）によって左肺

[図 19-9]
（A）正常の上行大動脈，大動脈弓と大血管の造影．（B）囊胞性中膜変性による上行大動脈瘤．（C）Stanford タイプ A の大動脈解離で大動脈弁置換術後．内膜解離フラップ（矢印）によって真腔と偽腔に分割されている．真腔は造影剤で満たされ，末梢に向かって偽腔と共存している．（D）腹部大動脈にまで及んだ解離．左腎動脈は偽腔に，右腎動脈は真腔に通じている．

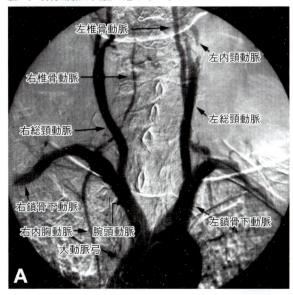
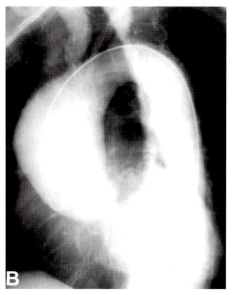
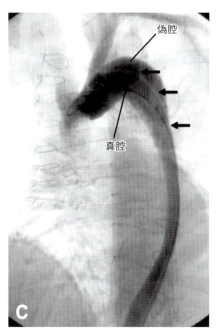
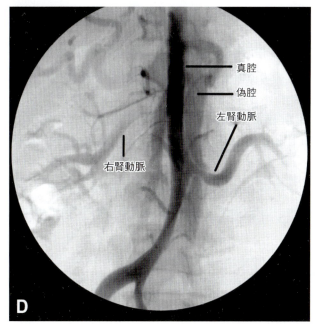

動脈に結び付けられている峡部において，大動脈はわずかに狭小になる．この部位の直後に，紡錘状の大動脈拡張（大動脈紡錘）がみられることもある．径約 2.5 cm の下行大動脈は脊柱の前方を走行し，9 対の後肋間動脈が分岐する（T3〜T11 のレベル）．第 1 と第 2 の後肋間動脈は，鎖骨下動脈の分枝である上肋間動脈から血液の供給を受けている．T4〜T6 のレベルで

は，両肺に血液を供給する気管支動脈が前方に分岐する．

B 胸部大動脈の疾患

［1］大動脈縮窄

大動脈縮窄（第35章も参照）は人口の0.02～0.06％に生じ，大動脈二尖弁（33％），動脈管開存，心室中隔欠損，Turner症候群に合併することもある[66]．大動脈縮窄による帯状の狭窄をバイパスするため，下行大動脈の分枝である後肋間動脈に逆行性の側副血流が生じる．その結果拡張して，ねじれた後肋間動脈により胸部X線像上に肋骨下縁の浸蝕像（rib notching）の所見がみられる．

大動脈造影やMRAでの古典的な所見は，峡部レベルでの高度に限局した大動脈狭窄で，上行大動脈の拡張と内胸動脈と肋間動脈の拡大を伴う[67]．大動脈造影によって，多種多様な異常のパターン，すなわち大動脈の完全な途絶，大動脈の低形成，そして最も多い左鎖骨下動脈起始部遠位側峡部の狭窄などの異常が区別できる．まず，縮窄予想部位より近位側で造影剤を注入して，前後像と側面（RAO/LAO）像をX線フィルムかシネアンギオグラフィで撮影する．逆行性に狭窄部位を越えてカテーテルを進める場合，狭窄後の薄い血管壁を穿孔しないよう注意が必要である．したがって，上腕動脈や腋窩動脈から狭窄前大動脈にアプローチする方法が好ましい．

［2］動脈管開存（PDA）

PDAの頻度は14歳未満の小児で1/5,500である[68]．選択的大動脈造影は小さな短絡を証明でき，右心カテーテルによって酸素飽和度の上昇を検出するよりも感度が良い（第12，35，45章も参照）．

［3］胸部大動脈瘤

胸部大動脈瘤と仮性大動脈瘤はさまざまな原因で起こる．たとえば，血管の変性，アテローム硬化，先天性（Valsalva洞動脈瘤）などがあり，その他にも外傷，感染（梅毒，細菌），囊胞性中膜変性，結合組織疾患，血管炎，慢性解離などが挙げられる．下行大動脈の変性大動脈瘤は胸部大動脈瘤の75％を占める[69,70]．Marfan症候群にみられるような囊胞性中膜変性では上行大動脈瘤をきたす可能性がある[71]（図19-9B）．鈍的外傷または穿通性外傷による大動脈瘤は，可動性の弓部大動脈から脊柱に固定されている下行大動脈に移行する部位，すなわち下行大動脈近位部を巻き込むことが多い[72-74]．この場合，仮性動脈瘤となることもある．仮性動脈瘤は内膜と中膜を欠き，外膜と周辺組織のみからなっている．

多くのデータが蓄積されている未治療腎動脈下腹部大動脈瘤と比べ，胸部大動脈瘤の自然史についてはよくわかっていない[75]．胸部大動脈瘤の患者の多くは別の疾患の精査中に偶然発見され，診断時には無症状である．胸部大動脈瘤は腹部大動脈瘤に比べて増大速度が大きく（0.42 cm対0.28 cm/年），5～6 cmより径の大きい胸部大動脈瘤はさらに急速に増大し，破裂の危険が増す[76,77]．径6 cm以上の場合，5年間の累積破裂リスクは5倍に増加する．大動脈の拡大過程の晩期に症状が現れやすくなり，その症状は通常隣接する組織への影響によるものである．致死的な破裂が起こる以外に，胸部大動脈瘤の患者は呼吸困難，嗄声，嚥下困難，喘鳴，上大静脈圧迫による浮腫を伴う多血症を訴えることがある．弓部大動脈瘤の患者では頸部や下顎の痛みを訴えることもある．大動脈弁輪と大動脈弁の拡張によって大動脈弁閉鎖不全とうっ血性心不全が引き起こされることがある．下行胸部大動脈瘤では胸膜炎様の左側または肩甲骨間の痛みが生じることがあるのに対し，胸腹部大動脈瘤では腹痛と左横隔膜の刺激による左肩の不快感を生じることがある．

胸部大動脈瘤の第一の治療法は，径が5～6 cmより大きくなるか症状が出てきたときに手術をすることである[78]．標準的にはDacron製グラフトを用いて病変部分を置換する．胸部大動脈瘤の待機的手術を受ける患者の多くは，大動脈瘤の部位や大動脈瘤と胸腹部大動脈の分枝との関係についての情報を得るために大動脈造影を受ける必要がある．手術のリスクのみならず手術に最適なアプローチ方法に関しても，

冠動脈，腕頭動脈，内臓動脈，腎動脈の造影によって決定できる．変性または外傷性下行胸部大動脈瘤に対する外科的なグラフト手術に代わり，ステントグラフトが用いられ成功をおさめている[79-81]．当初は，不完全な瘤の血栓化，グラフトのリーク，失敗例などに悩まされたが，技術の進歩に伴い，胸部大動脈瘤に対する血管内ステントの役割は急速に拡大してきている[82]（第37章を参照）．

［4］大動脈解離

大動脈解離とは，大動脈の中膜に血液が入り込み縦方向に裂けることである[83]．内膜の裂け目から血液が大動脈壁内に入り込み，大動脈の内膜と外膜を分離して二連管腔（double-barrel lumen）を形成する[84]．男性は女性の2倍の発症率である[85]．50～70歳で高血圧の患者が多い[86]．その他のリスクファクターには，囊胞性内膜変性[87]，Marfan症候群[88]，大動脈二尖弁，大動脈縮窄，鈍的外傷，妊娠[89,90]，結合組織疾患，そして胸部大動脈手術[91]などが挙げられる．解離は近位側へ大動脈弁輪に至るまで進展し，あるいは遠位側へ，大動脈の分枝またはアテローム硬化プラークによって停止するまで大動脈の全長と主要な分枝を巻き込み進展することがある．末梢および内臓動脈の動脈閉塞のパターンは，解離面が動脈の開口部に直接進展する（static dissection）か，あるいは偽腔の拡張により内臓動脈の起始部が閉塞する（dynamic dissection）かによって決まる[92]．

通常解離に先行して，前胸部，頸部，肩甲間部に突然の激痛が起こる．この激痛は，「引き裂かれるような」（tearing），「ずきずきするような」（throbbing），「切り裂かれるような」（lacerating），「裂き取られるような」（ripping），「焼けるような」（burning）などと形容される[93]．同様の痛みは慢性解離の破裂や突然の拡大によっても起こり得る．急性解離によって大動脈の分枝が圧迫された場合，急性心筋梗塞[94,95]，脳卒中や一過性脳虚血発作，不全対麻痺[96]，腸間膜虚血，腎不全[97]，対麻痺，四肢の虚血[98]などの症候が現れる可能性がある．解離が上行大動脈に及んでいる場合，内科的治療では解離が心膜，縦隔，胸腔に至り，通常3ヵ月以内に死亡する．

大動脈造影は，かつては大動脈解離の診断法のゴールドスタンダード（感度80％，特異度95％）と考えられていたが，最近では代わりにCT，MRA，経食道心エコー（TEE）[99]が行われるようになった．大動脈造影では，内膜フラップの描出が解離に特徴的な唯一の所見である．遅れて，または緩徐に第2の腔が造影されることはよくあるが，約20％の患者では単一の大動脈腔しか造影されない．しかしながら，偽腔内血腫からの圧迫あるいは壁に弾性線維を欠くため生じる真腔の虚脱により，単一腔でも内径が徐々に減少し分枝血管が消失している所見がある場合には偽腔の存在が疑われる[92]．大動脈解離の偽腔を血管造影で診断する場合，偽腔は上行大動脈では前側方に，下行大動脈では後側方に位置し，血流が真腔より少なく，通常内径が真腔より大きいことで判断できる．大動脈造影では，解離を証明する以外に大動脈弁閉鎖不全や分枝血管，冠動脈への影響などの情報が得られる．CTやMRIで診断不能だが臨床的に大動脈解離が強く疑われる例などでは特に有用である[100]．

大動脈解離の分類法としてDeBakey分類とStanford分類の2つが広く用いられている．DeBakey分類は解離の解剖的な広がりにより分類している[86,101]．タイプⅠは上行大動脈に解離が始まり遠位側に広がるもの，タイプⅡは解離が上行大動脈に限局しているもの，タイプⅢは解離が下行大動脈に限局しているもの（タイプⅢa），または腹部大動脈や総腸骨動脈に及んでいるもの（タイプⅢb）である．Stanford分類は解離の起始点のみで分類したものである[102]．タイプAは上行大動脈に解離があるもの，タイプBは上行大動脈に解離がないものである．

大動脈解離が疑われる患者に造影を行う場合に好まれるアプローチ部位は，脈が最もよく触れる大腿動脈である．先端が柔らかいJ型もしくは先端15cmが柔らかいタイプのガイドワイヤとともに，血管を傷つけないような（ピッグテールまたはテニスラケットなどの）診断カ

テーテルを，テスト造影を繰り返しながら透視下に進める．偽腔の開口部は通常大動脈外側のカーブにあるので，カテーテルを進める際はガイドワイヤを内側のカーブに向けるようにして，できるだけ真腔から出ないようにする．もしうまくいけば，大動脈弁や冠動脈を観察でき，さらに左室に入ることも可能である．しかし，カテーテルを進めるときに偽腔に入ってしまうことはまれではない．それがテスト造影で明らかになったときは，偽腔を広げないよう細心の注意を払ってカテーテルを引き，前述のテクニックで再び真腔に戻る必要がある．

Stanford タイプ A の大動脈解離では，Dacron 製グラフトによる上行大動脈置換術が必要である[103]．もし大動脈弁に異常があるときは，大動脈弁置換術が必要である[94]．対照的に，タイプ B の急性大動脈解離の患者は，切迫破裂（持続痛や低血圧），下肢や腸間膜の虚血，腎不全，不全対麻痺，対麻痺などの症状があれば外科的治療が必要になるが，多くの場合，最初は内科的に治療できる[95]．慢性解離の場合，下行大動脈の径が 5～6 cm を超えるか症状が出た時点で手術を考慮する必要がある．大動脈解離による虚血の合併症に対して血管内ステントやバルーン開窓術が用いられ成功を収めている[104-106]．

[5] 血管炎

血管炎は血管壁の炎症であり，主に大動脈とその分枝を侵す 2 疾患がある．いずれにおいても近位大動脈の拡張と，大動脈分枝の狭窄や閉塞，あるいはその両方が起こる．高安動脈炎の特徴は上行大動脈の不整と下行大動脈の狭窄，大動脈弓分枝の閉塞，大動脈弁閉鎖不全や大動脈解離である[107-109]．加えて，肺動脈床の狭窄をきたし得る点が特徴的である．臓器虚血を示す症例においては，バイパス手術やステントを用いたバルーン血管形成術などの治療が行われる[110,111]．一般的には急性炎症が治まるまで侵襲的治療は行うべきでない．

巨細胞動脈炎，すなわち側頭動脈炎は，大～中動脈の血管炎である．血管造影上の大動脈分枝の病変所見は，比較的正常な部位と交互にみられる長い平滑な狭窄である．通常，頭蓋内頸動脈やその分枝，遠位鎖骨下動脈が侵され，大動脈病変は比較的まれである[112]．

[6] 結合組織疾患

Marfan 症候群，Ehlers-Danlos 症候群，遺伝性大動脈弁輪拡張症など，いくつかの遺伝性疾患は大動脈壁の非炎症性変性の原因になり得る．この変性は動脈瘤や破裂，解離を起こす可能性がある．

Marfan 症候群はまれな常染色体優性の疾患で，大動脈，心臓，眼，骨格が侵される可能性がある．50％を超える患者に心血管系の異常が合併する[113,114]．嚢胞性中膜変性により，大動脈起始部と弁輪の拡張，大動脈弁閉鎖不全，大動脈瘤，大動脈解離が起こる[115]．Marfan 症候群では，大動脈の拡張は大動脈起始部に限局している．無症状の大動脈解離は約 10％の患者にみられる．Marfan 症候群と嚢胞性中膜変性疾患の患者の治療は，大動脈の最大径が 5.0～5.5 cm になったときに上行大動脈と大動脈洞を選択的に置換することである[116]．最もよく行われる方法は，大動脈弁と上行大動脈を機械人工弁付き Dacron 製グラフトで置換する方法である．冠動脈も Dacron 製グラフトに移植される[117]．

Ehlers-Danlos 症候群はコラーゲン生成の遺伝的異常を有するまれな症候群である．文献的には 9 種類以上の亜型があり，関節と皮膚の過伸展を特徴とする．血管の異常には動脈瘤に由来する血栓症，破裂，塞栓症などがある[118]．

B 胸部大動脈造影

弓部大動脈造影は古くから，大動脈弁や起始部の疾患の精査，動脈瘤や解離の疑い，血管輪や縮窄，動脈管開存などの先天異常，鈍的あるいは穿通性胸部外傷による血管傷害の評価，大血管起始部の狭窄の精査などに用いられてきた．現在ではこれらの病態には TEE，CT，MRA などが用いられるようになってきたが，大動脈造影はなおも大動脈イメージングのゴールドスタンダードの地位にとどまっている．

胸部大動脈造影は通常大腿動脈アプローチで行われる．大腿動脈の拍動が微弱か触れず大動

脈解離が疑われる例，またはカテーテル関連コレステロール塞栓症の既往のある症例では，上腕動脈アプローチで安全に造影できる．高流量で複数側孔付きのピッグテールカテーテルを上行大動脈の Valsalva 洞直上に置く．造影剤 40～60 mL をパワーインジェクターを用いて 20 mL/sec で注入する．シネ記録では毎秒 30 フレーム，デジタル記録ではモーションアーチファクトを最小にするため息止めをして毎秒 4～6 フレームで記録する．左前斜位（LAO）像は大動脈弓を検査するのに適している．右前斜位（RAO）像では，上行大動脈と下行大動脈がしばしば重なって大血管の起始部が見えにくいことが多い．DSA を用いれば造影剤の濃度を下げる（20 mL/sec で計 30 mL，毎秒 4～6 フレーム）ことができる．大動脈造影では，各病態に応じ最大限の情報を得るために，撮影の部位や角度を選択する必要がある．たとえば，鈍的外傷の評価に大動脈造影を行う場合，胸部下行大動脈の十分な画像を得る必要がある．一方，上行大動脈の解離に大動脈造影を行う場合，左室への逆流の有無を評価する必要がある．

9 腹部大動脈

A 解剖

腹部大動脈は横隔膜（T12）のレベルで始まり，脊椎の前で下大静脈の左を通り，L4 のレベルで分岐して総腸骨動脈になる[64]（図 19-10A）．腹部大動脈の中央部の直径は通常 1.50～2.15 cm で，加齢とともにわずかに増大し，また男性のほうがわずかに大きい[119]．3 つの大きな分枝が大動脈腹側より起始している．第 1 は腹腔動脈で T12～L1 のレベルで分岐する．第 2 は上腸間膜動脈で L1～L2 のレベル，腹腔動脈の 1 m 尾側で分岐する．第 3 は下腸間膜動脈で L3～L4 のレベルで起始し，前外側，わずかに左側に分岐する．腎動脈は L1～L2 のレベル（上腸間膜動脈の直下）で大動脈の後外側から起始する．4 対の腰動脈が腎動脈の下で後外側に起始する．

B 腹部大動脈疾患の臨床的特徴

腹部大動脈瘤の患者の術前画像診断の目標は，瘤の同定，ステージ診断，瘤の観察，破裂の診断である[120,121]．治療計画に必要な情報は，腹部大動脈瘤の大きさと長さ，近位端と遠位端，数，部位，腎動脈と腸間膜動脈の開存性，下肢の閉塞性動脈疾患の有無，その他（総腸骨動脈，外腸骨動脈，内腸骨動脈，大腿動脈，その他の腹腔内の動脈）の動脈瘤の有無などである（図 19-10B）．CT，MRI，超音波の出現で，術前の評価における腹部大動脈造影の役割は小さくなった．術前の血管造影が有用なのは，腎動脈レベルかそれより上部に腹部大動脈瘤がある場合，腎動脈や腸間膜動脈の狭窄がある場合，馬蹄腎の場合，腸骨動脈～大腿動脈の閉塞がある場合である．

アテローム硬化性閉塞疾患である末梢動脈疾患は動脈造影で評価する必要がある．末梢動脈疾患では大動脈の完全閉塞に至ることがある（図 19-10C）．その原因は通常，遠位大動脈と腸骨動脈の重度のアテローム硬化に合併した慢性的な血栓閉塞である．Leriche 症候群は，殿部～大腿部の跛行，陰萎，大腿動脈拍動の消失を呈する慢性の大動脈閉塞である[122]．Williams 症候群[123]，神経線維腫症[124]，先天性風疹[125]，結節性硬化症[126] などの先天性縮窄症候群では，腹部大動脈やその分枝に病変がみられることがある．大動脈造影では平滑で先細りの近位～中部腹部大動脈がみられ，腎動脈近位側の病変と上腸間膜動脈あるいは腹腔動脈の狭窄を伴っている．中部大動脈症候群（腹部大動脈縮窄）では大動脈中部の関連分枝の狭窄が起こる[127]．症例によっては，外科的バイパスや血管内ステントを用いた経皮経管血管形成術が行われるが，経験が限られており，後者の正確な役割については意見が分かれるところである[128]．

C 腹部大動脈造影

腹部大動脈造影は通常大腿動脈アプローチで，4～6F の複数側孔付きピッグテールカテー

[図 19-10]
(A) 正常の腹部大動脈造影前後像. (B) 腎動脈下腹部大動脈瘤（4.7 cm）. 壁在血栓（矢印）のため動脈瘤径は過小評価されている.
(C) 腎動脈以下の遠位大動脈閉塞.

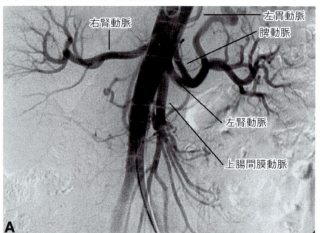
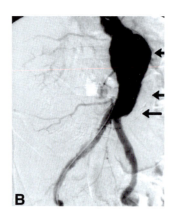
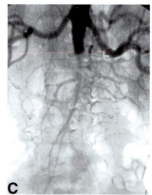

テル，もしくは Omni Flush 診断カテーテルで行われる．もし大腿動脈拍動が触知できない場合，代わりに腰動脈，腋窩動脈，上腕動脈，あるいは橈骨動脈アプローチが用いられる．カテーテル先端を T12〜L1 のレベルに置くと側孔が L1〜L2 付近に来る．造影剤は 30〜50 mL を 15 mL/sec で注入する．腸間膜動脈と腎動脈を評価する場合，少なくとも毎秒 4 フレームは必要である．動脈瘤の疑いまたは診断がついている症例，または重度のアテローム硬化病変を有する症例で大動脈造影を行う場合は，壁在血栓やプラークを飛ばして末梢塞栓症を起こさぬよう細心の注意が必要である．

特に腸間膜動脈を評価するときには，大動脈造影は前後像と側面像の二方向撮影が理想的である．大動脈狭窄の血管造影上の重症度評価に加えて，病変前後の圧勾配の評価も行うことができる．これは，4F もしくは 5F のカテーテルを病変より上に置き，大動脈分岐のレベルに置いた大腿のロングシース側孔との圧勾配を測定することで容易に求められる．大動脈病変では 10 mmHg の圧勾配があれば有意と考えられる．血管拡張薬（ニトログリセリン 200 μg）の下部大動脈への投与によって圧勾配を増大させる手法も用いられる．また，IVUS によって追加情報が得ることが可能で，正確な病変部の測定ができ，インターベンションの際に有用な手段である．15 MHz のトランスデューサでは良好な

画像が得られるが，太い 8F のシースが必要である．30 MHz（2.4F）のトランスデューサは，40 MHz の冠動脈用トランスデューサに比べ広範囲の画像が得られ，かつ動脈シースのサイズ変更が不要である．

10 鎖骨下動脈と椎骨動脈

A 解剖

腕頭動脈，左総頸動脈，左鎖骨下動脈は，大動脈が主肺動脈と左の主気管支を越えた後で，大動脈弓より分岐する[64]．総頸動脈と右鎖骨下動脈が腕頭動脈（無名動脈とも呼ばれる）の分枝として起始するのに対し，左総頸動脈と左鎖骨下動脈は通常それぞれ大動脈弓から直接起始する．腕頭動脈と左総頸動脈が共通に起始する大動脈弓の変異（bovine arch）は人口の 10％にみられる[129]．鎖骨下動脈の主要な分枝で注目すべきは内胸動脈と椎骨動脈である．後者は鎖骨下動脈の上面（内胸動脈の反対側）から起始し，頸椎横突起を通って頭蓋内に進入する．

B 鎖骨下動脈疾患の特徴

近位鎖骨下動脈のアテローム硬化症の臨床症状は，上腕の片側性虚血症状，鎖骨下動脈盗血，（内胸動脈グラフト手術後の患者における）冠動脈虚血である[130]．古典的な鎖骨下動脈盗血の場合，狭窄や閉塞が近位鎖骨下動脈に起こると，反対側の椎骨動脈から脳底動脈系を順行性に通って同側の椎骨動脈を逆行性に血液が流れ，病変より遠位の鎖骨下動脈への血流が確保される（図 19-11A）．この影響で上肢の運動時に脳虚血が生じることがまれにある．内胸動脈バイパスグラフト手術を受けた患者では，近位鎖骨下動脈の閉塞により上腕の運動時にグラフトの逆行性血流が起こり，冠動脈虚血（冠鎖骨下動脈盗血）（図 19-11B，C）を起こすことがある．椎骨動脈の狭窄は比較的多く，特に鎖骨下動脈からの起始部の狭窄が多い．しかし，二重の血液供給（椎骨動脈経由と頸動脈−後交通動脈経由）を受けているので，両方の椎骨動脈が侵されないかぎり，通常は脳症状をきたすことはない．

C 鎖骨下動脈と椎骨動脈の造影

5F のピッグテールカテーテルで大動脈弓の造影を行うと大血管の起始部を描出でき，アテローム硬化性閉塞病変の評価に役立つ（前述「胸部大動脈造影」の項を参照）．無名動脈や鎖骨下動脈の選択的造影に最適なカテーテルは，頸部の大血管の構造によって決まる．単純な起始部の場合，一般的に 5F の Davis，Berenstein，JR4，ホッケースティック，VTK の各カテーテルで造影可能である．大動脈弓の造影で大動脈弓延長が判明した場合は，逆カーブのついている 5F の VTK や Simmons カテーテルなどが必要なこともある．各分枝に選択的にカテーテルを行う場合は LAO 30〜45°が有用である．上行大動脈内でカテーテルの形を作り方向を定めたうえで，カテーテルを無名動脈，左総頸動脈，左鎖骨下動脈と引けばよい．無名動脈の血管造影では無名動脈と鎖骨下動脈との分岐を開くため，通常 RAO 30〜40°でやや尾側（caudal）像で撮影する．鎖骨下動脈と椎骨動脈の血管造影は一般的には前後像で撮影されるが，偏心性の病変が疑われる場合は，さらに斜位像（RAO か LAO）も撮影する．内胸動脈の起始は RAO 頭側（cranial）像でよく判別できることが多い．これは鎖骨下動脈のインターベンション時に特に重要な点である．

もし近位椎骨動脈の狭窄が予想できる場合，前後像での同側の鎖骨下動脈の選択造影が多くの場合診断に有用である．時にわずかに角度をつける必要がある．無名動脈や鎖骨下動脈の病変前後の圧勾配を測定するには，0.014 インチの圧ワイヤを用いるか，もしくは 4〜5F のカテーテルを病変を越えて置き，遠位大動脈に置いた 6F のロングシースの側孔との圧較差を測定する．運動時の血行動態を再現するために，遠位鎖骨下動脈に血管拡張薬を注入して圧勾配を増大させることも可能である．鎖骨下動脈や無名動脈の狭窄では，圧勾配は 15 mmHg あれば有意と考えられる．

第 19 章　大動脈および末梢動脈造影

[図 19-11]
（A）選択的左鎖骨下動脈造影．重度の起始部狭窄（矢印）と左椎骨動脈を介した逆行性の血流（白色）がみられる．（B）左内胸動脈（LIMA）グラフトを用いた冠動脈バイパス（CABG）術後症例の左鎖骨下動脈造影．鎖骨下動脈起始部の高度狭窄（二重矢印）のためグラフト（矢印）の造影が不明瞭である．（C）鎖骨下動脈狭窄のステント術後．LIMA グラフトへの順行性の血流が回復している．

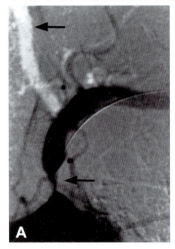
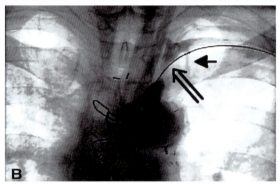
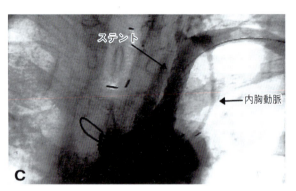

11 頸動脈

A 解剖

　大動脈の最初の主分枝である腕頭動脈は，二分岐して右鎖骨下動脈と右総頸動脈になる．左総頸動脈は通常大動脈の第 2 の主分枝である．左右の総頸動脈はそれぞれ頸動脈鞘内で椎骨の外側を走行し，C4 の高さで外頸動脈と内頸動脈に分岐する．内頸動脈は通常頭蓋に入るまで主要な分枝を出さないが，海綿静脈洞部と鞍上部で内頸動脈サイフォンと呼ばれる屈曲部を形成し，その後，前大脳動脈と後大脳動脈に分かれる．外頸動脈はいくつかの主要分枝を出し，それぞれ支配領域に由来する名称が付けられている．

B 頭蓋外頸動脈のアテローム硬化

　米国では 1 年におよそ 70 万件の脳卒中発作が起き，そのうち 25～30％は頭蓋外頸動脈の疾患に起因している．Minnesota 州 Minneapolis-St. Paul 都市圏で 1985 年に脳卒中の診断で退院したのは 1,792 件，イベント発生率は男性 828 件/10 万人，女性 551 件/10 万人であった[131, 132]．頸動脈疾患の患者は重度の冠動脈疾患を高率に合併する．頸動脈血行再建術のために検査を受けた 506 人のうち 16％の患者は，冠動脈疾患を疑わせる症状がないにもかかわらず，外科手術が必要な重症の冠動脈疾患を合併していた[133]．無症状の頸動脈狭窄の患者でも冠動脈イベントを起こすリスクは高い．ある研究によると，444 人の男性患者の 4 年間死亡率は 37％で，死亡例の 61％は冠動脈疾患によるも

のであった．多変量解析では，糖尿病，心電図異常，間欠性跛行の存在が死亡率増加と関連し，2つまたは3つのリスク因子を合併する場合，年間死亡率はそれぞれ11.3％と13％であった．デュプレックス超音波検査における頸動脈の内膜中膜複合体厚の増大が，心筋梗塞や脳卒中の高い発生率（肥厚がほとんどない場合に比べて3.87倍）の予測因子であった[134, 135]．

頭蓋外頸動脈疾患の患者の多くは無症状で，聴診で頸動脈雑音の存在から発見される．成人における無症状の頸動脈雑音の頻度は45～54歳で1％[136]から2.3％，あるいは75歳以上で8.2％である[137]．しかし，他の血管手術を受ける予定の患者では，頸動脈雑音を聴取したのは6％[138]から16％[139]，平均10％[140]であった．無症状の頸動脈雑音における脳卒中の頻度は年1.5％，3年で2.1％であった（European Carotid Surgery Trial による）[141]．無症状の頸動脈雑音があり重度（70～99％）の頸動脈狭窄を有する患者では，脳卒中の発生率は3年で5.7％であった[142]．

頸動脈雑音がないからといって，有意な頸動脈病変がないとはいえない．NASCET（North American Symptomatic Carotid Endarterectomy Trial）のサブ解析では，一過性脳虚血あるいは障害を残さない脳卒中を最近起こした1,268人の患者に対し，頸動脈雑音の有無を調査した．48％の患者が同側の頸動脈のみに雑音を聴取した一方，31％が反対側の頸動脈に雑音があり，両側に雑音を聴取したのは24％であった．高度の頸動脈狭窄に対する，同側の頸動脈雑音聴取の感度と特異度はそれぞれ63％と61％であった．この患者群では頸動脈の70～99％狭窄を有する確率は52％であるが，頸動脈雑音を聴取しない場合は40％にまで下がった[143]．最近発表された22の研究，17,200人を超える患者のメタ解析では，頸動脈雑音がない患者に比して頸動脈雑音を有する患者の心筋梗塞発症のオッズ比は2.15，心臓血管死のオッズ比は2.27であった[144]．

頭蓋外頸動脈の狭窄発生後も20～40％の症例では狭窄が進行する．ある前向き観察研究では，軽度（50％未満）と中等度（50～79％）の頸動脈狭窄の患者232人を，年1回のデュプレックス超音波検査で平均7年間フォローアップした．23％の患者で病変の進行がみられ，これらの患者の半数は重度（80～99％）の狭窄か完全閉塞をきたした．軽度狭窄の患者より中等度狭窄の患者のほうが重度の狭窄や完全閉塞へ病変が進行する割合が多かった[145, 146]．最近の研究では，50～79％の頸動脈狭窄を有する無症状の患者425人を平均38ヵ月フォローアップし，デュプレックス超音波検査で2回以上検査した282の頸動脈のうち，17％に狭窄の進行がみられた．一般的にこれらの症例では同側の脳梗塞の発症率がそれほど高くなかった（1年で0.85％，3年で3.6％，5年で5.4％）[147]が，80～99％の頸動脈狭窄を有する症例では神経学的イベントの発生率が20.6％であった[148]．

多くの頸動脈病変は患者が症状を訴えてから発見される．症状は一過性黒内障から，表現性失語または受容性失語，不全片麻痺／片麻痺，精神状態の変化までさまざまである．それらの症状が数分から数時間続き，その後で完全に消失しても，再び繰り返して起こり，時に不可逆的となる前駆症状であり，したがって緊急に脳卒中予防の検査や治療を行う必要がある．最初に行う検査は頸動脈のデュプレックス超音波検査で，頭蓋外頸動脈の二次元画像が得られ，プラークの形状に関する情報も得ることができる（図19-12A）．カラー画像で血流速度の増加（これは狭窄の重症度と相関がある）を捉えることができる．一方，Doppler波形や流速でも血管超音波検査に熟練した者が行えば狭窄の重症度を評価できる[149]（図19-12B）．有意な狭窄が同定された後は，超音波所見を確証するため血管造影やMRAを行うことができる（図19-12C）．デュプレックス超音波検査の後にCTAを行う検査方針では，感度100％，特異度84％であった[150]．デュプレックス超音波検査と断層撮影検査の結果に相違があるときは，カテーテル血管造影検査が有用である．

標準的な手術リスクの患者に対して頸動脈内膜除去術を頸動脈ステント留置と比較した無作

[図 19-12]
(A) 重度狭窄を有する右内頸動脈のカラーデュプレックス画像.（B）同症例における右内頸動脈のスペクトル波形．収縮期最大流速と拡張終期流速の増大を認める．（C）頸動脈造影にて右内頸動脈に重度狭窄が確認された．(D) 右内頸動脈のステント挿入術成功後の頸動脈造影．

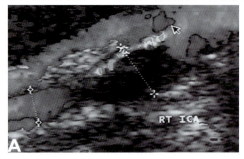
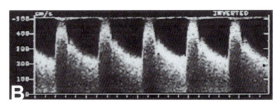
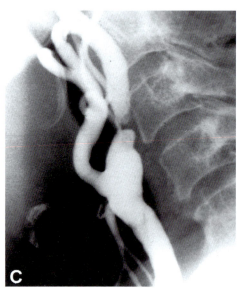
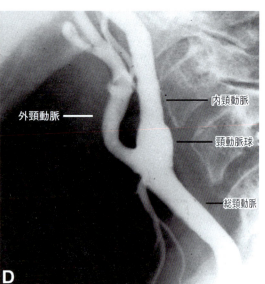

為化試験の結果が発表されたが，ステント留置は内膜除去と同等であった[151]（図 19-12D）．

C 頸動脈造影

頸動脈造影は，今もなお頸動脈と脳血管の狭窄の同定と定量評価におけるゴールドスタンダードである．デュプレックス超音波検査やMRA，スパイラル CTA などの非侵襲的検査法が発達したが，選択的頸動脈造影は，側副血行路を含む頭蓋内循環の情報を得るだけではなく，遠位総頸動脈と内頸動脈の狭窄の程度，分岐部の病変の広がりをより正確に評価する目的で用いられる．

脳循環を完全に評価するためには，頸動脈造影の施行時に大動脈弓造影と選択的椎骨動脈造影を併せて行うべきである．大動脈弓の形状を評価し最適なカテーテル選択を行うために，まず大動脈弓造影を行う必要がある．大動脈弓の解剖学的変異には，左総頸動脈が無名動脈から起始しているもの（bovine arch）(25％)，左椎骨動脈が大動脈から起始しているもの (3％)，右鎖骨下動脈の起始が最遠位であるもの (1％)などがある．正常な解剖構造の大動脈弓では，5F の Davis，Berenstein，Headhunter カテーテルが用いられる．大動脈弓延長がある場合，大血管に選択的に挿入するために VTK や Simmons などの反り返ったカテーテルが必要なこともある．頸動脈口に挿入後，0.035 インチの

ガイドワイヤ越しにカテーテルを進める．

　カテーテルを大動脈弓以遠に進めた後は，塞栓症のリスクを最小にするため注意深く2回フラッシュする必要がある．総頸動脈の場合，希釈した低浸透圧の造影剤を通常4〜6 mL/secで計8 mL注入し，DSAで毎秒4〜6フレームで撮影する．椎骨動脈の場合，造影剤は通常3〜4 mL/secで計5〜6 mL注入する（図19-12C,D）．一般的に筆者らは脳循環の評価には，まずより少ない量の造影剤をより緩徐に注入し，その後，必要に応じて量と速度を調整するようにしている．撮影は静脈相まで行い，静脈奇形の有無についても調べるべきである．実質相の画像は頸動脈ステント留置前後の皮質灌流の比較に役立つ．

　複数の斜位像の撮影が必要であり，頸動脈分岐や近位内頸動脈の狭窄を描出するためには前後，側面，斜位像が必要である．近位内頸動脈と頸動脈サイフォンを描出するには側面像が最も適している．

　内頸動脈の脳内走行を確認するためによく用いられる撮影方向は，Towne像（錐体稜が眼窩の上壁と重なるような頭側寄り前後像）と側面像（左右耳介が重なる）である．血管径での狭窄率の計算では，狭窄が最も重度になる撮影方向を選択する必要がある．過去の研究において，頸動脈狭窄の計算には種々の方法が用いられてきたが，現在ではNASCET法が最も広く用いられている．これは，狭窄部位と狭窄以遠の正常部位とを比較する方法である．

12 腎動脈

A 解剖

　腎動脈はL1〜L2のレベルで大動脈の側面から起始する[64]．副動脈が25〜35％に存在し，通常腎の下極に血液を供給する．副動脈は腎上の大動脈から腸骨動脈までどこからでも起始し得る．

B アテローム硬化性腎動脈狭窄

　アテローム硬化性腎動脈狭窄（atherosclerotic renal artery stenosis：ARAS）は，一部の患者群で有病率が増大しており，以前考えられていた頻度より明らかに多くなっている．腹部大動脈瘤，大動脈-腸骨動脈のアテローム動脈硬化，鼠径部以下のアテローム動脈硬化の患者に行われた動脈造影連続395例において，33〜50％の症例に50％を超える腎動脈狭窄を認めた[152]．動脈瘤または閉塞性脈管疾患で血管造影を行った346例においては，28％に有意なARASを認めた．冠動脈のアテローム硬化の存在もARASの指標であった．冠動脈造影を受けた患者1,302人の前向き研究では，同時に施行した腹部大動脈造影で有意な腎動脈狭窄が15％にみられた．さらに，アテローム硬化をきたした冠動脈の数によっても腎動脈狭窄の頻度を予測できた．もし1つの冠動脈にアテローム硬化がある場合，有意なARASを有する頻度は10.7％，3つの冠動脈にアテローム硬化がある場合，ARASの頻度は39.0％であった[153]．逆に，ARASの患者の58％が臨床的に明らかな冠動脈疾患を有していた．

　ARASの存在を示唆する臨床所見がいくつか存在する．55歳以上で拡張期高血圧をきたした患者，コントロール良好であった高血圧の悪化をきたした患者，難治性高血圧（相乗作用を示す3種類の降圧薬の最大用量を投与してもコントロールできない高血圧）の患者，アンジオテンシン変換酵素（ACE）阻害薬の治療によって高窒素血症をきたした患者，悪性高血圧（急性心筋梗塞，急性の脳卒中，一過性虚血発作，大動脈解離，急性腎不全を合併した重症高血圧）をきたした患者はすべて，腎動脈狭窄を疑うべきである．腎臓のサイズの左右差，片側か両側腹部に放散する収縮期と拡張期の腹部血管雑音，説明できない高窒素血症，あるいは明らかな原因のない高血圧と高窒素血症を合併した広範なアテローム動脈硬化がある場合は，腎動脈疾患の有無を精査する必要がある．透析導入を検討している末期腎不全患者の24％が重度

のARASを有していた[154]．ARASのため末期腎不全になった患者の15年生存率は0%，一方で多発性囊胞腎など他の原因で透析導入になった患者では32%であった．

ARASの自然史は詳しく調べられている．デュプレックス超音波を用い腎動脈の開存性を調べた前向き研究では，60%未満の狭窄であった腎動脈のうち48%が36ヵ月後に60%を超える狭窄に進行していたが，一方，狭窄のない腎動脈では8%しか進行を認めなかった[155]．

腎動脈狭窄の有無を調べる非侵襲的診断法は多数ある．歴史的には迅速連続静脈性腎盂造影法が用いられていたが，この検査法は今では不正確であることが示されている．血漿レニン活性も腎動脈狭窄患者の50〜80%でしか上昇せず，同じく不正確である[156]．カプトプリル負荷レノグラムは腎動脈狭窄を疑う患者に対する優れた診断法で，感度と特異度が90%以上ある[157]．しかし，このアイソトープを用いた検査法は，腎動脈狭窄を画像診断なしに臨床的に予測するのと変わらない．両側腎動脈狭窄や腎機能低下がある場合は特にそうである．

腎動脈デュプレックス超音波検査は，熟練した者が行えば腎動脈狭窄の診断法として優れている．ある前向き研究では，動脈造影とデュプレックス超音波検査を施行した29人の患者（腎動脈58本）において，デュプレックス超音波検査で60%を超える狭窄を発見する感度は84%，特異度は97%，陽性適中率は94%であった[158]．腎動脈内の収縮期最大流速>180 cm/secの診断基準を用いると，デュプレックス超音波検査では腎動脈の異常を感度95%，特異度90%で発見できた[159]．また，腎大動脈比（腎動脈狭窄部位における収縮期最大流速/大動脈内における収縮期最大流速）>3.5の診断基準では，60%を超える狭窄を感度92%で発見できた．別の前向き研究では，デュプレックス超音波検査と動脈造影を1ヵ月以内に施行した連続102例において，60%未満の狭窄の腎動脈63本中62本，60〜79%狭窄の腎動脈32本中31本，80〜99%狭窄の腎動脈69本中67本が，デュプレックス超音波

検査により正しく診断できた．また，腎動脈閉塞は23例中22例で正しく診断できた．デュプレックス超音波検査の総合的な感度は98%，特異度は99%，陽性適中率は99%，陰性適中率は97%であった[160]．

超音波で腎動脈を直接描出する手法の限界には，体格が大きい患者の場合や腸のガスがある場合に腎動脈の同定が困難になることなどが挙げられる．腎門部スキャンが，腎動脈を全部調べるより容易であり，同程度に正確である可能性を示した研究がある[161]．しかし，両方の手法を直接比較した研究では，感度が低い，狭窄と閉塞の区別ができない，腎副動脈を判別できない，などの腎門部スキャンの限界が示され，腎門部スキャンの感度は67%，特異度は89〜99%であった[162]．腎実質の抵抗指標の測定は，血行再建術の恩恵を受ける患者の予測には役立たないようである[163]．

デュプレックス超音波検査は血行再建術後の開存を判定するのに優れた方法である[164]．血管内治療（経皮的血管形成ステント留置術）[165]の急増に伴い，デュプレックス超音波は再狭窄の発見に有用となった．未治療の動脈狭窄診断基準を修正した治療後再狭窄の診断基準が存在しており，収縮期最大流速>300 cm/secがステント内腎動脈狭窄の判定基準として広く受け入れられている[166]．

MRAは腎動脈狭窄の診断において極めて正確な非侵襲的検査として有望である[167, 168]．この検査法の限界は，狭窄の過大評価が多い点であるが，腎毒性のない造影剤のガドリニウムの静注により過大評価を減らすことできる[169]．カプトプリルの投与も有用であろう[170]．直近の研究によると，血中酸素濃度依存（blood oxygen level dependent）MRIを用いた生理学的評価は，腎動脈血行再建による臨床的改善の予測因子になる可能性がある[171]．

CTAは腎動脈狭窄の診断に有用である．動脈造影と比較して，CTAの感度は92%，特異度は95%である[172]．最近の研究では腎動脈ステントの開存の判定にもCTAが使える可能性が示された[173]．

C 腎動脈造影

　腎動脈造影のアクセスには大腿動脈アプローチが最もよく用いられる．腎動脈下大動脈のアテロームや動脈瘤がある場合や，造影前の非侵襲的検査で腎動脈が極端に下向きに走行している場合は，上腕動脈アプローチも有利である．腎動脈造影の最初には腹部大動脈造影を行い，腎動脈口の同定と，25%にみられる腎副動脈の走行を調べる．大動脈造影のみで有意な腎動脈狭窄を十分評価できることも多い．この腹部大動脈造影には，通常4〜5Fの複数側孔付きカテーテルをL1〜L2に置き，50%希釈の造影剤15〜30 mLをパワーインジェクターで15 mL/secで注入，DSAで毎秒4フレームで撮影すれば適切に造影される．もしDSAによる撮影ができないときは，その分造影剤の濃度を上げる必要がある．腎不全があるときは，代わりの造影剤としてCO_2が使える．この場合，息止め中に40〜50 mLのCO_2を用手的に注入，DSAで(毎秒4フレーム以上で)撮影すると，選択的造影に必要な腎動脈起始部の情報が得られる．

　腹部大動脈造影や非侵襲的検査法をガイドにして，選択的腎動脈造影に適切なカテーテルが選択できる．通常用いられるのは，5Fの内胸動脈用カテーテル，ホッケースティックカテーテル，腎動脈用ダブルカーブカテーテルなどである．下向きの腎動脈には，大腿動脈アプローチではOmni selectiveカテーテルのような逆曲がりのついたカテーテルが，上腕動脈アプローチでは5Fのマルチパーパスカテーテルがより適している．造影剤は5 mL/secで計5〜8 mL使用し，DSAで毎秒4フレームで撮影する．血管造影は動脈相と腎実質相の両方を撮影すべきである．

　腎動脈の起始には変異があり，腎動脈口が正面を向くように角度を調整する必要がある．有用なのは，透視下にカテーテル先が最も開くようにLAO/RAOの角度を調整する方法である．さらに，腎動脈分岐部を含む病変の場合には，重症度を正確に測定するために，頭側/尾側に角度を調整して病変部が開くようにする必要がある．

　非侵襲的検査か大動脈造影のいずれかの方法で大動脈のアテロームが判明しているときは，no-touchテクニックを用いた大動脈造影がよい．このテクニックは0.014インチのガイドワイヤをカテーテルに残したまま腹部大動脈に置き，先端を腎動脈のほうに向け，カテーテルでアテロームを遊離するのを防ぐ方法である．

　腎血管造影で判定困難または判定不能であることは時として起こり，線維筋性異形成，高安動脈炎，放射線照射，動脈瘤，血管炎などの複雑な状況では特に起こりやすい．こういう状況では，血行動態的な有意狭窄という観点から，狭窄前後の圧勾配の測定を行うと有用な情報が得られる．圧測定は0.014インチの圧ワイヤで行うのが最も正確であるが，病変の先に置いた4Fのカテーテルと大動脈に置いた5Fか6Fのシース，またはガイディングカテーテルとの圧較差の測定でも代用できる．平均で10 mmHg，収縮期で20 mmHgを超える圧勾配は有意と考えられる(図19-13)．

　IVUSは判定不能な腎動脈病変に対する追加の検査法として有用である．また，IVUSは腎動脈インターベンションのガイドや評価に特に有用である．通常用いられる標準的な40 MHzのIVUSカテーテルで，ほとんどの腎動脈サイズに対して十分な画像が得られる．

13 骨盤と下肢

A 解剖

　腹部大動脈はL4〜L5のレベルで分岐して総腸骨動脈になる[64](図19-14A)．総腸骨動脈は腰仙移行部でさらに分岐して，内側後方に内腸骨動脈，外側前方に外腸骨動脈となる．外腸骨動脈は鼠径部に向かい，鼠径靱帯のすぐ後方から骨盤を出て，総大腿動脈になる．外腸骨動脈から総大腿動脈への移行部で，下腹壁動脈が内側に分岐する．深腸骨回旋動脈は外側上方に分岐する．

　総大腿動脈は鼠径靱帯から始まり，通常大腿

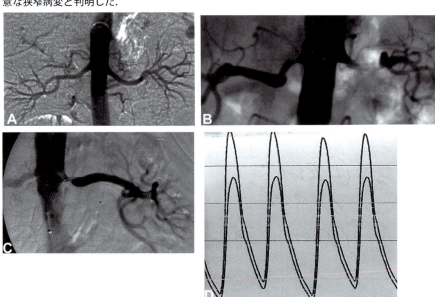

[図 19-13]
(A) 正常腎動脈の腹部大動脈造影．(B) 大動脈のアテローム硬化により両側腎動脈狭窄をきたした例．(C) 左腎動脈への選択造影では，中等度の管腔狭窄が明らかである．(D) 病変前後の動脈内圧の記録から，最大収縮期圧勾配 23 mmHg，平均圧勾配 12 mmHg と血行動態的に有意な狭窄病変と判明した．

骨頭の下部で二分岐して内側前方に浅大腿動脈，外側後方に大腿深動脈となる（図 19-14B）．大腿深動脈には 2 つの主要な分枝，外側大腿回旋動脈と内側大腿回旋動脈がある．浅大腿動脈は大腿前内側部を下行し，内転筋管（Hunter 管）で深部に入る．その部位で膝窩動脈となり大腿骨の後方を走行する．膝窩動脈の主要な分枝には，腓腹動脈，上膝動脈，中膝動脈，下膝動脈などが膝周囲にある（図 19-14C）．

膝下では，膝窩筋の下縁で膝窩動脈から前脛骨動脈が分岐し，前脛骨動脈は外側かつ脛骨の前方を足に向かって走行する．さらに足首を通過し足背に達し，足背動脈となる．膝窩動脈は前脛骨動脈の分岐後，脛腓骨動脈幹になり，後脛骨動脈と腓骨動脈に二分岐する．後脛骨動脈は腓腹を内側後方に走行，腓骨動脈は腓骨の近くで前脛骨動脈と後脛骨動脈の間を走行する．腓骨動脈は足首の上方で，後方の分枝を通じて後脛骨動脈と合流し，後脛骨動脈前方の分枝を通じて前脛骨動脈と合流する（図 19-14D）．

足背では，足背動脈が外側と内側の足根分枝を出す．後脛骨動脈が内果の後方を通過した後，内側足底動脈と外側足底動脈に分かれる．外側足底動脈と遠位足背動脈は合流し，足底動脈弓を形成する（図 19-14E）．

B 下肢末梢動脈疾患

末梢動脈疾患（PAD）の一般人口における有病率は評価が難しい．PAD を有する人々のかなりの部分が無症状なため，真の有病率の確定は困難である．無症状の PAD の患者は，炎症や塞栓症による急性の虚血における明らかな例外を除いては，患肢の温存が脅かされるような重篤な虚血をきたすリスクがほとんどない．患者は，安静時の疼痛や難治性の虚血性潰瘍，壊疽を発症する前に，まず最初にある程度の間欠性跛行を生じる．

米国国立衛生研究所（National Institutes of Health：NIH）によると，下肢動脈閉塞疾患による入院は，年 6 万件以上あり，入院期間は平均 11 日を超えている[174]．PAD の所見，すなわ

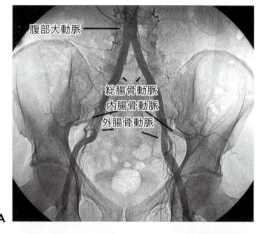
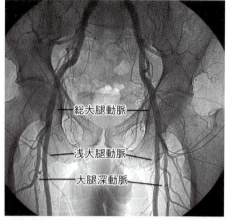
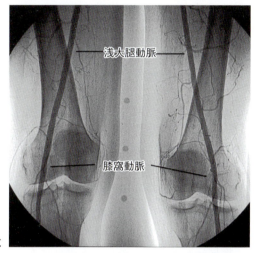
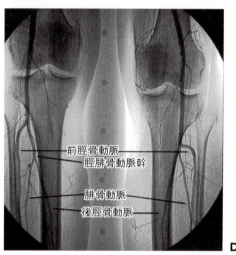
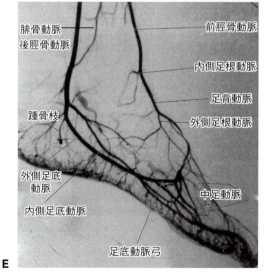

[図 19-14]
（**A**）遠位腹部大動脈は二分岐して腸骨動脈になる．（**B**）総大腿動脈は大腿深動脈と浅大腿動脈に分かれる．（**C**）大腿を縦走した浅大腿動脈は内転筋管（Hunter 管）を通じて深部に入り，膝窩動脈になる．（**D**）膝窩動脈は，側方に前脛骨動脈を分岐し，脛腓骨動脈幹となる．脛腓骨動脈幹は二分岐して後脛骨動脈と腓骨動脈になる．（**E**）足背動脈は足首以下で前脛骨動脈から起始する．後脛骨動脈は足底動脈の分枝を出す．

ち足の脈拍消失と大腿動脈雑音は，年齢とともに頻度が増大する．間欠性跛行はどの年齢でも男性のほうが女性より多いが，PADの身体所見上の異常頻度は男女で同じである[175]．非侵襲的検査や問診によってPADの有病率を調べる試みはいくつか行われている．平均66歳の男女613人を下肢分節血圧（segmental limb blood pressure）測定，Doppler流速，反応性充血，拍動再出現時間（pulse reappearance time）を用いて検査したところ，11.7％に大血管のPADがみられた[176]．11.7％にPADと診断できる異常所見があったにもかかわらず，間欠性跛行があったのは男性の2.2％，女性の1.7％のみであった．しかし同じ母集団で，男性の20.3％と女性の22.1％に，大腿動脈か後脛骨動脈の拍動触知異常がみられた．

PADの診断法として現在受け入れられているものは，患者の症状とアテローム硬化のリスクファクターの問診，身体所見，非侵襲的血管検査法などである．残念ながら，間欠性跛行の古典的症状を示す患者は50％未満しかなく，症状はPADの確定診断においては非常に信頼性に乏しいことが多い[177]．

簡便で正確で痛みを伴わない非侵襲的検査として足関節上腕血圧比（ankle-brachial index：ABI；携帯用Doppler装置を用い測定した足背動脈か後脛骨動脈の血圧のいずれか高いほうを，両上腕の血圧のいずれか高いほうと比較する）がある．通常，ABI＞0.9は正常，0.4＜ABI＜0.9は軽度〜中等度，ABI＜0.4は重度のPADと診断する[178]．

PADの存在が，心筋梗塞，脳卒中，腎血管疾患の確率[179]や心血管系の死亡率を上げることは広く受け入れられている．間欠性跛行の患者の5年生存率は70％しかなく，死亡の75％は心血管イベントに起因している[180]．無症状のPAD患者における心血管疾患の罹患率および死亡率とABI異常との関連を裏付ける研究は多い[181-186]．無症状のPAD患者はかなりの数にのぼること，無症状のPAD患者の心血管疾患の罹患率および死亡率は有症状のPAD患者と同程度であることを示唆する研究もある．

しかし，症状がないため，このリスクは心血管イベントを起こすまで認識されないだけと考えられている．

PAD進行のリスクファクターは，喫煙，糖尿病，高血圧，高コレステロール血症などである．喫煙は最も重要な改善可能なリスクファクターである．Hughsonらによると間欠性跛行の患者の56％が現喫煙者で，24％が元喫煙者であった[187, 188]．加えて，現喫煙者では非喫煙者に比べて，より重度の跛行痛と末梢循環の消失が生じ，運動耐容能が低下していた[189]．さらに，現喫煙者は元喫煙者に比べ，PADや他の血管床のアテローム硬化の進行のリスクが有意に高い．間欠性跛行を有する患者343人のうち，診断1年後に禁煙していたのは11％にすぎなかった．虚血性安静時疼痛が7年間で現喫煙者の16％に発症したが，元喫煙者では1人も発症しなかった．跛行の診断後10年間の心筋梗塞の発症率は元喫煙者で11％に対し，現喫煙者では53％にのぼった．10年間の総生存率は元喫煙者で82％に対し，現喫煙者では46％であった[190]．

糖尿病とPADの合併は最悪の組み合わせである．PADの有病率は糖尿病がない人々より糖尿病がある人々のほうが高いにもかかわらず，糖尿病のPADは比較的速く進行し，予後不良の前兆である虚血性安静時疼痛や虚血性潰瘍を発症する．糖尿病がない人々に比べ糖尿病がある人々は間欠性跛行のリスクが2〜3倍ある[191]．これは性別にかかわらず当てはまる．PADの重症度は糖尿病がある人々のほうが高い．糖尿病で間欠性跛行を有する47人と糖尿病がなく間欠性跛行を有する224人を比較した研究では，フォローアップの6年間での虚血性安静時疼痛あるいは壊疽の発生率は，糖尿病群で40％，非糖尿病群で18％であった[192]．糖尿病の罹病期間と治療法（すなわち食事，経口血糖降下薬，インスリン）はPADの発生率や重症度と関係がなかった．

糖尿病患者におけるPAD進行の独立した予測因子には，運動後のABIの低下，上腕収縮期血圧の上昇，現在の喫煙などがある．それらは

PADの自然史においてアテローム硬化のリスクファクターに相加的に作用する[193]. 興味深いことに, 糖尿病患者における下肢切断のリスクファクターのなかで重要なのは, 神経学的症状と外来糖尿病教育の欠如であり, PADの部位や重症度の診断と併せてそれらの検討も必要である[194]. 残念なことに, 厳格な血糖コントロールが大血管合併症を予防できるかどうか明らかな証拠はない[195]. その他, PADのリスクファクターとして可能性があるのは, リポ蛋白 (a) [Lp (a)][196], 高ホモシステイン血症[197], フィブリノゲン[198], CRP[199]などである. それらの因子がPADの予防や治療にどう役立つかはまだ不明である.

PADの最も多い症状は間欠性跛行である. 症状の表現は患者によって, 疼痛, うずき, しびれ, 脱力などさまざまであるが, 間欠性跛行にはいくつかの明らかな特徴がある. 不快症状はたいてい歩行により起こり, 安静で軽快する. 通常不快症状は動脈病変部分の直後遠位側の筋肉群に起こる (すなわち浅大腿動脈の狭窄では腓腹の疼痛を生じる). 間欠性跛行の始まりはほとんど予測可能で, 速度, 傾斜, 地形が同じ場合, ほぼ同じ距離で起こる. 患者は通常, 立ち止まった後1～5分待つと軽快し再び歩くことができる.

重篤な下肢の虚血は, 通常土踏まずやつま先の虚血性安静時疼痛で発見される. これは仰臥位で寝ている患者に起こり, 足をベッドの外に垂らすことで軽快する. 逆説的だが, 虚血性安静時疼痛の患者では歩くことで疼痛が軽快することがある. 患者はリクライニングチェアのように足が着かない体勢で眠ろうとする. 虚血性潰瘍形成はつま先や骨が突出している部位への外傷の結果として起こる. 靴が合わないなどのわずかな外傷でも潰瘍形成に至ることがある. 虚血性安静時疼痛や潰瘍形成があれば, 迅速かつ強力な血行再建治療を検討する必要がある.

診察時には, 浅側頭動脈と頸動脈, 上肢と下肢の動脈を含むすべての動脈拍動を確認すべきである. 頸動脈領域, 前腹部, 側腹部, 鼠径部の血管雑音の聴診をルーチンに行い, 心周期のどこで雑音が生じるかを記録する必要がある. 腹部大動脈の動脈瘤状の拡張があるかを触診する必要がある. 足とつま先を綿密に診察し虚血性潰瘍や白癬菌感染の有無を調べる必要がある. 足の趾間部にできる接吻潰瘍 (kissing ulceration) はわかりにくく, 診察で見逃しやすい.

PADの全体的な重症度を客観的に把握する目的でABI検査を施行した後に, さらに局所の詳細な情報を得る非侵襲的な検査法がある. 下肢分節血圧測定は, 狭窄や閉塞の局所診断に役立つ. 下肢血圧測定用のカフを大腿 (施設によっては大腿上部と下部), 腓腹, 足首, 足根中足部, 足趾と連続的に巻く. ABIを計算した後, 収縮期血圧より20～30 mmHg高くなるようにカフを順番に膨らませる. 足の血管にDopplerプローブを当て, カフの圧をゆっくり解除, 各部位の血圧を測定する. もし隣接した部分で血圧の降下が30 mmHgを超える場合, 病変はカフの近位側の動脈にあることが示唆される. さらに, 左右下肢同士を比較し, 同じレベルで20～30 mmHgの左右差があれば, 有意な動脈狭窄か閉塞がカフの近位側にあると考えられる[200].

容積脈波記録 (pulse volume recordings: PVR) は下肢を流れる血液の容量変化を捉えた容積変動記録である. 下肢分節血圧測定と同様の装備でカフを65 mmHgまで膨らませ, 各レベルでの容積変動記録を行う[201]. 正常な容積脈波記録は正常な動脈の脈波記録に近似しており, 速い収縮期の立ち上がりと突出した重複切痕を伴う速い立ち下がりからなる. 病変の重症度が増すと, 波形は減衰し広い下降曲線となり, 最終的には波形がほとんど消失する.

ABI, 下肢分節血圧, PVRは, 下肢動脈閉塞性疾患を疑う患者や明らかな原因なしに下肢の不快感を訴える患者に対する客観的な検査として有用である. また, インターベンション成功の評価およびフォローアップの検査としても有用である. これらの検査は, 安価で痛みを伴わず, 再現性があり, 比較的容易に行うことができる. これらの検査に必要な設備は, 現代的な

[図 19-15]
（A）カラーデュプレックス超音波検査によって明らかになった左浅大腿動脈の重度狭窄．（B）スペクトル波形では収縮期最大流速は 300 cm/sec であった．（C）動脈造影によって同部位の重度狭窄が確認された．（D）9 ヵ月後のカラーデュプレックス超音波検査所見．補助療法として血管内皮細胞増殖作用のある phVEGF165 を用いた．血行再建箇所で浅大腿動脈は完全開通している．

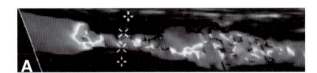
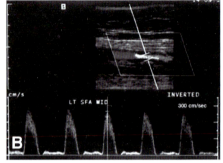
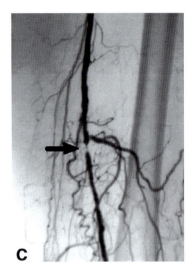
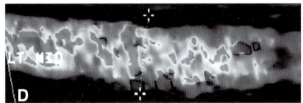

カラー流速デュプレックス超音波装置と比べ非常に安価である．

生体固有の（人工血管でない）動脈に対するデュプレックス超音波検査は広く行われている．この検査は動脈の狭窄や閉塞を同定する方法として一般に受け入れられている（図 19-15A）．デュプレックス超音波検査が閉塞と狭窄をそれぞれ同定できる感度は 95％ と 92％，特異度は 99％ と 97％ と報告されている[202]．この手法の限界は隣接した狭窄の評価[203]，脛骨動脈の描出[204]，流入動脈の描出[205] などである．この検査では，5.0〜7.5 MHz のトランスデューサを用いて，鼠径上と鼠径下の動脈の描出を行う．矢状面で血管を検査し，Doppler 流速は 60°の Doppler 角で測定する．結果は，正常，1〜19％狭窄，20〜49％狭窄，50〜99％狭窄，完全閉塞の 5 種類に分類する．これらの分類には収縮期最大流速の増加だけではなく，Doppler 波形も判断材料になる．たとえば，50〜99％狭窄の場合，収縮期最大流速は狭窄近位側の正常部位より 100％増加する[206]（図 19-15B）．

動脈のデュプレックス超音波検査は，血管内治療を行うべき病変の適切なアクセスへのガイドとして行われている[207]（図 19-15C）．さらに血管内治療後の成功の判定にも用いられる[208]（図 19-15D）．

バイパスグラフト手術による血行再建を受け

た患者において，特に伏在静脈グラフトを用いた場合，21〜33％にグラフト狭窄が起こる．いったんグラフトが血栓症を起こすと再開通する可能性はほとんどないので，グラフト狭窄を発見したら血栓症を起こす前に治療を行わなければならない．治療によっておおよそ80％のグラフトは回復可能である[209]．バイパスグラフトの開存状態を保持するためには，グラフトを定期観察するプログラムの整備が重要である．ある研究で伏在静脈バイパスグラフトを行った170ヵ所のうち，110ヵ所の狭窄が39ヵ月間で見つかった．狭窄が見つかり修復したグラフトの4年間の開存率は88％，一方狭窄が見つかったが修復しなかったグラフトの4年間の開存率は57％であった[210]．人工血管グラフトの場合は，徹底的な定期観察プログラムはそれほど有効ではない[211]．

グラフトの定期観察の方法は生体固有の動脈に対するデュプレックス超音波検査と同様にして行う．まずバイパスグラフトへの流入血管を5.0〜7.5 MHzのトランスデューサを用いてDoppler角60°で描出する．その後，近位吻合部，グラフト近位部，中央部，遠位部，遠位吻合部，流出動脈をくまなく調査する．収縮期最大流速と拡張終期流速をすべての部分で測定し，より近位側の部分と比較する．もし，狭窄部分の収縮期最大流速／近位側正常部分の収縮期最大流速が＞2であれば，血管径で50〜75％の狭窄が示唆される．さらに拡張終期流速＞100 cm/secであれば75％を超える狭窄が示唆される[212]．

静脈バイパスグラフトは術後7日以内，1ヵ月後，その後も最初の1年間は3ヵ月ごとに検査すべきである．もし1年後にグラフトに異常がなければ，フォローアップの検査は6ヵ月ごとでよい．足首の血圧と脈波を毎回検査時に施行すべきである．定期観察時に狭窄が見つかった場合，血管造影かMRAを考慮すべきである[213]．

MRAは下肢の動脈の解剖を評価する優れた方法として普及してきた．当初は，血行再建手術に向いているが血管造影では見えないランオフ動脈を同定できる唯一効果的な検査法[214]ともてはやされていたが，血行再建手術前の検査にMRAのみを用いる研究も行われている[215]．最近のMRAと通常の血管造影との比較でも，PADを疑う患者に対するMRAの高い感度（97.1％）と特異度（99.2％）が示された[216]．

CTAもPAD診断の主検査として研究が行われてきた．ヨード造影剤を投与する必要があり相当の被曝量があるが，急性期であっても非常に優れた下肢動脈の解剖学的画像が得られる[217]．しかしながら，動脈瘤や閉塞病変への経皮経管血管形成術，ステント留置術，アテレクトミー，ステントグラフトなどPADに対する血管内治療の目覚ましい進歩を前提にすると，診断的血管造影はPAD患者の管理のうえで重要な位置を占めている．

C 骨盤と下肢の血管造影

血管造影は今もなお末梢血管疾患の評価におけるゴールドスタンダードであるが，非侵襲的画像検査が発達した現在では，血管内インターベンションや外科手術を考慮する患者に限定すべきである．病歴，身体所見，非侵襲的画像検査によって標的となる末梢血管造影が定まる．上肢や下肢の動脈造影の適応は，アテローム硬化による（運動時あるいは安静時の）虚血，塞栓症，血栓症，血管炎などである．他に動脈造影を施行する可能性のある疾患は，末梢の動脈瘤，血管腫瘍，外傷，外的圧迫（膝窩動脈捕捉症候群，外膜囊腫，血管炎など），膠原血管病，放射線照射などである．

骨盤の動脈造影は大腿動脈か上腕動脈アプローチで行うことができる．いずれかのアプローチで，複数側孔付きカテーテル（ピッグテールまたはOmni Flush）を腹部大動脈のL4〜L5のレベルに置く．パワーインジェクターを用いて15 mL/secで計30 mLの造影剤を注入し，DSAで毎秒4フレームで撮影すれば大動脈－腸骨動脈分岐と総腸骨動脈が描出される．もし腸骨動脈の閉塞が疑われるときは，カテーテルを腎動脈直下に置き，骨盤への側副血行路として重要な腰動脈を造影する必要がある

[図 19-16] 骨盤動脈造影
右腸骨動脈の閉塞があり，側副血行路により総大腿動脈（矢印）が造影される．

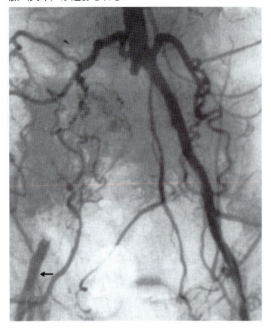

（図 19-16）．

腸骨動脈への選択的造影も同様に，大腿動脈か上腕動脈アプローチで施行できる．上腕動脈アクセスでは，5F のマルチパーパスカテーテルを左右の腸骨動脈に選択的に挿入できる．同側の大腿動脈からは，シースを通じて，または逆行性に総腸骨動脈に入れたストレートカテーテルを通じて，逆行性に造影剤を注入して腸骨動脈の造影を行う．反対側の大腿動脈アプローチでは，Omni Flush カテーテルをガイドワイヤで伸ばして大動脈分岐を通して総腸骨動脈を造影する．0.035 インチの曲がりの Glidewire をカテーテルを通じて外腸骨動脈に挿入し，総腸骨動脈に進めるカテーテルを支えるようにする．あるいは，4F か 5F の Glide カテーテルを Glidewire 越しに挿入し選択的血管造影を行う方法もある．反対側の総腸骨動脈へカテーテルを挿入する場合には，Cobra，SOS-Omni，フック，内胸動脈カテーテルなども用いられる．

症状のある側とない側，どちらの総大腿動脈を穿刺すべきかについてのコンセンサスは得られていない．症状のない側からアクセスする利点は，鼠径部の合併症がバイパス手術の妨げにならない，腸骨動脈の損傷（解離や閉塞）のリスクがより小さい，症状のある側を順行性に穿刺する余地を残しておくことができる，などである．

腸骨動脈造影に最も良い角度は，反対側の斜位，通常 30〜40°である．手押しかパワーインジェクターで 10 mL/sec，合計 10 mL でたいてい十分である．腸骨動脈の病変前後の圧勾配は，病変の血行動態的重症度やインターベンション成功の判定に有用である．腸骨動脈では圧勾配 15 mmHg で有意狭窄と考えられる．

下肢の動脈造影も片方の大腿動脈アクセスのみで容易に行える．同側の下肢は総腸骨動脈シースから造影できる．一方，反対側の下肢は前述のように大動脈 - 腸骨動脈分岐を越えて，選択的に腸骨動脈にカテーテルを挿入して造影する．総大腿動脈分岐部の最適な撮影角度は同側斜位 30〜45°で，手押しで 6〜8 mL の造影剤を注入し，DSA で毎秒 3 フレームで撮影する．下肢のランオフは DSA を用いて連続ステーション撮影を行うか，一度に追跡撮影する方法で評価できる．連続ステーション DSA 撮影では高解像度が得られ，ステーションごとに異なる角度で撮影できる．一般的に，浅大腿動脈は前後像でよく見えるが，もし狭窄が疑われれば斜位も追加撮影する．膝窩動脈，脛腓骨動脈幹，三分岐部は同側斜位 30°で撮影するのが最も良い．膝窩下のランオフは，前後像もしくは同側斜位像で観察できる．DSA の場合，膝上は毎秒 4 フレーム，膝下は毎秒 2 フレームで撮影するのが適切である[218]．脛骨動脈や足の動脈の撮影では，浅大腿動脈に選択的にカテーテルを挿入し，ニトログリセリン（100〜300 μg），パパベリン（30〜60 mg），トラゾリン（12.5〜25 mg）などの血管拡張薬の投与下に，DSA で撮影するのがよい[219]．

血管病変の血行動態的有意性を判断するためには，複数の血管造影画像よりも動脈内圧測定を行ったほうが正確かもしれない．有意な圧勾配を判定する基準についてはコンセンサスは得

られていない．しかしながら，安静時の収縮期最大圧で5 mmHg，または（ニトログリセリンなどの）血管拡張薬の投与下で10 mmHgを超える圧勾配の存在は，血行動態的に有意な狭窄と考えられる．IVUSでは管腔の断面における狭窄を直接面積で測定することができる．血管造影では血管の重なりのため複数の斜位を撮影しないと評価できない場合においても，IVUSではそのような手間は不要である．

（井上将至）

文献

1. Forssmann W. Die Sondierung des rechten Herzens. *Klin Wochenschr* 1929;8:2085.
2. Dos Santos R, Lama AC, Pereira-Caldas J. Arteriorgafa da aorta e dos vasos abdominalis. *Med Contempo* 1929;47:93.
3. Nuvoli I. Arteriografa dell' aorta ascendente o del ventriculo. *Policlinico* (Prat) 1936;43:227.
4. Belgrano M, Pozzi Mucelli F, Spadacci A, Pizzolato R, Zappetti R, Cova M. Prevalence of extravascular collateral findings during 64-slice CT angiography of the abdominal aorta and lower limbs. *Radiol Med* 2010;115(6):983–996.
5. Keeling AN, Farrelly C, Carr JC, Yaghmai V. Technical considerations for lower limb multidetector computed tomographic angiography. *Vasc Med* 2011;16(2):131–143.
6. Sodickson A, Baeyens PF, Andriole KP, et al. Recurrent CT, cumulative radiation exposure, and associated radiation-induced cancer risks from CT of adults. *Radiology* 2009;251(1):175–184.
7. Spincemaille P, Hai ZX, Cheng L, Prince M, Wang Y. Motion artifact suppression in breath hold 3D contrast enhanced magnetic resonance angiography using ECG ordering. *Conf Proc IEEE Eng Med Biol Soc* 2006;1:739–742.
8. Baikoussis NG, Apostolakis E, Papakonstantinou NA, Sarantitis I, Dougenis D. Safety of magnetic resonance imaging in patients with implanted cardiac prostheses and metallic cardiovascular electronic devices. *Ann Thorac Surg* 2011;91(6):2006–2011.
9. Hellman RN. Gadolinium-induced nephrogenic systemic fibrosis. *Semin Nephrol* 2011; 31(3):310–316.
10. Mihai G, Simonetti OP, Thavendiranathan P. Noncontrast MRA for the diagnosis of vascular diseases. *Cardiol Clin* 2011;29(3):341–350.
11. Morita S, Masukawa A, Suzuki K, Hirata M, Kojima S, Ueno E. Unenhanced MR angiography: techniques and clinical applications in patients with chronic kidney disease. *Radiographics* 2011;31(2):E13–E33.
12. Kinner S, Zenge MO, Heilmaier C, et al. Peripheral MRA with k-space segmentation and blood-pool contrast agent. *Acad Radiol* 2011;18(1):113–119.
13. Thornton FJ, Du J, Suleiman SA, et al. High-resolution, time-resolved MRA provides superior definition of lower-extremity arterial segments compared to 2D time-of-flight imaging. *J Magn Reson Imaging* 2006;24(2):362–370.
14. Cambria RP, Kaufman JA, L'Italien GJ, et al. Magnetic resonance angiography in the management of lower extremity arterial occlusive disease: a prospective study. *J Vasc Surg* 1997;25:380–389.
15. Meaney JF. Magnetic resonance angiography of the peripheral arteries: current status. *Eur Radiol* 2003;13:836–852.
16. McCauley TR, Monib A, Dickey KW, et al. Peripheral vascular occlusive disease: accuracy and reliability of time-of-flight MR angiography. *Radiology* 1994;192:351–357.
17. Steinberg FL, Yucel EK, Dumoulin CL, Souza SP. Peripheral vascular and abdominal application of MR flow imaging techniques. *Magn Reson Med* 1990;14:315–320.
18. Prince MR, Arnoldus C, Frisoli JK. Nephrotoxicity of high-dose gadolinium compared with iodinated contrast. *J Magn Reson Imaging* 1996;6:162–166.
19. Rofsky NM, Johnson G, Adelman MA, Rosen RJ, Krinsky GA, Weinreb JC. Peripheral vascular disease evaluated with reduced-dose gadolinium-enhanced MR angiography. *Radiology* 1997;205:163–169.
20. Kopka L, Vosshenrich R, Rodenwaldt J, Grabbe E. Differences in injection rates on contrast-enhanced breath-hold three-dimensional MR angiography. *AJR Am J Roentgenol* 1998;170:345–348.
21. Eshed I, Rimon U, Novikov I, Goitein O, Konen E. Time-resolved MR angiography of the calf arteries using a phased array cardiac coil: comparison of visibility with standard three-step bolus chase MR angiography. *Acta Radiol* 2011;52(9):973–977.
22. Anzidei M, Napoli A, Zaccagna F, et al. First-pass and high-resolution steady-state magnetic resonance angiography of the peripheral arteries with gadobenate dimeglumine: an assessment of feasibility and diagnostic performance. *Invest Radiol* 2011;46(5):307–316.
23. Napel S, Marks MP, Rubin GD, et al. CT angiography with spiral CT and maximum intensity projection. *Radiology* 1992;185:607–610.
24. Ouwendijk R, de Vries M, Stijnen T, et al. Program for the Assessment of Radiological Technology. Multicenter randomized controlled trial of the costs and effects of noninvasive diagnostic imaging in patients with peripheral arterial disease: the DIPAD trial. *AJR Am J Roentgenol* 2008;190(5):1349–1357.
25. Creager MA, Goldstone J, Hirshfeld JW Jr, et al. ACC/ACP/SCAI/SVMB/SVS clinical competence statement on vascular medicine and catheter-based peripheral vascular interventions: a report of the American College of Cardiology/American Heart Association/American College of Physician Task Force on Clinical Competence (ACC/ACP/SCAI/SVMB/SVS Writing Committee to develop a clinical competence statement on peripheral vascular disease). *J Am Coll Cardiol* 2004;44:941–957.
26. Millward SF, Burbridge BE, Luna G. Puncturing the pulseless femoral artery: a simple technique that uses palpation of anatomic landmarks. *J Vasc Intervent Radiol* 1993;4:415–417.
27. Khangure MS, Chow KC, Christensen MA. Accurate and safe puncture of a pulseless femoral artery: an aid in performing iliac artery percutaneous transluminal angioplasty. *Radiology* 1982;144:927–928.
28. Sacks D, Summers TA. Antegrade selective catheterization of femoral vessels with a 4- or 5-F catheter and safety wire. *J Vasc Intervent Radiol* 1991;2:325–326.
29. Hirai M, Nakayama R. Haemodynamic effects of intra-arterial and intravenous administration of prostaglandin E1 in patients with peripheral arterial disease. *Br J Surg* 1986;73:20–23.
30. Gruss JD. Experience with PGE1 in patients with postoperative trashfoot. *Vasa* 1989;28(suppl):57–60.
31. Spinosa DJ, Kaufmann JA, Hartwell GD. Gadolinium chelates in angiography and interventional radiology: a useful alternative to iodinated contrast media for angiography. *Radiology* 2002;223:319–325.
32. Spinosa DJ, Angle JF, Hartwell GD, Hagspiel KD, Leung DA, Matsumoto AH. Gadolinium-based contrast agents in angiography and interventional radiology. *Radiol Clin North Am* 2002; 40:693–710.
33. Bosanac Z, Miller RJ, Jain M. Rotational digital subtraction carotid angiography: technique and comparison with static digital subtraction angiography. *Clin Radiol* 1998;53:682–687.
34. Seymour HR, Matson MB, Belli AM, Morgan R, Kyriou J, Patel U. Rotational digital subtraction angiography of the renal arteries: technique and evaluation in the study of native and transplant renal arteries. *Br J Radiol* 2001;74(878):134–141.
35. Unno N, Mitsuoka H, Takei Y, et al. Virtual angioscopy using 3-dimensional rotational digital subtraction angiography for endovascular assessment. *J Endovasc Ther* 2002;9:529–534.
36. Meijering EH, Niessen WJ, Bakker J, et al. Reduction of patient motion artifacts in digital subtraction angiography: evaluation of a fast and fully automatic technique. *Radiology* 2001;219:288–293.
37. Ashleigh RJ, Hufton AP, Razzaq R, MacDiarmaid-Gordon L. A comparison of bolus chasing and static digital subtraction arteriography in peripheral vascular disease. *Br J Radiol* 2000;73:819–824.
38. Kwan ES, Hall A, Enzmann DR. Quantitative analysis of intracranial circulation using rapid-sequence DSA. *AJR Am J Roentgenol* 1986;146:1239–1245.
39. Krouwels MM, Overbosch EH, Guit GL. Iohexol vs. ioxaglate in lower extremity angiography: a comparative randomized double-blind study in 80 patients. *Eur J Radiol* 1996;22:133–135.
40. McCullough PA, Wolyn R, Rocher LL, Levin RN, O'Neill WW. Acute renal failure after coronary intervention: incidence, risk fac-

tors, and relationship to mortality. *Am J Med* 1997;103:368–375.
41. Baliga R, Ueda N, Walker PD, Shah SV. Oxidant mechanisms in toxic acute renal failure. *Am J Kidney Dis* 1997;29:465–477.
42. Mueller C, Buerkle G, Buettner HJ, et al. Prevention of contrast media-associated nephropathy: randomized comparison of 2 hydration regimens in 1620 patients undergoing coronary angioplasty. *Arch Intern Med* 2002;162:329–336.
43. Aspelin P, Aubry P, Fransson SG, Strasser R, Willenbrock R, Berg KJ. Nephrotoxic effects in high-risk patients undergoing angiography. *N Engl J Med* 2003;348:491–499.
44. Tepel M, van der Giet M, Schwarzfeld C, Laufer U, Liermann D, Zidek W. Prevention of radiographic-contrast-agent-induced reductions in renal function by acetylcysteine. *N Engl J Med* 2000;343:180–184.
45. Diaz-Sandoval LJ, Kosowsky BD, Losordo DW. Acetylcysteine to prevent angiography-related renal tissue injury (the APART trial). *Am J Cardiol* 2002;89:356–358.
46. Briguori C, Manganelli F, Scarpato P, et al. Acetylcysteine and contrast agent-associated nephrotoxicity. *J Am Coll Cardiol* 2002;40:298–303.
47. Shyu KG, Cheng JJ, Kuan P. Acetylcysteine protects against acute renal damage in patients with abnormal renal function undergoing a coronary procedure. *J Am Coll Cardiol* 2002;40:1383–1388.
48. MacNeill BD, Harding SA, Bazari H, et al. Prophylaxis of contrast-induced nephropathy in patients undergoing coronary angiography. *Cathet Cardiovasc Intervent* 2003;60:458–461.
49. Merten GJ, Burgess WP, Gray LV, et al. Prevention of contrast-induced nephropathy with sodium bicarbonate: a randomized controlled trial. *JAMA* 2004;291:2328–2334.
50. Hawkins IF. Carbon dioxide digital subtraction arteriography. *AJR Am J Roentgenol* 1982;139:19–24.
51. Weaver FA, Pentecost MJ, Yellin AE, Davis S, Finck E, Teitelbaum G. Clinical applications of carbon dioxide/digital subtraction arteriography. *J Vasc Surg* 1991;13:266–272.
52. Kerns SR, Hawkins IF Jr, Sabatelli FW. Current status of carbon dioxide angiography. *Radiol Clin North Am* 1995;33:15–29.
53. Kerns SR, Hawkins IF Jr. Carbon dioxide digital subtraction angiography: expanding applications and technical evolution. *AJR Am J Roentgenol* 1995;164:735–741.
54. Caridi JG, Hawkins IF Jr. CO_2 digital subtraction angiography: potential complications and their prevention [see comment]. *J Vasc Interv Radiol* 1997;8:383–391.
55. Hawkins IF, Caridi JG. Carbon dioxide (CO_2) digital subtraction angiography: 26-year experience at the University of Florida. *Eur Radiol* 1998;8:391–402.
56. Prince MR, Yucel EK, Kaufman JA, Harrison DC, Geller SC. Dynamic gadolinium-enhanced three-dimensional abdominal MR arteriography. *J Magn Reson Imaging* 1993;3:877–881.
57. Kaufman JA, Geller SC, Waltman AC. Renal insufficiency: gadopentetate dimeglumine as a radiographic contrast agent during peripheral vascular interventional procedures. *Radiology* 1996;198:579–581.
58. Kaufman JA, Hu S, Geller SC, Waltman AC. Selective angiography of the common carotid artery with gadopentetate dimeglumine in a patient with renal insufficiency. *AJR Am J Roentgenol* 1999;172:1613–1614.
59. Rundback JH, Nahl D, Yoo V. Contrast-induced nephropathy. *J Vasc Surg* 2011; 54:575–579.
60. Silva RG, Silva NG, Lucchesi F, Burdmann EA. Prevention of contrast induced nephropathy by use of bicarbonate solution: preliminary results and literature review. *J Bras Nefrol* 2010;32:292–302.
61. Hafiz AM, Jan MF, Mori N, Shaikh F, Wallach J, Bajwa T, Allaqaband S. Prevention of contrast-induced acute kidney injury in patients with stable chronic renal disease undergoing elective percutaneous coronary and peripheral interventions: randomized comparison of two preventive strategies. *Catheter Cardiovasc Interv* 2012;79:929–937.
62. Levine GN, Bates ER, Blankenship JC, et al. 2011 ACCF/AHA/SCAI guideline for percutaneous coronary intervention: a report of the American college of cardiology foundation/American heart association task force on practice guidelines and the society for cardiovascular angiography and interventions. *Circulation* 2011;124:e574–e651.
63. Teirstein PS, Price MJ, Mathur VS, Madyoon H, Sawhney N, Baim DS. Differential effects between intravenous and targeted renal delivery of fenoldopam on renal function and blood pressure in patients undergoing cardiac catheterization. *Am J Cardiol* 2006;97:1076–1081.

64. Gabella G. Cardiovascular system. In: Williams PL, Bannister LH, Berry MM, eds. *Gray's Anatomy*. New York: Churchill Livingstone; 1995:1505–1546.
65. Aronberg DJ, Glazer HS, Madsen K, Sagel SS. Normal thoracic aortic diameters by computed tomography. *J Comput Assist Tomogr* 1984;8:247–250.
66. Hougen TJ. Congenital anomalies of the aortic arch. In: Lindsay J, ed. *Diseases of the Aorta*. Philadelphia, PA: Lea & Febiger; 1994.
67. Ho VB, Prince MR. Thoracic MR aortography: imaging techniques and strategies. *Radiographics* 1998;18:287–309.
68. Perloff JK. Patent ductus arteriosus. In: *The Clinical Recognition of Congenital Heart Disease*. Philadelphia, PA: WB Saunders; 1994:510–545.
69. Rizzo RJ, McCarthy WJ, Dixit SN, et al. Collagen types and matrix protein content in human abdominal aortic aneurysms. *J Vasc Surg* 1989;10:365–373.
70. Milewicz DM, Michael K, Fisher N, Coselli JS, Markello T, Biddinger A. Fibrillin-1 (FBN1) mutations in patients with thoracic aortic aneurysms. *Circulation* 1996;94:2708–2711.
71. Kouchoukos NT, Dougenis D. Surgery of the thoracic aorta. *N Engl J Med* 1997;336:1876–1888.
72. Creasy JD, Chiles C, Routh WD, Dyer RB. Overview of traumatic injury of the thoracic aorta. *Radiographics* 1997;17:27–45.
73. Parmley LF, Mattingly TW, Manison WC. Non-penetrating traumatic injury of the thoracic aorta. *Circulation* 1958;17:1086.
74. Cohen AM, Crass JR, Thomas HA, Fisher RG, Jacobs DG. CT evidence for the "osseous pinch" mechanism of traumatic aortic injury. *AJR Am J Roentgenol* 1992;159:271–274.
75. Dapunt OE, Galla JD, Sadeghi AM, et al. The natural history of thoracic aortic aneurysms. *J Thorac Cardiovasc Surg* 1994;107:1323–1332.
76. Hirose Y, Hamada S, Takamiya M, Imakita S, Naito H, Nishimura T. Aortic aneurysms: growth rates measured with CT. *Radiology* 1992;185:249–252.
77. Cambria RA, Gloviczki P, Stanson AW, et al. Outcome and expansion rate of 57 thoracoabdominal aortic aneurysms managed nonoperatively. *Am J Surg* 1995;17:213–217.
78. Lawrie GM, Earle N, De Bakey ME. Evolution of surgical techniques for aneurysms of the descending thoracic aorta: twenty-nine years experience with 659 patients. *J Card Surg* 1994;9:648–661.
79. Semba CP, Kato N, Kee ST, et al. Acute rupture of the descending thoracic aorta: repair with use of endovascular stent-grafts. *J Vasc Interv Radiol* 1997;8:337–342.
80. Dake MD, Miller DC, Semba CP, Mitchell RS, Walker PJ, Liddell RP. Transluminal placement of endovascular stent-grafts for the treatment of descending thoracic aortic aneurysms. *N Engl J Med* 1994;331:1729–1734.
81. Girardi LN, Bush HL Jr. Type B aortic dissection and thoracoabdominal aneurysm formation after endoluminal stent repair of abdominal aortic aneurysm. *J Vasc Surg* 1999;29:936–938.
82. Fattori R, Russo V, Lovato L, Buttazzi K, Rinaldi G. Endovascular management of thoracic aortic aneurysms. *Cardiovasc Intervent Radiol* 2011;34:1137–1142.
83. Crawford ES. The diagnosis and management of aortic dissection. *JAMA* 1990;264:2537–2541.
84. DeSanctis RW, Doroghazi RM, Austen WG, Buckley MJ. Aortic dissection. *N Engl J Med* 1987;317:1060–1067.
85. Spittell PC, Spittell JA Jr, Joyce JW, et al. Clinical features and differential diagnosis of aortic dissection: experience with 236 cases (1980 through 1990). *Mayo Clin Proc* 1993;68:642–651.
86. Larson EW, Edwards WD. Risk factors for aortic dissection: a necropsy study of 161 cases. *Am J Cardiol* 1984;53:849–855.
87. DeBakey ME, Henly WS, Cooley DA. Surgical management of dissecting aneurysms of the aorta. *J Thorac Cardiovasc Surg* 1965;49:130.
88. Marsalese DL, Moodie DS, Vacante M, et al. Marfan's syndrome: natural history and long-term follow-up of cardiovascular involvement. *J Am Coll Cardiol* 1989;14:422–428; discussion 429–431.
89. Pumphrey CW, Fay T, Weir I. Aortic dissection during pregnancy. *Br Heart J* 1986;55:106–108.
90. Wahlers T, Laas J, Alken A, Borst HG. Repair of acute type A aortic dissection after cesarean section in the thirty-ninth week of pregnancy. *J Thorac Cardiovasc Surg* 1994;107:314–315.
91. Strichartz SD, Gelabert HA, Moore WS. Retrograde aortic dissection with bilateral renal artery occlusion after repair of infrarenal aortic aneurysm. *J Vasc Surg* 1990;12:56–59.
92. Williams DM, Lee DY, Hamilton BH, et al. The dissected aorta: part

93. Crawford ES, Svensson LG, Coselli JS, Safi HJ, Hess KR. Aortic dissection and dissecting aortic aneurysms. Ann Surg 1988;208:254–273.
94. Glower DD, Fann JI, Speier RH, et al. Comparison of medical and surgical therapy for uncomplicated descending aortic dissection. Circulation 1990;82(suppl IV):IV39–IV46.
95. Glower DD, Speier RH, White WD, Smith LR, Rankin JS, Wolfe WG. Management and long-term outcome of aortic dissection. Ann Surg 1991;214:31–41.
96. Strouse PJ, Shea MJ, Guy GE, Santinga JT. Aortic dissection presenting as spinal cord ischemia with a false-negative aortogram. Cardiovasc Intervent Radiol 1990;13:77–82.
97. Cambria RP, Brewster DC, Gertler J, et al. Vascular complications associated with spontaneous aortic dissection. J Vasc Surg 1988;7:199–209.
98. Raby N, Giles J, Walters H. Aortic dissection presenting as acute leg ischaemia. Clin Radiol 1990;42:116–117.
99. Fradet G, Jamieson WR, Janusz MT, Ling H, Miyagishima RT, Munro AI. Aortic dissection: current expectations and treatment. 465–469.
100. Soto B, Harman MA, Ceballos R, Barcia A. Angiographic diagnosis of dissecting aneurysm of the aorta. Am J Roentgenol Radium Ther Nucl Med 1972;116:146–154.
101. DeBakey ME, McCollum CH, Crawford ES, et al. Dissection and dissecting aneurysms of the aorta: twenty-year follow-up of five hundred twenty-seven patients treated surgically. Surgery 1982;92:1118–1134.
102. Daily PO, Trueblood HW, Stinson EB, Wuerflein RD, Shumway NE. Management of acute aortic dissections. Ann Thorac Surg 1970;10:237–247.
103. Taniguchi K, Nakano S, Matsuda H, et al. Long-term survival and complications after composite graft replacement for ascending aortic aneurysm associated with aortic regurgitation. Circulation 1991;84(suppl III):III31–III39.
104. Walker PJ, Dake MD, Mitchell RS, Miller DC. The use of endovascular techniques for the treatment of complications of aortic dissection. J Vasc Surg 1993;18:1042–1051.
105. Slonim SM, Nyman U, Semba CP, Miller DC, Mitchell RS, Dake MD. Aortic dissection: percutaneous management of ischemic complications with endovascular stents and balloon fenestration. J Vasc Surg 1996;23:241–251.
106. Slonim SM, Nyman UR, Semba CP, Miller DC, Mitchell RS, Dake MD. True lumen obliteration in complicated aortic dissection: endovascular treatment. Radiology 1996;201:161–166.
107. Matsunaga N, Hayashi K, Sakamoto I, Ogawa Y, Matsumoto T. Takayasu arteritis: protean radiologic manifestations and diagnosis. Radiographics 1997;17:579–594.
108. Yamato M, Lecky JW, Hiramatsu K, Kohda E. Takayasu arteritis: radiographic and angiographic findings in 59 patients. Radiology 1986;161:329–334.
109. Cho YD, Lee KT. Angiographic characteristics of Takayasu arteritis. Heart Vessels Suppl 1992;7:97–101.
110. Sharma S, Saxena A, Talwar KK, Kaul U, Mehta SN, Rajani M. Renal artery stenosis caused by nonspecific arteritis (Takayasu disease): results of treatment with percutaneous transluminal angioplasty. AJR Am J Roentgenol 1992;158:417–422.
111. Kumar S, Mandalam KR, Rao VR, et al. Percutaneous transluminal angioplasty in nonspecific aortoarteritis (Takayasu's disease): experience of 16 cases. Cardiovasc Intervent Radiol 1989;12:321–325.
112. Klein RG, Hunder GG, Stanson AW, Sheps SG. Large artery involvement in giant cell (temporal) arteritis. Ann Intern Med 1975;83:806–812.
113. Pyeritz RE. Ehlers-Danlos syndrome. In: Steinberg AG, Bearn AG, MIfulsky AG, eds. Genetics of Cardiovascular Disease. Philadelphia, PA: WB Saunders; 1983.
114. Pyeritz RE, McKusick VA. The Marfan syndrome: diagnosis and management. N Engl J Med 1979;300:772–777.
115. McKusick VA. Heritable Disorders of Connective Tissue. St Louis, MO: CV Mosby; 1972.
116. Gott VL, Cameron DE, Pyeritz RE, et al. Composite graft repair of Marfan aneurysm of the ascending aorta: results in 150 patients. J Card Surg 1994;9:482–489.
117. Coselli JS, LeMaire SA, Buket S. Marfan syndrome: the variability and outcome of operative management. J Vasc Surg 1995;21:432–443.
118. Steinberg AG, Bearn AG, Motulsky AGH. Progress in medical genetics. In: Genetics of Cardiovascular Disease. Philadelphia, PA: WB Saunders; 1983.
119. Horejs D, Gilbert PM, Burstein S, Vogelzang RL. Normal aortoiliac diameters by CT. J Comput Assist Tomogr 1988;12:602–603.
120. Nuno IN, Collins GM, Bardin JA, Bernstein EF. Should aortography be used routinely in the elective management of abdominal aortic aneurysm? Am J Surg 1982;144:53–57.
121. Campbell JJ, Bell DD, Gaspar MR. Selective use of arteriography in the assessment of aortic aneurysm repair. Ann Vasc Surg 1990;4:419–423.
122. Leriche R, Morel A. The syndrome of thrombotic obliteration of the aortic bifurcation. Ann Surg 1948;127:193.
123. Sumboonnanonda A, Robinson BL, Gedroyc WM, Saxton HM, Reidy JF, Haycock GB. Middle aortic syndrome: clinical and radiological findings. Arch Dis Child 1992;67:501–505.
124. Itzchak Y, Katznelson D, Boichis H, Jonas A, Deutsch V. Angiographic features of arterial lesions in neurofibromatosis. Am J Roentgenol, Radium Ther Nucl Med 1974;122:643–647.
125. Siassi B, Klyman G, Emmanouilides GC. Hypoplasia of the abdominal aorta associated with the rubella syndrome. Am J Dis Child 1970;120:476–479.
126. Flynn PM, Robinson MB, Stapleton FB, Roy S 3rd, Koh G, Tonkin IL. Coarctation of the aorta and renal artery stenosis in tuberous sclerosis. Pediatr Radiol 1984;14:337–339.
127. Lewis VD 3rd, Meranze SG, McLean GK, O'Neill JA Jr, Berkowitz HD, Burke DR. The midaortic syndrome: diagnosis and treatment. Radiology 1988;167:111–113.
128. Messina LM, Reilly LM, Goldstone J, Ehrenfeld WK, Ferrell LD, Stoney RJ. Middle aortic syndrome. Effectiveness and durability of complex arterial revascularization techniques. Ann Surg 1986;204:331–339.
129. Kadir S. Regional anatomy of the thoracic aorta. In: Kadir S, ed. Atlas of Normal & Variant Angiographic Anatomy. WB Saunders; 1991:19.
130. Brown AH. Coronary steal by internal mammary graft with subclavian stenosis. J Thorac Cardiovasc Surg 1977;73:690–693.
131. McGovern PG, Pankow JS, Burke GL, et al. Trends in survival of hospitalized stroke patients between 1970 and 1985. The Minnesota Heart Survey. Stroke 1993;24:1640–1648.
132. Heart and Stroke Statistics 2011 Update. A report from the American Heart Association. Circulation 2011;123:e18–e209.
133. Hertzer NR, Young JR, Beven EG, et al. Coronary angiography in 506 patients with extracranial cerebrovascular disease. Arch Intern Med 1985;145:849–852.
134. O'Leary DH, Polak JF, Kronmal RA, Manolio TA, Burke GL, Wolfson SK Jr. Carotid-artery intima and media thickness as a risk factor for myocardial infarction and stroke in older adults. Cardiovascular Health Study Collaborative Research Group. N Engl J Med 1999;340:14–22.
135. Wang TJ, Nam BH, D'Agostino RB, et al. Carotid intima-media thickness is associated with premature parental coronary heart disease: the Framingham Heart Study. Circulation 2003;108:572–576.
136. Wadia NH, Monckton G. Intracranial bruits in health and disease. Brain 1957;80:492–509.
137. Heyman A, Wilkinson WE, Heyden S, et al. Risk of stroke in asymptomatic persons with cervical arterial bruits: a population study in Evans County, Georgia. N Engl J Med 1980;302:838–841.
138. Ivey TD, Strandness E, Williams DB, Langlois Y, Misbach GA, Kruse AP. Management of patients with carotid bruit undergoing cardiopulmonary bypass. J Thorac Cardiovasc Surg 1984;87:183–189.
139. Evans WE, Cooperman M. The significance of asymptomatic unilateral carotid bruits in preoperative patients. Surgery 1978;83:521–522.
140. Sauve JS, Laupacis A, Ostbye T, Feagan B, Sackett DL. The rational clinical examination. Does this patient have a clinically important carotid bruit? JAMA 1993;270:2843–2845.
141. European Carotid Surgery Trialists' Collaborative Group. MRC European Carotid Surgery Trial: interim results for symptomatic patients with severe (70–99%) or with mild (0–29%) carotid stenosis. Lancet 1991;337:1235–1243.
142. The European Carotid Surgery Trialists Collaborative Group. Risk of stroke in the distribution of an asymptomatic carotid artery. Lancet 1995;345:209–212.
143. Sauve JS, Thorpe KE, Sackett DL, et al. Can bruits distinguish high-grade from moderate symptomatic carotid stenosis? The North American Symptomatic Carotid Endarterectomy Trial. Ann Intern Med 1994;120:633–637.

144. Pickett CA, Jackson JL, Hermann BA, Atwood JE. Carotid bruits as a prognostic indicator of cardiovascular death and myocardial infarction: a meta-analysis. *Lancet* 2008;371:1587–1594.
145. Johnson BF, Verlato F, Bergelin RO, Primozich JF, Strandness E Jr. Clinical outcome in patients with mild and moderate carotid artery stenosis. *J Vasc Surg* 1995;21:120–126.
146. Verlato F, Camporese G, Bernardi E, et al. Clinical outcome of patients with internal carotid artery occlusion: a prospective follow-up study. *J Vasc Surg* 2000;32:293–298.
147. Rockman CB, Riles TS, Lamparello PJ, et al. Natural history and management of the asymptomatic, moderately stenotic internal carotid artery. *J Vasc Surg* 1997;25:423–431.
148. Bock RW, Gray-Weale AC, Mock PA, et al. The natural history of asymptomatic carotid artery disease. *J Vasc Surg* 1993;17:160–169.
149. Jahromi AS, Cina CS, Liu Y, Clase CM. Sensitivity and specificity of color duplex ultrasound measurement in the estimation of internal carotid artery stenosis: a systematic review and meta-analysis. *J Vasc Surg* 2005;41:962–972.
150. Herzig R, Burval S, Krupka B, Vlachova I, Urbanek K, Mares J. Comparison of ultrasonography, CT angiography, and digital subtraction angiography in severe carotid stenoses. *Eur J Neurol* 2004;11:774–781.
151. Brott TG, Hobson RW, Howard G, et al. Stenting versus endarterectomy for the treatment of carotid-artery stenosis. *N Engl J Med* 2010;363:11–23.
152. Olin JW, Melia M, Young JR, Graor RA, Risius B. Prevalence of atherosclerotic renal artery stenosis in patients with atherosclerosis elsewhere. *Am J Med* 1990;88:46–51.
153. Harding MB, Smith LR, Himmelstein SI, et al. Renal artery stenosis: prevalence and associated risk factors in patients undergoing routine cardiac catheterization. *J Am Soc Nephrol* 1992;2:1608–1616.
154. Scoble JE, Maher ER, Hamilton G, Dick R, Sweny P, Moorhead JF. Atherosclerotic renovascular disease causing renal impairment—a case for treatment. *Clin Nephrol* 1989;31:119–122.
155. Zierler RE, Bergelin RO, Isaacson JA, Strandness DE Jr. Natural history of atherosclerotic renal artery stenosis: a prospective study with duplex ultrasonography. *J Vasc Surg* 1994;19:250–257.
156. Brunner HR, Laragh JH, Baer L, et al. Essential hypertension: renin and aldosterone, heart attack and stroke. *N Engl J Med* 1972;286:441–449.
157. Mann SJ, Pickering TG, Sos TA, et al. Captopril renography in the diagnosis of renal artery stenosis: accuracy and limitations. *Am J Med* 1991;90:30–40.
158. Taylor DC, Kettler MD, Moneta GL, et al. Duplex ultrasound scanning in the diagnosis of renal artery stenosis: a prospective evaluation. *J Vasc Surg* 1988;7:363–369.
159. Strandness DE Jr. Duplex imaging for the detection of renal artery stenosis. *Am J Kidney Dis* 1994;24:674–678.
160. Olin JW, Piedmonte MR, Young JR, DeAnna S, Grubb M, Childs MB. The utility of duplex ultrasound scanning of the renal arteries for diagnosing significant renal artery stenosis [see comment]. *Ann Intern Med* 1995;122:833–838.
161. Nazzal MM, Hoballah JJ, Miller EV, Sharp WJ, Kresowik TF, Corson J. Renal hilar Doppler analysis is of value in the management of patients with renovascular disease. *Am J Surg* 1997;174:164–168.
162. Isaacson JA, Zierler RE, Spittell PC, Strandness DE Jr. Noninvasive screening for renal artery stenosis: comparison of renal artery and renal hilar duplex scanning. *J Vasc Tech* 1995;19:105–110.
163. Zeller T, Muller C, Frank U, et al. Stent angioplasty of severe atherosclerotic ostial renal artery stenosis in patients with diabetes mellitus and nephrosclerosis. *Catheter Cardiovasc Intervent* 2003;58:510–515.
164. Eidt JF, Fry RE, Clagett GP, Fisher DF Jr, Alway C, Fry WJ. Postoperative follow-up of renal artery reconstruction with duplex ultrasound. *J Vasc Surg* 1988;8:667–673.
165. Dorros G, Jaff M, Mathiak L, et al. Four-year follow-up of Palmaz-Schatz stent revascularization as treatment for atherosclerotic renal artery stenosis. *Circulation* 1998;98:642–647.
166. Galin I, Trost B, Kang J, Lookstein R, Jaff MR. *Validation of Renal Duplex Ultrasound in Detecting Renal Artery Stenosis Post Stenting*. Presented at the annual scientific session of the American College of Cardiology, Chicago, IL; March, 2008.
167. Grist TM. Magnetic resonance angiography of renal arterial stenosis. *Coron Artery Dis* 1999;10:151–156.
168. Grist TM. Magnetic resonance angiography of the aorta and renal arteries. *Magn Reson Imaging Clin North Am* 1993;1:253–269.
169. De Cobelli F, Vanzulli A, Sironi S, et al. Renal artery stenosis: evaluation with breath-hold, three-dimensional, dynamic, gadolinium-enhanced versus three-dimensional, phase-contrast MR angiography. *Radiology* 1997;205:689–695.
170. Grenier N, Trillaud H, Combe C, et al. Diagnosis of renovascular hypertension: feasibility of captopril-sensitized dynamic MR imaging and comparison with captopril scintigraphy. *AJR Am J Roentgenol* 1996;166:835–843.
171. Gloviczki ML, Glockner JL, Crane JA, et al. Blood oxygen level dependent magnetic resonance imaging identifies cortical hypoxia in severe renovascular disease. *Hypertension* 2011;58:1066–1072.
172. Kaatee R, Beek FJ, de Lange EE. Renal artery stenosis: detection and quantification with spiral CT angiography versus optimized digital subtraction angiography. *Radiology* 1997;205:121–127.
173. Raza SA, Chughtai AR, Wahba M, Cowling MG, Taube D, Wright AR. Multislice CT angiography in renal artery stent evaluation: prospective comparison with intra-arterial digital subtraction angiography. *Cardiovasc Intervent Radiol* 2004;27:9–15.
174. U.S. Department of Heath & Human Services. *Chartbook on Cardiovascular, Lung and Blood Diseases*. Bethesda, MD: NIH, NHLBI; 1994.
175. Abbott RD, Brand FN, Kannel WB. Epidemiology of some peripheral arterial findings in diabetic men and women: experiences from the Framingham Study. *Am J Med* 1990;88:376–381.
176. Criqui MH, Fronek A, Barrett-Connor E, Klauber MR, Gabriel S, Goodman D. The prevalence of peripheral arterial disease in a defined population. *Circulation* 1985;71:510–515.
177. Hiatt WR. Medical treatment of peripheral arterial disease and claudication. *N Engl J Med* 2001;344:1608–1621.
178. Rooke TW, Hirsch AT, Misra S, et al. 2011 ACCF/AHA focused update of the guideline for the management of patients with peripheral artery disease (updating the 2005 guideline): a report of the American College of Cardiology Foundation/American Heart Association Task Force on Practice Guidelines. *Circulation* 2011;124:2020–2045.
179. Gross CM, Kramer J, Waigand J, Luft FC, Dietz R. Relation between arteriosclerosis in the coronary and renal arteries. *Am J Cardiol* 1997;80:1478–1481.
180. Weitz JI, Byrne J, Clagett GP, et al. Diagnosis and treatment of chronic arterial insufficiency of the lower extremities: a critical review. *Circulation* 1996;94:3026–3049.
181. McKenna M, Wolfson S, Kuller L. The ratio of ankle and arm arterial pressure as an independent predictor of mortality. *Atherosclerosis* 1991;87:119–128.
182. Criqui MH, Langer RD, Fronek A, et al. Mortality over a period of 10 years in patients with peripheral arterial disease. *N Engl J Med* 1992;326:381–386.
183. Newman AB, Siscovick DS, Manolio TA, et al. Ankle-arm index as a marker of atherosclerosis in the Cardiovascular Health Study. Cardiovascular Heart Study (CHS) Collaborative Research Group. *Circulation* 1993;88:837–845.
184. Vogt MT, Cauley JA, Newman AB, Kuller LH, Hulley SB. Decreased ankle/arm blood pressure index and mortality in elderly women. *JAMA* 1993;27:465–469.
185. Kornitzer M, Dramaix M, Sobolski J, Degre S, De Backer G. Ankle/arm pressure index in asymptomatic middle-aged males: an independent predictor of ten-year coronary heart disease mortality. *Angiology* 1995;46:211–219.
186. Leng GC, Fowkes FG, Lee AJ, Dunbar J, Housley E, Ruckley CV. Use of ankle brachial pressure index to predict cardiovascular events and death: a cohort study. *BMJ* 1996;313:1440–1444.
187. Hughson WG, Mann JI, Garrod A. Intermittent claudication: prevalence and risk factors. *BMJ* 1978;1:1379–1381.
188. Hughson WG, Mann JI, Tibbs DJ, Woods HF, Walton I. Intermittent claudication: factors determining outcome. *BMJ* 1978;1:1377–1379.
189. Gardner AW. The effect of cigarette smoking on exercise capacity in patients with intermittent claudication. *Vasc Med* 1996;1:181–186.
190. Jonason T, Bergstrom R. Cessation of smoking in patients with intermittent claudication. Effects on the risk of peripheral vascular complications, myocardial infarction and mortality. *Acta Med Scand* 1987;221:253–260.
191. Brand FN, Abbott RD, Kannel WB. Diabetes, intermittent claudication, and risk of cardiovascular events. The Framingham Study. *Diabetes* 1989;38:504–509.
192. Jonason T, Ringqvist I. Diabetes mellitus and intermittent claudication. Relation between peripheral vascular complications and location of the occlusive atherosclerosis in the legs. *Acta Med Scand* 1985;218:217–221.
193. Palumbo PJ, O'Fallon WM, Osmundson PJ, Zimmerman BR,

Langworthy AL, Kazmier FJ. Progression of peripheral occlusive arterial disease in diabetes mellitus. What factors are predictive? *Arch Intern Med* 1991;151:717–721.
194. Reiber GE, Pecoraro RE, Koepsell TD. Risk factors for amputation in patients with diabetes mellitus. A case-control study [see comment]. *Ann Intern Med* 1992;117:97–105.
195. The Diabetes Control and Complications Trial Research Group. The effect of intensive treatment of diabetes on the development and progression of long-term complications in insulin-dependent diabetes mellitus. *N Engl J Med* 1993;329:977–986.
196. Valentine RJ, Grayburn PA, Vega GL, Grundy SM. Lp(a) lipoprotein is an independent, discriminating risk factor for premature peripheral atherosclerosis among white men. *Arch Intern Med* 1994;154:801–806.
197. Malinow MR, Kang SS, Taylor LM, et al. Prevalence of hyperhomocyst(e)inemia in patients with peripheral arterial occlusive disease. *Circulation* 1989;79:1180–1188.
198. Lowe GD, Fowkes FG, Dawes J, Donnan PT, Lennie SE, Housley E. Blood viscosity, fibrinogen, and activation of coagulation and leukocytes in peripheral arterial disease and the normal population in the Edinburgh Artery Study. *Circulation* 1993;87:1915–1920.
199. Ridker PM, Cushman M, Stampfer MJ, Tracy RP, Hennekens CH. Plasma concentration of C-reactive protein and risk of developing peripheral vascular disease. *Circulation* 1998;97:425–428.
200. Strandness DE Jr. Noninvasive vascular laboratory and vascular imaging. In: Young JR, Olin JW, Bartholomew JR, eds. *Peripheral Vascular Disease*. St Louis, MO: Mosby; 1996:369–374.
201. MacDonald NR. Pulse volume plethysmography. *J Vasc Tech* 1994;18:241–248.
202. Whelan JF, Barry MH, Moir JD. Color flow Doppler ultrasonography: comparison with peripheral arteriography for the investigation of peripheral vascular disease. *J Clin Ultrasound* 1992;20:369–374.
203. Allard L, Cloutier G, Durand LG, Roederer GO, Langlois YE. Limitations of ultrasonic duplex scanning for diagnosing lower limb arterial stenoses in the presence of adjacent segment disease. *J Vasc Surg* 1994;19:650–657.
204. Larch E, Minar E, Ahmadi R, et al. Value of color duplex sonography for evaluation of tibioperoneal arteries in patients with femoropopliteal obstruction: a prospective comparison with anterograde intraarterial digital subtraction angiography. *J Vasc Surg* 1997;25:629–636.
205. Lewis WA, Bray AE, Harrison CL. A comparison of common femoral waveform analysis with aorto-iliac duplex scanning in assessment of aorto-iliac disease. *J Vasc Tech* 1994;18:337–344.
206. Kohler TR, Nance DR, Cramer MM, Vandenburghe N, Strandness DE Jr. Duplex scanning for diagnosis of aortoiliac and femoropopliteal disease: a prospective study. *Circulation* 1987;76:1074–1080.
207. Legemate DA, Teeuwen C, Hoeneveld H, Eikelboom BC. Value of duplex scanning compared with angiography and pressure measurement in the assessment of aortoiliac arterial lesions. *Br J Surg* 1991;78:1003–1008.
208. Silke CM, Grouden MC, Nicholls S. Non-invasive follow-up of peripheral angioplasty: a prospective study. *J Vasc Tech* 1997;21:23–25.
209. Bandyk D. Ultrasonic duplex scanning in the evaluation of arterial grafts and dilatations. *Echocardiography* 1987;20:251–264.
210. Mattos MA, van Bemmelen PS, Hodgson KJ, Ramsey DE, Barkmeier LD, Sumner DS. Does correction of stenoses identified with color duplex scanning improve infrainguinal graft patency? *J Vasc Surg* 1993;17:54–64.
211. Lalak NJ, Hanel KC, Hunt J, Morgan A. Duplex scan surveillance of infrainguinal prosthetic bypass grafts. *J Vasc Surg* 1994;20:637–641.
212. Bandyk DF. Postoperative surveillance of infrainguinal bypass. *Surg Clin North Am* 1990;70:71–85.
213. Jaff MR, Breger R, Deshur W, Pipia J. Detection of an arterial bypass graft threatening lesion by use of duplex ultrasonography and magnetic resonance angiography in an asymptomatic patient. *Vasc Surg* 1998;32:109–114.
214. Owen RS, Carpenter JP, Baum RA, Perloff LJ, Cope C. Magnetic resonance imaging of angiographically occult runoff vessels in peripheral arterial occlusive disease. *N Engl J Med* 1992;326:1577–1581.
215. Cambria RP, Yucel EK, Brewster DC, et al. The potential for lower extremity revascularization without contrast arteriography: experience with magnetic resonance angiography. *J Vasc Surg* 1993;17:1050–1056.
216. Sueyoshi E, Sakamoto I, Matsuoka Y, et al. Aortoiliac and lower extremity arteries: comparison of three-dimensional dynamic contrast-enhanced subtraction MR angiography and conventional angiography. *Radiology* 1999;210:683–688.
217. Poletti PA, Rosset A, Didier D. Subtraction CT angiography of the lower limbs: a new technique for the evaluation of acute arterial occlusion. *AJR Am J Roentgenol* 2004;183:1445–1448.
218. Cohen MI, Vogelzang RL. A comparison of techniques for improved visualization of the arteries of the distal lower extremity. *AJR Am J Roentgenol* 1986;147(5):1021–1024.
219. Moore WS, Hall AD. Unrecognized aortoiliac stenosis. A physiologic approach to the diagnosis. *Arch Surg* 1971;103:633–638.

Section V

第5部 心機能の評価
Evaluation of Cardiac Function

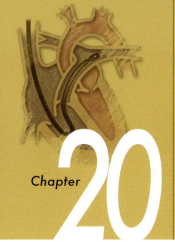

【第20章】 Section V Evaluation of Cardiac Function
心臓カテーテル検査中の負荷試験：運動，ペーシングおよびドブタミン負荷
Stress Testing During Cardiac Catheterization: Exercise, Pacing, and Dobutamine Challenge

William Grossman, Mauro Moscucci[a]

有意な心疾患を有する患者でも，安静時の心臓カテーテル検査ではまったく正常な血行動態を示すことがある．しかしたいていの心臓の症状は，運動やその他のストレスで起こるものであるから，運動，薬物負荷（たとえばドブタミンの注射），ペーシングによる頻脈などのストレス負荷時に血行動態の測定を行うことが重要なこともある．このような方法により，心臓の予備能，および特定の症状と血行動態の異常との関連を知ることができる．これらの生理学的情報は，薬を処方したり，手術適応を決定したり，予後を予測したりするうえで有用である．

動的（ダイナミック）および等尺性（アイソメトリック）筋肉運動については心臓カテーテル室において広範な研究がなされ，正常の血行動態上の反応もよく理解されている．（仰臥位，立位での）動的運動と静的等尺性運動とでは，それに対する血行動態の反応が異なるので，各々別個に解説する．

1 動的（ダイナミック）運動負荷

動的運動では，骨格筋は活発に収縮し，力を発生し，それが動きや仕事となる．これは，骨格筋による酸素消費と二酸化炭素産生の増大，およびそれに応じてより高い代謝率を維持するのに必要な肺胞でのガス交換の増大を伴っている．座業の健常者では，最大運動時の酸素消費量（$\dot{V}O_2$ max）は安静時の約12倍まで上昇し得る[1]．加齢や体調も影響し，加齢により10年で約5％ずつ$\dot{V}O_2$ maxは低下する．$\dot{V}O_2$ maxは心血管系と骨格筋の両方の適応により増加する．マラソンランナーやオリンピック級の選手では，$\dot{V}O_2$ maxは安静時酸素消費量の18倍にも増加し得る．筋肉運動による酸素需要の増加には，心拍出量の増加と骨格筋での動脈血からの酸素摂取の増加の両者が対応する．後者により，動静脈血の酸素較差は拡大する．

運動による酸素消費の増加に対応して適正に心拍出量を増加できるのは，心拍数と一回拍出量が増加するためである．心拍出量の増加に対して心拍数の上昇と一回拍出量の上昇のどちらが寄与しているのかは，運動の種類（臥位か立位か），運動の強度，頻拍時の拡張期流入の制限，交感神経刺激に対する反応性により異なる．安静時に遊離脂肪酸を利用していた筋肉は，運動中は蓄積されているグリコーゲンの分解と，肝臓での糖新生により血液中に運ばれてきたブドウ糖の摂取促進により，代謝の亢進をまかなう．炭水化物の代謝は脂肪の代謝に比べてより多くの二酸化炭素を発生するので，呼吸商（発生した二酸化炭素／消費された酸素）は安静時の約0.7〜0.8から1.0まで上昇する．血液中の酸素とブドウ糖を作業中の骨格筋へより多く運ぶために，正常の血管系のもとでは，

---

[a]：本章は Beverly Lorell，Mark Feldman，Raymond McKay による旧版の内容を一部引き継いでいる．

[**図 20-1**] 健常者における運動負荷時酸素消費量
各群は異なったレベルの運動負荷で，グループ4が最も激しい運動負荷．酸素摂取は速やかに増加し，運動強度に応じた新しい定常状態が確立される．
(Donald KW et al：The effect of exercise on the cardiac output and circulatory dynamics of normal subjects. Clin Sci 14：37, 1955)

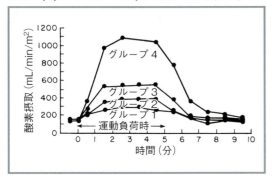

[**図 20-2**] 健常者における仰臥位での種々の強度の動的運動負荷中の心拍出量と酸素消費量（両者とも体表面積に対する指数で示す）の関係
回帰式からわかるように，酸素消費量が 100 mL/min/m^2 増加すると心拍出量が 0.59 L/min/m^2 増加する．
(Dexter L et al：Effects of exercise on circulatory dynamics of normal individuals. J Appl Physiol 3：439, 1951)

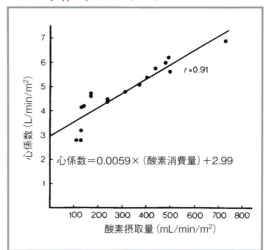

局所の代謝副産物により骨格筋の血管抵抗が低下し，また交感神経を介してその他の部位での血管収縮が起こり，腎臓や消化器の血管床から運動中の筋肉へと血液が再分布される．

運動は，酸素の供給を増加させる呼吸器系の適応能力にも依存する．運動量を増加していくと，酸素消費の増加に伴い分時換気量も正比例して増加する．運動の強度が増し持続時間が延びて，作業中の骨格筋に十分な酸素が供給しきれなくなると，ブドウ糖の嫌気的代謝が始まる．そのため代謝性アシドーシスをきたし，呼吸商は 1.0 を超えて，分時換気量は酸素消費に対して過度に増加する．この「嫌気閾値」を超えると水素イオンが蓄積し，骨格筋の筋力低下，疼痛，激しい息切れをきたし，疲労して運動を続けられなくなる．心臓カテーテル検査中に運動負荷を行う際は，嫌気的代謝には至らない亜最大運動のレベルで定常状態になり，数分は運動が続けられるようにするのが最も良い．この方法により，特定の運動レベルでの酸素消費の増加に相応するだけ心拍出量が増加しているかという心血管系の予備能の程度を検査することができる．

Ⓐ 酸素摂取と心拍出量

酸素消費量と運動負荷量の間には，直線的な関係がある（図20-1）．酸素摂取量は運動開始時に，止まっていた下肢の慣性に対抗するため急激に増加し，その後数分間徐々に上昇して，運動強度と負荷量に応じた新たな平衡状態に達する[2-4]．同時に，混合静脈血の酸素飽和度は運動強度に応じた平衡状態まで低下し，動静脈酸素較差は増大する．

健常者では心拍出量は仰臥位・立位の運動負荷量に応じて直線的に増加する[2-5]．この関係の回帰式からわかる通り（図20-2），運動により酸素消費量が 100 mL/min/m^2 増えると，心拍出量は 590 mL/min/m^2 増える．

Ⓑ 運動指数

図 20-2 に示した運動中の酸素摂取量と心拍出量の直線的な関係を用いて，個々の症例で測定された心拍出量の反応が，運動レベルや酸素消費量の増加に見合うものかどうかを評価できる．回帰式は，心係数 (L/min/m^2) = 0.0059 X + 2.99 [X：酸素消費量 (mL/min/m^2)] となる．この式を用いてそのレベルの酸素消費量 X での「心係数の予測値」を計算し「実測値」と比較す

ることができる．この評価は，安定していればどの運動レベルでも可能であり，特定の目標（target）レベルに達する必要はない．この式により，動的運動負荷中に測定した酸素消費量から心係数の予測値を計算できる．そして運動中の患者の心係数の実測値をこの予測値で除し，正常からの偏位を求める．

$$運動指数 = \frac{心係数実測値（L/min/m^2）}{心係数予測値（L/min/m^2）} \quad (20\text{-}1)$$

運動指数（exercise index）は，正常値に対する％で運動耐容能を表す．運動指数が 0.8 以上なら，運動に対する心拍出量の反応が正常であるといえる．

C 運動係数

さらにこの心拍出量と酸素消費量の関係を用いて下記の運動係数（exercise factor）を計算することができる．これは運動による心拍出量の増加を酸素消費量の増加で除したものである．

$$運動係数 = \frac{心拍出量の増分（mL/min）}{酸素消費量の増分（mL/min）} \quad (20\text{-}2)$$

正常の運動係数は，酸素消費量の増加 100 mL/min に対して心拍出量の増加が 600 mL/min 以上である．運動係数が 6.0 を下回るときは，心拍出量の反応が正常を下回ることを示し，運動指数が 0.8 未満であることと同様に，心臓が運動による酸素消費の増大に応じて心拍出量を増加できず，動脈血からの酸素摂取により依存し，動静脈酸素較差が増大する病的過程にあることを示している．

D 体動脈圧，肺動脈圧および心拍数

収縮期動脈圧と平均動脈圧も，健常者では動的運動負荷中に，いくぶんのばらつきはあるが酸素消費量に応じて直線的に上昇する[4, 6-8]．動脈圧は上昇するにもかかわらず，体血管抵抗は減少する．すなわち動脈圧の上昇は心拍出量の増加によるものである．動的運動負荷中に心拍出量を十分増加し得ない患者でも動脈圧は上昇するが，この場合は体血管抵抗は減少せず，時には増加している．

健常者において，肺循環の動的運動負荷に対する反応は，体循環とは異なっている．平均肺動脈圧は心拍出量（肺血流量）にほぼ比例して増加する．すなわち，肺血管抵抗はごくわずかに低下するのみであり，運動負荷により大きく低下する体血管抵抗とは対照的である．

心拍数は仰臥位および立位の運動負荷により持続的に上昇し，その程度は酸素消費量と直線的な関係を示す．カテーテル室で行われる仰臥位動的運動負荷では，心拍数の増加が心拍出量を増加させる重要な因子である．頻脈そのものも陽性変力作用［いわゆる階段現象（treppe phenomenon）；後述を参照］があるが，交感神経系の緊張が心筋収縮性を増す最大の要因であろう．健常者のほとんどで，仰臥位自転車運動負荷により駆出分画などの左室収縮性の指標は増加し，左室収縮終期容積は低下する．

健常者の仰臥位運動負荷に対する心拍出量，一回拍出量，心拍数の反応についてはいくつかの研究があり，心拍出量の増加は主に心拍数の増加によるもので，一回拍出量の増加はほとんど無視できる程度しか関与していないことが示されている．しかし，心拍数を一定に保つようにして運動負荷を反復すると，一回拍出量の著しい増加によって心拍出量が同じように増加する[7]．また，心拍数を人工ペーシングにより動的運動負荷なしに増加させると，心拍出量は不変であり，一回拍出量は著明に低下する[7]．このことは動的運動負荷に対する血行動態の適切な反応には，さらに別の心血管系の調節機構が働くことを示している．

したがって，カテーテル室で行われる仰臥位運動負荷への反応を適切に解釈するうえでは，健常若年者での心拍出量の増加は，心拍数の増加に比例するものであるということを念頭に置くべきである．後述するように，心拍数を上昇させる予備能が低下している場合には，酸素消費量の増大に対応した心拍出量の増加は，拡張期左室充満と拡張終期心筋張力に依存する．すなわち Frank-Starling 機序により，一回拍出量を増大させる．

E 立位運動と仰臥位運動

　心拍数と一回拍出量が心拍出量の変化に寄与する程度は，仰臥位と立位の自転車運動では異なる．安静時の拡張終期容積は，健常者では臥位でほぼ最大で，座位で小さくなり，立位で最小となる[4]．立位では，左室拡張終期容積，心拍出量，一回拍出量は臥位よりも少ない[6,8]．立位の自転車運動では，多くの健常者において駆出分画が増加し，左室収縮終期容積は減少し，拡張終期容積はやや増加し，一回拍出量と心拍数は増加する．左室拡張終期容積と一回拍出量は，最大酸素消費量の50％程度の運動レベルまでは上昇し続け，それ以上の運動負荷では一定となり，極端な高負荷では減少する[4]．高度の運動負荷と頻脈のもとでは，拡張期の短縮による拡張期充満の低下により，Frank-Starling機序の効果が少なくなるためであろう．高度の立位運動負荷では，拡張終期容積は一定ないし低下するが，収縮終期容積の低下と駆出分画の増加により一回拍出量は保たれる[4,5]．

　カテーテル室での動的運動負荷テストにおいて，収縮予備能とFrank-Starling機序の相対的寄与を解釈する場合には注意が必要である．運動負荷に対する反応は加齢により著しく変化する．健常者では，安静時には心拍出量，駆出分画，収縮終期容積，拡張終期容積の年齢による変化はみられない[9]．加齢により運動中の最大酸素消費量および最大心拍出量は低下する．さらに高齢者では，運動中の心拍数と収縮性の反応が低下しており，どの運動レベルにおいても心拍出量の増加は拡張終期容積と一回拍出量の有意な増加による[9,10]．

　すでに述べたように，若年成人では，仰臥位自転車運動負荷で左室拡張終期圧および容積は不変ないし低下する．これに対し，高齢の健常者，または非定型的胸痛を訴えるが冠動脈に異常のない患者では，仰臥位・立位の自転車運動で左室拡張終期圧は一般に上昇する[10,11]．これは運動負荷に反応する際，加齢により前負荷の増大に依存するようになることに相当する．たとえば，平均年齢46歳のあまり運動をしない10人の男性の左室拡張終期圧は，仰臥位自転車運動負荷により8±1 mmHgから16±2 mmHgに上昇し，立位自転車運動負荷により4±1 mmHgから11±1 mmHgに上昇した[8]．高齢者において，運動中の心拍数と収縮性の反応が低下しFrank-Starling機序への依存が高まることは，加齢によりβ交感神経刺激に対する反応が低下することを反映していると考えられる[12]．

　健常者の運動負荷に対する反応は性別によっても異なる．男女の健常者では，体重で補正した最大酸素摂取量，心拍数および血圧の上昇は同程度である．しかし，女性では立位運動負荷中の一回拍出量の増加は拡張終期容積の増加によるもので，駆出分画は変化しないのに対し，男性では運動負荷量が最大に達するまで駆出分画が増加し続ける[13]．

　動的運動負荷中の左室収縮機能が正常か異常かの解釈には，長期のβ遮断薬投与の影響も複雑に関わってくる．β作用の慢性的遮断が血行動態に及ぼす効果をみるために，高血圧以外の点では健康な若年成人に段階的に増強する運動負荷を行った研究によれば，β作用を慢性的に遮断しても最大運動耐容能（最大酸素消費量）や心拍出量の反応の障害はみられない．しかしβ遮断はすべての運動レベルにおいて心拍数を減少させる．この心拍数の減少は，動静脈酸素較差の拡大，および左室拡張終期容積の増大と動脈圧（駆出抵抗）の低下に伴う一回拍出量の増大で代償される．

　また，β遮断のもとでは，健常者の運動中の心拍出量の増加は，Frank-Starling機序により一回拍出量を増加することでもたらされる．したがって，長期のβ遮断療法を受けている患者では，動的運動負荷により，心拍出量は酸素消費量の増加に比べ不十分にしか増加せず，動静脈酸素較差の過度の拡大によって代償されているとともに，左室拡張終期容積の増加への依存も高まっている．心臓カテーテル検査中に行われる仰臥位動的運動負荷において，心拍出量の増加が左室拡張終期容積（および圧）の増加に依存する所見が得られた場合，これはβ遮断自体によるとも，内因性の左室収縮機能低下によ

[図20-3] 心疾患のない患者（対照群），冠動脈疾患があり運動中に虚血を起こす患者（虚血群），および梗塞の既往により壁運動消失（akinesis）領域があるが運動中に新たな虚血は起こさない患者（瘢痕群）での安静時と運動中の左室拡張期圧−容積関係

拡張期の3点（拡張早期の最下点，拡張中期，拡張終期）において，圧と容積の平均が求められた．対照群は拡張早期圧−容積関係が下方に偏位したが，虚血群では右上方に偏位している．

(Carroll JD et al：Dynamics of left ventricular filling at rest and during exercise. Circulation 68：59, 1983)

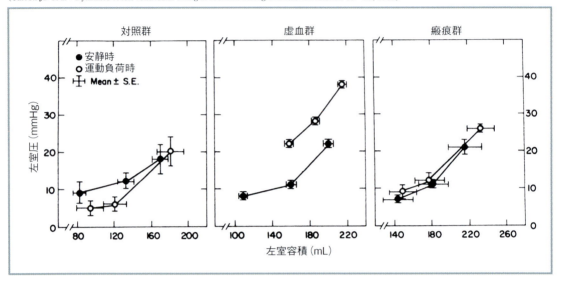

るとも考えられる．したがって，動的運動負荷中の血行動態の反応により，心血管系の予備能低下の有無を評価する場合には，β遮断薬をカテーテル検査の少なくとも24時間以上前に中止することを十分考慮すべきである．

F 左室拡張能

運動負荷中の左室拡張期圧の変化を評価するうえでは，運動負荷中に起こる拡張機能の適応について十分考慮する必要がある．健常者では，拡張期が短縮した状態で，なおかつ左室血液流入を増加させ，拡張期圧を低く保つためにいくつかの適応が起こる．運動により等容弛緩速度が速くなり，僧帽弁開放圧をほとんど変化させることなく拡張期充満が増加する[14]．この運動による弛緩および拡張期充満の亢進は，おそらくβ交感神経刺激と心拍数の上昇によるものであろう．

健常者では，運動負荷中，左室拡張期圧−容積関係は不変ないし下方に偏位する（図20-3）．しかし，心筋虚血，心肥大がある場合や，駆出分画が保たれた心不全患者（HFpEF；第43章を参照）では，運動により左室拡張期圧−容積関係は上方に偏位する．すなわち，同じレベルの左室拡張終期容積に相当する左室拡張終期圧（end-diastolic pressure：EDP）が大きく上昇する．そのような患者では，運動中に左室は心室スティフネス（chamber stiffness）の増加（伸展性の低下）を示しているのであろう．冠動脈疾患患者では虚血が起こると，しばしば左室拡張期圧−容積関係が一過性に著しく上方に偏位する[15]．心臓カテーテル室で動的運動負荷中に狭心症発作を起こすような冠動脈疾患患者の多くは，運動中に左室拡張終期圧の著明な上昇を示す．Carrollらにより，冠動脈疾患を有する患者における運動中の左室拡張期充満動態についての綿密な研究が報告されている[16]．彼らは冠動脈疾患を有し運動中に虚血を起こした患者34人の左室拡張期圧−容積関係を求め，有意な心血管病変を有しない患者（対照群）5人と，過去の梗塞により安静時に局所に壁運動消失（akinesis）領域があるが運動中に新たな虚

[図20-4] 左室収縮能が正常な心不全患者7人（□）と，年齢，性別を揃えた健常ボランティアによる対照群10人（■）の比較

全員に立位自転車運動負荷を行い血行動態を評価した．心不全患者では一回拍出量は変化せず（**C**），心拍数の上昇により（**D**），心拍出量が増加した（**A**）．
PT MAX：心不全群最大値，NL MAX：健常群最大値
(Kitzman D et al：Exercise intolerance in patients with heart failure and preserved left ventricular systolic function：failure of the Frank-Starling mechanism. J Am Coll Cardiol 17：1065, 1991)

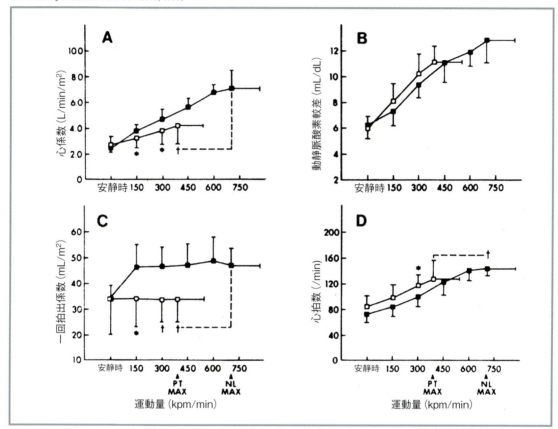

血は起こさない患者（瘢痕群）5人の所見を比較した．運動により虚血を起こした群では左室拡張期圧－容積関係は上方に偏位したが，瘢痕群・対照群では偏位しなかった（図20-3）．このように，冠動脈疾患を有する患者での運動負荷による左室拡張終期圧の上昇の解釈は複雑であり，左室伸展性の低下と，駆出分画低下による左室拡張終期容積の増加の両方に関係するのであろう[11, 16]．

心肥大を伴う場合は，しばしば安静時の左室弛緩速度および拡張期充満の低下があり，運動による頻脈の際の左室充満の著しい低下につながる．肥大型心筋症や高血圧性肥大型心筋症の患者では，安静時の収縮終期容積が小さく，運動中にそれ以上さらに収縮を亢進させる予備能がない．また拡張機能障害によりFrank-Starling機序にも限界がある．さらに頻脈は（冠動脈の拡張予備能の低下のため）虚血を誘発することもあり，拡張期圧－容積関係が上方に偏位する．以上のように冠動脈疾患や高度の左室肥大を伴う症例で，運動により頻脈になったときの拡張能の変化は，同様の患者でペーシング頻拍により狭心症を起こした場合の拡張能の変化と極めて類似しているが，このことについては本章の後半で述べる．

臨床的に心不全の徴候があるにもかかわらず

[図 20-5] 図 20-4 に示した拡張性心不全患者（□）および健常対照例（■）における立位自転車運動負荷に対する左室機能の反応

心不全患者では，年齢，性別を揃えた健常者による対照群と比較して，肺動脈楔入圧は著明に上昇しているが（D），左室拡張終期容積は増加していない（C）．左室駆出分画は正常のままである（A）．運動耐容能が低下しているのは，心拍出量が低下して代謝組織への酸素の運搬が不足しているからではなく，肺動脈楔入圧が上昇して肺が硬くなっているからであると思われる．

PT MAX：心不全群最大値，NL MAX：健常群最大値

(Kitzman D et al：Exercise intolerance in patients with heart failure and preserved left ventricular systolic function：failure of the Frank-Starling mechanism. J Am Coll Cardiol 17：1065, 1991)

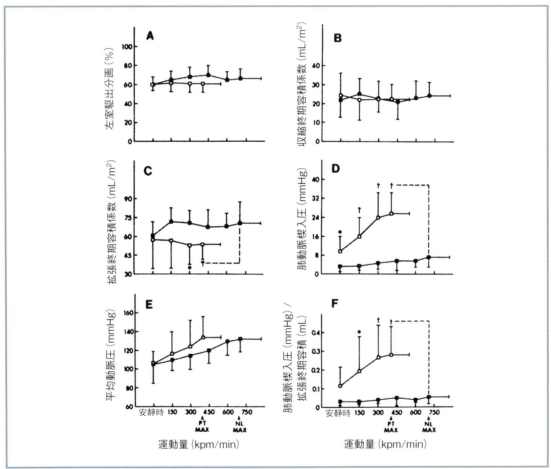

安静時の収縮能が正常な患者［いわゆる拡張性心不全，近年では駆出分画が保たれた心不全（HFpEF）として再分類されている］では，運動により左室拡張能の著明な異常が出現する．Kitzman と Sullivan[17] は，肺水腫を起こしたことがある NYHA Ⅲ度または Ⅳ度の心不全で，有意な冠動脈疾患のない 7 症例について検討した．全症例で左室駆出分画は 50％ 以上であり，心エコー上，局所壁運動異常，弁疾患，心膜疾患などはみられなかった．4 例は高齢で慢性高血圧の既往が認められるのみであった．ほとんどの症例で左室壁厚と重量が増加していた．各患者に症状が出るまで立位運動負荷を施行し，血行動態的および核医学的な測定を行って，年齢，性別を揃えた健常者による対照群と比較した．図 20-4 に示すように，心不全患者では最大運動耐容能が低下しており，心拍出量は主に頻脈によって上昇し，一回拍出量は変化しなかった．また，図 20-5 に示すように，心不全群でも対照群でも安静時および運動時の左室駆

出分画は正常であったが，拡張性心不全群では対照群と比較して肺動脈楔入圧が著明に上昇していた．したがって，これらの患者は明らかに「純粋な」拡張性心不全であり，（たとえばジゴキシンなどで）収縮能を改善させて心不全を治療しようとしてもうまくいかないと思われる．図20-6 に示すように，これらの患者では運動時の拡張期伸展性が著明に障害されていた．さらに近年の研究でBorlaug らは，労作時呼吸困難の症状があり，駆出分画＞50％で有意な冠動脈病変がなく，BNP と安静時の血行動態が正常（平均肺動脈圧 25 mmHg 未満，肺動脈楔入圧 15 mmHg 未満）な 55 人の患者について運動時の血行動態を評価した[18]．その結果，運動時の肺動脈楔入圧が 25 mmHg 以上であった 32 人は駆出分画が保たれた心不全（HFpEF）群に分類され，25 mmHg 未満の 23 人は非心臓性呼吸困難群に分類された（図 20-7）．これらのデータは，運動時の血行動態が，原因が明らかでない呼吸困難を有する患者の正確な診断をつけるのに役立つことを示している．

G 心臓カテーテル室における運動負荷を用いた左室不全の評価例

心臓カテーテル室で行われる仰臥位自転車運動負荷プロトコールの一例を表 20-1 に示す．また，仰臥位自転車運動負荷中に起こる血行動態の変化を表 20-2，20-3 に例示する．表 20-2 は特発性拡張型心筋症（駆出分画 40％）で，労作時呼吸困難を主訴とする 36 歳女性における 6 分間の仰臥位自転車運動に対する反応を示している．この患者は安静時には駆出分画が中等度低下しているだけで血行動態はほぼ正常であり，安静時の血行動態のデータだけでは，心血管系の予備能が低下しているか否か，呼吸困難が心臓に起因しているか否かはわからなかった．運動負荷により心係数が酸素消費量の増加に対し適正に増加し，運動指数は 1.1，運動係数は 8.5 であった．

$$\frac{\text{心係数の増分}}{\text{酸素消費係数の増分}} = \frac{3,300}{387} = 8.5 \quad (20\text{-}3)$$

[図 20-6] 図 20-4，20-5 に示した患者における肺動脈楔入圧と左室拡張終期容積の変化の関係図

拡張性心不全患者（□）では，健常対照例（■）と比較して，硬くなった左室は運動による静脈還流の増加に応じて正常に拡張することができず，左室充満圧は著明に上昇している．

(Kitzman D et al：Exercise intolerance in patients with heart failure and preserved left ventricular systolic function：failure of the Frank-Starling mechanism. J Am Coll Cardiol 17：1065, 1991)

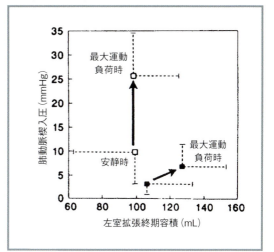

しかし心拍出量の増加は，11 mmHg から 27 mmHg へと平均肺動脈楔入圧が大幅に上昇したことによって得られた．このデータから，この患者の収縮予備能がある程度低下しており，心拍出量を増加するために Frank-Starling 機序に強く依存していることが推定される．したがって，この患者の呼吸困難は心臓に由来すると考えられるのである．

表 20-3 は，心血管系の予備能がより重篤に障害された症例で，軽度の労作でも著しい疲労感と呼吸困難を訴えた特発性拡張型心筋症の 60 歳男性の 6 分間の仰臥位自転車運動に対する反応を示している．胸部 X 線像では心拡大がみられるが肺水腫の所見はなく，安静時の血行動態はほぼ正常であった．仰臥位自転車運動により，左心・右心とも充満圧が著しく上昇し，酸素消費量の増加に対し，適正に心拍出量を増加させる能力に限界があった．運動指数は

[図 20-7] 労作時呼吸困難があり駆出分画が保たれた患者における運動時の血行動態

肺動脈楔入圧の上昇幅は，下肢挙上時と運動中では，非心臓性呼吸困難（NCD）群の患者と比較して駆出分画が保たれた心不全（HFpEF）群の患者でより大きかったが（A），肺動脈楔入圧は運動終了後速やかに運動前の値に戻った．左室拡張終期圧（B）と平均肺動脈圧（C）も運動により HFpEF 群でより劇的に上昇した（P 値は運動による変化の両群間の比較）．

(Borlaug BA et al：Exercise hemodynamics enhance diagnosis of early heart failure with preserved ejection fraction. Circ Heart Fail 3：588-595, 2010)

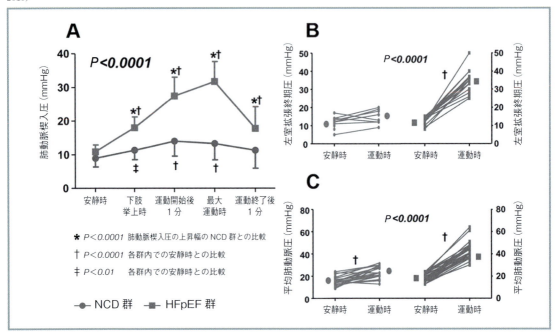

[表 20-1] 仰臥位自転車運動負荷プロトコール[18]

運動速度	60 回転/min
初期負荷量	20 W
増分	3 分ごとに 10 W
血行動態	a) 安静時下肢挙上後 b) 運動開始後 1.5 分（20 W） c) 最大運動時 d) 運動終了後 1 分

0.85，運動係数は明らかに低く 4.9 であった．

$$\frac{心係数の増分}{酸素消費係数の増分} = \frac{1,700}{341} = 4.9 \quad (20\text{-}4)$$

左室不全の患者の一部では，運動耐容能の低下は，心血管系の予備能の低下により，運動している骨格筋の好気性代謝に見合うだけの酸素を供給できないことが原因である．しかしながら，表 20-2 の症例のように，運動している骨格筋に酸素を供給する能力ではなく，運動により肺動脈楔入圧が上昇するために運動耐容能が低下する場合もある．これらの例のように，心拍出量の増加が不十分なことと，運動による肺動脈楔入圧上昇に起因するガス交換の障害との 2 つの要因の相対的重要度については，議論が分かれている．うっ血性心不全の患者の運動耐容能はまちまちであり，駆出分画とも強い相関はない．運動中の血行動態と換気の反応を調べた研究によると，うっ血性心不全の臨床症状が重篤なほど，最大酸素消費量が減少し，嫌気性閾値に早く達し，最大心拍出量，および亜最大酸素消費レベルでの心拍出量が低下している[19]．慢性うっ血性心不全患者に短時間運動負荷を行った研究では，肺動脈楔入圧が上昇するにもかかわらず，（おそらく換気の亢進により）動脈血酸素飽和度は一般に上昇し，最大酸素摂

[表20-2] 拡張型心筋症の36歳女性の仰臥位自転車運動負荷に対する反応

血行動態指標	安静時	運動負荷時（6分間）
酸素消費係数（mL/min/m^2）	117	504
動静脈酸素較差（mL/L）	34	75
心係数（L/min/m^2）	3.4	6.7
心拍数（拍/min）	80	140
体動脈圧［mmHg；収縮期/拡張期（平均）］	130/70（95）	142/83（110）
右房平均圧（mmHg）	6	7
平均肺動脈楔入圧（mmHg）	11	27
左室圧（mmHg）	130/17	142/28
運動指数	―	1.1
運動係数	―	8.5

[表20-3] 拡張型心筋症の60歳男性の仰臥位自転車運動負荷に対する反応

血行動態指標	安静時	運動負荷時（6分間）
酸素消費係数（mL/min/m^2）	128	469
動静脈酸素較差（mL/L）	40	96
心係数（L/min/m^2）	3.2	4.9
心拍数（拍/min）	90	141
体動脈圧［mmHg；収縮期/拡張期（平均）］	91/62（73）	107/67（88）
右房平均圧（mmHg）	5	20
平均肺動脈楔入圧（mmHg）	12	34
左室圧（mmHg）	91/16	107/34
運動指数	―	0.85
運動係数	―	4.9

取量は正常であると報告されている．すなわち，換気機能が最大酸素消費量を制限するのではなく，心拍出量の不十分な増加が，酸素運搬の不足と運動耐容能の低下の原因である．逆に，左室駆出分画が低下しているにもかかわらず正常レベルの運動が行える患者では，心拍数の適切な上昇，左室拡張終期容積と一回拍出量の増加による心拍出量の増加，おそらくリンパ還流の亢進によって，高い肺静脈圧に耐性であることなどが，正常な運動耐容能をもたらしている．

したがって，左室駆出分画が著しく低い患者で心拍出量を増加させられないのは，同じ年齢の健常例と比較して一回拍出量を上げられないことと，心拍数の上昇ができないことの両者に関連していると思われる[20]．この変時反応の障

[図20-8] 僧帽弁狭窄症患者での左房圧と左室圧の同時記録（安静時と自転車エルゴメータによる5分間の運動負荷後）

本症例の血行動態データは表20-4に示す．

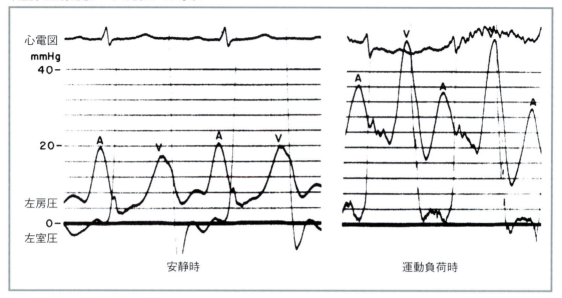

害はβアドレナリン刺激に対するシナプス後反応が低下しているためと思われ、心臓β受容体密度の低下、β受容体とアデニル酸シクラーゼ活性のuncoupling、cyclic AMPを産生する能力の欠如などの機序が考えられている[21]．

Ⅲ 心臓弁膜症の評価

［1］弁狭窄

運動負荷は心臓カテーテル室で、心臓弁膜症を評価するためにも用いられる．運動により房室弁や半月弁の前後での圧較差が明瞭になり、その患者の臨床症状を説明するに足るレベルにまでなることがある．運動負荷による血行動態の評価は、安静時における弁前後での圧較差や弁口面積が境界域程度のときに特に有用である．

中等度の僧帽弁狭窄症患者での仰臥位動的運動負荷による血行動態の変化の例を図20-8，表20-4に示す．僧帽弁口を通る血流の増加と流入期の短縮の結果、圧較差は有意に増加し、左房圧は症状を現すレベルにまで上昇している．心拍出量は正常に増加し、運動指数は1.2、運動係数は5.8となる．

$$\frac{心拍出量の増分}{酸素消費量の増分} = \frac{2,800}{481} = 5.8 \quad (20\text{-}5)$$

これらのデータは軽度の僧帽弁狭窄症に相当し、激しい運動による酸素要求量の増加に見合うだけ心拍出量を増加させるために、僧帽弁前後での拡張期圧較差が変化することを示している．

運動中の、狭窄した弁前後での血行動態の変化を検討すると、安静時のデータで計算した弁口面積より運動中のデータで計算した弁口面積のほうが若干大きくなることがまれではない．この差はたいてい小さいものであり、実際に狭窄の程度が変化すること（圧較差や血流量が大きくなり、狭窄した弁を押し広げる）や、データの誤り、弁口面積を求める式に用いられる仮定に起因する計算上の誤りなどによる．

［2］弁不全

心室の容量負荷を伴う弁閉鎖不全の血行動態的影響は、安静時にはごくわずかのこともある．動的運動負荷では、前方心拍出量を有意に増加させるために、左室拡張終期圧・容積（前負荷）、体血管抵抗（後負荷）が変化し、弁の

[表20-4] 僧帽弁狭窄症患者での仰臥位運動中の血行動態変化[a]

血行動態指標	安静時	運動負荷時（5分間）
左房圧（mmHg） 　a波 　v波 　拡張期平均圧	 20 18 10	 34 46 26
左室拡張期平均圧（mmHg）	1	4
酸素消費量（mL/min）	207	688
動静脈酸素較差（mL/L）	31	74
心拍出量（L/min）	6.5	9.3
心拍数（拍/min）	72	108
僧帽弁口面積（cm²）	1.6	1.8
運動指数	—	1.2
運動係数	—	5.8

[a]：図20-8と同じ症例．

障害による心血管系の機能低下を評価するのに役立つ．ここで特に重要なことは，これらの患者の多くでは適切に前方心拍出量を増加できずに，運動指数が低く，運動係数が異常となることである．心血管造影による閉鎖不全の定性的評価は完全には信頼できず，機能障害の程度ともよく相関しないので，こうした患者では動的運動負荷テストが特に有用である．

図20-9にリウマチ性僧帽弁逆流の55歳男性に，自転車運動負荷を行ったときの血行動態の変化を示す．6分間の仰臥位自転車運動負荷で，心拍出量は正常に増加したが，平均肺動脈楔入圧は18 mmHgから30 mmHgに上昇し，v波は60 mmHgに達した．この患者は僧帽弁置換術に成功し症状は消失した．

① 動的運動負荷の実施

心臓カテーテル検査中の動的運動負荷は，仰臥位で自転車エルゴメータをこがせることで容易に行える．すべての必要なデータが得られるように，検査に先立って詳しいプロトコールを準備すべきである（表20-1）．圧較差が適切に計算できるように圧測定を行い，もし左室機能に問題があれば左室圧をモニタリングすべきである．

仰臥位自転車運動負荷テストは，カテーテルが上肢（上腕，橈骨など）や頸部（頸静脈など）から挿入されていれば最も行いやすい．しかし，大腿動静脈から挿入されている場合でも，右心および左心用のチューブ，コック，トランスデューサを，下肢の運動によるアーチファクトを避けるため胸壁上の安定した扱いやすい場所に位置させるように注意して，大腿動静脈のシースを露出させ，運動中にずれないように術者の1人が手で確保していれば，安全に仰臥位自転車運動負荷テストを行い得る．

筆者らは通常，安静時の血行動態と心拍出量を測定後直ちに，仰臥位自転車運動負荷テストを血管造影の施行前に実施するようにしている．患者の足をペダルに固定し，右心・左心・体動脈のカテーテルおよびチューブ，コックを運動中にねじれたり，引っぱられたりしないような支障のない位置に置く．次に酸素消費量を測定する装置を取り付ける（第11章を参照）．一方，心拍出量は指示薬希釈法（熱希釈法など）を用いて求められるので，酸素消費量を心

[図20-9] 僧帽弁閉鎖不全の55歳男性における運動負荷中の血行動態所見

左室圧，肺動脈楔入圧，橈骨動脈圧が6分間の仰臥位自転車運動の前（A）と運動中（B）で示してある．運動により平均肺動脈楔入圧とv波は大幅に増大している．

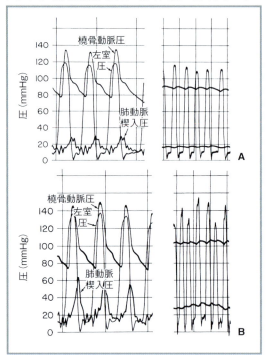

拍出量と動静脈酸素較差から計算することもできる．

　患者には，最初の1分間で亜最大負荷レベルに達し，その後4～6分間そのレベルを維持するように運動中に指導するが，このことは運動前にもあらかじめ話しておく．こうした詳しい指導は大切である．というのは，患者のなかには，立位トレッドミルテストのように徐々に運動レベルを上げ限界に達したところで一過性に最大負荷レベルになるような運動負荷方法に慣れている者がいるからである．体動脈血・混合静脈血（肺動脈血）の酸素飽和度を測定するため，十分な数の注射器を手元に置いておく．

　患者を安静にして足を自転車に固定し，すべての圧のゼロ点較正を行い，圧波形，平均圧を25 mm/secまたは50 mm/secの速度で，運動負荷中と同じゲインで記録する．また心拍出量を繰り返し測定し，ペダルに下肢を挙上した状態での運動前の基準となるデータをとる．その後，再びゼロ点較正をしてからすべての圧を表示し，記録速度を遅くする（5～10 mm/sec）．そして運動負荷を開始し，すべての圧データを連続的にモニタに表示し，遅い速度で記録する．筆者らは普通，左室圧，体動脈（橈骨動脈，大腿動脈など）平均圧，平均肺動脈楔入圧を同時記録する．（図20-9のように）すべての圧が同時にみられるように，レコーダーのゲインをセットしておくことが望ましい．1分ごとに，この3つの圧の波形を25 mm/secまたは50 mm/secの速度で短時間記録し，再び肺動脈楔入圧と体動脈圧は平均圧に戻し，記録速度を5～10 mm/secに戻す．圧を連続的に監視・記録することは重要である．運動中の充満圧の上昇や動脈圧の下降を正確にモニタリングでき，またカテーテルが最大負荷時での測定のために正しい位置に保たれていることをあらかじめ確認できるからである．

　運動負荷レベルが4分間の定常状態に達したら，ゼロ点較正は行わずに記録速度を50 mm/secに上げ，4～6分後までの間，左室圧−体動脈圧と左室圧−肺動脈楔入圧の同時記録と，肺毛細管から肺動脈への引き抜き圧の記録を行う．右心カテーテルを肺動脈レベルまで引き抜いて，運動時の心拍出量をFick法または熱希釈法で測定し，同時に体動脈血，肺動脈血を採取し，酸素飽和度を測定する．

　運動負荷中は，患者の安全に十分注意すべきである．運動の持続時間と強度は，個々の症例により適宜軽減すべきである．重篤な不整脈を防ぐため，絶えず心電図をモニタリングし，また重篤な症状や異常な血行動態の変化が起これば負荷は中止すべきである．肺水腫を生じるまで負荷を続けても，それ以上の診断的情報はほとんど得られない．

2 等尺性（アイソメトリック）運動負荷

　前腕の屈筋の持続的な等尺性収縮は心血管系

の反射をもたらし，心拍数，血圧，心拍出量が増加する．この反射のはっきりとした原理はわかっていないが，運動している四肢からの求心性の神経刺激を必要とするようであり，また迷走神経の抑制と関係していると思われる．プロプラノロール投与により心拍出量の変化は抑えられるが，心拍数，血圧の変化は抑えられず，このことは単なるβ交感神経刺激以外の機序が存在することを示している．

A 血行動態の変化

健常者および心疾患患者にハンドグリップテストを行い，血行動態の変化を検討した報告はいくつかある[22]．健常成人では，ハンドグリップテストにより心拍数，体動脈圧，心拍出量が有意に増加するが，体血管抵抗は増加せず，体動脈圧の上昇は，血管収縮よりはむしろ心拍出量の増加によっていることがわかる．一回拍出量および左室拡張終期圧に有意な変化はみられないが，動脈圧と一回拍出量の積である一回心仕事量は通常は増加する．等尺性運動負荷中のこの左室機能の亢進は，左室心筋収縮性の上昇[22]とFrank-Starling機序の両者によると思われる．

心疾患があり，左室機能または収縮予備能が低下している患者では，等尺性運動負荷に対して血行動態と収縮性の異常な反応を示すことが多い[22]．病的心臓においても左室圧上昇速度の最大値である最大dP/dtは増加することがあるが，変化の程度は健常者よりも小さい．左室一回仕事量は病的状態において，等尺性運動負荷により増加・不変・減少のいずれをもとり得る．このことだけでも左室機能低下の証拠となるが，一回仕事量の変化と左室拡張終期圧の変化とを比較すればより明瞭になる．等尺性運動負荷により左室拡張終期圧が有意に上昇するのは異常な反応であり[22]，左室収縮予備能の低下，左室仕事量の増加がFrank-Starling機序に依存していること，およびおそらく拡張機能障害をある程度示唆するものである．

B 等尺性運動負荷の実施

等尺性運動負荷としては，ハンドグリップテストを行うのが最も一般的である．まず患者の最大握力を調べるためのテストを行う．若干膨らませた血圧計のカフ，または専用に作ったハンドグリップテスト用の握力計を使ってもよい．このテストは心臓カテーテル検査の前でもよいが，なるべく実際のハンドグリップテストのかなり前に行うべきである．最大の握力を決めるときは，力一杯握るように指示し励まさなければならない．安静時の血行動態データとしては，心拍数，体動脈圧（収縮期，拡張期，平均圧），左室圧，心拍出量を測定すべきである．この種の運動負荷で心拍出量を測定するには，指示薬希釈法（熱希釈法など）か，連続的に酸素消費量を測定してFick法を用いると容易である．

まず安静時のデータを測定したら，次に事前に測定した最大握力の30～50％の力で握力計を握るように指示する．患者がきちんと握っているように検査中，常に指導する必要がある．負荷中に患者がValsalva法を行わないことが重要であり，呼吸パターンを注意深く観察すべきである．これは検査中患者と会話を保つことにより避けられる．筆者らは普通，最大握力の50％の力で3分間続けることにしており，2分30秒後に圧と心拍出量の測定を開始し，3分後に測定を終えテストを終了する．等尺性運動負荷中には不整脈が増加するので，心電図を絶えずモニタリングしておくべきである．

3 ペーシング頻拍

心房ペーシングを用いた段階的頻拍は，虚血性心疾患患者の評価をカテーテル室で行うための負荷試験として，1967年にSowtonら[23]によって初めて導入された．彼らは，右房ペーシングで人為的に心拍数を上昇させると，症状のある冠動脈疾患患者に狭心症を通常誘発できると述べた．さらに，虚血を引き起こすのに要するペーシング負荷の程度（これはペーシング頻

度と持続時間で定義される），どんな患者においても多かれ少なかれ再現性があることを発見した．この最初の研究以降，数多くの研究者が，ペーシングによって誘発された特徴的な心電図変化[24-30]，アデノシン産生[31,32]および心筋乳酸代謝の変化[25,26]，血行動態異常[33-39]，局所壁運動異常[40,41]，タリウムシンチグラフィでの欠損[42,43]について記述した．心房ペーシングの総合的な有用性に関して完全に賛同が得られているわけではないが，この手技によってほとんどの冠動脈疾患患者において安全で確実に虚血を誘発することができ，ペーシングによって誘発された虚血状態の間に得られた情報が，しばしばその患者の基礎疾患の診断と治療の助けになることは明らかである．

Ⓐ ペーシング頻拍の血行動態的影響

ペーシング頻拍に伴う負荷の根本は，心拍数の増加と階段効果（treppe effect）のための心筋収縮性の増強によって起こる心筋酸素消費の増大である[44]．この心筋酸素消費の増大に伴って，冠血管は反射的に拡張し心筋血流量は増加する．これらの酸素需要と供給の変化以外には，ペーシング頻拍は，少なくとも正常冠動脈患者では大きな血行動態負荷には関与していないと思われる．右房ペーシングによる人為的心拍数増加に伴って心室一回拍出量は低下するが，全体としては心拍出量はほとんど，またはまったく変化しない．さらに，心室後負荷，静脈還流量，循環血液中のカテコラミンには，ペーシング頻拍中有意な変化はみられない．

Ⓑ ペーシング頻拍と運動負荷の相違

ペーシングの生理学は，動的あるいは等尺的な運動負荷の生理学とははっきりと異なっており，後者の負荷では心拍数や心筋収縮性が増すのみならず，心室負荷状態や末梢からの代謝需要の増大に対応する心拍出量も大きく変化する．心房ペーシングと運動負荷の生理学は異なっているので，それぞれの手技には，カテーテル室での負荷試験法として相対的な利点と欠点がある．ペーシングと異なり，運動負荷では心拍数も収縮期血圧も増加する．その結果，運動負荷では一般により高い rate-pressure product（心拍数×収縮期最高血圧）を得ることができ，心筋酸素消費の一層の増大を伴う，より重い負荷を示す．一方，ペーシングでは，運動負荷で誘発されるような心拍出量や心室負荷状態の変化を伴わないので，心室機能の特性を知るのはより容易になる．そのうえ，心房ペーシングは心筋代謝機能の評価の面で運動負荷よりも優れている．なぜなら，運動負荷時には動脈血乳酸レベルとアデノシンレベルが急速に上昇するので，心筋乳酸代謝とアデノシン産生の変化が曖昧になるからである．さらに，運動負荷と異なりペーシングの場合は，終了すると急速に心筋酸素需要が減少するので，心筋虚血はペーシング終了後すぐに（1～2分以内に）ほとんど常に解消される．その結果，検査医は負荷後の持続する虚血をほとんど引き起こすことなしに，患者の受ける負荷量を調節することができる．

ペーシング頻拍は心疾患患者の負荷試験法として30年以上用いられている．この手技は冠動脈疾患患者の評価に最も有用である．

Ⓒ ペーシング負荷試験の方法

心房ペーシングのプロトコールは，一般にカテーテル室において，通常のカテーテル検査よりもひどく長引いたり，患者に有意な危険を増加させたりすることなしに施行することができる．筆者らの検査室では，ペーシングは通常の診断目的のカテーテル検査に引き続いて施行され，プロトコールの詳細にもよるが，一般には15～30分以内に終わる．重要なのは，カテーテル検査の前に詳細にプロトコールを立てれば，操作を不必要に繰り返したり，動脈を操作する時間をひどく延ばしたりすることなしに，心房ペーシングを可能なかぎり通常のカテーテル検査に組み込むのに役立つようになるということである．

ペーシングプロトコールに用いられるカテーテルの種類は，ペーシング施行中に評価されるべき情報の種類により異なる．一般には，ペー

シングカテーテルは単極でも双極でもよい．ペーシングが心筋代謝の評価と同時に施行されるのであれば，ペーシングと冠静脈洞の乳酸の採取を同時に行うことのできるGorlinペーシングカテーテル（Bard社，Murray Hill，NJ）が最適である．特別に設計されたカテーテルを冠静脈洞に置くことで，乳酸とアデノシンの両方を採取することもできる[32,45]．ペーシングが左心系の充満圧や心拍出量の測定と同時に施行されるのであれば，ペーシングカテーテルとともに2本目の右心カテーテル（代表的には熱希釈バルーン付きカテーテル）が右心系に挿入される．

心房ペーシング手技の最も困難な部分は，おそらくペーシング電極を適切な場所に置くことである．というのは，ペーシング中にペーシング電極が不意にずれると，プロトコールが中断されるからである．ペーシング電極は，上大静脈‐右房接合部，右房側壁，冠静脈洞内のいずれかに置かれる．自発呼吸中には電極は右房側壁からよくずれるので，上大静脈‐右房接合部または冠静脈洞内に置くとペーシング電極は最も安定する．右房側壁に向かってカテーテルを置くと，横隔神経を介して横隔膜が刺激されることもよくある．筆者らの検査室では，ペーシング電極のずれの問題を避けるため，双極の先端が広がるカテーテル（Atri-Pace I，Mansfield Scientific社，Mansfield，MA）が用いられている．

ペーシングカテーテルが右房内に置かれたら，パルス発生装置に接続される．この装置は固定レートモードで使用することができ，少なくとも170拍/minまではペーシングし，0.5～10 mAの可変出力を持っていなければならない．双極ペーシングカテーテルは，直接または鰐口端子の付いた延長コードを介してペースメーカユニットに接続される．単極カテーテルの場合は，マイナス電極は針電極または標準心電図電極を用いて皮膚にアースされる．ペーシングカテーテルが適切な位置に置かれ，パルス発生装置に接続されたならば，ペースメーカが心房を刺激して心室レートを制御する能力を評価しなければならない．まず，パルス発生装置の出力を2～3 mAにセットし，ペーシングレートを洞レートよりも10拍多く調節する．次にペーシングが開始されるが，心房と心室が捕捉するならば，心拍数が150～160拍/minに達するまで5秒ごとにペーシングレートを10拍ずつ増していく．パルス発生装置の出力が十分でなかったり，電極の位置が適切でなかったり，房室ブロックが起こったりすると，ペーシングは不十分になる．パルス発生装置の出力を上げてもよいが，一般に刺激エネルギーが7～8 mAを超えるとしばしば横隔神経が刺激され痛みを感じるようになる．捕捉するのに過度のエネルギーが必要になるようなら電極の位置を再調整すべきである．速い刺激レートで房室ブロックが起こるようであれば，アトロピン1 mgを静脈内に投与する．これにより一般に140拍/min以上になるまで十分な房室伝導が保証される．

電極を適切な位置に置き，捕捉を評価するために十分な試行を終えたら，実際のペーシングのプロトコールが開始される．ペーシング負荷試験は一般に元の心拍数よりも毎分約20拍多いレートで始められ，2分ごとに20拍ずつペーシングレートを増やし，狭心症，または特徴的な血行動態変化が起こるか，年齢から予測される最大心拍数の85％に達するまで続けられる．熱希釈バルーン付きカテーテル，左心カテーテル，橈骨動脈カニューレ（または大腿動脈シースの側管）をペーシングに先立って入れておくと，右心および左心系の圧の評価，熱希釈法またはFick法による心拍出量の測定，体血管および肺血管抵抗の決定を同時に行うことができる．左室容積の評価も，通常の血管造影や心エコー，放射性核種を用いる方法で行うことができる．

ペーシング頻拍中に胸痛が誘発されたならば，その心拍数で3～5分は安全にペーシングを続けることができ，その間に血行動態や代謝や心電図のデータをとることができる．ペーシング終了後，胸痛は一般に速やかに消失するが，時には洞調律復帰後1～2分持続することもある．

D ペーシングにより誘発される狭心症

心房ペーシングを用いた最初の報告では，ペーシングにより誘発される狭心症は虚血性心疾患の鋭敏な指標であり，ペーシングプロトコールの適切な終了目標になるだろうと述べられている[23]．特に，狭心症はペーシングレートと持続時間により規定される閾値を超えると誘発され，高い再現性があると考えられていた．しかしながら以後の研究者たちは，胸痛は冠動脈疾患の鋭敏な指標でも特異的な指標でもないことを発見した．たとえば Robson ら[28] は，（180拍/min を超す）極めて高いレートでペーシングを行えば，正常冠動脈患者の 80％に胸痛を誘発できることを示した．さらに Chandraratna ら[46] は，高いレートでペーシング頻拍負荷を行った冠動脈疾患患者でも狭心症が出現しないことがあることを示した．同様に，ペーシングレートと持続時間で狭心症の閾値を規定した場合，約 20％の症例でこれらの指標がかなり変動することが示された[47]．これらの結果から，胸痛だけではペーシングにより誘発される虚血の信頼できる指標として使えないことは明らかである．しかしながら，ペーシングにより誘発される心電図変化や心筋代謝異常といった他の虚血の証拠があれば，ペーシングにより誘発される胸痛の感度と特異度は改善する．

E ペーシング負荷試験に対する心電図変化

ペーシングにより誘発される狭心症と同様に，ペーシング頻拍中の ST 部分の虚血性下降も，以前は冠動脈疾患の鋭敏な指標でも特異的な指標でもないとみなされてきた．たとえば感度についていえば，Rios と Hurwitz は 50 人の患者でペーシング頻拍と運動負荷を比較し，診断的な心電図変化はペーシングの場合は 20％にしかみられなかったのに対し，運動負荷の場合は 83％にみられたと報告した[27]．同様に特異度についていえば，Robson らは正常冠動脈患者の実に 80％にペーシング頻拍中 1.5 mm 以上の ST 部分の下降がみられたと報告した[28]．全体的に感度も特異度も低いことに加えて，ペーシング頻拍を行うと心電図はかなりひずみ，時には ST 部分の虚血性変化の解釈が困難もしくは不可能になることもある．ペーシングによりほとんどの患者で PR 間隔は延長し，それが高度になると，ペースメーカのスパイクが先行するペーシング心拍の ST 部分の中に存在するようになるので，潜在する ST 部分の変化が曖昧になってしまう．

このようにペーシングにより誘発される心電図変化は有用性に乏しいとこれまで報告されているが，筆者らの検査室での最近の研究では，ペーシングのプロトコールに関する一定の技術的指針に従えば，ペーシング頻拍中の ST 部分の虚血性下降の感度と特異度は改善すると思われる[29]．ペーシングによる心電図変化の感度が低いと報告した過去のいくつかのペーシング試験では特定の 3 つの誘導しか用いられていなかったが，12 誘導すべてを用いれば感度が大幅に改善することは，少なくとも標準的な運動負荷試験の場合は明らかである．

ペーシングにより誘発される心電図変化の有用性を最大限に高めるためには，ペーシング試験は以下の指針に従って施行されるべきである．まず第 1 に，12 誘導心電図がモニタリングされ，少なくとも 1 mm 以上の水平型または下降型の ST 部分の下降を生じれば，心電図上は心筋虚血陽性とみなされる．第 2 に，年齢により予測される最大心拍数の 85％に達したときに，または典型的な虚血性の胸痛が診断的な心電図変化とともに生じたときに，ペーシング頻拍を終了する．第 3 に，PR 間隔が非常に延長して先行する ST 部分の変化がひずむならば，ペーシング刺激終了直後の最初の 5 拍において ST 部分の下降を認めるときのみ，心電図上虚血陽性とみなす．

これらの指針を用いて筆者らの施設でペーシングのプロトコールを実施したところ，ペーシングにより誘発される心電図変化に関する全体的な感度と特異度はそれぞれ 94％と 83％であった．また，PR 間隔が極端に延長するために起こるペーシング刺激による ST 部分のひずみは，ペーシングレートの上限を年齢から予測

される最大心拍数の85％以下にすればあまり起こらないと思われた．さらに，心房ペーシングと標準的なトレッドミル運動負荷の両方を受けた患者群に関するかぎりでは[29]，ペーシングにより誘発される心電図変化と運動負荷により誘発される心電図変化の一致率は90％であった．ペーシングにより誘発される心電図変化と運動負荷により誘発される心電図変化の例を，正常冠動脈患者のものは図20-10A，冠動脈疾患患者のものは図20-10B に示す．

　ペーシングにより誘発される心電図変化の感度は，ペーシング負荷試験中に得られる心内膜心電図を用いればより改善されると思われる．Nabelら[30]は，虚血領域と思われる心内膜表面に向かって進めた直径0.064 cm のガイドワイヤの先端から記録された局所単極心電図を用いている．この報告では，21例の冠動脈疾患患者において心房ペーシング前，ペーシング中，ペーシング後に，心内膜心電図，左室拡張終期圧および多極体表面心電図を記録した．ペーシング前には21例すべてにおいて心内膜心電図のST上昇はみられなかったが，ペーシング後は21例中17例に著明なST上昇がみられた．このST上昇は，ニトログリセリンにより全例で消失した．さらにいくつかの症例では，心筋の虚血領域を灌流している高度の狭窄のある冠動脈に対して，経皮経管冠動脈形成術（PTCA）を施行したところペーシング後の心内膜ST上昇は消失した．彼らは，心内膜心電図変化はペーシングにより誘発される心筋虚血の信頼できる指標であり，狭心症やペーシングにより誘発される血行動態変化や体表面心電図のST低下よりも鋭敏であろうと結論づけている．

F ペーシング負荷試験により誘発される心筋代謝変化

　ペーシングにより誘発される虚血の間，異常な心筋代謝が生じることは，冠静脈洞採血による冠動静脈血液中の乳酸測定によって証明されている．乳酸の産生は嫌気性解糖系の副産物であるので，心臓によって乳酸が産生され冠静脈洞中に出現すれば心筋虚血の徴候となる．これまでに，冠動脈疾患患者においてペーシング頻拍中に，しばしば狭心症が現れるよりも早く，冠静脈洞中の乳酸が急速に増加することが記載されてきた[25,26]．ペーシングを終了すると上昇していた冠静脈洞中の乳酸濃度は速やかに下降するが，これは蓄積した心筋乳酸の流出と，正常な酸素化の回復による乳酸産生の停止を意味する．冠静脈洞血乳酸レベルが上昇している間，動脈血乳酸レベルを観察しても，わずかしか，あるいはまったく上昇しないが，これは運動負荷時の動脈血乳酸レベルとまったく対照的である．したがって，心房ペーシング頻拍は異常な心筋代謝機能の評価の面で運動負荷よりも優れている．なぜならば，運動負荷時には動脈血乳酸レベルが急速に上昇するので，心筋乳酸代謝の異常パターンが曖昧になるからである．

　ペーシングのプロトコール中に冠静脈洞中の乳酸を観察するには，Gorlin ペーシングカテーテルを用いると最も容易である．冠静脈洞中のGorlin カテーテルの位置は，通常少量の造影剤を注入して確かめることができる．冠静脈洞や大心静脈を突き破らないよう注意しなければならない．また，カテーテルのペーシング電極をあまり深く入れすぎないように注意しなければならない．というのは，大心静脈内に深くカテーテルを進めると，心房ペーシングよりも心室ペーシングになりやすいからである．

　ペーシング負荷試験に対する動脈血および冠静脈血乳酸濃度の変化を図20-11に示す．コントロールの冠静脈洞血乳酸濃度は動脈血乳酸濃度より低いが，このことは心臓が正常では乳酸を消費するという事実を反映している．ペーシング頻拍中は，冠静脈洞血乳酸濃度は次第に上昇して動脈血乳酸濃度をしのぐが，このことは虚血心筋の嫌気性代謝への移行を反映している．ペーシング終了後は，心拍数はすぐにコントロールの状態に戻るため，乳酸濃度は急速に下降する．

　心筋虚血の指標として，冠静脈洞中のアデノシンが注目されている．アデノシンは虚血心筋から放出される代謝産物であるが，心筋酸素需要に対して供給が低下すると，それに応じて冠

[図 20-10]

(A) 正常冠動脈を有する男性の心房ペーシングおよび運動負荷に対する心電図上の反応.（**上段から下段へ**）V4, V5, V6 誘導が観察されている.

(B) 重症三枝冠動脈病変を持つ男性の心房ペーシングおよび運動負荷に対する心電図上の反応の比較.（**上段から下段へ**）A 図と同様に V4, V5, V6 誘導が観察されている．いずれの型の負荷でも同程度の ST 下降が出現している．

(Heller GV et al：The pacing stress test：a reexamination of the relation between coronary artery disease and pacing-induced electrocardiographic changes. Am J Cardiol 54：50, 1984)

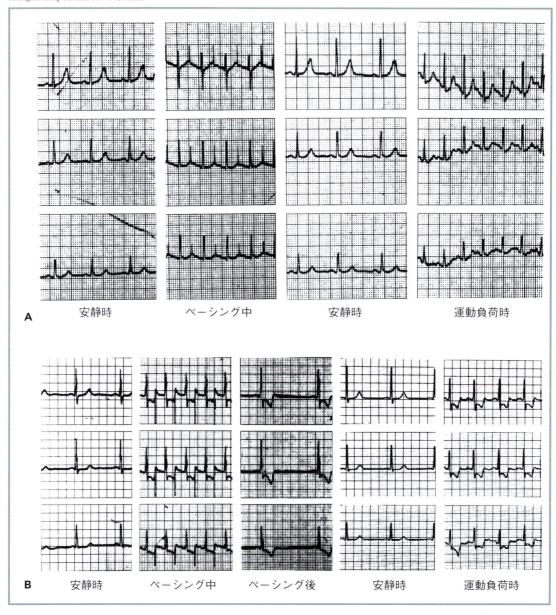

動脈血流を増加させる．したがってアデノシンは，嫌気性解糖を必要とする乳酸よりも，心筋虚血の指標としてより鋭敏なはずである．初期の報告では，虚血性心疾患患者においてペーシング頻拍中に冠静脈洞血中のアデノシンが上昇することが示された[31]．その後，Feldman ら[32]

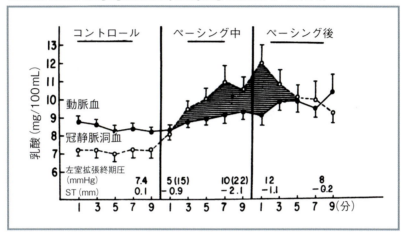

[図20-11] 冠動脈疾患患者17人におけるペーシング前（コントロール），中，後の動脈血および冠静脈洞血乳酸濃度の平均値

左室拡張終期圧はペーシング頻拍中にあまり変化していないが，ペーシングを短時間中断したときは上昇している（括弧内の値）．ST下降はペーシング頻拍中次第に強くなり，ペーシング後に軽快した．乳酸消費は，虚血中は乳酸産生に移行し，ペーシング後も短時間持続した．

(Parker JO et al：Sequential alterations in myocardial lactate metabolism, S-T segments, and left ventricular function during angina induced by atrial pacing. Circulation 40：113, 1969)

はアデノシンの測定方法にいくつかの改良を加え，二重腔代謝用カテーテルを用いて，カテーテルの先端でアデノシンの代謝を止めるための溶液を混ぜられるようにした．アデノシンはヒトの血液中では半減期が1.5秒以下である．さらにヒトの血液中にはアデノシン産生のアーチファクトを生じる成分が数多く存在する．したがって，ヒトの血液を採取する部位で，アデノシンの分解と産生の両方を阻害する溶液を混ぜることが必須なのである．上記の特別な方法を用いると，アデノシンは心筋虚血の指標として乳酸よりも鋭敏であることが示された[32]．それによると，冠動脈疾患患者（$n=9$）に心房ペーシングを行って虚血を生じさせたところ，各症例とも冠静脈洞中のアデノシンが少なくとも1.5倍に増加した．これに対して乳酸の産生は9例中3例にみられたのみであった．方法論を改善したそれに続く研究[48]では，冠動脈疾患患者（$n=17$）では，安静時においても正常群の患者（$n=6$）よりも冠静脈洞中のアデノシン濃度が高いことが示された．この結果は，内因性のアデノシンの放出が，冠動脈狭窄よりも遠位への安静時の血流を維持する内因性の恒常性維持機構であろうことを示している．

G ペーシング負荷試験中の血行動態変化

虚血性心疾患のない患者では，心房ペーシング頻拍負荷により一般に，心拍出量，平均動脈圧，動静脈酸素較差，体血管抵抗は有意に変化しない．左室拡張終期圧と肺動脈楔入圧は，一般にペーシング頻拍中は下降し，ペーシング終了直後にペーシング前の元のレベルに戻る．左室拡張終期容積および収縮終期容積はペーシング頻拍中は下降し，一回拍出量も減少するが，駆出分画は有意に変化しない．

冠動脈疾患患者がペーシングにより虚血になる場合も同様に，心拍出量，平均動脈圧，動静脈酸素較差，体血管抵抗は有意に変化しない．心拍出量がわずかに低下し，平均動脈圧，動静脈酸素較差，体血管抵抗がわずかに上昇することを示した研究者もいる．しかし，これらの違いは，おそらくペーシングにより誘発される虚

血の強さ，血行動態諸指標を測定するまでの虚血の持続時間，虚血に陥る心筋の量によるものだろう．心筋虚血が広がれば広がるほど，血行動態異常は強くなるのである．正常冠動脈患者と冠動脈疾患患者の間のペーシング血行動態における最も劇的な相違は，ペーシング頻拍中およびペーシング終了直後の左室圧－容積関係の面でみられる．注目すべきことに，左室充満圧は非虚血患者でみられるように次第に下がりはせず，ペーシングが最高となったときには，肺動脈楔入圧，平均肺動脈圧，そして時には左室拡張終期圧までもが上昇する．最も重要なことは，ペーシング終了直後に左室拡張終期圧は突然上昇するということである．また，虚血性心疾患患者では，ペーシング頻拍中に健常者ほど左室拡張終期容積と収縮終期容積は減少せず，左室駆出分画はしばしば有意に低下する．

　筆者らの施設で施行されたペーシング頻拍中の圧－容積関係に着目した研究[49]では，非虚血性の場合と虚血性の場合のペーシングに対する血行動態的反応の相違がよく示されている．この研究では，正常冠動脈患者11人と有意な冠動脈疾患患者11人の計22人の患者が心房ペーシングを受け，左室圧と核医学法による心室造影で測定された左室容積が同時に観察された．左室圧記録と放射能活性の経時変化による容積曲線とを同期させ，それぞれの患者について3本の圧－容積連続曲線が作成された．この3本はそれぞれペーシング前，ペーシング途中，最大ペーシング時に対応していた．冠動脈疾患患者11人は，全例最大ペーシング時に狭心症と有意なST部分の下降を認めたが，正常冠動脈患者11人ではペーシングにより誘発される虚血の証拠はみられなかった．

　図20-12に，ペーシング頻拍による負荷を受けた正常冠動脈患者の典型的な左室圧－容積曲線を示す．明らかに，心拍数が上昇するにしたがって曲線は次第に左方へ移動し，それぞれの圧－容積曲線の左室拡張期の部分は次第に下方へ移動している．ペーシング頻拍中にこれらの患者に収縮機能および拡張機能の両方の変化が生じていることは明らかである．収縮機能についていえば，曲線の収縮終期の部分が次第に左方へ移動していることは，おそらく階段効果に基づく収縮性の増強を表している．他の研究者たち[44]によれば，ペーシング頻拍中には心拍数の増加が陽性変力刺激となり，等容収縮期の指標（dP/dtなど）および駆出期の指標（V_{CF}など）は増大することが同様に示されている．拡張機能についていえば，図20-12にみられるように，拡張期部分が次第に下方へ移動していることは，ペーシング頻拍中に左室伸展性が少し増大していることを示唆する．この下方への移動が，心筋弛緩の増大によるものか，粘弾性の変化によるものか，左室心筋外部の要素（右室，心膜など）の変化によるものかは不明である．正常な動物の最大陰性dP/dt[50]，時定数T[51]，ヒトの左室後壁が薄くなる速度の最大値[52]，左室内径の変化といった拡張期弛緩の諸指標が，ペーシング頻拍中に軽度の増加を示すことを明らかにした研究者がいることは注目に値する．

　図20-13に，心房ペーシングにより次第に心拍数を上昇させた冠動脈疾患患者での左室圧－容積連続曲線を示す．筆者らの研究では胸痛と心電図の虚血性変化が生じたすべての患者で，同様の圧－容積関係を呈した．すなわち，心拍数を上げていく途中では，圧－容積曲線はまず左方へ移動し，虚血が生じた最大ペーシングでは右方へ移動した．収縮機能についていえば，明らかに曲線の収縮終期部分はペーシング途中では最初は階段効果により左方へ移動したが，ペーシングが最大となると収縮不全が起こり，左室容積が増大して右方へ移動している．同様に拡張機能についていえば，明らかに左室圧－容積曲線の拡張期部分は次第に下方へ移動してはおらず，ペーシング途中および最大ペーシングにて実際には上方へ移動している．最大ペーシングでの左室拡張終期圧の上昇は，部分的には左室容積増加に伴う収縮機能不全による．しかし，ペーシング途中の段階においては収縮不全の証拠はみられなかったので，左室拡張期伸展性が一次的に障害され，拡張期を通じてどの左室容積の時点でも圧が上昇したということも

[図20-12] 心拍数を3段階に増加させた心房ペーシング頻拍に対する正常冠動脈患者の左室圧-容積連続曲線

詳細は本文を参照.

(Aroesty JM et al：Simultaneous assessment of left ventricular systolic and diastolic dysfunction during pacing-induced ischemia. Circulation 71：889, 1985)

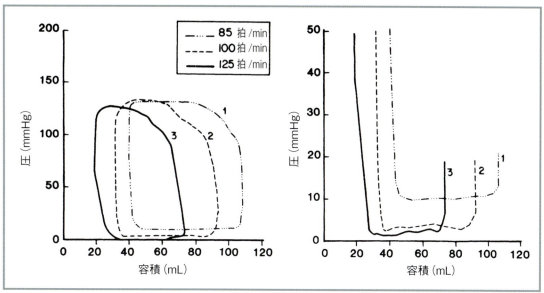

[図20-13] 心拍数を3段階に増加させたペーシングを受けた三枝冠動脈病変患者の左室圧-容積連続曲線

この症例では最大ペーシングにて狭心症と虚血性ST下降を生じた（詳細は本文を参照）.

(Aroesty JM et al：Simultaneous assessment of left ventricular systolic and diastolic dysfunction during pacing-induced ischemia. Circulation 71：889, 1985)

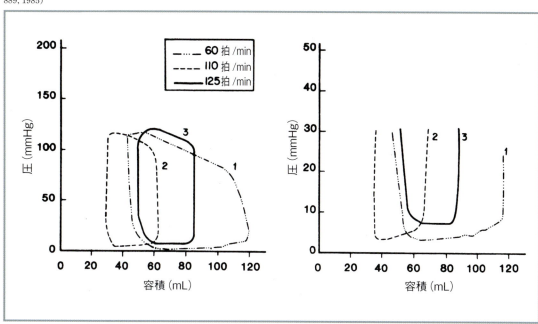

明らかである.

　ペーシングにより誘発される虚血の間にみられる拡張期圧の上昇が，伸展性の一次的な障害によるものか，左室容積増加を伴った収縮不全による二次的なものかについて，過去30年間にわたり考察が続けられてきた．現在のところ，いずれの機序も拡張期圧上昇にいくらかの役割を果たしていることは明らかだと思われる．最近の報告では，拡張期伸展性の変化が実際には収縮機能の変化よりも先行することが示唆されている[49].

　ペーシングにより誘発される虚血の間にみられる拡張期伸展性の変化の原因は論争の的になっており，さまざまな機序[35-38, 53, 54]が提唱されている．そのなかには，心筋の不完全な弛緩，拡張時トーヌスの変化，狭窄もしくは閉塞した冠動脈の灌流域の心筋線維における部分的な虚血性拘縮，右室負荷の変化，心膜の影響などがある．現在のところ，可逆的虚血領域の心筋細胞の弛緩は緩慢になっており，拡張終期までに弛緩が完了しないらしいと思われる[53, 54].これは筋小胞体による拡張期のカルシウム取り込みの障害によるのかもしれないが，しっかりした結論を出すにはデータが不十分である.

　ペーシング後の左室拡張終期圧の上昇は，心房ペーシングプロトコール中にペーシングにより誘発される虚血のおそらく最も具体的な証拠である．筆者らの検査室では，このペーシング後の上昇はペーシング終了後5～15拍目までについて計測され，ペーシング前のベースラインと比較して5 mmHgを超す左室拡張終期圧の上昇があれば異常とみなされる．図20-14，20-15に，正常冠動脈患者と虚血性心疾患患者におけるペーシング負荷試験に対する血行動態変化を要約する.

　ペーシング頻拍により誘発される血行動態変化を定量化することは，他の心疾患患者の心筋機能を評価する際にも有用である．Feldmanら[55]は，心房ペーシング頻拍を用いて拡張型心筋症患者における収縮期および拡張期の心筋予備能を評価した．この研究では，7人の拡張型心筋症患者（左室駆出分画平均19％）と6人の冠動脈と左室機能が正常な患者（左室駆出分画平均69％）において，ペーシングにより誘発される左室圧および容積の変化が比較された．左室機能が正常な患者では，心房ペーシングで心拍数を段階的に上昇させると，左室最大陽性 dP/dt，左室収縮終期圧－容積比および左室最大充満速度の有意な上昇が認められた．また圧－容積曲線が左下方へ段階的に移動することも示されたが，これはペーシング頻拍に応じて収縮性と拡張期伸展性が増加することに合致していた．これに対して拡張型心筋症患者では，左室最大陽性 dP/dt も左室収縮終期圧－容積比も上昇せず，圧－容積曲線の段階的な左方移動もみられなかった．さらに左室最大充満速度も上昇せず，圧－容積曲線の拡張期部分の下方移動も鈍かった．これらのデータは，拡張型心筋症患者では，心房ペーシング頻拍中に収縮および拡張機能がほとんど，またはまったく増加しないことを示しているが，このことは変力予備能（inotropic reserve）も弛緩予備能（lusitropic reserve）も低下していることを示唆するものと思われる.

Ⓗ ペーシング負荷試験中の局所壁運動異常

　ペーシングにより誘発される虚血の間に局所的な壁運動異常がみられることが，造影剤による左室造影，核医学法による左室造影，経食道心エコー法で示されている．造影剤による左室造影を用いて，Dwyer[40]はペーシングにより狭心症を生じた8人の冠動脈疾患患者を検討し，3人に1つの領域での壁運動低下（hypokinesis）を，残りの5人に2つ以上の領域での壁運動低下または壁運動消失（akinesis）を認めた．全例において，新たな局所壁運動異常を生じた領域に血流を送る冠動脈において病変を同定することができた．同様に，Tzivoniら[41]は核医学法による左室造影を用いて，ペーシングにより誘発される虚血の際に，11人中9人に新たな局所壁運動異常を認めている.

　ペーシングにより誘発される局所壁運動異常の全体としての感度と特異度は，経食道断層心エコー法と心房ペーシングの同時施行により明

[**図 20-14**] 5人の正常冠動脈患者および20人の冠動脈疾患患者におけるペーシング頻拍中の心係数，体血管抵抗，動静脈酸素較差の変化

冠動脈疾患患者では最大ペーシング頻拍時に心係数は有意に低下し，体血管抵抗および動静脈酸素較差は有意に上昇している．

(McKay RG et al：The pacing stress test reexamined：correlation of pacing-induced hemodynamic changes with the amount of myocardium at risk. J Am Coll Cardiol 3：1469, 1984)

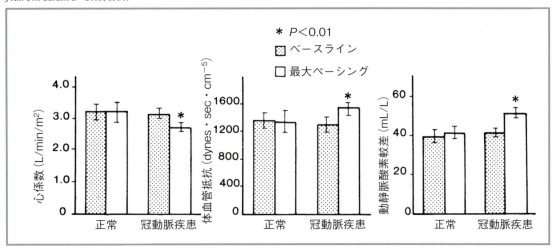

[**図 20-15**] 5人の正常冠動脈患者および20人の冠動脈疾患患者における最大ペーシング頻拍およびペーシング終了直後の左室拡張終期圧，平均肺動脈楔入圧，平均肺動脈圧の変化

冠動脈疾患患者では平均肺動脈圧と平均肺動脈楔入圧が最大ペーシング時に，左室拡張終期圧がペーシング終了直後に，それぞれ有意に上昇している．

(McKay RG et al：The pacing stress test reexamined：correlation of pacing-induced hemodynamic changes with the amount of myocardium at risk. J Am Coll Cardiol 3：1469, 1984)

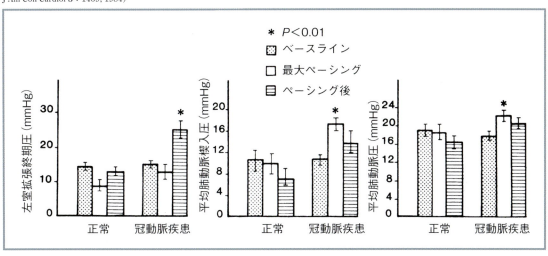

らかにされた．Lambertzら[56]は，この心房ペーシング機能を組み込んだ超音波装置を初めて開発した．50人の患者が心臓カテーテル検査とペーシング心エコー法により前向きに評価された．44人は運動負荷試験も同時に施行された．9人の患者では冠動脈もペーシングの結果も正常であった（特異度100％）．有意な冠動脈疾患を有する41人のうち38人では，ペー

シングにより局所壁運動異常が出現した（感度93％）．これに対して運動負荷試験の特異度と感度はそれぞれ50％と53％であった．

① 心房ペーシングの臨床応用

カテーテル室において患者の心機能を完全に評価するためには，負荷状態下での患者の反応を調べ，心電図，代謝，血行動態の異常を十分に明らかにすることがしばしば必要になる．負荷試験の役割は虚血性心疾患患者の評価には特に重要である．なぜなら，たとえば患者の狭心症の閾値や，虚血時の血行動態的障害の程度や，抗狭心症治療の効果を判定し，冠動脈血行再建の必要性を立証するのにしばしば有用だからである．標準的な動的および等尺性運動も多くの患者で負荷方法として役に立つであろうが，肉体的障害，高齢，肺疾患，末梢血管障害，β遮断薬の可能性などのために，必ずしもすべての患者が運動できるわけではない．これらの状況のいずれにおいても心房ペーシングは適切な負荷方法として用いることができる．

4 ドブタミン負荷試験

ドブタミンは2つのエナンチオマー（鏡像異性体）のラセミ混合物であり，α_1，β_1およびβ_2アドレナリン受容体を活性化する．（−）エナンチオマーは強いαアゴニスト作用を有するが，その効果は，（＋）エナンチオマーの部分アゴニスト作用と，β_2受容体の活性化による血管拡張で相殺される．通常の用量では，ドブタミンは主に陽性変力作用を示し，心筋収縮性と一回拍出量が増大する．高用量では心拍数が増加し，末梢血管が中等度拡張するようになる．この血管拡張はβ_2受容体刺激を介するものであり，（−）エナンチオマーのα作用に拮抗する．β遮断薬投与中の患者ではα作用が拮抗されない可能性があるため，ドブタミン投与により末梢血管抵抗が上昇する場合があることに注意すべきである[57]．

ドブタミン負荷試験は通常，虚血や心筋バイアビリティを評価する他の画像診断法と合わせて行われ，これにより左室収縮能が低下した患者の収縮予備能を心臓カテーテル室において評価することができる．さらにドブタミン負荷試験は，弁を通る血液流量が少なく圧較差が小さい大動脈弁狭窄症患者の評価にも有用であることが明らかになっている．重症大動脈弁狭窄の定義は，大動脈弁口面積が1 cm^2未満，大動脈弁を通る血液の最大速度が4 m/sec以上で，平均圧較差が40 mmHg以上である[58]．しかし，なかにはこれらの血行動態指標に乖離を生じる場合もあり，こういった患者では，大動脈弁口面積は1 cm^2未満であるが，平均圧較差が30 mmHg未満になることがある（低流量・低圧較差大動脈弁狭窄）[58]．この乖離は左室収縮不全の患者で認められているが[59,60]，駆出分画が保たれた患者にみられることもある[61]．駆出分画が低下した患者では，収縮力と一回拍出量が大動脈弁を完全に開口させるには不十分であり，実際の大動脈弁口面積を過小評価することにつながるという機序が提唱されている．また，Gorlinの式を用いて弁口面積を計算すると，流量依存性による誤差が生じることも指摘されている（詳細は第13章を参照）．Nishimuraらは，大動脈弁口面積が1 cm^2未満と計算され，駆出分画が40％未満で平均圧較差が40 mmHg未満であった32人の患者にドブタミン負荷を行って評価している[59]．ドブタミンの点滴投与は5 μg/kg/minから開始され，5分ごとに3〜10 μg/kg/min増量された．ドブタミン投与後に一回拍出量が20％以上増加した場合，収縮予備能ありと定義された．ドブタミン点滴投与のエンドポイントは以下の場合とされた；（a）最大投与量40 μg/kg/minに達した，（b）平均圧較差が40 mmHgを超えた，（c）心拍出量が50％増加した，（d）最大心拍数が140拍/minを超えた，（e）何らかの症状が出現した．27±7 mmHgであった平均圧較差は，ドブタミン投与により41±13 mmHgに増大した．最終的に大動脈弁口面積が1.2 cm^2を超えた3人の患者と，最終的に平均圧較差が30 mmHg未満であった4人の患者は外科手術の適応から外れた．さらに4人の患者が，リスクが高すぎ

[図20-16] 大動脈弁置換術を受けた低心拍出量大動脈弁狭窄症患者の臨床成績

ドブタミン点滴投与により一回拍出量が20％以上増加した場合，収縮予備能ありと定義された．

(Nishimura RA et al：Low-output, low-gradient aortic stenosis in patients with depressed left ventricular systolic function：the clinical utility of the dobutamine challenge in the catheterization laboratory. Circulation 106：809-813, 2002)

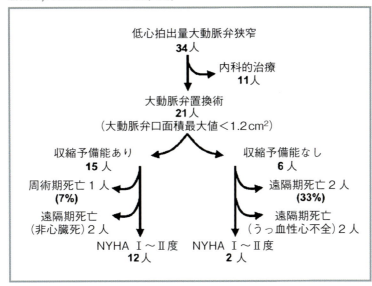

ると思われたため外科手術の適応外とされた．ドブタミン試験の結果に基づき，21人の患者が大動脈弁置換術を受けた．手術に回った患者は，ドブタミン最大投与時の最終的な大動脈弁口面積が1.2 cm²未満で平均圧較差が30 mmHgを超えていたが，その全例で手術時に高度の石灰化大動脈弁狭窄が認められた．手術を受けた患者のうち，収縮予備能ありとされた群におけるフォローアップ期の生存率は80％（12/15）であり，収縮予備能なしとされた少数の患者群における生存率は33％（2/6）であった（図20-16）．これらのデータから，低流量大動脈弁狭窄の患者にドブタミン負荷を行うと，真の大動脈弁狭窄かどうかを鑑別でき，さらに収縮予備能に基づいてリスクを層別化できるということが示唆される．ドブタミン負荷により圧較差の増大を伴わずに弁口面積が増大した場合は，真の解剖学的弁狭窄の可能性は低くなる（図20-17）[62]．また，収縮予備能がない患者の予後が不良であることは，同様の患者群をドブタミン心エコー法で評価した他の研究でも確認されている[60, 63, 64]．収縮予備能がある患者は，内科的治療と比較して外科手術により有意に改善することが多いが，収縮予備能がない患者は外科手術でも内科的治療でも非常に予後不良である（図20-18）．したがって，収縮予備能の評価によりリスクの層別化が可能になり，他の要因と合わせて，患者の適切な治療法を選択することが可能になる．これらの結果および他の研究結果に基づき，弁膜症患者の治療に関する現行のガイドラインでは，ドブタミン心エコー法と心臓カテーテル室でのドブタミン負荷は，低流量・低圧較差大動脈弁狭窄症患者の評価法としてclass ⅡAの適応とされている[58]．

（松井　浩）

[**図 20-17**] 3つの異なる大動脈弁口面積（0.7 cm², 1.0 cm², 1.5 cm²）における Gorlin の式による平均圧較差（縦軸）と弁を通る血流速度（下の横軸）の関係図

心拍数 75 拍/min，収縮期駆出時間 300 msec と仮定したときの心拍出量も上の横軸に示す．弁を通る血流速度が低いところでは，3つの弁口面積のいずれでも平均圧較差は小さい．負荷前の血流速度が 150 mL/sec，平均圧較差が 23 mmHg，大動脈弁口面積計算値が 0.7 cm² であるような仮想の患者（○負荷前）におけるドブタミン負荷に対する2つの異なった反応を図示している．第1のシナリオ（○ドブタミン1）では血流速度は 225 mL/sec に，平均圧較差は 52 mmHg に増大しているが，大動脈弁口面積は 0.7 cm² のままであり，これは固定性大動脈弁狭窄に相当する．第2のシナリオ（●ドブタミン2）では血流速度は 275 mL/sec に，平均圧較差は 38 mmHg に，大動脈弁口面積は 1.0 cm² に増大している．この患者は異なる曲線に移ったのであり，相対的または仮性大動脈弁狭窄に相当する．

(Grayburn PA：Assessment of low-gradient aortic stenosis with dobutamine. Circulation 113：604-606, 2006)

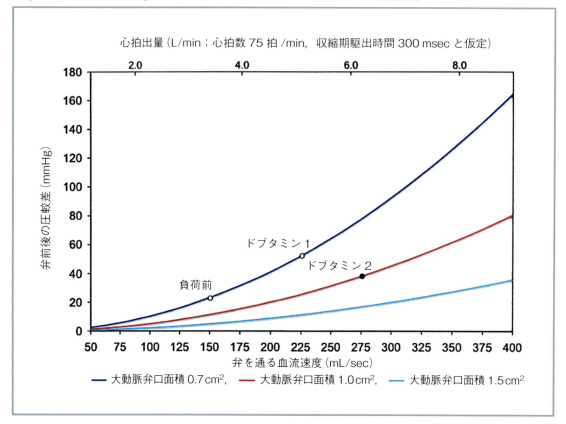

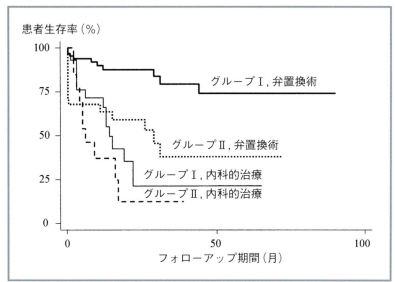

[図20-18] ドブタミン心エコー法で評価した低流量大動脈弁狭窄症患者におけるグループ別・治療別のKaplan-Meier生存曲線

グループIでは一回拍出量が33%，駆出分画が12ポイント増加し，平均圧較差が47%増大した．グループIIでは一回拍出量が10%，駆出分画が7ポイントしか増加せず，平均圧較差は32%増大した．Cox比例ハザード分析では，大動脈弁置換術と左室収縮予備能は，独立して長期生存と相関することが示された

(Monin JL et al：Low-gradient aortic stenosis：operative risk stratification and predictors for long-term outcome：a multicenter study using dobutamine stress hemodynamics. Circulation 108：319-324, 2003)

文献

1. Weiner DA. Normal hemodynamic, ventilatory, and metabolic response to exercise. *Arch Intern Med* 1983;143:2173.
2. Dexter L, et al. Effects of exercise on circulatory dynamics of normal individuals. *J Appl Physiol* 1951;3:439.
3. Donald KW, Bishop JM, Cumming G, et al. The effect of exercise on the cardiac output and circulatory dynamics of normal subjects. *Clin Sci* 1955;14:37.
4. Higginbotham MB, et al. Regulation of stroke volume during submaximal and maximal upright exercise in normal man. *Circ Res* 1986;58:281.
5. Plotnick GD, et al. Use of the Frank-Starling mechanism during submaximal versus maximal upright exercise. *Am J Physiol* 1986;251:H1101.
6. Braunwald E, Sonnenblick EH, Ross J Jr, et al. An analysis of the cardiac response to exercise. *Circ Res* 1967;20(suppl I):44.
7. Ross J Jr, Linhart JW, Braunwald E. Effects of changing heart rate in man by electrical stimulation of the right atrium: studies at rest, during exercise, and with isoproterenol. *Circulation* 1965;32:549.
8. Rodeheffer RJ, et al. Exercise cardiac output is maintained with advancing age in healthy human subjects: cardiac dilatation and increased stroke volume compensated for a diminished heart rate. *Circulation* 1984;69:203.
9. Port S, Cobb FR, Coleman RE, et al. Effect of age on the response of the left ventricular ejection fraction to exercise. *N Engl J Med* 1980;303:133.
10. Thadani U, Parker JO. Hemodynamics at rest and during supine and sitting bicycle exercise in normal subjects. *Am J Cardiol* 1978;41:52.
11. McAllister BD, et al. Left ventricular performance during mild supine leg exercise in coronary artery disease. *Circulation* 1968;37:922.
12. Gerstenblith D, Renlund DG, Lakatta EG. Cardiovascular response to exercise in younger and older men. *Fed Proc* 1987;46:1834.
13. Higginbotham MB, et al. Sex-related differences in the normal cardiac response to upright exercise. *Circulation* 1984;70:357.
14. Murgo JP, Craig WE, Pasipoularides A. Evaluation of time course of left ventricular isovolumic relaxation in man. In: Grossman W, Lorell BH, eds. *Diastolic Relaxation of the Heart*. Boston: Martinus Nijhoff; 1986:217.
15. Aroesty JM, McKay RG, Heller GV, et al. Simultaneous assessment of left ventricular systolic and diastolic dysfunction during pacing-induced ischemia. *Circulation* 1985;71:89.
16. Carroll JD, Hess OM, Krayenbuehl HP. Diastolic function during exercise-induced ischemia in man. In: Grossman W, Lorell BH, eds. *Diastolic Relaxation of the Heart*. Boston: Martinus Nijhoff; 1986:217.
17. Kitzman D, Sullivan MJ. Exercise intolerance in patients with heart failure: role of diastolic dysfunction. In: Lorell BH, Grossman W, eds. *Diastolic Relaxation of the Heart*, 2nd ed. Boston: Kluwer; 1994:295.
18. Borlaug BA, Nishimura RA, Sorajja P, Lam CSP, Redfiled MM. Exercise hemodynamics enhance diagnosis of early heart failure with preserved ejection fraction. *Circ Heart Fail* 2010;3:588–595.
19. Weber KT, Kinasewitz GT, Janicki JS, et al. Oxygen utilization and ventilation during exercise in patients with chronic cardiac failure. *Circulation* 1982;65:1213.
20. Colucci WS, et al. Impaired chronotropic response to exercise in patients with congestive heart failure. *Circulation* 1989;80:314.
21. Bristow MR, et al. Decreased catecholamine sensitivity and β-adrenergic receptor density in failing human hearts. *N Engl J Med* 1982;307:205.
22. Grossman W, et al. Changes in the inotropic state of the left ventricle during isometric exercise. *Br Heart J* 1973;35:697.
23. Sowton GE, Balcon R, Cross D, et al. Measurement of the angina threshold using atrial pacing. *Cardiovasc Res* 1967;1:301.
24. Lau SH, et al. Controlled heart rate by atrial pacing in angina pecto-

ris: a determinant of electrocardiographic S-T depressions. *Circulation* 1968;38:711.
25. Parker JO, Chiong MA, West RO, et al. Sequential alterations in myocardial lactate metabolism, S-T segments, and left ventricular function during angina induced by atrial pacing. *Circulation* 1969;40:113.
26. Helfant RH, et al. Differential hemodynamic, metabolic, and electrocardiographic effects in subjects with and without angina pectoris during atrial pacing. *Circulation* 1970;42:601.
27. Rios JC, Hurwitz LE. Electrocardiographic responses to atrial pacing and multistage treadmill exercise testing: correlation with coronary anatomy. *Am J Cardiol* 1976;34:986.
28. Robson RH, Pridie R, Fluck DC. Evaluation of rapid atrial pacing in diagnosis of coronary artery disease: evaluation of atrial pacing test. *Br Heart J* 1976;38:986.
29. Heller GV, et al. The pacing stress test: a reexamination of the relation between coronary artery disease and pacing induced electrocardiographic changes. *Am J Cardiol* 1984;54:50.
30. Nabel EG, et al. Detection of pacing-induced myocardial ischemia by endocardial electrograms recorded during cardiac catheterization. *J Am Coll Cardiol* 1988;11:983.
31. Fox AC, Reed GE, Glassman E, et al. Release of adenosine from human hearts during angina induced by rapid atrial pacing. *J Clin Invest* 1974;53:1447.
32. Feldman MD, Ayers CR, Lehman MR, et al. Improved detection of ischemia-induced increases in coronary sinus adenosine in patients with coronary artery disease. *Clin Chem* 1992;38:256.
33. Parker JO, Ledwich JR, West RO, et al. Reversible cardiac failure during angina pectoris. *Circulation* 1969;34:745.
34. McCans JL, Parker JO. Left ventricular pressure-volume relationships during myocardial ischemia in man. *Circulation* 1973;48:775.
35. McLaurin LP, Rolett EL, Grossman W. Impaired left ventricular relaxation during pacing induced ischemia. *Am J Cardiol* 1973;32:751.
36. Mann T, Brodie BR, Grossman W, et al. Effect of angina on the left ventricular diastolic pressure-volume relationship. *Circulation* 1977;55:761.
37. Barry WH, Brooker JZ, Alderman EL, et al. Changes in diastolic stiffness and tone of the left ventricle during angina pectoris. *Circulation* 1974;49:225.
38. Mann T, Goldberg S, Mudge GH, et al. Factors contributing to altered left ventricular diastolic properties during angina pectoris. *Circulation* 1979;59:14.
39. Thadani U, et al. Clinical hemodynamic and metabolic responses during pacing in the supine and sitting postures in patients with angina pectoris. *Am J Cardiol* 1979;44:249.
40. Dwyer EM. Left ventricular pressure-volume alterations and regional disorders of contraction during myocardial ischemia induced by atrial pacing. *Circulation* 1970;42:1111.
41. Tzivoni D, et al. Diagnosis of coronary artery disease by multigated radionuclide angiography during right atrial pacing. *Chest* 1981;80:562.
42. Heller GV, et al. The pacing stress test: thallium 201 myocardial imaging after atrial pacing. *J Am Coll Cardiol* 1984;3:1197.
43. McKay RG, et al. The pacing stress test reexamined: correlation of pacing-induced hemodynamic changes with the amount of myocardium at risk. *J Am Coll Cardiol* 1984;3:1469.
44. Ricci D, Orlick A, Alderman E. Role of tachycardia as an inotropic stimulus in man. *J Clin Invest* 1979;63:695.
45. Shryock JC, Boykin MT, Hill JA, et al. A new method of sampling blood for measurement of plasma adenosine. *Am J Physiol* 1990;258:H1232.
46. Chandraratna PAN, et al. Spectrum of hemodynamic responses to atrial pacing in coronary artery disease. *Br Heart J* 1973;35:1033.
47. Thadani U, et al. Are the clinical and hemodynamic events during pacing in patients with angina reproducible? *Circulation* 1979; 60: 1036.
48. McLaughlin DP, Beller GA, Linden J, et al. Hemodynamic and metabolic correlates of dipyridamole-induced myocardial thallium 201 perfusion abnormalities in multivessel coronary artery disease. *Am J Cardiol* 1994;74:1159.
49. Aroesty JM, et al. Simultaneous assessment of left ventricular systolic and diastolic dysfunction during pacing-induced ischemia. *Circulation* 1985;71:889.
50. Karliner JS, et al. Pharmacological and hemodynamic influences on the rate of isovolumetric left ventricular relaxation in the conscious dog. *J Clin Invest* 1977;60:511.
51. Weiss JL, Fredericksen JW, Weisfeldt ML. Hemodynamic determinants of the time-course of fall in canine left ventricular pressure. *J Clin Invest* 1976;58:751.
52. Fifer MA, Borow KM, Colan S, et al. Early diastolic left ventricular function in children and adults with aortic stenosis. *J Am Coll Cardiol* 1985;5:1147.
53. Grossman W. Diastolic dysfunction in congestive heart failure. *N Engl J Med* 1991;325:1557.
54. Paulus WJ. Upward shift and outward bulge: divergent myocardial effects of pacing angina and brief coronary occlusion. *Circulation* 1990;81:1436.
55. Feldman MD, Alderman JD, Aroesty JM, et al. Depression of systolic and diastolic myocardial reserve during atrial pacing tachycardia in patients with dilated cardiomyopathy. *J Clin Invest* 1988; 82:1661.
56. Lambertz H, Kreis A, Trumper H, et al. Simultaneous transesophageal atrial pacing and transesophageal two-dimensional echocardiography: a new method of stress echocardiography. *J Am Coll Cardiol* 1990;16:1143.
57. Hoffman BB. Catecholamines, sympathomimetic drugs, and adrenergic receptor antagonists. In: Hardmon JG, Limbert LE, eds. *Goodman and Gilman: The Pharmacological Basis of Therapeutics.* McGraw Hill, New York, NY 2001
58. Bonow RO, et al. 2008 Focused update incorporated into the ACC/AHA 2006 guidelines for the management of patients with valvular heart disease: a report of the American College of Cardiology/American Heart Association Task Force on Practice Guidelines (Writing Committee to Revise the 1998 Guidelines for the Management of Patients With Valvular Heart Disease): endorsed by the Society of Cardiovascular Anesthesiologists, Society for Cardiovascular Angiography and Interventions, and Society of Thoracic Surgeons. *Circulation* 2008;118(15):e523–e661.
59. Nishimura, RA, Grantham, JA, Connolly HM, et al. Low-output, low-gradient aortic stenosis in patients with depressed left ventricular systolic function: the clinical utility of the dobutamine challenge in the catheterization laboratory. *Circulation* 2002;106: 809–813.
60. Monin JL, Quere JP, Monchi M, et al. Low-gradient aortic stenosis: operative risk stratification and predictors for long-term outcome: a multicenter study using dobutamine stress hemodynamics. *Circulation* 2003;108:319–324.
61. Adda J, Mielot C, Giorgi R, et al. Low-flow, low-gradient severe aortic stenosis despite normal ejection fraction is associated with severe left ventricular dysfunction as assessed by speckle-tracking echocardiography: a multicenter study. *Circ Cardiovasc Imaging* 2012;5:27–35.
62. Grayburn PA. Assessment of low-gradient aortic stenosis with dobutamine. *Circulation* 2006;113:604–606.
63. Monin JL, Monchi M, Gest V, et al. Aortic stenosis with severe left ventricular dysfunction and low transvalvular pressure gradients: risk stratification by low-dose dobutamine echocardiography. *J Am Coll Cardiol* 2001;37: 2101.
64. Schwammenthal E, Vered Z, Moshkowitz Y, et al. Dobutamine echocardiography in patients with aortic stenosis and left ventricular dysfunction: predicting outcome as a function of management strategy. *Chest* 2001;119:1766–1777.

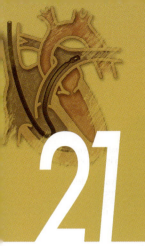

【第21章】Section V *Evaluation of Cardiac Function*

心室容積，駆出率，重量，壁応力，局所壁運動の計測

Measurement of Ventricular Volumes, Ejection Fraction, Mass, Wall Stress, and Regional Wall Motion

Michael A. Fifer, William Grossman

　心血管造影は当初，心血管系の解剖学的異常に関する質的情報を得る方法として導入された．その後，シネ画像から得られる定量的情報が，心臓の機能的異常についても情報を与えてくれることが明らかとなった．心室の径，面積および壁厚の直接的な測定により，心室容積，駆出率，重量および壁応力の計算が可能である．心室の圧-容積関係を評価することで，心室の収縮および拡張機能について知ることができる．さらに，局所壁運動を評価する手法が進歩し，冠動脈疾患患者の評価に有用であることが証明された．したがって，第17章で述べた手法で得られた心室造影画像は，心室の形態および機能に関する定量的な解析のために利用することができる．

1 容積

A 技術的問題

　第17章で詳細に述べたように，心室造影は通常秒間 15〜30 コマ（frames per second：fps）のデジタルフォーマットで記録され，造影剤は 7〜15 mL/sec の速さで合計 25〜45 mL 投与される．また，肺動脈，左房（経心房中隔法），もしくは重症大動脈弁閉鎖不全症の場合には大動脈基部からの造影剤注入によっても，左室の造影は可能である．カテーテルの位置と注入速度に注意することで，造影検査中の心室期外収縮の発生を抑えることができる．期外収縮および期外収縮後の心拍は正しい心室機能解析に使用できないので，これは重要である．

　コンピュータシステムが広く用いられるようになり，心室容積を決定する技術は鉛筆と紙（もしくは計算機）を用いた携帯型の面積計から半自動のソフトウェアへと大きく進化した．しかし，容積を正確に決定するための基本原理は，手動であってもコンピュータであっても同様である．たとえば，拡大率の修正が必要なことは手動および自動の容積決定技術の両者に共通している．

　左室容積を評価する最初のプロセスは，左室の輪郭もしくはシルエットを描出することである．心室のシルエットは，乳頭筋や肉柱を含め，見える範囲で造影剤の最も外側をトレースするべきである（図 21-1）．大動脈弁のラインは，Valsalva 洞の下面を結ぶ線として定義される．一部のコンピュータシステムでは，心室のシルエットをすべて手動でトレースすることが要求される．または，半自動で輪郭を検出するアルゴリズムでは，心室シルエットのいくつかのポイントを手動で設定し，その他の輪郭はコンピュータにより自動で設定される．

　左室容積の計測をより簡便にするために，左室は通常楕円体として近似される[1-3]．もしくは，左室の形状に関する仮定に依存しない Simpson 法に基づく方法が用いられる[4]．この法則を用いると，あらゆる対象の容積はそれを構成する既知の厚みの断片を合計した容積と等しくなる．断片が薄いほうが，正確な測定が可

[図 21-1] RAO 30°からの左室造影
破線に示すように心室の輪郭が描出されている.

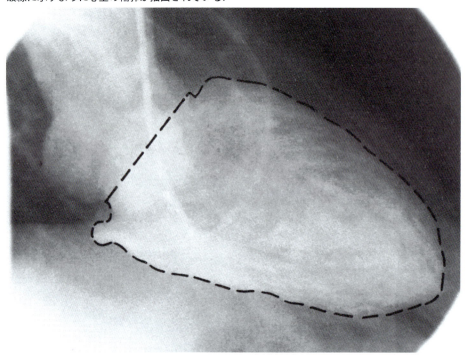

能となる[4]．現在のソフトウェアでは，使用者がこれら2つの方法から選ぶことが可能である．X線は点状の線源から放出されるので，各線は互いに平行ではない．つまり検出器に拡大投影された心室の画像に関して，補正が必要となる．最後に，ほとんどの数学的計算では左室容積は過剰に算出されるため，この過大評価を補正するための回帰式が必要となる．

B 二方向撮影

二方向からの左室造影は，前後（anteroposterior：AP）および側面[2]，右前斜位（right anterior oblique：RAO）30°および左前斜位（left anterior oblique：LAO）60°[5]，もしくは角度をつけた二方向（たとえばRAO 45°およびLAO 60°，頭位25°）[6]にて行われる．左室は複雑な形状をしているが，楕円体としてかなりの精度で近似可能である（図21-2）[2]．楕円体の容積は，以下の式で与えられる．

[図 21-2] 左室の形状に見立てた楕円体
長軸は L，短軸は M と N で示されている.

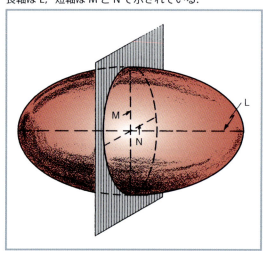

$$V = \frac{4}{3}\pi \frac{L}{2} \frac{M}{2} \frac{N}{2} = \frac{\pi}{6} LMN \quad (21\text{-}1)$$

ここで V は容積，L は楕円体の長軸径，M および N は短軸径である．長軸径 L は実際には

L_{max} として，両方向の左室陰影における最大径を採用する．M と N を決定するには，両方向の左室陰影ともに楕円に近似される必要がある．M および N は，これらの楕円の短軸径を採用する．これらは Dodge ら[2] の面積－長さ法から計算される．これは，楕円の面積は長径および短径の関数であるという基本的な幾何学の方程式を用いて，M と N を左室像の面積と長軸の長さから二方向のそれぞれについて計算して求めるものである．たとえば斜位の二方向（RAO/LAO）からの左室造影では，2 つの左室陰影の面積は下記のように算出される．

$$A_{RAO} = \pi \frac{L_{RAO}}{2} \frac{M}{2}$$

$$A_{LAO} = \pi \frac{L_{LAO}}{2} \frac{N}{2} \quad (21\text{-}2)$$

L_{RAO} と L_{LAO} はそれぞれ RAO および LAO の陰影に描かれる長軸径である．それぞれの陰影の面積（図 21-1）はプラニメータにより得られ，M と N は下記の並べ替えにより計算される．

$$M = \frac{4 A_{RAO}}{\pi L_{RAO}}$$

$$N = \frac{4 A_{LAO}}{\pi L_{LAO}} \quad (21\text{-}3)$$

21-1，21-2，21-3 式を用いて，下記の式が得られる．

$$V = \frac{\pi}{6} L_{max} \left(\frac{4 A_{RAO}}{\pi L_{RAO}} \right) \left(\frac{4 A_{LAO}}{\pi L_{LAO}} \right)$$

$$= \frac{8}{3\pi} \frac{A_{RAO} A_{LAO}}{L_{min}} \quad (21\text{-}4)$$

ここで，L_{min} は L_{RAO} と L_{LAO} の短いほうである．L_{RAO} はほとんどの場合，常に L_{LAO} よりも長いので，L_{LAO} は通常 L_{min} として使用される．

21-4 式は，直角もしくは直交する投影のために導かれたもので，先ほど述べた RAO 30° と LAO 60° の斜位の二方向，もしくは古典的な AP および側面像の心室造影に適応される．理論的には（RAO と頭側に振った LAO のような）直交しない投影像については適用できないが，経験的にはこれらに対しても有効であることが示されている[6]．

右室容積は，Dodge の面積－長さ法の変法[7,8]もしくは Simpson 法[8-10] を用いて二方向の AP および側面像から計算されてきた．現在では，右室容積をシネ画像から計算することはまれであり，その方法の詳細については他の文献を参照されたい[7-10]．

Ⓒ 一方向撮影

左室容積を推定する面積－長さ楕円体法は，AP もしくは RAO の一方向のみの撮影にも用いることができるよう変形されてきた[3, 11-13]．一方向法の場合，左室の形状は回転楕円体，つまり 2 つの短軸が等しいという仮定が必要である[12]．ある投影における心室の短軸は，撮影されていない直交する方向における短軸径と等しいと仮定される．楕円体における公式の 21-1 式を再度記載する．

$$V = \frac{\pi}{6} LMN \quad (21\text{-}5)$$

一方向（たとえば RAO）のみの心室造影の場合，$M = N$ と仮定しているので，L は楕円の真の長軸径であるという仮定をしている．M は一方向の投影像の面積（A）および L から，面積－長さ法を用いて $M = 4A/\pi L$ として求められる．したがって，一方向からの容積計算は以下のようになる．

$$V = \frac{\pi}{6} LM^2 = \frac{\pi}{6} L \left(\frac{4A}{\pi L} \right)^2 = \frac{8}{3} \frac{A^2}{\pi L} \quad (21\text{-}6)$$

Ⓓ 拡大率の補正：一方向撮影の場合

拡大率の補正は，較正グリッドを評価する心室と同時に撮影し[11]，そのグリッドと心室を同じように拡大させることでなされる．心室の中心が一点に固定された（isocenter）X 線システムを用いることで，isocenter の周囲では X 線管およびイメージインテンシファイアは回転しているので，格子を用いることなく拡大率の補正が可能となった．

拡大率を補正するために較正グリッドを用いる方法，およびその他の拡大補正因子を計算す

[表21-1] 計算された左室容積の過剰分を補正するための回帰式

研究者	血管造影法	年齢	回帰
Wynne ら[5]	RAO および LAO のシネ二方向	成人	$V_A=0.989V_C-8.1$
	RAO のシネ一方向	成人	$V_A=0.938V_C-5.7$
Kennedy ら[13]	RAO のシネ一方向	成人	$V_A=0.81V_C+1.9$
Dodge ら[2]	AP および側面の連続二方向	成人	$V_A=0.928V_C-3.8$
Graham ら[46]	AP および側面のシネ二方向	小児	$V_A=0.733V_C$
Sandler と Dodge[12]	AP の連続一方向	成人	$V_A=0.951V_C-3.0$

AP：前後像，LAO：左前斜位像，RAO：右前斜位像，V_A：真の容積，V_C：計算上の容積

る方法について，Sheehan と Mitten-Lewis らが再評価を行った[14]．彼らは，心室像全体の面積に比べれば，グリッドの大きな中心の正方形部分で生じる誤差は無視できるほど小さいことを示した．較正グリッドの代わりに円形ディスクを用いても，補正因子計算に有意な変化は生じない．あるいは，X 線不透過のマーカーを 1 cm ごとに設けたカテーテルを用いることでも十分正確な補正因子の算出が可能であった．

拡大率の補正の近似式は，左室造影に用いたカテーテルの直径からも算出可能かもしれない．しかし，この小さな径を測ることは大きな誤差を生む可能性があり，ここから得られた容積の誤差は線形補正因子を用いた場合と比べて約 3 倍である．一方，この方法で駆出率の計算を行った場合に生じる誤差は，心室容積を求める際と比べ非常に小さい．回帰式を用いなかった場合，駆出率は拡大率に関係なく決定可能である．

一方向撮影では，線形補正因子の 3 乗により容積の拡大率が補正可能となる．

$$V=\frac{8}{3\pi}(CF)^3\frac{A^2}{L} \quad (21\text{-}7)$$

E 拡大率の補正：二方向撮影の場合

二方向の場合，補正因子（correction factor：CF）は二方向の投影に対して別々に計算されなければならない．つまり，斜位の二方向の造影の場合，CF_{RAO} と CF_{LAO} が求められる．線形補正因子を計測された長さと掛け合わせ，またこの補正因子の 2 乗を計測された面積と掛け合わせることで，本来の長さや面積を計算することができる．したがって，補正された心室容積は次のようになる．

$$V=\frac{8}{3\pi}\frac{(CF_{RAO})^2(CF_{LAO})^2}{CF_{LAO}}\frac{A_{RAO}\,A_{LAO}}{L_{LAO}}$$

$$=\frac{8CF_{RAO}^2\,CF_{LAO}}{3\pi}\frac{A_{RAO}\,A_{LAO}}{L_{LAO}}$$

$$(21\text{-}8)$$

F 回帰式

造影剤を用いた剖検心の解析では，21-8 式から計算された造影の容積は真の左室容積を過大評価することがわかっている[2,4,5]．この過大評価は，多くは血液の容積に寄与しないにもかかわらず，描出された左室陰影に含まれてしまう乳頭筋や肉柱が原因となって生じる．これらの研究から得られた回帰式が，計算上の容積を補正するために用いられる．最も一般的に用いられる回帰式を表 21-1 に示す．RAO 60°/LAO 30°の投影画像については，Wynne ら[5] は剖検例の鋳型（図 21-3）を用いて表 21-1 に示す回帰式を導いた．

一方向撮影では二方向の解析と比べ，容積を有意に過大評価しがちである．これは一方向からの回帰式にも反映されている（表 21-1）．

[図 21-3] 硫酸バリウム粉末と混ぜ合わせた包埋剤を用いた，死亡直後のヒトの心臓から作成した左室の鋳型

左室の形状は，おおまかに回転楕円体に近似しているにすぎない．しかし，この鋳型の容積（実際の鋳型を水槽につけ水位変化により計測したもの）と計算された容積は驚くほどよく相関する．

(Wynne J et al：Estimation of left ventricular volumes in man from biplane cineangiograms filmed in oblique projections. Am J Cardiol 41：726, 1978)

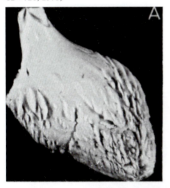
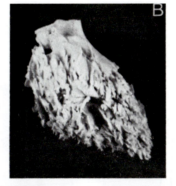
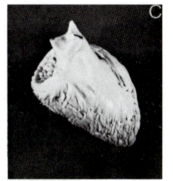
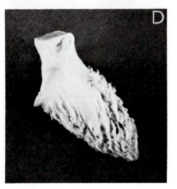
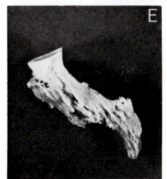

これらの回帰式は，汎用されているカテーテル室用のパッケージにも組み込まれている．

2 駆出率と逆流率

シネ画像を検討して最大（拡張終期）および最小（収縮終期）心室容積のフレームを選択することは可能である．そこから駆出率（ejection fraction：EF）は以下のように計算される[15, 16]．

$$EF = \frac{EDV - ESV}{EDV} = \frac{SV}{EDV} \quad (21\text{-}9)$$

ここで EDV は拡張終期容積，ESV は収縮終期容積，SV は血管造影から求めた一回拍出量である．

大動脈弁または僧帽弁逆流の一方もしくは両方がある患者では，血管造影から求めた一回拍出量と，Fick 法もしくは（三尖弁逆流がなければ）熱希釈法で求めた前方拍出量を比較することで，一回逆流量を計算することができる．これは駆出された容積のうち逆流したものの量で，つまり真の心拍出量には寄与しないものである[15]．逆流率（regurgitant fraction：RF）は下記のように定義される[15-17]．

$$RF = \frac{SV_{angiograhic} - SV_{forward}}{SV_{angiograhic}} \quad (21\text{-}10)$$

逆流率の計算には2つの方法の一回拍出量の差が必要であり，その両者ともある程度の誤差を含んでいるため，逆流率そのものにおける誤差は大きなものになる．よってこの数字の解釈には，造影上逆流がどの程度かという質的な評

[図21-4] 多電極インピーダンスカテーテルを用いて，亜硝酸アミル吸入中に4心拍ごとに左室圧‐容積関係を描いた図

(McKay RG et al：Instantaneous measurement of left and right ventricular stroke volume and pressure-volume relationships with an impedance catheter. Circulation 69：703, 1984)

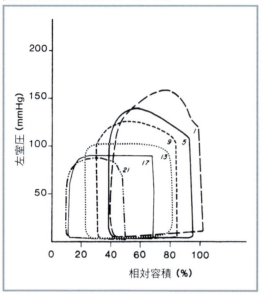

[図21-5] 圧‐容積カテーテル

2ヵ所の圧センサと12ヵ所の電極で，再現性の高い圧‐容積の同時測定が可能となる．圧センサは4番目と5番目の電極間にあり，12番目の電極の5 cm近位側にある．

[Millar Instruments社（Houston, TX；http://millar.com）の厚意による]

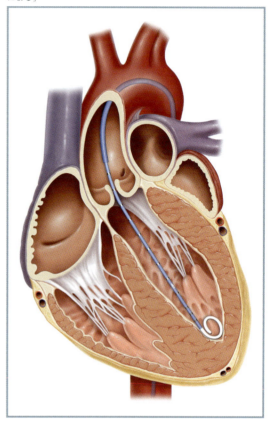

価が加味されるべきである．大動脈弁および僧帽弁の両者の逆流の場合，両者の相対的な寄与の割合は造影画像から判断される必要がある．

3 左室容積と駆出率を計算するその他の方法

造影剤を末梢静脈に注入して，コンピュータを用いたデジタルサブトラクション法により増幅した画像を左室造影に用いることができる[18, 19]．末梢からの造影剤の注入により，心室に直接造影剤を注入することによってしばしば生じる期外収縮の問題を回避可能である．また，デジタルサブトラクションの過程で画像を増幅することで，直接左室に造影剤を注入する際にも少量の造影剤で撮影可能である[18]．左室容積と駆出率は，デジタルサブトラクション画像から通常の左室造影同様，面積‐長さ法により計算可能である[18]．駆出率は，心室内の造影剤によるX線の減衰をコンピュータで解析して決定する方法もある[19, 20]．この技術は，心室の形状に対する幾何学的な仮定を必要としない．また，心室容積はCT[21]やMRI[22]を用いて非侵襲的に計算することもできる．腔内の電気的インピーダンスを測定が可能な多電極カテーテルを用いることで，造影剤を用いずに心室容積と駆出率を測定する方法もある[23-25]．その後の研究により，左室および右室の容積は共にこの方法で求められることがわかっている[23, 24]．このカテーテルは，図21-4に示したような左室圧‐容積関係を評価するときに有用である．最新の5Fもしくは7Fのカテーテルを用いて，容積とマイクロマノメータを用いた圧の測定が併せて可能である（図21-5）．

4 左室心筋重量

　容積を決定するために必要なパラメータの測定に加え，左室壁厚を計測することで，左室壁容積の計測および左室心筋重量（left ventricular mass：LVM）の推定が可能となる．これらの計算のためには，壁厚が均一であるという仮定が必要である．壁厚（h）は拡張終期におおよそ大動脈弁から心尖部までの 2/3 の部分の左室自由壁で，AP[26]もしくは RAO[13]で測定され，適切な拡大率の補正が適用される．二方向撮影では，左室および左室壁の容積の合計 V_{c+w} は，対応する楕円体から近似される．

$$V_{c+w} = \frac{4}{3}\pi \left(\frac{L+2h}{2}\right)\left(\frac{M+2h}{2}\right)\left(\frac{N+2h}{2}\right)$$
$$= \frac{\pi}{6}(L+2h)\left(\frac{4A_{RAO}}{\pi L_{RAO}}+2h\right)\left(\frac{4A_{LAO}}{\pi L_{LAO}}+2h\right) \quad (21\text{-}11)$$

　h と同様に，A と L に対しても適切な拡大率の補正を行うと，V_{c+w} は拡大率を補正した左室および左室壁の容積の合計を表している．一方向撮影法では $M = N$ と仮定しているので，次の一方向撮影用の式が適応される．

$$V_{c+w} = \frac{\pi}{6}(L+2h)\left(\frac{4A}{\pi L}+2h\right)^2 \quad (21\text{-}12)$$

　心室の容積は二方向撮影もしくは一方向撮影から測定され，乳頭筋や肉柱を心室容積から除外するため（さらにそれらを左室重量に含めるため），適切な回帰式が適用される．V_c は心室容積に対応する回帰量である．LVM は下記のように計算される．

$$LVM = 1.050\, V_w = 1.050(V_{c+w} - V_c) \quad (21\text{-}13)$$

　ここで V_w は左室壁の容積で，1.050 は心筋の比重である．この方法は剖検例の心臓の解析により確認されている[26, 27]．しかしこの方法は，著明な右室肥大がある場合や，心嚢液貯留，心膜肥厚がある場合には，RAO からの正確な壁厚の測定が不可能なので，必ずしも正確ではない．左室壁厚はしばしば LAO における後壁側ではっきりみられ，心エコー，CT，MRI によっても正確に測定可能なこともある．これらの方法で得られた値も，LVM の計算に使用可能である．

5 正常値

　多くの研究者が，成人および小児の左室容積，駆出率，壁厚，左室重量の正常値を報告している[5, 28-30]．これらを表 21-2 に示す．

6 壁応力

　心室の機能を評価するのに心室の圧と容積を測定するのは有用であるが，心筋の機能を直接的に評価するには個々の心筋線維のレベルでの張力に注目する必要がある．特に，心室壁厚（h）および心室の半径（R）の違いによって補正を行う必要があり，これらによって個々の心筋線維が作り出す心室内圧（P）が変化する．このことは，特に心室肥大，拡大，またその両者を生じる病態で重要である．この補正は，壁応力（σ）を考慮して行われる[29, 31-33]．一般的にいくつかの公式が壁応力を計算するために用いられるが，どれも基本的な Laplace の法則に関連している．

$$\sigma = \frac{PR}{2h} \quad (21\text{-}14)$$

　心室腔の形状と心室壁の性状に関する仮定から，壁応力を円周，子午線，および半径方向に壁応力成分を計算する多くの公式が導かれる（図 21-6）．円周および子午線方向の圧力を考慮することは，臨床応用において特に有用である．円周方向の圧力 σ_c を計算する代表的な公式は下記の通りである．

$$\sigma_c = \frac{Pb}{h}\left(1-\frac{h}{2b}\right)\left(1-\frac{hb}{2a^2}\right) \quad (21\text{-}15)$$

　ここで a と b はそれぞれ壁中点における長軸および短軸を表す．子午線方向の圧力 σ_m は下

[表 21-2] 心血管造影により得られた左室のパラメータの正常平均値（平均値±標準偏差）

研究者	血管造影法	症例数	年齢	拡張終期容積 (mL/m²)	収縮終期容積 (mL/m²)	駆出率	壁厚 (mm)	重量 (g)
Wynne ら[5]	二方向シネ RAO，LAO	17	成人	72±15	20±8	0.72±0.08	—	—
Kennedy ら[27]	二方向連続 AP，側面	16	成人	70±20	24±10	0.67±0.08	10.9±2.0	167±42
Hood[29]	二方向連続 AP，側面	6	成人	79±11	28±6	0.67±0.07	8.5±1.3	164±35
Hermann と Bartle[30]	二方向連続 AP，側面	6	成人	71±20	30±10	0.58±0.05	—	—
Graham ら[46]	二方向シネ AP，側面	19	2歳以下の小児	42±10	—	0.68±0.05	—	96±11 [a]
Graham ら[46]	二方向シネ AP，側面	37	2歳以上の小児	73±11	—	0.63±0.05	—	86±11 [a]

[a]：g/m². AP：前後像，LAO：左前斜位像，RAO：右前斜位像

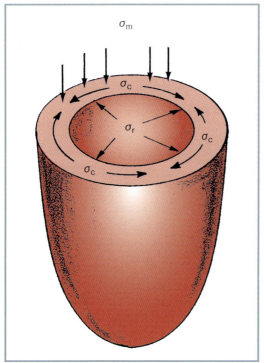

[図 21-6] 円周方向（σ_c），子午線方向（σ_m），および半径方向（σ_r）の左室壁応力を楕円体モデルで示した図
これらの3つの成分は互いに直交している．

[**図 21-7**] 正常（**A**），圧負荷（**B**），容量負荷（**C**）心室における，心周期を通しての左室圧，壁厚，子午線方向の壁応力の変化の比較

各パラメータは 40 msec の間隔で計測された．これら 3 つの心室はいずれも，最大応力は最大圧より早期に出現している．圧負荷心室においては，最大圧は著明に上昇しているが，最大収縮期応力および拡張終期応力は正常である．容量負荷心室においては，最大収縮期圧は正常であるが，拡張終期応力は上昇している．

(Grossman W et al：Wall stress and patterns of hypertrophy in the human left ventricle. J Clin Invest 56：56, 1975)

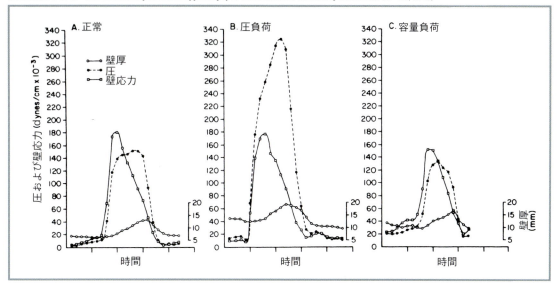

[**図 21-8**] 左室圧 - 容積図

この例では，一方向のシネ画像から得られた関係と，核医学による容積データを比較している．

(McKay RG et al：Left ventricular pressure-volume diagrams and end-systolic pressure-volume relations in human beings. J Am Coll Cardiol 3：301, 1984)

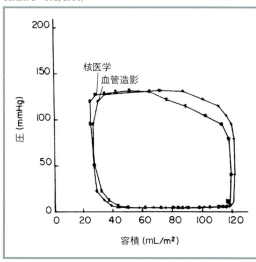

のように計算される[32]．

$$\sigma_m = \frac{PR}{2h(1+h/2R)} \quad (21\text{-}16)$$

ここで R は心内膜に囲まれた心室の半径である．壁応力の計算に関するさらに詳細な考察は，総説論文を参照されたい[33]．

病的状態における壁応力の計算は，圧や容積のデータのみでは明らかにならない情報を提供してくれる．たとえば，最大の壁応力は必ずしも心周期における最大の圧と同じタイミングで生じるとは限らない．また代償性の圧負荷状態では，心室圧の上昇に比例して壁厚が増加するため，壁応力は正常に保たれる（図 21-7）[32]．

7 圧 - 容積曲線

心室圧と容積の同時測定により，圧 - 容積図が得られる（図 21-8）[34-37]．圧 - 容積曲線における拡張期部分の位置と傾斜は，心室の拡張特性を表す[35, 38]．曲線の収縮期部分は収縮終期

[図21-9] コントロール（CON）および高頻度心房ペーシングによる狭心症誘発後（PCG）の局所壁運動の評価

左室圧（LVP）- 長さ関係が，狭窄した冠動脈の領域（a と b）および正常灌流領域（c と d）の両者で描かれている．

(Sasayama S et al：Changes in diastolic properties of the regional myocardium during pacing-induced ischemia in man. J Am Coll Cardiol 5：599, 1985)

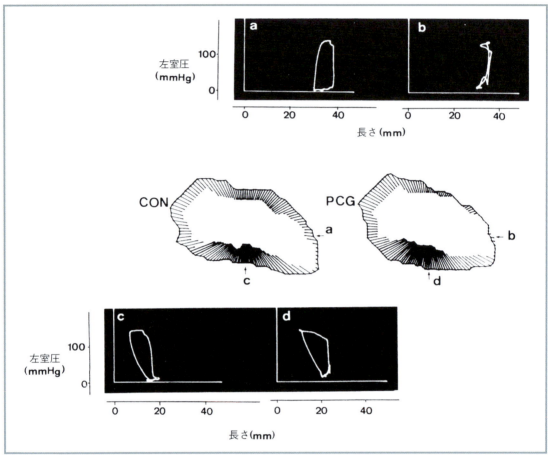

圧 - 容積関係，つまり心室の収縮機能の測定に有用である（第 22 章を参照）．

8 左室の局所壁運動

　左室の局所壁運動異常は，全体的な機能低下よりも冠動脈疾患の鋭敏な指標であるという認識から，それを定量化する試みがなされてきた．左室造影は RAO，もしくは RAO と LAO で行われる．左室は以下の 2 つのうちいずれかの方法で分割される；（a）長軸を等分し，長軸に垂直な線分の作成[39, 40]，もしくは（b）長軸の中点から心室外縁に一定の角度ごとに引いた線分

の作成[39]．通常はコンピュータにより，各セグメント内側への（もしくは外側への）動きの程度が計測され，運動低下，無運動，奇異性運動の定量的な計測がなされる．左室造影を自動で処理する方法は，Sasayama らにより報告された[41-43]．拡張終期および収縮終期の陰影を重ね合わせ（図21-9），128 の放射格子を拡張終期陰影の重心から心内膜側に向けて描く．拡張終期と収縮終期の陰影の間でそれぞれの格子の長さを測定し，各セグメントの拡張および収縮機能が計測される．図21-9 は，冠動脈疾患患者に対して高頻度心房ペーシングを行い，狭心症を誘発する前後でこの方法を用いたものであ

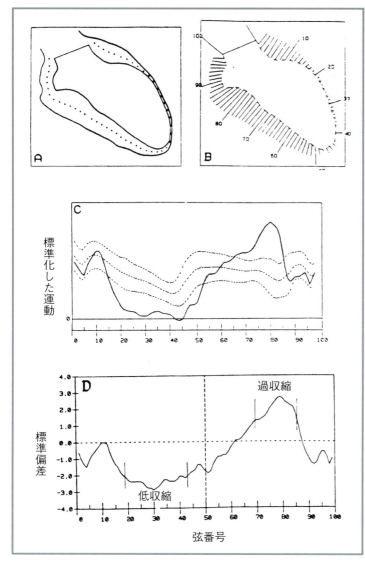

[図21-10] 中心線法により評価した壁運動
(A) 中心線（点線）は収縮終期と拡張終期の陰影の中間に引かれている．(B) 中心線と垂直な線分が描かれている．(C) それぞれの線分における収縮期の短縮率がプロットされ，正常平均値と標準偏差値とともに描かれている（点線）．(D) 正常範囲からの偏移分が再度プロットされている．
(Sheehan FH et al：Advantages and applications of the center line method for characterizing regional ventricular function. Circulation 74：293, 1986)

る．左室圧を同時に記録することで，正常灌流の心筋領域および狭窄した冠動脈に灌流される領域の両者で左室圧－長さ関係が描かれている．後者では狭心症により壁運動の低下が生じ，前者では代償的な過大収縮がみられる．

Sheehanらは，以上とは別の方法を提唱している[44,45]．この方法では，拡張終期および収縮終期の左室輪郭の間の中点に引いた中心線に垂直となる100本の線分に沿って壁運動を計測する（図21-10）．個々の線分の動きは心疾患のない患者の左室造影の解析から得られた正常値と比較される．正常値から外れた場合，運動低下または運動亢進が示唆される．血栓溶解療法後の壁運動の研究では，LAO方向の投影をRAO方向に加えて用いることは，特に左冠動脈回旋枝に血栓を生じた患者において有用であった[45]．

局所壁運動の解析を行うソフトウェアは，現在汎用されているカテーテル室のコンピュータシステムで利用可能である．

（藤野剛雄）

文 献

1. Arvidsson H. Angiocardiographic observations in mitral disease with special reference to volume variations in the left atrium. *Acta Radiol* 1958;49(suppl 158):1–124.
2. Dodge HT, Sandler H, Ballew DW, et al. The use of biplane angiocardiography for the measurement of left ventricular volume in man. *Am Heart J* 1960;60:762.
3. Greene DG, Carlisle R, Grant C, et al. Estimation of left ventricular volume by one-plane cineangiography. *Circulation* 1967;35:61.
4. Chapman CB, Baker O, Reynolds J, et al. Use of biplane cinefluorography for measurement of ventricular volume. *Circulation* 1958;18:1105.
5. Wynne J, Green LH, Grossman W, et al. Estimation of left ventricular volumes in man from biplane cineangiograms filmed in oblique projections. *Am J Cardiol* 1978;41:726.
6. Rogers WJ, Smith LR, Bream PR, Elliott LP, Rackley CE, Russell RO Jr. Quantitative axial oblique contrast left ventriculography: validation of the method by demonstrating improved visualization of regional wall motion and mitral valve function with accurate volume determinations. *Am Heart J*. 1982;103(2):185–94.
7. Arcilla RA, Tsai P, Thilenius O, et al. Angiographic method for volume estimation of right and left ventricles. *Chest* 1971;60:446.
8. Graham TP Jr, Jarmakani JM, Atwood GF, et al. Right ventricular volume determinations in children: normal values and observations with volume or pressure overload. *Circulation* 1973;47:144.
9. Goerke RJ, Carlsson E. Calculation of right and left cardiac ventricular volumes: method using standard computer equipment and biplane angiocardiograms. *Invest Radiol* 1967;2:360.
10. Gentzler RD, Briselli MF, Gault JH. Angiographic estimation of right ventricular volume in man. *Circulation* 1974;50:324.
11. Kasser IS, Kennedy JW. Measurement of left ventricular volumes in man by single-plane cineangiocardiography. *Invest Radiol* 1969;4:83.
12. Sandler H, Dodge HT. The use of single plane angiocardiograms for the calculation of left ventricular volume in man. *Am Heart J* 1968;75:325.
13. Kennedy JW, Trenholme SE, Kasser IS. Left ventricular volume and mass from single-plane cineangiocardiogram: a comparison of anteroposterior and right anterior oblique methods. *Am Heart J* 1970;80:343.
14. Sheehan FH, Mitten-Lewis S. Factors influencing accuracy in left ventricular volume determination. *Am J Cardiol* 1989;64:661.
15. Arvidsson H, Karnell J. Quantitative assessment of mitral and aortic insufficiency by angiocardiography. *Acta Radiol* 1964;2:105.
16. Miller GAH, Brown R, Swan HJC. Isolated congenital mitral insufficiency with particular reference to left heart volumes. *Circulation* 1964;29:356.
17. Jones JW, Rackley CE, Bruce RA, Dodge HT, Cobb LA, Sandler H, et al. Left ventricular volumes in valvular heart disease. *Circulation* 1964;29:887–91.
18. Sasayama S, et al. Automated method for left ventricular volume measurement by cineventriculography with minimal doses of contrast medium. *Am J Cardiol* 1981;48:746.
19. Nissen SE, Elion JL, Grayburn P, et al. Determination of left ventricular ejection fraction by computer densitometric analysis of digital subtraction angiography: experimental validation and correlation with area-length methods. *Am J Cardiol* 1987;59:675.
20. Tobis J, Nalcioglu O, Seibert A, Johnston WD, Henry WL, et al. Measurement of left ventricular ejection fraction by videodensitometric analysis of digital subtraction angiograms. *Am J Cardiol* 1983;52:871–5.
21. Takx RAP, Moscariello A, Schoepf UJ, et al. Quantification of left and right ventricular function and myocardial mass: comparison of low-radiation dose 2nd generation dual-source CT and cardiac MRI. *Eur J Radiol* 2012;81(4):e598–604.
22. Sievers B, Schrader S, Rehwald W, Hunold P, Barkhausen J, Erbel E. Left ventricular function assessment using a fast 3D gradient echo pulse sequence: comparison to standard multi-breath hold 2D steady state free precession imaging and accounting for papillary muscle and trabeculations. *Acta Cardiol* 2011;66:349.
23. McKay RG, Spears JR, Aroesty JM, et al. Instantaneous measurement of left and right ventricular stroke volume and pressure-volume relationships with an impedance catheter. *Circulation* 1984;69:703.
24. Kass DA, Midei M, Graves W, et al. Use of a conductance (volume) catheter and transient inferior vena caval occlusion for rapid determination of pressure-volume relationships in man. *Cathet Cardiovasc Diagn* 1988;15:192.
25. Pak PH, Maughan L, Baughman KL, Kieval RS, Kass DA. Mechanism of acute mechanical benefit from VDD pacing in hypertrophied heart. Similarity of responses in hypertrophic Cardiomyopathy and hypertensive heart disease. *Circulation* 1998;98:242.
26. Rackley CE, Dodge HT, Coble YD Jr, et al. A method for determining left ventricular mass in man. *Circulation* 1964;29:666.
27. Kennedy JW, Reichenbach DD, Baxley WA, et al. Left ventricular mass: a comparison of angiocardiographic measurements with autopsy weight. *Am J Cardiol* 1967;19:221.
28. Kennedy JW, et al. Quantitative angiocardiography. I. The normal left ventricle in man. *Circulation* 1966;34:272.
29. Hood WP Jr. Wall stress in the normal and hypertrophied human left ventricle. *Am J Cardiol* 1968;22:550.
30. Hermann HJ, Bartle SH. Left ventricular volumes by angiocardiography: comparison of methods and simplification of techniques. *Cardiovasc Res* 1968;4:404.
31. Sandler H, Dodge HT. Left ventricular tension and stress in man. *Circ Res* 1963;13:91.
32. Grossman W, Jones D, McLaurin LP. Wall stress and patterns of hypertrophy in the human left ventricle. *J Clin Invest* 1974;56:56.
33. Yin FCP. Ventricular wall stress. *Circ Res* 1981;49:829.
34. Arvidsson H. Angiocardiographic determination of left ventricular volume. *Acta Radiol* 1961;56:321.
35. Dodge HT, Hay RE, Sandler H. Pressure-volume characteristics of diastolic left ventricle of man with heart disease. *Am Heart J* 1962;64:503.
36. Bunnell IL, Grant C, Greene DG. Left ventricular function derived from the pressure-volume diagram. *Am J Med* 1965;39:881.
37. McKay RG, Aroesty JM, Heller GV, et al. Left ventricular pressure-volume diagrams and end-systolic pressure-volume relations in human beings. *J Am Coll Cardiol* 1984;3:301.
38. Grossman W. Relaxation and diastolic distensibility of the regionally ischemic left ventricle. In: Grossman W, Lorell BH, eds. *Diastolic Relaxation of the Heart*. Boston: Martinus Nijhoff; 1988:193.
39. Herman MV, Heinle RA, Klein MD, et al. Localized disorders in myocardial contraction: asynergy and its role in congestive heart failure. *N Engl J Med* 1967;277:222.
40. Sniderman AD, Marpole D, Fallen EL. Regional contraction patterns in the normal and ischemic left ventricle in man. *Am J Cardiol* 1973;31:484.
41. Sasayama, S, Nonogi H, Kawm C. Assessment of left ventricular function using an angiographic method. *Jpn Circ J* 1982;46:1177.
42. Fujita M, Sasayama S, Kawai C, Eiho S, Kuwahara M. Automatic processing of cine ventriculograms for analysis of regional myocardial function. *Circulation* 1981;63(5):1065–74.
43. Sasayama S, et al. Changes in diastolic properties of the regional myocardium during pacing-induced ischemia in human subjects. *J Am Coll Cardiol* 1985;5:599.
44. Sheehan FH, Bolson EL, Dodge HT, et al. Advantages and applications of the centerline method for characterizing regional ventricular function. *Circulation* 1986;74:293.
45. Sheehan FH, Schofer J, Mathey DG, et al. Measurement of regional wall motion from biplane contrast ventriculograms: a comparison of the 30 degree right anterior oblique and 60 degree left anterior oblique projections in patients with acute myocardial infarction. *Circulation* 1986;74:796.
46. Graham TP Jr, Jarmakani JM, Canent RV Jr, et al. Left heart volume estimation in infancy and childhood: reevaluation of methodology and normal values. *Circulation* 1971;43:895.

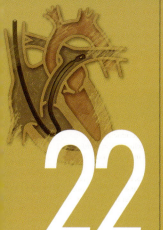

【第22章】Section V *Evaluation of Cardiac Function*

心室，心筋の収縮能および拡張能の評価

Evaluation of Systolic and Diastolic Function of the Ventricles and Myocardium

William Grossman, Mauro Moscucci

心臓カテーテル検査の最も重要な目的は心筋機能評価である．その最も単純な方法は，心室造影法による左室（LV）の収縮機能の目視による評価とLV拡張期圧の測定である．通常，心臓カテーテル検査の一部として行われる右心カテーテル検査および心拍出量測定の多くは心臓カテーテル室で行われ，心拍出量，一回拍出量や肺動脈楔入圧を測定することで，LV機能に関する詳細な情報が得られる．同時に右房圧や右室（RV）拡張終期圧を測定することにより，RV機能に関しても評価することができる．圧や心拍出量を測定することにより，心機能について重要な情報を得ることができる一方で，心機能低下の原因が心筋の収縮能と拡張能のどちらの異常にあるのかということに関してはほとんど情報が得られない．本章では心臓カテーテル室における心筋収縮能あるいは拡張能評価のためのいくつかの特別な方法について記述する．

1 収縮能評価

A 前負荷，後負荷と収縮性

心筋収縮能は心筋への前負荷，後負荷，そして収縮性の連関を反映している．前負荷は拡張期に心筋線維を伸長させる力であり，拡張終期におけるサルコメア長を決定する．LVの場合，前負荷はしばしばLV拡張終期圧（LVEDP）として表される．この圧（P）とLV壁厚（h）とLV内腔半径（R）を用いて，LV拡張終期壁応力（$\sigma \approx PR/h$）を求めることができ，拡張終期における心筋線維を伸長させる力を評価できる．この拡張終期壁応力あるいは伸展力に抗する力が心筋固有の硬さと弾性であり，拡張終期壁応力と心筋の硬さの相互作用が拡張終期のサルコメア長を決定する．たとえば，心筋がびまん性に線維化したり，アミロイドの浸潤がみられたりすると，通常の拡張終期サルコメア長まで伸長させるだけでも，大きな壁応力が必要となるだろう．その場合，LVEDPは非常に高値となり（たとえば25 mmHgを超えることもある），利尿薬や血管拡張薬を用いてLVEDPを下げると，サルコメアの伸長が不十分となり，結果的に心拍出量は低下する．

前負荷を変化させることにより心筋収縮の程度と速度の両方が影響を受けることが，単離心筋細胞を用いた実験で明らかにされている．心臓全体においては前負荷の増加により通常はLV容積の増加とLV収縮期圧の上昇をきたすため，この関係は単離心筋細胞のときよりも複雑なものとなる．したがって，後負荷（心筋線維収縮に対し抵抗する力）もまた上昇し，それによって拡張期心筋線維伸長による心筋収縮の程度と速度増加が減弱する傾向がみられる．この点は本章後半の収縮機能の駆出期指標の解説で詳細に検討する．

後負荷は，収縮期を通じて収縮期心室圧の上昇と血液の駆出に比例して増大する．収縮期にLVにかかる圧力は心室筋の筋線維収縮に抵抗

[表22-1] 心筋の収縮性に影響を与えるホルモンおよび薬物

	推定される機序	収縮性への影響
β作動性カテコラミン	β受容体刺激➡↑アデニル酸シクラーゼ活性➡↑環状AMP➡↑サルコレンマを介したCa^{2+}流入➡↑細胞質Ca^{2+}	＋
ジギタリス配糖体	Na^+/K^+ ATPase抑制➡↑細胞内Na^+➡↑Na^+/Ca^{2+}交換➡↑細胞質内Ca^{2+}	＋
カルシウム塩	↑細胞外Ca^{2+}➡↑遅延型チャネル，Na^+/Ca^{2+}交換によるCa^{2+}流入➡↑細胞質内Ca^{2+}	＋
カフェイン	複数の作用あり： カテコラミンの局所的放出 筋小胞体へのCa^{2+}取り込み抑制 ホスホジエステラーゼの阻害➡↑環状AMP ↑収縮蛋白のCa^{2+}への感受性	＋
ミルリノン，アムリノンなどのビピリジン系薬	ホスホジエステラーゼの阻害➡↑環状AMP➡↑細胞質内Ca^{2+}	＋
甲状腺ホルモン	特定のミオシンアイソザイム産生の変容によるミオシンATPase活性の増大	＋
カルシウム増感薬 (Levosimendan, Pimobendan, EMD-57033, MCI-154)[1]	Ca^{2+}-トロポニンCの結合促進 ミオシンの活性化 クロスブリッジ結合率および解離率への影響	＋
カルシウム拮抗薬	遅延チャネルを介したCa^{2+}流入の阻害	－
バルビツレート，エタノール	不明な機序による収縮性の低下	－

AMP：アデノシン一リン酸，ATPase：アデノシントリホスファターゼ

する力とほぼ近い力である．壁応力に関する理論と計算法については第21章で記載した通りである．収縮終期壁応力は，前負荷と収縮性が一定であるときに心筋線維収縮の程度を決定する終末の後負荷であると多くの人が考えている．収縮終期壁応力の増大は心筋線維収縮の低下をきたす．したがって心室全体でみると，後負荷が増大すれば一回拍出量および駆出分画は減少することになる．

収縮性とは，薬剤やホルモンの影響で性能が変化することを説明する心筋の特性のことを指す．収縮性は古典的に前負荷や後負荷によらない独立した指標とみなされてきた．「収縮性」(contractility)という単語は一般的に「変力性」(inotropy)と同義で用いられ，どちらも収縮期におけるクロスブリッジ周期の活性化の水準を表している．収縮性の変化は，実験室で前負荷と後負荷を一定にした状態で心筋の機能（収縮の程度と速度，最大産出力）を測定することで評価される．骨格筋と比較して，心筋では収縮力が薬剤やホルモンによる刺激により速やかに上昇する．収縮力に影響する薬剤，ホルモンの例を表22-1に示す．

心筋収縮性の増大は交感神経活性の亢進状態，甲状腺中毒，肥大型心筋症の患者やさまざまな薬剤に対する反応としてみられる可能性がある．前負荷と後負荷が一定の状況では，心筋収縮性の増大は心筋収縮の速度と程度の増加を示す．

単離心筋組織を用いた実験では，心筋収縮性は正確には前負荷と完全に独立しているわけではないことが示されている．拡張終期のサルコメアの伸長が増大することで，Frank-Starlingの法則に従い，即座に収縮力が増加し，続いて

[図 22-1] 正常 LV 機能患者におけるマイクロマノメータによる LV 圧とその一次微分の記録（その1）
イソプロテレノールは陽性 dP/dt の著しい増大を伴った心収縮性の増大をもたらす．アトロピンは頻脈を生じ，その結果，階段効果を介して陽性 dP/dt を増加させる．
(Gleason WL, Braunwald E：Studies of the first derivative of the ventricular pulse in man. J Clin Invest 41：80, 1962)

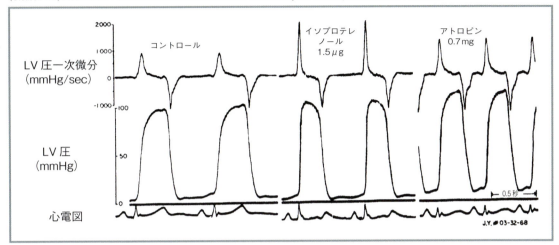

5〜10分かけて収縮力が増大する[2-4]．前負荷増大の際に，心筋長に応じた収縮力増大が生じる背景として，細胞内カルシウムイオン（Ca^{2+}）の放出の増加と，いかなる細胞質内 Ca^{2+} 濃度においても心筋線維の Ca^{2+} 感受性が増大することの両方の役割が明らかにされている[3]．

収縮能の評価には後負荷，前負荷，そして収縮性を同時に考慮する必要がある．収縮能（systolic function）と収縮性は同義ではないので注意が必要である．たとえば，後負荷過剰状態においては，収縮性は正常であっても収縮能が大きく低下することが起こり得る（詳細は後述を参照）．

B 等容性指標

心筋収縮性の評価に最も古くから，そして最も広く用いられてきた指標の一つに LV 収縮期最大増加率（dP/dt）がある．Wiggers らは 70 年以上前に，不全心筋における心室圧波形では勾配が減少することを動物実験により示した[5]．1962年，Gleason と Braunwald はヒトにおいて dP/dt を初めて測定し報告した[6]．彼らは 40 人の患者についてマイクロマノメータ付きカテーテルを用いて測定した．血行動態に異常のないこれらの患者の最大 dP/dt は，LV で 841〜1,696 mmHg/sec，RV で 223〜296 mmHg/sec であった．運動負荷，あるいはノルエピネフリンやイソプロテレノールの投与のような心筋収縮性を上昇させる介入を行うと，dP/dt は大きく増加した．アトロピンによる心拍数増加によっても最大 dP/dt は上昇した．この現象について，彼らは Bowditch の提唱した階段現象（treppe phenomenon）のためであるとしている．すなわち早い間隔で連続的な刺激を与えると収縮性が次第に増大する現象である．この現象により二次的な細胞の Na^+ 蓄積が起こり，活動電位の分極時に内部の Na^+ 3分子と外部の Ca^{2+} 1分子の交換が抑制されるため，細胞質内の Ca^{2+} 濃度が上昇する．Gleason と Braunwald は，交感神経 α 受容体作動薬の血管収縮薬であるメトキサミンを用いて動脈血圧および後負荷を急速に上昇させたが，dP/dt の変化はほとんど起こらなかったと報告している．彼らの研究の要点は図 22-1, 22-2 に示されている．

健常者や特に心疾患のない患者では，等尺性運動[7]，動的運動[6]，心房頻脈ペーシング[8,9]，アトロピン[6]，β 受容体作動薬[6]，ジギタリス[10] などにより最大 dP/dt は有意に上昇すると報告されている．相対的に後負荷や前負荷を変動させた状態での dP/dt の変化をヒトで評価

[図22-2] 正常LV機能患者におけるマイクロマノメータによるLV圧とその一次微分の記録（その2）
メトキサミンは動脈圧とLV収縮期圧を上昇させるが，陽性dP/dtは増加させない．一方，ノルエピネフリンのαとβアドレナリン作用はLV収縮期圧と陽性dP/dtを増加させる．
(Gleason WL, Braunwald E：Studies of the first derivative of the ventricular pulse in man. J Clin Invest 41：80, 1962)

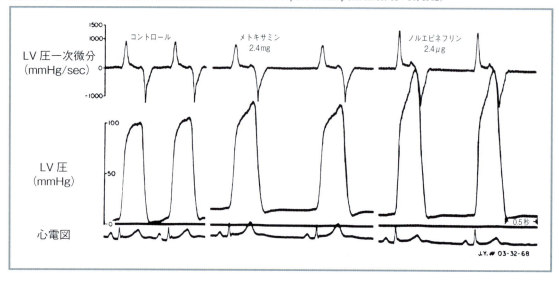

した研究は少ない．しかし，いくつかの研究では前負荷を中等度増加させることにより最大dP/dtが6〜8％上昇傾向となったという報告や，メトキサミンまたはニトロプルシド負荷による平均動脈圧の25〜30 mmHgの上昇あるいは低下に対してもdP/dtの変化がほとんどみられなかったとの報告などがなされている[12]．前負荷，後負荷，収縮性の変化が最大dP/dtに及ぼす影響については，動物実験でさらに詳細に調べられている[11,13-16]．これらの研究結果は一般的に，前負荷，後負荷の上昇により最大dP/dtは概ね上昇するが，変化の幅は小さく（＜10％），生理的範囲内にとどまっていることを示唆している．

第10章で述べたようにdP/dtの正確な測定を行うには周波数応答特性の優れた圧測定システムが必要である[17]．マイクロマノメータ付きカテーテルは通常この周波数応答範囲を満足するよう求められている．心室圧信号を微分する方法には以下の3通りがある；(a) RC微分回路を用いたアナログ手法[6,11]（図22-1，22-2），(b) アナログのLV圧波形に対しコンピュータを用いたデジタル化を行い，平均LV収縮終期圧に最適化された多項式を微分する方法[8]，(c) アナログ圧波形をコンピュータを用いてデジタル化し，Fourier解析を行い微分する方法[9]．

dP/dtのみならず，いくつかの等容収縮期の指標が前負荷や後負荷の影響を受けない純粋な収縮性指標を探索する過程で紹介されてきた[11,20,21]．これらの指標には，①最大$(dP/dt)/P$［PはLV圧を指し，$(dP/dt)/P$はV_{PM}と呼称される］，②（最大dP/dt）$/IIT$［ここでのIITとは等容収縮期張力の総和である］，③$(dP/dt)/CPIP$［CPIPは通常，等容収縮期圧のことである］，④V_{max}［すなわち$P=0$に外挿したときの$(dP/dt)/P$］，⑤LV圧P_Dがそれぞれ5 mmHg，10 mmHgあるいは40 mmHgのときの$(dP/dt)/P_D$，⑥張力増減の時間変化率でLV圧の二次微分が含まれるもの，などが挙げられる．

dP/dtの変化は，ある個人内での心筋変力作用の短時間の変化を反映するが，個人間の比較に用いる場合，特に慢性的な圧負荷あるいは容量負荷にさらされている患者では有用性が減少する（個体内変動の評価には向くが，個体間の

[**図 22-3**] LV 収縮能の等容収縮期指標

（**A**）LV 発生圧（P_D）の関数としての圧上昇速度（dP/dt）．健常者（Control）（○），大動脈弁狭窄症（AS）（●），拡張型心筋症（CMP）（×）の平均値を示す．縦線は平均値の標準誤差（mean±SEM）を示す．（**B**）同じ群での LV 発生応力（σ_D）に対する壁応力上昇速度（dσ/dt）を示す．健常者に比べ AS 群では有意な差はないが，CMP 群ではすべての P_D あるいは σ_D で，dP/dt あるいは dσ/dt ともに明らかな低値を示している．

(Fifer MA et al：Myocardial contractile function in aortic stenosis as determined from rate of stress development during isovolumic systole. Am J Cardiol 44：1318, 1979)

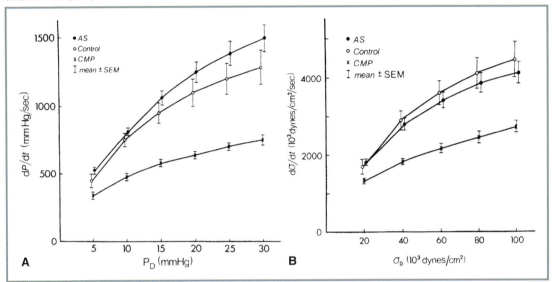

[**図 22-4**] 1 回の心収縮における心室圧（P）と容積（V）の関係図（P-V 図）

LV にとって点 A は拡張終期，線分 AB は等容収縮期，点 B は大動脈弁開放，線分 BC は LV 駆出期，点 C は大動脈弁閉鎖と拍出終了，線分 CD は等容弛緩期，点 D は僧帽弁開放，そして線分 DA は LV 充満期である．LV の一回仕事量（SW）は横線部分であり，下の網点部分は RV と左房による LV に対する拡張期仕事量である（詳細は本文を参照）．

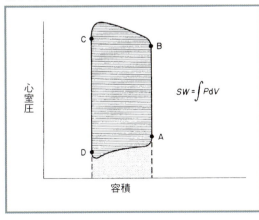

評価には向かない）．慢性大動脈弁狭窄患者では，その大部分で収縮性は正常あるいは低下しているにもかかわらず，最大 dP/dt は通常上昇する．慢性の LV 負荷に伴う LV 形態と重量の慢性変化を説明するために，ある研究では収縮期の壁応力の上昇率を測定している[18]．最大 dσ/dT は収縮期指標として用いることができるかもしれない，そして dσ/dT と瞬間的 σ との関係性を示すスペクトラムプロットも同様の用途に用いることができるかもしれない（**図 22-3**）．

C 圧 - 容積解析

Frank と Starling の時代以来，圧 - 容積（P-V）曲線は心室機能解析のために用いられてきた．正常に収縮している LV は圧に抗して血液を駆出している．そして LV 圧と駆出量の関係は容積に対する LV 圧をプロットすることで表される．**図 22-4** で示されているように，拡張終期は A 点で示されている．線分 AB が等容収縮を

[図 22-5] LV 圧と大動脈圧の記録

LV 平均収縮期圧（LVSP），平均拡張期圧（LVDP）と大動脈平均収縮期圧（AoSP）測定のためのプラニメトリ領域を図示する．LVSP は，拡張終期と僧帽弁開放を定めた垂線で区切られた LV 圧曲線の下側を含む領域である．LVDP は，同様に定義された拡張期領域である．AoSP は，大動脈弁の開放と閉鎖を定めた垂線で区切られた大動脈圧曲線の下側を含む領域である．

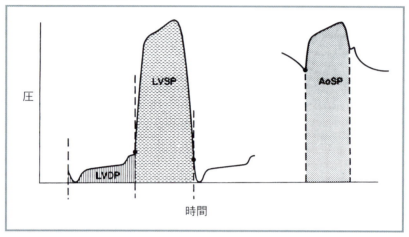

示し，B 点で大動脈弁が開放する．線分 BC は駆出期を表し，C 点で大動脈弁が閉鎖する．線分 CD は等容拡張期を示し，D 点で僧帽弁が開放する．そして線分 DA は LV 拡張流入期を示している．

[1] 一回仕事量

図 22-4 の P-V 図において ABCD を結ぶ線分で囲まれる部分の面積は外的な LV の一回仕事量（LVSW）であり，数学的には $\int PdV$ と表される．LVSW の計算は P-V 図全体で面積を実際に測定する方法が最も正確ではあるが，以下のような簡便な数式も用いられている．

$$LVSW = (\overline{LVSP} - \overline{LVDP})SV \times 0.0136 \tag{22-1}$$

ここで $\overline{LVSP}$ と $\overline{LVDP}$ はそれぞれ平均 LV 収縮期圧，平均 LV 拡張期圧（mmHg）であり，SV は LV 一回拍出量（mL）を，0.0136 は mmHg・mL から g・m への単位変換のための係数である．$\overline{LVSP}$ と $\overline{LVDP}$ は圧波形から直接面積を測定して求められる（図 22-5）．LV 一回拍出量が前方拍出量と等しいとき，LV 一回拍出量は心拍出量を心拍数で除した値となる．

LV 一回拍出量が前方拍出量と一致しない場合（すなわち僧帽弁逆流や大動脈弁逆流，あるいは心室中隔欠損など）は，P-V 図は図 22-4 でみられるものとは本質的に形態が異なる可能性があり，LVSW は 22-1 式では計算することはできず，P-V 図全体での面積測定を行う必要がある．

もし LV 圧波形が得られない場合には，有意な僧帽弁逆流がなければ SW は動脈圧と肺動脈楔入圧を用いて以下のように近似できる．

$$LVSW = (\overline{AoSP} - \overline{PCW})SV \times 0.0136 \tag{22-2}$$

ここでの $\overline{AoSP}$ とは大動脈収縮期平均圧（図 22-5 に示すように大動脈圧波形より面積測定される）であり，$\overline{PCW}$ とは平均肺動脈楔入圧である．さらに $\overline{AoSP}$ を平均動脈圧で置き換えた近似式もよく用いられるが，非常に近い値をとる．

LVSW は，圧負荷や容量負荷の存在がなければ LV 収縮能の比較的良い指標といえるが，LV への圧負荷や容量負荷が存在する場合にはたいていの場合，LVSW は過大評価される．健常成人

では，LVSW は平均で 90 ± 30 g・m（平均 ± 標準偏差）程度である．拡張型心筋症（DCM）や広範囲にわたる心筋梗塞後が原因の成人心不全患者では，LVSW はしばしば 40 g・m 未満となる．LVSW < 25 g・m は重症 LV 収縮不全を示唆し，LVSW < 20 g・m の患者は予後不良である．

多くの DCM 患者がそうであるように心室筋組織全体が均一であるときには LVSW は LV 全体の機能指標であり，心筋収縮性を反映していると考えられる．虚血性心疾患や広範囲の心筋梗塞患者では，心筋灌流が保たれ，収縮性が正常な心筋が部分的に残存していたとしても，LVSW は減少すると考えられる．

心臓仕事率はなされる仕事の効率であるため，正常な心臓における LV 仕事率は駆出期の LV 圧と大動脈血流量の積の総和である．LV 仕事率は LV 全体の収縮能を表す指標とみなしてよく，より洗練された指標（前負荷調整最大仕事率など）は心筋収縮力の指標として用いることができる[22]．

[2] 駆出期指標

LV 収縮能は P-V 図で容積データだけからも評価することができる．最も広く使われている LV 収縮能の指標は駆出分画（EF）であり，次の式で表される．

$$\mathrm{EF} = (\mathrm{LVEDV} - \mathrm{LVESV})/\mathrm{LVEDV} \tag{22-3}$$

ここで LVEDV と LVESV はそれぞれ LV 拡張終期容積と LV 収縮終期容積を指している．心臓カテーテル室では LV の EF（LVEF）は第 21 章で述べた通り，LV 造影検査により計測されることが最も多い．この EF を大動脈圧波形から計測した駆出時間（ET）で除した値は平均正規化収縮期駆出率（MNSER）と呼ばれる．

$$\mathrm{MNSER} = \frac{\mathrm{LVEDV} - \mathrm{LVESV}}{(\mathrm{LVEDV})(\mathrm{ET})} \tag{22-4}$$

最後に，他の LV 収縮能における駆出期指標として円周方向の心筋線維短縮速度である V_{CF} がある[23]．これは LV の長軸中央における円周平面での理論的 LV 心筋線維の短縮率を計算している．簡便にするために，瞬間的な V_{CF} あるいは最大 V_{CF} に代わって平均 V_{CF} が最もよく用いられ，これは拡張終期心内膜円周長（πD_{ED}）から収縮終期心内膜円周長（πD_{ES}）を引いた値を ET で除し，πD_{ED} で除して標準化することで求められる．

$$\begin{aligned} V_{\mathrm{CF}} &= (\pi D_{\mathrm{ED}} - \pi D_{\mathrm{ES}})/\pi D_{\mathrm{ED}}(\mathrm{ET}) \\ &= (D_{\mathrm{ED}} - D_{\mathrm{ES}})/D_{\mathrm{ED}}(\mathrm{ET}) \end{aligned} \tag{22-5}$$

ここでの D_{ED}，D_{ES} はそれぞれ拡張終期短軸直径，収縮終期短軸直径である．V_{CF} は血管造影検査のデータから，面積-長さ法（$D = 4A/\pi L$）を用いて求められることもできるが，M モード心エコー法による心室内径（D）の計測によって求めることが最も一般的である．等容収縮期および駆出期における各指標の正常値は表 22-2 に示した通りである．

駆出期指標は LV 造影所見より容易に得ることができるが，さまざまな非侵襲的検査法，たとえば放射性核種心室造影法や心エコー検査などによって十分に信頼できる値を求めることができる．最も広く用いられている駆出期指標である EF は LV 収縮能が低下すると通常減少する．しかしながら，駆出期指標は前負荷および後負荷に大きく依存するため，心室に対する負荷が変化した状況では収縮能指標としては信頼性に欠ける．たとえば前負荷の上昇は EF（そして他の駆出指標）を上昇させるため，僧帽弁逆流や大動脈弁逆流，そして重症貧血などの拡張期 LV 流入量を追加させる病態の患者において LVEF は上昇する可能性があり，結果的に背景にある心室筋収縮性低下がマスクされてしまう可能性がある．逆に，後負荷の上昇は EF の低下を招くが，このことは結果的に，重症大動脈弁狭窄や他の体血管抵抗が上昇する原因疾患を持つ患者では LVEF は LV 心筋収縮能が低下していると誤って呈示されることにつながる．

実際には LV 前負荷の急激な上昇により，LV 容積や大動脈圧はいくらか上昇し，これらの後負荷（収縮期の σ に抗した収縮）の上昇により，EF をはじめとした駆出指標は低下する傾向が

[表22-2] LV収縮期機能評価：等容収縮期および駆出期における各指標の正常値

収縮性指標	正常値（平均±SD）	参考文献番号
等容収縮期指標		
最大 dP/dt	1,610±290 mmHg/sec	8
	1,670±320 mmHg/sec	24
	1,661±323 mmHg/sec	20
最大 $(dP/dt)/P$	44±8.4 sec^{-1}	20
V_{PM} あるいは最高 $\left[\dfrac{dP/dt}{28P}\right]$	1.47±0.19 ML/sec	24
P_D＝40 mmHg における $(dP/dt)/P_D$	37.6±12.2 sec^{-1}	20
駆出期指標		
LVSW	81±23 g・m	7
LVSWI	53±22 g・m/m^2	25, 26
	41±12 g・m/m^2	27
EF（血管造影法による）	0.72±0.08	28
MNSER：		
血管造影法	3.32±0.84 EDV/sec	20
心エコー図法	2.29±0.30 EDV/sec	29
平均 V_{CF}：		
血管造影法	1.83±0.56 circ/sec	20
	1.50±0.27 circ/sec	23
心エコー図法	1.09±0.12 circ/sec	29

dP/dt：LV圧上昇率，P_D：LV発生圧，ML：筋肉長，LVSW：一回仕事量，LVSWI：一回仕事係数，MNSER：平均正規化収縮期駆出率，ED：拡張終期，V：容積，V_{CF}：円周方向心筋短縮速度，circ：円周，EF：駆出分画

みられる．これらの変化により前負荷の上昇により純粋に生じたEF上昇分は相殺される．Rankinら[29]は健常者において全身を傾けることで静脈還流量を変化させることにより，LV拡張終期径や容積を有意に変化させてみても，EF，MNSER，V_{CF}には有意な変化がみられなかったと報告している．同様に大動脈圧上昇による急激な後負荷の上昇はLVEDPを上昇させ，結果として生じた前負荷の上昇（拡張終期心筋線維の伸長）によりEFや他の駆出指標は増大する傾向がみられる．これにより後負荷上昇により生じたEFの純粋な低下が相殺される[26]．このような生理学的な調整は，駆出指標が単離心臓や心筋標本を用いた実験により推定された指標よりも臨床的に有用であることを説明するものである．

LVEF＜0.40であることはLVの収縮期ポンプ機能低下を示唆し，その状況を説明できる心室への負荷が存在しないときは，LVEF＜0.40は心筋収縮能低下を意味すると考えてよい．LVEF＜0.20はLV収縮能の高度低下に合致し，たいてい予後不良である．EFと他の駆出指標

[図22-6] 心臓カテーテル検査中に放射性核種 LV 造影による LV 容積と同時に測定した LV 圧を用いてプロットした LV の P-V 曲線

(A) 3 つの曲線は，基準状態と LV 圧を低下させる目的での順次 2 段階のニトログリセリン静注において測定されたものである．(B) 基準状態での LV 圧が低い患者における同様の曲線である．この症例では収縮期負荷の 3 つの異なる状態を作るために，フェニレフリンを投与量を増加しながら用いた．A, B 図の 3 つの圧-容積曲線の左上方（収縮終期）は LV 収縮終期 P-V 直線（本文を参照）となる．

(McKay RG et al：Left ventricular pressure-volume diagrams and end-systolic pressure-volume relations in human beings. J Am Coll Cardiol 3：301, 1984)

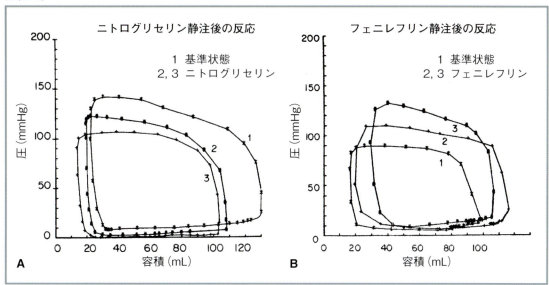

の解釈は，心室への前負荷と後負荷を考慮することで改善する．前負荷と後負荷については，それぞれ拡張終期壁応力と収縮終期壁応力の測定により簡便に求められる．

[3] 収縮終期圧-容積（P-V）関係とσ-長さ関係

過去 40 年にわたりいくつかのグループが，LV 収縮終期の P-V 関係，圧-LV 径関係そしてσ-長さ関係が心室への負荷とは独立して正確に心筋収縮能を反映することを，動物実験[30-36]およびヒトでの研究[37-43]で示してきた．収縮終期の P-V 解析の基礎的原理は，収縮終期の LV 内圧-容積関係は 1 本の直線で表すことができ，そして収縮能の水準により固有であり，心室への負荷条件とは独立しているということである．LV 収縮終期の P-V 直線は，さまざまな程度の負荷における一連の P-V 曲線（図 22-4）を描くことにより導き出すことができる（図 22-6, 22-7）．それぞれの P-V 図の左上の角を結んだ直線が収縮終期 P-V 直線である（図 22-7A）．この傾きと横軸切片である V_0（収縮終期圧が 0 のときの容積にあたる外挿値である）により特徴づけられる．現在のエビデンスは，収縮能の増加により収縮終期 P-V 直線は左に移動し傾きがより増加する，また収縮能の低下により P-V 直線は右下方へ偏位し傾きは減少することを示唆している．V_0 の意味に関しては一部不明確な部分はあるが，収縮終期 P-V 直線の傾きの増加は収縮能の増強を敏感に反映することは一般的に受け入れられている．しかしながら，この収縮終期の解析方法は，単一個体における介入前後の値での比較ほどは，個体間の比較においては有用でないと思われる．収縮能が正常，中間，低下のそれぞれのグループにおける P-V 直線を図 22-8 に示す．

収縮終期 P-V 直線を得るために，LV 収縮終期圧の代わりに大動脈重複隆起圧を，そして LV 収縮終期容積の代わりに LV 最小容積を用いてもよい．LV 容積はデジタルサブトラクション血

[図 22-7]
（A）心臓カテーテル検査中の患者に下大静脈をバルーンで閉塞して，急速に LV の前負荷を軽減したときに記録した LV の P-V 曲線．容積はインピーダンスカテーテルを用いて測定した．（B）一回仕事量（上）および LV の最大 dP/dt（下）と，LV 拡張終期容積との関係をそれぞれ示したものである．
(Kass DA, Maughan WL：From E_{Max} to pressure-volume relations：a broader view. Circulation 77：1203, 1988)

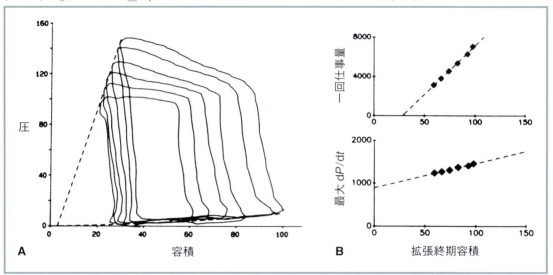

[図 22-8] 3 つの患者グループでの 2 つの負荷状態における LV の収縮終期容積係数（V_{ES}）に対する収縮終期圧（P_{ES}）

Group A は正常 LV 機能を有する患者，Group B は中程度に LV 機能の低下した患者，Group C は著明に LV 機能が低下した患者である．収縮能の低下は傾き（m）の減少を伴い，P_{ES}-V_{ES} 関係と各々の群の切片（V_0）を右方へ移動する
(Grossman W et al：Contractile state of the left ventricle in man as evaluated from end-systolic pressure-volume relations. Circulation 45：845, 1977)

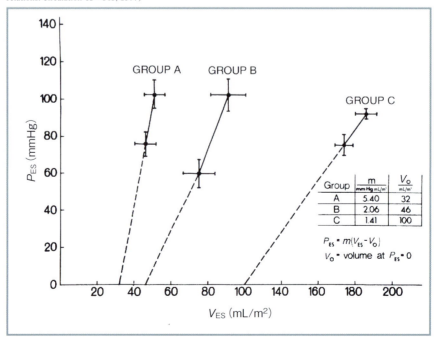

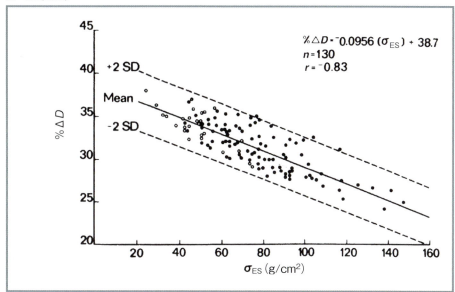

[図22-9] 心エコーによる正常130人の安静時（○）ならびにメトキサミン注入時（●）のLV収縮終期壁応力（σ_{ES}）とLV内径短縮率（%ΔD）の関係
正常LV心筋収縮能は反比例関係により規定されている．
(Borow KM et al：Left ventricular end-systolic stress – shortening and stress-length relations in humans. Am J Cardiol 50：1301, 1982)

管造影法により測定可能であり，造影剤をLVに直接注入しても右心系から注入してもどちらでもよい．また，LV容積は放射性核種検査や超音波検査，あるいは心臓容積測定専門のコンダクタンスカテーテル（インピーダンスカテーテル）を用いて測定することも可能である[44-47]．

[4] 最大 dP/dt と拡張終期容積との関係

Littleら[48]はLV最大 dP/dt と拡張終期容積の関係について調査し，両者の関係を示す傾きが収縮状態の指標となることを提唱した．彼らは，理論上この関係はLV収縮終期P-V関係に由来することを示した．すなわち両者ともに心筋弾性の最大値の推定に有用である．収縮終期の圧ならびに容積と比較して，LV拡張終期圧や最大 dP/dt は定義しやすいため，この関係はより単純に導き出すことができる．収縮終期と最大弾性となる時期が厳密に一致しないことは，収縮終期のP-V関係と一致しないことと同様に考慮する必要がない．最大 dP/dt と拡張終期容積との関係は，臨床現場ではいまだ大々的には評価されておらず，同じく収縮終期P-V関係は臨床現場では非侵襲的手法のみで評価可能である[49]．それにもかかわらず，最大 dP/dt と拡張終期容積関係は興味深い概念であり，収縮状態の指標として有用であるかもしれない．

[5] 壁応力－収縮関係

LV収縮能と心筋収縮性について解析する他の手法には，心筋収縮度測定，およびこの心筋収縮度と収縮に抗する収縮期壁応力（σ）との関係が含まれる．

もし，心室が拍出における抵抗が進行性に増加する状況にさらされているならば，σは上昇し，一方で心筋収縮度は低下する．ゆえに収縮期σを横軸に，EF，V_{CF}あるいはパーセント短縮率（%ΔD）など心筋収縮指標を縦軸としてプロットすると，密接な逆相関関係が得られる（図22-9）．個々の患者を対象とした研究でのデータはこれら健常者での値と比較することができる．図22-9 では与えられた患者データの点［収縮終期σ（σ_{ES}），%ΔD］が健常者データでの平均±2 SDの範囲内に属しているならば，心筋収縮性は正常範囲内にある可能性が高

[図22-10] ドブタミン注入によるLV収縮終期壁応力−収縮関係の上方への偏位

%ΔD：LV内径短縮率，σ_{ES}：LV収縮終期壁応力
(Borow KM et al：Left ventricular end-systolic stress-shortening and stress-length relations in humans. Am J Cardiol 50：1301, 1982)

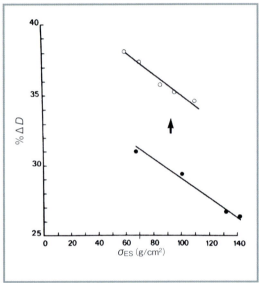

[図22-11] 純粋な大動脈弁狭窄症（正常冠動脈で他の弁膜症を合併していない）でさまざまな度合いのLV代償不全を呈する14人の患者の平均収縮期円周方向壁応力（σ）に対するLVEF

反比例関係は，過剰な後負荷がLVEF低下の主な原因であることを示している．
(Gunter S, Grossman W：Determinants of ventricular function in pressure-overload hypertrophy in man. Circulation 59：679, 1979)

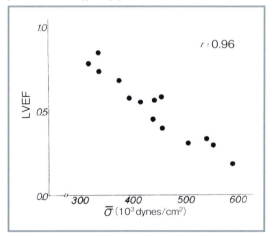

い．しかしながらσ_{ES}-%ΔD関係が正常範囲を下回っていれば，%ΔDがたとえ正常でも心筋収縮性は低下しているといえる．図22-10はドブタミン静注により心筋収縮性が上昇し，σ_{ES}-%ΔD関係が上方へ移動することを示している．σ_{ES}-%ΔD関係に伴う注意点の一つは，この関係が前負荷の影響を受けやすい点である．つまり，前負荷の上昇により，どのσ_{ES}の水準においても%ΔDは上昇する．一方，V_{CF}がσ_{ES}の代わりに用いられるとき，壁応力−収縮関係の前負荷への依存性は減弱するか相殺されるとするエビデンスが存在する．

収縮期壁応力とLVEFとの関係を表すプロットを，過剰なLV圧負荷にさらされた患者を含む，さまざまな状況の患者について分析した結果を示す（図22-11）．これらの点（各点は個々の患者でのLV壁σとEFとの関係を示す）の集合は，慢性的にLV圧負荷にさらされている患者において収縮期σとEFが逆相関関係にあることを示している．このことはLVEFが低下している患者の一部は，その低下が収縮期σの過剰増大が原因で生じている，つまりは収縮期心筋収縮に抵抗する負荷が異常に大きく，それによって収縮度が低下していることを意味している．σが高値，EFが低値の組み合わせは時に後負荷ミスマッチと呼ばれ[50-52]，それは肥大が不十分で収縮期壁応力を正常下限領域まで回復できていないことを暗に示している．LVEFが収縮期壁応力の上昇から想定される以上に低下している症例は，心筋収縮力が低下していると推定される（図22-12）．

この方法の改良版には，収縮終期LV壁応力と心拍数で補正された収縮速度との関係を計測することも含まれている．この方法は，DCM患者におけるニトロプルシドまたはドブタミン静注に対するLVの反応解析において，感度が高く前負荷と独立していることが示され[53]，さらに収縮性増加の検出に際してLV dP/dtよりも鋭敏であったことが報告されている．

σ−収縮解析がP-V解析に勝る点は，慢性的な負荷の変化に反応して生じたLVの形態変化と心筋重量の変化の影響が加味されていること

[図22-12] 収縮期壁応力（σ）とLVEFの関係
[図22-11と同様だが，大動脈弁狭窄症群（●），拡張型心筋症群（×），正常LV機能群（○）を含む]

回帰直線は，正常LV機能患者および大動脈弁狭窄症患者より得られたものである（本文を参照）．

(Gunter S, Grossman W：Determination of ventricular function in pressure overload hypertrophy in man. Circulation 5：679, 1979)

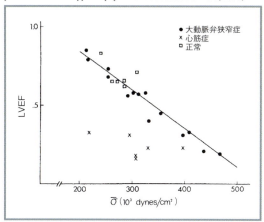

[図22-13] LVがそれぞれ，正常，硬い（＝↓伸展性），軟らかい（＝↑伸展性）場合の拡張期P-V関係

詳細は本文を参照．

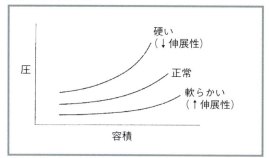

である．たとえば正常心に収縮期圧にして250〜300 mmHgを急激に負荷するとLVEFは著明に低下し，おそらく20〜30％程度となるだろう．この現象はLV壁厚の増加や内腔径の減少がない状態では収縮期σが圧負荷に反応して2倍以上に増大するために生じ，結果としてLVEFは大幅に低下することが考えられる．しかしながら，もし収縮期血圧が緩やかに上昇し250〜300 mmHgに至るまでに十分に肥大による代償が進むならば，収縮期壁σは正常にとどまり，心筋線維収縮やLVEFは低下しないと考えられる．それゆえ，LVの有意な肥大と構造変化のどちらか一方あるいは両方の存在下においてσ-収縮関係は重大な意義があるかもしれない．

2 拡張能

A LV拡張期伸展性：P-V関係

Hendersonらは1923年に，「心臓において拡張期弛緩は極めて重要な機能であり，それは単にゴムの袋が受動的に伸張している程度のものではなく，生命維持には必須であるがゆえに変化しやすいものである」と指摘している[54]．今日の拡張機能解析においては，拡張期コンプライアンスは変化しやすく，一人の患者において本質的に次から次へと変化し得るということへの正しい認識が必要である．拡張機能は拡張期のLVのP-V関係において生理学的に合計される（図22-4のDA部分）．伝統的に拡張期P-V関係の上方への偏位は拡張期のLVスティフネスの上昇を意味し，そして下方への偏位は拡張期のLVスティフネスの低下あるいはLVコンプライアンスの上昇を意味すると理解されている．物理工学の専門用語でスティフネスとその反意語であるコンプライアンスは，圧力の変化量（ΔP）と容積の変化量（ΔV）を関連づける用語であり，それゆえ拡張期P-V関係における傾きに言及する用語に限定する研究者もいた．この点において，図22-4のDA部分にみられるように，LV拡張期スティフネス（$\Delta P/\Delta V$）は拡張早期には低値であり，拡張充満期を通して次第に上昇する．

図22-13はそれぞれ，正常，伸展性低下，伸展性増大の3つの状態でのLV P-V曲線を示している．スティフネスとコンプライアンスを拡張期のP-V図における傾きとして厳密に定義すると，いくつかの問題が生じる（そこからの問題については図22-14に記載する）．第1

[図22-14] 拡張期伸展性とコンプライアンスの相違を説明する図
(A) LV 拡張期圧 – 容積関係のグラフは上方に平行移動したとき，拡張期伸展性は減少している（心室が同じ容積を占めるために，より高い拡張期圧が必要である）が，P-V 関係の傾きで定義されるコンプライアンスは変化していない．
(B) 上方に平行移動した曲線（破線で示した曲線）に，それらよりも傾きの大きい（コンプライアンス減少を示す）曲線と，傾きの小さい（コンプライアンス増大を示す）曲線が重ねて描かれている．これは伸展性とコンプライアンスを区別することの重要性を示している．コンプライアンス増大を示す曲線は，正常の P-V 関係を示した曲線よりも拡張期伸展性は減少している．

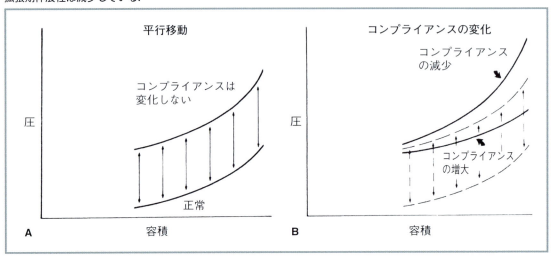

にいくつかの臨床的状況下（たとえば狭心症）では，LV 拡張期 P-V 曲線は傾きが変わらずに平行に上方へ偏位するが，このような患者ではしばしば LV 容積の増加を伴わずに LV 充満圧の上昇を認める．流体力学的な観点からいえば，LV は拡張期充満に対する抵抗が上昇していると考えなければならない．このような患者で P-V 関係の上方への偏位が平行移動であることを理由に，LV 拡張期スティフネスとコンプライアンスは正常であるとすることは適当ではない．他のいくつかの例（たとえば心不全患者へのニトロプルシド投与後など）では LV 拡張期 P-V 曲線は下方への偏位がみられるが，このとき曲線の傾きは急峻になる．繰り返しになるが，これらの患者で拡張期 LV スティフネスが増大したというのは誤りであると思われる．それは同じ拡張期容積ならびに心筋長を得るのに少ない圧力しか必要としないからである．このように LV 拡張期 P-V 曲線の変化には 2 つの形式がある．1 つは偏位（P-V 関係全体が上方または下方あるいは水平方向へ平行移動

する）であり，もう 1 つは形状の変化（曲率の変化）である．われわれはかつて心室伸展性の変化に伴う P-V 関係の上方あるいは下方への偏位について報告したが[55]，結果は，LV 拡張期 P-V 関係が上方へ偏位すれば LV の伸展性が減少した（より伸展しにくくなった）ことを意味し，以前と同じ容積まで LV を充満，伸展させるためにはより高い圧力が必要となる（図22-14）．同様に拡張期 P-V 曲線の下方への偏位は拡張期伸展性の上昇を示唆する．曲率と形状の変化に偏位が加わる場合，定量化や解釈が困難となる．

さまざまな数式が LV 拡張期 P-V 関係の解析のために作成されているが[56-59]，この場合には曲線を指数関数と仮定しており，必ずではないが，たいていの場合妥当である．拡張期 P-V 曲線と P- 部分的長（SL）曲線は一連の拡張終期を示す点の集合により構築されるが，これらは動物実験における LV 拡張期コンプライアンスの測定に用いられている[60]．そしてこの手法は臨床研究にも応用されている．拡張終期 P-V

[表22-3] LV拡張期伸展性に影響する因子

I．LVの外的要因 　A．心膜の抵抗 　B．RV負荷 　C．冠血管膨圧（海綿現象） 　D．外側からの圧迫（例：腫瘍，胸腔内圧）
II．LVの内的要因 　A．LV壁の受動的弾性（心筋が完全に弛緩している際のスティフネス，コンプライアンス） 　　1．LV壁厚 　　2．心内膜と心筋両方を含むLV壁の組成 　　3．体温，浸透圧 　B．拡張期の一部または全部にわたるクロスブリッジ活性の残存によるLV壁の能動的弾性（サイクリングまたはラッチ状態のどちらか，あるいはその両方） 　　1．拡張早期に限定した弛緩遅延 　　2．拡張早期，中期，終期の伸展性における弛緩不全 　　3．拡張期筋緊張，拘縮そして硬直 　C．弾性リコイル（拡張期吸引） 　D．粘弾性（応力弛緩，クリープ）

またはP-SL点をプロットすると，両者の関係は指数関数に非常に近く，数学的なモデルの応用と解析はより簡単に最適化でき，実測値と数学的予測値との間には良好な一致が保たれている．

Ⓑ 拡張期伸展性に影響する臨床的な状況

表22-3にLVの拡張期P-V関係に影響を与える諸因子（すなわちLV拡張期伸展性に影響を与える因子）を示す．収縮性心膜炎と心タンポナーデでは拡張期P-V関係が大きく上方へ偏位する．この上方への偏位は本質的な曲率の変化を伴わない平行移動である．心外膜の抵抗はRVの負荷を変化させるとLVのP-V関係が変化し得ることの原理として同じく重要である．RVが伸展されたとき，拡張期の中隔を介した外側への圧力の増大によりLVの拡張期伸展性が減少する．そして，RVは実際にLV腔を圧排する可能性もある．急性RV梗塞はRV拡張を生じ，正常かつ発症前には負荷のかかっていない心外膜の存在下に拡張したRVは拡張期にLVを外側から圧排し，心タンポナーデに類似した血行動態を生じ得る[61]．RV負荷増大によるLVの拡張期伸展性に対する効果は心室相互連関の一例であり，それは正常かつ比較的窮屈な心外膜の存在下に顕著となる．動物実験では一度心外膜が大きく開放されると，拡張期心室相互連関を示すことが困難となる[59]．

冠血管のツルゴールがLV拡張期スティフネスに影響し得る[62]．LV壁は豊富な血流供給を受け，毛細血管および静脈の充血により相対的に硬くなる．理由は明白であるが，この現象は海綿現象（erectile effect）と呼ばれてきた．この海綿現象は冠動脈血流と圧が生理的範囲内にとどまる場合にはあまり重要でないと推測されるが，血流と圧が著しく低下すると（冠動脈閉塞により側副血行が乏しい，もしくはまったくないときに閉塞部より末梢で起こるような状況では）閉塞した冠動脈の支配領域の心筋でスティフネスは低下し，拡張期伸展性が上昇する．

基礎実験による知見[63]から，冠静脈圧の上昇が冠血管ツルゴールに重要な役割を果たしていることが示されている．右房圧が0 mmHgから15 mmHg，30 mmHgと上昇すると，LV拡張終期P-V関係はRVの伸展や心室中隔の偏位がなくても，本質的に上方へ偏位する．腫瘍による外部からの圧迫はLV拡張期伸展性を減少させ，心タンポナーデに類似した状態を引き起こす可能性がある．

拡張期 P-V 関係の上方偏位が生じ，かつ**表 22-3** に示した外的要因により LV の伸展性の低下がうまく説明できないときには，LV そのものに内在した要因により伸展性が低下していると考えられる．アミロイドーシス，浮腫や広範囲にわたる線維化により受動的な弾性が変化した際には，拘束型心筋症の様相を呈する可能性がある．すなわち LV 容積に比して高い拡張期圧と比較的保たれた収縮機能が特徴である．臨床的にはそのような場合には心不全が存在する可能性がある．RV あるいは LV からの心内膜下生検が確定診断のためには必要かもしれない（第 26 章を参照）．最後に EF 低下を伴った心不全（HFrEF）では，収縮性の低下は Ca ハンドリングの異常や異常な心負荷，受動的弾性の変化などの要因が複合した結果として生じた心室弛緩の障害に関係している．

［1］心筋虚血

拡張期弛緩異常は拡張期 P-V 関係を著しく上方へ偏位させ得る．狭心症発作中には，拡張期容積はほとんどあるいはまったく変化することなしに，LV 拡張期平均圧にして 10〜15 mmHg も上昇する可能性があり，もしもこの状態が十分な時間（10〜20 分）継続するならば，肺水腫を起こし得る．そのような急激な肺水腫が本質的に正常な LV 収縮期能と正常な LV 容積を持つ患者に発症した場合には通常広範囲の心筋虚血，つまり三枝病変や左主幹部の閉塞が示唆される[64]．虚血中の LV 伸展性の低下は Ca チャネル拮抗薬により多くの患者で抑制される[65]．狭心症による虚血中の心筋弛緩障害のメカニズムについては完全に解明されていないが，虚血心筋における拡張期 Ca イオン過負荷や，部分的には虚血による筋小胞体の機能不全も関与している可能性がある[66]．急性冠動脈閉塞による虚血の間，十分な側副血行血流が存在し，虚血領域の心筋が収縮可能な状態であれば，拡張期 P-V 関係の上方偏位が生じる可能性がある．もし虚血に関係する領域の心筋が完全に収縮しなくなるほど重症の虚血であれば，伸展性の変化は起こらない．不十分な弛緩は，収縮期クロスブリッジ活性化が生じた心筋でのみ生じるからである．同様に，側副血行が十分に発達していない冠動脈閉塞部より遠位での著しい冠血管ツルゴールの低下は水素イオン（H^+）の局所的な集積とあいまって，局所的な伸展性上昇に寄与し，結果として心室拡張期 P-V 関係に与える正味の影響は不変となるように働く．

［2］心筋肥大

LV 拡張期伸展性の低下を伴う弛緩異常は，肥大型心筋症患者，冠動脈狭窄のない大動脈弁狭窄による狭心症状を呈する患者，そして高血圧による二次的な心肥大の患者でもみられる．

Ⓒ LV 拡張期弛緩率の指標

LV の等容拡張期拡張充満期の早期，中期，後期のそれぞれについて，拡張期弛緩の計測には多くの関心が寄せられてきた．これらの指標は圧由来あるいは容積由来のどちらかによると考えられ，LV 全体，あるいは局所的な弛緩を評価している[67-87]．これらの指標のいくつかと，各指標の正常値について**表 22-4** に示す．

［1］等容圧減衰

大動脈弁閉鎖後の LV 圧が経時的に減衰する様子は，心筋弛緩異常により変化する．LV 圧の経時的な減衰の様子を定量化する最も簡便な方法は，最大圧降下率である最大陰性 dP/dt の測定である．最大陰性 dP/dt は心筋弛緩の状況により変化するが，負荷の状態によっても変化する．たとえば大動脈圧が上昇するとき，LV 最大陰性 dP/dt は上昇する（すなわち絶対値が上昇する）．たとえば心筋弛緩率の上昇や大動脈圧の上昇，もしくはその両方により最大陰性 dP/dt は 1,500 mmHg/sec から 1,800 mmHg/sec に上昇するということが起こり得る．けれども最大陰性 dP/dt の上昇が，大動脈圧が不変あるいは減少した状況で起こった場合には LV の弛緩を意味する．LV の最大陰性 dP/dt は，狭心症あるいは心筋梗塞などの心筋虚血の際に低下し，β受容体作動薬やホスホジエステラーゼ阻害薬のミルリノンの投与により上昇する[67]．一方で強心配糖体のジギタリスでは上昇しない．

[表22-4] LV拡張能評価：拡張期弛緩と充満に関する指標とその正常値

指標	正常値	参考文献
最大陰性 dP/dt	2,660±700 mmHg/sec	8
	2,922±750 mmHg/sec	84
	1,864±390 mmHg/sec	85
	1,825±261 mmHg/sec	86
T（対数法；22-7式参照）	38±7 msec	84
	33±8 msec	85
	31±3 msec	86
T（微分法；22-8，22-9式参照）	55±12 msec	86
	47±10 msec	87
P_B（微分法；22-8，22-9式参照）	−25±9 mmHg	86
PFR	3.3±0.6 EDV/sec	77
PFRまでの時間	136±23 msec	77
最大陰性 dh/dt（後壁）	8.4±3.0 cm/sec	81
	8.2±3.7 cm/sec	82

最大陰性 dP/dt：LV等容拡張期圧減少，T：LV等容弛緩期の時定数［ゼロ漸近線を仮定して計算（22-7式参照），または変動圧（P_B）漸近線を仮定して計算（22-8，22-9式参照）］，PFR：放射性核種心室造影により求めたLV最高充満率［単位はLV拡張終期容積（EDV）/secに標準化している］，最大陰性 dh/dt：心エコー図で求めたLV後壁壁厚減少率の最大値

［2］弛緩における時定数

LVの最大陰性 dP/dt が心室への負荷依存性であること，そしてそれがLV圧－時間曲線のある一点の情報しか使用していないことなどの理由から，LV等容拡張期の圧低下をより詳細に解析するために他の指標が提案されてきた．1976年，Weissらは，LV等容拡張期圧低下の時定数 T（タウ）を提唱した[68]．まず最初にLV等容拡張期圧低下は次式に当てはめられる．

$$P = e^{At+B} \quad (22\text{-}6)$$

ここで P はLV等容拡張期圧，e は数学的定数（自然対数の底），t は最大陰性 dP/dt 時点からの時間，そして A と B は定数をそれぞれ指す．22-6式は両辺の対数を取って，次のように変換できる．

$$\ln P = At + B \quad (22\text{-}7)$$

LV圧の自然対数と時間の関係を示したグラフより傾き A を求めることができる．ここで A は負の値をとり，単位は $\sec^{-1}$ である．等容弛緩期圧低下定数 T は −1/A と定義され（単位は msec），LV圧 P が 1/e まで低下するまでの時間を表す．

Johns Hopkins Hospitalのグループによる研究により，心筋の弛緩は正常では等容弛緩開始後およそ 3.5T までに完了することが示されている．$\ln P$ を T に対してプロットしたグラフより求められた T の正常値は，ヒトでは 25〜40 msec である．ゆえに，拡張期切痕より 140 msec 後方までに，LV拡張期P-V関係は主に受動的心筋弾性特性により決定されるべきである．正常のLV拡張期充満時間は 400 msec

以上であるため，この概念により拡張後期そして終期のP-V関係まで心筋弛緩の影響を受けるとは考えにくい．しかしながら，現在では正常心筋においてもクロスブリッジサイクルがいくらか延長し，拡張期までずれ込むことがあることを示す多くのエビデンスが存在している．この拡張期心筋の活性化あるいは緊張は，弛緩が3.5 T以内に完了するという概念にどの程度の意義があるかを知ることを困難にしている．それにもかかわらず，弛緩過程の延長（Tの延長）あるいは拡張充満時間の短縮（たとえば頻脈など）は拡張期充満の早期から場合によっては後期まで高い抵抗となることがあるために，弛緩の過程は拡張期を通じて進行することを強調することは重要である．

Tの測定のための別のアプローチはLV等容弛緩期圧低下を表すのにより一般的な方法を用いる[69]．

$$P = P_0 e^{-t/T} + P_B \quad (22\text{-}8)$$

この式より，もし拡張期が無限大に持続する（$t = \infty$）ならばPは減少し，圧P_Bに収束する．前述のWeissら[68]の式によれば，拡張期が長時間の場合，Pは0に収束する．より一般的な式はT（$T = -1/A$）とP_Bの2つの変数により表される．Carrollら[70]は他のグループ[67]と同様に，P_BとTの両方が生理学的な操作により（運動や虚血で）変動し得ることを示した．P_Bの生理学的意味は不明であるが，拡張期の心筋緊張の水準を示しているのではないかと推察される．P_BとTの両方に関わる問題は，弛緩過程そのものの速度が僧帽弁開放後の心筋の伸展によって変化することが実験的結果から実証されていることである．

可変圧切片（P_B）を仮定する公式からTを求める際には，しばしば一次微分を行うことで計算できる[69]．

$$P = P_0 e^{-t/T} + P_B$$
$$dP/dt = -\frac{1}{T}(P - P_B) \quad (22\text{-}9)$$

ここで，dP/dtをP-P_Bに対してプロットした線分の傾きが$-\frac{1}{T}$である．

ヒトでのTの正常値を，対数法（漸近線 = 0）と微分法（可変漸近線）のそれぞれについて表22-4に示す．

2つの代表的な方法により算出されたTを比較した興味深い実験データがPaulusら[71]によって発表された．彼らは僧帽弁狭窄に対してバルーン弁形成術を施行予定の患者で，イノウエバルーンを僧帽弁弁口で拡張させて閉塞した状態で生み出される容積一定の心拍の間に，マイクロマノメータ付きカテーテルを用いてLV圧の減衰を測定した．LV圧は2±3 mmHgの漸近線まで減少し，この測定された圧の値を用いて，単指数関数曲線への当てはめによりTが算出された．このようにして求められたTは微分法（可変漸近線）により計算されたTよりも有意に短くなり，Weissの提唱した原法である0 mmHgに近づくと仮定した対数法の値とより近い値を取った．

ゆっくりとした心筋弛緩のみならず，心室内の弛緩過程が同時期になされないことによる結果としてTは延長する．加えて負荷が変化することによる影響は比較的少ないとはいえ，Tは心臓への負荷の状態と完全に独立しているわけでない．Tの測定は，高性能の先端マイクロマノメータ付きカテーテルにより得られたLV圧波形，あるいは適正な減衰と高い（>25 Hz）固有周波数を持つfluid-filledシステムによってのみ行われるべきである（第10章を参照）．興味深いことに，有意な僧帽弁逆流を呈する患者で心エコーにおける連続波Doppler法を用いて非侵襲的にLV弛緩能を解析する方法が報告されている．Doppler法による僧帽弁逆流速度はデジタル化され，簡易Bernoulli式を用いてLV-左房圧較差に変換された後，微分されて瞬間的なdP/dtが求められる．弛緩時定数Tは圧が0 mmHgに収束するとする仮定に基づき計算される（図22-15）．一般的に，この方法で求められたTと同時に測定されたマイクロマノメータによるLV圧との間には強い相関関係が認められるが[72, 73]，左房圧を測定し組み入れることで実際のTをより正確に推定できるよう

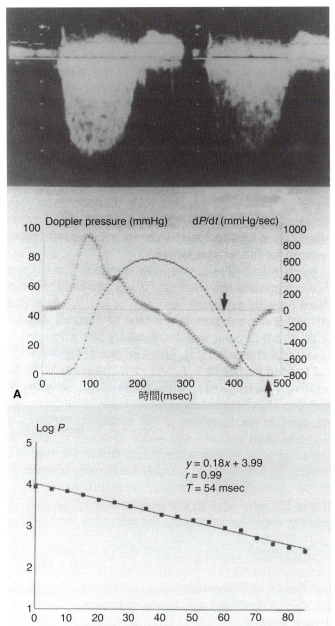

[図22-15] LV dP/dt と LV 弛緩期の時定数（T）の Doppler 法による測定
(A) 僧帽弁逆流での Doppler の速度スペクトラム（上段），LV-左房圧較差とその一次微分（下段）．(B) 時間ごとの LV 推定圧の直線的な対数表示．T＝1/傾き
(Chen C et al：Doppler derived dP/dt and T in mitral regurgitation. J Am Coll Cardiol 23：970, 1994)

になる．

[3] 容積由来の拡張指標

a) 最大充満率

　僧帽弁開放後，心室充満は通常勢いよく進行し，まず急速充満期から始まり，中間の緩やかな流入期を経て，最後に心房拍出による充満率の上昇がみられる．急速充満期は最大充満速度（PFR）と PFR までの時間により特徴づけられる．PFR は通常 LV 容積の経時的変化を示した図により，僧帽弁開放後の最初の部分を三次（あるいはそれ以上の）多項式に当てはめ，その一次微分を計算することで求められる．本法で用いられた LV 容積は LV シネアンギオグラムあるいは放射性核医学手法により得られる．

[図22-16] 拡張期LV局所壁運動の解析
(A) LV輪郭を8つに分割する．(B) 局所の面積を心周期を通してプロットし，等容弛緩期（最大陰性dP/dtより80msecの間と定義する）の局所面積の変化（ΔA）と局所最大充満速度を求める．
(Friedrich S et al：Intracardiac angiotensin converting enzyme inhibition improves diastolic function in patients with LV hypertrophy due to aortic stenosis. Circulation 90：2761, 1994)

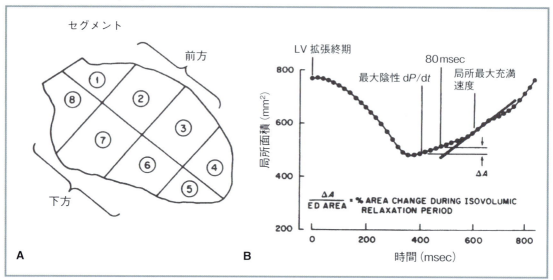

予想される通り，PFRは前負荷に依存し左房圧を上昇させるような介入で上昇し，肺静脈からの流入を減少させるような介入により低下する[74]．しかしながら，LV充満圧（肺動脈楔入圧，左房圧またはLV拡張期圧）が不変または降下しているときのPFRの上昇を，LV弛緩能の改善とみなすことは合理的である．たとえば，LV充満圧が上昇する狭心症発作の際に，PFRは減少することが明らかにされている[75]．LV充満圧そのものがPFRの上昇を引き起こすため，実際最も観察される頻度の高いPFRの減少は心筋弛緩の遅延を意味し，虚血心筋での弛緩能低下を意味する他の所見（最大陰性dP/dtの減少やTの延長）と一致している．PFRは冠動脈狭窄患者で，たとえ明らかな心筋虚血が認められない場合でも低下し，冠動脈形成術により改善する[76]．同様にPFRは肥大型心筋症患者でも低下し，Caチャネル拮抗薬の内服により改善する[77]．PFRは通常拡張終期容積（EDV）により標準化され，EDV/secで表される．心拡大そのものはPFRを低下させ，前負荷依存性がより顕著となる．

b）局所的拡張能低下

LVの特定区域の拡張能低下を弛緩時定数TやPFRなどLV全体の拡張能指標による評価だけで解析することは困難である．PouleurとRousseau[78]が指摘した通り，LV等容拡張期圧減少の時間経過は局所的な心筋弛緩率低下の重症度を過小評価する．心筋虚血領域において部分的に生じた著明な弛緩遅延は，隣接する正常領域心筋における正常あるいは亢進した弛緩率に部分的にマスクされる．局所的な壁応力の測定は局所の心筋弛緩率を解析する目的には最適であるとされるが，それを求めることができるのはLVの圧，壁厚ならびに形状が同時に既知であるときのみである[78]．

局所的な心筋弛緩率を解析するより実用的な方法には，等容弛緩期の局所的なLV容積変化の測定と同時に局所的PFR測定を行う方法がある（図22-16）[79-81]．心室機能低下例での等容弛緩期の局所的なLV面積は各セグメント領域で一定でないかもしれない．その代わりに，いくつかの領域で面積が大きくなる一方，他の領域で面積が減少するかもしれず，同時性の欠

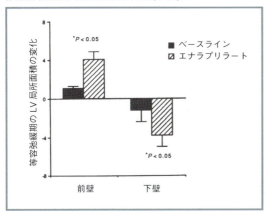

[図22-17] 正常冠動脈で顕著なLV肥大を伴った症例に対する，エナラプリラートの選択的左冠動脈内注入によるACE阻害前後でのLV局所面積の変化

全LV容積は等容弛緩期の間は不変であるから，局所的なACE阻害による心筋弛緩改善の結果と考えられる前壁部分の増加は，下壁部分の減少によって均衡を保つ．

(Friedrich S et al：Intracardiac angiotensin converting enzyme inhibition improves diastolic function in patients with LV hypertrophy due to aortic stenosis. Circulation 90：2761, 1994)

如あるいは弛緩過程の局所的な遅延のせいで，LVの異なる部分の能動的心室壁伸展の相違の原因となっている．局所的心筋弛緩の評価目的にこの方法を用いた例が，Friedrichら[79]の報告した大動脈弁狭窄に伴うLV肥大患者20人（平均大動脈弁口面積 $0.7 \pm 0.2 \text{ cm}^2$）の血行動態の研究で紹介されている．症例では，LV全体の拡張機能は T が 58 ± 4 msec，PFRまでの時間が 378 ± 63 msec と異常を呈した．アンジオテンシン変換酵素（ACE）阻害薬のエナラプリラートを左冠動脈内に注入し，その後（エナラプリラートが灌流した）前壁と下壁の両方で局所的な拡張機能を評価した．等容弛緩期のLV面積は前壁側領域で増加し，下壁側領域で減少がみられた（図22-17）．この結果はACE阻害薬に反応して肥大心筋の拡張期弛緩能が改善したことを意味し[79]，以前は動物実験でのみみられていた現象であった[80]．

c）壁厚減少率

他の拡張機能指標でいろいろな意味でPFRと類似したものに，拡張期LV壁厚減少率の最大値がある．これは心エコーにより後壁と中隔の厚さと時間との関係をプロットし，データを多項式に当てはめ，その一次微分を取ることで求めることができる[81-83]．後壁の壁厚 h，そして一次微分である dh/dt は後壁心筋の局所的な拡張機能を反映する．PFRと比べたときの最大陰性 dh/dt の優れている点は，局所的な心筋機能を評価している点である．一方でPFRは心室全体の性状を示し，別の部分のLV心筋において拡張機能に同等もしくは反対の変化が生じた場合に集約的な意味合いを持つ．最大陰性 dh/dt は，狭心症患者においてはたとえLV充満圧は上昇しても減少する[83]．

d）心筋運動率

組織Dopplerは拡張機能を評価する有用かつ非侵襲的な方法として浮上してきた[88,89]．それはDopplerの原理に基づいており，超音波プローブから遠ざかる対象，あるいは向かってくる対象は超音波を後方へ散乱させ，音源の元の波長よりも向かってくるものでは波長が長く，遠ざかる対象では波長が短くなる．対象の速度とDoppler波長の偏位との関係はDoppler方程式により表される．

組織Dopplerイメージングは，心筋により反射された高振幅，低振動数の信号に焦点を当てることによって心筋組織速度の測定を可能にしている．組織Dopplerの関心領域（ROI）は，中隔基部あるいは側壁基部の僧帽弁輪に置かれる．データの収集は四腔断面像，二腔断面像（心尖部アプローチ）のどちらかで行われ，このとき心尖部は心周期を通じて事実上固定されている．3つの波形がモーションアーチファクトを最小とするために息止め状態にて記録される．組織Doppler波形は，心室収縮期での僧帽弁輪の心尖部方向への移動に応答する陽性Sm波，拡張早期弛緩に応答する陰性Em波，心房収縮に応答する陰性Am波を特徴とする（図22-18）．組織Doppler測定は僧帽弁流入速度と比較して，一般的に心臓への負荷と独立した指標とされるが，拡張早期の長軸方向への負荷とそれによる並進運動ならびにテザリングによ

[図 22-18]

（上段）パルス Doppler 法による僧帽弁流入波形解析について示す．僧帽弁流入波形の正常パターンでは e 波高＞a 波高，かつ e 波の減速時間が 150〜220 msec の範囲内に収まるのが特徴である．LV の弛緩不良あるいは LV のコンプライアンス低下では，e 波高＜a 波高となり，e 波の減速時間が 220 msec を超える．偽正常化パターンは左房圧が上昇した結果，僧帽弁を介して低コンプライアンスの LV へ流入する血流圧の上昇と e 波速度の上昇をきたしたときにみられる．重症拡張不全を伴った LV では僧帽弁流入波形は拘束型パターンを呈する．すなわち上昇した左房圧と低コンプライアンスの LV における LV 拡張終期圧が急速に等圧化することによりみられる波形である．

（下段）組織 Doppler 解析における基本的な 3 波形を図解する．Sa（収縮期心筋運動；Sm とも表記される），Ea（拡張早期運動；Em とも表記される），Aa（左房収縮；Am とも表記される）．

(Ho CY, Solomon SD：A clinician's guide to tissue Doppler imaging. Circulation 113：e396-398, 2006 より改変)

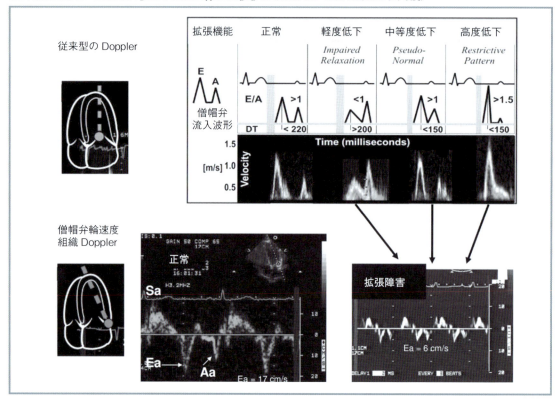

る影響を受けるとする基礎実験的な報告もある[90]．いくつかの研究で，Em 速度と Em/Am 比について異なる年齢グループ，病状そして負荷条件での解析が行われている[88, 89, 91-96]．Em 速度≧12 cm/sec と Em/Am 比≧1 は拡張能が正常であることを示し，一方 Em 速度＜8 cm/sec，Em/Am 比＜1 は拡張機能不全と弛緩異常のカットオフ値として用いられている．LV 流入血流波形の早期ピークである e 波と早期心筋運動速度 Em との比（E/Em）は侵襲的手法で測定した LV スティフネスや拡張機能と良好な相関が認められ（図 22-19）[96]，E/Em＞8 は EF の保たれた心不全（HFpEF）や拡張不全を判別する指標として用いられている（図 22-20）[96, 97]．

他にもさまざまな拡張期心筋弛緩指標が提唱されているが，ほとんどは本章で議論した指標と同様，不完全な指標である．しかしながら，拡張期弛緩と伸展性に関する重要な情報は，個々の患者における臨床状況と他の血行動態所見との兼ね合いのなかで，本章で議論した指標の測定を積み重ねることで得ることができる．

（牧　尚孝）

[**図 22-19**] EF が正常な心不全患者における LV スティフネス（b あるいは β）と組織 Doppler 指標の関係と回帰直線

正常コントロールを（○）で示す．
（**A，B**）E'/A' との回帰直線．$b=-0.08$（95％信頼区間 -0.15--0.02）$\times E'/A'_{lat}+0.37$，$r=-0.31$，$P=0.026$．$\beta=-0.008$（95％信頼区間 -0.014--0.002）$\times E'/A'_{lat}+0.032$，$r=-0.37$，$P=0.008$
（**C，D**）E/E'_{lat} との回帰直線．$b=0.016$（95％信頼区間 0.008-0.023）$\times E'/E'_{lat}+0.10$，$r=0.46$，$P<0.001$．$\beta=0.0014$（95％信頼区間 0.001-0.002）$\times E'/E'_{lat}+0.008$，$r=0.53$，$P<0.001$

E'/A'_{lat}：LV 側壁における拡張早期と後期における僧帽弁輪速度比，E/E'_{lat}：LV 側壁における LV 拡張期充満指標，P：有意指標
(Kasner M et al：Utility of Doppler echocardiography and tissue Doppler imaging in the estimation of diastolic function in heart failure with normal ejection fraction：a comparative Doppler-conductance catheterization study. Circulation 116：637-647, 2007 より改変)

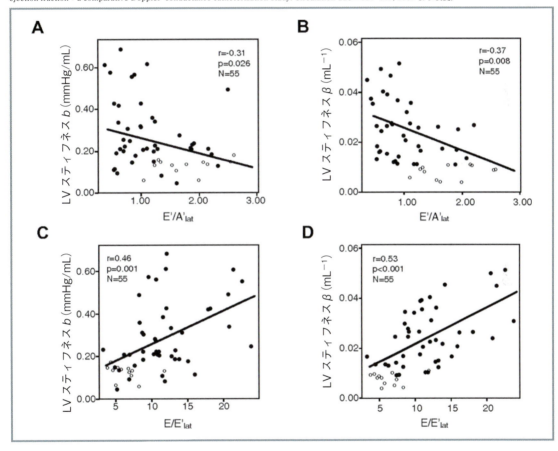

[**図 22-20**] 組織 Doppler 指標 E'/A'$_{lat}$ と E/E'$_{lat}$ についての ROC 解析

感度と特異度は E'/A'$_{lat}$（<1）で 67%と 84%，E/E'$_{lat}$（≧8）で 83%と 92%であった．

E'/A'$_{lat}$：LV 側壁における拡張早期と後期における僧帽弁輪速度比，E/E'$_{lat}$：LV 側壁における LV 拡張期充満指標

(Kasner M et al：Utility of Doppler echocardiography and tissue Doppler imaging in the estimation of diastolic function in heart failure with normal ejection fraction：a comparative Doppler-conductance catheterization study. Circulation 116：637-647, 2007 より改変)

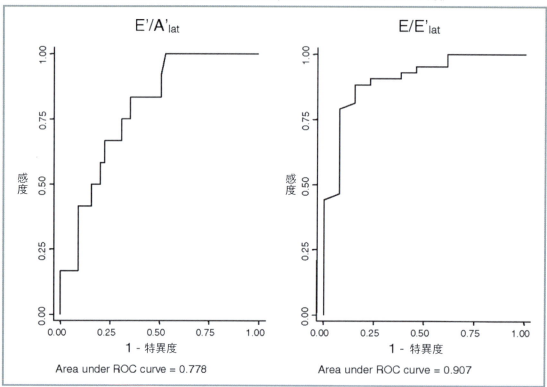

文 献

1. Kass DA, Solaro JR. Mechanisms and use of calcium-sensitizing agents in the failing heart. *Circulation* 2006;113:305–315.
2. Parmley WW, Chuck L. Length-dependent changes in myocardial contractile state. *Am J Physiol* 1973;224:1194.
3. Lakatta EG. Starling's Law of the Heart is explained by an intimate interaction of muscle length and myofilament calcium activation. *J Am Coll Cardiol* 1987;10:1157.
4. Lew WYW. Time-dependent increase in left ventricular contractility following acute volume loading in the dog. *Circ Res* 1988; 63:635.
5. Wiggers CJ. Studies on the cardiodynamic actions of drugs. I: the application of the optical methods of pressure registration in the study of cardiac stimulants and depressants. *J Pharmacol Exp Ther* 1927;30:217.
6. Gleason WL, Braunwald E. Studies on the first derivative of the ventricular pressure pulse in man. *J Clin Invest* 1962;41:80.
7. Grossman W, McLaurin LP, Saltz S, et al. Changes in inotropic state of the left ventricle during isometric exercise. *Br Heart J* 1973;35:697.
8. McLaurin LP, Rolett EL, Grossman W. Impaired left ventricular relaxation during pacing induced ischemia. *Am J Cardiol* 1973; 32:751.
9. Feldman MD, Alderman J, Aroesty JM, et al. Depression of systolic and diastolic myocardial reserve during atrial pacing tachycardia in patients with dilated cardiomyopathy. *J Clin Invest* 1988;82:1661.
10. Mason DT, Braunwald E. Studies on digitalis, IX: effects of ouabain on the nonfailing human heart. *J Clin Invest* 1963;42:1105.
11. Grossman W, Haynes F, Paraskos J, et al. Alterations in preload and myocardial mechanics. *Circ Res* 1972;31:83.
12. Brodie BR, Grossman W, Mann T, et al. Effects of sodium nitroprusside on left ventricular diastolic pressure-volume relations. *J Clin Invest* 1977;59:59.
13. Wallace AG, Skinner NS, Mitchell JH. Hemodynamic determinants of the maximal rate of rise of left ventricular pressure. *Am J Physiol* 1963;205:30.
14. Zimpfer M, Vatner SF. Effects of acute increases in left ventricular preload on indices of myocardial function in conscious, unrestrained and intact, tranquilized baboons. *J Clin Invest* 1981;67:430.
15. Broughton A, Korner PI. Steady-state effects of preload and afterload on isovolumic indices of contractility in autonomically blocked dogs. *Cardiovasc Res* 1980;14:245.
16. Barnes GE, Horwitz LD, Bishop VS. Reliability of the maximum derivatives of left ventricular pressure and internal diameter as indices of the inotropic state of the depressed myocardium. *Cardiovasc Res* 1979;13:652.
17. Gersh BJ, Hahn CEW, Prys-Roberts C. Physical criteria for measurement of left ventricular pressure and its first derivative. *Cardiovasc Res* 1971;5:32.
18. Fifer MA, Gunther S, Grossman W, et al. Myocardial contractile function in aortic stenosis as determined from the rate of stress development during isovolumic systole. *Am J Cardiol* 1979;44:1318.
19. Arentzen CE. Force-frequency characteristics of the left ventricle in the conscious dog. *Circ Res* 1978;42:64.
20. Peterson KL, et al. Comparison of isovolumic and ejection phase indices of myocardial performance in man. *Circulation* 1974; 49:1088.
21. Grossman W, Brooks HL, Meister SG, et al. New technique for determining instantaneous myocardial force-velocity relations in the intact heart. *Circ Res* 1971;28:290.
22. Sharir T, Feldman MD, Haber H, et al. Ventricular systolic assessment in patients with dilated cardiomyopathy by preload-adjusted maximal power. *Circulation* 1994;89:2045.
23. Paraskos JA, et al. A non-invasive technique for the determination of velocity of circumferential fiber shortening in man. *Circ Res* 1971;29:610.
24. Krayenbuehl HP, et al. High-fidelity left ventricular pressure measurements for the assessment of cardiac contractility in man. *Am J Cardiol* 1973;31:415.
25. Ross J Jr, et al. Left ventricular performance during muscular exercise in patients with and without cardiac dysfunction. *Circulation* 1966;34:597.
26. Ross J Jr, Braunwald E. The study of left ventricular function in man by increasing resistance to ventricular ejection with angiotensin. *Circulation* 1964;29:739.
27. McLaurin LP, Grossman W, Stefadouros M, et al. A new technique for the study of left ventricular pressure-volume relations in man. *Circulation* 1973;48:56.
28. Wynne J, Green LH, Grossman W, et al. Estimation of left ventricular volumes in man from biplane cineangiograms filmed in oblique projections. *Am J Cardiol* 1978;41:726.
29. Rankin LS, Moos S, Grossman W. Alterations in preload and ejection phase indices of left ventricular performance. *Circulation* 1975;51:910.
30. Suga H, Sagawa K, Shoukas AA. Load independence of the instantaneous pressure-volume ratio of the canine left ventricle and effects of epinephrine and heart rate on the ratio. *Circ Res* 1973;32:314.
31. Weber KT, Janicki JS, Reeves RC, et al. Factors influencing left ventricular shortening in isolated canine heart. *Am J Physiol* 1976; 230:419.
32. Maughan WL, Sunagawa K, Burkhoff D, et al. Effect of heart rate on the canine end-systolic pressure-volume relationship. *Circulation* 1985;72:654.
33. Kass DA, Yamazaki T, Burkhoff D, et al. Determination of left ventricular end-systolic pressure-volume relationships by the conductance (volume) catheter technique. *Circulation* 1986;73:586.
34. Burkhoff D, Sugiura S, Yue DT, Sagawa K. Contractility-dependent curvilinearity of end-systolic pressure-volume relations. *Am J Physiol* 1987;252:H1218.
35. McKay RG, Miller MJ, Ferguson JJ, et al. Assessment of left ventricular end-systolic pressure-volume relations with an impedance catheter and transient inferior vena cava occlusion: use of this system in the evaluation of the cardiotonic effects of dobutamine, milrinone, Posicor and epinephrine. *J Am Coll Cardiol* 1986;8:1152.
36. Sagawa K, Suga H, Shoukas AA, et al. End-systolic pressure/volume ratio: a new index of ventricular contractility. *Circulation* 1981;63:1223.
37. Grossman W, Braunwald E, Mann JT, et al. Contractile state of the left ventricle in man as evaluated from end-systolic pressure-volume relations. *Circulation* 1977;45:845.
38. McKay RG, Aroesty JM, Heller GV, et al. Assessment of the end-systolic pressure-volume relationship in human beings with the use of a time-varying elastance model. *Circulation* 1986;74:97.
39. Aroney CN, Herrmann HC, Semigran M, et al. Linearity of the left ventricular end-systolic pressure-volume relation in patients with severe heart failure. *J Am Coll Cardiol* 1989;14:127.
40. Starling MR, Walsh RA, Dell'Italia LJ, et al. The relationship of various measures of end-systole to left ventricular maximum time-varying elastance in man. *Circulation* 1987;76:32.
41. Borow KM, Neumann A, Wynne J. Sensitivity of end-systolic pressure-dimension and pressure-volume relations to the inotropic state in humans. *Circulation* 1982;65:988.
42. Konstam MA, Cohen SR, Salem DN, et al. Comparison of left and right ventricular end-systolic pressure-volume relations in congestive heart failure. *J Am Coll Cardiol* 1985;5:1326.
43. Kass DA, Midei M, Graves W, et al. Use of a conductance (volume) catheter and transient inferior vena caval occlusion for rapid determination of pressure-volume relationships in man. *Cathet Cardiovasc Diagn* 1988;15:192.
44. McKay RG, Spears JT, Aroesty JM, et al. Instantaneous measurement of left and right ventricular stroke volume and pressure-volume relationships with an impedance catheter. *Circulation* 1984;69:703.
45. Hoole SP, Heck PM, White PA, et al. Stunning and cumulative left ventricular dysfunction occurs late after coronary balloon occlusion in humans: insights from simultaneous coronary and left ventricular hemodynamic assessment. *J Am Coll Cardiol Intv* 2010;3:412–418.
46. Hoole SP, White PA, Read PA, et al. Coronary collaterals provide a constant scaffold effect on the left ventricle and limit ischemic left ventricular dysfunction in humans. *J Appl Physiol* 2012;112:1403–1409.
47. Mossahebi S, Shmuylovich L, Kovács SJ. The thermodynamics of diastole: kinematic modeling-based derivation of the P-V loop to transmitral flow energy relation with in vivo validation. *Am J Physiol Heart Circ Physiol* 2011;300:H514–H521.
48. Little WC. The left ventricular dP/dt$_{MAX}$—end-diastolic volume relation in closed-chest dogs. *Circ Res* 1985;56:808.
49. Marsh JD, Green LH, Wynne J, et al. Left ventricular end-systolic pressure-dimension and stress-length relations in normal human subjects. *Am J Cardiol* 1979;44:1311.
50. Ross J Jr. Afterload mismatch and preload reserve: a conceptual framework for the analysis of ventricular function. *Prog Cardiovasc Dis* 1976;18:255.

51. Gunther S, Grossman W. Determinants of ventricular function in pressure-overload hypertrophy in man. *Circulation* 1979;59:679.
52. Grossman W. Cardiac hypertrophy: useful adaptation or pathologic process? *Am J Med* 1980;69:576.
53. Borow KM, Neumann A, Marcus RH, et al. Effect of simultaneous alterations in preload and afterload on measurements of left ventricular contractility in patients with dilated cardiomyopathy: comparisons of ejection phase, isovolumetric and end-systolic force-velocity indexes. *J Am Coll Cardiol* 1992;20:787.
54. Henderson Y. Volume changes of the heart. *Physiol Rev* 1923; 3:165.
55. Grossman W. Relaxation and diastolic distensibility of the regionally ischemic left ventricle. In: Grossman W, Lorell BH, eds. *Diastolic Relaxation of the Heart: Basic Research and Current Applications for Clinical Cardiology*. Boston: Martinus Nijhoff; 1988:193.
56. Glantz SA. Computing indices of diastolic stiffness has been counterproductive. *Fed Proc* 1980;39:162.
57. Zile MR. Diastolic dysfunction: detection, consequences, and treatment. Part 1. Definition and determinants of diastolic function. *Mod Concepts Cardiovasc Dis* 1989;58:67.
58. Gaasch WH, et al. Left ventricular stress and compliance in man: with special reference to normalized ventricular function curves. *Circulation* 1972;45:746.
59. Glantz SA, et al. The pericardium substantially affects the left ventricular diastolic pressure-volume relationship in the dog. *Circ Res* 1978;42:433.
60. Momomura SI, Bradley AB, Grossman W. Left ventricular diastolic pressure-segment length relations and end-diastolic distensibility in dogs with coronary stenoses: an angina physiology model. *Circ Res* 1984;55:203.
61. Lorell BH, et al. Right ventricular infarction: clinical diagnosis and differentiation from cardiac tamponade and constriction. *Am J Cardiol* 1979;43:465.
62. Vogel WM, et al. Acute alterations in left ventricular diastolic chamber stiffness: role of the "erectile" effect of coronary arterial pressure and flow in normal and damaged hearts. *Circ Res* 1982;51:465.
63. Watanabe J, Levine MJ, Bellotto F, et al. Effects of coronary venous pressure on left ventricular diastolic chamber distensibility. *Circ Res* 1990;67:923.
64. McKay RG, Aroesty JM, Heller GV, et al. The pacing thallium test reexamined: correlation of pacing-induced hemodynamic changes with the amount of myocardium at risk. *J Am Coll Cardiol* 1984;3:1469.
65. Lorell BH, Turi Z, Grossman W. Modification of left ventricular response to pacing tachycardia by nifedipine in patients with coronary artery disease. *Am J Med* 1981;71:667.
66. Paulus WJ, Serizawa T, Grossman W. Altered left ventricular diastolic properties during pacing-induced ischemia in dogs with coronary stenosis: potentiation by caffeine. *Circ Res* 1982;50:218.
67. Monrad ES, McKay RG, Baim DS, et al. Improvements in indices of diastolic performance in patients with congestive heart failure treated with milrinone. *Circulation* 1984;70:1030.
68. Weiss JL, Frederiksen JW, Weisfeldt ML. Hemodynamic determinants of the time-course of fall in canine left ventricular pressure. *J Clin Invest* 1976;58:751.
69. Raff GL, Glantz SA. Volume loading slows left ventricular isovolumic relaxation rate. *Circ Res* 1981;48:813.
70. Carroll JD, Hess OM, Hirzel HO, et al. Exercise-induced ischemia: the influence of altered relaxation on early diastolic pressure. *Circulation* 1983;67:521.
71. Paulus WJ, Vantrimpont PJ, Rousseau MF. Diastolic function of the nonfilling human left ventricle. *J Am Coll Cardiol* 1992;20:1524.
72. Chen C, et al. Continuous wave Doppler echocardiography for noninvasive assessment of left ventricular dP/dt and relaxation time constant from mitral regurgitant spectra in patients. *J Am Coll Cardiol* 1994;23:970.
73. Nishimura RA, Schwartz RS, Tajik AJ, et al. Noninvasive measurement of rate of left ventricular relaxation by Doppler echocardiography: validation with simultaneous cardiac catheterization. *Circulation* 1993;88:146.
74. Chong CY, Herrmann HC, Weyman AE, et al. Preload dependence of Doppler-derived indexes of left ventricular diastolic function in humans. *J Am Coll Cardiol* 1987;10:800.
75. Aroesty JM, McKay RG, Heller GV, et al. Simultaneous assessment of left ventricular systolic and diastolic dysfunction during pacing-induced ischemia. *Circulation* 1985;71:889.
76. Bonow RO, et al. Improved left ventricular diastolic filling in patients with coronary artery disease after percutaneous transluminal coronary angioplasty. *Circulation* 1982;66:1159.
77. Bonow RO, et al. Effects of verapamil on left ventricular systolic function and diastolic filling in patients with hypertrophic cardiomyopathy. *Circulation* 1981;64:787.
78. Pouleur H, Rousseau M. Regional diastolic dysfunction in coronary artery disease: clinical and therapeutic implications. In: Grossman W, Lorell BH, eds. *Diastolic Relaxation of the Heart: Basic Research and Current Applications for Clinical Cardiology*. Boston: Martinus Nijhoff; 1988:245.
79. Friedrich SP, Lorell, BH, Rousseau MF, et al. Intracardiac angiotensin-converting enzyme inhibition improves diastolic function in patients with left ventricular hypertrophy due to aortic stenosis. *Circulation* 1994;90:2761.
80. Hayashida W, Kumada T, Kohno F, et al. Left ventricular regional relaxation and its nonuniformity in hypertrophic nonobstructive cardiomyopathy. *Circulation* 1991;84:1496.
81. Mason SJ, et al. Exercise echocardiography: detection of wall motion abnormalities during ischemia. *Circulation* 1979;59:50.
82. St. John Sutton MG, Tajik AJ, Smith HC, et al. Angina in idiopathic hypertrophic subaortic stenosis. *Circulation* 1980;61:561.
83. Bourdillon PD, Lorell BH, Mirsky I, et al. Increased regional myocardial stiffness of the left ventricle during pacing-induced angina in man. *Circulation* 1983;76:316.
84. Pouleur H, et al. Force-velocity-length relations in hypertrophic cardiomyopathy: evidence of normal or depressed myocardial contractility. *Am J Cardiol* 1983;52:813.
85. Hirota Y. A clinical study of left ventricular relaxation. *Circulation* 1980;62:756.
86. Thompson DS, et al. Analysis of left ventricular pressure during isovolumic relaxation in coronary artery disease. *Circulation* 1982;65:690.
87. Nonogi H, Hess OM, Bortone AS, et al. Left ventricular pressure-length relation during exercise-induced ischemia. *J Am Coll Cardiol* 1989;13:1062.
88. Sohn DW, Chai IH, Lee DJ, et al. Assessment of mitral annulus velocity by Doppler tissue imaging in the evaluation of left ventricular diastolic function. *J Am Coll Cardiol* 1997;30:474–480.
89. rambaiolo P, Tonti G, Salustri A, Fedele F, Sutherland G. New insights into regional systolic and diastolic left ventricular function with tissue Doppler echocardiography: from qualitative analysis to a quantitative approach. *J Am Soc Echocardiogr* 2001;14:85–96.
90. Anders O, Espen W. Remme EW, et al. Determinants of left ventricular early-diastolic lengthening velocity: independent contributions from left ventricular relaxation, restoring forces, and lengthening load. *Circulation* 2009;119:2578–2586.
91. Nikitin NP, Witte KKA, Thackray SDR, de Silva R, Clark AL, Cleland JGF. Longitudinal ventricular function: Normal values of atrioventricular annular and myocardial velocities measured with quantitative two-dimensional color Doppler tissue imaging. *J Am Soc Echocardiogr* 2003;16:906–921.
92. Nagueh SF, Bachinski LL, Meyer D, et al. Tissue Doppler imaging consistently detects myocardial abnormalities in patients with hypertrophic cardiomyopathy and provides a novel means for an early diagnosis before and independently of hypertrophy. *Circulation* 2001;104:128–130.
93. Poulsen SH, Andersen NH, Ivarsen PI, Mogensen C-E, Egeblad H. Doppler tissue imaging reveals systolic dysfunction in patients with hypertension and apparent "isolated" diastolic dysfunction. *J Am Soc Echocardiogr* 2003;16:724–731.
94. Yamada H, Oki T, Mishiro Y, et al. Effect of aging on diastolic left ventricular myocardial velocities measured by pulsed tissue Doppler imaging in healthy subjects. *J Am Soc Echocardiogr* 1999;12:574–581.
95. Ommen SR, Nishimura RA, Appleton CP, et al. Clinical utility of Doppler echocardiography and tissue Doppler imaging in the estimation of left ventricular filling pressures: a comparative simultaneous Doppler-catheterization study. *Circulation* 2000;102:1788–1794.
96. Kasner M, Westerman D, Steendijk P, et al. Utility of Doppler echocardiography and tissue Doppler imaging in the estimation of diastolic function in heart failure with normal ejection fraction: a comparative Doppler-conductance catheter study. *Circulation* 2007;116:637–647.
97. Borlaug B, Paulus WJ. Heart failure with preserved ejection fraction: pathophysiology, diagnosis, and treatment. *Eur Heart J* 2011;32:670–679.

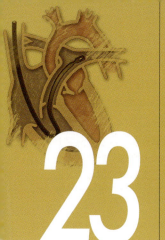

【第23章】Section V　*Evaluation of Cardiac Function*

タンポナーデ，収縮性および拘束性障害

Evaluation of Tamponade, Constrictive, and Restrictive Physiology

Mauro Moscucci, Barry A. Borlaug

　心膜は心臓を周囲の組織から隔てており，重要な機械的および膜的機能，生物学的フィードバックおよびバリア機能を有している．比較的弾性に乏しいため，正常の心房および心室のコンプライアンスを維持し，また最適な心室の形状を維持する役割を果たしている．また過剰な房室弁逆流を防止し，右心もしくは左心の容積が急に過剰に拡大したり，不均衡が生じたりするのを防止している[1]．通常は少量の心膜液が存在し，心収縮に伴う摩擦を軽減するのに重要な役割を果たしている．また心膜の機械的受容体は心拍数や血圧を制御するフィードバックシステムを形成している．加えて，心膜腔の陰圧およびその呼吸性変動は，吸気時の右房への静脈還流を促進するのに寄与している．

　心タンポナーデの診断は比較的単純であるが，収縮性心膜疾患および拘束性障害の鑑別には，しばしば血行動態測定，画像，時には心内膜心筋および心膜生検の総合的判断が必要となる．この章では，複雑な心膜 - 心筋の相互作用の病態およびそれに伴う異なった血行動態プロフィールについて概説する．心膜への治療的介入や心膜疾患の臨床プロフィールについてのさらなる情報は，第38, 44章を参照されたい．

1 呼吸に伴う生理的な血行動態の変化および心膜の役割

　心タンポナーデ，収縮性心膜疾患，および拘束性障害に伴う血行動態の変化は，心腔，心膜による抑制，および圧較差の複雑な相互作用により説明される．正常な心膜腔内圧は大気圧以下であり，呼吸周期により変化する胸腔内圧を反映している．心膜腔の陰圧は，心筋内外の圧較差（心腔内圧 - 心膜腔内圧）を維持するのに重要な役割を担っており，これにより心腔を拡張する圧力は心腔内圧より若干高くなっている．この心筋内外の圧較差は，特に低圧系の右心において，拡張期の充満を促進する．吸気時には胸腔内圧が低下し胸郭内すべての臓器に影響を与える．心腔内圧および肺動脈楔入圧も低下する．心膜腔内圧の低下は，体静脈圧の低下よりも大きい傾向にあり，また横隔膜の降下により腹腔内圧が上昇するため，結果として胸腔外の静脈と右房の圧較差は増大する．これらの圧力が協調的に働き，吸気時の右房および右室の充満を促進する．吸気時の胸腔内圧の低下は左室よりも肺静脈床に効率的に伝わるので，肺静脈から左房への圧較差，僧帽弁の圧較差はわずかに減少し，左室の拡張期容積と心拍出量もわずかに減少する．したがって，正常の吸気時に生じる体血圧の軽度の低下は，左室の前負荷のわずかな低下と胸腔内の陰圧が大動脈と末梢動脈に与える影響による．心室の収縮が始まると，心室容積の低下は心膜腔内圧の低下を生じ，心房での心筋内外の圧較差の増加によって，心房の充満はさらに促進される．

　右室および左室は心室中隔を共有しており，さらに比較的伸長しにくい心膜に囲まれている

ので，心膜に病変が生じる，または心臓が心膜の限界まで大きくなると，拡張期心室相互作用として知られる血行動態現象の素地となる[2]．このような心室相互作用が強調される状況では，一方の心室容積の（コンプライアンスの高い中隔と正常な心膜における）増加が，もう一方の心室の充満および容積に影響を与える．心膜が収縮期の心室カップリングに与える影響は限定的であるが，拡張期のカップリングには重要な役割を果たしており[3]，何らかの心膜や心膜腔内の異常によりその影響は著明に増強される．以下で解説するように，中隔のコンプライアンスが高いことは，心タンポナーデ，心膜の収縮および拘束性障害で観察される心室相互作用の変化を少なくとも一部は説明し得る．

2 心タンポナーデの病態

通常，心膜腔は15〜35 mLの液体を有する．心膜は比較的弾性に乏しいので，心嚢液が急速に貯留すると心膜内圧は著明に上昇する．逆に，（遠心性リモデリングやゆっくり増加する悪性心嚢液のように）長時間をかけて心嚢液が増加すると，心膜は伸長することができ，かなり多量の容積を受け入れる．すなわち圧－容積曲線が右にシフトする（図23-1）[4]．心タンポナーデは，心嚢液の貯留により心膜腔の容積が心膜圧－容積関係のなだらかでコンプライアンスの高い部分から急峻でコンプライアンスに乏しい部分（図23-1，矢印）に移動したときに生じる．静脈還流が変化しなければ，心膜腔内圧の上昇はすべての心腔において拡張期充満圧を低下させ，特に心房の圧波形が変化する．第10章に述べたように，正常の心房圧波形は3つの陽性成分（a, c, v波）および3つの陰性成分（x, x', y谷）からなる．x谷は心房の弛緩を表す．心室の収縮中に，連続的な心房の弛緩と房室弁輪の下降により，心房圧はさらに低下してx'谷が生じる．x'谷の底の後，心室の収縮期に房室弁が閉鎖して心房は充満する（v波）．この時相の後にy谷が生じるが，これは房室弁の開放に伴い心房が急速に空になることによ

[図23-1] 健常な実験動物と容量負荷により作成した慢性心拡大モデル動物における心膜の圧－容積関係

心膜の圧－容積関係は，容量負荷動物では右方シフトしており，心膜が拡張してゆっくり増加した容積を許容可能であることを示している．矢印は心膜の圧－容積関係が急峻となり，かつコンプライアンスが低下する部分を示している．

(Freeman GL, LeWinter MM：Pericardial adaptations during chronic cardiac dilation in dogs. Circ Res 54：294-300, 1984)

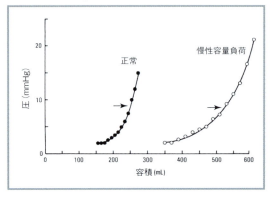

る．心タンポナーデでは心膜腔内圧が上昇するので，当初は静脈還流の増加が心臓の充満を維持し，心腔の拡張期の虚脱を防ぐよう働く．心膜腔内圧のさらなる上昇により進行性に心房から心室への血液の移動が障害され，y谷は減少もしくは消失し，典型的にはx谷は維持または増強する（図23-2）．左室圧の拡張早期の低下も消失し，右房および左室の拡張早期圧が等しくなる（図23-3）．

心膜腔内圧がさらに上昇すると，拡張期の充満圧は4つの心腔を通じて等圧となり，最終的に右心系の拡張期圧迫，引き続いて左心系への同様の圧迫が生じる．心周期を通じ，拡張期充満の血行動態は本質的にはゼロサムゲームである．つまり心室容積のいかなる拡大においても心房容積の減少が必須であり，逆に右心の充満容積が増加（たとえば吸気時）すると，左心の容積が同じだけ減少する．この心室相互依存状態が増強されることが，心タンポナーデの病態とそれに伴う多くの身体所見を説明し得る．前述のように，正常では吸気により心膜腔内圧および胸腔内圧は低下し，右心系への静脈還流が

［図 23-2］放射線治療後の亜急性滲出性–収縮性心膜炎患者において，心囊液を除去する前後の右房および右室の圧波形

右房圧波形は当初は有意な収縮期の低下（x＞y）を認め，心囊液の除去後は有意な拡張期の低下（x＜y）を認めた．右室圧波形の拡張期の dip and plateau パターンは，右房圧の x＜y 波形と同時に，心囊液の除去後に初めて明らかとなっている．

(Hancock EW：Subacute effusive-constrictive pericarditis. Circulation 43：183-192, 1971)

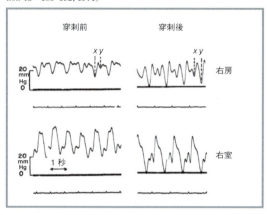

増加する．肺血管の容量も増加し，肺静脈から左房への圧較差が減少して，左心系の充満，心拍出量，そして体血圧が低下する．心タンポナーデではこれらの効果が著しく増強され，右心系への静脈還流の増加とともに，肺静脈から左房への急激な圧較差の減少のため左室充満の減少が生じる（図23-4）．呼気時には逆の現象が生じ，右心系の充満を犠牲にして左心系の充満圧が上昇する．つまり，一方の心室の拡張容積，心拍出量および発生圧力はもう一方の心室と逆位相となる（図23-5）．左室充満と心拍出量の低下は，吸気時の大動脈収縮期圧を10 mmHg以上低下させる（奇脈；図23-6）．前述のように，これは実際には奇異性ではなく，正常の呼吸性変動が誇張されたものである．

　心タンポナーデは，倦怠感，息切れ，呼吸困難といった典型的な症状とともに静脈圧の上昇，洞頻脈，奇脈といった身体所見が生じた場合の臨床診断である．心エコー検査により心囊液，右房および右室の拡張期虚脱，吸気時の三尖弁通過血流の異常な増加と僧帽弁通過血流の減少（図23-7），および下大静脈の拡張と呼吸

［図 23-3］
（A）経皮的バルーン弁切開術前の僧帽弁狭窄症患者における左房（赤い波形）および左室（黒い波形）の記録．y谷（矢印）と低い左室最小拡張期圧（＊）に注目．（B）バルーン拡張後，左室収縮期圧は低下し，y谷（矢印）は消失し，左室の最小拡張期圧は上昇した（＊）．これらは心臓穿孔と心タンポナーデを示唆する所見である．

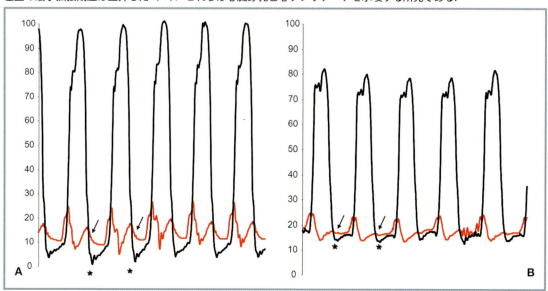

[図 23-4] 心タンポナーデにおける奇脈の機序

吸気時（太い矢印），肺動脈楔入圧（赤い波形）は右房圧（これは心膜腔内圧と近似する；青い波形）および左室拡張期圧（黒い波形）以下となり，充満圧は低下して，急性に左室の充満不足，左室一回拍出量の低下，左室収縮期圧の低下が生じる（細い矢印）．

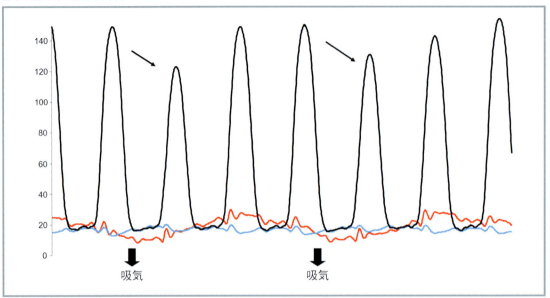

[図 23-5]

タンポナーデにおいては，強調された拡張期の充満は逆位相で生じ（細い矢印），心室中隔は吸気時（太い矢印）に右から左へ偏位し［肺動脈圧（赤い波形）の増加と左室圧（黒い波形）の減少が同時に生じる］，呼気時には左から右へ戻る（肺動脈圧の低下と左室収縮期圧の上昇）．

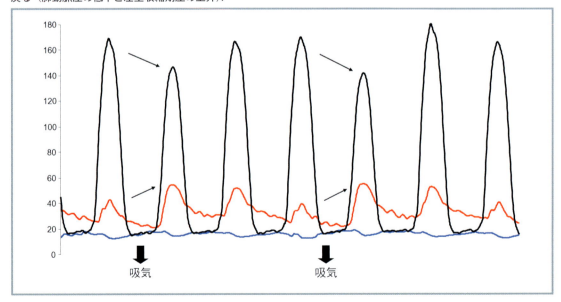

[図 23-6] 低圧タンポナーデの患者（上）と古典的タンポナーデの患者（下）におけるカテーテル検査所見
図の左側は心膜穿刺前のデータで，右側は心膜穿刺後のデータである．心膜穿刺前，両者ともに大腿動脈における著明な奇脈がみられるが，心膜腔内圧は大きく異なっている．FA：大腿動脈圧，RA：右房圧，IP：心膜腔内圧
(Sagristà-Sauleda J et al：Low-pressure cardiac tamponade：clinical and hemodynamic profile. Circulation 114：945-952, 2006)

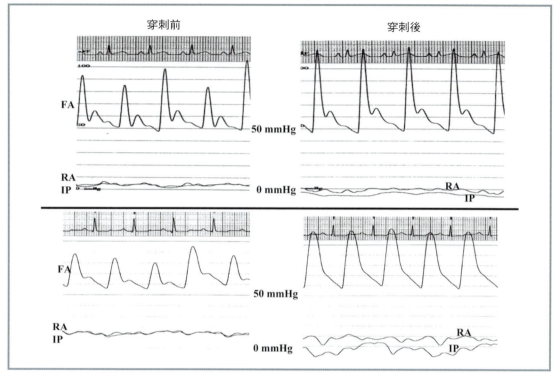

性変動の消失を確認することで，診断が確定する．タンポナーデの病態の確定は，心臓カテーテル検査による血行動態測定により，心膜腔内圧が大気圧より上昇していること，それが右房圧と等圧であること，心膜穿刺によりそれが大気圧以下まで低下することを確認することでなされる．タンポナーデにおける血行動態の変化を深く理解し，高い確率で予想することは，（日常的に心臓穿孔のリスクを伴う）構造的心疾患や不整脈に対する高度な経皮的治療手技の時代においては特に重要である．

A 滲出性-収縮性病態

まれに，心膜穿刺に伴い心膜腔内圧が大気圧以下（< 0 mmHg）となっても右房圧と右室拡張期圧が上昇したままで典型的 dip and plateau パターンがみられることがある（図 23-2）[5,6]．このパターンが滲出性-収縮性病態であり，心囊液貯留を伴う急性心膜炎から収縮性心膜炎に移行する過程と同様と考えられている[5-7]．

B 低圧タンポナーデ

低い充満圧のために，典型的なタンポナーデの所見がないままに低い心膜腔圧で心臓の圧迫をもたらす症候群が報告されている[8-12]．単施設で心膜穿刺を施行された 279 人の患者の解析では，29 人の患者が低圧タンポナーデの診断基準を満たし（心膜穿刺前の心膜腔内圧が 7 mmHg 以下，穿刺後の右房圧が 4 mmHg 以下；グループ 1），一方で 114 人は古典的なタンポナーデの診断基準を満たした（心膜穿刺前の心膜腔内圧が 7 mmHg 以上，かつ穿刺後の右房圧が 4 mmHg 以上；グループ 2）[12]．タンポナーデの典型的な所見はグループ 1 の患者のわずか 24％でみられ，一方でグループ 2 の患者では 71％でみられた．古典的タンポナーデ

[図 23-7]
(A) 心タンポナーデ患者の 2D エコーにおける四腔像．心臓周囲にエコーフリースペースとして大量の心嚢液貯留を認める．拡張期には右房の虚脱（矢印）を認める．(B) 心タンポナーデ患者における僧帽弁および三尖弁血流速度の Doppler による測定．逆位相の呼吸性変動を認める（吸気時には僧帽弁血流速度は低下し，三尖弁血流速度は増加する）．
(Little WC, Freeman GL：Pericardial disease. Circulation 113：1622-1632, 2006)

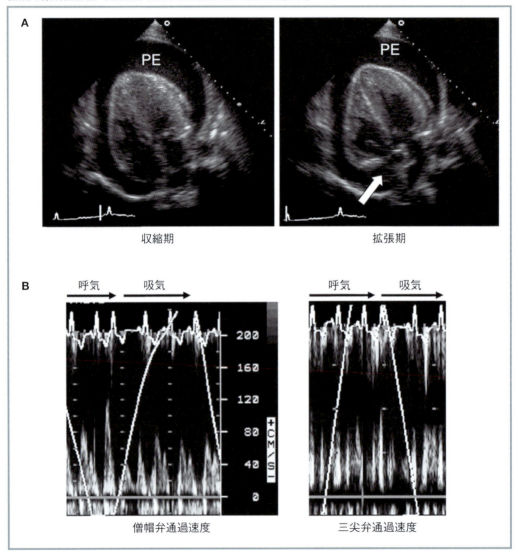

の症例と比較して，低圧タンポナーデの患者は奇脈の程度が小さく（10.41±5.33 mmHg 対 23.7±12.47 mmHg），心膜腔内圧が低く（2.5±1.68 mmHg 対 12.93±5.42 mmHg），右房圧が低かった（3.59±1.57 mmHg 対 14.63±5.42 mmHg）．しかし，心房の心筋内外圧較差は同等で（0.07±0.6 mmHg 対 0.35±1.70 mmHg），心拍出係数も同等であった（2.96±1.26 L/min 対 2.69±1.79 L/min）．両群の患者ともに，心膜穿刺後に著明な心拍出係数の増加を認めた．これらのデータは，心筋内外の圧較差が心房充満の決定因子として重要であることを示しており，また古典的な心タンポナーデの所見がなくても血行動態が悪化している所見がみられる患者においては，強く心タンポナーデを疑うことの重要性を示している．

[図 23-8]
術後心タンポナーデ患者の連続的な心エコー傍胸骨長軸像において，後壁側に大量の心囊液貯留（PE）を認める．右室（RV）は前側の胸壁に癒着している．左室（LV）自由壁の形状は収縮終期には正常である．しかし，拡張早期には左室後壁は内側に陥入し，これは左室の拡張期虚脱（LV diastolic collapse：LVDC）として矢印で示される．このLVDCは一過性のものであり，拡張後期には正常な形状となっている．LA：左房，Ao：大動脈
(Chuttani K et al：Left ventricular diastolic collapse：an echocardiographic sign of regional cardiac tamponade. Circulation 83：1999-2006, 1991)

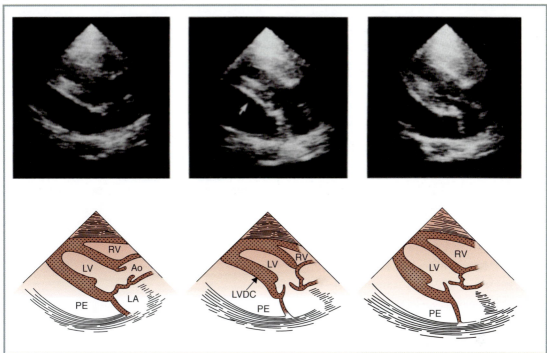

C 局所的タンポナーデ

　大量に全周性の心囊液貯留がみられた場合，心タンポナーデは典型的な臨床的および心エコー上の所見を呈する．逆に，心臓手術後，心タンポナーデは特に後壁側に限局した心囊液貯留に伴い高率に発症する．そのような患者ではタンポナーデの典型的な所見はみられない[13]．心エコー検査では局所的な心囊液貯留とともに，左室の局所的な拡張期虚脱がみられることがある（図 23-8）．右房および右室の前壁と前方の心膜が胸壁と接着し周囲の組織と癒着するため，限局した心囊液が出現すると考えられる．これらの患者によくみられる血行動態は，右房圧の上昇，右室拡張期圧の上昇，肺動脈楔入圧の上昇，および右房圧と肺動脈楔入圧の5 mmHg以内の等圧化である．

3 収縮性の病態

　心膜の収縮は，心膜における炎症の過程で心膜の線維化が進み肥厚し，また時には石灰化した結果として生じる（図 23-9）．典型的には心臓手術と放射線治療の既往が原因であるが，特発性のものが最も多い[14]．収縮性心膜炎に関連した血行動態の変化は心タンポナーデのそれと似ており，また拘束型心筋症との鑑別はしばしば困難である．収縮性心膜炎は完全に「治癒可能な」心不全の病態であるため，この病態を正確に同定することは極めて重要である．心囊液貯留と同様に，心膜の収縮は心室の相互作用を増強し，拡張期の充満を阻害する．収縮性心膜炎においては，心膜による制限のため心室は拡張中期から後期には拡張できないので，心室

の充満の大部分が拡張早期に生じる．したがって，心室拡張期圧は拡張早期の低下に引き続いて陽性の「急速充満波」および平坦な相となる（dip and plateau パターン，もしくは平方根サイン；図 23-10)[15]．この拡張早期の低下は，心膜の「ゴム球」効果もしくは「跳ね返し」のために生じると考えられている[16]．この急速充満により，身体所見上しばしば心膜ノック音が聴取される．右房圧は右房の弛緩と早期急速流入を反映して急峻な x および y 谷を形成し，いわゆる M もしくは W サインを呈する（図 23-11）．また，平均右房圧は深吸気に伴いしばしば増加する（Kussmaul 徴候；図 23-12，23-13)[15]．前述のように，吸気時には肺静脈から左房・左室への圧較差が減少するため，通常は左心系の充満は軽度減少する．収縮性の病態においては，硬い線維性の心膜は吸気時の胸腔内圧の低下から左室を断絶するため，正常でもみられる肺静脈から左室への圧較差はさらに増加する．胸腔内-心腔内解離（intrathoracic-intracardiac dissociation）と呼ばれるこの現象は，吸気時と呼気時において肺動脈楔入圧と左室拡張期圧の圧較差の変化が 5 mmHg 以上の場合に定義される（図 23-14）．したがって，左室は吸気時に急激に充満不足となり，左室および大動脈収縮期圧の低下が生じる（奇脈；図 23-15）．心膜による制限の結果，心室相互作用が強調されるため，左室の充満不足により右室は恩恵を受ける．心室中隔は右から左へ偏位し，右室拡張容積は増加し（図 23-16)[17]，右室の一回拍出量は増加する．結果として，右室収縮期圧は吸気時に増加する．このような収縮期圧（もしくは圧−時間面積）の左室と右室の一致しない変化は，心室間の相互作用が増強していることを示す重要な血行動態所見である（図 23-17).

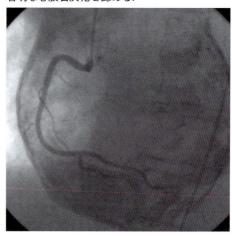

[図 23-9] 右冠動脈に造影剤を注入した際の透視の静止画像
著明な心膜石灰化を認める．

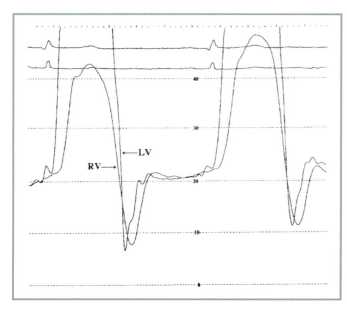

[図 23-10]
右室（RV）圧および左室（LV）圧の同時記録にて拡張期圧の等圧化がみられ，特徴的な dip and plateau 型がみられる．
(Vaitkus PT et al：Images in cardiovascular medicine. Constrictive pericarditis. Circulation 93：834-835, 1996)

［図23-11］収縮性心膜炎患者における右房圧の記録
平均中心静脈圧は著明に上昇（23 mmHg）し，x谷と特にy谷が目立ち，MまたはWサインとして知られる鋸歯状を呈する．

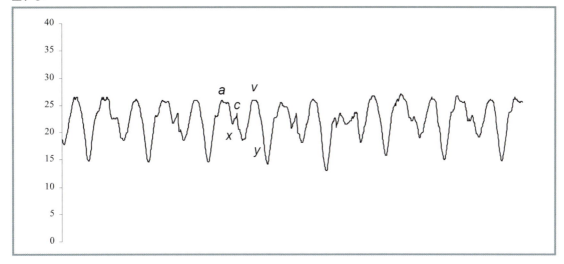

［図23-12］収縮性心膜炎患者における吸気に伴う右房圧の上昇（Kussmaul徴候）

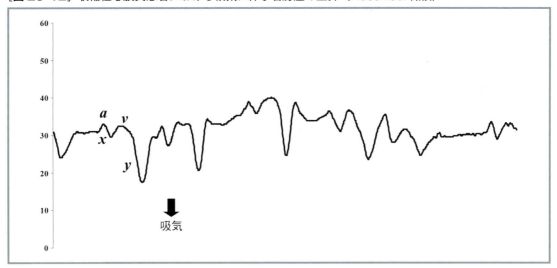

　収縮性病態に関与するその他の古典的な血行動態所見は，拡張期圧が4つの心腔ともに等圧になること（左室拡張終期圧−右室拡張終期圧＜5 mmHg），有意な肺高血圧がないこと（肺動脈収縮期圧＜55 mmHg），右室拡張終期圧と右室収縮期圧の比（右室拡張終期圧／右室収縮期圧）が＞1/3であることである（図23-18）．一般にこれらの所見の感度は高いが，収縮性病態に対する特異性は乏しく，拘束性疾患や一般的な心不全においてもしばしばみられる．Hurrellらは，15人の外科的に証明された収縮性心膜炎患者と21人のその他の原因による心不全患者において，高忠実度のマイクロマノメータ付きカテーテルを用いて古典的な血行動態所見および呼吸に伴う血行動態の変動を調べるという画期的な研究を行った[18]．彼らは，収縮性病態の古典的な所見である左室拡張終期圧−右室拡張終期圧＜5 mmHg，肺動脈収縮期圧＜55 mmHg，右室拡張終期圧／右室収縮期圧＞1/3，およびdip and plateauパターンは，

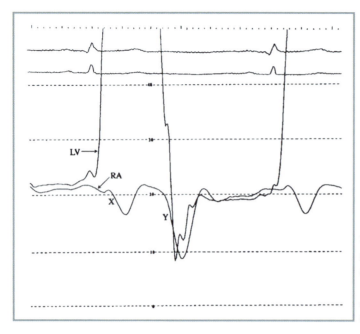

[図23-13]
右室 (RV) と左室 (LV) の同時記録にて，拡張期の等圧化と特徴的な dip and plateau 型がみられる．

(Vaitkus PT et al：Images in cardiovascular medicine. Constrictive pericarditis. Circulation 93：834-835, 1996)

[図23-14] 心膜の収縮の動的な診断基準
左室圧と肺動脈楔入圧の同時記録にて，吸気時の胸腔内 - 心腔内解離の所見を認める．

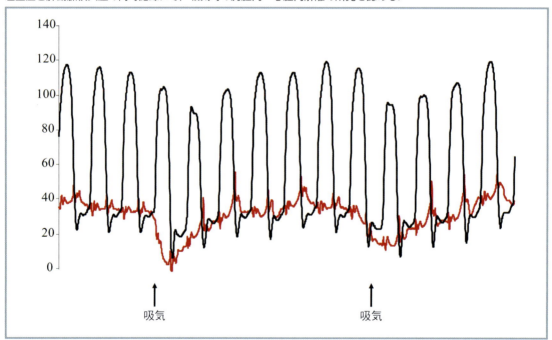

2つの患者群を区別するのに不十分であったとしている（図23-19）．しかし，心腔内 - 心室内解離および心室相互作用が増強している所見は，感度を損なうことなく特異度を上昇させた（図23-20，表23-1）[18]．

収縮性病態における血行動態は前負荷依存的であり，拡張期圧の等圧化は血管内脱水時にはみられないこともある．したがって当初の充満

[図 23-15]
収縮性心膜炎患者の吸気に伴い，左室収縮期圧の著明な低下（奇脈）を認めるが，右房圧は低下していない（Kussmaul 徴候）．右房圧記録において y 谷が目立ち，重ね合わせた左室圧記録において dip and plateau が目立つことに注目．心タンポナーデでみられる y 谷と拡張期最小圧の消失とは対照的である．

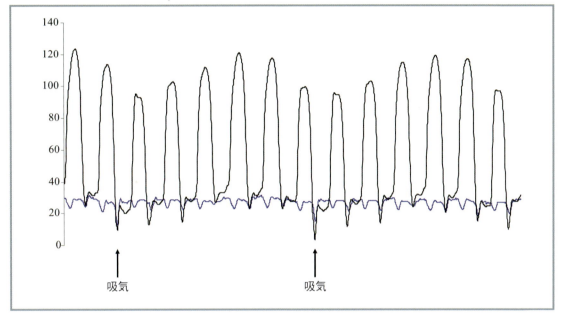

[図 23-16] 収縮性心膜炎におけるシネ CMR を用いた心室相互作用の評価
吸気の開始時（A）と呼気の開始時（B）の短軸像を示す．いずれも早期心室充満期に得られた画像である．吸気時（A）には中隔が反転し，呼気時（B）には中隔の右方移動が増強し，呼吸に伴う中隔の異常運動を形成する．水平な点線は左横隔膜の位置を示す．
(Bogaert J, Francone M：Cardiovascular magnetic resonance in pericardial diseases. J Cardiovasc Magn Reson 11：14, 2009)

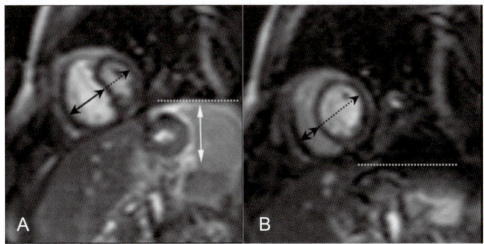

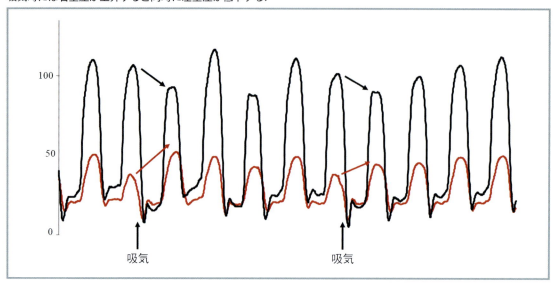

[図 23-17] 心室圧の不一致
吸気時には右室圧が上昇すると同時に左室圧が低下する．

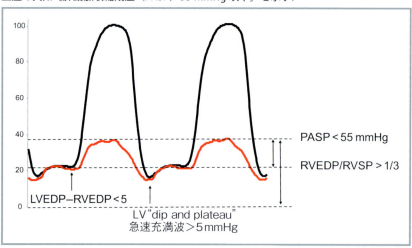

[図 23-18] 左室圧（黒い波形）および右室圧（赤い波形）の記録から得られた，収縮性病態における血行動態所見

左室と右室の拡張終期圧（LVEDP，RVEDP）の等圧化，急速充満波形の上昇と目立つ dip and plateau パターン，RVEDP と右室収縮期圧（RVSP）の比が 0.33 以上，および肺高血圧の欠如［肺動脈収縮期圧（PASP）55 mmHg 以下］を示す．

圧が低く血行動態所見が診断に不十分であった場合には，カテーテル検査中に容量負荷を行うべきである（図 23-21）[19]．しかし，これらの潜在的な収縮性病態の患者群もまた低心拍出を呈しており，また一般的な経験則としては，血行動態的に重要な収縮性心膜炎は，心膜疾患が存在するとしても，実際には右房圧が正常かつ心拍出量が正常である場合には除外可能である．

4 拘束性病態

収縮性心膜炎と同様に，拘束型心筋症は重度

[図 23-19]
外科的に証明された収縮性病態（グループ1）の患者と，心筋疾患（グループ2）の患者における古典的血行動態所見は非常によく似ている．

(Hurrell DG et al：Value of dynamic respiratory changes in left and right ventricular pressures for the diagnosis of constrictive pericarditis. Circulation 93：2007-2013, 1996)

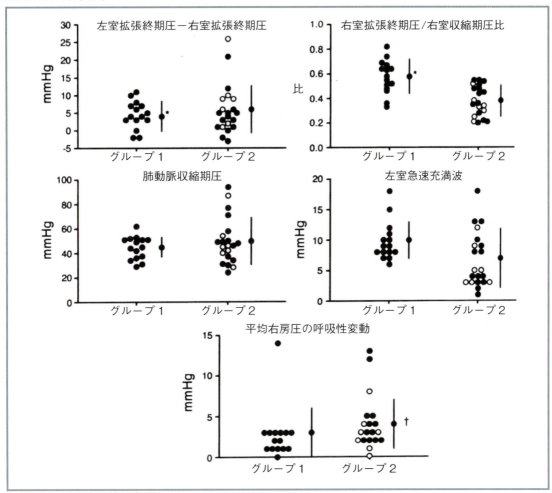

の拡張不全および維持された駆出率で特徴づけられる．両者の本質的な違いは，拘束性病態においては拡張期充満は心膜ではなく心筋により制限されていることである．収縮性心膜炎，拘束型心筋症ともに，一般的には急速なxおよびy谷，Kussmaul徴候，および典型的な右室および左室の拡張期のdip and plateauパターンを呈する．拘束型心筋症における心エコー所見は，しばしば重度の拡張障害パターン，すなわち急速な早期充満速度（E），減速時間の短縮，および高いE/A比を示す．しかし，以前の研究では，僧帽弁流入速度の拘束型パターンは拘束型心筋症に特異的ではなく，高い左房圧や拡張期心室相互作用の増強を伴ういかなる病態の心不全においてもみられ，また前負荷の軽減によって減弱あるいは消失することが示されている[20, 21]．収縮性病態と異なり，拘束型心筋症は強調された心室相互作用や心腔内-胸腔内解離とは関連していない．拘束型心筋症は典型的には心室中隔を含めたすべての心筋を侵すので，吸気時に中隔が左室側に偏位するのを妨げる．したがって収縮期左室圧は，呼吸に伴い右室圧

[図 23-20]
（A，B）左室および右室収縮期圧の呼吸性変動．（左）収縮性心膜炎患者（グループ1；A）およびその他の心不全患者（グループ2；B）の左室および右室圧と呼吸計測の記録．（右）左に示された特徴的な例において，呼吸周期における4心拍を最大左室および右室収縮期圧からの割合として実線で示したもの．RV indexとは，2拍目の右室圧の割合と定義した．収縮性心膜炎患者においては左室および右室圧は呼吸に伴い逆位相で変化している一方，心不全患者ではこれらの圧が同期して変化している．

(Hurrell DG et al：Value of dynamic respiratory changes in left and right ventricular pressures for the diagnosis of constrictive pericarditis. Circulation 93：2007-2013, 1996)

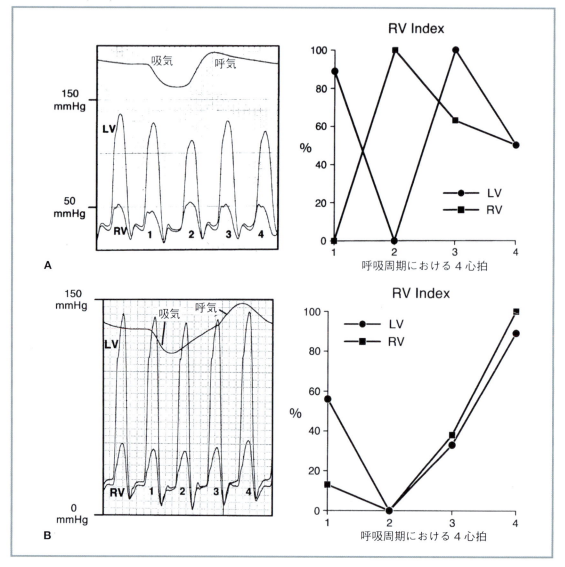

に同位相で追従する（図23-20B）．

組織Dopplerもまた，拘束型心筋症と収縮性心膜炎を区別するのを手助けする非侵襲的な方法として有用かもしれない[22]．Garciaらは，8人の収縮性心膜炎患者と7人の拘束型心筋症患者，および15人の健常者を評価した．縦軸方向の早期最高速度（Ea），早期（E）および後期（A）僧帽弁通過Doppler血流速度，左室収縮期および拡張期容積，駆出率および僧帽弁輪のMモードにおける偏位が評価され，平均Ea

[表23-1] 収縮性心膜炎の診断基準の感度，特異度，陽性適中率（PPV），陰性適中率（NPV）

診断基準	感度（%）	特異度（%）	PPV（%）	NPV（%）
LVEDP−RVEDP≦5 mmHg	60	38	4	57
RVEDP/RVSP＞1/3	93	38	52	89
PASP＜55 mmHg	93	24	47	25
LV RFW≧7 mmHg	93	57	61	92
RAPの呼吸性変動＜3 mmHg	93	48	58	92
呼吸による変化：				
PCWP-LV 圧較差の呼吸による変化≧5 mmHg	93	81	78	94
LV-RV 相互作用	100	95	94	100

LVEDP：左室拡張終期圧，NPV：陰性適中率，PASP：肺動脈収縮期圧，PCWP：肺動脈楔入圧，PPV：陽性適中率，RAP：右房圧，RFW：急速充満波，RVEDP：右室拡張終期圧，RVSP：右室収縮期圧
(Hurrell DG et al：Value of dynamic respiratory changes in left and right ventricular pressures for the diagnosis of constrictive pericarditis. Circulation 93：2007-2013, 1996)

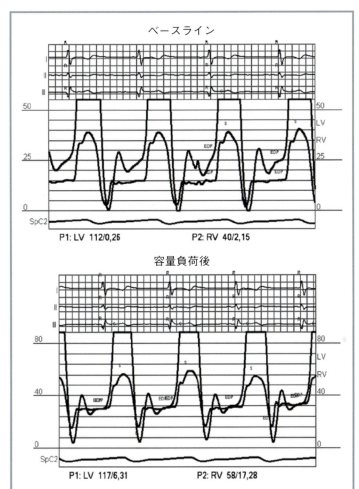

[図23-21]
（上）圧記録は，左室および右室拡張期圧の上昇と dip and plateau（平方根サイン）を認め，収縮性病態に合致する．（下）容量負荷後，拡張期の等圧化を認める．
(Sharif D et al：Images in cardiovascular medicine. Recurrent pericardial constriction：vibrations of the knock, the calcific shield, and the evoked constrictive physiology. Circulation 118：1685-1688, 2008)

値はコントロール群［14.5±4.7 cm/sec（mean±SD）］および収縮性心膜炎の患者（14.8±4.8 cm/sec）において拘束型心筋症患者（5.1±1.4 cm/sec）に比べ有意に高かった（$P<0.001$，収縮性心膜炎 対 拘束型心筋症）．多変量解析により，Eaは収縮性心膜炎と拘束型心筋症を鑑別する最も良い指標であることが示された．同様の結果はHaらによっても示され，側壁側と比べて中隔側の僧帽弁輪組織Doppler速度が高いことが示されている[23]．外科的に証明された収縮性心膜炎患者の20％が正常な厚さの心膜を有しているという特筆すべき事実はあるものの，CTや心臓MRIによる心膜のイメージングもまた心膜疾患と心筋疾患を鑑別するのに有用であることが示されている[24]．

拘束型心筋症と収縮性心膜炎に加え，その他の心血管疾患もまた同様の血行動態を呈することがある．特に，右心不全と重度の三尖弁逆流の患者においては古典的な所見の多くとさらに強調された心室相互作用の要素を呈することもある[25]．これは，右心系の拡大により，病的な心膜でなくとも心膜による制限が強まることによる．しかし，収縮性病態と異なり，重度の三尖弁閉鎖不全患者では吸気時に右室拡張期圧が左室拡張期圧を上回ることがしばしばみられる．

5 結語

収縮性もしくは拘束性病態が疑われる患者の評価において，慎重な血行動態の評価が極めて有用である．しかし，すべての方法は完璧ではなく，多くの症例において心エコー，CT，MRI[17]，時には心内膜心筋もしくは心膜生検を含めた複数のモダリティから得た情報を統合して鑑別することが必要である．収縮性心膜炎は外科的心膜切除により治療可能であるため，この鑑別診断は非常に重要である．

（藤野剛雄）

文献

1. Spodick DH. Physiology of the normal pericardium: functions of the pericardium. In: Spodick DH, ed. *The Pericardium: A Comprehensive Textbook*. New York: Marcel Dekker, Inc.; 1997:15–26.
2. Frenneaux M, Williams L. Ventricular-arterial and ventricular-ventricular interactions and their relevance to diastolic filling. *Prog Cardiovasc Dis* 2007;49:252–262.
3. Farrar DJ, Chow E, Brown CD. Isolated systolic and diastolic ventricular interactions in pacing-induced dilated cardiomyopathy and effects of volume loading and pericardium. *Circulation* 1995;92:1284–1290.
4. Freeman GL, LeWinter MM. Pericardial adaptations during chronic cardiac dilation in dogs. *Circ Res* 1984;54:294–300.
5. Hancock EW. Subacute effusive-constrictive pericarditis. *Circulation* 1971;43:183–192.
6. Hancock EW. A clearer view of effusive-constrictive pericarditis. *N Engl J Med* 2004;350:435–437.
7. Sagrista-Sauleda J, Angel J, Sanchez A, Permanyer-Miralda G, Soler-Soler J. Effusive-constrictive pericarditis. *N Engl J Med* 2004;350:469–475.
8. Boltwood CM, Lee PY, Tei C, Shah PM. Low-pressure cardiac tamponade. *N Engl J Med* 1983;309:667–668.
9. Dwivedi SK, Saran R, Narain VS. Left ventricular diastolic collapse in low-pressure cardiac tamponade. *Clin Cardiol* 1998;21:224–226.
10. Hayes SN, Freeman WK, Gersh BJ. Low pressure cardiac tamponade: diagnosis facilitated by doppler echocardiography. *Br Heart J* 1990;63:136–140.
11. Labib SB, Udelson JE, Pandian NG. Echocardiography in low pressure cardiac tamponade. *Am J Cardiol* 1989;63:1156–1157.
12. Sagrista-Sauleda J, Angel J, Sambola A, Alguersuari J, Permanyer-Miralda G, Soler-Soler J. Low-pressure cardiac tamponade: clinical and hemodynamic profile. *Circulation* 2006;114:945–952.
13. Chuttani K, Pandian NG, Mohanty PK, et al. Left ventricular diastolic collapse. An echocardiographic sign of regional cardiac tamponade. *Circulation* 1991;83:1999–2006.
14. Myers RB, Spodick DH. Constrictive pericarditis: clinical and pathophysiologic characteristics. *Am Heart J* 1999;138:219–232.
15. Vaitkus PT, Cooper KA, Shuman WP, Hardin NJ. Images in cardiovascular medicine. Constrictive pericarditis. *Circulation* 1996;93:834–835.
16. Spodick DH. Constrictive pericarditis. In: Spodick DH, ed. *The Pericardium: A Comprehensive Textbook*. New York: Marcel Dekker, Inc.; 1997:214–259.
17. Bogaert J, Francone M. Cardiovascular magnetic resonance in pericardial diseases. *J Cardiovasc Magn Reson* 2009;11:14.
18. Hurrell DG, Nishimura RA, Higano ST, et al. Value of dynamic respiratory changes in left and right ventricular pressures for the diagnosis of constrictive pericarditis. *Circulation* 1996;93:2007–2013.
19. Bush CA, Stang JM, Wooley CF, Kilman JW. Occult constrictive pericardial disease. Diagnosis by rapid volume expansion and correction by pericardiectomy. *Circulation* 1977;56:924–930.
20. Little WC, Warner JG Jr, Rankin KM, Kitzman DW, Cheng CP. Evaluation of left ventricular diastolic function from the pattern of left ventricular filling. *Clin Cardiol* 1998;21:5–9.
21. Atherton JJ, Moore TD, Thomson HL, Frenneaux MP. Restrictive left ventricular filling patterns are predictive of diastolic ventricular interaction in chronic heart failure. *J Am Coll Cardiol* 1998;31:413–418.
22. Garcia MJ, Rodriguez L, Ares M, Griffin BP, Thomas JD, Klein AL. Differentiation of constrictive pericarditis from restrictive cardiomyopathy: assessment of left ventricular diastolic velocities in longitudinal axis by doppler tissue imaging. *J Am Coll Cardiol* 1996;27:108–114.
23. Ha JW, Oh JK, Ling LH, Nishimura RA, Seward JB, Tajik AJ. Annulus paradoxus: transmitral flow velocity to mitral annular velocity ratio is inversely proportional to pulmonary capillary wedge pressure in patients with constrictive pericarditis. *Circulation* 2001;104:976–978.
24. Talreja DR, Edwards WD, Danielson GK, et al. Constrictive pericarditis in 26 patients with histologically normal pericardial thickness. *Circulation* 2003;108:1852–1857.
25. Jaber WA, Sorajja P, Borlaug BA, Nishimura RA. Differentiation of tricuspid regurgitation from constrictive pericarditis: novel criteria for diagnosis in the cardiac catheterisation laboratory. *Heart* 2009;95:1449–1454.

Section VI

第6部 特殊なカテーテル手技

Special Catheter Techniques

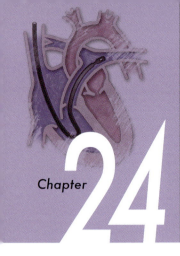

【第24章】Section VI *Special Catheter Techniques*

心筋および冠血流と代謝の評価

Evaluation of Myocardial and Coronary Blood Flow and Metabolism

Morton J. Kern, Michael J. Lim

　冠動脈の生理機能と心筋血流の基本的な概念は，かつては研究のテーマであったが，現在では日々の臨床で利用されている．経皮的冠動脈インターベンション（PCI）施行前の侵襲的な冠動脈病変の生理学的評価は，多くのカテーテル室でルーチンに行われるようになった．事実，過去10年間に非常に多くの研究が行われ，多彩で難しい血管病変の患者に対しカテーテル室で冠動脈病変の生理学的評価を行うことにより予後が改善することが示されてきた．カテーテル室で生理学的検査を行う理由は，血管造影のみでは冠動脈内腔の狭窄が真の虚血を起こしているかどうか判断することに限界があり，それを克服する必要が生じたためである．したがって本章では，冠血流の生理，心筋代謝に応じた冠血流の調節，そして心筋血流と代謝の評価法として最も広く行われている技法について概説する．冠動脈内圧およびDoppler流速測定ガイドワイヤなどカテーテルを用いた方法に重点をおいて，PCI施行時の冠動脈生理学的検査に関する研究結果についても説明する．

1 心筋血流の制御：心筋酸素供給と需要との関係

　心筋血流は，虚血や梗塞を防ぐために，心筋酸素供給と需要とのバランス（すなわち心臓には任意の必要量の酸素需要に対する十分な量の酸素供給が必要であること）に基づいて制御されている．心臓は，エネルギー産生をリアルタイムの基質の酸素化にのみほぼ依存し，骨格筋にみられるような酸素負債の蓄積能力がほとんどない好気性の臓器である．したがって，定常状態では心臓の代謝活動は心筋酸素消費量（MVO_2）によって正確に測定される．完全に静止している心臓の代謝（MVO_2）は合計約 1.5 mL/min/100 g，これは収縮に直接関連しない生理的機序を維持するために必要な量である．これとは対照的に，拍動中のイヌの心臓のMVO_2 は 8～15 mL/min/100 g である[1-3]．

　心臓はグルコース，遊離脂肪酸，乳酸，アミノ酸，ケトンのように多種類の基質を代謝している．これらの基質は，心筋エネルギー需要を支える高エネルギーリン酸塩（ATPとクレアチンリン酸[3,4]）の産生に重要である．安静時は，収縮力の増大速度と収縮力の産生頻度が心筋のエネルギー使用の約60％を占め，心筋の弛緩が約15％，電気的活動が3～5％，基礎細胞代謝が残り20％を占めている[5]（表24-1）．仕事量の増大に伴い，高エネルギーリン酸塩産生のさらに大きな割合を心筋の収縮機構が消費するようになる．基質の供給が障害されると，心筋が機械的仕事のエネルギー消費量を最小化し，残りの高エネルギー基質を細胞の完全性の維持に転用するようになる．したがって心筋が「冬眠」（hibernation）状態になる[6,7]．

　正常な好気的条件では，心筋のエネルギー要求に応えるために多数の基質［遊離脂肪酸（65％），ブドウ糖（15％），乳酸とピルビン酸

[表24-1] MVO$_2$の合計：6〜8 mL/min/100 g

構成要素			
■ 基礎代謝	20%	■ 容積仕事	15%
■ 電気活動	1%	■ 圧仕事	64%

以下の要因を50%増加させたときのMVO$_2$の増加率			
■ 壁応力	25%	■ 心拍数	50%
■ 収縮力	45%	■ 容積仕事	4%
■ 圧仕事	50%		

圧仕事がMVO$_2$の主な要因であり，圧仕事と心拍数の増加がMVO$_2$の著明な増加をもたらす．

(Gould KL：Coronary Artery Stenosis, Elsevier, New York, p8, 1991)

[表24-2] MVO$_2$の決定因子

- ■ 心拍数
- ■ 収縮状態
- ■ 張力発生
- ■ 活性化
- ■ 脱分極
- ■ カテコラミンの直接代謝効果
- ■ 冠動脈疾患の家族歴
- ■ 脂肪酸摂取
- ■ 活動状態の維持
- ■ 基礎状態での細胞能力の維持
- ■ 負荷に逆らう筋収縮（Fenn効果）

（12%），アミノ酸（5%）[3,4)]が同時に寄与しているが，解糖系はあまり重要ではない．事実，乳酸は心筋によって取り込まれ，ピルビン酸に転換され，Krebs回路によって酸化される．絶食状態で血清脂肪酸が高いときは，脂肪酸を利用するために心筋のグルコース摂取は抑制される．しかし，経口ブドウ糖負荷後，もしくは心筋血流あるいは酸素供給の減少によって心臓の機械的機能が低下あるいは消失するとき，ブドウ糖摂取は促進され脂肪酸の酸化は減少する．ブドウ糖代謝は選択的に好気的である一方，酸素利用可能量の減少は，高エネルギーリン酸を減少させATP分解産物（ADP，AMP，その他のヌクレオシド）の蓄積をもたらす．そして，心筋はATP産生を増大させるためグリコーゲン分解と解糖を盛んに行う．そうすると，ピルビン酸−乳酸平衡が乳酸形成にシフトし，心筋全体では結果的に乳酸消費よりも産生が多くなる．極限状態では，細胞内乳酸と水素イオン濃度の増大が起こると，残りの解糖も抑止され，細胞の嫌気的ATP産生まで抑止され，不可逆的な細胞障害を起こしてエネルギー産生の完全な停止に至ってしまう．

MVO$_2$の主要な生理学的決定因子を3つ挙げると，心拍数，心筋収縮力，心筋壁張力または応力である[2)]（その他の因子は表24-2に挙げる）；

① 心拍数は，MVO$_2$の最も重要な決定因子である．心拍数が2倍になると心筋の酸素摂取が約2倍になる．心拍数は以下の2つの理由から，需要/供給比を決定する主要な因子である．心拍数が増大するとMVO$_2$も増大する．心拍数が増大すると拡張期流入期の短縮により心内膜下の冠血流が減少する．したがって，頻拍時にはMVO$_2$が増大し心外膜下の血流が障害されるため，心内膜下の虚血が起こる可能性がある[3)]．

② 心拍あたりの圧仕事の程度を介して，心筋収縮力はMVO$_2$と関連している．陽性変力刺激（Ca^{2+}やカテコラミンなど）のMVO$_2$への影響は，壁張力（心臓の大きさが縮小すると減少する）と心筋収縮力（変力刺激によって増大する）の変化の結果である．心室壁張力の減少に起因すると考えられるMVO$_2$の減少に対し，収縮力の増大はMVO$_2$を増加させる．心不全のない状態で，心筋収縮力を増大させる薬剤はMVO$_2$を増加させる．なぜなら，心臓の大きさ，すなわち壁張力はそれほど減少しておらず，収縮力の増大による効果に影響を与えないからである．

③ 心筋壁張力は，大動脈圧，心筋原線維長，心室容積に比例する．心拍数と一回拍出量が一定のとき，平均大動脈圧が75から175 mmHgに増加するとMVO$_2$は2倍になる．心室圧，一回拍出量，心拍数のMVO$_2$への影響は相対的であり，心室の圧力上昇がMVO$_2$の重要な決定因子である．心拍あたりのMVO$_2$は左室圧曲線の下の面積（時間×圧）によく相

関する．この面積を張力-時間指数（tension-time index）と呼び，圧力そのものより正確なMVO_2の決定因子である[3,5]．頻拍は，収縮力の増大のみならず，張力発生の頻度の増加によってもMVO_2を増大させる．

MVO_2は心拍出中の心筋収縮の程度によっても影響を受けるが，張力発生ほどには影響を受けない．臨床の場において，たとえば運動やペーシングで心拍数を増大させる場合などには，（正確さに限界があるが）収縮期血圧と心拍数の積［二重積（double product）と呼ぶ］がMVO_2の推定値として使用できる．MVO_2は，左室収縮圧-容積面積，外部仕事量，収縮終期における心室壁の弾性ポテンシャルエネルギー，収縮期圧-容積曲線とE_{max}のラインとで囲まれる面積によく相関する．

Ⓐ 心筋酸素供給の決定因子

酸素を心筋細胞へ運搬するのに十分なヘモグロビンの機能と濃度を持つ血液が，適切な灌流圧（平均動脈圧）で冠毛細血管回路を流れることにより心筋酸素供給が維持されている．これらの供給側の因子の連携が破綻すると，心筋酸素供給が不十分になり心筋虚血を引き起こす可能性がある．

2 心筋代謝の測定

心筋代謝はポジトロンCTで非侵襲的に，あるいは経心筋的血液採取法（冠動脈血と冠静脈洞血の同時採取）を用いて侵襲的に測定することができる．心筋代謝を測定するために通常用いられる血中物質はピルビン酸，乳酸，酸素などで，その他の代謝産物や血液成分も用いられる．経心筋的動脈-静脈血中濃度差と，時間あたりの血流量を測定することで，全身投与や冠動脈投与した薬物の心筋取り込み量も測定できる．

虚血時の心筋代謝に関する研究で普通用いられる物質は，乳酸と酸素である．赤血球代謝と血栓形成を防ぐ過塩素酸を含む冷却した専用の血液採取チューブを用い，乳酸の正常範囲内のわずかなレベルの経心筋的変化を捉えるための化学分析を行う．通常の臨床検査は，乳酸アシドーシスの診断のため高値測定用に較正されているため，経心筋のわずかな変化を捉えるのには不適である．長いカテーテルを通じて採取した血液の血小板活性化を防ぐために採血チューブを直ちに氷中に入れれば，心筋カテコラミン（ノルエピネフリン，エピネフリン）やその他プロスタグランジンなどの血管作動物質も測定できる．血小板産物を評価するには，内径の大きな（6F以上）ヘパリンコートされたカテーテルが必要なこともある．心筋代謝を測定するときは，採血チューブと最新技術を用いた採取器具を用意しておく必要がある．

Ⓐ 冠血流量と冠血管抵抗の調節

冠動脈抵抗（R；圧/流量）は，心外膜冠動脈抵抗（$R1$），前毛細血管細動脈抵抗（$R2$），心筋内毛細血管抵抗（$R3$）の合計である[8]（図24-1）．ヒトの正常な心外膜冠動脈は，一般的に心基部で内径5〜6 mmで徐々に細くなり，心尖部で内径0.3 mmになる．心外膜冠動脈は，正常な状態では明らかな血流の抵抗（$R1$）にはならない．たとえ最大血流時においても，ヒトの心外膜冠動脈の部分で圧低下が明らかな測定可能な血管抵抗はなく[9]，アテローム硬化性閉塞が起こらないかぎり大きな心外膜冠動脈抵抗（$R1$）であっても無視できる．心外膜血管壁はほとんど筋性中膜からなるが，その筋性中膜は大動脈圧の変化に反応し，血流依存性内皮依存性血管拡張物質，血中の血管作動物質，および神経ホルモンの刺激に対して，冠血管トーヌスを変える．大きな導管動脈は心臓壁の外側にあるので心筋代謝産物の影響を受けないが，アテローム硬化がなくても重度の局所または広範囲の収縮（血管攣縮）で一時的に抵抗が上昇することがある．例外は心筋ブリッジで，心室収縮中に心筋内のブリッジ部分が機械的に圧縮され，収縮期の抵抗上昇をきたすことがある．

生理的または薬理的刺激下での心外膜冠動脈抵抗と細動脈抵抗の変化は，一次性あるいは二次性のいずれかの血管運動現象に分けられる．

一次性血管拡張は，MVO_2 に変化がない状態での心筋血管トーヌスと流量の変化の表れである．二次性血管拡張は，MVO_2 の変化に呼応した血管トーヌスと流量の変化を示している[10]．

前毛細血管細動脈は心外膜動脈と心筋毛細血管を結ぶ抵抗血管（R2）で，冠血流の主要な制御因子である[8]．前毛細血管細動脈（100〜500 μm の大きさ）は全冠血管抵抗の 25〜35％に寄与する．前細動脈抵抗は，前毛細血管細動脈の始点の駆動圧を決まった範囲に自己調節する機能がある．この制御機能は，剪断応力と関係する筋原性および血流依存性の血管拡張の影響をも受ける．

微小循環抵抗（R3）の回路は 1 mm^2 あたり約 4,000 の毛細血管の密なネットワークからなっており，この密なネットワークによって，どの筋細胞も確実に毛細血管と接触している．前毛細血管括約筋が酸素需要に応じて血流を制御しているため，毛細血管は均一には開存していない．左室肥大，心筋虚血，糖尿病などの病態では微小循環抵抗（R3）が増大し，冠血流の正常な最大増加が鈍化する．R3 の増大は，現存する MVO_2 より血流が多いときにも起こることがあり，その結果，冠血流予備能（充血時／平常時血流比）が減少する．

他の血管床と同様に，心筋への血流は冠動脈駆動圧と一連の血管成分による抵抗によって決まる．言い換えれば，冠血管抵抗は，心筋代謝（代謝性制御），血管内皮（および他のホルモン）による制御，自己調節，筋原性制御，血管外からの圧縮力，神経性調節などの，種々の相互に関連した機序によって調節されている．これらの調節機序は疾患をきたした際に障害され，心筋虚血を引き起こす原因になる（表 24-3, 24-4）．

冠血管拡張予備能（coronary vasodilatory reserve：CVR）は，冠血管床が機械的または薬理的刺激に対応して，血流を平常レベルから最大（またはほぼ最大）充血レベルにまで増加させる能力のことである．それらの刺激には，一過性の冠血管閉塞，運動または種々の薬剤の投与などが挙げられる．冠血流予備能は，最大充

[図 24-1] 冠抵抗の図解
心外膜冠動脈抵抗（R1）は，アテローム硬化性狭窄（上の動脈）が起こらないかぎり通常は無視できる．前毛細血管細動脈（R2）は微小血管床（R3）への冠血流の多くを調節している．病的な心外膜血管はしばしば側副血行路によって正常血流の部位と連絡している．
（Dr. Bernard De Bruyne より許可を得て改変）

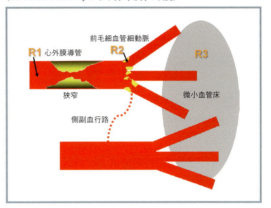

血時の安静時に対する冠血流の比として表され，平均して実験動物では 4〜7，ヒトでは 2〜5 である[11, 12]．動物実験では導管狭窄（R1）が増加すると，血管径が 60％狭窄した時点で冠血流予備能が減少し始める．80〜90％を超える狭窄では，すべての冠血流予備能を使い果たし安静時血流が減少を始める[13-15]（図 24-2）（心外膜冠動脈狭窄がないときに CVR 減少に寄与する因子については表 24-5 に挙げる）．狭窄が重症化すると冠血流予備能が減少するこの関係は，任意の冠動脈病変の生理的な重症度を評価するときに用いられ，多くの非侵襲的虚血検査方法の基礎になっている．しかし，臨床の場において個々の患者に対しては，複雑な三次元構造と，血管造影上の推定血管径狭窄率と真の管腔断面積の不正確な相関と，微小循環の不明確さのために，上記の関係が予測困難になってしまう．

そのうえ，狭窄が冠血流に及ぼす影響には，狭窄の形態が関係している[16]．狭窄の血流抵抗は，管腔の断面積（最も一般的に用いられる重症度の指標）と指数関数的に，病変の長さと直線的に変化する（図 24-3）．狭窄の抵抗に寄与するその他の要因として，入口と出口の形

[表 24-3] 冠循環の調節機序

	作用因子
自己調節	内因性血管収縮トーヌス
灌流圧	大動脈圧または狭窄後圧
代謝活動	運動，虚血
心筋の圧迫と筋原性機序	収縮拡張相互作用
神経制御	交感神経，副交感神経，痛み
血管内皮	EDRF，EDCF
薬剤	ジピリダモール，アデノシン，アセチルコリン，α，β作動薬と拮抗薬など

EDRF：内皮由来弛緩因子（endothelium-derived relaxing factor），EDCF：内皮由来収縮因子（endothelium-derived contracting factor）
(Gould KL：Coronary Artery Stenosis and Reversing Atherosclerosis, 2nd ed, Arnold and Oxford University Press, New York, 1998 より改変)

[表 24-4] 冠拡張の作用因子

刺激	心外膜冠動脈	細動脈
アセチルコリン	一酸化窒素	内皮
剪断流	内皮	一酸化窒素
運動	一酸化窒素，神経	代謝作用，一酸化窒素，神経
ペーシング	一酸化窒素	一酸化窒素，代謝作用
虚血または低酸素	代謝作用，一酸化窒素	代謝作用，一酸化窒素
灌流圧	筋原性	筋原性
反応性充血	筋原性，剪断流	筋原性，剪断流，代謝作用，一酸化窒素，プロスタサイクリン
ジピリダモール，アデノシン	直接効果なし	直接拡張，一酸化窒素
ニトログリセリン	直接拡張	直接効果なし

赤字は主たる機序を示す．
(Gould KL：Coronary Artery Stenosis and Reversing Atherosclerosis, 2nd ed, Arnold and Oxford University Press, New York, 1998)

[表 24-5] 微小血管病変と冠血流予備能減少の原因

- ■血管反応性の異常
- ■心筋代謝の異常
- ■血管作動物質への感度異常
- ■冠動脈攣縮
- ■心筋梗塞
- ■心肥大
- ■血管炎症候群
- ■高血圧
- ■糖尿病
- ■虚血の再発

(Baumgart D et al：Current concepts of coronary flow reserve for clinical decision making during cardiac catheterization. Am Heart J 136：136-149, 1998)

状，血管の硬さ，病的部位の（能動的または受動的な血管運動を可能にする）伸展性，急性冠症候群で起こる管腔面積を損なう血小板凝集と血栓形成による変動性の管腔閉塞，などが挙げられる[16]．

血液が病的動脈部位を通過するとき，乱流，摩擦，層流剥離によりエネルギー損失が起こり，その結果，狭窄の前後での圧勾配（ΔP）が生じる．流体力学の簡易 Bernoulli の式により，狭窄前後の圧損失は流速から以下のように計算できる．

[図 24-2]
冠血流予備能は，最大血流の安静時血流に対する比として狭窄率%に対する関数で表される．狭窄が進行しても安静時血流は変化しないが，最大血流と冠血流予備能は狭窄率50%以上で減少を始める．網部分は平均値の変動範囲を示す．
(Gould KL et al：Physiologic basis for assessing critical coronary stenosis. Instantaneous flow response and regional distribution during coronary hyperemia as measures of coronary flow reserve. Am J Cardiol 33：87-94, 1974)

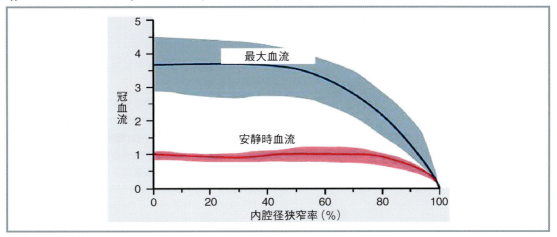

[図 24-3] Bernoulliの式の図解
ΔP は圧勾配，A_s は狭窄部位の断面積，A_n は正常部位の断面積，L は狭窄の長さ，$\dot{Q}$ は流速，f_1 は粘性摩擦係数，f_2 は分離流係数を示す（詳しくは本文を参照）．

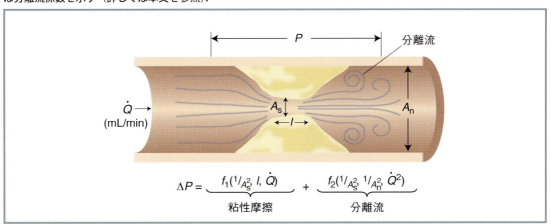

$$\Delta P = fQ + sQ^2 \quad (24\text{-}1)$$

$$\Delta P = \frac{1.8Q}{d_{sten}^4} + \frac{6.1Q^2}{d_{sten}^4} \quad (24\text{-}2)$$

ここでΔPは狭窄前後の圧降下（mmHg），Qは狭窄を通過する流量（mL/sec），d_{sten}は最小の狭窄管腔径（mm）である．24-1式で，第1項（f）は層流間の粘性摩擦によるエネルギー損失を表し，第2項（s）は正常な動脈血流が狭窄において高速の血流に変換された後，狭窄の出口から層流にならずに乱れた渦に変換されるとき（慣性と膨張）のエネルギー損失を表している．

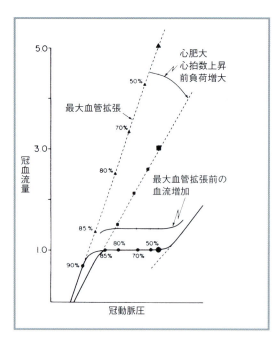

[図24-4] 安静時と最大血管拡張時の冠血管の圧-流量関係

冠血流予備能（CFR；最大血管拡張時の安静時に対する流量の比）は，最大血管拡張時と安静時の曲線の位置で決定される複雑な関数になる．心肥大や血行動態の変化により，安静時の血流が変化するのと同様，最大血管拡張時の傾斜は変化する．そのため，CFR（最大血管拡張時／安静時血流）は状態や患者により変化する．

(Klocke FJ：Measurements of coronary flow reserve：defining pathophysiology versus making decisions about patient care. Circulation 76：1183-1189, 1987)

$$f = \frac{8\pi\mu L}{A_s^2} \quad \text{および} \quad s = \frac{P}{2}\left(\frac{1}{A_n^2} - \frac{1}{A_s^2}\right)$$

ここでA_sは狭窄部位の断面積，Pは血液濃度，μは血液粘度，Lは狭窄の長さ，A_nは正常な動脈の断面積である．

重要なのは，分離エネルギー損失（s）は流速の2乗に比例して増大する一方，粘性エネルギー損失（f）が無視できるようになることである．したがって，冠血流の増大は指数関数的に圧勾配を増大させる．冠血流の増大にもかかわらず，狭窄前後での圧損失の増大は心筋灌流圧を減少させ，需要に対する心筋虚血の閾値を下げる[17]．

24-2式から，狭窄前後の圧降下は管腔の半径の4乗に反比例する．その結果，重症の狭窄では，(能動的または受動的血管運動作用や，血栓による一時的閉塞によって起こるような)比較的小さい血管径の変化でも，著しい血行動態への影響を及ぼし得る．たとえば，血管径の狭窄率が80％から90％に増大したときは，狭窄による抵抗は3倍近く上昇する．多くの狭窄において，狭小部分の長さはあまり生理的に有意な影響を及ぼさない．しかし，非常に長い狭小な部位においては，狭窄部位の血管壁に沿って著明な乱流が生じ，渦が形成され血管壁に衝突する際にエネルギーが熱として消費される．加えて，病的動脈において血管平滑筋が弧状に温存されている場合，内腔径や狭窄抵抗を変化させるような動的な変化が起こりやすい．狭窄の重症度や抵抗の動的な変化は，血管腔内の膨張圧力または末梢側の抵抗血管の選択的な血管拡張への反応として受動的に起こることもある．したがって特定の狭窄に対して，狭窄径の変動や膨張圧力の変動に応じた種々の圧-流量関係が存在することになる（図24-4）．

3 カテーテル室での冠血流と心筋血流の測定

カテーテルを用いた冠血流の評価方法には，血管造影，冠静脈（洞）流出血流測定，圧センサ付きガイドワイヤによる冠動脈圧・流速測定などがある．

A 血管造影での血流の評価：TIMI血流分類とTIMIフレームカウント

TIMI（Thrombolysis in Myocardial Infarc-

[表 24-6] TIMI 血流分類

	説明
TIMI グレード 3	末梢血流正常．造影剤が末梢部分を素早く造影し，短時間で消失する
TIMI グレード 2	末梢血流良好．造影剤が末梢部分を造影するが，造影速度が上流部分より明らかに遅い，あるいは他の同程度の血管よりも造影剤の消失が遅い
TIMI グレード 1	末梢血流不良．造影剤の一部が狭窄部分を流れるが，末梢部分は完全には造影されない
TIMI グレード 0	末梢血流なし．造影剤が狭窄を通過しない

tion）研究グループ[18]によって，1985年にTIMI血流分類（TIMI flow grade）が紹介されてから，この血管造影上の冠動脈血流速度の簡便な定性的分類（表24-6）の方法が，再灌流の有効度を評価する方法として臨床研究で広く用いられている．TIMI血流分類の改善は予後の改善と関係がある[19-21]．

TIMIフレームカウント（TIMI frame count：TFC）は定量的な方法であり，冠動脈に造影剤が入ってから特定の末梢血管の目印に至るまでのシネのフレーム数を数える方法である．シネアンギオグラフィは6Fのカテーテルで行い，毎秒30フレームで記録する．主要な冠血管のTIMIフレームカウントは特定の目印で標準化されている．TIMIフレームカウント計測の最初のフレームは，造影剤が動脈の始点で動脈の幅全体を造影し，血管の両縁に沿って造影剤が順行性に動く状態であり，最後のフレームは，造影剤が目印の血管分岐に到達したときである．完全に血管分枝が造影される必要はない．目印として解析に通常用いられるのは，（ⅰ）左前下行枝（LAD）では末梢の分岐，（ⅱ）回旋枝（CFX）では合計の長さが最大になるような分枝，（ⅲ）右冠動脈（RCA）では後側壁枝の最初の分枝である[22]（図24-5）．

他の2つの主要動脈と比較し，LADの長さの分TFCを修正したものが修正TIMIフレームカウント（corrected TIMI frame count：CTFC）である．したがってCTFCは他の主要動脈と比べてLADに造影剤が流れる距離を考慮している[22]．LADの長さの平均は14.7 cm，RCAは9.8 cm，CFXは9.3 cmである．造影剤が流れる距離の違いを標準化するために，LADのTFCを1.7で割ったものがCTFCである．TFCの正常値はLADで36±3，CFXで22±4，RCAで20±3，CTFCの正常値はLADで21±2である．表24-7にTFCとCTFCの基準値を示す．高いCTFCは正常冠動脈に合併する微小血管の異常と関係する可能性がある．一方，心筋梗塞後の患者でCTFC<20は正常の微小循環であり，有害事象のリスクが低い（表24-7）．

TFCにも問題がいくつかある．Gibsonら[23]やKernら[24]は，通常の臨床の場で視覚的に評価されるTIMI血流分類は，定量的なTFCやDoppler血流速度とほとんど関係がなく，梗塞と関係がない血管においても，たとえ狭窄がない場合でも正常より長いTFCを示す可能性があることを示した．おそらくこれらのTFCの延長は，動脈に狭窄がなくても微小血管の異常をきたしている可能性が高い[25]．20<CTFC<40は有害事象のリスクが高く[26]，心筋梗塞後4週でのCTFCの延長は，1年後の心筋梗塞責任動脈の血流異常と関連があった[26]．

造影剤の注入方法もCTFCに影響し得る．7Fの診断カテーテルでの標準的な用手注入速度［10〜90パーセンタイルで，左冠動脈（LCA）は1.5〜2.5 mL/sec，RCAは1.1〜2.1 mL/sec］の平均1.0 mL/secの増加が，CTFCの2フレーム分の減少を引き起こす[27]．

血管造影上の冠血流の絶対速度を測定するため，ガイドワイヤを用いて入口とTIMIの目印までの距離を測定する方法がある[23]．ガイドワイヤを先まで入れてKelly鉗子でマークする．ガイドワイヤを冠動脈の入口まで引いて別の鉗

[図 24-5]

（最上段）TIMI フレームカウントに用いられる左前下行枝（LAD）の目印．LAD の最遠分枝［熊手（pitchfork），口髭（mustache），クジラの尾（whale's tail）などと呼ばれる］は，通常心尖部に起始する．巻き付き型の LAD では，心尖部に最も近い分枝が用いられる．

（2・3段目）TIMI フレームカウントに用いられる左回旋枝（LCX）の目印．TIMI フレームカウントに用いられる経路は，LCX 系を造影剤が通る距離が最も長くなるように，かつ責任病変を通るように定められる．造影剤の経路の距離が等しい 2 つの動脈より責任病変が上流にあれば，LCX から最も遠位で起始する動脈を用いる．たとえば，責任病変が LCX 近位にあるとき，第 1，第 2，第 3 鈍縁枝のいずれかにかかわらず，造影剤の経路が最長となる鈍縁枝が対象になる．もし，第 2，第 3 鈍縁枝の造影剤の経路長が等しいときは，第 3 鈍縁枝を対象冠動脈にする．責任病変が第 1 鈍縁枝にあれば，第 1 鈍縁枝が常に対象冠動脈である．同様に，責任病変が第 2 鈍縁枝にあれば，第 2 鈍縁枝が常に対象冠動脈である．左冠動脈（LCA）優位型か左右冠動脈均衡型の場合，対象冠動脈は下壁と側壁の境界に位置する鈍縁枝（通常第 3，第 4 鈍縁枝）より遠位にはならない．終点は対象動脈の最遠の分枝である．通常，動脈の遠位 1/3 のおよそ中間点（動脈の起始から 5/6 の距離）であるが，しばしば動脈終末の直前になる．

（最下段）TIMI フレームカウントに用いられる右冠動脈（RCA）の目印．目印は，分枝の大きさによらず，後下行枝（PD）の起始後に後側壁枝から起始する最初の分枝である．図に示す通り，この分枝はしばしば RCA 遠位二分岐直後にあり，上方（RU）または下方（RL）に分かれる．場合によっては，この分枝は RCA 最遠部にあり，房室結節枝（AV）として上方へ，あるいは右下壁枝（RI）として下方に分かれることもある．PD の基部が責任病変である場合は，狭窄後の PD の最初の分枝が目印になる．まれに，PD の遠位部が近位より生じる鋭角枝の血流を受け，PD の近位部が心基部から生じていることがある．そのような場合，TIMI フレームカウントに用いるのは，心基部にある PD 分岐後の RCA 最遠部であってより近位の鋭角枝ではない．LCA 優位型の患者では，TIMI フレームカウントの終点はもはや房室間溝にはなく，RCA の最遠分枝である．

（Gibson CM et al：TIMI frame count：a quantitative method of assessing coronary artery flow. Circulation 93：879-888, 1996 より改変）

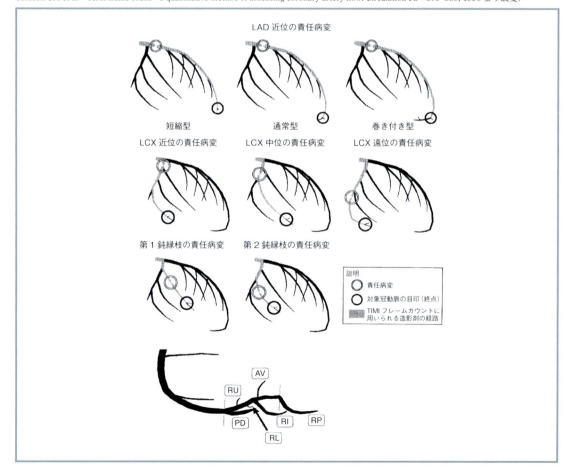

[表 24-7] TIMI フレームカウントの基準値

	平均	右冠動脈	左回旋枝	CTFC（左前下行枝）	左前下行枝
正常	21.0±3.1 (16〜31)	20.4±3.0 (16〜26)	22.2±4.1 (16〜31)	21.1±1.5 (18.8〜24.1)	36.2±2.6 (32〜41)
非責任動脈 90 分後	25.5±9.8 (10〜57)	24.6±7.1 (13〜36)	22.5±8.3 (10〜52)	30.6±11.5 (16.5〜57.1)	52.0±19.6 (28〜97)
責任動脈 90 分後	39.2±20.0 (13〜164.7)	37.2±19.3 (13〜112)	33.7±9.0 (19〜51)	43.8±22.6 (17.1〜164.7)	74.5±38.4 (29〜280)

心外膜冠動脈の狭窄がない正常冠動脈，心筋梗塞 90 分後の非責任動脈，責任動脈における TIMI フレームカウントと修正 TIMI フレームカウント（CTFC）の値を示す．各数値は平均フレーム数±標準偏差，括弧内は 95％信頼区間．
(Gibson CM et al：TIMI frame count：a quantitative method of assessing coronary artery flow. Circulation 93：879-888, 1996 より改変)

子でマークし，2 つの鉗子の距離を測定する．血流速度は以下の式で求められる．

血流速度（cm/sec）＝
距離（cm）／（造影剤の移動に要したフレーム数／毎秒フレーム数）

血管形成術用のガイドワイヤを用いた血流速度の測定は，個々の患者の動脈の長さの違いを考慮したものであるが，臨床における有用性についてはまだ評価が定まっていない．概して TFC は，血管造影での冠血流の評価のための簡便で再現性のある方法であり，広く応用できて治療の成功や予後など新たな情報が得られる．

B TIMI ブラッシュスコア

血管造影上，急性心筋梗塞の再灌流の成功は TIMI グレード 3 血流と定義されている．しかし TIMI グレード 3 血流でも必ずしも有効な心筋再灌流に至らないことがある．心筋ブラッシュグレード（myocardial blush grade：MBG）は，毛細血管レベルでの心筋灌流を血管造影で判定する方法である[28]．MBG は次のように定義される；グレード 0：心筋が造影剤で染まらない，グレード 1：心筋が造影剤でわずかに染まる，グレード 2：心筋が造影剤で中等度染まるが，反対側あるいは梗塞と関係のない同側の冠動脈の造影時に比べて染まりが少ない，グレード 3：心筋が造影剤で正常に染まり，反対側あるいは梗塞と関係のない同側の冠動脈の造影時と同程度である[29]．心筋の染まりが持続性の場合，これは造影剤が血管外へ漏れていることを示唆し，グレード 0 である．MBG を決定するためには，造影の静脈相をみる必要があるので撮影時間を長くする必要がある．LCA 造影時は左側面撮影，RCA 造影時は右斜位撮影が好まれる．急性心筋梗塞に対する primary PTCA 後の MBG 判定は，予後を推定するのに重要であり，再灌流成功の判定に通常用いられている TIMI 血流分類と併用すべきである[29]．

C 冠静脈（洞）血流の測定

冠静脈血流測定の主用途は，血中成分や薬物の経心筋代謝を単位血流あたりの動静脈差を用いて評価することである．冠静脈血流の測定は冠静脈洞熱希釈法を用いて右心カテーテルのみで行うことができる．冠静脈洞血流量は左室血流量の近似である．LAD の血流のおよそ 2/3 は，前室間静脈が房室間溝に達した先にある大心臓静脈に流出する．大心臓静脈は Vieussens 弁や Marshall の斜静脈（胎生期の左側上大静脈の遺残静脈）の部位から冠静脈洞になる．LAD の静脈血流の残りは，回旋領域からの血流とともに，左縁静脈と回旋静脈枝から冠静脈洞に流出する．したがって，大心臓静脈は主に

LADの血流の静脈流出を表しているが，冠静脈洞の血流はLADと左回旋枝の両方の血流を表し，LCA血流の80〜85％がこの経路で流出する[30]．

熱希釈流量測定の原理は，血液が失った熱は冷却指示液が得た熱に等しいことである．室温の液体（5％ブドウ糖液か生理食塩水）を冠静脈洞の上流に向かって制御ポンプで持続注入する．液体との混合血の温度低下をカテーテルの手前にあるサーミスタで測定して，冠静脈血流が計算される（冠静脈血流測定の詳細については他文献[31-33]を参照のこと）．局所のMVO_2は次のように計算できる[10]．

$$MVO_2 = Q \times (AO_2 - CSO_2)$$

ここで，Qは冠静脈血流量，AO_2は動脈血酸素量，CSO_2は冠静脈酸素量である．

上大静脈あるいは下大静脈のいずれかからの冠静脈洞挿入の標準的手技も使用可能である．再現性のある冠静脈洞血流測定のため，カテーテル位置を安定させ，温度サーミスタの近くにある静脈の枝からの変動性の血液流入を避ける必要がある．

4 センサ付きガイドワイヤを用いた冠動脈内圧と流速の測定

冠動脈血流速度や冠動脈内圧の測定を行うことで，機械的または薬物的負荷による冠動脈の生理学的反応を調べ，冠動脈狭窄が機能的に有意かどうかを判断し，微小循環と側副血流の評価をすることができる．直接測定した生理学的データからは，解剖学的情報を補充し，臨床での方針決定に役立つ重要な情報が得られる[34]．

Ⓐ センサ付きガイドワイヤの使用手技

診断血管造影後あるいは血管形成術中に，センサ付きガイドワイヤを診断カテーテルかガイディングカテーテル（5Fか6Fが適当）と接続した標準的なYコネクタに通す．ガイドワイヤを入れる前に，血管形成術を行うときの通

[図 24-6]
（A）Doppler血流ワイヤの図解．超音波信号を血管方向に沿って出力すると，血液中を流れる赤血球と反応して信号が返ってくる．それを利用して冠動脈流速を測定する．
（B）狭窄を有する冠動脈の描写．ガイディングカテーテルを通してDoppler血流ワイヤを進め，狭窄を越えて先端が狭窄の遠位側に来るようにする．この方法で，冠血流予備能（CFR）が測定できて狭窄の有意性を評価できる．Doppler血流ワイヤを圧センサ付きワイヤに変更すると，同様の設定で血流予備量比（FFR）が測定できる．

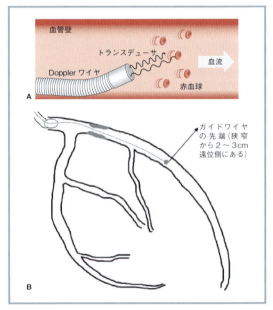

常量の抗凝固薬（未分画ヘパリン60単位/kgなど）を静注し，ガイドワイヤを進める前にニトログリセリン（100〜200μg）の冠動脈内投与を行い，心外膜冠動脈を拡張して10〜15分間血管径を固定させる．ニトログリセリンは狭窄部分が攣縮を起こしていないかぎり冠血流予備量比（fractional flow reserve：FFR）には影響を与えない．したがって，ガイドワイヤによる冠攣縮を減らすには有用であるが，正確なFFR測定のために必須ではない[35]．

流速測定には，ガイドワイヤの先端にあるDopplerセンサ（図24-6）を，狭窄を越えて少なくとも冠動脈径の5〜10倍の長さ（＞2cm）進める必要がある．狭窄に近い部位で

[図 24-7] スペクトル Doppler 流速シグナルの心拍ごとの連続記録
拍動性のシグナル（輪郭を青色で示す）は正常な充血時の流速で，小さな収縮期成分と大きな拡張期成分からなる．最大流速は 125 cm/sec である．瞬間最大流速（IPV；76 cm/sec）は平均最大流速（APV；86 cm/sec）より低い．

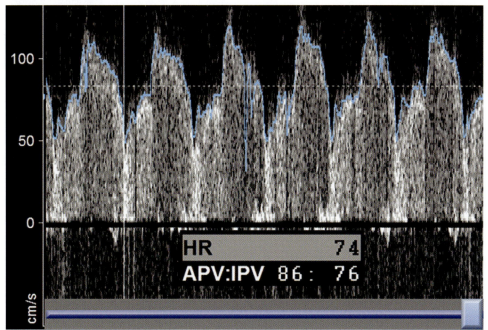

[図 24-8] 大動脈の拍動圧と平均圧（赤色），冠動脈遠位の拍動圧と平均圧（緑色）
図の左側において，アデノシン投与前の 2 つの平均圧の差から安静時の圧勾配が計測できる．アデノシン投与後，圧勾配は拡大する．冠充血の定常状態での最大圧勾配が血流予備量比（FFR）の計測に用いられる．本例では，63/82＝0.77 である．

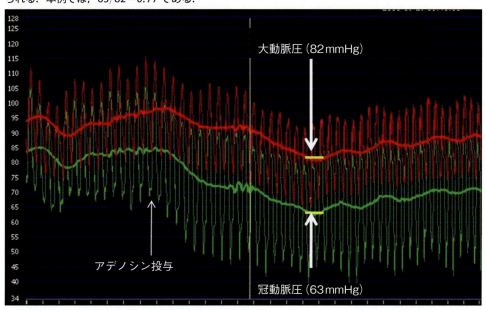

の乱流を測定してしまうと流速を過小評価してしまうが，進めることにより層流を正しく測定できる．平常時の流速を記録して，その後は流速シグナルを連続記録しながらアデノシン（または他の適切な薬物）を冠動脈内投与または静注し，冠充血を誘発する．冠血管拡張予備能（CVR）は最大充血時と平常時の平均最大流速（average peak velocity：APV）（図24-7）の比で計算される．Doppler シグナルの良し悪しは位置によって変化し，正常動脈でも 10～15％の患者では質の悪いシグナルしか取れない．経胸壁 Doppler エコーの場合と同様，流速のシグナルが最大になるようにガイドワイヤの位置（サンプルボリューム）を調整する必要がある．

圧由来の血流予備量比（fractional flow reserve：FFR）[34] を計算する目的で狭窄前後の圧勾配を測定するには，ガイドワイヤの先から 3 cm 手前についている圧センサを，ガイディングカテーテル圧とともに大気圧でゼロ点調整をして，ガイディングカテーテルの中で冠動脈口まで進める．圧センサとガイディングカテーテルの 2 つの圧が等しくなるように電子的に調整する．次いで，センサが狭窄部位を越えるようにガイドワイヤを動脈中に進める．狭窄を 2～3 cm 越えた位置にセンサを置く必要がある．ガイディングカテーテルとセンサの両方の圧を連続記録しながら，平常時の圧の記録直後に冠充血を誘発する．FFR は末梢冠動脈圧が最小になる最大充血時での，末梢冠動脈圧の大動脈圧に対する比で計算される（図24-8）．5 F 未満の細いガイディングカテーテルを使う場合，生理食塩水でフラッシュすると圧波形の減衰が抑えられる．記録シグナルのドリフトは圧波形の観察により発見可能である[35]．

冠動脈内センサ付きワイヤでの測定は非常に安全である．起こり得る問題は主にアデノシン投与に関するもので，アデノシンの冠動脈内投与後，患者の 2％未満に一過性の重度の徐脈，1％に Doppler ガイドワイヤ通過時の冠動脈攣縮，0.2％に検査中の心室細動が起こる[36]．

B 狭窄評価のための冠充血

狭窄の重症度は最大充血時の測定値を用いて評価すべきである．最大充血時，血管の自己制御が効かなくなり微小循環抵抗は最小値に固定される．このような状況では冠血流は駆動圧と直接に関係する．したがって，測定時の最大充血時の冠血流は冠動脈圧に密接に依存しており，この関係が圧由来の心筋の FFR の算出に用いられている．

冠充血の最も基本的な様式は反応性充血である．冠動脈が一時的に閉塞し，閉塞の解除（再灌流）後，冠血流が著明に増大する．この反応を反応性充血（reactive hyperemia）と呼ぶ．反応性充血は閉塞後 200 msec の短時間で起こる．最大反応性充血は 20 秒間の冠動脈閉塞後に起こる．より長時間の閉塞は充血の持続時間を長くするが強さは増大しない．

カテーテル室で冠充血を誘発するのに最も広く用いられる薬剤はアデノシンである．高浸透圧性イオン性造影剤や低浸透圧性非イオン性造影剤は最大血管拡張をきたさない．硝酸薬は流量を増やすが，心外膜の抵抗血管も拡張するため，冠血流速度の増加はアデノシンやパパベリンほどではない．パパベリン（8～12 mg）の冠動脈内投与は正常冠動脈の患者において，冠血流速度を安静時の 4～6 倍に増加させる[37]．これはジピリダモールを 0.56～0.84 mg/kg を静注したときの反応に等しいが，QT 延長を起こす可能性があり，まれに心室頻拍や心室細動を引き起こす[38]．

アデノシンは作用時間がパパベリンやジピリダモールの 25％と短く強力な充血作用を示す薬剤である[39]．アデノシンは適切な用量（RCA 内投与で 20～30 μg，LCA 内投与で 30～60 μg，静注では 140 μg/kg/min）の下では害を及ぼさない．充血が持続する，体重あたりで投与できる，術者の手技が不要であるといった観点からは，冠動脈内投与よりも静注が好都合である．アデノシンの静注と冠動脈内投与は同等の充血を引き起こす．Jeremias ら[40] は，冠動脈内投与（RCA で 15～20 μg，LCA で 18～

[表 24-8] 冠血流測定に用いられる冠充血誘発薬剤の特徴

	投与量	プラトーまでの時間	半減期	副作用	ピットフォール
パパベリン（冠動脈内投与）	15 mg（LCA） 10 mg（RCA）	30～60秒	2分	一時的な QT 延長と T 波の異常 非常にまれだが心室頻拍およびトルサードドポアンツ	沈殿を生じるためヘパリンやヘパリン加生理食塩水とともに使えない
アデノシン（冠動脈内投与）	40～60 μg（LCA） 24～36 μg（RCA）	5～10秒	30～60秒	RCA 注入後に時々一過性房室ブロックあり	最大刺激にならないことがある．大動脈圧が途切れる最大充血を得るため，量を増やしながら反復投与する必要がある 引き抜き曲線が得られない
アデノシン（静注）	140 mg/kg/min	1～2分以下	1～2分	10～15％の血圧低下 静注中に焼けるような狭心症様の胸痛（虚血ではなく危険はない） 重度の閉塞性肺疾患の患者には使えない（気管支攣縮を起こし得る）	
ドブタミン（静注）	10～40 μg/kg/min	1～2分	3～5分	頻拍，血圧の軽度上昇	
ニトロプルシド（冠動脈内投与）	0.3～0.9 μg/kg	20秒	1分	血圧の20％低下	

LCA：左冠動脈，RCA：右冠動脈
(Pijls NHJ et al：Practice and potential pitfalls of coronary pressure measurement. Cathe Cardiovasc Invervent 49：1-16, 2000 より改変)

24 μg）と静注（140 μg/kg/min）のアデノシン投与を比較し，両者が強い直線関係（r＝0.978，P＜0.001）にあることを示した．FFR の測定値の差の平均は −0.004±0.03 であった．8％の症例では，冠動脈内投与時 FFR は静注時 FFR と比べ 0.05 以上の差異があった．したがって，少数の症例では，最大冠充血を得るためにアデノシン冠動脈投与量を増やす必要がある．表 24-8 に冠血流検査に用いられる冠充血用薬剤の特徴について記した．

最大冠充血を起こすその他の薬剤には，ATP やニトロプルシド，ドブタミンなどがある．ATP（15 μg 以上の冠動脈内投与）とパパベリンによる冠血流予備能は等価である[41]．ドブタミン静注（10～40 μg/kg/min）も FFR で病変の重症度を評価するときに用いられる[42]．ドブタミン大量投与時の末梢冠動脈圧と FFR への影響は，アデノシン静注の場合と同等であった（ドブタミン対アデノシン；末梢冠動脈圧は 60±18 mmHg 対 59±18 mmHg，FFR は 0.68±0.18 対 0.68±0.17，共に P＝NS）．さらに，高用量のドブタミン静注は心外膜冠動脈狭窄の血管造影上の内腔径を変化させなかった．そしてアデノシンと同様に，左室機能不全誘発の有無にかかわらず心筋抵抗が最小に保たれた．また，ニトロプルシド（50～100 μg）の冠動脈内

[図 24-9] 種々の冠充血誘発薬物を用いた冠動脈内 Doppler 流速検査

使用薬物は，アデノシン（冠動脈内投与），ジピリダモール（静注），アミノフィリン（静注）．下段は平均最大流速の連続記録（スケールは 0～80 cm/sec，時間間隔は 2 分）．左から右へ，最初の 2 つの矢印がアデノシン（冠動脈内投与；IC Adenosine）による冠充血．ジピリダモール（静注）の開始から中止までの 4 分間で冠充血がプラトーに達している．ジピリダモールによる冠充血持続中に，長い矢印の時点で再度アデノシン冠動脈内投与を行ったが効果はみられない．アミノフィリン 250 mg を 2 分かけて静注すると，ジピリダモールによる冠充血効果が減少し，ほぼ安静時に戻る．再度アデノシン冠動脈内投与（Ad）を行うと，最大冠充血が得られ，アミノフィリンはアデノシン冠動脈内投与による冠充血効果に影響を与えないことが示される．カフェインには，アミノフィリンに含まれているものと類似したメチルキサンチンが含まれている．高濃度のアミノフィリンがアデノシン冠動脈内投与による冠充血効果に影響を与えないことが，検査数時間前にコーヒーを摂取した患者にアデノシンを用いてもよいことの裏付けになる．

(Salcedo J, Kern MJ：Effects of caffeine and theophylline on coronary hyperemia induced by adenosine or dipyridamole. Catheter Cardiovasc Interv 74：598-605, 2009)

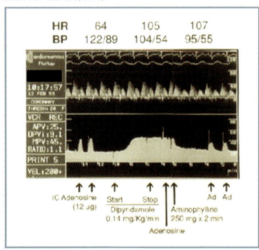

投与でも，アデノシンの静注や冠動脈内投与とほぼ同等の結果が得られる[43]．

テオブロミン，テオフィリン，カフェインは，アデノシンおよびジピリダモール誘発性冠充血を弱める可能性がある．冠充血誘発前にコーヒーを一杯飲んだ後の血中カフェイン濃度が FFR に影響するかどうかについては議論がある．カフェイン，アデノシン，ジピリダモール，アミノフィリンの相互作用の例を冠動脈流速のグラフとして図 24-9 に示す．ある総説[44]によると，アデノシン誘発冠充血時の血中カフェイン濃度 3～4 mg/L は，冠動脈病変発見のための負荷心筋血流イメージング検査に影響を与えないことが示唆されている．心臓カテーテル検査と経静脈アデノシン誘発冠充血を受ける患者の場合においても同様の考察が当てはまる．

5 冠血流予備能（CFR）の測定

冠血流予備能（coronary flow reserve：CFR）は，冠血管拡張予備能（coronary vasodilatory reserve：CVR）または冠流速予備能（coronary flow velocity reserve：CFVR）とも呼ばれる．最大血流時の平常時に対する冠血流の比であり，心外膜冠動脈と微小血管抵抗の両方が血流を最大化する能力の指標である．カテーテル室でCFRを測定するには2つの方法がある．冠動脈内 Doppler 流速測定と冠血流熱希釈法である．

A 冠動脈 Doppler 流速

冠動脈 Doppler ガイドワイヤを用いて，血管形成術用ガイドワイヤの先端にある Doppler 探触子を通過する赤血球の速度を測定できる（図 24-10）．冠血流速度は発信周波数と受信周波数の違い（「Doppler 周波数シフト」と呼ばれる）から，次のように計算される．

$$V = \frac{(F_1 - F_0)C}{2F_0 (\cos \phi)}$$

ここで V は赤血球の速度，F_0 は発信周波数，F_1 は受信周波数，C は定数（血液中の音速），ϕ は入射角である．

超音波ビームが血流とほぼ平行（$\cos \phi = 1$）のとき，流速は正確に測定できる．血流速度の変化は Doppler 周波数シフトの変化に反映される．Doppler 法では，赤血球の速度は直接測定

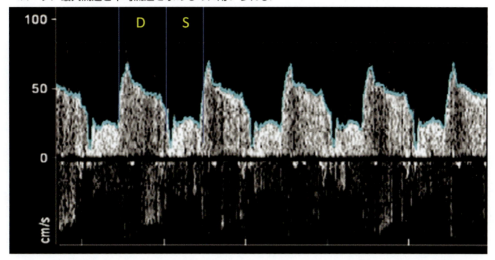

[図24-10] 拡張期と収縮期のDoppler冠流速
拡張期（D）の流速のほうが収縮期（S）よりも大きい．水色線はコンピュータが計算した流速のエンベロープ．最大流速と平均流速を求めるのに用いられる．

される．Dopplerガイドワイヤは断面積が0.164 mm²しかないので，非常に狭窄した冠動脈病変以外では血流の障害物にならないと考えられる．

Ⓑ ガイドワイヤ血流熱希釈法

冠血流熱希釈法は，血管形成術用圧センサ付きガイドワイヤに装備されたサーミスタを用いて，ガイディングカテーテルを通して冠動脈に急速静注した室温の生理食塩水のサーミスタへの到達時間を測定する方法である[45, 46]．血管形成術用圧センサ付きガイドワイヤ（St. Jude Medical社）のシャフトに組み込まれた温度依存性電気抵抗がサーミスタとして機能し，室温の指示薬（生理食塩水）の注入開始を検知できる（図24-11）．先端から3 cmの場所に配置された小型センサで，同時に高精度に圧を測定することができる．圧と温度は500 Hzで記録される．ガイドワイヤは専用のインターフェイスに接続され，熱希釈曲線がオンラインで解析できる．熱希釈法によるCFR（CFR_{thermo}）は，充血時の安静時に対する流量（F）の比である．

$$CFR = \frac{充血時の F}{安静時の F} \quad (24-3)$$

流量（F）は血管容量（V）を通過時間（T_{mn}）で除したものなので，CFRは次のように表される．

$$CFR = \frac{充血時の \left(\dfrac{V}{T_{mn}}\right)}{安静時の \left(\dfrac{V}{T_{mn}}\right)} \quad (24-4)$$

血管容量（V）が変わらないとすると，CFRは以下のように計算される．

$$CFR = \frac{安静時の T_{mn}}{充血時の T_{mn}} \quad (24-5)$$

動物実験では，流速と$1/T_{mn}$の間に有意な直線関係があった．$CFR_{Doppler}$（充血時の安静時に対する血流速度の比）とCFR_{thermo}（安静時の充血時に対するT_{mn}の比）は有意な相関があった（$r = 0.76 \pm 0.24$, $P < 0.001$）[44]．このように冠抵抗の研究目的でCFRとFFRの同時測定が行われている．狭窄後の圧測定と組み合わされば，CFRの測定では圧-流速関係と微小循環の反応についての完全な情報が得られる．

Ⓒ 正常の冠血流と冠血流予備能（CFR）

正常なCFRはセンサの位置と血管のサイズ

[図24-11] St. Jude Medical社の圧ワイヤシステムを用いた冠血流測定の例
（上段）赤色はガイディングカテーテル圧（Pa），緑色は冠動脈圧（Pd），黄色は対応する圧から計算されたFFRを表している．（下段）冠血流の計測結果の詳細が示されている．下段の複数の曲線は，安静時とその後の最大充血時の熱希釈温度変化を表している．その上の数値は，それぞれの色の熱希釈曲線に対応する通過時間が計算され表示されている．安静時と充血時のそれぞれの通過時間の平均値を用いてCFRが計算され，右側に表示されている．

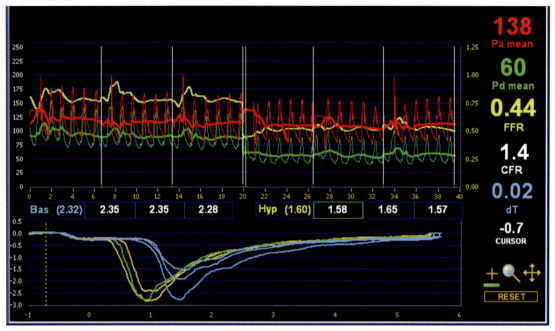

によって異なる．冠動脈の拍動性のパターンは左右の冠動脈で異なる．LCAでは拡張期の流速は収縮期の流速より大きいが，RCAでは両者はたいてい等しい．安静時の正常な冠動脈の平均最大流速は5〜20 cm/secである[47]．

平常時と充血時の正常冠血流量は変動幅が大きいが，正常冠動脈の若年者での正常なCFRは通常3.0を超える．心臓カテーテル検査を施行し，血管造影上正常血管を示す胸痛患者では，CFRは2.7 ± 0.64で，一部の症例では高脂血症，高血圧，糖尿病などの疾患を合併していた[48]．$CFR < 2.0$は負荷試験での心筋虚血の誘発と関連があった[49]．心拍数，血圧，収縮力は，安静時血流または最大充血時血流，あるいは両方を変化させることによりCFRを変化させる．頻拍は安静時血流を増大させ，CFRを減少させる．平均動脈圧の増加は安静時血流を増大させ，最大血管拡張を減少させる．その結果，安静時血流増大より充血時血流減少のほうが大きくなる．本態性高血圧で正常冠動脈の患者や大動脈弁狭窄で正常冠動脈の患者においてもCFRが減少することがある．糖尿病では安静時血流が増大し，それとは独立してCFRが減少，特に糖尿病性網膜症を有する患者で減少する．その理由は，充血時の冠血流量（流速×血管の断面積）が減少するためと，（網膜症の有無にかかわらず）安静時血流が増大しているためである[50]．

D 狭窄病変の圧由来の血流予備量比（FFR）の測定

狭窄病変の下流の冠動脈圧を，最小で一定の心筋抵抗（すなわち最大充血）の下で測定することによって，Pijlsら[51]は正常冠動脈の血流が狭窄部分を通過する割合を推定する方法を導き出した．この圧由来の割合は血流予備量比（fractional flow reserve：FFR）であり，冠動脈，心筋，側副血行路それぞれの血流の影響に

よる3つの要素に分けられる．冠動脈のFFR（FFR_{cor}）は，（狭窄がある最大冠動脈血流）/（狭窄がないと仮定した理論上の最大冠動脈血流）である．同様に心筋のFFR（FFR_{myo}）は，[狭窄より下流の心筋（冠動脈+微小血管床）の最大血流]/（狭窄がないと仮定した最大血流）である．言い換えれば，FFRは狭窄病変存在時血流の正常時最大血流に対する割合である．FFR_{myo}とFFR_{cor}の差が側副血行路のFFRである．

冠動脈，心筋，側副血行路のFFRを計算する式を次に示す．

$$FFR_{cor} = (P_d - P_w) / (P_a - P_w)$$
$$FFR_{myo} = (P_d - P_v) / (P_a - P_v)$$
$$FFR_{collateral} = FFR_{myo} - FFR_{cor}$$

ここで，P_a，P_d，P_v，P_wはそれぞれ大動脈圧，末梢冠動脈圧，静脈圧（または右房圧），バルーン閉塞時の冠動脈楔入圧（coronary wedge pressure）を表す．FFR_{cor}の計算にはP_wが必要なので，FFR_{cor}は冠動脈形成術中でないと計算できない．

FFR_{myo}は診断カテーテルとインターベンションのいずれの場合でも容易に計算できる．たいていの臨床状況ではP_vは大動脈圧に比して無視できるので，計算から省くことができる．FFRは単に病変を通る圧損失（すなわち病変の圧勾配）だけではなく，順行性灌流と側副血行路（またはバイパスグラフト）灌流の両方を反映している．FFRは最大充血時に計算され，微小循環抵抗を計算から排除できるため，平常時血流，駆動圧，心拍数，体血圧，微小循環の状態に左右されない点でCFRと異なる[52]．

安静時や充血時の圧勾配とは対照的に，FFRは安定狭心症の患者における（他の負荷試験で発見できるような）誘発可能な心筋虚血と強い関連がある．非虚血と判定されるのはFFR>0.75である．微小循環異常がある患者でFFRが正常ということは，心外膜導管抵抗（狭窄など）が灌流異常の主な原因ではないということであり，局所の導管の拡張（ステント留置など）では灌流が正常に戻らないことを示している．したがって，FFRは狭窄抵抗に特異的で，意図的に微小循環の評価や影響を排除したものである．

Pijlsら[35]は冠動脈圧測定に関する潜在的なピットフォールについて概説している．ガイディングカテーテルとして適当なのは5F以上（通常6F）で，なるべく側孔のないものが良い．圧を正確に記録するために，造影剤をカテーテルからフラッシュして生理食塩水で置き換える必要がある．カテーテルに側孔がある場合は，薬剤が側孔から漏れるために，アデノシンの冠動脈内急速投与量を増やす必要がある．

圧センサ付きガイドワイヤをガイディングカテーテルに挿入する前に，体外でガイディングカテーテルとガイドワイヤの圧のゼロ点（大気圧）補正を行う．ゼロ点の基準は右房レベルで胸骨の約5cm下である．しかし，この推定は間違っていることがある．なぜなら，測定しようとする動脈の走行により，心房レベルより下で測定するときは，センサ付きガイドワイヤの圧と実際の大動脈圧が異なっている可能性があるからである．トランスデューサのレベルを下げると大動脈圧は上がるので，2つの圧が異なるときには有用である．

病変の通過前に，大動脈ガイディングカテーテルとセンサ付きガイドワイヤのそれぞれの圧を合わせておくことが重要である．この時点で，ガイドワイヤが病変を越えFFRを測定する．病変の評価後，引き抜き記録で圧が合っているかを確認する．先端のセンサが病変より手前に戻るようにガイドワイヤを引いたときに，近位側の圧記録が同一であることを確認できればドリフトの可能性が排除できる．圧波形（特に重症の狭窄があるときは重複切痕が消失している）の変化はしばしばみられ，記録シグナルのドリフトではなく真の圧損失を示している．

FFR測定における正確さを妨げるその他のピットフォールには，ガイドワイヤの保持用イントロデューサや弛んだYコネクタからの圧の漏れ，造影剤が細いガイディングカテーテルに残っているときに起こるガイディングカテー

第24章 心筋および冠血流と代謝の評価

[図 24-12] 圧波形の例
赤色はガイディングカテーテル，緑色は冠動脈の圧ワイヤからの記録．（1）両方の圧波形ともに幅広の脈圧で心室圧波形に似ている．（2）ガイディングカテーテルをフラッシュした後の波形．脈圧が減少し，重複切痕が出現，冠血管床の真の圧勾配（赤色と緑色の平均波形の差）が判明する．

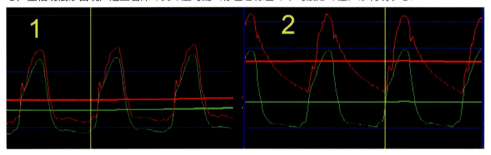

テル圧の減衰（図 24-12），深すぎるカテーテルなどが挙げられる．ガイディングカテーテルの側孔に関して述べると，側孔付きのガイディングカテーテルで測定した圧は必ずしも冠動脈の近位側に一致する必要はない．なぜなら大動脈圧が側孔を通してガイディングカテーテルに影響を与えているからである．

6 同時測定の圧−流速関係

Gouldらによって提案されたものと似た方法で，Marquesら[53]は圧−流速（P-V）関係によって軽度，中等度，重度の冠動脈狭窄が特徴づけられることを示した．P-Vデータによって，中等度冠動脈狭窄の73％でFFRとCFRの一致をみるが，不一致病変では微小血管抵抗の多様性がその一因であることが示された（図 24-13）[54]．FFR＞0.75かつCFR＜2.0の患者では，最小微小血管抵抗［冠充血時における（平均末梢冠動脈圧）/（平均最大血流速度）］は有意に高い．FFRとCFRの不一致病変においては，FFRやCFRよりも，充血時狭窄抵抗係数［hyperemic stenosis resistance index；充血時の狭窄圧勾配（平均大動脈圧−末梢冠動脈圧）/充血時の平均最高流速］が，SPECTの結果への一致度が高い[55]．このように，P-V同時測定によって心外膜冠動脈と微小血管抵抗双方の心筋灌流への関与について説明できる．

Escanedら[56]は，充血直後の拡張期流速−

[図 24-13] 150例のFFR対CFRの散布図
グループAの患者はFFR＜0.75だがCFR＞2.0，グループBの患者はFFR＞0.75だがCFR＜2.0．全体では，150例中109例（73％）の患者でFFRとCFRが一致していた（詳細は本文を参照）．
(Meuwissen M et al：Role of variability in microvascular resistance on fractional flow reserve and coronary blood flow velocity reserve in intermediate coronary lesions. Circulation 103：184, 2001)

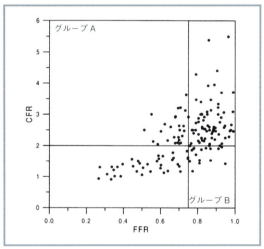

圧曲線の傾斜度について，他の冠予備能の指標と比較した．充血直後の拡張期流速−圧曲線の傾斜度は毛細血管密度と相関（$r=0.70$，$P=0.019$）しているが，CFRと冠抵抗予備能（coronary resistance reserve）は細動脈閉塞や毛細血管密度や細動脈密度と有意な相関がなかった（図 24-14）．

[図 24-14]

冠動脈圧と流速の記録から，充血直後の拡張期流速−圧曲線の傾斜度（instantaneous hyperemic diastolic velocity-pressure slope：IHVPS）が計算できる．（上）最大充血時の冠動脈圧と流速の記録，（下）全心周期での冠動脈圧−流速ループを示し，丸印は拡張中期〜終期の測定値を表す．丸印のデータから計算された回帰直線を赤色で示す．回帰直線と圧軸のなす角度（α）が冠コンダクタンスである．また，この直線の傾きが IHVPS である．

(Escaned J et al：Assessment of microcirculatory remodeling with intracoronary flow velocity and pressure measurements. Validation with endomyocardial sampling in cardiac allografts. Circulation 120：1561-1568, 2009)

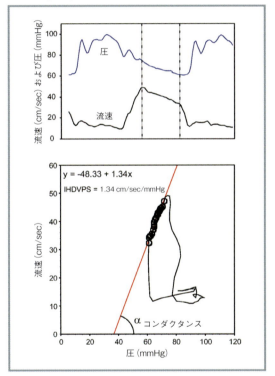

する冠流路の遠位端から大動脈に向かって逆方向に生じる圧力波の2つの合計である．心臓の収縮と弛緩の周期中に6つの圧波が，競合する加速波と減速波のためにさまざまな大きさ（強さ），方向，流速をもって生じる（図 24-15）．心筋に流入する冠血流は主に，拡張期の始めに起こる左室弛緩による大きな冠吸引波（図 24-15 の⑤）であり，大動脈から心外膜冠動脈，心筋に流入する冠血流を増大させる．大動脈弁が正常な場合の収縮駆出では，左室圧と大動脈圧は連動していて，左室圧が心筋内圧の主な決定要因である．冠動脈の両端（大動脈側と心筋側）の圧は収縮期にはほぼ等しいので，収縮期の冠血流の合計での変化は通常ほとんどない．拡張期には大動脈弁の閉鎖により左室圧と大動脈圧の連動が外れ，大動脈−左室心筋の圧勾配が（拡張期吸引波として）心外膜冠動脈と心筋への冠血流を加速させる（図 24-16）．

脈波解析で患者を特徴づけて予後をみるような研究は，末梢血管疾患，冠動脈疾患，そして弁膜症性，非弁膜症性，微小循環性の心臓疾患を有する患者の左室の力学，これらの間に存在する複雑な関係の理解に役立つであろう．

7 冠血流測定の臨床応用

血行動態的に有意な冠動脈病変の生理学的診断基準は，流速を使う場合は狭窄後のCFR＜2.0，圧センサ付きガイドワイヤを使う場合はFFR＜0.80である．

Ⓐ 虚血の確認と閾値

非常に多数の比較研究において，FFR＜0.75は負荷試験結果との関連が示されており，高い感度（88％），特異度（100％），陽性適中率（100％），正確度（93％）を有している．FFR＞0.80は予測精度95％で虚血陰性と関連している．多様な試験方法および患者コホートを用いた単一負荷試験との比較では，FFRに陽性と陰性の重複域（0.75〜0.80）がみられた．この重複域でのFFRは臨床的判断が必要である．同一の病変でのFFRの結果と，定量的冠動

Ⓐ 冠脈波解析

Daviesら[57]は，心筋収縮，心筋抵抗，大動脈圧，冠動脈圧，そして反射波の関係をよりよく理解するために冠脈波（coronary pulse wave）の解析を行った．脈波解析では，初めに，冠動脈造影検査中に血管形成術用圧センサ付きガイドワイヤの先端において冠動脈圧と流速の高精度の同時記録を行う．正常な冠灌流は，大動脈基部で生じる圧力波と血流，およびそれに対抗

[図24-15] 冠動脈内の前進波と後進波
詳細は本文を参照.
(Davies JE et al：Evidence of a dominant backward-propagating "suction" wave responsible for diastolic coronary filling in humans, attenuated in left ventricular hypertrophy. Circulation 113：1768-1778, 2006)

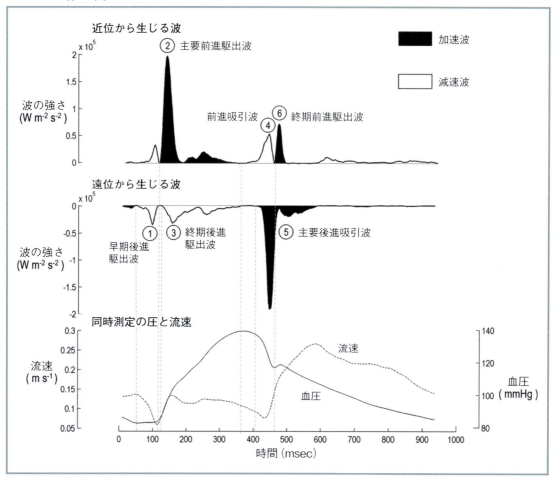

造影法（QCA）または非侵襲的画像検査，あるいはその両方を比較した31研究のメタ解析[58]では，（18研究，1,522病変において）QCAがFFR＜0.75に対し変量効果の感度78％，特異度51％であった．非侵襲的画像検査（21研究，1,249病変）と比較した場合，サマリーROC解析の推定量は，FFRをSPECT検査と比較した場合（976病変；感度75％，特異度77％）と，FFRをドブタミン負荷エコー検査と比較した場合（273病変；感度82％，特異度74％）で同様であった．最初の検証研究では，同一患者に対しPCIの前後に3種類の負荷試験を行ってFFRと比較していた．しかしこのメタ研究では，患者間で感度，特異度，陽性適中率，陰性適中率にばらつきがあり，負荷試験の方法もさまざまであることを前提とすれば，FFRと非侵襲的負荷試験の一致度があまり高くないことは驚くべきことではない．さらに，血流シンチグラフィはそれぞれの冠血管床の絶対量ではなく相対的な心筋血流を比較するので，シンチグラフィは虚血の臨床的診断のゴールドスタンダードと考えられているが，多枝病変の患者においてはそれぞれの病変の血行動態的有意性を同定するには限界がある．同様に，負荷心エコー検査では，一領域での重症虚血が，他領域のそれほど重症ではないが血行動態的に有意な

[図 24-16] 心周期中の冠動脈にみられるエネルギー波についての図解

(Davies JE et al：Evidence of a dominant backward-propagating "suction" wave responsible for diastolic coronary filling in humans, attenuated in left ventricular hypertrophy. Circulation 113：1768-1778, 2006)

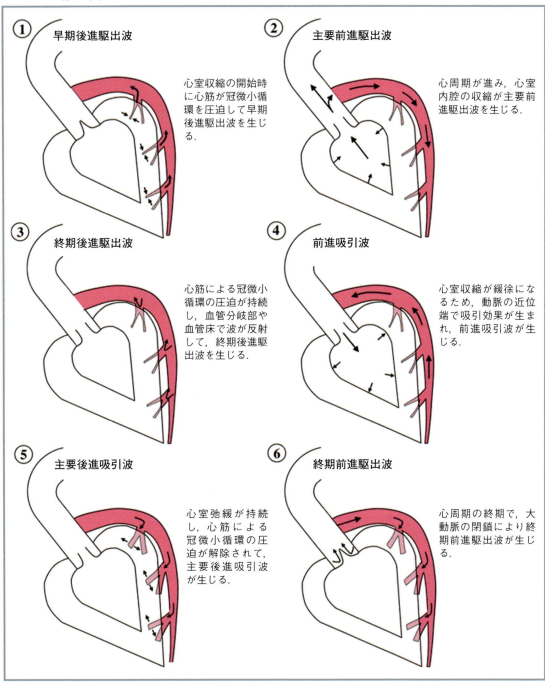

病変の所見をマスクする可能性がある．非侵襲的な検査とは対照的に，FFRは血管特異的な虚血の指標である．

もはや狭窄の評価には用いられないが，Dopplerセンサ付きガイドワイヤでCFRを測定することもできる．CFRの異常（CFR＜2.0）

[表 24-9] カテーテル室における冠動脈の生理学的指標

■血流予備量比（FFR）
計算式：
FFR＝最大充血時の Q_{sten}/Q_{normal} （Q は血流，sten は狭窄動脈，Q_{normal} は狭窄がないと仮定した理論値）
$Q_{sten}=P_{sten}/Reststance_{sten}$ （Resistance は抵抗）
$Q_{normal}=P_{aorta}/Reststance_{sten}$ なので，$Q_{sten}/Q_{normal}=P_{sten}/P_{aorta}$ （aorta は大動脈）
したがって，FFR＝$P_{distal\ to\ stenosis}/P_{aorta}$ ［正確には FFR＝$(P_{distal\ to\ stenosis}-P_v)/(P_{aorta}-P_v)$（v は静脈，$P_{distal\ to\ stenosis}$ は狭窄後の圧）；文献 51 を参照］

特徴：
非虚血の閾値は FFR 0.75〜0.80 以上．全患者，動脈において正常値は 1.0．心外膜冠動脈専用．相対的な最大血流と直線関係を有する．血行動態の変化と無関係．側副血行路を含めた総心筋血流を説明する値である．再現性が高い．空間分解能が高い（引き抜き記録による圧測定）

■冠流速予備能（CFVR）
計算式：
CFVR＝$Q_{hyperemia}/Q_{base}$ ［Q は流速，充血（hyperemia）時に血管の断面積が変化しないと仮定．base は平常時］

特徴：
非虚血の閾値は 2.0 以上．閉塞のない血管での冠血流予備能は微小血管全体の評価である．冠内皮機能の研究に有用．血管の断面積がわかっているときには正確に流量が評価できる

■圧と流速を組み合わせた充血時狭窄抵抗（HSR）
計算式：
HSR＝$(P_{aorta}-P_{distal\ to\ stenosis})/Q_{hyperemia}$ （aorta は大動脈，distal to stenosis は狭窄後，hyperemia は充血）

特徴：
狭窄と微小血管抵抗を別々に評価できる．圧-流速曲線を作成できる（PCI 後の従属病変や血行動態改善を評価する）．非虚血の閾値は 0.8 mmHg/cm/sec 未満，正常値は 0．部位特異性が高く，高い再現性，高い感度を有する．CFR と FFR が一致しない症例に有用である

(Kern MJ, Samady H：Current concepts of integrated coronary physiology in the catheterization laboratory. J Am Coll Cardiol 55：173-185, 2010 より改変)

は心筋シンチグラフィの可逆的血流欠損と，感度（86〜92％），特異度（89〜100％），予測精度（89〜96％），陽性適中率（84〜100％），陰性適中率（77〜95％）で一致した[59]．

CFR が異常であっても，微小循環の影響が不明であるかぎり，CFR のみで心外膜冠動脈の病変を評価するのはあまり有用ではない[59]．圧と血流のデータを組み合わせると，新しい侵襲的生理学的な指標群が得られる．そうした指標に，心外膜冠動脈の病変評価に用いる充血時狭窄抵抗（hyperemic stenosis resistance：HSR），微小循環の評価に用いる微小循環抵抗指標（index of microcirculatory resistance：IMR），充血時心筋抵抗（hyperemic myocardial resistance：HMR）がある．HSR は（充血時の狭窄前後の圧変化）／（充血時の遠位側流速）で定義され，非侵襲的検査で診断される虚血の予測では FFR より有用な可能性がある[60-62]．冠生理学的計測値と指標についての要約を表 24-9 に示す．米国心臓病学会（ACC）と米国心臓協会（AHA）は心臓カテーテル室における生理学的評価に関するコンセンサスステートメントとガイドラインを出している[59]（表 24-10）．

B 血流予備量比（FFR）と血管内超音波

狭窄前後での圧損失を起こす要因を考慮すれば，血管内超音波（IVUS）による1つの最小管腔面積の計測が，すべての冠動脈枝のおける血流制限を反映すると仮定するのは誤っている[63]．狭窄における少なくとも6つの特徴が抵抗と圧損失に関与している．それらの因子は，流入角，最小管腔径，病変の偏心度，病変の長さ，流出角，狭窄部位が属する正常な参照部分の大きさ（図 24-17）である．狭窄前後の圧損失は簡易 Bernoulli 式を用いて，狭窄面積だけでなく狭窄長を含んだ次の式で計算できる．

[表 24-10] カテーテル室での生理学的測定の現在の役割

A. PCI ガイドラインに推奨された用法[a]
① 狭心症状がある患者で，中等度の冠動脈狭窄（30～70％の管腔狭窄）の虚血評価をする場合．非侵襲的な機能検査の代わりに（たとえば機能検査が未施行か判定不能の場合など），冠動脈圧や Doppler 流速検査は PCI の必要性を確認するために有用かもしれない（class IIa，エビデンスレベル B）
② 冠血流予備能の回復から PCI の成功を確認し再狭窄のリスクを予測する場合（class IIb，エビデンスレベル C）
③ 狭心症状があるが，血管造影で明らかな責任病変を認めない患者の評価（class IIb，エビデンスレベル C）
④ 非侵襲的機能検査が明らかに陽性の患者では，血管造影上の病変の重症度を評価する目的でルーチンに測定を行うのは勧められない（class III，エビデンスレベル C）

B. FFR の利用法（研究段階）[b]
① 多枝病変の患者で（連続した，あるいは別々の血管の）1 つ以上の責任狭窄を同定する場合
② LCA 本幹入口部か遠位部，RCA 入口部の病変の評価．特に，血管造影で明瞭に造影されない場合
③ 1 つの冠動脈の連続病変の治療の指標として用いる場合
④ びまん性冠動脈疾患の血管中の局所病変の治療可能性を調べる場合
⑤ ステント留置後の予後を調べる場合
⑥ 急性でない（>6 日）心筋梗塞患者の狭窄の評価
⑦ 治療後の不安定狭心症患者の病変の評価
⑧ 側副血行路の評価

C. 冠動脈 Doppler 流速検査の利用法（研究段階）[b]
① 微小循環の評価
② 内皮機能の検査
③ 急性心筋梗塞後の心筋バイアビリティを調べる場合

D. 冠動脈圧と Doppler 流速検査の同時測定（研究段階）[b]
① 中等度の狭窄の評価
② 微小循環の評価
③ 病変のコンプライアンス（圧 – 流量曲線の変化）の同定
④ 冠動脈圧波形の解析

[a]：Smith SC Jr et al：ACC/AHA/SCAI 2005 Guideline update for percutaneous coronary intervention：a report of the American College of Cardiology/American Heart Association Task Force on Practice Guidelines（ACC/AHA/SCAI Writing Committee to Update the 2001 Guidelines for Percutaneous Coronary Intervention）より転載．
[b]：PCI ガイドラインには掲載されていない．
LCA：左冠動脈，RCA：右冠動脈

$$\Delta P = \frac{1}{A_s} \times 狭窄長 \times V^2$$

ここで，ΔP は狭窄前後の圧損失，A_s は最小狭窄断面積，V は管腔を通る流速である．

FFR と IVUS の計測値には強い関係がみられないが，前述した未測定または未知の因子が存在し，最小管腔面積（minimal lumen area：MLA）のみを単一の相関パラメータとして扱っているので，それは驚くべきことではない．たとえば，Takagi ら[64] は，MLA の大部分は MLA>4 mm^2 で FFR>0.75 と関連すると報告した（図 24-18）．一方，Ahn ら[65] は MLA<2.1 mm^2 が心筋 SPECT の虚血を予測すると報告した．これまで発表された IVUS の虚血診断基準の不一致は，1 つの値に定めるのが困難であることを示し，臨床診断を保証するためのカットオフ値が存在するか否かということまで考えざるを得ない．MLA が 4 mm^2 であることは大きな血管近位部では血流の妨げとなるが，同一の動脈でも，より小さな血管部位では血流の障害にならない．正常な 2.5 mm 径の血管断面積は 4.9 mm^2 である．したがって，この血管での MLA 4 mm^2 の狭窄（面積で 28％の狭窄）は，血流の障害ではなく PCI は不要と考えられる．機能的に有意な狭窄病変は管腔径で 50％（面

[図 24-17]
狭窄前後での圧損失に関与する因子には，狭窄部の最小狭小径だけでなく，狭窄の形状すべてが含まれる．上段は，左前下行枝（LAD）に中等度の狭窄を有する左冠動脈（LCA）造影を示す．下段は，虚血を生じる病変を説明するには，単に IVUS で測定した最小管腔面積だけでは不十分であることを示唆する図である（詳細は本文を参照）．

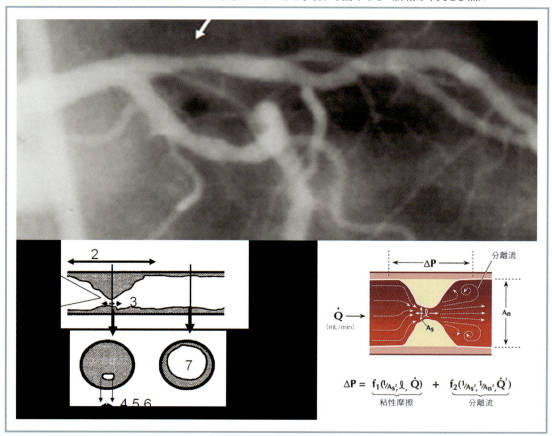

積で75％）を超える．また，3.0 mm 径の血管（断面積は 7.1 mm²）での MLA 4.0 mm² の狭窄は面積で 44％の狭窄であるので，これも虚血はないと考えられる（図 24-19）．しかしながら，IVUS で MLA＞4.0 mm² の病変があるときに PCI の施行を延期しても優れた予後が期待できる[64]．

Ahn ら[65]は IVUS を心筋血流イメージング検査と比較したが，Nam ら[66]は，2通りの PCI 治療戦略の予後を比較した．彼らは，中等度の冠動脈病変に対する FFR ガイドの PCI（83病変）と IVUS ガイドの PCI（94病変）を連続 167 例で調べ，FFR ガイド PCI のカットオフ値は 0.80 に，IVUS ガイド PCI のカットオフ値は MLA 4.0 mm² に設定した．治療前の内径狭窄率と病変長は 2 群とも同様（FFR 群は 51±8％と 24±12 mm，IVUS 群は 52±8％と 24±12 mm）であった．しかしながら，ステント治療を受けたのは IVUS 群で有意に多く（IVUS 群 91.5％，FFR 群 33.7％，$P<0.001$），主要有害心事象（major adverse cardiac event：MACE）の発生率に有意差はなかった（FFR 群 3.6％，IVUS 群 3.2％）（図 24-20）．中等度の冠動脈病変に対する FFR ガイド PCI と IVUS ガイド PCI はいずれも良好な予後と関連しているが，FFR ガイド PCI は多くの病変で再治療の必要性を減少させた．

C PCI のための生理学的な病変評価

中等度狭窄病変に対して，PCI を安全に延期

[図 24-18] FFRとIVUS計測結果の関係

FFRは最小管腔面積，プラークの割合，面積狭窄率，管腔面積<3 mm^2 の狭窄長と有意な相関を示した．
(Kang S et al：Validation of intravascular ultrasound-derived parameters with fractional flow reserve for assessment of coronary stenosis severity. Circ Cardiovasc Interv 4：65-71, 2011)

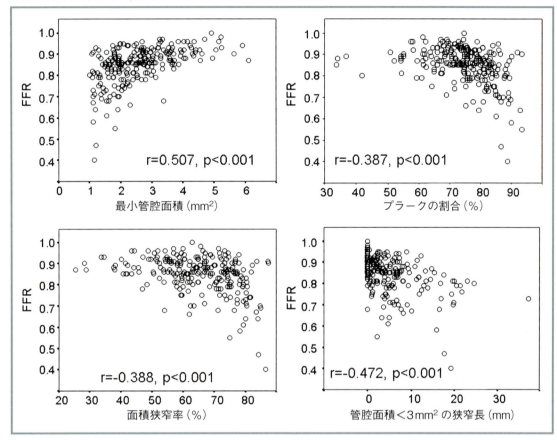

する指標として，虚血の閾値を超えるFFRとCFRが用いられてきた．この場合，2年間の追跡期間中の有害事象の発生率は10％未満である[67-74]．FFRは血管形成術の適応を決定するのに利用できる．たとえば，DEFER研究ではPCI予定だった325人の患者を3群に分けて5年間の予後が報告された[75]．この研究では，FFR≧0.75なら患者をPCI延期群（$n=91$；薬物治療のみ）とPCI施行群（$n=90$；PCIステント留置）に無作為化割付けし，FFR<0.75なら患者を参照群（$n=144$）としてPCIを予定通り行った．イベントフリー生存率は，PCI延期群とPCI施行群で変化はなく（それぞれ80％と73％，$P=0.52$），両群で参照群より有意に良好であった（63％，$P=0.03$）．心臓死と急性心筋梗塞を併せた発生率は，PCI延期群，PCI施行群，参照群でそれぞれ3.3％，7.9％，15.7％であった（PCI延期群 対 PCI施行群；$P=0.21$，参照群 対 PCI延期群＋PCI施行群；$P=0.003$）（図24-21）．追跡中に胸痛を有しない患者の割合は，PCI延期群とPCI施行群で違いはみられなかった．FFRガイドでの患者の治療ではイベント発生率が低く，非侵襲的検査の結果が正常な患者のイベント発生率に匹敵する．安全度が非常に高いが，PCIを延期した患者の一部は狭心症状を繰り返す．他の検査と同様，ある一時点における検査室での病変前後の血行動態測定は，日常生活で起こり得る，血管運動の変化や運動，情動ストレスに起因する虚血を起こしやすい状況を反映していないからで

[図 24-19] 冠動脈参照部の動脈径を縦軸，断面積 4 mm² での内径狭窄率を横軸に取った散布図 重要なことは，これらの 2 つの変数は直線関係にないことである．

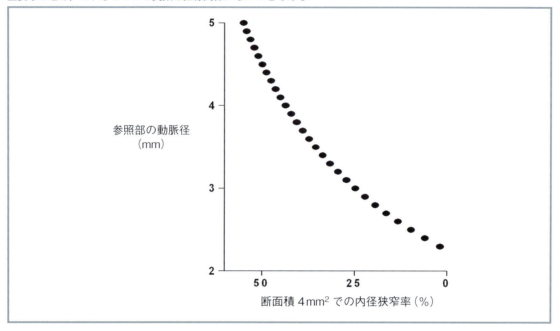

[図 24-20] 中等度の狭窄を評価する際に FFR あるいは IVUS を用いたときの PCI 施行率の比較
この研究[66]では IVUS で評価した群で PCI 施行率が有意に高い．

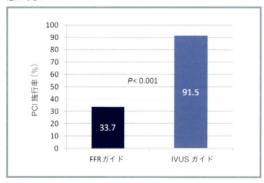

て，MACE の減少を示した．治療前 FFR＝0.57±0.13 の 113 冠動脈について PCI を行い，FFR＞0.75（0.86±0.06）の 127 冠動脈については PCI を行わなかった．全体では，MACE の発生率は 12 ヵ月後で 9％，36 ヵ月後で 13％であった．非治療の血管では 8 例（6.3％）の MACE が発生したが，一方 PCI 治療冠動脈に関連した 14 例（12.3％）で MACE が発生した．同様に，他の非無作為化単一施設研究では，FFR ガイド PCI 群と血管造影ガイド PCI 群を多枝冠動脈疾患患者 137 人で比較し[35]，FFR＜0.75 のすべての狭窄で PCI を施行した．FFR ガイド PCI 群と比べ，血管造影ガイド PCI 群ではより多くの血管（2.27±0.50 本 対 1.12±0.30 本）を治療し，より高い費用（3,167±1,194 ドル 対 2,572±934 ドル，P＜0.001）を要した．30 ヵ月の Kaplan-Meier イベントフリー生存率は FFR ガイド PCI 群のほうが血管造影ガイド PCI 群に比べて有意に高かった（89％対 59％，P＜0.01）．
さらに大きな前向き無作為化多施設研究では，Tonino ら[77] が FAME（FFR viersus Angiography for Multivessel Evaluation）研究を代表

ある．

D 多枝冠動脈疾患

初期の非無作為化研究では，多枝冠動脈疾患において FFR ガイド PCI の有用性が示された．Berger ら[76]は少なくとも 2 つの血管に PCI を予定している多枝冠動脈疾患患者 102 人につい

[図 24-21]
DEFER 研究の 5 年間の結果では，FFR≧0.75 の患者では PCI 施行群と非施行群の間に有意差はみられない．この研究では FFR で陰性（≧0.75）で PCI を行わなかった患者の心臓イベント発生率が低いことが証明された．

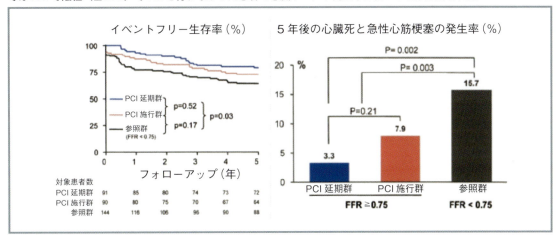

して発表した，多枝病変冠動脈疾患患者に対する 2 つの PCI 治療戦略（FFR ガイド PCI 群と血管造影ガイド PCI 群）の比較がある．治療が必要な多枝病変の同定後に，薬剤溶出ステント PCI 治療を行った 1,005 人の患者が無作為に 2 群のいずれかに振り分けられ，496 人が血管造影ガイド PCI 群，509 人が FFR ガイド PCI 群となった．FFR ガイド PCI 群では，すべての病変で FFR を測定し，FFR＜0.80 の病変のみステント治療を行った．一次エンドポイントは 1 年後の死亡，心筋梗塞，血管再治療［冠動脈バイパス術（CABG）または PCI］に設定した．臨床所見と血管造影所見は両群で変わりなかった．多枝病変の評価基準である SYN-TAX（Synergy between PCI with Taxus and Cardiac Surgery）スコアはいずれも 14.5 であり，低～中等度リスク患者であった．

　FFR ガイド PCI 群では，血管造影ガイド PCI 群と比べて患者あたりのステント数がより少なく（1.9±1.3 本 対 2.7±1.2 本，$P<0.001$），造影剤がより少量（272 mL 対 302 mL，$P<0.001$），治療費用がより安価（5,332 ドル対 6,007 ドル，$P<0.001$）で，在院日数もより短かった（3.4 日 対 3.7 日，$P=0.05$）．さらに重要なのは，1 年後の追跡で，FFR ガイド PCI 群では血管造影ガイド PCI 群と比べて MACE

[図 24-22] FAME 研究の 2 年後の結果
血管造影ガイド PCI に無作為化割付けされた患者では，死亡または心筋梗塞の発生率が有意に高く（12.7％対 8.4％，$P=0.03$），心筋梗塞の発生率も高かった（9.5％対 6.1％，$P=0.03$）．

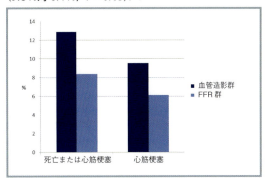

の発生率がより低く（13.2％対 18.4％，$P=0.02$），死亡あるいは心筋梗塞（7.3％対 11％，$P=0.04$），MACE の数（76 対 113，$P=0.02$）もより少なかった（図 24-22）．

　FAME 研究の FFR ガイド PCI 群のエンドポイント発生がより少なかった正確な機序は不明であるが，おそらくステント留置数が少なかったために治療関連の早期合併症（側枝閉塞，トロポニンの追加放出など）と晩期ステント合併症（亜急性血栓症，再狭窄など）が少なかったことと関連している．この研究は，それ以前に

第 24 章　心筋および冠血流と代謝の評価　617

[図 24-23] FAME 研究での医療経済的解析結果
FFR ガイド PCI のほとんどすべての患者の予後が改善し，費用が減少した．
QALY：調整生存年（quality adjusted life years）

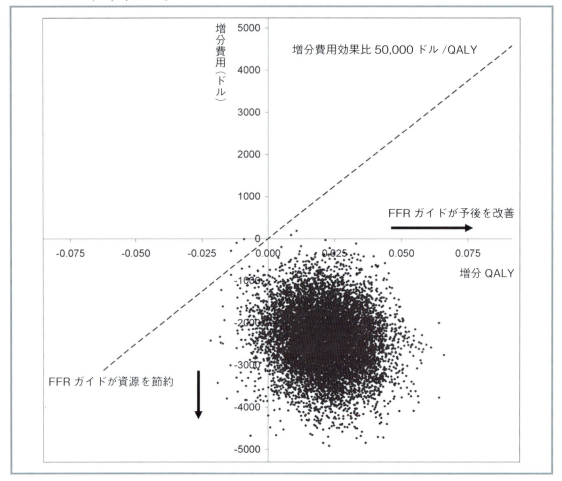

行われた単一施設の一枝または多枝冠動脈疾患患者からのFFRによる予後研究の検証であり，最良の長期予後を目指し生理学的評価を用いて冠動脈疾患患者を管理する戦略に対し重要な意味を持つ．FAME研究は，血管造影の三枝病変が必ずしも生理学的な三枝病変ではないことも示した．機能的SYNTAXスコア（FFR＞0.80の血管を除いたSYNTAXスコア）によって，多枝冠動脈疾患の患者の血管造影所見にFFRの予後予測能力を加えることができる[78]．FFRガイドPCIの治療戦略は経済的な面からも低コストで優れている（図24-23）．FFRガイドPCIで治療した多枝疾患の患者の例を図24-24に示す．

Ⓔ 左主幹部狭窄

左主幹部冠動脈病変を正しく評価することは極めて重要である．血管造影のみによる判断は（特に虚血がない場合において）問題があり，病変評価手段を追加することが有用である．左主幹部病変での非虚血所見（FFR＞0.80）は，良好な長期予後と関連がある．たとえば，単一施設前向き研究でBechら[79]，Courtisら[80]，多施設研究でHamilosら[81]の研究のすべてにおいて，FFR＞0.80で薬物治療のみの患者では，FFR＜0.80でCABGを受けた患者と比べて心臓死と心筋梗塞を含むMACEの発生率が低いことが示された．Hamilosら[81]は，左主幹部狭窄

[図 24-24]
（A）FFR ガイド PCI を受ける多枝冠動脈疾患の患者．左前下行枝（LAD）病変（1）は重度狭窄と診断され，負荷検査の結果や症状と一致する．LAD 中央部病変（2）は明らかに中等度狭窄，左回旋枝（LCX）病変（3）も同様である．（B）図に示すようにガイドワイヤを留置し LCX で FFR を測定，FFR＝0.88 であった．この病変は生理学的には有意でなく，PCI は行われなかった．（C）近位 LAD 病変にステントを留置し，当初中等度と診断した遠位側の病変を評価するために FFR を測定した．LAD の FFR は 0.68 であったので，有意狭窄と診断して遠位側の病変にもステントを留置した．（D）治療後の血管造影．LAD 近位部と LAD 中央部は治療を行い，LCX の中等度病変は治療しなかった．

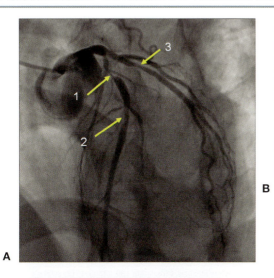
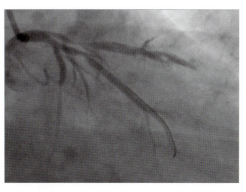
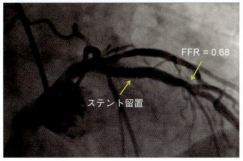
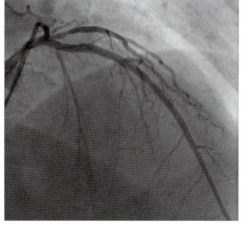

の患者で FFR 測定を行い，FFR＜0.80 の基準で手術治療か薬物治療かの方針決定を行った場合の 5 年間の予後について報告しており（図 24-25），FFR によって中等度の左主幹部病変の生理学的有意性を同定し，非常に高い生存率と低いイベント発生率で適切に手術治療と薬物治療の方針決定を行うことができることを示した．図 24-26 に FFR で評価した中等度の左主幹部病変を有する患者の例を示す．

左主幹部の正確な FFR は LAD と CFX 両方の血流を反映している．LAD または CFX あるいは両方の病変がある場合，さらに説明が必要である．FFR を計算するためには，対象血管によって灌流される血管床の最大血流が必要である．左主幹部は LAD と CFX を通じて左室の大部分に血流を送っている．したがって，左主幹部に灌流される心筋は LAD と CFX の灌流領域の合計である（図 24-27）．RCA に閉塞があって LCA から側副血行を受けている場合，左主幹部の血管床はさらに大きくなる．この場合，左主幹部からの血流は左室前壁のみならず下壁にも供給されている．LAD と CFX，RCA のい

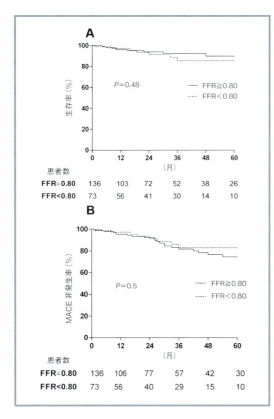

[図 24-25] 中等度の左主幹部病変を有し FFR で評価した患者での生存率（**A**）と MACE 非発生率（**B**）

左主幹部の FFR≧0.80 の患者は薬物治療，FFR＜0.80 の患者は手術治療を受けた．2 群間の 60 ヵ月の予後はほぼ同一である．

(Hamilos M et al：Long-term clinical outcome after fractional flow reserve-guided treatment in patients with angiographically equivocal left main coronary artery stenosis. Circulation 120：1505-1512, 2009)

[図 24-26] 狭心症のため冠動脈造影を受ける 72 歳患者の左前斜位（LAO）と右前斜位（RAO）の冠動脈造影像

左図に示す通り，左冠動脈（LCA）主幹部の入口部と近位側が遠位側と比較して狭窄している．多くの冠動脈造影でみられるのと同様，RAO 像では狭窄はみられない．カテーテルが LCA 主幹部にエンゲージしたときに診断カテーテル圧波形の減衰がみられた．左主幹部入口部の狭窄の有意性を評価するときには，6 F の JL4 ガイディングカテーテルを用い，0.014 インチの圧ワイヤをゼロ点補正し，上行大動脈にあるガイディングカテーテルの先端まで進める．この時点で両者の圧を一致させ，その後ガイディングカテーテルを左主幹部に進め，エンゲージさせる．圧ワイヤを左前下行枝（LAD）中央部に進め，ガイディングカテーテルを引いて上行大動脈に戻してフラッシュする．アデノシンの経静脈投与を 140 μg/kg/min で行い，最大充血が得られた時点で FFR を測定，FFR は 0.94 であった．術者はさらに IVUS を行い，左主幹部が高度に石灰化し，大動脈から楕円形の入口部が生じ，平均管腔面積は 10 mm^2 という所見を得た．インターベンションは行われず，患者は薬物治療を受けた．

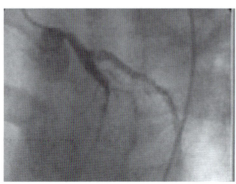
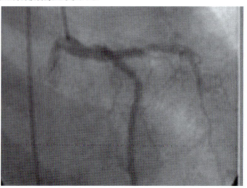

[図 24-27]
左冠動脈主幹部にある重度狭窄の生理学的有意性を判断する際に，左冠動脈（LCA）の血流によって血管床がどのように灌流されているかを理解することが重要である（詳細は本文を参照）．
LM：左主幹部，LAD：左前下行枝，CFX：回旋枝，RCA：右冠動脈

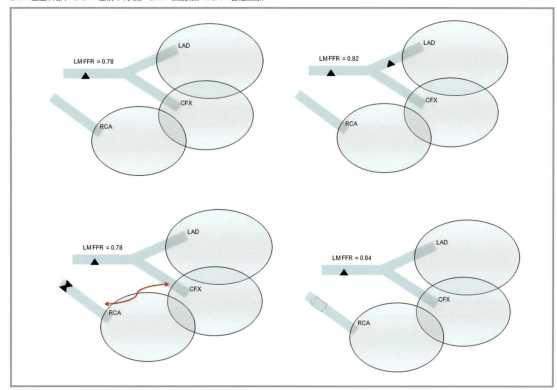

ずれにも狭窄がなく左主幹部だけの狭窄の場合（図24-27左上），FFRは左主幹部狭窄のみの生理学的有意性を反映している．しかし，左主幹部病変に加えてLADに狭窄がある場合（図24-27右上），LAD狭窄のため左主幹部血管床領域は縮小して主幹部FFRは増大する．同様の考察がCFX狭窄の場合にも成り立つ．このような状況では，連続病変の場合と同様，左主幹部のFFRのみを単独で正確に測定するのは困難である．もしLADとCFXの病変が血行動態的に有意でないときには，左主幹部のFFRは正確になる．

最後にRCAに閉塞があってLCAから側副血行を受けており，LADとCFXのいずれにも病変がない場合（図24-27左下），左主幹部のFFRは左室右室全体の血流を反映している．RCAの再灌流が行われ側副血行が解消したと

きは，左主幹部血管床領域は縮小するので左主幹部のFFRは増大する（図24-27右下）．このような状況については，Sachdevaら[82]が図24-28の症例で示し，Iqbalら[83]が解説している．下流の病変によって起こる左主幹部FFRの過大評価の程度は，下流の病変の重症度とその病変以遠の心筋量によって左右される．

F FFRと分枝入口部の評価

入口部狭窄，特にステント内の側枝（jailされた分枝と呼ぶ）は，主枝と重なる位置にあり，ステントストラットが分枝にかかっており，画像の短縮効果もあって，血管造影で評価するのが特に難しい．Kooらは，ステント留置後の97ヵ所のjailされた分枝病変（血管径＞2.0 mm，目視での狭窄率＞50％）についてFFRとQCAを比較した（図24-29）．その結

[図 24-28]
(A) 左冠動脈（LCA）造影の右前斜位尾側（RAO caudal）像．左回旋枝（LCX）が慢性完全閉塞している．
(B) 右冠動脈（RCA）造影の左前斜位（LAO）像．近位部と中央部に狭窄があり，遠位部は慢性完全閉塞している．(C) 前後頭側像では，左前下行枝（LAD）中央部と遠位部に軽度の狭窄がある（矢印）．(D) 前後頭側像では，右後下行枝へのグレード3の側副血行がわかる．

(Sachdeva R, Uretsky BF：The effect of CTO recanalization on FFR of the donor artery. Catheter Cardiovasc Interv 77：367-369, 2011)

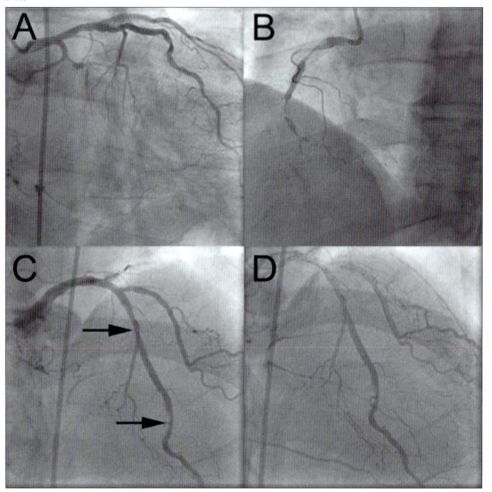

果，狭窄率＜75％ではいずれの病変も FFR≧0.75 であった．狭窄率≧75％の73病変中20病変（27％）が生理学的に有意狭窄であった．Koo ら[84]はまた，分岐部病変に対し，側枝のFFRガイドPCIを行ったときの9ヵ月後の予後についても報告している．91患者中，側枝にインターベンションを行ったのは FFR＜0.75 の28病変中26病変であった．この群では，治療後の残存狭窄率が 69±10％ であったが，FFR≧0.75 に改善していた．9ヵ月後には，生理学的に有意な再狭窄は8％（5/65病変）のみに認めるだけで，有害心事象の発生率も比較対照群である血管造影ガイドPCIの110病変と違いはみられなかった（4.6％対3.7％，$P=0.7$）．入口部と側枝の評価目的でのFFR測定では，生理学的に有意な少数の狭窄病変も同定できる[85]．ステント留置後に新たにできた入口部病変の評価の例を図24-30に示す．

[図 24-29] Jail した側枝病変の FFR を用いた生理学的評価

すべての患者に主枝のステント留置治療を行い，その後 jail した側枝の FFR による評価を行った．このグラフは，側枝の狭窄率と FFR の関係を示している．特に興味深いのは，血管造影での狭窄率＞80％，FFR＞0.80 の領域（グラフの右上）である．狭窄率と FFR には有意な相関がみられるにもかかわらず，これらの患者にみられるように，血管造影上の狭窄は生理学的狭窄評価より重度と判断されることがしばしば起こった．

(Koo BK et al：Physiologic assessment of jailed side branch lesions using fractional flow reserve. J Am Coll Cardiol 46：633-637, 2005)

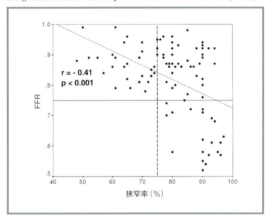

[図 24-30]
（A）左前下行枝（LAD）中央部～遠位部に有意な病変が発見された症例．（B）この病変はステント治療に成功し，治療後の血管造影では中等度の大きさの対角枝入口部の形状が変化し，LAD ステントによって jail されたのがわかる．（C）血管造影後にこの対角枝に圧ワイヤを進めて，アデノシンの静脈投与後に対角枝入口部の FFR を測定した．FFR は 0.86 で，入口部病変は血流を妨害しないことが判明したため，追加治療は行われなかった．

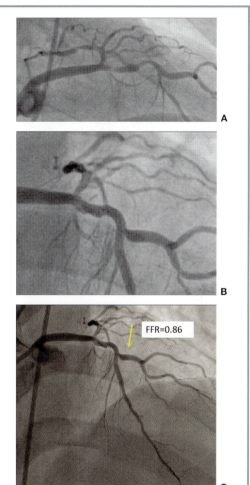

G FFR と伏在静脈グラフトの評価

伏在静脈グラフトの病変を評価する際に FFR を用いる場合，考慮しなければいけないのは，3 つの冠血流源が末梢心筋領域を灌流することである．それらの競合する血流（圧）は，（ⅰ）自己動脈の血流，（ⅱ）グラフト血管の血流，（ⅲ）長期にわたる自己動脈閉塞によって生じた側副血流である（図 24-31）．最も単純な，自己動脈が閉塞していて末梢の側副血流がほとんどない状況では，RCA に流入し正常心筋を栄養する伏在静脈グラフトの病変の FFR は，自己 RCA の病変の場合と同様に扱うことができる．より複雑な状況では，FFR は 3 つの血流源の反応の合計であり，最終 FFR＜0.80 ならばその領域の潜在的虚血が示されており，そしてその逆も成り立っている．

血行動態的に有意でない病変の遠位側に植込まれた伏在静脈グラフトの運命について FFR は考えさせてくれる．外科医や心臓内科医はそのような血管では晩期開存性が減少し自己冠動脈病変が進行する可能性があることを認識している[86]．外科へのコンサルトでは，たいてい「多枝疾患の患者では血管径狭窄率＞50％の病変をすべてバイパスすべき」とコメントされる

[図 24-31]

左前下行枝（LAD）に近位部狭窄（黄色）があり，その遠位側にバイパスグラフトが吻合されている．圧ワイヤを用いて LAD の FFR を測定すると，おそらく FFR＞0.80 になると思われる．なぜなら，末梢の血管床は少なくとも2つの独立した血流源からの血流，すなわち，① LAD からの順行性血流（これは近位側病変によって制限を受けている），および②バイパスグラフトからの血流を受けているからである．有意な側副血行路が存在しても同じ状況が起こり得る．

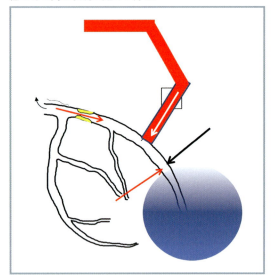

が，血行動態的に有意でない病変の遠位側に植込まれた伏在静脈グラフトの開存率について問題にされることはほとんどない．Botman ら[87]の報告では，血行動態的に有意でない狭窄を有する冠動脈（術前 FFR＞0.80）に植込まれた450本のバイパスグラフトについて，1年後の追跡で20～25％にグラフト閉鎖がみられた（図24-32）．グラフト閉鎖の正確な機序はまだ研究段階であるが，冠血流は，静脈グラフトよりも，より抵抗が小さい相対的に閉塞していない自己動脈の経路を通りやすく，競合する緩徐なグラフトの血流は早期グラフト閉鎖を促進するという仮説が呈示されている．CABG による多枝血行再建が必要な患者では，FFR を利用することで，虚血の有意性が不明の血管造影病変の将来のバイパス開存性に関する予後情報が得られる．FFR は CABG の良好な長期予後のた

[図 24-32]

（A）フォローアップ時のバイパスグラフト閉塞率を，バイパス術前の血管造影上の冠動脈狭窄率別に図示した．グラフト閉塞率が最高なのは冠動脈狭窄率＜50％のときである．（B）A 図と同一の患者群で，フォローアップ時のバイパスグラフト閉塞率を，バイパス術前の FFR 別に図示した．生理学的に有意でない狭窄（FFR＞0.80）とグラフト閉塞の関連が，血管造影の場合より著明である．

(Botman CJ et al：Does stenosis severity of native vessels influence bypass graft patency? A prospective fractional flow reserve-guided study. Ann Thorac Surg 83：2093-2097, 2007)

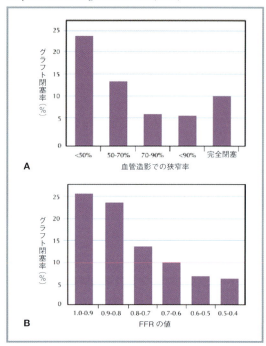

めに重要な意味を持つ．

H びまん性アテローム硬化病変の評価

びまん性のアテローム硬化病変を有する冠動脈は，分岐する抵抗の連続が徐々に血流を分配し，導管に沿って灌流圧を下げていくようにみえる．びまん性アテローム硬化病変では，局所の狭窄病変と異なり，圧センサを末梢から近位側へ引いたときに，局所の病変を示唆するような局所圧の急激な上昇ではなく，連続的な緩徐な圧の上昇がみられるのが特徴である．De Bruyne ら[88]は正常群と狭窄のないびまん性ア

[図24-33] 正常冠動脈患者とびまん性アテローム硬化冠動脈患者で測定したFFRの比較

図に示す通り，びまん性アテローム硬化の場合は，血管造影で局所の狭窄がなくても，低いFFRを示す傾向がある．患者によっては虚血のFFR（<0.75）を示す場合もある．

(De Bruyne B et al：Abnormal epicardial coronary resistance in patients with diffuse atherosclerosis but "normal" coronary angiography. Circulation 104：2401–2406, 2001)

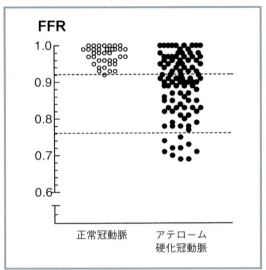

テローム硬化群でFFRを調べた（図24-33）．正常群ではFFRは0.97±0.02であるのに対し，びまん性病変群では0.89±0.08と有意に低かった．局所狭窄のないびまん性のアテローム硬化動脈の8％ではFFR<0.75，すなわち虚血閾値未満であった．びまん性のアテローム硬化病変には，機械的に血流を増加させる方法は無効と思われる．

① 連続した心外膜病変

　FFRの計算には狭窄部分の血流が最大になっていることが必須である．2つの連続した狭窄がある場合，狭窄間で血流が相互に影響し，単一狭窄時の単純なFFR（P_d/P_a）は適用できないことがある．同じ心外膜冠動脈に第2の狭窄があると，第1の狭窄を通過する血流は第2の狭窄のために最大にはならない．2つの狭窄がどの程度相互に影響しているかは予測できない．この場合，第2の狭窄を完全に解除し最大充血を回復しなければ，第1の狭窄がどの程度心筋血流に影響しているかを単純なFFRで予測できない．単純なFFRは連続した狭窄を合わせた効果を評価できるが，個々の狭窄は特別な計算方法を用いなければ評価できない[89, 90]．

　連続病変を評価する最も実用的な方法は，以下の2段階により2つの別々の測定を行うことである；

① 圧ワイヤを最後の病変より遠位側に通して，全病変を合計したFFRを測定する．たとえば，FFR＝0.84ならば治療が必要な病変はなく，これで終了である．

② ①で測定した合計FFRが<0.80の場合は，次のステップとして，どの病変が血流の最大抵抗になっているか（すなわち最大圧勾配を生じているか）を調べる．これは，アデノシン静注による充血時に引き抜き圧測定を行うことで可能である．病変間の圧勾配（ΔP）は病変の重症度を示している（図24-34）．最も大きな圧勾配（ΔP）を呈する病変からステント治療を開始する．この病変の治療後に，通常のFFR測定法を繰り返し行うことで残りの病変を再評価する．FFRが虚血を示すときは，次に大きなΔPを呈する病変の治療に移る必要がある．

　個々の狭窄に対するFFRは，最大充血時に測定したP_a，狭窄間の圧（P_m），P_d，P_wを用いた式で予測できる．これにより第2の狭窄があるときのFFRの誤差を減らすことができる（図24-35）．連続狭窄のFFRの式は冠動脈内バルーン閉塞時のP_wが必要なので，診断カテーテル時には使えない．

　連続狭窄中の個々の狭窄を評価する場合において，冠充血時の最大の圧降下によって示される最大の狭窄部位は，血管造影上の最大狭窄部位と一致しないことがある．その場合，個々の狭窄度について調べるには，単純な比P_d/P_aではなく，FFR_{pred}の計算式を用いることができる．臨床の実際においては，P_a，P_m，P_dの測定は，最大充血時に圧センサを血管の末梢から

[図 24-34]
（A）左前下行枝（LAD）に複数連続病変（1〜4）を認める冠動脈造影の右前斜位（RAO）像．（B）同じ LAD の左前斜位（LAO）像．（C）圧ワイヤを病変 4 の遠位側に進め，アデノシン静注で最大充血を誘発した．透視像に示すように，圧ワイヤを病変 1 の近位側の位置までゆっくり引き抜いた．圧記録曲線に示される通り，圧勾配の局所変化（ΔP）が観察された．この圧変化の部位は病変 3 であった．この結果から病変 3 の部位にステントを留置した．

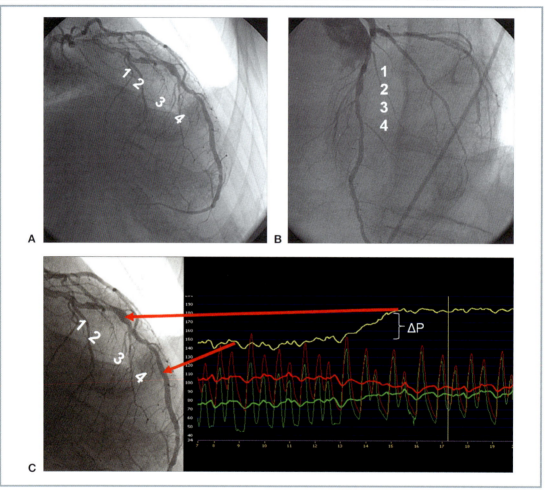

近位側に引くだけで行うことができる．

J FFR と急性冠症候群

心筋梗塞後における，梗塞に関与した動脈と微小血管床の病態生理は複雑である．急性冠症候群，特に急性心筋梗塞の患者では状態が動的に変化するため，FFR の予測能力はある程度理論上の限界がある．急性冠症候群では梗塞領域の微小血管床は均一，一定，最小抵抗ではない可能性がある．血栓や血管収縮の改善に伴って，狭窄が進行する可能性もある．血管造影上の再灌流（すなわち TIMI グレード 3）がなければ，FFR 測定には意味がない．急性期での梗塞関連動脈における FFR の有用性には限界がある．しかし，心筋梗塞の回復期の病変評価や梗塞に関係しない遠隔動脈の病変評価には，FFR は有用である．

心筋床の大きさは FFR と関係があり，血管造影上での見た目と機能の不一致（特に心筋梗塞後の患者の場合）の多くが説明できる．FFR は狭窄を通過する正常血流に対する割合で表される．血流は狭窄後の心筋床の大きさで決ま

[図 24-35]
（上段）上段に示す連続 2 病変では局所の圧勾配が圧ワイヤの引き抜きで識別できる．それぞれの病変部位の FFR は正確には計算できない．単純に前後圧から計算した見かけの FFR（FFR_{app}）と，バルーン閉塞時の冠動脈楔入圧（P_w）を用いた予測 FFR（FFR_{pred}）を示す．ここで P_a は動脈圧，P_m は病変間の圧，P_d は末梢冠動脈圧である（訳者注：ここに呈示されている圧波形は近位側の圧が揃っていない，B 病変の圧変化がほとんどない，など不適切な点が多い．読者は圧波形を無視して，血管の図示と FFR の計算の理解にとどめるべきである．計算式の詳細と正しい圧波形については，下段グラフ A, B の引用元である文献 89 を参照されたい）．

（下段）（A）見かけの FFR と真の FFR（片方の病変の治療後に測定した残りの病変の FFR）の関係，（B）予測 FFR と真の FFR の関係

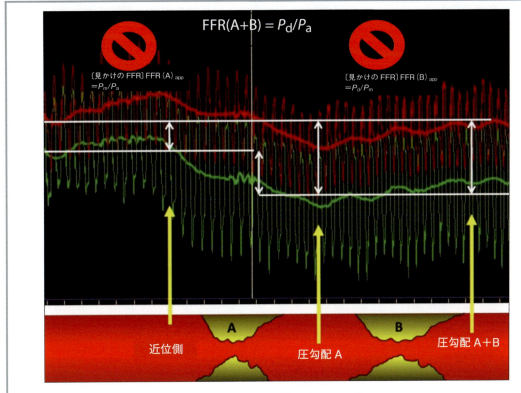

$$[予測\ FFR]\ FFR(A)_{pred} = \frac{P_d - [(P_m/P_a) \times P_w]}{(P_a - P_m) + (P_d - P_w)}$$

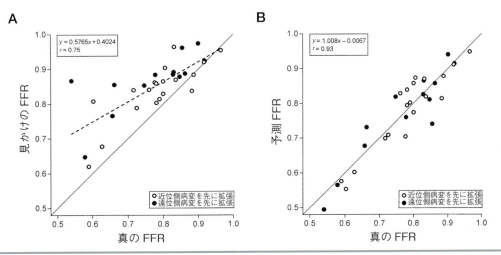

る．たとえば，80％の狭窄を有する小さい対角枝が心筋の微小領域をわずかな血流で灌流する場合，FFR＝0.84は良好であって臨床的に有意でないことは明らかである．血管床は血流やFFRと関係があり，血管造影上重度の病変であっても心筋梗塞領域を灌流するため多くの血流を必要としない場合は，血管造影上の評価と一致せず高いFFRになり得る．

　心筋梗塞後日数が経ってからのFFR測定の有用性を検証するために，De Bruyneら[91]は心筋梗塞後6日を超える（平均20日）患者57人について，PCI前後の心筋血流SPECTとFFRを比較した．PCI前にSPECT陽性であった患者は陰性であった患者に比べて有意に低いFFR（0.52 ± 0.18 対 0.67 ± 0.16，$P=0.0079$）を示したが，有意に高い左室駆出分画（$63\% \pm 10\%$ 対 $52\% \pm 10\%$，$P=0.0009$）であり，それでもなお血管径狭窄率は同様（$67\% \pm 13\%$ 対 $68\% \pm 16\%$，$P=NS$）であった．FFR＜0.75のSPECT欠損像に対する感度と特異度はそれぞれ82％と87％であった．SPECTが真に陽性と陰性の場合に限ってみると，感度と特異度はそれぞれ87％と100％であった（$P<0.001$）．梗塞周辺部虚血の判断に関わるFFRの最良カットオフ値は0.78であった．特筆すべきは，左室駆出分画とFFRに有意な負の相関（$r=0.29$，$P=0.049$）がみられることで，FFRと生存心筋の量に関係があることが示唆される．心筋梗塞領域の微小循環系の損傷があるにもかかわらず，心筋梗塞後6日を超える患者において，FFRは病変の血行動態的重症度と病変の心筋灌流への影響を正確に反映する．

　同様の研究としては，急性心筋梗塞の血管造影評価を早期（心筋梗塞後第1〜4病日）に行う米国において，McClishら[92]は，心筋梗塞領域を灌流する43血管のFFRは，心筋梗塞がない患者で病変長と最小内径を一致させた比較対照の25血管のFFRと同様（0.67 ± 17 対 0.68 ± 17，$P=NS$）であったと報告した．しかし，非侵襲的な生理学的虚血評価は行われていなかったため，次の研究では，Samadyら[93]は心筋梗塞の3.7 ± 1.3日後の48患者のおいて，FFRを

SPECTや心筋コントラストエコーと比較した．真の可逆性を知るために，フォローアップのSPECTをPCIの11週後に行った．FFR≦0.75の感度，特異度，診断一致率はそれぞれ88％，93％，91％（カイ2乗の$P<0.001$），心筋コントラストエコーでの可逆性判断の感度，特異度，診断一致率はそれぞれ90％，100％，93％（カイ2乗の$P<0.001$）であった．非侵襲的検査で誘発可能な虚血の判断に関わるFFRの最良カットオフ値は0.78であり，De Bruyneら[91]と同様であった．

　Fearonら[94]は，ST上昇型心筋梗塞（STEMI）患者でプライマリPCI時に微小循環抵抗指標（IMR）が上昇しない患者のほうが局所の心室機能の回復が良いことを報告した．IMRは，これらの重要な患者群に対する予後情報が得られることに加えて，心筋梗塞後の微小血管系の損傷が比較的軽い患者であって，局所投与の細胞再生治療が最も有効と推測される患者選択に役立つ可能性を秘めている．

　急性冠症候群の患者の管理においてFFRを利用することにより医療費が減少することが，Leesarら[95]によって報告された．最近発症の不安定狭心症または非ST上昇型心筋梗塞（NSTEMI）患者で中等度の単血管狭窄を有する70人を，血管造影の翌日にSPECT，あるいは血管造影時にFFRガイド血行再建の2つの治療戦略のいずれかに無作為化割付けした．FFRガイド血行再建群はSPECT群に比べて，短い在院時間（11 ± 2時間 対 49 ± 5時間，$P<0.001$），少ない費用（$1,329 \pm 44$ドル 対 $2,113 \pm 120$ドル，$P<0.05$）であり，手技時間，照射時間，1年間の追跡での臨床イベント発生率の増加はみられなかった．同様に，Potvinら[96]は，FFRガイド治療を行った連続201例の患者（62％が不安定狭心症または心筋梗塞）の追跡を行った．11 ± 6ヵ月の追跡で，心有害事象は20人（10％）に起こり，不安定狭心症または心筋梗塞の患者群と安定狭心症の患者群で発生率に有意な差はなかった（9％ 対 13％，$P=0.44$）．最後に，Fischerら[47]はFFRガイド血行再建を受けた患者での12ヵ月のMACE発

生率は，急性冠症候群の患者群（$n=35$）とそれ以外の患者群（$n=85$）で同様である（15％対9％，$P=$ NS）と報告した．

8 カテーテル室での側副血行路の定量的評価

生体での側副血行路をカテーテル室で評価する方法には，血管造影法，圧流速センサを用いた血管形成術，ガイドワイヤでの測定，非侵襲的心筋血流イメージング法の4つがあるが，血管造影法と非侵襲的心筋血流イメージング法については他書を参照されたい[97-99]．

冠動脈閉塞中の冠動脈内圧は側副血行路の程度を反映している．Pijlsら[100, 101]は，心筋血流全体に占める側副血流の割合について記載した．FFRの計算には冠動脈，心筋，側副血行路の血流を考慮している．側副血行路の血流予備量の計算は以下のようになる．

心筋の血流予備量比（FFR_{myo}）（訳者注：最後の式の「$=$」は「$\approx$」が正しい．$P_v \ll P_d$，$P_v \ll P_a$ を仮定している）；

$$FFR_{myo} = 1 - \frac{\Delta P}{P_a - P_v}$$
$$= 1 - \frac{P_d - P_v}{P_a - P_v}$$
$$= \frac{P_d}{P_a}$$

冠動脈の血流予備量比（FFR_{cor}）；

$$FFR_{cor} = 1 - \frac{\Delta P}{P_a - P_v}$$

側副血行路の血流予備量比（FFR_{coll}）；

$$FFR_{coll} = FFR_{myo} - FFR_{cor}$$

以上の式で，P_d は末梢冠動脈圧，ΔP は病変前後の圧勾配，P_v は平均右房圧，P_w はバルーン閉塞時の冠動脈楔入圧，P_a は平均動脈圧である．P_w 以外はすべて充血時の測定値である．

FFR_{coll} の計算には，冠動脈バルーンを用い動脈を閉塞したときの平均冠動脈楔入圧（P_w）を測定し，平均大動脈圧で除すればよい（$FFR_{coll} = P_w/P_a$）（訳者注：この式の「$=$」も「$\approx$」が正しい．$P_v \ll P_w$，$P_v \ll P_a$ と，$P_d \sim P_w$ を仮定している）．もし中心静脈圧（P_v）が異常ならば，P_w と P_a から P_v を差し引く必要がある（訳者注：$P_d \sim P_w$ を仮定している）．$FFR_{coll} \geqq 0.25$ は PCI 中の虚血予防に十分な側副血行の存在を示す[83, 84]．FFR_{coll} は急性心筋梗塞の患者でも調べられており，プライマリ PCI 後の左室機能回復を示す重要な指標である．このように，側副血行路の血流と機能の研究は，センサ付きガイドワイヤの導入で大いに進歩した．

（井上将至）

文献

1. Weber KT, Janicki JS. The metabolic demand and oxygen supply of the heart: physiologic and clinical considerations. *Am J Cardiol* 1979;44:722–729.
2. Rooke GA, Feigl EO. Work as a correlate of canine left ventricular oxygen consumption, and the problem of catecholamine oxygen wasting. *Circ Res* 1982;50:273–286.
3. Spaan, JAE. *Coronary Blood Flow: Mechanics, Distribution and Control.* Dordrecht, The Netherlands: Kluwer; 1991.
4. Braunwald E. Myocardial oxygen consumption: the quest for its determinants and some clinical fallout. *J Am Coll Cardiol* 1999;34:1365–1369.
5. Kal JE, Van Wezel HB, Vergroesen I. A critical appraisal of the rate pressure product as index of myocardial oxygen consumption for the study of metabolic coronary flow regulation. *Int J Cardiol* 1999;71:141–148.
6. Kloner RA, Bolli R, Marban E, et al. Medical and cellular implications of stunning, hibernation, and preconditioning: an NHLBI workshop. *Circulation* 1998;97:1848–1867.
7. Elsasser A, Schlepper M, Klovekorn WP, et al. Hibernating myocardium: an incomplete adaptation to ischemia. *Circulation* 1997;96:2920–2931.
8. Chilian WM. Coronary microcirculation in health and disease. Summary of an NHLBI workshop. *Circulation* 1997;95:522–528.
9. De Bruyne B, Hersbach F, Pijls NHJ, et al. Abnormal epicardial coronary resistance in patients with diffuse atherosclerosis but "normal" coronary angiography. *Circulation* 2001;104:2401–2406.
10. Baim DS, Rothman MT, Harrison DC. Simultaneous measurement of coronary venous blood flow and oxygen saturation during transient alterations in myocardial oxygen supply and demand. *Am J Cardiol* 1982;49:743–752.
11. Wilson RF, Marcus ML, White CW. Prediction of the physiologic significance of coronary arterial lesions by quantitative lesion geometry in patients with limited coronary artery disease. *Circulation* 1987;75:723–732.
12. McGinn AL, Wilson RF, Olivari MT, Homans DC, White CW. Coronary vasodilator reserve after human orthotopic cardiac transplantation. *Circulation* 1988;78:1200–1209.
13. Gould KL, Lipscomb K, Hamilton GW. Physiologic basis for assessing critical coronary stenosis. Instantaneous flow response and regional distribution during coronary hyperemia as measures of coronary flow reserve. *Am J Cardiol* 1974;33:87–94.
14. Gould KL, Kelley KO. Physiological significance of coronary flow velocity and changing stenosis geometry during coronary vasodila-

15. Gould KL, Kirkeeide RL, Buchi M. Coronary flow reserve as a physiologic measure of stenosis severity. *J Am Coll Cardiol* 1990;15:459–474.
16. Siebes M, Campbell CS, D'Argenio DZ. Fluid dynamics of a partially collapsible stenosis in a flow model of the coronary circulation. *J Biomech Eng* 1996;118:489–497.
17. Pijls NHJ, De Bruyne B. *Coronary Pressure.* Dodrecht, The Netherlands: Kluwer; 1997:12–13.
18. TIMI Study Group. The Thrombolysis in Myocardial Infarction (TIMI) trial. Phase I findings. *New Engl J Med* 1985;312:932–936.
19. Cannon CP, Sharis PJ, Schweiger MJ, et al. Prospective validation of a composite end point in thrombolytic trials of acute myocardial infarction (TIMI 4 and 5). Thrombosis in Myocardial Infarction. *Am J Cardiol* 1997;80:696–699.
20. Barbagelata NA, Granger CB, Oqueli E, et al. TIMI grade 3 flow and reocclusion after intravenous thrombolytic therapy: a pooled analysis. *Am Heart J* 1997;134:273–282.
21. Simes RJ, Topol EJ, Holmes DR Jr, et al. Link between the angiographic substudy and mortality outcomes in a large randomized trial of myocardial reperfusion. Importance of early and complete infarct artery reperfusion. GUSTO-I Investigators. *Circulation* 1995;91:1923–1928.
22. Gibson CM, Cannon CP, Daley WL, et al. TIMI frame count: a quantitative method of assessing coronary artery flow. *Circulation* 1996;93:879–888.
23. Gibson CM, Dodge JT Jr, Goel M, et al. Angioplasty guidewire velocity: a new simple method to calculate absolute coronary blood velocity and flow. *Am J Cardiol* 1997;80:1536–1539.
24. Kern MJ, Moore JA, Aguirre FV, et al. Determination of angiographic (TIMI grade) blood flow by intracoronary Doppler flow velocity during acute myocardial infarction. *Circulation* 1996;94:1545–1552.
25. Uren NG, Crake T, Lefroy DC, de Silva R, Davies GJ, Maseri A. Reduced coronary vasodilator function in infarcted and normal myocardium after myocardial infarction. *New Engl J Med* 1994;331:222–227.
26. French JK, Ellis CJ, Webber BJ, et al. Abnormal coronary flow in infarct arteries 1 year after myocardial infarction is predicted at 4 weeks by corrected Thrombolysis in Myocardial Infarction (TIMI) frame count and stenosis severity. *Am J Cardiol* 1998;81:665–671.
27. Dodge JT Jr, Rizzo M, Nykiel M, et al. Impact of injection rate on the Thrombolysis in Myocardial Infarction (TIMI) trial frame count. *Am J Cardiol* 1998;81:1268–1270.
28. van't Hof AWJ, Liem A, Suryapranata H, et al. Angiographic assessment of myocardial reperfusion in patients treated with primary angioplasty for acute myocardial infarction: myocardial blush grade: Zwolle Myocardial Infarction Study Group. *Circulation* 1998;97:2302–2306.
29. Henriques JPS, Zijlstra F, van't Hof AWJ, et al. Angiographic assessment of reperfusion in acute myocardial infarction by myocardial blush grade. *Circulation* 2003;107:2115.
30. Nakazawa HK, Roberts DL, Klocke FJ. Quantitation of anterior descending vs. circumflex venous drainage in the canine great cardiac vein and coronary sinus. *Am J Physiol* 1978;234:H163–H166.
31. Ganz W, Tamura K, Marcus HS, Donoso R, Yoshida S, Swan HJ. Measurement of coronary sinus blood flow by continuous thermodilution in man. *Circulation* 1971;44:181–195.
32. Baim DS, Rothman MT, Harrison DC. Improved catheter for regional coronary sinus flow and metabolic studies. *Am J Cardiol* 1980;46:997–1000.
33. Pepine CJ, Mehta J, Webster WW Jr, Nichols WW. In vivo validation of a thermodilution method to determine regional left ventricular blood flow in patients with coronary disease. *Circulation* 1978;58:795–802.
34. Kern MJ, Samady H. Current concepts of integrated coronary physiology in the cath lab. *J Am Coll Cardiol* 2010;55:173–185.
35. Pijls NHJ, Kern MJ, Yock PG, De Bruyne B. Practice and potential pitfalls of coronary pressure measurement. *Cathet Cardiovasc Interv* 2000;49:1–16.
36. Qian J, Ge J, Baumgart D, et al. Safety of intracoronary Doppler flow measurement. *Am Heart J* 2000;140:502–510.
37. Wilson RF, White CW. Intracoronary papaverine: an ideal coronary vasodilator for studies of the coronary circulation in conscious humans. *Circulation* 1986;73:444–451.
38. Wilson RF, White C. Serious ventricular dysrhythmias after intracoronary papaverine. *Am J Cardiol* 1988;62:1301–1302.
39. Wilson RF, Wyche K, Christensen BV, Zimmer S, Laxson DD. Effects of adenosine on human coronary arterial circulation. *Circulation* 1990;82:1595–1606.
40. Jeremias A, Whitbourn RJ, Filardo SD, et al. Adequacy of intracoronary versus intravenous adenosine-induced maximal coronary hyperemia for fractional flow reserve measurements. *Am Heart J* 2000;140:651–657.
41. Sonoda S, Takeuchi M, Nakashima Y, Kuroiwa A. Safety and optimal dose of intracoronary adenosine 5′-triphosphate for the measurement of coronary flow reserve. *Am Heart J* 1998;135:621–627.
42. Bartunek J, Winjs W, Heyndrickx GR, de Bruyne B. Effects of dobutamine on coronary stenosis. Physiology and morphology comparison with intracoronary adenosine. *Circulation* 1999;100:243–249.
43. Parham WA, Bouhasin A, Ciaramita JP, et al. Coronary hyperemic dose responses to intracoronary sodium nitroprusside. *Circulation* 2004;109:1236–1243.
44. Salcedo J, Kern MJ. Effects of caffeine and theophylline on coronary hyperemia induced by adenosine or dipyridamole. *Cathet Cardiovasc Interv* 2009;74:598–605.
45. Pijls NH, De Bruyne B, Smith L, et al. Coronary thermodilution to assess flow reserve: validation in humans. *Circulation* 2002;105:2482–2486.
46. De Bruyne B, Pijls NHJ, Smith L, Wievegg M, Heyndrickx GR. Coronary thermodilution to assess flow reserve: experimental validation. *Circulation* 2001;104:2003.
47. Ofili EO, Kern MJ, Labovitz AJ, et al. Analysis of coronary blood flow velocity dynamics in angiographically normal and stenosed arteries before and after endolumen enlargement by angioplasty. *J Am Coll Cardiol* 1993;21:308–316.
48. Kern MJ, Bach RG, Mechem C, et al. Variations in normal coronary vasodilatory reserve stratified by artery, gender, heart transplantation and coronary artery disease. *J Am Coll Cardiol* 1996;28:1154–1160.
49. Kern MJ. Coronary physiology revisited: practical insights from the cardiac catheterization laboratory. *Circulation* 2000;101:1344–1351.
50. Akasaka T, Yoshida K, Hozumi T, et al. Retinopathy identifies marked restriction of coronary flow reserve in patients with diabetes mellitus. *J Am Coll Cardiol* 1997;30:935–941.
51. Pijls NH, Van Gelder B, Van der Voort P, et al. Fractional flow reserve: a useful index to evaluate the influence of an epicardial coronary stenosis on myocardial blood flow. *Circulation* 1995;92:3183–3193.
52. De Bruyne B, Bartunek J, Sys SU, et al. Simultaneous coronary pressure and flow velocity measurements in humans: feasibility, reproducibility, and hemodynamic dependence of coronary flow velocity reserve, hyperemic flow versus pressure slope index, and fractional flow reserve. *Circulation* 1996;94:1842–1849.
53. Marques KMJ, Spruijt HJ, Boer C, Westerhof N, Visser CA, Visser FC. The diastolic flow-pressure gradient relation in coronary stenoses in humans. *J Am Coll Cardiol* 2002;39:1630–1636.
54. Meuwissen M, Chamuleau S, Siebes M, et al. Role of variability in microvascular resistance on fractional flow reserve and coronary blood flow velocity reserve in intermediate coronary lesions. *Circulation* 2001;103:184–187.
55. Meuwissen M, Siebes M, Chamuleau SAJ, et al. Hyperemic stenosis resistance index for evaluation of functional coronary lesion severity. *Circulation* 2002;106:441–446.
56. Escaned J, Flores A, Garcia-Pavia P. Assessment of microcirculatory remodeling with intracoronary flow velocity and pressure measurements. Validation with endomyocardial sampling in cardiac allografts. *Circulation* 2009;120:1561–1568.
57. Davies JE, Whinnett ZI, Francie DP, et al. Evidence of a dominant backward-propagating "suction" wave responsible for diastolic coronary filling in humans, attenuated in left ventricular hypertrophy. *Circulation* 2006;113:1768–1778.
58. Christou MA, Siontis G, Katritsis DG, et al. Meta-analysis of fractional flow reserve versus quantitative coronary angiography and noninvasive imaging for evaluation of myocardial ischemia. *Am J Cardiol* 2007;99(4):450–456.
59. Kern MJ, Lerman A, Bech JW, et al. Physiological assessment of coronary artery disease in the cardiac catheterization laboratory: a scientific statement from the American Heart Association Committee on Diagnostic and Interventional Cardiac Catheterization. *Circulation* 2006;114(12):1321–1341.
60. Meuwissen M, Chamuleau SAJ, Siebes M, et al. The prognostic value of combined intracoronary pressure and blood flow velocity measurements after deferral of percutaneous coronary intervention. *Cath Cardiovasc Interv* 2008;71:291–297.
61. Fearon WF, Shah M, Ng M, et al. Predictive value of the index of microcirculatory resistance in patients with ST-segment elevation myocardial infarction. *J Am Coll Cardiol* 2008;51:560–565.
62. Siebes M, Verhoeff BJ, Meuwissen M, et al. Single-wire pressure and flow velocity measurement to quantify coronary stenosis hemo-

dynamics and effects of percutaneous interventions. *Circulation* 2004;109:756–762.
63. Koo BK, Yang HM, Doh JH, et al. Optimal intravascular ultrasound criteria and their accuracy for defining the functional significance of intermediate coronary stenoses of different locations. *J Am Coll Cardiol Intv* 2011;4:803–811.
64. Takaghi A, Tsurumi Y, Ishii Y, et al. Clinical potential of intravascular ultrasound for physiologic assessment of coronary stenosis: relationship between quantitative ultrasound tomography and pressure-derived fractional flow reserve. *Circulation* 1999;100: 250–255.
65. Ahn JM, Kang SJ, Mintz FS, et al. Validation of minimal luminal area measured by intravascular ultrasound for assessment of functionally significant coronary stenosis. Comparison with myocardial perfusion imaging. *J Am Coll Cardiol Intv* 2011;4: 665–671.
66. Nam CW, Yoon HJ, Park HS, et al. Outcomes of percutaneous coronary intervention in intermediate coronary artery disease: fractional flow reserve-guided versus intravascular ultrasound-guided. *J Am Coll Cardiol Intv* 2010;3:812–817.
67. Kern MJ, Donohue TJ, Aguirre FV, et al. Clinical outcome of deferring angioplasty in patients with normal translesional pressure-flow velocity measurements. *J Am Coll Cardiol* 1995;25:178–187.
68. Ferrari M, Schnell B, Werner GS, Figulla HR. Safety of deferring angioplasty in patients with normal coronary flow velocity reserve. *J Am Coll Cardiol* 1999;33:83–87.
69. Chamuleau SAJ, Tio RA, de Cock CC, et al. Prognostic value of coronary blood flow velocity and myocardial perfusion in intermediate coronary narrowings and multivessel disease. *J Am Coll Cardiol* 2002;39:852–858.
70. Bech GJ, De Bruyne B, Bonnier HJRM, et al. Long-term follow-up after deferral of percutaneous transluminal coronary angioplasty of intermediate stenosis on the basis of coronary pressure measurement. *J Am Coll Cardiol* 1998;31:841–847.
71. Hernandez Garcia MJ, Alonso-Briales JH, Jimenez-Navarro M, et al. Clinical management of patients with coronary syndromes and negative fractional flow reserve findings. *J Interv Cardiol* 2001;14:505–509.
72. Bech GJW, Pijls NHJ, De Bruyne B, et al. Usefulness of fractional flow reserve to predict clinical outcome after balloon angioplasty. *Circulation* 1999;99:883–888.
73. Rieber J, Schiele TM, Koenig A, et al. Long-term safety of therapy stratification in patients with intermediate coronary lesions based on intracoronary pressure measurements. *Am J Cardiol* 2002;90:1160–1164.
74. Chamuleau SAJ, Meuwissen M, Koch KT, et al. Usefulness of fractional flow reserve for risk stratification of patients with multivessel coronary artery disease and an intermediate stenosis. *Am J Cardiol* 2002;89:377–380.
75. Pijls NHJ, Van Schaardenburgh P, Manoharan G, et al. Percutaneous coronary intervention of functionally non-significant stenoses: 5-year follow-up of the DEFER study. *J Am Coll Cardiol* 2007;49:2105–2111.
76. Berger A, Botman KJ, MacCarthy PA, et al. Long-term clinical outcome after fractional flow reserve-guided percutaneous coronary intervention in patients with multivessel disease. *J Am Coll Cardiol* 2005;46:438–442.
77. Tonino PAL, DeBruyne B, Pijls NHJ, et al. Fractional flow reserve versus angiography for guiding percutaneous coronary intervention. *New Engl J Med* 2009;360:3:213–224.
78. Nam CW, Mangiacarpa F, Entjes, et al. Functional SYNTAX score for risk assessment in multivessel coronary artery disease. *J Am Coll Cardiol* 2011;58:1211–1218.
79. Bech GJ, Droste H, Pijls NH, et al. Value of fractional flow reserve in making decisions about bypass surgery for equivocal left main coronary artery disease. *Heart* 2001;86(5):547–552.
80. Courtis J, Rodés-Cabau J, Larose E, et al. Usefulness of coronary fractional flow reserve measurements in guiding clinical decisions in intermediate or equivocal left main coronary stenoses. *Am J Cardiol* 2009;103(76):943–949.
81. Hamilos M, Muller O, Cuisset T, et al. Long-term clinical outcome after fractional flow reserve-guided treatment in patients with angiographically equivocal left main coronary artery stenosis. *Circulation* 2009;120:1505–1512.
82. Sachdeva R, Uretsky BF. The effect of CTO recanalization on FFR of the donor artery. *Cathet Cardiovasc Interv* 2011;77:367–369.
83. Iqbal MB, Shah N, Khan M, et al. Reduction in myocardial perfusion territory and its effect on the physiological severity of a coronary stenosis. *Circ Cardiovasc Interv* 2010;3:89–90.
84. Koo BK, Park KW, Kang HJ, et al. Physiological evaluation of the provisional side-branch intervention strategy for bifurcation lesions using fractional flow reserve. *Eur Heart J* 2008;29(6):726–732.
85. Ziaee A, Parham WA, Herrmann SC, et al. Lack of relation between imaging and physiology in ostial coronary artery narrowings. *Am J Cardiol* 2004;93(11):1404–1407, A9.
86. Berger A, MacCarthy PA, Vanermen H, et al. Occlusion of internal mammary grafts: a review of the potential causative factors. *Acta Chir Belg* 2004;104(6):630–634.
87. Botman CJ, Schonberger J, Koolen S, et al. Does stenosis severity of native vessels influence bypass graft patency? A prospective fractional flow reserve-guided study. *Ann Thorac Surg* 2007;83:2093–2097.
88. De Bruyne B, Hersbach F, Pijls NH, et al. Abnormal epicardial coronary resistance in patients with diffuse atherosclerosis but "normal" coronary angiography. *Circulation* 2001;104:2401–2406.
89. Pijls NHJ, de Bruyne B, Bech GJ, et al. Pressure measurement to assess the hemodynamic significance of serial stenoses within one coronary artery: validation in humans. *Circulation* 2000;102:2371.
90. De Bruyne B, Pijls NHJ, Heyndrickx GR, Hodeige D, Kirkeeide R, Gould KL. Pressure-derived fractional flow reserve to assess serial epicardial stenoses; theoretical basis and animal validation. *Circulation* 2000;101:1840.
91. DeBruyne B, Pijls NHJ, Bartunek J, et al. Fractional Flow Reserve in patients with prior myocardial infarction. *Circulation* 2001;104:157–162.
92. McClish JC, Ragosta M, Powers ER, et al. Recent myocardial infarction does not limit the utility of fractional flow reserve for the physiologic assessment of lesion severity. *Am J Cardiol* 2004;93(9):1102–1106.
93. Samady H, Lepper W, Powers ER, et al. Fractional flow reserve of infarct-related arteries identifies reversible defects on noninvasive myocardial perfusion imaging early after myocardial infarction. *J Am Coll Cardiol* 2006;47:2187–2193.
94. Fearon WF, Shah M, Ng M, et al. Predictive value of the index of microcirculatory resistance in patients with ST-segment elevation myocardial infarction. *J Am Coll Cardiol* 2008;51:560–565.
95. Leesar MA, Abdul-Baki T, Akkus NI, et al. Use of fractional flow reserve versus stress perfusion scintigraphy after unstable angina. Effect on duration of hospitalization, cost, procedural characteristics, and clinical outcome. *J Am Coll Cardiol* 2003;41:1115–1121.
96. Potvin JM, Rodés-Cabau J, Bertrand OF, et al. Usefulness of fractional flow reserve measurements to defer revascularization in patients with stable or unstable angina pectoris, non-ST-elevation and ST-elevation acute myocardial infarction, or atypical chest pain. *Am J Cardiol* 2006;98:289–297.
97. Cohen M, Rentrop KP. Limitation of myocardial ischemia by collateral circulation during sudden controlled coronary artery occlusion in human subjects: a prospective study. *Circulation* 1986;74:469–476.
98. Rentrop KP, Cohen M, Blanke H, Phillips RA. Changes in collateral channel filling immediately after controlled coronary artery occlusion by an angioplasty balloon in human subjects. *J Am Coll Cardiol* 1985;5:587–592.
99. Rentrop KP, Thornton JC, Feit F, et al. Determinants and protective potential of coronary arterial collaterals as assessed by an angioplasty model. *Am J Cardiol* 1988;61:677–684.
100. Pijls NH, Bech GJ, el Gammal MI, et al. Quantification of recruitable coronary collateral blood flow in conscious humans and its potential to predict future ischemic events. *J Am Coll Cardiol* 1995;1522–1528.
101. Pijls NHJ, van Som AM, Kirkeeide RL, DeBruyne B, Gould KL. Experimental basis of determining maximum coronary, myocardial and collateral blood flow by pressure measurements for assessing functional stenosis severity before and after percutaneous transluminal coronary angioplasty. *Circulation* 1993;87: 1354–1367.

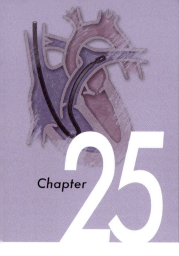

【第25章】Section VI *Special Catheter Techniques*

血管内造影手技
Intravascular Imaging Techniques

Chapter 25

Yasuhiro Honda, Peter J. Fitzgerald, Paul G. Yock

血管造影は，現在でも冠動脈および末梢血管のイメージングとして標準的なものであり，動脈の狭窄を同定してカテーテルおよび外科的インターベンションを行う際の助けとなる．血管造影では血管内腔について極めて有用な像が得られるが，動脈壁の状態についてはほとんど情報が得られない．本章では，血管内超音波（IVUS），光干渉断層法（OCT），血管内視鏡，スペクトロスコピーなどの，血管造影以外のカテーテルによるイメージング機器について述べる．これらは，血管病変およびその治療において，補足的かつ新しい知見を与えてくれるものである．

1 血管内超音波（IVUS）

血管内超音波（intravascular ultrasound：IVUS）は音波の反射を利用して動脈壁を二次元的に画像化し，血管の断面像を得るものである．IVUSでは，経胸壁心エコー（2〜5 MHz）に比べて高周波数（20〜45 MHz）を使用する．また，ビームは限られた範囲（カテーテルの先端から4〜8 mm）しか届かないが，その代わりに分解能は高い（冠動脈用の場合で100〜200 μm）．IVUSは1988年に臨床使用されるようになって以来[1]，研究面でも広く受け入れられており，また造影が不良で正確な計測ができないようなときには，臨床の場面でも広く使用されるようになってきている．

A 画像装置

IVUSのイメージング法には，電子走査式と機械走査式という2つの方法がある．いずれの方法でも，カテーテルの垂直方向に360°の断面を作り出す．電子走査式では，カテーテルの先端に円周状に配列された探触子がそれぞれ異なる遅延時間で駆動することで，血管内を扇状に走査する超音波ビームを作り出す．探触子の数が増えるにしたがい，方位分解能は飛躍的に向上している．カテーテルの先端付近には複雑な小型回路があり，探触子の駆動のタイミングを制御して，断層像を再構成してリアルタイムで表示するコンピュータにエコー情報を送っている．機械走査式では，1本の探触子のみを用い，これをカテーテルの近位端に接続した外部モーター駆動装置により，カテーテル内で回転させる．探触子がそれぞれの角度にある際に得られた像は画像配列装置に集められ，血管の超音波断層像を合成する．

最新の電子走査式IVUS（Volcano社，San Diego，CA）では，カテーテルの先端に64の探触子が円周状に配列され，中心周波数20 MHzで使用する．交換が容易な構造（モノレール式）となった現在の冠動脈用カテーテルは，最大径が3.5 F（トランスデューサの部分）であるため，5 Fのガイディングカテーテルで使用可能である．末梢血管用のサイズの大きなカテーテルも製造されており，こちらは交換が容易な構造（モノレール式）のものとオーバー

ザワイヤ式のものがある．心腔内エコー（ICE）に用いられる10Fの電子走査式カテーテル（Siemens Medical Solutions社，Malvern，PA）は，経食道心エコーで採用されている特有の技術を使用している．これは，セクター型超音波（訳者注：1ヵ所にまとめた各振動子の遅延時間を電子的に制御して超音波ビームを放射状に出す方式）と呼ばれ，カラーおよびスペクトラルDopplerも可能である．このカテーテルは複数の周波数（5〜10MHz）に対応可能であるため，検者は分解能と深達度（15cmまで）を必要に応じて変えることができる．

機械走査式IVUSについては複数の製品が使用可能であり，それぞれに少しずつ異なった構造をしている［Volcano社，Boston Scientific社（Natrick，MA），Terumo社（Tokyo，Japan）］．現在の冠動脈用IVUSカテーテルは周波数40〜45MHz，最大径が3.2〜3.5Fで，6Fのガイディングカテーテルで使用可能である．これよりも太くて中心周波数の低いカテーテルも末梢血管やICEに使用可能である．カテーテルは，回転式の探触子がその領域で前後することのできる，イメージングウィンドウの先にあるカテーテル先端部の短いレール部分によってガイドワイヤ上を進む（モノレール式）．追従性や押しやすさを改善するため，Terumo社製のものはカテーテル先端部の通常の短いレール部分のほかに，手前にもう1つ長いレール部分を設けている．このタイプの場合，構造上ガイドワイヤが探触子の部分でカテーテルの外側にあることで，画像に影ができてしまう．

両者を直接比較してみると，かつては機械走査式のほうが電子走査式よりも画質の点において優れており，それはその高い中心周波数とトランスデューサ部分のより大きな有効口径によるものであった．特に，機械走査式は近接部の分解能に優れているため，リングダウンアーチファクトのデジタルサブトラクションを行う必要がない．さらに，機械走査式カテーテルの固定されたアウターシースは，観察領域でのトランスデューサの正確かつ制御された操作を可能にする．一方，長いラピッドエクスチェンジタイプの電子走査式はレールの短い機械走査式よりも，複雑な走行をしている冠動脈においてより追従性が良い．また，トランスデューサからカテーテル先端までの距離が機械走査式よりも短いことは，慢性完全閉塞病変においてIVUSガイドのインターベンションを行う際にも有利である．さらに，電子走査式には動かない部分があるため，回転ムラ（non-uniform rotational distortion：NURD）が生じない．このアーチファクトは，機械走査式ではケーブルが屈曲したり擦れたりして探触子の回転速度が不均一になると生じ，画像の一部が楔形にゆがんで見える（図25-1）．どちらのシステムにおいても，得られた一連の断面像は，再構成して長軸方向に表示することができ，また静止画像およびビデオ画像はデジタル画像としてハードディスク，もしくはDICOM Standard 3.0を用いてサーバーに保存することができる．いずれのシステムもシネアンギオシステムに直接インストールすることができ，術者が迅速かつ容易にインターベンションの手技にIVUSの情報を取り入れることが可能となる．

B 画像を表示するまでの手順

まず，カテーテルを挿入する前にIVUSの画像に問題がないかを必ずチェックするべきである．機械走査式ではカテーテル内の気泡を取り除くため，生理食塩水でフラッシュする必要がある．冠動脈の空気塞栓を防ぐため，この作業はIVUSカテーテルを挿入する前に行うべきである．保護シースに小さな気泡が残存したままカテーテルを挿入してしまうと，画像の質が落ちてしまうことがある（図25-1）．電子走査式を使用する場合には，リングダウンアーチファクトをマスクするため，冠動脈内に挿入する前にもう1つステップが必要となる．このプロセスはカテーテルの先端が大動脈内に位置している間に行われる．

IVUSは5,000〜10,000単位のヘパリン静注，もしくはそれに相当する抗凝固［活性凝固時間（ACT）250秒以上が推奨される］を行ったうえで施行するべきである．また，冠動脈を最大

[図25-1] よくみられるIVUS画像のアーチファクト

気泡では，イメージングカテーテルの周囲に画像の劣化を伴う高エコーのノイズを生じることがある．リングダウンアーチファクトは機械走査式IVUSカテーテルの周囲に明るくリング状に見えるもので（矢印），気泡によって生じることがあるため，フラッシュしなければならない．回転ムラ（NURD）は画像内の1つないしそれ以上の領域に生じ，楔形でべったりとして見える（この例では9時から4時の間）．ホワイトキャップアーチファクトは金属ステントのストラットや石灰化などの強い反射面から生じ，サイドローブエコー（矢印）が原因で起こる．ストラットの画像が不鮮明になることで，ストラットが内腔に突出していると誤認してしまう可能性がある．高周波ノイズ（矢印）は，遠位の交互放射状スポークないし不揃いの白い点として見える．これは通常，カテーテル室内の他の電子機器の干渉により生じる．

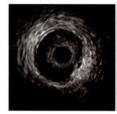 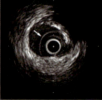 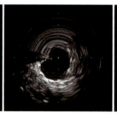 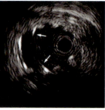 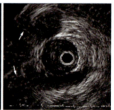

気泡　　リングダウン　　回転ムラ（NURD）　　ホワイトキャップ　　高周波ノイズ
　　　　アーチファクト　　　　　　　　　　　　アーチファクト

限に拡張して冠攣縮を予防するため，IVUSカテーテル挿入前にニトログリセリン100～200μgの冠動脈注入をルーチンで行うべきである．0.014インチのガイドワイヤを用いた標準的なインターベンションの手法で，イメージングプローブをX線透視下に少なくとも病変より10mm末梢まで進める．動かないアウターシースの中でトランスデューサを引き戻すこと（機械走査式の場合），またはカテーテル自体を動かすこと（電子走査式の場合）により，標的病変の全長を走査する．患者が胸部不快を訴えたり，心筋虚血を疑わせるような所見が出現しないかぎり，病変の末梢，病変部，病変の手前から大動脈に至るまで画像を取得することが推奨される．繰り返して検査を行う際に比較ができるよう，主要な側枝などの同定しやすい目印を撮影開始点として固定するのがよい．大動脈からの入口部を正確に評価するには，ガイディングカテーテルを入口部からわずかに外すことが必要になる．

Ⓒ 画像の解釈

画像の解釈は，血液と内膜の境界（内腔面）と，中膜と外膜の境界という2つの目印を同定することから始まる（図25-2）．内腔面は最初のエコー輝度の高い面であり，IVUS画像上同定することは容易である．しかし，血管内の血液は斑状に低輝度パターンを示し，これは高周波数のときに特に顕著であり，この場合には内膜面の同定はより難しくなる．信号処理ソフトを使えば，血流信号をカラーコード化もしくは取り除くことができるため，内膜面が不明瞭になることはない．それでも血流信号がわかりにくいときには，生理食塩水をガイディングカテーテルから注入すると，斑状のパターンが減って正確な内膜面を描出するのに役立つ．

IVUSにおける2つ目の重要な目印は，中膜と外膜の境界である．冠動脈のような筋性動脈では，中膜は薄くエコー輝度の低い層として目立つが，これは隣り合う内膜および外膜に比べ，コラーゲンやエラスチンのようなエコーを反射しやすい成分が少ないためである．これにより，IVUS画像ではbright-dark-brightという特徴的な3層構造を呈する[2]．しかし，内膜の強いエコー反射力は，しばしばbloomingと呼ばれる波及効果を生み出し，内膜の厚さはわずかに過大評価され，それに伴って中膜の厚さは過小評価されることが多い．また，まったくの正常冠動脈においては，内膜の厚さはIVUSの有効分解能以下であるため，この3層構造は

[図 25-2] 典型的な IVUS の断面像

解剖学的構造に対応して bright-dark-bright の 3 層に見える．図中の「IVUS」の文字は血管内のカテーテルを表しており，組織学的に内膜，中膜，外膜に相当する部分を示した．中膜は周囲の層に比べてコラーゲンやエラスチンをあまり含まないため，低輝度に見える．内膜は中膜よりもエコーの反射が強いためにエコーの波及効果があり，結果として内膜の厚さはわずかに過大評価され，それに伴って中膜の厚さは過小評価されることがある．

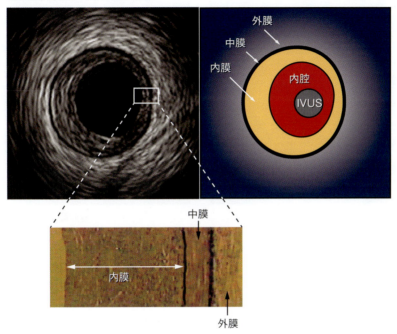

認めない．

　動脈硬化性疾患で中膜が損傷を受けているような場合には，中膜は血管全周をめぐるようなはっきりとした層としては見えないこともある．冠動脈の近位部や側枝では，中膜はコラーゲンやエラスチンを比較的多く含んでいるため，しばしば他の層と紛らわしくなる．しかしながら，このような場合においても，中膜外側と外膜との境界（プラークおよび中膜の外側の境界線）では blooming はみられずエコー反射力が強くなるため，この部分は通常同定可能である．ほとんどの症例において，IVUS のビームは動脈壁を貫通し，冠静脈，心筋，心膜といった血管外の構造も描出する（図 25-3）．これらの構造は冠動脈内の異なった位置から見ればそれぞれ異なって見えるため，撮影している位置を認識する目印として有用である[3]．

D 定量的評価

　冠動脈造影とは異なって，IVUS には固有の距離を示す目盛りがあり，画面上に格子として表示されるか，DICOM にタグ情報として表示されている．このため，再狭窄部位において血管径の計測，および内腔のトレースを行うことができるし，病変の近位および遠位のリファレンスとなる血管においても同様のことができる（図 25-4）[4]．通常，リファレンスには，病変から 10 mm 以内にあってその間に大きな側枝を出しておらず，最も正常に見える（血管径が最も大きく，プラークが最も少ない）部分が選ばれる．

　日常臨床上的確なサイズのデバイスを選択することが必要とされるため，血管径および内腔径の計測は重要である．楕円形の長軸と短軸に相当する最大径と最小径の計測が，最も広く用

[図 25-3] 血管周囲の目印
（左）左前下行枝遠位の断面では，左右の前室間静脈が冠動脈を取り囲むように見える．心膜が円弧状に高輝度に見え，車輪の軸状の放射状に広がる陰影を伴っている（矢印）．（右）右冠動脈中間部の断面では，典型的には右室鈍縁枝が出る付近で，冠動脈の上を架橋静脈が走っている．

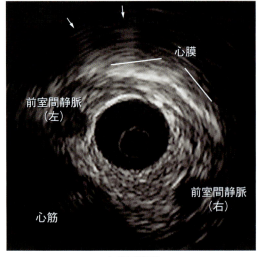
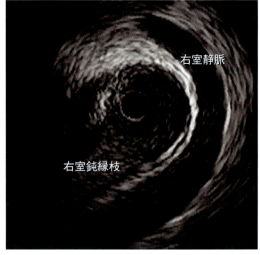

左前下行枝　　　　　　　　　　　　　　　右冠動脈

[図 25-4] ステント非留置部（上段）およびステント留置部（下段）のIVUSでの定量的測定
面積の測定はコンピュータを用いて行う．外弾性板（EEM）エリアは，中膜と外膜の境界の最外部に囲まれた領域と定義され，内腔は血液と内膜の境界に囲まれた領域と定義される．プラーク＋中膜エリアは，EEM領域と内腔の差として計算される．ステントエリアは，ステントストラットの内側の面に囲まれた領域として測定され，新生内膜エリアは，ステントエリアと内腔との差として計算される．EEM，内腔，ステントエリアのそれぞれに対して，長径（実線矢印）および短径（点線矢印）が決定される．プラーク＋中膜および新生内膜のそれぞれに対しては，最大厚（実線矢印）および最小厚（点線矢印）が測定される．

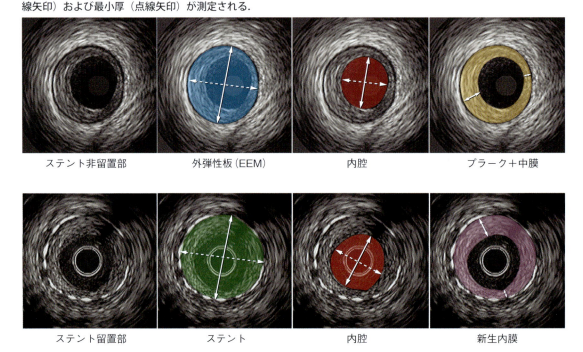

いられている．最大径と最小径の比は対称性の尺度となる．また，面積はコンピュータで計算される．内腔面積は血液と内膜の境界をトレースすることにより決定され，全血管［もしくは外弾性板（EEM）］面積は中膜と外膜の接合面の最も外側を囲んで決定される．プラーク断面積（もっと正確に言えばプラークと中膜を合わせた面積）は，全血管面積から内腔面積を引いて計算され，プラーク断面積と全血管面積の比は，プラーク面積率，プラーク負荷，面積狭窄率などと呼ばれる．

　ステントの金属ストラットはIVUSでスキャンすると同心円上に規則正しく並ぶ明るい点に見え，ステントの計測はステントの遠位端からステント非留置部位と同様に行う．ステント内の新生内膜増殖はIVUSでは低エコー反射率を呈し，その領域はステント内の領域と血管内腔の領域の差として計算される．領域の測定には自動プルバックを行ってSimpsonの公式を用いて容積の計算を追加することもできる．データの表記を標準化するため，容積は測定した容積の絶対値を解析された領域の長さで除することにより，容積係数もしくは平均領域として表される．

　当初Glagovらが剖検所見から記載した動脈リモデリング[5]は，血管のサイズを増大・減少のいずれにもさせ得る両方向性の反応であり，動脈硬化の進行の過程で起こる．臨床の現場では，リモデリングの直接の証拠は，IVUSを2回以上繰り返して施行した際のEEMの断面積の経時的変化から得られる．縦断的研究においては基準点の計測が行われ，これが動脈の病変が進行する前のもともとの血管サイズの代表として使用される．このような目的で使用される基準領域は，主要な側枝を含まない部分が選択されるべきである．動脈リモデリングは，ポジティブリモデリング，リモデリングなし，ネガティブリモデリングに分類される．リモデリング係数（病変と基準点のEEM断面積の比）は連続変数として扱われ，カテゴリー分類と組み合わせて使用される（ポジティブリモデリング＝リモデリング係数＞1.0ないし1.05，ネガティブリモデリング＝リモデリング係数＜1.0ないし0.95）[6]．

E 質的評価

[1] プラークの特徴

　グレースケールのIVUSでは，アテローム性プラークはソフト（エコー輝度が周囲の外膜より低い），線維性（ソフトプラークと石灰化プラークの中間のエコー輝度），石灰化（音響陰影を伴い，エコー輝度が外膜よりも高い），混合性（1つのプラーク内に複数の成分を含む）に分類される（図25-5）．カルシウム沈着は音響陰影の前縁が，プラークと内膜の層の真ん中より内側にあるか外側にあるかにより，定性的に表層もしくは深部と表現される．陰影は石灰化層の厚さをわからなくし，石灰化部分より深部の血管の構造を見えなくしてしまう．超音波の反射（石灰化層の表面から放射状に一定の間隔で見える複数の虚像）を真の血管構造と誤って認識してはならない．

　従来のグレースケールのIVUS画像の解釈では，特定のプラークにおける正確な同定や定量において限界があるため，いくつかの進化した信号解析技術が開発され，研究および臨床の場に導入されている．現在では，反射した超音波ビームのもともとの周波数信号をコンピュータアシスト下で解析をする，Virtual Histology IVUS，iMap system，Integrated Backscatter systemという3つの異なるシステムが商品化されている．Virtual Histology IVUS（VH-IVUS）（Volcano社）は，生体外の冠動脈データセットから開発された分類アルゴリズムを用いた周波数スペクトル解析を採用しており，プラークを線維性，壊死性，石灰化，線維脂肪性の4つに分類する．iMap（Boston Scientific社）は，後方散乱信号と，保存された組織のデータからなるリファレンスのスペクトラムの類似性の程度により，4つの異なる動脈硬化成分（線維性，壊死性，脂肪性および石灰化成分）を同定，定量する．Integrated Backscatter IVUS（IB-IVUS）（YD社）は，標本組織からの超音波後方散乱信号の平均強度を計算することによって得られる

[図 25-5] グレースケール IVUS におけるプラークの特徴

外膜の輝度は，脂肪性が主体のプラークと線維性が主体のプラークを識別する基準として使用される（外膜より黒く見えるプラークは脂肪性と判断する）．石灰化領域はエコーを強く反射して，カテーテルから見て末梢に音響陰影として知られる黒い影を作り出し，反響陰影を伴う（「石灰化プラーク」の矢印）．輝度の高い石灰化がないにもかかわらず深部の超音波信号減衰を伴う大量のプラークや，脂質プールを示唆する大きな低エコー領域（「低エコー領域を伴うプラーク」の矢印）は，バルーン拡張やステント留置時に末梢塞栓を起こしやすい．

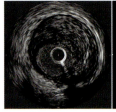 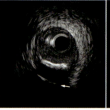 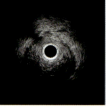 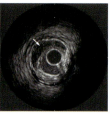

線維脂肪性（ソフト）プラーク　　線維性プラーク　　石灰化プラーク　　信号減衰を伴うプラーク　　低エコー領域を伴うプラーク

[図 25-6] 高周波 IVUS 解析によるプラークの進化した特性評価

Virtual Histology では，プラークの成分はスペクトル高周波信号解析を用いた分類アルゴリズムにより決定される（深緑色＝線維性，薄緑色＝線維脂肪性，白＝石灰化，赤＝壊死性コア）．iMAP では，組織の分類はサンプルとリファレンスの周波数スペクトルがどの程度類似しているかによって決定される．この方法では，グレースケール画像に合わせて表示されるカラーマップについて，それぞれの成分の信頼水準を評価することができる（緑＝線維性，黄色＝脂肪性，ピンク＝壊死性，水色＝石灰化）．Integrated Backscatter における，超音波後方散乱信号値（IB-IVUS）を用いて表示したカラーマップを示す（青＝脂質プール，緑＝線維性，黄色＝高度の線維化，赤＝石灰化）．

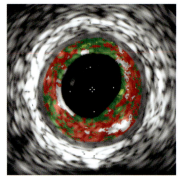 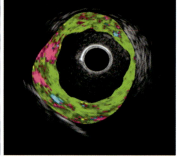 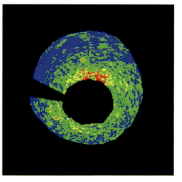

Virtual Histology　　　　　iMAP　　　　　Integrated Backscatter

IB 値を利用して，石灰化，線維化，高度の線維化，脂質プールという 4 つの組織を識別する．すべてのシステムは血管壁のカラーマップ像を作ることができ，それぞれのプラークの成分ごとに異なった色で表示される（図 25-6）．このような技術の現在の問題点として，薄い線維性被膜を検出するには空間分解能に限界があること，血栓，血液，内膜肥厚が分類のなかにないこと，広範な石灰化を伴うプラークにおいては超音波の通過が制限されるために分類に誤りが生じる可能性があること，などが挙げられる．

[2] 病変の形態

a) 血栓

血栓はしばしば層状，分葉状，有茎性などに見える血管内の塊として通常認識される（図 25-7）．新しい血栓は斑点やシンチレーションを伴う比較的エコー密度の高い塊として見えるが，一方で古い基質化した血栓はしばしばエコー上黒く見える．血栓の場合には，ソフトプ

[図 25-7] IVUSで検出される頻度の高い異常所見

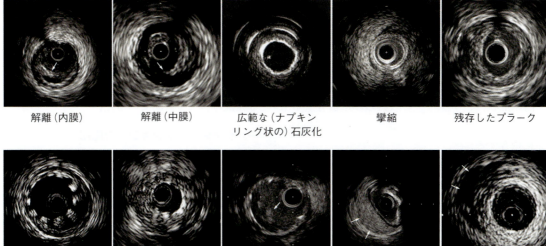

解離（内膜） 解離（中膜） 広範な（ナプキンリング状の）石灰化 攣縮 残存したプラーク

不完全なステントの圧着 ステント拡張不良 ステント内血栓もしくはプラークの突出 血腫（血管内） 血腫（血管外）

ラークと比べ，マイクロチャネルの中に血流がより見えることがある．しかしながら，このようなIVUS所見のなかで血栓のみに特徴的というものは一つもなく，速度の低下した血流，気泡，滞留した造影剤やエコー密度の低いプラークなどを鑑別として考える必要がある．造影剤もしくは生理食塩水を注入すると，滞留した流れが血管内から取り除かれ，しばしば血栓と血流のうっ滞を鑑別できる．

b）解離

解離は内膜もしくはプラーク内の亀裂ないし分断として見える（図25-7）．解離の重症度はその深達度（内膜まで，中膜間まで，外膜まで），および広がり（円周方向，縦方向）によって定量化することができる．ステント内解離はまた別のタイプの解離であり，ステントストラットからの新生内膜の分断によって特徴づけられる．

c）血腫

壁内血腫は中膜の部分に血液がたまり，内弾性板（IEM）を内側に，外弾性板（EEM）を外側に圧排する（図25-7）．IVUS画像では，典型的には均一な高エコーの三日月型領域として観察されるが，造影剤や生理食塩水が偽腔にたまっている場合には，不均一に見えたり層状に見えたりすることもある．エントリーおよびリエントリーは観察できることもできないこともある．血管外の血腫は，外膜組織の動脈壁の外側に見える．これは赤血球の濃度が希釈されて外膜全体に分布するため，薄暗い不規則な形をしている．血管外の血腫は，アテレクトミーや慢性完全閉塞（CTO）病変の再灌流時など，インターベンションの手技終了後にしばしば認識され，抗血栓・血小板療法を行う際に注意を要する．

d）動脈瘤

IVUSでは，真性動脈瘤は血管壁が失われておらず，近位部の対照血管に比べて最大血管面積が50％以上拡大しているものと定義される．これに対し，仮性動脈瘤においては血管壁の一部が失われていて，外膜ないし血管周囲組織に損傷をきたしている．

[3] **脆弱なプラーク**

しっかりとした線維性被膜を伴わない高エコープラークは，脆弱な動脈硬化性病変の可能性を表しているものと考えられる．プラークの破綻は，管腔と破綻した線維性被膜の断端がつながっているプラークの中に，高エコーの空洞が観察されたときに診断される．破綻したプラークはしばしば偏心性で石灰化は少なく，プ

ラーク量は多くてポジティブリモデリングしており，血栓を伴っている．急性冠症候群（ACS）の患者では，三枝をIVUSで観察するとしばしば複数のプラークの破綻が観察され，ACSにおいては冠動脈全体が不安定化していることが示唆される．しかし，血管閉塞の危険性や臨床症状は，プラークの破綻のみに依存するのではなく，もともとの狭窄度や血栓形成の有無に依存する．

プラークの不安定性を示唆するIVUS上の特徴のなかで，グレースケールIVUSの研究において，高度のポジティブリモデリングは最も一貫性のある特徴である．病理学的な検討では，ポジティブリモデリングを伴う病変は，しばしば炎症細胞浸潤を伴う，大きくて柔らかい脂質に豊んだプラークであることが示されており，臨床的なIVUS所見を支持している[7]．現在のIVUSは薄い線維性被膜を検出するには空間的な解像度に限界があるが，IVUSとOCTを組み合わせた最近の研究では，連続的な冠動脈の検査により，ポジティブリモデリングと線維性被膜の薄さが関連していることが明らかとなった[8]．VH-IVUSを用いた別の研究では，リモデリング指数は壊死性コアの存在およびサイズと正の相関があり，線維性組織とは負の相関が認められた[9]．

IVUSで将来的な冠動脈イベントが予測できるかどうかについては，興味が高まっているところである．自然歴を観察した最も大きな研究の一つにPROSPECT（the Providing Regional Observations to Study Predictors of Events in the Coronary Tree）があるが，これは697人のACS患者に対してVH-IVUSで三枝を観察したものである．この研究では，線維性アテローム（VH-IVUSで10％を超える壊死性コアを伴うものと定義する）のうち，連続する3フレーム以上にわたって血管の30°以上の壊死性コアを有する場合に薄い線維性被膜の線維性アテローム（TCFA）と分類した．多変量解析では，以下の3つのIVUS上の特徴が独立したイベント発生の予測因子であることが明らかとなった；（ⅰ）プラーク量が70％を超える（ハザード比5.03），（ⅱ）VH-IVUSによって規定されたTCFA（ハザード比3.35），（ⅲ）最小血管断面積（MLA）＜4.0 mm^2（ハザード比3.21）．主要心血管イベント（MACE）は，これらの3つの特徴のすべてを有する病変では18％に発生したが，これらを1つも認めない病変における発症率は1％未満であった．

F インターベンションへの応用

［1］血管造影上中等度の狭窄病変

相当数の血管造影上中等度狭窄の病変において待機的な経皮的冠動脈インターベンション（PCI）が勧められるが，実際には血行動態的に有意ではなく，薬物療法のみで首尾よく管理できることも多い．冠動脈の近位部病変に対する初期の研究では，IVUSで計測したMLAは，生理学的評価の結果と妥当な相関があることがあることが示された．心外膜冠動脈における虚血を呈するMLAの閾値は，冠血流予備能，血流予備量比もしくは負荷心筋シンチグラフィによる生理学的な評価に基づいて3.0～4.0 mm^{2}であることが確認された[11-14]．IVUS所見に基づいてPCIを中止された（MLA＞4.0 mm^{2}の）患者では，標的病変が血行再建を要する率は2.8％にとどまり，複合イベント発生率は4.4％であった[15]．対象患者を種々の病変を有する者に広げて行われたより最近の研究では，MLAの診断的正確性や至適なカットオフ値は，病変の位置や標的領域による心筋の灌流量によってさまざまであることが示唆された[16-18]．しかしながら，これらの研究における一貫した高い陰性適中率は，少なくともカットオフ値よりもMLAが大きい病変においては，インターベンションは安全に中止し得ることを示唆している．

［2］石灰化病変

標的血管におけるカルシウムの存在，程度および分布は，冠動脈ステントのデリバリおよびそれに引き続く留置にかなりの影響を与えるため，石灰化プラークを同定することは重要である．IVUSガイドの一つの重要な利点は，プラーク内におけるカルシウム沈着の広がりと内

腔からの距離を評価することができるということである．たとえば，表在性に広範にカルシウムを有する病変では，拡張不十分となることを避けるため，ステント留置に先立ってアテレクトミーを必要とすることもある．反対に，深部にカルシウムを伴う病変では，蛍光透視法で高度の石灰化が認められる場合であっても，ステント留置のみで薬剤溶出ステント（DES）を十分な大きさの血管径まで広げられる場合もある．

[3] 末梢塞栓のハイリスク病変

インターベンション前に IVUS でプラークの成分を評価することにより，手技に合併した心筋梗塞を引き起こすスローフローないしノーリフロー現象の原因となる，バルーン拡張やステント留置の間の末梢塞栓の発生を予測できる可能性がある．グレースケール IVUS では，予測指標として，（カルシウムを伴わない）信号減衰を伴った大きなプラーク，脂質プールを示唆する大きな低エコー領域，および血栓を含んだプラークなどが挙げられる（図 25-5）[19]．VH-IVUS ないし IB-IVUS による最近の研究では，インターベンション前の脂質もしくは壊死性コアの量が，末梢塞栓を示唆する所見と関連があることが示された[20-23]．ハイリスクのプラークを同定することは，末梢保護デバイスの使用がふさわしい病変を選択する助けとなる可能性がある．

[4] 左冠動脈主幹部病変

左冠動脈主幹部病変を評価する際，この場所における角度や石灰化，あるいは攣縮はカテーテルのエンゲージを不十分にして，血管造影の解釈を複雑にする．いくつかの研究で，血管造影では左冠動脈主幹部が正常であった患者のうち，IVUS で観察すると高い確率で病変が存在することが示された[24-27]．反対に，左冠動脈主幹部の狭窄が造影上はっきりしない患者のうち，有意狭窄を認めたのは半数未満であった[28]．このことは特に左冠動脈の入口部病変の場合によく当てはまり，IVUS で評価すると病変のうち有意狭窄は 36％にとどまり，41％でプラーク量は 50％未満であった．左冠動脈主幹部の分岐部におけるプラークの分布も，従来の血管造影による分類と比べて IVUS ではより正確に評価することができる[29]．

左冠動脈主幹部における虚血を呈する MLA の閾値は，Murray の法則を用いた理論的な計算値と同様に，血流予備量比による生理学的評価に基づいても 6 mm^2 と考えられている[30]．このカットオフ値は，近年の前向きの多施設共同試験（LITRO）において正当性が確認された．この研究では，中等度の左冠動脈主幹部病変を有する患者において，あらかじめ IVUS 上 MLA ≧ 6 mm^2 を血行再建を行わない基準と定めたが[31]，2 年間の追跡期間において，心臓死および無症候生存率のいずれにおいても，血行再建を行った群と行わなかった群とで差がなかった．他にも左冠動脈主幹部の中等度狭窄病変に対する血行再建を IVUS ガイドで中止することの安全性を示した研究もあるが，この研究グループのデータベースにおける左冠動脈主幹部 MLA の正常下限が 7.5 mm^2 であったため，この値が前述した研究よりも大きな MLA のカットオフ値として採用された[32]．実際には，最終判断は糖尿病の存在[33]や内腔面積が最小となる領域におけるプラーク量[34]といった他の情報とも併せてなされるべきである．

[5] 分岐部病変

分岐部病変においては，どの程度側枝を巻き込んでいるかを血管造影のみで評価することは困難である．バルーン拡張やステント留置時のプラークや分岐角のシフトにより，特にもともと入口部病変があるような場合には，側枝が著明に狭小化したり閉塞したりすることがある[35]．このような解剖学的状況は，ステント留置後の CK 上昇のほとんどの原因となる．側枝の入口部病変におけるプラークの集積度は，通常本幹から側枝の入口部を観察することによって評価するが，正確な評価のためには側枝を直接観察することが必要である．分岐部病変に対して 2 ステント法を用いて PCI を施行した後は，側枝の入口部における再狭窄率が高くなるが，この主な機序は治療後のステント内最小面積（MSA）が不十分であること，および新生内膜の過形成が起こるためとされている[35]．

［6］慢性完全閉塞（CTO）病変

CTO病変に対するインターベンション中，IVUSはいくつかの面で有用である．突然途絶している病変においては，血管造影ではCTO近位部のエントリーを同定することはしばしば困難である．CTOの入口の近くに側枝がある場合には，ワイヤを進める目標を調べるために，IVUSカテーテルを側枝に入れることもある[37]．さらに，IVUSカテーテルは真腔の方向を決定するため，内膜下に挿入することもあり得る（真腔であれば，血管の3層すべてに取り囲まれている）．側枝は真腔と交通があるが偽腔とは交通がないため，また別の手がかりを与えてくれる．しかしながら，IVUSカテーテルを内膜下に挿入することは，内膜下のスペースを拡大させてしまう危険性があることに注意することが重要である．最後には，他の病変のPCIのときと同様に，適正なバルーンおよびステントのサイズとともに，急性の合併症をIVUSで正確に評価することができる．特に，CTOの治療中には壁内もしくは壁外血腫（または穿孔）がまれならず生じる．これらを早期に検出して正確に評価することが，CTO病変の患者に対して安全かつ有効な治療をするうえで極めて重要である．

［7］再狭窄病変

再狭窄の基本的な過程はIVUSで正確に確認することができ，再狭窄を生じた患者の治療戦略に大きな影響を与える．IVUSを用いてベアメタルステント（BMS）留置後のステント内再狭窄（ISR）を調べた研究では，20％の病変でMSA＜5.0 cm^{2}となっており，これ以外にも4.5％の症例で再狭窄をきたす他の力学的問題を生じていることが示された[38]．DESの再狭窄を調べた他の研究では，21％の病変でMSA＜5.0 cm^{2}であったが，そのうちの38％では著明な新生内膜の過増殖は伴っていなかった[39]．このようなタイプのISRでは力学的最適化を行うことが最優先事項であり，IVUSによりこうした力学的問題と，過度な新生内膜増殖により再狭窄をきたしたステント内にさらにDES留置を必要とするような場合とを鑑別することができる．

ISRに対するDES治療について，初期の臨床試験では，もともとのステントをDESでフルカバーすることが再々狭窄を防ぐために重要であるという仮説が提唱された．しかし，このような積極的に最適化を行う戦略にはいくつかの臨床的問題があるため，すべてのケースに対して行うことはふさわしくない可能性がある．BMSでの再狭窄に対するシロリムス溶出ステントによる治療についての，IVUSを用いた後ろ向きの解析では，シロリムス溶出ステントでカバーされなかったBMS領域のうちの77％が，その後のフォローにおいても十分な内腔の開存を維持していた[40]．このため，もともとのBMSがよく拡張して十分な内腔面積を保っている場合には，スポットステンティング（spot stenting）と呼ばれる控えめなDESによるカバーも治療オプションとなり得る．TAXUS試験を解析した別の試験では，ステント留置9ヵ月後の血管造影で血行再建の必要がなかった患者のIVUS所見の評価を行った．3年後に血行再建を要した率は，パクリタキセル溶出ステントでは4.9％で，BMSでは6.7％であった．多変量解析では，9ヵ月後のMLAが，いずれのタイプのステントにおいてもその後の血行再建の有意な予測因子として同定された[41]．

［8］IVUSガイドでのデバイスのサイズおよび長さの選択

IVUSで評価すると，血管造影上は正常とされるPCIのリファレンス領域であっても，35〜51％のプラーク量がある．血管径および病変長をIVUSで正確に測定することは，至適なサイズのデバイスを使用する助けとなる．IVUSガイドでバルーンサイズを決定する方法は，CLOUT（Clinical Outcomes with Ultrasound Trial）[42]で初めて体系的に実行され，多施設共同無作為化試験のBEST（Balloon Equivalent to Stent Study）がこれに続いたが，この試験では病変部で計測された中膜間の最小径が公称サイズとして選択され，目標の径を達成するよう，コンプライアンス曲線に基づいて拡張圧が決定された[43]．最近行われた複雑病変

に対するDESの試験（Angiography versus IVUS Optimization：AVIO）では，後拡張バルーンのサイズは，ステント留置領域の複数の場所で測定した中膜間の径の平均が選択された．自己拡張型ステントや生体吸収性ステントのサイズを選択する際にも，これらのデバイスは一度病変に留置されると修正がきかないので，正確な血管径の計測が極めて重要である．

IVUSで真の病変長を評価することにより，病変を適切に覆う正確なステントの長さを決めることができる．いくつかのIVUSを用いたDESの研究によれば，リファレンス領域のプラーク量が多いことが，ステントエッジの再狭窄や血栓の独立した予測因子となることが明らかとなった．STLIR（The Impact of Stent Deployment Techniques on Clinical Outcomes of Patient Treated with the CYPHER Stent）試験では，ステントの配置を誤ると，DES留置1年後フォローにおける臨床的有効性，安全性のいずれにも有意な負の影響を与えることも示された[44]．このため，現在では病変を完全にカバーすることが推奨されている．しかし，重要なことに，長すぎるステントもまたDESの再狭窄や血栓症の独立した危険因子となることが報告されている[45,46]．オンラインIVUSガイドは，病変を完全にカバーするステントの長さを必要最小限にするにあたり，比較的プラークの少ない領域にあるステント遠位端の位置決めをして適切なステントの長さを決めることを容易にする．実践的な方法として，至適なDESの着地点を決定するためのIVUS上の基準（プラーク量が50％未満となるところを第一選択とする）が，ある施設のレジストリから提唱されている[47]．

[9] 至適なステント拡張のためのIVUSガイド

DESの再狭窄および血栓症の最も確実な危険因子は，不十分なステント拡張であり，その頻度は現在のDES治療不成功のうちの60〜80％にのぼると報告されている．BMSの時代には，予測再狭窄率はMSAが1 cm^{2}大きくなるごとに19％低下すると報告されていた[48]．CRUISE（Can Routine Ultrasound Improve Stent Expansion）試験では，IVUSガイドでインターベンションを行った場合には，血管造影のみで行った場合よりもMSAは大きくなり，9ヵ月後に標的血管に対して再度血行再建を要する確率は44％減少した[49]．引き続いて行われた無作為化試験のAVID（Angiography Versus IVUS-Directed stent placement）では，IVUSガイド下のステント留置でより大きな径が得られると，複雑病変では12ヵ月後における標的病変の再血行再建率が低下することが示された[50]．

DES時代では，生物学的反応（新生内膜増殖）が少なくなるために，ステント留置後のMSAとISRの関係がより強くなり得る．SIRIUS試験では，初めのMSAと8ヵ月後のMLAとの間に有意な正の相関が認められ，シロリムス溶出ステントのほうがBMSよりも回帰係数の大きい強い相関があった[51]．シロリムス溶出ステントについての別のIVUSの臨床研究では，血管造影上の再狭窄の唯一の予測因子は，治療時の最終MSAが5.5 mm^{2}未満であること，およびIVUSで計測したステント長が40 mmを超えることであった[45]．BMSで再狭窄をきたした病変をシロリムス溶出ステントで治療した場合の一連の報告では，MSAが5.0 cm^{2}未満であったのは，再々狭窄を認めた病変の82％にのぼったのに対し，再々狭窄を認めなかった病変では26％にとどまった（$P=0.003$）[52]．パクリタキセル溶出ステントの統合解析でも，パクリタキセル溶出ステントおよびBMSのいずれにおいても，当初のMSAがISRの独立した予測因子となることが示された[53]．

一般に，予期せぬ量の新生内膜増殖が生じた場合に備えて大きな安全域を確保するために，より大きなMSAを確保すること（いわゆる，大きければ大きいほど良いという理屈）の相対的利点は，DESの場合には著しく異なる可能性があり，それは引き続いて起こる新生内膜増殖の多様性によって決まる[54]．臨床の場においては，臨床的背景，患者が持つ危険因子，病変の形態や病変の複雑さが非常に多様であることを考えると，単一のMSAのエンドポイントを

すべての標的病変に有効に適用することはできないと思われる．それでもなお，ステント留置の結果を血管造影よりも正確に評価できるIVUSの能力は，個々の患者に対してより良い臨床的判断をすることに大きく貢献している．適切なステント拡張を確実に行うためのIVUSの有用性は，特にDES治療が失敗に終わる臨床的危険因子（糖尿病や腎不全など）がある場合には，いくら評価してもしすぎることはない．

［10］ステントに関する緊急の問題に対するIVUSによる評価

インターベンション後にIVUSを施行することにより，いくつかのステント留置に伴う問題を確認することができる．特に密度の高い線維性石灰化プラークが存在する場合，近位および遠位のリファレンスの径と比べてステントの一部の拡張が不十分となり，不完全拡張が生じる（図25-7）．ステントの構造の一部が血管壁に完全に接触していない場合，ステントの不完全な圧着（もしくは圧着異常）が生じる．ステント留置後，ステントのエッジに亀裂が生じることがあり（ステント隣接部の亀裂もしくはポケット状のフラップ），血管造影でぼんやりと見える．ステントエッジの亀裂は，ステントの金属エッジとそれに隣接したより柔らかい組織の間に生じる剪断力や，ステントのエッジをまたいだバルーン拡張の影響で起こる．

IVUSで検査をする際，造影上ぼんやりと見える病変は，石灰化や解離，血栓，攣縮，リファレンス領域の極度のリモデリングを伴ったプラーク量の多い部分などを表している可能性がある（図25-7）．病変の診断を行うことに加え，IVUSはそれらの所見の正確な位置と程度を示してくれる．たとえば，解離が生じている場所は，それが広がるリスクがどの程度あるかを知るのに重要である．自由壁（心外膜側）の解離は，周囲に筋肉があって解離が進展しにくい心筋側のものと比べて，より血管壁全体に広がりやすい可能性がある．そのほかに不安定な解離としては，大きいもの，フラップが可動性のもの，血管周囲の50％を超えて中膜が断裂したもの（タマネギの皮状）などが挙げられる．このような，急性の血管閉塞をきたすリスクがあり，追加のステント留置などの予防的措置を講じる必要がある患者は，多くの場合は同定可能で，そのためにIVUSは血管造影の所見を補完してくれる．

［11］ステントの慢性期の問題に対するIVUSによる評価

いくつかのIVUSの研究により，DESの遅発性血栓症を生じた病変においては，遅発性のステント圧着不良（LISA）がしばしば認められることが報告されている（図25-8）．文献に基づいたメタ解析では，フォローアップ時にLISAを認める患者においては，遅発性もしくは超遅発性DES血栓症のリスクが有意に高いことが示唆された（オッズ比6.51，$P = 0.02$）[55]．DES留置後のLISAの機序は局所的なポジティブリモデリングであることが多いが，BMS留置後のLISAの機序としては，プラークの退縮や血栓の溶解によるものが一般的である[56]．ポジティブリモデリングを伴ったLISAにおいては，もともと偏心性のプラークがあったところに不完全に配置したストラットがみられ，主として血管壁の病変がない側に間隙が生じる．すなわち，プラークがわずかしかない状況においては，ステント留置時の機械的な血管損傷と，薬剤ないしポリマーによる生物学的な血管損傷が組み合わさって，血管壁を慢性的に病的拡張させやすくする可能性がある．しかしながら，このような形態的な異常がステント血栓症発生の独立した原因となっているかどうかについては，異論のあるところである．

DESにおいて重要と考えられる，IVUSで検出されるその他の状態には，不均一なステントストラットの配列や留置後のステント破壊がある．理論的には，いずれの異常の場合にも，血管壁に浸透して治療した病変の機械的基盤に影響を与える局所の薬剤量を減少させる可能性がある．IVUSでは，ストラットの破壊は長軸方向にストラットが不連続になることと定義され，その形態的特徴から，①ストラット分離，②ストラット亜脱臼，③ストラット重積に分類

[図25-8] ステント圧着不良（ISA）の分類
ベースラインのISAはフォローアップ時に解消（resolved ISA）または持続（persistent ISA）する．血管径の拡大を伴わない遅発性ISAは，典型的には血栓を含んだ病変にみられるが，局所的なポジティブリモデリングを伴った遅発性ISAは，近接照射療法を行った場合や薬剤溶出ステントに特徴的である．

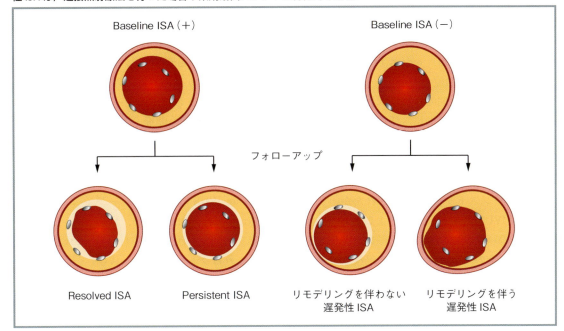

される[57]．ストラット破壊の考えられる機序に注目して提唱された別の分類では，破壊した部位に瘤が存在するかどうかによって分類を行っている（順にType I：瘤が存在する場合，Type II：瘤が存在しない場合）[58]．血管造影またはIVUSの研究では，DESの破壊の頻度は0.8〜7.7％と報告されており，そのうちの22〜88％にISRもしくはステント血栓症を認める．ストラット破壊の正確な頻度や臨床的意義については，今後大規模臨床試験により検討されるべき課題である．

[12] IVUSガイド下ステント留置の臨床的影響

BMS時代には，多くの研究でステント留置におけるIVUSの長期的な利点が示されてきたが，一方でいくつかのIVUSガイド下ステント留置の試験においては賛否の分かれる結果も報告されている．これは，一部にはIVUSガイドのステント留置の手技上のエンドポイントに一貫性がないことや，臨床試験において手技上最善の結果が得られなかった場合に行われる補助的治療がさまざまであることによる．総じて，9つの臨床試験のメタ解析（$n=2,972$）によれば，IVUSガイド下ステント留置は，血管造影のみの場合に比べ，6ヵ月後の血管造影上の再狭窄率（オッズ比0.75，$P=001$）および標的病変の再血行再建率（オッズ比0.62，$P=0.00003$）を有意に低下させ，死亡や非致死性心筋梗塞発症に中立的効果があった[59]．

DES留置時にIVUSガイドで行うことの長期的成績に与える影響も，現在複数の大規模試験によって評価されている．IVUSガイド下DES留置と，プロペンシティスコアを一致させて血管造影のみで留置を行った対照群とを比較した単一施設での研究では，明らかなステント血栓症の発症率が30日後（0.5％対1.4％，$P=0.046$）と12ヵ月後（0.7％対2.0％，$P=0.014$）のいずれにおいても血管造影ガイドの群で高かった[60]．さらに，12ヵ月後における標的病変の再血行再建率は，IVUSガイドの場合で低

い傾向にあった（5.1％対7.2％，$P=0.07$）．その他いくつかのレジストリにおいても，保護されていない左冠動脈主幹部病変［MAIN-COMPARE（Revascularization for Unprotected Left Main Coronary Artery Stenosis：Comparison of Percutaneous Coronary Angioplasty versus Surgical Revascularization）レジストリの結果］[61]や分岐部病変[62]の治療において，IVUSガイド下ステント留置が長期的な治療成績を改善させることが示された．最後に，任意の患者集団におけるIVUSガイド下ステント留置の実臨床上の影響が，MATRIX（Comprehensive Assessment of Sirolimus-Eluting Stents in Complex Lesions）レジストリ[63]で調査されたが，これによればIVUSガイドは早期および長期（2年後まで）のいずれにおいてもイベント発生を抑制したが，その大部分は早期の心筋梗塞発症を抑制したことによるものであった．

G 安全性と限界

撮影中の最も頻度の高い合併症は一過性の冠動脈の攣縮（3％未満）である[64]．重大な合併症はまれであるが（解離，血栓症，急性血管閉塞の頻度は0.5％未満），他のインターベンション手技と同様に注意深くカテーテルを操作することが必須である．冠動脈内に挿入する器具の慢性期の合併症として，内膜を傷害して病変を進行させる可能性があるが，移植患者に対する研究では，IVUSを繰り返して行っても冠動脈疾患は進行しないことが確認されている[65]．

病変部に広範な石灰化がある場合には，音響陰影のために正確な血管径を同定することが困難になることもある．高度の石灰化はまた，狭窄が高度でなくてもIVUSカテーテルを進める妨げとなることもある．同様に，特に短いモノレール型のものを使用する場合には，高度の屈曲もIVUSカテーテルの通過性に影響を与える．機械走査式IVUSのシステムを使用する場合には，高度の屈曲病変は画像の著明なゆがみの原因となり，正確な量的解析を不可能にすることもある．IVUSカテーテルの軸がずれている場合には，IVUS画像上の血管の形状が楕円形に変わってしまうことがある[66]．結果として血管径を過大評価してしまう可能性があり，特に大動脈からの入口部を評価する際には注意を要する．

H 将来への展望

IVUSに関する現在の技術的な取り組みは，画像の質をより高めるためのシステムのさらなる改良にとどまらず，イメージングと治療を組み合わせた機器の開発も目指して行われている．IVUSとOCTの画像技術の利点を結び付けるため，この2つを1つのイメージングカテーテルに統合したものが現在開発中である．LipiScan IVUS冠動脈イメージングシステム（Infraredx社，Burlington，MA）というものが近年，米国食品医薬品局（FDA）に承認されたが，これはグレースケールIVUSと近赤外線スペクトロスコピー（NIRS）を組み合わせたもので，脂質に富むプラークの発見および局在診断が同時にできるように冠動脈病変を描出する（本章後述「スペクトロスコピーおよびその他の光学的画像」の項参照）．この他の興味深い分野としては，前方視（forward-looking）IVUS（FLIVUS）というものがあるが，これはイメージングカテーテルよりも遠位の血管壁を観察するものであるため，真腔と偽腔，あるいはCTO病変の入口部を描出できる可能性がある．現在，FLIVUSカテーテルにラジオ波（RF）アブレーションの機能を付与したものが，CTOに適用するために開発中である．このような技術的進歩により，冠動脈の病態生理をよりよく理解され，新たな治療戦略が強化され患者に利益がもたらされる可能性がある．

2 光干渉断層法（OCT）

光干渉断層法（optical coherence tomography：OCT）は反射した赤外光の後方散乱からリアルタイムで断層像を作り出すものである．光の反響を使用するということから，光学上のIVUSの類似物と考えることもできる．光をベースにした画像技術の最大の利点は，従来のパルス反

射法や超音波と比較して10倍もしくはそれ以上の分解能があることである．この技術はMassachusetts工科大学の研究者により1991年に開発され[67]，眼科，皮膚科，消化器科，泌尿器科で臨床応用されている．

A 画像装置

血管内OCTは，赤外光信号を放射および受信する光学エンジン（モーター駆動装置を搭載し，カテーテルに接続する），ファイバーイメージングカテーテル，コンピュータ，システムの制御・画像の再構成・デジタル記録を行うための表示操作卓からなる．光学エンジンは低コヒーレンス光（訳者注：干渉性の悪い光のことで，2つの同じ低コヒーレンス光を干渉させた場合，わずかな時間の遅れが生じただけで干渉が観察されなくなり，まったく重なった状態でのみ干渉して強め合う）の発生源であるスーパールミネセントダイオードを搭載し，血管壁や血液の構成成分（蛋白，水，ヘモグロビン，脂質など）による光の吸収が最小限となる波長約1,300 nmの光を出力する．音波の反射時間を直接計測するIVUSと違い，反射物の深度を決定するために干渉技術を使用するので，OCTでは速い光の伝播速度が要求される．時間領域（TD）-OCTと呼ばれる第1世代のものでは，発せられた光は測定光（イメージングカテーテルを通って走査する組織に向かい，反射して干渉計に戻ってくる）と基準光（システム内での距離が正確にわかっている可動性の参照鏡に反射する）に分割される．これらの光が再び合流した際に，2つの時相があった場合にのみ正の干渉が起こる．すなわち，基準アーム長と正確に一致する組織のみが記録される．参照鏡が動くことでさまざまな深度の組織を調べることができる（A-scan）．第2世代の周波数領域（FD）-OCTはFourier領域OCTあるいは光周波数イメージング（optical frequency domain imaging：OFDI）としても知られ，急速波長掃引光源および固定されたリファレンスのアームを用いて光の干渉を生じさせる．検出された干渉信号のそれぞれの周波数成分が，組織内のそれぞれ別々の深さに関連している．Aラインを作成するためには，Fourier変換と呼ばれる技法で光の干渉の情報を深さ分解型の反射率に変換する．いずれの方法でも，イメージングレンズを回転させることにより全周性の情報を得て断面像を再構築するための分析装置を通すことができる（B-scan）．

血管内OCTカテーテルは，光学的に透明なイメージングシースに包まれた光ファイバーの芯からなる．TD-OCTとしては，現在使用可能なイメージングプローブ（St. Jude Medical社，St. Paul, MN）は最大外径が0.019インチ（通常0.014インチのX線不透過のコイル状の先端を有する）で，半透明なシース内に単一モード光ファイバーコアを包含している．FD-OCTの場合には，イメージングプローブは従来の血管形成術用の0.014インチのガイドワイヤと6Fのガイディングカテーテル（St. Jude Medical社，Terumo社）に適合する，短いモノレールカテーテル（現在2.6～3.2Fのものがある）に組み込まれている．TD-OCTのシステムのFD-OCTとの最も大きな違いは，Aラインの画像をより高速度で得る能力，およびTD-OCT［秒間15～20コマ（frames per second：fps）］に比べてフレームレートが著しく高い（100～160 fps）ことである．いずれのシステムも長軸方向の解像度は10～20 μmで，短軸方向の解像度は25～30 μmである．OCTの倒立像もしくは疑似カラー像はリアルタイムで表示される．イメージングコアを引き抜くことにより，長軸方向もしくは三次元画像を再構成することができる．

B 画像を撮影する手順

血管内OCTで画像を獲得する手順はIVUSと似ているが，赤血球が近赤外線を著しく散乱させてしまい，シグナルを大きく喪失してしまうため，撮影中血液を光学的に透明な液体（造影剤，低分子デキストラン，もしくは乳酸リンゲル液）で置き換える必要がある点が異なる．撮影部位から血液を除去するには，以下の2つの方法がある；近位部をバルーンで閉塞させる手法（TD-OCT），持続フラッシュを行う手法

[図25-9] 典型的なOCTの断面像
IVUSで観察される場合と同様，正常の血管壁は3層構造をしており，高輝度の内膜，低輝度の中膜，および不均一でしばしば高輝度の外膜からなる．外膜周囲の組織が，脂肪組織に合致して大きく明瞭な構造物として見えることがある．

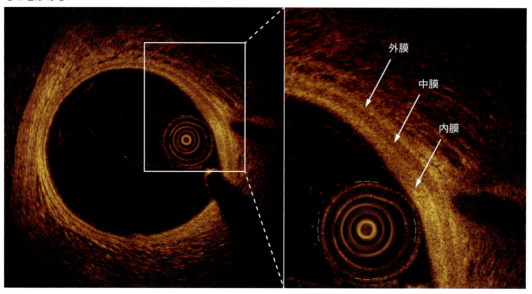

(TD-OCT，またはFD-OCT)．バルーンで閉塞させる手法においては，最初にオクルージョンバルーンカテーテルを，標準的な血管形成術用ガイドワイヤ上において標的領域より先に進める．ガイドワイヤをオーバーザワイヤルーメンを通してOCTイメージングプローブに交換した後，バルーンを標的領域の近位部に置き直し，血管を不必要に進展させないよう低圧（0.3〜0.5気圧）で拡張する．遠位のフラッシュポートから通常0.5〜1.0 mL/secの速さでパワーインジェクターを用いてフラッシュしている間に，自動プルバック装置を用いて標的領域全長を撮影する（0.5〜2.0 mm/sec）．持続フラッシュ法は，オクルージョンバルーンを使用する必要のない方法である．ガイディングカテーテルから通常パワーインジェクターを用いて3〜6 mL/secの速さで持続フラッシュをしている間に撮影を行う．FD-OCTはこの方法を採用したもので，高速で画像を撮影することができるため，5秒未満の短いフラッシュの間に冠動脈の長い領域を速いプルバック速度（20〜40 mm/sec）で撮影できる．

C 画像の解釈

IVUSで観察されるのと同様，正常の血管壁はOCT像でも3層構造をしているのが特徴的であり，高輝度の（シグナルに富む）内膜，低輝度の（シグナルの少ない）中膜，および不均一でしばしば高輝度の外膜からなる（図25-9)[68]．OCTの解像度は高いため，それぞれの構造をより詳細に描出することができ，内弾性板および外弾性板が薄い高輝度の層として分離して見えることもある．外膜周囲の組織は，細胞および/または血管に似た，大きく明瞭な構造物として特徴づけられる脂肪組織に合致した外観を呈することがある．石灰化病変においては，OCTはIVUSでみられるような陰影を伴うことなくカルシウムを描出することができるのが利点である．一方，病変部の血管壁の信号深達度はより限られており（現在のOCTの装置では2 mmまで），より深部を調べたり，中膜と外膜の境界を全周にわたって追跡したりすることは困難である．

いくつかのよくある画像アーチファクトにつ

[図 25-10] OCT像でよくみられるアーチファクト

ガイドワイヤは陰影を伴った点状のアーチファクトとして見える（＊）．**不十分なフラッシュは血管内の血液の残留を招き**（矢印），画像の質の低下につながる．回転ムラ（NURD）は画像内の1つないしそれ以上の領域に生じ，楔形でべったりとして見える（矢印）．**「縫い目線」**もしくは「縫合線」アーチファクトとは，1つの断面像を撮影する間にカテーテルが動いてしまうことにより，断面像が不連続に見えることである（矢印）．**接線方向の信号脱落**は，組織の表面とほぼ平行に光線が進んだ場合に起こり，被膜の薄い線維性アテロームに似たOCT像を呈する（矢印）．**カテーテル内への血液の混入**はイメージングシース内の高輝度領域として映り，画像の質に影響を与える可能性がある（矢印）．**「ヒマワリ」**もしくは「メリーゴーランド」アーチファクトは，OCTプローブに面したステントストラットがゆがんで見えることで，イメージングカテーテルが動脈の中心から偏った位置にあるときに特に顕著になる．この例では，カテーテル内に血液が混入しているため，画像がぼやけて見えてもいる．**飽和状態**とは，軸方向に見える高ないし低輝度の線状の筋のことをいう．この現象はガイドワイヤや金属ステントストラットなどの強い反射物が，システムが正確に検出できる以上の強すぎる後方散乱を生じたときに起こり得る．高反射性の物質はゴースト反射も生じ得る．**反響陰影**は，対象物のもともとの像から一定距離のところに複製像として見える（矢印）．

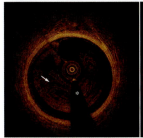 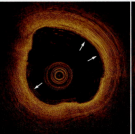 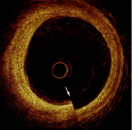 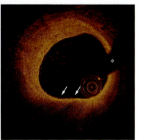

不十分なフラッシュ　　　回転ムラ（NURD）　　　「縫い目線」　　　接線方向の信号脱落

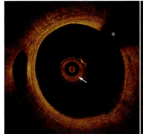 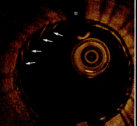 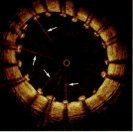 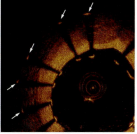

カテーテル内への血液の混入　　　「ヒマワリ」　　　飽和状態　　　反響陰影

いては知っておくべきである（図25-10）．機械走査式IVUSでみられるのと同様に，カテーテルの不良や回転部分の摩擦増大により，OCTのシステムでも回転ムラ（NURD）が起こり得る．TD-OCTシステムは画像面にガイドワイヤアーチファクトを生じない（元のガイドワイヤがイメージワイヤに交換されるため），FD-OCTカテーテルの遠位端のラピッドエクスチェンジデザインでは，ガイドワイヤは常に陰影を伴った点状のアーチファクトとして見える．血管内でガイドワイヤが偏った位置にある場合には，ステントストラットがイメージングプローブに面して風車状に並んで見える，「ヒマワリ」もしくは「メリーゴーランド」と呼ばれるアーチファクトを生じる．1つの断面像を撮影する間に，（心臓自体の動きもしくは速いプルバックにより）血管内をカテーテルが著しく動いてしまった場合には，断面像に不連続が生じて最初と最後のAラインがずれて見えることがあるが，これは「縫い目線」（seam line）と呼ばれる．FD-OCTにおいては，血管の一部分が画像上折り重なって見えることがある．これは血管径が計測可能深度（現在のシステムでは8〜9mm）よりも大きい場合に起こり得

[図25-11] OCTによる金属ステントストラットと血管壁の関係の評価
ストラットの血管壁への圧着度は，ステントストラットの表面と血管壁との距離を測定し，ストラットの公称幅と比較することにより決定される．金属ストラットのblooming効果のため（矢印），ストラット像のうち最も輝度の高い点を計測に用いるべきである．フォローアップ時におけるステントストラットの状態は，ストラットの圧着度と組織の被覆度により4つのカテゴリーに分類される．

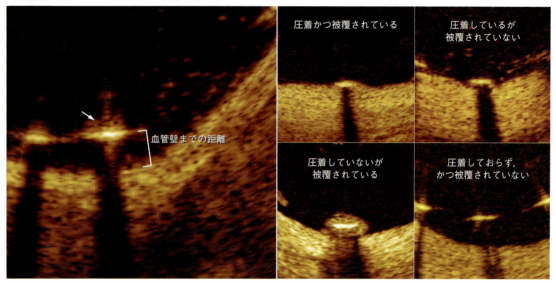

るもので，真の組織構造だと解釈してはいけない．フラッシュが不十分で血管内に血液が残存している場合には，画像の質が著しく劣化し，高輝度でさまざまな形状をした構造が血管内に見えることがある．

D 定量的評価

OCTによる径および面積の計測はIVUSによる解析と同様に行われるが，OCTに特異的な技術的留意点がいくつかある．正確な計測のためには，OCT像の屈折率とZオフセットを正しくキャリブレーションすることが必要である．屈折率は，光が透過するスピードを調節する物質の特性である．光のスピードは大気中よりも内膜や組織内では遅いので，画像上での距離は，この遅れを考慮して矯正する必要がある．OCTの検査機器は，OCT像上の短軸方向の距離を中膜や組織の推定屈折率で割ることにより，屈折率を矯正できるようになっている．Zオフセットは，カテーテル内の光ファイバーの光学距離のわずかな変化に注意を向けたもので ある．キャリブレーションは，サンプルおよび／

またはリファレンスアームの光学距離を調整することによって行うもので，OCTによる検査を行うごとに自動もしくは手動で行う．ファイバーの長さも1回のプルバックの間に変化し，OCTデータセット全体ではZオフセットはさまざまとなるため，OCT像は定量的解析を行う前に，必要に応じてZオフセットを確認して調整するべきである．

OCTによる計測は通常境界の最先端で行うが，ステントの計測はストラットの軸の中心（もしくは最も輝度の高い点）を用いて行う必要がある場合もある．これは，メタルステントのストラットのような反射率の高いものの表面では，bloomingアーチファクトがしばしば生じ，輝度の高い反射物が軸方向に拡大して不鮮明に見えてしまうためである（図25-11）[69]．一般に，血液を除去して検査を行うこと，およびその高い解像度のために，IVUSよりも血管内の境界をより鮮明に描出することができ，血管の輪郭はほとんど誤差なく正確に自動決定することができる．一方で，OCTは病変のある動脈壁でのシグナルの深達度が限られているた

[図25-12] 線維性プラーク，脂質性プラーク，石灰化プラークのOCT像とそれに対応する組織像
線維性プラークでは，OCTのシグナルは強くて均一である（矢印）．対照的に，脂質に富んだ領域（Lipid）や石灰化した領域（Ca）では，それらは血管壁内で低信号領域として見える．脂質性プラークは境界不明瞭であるが，石灰化結節の境界は明瞭である（組織標本は，左図はElastica van Gieson染色で，中図と右図はヘマトキシリン・エオジン染色）．

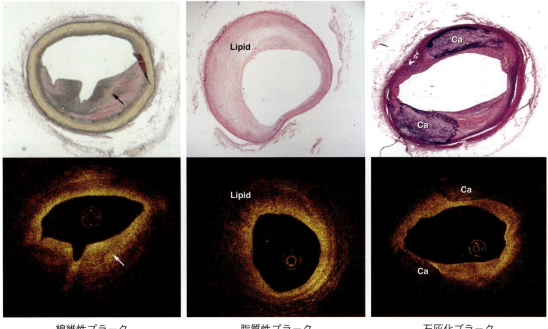

線維性プラーク　　　　　脂質性プラーク　　　　　石灰化プラーク

め，IVUSでよく行われるようなプラーク量や血管リモデリングについての研究には適さない．

Ⓔ 質的評価

［1］プラークの特徴

OCTでは，線維性プラークは一様な高信号（後方散乱の高い）領域，石灰化プラークは上縁と下縁の輪郭が明瞭な低信号領域，脂質性プラークは境界が不鮮明で広範な低信号領域（脂質プール）として観察される（図25-12）．接線方向の信号脱落といったアーチファクト，血液，あるいは赤色血栓などは脂質プールのように見えることがあり，慎重な解釈を要する（図25-10）．線維性被膜は通常脂質プール（もしくは壊死性コア）あるいはカルシウムの上の，前述したようなシグナルに富むバンドとして見える．線維性被膜内に，背景の斑点状のノイズよりも輝度の高い，個別の，もしくは融合した点状の高信号領域として，マクロファージの集まりが見えることもある．コレステロールの結晶は，通常線維性被膜もしくは壊死性コアを伴った，高輝度の薄い線状の領域として見える（図25-13）．冠動脈プラーク内の微小血管は，輪郭が明瞭で，通常複数のフレームに連続する低信号の空間として見える．血栓は血管面に付着した，もしくは血管内で浮遊した塊として認識される．赤血球に富む血栓（赤色血栓）は，信号減衰が強く，高い後方散乱を呈するが，血小板に富む血栓（白色血栓）は，後方散乱が少なく，信号減衰が弱い均一な外観を呈している（図25-13）．

［2］不安定プラーク

脂質プール，薄い線維性被膜，マクロファージの集積，およびその他の表面の詳細な形態を評価するためのOCT独自の能力は，OCTが不安定プラークの検査をするのにふさわしい研究および臨床ツールであることを示唆している．OCTにおいては，薄い線維性被膜を有するプラーク（TCFA）は，あらかじめ決められた値よりも薄い線維性被膜が覆っている脂質もしく

[図25-13] OCTで検出される頻度の高い異常所見
すべての画像にガイドワイヤアーチファクトを認める（*）.

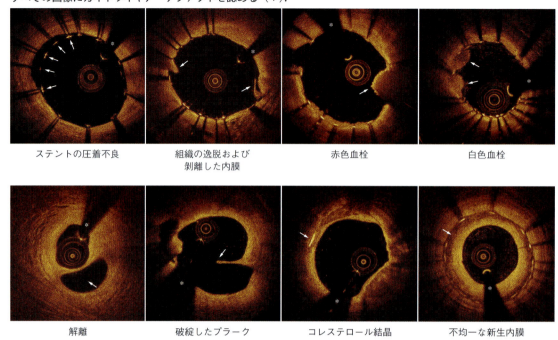

ステントの圧着不良　　組織の逸脱および　　赤色血栓　　白色血栓
　　　　　　　　　　剥離した内膜

解離　　破綻したプラーク　　コレステロール結晶　　不均一な新生内膜

は壊死性コアとして定義される（図25-14）. OCTで測定された線維性被膜の厚さは，組織学的検査で得られたものとよく相関することが示されている[70]. 最もよく用いられている閾値は組織学的研究に基づく65μmであるが，これを生体内のOCT像に適用する場合には，病理組織学的処理をする過程で生じる組織の収縮（10〜20％）を考慮して調整することが必要である．急性冠症候群（ACS）患者に対するOCTによる臨床研究では，プラーク破綻の1/3は，線維性被膜の厚さが70μm以上（最大160μm）で起こっていることが報告されている．この研究では，破綻した線維性被膜の厚さは，ACS発症時の活動の有無と正の相関があり，プラーク破綻の発生頻度は労作時発症ACSでより高かった（安静時57％ 対 労作時93％，$P=0.014$）．ACSおよび安定狭心症の患者に対して行った別の臨床研究では，破綻したプラークの95％で被膜の最も薄い部分が80μm未満であった[72]. これらの結果から，被膜の厚さだけではプラーク破綻の危険がある病変を同定するには不十分であることが示唆された．

OCTでTCFAの診断をする際に，何人かの研究者が，「脂質もしくは壊死性コアが90°もしくは血管全周の1/4以上にわたる」という追加のパラメータを用いている[73]. これらの定義を用いて，OCTにより定義されたTCFAないしプラーク破綻と臨床像との関係が，複数の研究で示されている．OCTによるTCFAは左前下行枝の近位部にまとまって観察されることもあるが，過去の組織学的報告と同様に左回旋枝や右冠動脈全体にも均等に分布していることが多い[74]. 血栓性イベントの別の機序として，生体内においてプラークのびらんをOCTで評価することもできる．典型的には，びらんはOCTでは不整な表面に血栓を伴うが，隣接したフレームには被膜の破綻は認められないことにより定義される．急性心筋梗塞（AMI）患者に対して複数の方法で画像評価を行った臨床研究では，線維性被膜のびらんはOCTでは23％に認められたのに対し，IVUSおよび血管内視鏡では順に0％および3％にしか認められなかった[75].

OCTで認められるTCFAが，冠動脈イベン

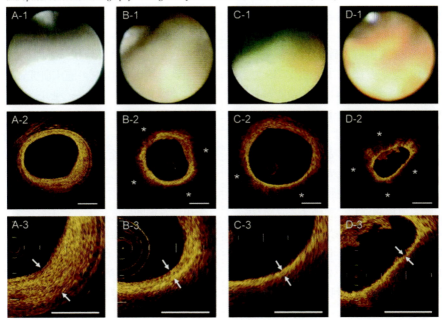

[図25-14] 血管内視鏡による黄色プラークのグレード分類の例
表面の色は線維性被膜を通じて見える脂質コアを表している．その濃さは線維性被膜が薄くなるにつれて強くなり，内部が透けて見えるようになる（上段左からグレード0～3）．対応するOCT像（中段）では，黄色調の強いプラークでより線維性被膜が薄いことがわかる（下段は拡大像，目盛りは1mm）．脂質プールを覆う線維性被膜の厚さを2つの矢印で示している．
(Kubo T et al：Implication of plaque color classification for assessing plaque vulnerability：a coronary angioscopy and optical coherence tomography investigation. JACC Cardiovasc Interv 1：74-80, 2008)

トの将来的なリスクと関連があるということを明確に示した大規模な自然歴を観察した研究はこれまでに行われていない．しかし，69の有意でない冠動脈プラークを観察した最近の研究では，OCTで認められたTCFAもしくはプラーク内のマイクロチャネルが，7ヵ月後のプラークの進行と強い相関があることが示された[76]．他のいくつかの臨床研究では，9ヵ月間のスタチンを用いた脂質低下療法により，OCTで測定した線維性被膜の厚さが有意に増加することが示された[77-79]．このようなOCT所見がプラーク安定化療法のサロゲートエンドポイントとして使用できるかどうかは，今後の検討課題である．

F インターベンションへの応用

［1］インターベンション前のプラークの評価

標的血管およびリファレンス血管の標準的な形態計測に加え，インターベンション前のOCTによる評価は，表面の石灰化の厚さ，TCFA，プラーク破綻，血栓の有無や種類など，病変の特徴について独自の情報を与えてくれるため，手技を行ううえで助けになることがある．IVUSと異なり，OCTのシグナルは陰影を伴うことなくカルシウムを透過することができる．このため，術者は表面の石灰化の厚さを評価することができ，ステント留置前にアテレクトミーによりプラーク量を減らす必要があるかどうかを判断することができる．いくつかの研究により，OCTで認められたTCFAは，PCIを施行される患者におけるノーリフロー現象やMRIで評価された微小血管閉塞，あるいは手技に関連した心筋梗塞（MI）の発症に影響があることが示されている[80-83]．薄い線維性被膜および大きな脂質プールはこのような好ましくないイベントと特に関連があり，補助的な薬物療

法やPCI中の末梢血管保護デバイス使用が有効である可能性がある．

［2］ステント留置直後の問題に対するOCTによる評価

OCTによりステントの形状を正確に計測することができ，十分なステントの拡張を確認することができる．半自動の輪郭検出によりステント内腔およびリファレンス領域の面積計測が容易にでき，MSAも瞬時に確認できる．解離や組織の突出の見え方はOCTでもIVUSでも本質的には同様である．しかし，解像度が高く血管内腔と血管壁の間のコントラストも明瞭であるため，OCTではIVUSよりもそれらの実態をより詳細に可視化することができることが多い（図25-13）．IVUSとは異なり，ストラットの圧着は，ストラットの内腔側の反射像と血管壁との距離を直接測定して評価する（図25-11）．ストラットと血管壁との距離が，ストラットの公称幅（ポリマーがある場合にはそれも含む）よりも大きい場合を不完全な圧着と定義し[68]，しばしば補正率が付記される．ストラットの圧着度を「埋没」と「突出」のいずれかで分類することを提唱している研究者もいる[84]．このような，OCTのみで検知することができるわずかな異常の臨床的意義については，いまだ未解決の問題である．

［3］ステント留置慢性期の問題に対するOCTによる評価

OCTは慢性期においても，特に薬剤溶出ステント（DES）の場合においてステントを留置された血管について独自の所見を呈示してくれる．OCTはステントストラットおよびその血管壁との位置関係を正確に可視化できるため，遠隔期におけるステントストラットの圧着度および組織の被覆率が，OCTにより現在大規模に調査されている．ステントの圧着に対する上記の定義と組み合わせて，遠隔期におけるステントストラットの状態は以下のように分類される；(i)圧着かつ被覆されている，(ii)圧着しているが被覆されていない，(iii)圧着していないが（突出しているが）被覆されている，(iv)圧着しておらず，かつ被覆されていない（図25-11）．ストラットが側枝をjailしている場合を，組織が被覆されている場合／されていない場合のそれぞれにおいて，ストラットが圧着されていない場合の独立したカテゴリーとして付け加えることを提唱している研究者もいる[85, 86]．ステント留置後の新生内膜の治癒過程は，圧着していない，および／または被覆されていないストラットの割合を時間とともに減らすものと考えられており，それゆえにこのパラメータは複数のDESの臨床研究におけるOCT上のエンドポイントの一つとして用いられている．実際，圧着していない，および／または被覆されていないストラットは，遠隔期にOCTで検出された血栓と有意に関連があることを示した研究者もいる[87, 88]．一方，これらの所見と遠隔期の臨床的有害事象との直接的な関係は，大規模な縦断研究によって十分に示されているわけではない．現実に直面している技術的な問題の一つとしては，薄い内皮の層が現在のOCTシステムの解像度をもってしても描出できないことが挙げられる．このほかに残っている疑問点として，DESのストラット上に認められる組織が，内皮機能を持った抗血栓性の新生内膜なのか，血栓やフィブリンといった別の物質なのかということである．ある研究グループ[89]は，光学密度を計測することにより，OFDIでフィブリンおよび新生内膜で被覆されたストラットを識別することができる可能性を近年示唆しており，現在一部で取り組まれている課題である．

このほかにOCTで興味ある分野としては，過去に留置されたステント内もしくは周囲の新生内膜組織（図25-13）を特徴づけることである[90-93]．ヒトの標本における病理学的研究では，DES留置後の新生内膜組織はベアメタルステント（BMS）留置後のものとは大幅に異なっており，プロテオグリカンに富む組織，器質化した血栓，平滑筋細胞，アテローム，炎症細胞などの不均一な構成要素からなることが示されている．特に，新生内膜組織内の動脈硬化性変化，およびそれに引き続く脆弱化は，BMSよりもDESでより早く起こり，ステント

留置後の遅発性および超遅発性血栓症の一因となっている可能性がある[94]．臨床の場面においては，OCT は種々の光学的な不均一性および比較的早期の DES 内組織の新血管形成を明らかにしているが，これはおそらく前述したような新生内膜の病理学的変化を示しているものと思われる[92, 93]．超遅発性血栓症の症例においては，OCT で新生内膜のプラーク破綻が認められたことが報告されている[95, 96]．

［4］完全生体吸収性ステントの OCT による評価

バルーン拡張金属ステントと比較して，ポリマー素材の完全生体吸収性ステントを使用する場合には，アンダーサイズの生体吸収性ステントを過拡張するとポリマーのストラットを痛めてしまうため，インターベンション前の画像評価における正確なデバイスのサイジングを行うことが極めて重要である．留置後，ポリマーのストラットは光透過性のため，ストラットの血管壁への圧着度を，距離の計測によるよりも，むしろ直接的に評価することができる．慢性期においては，ストラットの分解，吸収の過程および血管壁との相互作用を OCT によりモニタリングすることができる[97]．生体吸収性ステントの初期の臨床試験においては，ポリ-L-乳酸（PLLA）ストラットの形態変化は，（ⅰ）ストラットが保持されている，（ⅱ）ストラットが開いている，（ⅲ）溶解した輝度の高いストラット，（ⅳ）溶解した黒色のストラットとして，OCT により評価された[98]．

G 安全性と限界

OCT に使用されているエネルギーの生物学的安全性はすでに他分野において確立されているが，血管内に挿入するデバイスの構造上の問題や，冠動脈の撮影中に生じる一過性の虚血の問題がある．TD-OCT を施行された 468 人の患者に対して行われた多施設共同試験（55％の患者が近位部をバルーンで閉塞する手法を採用された）では，検査に際して冠動脈攣縮や MACE を生じたケースは 1 例もなかった[99]．最も多い合併症としては，一過性の胸痛（48％）および QRS 幅開大/ST 変化（46％）があり，いずれも手技を終えることにより消失し，血管を閉塞しないフラッシュ法よりも血管をバルーンで閉塞する手法をとった患者で有意に多かった．FD-OCT では撮影時間が短く，バルーンで血管を閉塞する必要がなく，さらに造影剤の必要量が少ないため，虚血性の合併症は有意に少ない．FD-OCT の初期の臨床使用経験では，90 人の患者に対して 114 の画像を取得したが，重大な合併症や虚血性の心電図変化は 1 例も認めなかった[100]．

血液を除去する過程があるため，左心機能が高度に低下した患者や血行動態が特に悪化した患者では注意が必要である．腎機能が著明に低下した患者や造影剤にアレルギーのある患者では，フラッシュに造影剤を使用することは避けるべきである．大動脈からの入口部や発達した側副血行を伴う病変は，血液の除去が不十分となるため，完全な画像を得るにはふさわしくないことがある．

H 将来への展望

OCT の技術をカテーテルベースの治療機器と融合させる試みが，現在活発に行われている．一例としては，OCT とアテレクトミーを 1 つにまとめたカテーテルが，近年ヨーロッパで末梢動脈治療用に承認された．先端にある螺旋状のカッターの近くに OCT プローブを搭載し，CTO 病変の血行再建手技の際にリアルタイムの画像的ガイドを提供する（図 25-15）．このほかに現在技術面で開発されつつあるのは，生化学的および機能的情報を OCT 像の細部に与えるためのさまざまな信号処理法である．分光解析は構造物から反射した赤外線のスペクトルを用いて断層像にカラーコードを与えるもので，組織の生化学的な内容を洞察することができる．偏光分析は組織の複屈折性を測定するもので，線維組織もしくは平滑筋細胞が多く配列した領域では，細胞配列が不規則に変性したアテローム性の領域よりも光の極性に敏感であるため，やはりプラーク成分の識別に役立つと考えられる．OCT Doppler およびエラスト

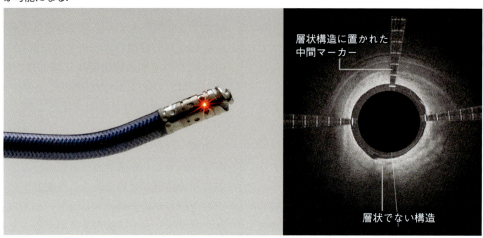

[図 25-15] イメージングカテーテルと治療用カテーテルを一体化したデバイスの例
このデバイスは先端にある螺旋状のカッターの近くに OCT プローブを搭載し，末梢動脈における CTO 病変の血行再建手技の際にリアルタイムの画像的ガイドを提供する（Avinger 社，Redwood City, CA）．OCT 像中に見えるマーカーを用いることにより，術者は血管壁の病変がある側にカッターを向けることが可能になる．

グラフィは超音波で行う場合と同様のものであるが，OCT のほうが分解能およびコントラストが高いため，より感度が良い．さらに，OCT が本来持っている特性に基づいて，レーザースペックル解析を用いて構造物の粘弾性を正確に評価することができる可能性がある．

3　血管内視鏡

　血管内視鏡は消化管の内視鏡技術を血管内の領域に応用したものである．これは冠動脈の内腔面をリアルタイムにカラーで映し出すもので，動脈硬化性プラークの表面の色調や形態，血栓，内膜のフラップなどを見ることができる．血管内視鏡が 1985 年に初めて臨床使用されて以来[101]，技術的な進歩には目覚ましいものがあり，画質は向上し，カテーテルはより細くなり，カテーテルシステムの血管選択性は高くなった．血管内視鏡は日常臨床に広く取り入れられているわけではないが，特に ACS やステント内血栓の領域において冠動脈病変の病態生理学に興味深い知見を与えてくれる診断法として，世界中の研究者たちがこれを使用している．

A　画像装置および操作法

　一般に，血管内視鏡は，光源と CCD カメラを搭載した外部の光学エンジン，照明および画像を得るためのファイバーカテーテル，選択的にカテーテルをデリバリするシステム，および画像を記録するビデオモニタから構成されている．光源は，ファイバーカテーテルを通して高輝度の白色光を照射する．イメージングカテーテルは数千画素のファイバーの束を有し，最新世代のカテーテルでは 6,000 本のファイバーを有し，直径が 0.75 mm で，視界 70°，焦点深度 1〜5 mm のマイクロレンズを装着している．イメージングカテーテルのデリバリシステムは，血管内視鏡を選択的に標的区域に進め，至適な画像を得るために血液のない領域を作り出すという 2 つの役割を持っている．従来のデリバリシステムは血流を遮断するために先端にバルーンが付いているものであったが，これに代わるシステムでは，血管内視鏡の先端に血液と置換する光学的に透明な液体を持続的に注入するための小型のカテーテルを使用している．この方法だとバルーンで血管を閉塞することに伴う合併症（冠動脈破裂，解離，血栓）を防ぎ，

また，注入圧を低下させればすぐに血流は元の状態に戻るため，虚血時間を短くすることができる．

手技に先立って，ビデオカメラの内部回路を正確な白色に調整するため，リファレンスの白色面を写すことによる「ホワイトバランシング」を行う必要がある．カフで血管を閉塞させるシステムでは8Fのガイディングカテーテルが必要であるが，閉塞させない方法であれば6Fのガイディングカテーテルが使用可能である．いずれのタイプも冠動脈形成術用の0.014インチのガイドワイヤに対応している．カフで血管を閉塞させる型の血管内視鏡（4.5F）は，透視下でダブルモノレール法（内側に光ファイバー，外側にデリバリカテーテル）を用いて観察したい領域まで進める．温めた乳酸リンゲル液をガイドワイヤルーメンから毎秒0.3〜1.0 mL注入しながら，生理食塩水と造影剤の混合液を満たしたカフを，血液のない十分な画像を得られるまでゆっくりと拡張する．次いで標的領域の至適な像が得られるように，光ファイバーをガイドワイヤに沿って前後させる．

これとは対照的に，カフを使用しない血管内視鏡はデリバリシステム（4.0F）を標的領域に進めるのにオーバーザワイヤ法を用いる．2.9Fの内部のカテーテルをガイドワイヤとともに抜去した後，ファイバープローブをデリバリカテーテルの中で進める（このため標的領域を保護するために，もう1本ガイドワイヤを使用することもある）．血管壁の損傷を防ぐため，プローブの先端はデリバリカテーテルの出口のすぐ手前に留置する．次いでデリバリカテーテルを持続的にフラッシュしながら，システム全体を引き抜いて，標的領域を撮影する．この方法を行うに際しては，温めた低分子デキストランを注入するほうが安全で効果的だと述べている者もいる．

B 画像の解釈

消化管内視鏡同様，血管内視鏡の画像は表面の色調，および血管壁の内腔面の形態に基づいて解釈する．正常の冠動脈の表面は灰色がかった白色調で，その輪郭は隆起なく滑らかに見えるが，動脈硬化性プラークはさまざまな程度に黄色がかって見え，内腔面は不整に見えることもあればそうでないこともある．プラークの表面が黄色く見えるのは，脂質コアが線維性被膜を透過して見えていることを示しているものであり，線維性被膜が薄くなるにしたがって黄色調は強くなり，より透き通って見えるようになる（図25-14）．解離は内腔面に生じた亀裂，および/または白く帆の形に隆起した構造として見え，血管内で遊離していることもあれば可動性がないこともある．内膜フラップは白くて薄く，可動性の高い葉状のものとして見える．両者の構造は，血管壁に連続して同じように見える．血栓は赤，白，もしくは両者が混ざった色をした塊として認識され，内膜に付着しているか，もしくは内腔に突出している．赤い塊はフィブリンと赤血球が主体の血栓であり，白い粒あるいは綿状に見えるものは血小板主体の血栓である．また，内膜下出血は血管壁内の境界明瞭な赤い斑点として見えることがある．

血管内視鏡画像を解釈するための病理組織学的ないくつかの基準が提唱されている．70人の死後のヒトの動脈を観察した研究[102]では，血管内視鏡所見は正常，安定アテローム，破綻したアテローム，および血栓に分類された．組織学的所見と比較して，破綻したアテローム以外のすべてにおいて，血管内視鏡はすべて90%以上の高い感度，特異度，精度を示した．破綻したアテロームでも，感度のみが73%と中等度であったが，特異度，精度，適中率は90%以上とやはり高かった．血管内視鏡における血栓の感度は100%であり，IVUSの57%を大きく上回っているというのは重要な事実である．また，方向性冠動脈アテレクトミー（DCA）で切除された組織を用いて，生体内における血管内視鏡所見が正確であることを示した報告もある[103]．この研究では，黄色プラークの色調はプラークもしくはアテロームの変性度と強い相関があり，ACSと関連があると結論づけている．

血管内視鏡所見を解釈する際の主観性を少な

くするため，再現性をもって血管内視鏡所見を評価するためのいくつかの分類法が提唱されている．Ermenonville 分類は European Coronary Angioscopy Working Group によって作られたもので，画質，内腔径，表面の色調，アテローム，解離，血栓といったいくつかのパラメータを 3～5 のカテゴリーに分類している[104]．しかし，この診断法を用いた同一検者間一致率と異検者間一致率をチャンスレベルの一致率で補正した κ 値は，0.51～0.67 および 0.13～0.29 と低かった．一方，赤色血栓や解離といった重要なものについては，単純にその有無を記録したときには，良好な同一検者間一致率と許容できる異検者間一致率を示した．同様に，他の研究者が提唱した比較的単純な分類法も高い再現率を示した[105]．また，現在の血管内視鏡では内腔の狭小化を定量的に評価するのには限界があるが，完全閉塞，および内腔の狭小化の有無については識別することができる．

C 診断への応用

［1］急性冠症候群（ACS）

血管内視鏡は生体内で血栓の検出感度が良いことから，急性冠症候群の責任病変の形態学的特徴を調べる数多くの臨床研究が行われてきた．血管内視鏡では，ほとんどの責任病変において血管を閉塞させる血栓あるいは壁在血栓を認め，この下にはしばしば破綻した黄色プラークを認める[103, 106, 107]．血栓は大部分が白色血栓であるが，それが血管を閉塞させる要因となるときには，赤色血栓あるいは混合血栓に変わることもある．破綻したプラークの脂質コアから露出した物質と混ざって，血栓が黄色く見えることもある．ある研究グループは，責任病変がこのタイプの場合，プラーク内容の露出のない純粋な血栓性病変に比べ，PCI における末梢塞栓の危険が高いことを示唆している[108]．AMI のごく一部で，再灌流後に黄色プラークも壁在血栓もみられないことがあるが，このような場合には血管攣縮もしくはその他の機序により，二次的な血栓症を起こしたことが疑われる．

MI に関連した破綻したプラークの治癒過程の詳細も，生体内において繰り返し血管内視鏡を施行することにより評価されている．AMI の患者に対し，PCI および / もしくは血栓溶解療法の直後，1ヵ月後，6ヵ月後，18ヵ月後に責任病変を観察した研究[109]がなされており，これによれば，血栓は当初は 93％ に認められ，発症 1ヵ月後でも 64％ に認められた．このことは，責任病変において長期にわたって血栓形成が続いていることを示唆している．しかし，血栓を認める頻度は時間とともに著明に低下し，それとともにプラークの黄色調の強さのグレードも著明に低下する．興味深いことに，この安定化の過程は，糖尿病や高脂血症の患者では著明に障害される．

［2］不安定プラークの検出

これまで，プラーク表面の黄色調の強さが，不安定プラークの形態や臨床像と関連があることが，多くの研究によって示唆されている．初期の臨床研究では，黄色プラークは安定狭心症の患者（15％）や陳旧性心筋梗塞の患者（8％）よりも ACS の患者（50％）で多く認められることが示されている[106]．冠動脈疾患を疑われてカテーテル法を受けた 843 人の患者で行われた最近の研究では，非狭窄部（狭窄率 50％ 未満）でも 1,253 の黄色プラークが認められ，規定のカラーサンプルを用いてグレード 1～3（薄い黄色から濃い黄色まで）に分類された[110]．この大規模な研究では，内腔の血栓は黄色のグレードが高いプラークにおいて，より高頻度に認められた（グレード 1 で 15％，グレード 2 で 26％，グレード 3 で 52％；$P<0.0001$）．

この関係の病態生理学的な機序は，黄色プラークの構造上および機械的な特性によって一部は説明できる．ウシの脂質性プラークを用いて行った実験では，血管内視鏡における黄色調の浸潤度と組織学的な被膜の厚さとの間には負の相関が認められた[111]．臨床試験においても，血管内視鏡における表面の色調と，IVUS[112] もしくは OCT[113] の後方散乱解析（integrated backscatter analysis）で計測した被膜の厚さとの間に同様の相関が報告されている（図 25-14）．さらに，血管内視鏡を従来の IVUS およ

び冠動脈内圧の同時測定と組み合わせて行った臨床研究では，黄色プラークは白色プラークと比べ，伸展性が高くリモデリング比が大きい（より代償性に拡張している）ことが示された[114]．これらの結果は，血管内視鏡で黄色調に見えるプラークはより不安定化しているということを示唆している．

一方，個々のプラークの表面が黄色いというだけでは将来の臨床徴候の予測因子としては十分ではないが，おそらくこれは症状を伴わないプラークの破綻があることや，イベントを引き起こすには付加的な要因が必要であることによるものと考えられる．前向きに12ヵ月自然経過を追跡した試験[115]では，ACSは白色プラークを有する患者よりも黄色プラークを有する患者でより多く起こることが報告された．特に，ACSは輝度の低い黄色プラークを有する患者よりも，輝度の高い黄色プラークを有する患者で多く発生した．ベースラインで血管内視鏡による観察を行う患者数を増やした，より最近の前向き試験[116]では，1冠動脈あたりに2つ以上黄色プラークを認める患者では，1つ以下の患者よりも平均4.8年の観察期間中にACSの発症率が2.2倍高かった．イベントの発症率は1冠動脈あたりの黄色プラークの数が5つ以上，2つ以上，1つ以下でそれぞれ順に15.6%，9.0%，4.1%と報告されており（$P=0.02$），このことから考えると黄色プラーク1つあたりのACSの年間発症率は0.3～1%と推測される[117]．

AMI発症後1ヵ月時にカテーテル検査を受けた患者の冠動脈3本すべてを血管内視鏡で観察するという大規模な試験[118]では，梗塞の責任冠動脈および非責任冠動脈のいずれにおいても複数の黄色プラークが広く分布しており（1本の冠動脈あたりそれぞれ3.7±1.6，および3.4±1.8），このことから不安定プラークの形成は冠動脈全体に影響を与える因子によって起こることが示唆された．これに基づいて，同じ研究者グループはプラーク指数（黄色プラークの数×最大のカラーグレード）なるものを提唱したが，これが将来のイベント発生をどれだけ予測できるかは今後の検討課題である．臨床の場面では3本の冠動脈すべてに血管内視鏡を施行することは実際的ではないが，血管内視鏡でプラークの特性を分析することにより，不安定プラークを研究する領域においては独自の補足的な情報を得ることができる．

D インターベンションへの応用

インターベンションの前後に病変を評価することは，血管内視鏡でよく報告されている応用法である．黄色調，ないしは責任病変に付着した血栓といった破綻したプラークの血管内視鏡的特徴により，PCI後の早期の有害転帰のハイリスク患者を同定することができる[119, 120]．最近の研究では，血管内視鏡で破綻したプラークを認めるAMIの患者に対して末梢保護を行うと，微小循環障害や左室機能低下を減少させることが明らかとなった[121]．

血管内視鏡は，新しいインターベンションのデバイスや薬物治療を理解するのに大きく貢献している．ステント留置に関しては，BMSもしくはDES留置に対する生体内の血管の反応を，繰り返し血管内視鏡を行うことにより評価した報告がいくつもある．ステント留置された領域の治癒過程を評価するにあたり，血管内視鏡による評価は当初ステントのストラットをどの程度新生内膜が覆っているか，および赤色もしくは白色血栓の存在に焦点が当てられていた．新生内膜の被覆度は通常，ステントストラットがどの程度見えるかにより3ないし4段階に分類され（数字の大きいほうがより被覆度が高い；図25-16），不完全な被覆はしばしば血栓を伴う．血管内視鏡所見と組織を計測した結果を比較したある動物実験[122]では，グレード0（まったく被覆されていない）もしくはグレード1（薄い層で被覆されている）における新生内膜の厚さは80.2±40.0 μmであったが，グレード2（ストラットが新生内膜に埋もれた状態）においては184±59.4 μmであった．血管内視鏡を用いた臨床試験では，ある時点における新生内膜による被覆度，血栓の頻度，およびこれらの所見の不均一性はステントの種類によって大きく異なっていた．一般に，血管内視

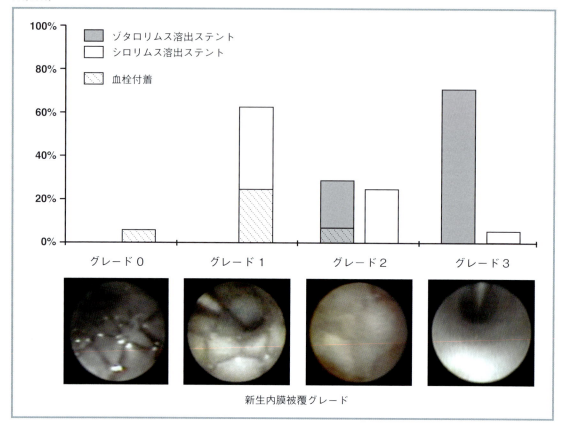

[図 25-16] 血管内視鏡によるステントストラットの被覆グレードの例
（グレード 0）ステントストラットが露出している．（グレード 1）ストラットが内腔に突出しているが，被覆されている．（グレード 2）ストラットは埋まっているが，透過して見える．（グレード 3）ストラットが完全に埋まっていて見えない．図はシロリムスおよびゾタロリムス溶出ステント留置 8 ヵ月後における，各グレードの頻度の違いを示している．
(Awata M et al：Angioscopic comparison of neointimal coverage between zotarolimus- and sirolimus-eluting stents. J Am Coll Cardiol 52：789-790, 2008)

鏡で評価した治癒過程は BMS よりも DES のほうが遅れるが[123, 124]，生体適合性ないし生体吸収性ポリマーを用いた新世代の DES においてはこれも改善してきているようである（図 25-16）[125, 126]．このような血管内視鏡所見が，ステント留置後の遅発性血栓症に対する安全対策として使用できるかどうかは異論のあるところである[127]．

血管内視鏡で評価したプラーク表面の色調はインターベンションに対する血管の反応について，他にも別の独自の見識を与えてくれる．急性もしくは亜急性の MI 患者を対象にした研究[128, 129]では，繰り返し血管内視鏡を施行すると，BMS で治療された患者の大部分は責任病変のプラークの色調が黄色から 6 ヵ月以内に白色に変化することが明らかとなったが，このことは BMS 留置が新生内膜増殖により不安定プラークを塞ぐことにつながることを示唆している．同様のプラークの色調変化は，脂質低下療法によるプラークの安定化によっても認められることが報告されている[130, 131]．これとは対照的に，不安定プラークに対して DES を留置することの効果については現在でも異論のあるところである．ある血管内視鏡を用いた報告ではシロリムス溶出ステントを ACS の患者に留置しても新生内膜による被覆は促進されたとしているが[132]，別の報告によれば，黄色プラークが存在するとシロリムス溶出ステント後の新生

内膜による被覆度は低下したとのことである[133]．

BMS留置から数年の間に，中期的なフォローアップでは白色の新生内膜として観察されていたものが，しばしば黄色プラークに変化していることを経験するが，このことはステント内の組織が動脈硬化性病変に変化することを表している[134]．繰り返し血管内視鏡を施行した最近の研究では，このような現象はDESにおいてより急速に進行することを報告しているが[135]，これは内皮の傷害が脂質の浸潤，そして単球の接着や内膜下への遊走を促進してしまうことによるのではないかと推測される．この研究では，始めは黄色プラークが存在しなかった病変であっても，10ヵ月後のフォローでは94%で新たな黄色プラークが出現している．遅発性血栓症の発症頻度は不明であるものの，この原因は黄色プラークに持続的にさらされていること，もしくはDES留置部の組織において動脈硬化が促進されていることにある可能性がある．

Ⓔ 安全性と限界

血管内視鏡の光源は，強度は高いが，照射する血管壁を熱損傷から守るために赤外線をあまり含まない．一方，血管内視鏡およびデリバリカテーテルの構造は，この侵襲的な撮影機器の安全性に大きく影響する．これまで，デリバリカテーテルのオクルージョンカフや，撮影中血流を途絶させることによる一過性の虚血に関連した合併症がいくつか報告されている．また，この他の合併症には，一部の血管内視鏡のシステムにある2つのモノレールワイヤ孔の間でガイドワイヤがループを形成してしまう，いわゆるワイヤトラッピング（wire-trapping）と呼ばれるものがある．あるグループが，オクルージョンカフのない新しいオーバーザワイヤのシステムを用いた1,200の手技では，合併症発生率は1%未満であったと報告しているが，多施設の大規模試験の報告はいまだにない．

近年の技術の進歩にもかかわらず，血管内視鏡はいまだに微小血管の評価をしたり高度狭窄の先の部分を映したりするには限界がある．また，隆起した構造物があるとその近位部の面しか見えないことがある．この他の技術的な限界としては，内部組織の構造を評価できないことや，質的な解釈をするにあたっては主観性が大きく，結果として同一検者間および/または異検者間のばらつきが大きくなってしまうことが挙げられる．

Ⓕ 将来への展望

色調の主観的な解釈を解決する方法の一つは，血管内視鏡画像の定量的な比色分析を行うことである．ヒトの色覚的なばらつきに加え，血管内視鏡のシステム，それぞれのカテーテル，ライトの配置，さらには対象物の視野内での位置によっては，機械による色のひずみが起こることがある．定量的比色分析法であればこれらの限界を克服でき，この方法を用いて実験的には高い再現性をもった計測ができることが報告されている[136]．

その他の技術的な進歩に関心が持たれている領域としては，分子もしくは細胞イメージングを標的とした蛍光血管内視鏡が挙げられる．生体内・生体外のいずれにおいても，近赤外蛍光内視鏡でヒトの冠動脈プラーク内のコレステロールやコレステリルエステルを可視化できることが報告されている[137]．プラークの進展や不安定化に伴い，低比重リポ蛋白やリソホスファチジルコリンといった組織の構成成分がどのように変化しているかを明らかにするため，カラー蛍光血管内視鏡による研究も進行中である[138, 139]．

4 スペクトロスコピーおよびその他の光学的画像

スペクトロスコピーは電磁放射線や光と組織の成分との相互作用により生じたスペクトルを分析することにより，プラークの化学組成を解明するものである．これまで，拡散反射近赤外線スペクトロスコピー，Ramanスペクトロスコピー，蛍光スペクトロスコピーなどの，光を

用いたいくつかのスペクトロスコピーが動脈硬化性プラークの特性解析に利用されてきた．いろいろな波長が混合した光線に組織が照らされた際に，照らされた分子に吸収された波長は，組織を通過後は光源のスペクトルから消失する．拡散反射 NIR スペクトロスコピー（拡散反射 NIRS）は，波長の関数として近赤外線の吸収量を NIR ウィンドウ内で分析するものである（700〜2,500 nm まで）．一方，Raman スペクトロスコピーは単一の波長の光線を用い，光の粒子と分子が相互に作用してエネルギーを得る，もしくは失うにしたがって起こる波長の変化を測定する．Raman スペクトロスコピーは非弾性散乱，もしくはいわゆる Raman 散乱と言われるものを測定するものであり，これは光の粒子と相互作用する物質に関する固有の情報を有しているものである．ある条件下では，光の粒子は分子を高い水準まで励起し，その減衰によって生じたエネルギーの差を光として放出する．蛍光スペクトロスコピーは照射された物質の特性を同定するために，光ルミネセンスもしくはルミネセンス発光を使用する．蛍光分子イメージングは，蛍光化合物でラベルをした分子を可視化する光学イメージング技術の一つである．

Ⓐ 画像装置および操作法

いくつかの異なる光学技術のなかで，拡散反射 NIRS がフロントランナーであり，臨床の場面で動脈硬化プラークの脂質成分を同定することができる．市販されている冠動脈スペクトロスコピーのシステムは，構造および化学組成の情報を同時に取得できるよう，IVUS と NIRS の2つのイメージングカテーテルを合体させたものになっている（Infraredx 社，Cambridge, MA）．3.2 F の NIR カテーテルには，外部の保護シース内に光を送受信するためのファイバーが束状に納められている．ラピッドエクスチェンジ型のカテーテルは，6 F のガイディングカテーテルと互換性があり，標準的なインターベンションの手法を用いて冠動脈の測定したい領域まで進めることができる．他の光学イメージング技術とは異なり，このシステムでは撮影範囲から血液を除去する必要がない．カテーテルは，先端にあるミラーで光を血管壁の方向へ向け，血流内で 20 msec 以内にスペクトルを得る．この構造により，円周状にデータを得ることができるばかりでなく，プローブの自動引き抜き装置を用いて対象領域の縦方向も完全に走査することができる．集められた光はスペクトロメータによって診断アルゴリズムを用いて解析され，ケモグラム（chemogram）と呼ばれる空間的（円周状および縦方向）情報として，血管の二次元マップが表示される（図 25-17）．現在のシステムは，特に脂質に富むプラークを検出するためにデザインされており，ケモグラムでは黄色に見える．赤から黄色へのカラースケールは，血管壁内の脂質成分のアルゴリズム的可能性が高くなることを示している．40 MHz の IVUS のトランスデューサが NIRS プローブの隣に搭載されており，ケモグラムのデータが IVUS の断面像の周囲にリアルタイムに表示される．結果のサマリーは動脈 2 mm ごとに1つのケモグラムとして表示され，IVUS の断面像の中心のカテーテルアーチファクトも描出される．さらに，脂質コア量指数（LCBI）が，撮影範囲内で脂質の可能性が 0.6 を超えるような領域の分画として計算され，1,000 を乗じて表示される．

Ⓑ 検証および初期の臨床経験

バイオスペクトロスコピーが動物モデルやヒトの動脈サンプルにおける動脈硬化性プラークの基本的な化学組成を同定する能力については，多くの研究で報告されている．初期の実験的な研究[140]では，拡散反射 NIRS を用いて 199 のヒトの大動脈のサンプルを調べ，組織学的所見との比較を行った．これによれば，組織学的なプラークの不安定性に対する NIRS の感度と特異度は，脂質コアでは 90％と 93％，65 μm 未満の薄い線維性被膜では 77％と 93％，炎症細胞浸潤では 84％と 89％であった．血管内で血液の存在下で NIRS を用いた研究でも，同様の有望な結果が報告されている[141]．この研究で用いられた生体内のウサギの大動脈モデ

[図25-17] IVUSとNIRSの2つの撮影手段を組み合わせて得られた画像例
赤から黄色へのカラースケールは，アルゴリズム上脂質成分の可能性が高くなることを示している．NIRSのデータは，IVUSの断面像の周囲にリアルタイムに表示される（左）．ケモグラムと呼ばれる血管の二次元マップ（右上）では，横軸は血管の引き抜きをmmで表し，縦軸は回転角度を表している．結果のサマリーは動脈2mmごとに1つのケモグラムとして表示され，IVUSの断面像（左）においても長軸像（右下）においても中心のカテーテルアーチファクトを描出する．

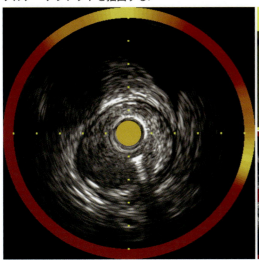
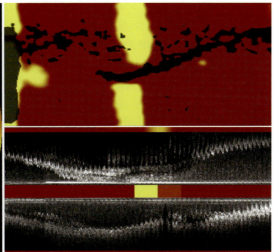

ルにおいて，0.75 mm² 以上の脂質領域は78％の感度と75％の特異度をもって同定された．

冠動脈内 NIRS システムの試作品の検証が，84人の剖検心から212の冠動脈領域を用いて血液の存在下で行われた[142]．最初の33の心臓をリファレンスに用いて診断アルゴリズムを作成し，脂質に富むプラーク（全周の60°以上にわたる，厚さ 200 μm を超える脂質コアが存在し，線維性被膜の平均の厚さが 450 μm 未満により定義）の盲検的予測が残りのサンプルを用いて行われた．このアルゴリズムでは，直径が 3.0 mm 以下の血管においては，受信者動作特性（ROC）曲線0.8（95％信頼区間 0.76-0.85）で脂質に富むプラークを同定することができた．LCBI は組織学的に計測した線維性アテロームの量とよく相関した．生体外で行われたこの剖検の研究と並行して，冠動脈内 NIRS システムの臨床的実現可能性が，SPECTACL（SPECTroscopic Assessment of Coronary Lipid）試験によって検証された[143]．ヒトに対して初めて行われたこの多施設共同試験では，臨床的に得られた NIRS のスペクトルと，剖検の標本で得られたものとの比較を行った．あらかじめ定められたスペクトルの類似性のクライテリアを，適切にスペクトルを解析できた症例の83％で満たし（95％信頼区間 70〜93％），この臨床的実現可能性を検討した試験の一時エンドポイントを達成した．他の臨床試験においても，冠動脈内 NIRS は，同一カテーテルにおいてもカテーテル間においても，高い再現性を持って生体内で脂質コアを検出でき，脂質コアの長さや LCBI を計測することができることが報告されている[144, 145]．

臨床の場面で他の血管内イメージングと直接比較をすると，グレースケール IVUS で得られた大きなプラーク面積，超音波信号の減衰，エコー輝度の高いプラークは，NIRS での脂質に富む成分の検出率の増加と関連がある[146, 147]．非石灰化プラークにおいては，VH-IVUS（％壊死性コア）と NIRS 所見との正の相関が報告されている．NIRS-IVUS と OCT 所見を比較する研究が，現在進行中の臨床試験において行われている．

ⓒ インターベンションへの応用

　NIRSが不安定プラークの診断ツール[148]やプラーク安定化治療のサロゲートマーカー[149]として実用化される可能性があるかどうかは別として，インターベンション前のNIRS画像はPCIに対して独自の指針を与えてくれる．特に，冠動脈内NIRSで検出された脂質に富むプラークは，手技後のMI発症のリスク上昇を同定することが複数の臨床試験によって示唆されている[150-152]．COLOR（Chemometric Observations of Lipid Core Plaque of Interest in Native Coronary Arteries）レジストリという前向き観察研究が，NIRSシステムで検出された脂質に富むプラークの長期的意義を評価するため，1,000人の患者を対象として現在行われている．COLORレジストリのサブ解析[150]では，PCIの病変で大きな脂質コア（インターベンション前のNIRS画像上，最大LCBIが4 mmあたり500以上により定義）では，大きな脂質コアを認めない病変ではわずか4.2％（95％信頼区間0.8～11％）にすぎなかった手技後のMIのリスクが，50％にものぼることが示された（95％信頼区間28～62％，$P=0.0002$）．この予備的知見は多施設共同前向き試験CANARY（Coronary Assessment by Near-infrared of Atherosclerotic Rupture-prone Yellow）によって現在さらなる検討がなされているが，この試験においては，NIRSで定められた脂質に富むハイリスクなプラークを有するPCI施行患者が，通常通りの前拡張を行う群と，血管形成に先立って末梢保護デバイス挿入下にステント留置を行う群とに無作為に分けられている．そのほかに現在NIRSの応用可能性として積極的に検討されているものには，辺縁に脂質に富むプラークを残さないように至適なステント長を決定することや[153]，側枝の近いところにあるプラークのNIRS所見に基づいて，PCI中の側枝閉塞の危険を層別化することなどがある．

ⓓ 安全性と限界

　独立型NIRSカテーテルを用いて106人の患者に対して行われたSPECTACL試験では，NIRS撮影に関連した重大な有害事象は認めなかった[143]．1人の患者で撮影中に胸痛を認めたが，これはデバイスが高度狭窄部位を通過したときに一過性に血管が閉塞したことによるものであった．撮影した標的血管において，末梢塞栓，ノーリフローや血栓症などは認めなかった．一方で，この初期の臨床経験においては，比較的高頻度（16％）で十分なデータを得ることができない例がみられた．新しいNIRS-IVUS一体型システムの安全性と性能が，現在SAVOIR（Simultaneous Acquisition of Intravascular Ultrasound and Near Infrared Spectroscopy Data in the Coronary Artery）試験によって評価されている．

　現時点では，この方法にさまざまな異なるプラークの成分や，プラーク不安定性についての病理学的特徴（血栓，プラーク内血腫や炎症など）を識別する能力があるかどうかについては明らかではない．ある研究グループは，現在のNIRSシステムで脂質コアの被膜の厚さを，コラーゲン信号の量により識別するための新しいアルゴリズムを近年開発した．

ⓔ 将来への展望

　拡散反射NIRSと比較すると，個々のプラークの構成要素を直接定量化するうえでRamanスペクトロスコピーは理論的には有利である．血管内に応用するにあたっての主な技術的問題は，Ramanシフトに取り込まれる光の粒子の割合がごくわずかであるため，結果として信号対雑音比が低く，組織の深達度も悪くなってしまうことである．しかし，新しい技術では指紋Raman領域（400～1,800 cm^{-1}）[154]ではなく，高周波Raman領域（2,400～3,800 cm^{-1}）を利用することにより，背景信号を著しく減らすことが可能なことが示された．この結果，血管内Ramanスペクトロスコピーおよび高周波Ramanスペクトルを用いた診断アルゴリズムの試作品が開発され，現在前臨床段階で評価されているところである[155]．

　生体外では，蛍光寿命イメージングマイクロ

[**図 25-18**] OFDI-NIRF カテーテルシステムにより得られたウサギの腸骨動脈の生体内画像（**上段**）ステントを留置された動脈の三次元画像．構成要素は OFDI 画像上カラー化されている（動脈壁は赤，ステントは白，血栓は紫，NIRF で検出されたフィブリンは黄色）．（**中段**）動脈硬化の微細構造と炎症性酵素活性の OFDI-NIRF 融合画像．OFDI 画像上強い ODFI 信号が，局所的に脂質（L）を含む動脈硬化性病変（矢頭）で観察される（a〜c）．（**下段**）対応する組織切片においては，RAM 11 染色ではマクロファージの高密度の集積を伴うプラークを示している（d の矢頭）．蛍光顕微鏡像では，弧状になったプラークの血管内腔面に，生体内で得られた亢進した NIRS 信号に似た，強いプロテアーゼ活性により誘導された NIRF 信号（赤）を認める（e）．マクロファージに富む領域では，免疫反応性カテプシン B も検出されている（f）．

(Yoo H et al：Intra-arterial catheter for simultaneous microstructural and molecular imaging *in vivo*. Nat Med 17：1680-1684, 2011)

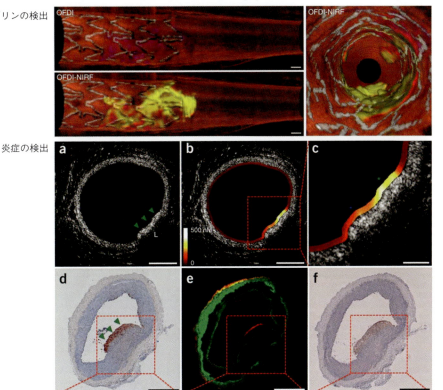

スコピーや時間分解型レーザ蛍光法を含む蛍光スペクトロスコピーに関するいくつかの有望な研究があるが，いまだにこの技術は生体内への応用は成功していない．最近では，蛍光と他の光学技術を組み合わせた方法が提唱されている．

現在，蛍光分子イメージングをカテーテルによるイメージング技術に応用するための取り組みも行われている．特に，血管内近赤外線蛍光（NIRF）イメージングには，生体内で動脈の炎症の分子イメージングができる可能性があることが示された[156]．可視領域で動作する代わりに，NIRF では 650〜1,000 nm の波長を発する蛍光色素を使用する．この波長のシフトには，従来の蛍光イメージングよりも技術的な利点があり（深達度が深くなる，検出された組織の自己蛍光が減るなど），NIRF の蛍光色素のシグナル／ノイズ比を著しく高める．生体外および生体内での実験により，近年開発された OFDI と NIRF を組み合わせた光学イメージングカテーテルシステムは，動脈壁の顕微鏡的形態を正確に記録すると同時に，分子レベルでの機能の詳細（フィブリンや炎症に関係した酵素活性など）を可視化することができる（図 25-

18)[157]．インドシアニングリーンのようなFDAが認可したNIRF用蛍光色素に加え，規制当局の承認予定のもののなかには，近い将来にいくつかの分子活性物質がヒトの冠動脈イメージングに使用可能となることが期待されている．

5 謝辞

本章において本文と図の作成に協力して下さった Heidi N. Bonneau，および Teruyoshi Kume に深く感謝申し上げます．

（波多野　将）

文　献

1. Yock P, Linker D, Saether O, et al. Intravascular two-dimensional catheter ultrasound: initial clinical studies. Circulation 1988;78:II–21.
2. Fitzgerald PJ, St Goar FG, Connolly AJ, et al. Intravascular ultrasound imaging of coronary arteries. Is three layers the norm? Circulation 1992;86:154–158.
3. Schwarzacher SP, Fitzgerald PJ, Metz JA, et al. Enhancement of spatial orientation of intravascular ultrasound images with side holes in guiding catheters. Am Heart J 1998;135:1063–1066.
4. Mintz GS, Nissen SE, Anderson WD, et al. American College of Cardiology Clinical Expert Consensus Document on Standards for Acquisition, Measurement and Reporting of Intravascular Ultrasound Studies (IVUS). A report of the American College of Cardiology Task Force on Clinical Expert Consensus Documents. J Am Coll Cardiol 2001;37:1478–1492.
5. Glagov S, Weisenberg E, Zarins CK, et al. Compensatory enlargement of human atherosclerotic coronary arteries. N Engl J Med 1987;316:1371–1375.
6. Hibi K, Ward MR, Honda Y, et al. Impact of different definitions on the interpretation of coronary remodeling determined by intravascular ultrasound. Catheter Cardiovasc Interv 2005;65:233–237.
7. Pasterkamp G, Schoneveld AH, van der Wal AC, et al. Relation of arterial geometry to luminal narrowing and histologic markers for plaque vulnerability: the remodeling paradox. J Am Coll Cardiol 1998;32:655–662.
8. Yamada R, Okura H, Kume T, et al. Relationship between arterial and fibrous cap remodeling: a serial three-vessel intravascular ultrasound and optical coherence tomography study. Circ Cardiovasc Interv 2010;3:484–490.
9. Rodriguez-Granillo GA, Serruys PW, Garcia-Garcia HM, et al. Coronary artery remodelling is related to plaque composition. Heart 2006;92:388–391.
10. Stone GW, Maehara A, Lansky AJ, et al. A prospective natural-history study of coronary atherosclerosis. N Engl J Med 2011;364:226–235.
11. Abizaid A, Mintz GS, Pichard AD, et al. Clinical, intravascular ultrasound, and quantitative angiographic determinants of the coronary flow reserve before and after percutaneous transluminal coronary angioplasty. Am J Cardiol 1998;82:423–428.
12. Briguori C, Anzuini A, Airoldi F, et al. Intravascular ultrasound criteria for the assessment of the functional significance of intermediate coronary artery stenoses and comparison with fractional flow reserve. Am J Cardiol 2001;87:136–141.
13. Nishioka T, Amanullah AM, Luo H, et al. Clinical validation of intravascular ultrasound imaging for assessment of coronary stenosis severity: comparison with stress myocardial perfusion imaging. J Am Coll Cardiol 1999;33:1870–1878.
14. Takagi A, Tsurumi Y, Ishii Y, et al. Clinical potential of intravascular ultrasound for physiological assessment of coronary stenosis: relationship between quantitative ultrasound tomography and pressure-derived fractional flow reserve. Circulation 1999;100:250–255.
15. Abizaid AS, Mintz GS, Mehran R, et al. Long-term follow-up after percutaneous transluminal coronary angioplasty was not performed based on intravascular ultrasound findings: importance of lumen dimensions. Circulation 1999;100:256–261.
16. Ahn JM, Kang SJ, Mintz GS, et al. Validation of minimal luminal area measured by intravascular ultrasound for assessment of functionally significant coronary stenosis comparison with myocardial perfusion imaging. JACC Cardiovasc Interv 2011;4:665–671.
17. Kang SJ, Lee JY, Ahn JM, et al. Validation of intravascular ultrasound-derived parameters with fractional flow reserve for assessment of coronary stenosis severity. Circ Cardiovasc Interv 2011;4:65–71.
18. Koo BK, Yang HM, Doh JH, et al. Optimal intravascular ultrasound criteria and their accuracy for defining the functional significance of intermediate coronary stenoses of different locations. JACC Cardiovasc Interv 2011;4:803–811.
19. Lee SY, Mintz GS, Kim SY, et al. Attenuated plaque detected by intravascular ultrasound: clinical, angiographic, and morphologic features and post-percutaneous coronary intervention complications in patients with acute coronary syndromes. JACC Cardiovasc Interv 2009;2:65–72.
20. Hong YJ, Jeong MH, Choi YH, et al. Impact of plaque components on no-reflow phenomenon after stent deployment in patients with acute coronary syndrome: a virtual histology-intravascular ultrasound analysis. Eur Heart J 2011;32:2059–2066.
21. Kawamoto T, Okura H, Koyama Y, et al. The relationship between coronary plaque characteristics and small embolic particles during coronary stent implantation. J Am Coll Cardiol 2007;50:1635–1640.
22. Uetani T, Amano T, Ando H, et al. The correlation between lipid volume in the target lesion, measured by integrated backscatter intravascular ultrasound, and post-procedural myocardial infarction in patients with elective stent implantation. Eur Heart J 2008;29:1714–1720.
23. Wu X, Maehara A, Mintz GS, et al. Virtual histology intravascular ultrasound analysis of non-culprit attenuated plaques detected by grayscale intravascular ultrasound in patients with acute coronary syndromes. Am J Cardiol 2010;105:48–53.
24. Davies SW, Winterton SJ, Rothman MT. Intravascular ultrasound to assess left main stem coronary artery lesion. Br Heart J 1992;68:524–526.
25. Gerber TC, Erbel R, Gorge G, et al. Extent of atherosclerosis and remodeling of the left main coronary artery determined by intravascular ultrasound. Am J Cardiol 1994;73:666–671.
26. Hermiller JB, Buller CE, Tenaglia AN, et al. Unrecognized left main coronary artery disease in patients undergoing interventional procedures. Am J Cardiol 1993;71:173–176.
27. Yamagishi M, Hongo Y, Goto Y, et al. Intravascular ultrasound evidence of angiographically undetected left main coronary artery disease and associated trauma during interventional procedures. Heart Vessels 1996;11:262–268.
28. Sano K, Mintz GS, Carlier SG, et al. Assessing intermediate left main coronary lesions using intravascular ultrasound. Am Heart J 2007;154:983–988.
29. Oviedo C, Maehara A, Mintz GS, et al. Intravascular ultrasound classification of plaque distribution in left main coronary artery bifurcations: where is the plaque really located? Circ Cardiovasc Interv 2010;3:105–112.
30. Jasti V, Ivan E, Yalamanchili V, et al. Correlations between fractional flow reserve and intravascular ultrasound in patients with an ambiguous left main coronary artery stenosis. Circulation 2004;110:2831–2836.
31. de la Torre Hernandez JM, Hernandez Hernandez F, Alfonso F, et al. Prospective application of pre-defined intravascular ultrasound criteria for assessment of intermediate left main coronary artery lesions. Results from the multicenter LITRO study. J Am Coll Cardiol 2011;58:351–358.
32. Fassa AA, Wagatsuma K, Higano ST, et al. Intravascular ultrasound-guided treatment for angiographically indeterminate left main coronary artery disease: a long-term follow-up study. J Am Coll Cardiol 2005;45:204–211.
33. Abizaid AS, Mintz GS, Abizaid A, et al. One-year follow-up after intravascular ultrasound assessment of moderate left main coronary artery disease in patients with ambiguous angiograms. J Am Coll

Cardiol 1999;34:707–715.

34. Okabe T, Mintz GS, Lee SY, et al. Five-year outcomes of moderate or ambiguous left main coronary artery disease and the intravascular ultrasound predictors of events. J Invasive Cardiol 2008;20:635–639.
35. Koo BK, Waseda K, Kang HJ, et al. Anatomic and functional evaluation of bifurcation lesions undergoing percutaneous coronary intervention. Circ Cardiovasc Interv 2010;3:113–119.
36. Hahn JY, Song YB, Lee SY, et al. Serial intravascular ultrasound analysis of the main and side branches in bifurcation lesions treated with the T-stenting technique. J Am Coll Cardiol 2009;54:110–117.
37. Sumitsuji S, Inoue K, Ochiai M, et al. Fundamental wire technique and current standard strategy of percutaneous intervention for chronic total occlusion with histopathological insights. JACC Cardiovasc Interv 2011;4:941–951.
38. Castagna MT, Mintz GS, Leiboff BO, et al. The contribution of "mechanical" problems to in-stent restenosis: an intravascular ultrasonographic analysis of 1090 consecutive in-stent restenosis lesions. Am Heart J 2001;142:970–974.
39. Kang SJ, Mintz GS, Park DW, et al. Mechanisms of in-stent restenosis after drug-eluting stent implantation: intravascular ultrasound analysis. Circ Cardiovasc Interv 2011;4:9–14.
40. Sakurai R, Ako J, Hassan AH, et al. Neointimal progression and luminal narrowing in sirolimus-eluting stent treatment for bare metal in-stent restenosis: a quantitative intravascular ultrasound analysis. Am Heart J 2007;154:361–365.
41. Doi H, Maehara A, Mintz GS, et al. Impact of in-stent minimal lumen area at 9 months poststent implantation on 3-year target lesion revascularization-free survival: a serial intravascular ultrasound analysis from the TAXUS IV, V, and VI trials. Circ Cardiovasc Interv 2008;1:111–118.
42. Stone GW, Hodgson JM, St Goar FG, et al. Improved procedural results of coronary angioplasty with intravascular ultrasound-guided balloon sizing: the CLOUT Pilot Trial. Clinical Outcomes With Ultrasound Trial (CLOUT) Investigators. Circulation 1997;95:2044–2052.
43. Schiele F, Meneveau N, Gilard M, et al. Intravascular ultrasound-guided balloon angioplasty compared with stent: immediate and 6-month results of the multicenter, randomized Balloon Equivalent to Stent Study (BEST). Circulation 2003;107:545–551.
44. Costa MA, Angiolillo DJ, Tannenbaum M, et al. Impact of stent deployment procedural factors on long-term effectiveness and safety of sirolimus-eluting stents (final results of the multicenter prospective STLLR trial). Am J Cardiol 2008;101:1704–1711.
45. Hong MK, Mintz GS, Lee CW, et al. Intravascular ultrasound predictors of angiographic restenosis after sirolimus-eluting stent implantation. Eur Heart J 2006;27:1305–1310.
46. Moreno R, Fernandez C, Hernandez R, et al. Drug-eluting stent thrombosis: results from a pooled analysis including 10 randomized studies. J Am Coll Cardiol 2005;45:954–959.
47. Morino Y, Tamiya S, Masuda N, et al. Intravascular ultrasound criteria for determination of optimal longitudinal positioning of sirolimus-eluting stents. Circ J 2010;74:1609–1616.
48. Kasaoka S, Tobis JM, Akiyama T, et al. Angiographic and intravascular ultrasound predictors of in-stent restenosis. J Am Coll Cardiol 1998;32:1630–1635.
49. Fitzgerald PJ, Oshima A, Hayase M, et al. Final results of the Can Routine Ultrasound Influence Stent Expansion (CRUISE) study. Circulation 2000;102:523–530.
50. Russo RJ, Silva PD, Teirstein PS, et al. A randomized controlled trial of angiography versus intravascular ultrasound-directed bare-metal coronary stent placement (the AVID Trial). Circ Cardiovasc Interv 2009;2:113–123.
51. Sonoda S, Morino Y, Ako J, et al. Impact of final stent dimensions on long-term results following sirolimus-eluting stent implantation: serial intravascular ultrasound analysis from the SIRIUS trial. J Am Coll Cardiol 2004;43:1959–1963.
52. Fujii K, Mintz GS, Kobayashi Y, et al. Contribution of stent underexpansion to recurrence after sirolimus-eluting stent implantation for in-stent restenosis. Circulation 2004;109:1085–1088.
53. Doi H, Maehara A, Mintz GS, et al. Impact of post-intervention minimal stent area on 9-month follow-up patency of paclitaxel-eluting stents: an integrated intravascular ultrasound analysis from the TAXUS IV, V, and VI and TAXUS ATLAS Workhorse, Long Lesion, and Direct Stent Trials. JACC Cardiovasc Interv 2009;2:1269–1275.
54. Honda Y, Fitzgerald PJ. Stent expansion as a mechanical parameter to predict late stent patency: back to the basics. JACC Cardiovasc Interv 2009;2:1276–1278.
55. Hassan AK, Bergheanu SC, Stijnen T, et al. Late stent malapposition risk is higher after drug-eluting stent compared with bare-metal stent implantation and associates with late stent thrombosis. Eur Heart J 2010;31:1172–1180.
56. Ako J, Morino Y, Honda Y, et al. Late incomplete stent apposition after sirolimus-eluting stent implantation: a serial intravascular ultrasound analysis. J Am Coll Cardiol 2005;46:1002–1005.
57. Honda Y. Drug-eluting stents. Insights from invasive imaging technologies. Circ J 2009;73:1371–1380.
58. Doi H, Maehara A, Mintz GS, et al. Classification and potential mechanisms of intravascular ultrasound patterns of stent fracture. Am J Cardiol 2009;103:818–823.
59. Casella G, Klauss V, Ottani F, et al. Impact of intravascular ultrasound-guided stenting on long-term clinical outcome: a meta-analysis of available studies comparing intravascular ultrasound-guided and angiographically guided stenting. Catheter Cardiovasc Interv 2003;59:314–321.
60. Roy P, Steinberg DH, Sushinsky SJ, et al. The potential clinical utility of intravascular ultrasound guidance in patients undergoing percutaneous coronary intervention with drug-eluting stents. Eur Heart J 2008;29:1851–1857.
61. Park SJ, Kim YH, Park DW, et al. Impact of intravascular ultrasound guidance on long-term mortality in stenting for unprotected left main coronary artery stenosis. Circ Cardiovasc Interv 2009;2:167–177.
62. Kim JS, Hong MK, Ko YG, et al. Impact of intravascular ultrasound guidance on long-term clinical outcomes in patients treated with drug-eluting stent for bifurcation lesions: data from a Korean multicenter bifurcation registry. Am Heart J 2011;161:180–187.
63. Claessen BE, Mehran R, Mintz GS, et al. Impact of intravascular ultrasound imaging on early and late clinical outcomes following percutaneous coronary intervention with drug-eluting stents. JACC Cardiovasc Interv 2011;4:974–981.
64. Hausmann D, Erbel R, Alibelli CM, et al. The safety of intracoronary ultrasound. A multicenter survey of 2207 examinations. Circulation 1995;91:623–630.
65. Ramasubbu K, Schoenhagen P, Balghith MA, et al. Repeated intravascular ultrasound imaging in cardiac transplant recipients does not accelerate transplant coronary artery disease. J Am Coll Cardiol 2003;41:1739–1743.
66. Takahashi T, Honda Y, Russo RJ, et al. Intravascular ultrasound and quantitative coronary angiography. Catheter Cardiovasc Interv 2002;55:118–128.
67. Huang D, Swanson EA, Lin CP, et al. Optical coherence tomography. Science 1991;254:1178–1181.
68. Tearney GJ, Regar E, Akasaka T, et al. Consensus standards for acquisition, measurement, and reporting of intravascular optical coherence tomography studies: a report from the International Working Group for Intravascular Optical Coherence Tomography Standardization and Validation. J Am Coll Cardiol 2012;59:1058–1072.
69. Sawada T, Shite J, Negi N, et al. Factors that influence measurements and accurate evaluation of stent apposition by optical coherence tomography. Assessment using a phantom model. Circ J 2009;73:1841–1847.
70. Kume T, Akasaka T, Kawamoto T, et al. Measurement of the thickness of the fibrous cap by optical coherence tomography. Am Heart J 2006;152:755 e751–754.
71. Tanaka A, Imanishi T, Kitabata H, et al. Morphology of exertion-triggered plaque rupture in patients with acute coronary syndrome: an optical coherence tomography study. Circulation 2008;118:2368–2373.
72. Yonetsu T, Kakuta T, Lee T, et al. In vivo critical fibrous cap thickness for rupture-prone coronary plaques assessed by optical coherence tomography. Eur Heart J 2011;32:1251–1259.
73. Jang IK, Tearney GJ, MacNeill B, et al. In vivo characterization of coronary atherosclerotic plaque by use of optical coherence tomography. Circulation 2005;111:1551–1555.
74. Fujii K, Kawasaki D, Masutani M, et al. OCT assessment of thin-cap fibroatheroma distribution in native coronary arteries. JACC Cardiovasc Imaging 2010;3:168–175.
75. Kubo T, Imanishi T, Takarada S, et al. Assessment of culprit lesion morphology in acute myocardial infarction: ability of optical coherence tomography compared with intravascular ultrasound and coronary angioscopy. J Am Coll Cardiol 2007;50:933–939.
76. Uemura S, Ishigami K, Soeda T, et al. Thin-cap fibroatheroma and microchannel findings in optical coherence tomography correlate with subsequent progression of coronary atheromatous plaques.

77. Hattori K, Ozaki Y, Ismail TF, et al. Impact of statin therapy on plaque characteristics as assessed by serial OCT, grayscale and integrated backscatter-IVUS. JACC Cardiovasc Imaging 2012;5: 169–177.
78. Takarada S, Imanishi T, Ishibashi K, et al. The effect of lipid and inflammatory profiles on the morphological changes of lipid-rich plaques in patients with non-ST-segment elevated acute coronary syndrome: follow-up study by optical coherence tomography and intravascular ultrasound. JACC Cardiovasc Interv 2010;3:766–772.
79. Takarada S, Imanishi T, Kubo T, et al. Effect of statin therapy on coronary fibrous-cap thickness in patients with acute coronary syndrome: assessment by optical coherence tomography study. Atherosclerosis 2009;202:491–497.
80. Porto I, Di Vito L, Burzotta F, et al. Predictors of periprocedural (type IVa) myocardial infarction, as assessed by frequency-domain optical coherence tomography. Circ Cardiovasc Interv 2012;5:89–96, S81–S86.
81. Tanaka A, Imanishi T, Kitabata H, et al. Lipid-rich plaque and myocardial perfusion after successful stenting in patients with non-ST-segment elevation acute coronary syndrome: an optical coherence tomography study. Eur Heart J 2009;30:1348–1355.
82. Lee T, Yonetsu T, Koura K, et al. Impact of coronary plaque morphology assessed by optical coherence tomography on cardiac troponin elevation in patients with elective stent implantation. Circ Cardiovasc Interv 2011;4:378–386.
83. Ozaki Y, Tanaka A, Tanimoto T, et al. Thin-cap fibroatheroma as high-risk plaque for microvascular obstruction in patients with acute coronary syndrome. Circ Cardiovasc Imaging 2011; 4:620–627.
84. Tanigawa J, Barlis P, Di Mario C. Intravascular optical coherence tomography: optimisation of image acquisition and quantitative assessment of stent strut apposition. EuroIntervention 2007;3:128–136.
85. Gutierrez-Chico JL, Regar E, Nuesch E, et al. Delayed coverage in malapposed and side-branch struts with respect to well-apposed struts in drug-eluting stents: in vivo assessment with optical coherence tomography. Circulation 2011;124:612–623.
86. Liu Y, Imanishi T, Kubo T, et al. Assessment by optical coherence tomography of stent struts across side branch. Comparison of bare-metal stents and drug-elution stents. Circ J 2011;75:106–112.
87. Ozaki Y, Okumura M, Ismail TF, et al. The fate of incomplete stent apposition with drug-eluting stents: an optical coherence tomography-based natural history study. Eur Heart J 2010;31:1470–1476.
88. Otake H, Shite J, Ako J, et al. Local determinants of thrombus formation following sirolimus-eluting stent implantation assessed by optical coherence tomography. JACC Cardiovasc Interv 2009;2: 459–466.
89. Templin C, Meyer M, Muller MF, et al. Coronary optical frequency domain imaging (OFDI) for in vivo evaluation of stent healing: comparison with light and electron microscopy. Eur Heart J 2010;31:1792–1801.
90. Takano M, Yamamoto M, Inami S, et al. Appearance of lipid-laden intima and neovascularization after implantation of bare-metal stents extended late-phase observation by intracoronary optical coherence tomography. J Am Coll Cardiol 2009;55:26–32.
91. Otake H, Shite J, Ikeno F, et al. Evaluation of the peri-strut low intensity area following sirolimus- and paclitaxel-eluting stents implantation: Insights from an optical coherence tomography study in humans. Int J Cardiol 2012;157:38–42.
92. Gonzalo N, Serruys PW, Okamura T, et al. Optical coherence tomography patterns of stent restenosis. Am Heart J 2009;158:284–293.
93. Kang SJ, Mintz GS, Akasaka T, et al. Optical coherence tomographic analysis of in-stent neoatherosclerosis after drug-eluting stent implantation. Circulation 2011;123:2954–2963.
94. Nakazawa G, Otsuka F, Nakano M, et al. The pathology of neoatherosclerosis in human coronary implants. Bare-metal and drug-eluting stents. J Am Coll Cardiol 2011;57:1314–1322.
95. Alfonso F, Gonzalo N, Hernandez R. A rare cause of late drug-eluting stent thrombosis unraveled by optical coherence tomography. Circ Cardiovasc Interv 2011;4:399–400.
96. Kashiwagi M, Kitabata H, Tanaka A, et al. Very late clinical cardiac event after BMS implantation: in vivo optical coherence tomography examination. JACC Cardiovasc Imaging 2010;3:525–527.
97. Serruys PW, Ormiston JA, Onuma Y, et al. A bioabsorbable everolimus-eluting coronary stent system (ABSORB): 2-year outcomes and results from multiple imaging methods. Lancet 2009;373:897–910.
98. Ormiston JA, Serruys PW, Regar E, et al. A bioabsorbable everolimus-eluting coronary stent system for patients with single de-novo coronary artery lesions (ABSORB): a prospective open-label trial. Lancet 2008;371:899–907.
99. Barlis P, Gonzalo N, Di Mario C, et al. A multicentre evaluation of the safety of intracoronary optical coherence tomography. EuroIntervention 2009;5:90–95.
100. Imola F, Mallus MT, Ramazzotti V, et al. Safety and feasibility of frequency domain optical coherence tomography to guide decision making in percutaneous coronary intervention. EuroIntervention 2010;6:575–581.
101. Spears JR, Spokojny AM, Marais HJ. Coronary angioscopy during cardiac catheterization. J Am Coll Cardiol 1985;6:93–97.
102. Siegel RJ, Ariani M, Fishbein MC, et al. Histopathologic validation of angioscopy and intravascular ultrasound. Circulation 1991;84:109–117.
103. Thieme T, Wernecke KD, Meyer R, et al. Angioscopic evaluation of atherosclerotic plaques: validation by histomorphologic analysis and association with stable and unstable coronary syndromes. J Am Coll Cardiol 1996;28:1–6.
104. den Heijer P, Foley DP, Hillege HL, et al. The 'Ermenonville' classification of observations at coronary angioscopy—evaluation of intra- and inter-observer agreement. European Working Group on Coronary Angioscopy. Eur Heart J 1994;15:815–822.
105. de Feyter PJ, Ozaki Y, Baptista J, et al. Ischemia-related lesion characteristics in patients with stable or unstable angina. A study with intracoronary angioscopy and ultrasound. Circulation 1995;92:1408–1413.
106. Mizuno K, Miyamoto A, Satomura K, et al. Angioscopic coronary macromorphology in patients with acute coronary disorders. Lancet 1991;337:809–812.
107. Ueda Y, Asakura M, Hirayama A, et al. Intracoronary morphology of culprit lesions after reperfusion in acute myocardial infarction: serial angioscopic observations. J Am Coll Cardiol 1996;27:606–610.
108. Ueda Y, Ohtani T, Shimizu M, et al. Coronary atherosclerosis and acute coronary syndrome: new insights from angioscopic viewpoints. Vasc Dis Prevent 2004;1:53–57.
109. Ueda Y, Asakura M, Yamaguchi O, et al. The healing process of infarct-related plaques. Insights from 18 months of serial angioscopic follow-up. J Am Coll Cardiol 2001;38:1916–1922.
110. Ueda Y, Ohtani T, Shimizu M, et al. Assessment of plaque vulnerability by angioscopic classification of plaque color. Am Heart J 2004;148:333–335.
111. Miyamoto A, Prieto AR, Friedl SE, et al. Atheromatous plaque cap thickness can be determined by quantitative color analysis during angioscopy: implications for identifying the vulnerable plaque. Clin Cardiol 2004;27:9–15.
112. Kawasaki M, Takatsu H, Noda T, et al. In vivo quantitative tissue characterization of human coronary arterial plaques by use of integrated backscatter intravascular ultrasound and comparison with angioscopic findings. Circulation 2002;105:2487–2492.
113. Kubo T, Imanishi T, Takarada S, et al. Implication of plaque color classification for assessing plaque vulnerability: a coronary angioscopy and optical coherence tomography investigation. JACC Cardiovasc Interv 2008;1:74–80.
114. Takano M, Mizuno K, Okamatsu K, et al. Mechanical and structural characteristics of vulnerable plaques: analysis by coronary angioscopy and intravascular ultrasound. J Am Coll Cardiol 2001;38:99–104.
115. Uchida Y, Nakamura F, Tomaru T, et al. Prediction of acute coronary syndromes by percutaneous coronary angioscopy in patients with stable angina. Am Heart J 1995;130:195–203.
116. Ohtani T, Ueda Y, Mizote I, et al. Number of yellow plaques detected in a coronary artery is associated with future risk of acute coronary syndrome: detection of vulnerable patients by angioscopy. J Am Coll Cardiol 2006;47:2194–2200.
117. Ueda Y, Ogasawara N, Matsuo K, et al. Acute coronary syndrome: insight from angioscopy. Circ J 2010;74:411–417.
118. Asakura M, Ueda Y, Yamaguchi O, et al. Extensive development of vulnerable plaques as a pan-coronary process in patients with myocardial infarction: an angioscopic study. J Am Coll Cardiol 2001;37:1284–1288.
119. Waxman S, Sassower MA, Mittleman MA, et al. Angioscopic predictors of early adverse outcome after coronary angioplasty in patients with unstable angina and non-Q-wave myocardial infarction. Circulation 1996;93:2106–2113.
120. White CJ, Ramee SR, Collins TJ, et al. Coronary thrombi increase PTCA risk: angioscopy as a clinical tool. Circulation 1996;93: 253–258.

121. Mizote I, Ueda Y, Ohtani T, et al. Distal protection improved reperfusion and reduced left ventricular dysfunction in patients with acute myocardial infarction who had angioscopically defined ruptured plaque. *Circulation* 2005;112:1001–1007.
122. Uchida Y, Uchida Y, Sakurai T, et al. Possible role of damaged neoendothelial cells in the genesis of coronary stent thrombus in chronic phase. A dye staining angioscopic study. *Int Heart J* 2011;52:12–16.
123. Awata M, Kotani J, Uematsu M, et al. Serial angioscopic evidence of incomplete neointimal coverage after sirolimus-eluting stent implantation: comparison with bare-metal stents. *Circulation* 2007;116:910–916.
124. Kotani J, Awata M, Nanto S, et al. Incomplete neointimal coverage of sirolimus-eluting stents: angioscopic findings. *J Am Coll Cardiol* 2006;47:2108–2111.
125. Awata M, Nanto S, Uematsu M, et al. Angioscopic comparison of neointimal coverage between zotarolimus- and sirolimus-eluting stents. *J Am Coll Cardiol* 2008;52:789–790.
126. Awata M, Uematsu M, Sera F, et al. Angioscopic assessment of arterial repair following biodegradable polymer-coated biolimus A9-eluting stent implantation. Comparison with durable polymer-coated sirolimus-eluting stent. *Circ J* 2011;75:1113–1119.
127. Nishino M, Yoshimura T, Nakamura D, et al. Comparison of angioscopic findings and three-year cardiac events between sirolimus-eluting stent and bare-metal stent in acute myocardial infarction. *Am J Cardiol* 2011;108:1238–1243.
128. Ueda Y, Ohtani T, Shimizu M, et al. Color of culprit lesion at 6 months after plain old balloon angioplasty versus stenting in patients with acute myocardial infarction. *Am Heart J* 2004;148:842–846.
129. Sakai S, Mizuno K, Yokoyama S, et al. Morphologic changes in infarct-related plaque after coronary stent placement: a serial angioscopy study. *J Am Coll Cardiol* 2003;42:1558–1565.
130. Takano M, Mizuno K, Yokoyama S, et al. Changes in coronary plaque color and morphology by lipid-lowering therapy with atorvastatin: serial evaluation by coronary angioscopy. *J Am Coll Cardiol* 2003;42:680–686.
131. Hirayama A, Saito S, Ueda Y, et al. Qualitative and quantitative changes in coronary plaque associated with atorvastatin therapy. *Circ J* 2009;73:718–725.
132. Nishino M, Hoshida S, Taniike M, et al. Vulnerable disease may induce neointimal coverage after sirolimus-eluting stent implantation. *Am Heart J* 2010;160:564–569.
133. Yamamoto M, Okamatsu K, Inami S, et al. Relationship between neointimal coverage of sirolimus-eluting stents and lesion characteristics: a study with serial coronary angioscopy. *Am Heart J* 2009;158:99–104.
134. Yokoyama S, Takano M, Yamamoto M, et al. Extended follow-up by serial angioscopic observation for bare-metal stents in native coronary arteries: from healing response to atherosclerotic transformation of neointima. *Circ Cardiovasc Interv* 2009;2:205–212.
135. Higo T, Ueda Y, Oyabu J, et al. Atherosclerotic and thrombogenic neointima formed over sirolimus drug-eluting stent: an angioscopic study. *JACC Cardiovasc Imaging* 2009;2:616–624.
136. Lehmann KG, van Suylen RJ, Stibbe J, et al. Composition of human thrombus assessed by quantitative colorimetric angioscopic analysis. *Circulation* 1997;96:3030–3041.
137. Uchida Y, Uchida Y, Sugiyama Y, et al. Two-dimensional visualization of cholesterol and cholesteryl esters within human coronary plaques by near-infrared fluorescence angioscopy. *Clin Cardiol* 2010;33:775–782.
138. Uchida Y, Uchida Y, Kawai S, et al. Imaging of lysophosphatidylcholine in human coronary plaques by color fluorescence angioscopy. *Int Heart J* 2010;51:129–133.
139. Uchida Y, Uchida Y, Kawai S, et al. Detection of vulnerable coronary plaques by color fluorescent angioscopy. *JACC Cardiovasc Imaging* 2010;3:398–408.
140. Moreno PR, Lodder RA, Purushothaman KR, et al. Detection of lipid pool, thin fibrous cap, and inflammatory cells in human aortic atherosclerotic plaques by near-infrared spectroscopy. *Circulation* 2002;105:923–927.
141. Moreno PR, Ryan SE, Hopkins D. Identification of lipid-rich aortic atherosclerotic plaques in living rabbits with a near infrared spectroscopy catheter. *J Am Coll Cardiol* 2001;37:3A.
142. Gardner CM, Tan H, Hull EL, et al. Detection of lipid core coronary plaques in autopsy specimens with a novel catheter-based near-infrared spectroscopy system. *JACC Cardiovasc Imaging* 2008;1:638–648.
143. Waxman S, Dixon SR, L'Allier P, et al. In vivo validation of a catheter-based near-infrared spectroscopy system for detection of lipid core coronary plaques: initial results of the SPECTACL study. *JACC Cardiovasc Imaging* 2009;2:858–868.
144. Abdel-Karim AR, Rangan BV, Banerjee S, et al. Intercatheter reproducibility of near-infrared spectroscopy for the in vivo detection of coronary lipid core plaques. *Catheter Cardiovasc Interv* 2011;77:657–661.
145. Garcia BA, Wood F, Cipher D, et al. Reproducibility of near-infrared spectroscopy for the detection of lipid core coronary plaques and observed changes after coronary stent implantation. *Catheter Cardiovasc Interv* 2010;76:359–365.
146. Brugaletta S, Garcia-Garcia HM, Serruys PW, et al. NIRS and IVUS for characterization of atherosclerosis in patients undergoing coronary angiography. *JACC Cardiovasc Imaging* 2011;4:647–655.
147. Pu J, Mintz GS, Brilakis ES, et al. In vivo characterization of coronary plaques: novel findings from comparing greyscale and virtual histology intravascular ultrasound and near-infrared spectroscopy. *Eur Heart J* 2012;33:372–383.
148. Madder RD, Smith JL, Dixon SR, et al. Composition of target lesions by near-infrared spectroscopy in patients with acute coronary syndrome versus stable angina. *Circ Cardiovasc Interv* 2012;5:55–61.
149. Simsek C, van Geuns RJ, Magro M, et al. Change in near-infrared spectroscopy of a coronary artery after 1-year treatment with high dose rosuvastatin. *Int J Cardiol* 2012;157:e54–e56.
150. Goldstein JA, Maini B, Dixon SR, et al. Detection of lipid-core plaques by intracoronary near-infrared spectroscopy identifies high risk of periprocedural myocardial infarction. *Circ Cardiovasc Interv* 2011;4:429–437.
151. Papayannis AC, Abdel-Karim AR, Mahmood A, et al. Association of coronary lipid core plaque with intrastent thrombus formation: a near-infrared spectroscopy and optical coherence tomography study. *Catheter Cardiovasc Interv* 2013;81:488–493.
152. Raghunathan D, Abdel-Karim AR, Papayannis AC, et al. Relation between the presence and extent of coronary lipid core plaques detected by near-infrared spectroscopy with postpercutaneous coronary intervention myocardial infarction. *Am J Cardiol* 2011;107:1613–1618.
153. Dixon SR, Grines CL, Munir A, et al. Analysis of target lesion length before coronary artery stenting using angiography and near-infrared spectroscopy versus angiography alone. *Am J Cardiol* 2012;109:60–66.
154. Nazemi JH, Brennan JF. Lipid concentrations in human coronary artery determined with high wavenumber Raman shifted light. *J Biomed Opt* 2009;14:034009.
155. Brennan JF 3rd, Nazemi J, Motz J, et al. The vPredict optical catheter system: intravascular Raman spectroscopy. *EuroIntervention* 2008;3:635–638.
156. Jaffer FA, Calfon MA, Rosenthal A, et al. Two-dimensional intravascular near-infrared fluorescence molecular imaging of inflammation in atherosclerosis and stent-induced vascular injury. *J Am Coll Cardiol* 2011;57:2516–2526.
157. Yoo H, Kim JW, Shishkov M, et al. Intra-arterial catheter for simultaneous microstructural and molecular imaging in vivo. *Nat Med* 2011;17:1680–1684.

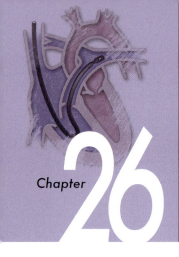

【第26章】Section VI *Special Catheter Techniques*

心内膜心筋生検
Endomyocardial Biopsy

Chapter 26

Sandra V. Chaparro, Mauro Moscucci[a]

現代の心臓病学において，心筋の異常は最も解釈が難しい分野の一つとされる．心エコーや心臓MRIによって非侵襲的に心不全の原因に関するさまざまな情報を得ることができる．たとえば右心カテーテル検査を行うことでうっ血の程度や心拍出の低下，治療への反応性を把握することができるし，左心カテーテルや血管造影検査を行うことで虚血性心疾患や弁膜症，心外膜疾患などの心不全の原因疾患を同定したりできる．しかしながら，新規に心不全を発症した患者の半数以上が原因不明の特発性とされる．そこで，心筋症の病理を明らかにしたり，予後に関する情報を得たり，治療効果を判定するなどのために，心内膜心筋生検（心筋生検）は重要な位置を占める．残念なことに，そうは言っても実際はこれらの有益な情報はほとんどの病理疾患においては確立したものではない［ただし，心臓移植後の拒絶反応や塩酸ドキソルビシン（アドリアマイシン）毒性による心筋症などに対しては確立している］．しかしながら，より正確な分子遺伝子学的な解析が（通常の組織学的，組織免疫学的，電子顕微鏡的なアプローチを超えて）心筋組織評価に対しても適用されつつあり，心筋生検の重要性は今後ますます増大していくものと考えられる．本章では心筋生検の歴史や器具，生検手順や起こり得る合併症，術後の対応方法，心筋生検の適応や特殊疾患における有効性に関して概説する．

1 歴史的変遷

1958年にWeinberg, Fell, Lynfieldらが肋間間隙の肋骨軟骨接合部に切開を加えて心筋生検を行った[1]．肋軟骨と胸膜を切除して心膜が同定され，心筋と心外膜の切開生検が行われた．炎症や結核病変，収縮性心膜炎などの原因を探るうえで心膜生検は心筋生検よりも優れているが，報告された2症例はいずれも心筋症の病理像を呈していた（ループス心筋炎と非アミロイド性拘束型心臓病）．開放切開と外科的な切除技術を要することから，この生検方法が広まることはなかった．

1960年に，Suttonらは可動性のTerryニードルを改変したデバイスを用いて経皮的に第5肋間領域から心尖部または胸骨周囲の心筋領域から生検を行い報告した[2]．54人の原因不明の心筋症症例に対して合計150回の生検が行われた．54人のうち13人は診断するのに十分な検体が採取できず，13人は異常所見を同定することができず，16人は特発性心筋症として矛盾しない心筋細胞の核の腫大化や間質の線維化を認めた．12人は心筋炎，サルコイドーシス，リウマチ性心臓病，線維弾性症などの疾患特異

---

[a]：Kenneth BaughmanとDonald Baimは前版における本章の共同執筆者であり，彼らによる執筆内容の重要部分は今回の版でも引き続き生かされている．

的な所見を認めた．1症例は，心室期外収縮が持続して生検から11日後に死亡した．

　ShireyらはVim-SilvermanニードルまたはMenghiniニードルを用いて電気的なモニタリング下に20個体の成犬に対して心筋生検を行った[3]．診断可能な組織は60.5%で採取できたが，気胸や心囊内血腫を合併して多くの症例は2週間以内に炎症性心筋炎を発症した．1965年にTimmisらはSilvermanニードルを同じように用いて198人の心臓病患者から経皮的な心筋生検を行い，その結果，36%は原発性の心筋症があり，残りは冠動脈疾患や弁膜症であった[4]．穿刺針は透視下に左室心尖部に向けて挿入され，デバイスを通して拍動が触知され期外収縮が発生する時点，つまり心筋と接触するところまで進められた．心筋と接触したところでデバイスを保持し，内腔を切除用の棒または針に入れ替えて，切除された標本が回収された．半分は非特異的な心筋肥大や間質の線維化を認め，13%は微小血管障害を認め，残りは好塩基性変性，アミロイドーシス，リウマチ性心臓病，心筋炎などを認めた．このうちの11人の剖検症例によってこの検査の妥当性は証明された．8症例で心タンポナーデを生じ，4症例で開心術後症候群を生じた．

　1965年に，Bullochが右外頸または右内頸静脈から経皮的に右室生検を行う概念を提唱した[5]．ここでは，内腔の大きなX線不透過性のカテーテルを通じて16ゲージの切除刃付きの50cm長の曲がりのついたシャフトを持つデバイスを使って右室生検を行った．この方法は現在では用いられていないが，今日でも使用されている以下のようないくつかの原理を確立した点で意義がある；①経皮的なアプローチ方法，②右内頸静脈を使用した点，③心筋生検を行う前に前もって造影剤を使って右室の輪郭を同定する点，④曲がりのついた生検用シースを回転させて冠静脈洞や三尖弁を避けられる点，⑤鉗子を中隔に向けて進められる点．20症例は特異的な診断につながらなかったが，重篤な合併症は1例も発生しなかった．

　SakakibaraとKonnoによって，Konno生検法が提唱された[6]．もともとのデバイスは100cm長のシャフトの先端に2つの尖ったカップ（直径が2.5cmまたは3.5mm）が付いたもので，1つのワイヤによって先端のカップは開閉可能であった．このような可動性のある鉗子の登場によって，針で切除するというよりも摘むという原理で生検が行えるようになった．彼らは5症例に対して手技を行い，より簡便に標本を得ることができたと報告した．3症例において特異的な診断が可能だった．鉗子先端が大きいために，大血管からカットダウン法を用いる必要があった．デバイスのサイズが大きく，シャフトが硬く，そして複数回の使用に耐えられないために，今日ではこの生検鉗子はめったに使用されない[7,8]．

　1972年に，CavesはKonno鉗子を改良して右内頸静脈から使用可能なものとした[9,10]．この鉗子は経皮的に挿入可能であったがサイズが大きいためにやはり大きなシース（弁構造付きでない）を使う必要があり，鉗子の出し入れの際に出血や空気塞栓の危険があった．Cavesが開発した手法は経皮的なアプローチが可能で，局所麻酔薬を使用することで患者の負担を軽減でき，手技時間を短縮し，右室先端までの直接的な通過経路を確保することができ，同じシースを用いて繰り返し何度でもデバイスの出し入れが可能な点で画期的であった．

　Cavesは，さらにKonno鉗子に改良を加えて，Stanford鉗子を開発した（図26-1）[1]．Stanford鉗子（またはCaves-Shulz鉗子と呼ぶ）はおよそ1975～1995年まで生検用標準デバイスとして広く使用された[12]．このデバイスは50cm長でプラスチックのチューブでコーティングされたステンレススチールワイヤでできた比較的可動性のあるコイルシャフトでできていた（Scholten Surgical Instruments社，Palo Alto, CA）．先端には直径3mm（9F相当）の2つの半球状の切除刃が装着されていた．片方は固定されていて，もう片方は術者側にあるモスキート様のクランプを操作することで開閉可能であった．鉗子の曲がり具合は45～90°まで術者が自由にシェイピングすることができた．ク

第26章　心内膜心筋生検　**671**

Section VI　*Special Catheter Techniques*

ランプ部分のネジを操作することで鉗子の開閉の強さを調節することもできた．この鉗子は使い捨てではなかったため，その都度丁寧に洗浄する必要があり，50症例ごとに切除刃を交換する必要があった．

　1974年にロンドンのKing College Hospitalに所属するRichardsonは，より小さな生検鉗子（1.8 mm）を考案した[13]．この鉗子は可動性に優れ，頸静脈，大腿静脈，鎖骨下静脈のいずれからも経皮的に挿入可能であった．1977年にKawaiとKitauraは操縦ハンドルのノブを回して曲がりをさらに大きく調節できる鉗子を開発した[7,8]（図26-2）．1980年，この鉗子を改良したデバイスを用いて心内電位図のモニタリングが可能になった．この鉗子を用いることで血管内，三尖弁や大動脈弁を通しての操作性が格段に向上したが，生検部分まで鉗子を進めるためにスタイレットを使用しなければならなかった．

2　現在使用されている生検鉗子

　現在使用されている生検鉗子は前述のかつて考案されてきた器具の構造を踏襲している．しかしながら，これらは感染症の伝搬を防いだりデバイスのシェイピングを容易にしたり，デバイスの劣化を防ぐために一度きりの使用で破棄するものが主流となっている．もともとシェイピングされているデバイスか，ロングシースを用いてシェイピングを自由に行えるデバイスの2通りが存在する（図26-3）．

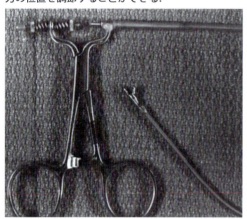

[図26-1] Stanford（Caves-Schulz）鉗子
外科用クランプでコントロールワイヤを操作する．ワイヤは2つの調節用ネジで接続されている．このため，遠位端にある鉗子先端のうちの可動性のある刃の位置を調節することができる．

[図26-2] Kawaiが考案した可動性心筋生検用鉗子
（Kawai C et al：Myocardial biopsy. Ann Rev Med 31：139, 1980）

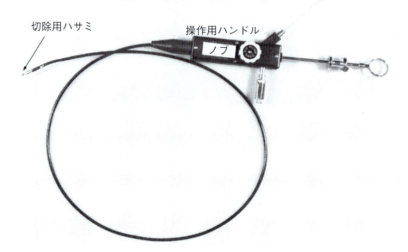

[図 26-3] 可動性生検鉗子

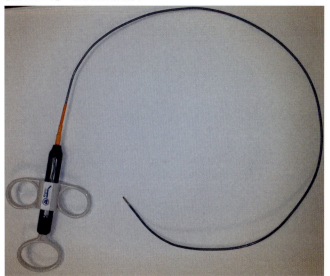

　もともとシェイピングされていないタイプの生検鉗子は，右室中隔または左室壁の最適な場所に出口が固定された状態のシースの中に挿入して使用する．生検用シースはピッグテールやバルーンの付いたカテーテルを通じて心腔内まで進められ，手技中は心腔内で保持される．心室不整脈や穿通のリスクは上がるものの，生検部位を正確に安定して狙うことができ，生検部位まで確実にそして安全に鉗子を進めることができる．

　一方，もともとシェイピングされている鉗子は静脈内に留置された短いシースから挿入され，右室生検専用として用いられる．鉗子は硬く，術者が生検部位を狙うのには有利である．曲がりの角度は三尖弁をうまく通過できるよう調節することが可能である．まれに右室まで鉗子を進められない症例に遭遇するが，生検用シースをガイドワイヤやバルーン付きカテーテルで右室内まで誘導することで手技は継続可能である．使い捨ての生検鉗子とシースは，左右の頸静脈，鎖骨下静脈，大腿静脈，大腿動脈からアプローチ可能であり，各種の長さや形，曲がり，直径のデバイスが用意されている．

3 血管穿刺部位

　右室生検は経皮的に左右頸静脈，右鎖骨下静脈，左右大腿静脈からアプローチできる．左室生検は左右大腿動脈から行われるが，左右の上腕動脈からのアプローチも可能である．手技に必要な道具を表 26-1 に示す．

A 内頸静脈アプローチ

　右室内膜生検は通常右内頸静脈から行われる．8時間前から絶食することが多いが，鎮静薬は必ずしも投与されない．心電図，酸素飽和度，血圧などが持続的にモニタされる．非代償性心不全の患者に対しては，持続的な動脈圧測定も推奨される．

　手技を円滑に進めるため，患者は30〜45°左側に頭を向けるようにする．内頸静脈は頸動脈の側方に位置し，胸骨，胸鎖乳突筋の鎖骨側，鎖骨頭がなす前方三角領域にある（図 26-4）．患者の頭をわずかに高くすることで，これらの解剖学的構造はより同定しやすくなる．前述の三角形領域の中央三分位点から内頸静脈アプローチを試みることで，手技中に動脈の誤穿刺

[表 26-1] 心筋生検に必要な道具

- 連続心電図モニタ
- 自動間欠的または侵襲的血圧モニタ
- 連続酸素飽和度モニタ
- つい立てまたはドレープを保持するもの
- ポビドンヨード，アルコール
- プラスチックまたは布性のドレープセット
- 20 mL のシリンジ 2 つ
- 10 mL のシリンジ 1 つ
- 25 ゲージ針 1 つ，22 ゲージ針 1 つ，3〜4 つの 18 ゲージ針
- ヘパリン化したフラッシュ用の 250 mL の液体
- 18 ゲージの Amplatz 針または 22 ゲージの細径穿刺針
- 0.038 インチのガイドワイヤ付きの 7〜9 F イントロデューサ
- 0.021 インチの穿刺用ワイヤ
- 4,5 F の穿刺用シース
- 11 番の外科用刃とハンドル
- モスキートまたは先の尖った類似品
- 組織保存容器
- ホルマリン
- グルタルアルデヒド
- ドライアイス
- リドカイン 1%または 2%，15 mL
- 緊急用セット
  除細動器
  ペースメーカとワイヤ
  心嚢穿刺キット
  蘇生用の薬物と道具

(Baughman KL：History and Current Techniques of Endomyocardial Biopsy, WB Saunders, Philadelphia, p269, 2002)

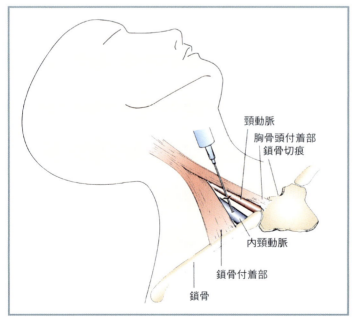

[図 26-4] 内頸静脈穿刺における局所的な解剖

患者の顔を左側に向かせた状態で，胸鎖乳突筋の胸骨付着部と鎖骨付着部に加えて，胸骨切痕と鎖骨を同定する．この筋肉の両側付着部の間で，鎖骨から 2 横指分頭側，つまりおよそ前三角領域の頭側近くに目印を付ける．水平方向から 30〜40°の角度に傾けて，さらに 20〜30°右側方向に向けて，内側に位置する頸動脈から避けるような方向に針を進める．

[図26-5] 安静時（左）とValsalva手技中（右）の頸動脈（c）と内頸静脈（ij）を描出したエコー像．Valsalva手技によって内腔圧が上昇したことによる静脈腔の拡大を示している．

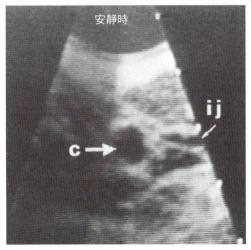
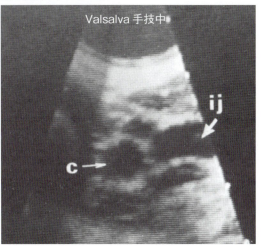

があったり出血が手技中にも続いたりした場合であっても脈管の圧迫止血が容易になる．さらに，比較的頭側に位置するために気胸の危険が軽減される．内頸静脈の場所がはっきりわからない場合は7.5 MHzのエコー（Site Rite, Dynamax社，Pittsburgh, PA）を用いて場所を同定する．動脈は拍動性があり，静脈は圧迫で容易に圧排されるため，内側に位置する頸動脈と比べて内頸静脈は明瞭に同定可能である（図26-5）．エコーガイド下に穿刺することで静脈確保がより正確になり，手技時間も短縮され，合併症の発生率も軽減することが知られている[14,15]．

穿刺部位の違和感を軽減する目的で少なくとも1時間以上前にリドカインクリームを塗布する．穿刺部位が同定された後，ポビドンヨードとアルコールで消毒する．術野はドレープなどで確保され，つい立てなどを用いて患者の顔にドレープがかからないようにする．穿刺が成功するかどうかに関しては静脈を同定できるかどうかが重要で，特に静脈圧が低い患者や静脈径が小さい患者の場合はわずかに頭位を下げて下肢を挙上させたり，Valsalva手技を患者に行わせたりするとうまくいく．

シースを挿入する際，25ゲージ針を用いて2% Xylocaineを皮下に注入して水疱を作る．続いて22ゲージ針を用いて皮下から静脈周囲にかけて十分に麻酔を効かせる．十分に麻酔が効いたら，11番の外科刃を用いて2 mm程度の皮切を入れる．モスキートを用いて皮切を広げ，7 Fのシースが通過できるようにする．22ゲージ針で局所麻酔を行う際は30〜40°傾けてさらに20°右側に傾けた状態で進め，一度吸引してから麻酔を注入する動作を繰り返す．あまりに局所麻酔を使いすぎると静脈や声帯を圧排したり，一過性の嗄声やHorner症候群をきたしたりすることがある．

逆血が確認されれば内頸静脈に到達していることを意味するので，術者はその場所と方向を頭に入れた状態で，18ゲージの穿刺針で穿刺を行う．針を進める際は吸引をかけながら行う．特に静脈径が小さい患者や中心静脈圧が低い者の場合は慎重に行う．通常，静脈壁は逆血が確認される前に感触として術者に伝わる．次いで，J型のガイドワイヤとシースを挿入する．

最初の穿刺がうまくいかなかった場合は，穿刺針を皮膚の外まで引き抜いてもう少し外側に向けて穿刺を試みる．逆血が確認されない場合は，より内側（頸動脈の方向）に向けて穿刺す

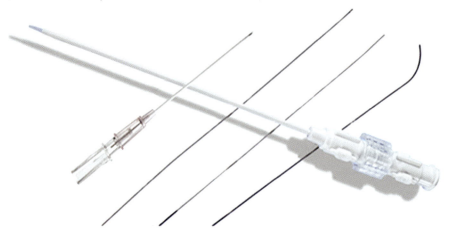

[図26-6] 細径穿刺デバイス
21ゲージ細径穿刺針, 0.018インチガイドワイヤ, 5Fガイディングシース, 閉鎖用カテーテル.
[Terumo Interventional Systems 社（Ann Arbor, MI）の厚意による]

る．万が一動脈を穿刺した場合，突然十分に酸素化された逆血が引けるが，直ちに針を抜去して5分間止血が完了するまで圧迫しなければならない．最初の穿刺に失敗した後でエコーガイド下穿刺に切り替えればこのような問題は避けることができる．

　内頸静脈穿刺用の21ゲージの穿刺針などを含むキット（図26-6）を使う別の方法もある．穿刺針は細いために非侵襲的であり，0.018インチのステンレススチールまたはニチノール製のガイドワイヤを通すことができ，特別な4，5Fの水溶性の二重ダイレータを使用する．穿刺針が血管内に入ると内筒と0.018インチのガイドワイヤは取り外され，従来の0.035インチのガイドワイヤが外筒を通じて血管内に留置される．続いて外筒も抜去され，7，8Fのシースがガイドワイヤ越しに挿入される．ワイヤ先端を上大静脈や右房を通過して下大静脈に置いておくことで，手技中にガイドワイヤ先端が右室に迷入して期外収縮を起こすことがない．シースが適切な位置に留置されれば，ガイドワイヤとダイレータは抜去され，シースのエア抜きが十分に行われればいよいよ生検を行う準備が整う．血液の無駄な喪失や空気の混入を防ぐために，ガイドワイヤやシースを交換する際に術者はデバイスの入口を手で塞ぎながら手技を

行うとよい．さらに別法として，Glidesheathキットを用いるものがある．これには21ゲージの穿刺針，0.021インチの水溶性またはニチノール製のガイドワイヤ，6Fのシース（Terumo Interventional Systems 社，Ann Arbor，MI）が含まれる．生検は6Fの鉗子を用いて行われる．空気の混入を防ぐため，逆流防止弁付きのシースが好まれる．

B 右鎖骨下静脈アプローチ

　解剖学的に内頸静脈や大腿静脈が使えない場合，まれではあるが右鎖骨下静脈が生検に使用されることがある[16]．鎖骨下静脈と上大静脈の角度が比較的急であり，比較的硬い生検鉗子が右室まで到達するのに難渋するため，通常のカテーテル挿入部位よりもできるだけ外側を穿刺しなければならない．一般的な穿刺部位は，鎖骨の下にあって鎖骨の曲がりの部分よりも外側になる．局所麻酔や静脈の確保に関してはこの章で述べられているごとくである．穿刺針は検査台と水平方向に鎖骨上切痕のほうへ進める．血管に当たらなかった場合，さらに下側または胸壁側を狙う．前述の通り，片壁穿刺を細い穿刺針を用いて行う一般的な方法を用いる．内頸静脈と鎖骨下静脈のいずれの場合もガイドワイヤがきちんと下大静脈または右房に進んでいる

ことを透視下に確認する必要がある．

Ⓒ 大腿動静脈アプローチ

　大腿静脈の確保は技術的にはそこまで高度ではないが，生検を行う際はより高い技術を要する．AndersonとMarshallらは，内頸静脈は12％の症例で確保できなかったものの大腿静脈は全例で確保できたと報告している[17]．大腿静脈は大腿動脈のちょうど内側を伴走していて，鼠径靱帯のやや下側を穿刺する．穿刺の際に大腿動脈は良い目印になる．大腿静脈のアプローチでは，Amplatz，Seldinger，Micropunctureのいずれの技法も使用される．また，さまざまな長さのガイディングシースが大腿静脈から下大静脈に挿入される．

　大腿動脈は静脈の場合とほとんど同じ要領で確保できる．左室に特異的な疾患または左室局所に病変を認める場合，または左室の心筋異常があったり左室に細胞浸潤が疑われたりする場合に，左室生検がしばしば適応となる[18]．塞栓症や穿孔の危険性は右室生検よりもやや高く，疼痛や術後の血圧低下，心嚢液貯留も右室生検と比べると起こりやすい．血栓形成や空気塞栓を防ぐ目的でシース内を十分に脱血しておく必要がある．

4 生検の手順

　透視ガイド下に行うのが最も有効であることは証明されている．しかしながら，二次元心エコー下に行うことで穿孔のリスクを軽減できるとする報告もある[19]．エコー下に鉗子の先端を同定するのは技術的に非常に難しく，経験を要する．筆者らはかつて心腔内の構造物に対して生検するために心エコーを用いたことはあったが[19-21]，日常の生検手技は透視下に行うべきと考える．

Ⓐ 右内頸静脈アプローチ：プレフォームド鉗子を使用

　50 cm長のプレフォームド鉗子を静脈シースから血管内に挿入し，右房前壁方向に先端を向けて進める．右房中間地点で鉗子を時計方向にゆっくり回転させる．操作ハンドルと鉗子先端は動きが連動してるためこの操作はそれほど難しくないが，透視下に鉗子の方向を確認しつつ操作すべきである．前方方向に鉗子先端を向けておくことで冠静脈洞や三尖弁周囲構造に迷入することなく三尖弁を通過させることができる．続いて鉗子全体を半時計方向に回すと，鉗子先端を右室中隔に向けて進めることができる（図26-7）．比較的鉗子自体が硬いため，これらの操作中は大静脈，右房，右室自由壁を穿孔しないように細心の注意を払うべきである．抵抗を感じた場合は鉗子を引き，角度を変えて手技を続けるべきである．決して力任せに押したり右室壁を擦ったりしてはいけない．もし右室へのアプローチが難しい場合は，Swan-Ganzカテーテルや他のバルーン付きのカテーテルを三尖弁通過の目印にするとよい．

　右室にアプローチできたら，鉗子を右室中隔中腹に位置させる．透視下に，鉗子は患者の椎骨と直交する方向で，三尖弁よりは足側の高さに位置させる．オリエンテーションがつかなくなった場合は，30°右前斜位と60°左前斜位で鉗子が中隔側を向いていることを確認すべきである．鉗子が正しい位置にあるかどうかは期外収縮の有無でも判別できる．期外収縮を認めず透視下でも心房と心室の間付近にカテーテルが位置する場合，鉗子が冠静洞または下横隔膜静脈系の組織に迷入している可能性がある．この場合，鉗子を開いて組織を採取する前にカテーテルを引き抜くべきである．

　右室内にあっても比較的薄い右室壁（図26-8）に鉗子の先端を向けるべきでなく，中隔側を向けておくべきである．中隔は患者の胸壁平面に対しおよそ45°傾いており，デバイスとしては左後方側と対応する．

　期外収縮が出ることで中隔に鉗子が接触したことが把握できる．そこで1，2 mm鉗子先端を引いて開放し，組織を採取するためにゆっくり進める．心筋内膜組織を採取するためにゆっくり鉗子を閉じる．心内膜は肉柱構造であるため，鉗子先端を閉じている際は慎重に押し込む

[**図 26-7**] Stanford 鉗子を用いた右室内膜生検施行中の撮影フレーム
（**A**）右房内の鉗子．（**B**）三尖弁通過後右室へ鉗子を進める．（**C**）鉗子先端を開く．（**D**）中隔に押し当てて鉗子先端を閉じる．（**E**）鉗子先端を閉じたままカテーテルを引き抜く．（**F**）三尖弁を通過して組織片を得る．

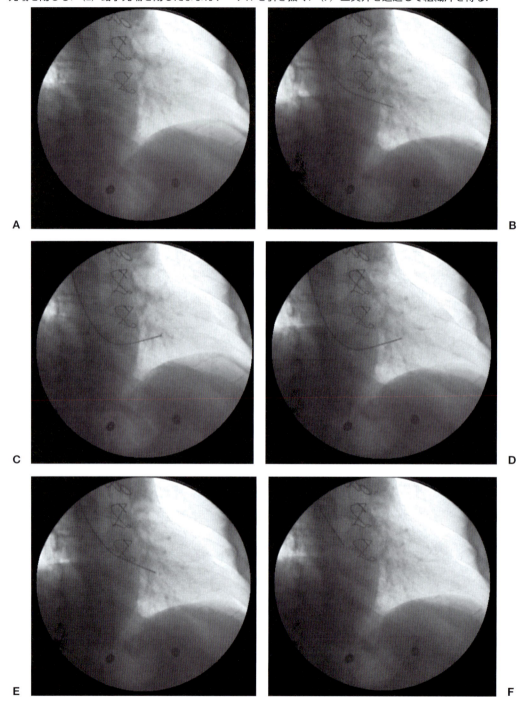

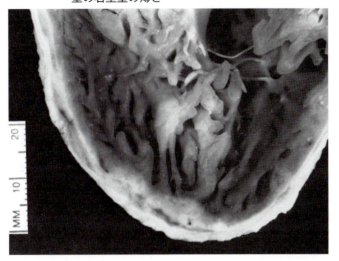

［図26-8］剖検例での右室下方表面の高度な肉柱形成と自由壁の右室壁の薄さ

ようにする．拘束型心筋症や移植後の症例では鉗子を通じて中隔の拍動を感知できるが，特発性拡張型心筋症の症例ではしばしば組織が柔らかいために期外収縮以外は中隔に当たっている感触がわからないことがある．

　組織が採取された後，術者は鉗子を回収するまでの間先端が閉じた状態にあり続けることを確認しなければならない．組織が心室壁から採取される際はわずかな感覚を感じることがある．組織を採取するのに強い力が必要な場合は三尖弁構造に迷入していたり，壁を貫通していたり，瘢痕組織を生検している可能性がある．この場合は，鉗子先端を開いて引き抜き，別の場所を選択すべきである．組織が採取された後は，鉗子先端から回収して適切な保存容器に移す．

　心臓表面から組織が採取される際に，まれではあるが患者がつまんだり引っぱられたりする感触を自覚することがある．手技中に強い胸痛を自覚する場合は穿孔を疑う．期外収縮が続いたり，生検時に心室壁が必要以上に可動性があったり，または採取した組織がホルマリン液内で浮いている場合（心外脂肪組織を示唆する）も穿孔を疑う手がかりとなる．これに加えて血圧のチェックや透視下に心臓の輪郭を確認して心タンポナーデを示唆する所見がないか確認することが重要である．開心術後や高度の心筋症を持つ症例はリスクが低いが，心臓手術を受けたことがなく比較的正常な心臓サイズで収縮能が維持されている症例ではリスクが高い．

　心臓移植後で何度も生検検査を受けている患者の場合，繰り返しの生検操作のために組織が瘢痕化していることがあり，瘢痕組織からの生検を避けるために鉗子の方向をその都度変えていかなければならない．前後方向に向きを変えたり鉗子の角度を変えたりすることでそれは可能である．心筋生検で得るべき組織検体の数は，患者の臨床状態に依存する．病理医は診断のための十分な組織量を要求するが，一方で患者のリスクも勘案すべきである．筆者らは通常3～5個の検体を採取するようにしている．局所的な病変であった場合は単一箇所の検体からだけでは診断できないことがある．

　静脈シースを抜去して穿刺部を圧迫固定する前に，透視下に心陰影を確認して心タンポナーデを否定すべきである．移植後で経験のある患者は，手技に合併症がなければ10分以上に帰宅可能である．

Ⓑ 右内頸静脈アプローチ：プレフォームド・シースを使用

　プレフォームド・シースを使用した生検方法も内頸静脈から施行可能である．前述のプレフォームド鉗子を用いる方法との違いは，鉗子自体ではなくシース自体を右室に進める点にある．ここで使用する鉗子はもともと特殊な形はついておらず可動性に優れている．9Fのショートシースを静脈に留置した後で，45 cm長の7Fのプレフォームド・シースを上大静脈から右房まで進める．シースインシース構造にすることで回転操作が容易になるし，カテーテルがねじれる危険が減る．ガイドワイヤや先端バルーン付きのカテーテルを用いてシースを右室に進め，シースを固定した状態で抜去する．シース先端が右室にあることが判然としない場合は，シースの先端と逆側につないである圧モニタで右室圧が示されていることを確認するか，慎重に少量の造影剤を投与して右室にあることを確認する．シース先端は右室心筋や肉柱構造からは離した状態で保つべきである．シースが適切な部位にあることを確認した後，脱血してヘパリン加生理食塩水でシース内をフラッシュする．シース内の開存と凝血塊の形成を防ぐために造影剤注入部とシースは接続しておく．

　次に，可動性のある生検鉗子をシース内に挿入する．シースが伸びて位置がずれるのを防ぐために，生検鉗子はあらかじめ用手的に曲げて角度をつけておく．右室壁との接地面積を増やして穿孔の危険を減らすために，シースから出たら直ちに鉗子先端を開く．鉗子は後ろ方向に中隔に対し垂直に進める．鉗子先端をゆっくり進めて慎重に押すようにする．組織を採取して鉗子を引き抜いた後は，鉗子を開いて組織検体を回収する．生理食塩水で鉗子を十分に洗い，適応があればさらに手技を続ける．生検操作を繰り返すことでシースの位置や鉗子の角度は変化することがある．

Ⓒ 左内頸静脈アプローチ：可動性シースを使用

　この方法では，シースの使い方が右内頸静脈アプローチとは異なる．6F，10 cmのシースを通常通り左内頸静脈に留置した後，0.035インチのガイドワイヤを用いて可動性の6F，45 cmのシースに入れ替える．ガイドワイヤを先行させて透視下にシースを右房まで進めたうえでワイヤを抜去し，鉗子を右室まで進める．

Ⓓ 大腿静脈アプローチ：プレフォームド・シースを使用

　筆者らは通常，右内頸静脈アプローチと同様に大腿静脈に9Fのシースを留置し，そこから7Fのガイディングシースを挿入している．すべてのガイディングシースには角度がついており，135〜180°の緩やかな曲線的なものから，いろいろな角度のついたものまでさまざまなものが用意されている[22]（Baim ガイディングシース）．ピッグテールカテーテル，バルーン付きカテーテル，ガイドワイヤ，インナーカテーテルなどを用いてこれらの鉗子は右室腔まで運ばれる．小児の症例で大腿静脈を穿刺して中隔アプローチで左室生検を行うことがある[23]．この場合，鉗子の操作性が非常に悪いため，穿孔の危険が高い．

　130°の角度つきの大腿動脈用シースを用いて，シースの右房から右室の生検部位までに相当する長さが，実際の解剖学的長さを超えないことを事前に確認すべきである．透視下に体外で試すことで容易に行うことができる．もし曲がりの先が長すぎる場合は，事前に短く修正すべきである．

　プレフォームド・シースを内頸静脈から使用する場合と同様に，鉗子を入れることでシースの形状が伸展され，理想的なシースの角度が変わってしまうことがある．もともと形のついていない104 cmの鉗子の先端を用手的に曲げて形を作ればシースの角度を大幅に変えることなく手技を行うことが可能である．

　シースが挿入された後は，凝血塊や血栓塞栓症，空気塞栓症を起こさないように頻繁にフ

[図 26-9] 2ヵ所に角度のついたシースを使用した大腿静脈からの右室生検
（左）左前斜位（LAO）において，造影剤を少量投与してシース先端の曲がりが心室中隔（IVS）方向にしっかり向いていて自由壁（FW）からは距離があることを確認する．（右）右前斜位（RAO）において，造影剤を少量投与して房室の中腹から心尖部（APEX）までの位置関係が把握できる．

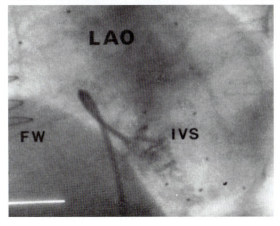
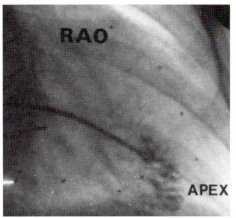

ラッシュを行うべきである．シース先端の位置を見失った場合は用手的に少量の造影剤を注入することで解決する（図 26-9）．104 cm の鉗子がシースに挿入されるが，穿孔の確率を軽減するために，鉗子刃はシースから出た直後から開いておくべきである．鉗子刃を開いた状態で鉗子先端を心筋壁に近づける．中隔の微かな感覚を感じ取るまでゆっくり鉗子先端を進める．もしシースが中隔のすぐ近くまで来ていた場合，鉗子の位置はそのままでシースを少し引き抜くことで鉗子がシース外に露出する．組織が採取された後，鉗子は抜去され，シースは元の位置までわずかに進めておく．組織の採取後，鉗子刃を開放して組織を鉗子先端から取り除き，適切な保存容器に移す．

E 左室生検：大腿動脈からプレフォームド・シースを使用

大腿静脈アプローチと同様に，大腿動脈アプローチも動脈の開放性を保ち操作性を維持するためにシースを留置する．大腿動脈用の短いシース，長いシース（98 cm）ともども，開存性を担保して塞栓症を予防するためにヘパリン化した溶液で持続的に灌流しなくてはならない．ガイドワイヤとピッグテールを用いてシースが左室腔まで運ばれる．大動脈弁を通過して左室腔まで移動させる際は慎重に行うべきであるが，左室腔まで到達すれば安定する．後下壁や梗塞部位は薄く穿孔の危険性が高いために注意を要する．

シースを十分に脱血した後，104 cm の生検鉗子を挿入する．僧帽弁周囲は避け，鉗子先端を開閉して左室壁から組織を回収する．この際に余計な力は加えるべきでない．シースは左室腔内の適切な場所に固定し，微調節をして生検部位を細かく変更することができる．

F 左室生検：大腿動脈からガイディングカテーテルを使用

標準的な J カーブのワイヤを用いて 7 F の JR4 ガイディングカテーテルを使っても左室生検は行うことができる．後壁，下壁，側壁，心尖部のいずれも JR4 ガイディングカテーテルを用いて生検が可能である．前壁は AL1 が推奨され，中隔には JL4 が推奨される．105 cm の生検鉗子をエコーガイド下またはバイプレーン透視下に左室内腔まで進める．

ガイディングカテーテルを使用する以外に 7 F の長いガイディングシースを使う方法がある．凝血塊の形成を防ぐために，生検 1 回ごとに

十分な脱血とヘパリン加生理食塩水でシース内のフラッシュを十分に行う[24]．手技中はヘパリンで抗凝固療法［活性凝固時間（ACT）150秒を目標］を行うことが推奨される[24]．

5 合併症

心筋生検に関連する合併症はほぼすべて手技それ自体に原因があり，カテーテル室内で発生する．起こり得る合併症として，心室穿孔，心タンポナーデ，悪性心室不整脈，一過性の完全房室ブロック，気胸，頸動脈誤穿刺，上室不整脈，神経損傷，静脈性血腫などが挙げられる[25,26]．3,048症例を集めた大規模研究によると，大腿静脈アプローチの右室生検の場合，大きな合併症は0.12%，小さな合併症は0.2〜5.5%であった[27]．2,117症例を集めた心臓移植後の大腿静脈アプローチによる検討では，全体の合併症は0.7%に発生した[28]．手技の安全性は生検の適応にも大きく依存する．不整脈原性右室心筋症に対する心筋生検では161人中6人（3.7%）に心囊液貯留の合併症が生じたとされる．321人の不整脈原性右室心筋症ではない症例において，軽度の心囊液貯留（3.9%）や心タンポナーデ（2.2%）の発生率は不整脈原性右室心筋症群のそれと同等程度であったが，2,321件の心臓移植後の手技と比較すると合併症の発生率ははるかに高かった（$P<0.001$）[29]．

Ⓐ 穿孔

心筋生検において最も重大な合併症は心室穿孔である[30]．心室穿孔を起こした場合，しばしば心タンポナーデや死亡につながる．INRが1.5を超えてるか，2時間以上前にヘパリンのリバースが行われていない症例では心筋生検を行うべきでない．通常，心筋穿孔は右室自由壁に起こることが多い．右室自由壁がたったの1，2 mmしかないことも原因の一つである．肺高血圧症を合併していたり，出血素因があったり，右室の拡大がある症例は，穿孔の危険が大きい．手技中に患者が鋭い痛みを訴えている場合，穿孔を起こしている可能性がある．穿孔を起こした患者はすぐさま鋭い痛みを自覚し，1，2分後には徐脈や血圧低下をきたす．迷走神経反射による症状であるが，通常アトロピンはほとんど無効である．患者の訴えの原因がはっきり同定されるまでは手技を続けるべきではない．この際，X線で心臓の輪郭を確かめたり，右房圧波形を確認したり，ポータブル心エコーで心囊液の確認を行う．穿孔が疑われた場合，右房圧やX線像上の両心陰影の拍動性を注意深く観察する．心陰影の拍動性が消失し，右房圧が上昇した場合は心タンポナーデを強く疑う．心エコーを用いて心囊液の存在や重症度を直ちに同定すべきである．筆者らは穿孔を疑う患者の評価や観察にこの方法を推奨する．手技中に心血管系が虚脱し，電気収縮解離を認めた場合も心タンポナーデを示唆するため，心エコーで心囊液を確認する前に直ちに心囊穿刺の手配を行うべきである．

急速な心外膜腔への出血によって血栓化され，出血が止まって心囊穿刺を行う必要がない場合がまれに存在する．血行動態が悪化し続けているにもかかわらず経皮的にドレナージするほど心囊液が貯留していない場合，別の原因を検索するべきである．心タンポナーデのリスクを考えて，心筋生検を行う検査室には心囊穿刺用のキットを常備しておくべきである．

Ⓑ 悪性の心室不整脈

心室期外収縮は右室または左室にデバイスが接触した場合に誘発されるが，実際はシースや鉗子が生検のために適切な場所にあることを示すものである．しばしば2〜3連の不整脈も生じる．心筋症やもともと心室不整脈を持つ患者の場合，まれに悪性の心室不整脈が持続することがある．通常は心室からシースや鉗子を引き抜くことで軽快するが，電気的除細動や抗不整脈薬による治療が必要となることもある．

Ⓒ 上室不整脈

デバイスを通過させる際に右房壁を刺激することがあり，特に上室不整脈の既往のある患者においては心房不整脈をきたすことがある．特

に右房圧が高い症例で起きやすい．不整脈の既往やうっ血の強い患者では，極力右房壁にデバイスが接触しないように注意する．心房不整脈はまれに，鉗子で心房壁を再度刺激することで回旋性の伝導路をブロックして不整脈を止められることがあるが，穿孔の危険があるため必ずしも推奨されない．

D ブロック

もともと左脚ブロックを持つ患者の場合，手技中に完全房室ブロックを起こす危険がある．三尖弁構造付近の中隔をデバイスで圧迫することで右脚電位を失活させて中隔領域の電位遅延を起こしたり（新たな右脚ブロックの発生），左脚ブロックが進展して完全房室ブロックを起こしたりする．通常はシースや鉗子を引き抜くことで改善するが，そうでない場合はペーシング治療が必要になる．特にもともと脚ブロックを認める患者に対して手技を行う場合は，迅速に対応できるようにあらかじめペーシングデバイスをカテーテル室に準備しておくべきである．

E 気胸

右内頸静脈または鎖骨下静脈からの穿刺で肺を損傷した場合，気胸が発生し得る．頸部の下部ではなく中部から穿刺するよう心がけ，穿刺針を進める際は吸引しながら行うことでこの合併症を避けることができる．患者が呼吸困難感を自覚した場合はすぐにX線で肺野を確認すべきであり，必要であればトロッカーを用いて吸引する処置が必要になる．

F 頸動脈または鎖骨下動脈の誤穿刺

内頸静脈と鎖骨下静脈は，それぞれ頸動脈と鎖骨下動脈に伴走している．たとえエコーガイド下であっても動脈穿刺はまれに起こり得る．穿刺針で誤穿刺した場合は即座に針を抜去して血腫ができないよう圧迫する．たとえその後に静脈アプローチが安全に施行できたとしても，誤穿刺によって生じた血腫によってアプローチ部位が圧排されてしまい手技の継続が困難になることがある．誤って動脈に7～9Fの太いシースを留置してしまった場合は問題で，緊急で外科医に相談する．

G 肺塞栓症

手技中に十分にフラッシュを行わない場合，シース内に血栓を生じることがあり[31]，塞栓症を引き起こすことがある（肺塞栓症や奇異性の動脈性塞栓症）．シース内に血栓が形成され，それが生検の際に心筋内に押し込まれることもある．特に右房圧が低い場合には，空気塞栓症の危険が高くなる．シースの交換中や鉗子をシース内に入れる際に患者に息止めを指示して慎重に手技を行うことで予防できる．

H 神経麻痺

リドカインを頸静脈内またはその周囲，もしくはシース内に多量に投与した場合，Horner症候群，声帯麻痺，またはまれではあるが横隔膜の機能低下を引き起こすことがある．直接的な神経損傷でなくリドカインに起因するものであれば，通常1～2時間でこれらの症状は軽快する．

I 静脈性の血腫

静脈性の血腫は手技中に極端にシースを動かしたり，アプローチ部位を圧迫したり，右房圧の上昇によって手技後に静脈性の出血をきたした場合などに生じる．通常一過性であり，次回にアプローチ部位として使用できなくなってしまうような慢性合併症になることは少ない．しかしながら，何度も生検を行うような患者では穿刺部位に十分な注意を払うことが必要である．

J 動静脈瘻

移植後の患者でまれではあるが，右室内腔と冠動脈の小さな枝が穿通してしまうことがある．中隔からの生検で冠動脈の中隔枝も一緒に侵襲を受けた場合に生じる．長期観察研究によって，このような冠動静脈瘻は血行動態や臨床症状に影響を与えないことがわかっているた

め経過観察をすればよい[32-34]．

6 術後管理

　生検シースを抜去した後は穿刺部の出血を起こさないために，適切な圧力をかけて圧迫をしておかなければならない．頸静脈から生検を行った場合，5～10分様子をみて出血がなければ回復室からでも退院可能である．大腿静脈から生検を行った場合は2～3時間の仰臥位での安静が必要である．動脈から生検を行った場合は圧迫を続けるかどうかにかかわらず，ベッド上で数時間は安静を続ける必要がある．

　術後は出血や血行動態の変化に対して監視する（気胸などの合併症が疑われないかぎり筆者らは術後ルーチンで胸部X線撮影は施行しない）．Band-Aidは12時間経てば外してよいし，座位がとれれば術後まもなく経口摂取も可能である．

7 採取した組織の処理

　心筋生検を行う術者は解析に耐え得る適切な組織を採取し，病理学的評価が行えるような準備をカテーテル室で行う責任がある．サンプルエラーを減らすために，少なくとも5片以上の組織標本が得られることが望ましい．大部分の心筋症は左右両心に影響を与えるため，術者の自身の経験や好みによって左右どちらの心室から生検を行ってもよい．たとえば，心内膜線維症，強皮症，左心放射線障害，新生児や乳児の心臓線維弾性症などは左室に選択的に異常を認めるため，このような疾患を持つ患者や以前に右室生検でうまくいかなかった患者は左室からの生検が望ましい．一般的には右室からの生検のほうが簡便で手技時間も短く，合併症も少ないために好まれる傾向にある．

　たとえ安全で優れた心筋生検方法であったとしても，病理学的な専門的解釈ができなければ何の意味もなさない．生検組織の評価に習熟していて最新の組織分類について精通している心臓病理医が常に手配されていなければならない．心筋生検によって採取された組織は手技による挫滅や収縮帯などのアーチファクトがあるため，剖検症例しか扱ったことのない経験の浅い病理医は誤診する可能性がある．生検の術者はカテーテル室で組織をうまく処理することで，病理医の診断に寄与することができる．採取された組織は鉗子先端から細い針で慎重に回収し，直ちに適切な固定処置を行う．採取した検体を適切な液体を含む容器に入れて液体窒素とドライアイスで冷凍し，カテーテル室で冷凍検体を手配することもできる．これ以上の特殊な検体準備や染色方法（鉄やアミロイドなど）は特殊疾患を同定する場合に必要となる（表26-2）．

　心筋検体が解析のために適切な研究室に運ばれることも術者の責任である．可能であれば術者は組織標本スライドを確認して，必要に応じて特殊検査も施せるように病理医と力を合わせる必要がある．

　特発性拡張型心筋症の患者では，心筋細胞の肥大や間質の線維化などの特異的な病理像を認める．これにより他疾患を除外できるし，重症度を判断して心筋症罹患期間を推定することが可能となる．心筋生検を行った患者の大規模研究では，約20％の症例に特異的な病理学的原因が同定された[35-37]．生検所見に臨床情報を合わせて評価することで，ほぼすべての心不全の診断が可能になる（表26-3）．しかしながら，生検検査の適応は，術者の経験，病理医の存在，診断と治療を行うのに病理学的考察がどれほどその施設で重要視されているかなどに依存する．分子生物学的技術は近年その使用が広まりつつあり，今までの単純な組織学的検査，免疫学的検査，生化学的解析などと比べると心筋生検の意義が劇的に高まりつつある．ポリメラーゼ連鎖反応法を用いることで，心筋症がもともとあったものなのかウイルス感染に起因するものなのかが明らかになる[35,38]．ヒト白血球抗原（HLA）の活性化や免疫沈着などの免疫マーカーも自己免疫性異常による心筋障害を同定するのに役立つ[39]．

　多くの悪性疾患と同じように重度の心筋障害

[表 26-2] 心筋生検の方法

臨床適応	染色法
アミロイドーシス	コンゴーレッド，チオフラビン T，メチルバイオレット，硫酸アルシアンブルー変法
心内膜線維弾性症	モバットペンタクローム，Verhoeff-van Gieson
線維化	マッソントリクローム，アザン-Mallory，シリウスレッド
糖原病	過ヨウ素酸シッフ反応（PAS）
ヘモクロマトーシス	プルシアンブルー
心筋炎	リンパ球マーカー CD3，CD8
心移植	C4d，C3d 染色
悪性腫瘍	免疫組織学的
ウイルス性心筋炎	ウイルス核酸

心筋組織は正しく選択された顕微鏡を用いて検査されるべきで，10％のホルマリンに入れて室温で保存しなくてはならない．必要に応じて，グルタルアルデヒドで保存して電子顕微鏡で観察しなくてはならない．免疫染色を行うためには OCT コンパウンドまたは Zeus 溶解液に組織を入れて凍結しなくてはならない．ウイルス核酸検査のためには RNAlater RNA stabilizing 液で保存するか，凍結保存しておかなければならない[40]．

は患者の予後を著しく低下させる．したがって，カテーテル室で弁膜症，冠動脈疾患，心膜性疾患では説明のできない心室障害，または心不全に遭遇した場合，心筋採取を検討すべきである．Standards and Definitions Committee of the Society for Cardiovascular Pathology (SCVP) と Association for European Cardiovascular Pathology (AECVP) は近年，心血管病の病原に対する個々の処置方法に関して推奨されるべきコンセンサスを提唱している[40]（表 26-2）．

8 心筋症に対する生検

特殊疾患に対する心筋生検の有効性と現在の適応に関して下記にまとめる．

Ⓐ 心臓移植後の拒絶反応

心臓移植または心肺同時移植後の拒絶反応に対する治療のモニタリングを行うのに心筋生検は欠かすことができない[41,42]．不整脈，Ⅲ音聴取，うっ血などの臨床的指標が出現する前に拒絶反応を早期に診断するには心筋生検は有用で，急性拒絶反応に対するパルス療法の妥当性を判断するうえでも欠かせない．移植後最初の 6ヵ月間は拒絶反応が起こりやすいので，生検検査は頻繁に行われる．心筋生検以上に感度や陽性適中率の高い検査は今のところ存在しない．インジウム 111 で標識された抗ミオシン Fab 鎖を使ったシンチグラフィ検査が生検結果とよく相関する[43]．移植後の拒絶は通常心筋全体に及ぶため，サンプリングエラーはめったにない．拒絶の組織学的特徴として，間質の浮腫，炎症細胞浸潤，免疫グロブリンの沈着などが挙げられる．拒絶がひどい場合は，心筋細胞の脱落や間質の出血などが起きる．

1981 年に提唱されたオリジナルの Stanford 分類は，拒絶反応を absent，mild，moderate，severe に層別化し，moderate と severe はリンパ球の浸潤と心筋障害の両方を伴うとしている[44]．最初に報告された 1990 年の分類[45]は，新たに 2004 年に国際心肺移植学会（ISHLT）が提唱したものに置き換えられたが，重症度を 4 段階に分類している[41]（表 26-4，図 26-10〜26-13）．グレード 0 R と 1 R に関しては特殊な治療は不要である．グレード 0 R は拒絶を示唆する所見を認めず，グレード 1 R は局所的な

[表 26-3] 心筋生検の適応と所見

現在の適応
- 拒絶のモニタリング
- 原因不明の心筋症
- 原因不明の心室不整脈
- 薬剤性心筋症（アントラサイクリン）
- 拘束性または収縮性心臓病
- 研究目的

特徴的な所見を持つ心疾患
- 免疫・炎症性疾患
- 心筋症
- 拒絶反応
- サルコイドーシス
- サイトメガロウイルス感染
- トキソプラズマ
- リウマチ性心炎
- Chagas病
- 川崎病

変性疾患
- 特発性心筋症
- アントラサイクリン心筋症
- 放射線性心筋症
- 浸潤性
- アミロイドーシス
- Gaucher病
- ヘマクロマトーシス
- Fabry病
- 糖原病

虚血性疾患
- 急性心筋梗塞
- 慢性虚血性心筋症
- Henoch-Schönlein紫斑病

悪性腫瘍
- 原発性悪性腫瘍
- 転移性悪性腫瘍

炎症細胞浸潤のみを認めるかつてのグレード1Aと，同じく壊死は認めないもののびまん性の炎症細胞浸潤を認めるかつてのグレード1B，および巣状の強い炎症細胞浸潤または心筋障害を認めるかつてのグレード2とから構成される．グレード2Rと3Rはたとえ患者が無症状であっても積極的な免疫抑制治療が必要となる．グレード2Rは多巣性の炎症細胞浸潤または心筋細胞障害を認めるかつてのグレード3Aに相当する．グレード3Rはびまん性の炎症細胞浸潤と細胞壊死を認めるかつてのグレード3Bと，びまん性に多形性炎症細胞浸潤と細胞障害に加えて間質の浮腫，出血，血管炎などを認めるかつてのグレード4とから構成される．ISHLTは心臓移植後の抗体関連拒絶に関しても組織学的免疫学的考察に基づいた分類方法の考案を試みている[46]．抗体関連拒絶の参考例を図26-14, 26-15に示す．

B アドリアマイシン心毒性

塩酸ドキソルビシン（アドリアマイシン）はアントラサイクリン系の抗癌剤で，さまざまな悪性腫瘍に対して有効とされる．用量依存性で不可逆的な心毒性を持つため使用が制限される[47]．500 mg/m^2 未満であればその発生率は4％であるが，500〜600 mg/m^2 であれば18％，600 mg/m^2 超であれば36％に上昇する．臨床的に安全に使用できる累積投与量は500 mg/m^2 とされる．しかしながら，心毒性以外の明らかな合併症を認めず，悪性腫瘍を抑え込むのに本剤の継続的な投与が必要な患者においても投与が制限されてしまう懸念がある．同様に，もともと心機能が低下している患者や，放射線照射によって心機能が低下している患者，シクロホスファミドを併用投与している患者，70歳以上の高齢者などは，少ない投与量でも心毒性を生じることがある．アドリアマイシン心筋症によって生じる心毒性は比較的晩期にならないと臨床症状が出現しないため，非侵襲的検査だけではアドリアマイシンの投与を続けて本当に安全かどうかを判断するのは難しい．

Bristowらは，アドリアマイシン心筋症の進行とともに組織学的変化（電子顕微鏡的に観察し得る筋原線維の消失や細胞質空胞化などを含む）も段階的に進行することを明らかにした[48]．これらの変化を確認すれば化学療法を続けて心毒性が生じるかどうかを予測できる．組織学的変化を認める心筋細胞の割合によって5段階に分けた分類が存在する（グレード1：5％未満，グレード1.5：5〜15％，グレード2：16〜25％，グレード2.5：26〜35％，グレード3：35％超）．グレード2.5以上の場合はアドリアマイシン治療を終了すべきで，低いグレー

[表26-4] 国際心肺移植学会（ISHLT）の標準的心筋生検重症度分類

グレード：2004年分類	グレード：1990年分類	病理組織学的所見
0 R	0	拒絶なし
1 R	1 A	心筋障害は認めないものの血管周囲または間質の劇的炎症
—	1 B	壊死のないびまん性炎症浸潤
—	2	局所的な心筋障害を伴う炎症浸潤
2 R	3 A	多巣性の心筋障害を伴う炎症浸潤
3 R	3 B	びまん性の心筋障害を伴う炎症浸潤
—	4	びまん性の多形性の炎症浸潤と高度な心筋障害があり，浮腫，出血，血管炎を伴う

(Stewart S et al：Revision of the 1990 working formulation for the standardization of nomenclature in the diagnosis of heart rejection. J Heart Lung Transport 24：1710-1720, 2005 より改変)

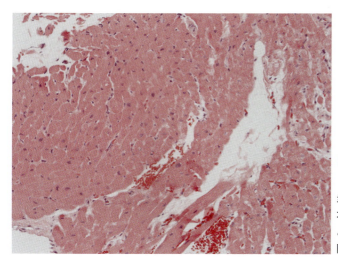

[図26-10] グレード0R拒絶の心筋生検所見
炎症所見や心筋障害を認めない．生検手技や標本作製中に生じた心筋組織間の赤血球の貯留によるアーチファクトを認める．炎症所見や細胞障害，壊死がないこともこの判断を裏付ける．

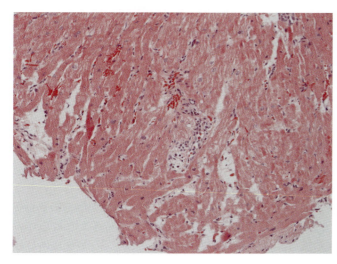

[図26-11] グレード1R拒絶の心筋生検所見
間質の炎症所見と心筋障害を局所的に認める．

第26章　心内膜心筋生検

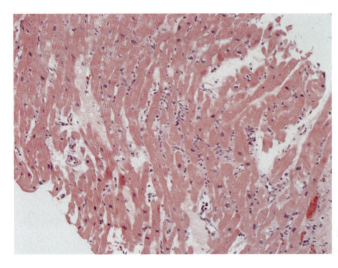

[図26-12] グレード1R拒絶の心筋生検所見
炎症細胞は少ないが血管周囲の炎症所見を認める．心筋障害や壊死は認めない．

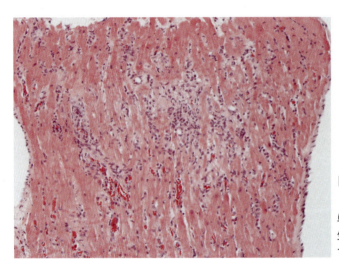

[図26-13] グレード2R拒絶の心筋生検所見
単核球による中等度の炎症所見を伴う間質の増生によって，心筋領域を侵し，喪失，障害させている．

ドであれば化学療法を継続してよく，その後に心筋生検でフォローする．このような戦略をとることで，最大限の，かつ安全なアドリアマイシンの投与量を選定することができ，合併症や死亡率を軽減することができる．

C 拡張型心筋症

拡張型心筋症とは原発性の心筋障害で，冠動脈疾患，弁膜症，心外膜疾患などの基礎疾患を認めないものを指す．米国では年齢補正して100,000人に36人の割合で発生し，およそ1年に10,000人が死亡する[49]．男性と黒人で2.5倍発症率が高い．両心室の拡大，胸痛，不整脈などを伴う高度なうっ血性心不全を呈し，さまざまな毒性物質，代謝性疾患，炎症性疾患や感染症，神経筋疾患，家族性の症候群などが原因とされる．世界保健機関（WHO）が1995年に分類をまとめている[50]．

臨床症状が現れた時点ですでに大部分の患者には典型的な心筋障害を認める．その経過はさまざまであるが，1年死亡率は25～30％にのぼる[49]．拡張型心筋症の患者は死亡率が高いので，筆者らは，よほどの高齢でなければいかなる患者であっても基本的には冠動脈造影や心筋生検を含む侵襲的な検査を行うことにしている．胸痛や心筋梗塞の既往といった臨床所見は

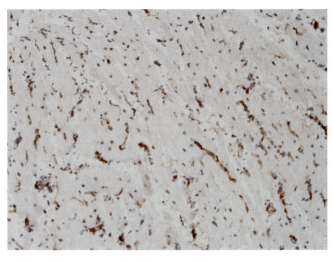

［図 26-14］C4d 液性拒絶の心筋生検所見

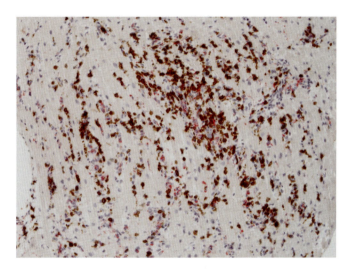

［図 26-15］重篤な CD3，CD68 液性拒絶の心筋生検所見

拡張型心筋症に必ずしも特異的というわけではないので，冠動脈造影は有効な検査である．これらの臨床所見はいずれも古典的な拡張型心筋症の患者には認めるかもしれないが（冠動脈造影で有意狭窄を認めない），一方で半数近くの虚血性心筋症の患者はこのような臨床所見を示さない（三枝病変の患者は高確率でこのような臨床所見を示す）．重症の冠動脈疾患を持つ心筋症患者は冠動脈形成によってうまく対応できるため，冠動脈造影は重要な検査といえる．

残念ながら，拡張型心筋症の患者における心筋生検は一般的には特殊な組織学的所見は示さず，心筋細胞の肥大，間質の線維化，心内膜の肥大などを認めるのみである[37, 49]．わずかなリンパ球の集簇（高倍率で5個以下）をまれに認めるが，心筋炎の診断を満たすほどではない．特にタイプⅠ膠原線維からなる間質組織の増生を認め，拡張障害の悪化につながる[51]．拡張型心筋症の患者の組織学的所見は原因を究明したり，長期予後を予測したり，特殊な治療方法を検討するために行うわけではない．一方，通常の拡張型心筋症と言われておきながら，心筋生検で特殊疾患であったことが判明する症例も確かに存在する（表 26-3，26-5）．しかしながら，拡張型心筋症の領域では心筋生検を行ったことで治療方法や長期予後が劇的に変わるよう

[表26-5] 1,278人の拡張型心筋症患者から得られた臨床的かつ生検による最終診断

診断	頻度	%
特発性拡張型心筋症	654	51.2
心筋炎（2/3は活動型，1/3は境界型）	117	9.2
冠動脈疾患	98	7.7
術後心筋症	58	4.5
高血圧症	54	4.2
免疫機能欠損時のウイルス感染	46	3.6
アミロイドーシス	41	3.2
結合組織病（多くは強皮症とループス）	40	3.1
薬剤性（多くはアドリアマイシン）	30	2.3
アルコール乱用	30	2.3
家族性心筋症	25	2.0
弁膜症	19	1.5
サルコイドーシス	16	0.9
内分泌性（多くは甲状腺疾患）	11	0.9
ヘマクロマトーシス	9	0.7
悪性腫瘍	6	0.5

[Felker GM et al：The spectrum of dilated cardiomyopathy. The Johns Hopkins experience with 1,278 patients. Medicine (Baltimore) 78：270-283, 1999]

なことは少ない[12, 35, 37]．

D 心筋炎

　拡張型心筋症のようにいわゆる「燃え尽きて」しまった組織像とは違い，心筋炎は急性または亜急性の炎症性疾患であり，心筋細胞障害とともにさまざまなリンパ球浸潤を伴う[49, 52, 53]（図26-16）．疫学的にはコクサッキーBウイルス感染の約5％に何らかの心臓病変を伴い[49]，採取された心筋組織からエンテロウイルスのRNAが検出されることがある[38, 54-56]．感染と炎症は自然に軽快するが，心筋障害をきたす自己免疫学的な作用が慢性的に残存することもある[57, 58]．他のさまざまなウイルス，原虫，後生動物，細菌感染によっても発症することがある．典型的には胸痛，不整脈，心不全症状を起こし，数日から数ヵ月の経過をたどる．インジウム111で標識した抗ミオシンFab鎖を使ったシンチグラフィを用いると非侵襲的に心筋炎を同定できることがある（H/M比が1.6以上を陽性基準とする）．しかしながら，心筋生検と比較した場合，感度は必ずしも高くない（66％）[53, 59]．心筋炎を強く疑っているにもかかわらずシンチグラフィで診断できない場合，心筋生検を行うべきである．

　心筋炎の診断で難しいのは，診断基準がいくつも存在し，そのうちのいくつかは非常に大雑把なところがある（たとえば「高倍率野で5個

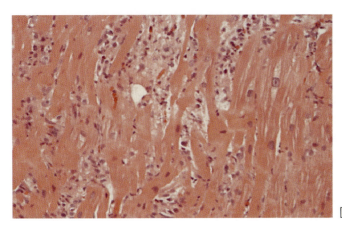

[図26-16] 重篤な心筋炎の心筋生検所見

以上のリンパ球を認める」など）．1986年に提唱されたDallas基準は心筋壊死や変性を伴うリンパ球の浸潤をもって活動性のある心筋炎を診断している[59]．心筋障害を伴わないリンパ球浸潤のみを認めた場合は境界型の心筋炎とされる．拡張型心筋症に対する生検では，およそ9％の症例で心筋炎像を呈する（2/3は活動型であり，残りは境界型である）[36]．かつて心筋炎と診断されたものも，場合によっては現在のDallas基準によれば境界型または心筋炎ではないと診断されることもある．生検を行っても診断には至らない異常しか認められなかった場合（特に境界型の変化であった場合），繰り返し生検を行うことで活動性の心筋炎が診断されることもある[60]．臨床的に心筋炎であることが強く疑われている場合，右室からの生検を繰り返し行うことで十分であり，必ずしも左室生検は必要ではない．心筋炎は左右の心筋障害に大きな偏りが起こることはほとんどないからである[60, 61]．

Johns Hopkins Hospital のグループは臨床所見と病理所見を合わせた診断基準を使って，心筋炎を劇症型，亜急性型，慢性活性型，慢性持続型に分類した[36, 62, 63]．劇症型は免疫抑制治療に抵抗性の高度な炎症所見を伴い，1ヵ月以内に死亡または回復する．亜急性型は明瞭な発症時期は明らかではないが，炎症が強くても免疫抑制治療にはよく反応する．慢性活性型では，心機能は進行性に悪化し，組織所見では炎症浸潤と線維化を認め，ほとんど免疫抑制治療に反応しない．慢性持続型では，心機能の低下はほとんど認められないものの組織学的には心筋炎像を呈し，免疫抑制治療はあまり奏効しない．このように，新たに発症したうっ血性心不全，または最近発症したうっ血性心不全患者に対する心筋生検で心筋炎の所見が得られることがある．妊娠後1ヵ月から出産後5ヵ月までに発症し得る産褥性心筋症[64]や，明らかな他臓器障害を認めない蘇生後患者[59]などでも同様の所見を認めることがある．後天性免疫不全症候群の患者に対する最近の研究では，同じような心筋炎様所見を伴う重篤な心機能異常を呈することがあるという[65-67]．

心筋炎の頻度は高く，1980年代には心臓移植後の拒絶反応に対する免疫抑制治療と同じような治療法が報告され[68, 69]，活動性の炎症が臨床的にも組織学的にも改善したとされる．しかしながら，免疫抑制薬は多くの重篤な合併症を引き起こし，また心筋炎は自然軽快することも多いために，本当に治療自体が奏効したのかどうかわからなかった．

心筋炎の頻度や治療法を明らかにするために，Myocarditis Treatment Trial が行われた[70]．2年以内に初発症状があり1986年10月から1990年10月の間に心筋生検を受けた，移植後患者以外の合計2,233人が30の参加施設で調査された．その結果，214人（10％）が組織学

的に心筋炎の所見を認めた．このうち特に禁忌のない，左室駆出率45％以下の111人が選出され，24週間の偽薬投与群と24週間のシクロスポリン・プレドニゾロン治療群（当初のアザチオプリン・プレドニゾロン治療群は中止された）とに無作為化割付けされた．一次エンドポイント（28週間で左室駆出率が上昇）において，従来の段階的なうっ血性心不全治療と比較して免疫抑制薬治療群の優位性は証明されなかった．病理専門医が最初にスクリーニングを行ったにもかかわらず，中央施設でもう一度心筋組織を確認したところ66％しかDallas基準を満たさず，免疫抑制薬治療が本当に有効であったかどうかは結局明らかにはならなかった．生検で心筋炎と診断されて臨床症状も悪化傾向にある患者で，特に活動性の心筋炎を臨床的に認めている患者に対しては，今でも免疫抑制治療を考慮する臨床医は多い[71]．もちろん，全身状態が悪化し続けている患者に対しては心臓移植術を検討すべきである．

　Martin，Wojnicz，Frustaciは，Dallas基準が本当にすべての心筋炎を除外できるかどうかの妥当性に関して疑問を提言した．Martinはウイルス症候群を発症している小児で，心筋生検で得られた組織からウイルスの遺伝子配列がPCRによって検出された群は，Dallas分類を適用すると組織学的にはめったに心筋炎とは診断されないことを示した[55]．Wojniczは，Dallas分類では16％しか心筋炎の診断基準を満たさなかったにもかかわらず，臨床的に心筋炎を強く疑ってHLAの上方調節を認める場合は免疫抑制治療が奏効することを示した[39]．Frustaciは，標準的な内科的治療を行っても改善しない心筋炎を合併する拡張型心筋症患者において，免疫抑制療法が奏効して心機能が改善したのはウイルスのPCRが陰性で，抗心臓抗体が陽性の患者であったことを報告した[54]．したがって，ウイルスの持続感染を認めず抗心臓抗体によって免疫系が活性化されており，HLAが上方調節されているような患者群は免疫系の活性が原因で心機能障害を呈している可能性が高く，したがって免疫抑制療法の良い適応となる

かもしれない．

Ⓔ 拘束性病変と収縮性病変

　心拡大を認めない，または若干の拡大を伴う，拡張機能が低下したタイプの心不全は，頻度こそ高くないが臨床的に非常に重要である．収縮性心膜炎が原因であった場合は，心筋生検を行っても情報は得られない．心肥大を認める患者のなかには拘束型心筋症を原因とする場合があり，心筋線維の錯綜配列を伴う[50, 72, 73]．拡張障害はしばしば心筋生検によって原因疾患が診断でき，そうすることで不適切な治療（たとえば心膜剥離術など）を行わなくて済むことがあるという点は非常に重要である[72]．たとえば，原発性アミロイドーシス（図26-17），サルコイドーシス（図26-18），Loeffler心内膜線維症，カルチノイド関連疾患，Fabry病，糖原病[74]，または悪性腫瘍関連の心臓病（図26-19）などが，こうした例として挙げられる．

　アミロイドーシス（ALタイプ）は最も頻度の高い疾患であり（米国で年間1,000～3,000例が新たに報告される）[73, 75-77]，最も予後の悪い疾患の一つでもある（典型的な平均生存期間は12ヵ月であり，心臓に病変を合併する場合は5ヵ月）．メルファランとプレドニゾロンを併用した幹細胞移植治療が生存率を有意に上昇させたという報告[78, 79]があり，確定診断は重要である．心臓アミロイドーシスの患者の大部分は尿中軽鎖が陽性であったり，他の生検可能な臓器でアミロイドーシスの診断がついたりするが，10％にはそのような所見を認めない．心筋壁が厚かったり心拡大を認めないにもかかわらず収縮力が低下していたりする場合，心筋生検を行うべきである．特に心エコーで斑状の心筋像を呈している場合は必須である．

　サルコイドーシスも比較的頻度が高い疾患である（米国で年間10,000件以上の新規報告がある）[78, 80]．5～10％の患者にのみ重症心不全を合併し，3/4以上の患者は剖検で診断される．半数の患者では電導異常や早期再分極などの心電図異常を認める．乳頭筋障害，蓄積性心筋症，心膜炎などを呈する患者もいる[80, 81]．

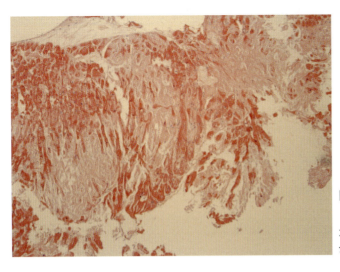

[図 26-17] アミロイドーシスの心筋生検所見
コンゴーレッド染色による，心筋線維とは区別される間質のピンク色の染色物が確認できる．

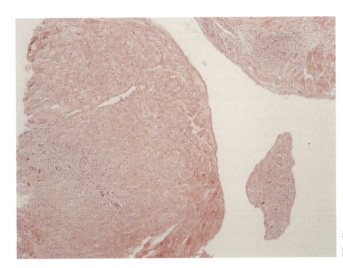

[図 26-18] サルコイドーシスの心筋生検所見
非乾酪性肉芽腫が心筋内に浸潤しているのが確認できる．

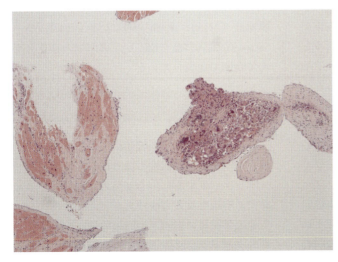

[図 26-19] 肝細胞癌が心筋内に転移している心筋生検所見

[表26-6] 14の臨床シナリオにおける心筋生検の役割

推奨クラスと エビデンスレベル	臨床シナリオ
I B	2週間以内に発症した，心臓の大きさは正常かやや拡大した血行動態が破綻した心不全症例
I B	2週間から3ヵ月以内に発症した左室が拡張した，1，2週間の標準的治療が無効な心不全症例であり，新たに心室不整脈，2度または3度の房室ブロックを認めている症例
IIa C	3ヵ月続く左室が拡張した1，2週間の標準的治療が無効な心不全症例であり，新たに心室不整脈，2度または3度の房室ブロックを認めている症例
IIa C	罹患期間は問わないものの拡張型心筋症の症例で，アレルギー反応や好酸球浸潤を疑っている心不全症例
IIa C	アントラサイクリン心筋症を疑う心不全症例
IIa C	原因不明の拘束型心筋症を伴う心不全症例
IIa C	心臓悪性疾患を疑う症例
IIa C	小児の原因不明の心筋症症例
IIb B	2週間から3ヵ月以内に発症した左室が拡張した症例ではあるが，1，2週間の標準的治療は有効で，心室不整脈，2度または3度の房室ブロックなどの合併症は認めない心不全症例
IIb C	3ヵ月続く左室が拡張した心不全症例ではあるが，1，2週間の標準的治療は有効で，心室不整脈，2度または3度の房室ブロックなどの合併症は認めない症例
IIb C	原因不明の肥大型心筋症による心不全症例
IIb C	不整脈原性右室変性症を疑う症例
IIb C	原因不明の心室不整脈
III C	原因不明の心房細動

DCM：拡張型心筋症，HCM：肥大型心筋症，ARVD/C：不整脈原性右室心筋症／異形成症
(Cooper LT et al：The role of endomyocardial biopsy in the management of cardiovascular disease：a scientific statement from the American Heart Association, the American College of Cardiology, and the European Society of Cardiology. Endorsed by the Heart Failure Society of America and the Heart Failure Association of the European Society of Cardiology. J Am Coll Cardiol 50：1914-1931, 2007 より改変)

　ヘモクロマトーシスは拡張型，または拘束型のいずれかの病態を呈する．心筋生検を行うとおよそ1％に見つかるが[37, 82]，鉄のキレート治療が行えるために診断は非常に重要である．
　それ以外の心筋生検で診断できる蓄積病としてはFabry病が挙げられ，酵素補充療法で治療が可能である[83, 84]．心筋の線維化や好酸球性の心筋症を呈することがあり，これらはステロイド治療に反応する[85, 86]．
　表26-6に示すように，どのような臨床経過を呈する症例に対して心筋生検を行ったらよいのか実際のシナリオをまとめたものを，米国心臓協会（AHA），米国心臓病学会（ACC），ヨーロッパ心臓病学会（ESC）が専門家の意見も交えて合同で発表している[87]．

9　今後の展望

　心筋生検は現在，心臓移植後の拒絶反応やアドリアマイシン心毒性の診断に対するゴールドスタンダードであり，心筋炎の診断に対しても非常に有用な検査方法である．
　心臓移植後の患者が拒絶の危険が少ないことをスクリーニングするのに，遺伝子発現検査は

新しい非侵襲的な検査である[88]．拒絶の危険が小さいことを評価するプレテストとしての位置づけではあるが，有効性は疑問視されつつある[89]．

ウイルス遺伝子や自己免疫系の活性を検索するための特異的分子標識は，今後疾患の診断能を飛躍的に上昇させる可能性がある．Myocarditis Treatment Trial は有意な結果を示すことができず，うっ血性心不全の診断に対するルーチンの心筋生検の有効性は広まっていないものの，心筋生検の手技自体は安全で有用である．免疫活性やウイルス感染を検出する新たな方法論を用いることで，心筋生検が現在の心筋炎の診断や治療効果判定体系を再構築できることは疑い

もない．今後さらに分子遺伝子学的解析方法が確立されていけば，今のところは特発性心筋症と診断されている患者のなかでも感染症や遺伝的異常を心筋障害の原因とする病態を同定できる可能性がある．心機能の病理が判明すれば，より適切な治療方法も明らかになる．そうすれば，以前から発症していたのか急性発症した心筋症なのか，はたまた全身疾患の一症状として心機能障害を認めているのかが心筋生検で明らかになる．今のところ実臨床ではそこまでの研究成果は上がっていないが[90, 91]，今後の研究で心筋障害の病理や治療方法がより明らかになっていくものと考える．

（今村輝彦）

文献

1. Weinberg M, Fell EH, Lynfield J. Diagnostic biopsy of the pericardium and myocardium. AMA Arch Surg 1958;76:825–829.
2. Sutton DC, Sutton GC. Needle biopsy of the human ventricular myocardium: review of 54 consecutive cases. Am Heart J 1960;60:364–370.
3. Shirey EK, Hawk WA, Mukerji D, Effler DB. Percutaneous myocardial biopsy of the left ventricle. Experience in 198 patients. Circulation 1972;46:112–122.
4. Timmis GC, Gordon S, Baron RH, Brough AJ. Percutaneous myocardial biopsy. Am Heart J 1965;70:499–504.
5. Bulloch RT, Murphy ML, Pearce MB. Intracardiac needle biopsy of the ventricular septum. Am J Cardiol 1965;16:227–233.
6. Sakakibara S, Konno S. Endomyocardial biopsy. Jpn Heart J 1962;3:537–543.
7. Kawai C, Kitaura Y. New endomyocardial biopsy catheter for the left ventricle. Am J Cardiol 1977;40:63–65.
8. Kawai C, Matsumori A, Kawamura K. Myocardial biopsy. Annu Rev Med 1980;31:139–157.
9. Caves PK, Stinson EB, Graham AF, Billingham ME, Grehl TM, Shumway NE. Percutaneous transvenous endomyocardial biopsy. JAMA 1973;225:288–291.
10. Caves PK, Schulz WP, Dong E Jr, Stinson EB, Shumway NE. New instrument for transvenous cardiac biopsy. Am J Cardiol 1974;33:264–267.
11. Caves P, Coltart J, Billingham M, Rider A, Stinson E. Transvenous endomyocardial biopsy–application of a method for diagnosing heart disease. Postgrad Med J 1975;51:286–290.
12. Mason JW. Endomyocardial biopsy and the causes of dilated cardiomyopathy. J Am Coll Cardiol 1994;23:591–592.
13. Richardson PJ. King's endomyocardial bioptome. Lancet 1974; 1:660–661.
14. Denys BG, Uretsky BF, Reddy PS, Ruffner RJ, Sandhu JS, Breishlatt WM. An ultrasound method for safe and rapid central venous access. N Engl J Med 1991;324:566.
15. Denys BG, Uretsky BF, Reddy PS. Ultrasound-assisted cannulation of the internal jugular vein. A prospective comparison to the external landmark-guided technique. Circulation 1993;87:1557–1562.
16. Corley DD, Strickman N. Alternative approaches to right ventricular endomyocardial biopsy. Cathet Cardiovasc Diagn 1994; 31:236–239.
17. Anderson JL, Marshall HW. The femoral venous approach to endomyocardial biopsy: comparison with internal jugular and transarterial approaches. Am J Cardiol 1984;53:833–837.
18. Brooksby IA, Jenkins BS, Coltart DJ, Webb-Peploe MM, Davies MJ. Left-ventricular endomyocardial biopsy. Lancet 1974;2: 1222–1225.
19. Pierard L, El Allaf D, D'Orio V, Demoulin JC, Carlier J. Two-dimensional echocardiographic guiding of endomyocardial biopsy. Chest 1984;85:759–762.
20. Copeland JG, Valdes-Cruz L, Sahn DJ. Endomyocardial biopsy with fluoroscopic and two-dimensional echocardiographic guidance: case report of a patient suspected of having multiple cardiac tumors. Clin Cardiol 1984;7:449–452.
21. Miller LW, Labovitz AJ, McBride LA, Pennington DG, Kanter K. Echocardiography-guided endomyocardial biopsy. A 5-year experience. Circulation 1988;78:III99–III102.
22. Canedo MI. Tampa Bay catheter: a new guiding catheter for endomyocardial biopsy via femoral approach. Cathet Cardiovasc Diagn 1992;25:71–75.
23. Rios B, Nihill MR, Mullins CE. Left ventricular endomyocardial biopsy in children with the transseptal long sheath technique. Cathet Cardiovasc Diagn 1984;10:417–423.
24. Yilmaz A, Kindermann I, Kindermann M, et al. Comparative evaluation of left and right ventricular endomyocardial biopsy: differences in complication rate and diagnostic performance. Circulation 2010;122:900–909.
25. Sekiguchi M, Take M. World survey of catheter biopsy of the heart. In: Sekiguchi M, Olsen EGJ, eds. Cardiomyopathy: Clinical, Pathological and Theoretical Aspects. Baltimore: University Park Press; 1980:217.
26. Deckers JW, Hare JM, Baughman KL. Complications of transvenous right ventricular endomyocardial biopsy in adult patients with cardiomyopathy: a seven-year survey of 546 consecutive diagnostic procedures in a tertiary referral center. J Am Coll Cardiol 1992;19:43–47.
27. Holzmann M, Nicko A, Kuhl U, et al. Complication rate of right ventricular endomyocardial biopsy via the femoral approach: a retrospective and prospective study analyzing 3048 diagnostic procedures over an 11-year period. Circulation 2008;118:1722–1728.
28. Saraiva F, Matos V, Goncalves L, Antunes M, Providencia LA. Complications of endomyocardial biopsy in heart transplant patients: a retrospective study of 2117 consecutive procedures. Transplant Proc 2011;43:1908–1912.
29. Paul M, Stypmann J, Gerss J, et al. Safety of endomyocardial biopsy in patients with arrhythmogenic right ventricular cardiomyopathy: a study analyzing 161 diagnostic procedures. JACC Cardiovasc Interv 2011;4:1142–1148.
30. Friedrich SP, Berman AD, Baim DS, Diver DJ. Myocardial perforation in the cardiac catheterization laboratory: incidence, presentation, diagnosis, and management. Cathet Cardiovasc Diagn 1994;32:99–107.
31. Kreher SK, Ulstad VK, Dick CD, DeGroff R, Olivari MT, Homans DC. Frequent occurrence of occult pulmonary embolism from venous sheaths during endomyocardial biopsy. J Am Coll Cardiol 1992;19:581–585.
32. Henzlova MJ, Nath H, Bucy RP, Bourge RC, Kirklin JK, Rogers WJ. Coronary artery to right ventricle fistula in heart transplant recipi-

ents: a complication of endomyocardial biopsy. *J Am Coll Cardiol* 1989;14:258–261.
33. Fitchett DH, Forbes C, Guerraty AJ. Repeated endomyocardial biopsy causing coronary arterial-right ventricular fistula after cardiac transplantation. *Am J Cardiol* 1988;62:829–831.
34. Sandhu JS, Uretsky BF, Zerbe TR, et al. Coronary artery fistula in the heart transplant patient. A potential complication of endomyocardial biopsy. *Circulation* 1989;79:350–356.
35. Kasper EK, Agema WR, Hutchins GM, Deckers JW, Hare JM, Baughman KL. The causes of dilated cardiomyopathy: a clinicopathologic review of 673 consecutive patients. *J Am Coll Cardiol* 1994;23:586–590.
36. Felker GM, Thompson RE, Hare JM, et al. Underlying causes and long-term survival in patients with initially unexplained cardiomyopathy. *N Engl J Med* 2000;342:1077–1084.
37. Felker GM, Hu W, Hare JM, Hruban RH, Baughman KL, Kasper EK. The spectrum of dilated cardiomyopathy. The Johns Hopkins experience with 1,278 patients. *Medicine (Baltimore)* 1999;78:270–283.
38. Pauschinger M, Phan MD, Doerner A, et al. Enteroviral RNA replication in the myocardium of patients with left ventricular dysfunction and clinically suspected myocarditis. *Circulation* 1999;99:889–895.
39. Wojnicz R, Nowalany-Kozielska E, Wojciechowska C, et al. Randomized, placebo-controlled study for immunosuppressive treatment of inflammatory dilated cardiomyopathy: two-year follow-up results. *Circulation* 2001;104:39–45.
40. Stone JR, Basso C, Baandrup UT, et al. Recommendations for processing cardiovascular surgical pathology specimens: a consensus statement from the Standards and Definitions Committee of the Society for Cardiovascular Pathology and the Association for European Cardiovascular Pathology. *Cardiovasc Pathol* 2012;21:2–16.
41. Stewart S, Winters GL, Fishbein MC, et al. Revision of the 1990 working formulation for the standardization of nomenclature in the diagnosis of heart rejection. *J Heart Lung Transplant* 2005; 24:1710–1720.
42. Miller LW, Schlant RC, Kobashigawa J, Kubo S, Renlund DG. 24th Bethesda conference: cardiac transplantation. Task Force 5: Complications. *J Am Coll Cardiol* 1993;22:41–54.
43. Ballester M, Bordes R, Tazelaar HD, et al. Evaluation of biopsy classification for rejection: relation to detection of myocardial damage by monoclonal antimyosin antibody imaging. *J Am Coll Cardiol* 1998;31:1357–1361.
44. Billingham M. Diagnosis of cardiac rejection by endomayocardial biopsy. *Heart Transplant* 1981;1:25–30.
45. Billingham ME, Cary NR, Hammond ME, et al. A working formulation for the standardization of nomenclature in the diagnosis of heart and lung rejection: Heart Rejection Study Group. The International Society for Heart Transplantation. *J Heart Transplant* 1990;9:587–593.
46. Berry GJ, Angelini A, Burke MM, et al. The ISHLT working formulation for pathologic diagnosis of antibody-mediated rejection in heart transplantation: evolution and current status (2005–2011). *J Heart Lung Transplant* 2011;30:601–611.
47. Singal PK, Iliskovic N. Doxorubicin-induced cardiomyopathy. *N Engl J Med* 1998;339:900–905.
48. Bristow MR, Mason JW, Billingham ME, Daniels JR. Doxorubicin cardiomyopathy: evaluation by phonocardiography, endomyocardial biopsy, and cardiac catheterization. *Ann Intern Med* 1978;88:168–175.
49. Dec GW, Fuster V. Idiopathic dilated cardiomyopathy. *N Engl J Med* 1994;331:1564–1575.
50. Richardson P, McKenna W, Bristow M, et al. Report of the 1995 World Health Organization/International Society and Federation of Cardiology Task Force on the Definition and Classification of cardiomyopathies. *Circulation* 1996;93:841–842.
51. Marijianowski MM, Teeling P, Mann J, Becker AE. Dilated cardiomyopathy is associated with an increase in the type I/type III collagen ratio: a quantitative assessment. *J Am Coll Cardiol* 1995;25:1263–1272.
52. Herskowitz A, Campbell S, Deckers J, et al. Demographic features and prevalence of idiopathic myocarditis in patients undergoing endomyocardial biopsy. *Am J Cardiol* 1993;71:982–986.
53. Kuhl U, Lauer B, Souvatzoglu M, Vosberg H, Schultheiss HP. Antimyosin scintigraphy and immunohistologic analysis of endomyocardial biopsy in patients with clinically suspected myocarditis—evidence of myocardial cell damage and inflammation in the absence of histologic signs of myocarditis. *J Am Coll Cardiol* 1998;32:1371–1376.
54. Frustaci A, Chimenti C, Calabrese F, Pieroni M, Thiene G, Maseri A. Immunosuppressive therapy for active lymphocytic myocarditis: virological and immunologic profile of responders versus nonresponders. *Circulation* 2003;107:857–863.
55. Martin AB, Webber S, Fricker FJ, et al. Acute myocarditis. Rapid diagnosis by PCR in children. *Circulation* 1994;90:330–339.
56. Pauschinger M, Bowles NE, Fuentes-Garcia FJ, et al. Detection of adenoviral genome in the myocardium of adult patients with idiopathic left ventricular dysfunction. *Circulation* 1999;99: 1348–1354.
57. Kawai C. From myocarditis to cardiomyopathy: mechanisms of inflammation and cell death: learning from the past for the future. *Circulation* 1999;99:1091–1100.
58. Why HJ, Meany BT, Richardson PJ, et al. Clinical and prognostic significance of detection of enteroviral RNA in the myocardium of patients with myocarditis or dilated cardiomyopathy. *Circulation* 1994;89:2582–2589.
59. Aretz HT, Billingham ME, Edwards WD, et al. Myocarditis. A histopathologic definition and classification. *Am J Cardiovasc Pathol* 1987;1:3–14.
60. Dec GW, Fallon JT, Southern JF, Palacios I. "Borderline" myocarditis: an indication for repeat endomyocardial biopsy. *J Am Coll Cardiol* 1990;15:283–289.
61. Hauck AJ, Kearney DL, Edwards WD. Evaluation of postmortem endomyocardial biopsy specimens from 38 patients with lymphocytic myocarditis: implications for role of sampling error. *Mayo Clin Proc* 1989;64:1235–1245.
62. Lieberman EB, Hutchins GM, Herskowitz A, Rose NR, Baughman KL. Clinicopathologic description of myocarditis. *J Am Coll Cardiol* 1991;18:1617–1626.
63. McCarthy RE 3rd, Boehmer JP, Hruban RH, et al. Long-term outcome of fulminant myocarditis as compared with acute (nonfulminant) myocarditis. *N Engl J Med* 2000;342:690–695.
64. Midei MG, DeMent SH, Feldman AM, Hutchins GM, Baughman KL. Peripartum myocarditis and cardiomyopathy. *Circulation* 1990;81:922–928.
65. Reilly JM, Cunnion RE, Anderson DW, et al. Frequency of myocarditis, left ventricular dysfunction and ventricular tachycardia in the acquired immune deficiency syndrome. *Am J Cardiol* 1988;62:789–793.
66. Herskowitz A, Vlahov D, Willoughby S, et al. Prevalence and incidence of left ventricular dysfunction in patients with human immunodeficiency virus infection. *Am J Cardiol* 1993;71:955–958.
67. Barbaro G, Di Lorenzo G, Grisorio B, Barbarini G. Incidence of dilated cardiomyopathy and detection of HIV in myocardial cells of HIV-positive patients. Gruppo Italiano per lo Studio Cardiologico dei Pazienti Affetti da AIDS. *N Engl J Med* 1998;339:1093–1099.
68. Kereiakes DJ, Parmley WW. Myocarditis and cardiomyopathy. *Am Heart J* 1984;108:1318–1326.
69. Mason JW, Billingham ME, Ricci DR. Treatment of acute inflammatory myocarditis assisted by endomyocardial biopsy. *Am J Cardiol* 1980;45:1037–1044.
70. Mason JW, O'Connell JB, Herskowitz A, et al. A clinical trial of immunosuppressive therapy for myocarditis. The Myocarditis Treatment Trial Investigators. *N Engl J Med* 1995;333:269–275.
71. Cooper LT Jr, Hare JM, Tazelaar HD, et al. Usefulness of immunosuppression for giant cell myocarditis. *Am J Cardiol* 2008;102:1535–1539.
72. Keren A, Popp RL. Assignment of patients into the classification of cardiomyopathies. *Circulation* 1992;86:1622–1633.
73. Schoenfeld MH, Supple EW, Dec GW Jr, Fallon JT, Palacios IF. Restrictive cardiomyopathy versus constrictive pericarditis: role of endomyocardial biopsy in avoiding unnecessary thoracotomy. *Circulation* 1987;75:1012–1017.
74. Arad M, Maron BJ, Gorham JM, et al. Glycogen storage diseases presenting as hypertrophic cardiomyopathy. *N Engl J Med* 2005;352:362–372.
75. Kyle RA. Amyloidosis. *Circulation* 1995;91:1269–1271.
76. Falk RH, Comenzo RL, Skinner M. The systemic amyloidoses. *N Engl J Med* 1997;337:898–909.
77. Dubrey SW, Hawkins PN, Falk RH. Amyloid diseases of the heart: assessment, diagnosis, and referral. *Heart* 2011;97:75–84.
78. Kyle RA, Gertz MA, Greipp PR, et al. A trial of three regimens for primary amyloidosis: colchicine alone, melphalan and prednisone, and melphalan, prednisone, and colchicine. *N Engl J Med* 1997;336:1202–1207.
79. Skinner M, Sanchorawala V, Seldin DC, et al. High-dose melphalan and autologous stem-cell transplantation in patients with AL amyloidosis: an 8-year study. *Ann Intern Med* 2004;140:85–93.
80. Yazaki Y, Isobe M, Hiramitsu S, et al. Comparison of clinical features and prognosis of cardiac sarcoidosis and idiopathic dilated cardiomyopathy. *Am J Cardiol* 1998;82:537–540.

81. Newman LS, Rose CS, Maier LA. Sarcoidosis. *N Engl J Med* 1997;336:1224–1234.
82. Olson LJ, Edwards WD, Holmes DR Jr, Miller FA Jr, Nordstrom LA, Baldus WP. Endomyocardial biopsy in hemochromatosis: clinicopathologic correlates in six cases. *J Am Coll Cardiol* 1989;13:116–120.
83. Eng CM, Guffon N, Wilcox WR, et al. Safety and efficacy of recombinant human alpha-galactosidase A—replacement therapy in Fabry's disease. *N Engl J Med* 2001;345:9–16.
84. Frustaci A, Chimenti C, Ricci R, et al. Improvement in cardiac function in the cardiac variant of Fabry's disease with galactose-infusion therapy. *N Engl J Med* 2001;345:25–32.
85. Kushwaha SS, Fallon JT, Fuster V. Restrictive cardiomyopathy. *N Engl J Med* 1997;336:267–276.
86. Fawzy ME, Ziady G, Halim M, Guindy R, Mercer EN, Feteih N. Endomyocardial fibrosis: report of eight cases. *J Am Coll Cardiol* 1985;5:983–988.
87. Cooper LT, Baughman KL, Feldman AM, et al. The role of endomyocardial biopsy in the management of cardiovascular disease: a scientific statement from the American Heart Association, the American College of Cardiology, and the European Society of Cardiology. Endorsed by the Heart Failure Society of America and the Heart Failure Association of the European Society of Cardiology. *J Am Coll Cardiol* 2007;50:1914–1931.
88. Pham MX, Teuteberg JJ, Kfoury AG, et al. Gene-expression profiling for rejection surveillance after cardiac transplantation. *N Engl J Med* 2010;362:1890–1900.
89. Mehra MR, Parameshwar J. Gene expression profiling and cardiac allograft rejection monitoring: is IMAGE just a mirage? *J Heart Lung Transplant* 2010;29:599–602.
90. Hunt SA, Abraham WT, Chin MH, et al. 2009 Focused update incorporated into the ACC/AHA 2005 Guidelines for the Diagnosis and Management of Heart Failure in Adults. A Report of the American College of Cardiology Foundation/American Heart Association Task Force on Practice Guidelines Developed in Collaboration with the International Society for Heart and Lung Transplantation. *J Am Coll Cardiol* 2009;53:e1–e90.
91. From AM, Maleszewski JJ, Rihal CS. Current status of endomyocardial biopsy. *Mayo Clin Proc* 2011;86:1095–1102.

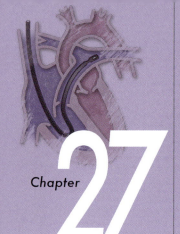

【第27章】Section VI *Special Catheter Techniques*

経皮的循環補助：大動脈内バルーンカウンターパルゼーション，Impella, TandemHeart, 体外循環

Percutaneous Circulatory Support : Intra-Aortic Balloon Counterpulsation, Impella, TandemHeart, and Extracorporeal Bypass

Daniel Burkhoff, Mauro Moscucci, Jose P.S. Henriques

患者が急性循環補助を必要とする臨床状況は多くある．このような必要性が起こる最も一般的な状態は心原性ショックであり，これは急性心筋梗塞，非代償性慢性心不全，急性僧帽弁あるいは大動脈弁閉鎖不全，急性心筋炎や心室中隔穿孔によって引き起こされる．心原性ショックになると，患者は臓器障害により死亡する危険性が迫り，原因となる病態を修正するために行われる，いずれの診断・治療手技の危険性も高まってくる．右心カテーテル検査は体液量の状態を評価し，高心拍出不全状態（たとえば，敗血症や他の血管拡張状態）を除外することによって，診断と治療の助けとなる．動脈および静脈の血管拡張薬，血管収縮薬，陽性変力薬などの薬剤治療は有用なこともあるが，しばしば血行動態を正常化するほど十分に強力ではない．あるいは，頻脈，不整脈，組織灌流が低下するほどの血管収縮，虚血が増悪し，心筋壊死が進行するような心筋酸素需要の増大などの望ましくない副作用がある．このために，循環補助を行うためのさまざまな装置が開発されてきた．このような装置は，経皮的冠動脈インターベンション（PCI）や心臓手術のときに，心機能が境界線上で広範囲の残存生存心筋が危険にさらされている患者の状態を予防的に安定化させるためにも使用される．いくつかの補助装置は，心筋酸素供給と酸素需要の関係（第24章を参照）を好転させるという点で，内科的治療に抵抗性の不安定狭心症において確実な再灌流治療が遅れた場合に治療の選択肢になり得る．

現在，以下の4種類の装置が使用されている；大動脈内バルーンカウンターパルゼーション，経大動脈弁左室－大動脈ポンプ（Impella），体外式左房－大動脈ポンプ（TandemHeart），体外式膜型人工肺付き静脈－動脈バイパス（ECMO）．これらの装置は，異なった駆動原理を有し，明確に異なった方法で心室の血行動態とエネルギー状態に影響を与える．これらの相違については，図27-1 に理想的な血行動態曲線と左室圧－容積曲線で図示している．図27-1A は，急性心原性ショックの患者を典型的に示す心室圧－容積曲線と大動脈圧曲線を示している．これらは，高い左室拡張終期充満圧と容積，少ない駆出容積，そして低い大動脈最高圧，拡張期圧，平均圧によって特徴づけられる．その他の図は，本章で概観されることであるが，それぞれ異なった装置のこれら圧曲線への影響を示している．駆動原理，装置の詳細，適応，非適応，合併症ならびに使用法について論じることに加え，発表された臨床データについても本章で概観する．重要な装置の比較についての一覧は表27-1 に示している．

1 大動脈内バルーンカウンターパルゼーション

このような臨床状態すべてにおいて使用するために開発された最初の装置が大動脈内バルーンポンプ（IABP）である．これは，左室駆出

[図 27-1]
心原性ショック（CGS）患者の典型的な左室圧–容積曲線と大動脈圧波形（A）を示す．続いて大動脈内バルーンポンプ（IABP；B），Impella 2.5（C），TandemHeart（D），および体外式膜型人工肺（ECMO；E）の影響を赤で示す．それぞれの経皮的補助形態では，程度はさまざまであるものの大動脈圧と心拍出量を上昇させるが，左室圧–容積曲線（心筋虚血状態において重要となり得る心筋エネルギー状態を示す）に対する効果はそれぞれ異なっている点に注意すべきである．詳細については本文に述べる．

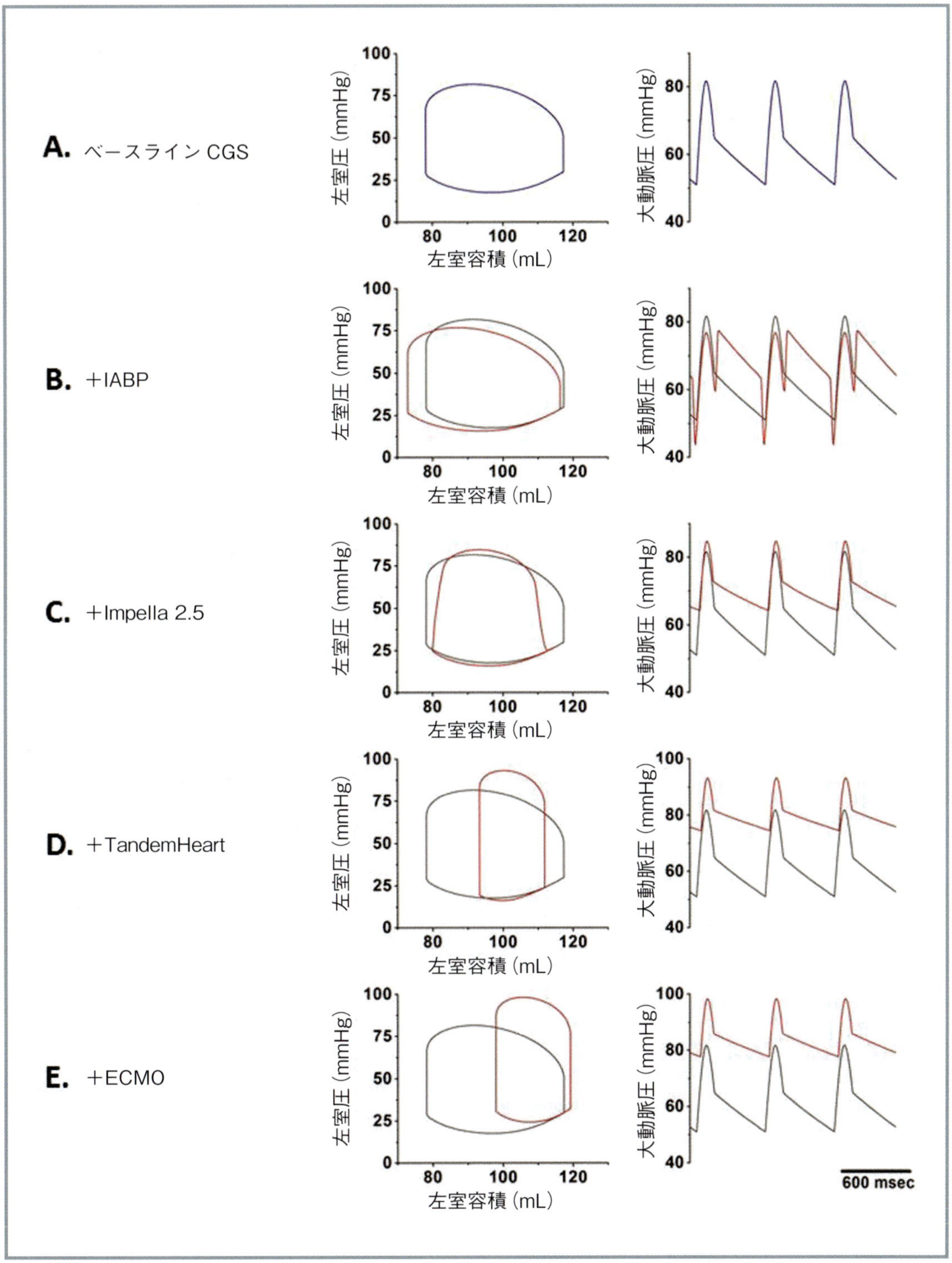

A. ベースライン CGS

B. +IABP

C. +Impella 2.5

D. +TandemHeart

E. +ECMO

第 27 章　経皮的循環補助：大動脈内バルーンカウンターパルゼーション，Impella，TandemHeart，体外循環

[表 27-1] 経皮的補助装置の比較[71]

	IABP	ECMO	Tandem Heart	Impella 2.5	Impella CP	Impella 5.0
ポンプ機能	気体駆動	遠心回転型	遠心	軸流	軸流	軸流
カニューレサイズ	7〜9 F	脱血：18〜21 F 送血：15〜22 F	脱血：21 F 送血：15〜17 F	13 F	14 F	22 F 外科的カットダウンが必要
挿入技術	大腿動脈経由で下行大動脈に留置	脱血カニューレ：大腿静脈経由で右房に留置 送血カニューレ：大腿動脈経由で下行大動脈に留置	21 F 脱血カニューレ：大腿静脈経由，経中隔穿刺によって左房内に留置 15〜17 F 送血カニューレ：大腿動脈に留置	12 F カテーテルを大腿動脈経由で，逆行性に大動脈弁を越えて留置	14 F カテーテルを大腿動脈経由で，逆行性に大動脈弁を越えて留置	21 F カテーテルを大腿動脈カットダウンを行い，逆行性に大動脈弁を越えて留置
血行動態補助	毎分 0.5 L	毎分 4.5 L 以上	毎分 4 L	毎分 2.4 L	毎分 3.7〜4.0 L	毎分 5.0 L
挿入時間	+	++	++++	++	++	++++
下肢虚血のリスク	++	+++	+++	++	++	++
抗凝固療法	+	+++	+++	+	+	+
脈の安定の必要性	Yes	No	No	No	No	No
挿入後の管理の複雑さ	+	+++++	++++	++	++	++

＋はそれぞれの特徴における相対的グレードあるいは強度を示す．

時に大動脈圧を低下させる一方で，拡張期に大動脈圧を上昇させるカウンターパルゼーションを利用している（図 27-1B）．この方法は，収縮期に心室からの血液駆出の抵抗を減少させる一方で，（主に拡張期に起こる）冠動脈血流の圧較差を増大させることに役立っている．他のかなり精緻で補助能力の高い装置が登場しているのにもかかわらず，IABP は依然として最も多く使用される急性循環補助法である．

IABP 機器は先端にバルーンの付いたカテーテルからできていて，このカテーテルは心周期に応じてバルーンの膨張と収縮のタイミングおよび容量を調節する駆動装置に接続されている．心周期に合わせて，冠動脈血流量を改善させる目的で拡張期に陽圧をかけるためにバルーンを膨張させ，収縮期の血液駆出抵抗を減少させる目的で収縮期にバルーンを即座に収縮させるという概念は，1961 年に Clauss によって最初に考えられ[1,2]，1968 年に Kantrowitz によって臨床応用された[3,4]．最初のうちは，臨床使用は心原性ショックの患者に限られていたが[1,2]，まもなく内科的治療抵抗性の不安定狭心症を有する患者で使用して成功を収めるようになった[5]．最初の IABP カテーテルは直径が 12〜14 F であったため，初期のうちはバルーンカテーテルの挿入は外科的に行われたが，最近ではガイドワイヤを通すことのできる小径（7〜8 F）のカテーテルのおかげで，ほとんど

の場合は経皮的に挿入されている[6, 7]．IABPが広く使われるようになったのは，使用が容易で安全であり，かつ臨床効果が認められるようになったためである．

A 大動脈内バルーンカテーテル

大動脈内バルーン（IAB）カテーテルは，柔軟性のある軸に搭載された（長さ約20～30 cm，容量30～50 mL）の長いシリンダー状のポリウレタンバルーンからできている．IABの先端は，理想的には左鎖骨下動脈の起始部を1～2 cm越えた胸部下行大動脈に留置される．

このバルーンは大動脈弁閉鎖の直後にヘリウムを用いて急速に膨張し，大動脈拡張期圧の上昇を引き起こす．バルーンの膨張は収縮期駆出（つまり大動脈弁の開放）の直前まで維持され，このときにヘリウムは急速に回収されてバルーンが収縮し，収縮期大動脈圧の鋭敏な低下を生み，結果的に左室駆出の抵抗を減少させる（図27-2A，B）．この膨張と収縮のサイクルは，一般的に体表心電図のR波を基準にして設定される．心電図が使用できない，あるいは心電図信号が不十分である場合には，別の設定方法も使用できる（たとえば，ペーシングトリガー，血圧トリガー，あるいは心室細動や人工心肺導入中に使用する固定式のインターナルトリガー）．血行動態に対する効果を最大限にするために，動脈圧波形を参考にしながらバルーンの膨張・収縮のタイミングを調節することが駆動装置によって可能である（図27-2B）．

たいていのIABは2腔を有するカテーテルである．第1の腔はヘリウムをバルーンに出し入れさせるために利用される．第2の中央にある腔は，ガイドワイヤ越しにカテーテルを送り込むためのものであり，挿入後は大動脈圧をモニタリングするために使用される．ほとんどの成人で40 mLのバルーンが使用され，体格の小さい患者に対しては30 mLまたは34 mLのバルーンが使用できる．50 mLのバルーンは身長180 cm以上の患者に使用される．小児用バルーンも2.5，5.0，12.0，20 mLのサイズで使用可能である．初期のバルーン駆動装置は二酸化炭素ガスを使用していたが，これはバルーンの膜がリークを起こしたときに二酸化炭素が血液に溶解しやすいためであった．バルーンカテーテル軸の太さが細くなるにつれて，鋭敏な膨張と収縮に必要とされる高速のガス移動速度を維持するために低分子量のガス（ヘリウムなど）を使用することが望ましくなってきた．

B 経皮的挿入

高度の末梢血管病変の合併などのまれな例外を除き，IABカテーテルは大腿動脈から経皮的に挿入される．大腿動脈からの挿入が不可能な場合には，鎖骨下動脈または上腕動脈からの挿入を選ぶことも可能である．経皮的IABP挿入は，穿刺技術に特別な注意を払えば，大腿動脈人工血管からも可能である[8]．近年のIABカテーテルの口径の減少（今日では7～8Fが主流である）に伴い，重篤な血管合併症の頻度が減少したが，手技前に注意深い評価を行えば，合併症のリスクをさらに最小限に抑えることが可能である．血液凝固データ［プロトロンビン時間（PT），部分トロンボプラスチン時間（PTT）および血小板数］は確認すべきで，IAB挿入の前には末梢血管病変の合併の評価を行うべきである．

IABは一般的に，小径シース（7～8F）の利用，あるいはシースなしの方法によってガイドワイヤ越しに経皮的に挿入される．総大腿動脈の前処置および穿刺の方法は第6章に述べられている．IAB留置が単独で施行される場合には，ガイドワイヤを横隔膜レベルまで進めた後に，大腿動脈を7Fまたは8Fの拡張カテーテルで前拡張する．拡張カテーテルを抜くときには血腫を予防するために穿刺部を強く圧迫する．次に，適切な太さのシースをガイドワイヤ越しに挿入する．この通常のガイドワイヤをIAB挿入キットに備えてある細径ガイドワイヤと交換する．ガイドワイヤは左鎖骨下動脈起始部のすぐ遠位に留置する．IABカテーテル挿入前，挿入時にIABをできるだけ細くしておくために，一方向弁につないだ大きな（30～60 mL）注射器を用いてバルーンから空気を抜

[図 27-2]
（A）本文で述べているように IABP の正しい位置を示した図．バルーンは拡張期に膨張し，拡張期中心大動脈圧を上昇させ，冠動脈血流への圧較差を上昇させる．バルーンは収縮期に収縮し，心室駆出時の圧を低下させる．
（B）最新の IABP 装置は膨張と収縮を自動的に調節するが，調節原理を理解しておくことは依然として重要である．バルーンの膨張と収縮は 1：2 モードで容易に調節することができる．膨張開始点は拡張終期で重複隆起が隠されない点まで，右側に（後に）移動する．それから，中心大動脈圧の重複隆起がちょうど消失する点まで徐々に心周期の左側に（早期に）移動する．早すぎる，遅すぎる，適正の膨張例を上段 2 つの波形で示す．同様に，収縮ツマミ（deflation knob）を左側に（早期に）移動し，それから拡張終期圧が補助前の圧より 10〜15 mmHg 低くなるようにゆっくりと右側に進める．これによって，患者の補助前の収縮期圧を最大限に低下させることができる．早すぎる，遅すぎる，適正の収縮のタイミングを下段 2 つの波形で示した．適正なタイミングであると，バルーン膨張は重複隆起で起こり，通常拍動と比較すると拡張期圧が上昇する．バルーン収縮は駆出の直前に起こり，大動脈圧は低下，つまり駆出抵抗が低下する．

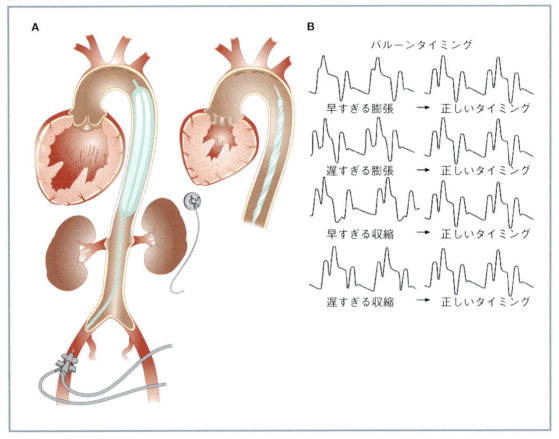

き出す．ガイドワイヤ腔をヘパリン加生理食塩水でフラッシュする．次いで，IAB カテーテルをワイヤ越しに挿入し，放射線不透過性の先端マーカーを左鎖骨下動脈起始部の 2 cm 遠位に位置させる．ガイドワイヤを抜去し，ガイドワイヤ腔から血液を引いて空気の遺残がないことを確認する．ガイドワイヤ腔を加圧フラッシュ装置に接続し，内腔が開存するように 3 mL/hr で流す．ガイドワイヤ腔の先端は大動脈弓の直下にあるために，気泡や血栓がガイドワイヤ腔から不注意に送り込まれないように十分に気を付ける．バルーン軸部分にはプラスチック製保護外装カバーを付けることができ，位置調整が必要な場合に，滅菌性を維持しながら挿入シースと接続したまま進めることができる．蛇行した腸骨動脈を通過させるために長い（23 cm）

シースを使用した場合には，シースの遠位端がバルーンの遠位部と重なって巻き込まれないようにするために，カウンターパルゼーション開始前に多少引き抜かなければならない．

C シースなしの挿入

シースを用いた挿入は非常に容易であるが，最近のたいていのIABは先細り構造で，シースなしでガイドワイヤ越しに直接挿入が可能である．シースの外径に比べ，IABの軸はおよそ1.5 F（0.5 mm）と細いために，シースなしの挿入は大腿動脈への損傷が少なく，細い動脈または硬化のある動脈を有する患者においては下肢血流への障害が少ない．皮下組織の経路を適切に前拡張し，挿入に際してはガイドワイヤやIABカテーテルが屈曲しないように注意を払う．さらに，不必要な組織損傷を起こすことがあるので，IABカテーテルは皮下組織を通すときに決して回転させてはならない．IABカテーテルを進めるときに過度の抵抗がある場合には，シースを用いた挿入に変更することを考慮したほうがよい．

D カウンターパルゼーションの開始

駆動装置に接続した後に，バルーン内部をヘリウムガスで満たす．バルーンは規定の約半分の容量で膨張させるように駆動装置を設定し，一応のタイミング調整ができるように1：2または1：3（2拍に1回または3拍に1回）の設定で駆動を開始する（後述を参照）．X線透視を使用して，バルーンの近位部が適切な位置にあるか，遠位部がシースから完全に出ているか，ねじれや屈曲なく一様に膨らんでいるかを確認する．それからバルーン容量を最大限に上げ，バルーンの位置が適切か，バルーンが最大限に膨張したときに一様で対称的な円柱状であるかを，再度X線透視で確認する．IABカテーテルとシースを皮膚へ縫着し，消毒液を刺入部へ塗布する．その後のバルーンの位置のずれがわかるようにIABPのシャフトと皮膚にかけて印を付け，滅菌被覆を施す．患者に抗凝固薬が投与されていない場合には，バルーンが挿入されてから直ちにヘパリン5,000単位を静脈内投与し，活性凝固時間（ACT）を正常の1.5〜2.0倍に維持されるようにヘパリンの持続静注量を調節する．

E カウンターパルゼーション中の膨張と収縮のタイミング

最大の効果が得られるかどうかは，バルーンの膨張と収縮のタイミングが適当であるかどうかにかかっている．タイミングの設定は，バルーンの中心腔から得られる中心大動脈圧をみながら行う．血圧源が中心大動脈から末梢へ移動すると動脈圧波形とタイミングが変わり，正確なカウンターパルゼーションのタイミング設定が困難になる．カウンターパルゼーションのある場合とない場合とを並べて動脈圧波形を比較することができるので，駆動装置を1：2または1：3補助（つまり，2拍に1回または3拍に1回）にするとタイミングを最適に設定できる．最新のIABPシステムでは，適切なタイミングを自動的に設定するために先端圧測定値を利用している．これによって正確なタイミングを維持するために，何か必要となっても駆動装置の設定をほとんど操作する必要がない．しかし，以前のシステムでは術者は中心大動脈圧波形をみて，ゆっくりとタイミングを調整する必要がある．膨張上昇曲線が中心大動脈の重複隆起と融合して「U字」を形成する点まで膨張を遅らせる（図27-2B）．早期膨張は，左室駆出時に大動脈圧を上昇させて拍出量の低下をもたらすために避けなければならない．収縮の開始が早すぎる（R波の前）場合，次の心拍の大動脈収縮期圧の低下が最大になるまで収縮のタイミングを徐々に遅らせる．このようにすると通常，中心大動脈拡張期圧の最低値が並行して10〜15 mmHg減少する（図27-2B）．適切にタイミングが合えば，IABPの意図した効果によって心室後負荷が減少し，心拍出量が増加する．

F 不整脈がある場合のタイミング

心房細動あるいは極端なリズム不整がある場

合には，時々出現する短いR-R間隔中で左室駆出がバルーン膨張時に起こることを回避するため，バルーンのタイミングはR波の頂点に合わせて収縮が起こるように設定するのが最も良い．心房ペーシングにおいても，駆動装置がペーシング波形をR波の頂点と誤認識するとタイミング調節が困難になる．これは，動脈圧波形によってバルーンのタイミング調節を行う，モニタ心電図のR波と心房ペーシング波形の違いがはっきりしている誘導を選ぶ，または波高と持続時間の両者を感知させてペーシング波形とR波を判別できるモードに駆動装置を設定する，などによって解決できる．しかし，近年の最新機種では心房細動や他のリズム不整に際して，持続的に最良のトリガー源を検索し，適切なタイミング調節を行うことによって自動的に対応するようになっているので，手動でのタイミング調節はほとんど必要ではない．

G カウンターパルゼーション中の血管造影検査

IAB補助と心臓血管造影や血管形成術とを同時に行う場合には，両側大腿動脈を使うときにバルーン膜の損傷を回避するために2, 3の予防策を取る．IABカテーテルを先に留置する場合には，IAB駆動を短時間中止して，ガイドワイヤとカテーテルを進めることが推奨される[9]．IAB治療は心臓血管造影や心臓血管形成の手技の障害となることはない．しかし，カテーテル交換の際にバルーン駆動を一時的に中止することを術者は忘れてはならない．

H カウンターパルゼーション中の患者管理

IABが装着された患者は集中治療室に収容され，高いレベルの治療を受け経過観察される．カウンターパルゼーション中は，敗血症，血小板減少，出血，溶血，血管閉塞（たとえば下腿遠位部虚血），血栓，塞栓および動脈解離がないかどうか，少なくとも1日1回は個別の評価を行うことが重要である．軽度から中等度の血小板減少は血小板破壊のために起こることがあるが，血小板数が1mLあたり5〜10万以下になることはまれである．IABの抜去後，血小板数は急速に正常へ戻る[10]．

ヘパリンによる抗凝固の程度は綿密にモニタリングして，PTTを50〜70秒に維持して血栓性または塞栓性合併症を予防する．しかし，最近のデータでは，全例でヘパリンを投与する場合と比較すると，選択的にヘパリンを使用する（つまり臨床的に適応がある場合にのみ使用する）ことは，虚血性合併症を増加させることなく出血性合併症を減少させることに関連している可能性が示されている[11, 12]．したがって，IABPが1：1で維持されているかぎりは，また特に術後に短期間の補助が必要な場合には，低リスク患者全例で十分な抗凝固療法を用いることは疑問視されてきている．

挿入側の下肢への循環の評価は定期的に行い，看護スタッフによって記録されるようにする．足背動脈や後脛骨動脈の脈拍は，少なくとも6〜8時間ごとに触診する．動脈血栓症，遠位塞栓症，あるいは大動脈や腸骨動脈の高度動脈硬化の場合のプラーク破綻などによって急性下肢虚血を起こす可能性があるために，もしこれらの脈が触知されない場合には，Dopplerプローブによって下肢遠位の脈があることを確認することは必須である．

IABの位置については胸部X線像を毎日検討し，カテーテル先端が気管分岐部の高さで適切に留置されていることを確かめる．保護シースがあると位置変更が可能である．バルーンが推奨された位置より低い位置にある場合には，膨張のときに腎動脈が閉塞される可能性がある．バルーンが推奨位置より高い場合には，鎖骨下動脈を閉塞したり，大動脈弓の損傷を引き起こしたりすることがある（図27-2A）．

I カウンターパルゼーションからの離脱とバルーン抜去

バルーンカウンターパルゼーションは一時的な補助手段である．急性期障害の後（通常IABP開始後24〜48時間）に患者の状態が安定すると，通常バルーンは抜去される．IABの抜去の前に，カウンターパルゼーションを1：1から1：2，そして1：3と減らすことによっ

[表 27-2] IABP の適応

血行動態が不安定 ■ 継続する虚血，VSD，MR を伴う AMI による心原性ショック ■ 一過性虚血，心筋炎，敗血症，薬剤中毒などによる心原性ショック ■ 開心術後の人工心肺離脱不能 ■ 心臓移植待機中の血行動態補助 ■ 治療抵抗性虚血に伴う重症不整脈
内科的治療抵抗性虚血 ■ 内科的治療抵抗性不安定狭心症 ■ 治療抵抗性虚血を伴う PCI 不成功
高リスク PCI における予防的使用 ■ 左室収縮不全および／または虚血領域の広範な高リスク PCI ■ AMI 中の PCI ■ 重症多枝または左主幹部病変を有し，心臓または心臓以外の緊急手術が必要なとき ■ 広範囲心筋梗塞

AMI：急性心筋梗塞，MR：僧帽弁逆流，PCI：経皮的冠動脈インターベンション，VSD：心室中隔欠損

[表 27-3] IABP の非適応

■ 有意な大動脈弁閉鎖不全 ■ 腹部大動脈瘤 ■ 大動脈解離 ■ 制御不能な敗血症 ■ 制御不能な出血傾向 ■ 末梢血管形成やクロスオーバー手術で治療できない重症両側末梢血管疾患 ■ 重症末梢血管疾患に対する両側大腿動脈膝窩動脈バイパス

て補助から順次離脱していく．ヘパリンが中止されると，凝固検査値が ACT で 160 秒未満，PTT で 50 秒未満に低下するまでは，1：3 モードでの持続補助は血栓形成の可能性が低く，安全に IAB を抜去することができる．

IAB を抜去する時点でポンプを停止させる．バルーンは通常シースとともに引き抜く．抜去部を用手的に，あるいは機械的に 30〜60 分しっかりと圧迫する．抜去側の股関節を屈曲することを避けて 24 時間床上安静を保つ．バルーンがインターベンション手技中のみに使用される場合には，鼠径穿刺部は血管閉鎖装置を用いたり，Perclose 縫合装置で穿刺部を「予備閉鎖」したりすることによって管理可能である（第 8 章を参照）．

J 適応と非適応

IABP の全般的な適応と非適応を，それぞれ表 27-2 と表 27-3 にまとめた．今日の IABP 使用において最も多い適応は，特に高リスクインターベンションの場合における心臓カテーテル検査中または検査後，または心原性ショックである．大動脈内バルーンカウンターパルゼーションの臨床応用は，多くの点で，心臓外科や循環器インターベンションの進歩に並行して変わってきた．Kantrowitz らによる初期の経験に基づいて，当時 IABP は急性心筋梗塞を発症して心原性ショックとなった患者に対する独立した治療として用いられていた．しかしながら，これらの患者の長期予後は不良であった．SHOCK 試験[13] において，全例で IABP 治療に加えて直ちに再灌流治療を行う複合戦略が，内

科的治療とIABP治療の組み合わせより優れていることが示された．これが，現在の臨床診療におけるIAB使用を強力に支持するエビデンスであった．しかし，この試験の研究コンセプトはIABP治療の有効性評価というよりも再灌流治療と内科的治療の比較であった．実験研究では，一時的な心筋負荷軽減を行うと早期回復を促すとともに梗塞サイズが縮小することが示された．このコンセプトは日常診療でIABが使用される主要な根拠として一般的に受け入れられてきた．しかしながら，最近の無作為化臨床試験やメタ解析[14-16]では，IABP治療のこのコンセプトの妥当性が支持されていない．CRISP AMI無作為化割付試験では，広範囲前壁急性心筋梗塞の患者におけるIABP治療と通常治療の効果が調べられた．主要評価項目はMRIで測定された梗塞サイズであった．この研究ではIABP治療の有用性は示されなかった[17]．むしろ，IABP治療では有意ではないものの梗塞サイズが大きくなる傾向があった．

最も重要なことであるが，最近終了したIABP SHOCK II 研究では，PCIで治療した急性心筋梗塞を合併した心原性ショック状態でのIABPの全例使用は30日死亡を減少させないことが明らかになった[72]．全600例の心原性ショックの患者を無作為に割付けた結果では，30日死亡はIABP群で39.7％，対照群で41.3％であった．血行動態が安定するまでの時間，集中治療室の滞在期間，血清乳酸値，強心薬治療での用量と期間，および腎機能を含む副次的評価項目や診療プロセス評価指標にも有意差はみられなかった．IABP挿入のタイミングも臨床転帰に影響を与えなかった．さまざまな別のサブ解析が依然進行中であり，遠隔期経過観察の結果が待たれる．しかしながら，IABP SHOCK II 研究の結果は，メタ解析やCRISP AMI研究と一致しており，これらはすべてIABP治療を大局的には捉えていた．IABP SHOCK II 研究が発表される前にヨーロッパや米国のガイドラインが最近改訂されたが，その結果は最近の推奨と一致している．

時代とともに出てきた一時的IABP治療のもう一つの重要な適応は，PCIの前，最中，直後に，あるいは緊急対応手段として患者を安定化させる血行動態補助である．ステント，抗血小板薬やインターベンション心臓病専門医における他の追加治療手段が1990年代に出現し始め，つい2，3年前にはPCIには高リスクすぎると考えられて外科に紹介された患者がカテーテル室で治療され始めた．無作為化割付臨床試験であるBCIS-1[18]では，高リスク血管形成手技の前に全例でIABを使用する場合と，緊急時にIABを使用する場合とを比較検討した．その結果，全例でIABを留置することによる，死亡，急性心筋梗塞，脳血管イベント，退院時における再灌流治療の追加を含む主要複合評価項目に対する上乗せ効果はなかったことが判明した．高リスク血管形成手技に関する明らかで一定した定義がなく，新しい血管形成技術が登場し，患者の年齢が高齢化するにつれて患者によって臨床状態がさまざまである可能性があるが，日常診療では依然として，高リスク血管形成手技における一時的補助としてIABが使用されている．

IABP治療の他の適応としては，人工心肺離脱困難，高リスク手術患者の管理，治療抵抗性不安定狭心症患者の管理などがある[19]（表27-4）．これらの適応は，Stoneらが2003年に報告した評価登録における5,495人の急性心筋梗塞患者で記録されたIABP使用例の約半数を占めている[20]．バルーンポンプ補助を受けた患者の現在までの最大のシリーズにおけるIABP使用の詳細な解析（$n=16,909$）は，2001年に発表されている[19]．

K 合併症

1996～2000年まで行われ，米国心臓病学会（ACC）の学会誌に2001年に掲載された，（Datascope社の支援による）カウンターパルゼーションの成績の評価登録（Benchmark Counterpulsation Outcomes Registry）で収集されたIABP治療を受けた16,909人の患者のデータによると，IABPの使用に伴う主要な合併症の頻度は2.8％であり，重大でない合併症の頻

[表27-4] 評価登録研究におけるIABP使用状況

	全患者数 (n=16,909)	診断カテーテルのみ (n=1,576)	カテーテルとPCIのみ (n=3,882)	手術 CABG (n=9,179)	手術 CABG以外 (n=1,086)	インターベンションか再灌流療法かの記載なし (n=1,186)
補助および安定化（%）	20.6	21.4	54.4	9.7	5.0	7.8
心原性ショック（%）	18.8	33.1	23.7	12.3	23.8	29.4
人工心肺からの離脱（%）	16.1	0.4	0.1	24.9	31.4	7.1
術前：高リスクCABG（%）	13.0	4.6	0.2	22.1	6.4	1.9
治療抵抗性不安定狭心症（%）	12.3	15.3	8.3	15.8	2.2	3.0
治療抵抗性心機能低下（%）	6.5	9.1	2.5	5.9	15.7	12.7
AMIによる機械的合併症（%）	5.5	9.8	7.0	4.2	5.2	5.1
治療抵抗性VAに関連した虚血（%）	1.7	1.6	1.5	1.9	1.7	1.6
高リスク一般手術患者における心補助（%）	0.9	2.1	0.2	0.5	4.3	1.1
その他（%）	0.8	0.7	0.2	0.8	2.5	2.0
術中拍動流（%）	0.4	0.1	0.1	0.7	0.5	0.2
適応不明（%）	3.3	1.8	1.9	1.2	1.5	28.1

AMI：急性心筋梗塞，CABG：冠動脈バイパス術，PCI：経皮的冠動脈インターベンション，VA：心室不整脈
(Ferguson JJ 3rd et al：The current practice of intra-aortic balloon counterpulsation：results from the Benchmark Registry. J Am Coll Cardiol 38：1456-1462, 2001)

度は4.2%であった．主要合併症としては，手術が必要となるような末梢拍動や感覚の消失，あるいは下肢温の異常やチアノーゼなどの下肢虚血，輸血や手術が必要となる重症出血，IABカテーテル挿入や不全に直接起因するバルーン漏れと死亡が含まれる．重大でない合併症としては，カテーテル抜去後に軽快するような下肢虚血（末梢拍動の減弱によってわかる），穿刺部の小さな血腫や中程度の染み出し出血などである[19]（表27-5）．重大な合併症の独立した予測因子は，女性，年齢（75歳以上），末梢血管病変であった．IABP関連の死亡は0.5%であった[19]．IABP治療を行ったことに関連した全合併症率は，最近の25年の経過とともに減少してきているようにみえる．1990年代の後半における薄型の8F IABカテーテルの導入が合併症の減少をもたらしたことは疑いない[21]．先ほどの評価登録のデータが最初に雑誌掲載された10年前にあたる1985〜1990年の間にIABP治療を受けた240人の患者を対象とした単一施設研究では，主要合併症率は7.5%で，全合併症率は13%であった[22]．1989〜1996年にかけてIABP治療を受けた患者のヨーロッパにおける単一施設研究では，主要合併症率は4.7%で，全合併症率は10.4%であった[23]．高リスクST上昇型心筋梗塞（STEMI）におけるIABP治療は，脳血管障害発症率の2%の絶対的増加と関連があることが最近報告されている[14]．Fuchs

[表 27-5] ベンチマーク登録研究による IABP 使用に伴う合併症のまとめ

	全患者数 (n=16,909)	診断カテーテルのみ (n=1,576)	カテーテルとPCIのみ (n=3,882)	手術 CABG (n=9,179)	手術 CABG以外 (n=1,086)	インターベンションか再灌流療法かの記載なし (n=1,186)
院内死亡（%）	21.2	32.2	18.4	16.8	37.8	34.1
バルーン留置中の死亡（%）	11.6	17.6	10.1	9.2	19.8	20.2
IABP 関連死亡[a]（%）	0.05	0.1	0.1	0.0	0.0	0.1
下肢切断[b]（%）	0.1	0.0	0.1	0.1	0.1	0.0
主要下肢虚血[c]（%）	0.9	0.6	0.5	1.2	1.0	0.5
すべての下肢虚血（%）	2.9	3.2	1.9	3.5	2.5	1.7
重症穿刺部出血（%）	0.8	0.8	1.2	0.7	0.7	0.3
すべての穿刺部出血（%）	2.4	2.7	4.4	1.7	1.3	1.4
バルーンの漏れ（%）	1.0	0.9	0.8	1.1	0.5	1.6
複合転帰						
主要 IABP 合併症[d]（%）	2.8	2.8	2.2	3.0	2.9	2.4
すべての IABP 合併症[e]（%）	7.0	7.6	7.5	7.1	6.0	5.2
すべての IABP 不成功[f]（%）	2.3	2.5	1.7	2.5	2.4	2.7

[a]：IABP 治療の直接的結果としての死亡，[b]：すべての主要下肢虚血，[c]：外科的手技を必要とする，脈や感覚の消失，下肢の異常温，あるいは蒼白，[d]：バルーン漏れ，重症出血，主要下肢虚血，あるいは IABP 治療の直接的結果としての死亡，[e]：すべての穿刺部出血，すべての下肢虚血，バルーン漏れ，膨張不良，補助不良，挿入困難，あるいは IABP 治療の直接的結果としての死亡，[f]：バルーン漏れ，膨張不良，補助不良，挿入困難
CABG：冠動脈バイパス術，IABP：大動脈内バルーンポンプ，PCI：経皮的冠動脈インターベンション
(Ferguson JJ 3rd et al：The current practice of intra-aortic balloon counterpulsation：results from the Benchmark Registry. J Am Coll Cardiol 38：1456-1462, 2001)

らは，大多数が不安定狭心症を呈する PCI を受けた 9,662 人について研究を行った[24]．脳血管障害の発生率は 0.38％であり，この研究における脳血管障害発症の最も強力な規定因子は緊急にせよ，待機的にせよ IABP を使用することであった．バルーン関連の合併症率が有意に減少しているものの，合併症は重篤になり得るため，予防のための注意深い周術期評価とモニタリングが必要である．

Ⓛ 大動脈内バルーンポンプに関する結語

　先に述べたように，IABP は血行動態補助を必要とする多くの状態に対する標準的処置であると考えられるが，このアプローチ法が臨床的な有用性を付与することを証明できる状況での無作為化試験が存在せず，臨床研究者たちはこの有用性にますます疑問を呈している．これはおそらく，米国食品医薬品局（FDA）が医療機器産業を規制する前に IABP が発達して広く採用されたことによるものであろう．しかしなが

ら，心原性ショックの例をとれば，IABP によって得られる血行動態補助の程度は，障害された左室および／または右室の拍出能力を代償するには必ずしも十分でないことが広く知られている．このことは，短期（数日間）および長期（週，月，あるいは年）にわたる循環補助を行う別のアプローチ法の開発の動機づけとなったのである．

2 経大動脈弁左室－大動脈ポンプ（Impella）

重症心原性ショックの治療における IABP の血行動態的な限界が認識されるに伴い，左室から大動脈へ直接血液を送り出せるカテーテル的経皮装置を開発することが長年の関心事となった．最初に開発された装置が Hemopump（Medtronic 社，Minneapolis，MN）で，1980年代後半のことであった[25]．この装置は，アルキメディアンスクリューの原理に基づいて駆動する経皮的装置であった．筐体の中にある回転するスクリューが左室内に留置された遠位入口ポートから血液を吸い入れ，筐体内を通して，近位大動脈に位置した出口ポートから送り出す．筐体とスクリューからなるカテーテルヘッドは，大動脈弁越しに左室内に挿入される．スクリューの回転は，カテーテルの中央部を通る長い金属シャフトに接続された外部回転モーターによって生み出される．理論的には，Hemopump は経皮的な留置を可能とし，高度な流量と左室の減負荷（これによって心筋酸素需要が減少し，心筋虚血や壊死から保護する）をもたらし，大動脈拡張期圧を上昇させて冠動脈血流を増加させる．IABP と比べてこのような概念的な有用性があるにもかかわらず，この装置は広く使用されるには至らなかった．それは，Hemopump の機械的な信頼性が低く，使用が難しく，ポンプ血栓の問題を有し，頻繁に溶血を起こしたからであった．スクリューを回転させるために長いシャフトによるのではなく，カテーテル先端のポンプ筐体内にごく小さなモーターを設置できること，また長い羽根車の代わりに短い羽根車で送血が可能であるという発想によって大きな進歩がもたらされた．この発想は，現在でも使用されている Impella の開発に結び付いた（図 27-3）．

Ⓐ 装置の説明

Impella はカテーテル搭載型の小型軸流ポンプで，Impella 2.5 は 2.5 L/min，Impella 5.0 は 5.0 L/min まで補助できる．Impella 2.5 は，9 F のカテーテルシャフトと 12 F のポンプヘッドを有し，モノレール型挿入方式を用いた 13 F 大腿動脈シースを介して，経皮的に留置される[26]（図 27-3）．Impella 5.0 は 21 F のポンプヘッドを搭載した 9 F のカテーテルシャフトで，一般的には大腿動脈を直接切開して挿入する．最近，3.7〜4.0 L/min の補助が可能な，新しい形状の Impella CP が導入された．これは 9 F のカテーテルシャフトであるものの，ポンプヘッドは 14 F となっている．Impella 2.5 は，循環器科医によって現在使用されることの多い経皮的インターベンション装置であり，この章では Impella 2.5 に焦点を当てる．Impella 5.0 と Impella CP の駆動原理は，Impella 2.5 と比較して有意により優れた血行動態補助を行うことができる以外は同様である．

Impella カテーテルは，駆動装置を介して電力が供給され駆動される．この駆動装置では，作動状態をモニタリングして回転数を調節することができる．駆動装置によって，腐食性の血漿がモーター内に入り込むことを防止することを目的としたパージ機構を管理することもできる．標準的な血圧における通常の駆動状態下において，羽根車は 51,000 回転 /min で回転し，1 心周期を通じて毎分約 2.5 L を送り出す．正確なポンプ流量は入口部と出口部の圧較差によるために，心周期中の左室と大動脈の圧較差の周期的変動に伴ってポンプ流量は多少変動する．血液のくみ出しは持続的に行われるため，（僧帽弁が開放したときの急速流入期を除いて）心周期を通じて左室容積は減少し，圧－容積曲線はもはや通常の等容積収縮期や弛緩期を呈さないで（図 27-1C），長方形よりはむしろ台形

[図 27-3]

（左）Impella 5.0，Impella CP と Impella 2.5 は経皮的に留置できる経大動脈弁心室補助装置の 3 つのモデルである．それぞれに 9 F カテーテルがある．ポンプ先端部はそれぞれ 21 F，14 F，12 F で，補助能力はそれぞれ毎分 5.0 L，4.0 L，2.5 L である．駆動原理は，持続的に血液を左室から大動脈へくみ出すという点で同じである．

（右）図示しているように，それぞれ先端にピッグテールがあり，大動脈弁通過を容易にし，装置先端が左室腔内に確実に留置するようにしている．

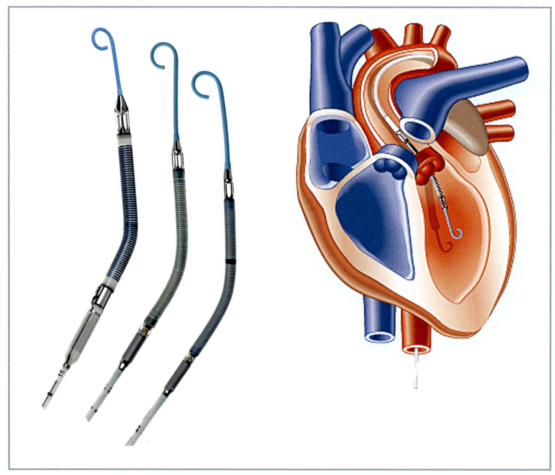

あるいは三角形になる．左室から直接血液をくみ出す結果，左室拡張終期圧と終期容積は有意に減少し，左室は減負荷される．それに加えて，心臓は全拍出量の一部にしか寄与しなくなるために，通常は駆出容積と同じとなる圧‐容積曲線の幅はもはや 1 心収縮に伴って心臓から駆出される血液総量を反映しなくなる．全心拍出量が増加することによって，最終的に大動脈圧，特に拡張期圧が上昇する．これによって冠動脈血流の圧較差は改善する．

B 装置の挿入と補助の開始

Impella 2.5 は透視下にモノレール変法を用いて挿入する．Impella では，術者が位置同定することを可能とするために，モーターに隣接した圧ルーメンとモーター電流監視の両者を利用する．この装置はカテーテルの屈曲と洗浄ルーメンの閉塞を避けるために透視下に挿入する．装置の位置をより正確に同定するために心エコーを使用してもよい．動脈にアクセスした後，13 F のピールアウェイ型シースを挿入す

る．ガイディングカテーテル（通常4〜5Fのピッグテールカテーテル）を使用して大動脈弁越しに0.018インチワイヤを留置した後，Impellaをワイヤに沿わせて左室へ挿入する．カテーテルの入口部は大動脈弁の約4cm下方に位置させる．装置が心室内に留置されたら，ワイヤを抜去してImpella駆動装置で許容される最低レベルで駆動を開始する．別な方法としてはピッグテールとほぼ同様に，左室内に最初にワイヤを留置せずに装置を弁越しに受動的に挿入する．このときは，装置の位置が適切で安定していることを確認するために駆動装置画面上の圧曲線が利用できる．適切な位置にあることが確認されれば，ポンプ速度はより高い補助レベルに調整する．使用開始の最初の数分間はImpellaが左室内に入り込むことがよくある．したがって，最終位置を決める前に5〜10分待つことが勧められる．カテーテルが大動脈の「小弯」に沿って位置することによって左室内へのずれ込みやすさを最小限におさえるために，余分な弛みは解除しなければならない．

C ポンプ調整

現世代のAutomated Impella Controller（AIC）では，かつてはMobile Impella Console（MIC）とともに別々の構成部品であったユーザーインターフェイス，注入ポンプと電源供給器を一体化している．AICは表示画面と全自動洗浄カセットシステムを一体化し，緊急事態でも迅速な補助ができるような高速でわかりやすい画面上セットアップ機能を有している．AICはアラーム監視を行い，リアルタイムでカテーテル位置情報を示してくれる．使用の際には，補助レベル（P0〜P9）を選択することが可能で，また自動的に吸い付き状態を回避しながら最大の維持スピードで駆動させることができる新しいオートフロー機能を使用することもできる．

D 血管造影中またはPCI中の患者における使用

Impella 2.5はPCI中の使用に適している．IABPと同様，診断手技とインターベンションは一般的に，Impella 2.5が挿入されている側とは対側の鼠径部を用いて実施される．IABPとは違い，ガイドワイヤやカテーテルを鼠径部や腕から大動脈基部に進めるときにポンプ設定の調整は不要である．装置の位置が変わらないように，不用意に深く押し込んだり左室から引き抜いたりしないように注意を払う．PCI中にImpella 2.5を使用する利点は，重要な冠動脈を長時間閉塞させる間に左心機能が危険にさらされるようなときに，循環を維持し相応の高流量補助に寄与できるということである．

E 離脱と装置抜去

IABPと同様に，離脱率は臨床背景による．複雑でないPCI手技の補助に用いる場合には，装置を単に止めることで抜去することができる．したがって，この使用法における離脱は迅速で数分で行える．血行動態が不安定な患者の治療に用いる場合には，離脱の指針はIABP治療の場合と同様である．十分な回復を示す臨床所見が観察されれば，ポンプ速度を下げ（たとえば，それまでの補助の半分まで），十分な時間にわたって血行動態が安定していれば，装置を止めて抜去できる．しかし，IABPと同様に，離脱率（ポンプ速度を下げる程度や間隔の両方とも）は医師の判断によるもので，臨床背景によってさまざまである．上行大動脈と左室間で流路が開放されて左室への機能的逆流を起こす結果になるので，左室内にある間はImpellaの作動レベルはP0にしてはならない．そのために，左室の容積過負荷を避ける目的で装置は常にP1またはP2で作動させるのである．

F 合併症

Impella 2.5の使用に伴う合併症に関するデータは，米国とヨーロッパで実施された研究で得られたものである[27-29]．これらの研究の報告では，装着や補助達成不成功の頻度は低く，合併症の頻度も低い．主要な合併症には，血腫形成，輸血を要する出血，仮性瘤の形成，大腿動脈閉塞や外科処置を必要とする血管損傷などの鼠径部関連の問題がある．溶血の報告はまれで，大動脈弁や僧帽弁に関連した急性あるいは

慢性の問題も明らかではない[27-30]．治療を受ける患者数はまだ IABP 治療を受ける患者数よりも非常に少ないことは明白である．したがって，経験はいまだやや限られており，この装置は注意して使用すべきである．

G 適応と非適応

Impella 2.5 循環補助システムは，体外循環制御ユニットを用いて部分循環補助を 6 時間まで行うことを目的としている．また，人工心肺を必要としない手技中に（6 時間まで）部分循環補助を行うために使用することも目的としている．この装置の適応外の例としては，大動脈弁位機械弁，中等度から重度の大動脈弁逆流（エコー上の大動脈弁逆流重症度 2 度以上），左室血栓，Impella 2.5 が留置できないような重症末梢動脈閉塞疾患などがある．Impella の初期の経験では大動脈弁狭窄症は適応外であったが，大動脈内バルーン形成時における Impella を用いた最近の経験では，弁口面積が $0.4\ cm^2$ まで小さくても装置は容易に通すことができることが示されている[31]．しかし，重症石灰化弁越しに通すことに血栓塞栓症の合併症がないわけでないことに注意しなければならない．

H 臨床成績

臨床現場で Impella 2.5 が最もよく使用されるのは高リスク PCI（通常使用における 56％）で，次いで急性心原性ショック（通常使用の 25％）である．他に臨床で使用される状態は，心室頻拍（VT）アブレーション手技中やバルーン補助弁形成手技中の予防的補助，急性非代償期の心筋症，開心術後ショック，オフポンプ冠動脈バイパス術（オフポンプ CABG），移植後拒絶反応などである．Impella 装置の研究に関して発表された文献では，主として高リスク PCI，急性心筋梗塞と心原性ショックへの適応が述べられている．

[1] 高リスク PCI

高リスク PCI において Impella 2.5 の使用が適していることが，PROTECT I 研究で最初に示された[28]．これは 20 人の患者の前向き多施設共同研究であった．これらの患者は駆出率 35％以下の低左心機能のため高リスクと判断され，インターベンションは非保護左冠動脈主幹部または唯一の開存した冠動脈に対して施行されていた．平均循環補助時間は 1.7 ± 0.6 時間（範囲：0.4～2.5 時間）．PCI 中の平均ポンプ流量は $2.2 \pm 0.3\ L/min$ であった．PCI 中に血行動態が危険にさらされた患者は 1 人もいなかったが，これがこの研究の主要な有効性評価項目であった．30 日における主要心臓関連有害事象（MACE）の頻度は（これは主要安全性評価項目であるが）20％であった．2 人が手技後心筋梗塞を発症し，2 人が死亡した（それぞれ 12 日と 14 日後）．

高リスク PCI を受けた連続 144 人を含む Impella 2.5 の後ろ向き多施設症例登録である Europella Registry[32] でも同様の結果が得られている．この研究では，左主幹部病変（53％），最後に残された冠動脈の病変（17％），多枝病変（81％），あるいは低左心駆出率（35％）を有する場合に，PCI が高リスクであると判断された．European System for Cardiac Operative Risk Evaluation による平均スコアは 8.2 ± 3.4 で，43％の患者は CABG を拒否されていた．30 日死亡は 5.5％であった．30 日における心筋梗塞，脳血管障害，輸血や手術を必要とする出血，血管合併症の発症率は，それぞれ 0％，0.7％，6.2％，4.0％であった．

同様に，USpella 登録研究（O'Neill et al：Catheter and Cardiovascular Intervention, in press）では，Impella 2.5 補助下の連続 175 例の高リスク PCI 手技の結果が報告されている．血管造影上の血流再開は全体で 99％の患者で成功し，多枝に対する手技を要した患者の 90％で成功し，その結果，PCI 後の平均 SYNTAX スコアは 36 ± 15 から 18 ± 15（$P < 0.0001$）まで低下し，駆出率は $31 \pm 15％$ から $36 \pm 14％$（$P < 0.0001$）に改善した．30 日間の経過観察で MACE 発生率は 8％で，生存率は 30 日で 96％，6ヵ月で 91％，1 年で 88％であった．

これらの登録研究の結果は，高リスク PCI 中の Impella 2.5 の安全性と，血行動態的また臨

床的有用性の可能性があることの根拠を暫定的に示した．これらの研究のおかげで，高リスクPCIでIABPとImpella 2.5の予防的使用に関する前向き無作為化割付けによるPROTECT II研究が開始された[33]．この研究は654人の患者を上限150施設に無作為に割付けるデザインとなっており，主要評価項目は死亡，心筋梗塞，脳血管障害，基準手技後の再血行再建，心臓または血管手術の必要性，急性腎障害，1グレード以上の大動脈弁逆流の増悪，低血圧，心肺蘇生（CPR）あるいは除細動を要する心室不整脈，血管造影上での目的血管の拡張不成功を含む30日における主要複合有害事象（MAE）であった．主要評価項目は90日観察で評価された．中間評価時（最初の327患者）におけるデータ解析後に，効果安全評価委員会は30日における主要解析の結果が有益でないとの理由で研究の中止を勧告した．勧告が出された時点では登録予定の69％（447人）に達していた．30日の結果に有意差はなかったものの，事前設定された90日データではImpellaに有利な（$P=0.03$）有害事象の有意な低下が示された．そのために，PROTECT IIは最初の半分のデータに基づく仮説によって早期に中止された．全コホートの解析ではより深い洞察が可能で，Impella装置がIABPと同等の安全性があり，かつIABPよりも全期間を通じて優れていることを示す有効な結果を伴ったことが示唆される．この原稿作成時点で研究結果のすべてが発表されているわけではなく，この研究の新規で重要な情報が今後もたらされることが期待される．

［2］急性心筋梗塞

ショックを伴った急性心筋梗塞においてImpella 2.5の使用が臨床成績を改善させるかを調べた2つの臨床研究が行われた．第1の研究ではImpella 2.5とIABPの血行動態における有効性が比較された[34]．これは，心原性ショックを有する25人の患者における前向き無作為化割付研究である．13人がIABPに割付けられ，12人がImpella 2.5に割付けられた．30分後における心係数（CI）（主要有効性評価項目）はImpella 2.5の患者で $0.49±0.46$ L/min/m^2 上昇し，IABPで到達した $0.11±0.31$ L/min/m^2 よりも有意に大きかった（$P=0.02$）．死亡における優位性を示すほどではなく，全30日死亡は両群で46％であった．これまでの研究[35, 36]と同様に，心原性ショックにおける機械的循環補助の血行動態的有用性は死亡回避の有用性に直ちにつながるものではなかった．死亡回避の有用性を示すためには多数の患者を長期に観察する必要がある．

急性心筋梗塞におけるImpella 2.5の潜在的で重要なもう一つの適応例に，左室減負荷によって梗塞サイズを減少させることが挙げられる．急性心筋梗塞中に左室を減負荷すると酸素消費が減少し，PCIによる血流再開に伴って，心筋回復にとって好ましい代謝状態が得られる．この適応の根拠は，急性心筋梗塞のヒツジモデルでIABPかImpellaで治療した場合の梗塞サイズを比較したかつての前臨床試験に基づいている[37]．図27-4Aは，心室と大動脈圧，心室容積，左室圧－容積曲線におけるIABPとImpella 2.5の効果を比較したものである[30]．前述し，また図27-1で概略を示した考え方に合致しているように，IABPは拡張期に血圧を上昇させて収縮期心室圧を低下させるが，心室容積には有意な影響をもたらさない．対照的にImpella 2.5は心室容積と前負荷を著明に減少させ，大動脈収縮期圧と拡張期圧を上昇させながらも最大心室圧を低下させる．これら2種類の装置による血行動態効果の大きな違いを図27-4Bの圧－容積曲線で図示している．IABPのわずかな影響と比較すると，経皮的補助装置は心室を著明に減負荷し（前負荷および後負荷の容積と圧を減少させる），左室の仕事（曲線内面積）を減少させ，その結果，心筋酸素消費量を減少させる[38]．実際，急性冠動脈結紮の実験モデルでは，この装置を使用することによって梗塞心筋量を著明に減少させた[37]．Impella 2.5をこの目的で使用できることが臨床研究で調べられている[39]．これは，大きな前壁STEMIを有する連続20例の患者に対する単施設対象研究であった．PCIの直後に10例はImpella 2.5の3日間補助に割付けられ，10例

[図 27-4]
(**A**) IABP または Impella 5.0 システムによる補助前および補助中に動物モデルで測定された左室および大動脈圧（上）と左室容積（下）．IABP は収縮期大動脈圧と左室圧を低下させるが，拡張期には大動脈圧を上昇させ，冠動脈血流量と酸素供給を改善させる．連続流の Impella システムは拡張期圧にあまり影響を及ぼさずに収縮期圧を低下させ，左室容積を著明に減少させる．(**B**) A 図に対応した左室圧-容積曲線は連続流装置によってもたらされる高度の圧負荷および容量負荷軽減を示している．これによって圧-容積面積が著明に減少し[38]，左室の酸素需要を減少させる．これとは対照的に IABP の効果は，圧-容積曲線でみてみると，最高収縮期圧にはほとんど影響を与えず，したがって酸素需要にもほとんど影響を及ぼさない．
（記録図はオランダの Maastricht 大学心臓胸部外科の FH van der Veen 博士の厚意による）

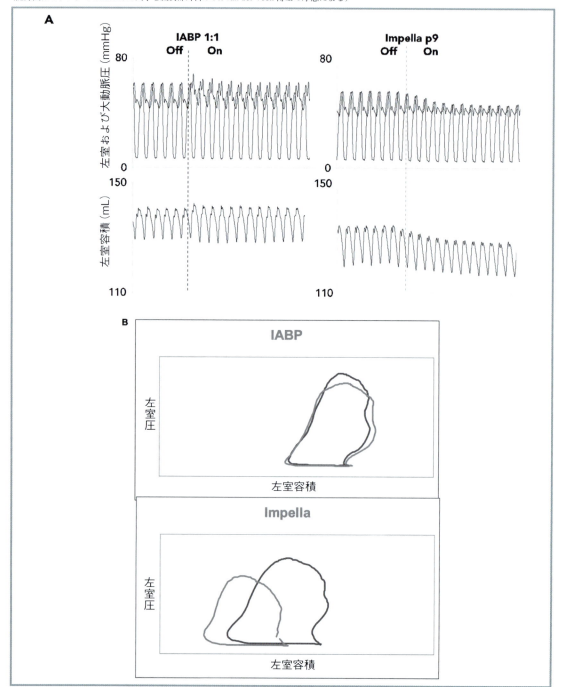

の対照群（IABPを含むこともある）は通常治療に割付けられた．患者全例でプライマリPCIは成功した．全患者でImpellaポンプの留置が成功し，大動脈弁閉鎖不全の発生や増悪はなかった．Impella群の平均観察期間は2.9±0.6年で，対照群では3.0±0.3年であった．左室駆出率（EF）のベースラインからの相対的増加は対照群でわずか6.7±7.0％であったのに比較して，Impella 2.5群では23.6±8.9％であった（$P=0.008$）．これらの暫定的データによってImpella 2.5による3日間の補助は安全で，心筋の回復を増強する可能性が示された．前向き研究で確認できれば，このアプローチは急性心筋梗塞の管理において引き続き起こる心不全の発症を減少させ，長期死亡を減少させるという有意な影響をもたらし得る．

すでに述べたように，Impellaには5 L/min補助できるより大きな装置（Impella 5.0とImpella LD）がある．Impella 5.0は大腿動脈を切開することによって留置でき，Impella LDは端側吻合した人工血管を介して近位大動脈に直接留置できる．留置や抜去の性質上，これらの装置は主に心臓外科医によって使用される．しかしながら，これらはImpella 2.5よりも有意に多い流量補助が可能で，さらに重症な心原性ショックの場合に有効になり得る．最近報告されているように，重症心原性ショックの一部において2.5から5.0にImpellaをアップグレードする治療を選択してもよい[40]．RECOVER I研究（Griffith et al：J Thorac Cardiovasc Surg, in press）は，開心術後心原性ショックを有する16例の患者におけるこれらの装置に関する多施設共同研究である．主要安全評価項目は，30日における主要有害事象（死亡，脳血管障害）の頻度であった．主要有効性評価項目は，患者が生存して次の治療を行うことができることであり，これには装置が抜去されて別の治療法への橋渡しが行われた後30日における回復が含まれる．血行動態は装置補助開始後，直ちに改善した．CIが平均1.65 L/min/m^{2}から2.7 L/min/m^{2}に増加し（$P=0.0001$），平均血圧が71.4 mmHgから83.1 mmHgに上昇し（$P=0.01$），肺動脈拡張期圧が28.0 mmHgから19.8 mmHgに低下した（$P<0.0001$）．平均4.0±0.6 L/minの補助を平均3.7±2.9日間（1.7～12.6日間）行うことができた．主要安全性評価項目は2症例で該当した（脳血管障害1例，死亡1例）．主要有効性評価項目に関しては，自己心機能の回復が退院患者の93％で得られ，7％で他の治療法への橋渡しが行われた．30日，3ヵ月，1年における生存率は，それぞれ94％，81％，75％であった．これらのデータは，Impella 5.0またはImpella LDを使用すると，開心術後心原性ショックを呈している患者において急速に血行動態を改善させることができることを示している．

Impellaの述べるに値する最も最近の技術開発は右室補助用に設計された装置であるImpella RPである．ポンプヘッドは21 Fで，カテーテルは11 Fである．大腿静脈から挿入され，下大静脈から三尖弁，右室，右室流出路，そして肺動脈という経路に合うように形作られている．左室補助で使用される装置と比較すると，ポンプは逆方向に搭載されているが，これを除けば同じ原理で駆動し，約4.7 L/minの最大流量を生み出すことができる．この装置は現在試験中で，この原稿作成時には，まだCEマークやFDAの承認は得られていない．

3 体外式左房－動脈ポンプ（TandemHeart）

現在，短期補助（6時間）で認可されているもう一つの装置はTandemHeart経皮的心室補助装置（CardiacAssist社，Pittsburgh，PA；図27-5）である．この装置は，大腿静脈から挿入され，左房から（21 Fの経中隔カニューレを介して）血液を引く体外式非拍動流（連続流）遠心ポンプからなっている．血液は装置によって（通常，毎分3.5～5.0 Lで）送り出され，15～18 Fのカニューレを通じて片側または両側の大腿動脈から送血される[41-43]．したがって，この装置は左房から大動脈へ血液を送り出す機能を左室と並行して行う．遠心型非拍動流

[図 27-5] TandemHeart システムの図解
このシステムは経中隔カテーテルに接続される体外式遠心ポンプを使用している．左房から血液を引いて大腿動脈へ返血する．

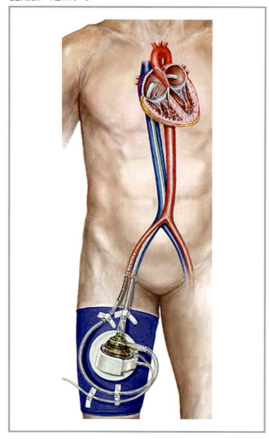

の性質上，補助流量率が自己心のものを上回る場合には，大動脈弁開放，つまり左室からの駆出がなくなり，動脈圧波形は「平坦」になり得る．したがって，動脈圧波形にみられる拍動性の程度は，主に自己左室からの残余血流量に依存する．

　TandemHeart では左房から血液をくみ出すために，左房圧の有意な低下，したがって左室拡張終期圧と容積の有意な低下がみられる（図27-1D）．連続的に全心周期にわたって非同期に補助するために，全補助流量が増加すると，収縮期とともに，さらに有意に拡張期に血圧の上昇が起こる．

A 留置方法

　TandemHeart システムでは，大腿静脈から経皮的に留置する 21 F 経中隔カニューレを用いている．カニューレは，下大静脈，右房を通り，中隔を越えて左房に入る．血液は，このカニューレを通してポンプにより左房から脱血される．経中隔穿刺は，卵円窩から Brockenbrough 針，あるいは高周波穿刺システムなどのさまざまな方法により行うことができる．穿刺後にガイドワイヤを左房に挿入し，多段階拡張器を用いて経中隔カニューレを左房に入れることができるまで拡張する．カニューレは大腿挿入部で縫合固定する．カニューレ先端の固定を確実にする補助として，カニューレ弯曲部でさらに固定を行う．経中隔カニューレに血液を満たし，回路コネクタ近くの透明部分に鉗子をかける．経中隔カニューレの留置については透視で確認するか，手術室で挿入する場合には目視で確認する．

B 補助の開始

　経中隔カニューレと送血カニューレは，ポンプ側の脱血と送血ポートにそれぞれ接続する．送血カニューレは，挿入後に血液で満たして鉗子をかけ，ポンプ側は生理食塩水でプライミングする．回路とポンプは生理食塩水で潤滑させながら接続・脱気を行う．別な方法としては，プライミングに必要な容積が少ないために，送血カニューレを最初に接続して血液でポンプを満たし，生理食塩水で潤滑させながら左房側カニューレとつなぐこともできる．空気がシステムに残っていないことを確認した後に，鉗子を外してコントローラの「開始」ボタンを押して駆動を開始する．

C ポンプ調整

　システム上で調整可能な唯一のパラメータはポンプ速度で，速度を変えるとコントローラ画面上で補助流量の変化が表示される．最大補助が望ましいことが多いが，ポンプ速度を落とす必要があるような，左房への血液灌流の減少

（したがって左房圧の低下）をきたす場合もある．このような状態の例として，循環血液量の減少，右室拍出量の低下（たとえば，拡張型心筋症で起こるような一次性右心機能低下や右室梗塞），右心系流出路閉塞（たとえばサドル型肺塞栓症），肺血管抵抗上昇を伴う一次性または二次性肺疾患，心タンポナーデ，右室拍出に悪影響を与える不整脈などが挙げられる．左房充満が低下する原因がこれらのいずれかによると判明した場合には，最適のポンプ駆動は左房圧（LAP）あるいは肺動脈楔入圧（PCWP）が10～20 mmHg の範囲であることを理解しつつ，これらの状態が解決されるまでポンプ速度を低下させる．左房からポンプへの血流が不十分であることの特徴的な所見に，経中隔カニューレやポンプでの通常みられない振動，低流入圧あるいは流入圧アラーム，経中隔カニューレの屈曲などがある．患者側要因が除外された場合に低流量状態で考慮すべき要因は，脱血あるいは送血カニューレの屈曲（特に皮膚出口部）である．一般的な方法は，左室における血流停滞を防ぐために，少量でも自己大動脈弁越しに拍動流血流が出るようにする程度までポンプ速度を調整することである．左室の血流停滞があると，血栓形成から塞栓症が起こることにつながりかねない．

D 補助中の管理

TandemHeart システムを装着した患者では通常，心電図，動脈圧，肺動脈圧（PAP），PCWP，中心静脈圧（CVP），心拍出量（CO）の測定を含む標準的 ICU モニタリングが行われる．動脈および混合静脈血の血液ガスやその他の検査値は，それぞれの病院の指針に応じてモニタリングする．

コントローラ画面に表示される流量は，コントローラが TandemHeart 流量センサと連動して使用されていれば測定値であり，ポンプ内で測定されたパラメータによるのであれば推定値である．TandemHeart システムは自己心と並行して血液を拍出するので，全心拍出量は TandemHeart 流量と自己心流量の合計である．全流量（TandemHeart と自己心の流量の合計）は，標準的な熱希釈法で通常通り測定可能である．

TandemHeart では抗凝固療法が必要である．挿入時には活性凝固時間（ACT）は 400 秒以上にすべきだが，カテーテル室や手術室で中隔穿刺を行う後まで 400 秒以上とする．補助期間中は，ACT は 200 秒以上にする．ACT が測定できない場合には，部分トロンボプラスチン時間（PTT）を 65～80 秒間（正常値の 2.5～3 倍）に維持する．

E 離脱と装置抜去

離脱の開始はポンプ流量を下げることによって行われる．通常は，まず約1時間で約50％流量を減少させるとよいが，速度減少率については常に医師の判断が優先する．しかしながら，いずれにせよポンプ血栓症や停止の危険性が高くなるので，ポンプ流量は毎分1L未満には決して下げてはならない．補助停止が可能であれば，装置は抜去してよい．医師の判断によって，装置抜去はベッドサイドでも，カテーテル室でも，手術室でも可能である．大腿穿刺部は通常圧迫で対処できる．動脈穿刺部の処置はカニューレの太さによるが，用手圧迫，止血補助装置の使用と外科的修復がある．いずれにせよ，抗凝固管理は十分に考慮すべきであり，すでに述べた IABP 抜去と同様である．

F 合併症

TandemHeart の使用に伴う主要な合併症には，出血，（たとえば，大動脈の偶発的な穿刺，心臓穿孔，不整脈などの）経中隔穿刺に伴う合併症，経中隔カニューレの脱落，脳血管障害，血管穿刺部合併症，送血カニューレの脱落，下肢虚血や溶血などがある．出血はすべての循環補助装置の潜在的リスクとなるが，特にこれらの装置が開心術後ショックの患者や再灌流手技後の患者を補助するために使用される場合にはそうである．適正なポンプ駆動のためには 200 秒の ACT 値が通常適切である．PCI 後の抗血小板治療も出血性合併症に関与し得る．穿刺部

におけるカニューレの操作を最小限にすることが，血管合併症のみならず出血を減らすことにつながる．

経中隔カニューレは心房中隔をまたぐように配置されるが，いったん留置されれば，移動しないようにすぐに皮膚へ固定しなければならない．カニューレ脱落の徴候には，ポンプ内の血液の色が明るい赤から暗い赤へ変化すること（これは酸素飽和度が低下した静脈血が脱血されていることを示している），動脈酸素飽和度の低下，あるいは心エコーや胸部X線像における脱落の所見などがある．

下肢虚血の発生はあらゆる経皮的血管挿入手技に備わる潜在的リスクであり，補助開始前に患者に見合った適切なサイズの動脈カニューレを選択しなければならない．追加の血流を遠位に流す必要性がある場合には，遠位灌流のためのカニュレーションを使用するのもよい．逼迫した問題を早期に検出するために，脈拍（必要であればDoppler装置を使用する），温度，末梢血流の変化を調べるための毛細血管再充満試験などをモニタリングするなどの通常の手段を用いる．TandemHeartシステム補助中に遠位下肢虚血が発症した場合，下肢への血流を再開するためにいくつかの手段が考えられる．1本の太い動脈カニューレを1本，あるいは2本のより小径のカニューレに変更するが，後者の場合には送血回路に「Y」コネクタを使用する．最後の方法であるが，追加で細い順行性灌流カテーテルを挿入して，送血カニューレの側枝を用いて遠位下肢を直接灌流してもよい．予防的手段として，最初の動脈穿刺のときに順行性に動脈カニューレの遠位にシースを挿入し，側枝を介して送血カニューレに接続する方法を行ってもよい．これらの方法のいずれによっても遠位側灌流が得られない場合には，遠位側灌流のための手術，あるいはTandemHeartシステムの抜去を考慮する．送血カニューレの脱落はもう一つの極めてまれな合併症であるが，これは動脈穿刺部からの出血のみならず，ポンプが即座に停止されないとポンプ側からも出血するということにつながるために，不運なことである

が致死的になり得る．左房カニューレの抜去後の右-左短絡のために全身の酸素飽和度低下が起こり，医原性心房中隔欠損の経皮的閉鎖を必要としたことも報告されている[44]．

G 適応と非適応

TandemHeartシステムは一般的には，急性心筋梗塞や非代償性慢性心不全における心原性ショック，肺水腫と開心術後ショックなどの状態において一時的に循環補助を行うことを適応としている．また，心筋梗塞，急性心筋炎や末期心筋症の患者における自己心機能回復への橋渡し，あるいは他の装置への橋渡しとして使用されて成功を収めている．この装置は，以下のいずれかを有する患者においては一般的には適応外とされる；原発性右心不全，高度大動脈弁閉鎖不全症，または体外血液循環ができないいずれかの状態．他の体外循環補助システムと同様に，僧帽弁や大動脈弁に機械弁が使用されている場合には注意が必要である．

H 臨床成績

初期の研究では，この装置は心筋梗塞や他の原因で心原性ショックとなった患者での血行動態を改善できることが示されている．血清乳酸値の低下をもたらすことを示した研究もあるが，これは組織灌流と酸素加が改善することによって心原性ショック状態が改善されることを意味している[45]．さらに最近の研究では，急性心筋梗塞のために内科的治療が無効で心原性ショックとなった41人の患者をIABPまたはTandemHeartによる治療に無作為に割付けた[35]．両群ともに平均約3.5日間の補助が行われた．IABPでは血行動態への効果がほとんどみられなかったが，TandemHeartでは有意に心拍出量と血圧が上昇し，PCWPと血清乳酸が有意に低下した．しかし，このように複数の臨床パラメータが明らかに改善したにもかかわらず，短期死亡（つまり補助中死亡）および30日死亡率は同等であり，両群でそれぞれ約45％と約43％であった．また，IABPと比較すると，TandemHeartの使用は（下肢虚血や出

血などの）有害事象の頻度がより高くなることと関連していた．しかし，いずれの有害事象も死亡に大きく関与していることはなかった．

明らかな生存率の改善がみられないこの血行動態の改善に関しては，さらに解説するに値する．Hochman[46]が指摘したように，心原性ショックにおける血行動態破綻を改善することは，すべての内在する重大な病態生理学的異常を解決するわけではない．炎症性サイトカインの上昇や誘導性一酸化窒素合成酵素（iNOS）の上昇と，それによってもたらされる一酸化窒素（NO）と過酸化窒素産物の濃度上昇などの他の異常は，心原性ショックにおける合併症と死亡に大きく関与しており，正常の血行動態の回復では正常化されないと思われる．これは，効果的な血行動態補助とともに他の治療法を合わせて行うことが結果の改善につながる可能性を示唆している．

考慮に入れるべきもう一つの要素は使用する装置の術者による経験である．TandemHeartが心拍出量を改善する一方で，IABPよりも合併症が多いのは明らかであるが，この装置は経中隔アプローチを必要とするという複雑性が付加されている．これは，この装置が容易に世界規模で使用されることの障害となり得る．しかしながら，経験を積めばTandemHeartは優れた装置であることが示されている．Karらは，TandemHeartで治療した117例の重症ショックの患者群の5年間の経験を報告しているが，30日死亡率は40％であった[47]．

高リスクPCIを受ける患者においてTandemHeartの血行動態改善効果についての研究が行われており[47-51]，少数患者を対象にしたいくつかの研究では，高リスクPCI患者におけるTandemHeartの臨床的有用性について述べられている[48,52]．高リスクPCIを受ける68例の患者におけるTandemHeartまたはImpella 2.5の使用についての単施設報告では，成功率（＞90％）と血管合併症（7％）は同じであった[49]．これらの研究成果はPCIの2011年ガイドライン[53]に受け入れられている．

4 経皮的体外心肺補助

本章の締めくくりの機械的循環補助形態として，長年にわたって使用されてきた経皮的体外心肺補助（CPS）について述べたい（図27-6）．低酸素状態の血液を静脈カニューレから脱血し，熱交換器，膜型人工肺，最後に大腿動脈に留置された送血カニューレから大動脈へと血液を送り返す点で，これは開心術で使用される人工心肺と似ている．この補助形態は体外式膜型人工肺付き静脈−動脈バイパス（ECMO）とも呼ばれている．送血および脱血カニューレは共に経皮的に挿入可能である．ECMO技術に基づいた装置は，循環を，さらに必要な場合には酸素加も，完全に補助できる．このように，これは毎分4.5Lを優に超える循環補助に加えて，酸素加を行うことができる唯一の経皮的循環補助装置である．ECMOは大きく循環補助ができる一方で，左室に対して後負荷と前負荷も増大させ（図27-1E），心筋酸素消費を増し，心筋の回復を障害する可能性がある．

これらの装置は6時間までの使用が適応とされ，それ以降に起こる血小板凝集，溶血，出血，血漿喪失を伴う毛細血管透過性亢進が問題となる．しかし，これよりずっと長時間の補助に関する報告もある．

A 挿入技術と補助

ECMOの準備には人工心肺技士による組み立てが必要で，約10〜15分を要する．初期のECMOシステムは外科的アプローチが必要であったが，最近の装置では，専用の灌流カニューレを用いており，大腿動静脈の経皮的挿入を迅速に行うことができる．動脈カニューレは大動脈−腸骨動脈接合部まで進め，静脈カニューレは右房内に留置する．心臓手術時の通常の人工心肺中はフルヘパリン化が必要であるが，ECMOでは装置関連血栓を予防するためにはACTを通常150〜180秒にすることで十分である．静脈−動脈ECMOの重要なマイナス面として，すべての他の装置が心室を減負荷

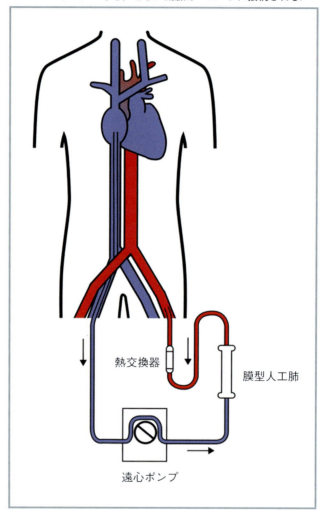

[図27-6] 完全な心肺補助を行うことができるECMOシステムの図解

静脈カニューレは，統合された遠心ポンプと膜型人工肺を備えたECMOシステムにつなぎ，さらに動脈カニューレに接続される．

熱交換器

膜型人工肺

遠心ポンプ

するのに対して，ECMOは実際のところ左室に過負荷をかけるために，心室を積極的に減負荷する手段が必要となる点が挙げられる（図27-1E）．TandemHeartで起こる全身の血行動態変化と同様に，動脈系への灌流による後負荷の上昇は大動脈弁からの拍動流の喪失をもたらす．静脈系から低酸素血を吸引するにもかかわらず，気管支静脈や肺静脈を介して左室への血液灌流がある．この血液灌流は進行性の左室拡大とPCWPの急速な上昇をもたらし，その結果，肺水腫や，時として肺出血を発症する．このように，ECMOは左室に過負荷をかける傾向があるので，左室拡大を予防するために心収縮を増強させる内科的治療を継続することが重要である．これに加えて，経中隔あるいは心尖ベント，あるいはバルーン中隔裂開による左室ベンティングが必要になることがある[54,55]．

B 補助中の管理と合併症

ECMOの使用には通常，人工心肺技士，看

護師，外科医と循環器内科医からなる多職種チームが必要で，動脈圧，PAP，PCWP，CVP，心拍出量を含むさまざまなパラメータの注意深い監視が必要である．ECMO に関連した合併症は，他の装置でみられるもの[56,57]と大体同じであるが，長期補助になると，肺高血圧，左室の過負荷とまれに肺出血を起こすことに加えて，より高度の全身の炎症性反応が関わる傾向がある点が大きな違いである．

Ⓒ 臨床成績

CPS と ECMO は開心術後症候群[58]，心停止，心原性ショック[59]および高リスク PCI の状態において使用されてきた．高リスク PCI の場合，予防的に使用（つまり PCI 前に待機的に挿入する）や，血行動態が破綻したときに備えて心臓カテーテル室に CPS 装置と人員をスタンバイしておく使用法が行われてきた．血行動態破綻後に挿入する場合，血行動態補助が開始されるまでの時間遅延が生存へのマイナス影響に関連しているようである[60-64]．したがって CPS の適用は，挿入と技術的補助がすでに準備された状態でカテーテル室において行うことが最も効果的であり[61]，他の状況での使用はまれである．

インターベンションカテーテル技術が進歩してきたために，CPS による予防的補助の必要性が減少してきた．この使用の減少は，予防的 CPS の施行（予防群），または CPS がすぐに使えるような状態（スタンバイ群）のどちらかに割付けられた高リスク血管形成の患者転帰に関する後ろ向き比較によってさらに明らかにされている．この研究では，スタンバイ群での CPS の必要性は 10％未満で，両群における手技成功は同等であった．しかし，大腿動脈穿刺部合併症や輸血の必要性は予防群で高かった[60]．

この分野における興味深い発展は，三次治療センターとともに「ショックチーム」が形成されてきたことである．これらのチームは必要に応じて地域病院へ赴き，三次治療センターへ患者を搬送する間，補助手段を講じる．この目的で ECMO システムを使用した経験についてのいくつかの報告が論文化されている[65,66]．

このように，現在のインターベンション時代においては，CPS による心臓患者の全血行動態補助はほとんど必要とされていない．CPS 装置の操作に必要な継続的技術補助とさらに簡便な装置が利用できることは，CPS が広く使用されることの大きな障害となっている．しかしながら，ヨーロッパのガイドラインでは IABP 治療が不成功の患者においては ECMO の装着を推奨している[67]．この推奨を支持する臨床エビデンスはなく，このような推奨による治療が臨床現場で行われる前に，さらなる臨床研究が行われる必要がある．

Ⓓ 回復への橋渡し，あるいは別の装置への橋渡しの役割としての経皮的心室補助

純粋な呼吸不全患者における長期 ECMO 補助における比較的良好な転帰とは対照的に，循環不全の患者における長期補助に関連した高い合併症率のために，心臓移植への橋渡しとしての ECMO 使用に関する初期の経験はかなり否定的なものであったが，植込み型左心補助人工心臓（LVAD）の導入はそのパラダイムを変えた[68,69]．現時点では，経皮左心補助人工心臓は，初めは LVAD 候補とは思えない多臓器不全を合併した心原性ショック，末期心筋症，急性心筋炎の患者における LVAD への橋渡しとして使用され成功してきた．経皮的補助の一時的使用によって患者の状態が安定し，臓器機能回復（特に腎機能や肝機能に関して）を促し，患者を LVAD へと橋渡しする．このパラダイムシフトは「循環補助センター」という新しい概念を生み出した．これは，異なったタイプの状態に合わせて補助を選択し，患者を自己心機能の回復へ，デスティネーション治療としての LVAD へ，そして移植への橋渡しとしての LVAD へと橋渡しするセンターのことである[70]．

Ⓔ 結語

機械的補助装置は，高リスク PCI や心原性ショック様状態に対する使用例が増えている．いずれの臨床状態における有用性についてもエビデンスはないものの，IAB は依然として最も

[表 27-6] 機械的補助装置に関するガイドラインの推奨一覧

適応	補助装置	ESC/EACT ガイドライン[67]		ACCF/AHA/SCAI ガイドライン[53]	
心原性ショック	IABP	class IIb エビデンスレベル B	IABP を考慮する	class IIa エビデンスレベル B	薬物治療で直ちに安定化しない STEMI 後の心原性ショックを有する患者においては，IABP カウンターパルゼーションの使用が有用である可能性がある
	他の装置	class IIb エビデンスレベル C	治療抵抗性ショックの患者における循環補助として LV 補助装置を考慮する	class IIb エビデンスレベル C	治療抵抗性心原性ショックを有する患者においては，別の LV 循環補助装置を考慮してもよい
高リスク PCI	IABP	推奨なし	推奨なし	class IIb エビデンスレベル C	注意深く選定させた高リスク患者における PCI の補助手段として適切な血行動態補助装置の挿入を行うことは理に適っている
	他の装置	推奨なし	推奨なし	class IIb エビデンスレベル C	注意深く選定させた高リスク患者における PCI の補助手段として適切な血行動態補助装置の挿入を行うことは理に適っている
不安定狭心症 / NSTEMI	IABP	class I エビデンスレベル C	血行動態的に不安定な（特に心原性ショックの，または機械的合併症のある）患者において IABP 挿入は推奨される	class IIa エビデンスレベル C	集中的内科治療にもかかわらず持続するか頻繁に再発する重症虚血の場合，冠動脈血管形成術前後の血行動態が不安定な患者の場合，あるいは心筋梗塞の機械的合併症に対しては，IABP カウンターパルゼーションの施行は理に適っている
	他の装置	class III エビデンスレベル B	経皮的遠心ポンプの全例使用は推奨されない	推奨なし	推奨なし
CABG	IABP	推奨なし	PCI を繰り返しても有意な虚血の進行を止められない場合，直ちに CABG を行う適応がある．極めて不安定な場合には緊急手術の前に IABP を挿入すべきである．緊急 CABG の前に安定化しない場合には心肺補助を考慮してもよい	class IIa エビデンスレベル B	血行動態が不安定で緊急 CABG が必要な STEMI の患者においては機械的循環補助の使用は理に適っている
				class IIa エビデンスレベル B	重症の大動脈・腸骨動脈閉塞性疾患や末梢動脈疾患がなければ，高リスクと考えられる CABG 患者（たとえば，再手術患者や LVEF 30% 未満，左主幹部病変の患者）において死亡率を低下させるために大動脈内バルーンを挿入することは理に適っている
	他の装置	推奨なし	推奨なし	class IIa エビデンスレベル C	血行動態的に不安定で緊急 CABG を必要する STEMI の患者において機械的循環補助を使用することは理に適っている

「他の装置」には，現在，Impella, TandemHeart と ECMO が含まれる．
ESC：ヨーロッパ心臓病学会，EACTS：ヨーロッパ心臓胸部外科学会，ACCF：米国心臓病学会財団，AHA：米国心臓協会，SCAI：米国心血管造影学会，IABP：大動脈内バルーンポンプ，LV：左室，PCI：経皮的冠動脈インターベンション，UA：不安定狭心症，NSTEMI：非 ST 上昇型心筋梗塞，CABG：冠動脈バイパス術，LVEF：左室駆出率，CAD：冠動脈疾患，STEMI：ST 上昇型心筋梗塞

広く使用されている装置である．さらに強力な装置の有用性については認識されつつあるが，広く一般的に受け入れられるまでにはしっかりとした臨床エビデンスが呈示される必要がある．特に心原性ショックの状態で学んだことの一つは，流量が多いことが必ずしも生存が改善することと結び付かないということである．明らかに，他の因子も考慮される必要がある．先

に述べた装置の使用に関する現在の米国とヨーロッパにおける推奨の一覧を表27-6に要約してある．これらの装置は進歩し続け，さらに重要なことであるが，新たな研究が行われて，これらの装置が心原性ショックの死亡を最も有効に減少させることができるのか，あるいはどのように減少させるのかについての長年の疑問が解決されることになるであろう[71]．

（小野　稔）

文　献

1. Clauss RH, Birtwell WC, Albertal G, et al. Assisted circulation. I. The arterial counterpulsator. J Thorac Cardiovasc Surg 1961;41:447–458.
2. Moulopoulos SD, Topaz S, Kolff WJ. Diastolic balloon pumping (with carbon dioxide) in the aorta—a mechanical assistance to the failing circulation. Am Heart J 1962;63:669–675.
3. Kantrowitz A, Tjonneland S, Freed PS, Phillips SJ, Butner AN, Sherman JL Jr. Initial clinical experience with intraaortic balloon pumping in cardiogenic shock. JAMA 1968;203:113–118.
4. Buckley MJ, Kothari ML, Laird JD, et al. Intra-aortic balloon assist pumping: effectiveness and limitations. Surg Forum 1968;19:124–126.
5. Weintraub RM, Aroesty JM, Paulin S, et al. Medically refractory unstable angina pectoris. I. Long-term follow-up of patients undergoing intraaortic balloon counterpulsation and operation. Am J Cardiol 1979;43:877–882.
6. Maccioli GA, Lucas WJ, Norfleet EA. The intra-aortic balloon pump: a review. J Cardiothorac Anesth 1988;2:365–373.
7. Bregman D, Casarella WJ. Percutaneous intraaortic balloon pumping: initial clinical experience. Ann Thorac Surg 1980;29:153–155.
8. Lamuraglia GM, Vlahakes GJ, Moncure AC, et al. The safety of intraortic balloon pump catheter insertion through suprainguinal prosthetic vascular bypass grafts. J Vasc Surg 1991;13:830–835.
9. Aroesty JM, Schlossman D, Weintraub R, Paulin S. Transfemoral selective coronary artery catheterization during intra-aortic balloon by-pass pumping. Radiology 1974;111:307–309.
10. McCabe JC, Abel RM, Subramanian VA, Guy WA Jr. Complications of intra-aortic balloon insertion and counterpulsation. Circulation 1978;57:769–773.
11. Cooper HA, Thompson E, Panza JA. The role of heparin anticoagulation during intra-aortic balloon counterpulsation in the coronary care unit. Acute Card Care 2008;10:214–220.
12. Jiang CY, Zhao LL, Wang JA, Mohammod B. Anticoagulation therapy in intra-aortic balloon counterpulsation: does IABP really need anti-coagulation? J Zhejiang Univ Sci 2003;4:607–611.
13. Hochman JS, Sleeper LA, Webb JG, et al. Early revascularization in acute myocardial infarction complicated by cardiogenic shock. SHOCK Investigators. Should we emergently revascularize occluded coronaries for cardiogenic shock. N Engl J Med 1999;341:625–634.
14. Sjauw KD, Engstrom AE, Vis MM, et al. A systematic review and meta-analysis of intra-aortic balloon pump therapy in ST-elevation myocardial infarction: should we change the guidelines? Eur Heart J 2009;30:459–468.
15. Westaby S, Kharbanda R, Banning AP. Cardiogenic shock in ACS. Part 1: prediction, presentation and medical therapy. Nat Rev Cardiol 2011;9:158–171.
16. Unverzagt S, Machemer MT, Solms A, et al. Intra-aortic balloon pump counterpulsation (IABP) for myocardial infarction complicated by cardiogenic shock. Cochrane Database Syst Rev 2011;(7):CD007398.
17. Patel MR, Smalling RW, Thiele H, et al. Intra-aortic balloon counterpulsation and infarct size in patients with acute anterior myocardial infarction without shock: the CRISP AMI randomized trial. JAMA 2011;(7);306:1329–1337.
18. Perera D, Stables R, Thomas M, et al. Elective intra-aortic balloon counterpulsation during high-risk percutaneous coronary intervention: a randomized controlled trial. JAMA 2010;304:867–874.
19. Ferguson JJ III, Cohen M, Freedman RJ Jr, et al. The current practice of intra-aortic balloon counterpulsation: results from the Benchmark Registry. J Am Coll Cardiol 2001;38:1456–1462.
20. Stone GW, Ohman EM, Miller MF, et al. Contemporary utilization and outcomes of intra-aortic balloon counterpulsation in acute myocardial infarction: the benchmark registry. J Am Coll Cardiol 2003;41:1940–1945.
21. Cohen M, Ferguson JJ III, Freedman RJ Jr, et al. Comparison of outcomes after 8 vs. 9.5 French size intra-aortic balloon counterpulsation catheters based on 9,332 patients in the prospective Benchmark registry. Catheter Cardiovasc Interv 2002;56:200–206.
22. Eltchaninoff H, Dimas AP, Whitlow PL. Complications associated with percutaneous placement and use of intraaortic balloon counterpulsation. Am J Cardiol 1993;71:328–332.
23. Arceo A, Urban P, Dorsaz PA, et al. In-hospital complications of percutaneous intraaortic balloon counterpulsation. Angiology 2003;54:577–585.
24. Fuchs S, Stabile E, Kinnaird TD, et al. Stroke complicating percutaneous coronary interventions: incidence, predictors, and prognostic implications. Circulation 2002;106:86–91.
25. Sweeney MS. The Hemopump in 1997: a clinical, political, and marketing evolution. Ann Thorac Surg 1999;68:761–763.
26. Raess DH, Weber DM. Impella 2.5. J Cardiovasc Transl Res 2009;2:168–172.
27. Henriques JP, Remmelink M, Baan J Jr, et al. Safety and feasibility of elective high-risk percutaneous coronary intervention procedures with left ventricular support of the Impella Recover LP 2.5. Am J Cardiol 2006;97:990–992.
28. Dixon SR, Henriques JP, Mauri L, et al. A prospective feasibility trial investigating the use of the Impella 2.5 system in patients undergoing high-risk percutaneous coronary intervention (The PROTECT I Trial): initial U.S. experience. JACC Cardiovasc Interv 2009;2:91–96.
29. Burzotta F, Paloscia L, Trani C, et al. Feasibility and long-term safety of elective Impella-assisted high-risk percutaneous coronary intervention: a pilot two-centre study. J Cardiovasc Med (Hagerstown) 2008;9:1004–1010.
30. Valgimigli M, Steendijk P, Sianos G, Onderwater E, Serruys PW. Left ventricular unloading and concomitant total cardiac output increase by the use of percutaneous Impella Recover LP 2.5 assist device during high-risk coronary intervention. Catheter Cardiovasc Interv 2005;65:263–267.
31. Londono JC, Martinez CA, Singh V, O'Neill WW. Hemodynamic support with impella 2.5 during balloon aortic valvuloplasty in a high-risk patient. J Interv Cardiol 2011;24:193–197.
32. Sjauw KD, Konorza T, Erbel R, et al. Supported high-risk percutaneous coronary intervention with the Impella 2.5 device: the Europella registry. J Am Coll Cardiol 2009;54:2430–2434.
33. O'Neill WW, Kleiman NS, Moses J, et al. A prospective, randomized clinical trial of hemodynamic support with Impella 2.5 versus intra-aortic balloon pump in patients undergoing high-risk percutaneous coronary intervention: the PROTECT II study. Circulation 2012;126(14):1717–27.
34. Seyfarth M, Sibbing D, Bauer I, et al. A randomized clinical trial to evaluate the safety and efficacy of a percutaneous left ventricular assist device versus intra-aortic balloon pumping for treatment of cardiogenic shock caused by myocardial infarction. J Am Coll Cardiol 2008;52:1584–1588.
35. Thiele H, Sick P, Boudriot E, et al. Randomized comparison of intra-aortic balloon support with a percutaneous left ventricular assist device in patients with revascularized acute myocardial infarction complicated by cardiogenic shock. Eur Heart J 2005;26:1276–1283.
36. Burkhoff D, Cohen H, Brunckhorst C, O'Neill WW. A randomized multicenter clinical study to evaluate the safety and efficacy of the TandemHeart percutaneous ventricular assist device versus conventional therapy with intraaortic balloon pumping for treatment of cardiogenic shock. Am Heart J 2006;152:469.e1–8.
37. Meyns B, Stolinski J, Leunens V, Verbeken E, Flameng W. Left ventricular support by catheter-mounted axial flow pump reduces infarct size. J Am Coll Cardiol 2003;41:1087–1095.
38. Suga H. Ventricular energetics. Phys Rev 1990;70:247–277.
39. Engstrom AE, Sjauw KD, Baan J, et al. Long-term safety and sustained left ventricular recovery: long-term results of percutaneous left ventricular support with Impella LP2.5 in ST-elevation myocar-

40. Engstrom AE, Cocchieri R, Driessen AH, et al. The Impella 2.5 and 5.0 devices for ST-elevation myocardial infarction patients presenting with severe and profound cardiogenic shock: the Academic Medical Center intensive care unit experience. *Crit Care Med* 2011;39:2072–2079.
41. Pitsis AA, Dardas P, Mezilis N, Nikoloudakis N, Filippatos G, Burkhoff D. Temporary assist device for postcardiotomy cardiac failure. *Ann Thorac Surg* 2004;77:1431–1433.
42. Kar B, Butkevich A, Civitello AB, et al. Hemodynamic support with a percutaneous left ventricular assist device during stenting of an unprotected left main coronary artery. *Texas Heart Inst J* 2004;31:84–86.
43. Vranckx P, Foley DP, de Feijter PJ, Vos J, Smits P, Serruys PW. Clinical introduction of the TandemHeart, a percutaneous left ventricular assist device, for circulatory support during high-risk percutaneous coronary intervention. *Int J Cardiovasc Interv* 2003;5:35–39.
44. Sur JP, Pagani FD, Moscucci M. Percutaneous closure of an iatrogenic atrial septal defect. *Catheter Cardiovasc Interv* 2009;73:267–271.
45. Burkhoff D, O'Neill W, Brunckhorst C, Letts D, Lasorda D, Cohen HA. Feasibility study of the use of the TandemHeart percutaneous ventricular assist device for treatment of cardiogenic shock. *Catheter Cardiovasc Interv* 2006;68:211–217.
46. Hochman JS. Cardiogenic shock complicating acute myocardial infarction: expanding the paradigm. *Circulation* 2003;107:2998–3002.
47. Kar B, Gregoric ID, Basra SS, Idelchik GM, Loyalka P. The percutaneous ventricular assist device in severe refractory cardiogenic shock. *J Am Coll Cardiol* 2011;57:688–696.
48. Kar B, Adkins LE, Civitello AB, et al. Clinical experience with the TandemHeart percutaneous ventricular assist device. *Texas Heart Inst J* 2006;33:111–115.
49. Kovacic JC, Nguyen HT, Karajgikar R, Sharma SK, Kini AS. The impella recover 2.5 and TandemHeart ventricular assist devices are safe and associated with equivalent clinical outcomes in patients undergoing high-risk percutaneous coronary intervention. *Catheter Cardiovasc Interv* 2011 [Epub ahead of print].
50. Vranckx P, Schultz CJ, Valgimigli M, et al. Assisted circulation using the TandemHeart during very high-risk PCI of the unprotected left main coronary artery in patients declined for CABG. *Catheter Cardiovasc Interv* 2009;74:302–310.
51. Aragon J, Lee MS, Kar S, Makkar RR. Percutaneous left ventricular assist device: "TandemHeart" for high-risk coronary intervention. *Catheter Cardiovasc Interv* 2005;65:346–352.
52. Rajdev S, Krishnan P, Irani A, et al. Clinical application of prophylactic percutaneous left ventricular assist device (TandemHeart) in high-risk percutaneous coronary intervention using an arterial preclosure technique: single-center experience. *J Invasive Cardiol* 2008;20:67–72.
53. Levine GN, Bates ER, Blankenship JC, et al. 2011 ACCF/AHA/SCAI guideline for percutaneous coronary intervention: Executive Summary: A Report of the American College of Cardiology Foundation/American Heart Association Task Force on Practice Guidelines and the Society for Cardiovascular Angiography and Interventions. *Catheter Cardiovasc Interv* 2012;79:453–495.
54. Avalli L, Maggioni E, Sangalli F, Favini G, Formica F, Fumagalli R. Percutaneous left-heart decompression during extracorporeal membrane oxygenation: an alternative to surgical and transeptal venting in adult patients. *ASAIO J* 2011;57:38–40.
55. Haft J, Moscucci M. Circulatory support. In: Moscucci M, ed. *Complications of Cardiovascular Procedures: Incidence, Risk Factors and Bailout Techniques*. Hagerstown: Lippincott and Wilkins; 2010.
56. Feindt P, Benk C, Boeken U, et al. Use of extracorporeal circulation (ECC) outside the cardiac operating room: indications, requirements and recommendations for routine practice. *Thorac Cardiovasc Surg* 2011;59:66–68.
57. Schmid C, Philipp A, Mueller T, Hilker M. Extracorporeal life support—systems, indications, and limitations. *Thorac Cardiovasc Surg* 2009;57:449–454.
58. Doll N, Kiaii B, Borger M, et al. Five-year results of 219 consecutive patients treated with extracorporeal membrane oxygenation for refractory postoperative cardiogenic shock. *Ann Thorac Surg* 2004;77:151–157.
59. Sheu JJ, Tsai TH, Lee FY, et al. Early extracorporeal membrane oxygenator-assisted primary percutaneous coronary intervention improved 30-day clinical outcomes in patients with ST-segment elevation myocardial infarction complicated with profound cardiogenic shock. *Crit Care Med* 2010;38:1810–1817.
60. Teirstein PS, Vogel RA, Dorros G, et al. Prophylactic versus standby cardiopulmonary support for high risk percutaneous transluminal coronary angioplasty. *J Am Coll Cardiol* 1993;21:590–596.
61. Overlie PA, Walter PD, Hurd HP, et al. Emergency cardiopulmonary support with circulatory support devices. *Cardiology* 1994;84:231–237.
62. Hill JG, Bruhn PS, Cohen SE, et al. Emergent applications of cardiopulmonary support: a multiinstitutional experience. *Ann Thorac Surg* 1992;54:699–704.
63. Dembitsky WP, Moreno-Cabral RJ, Adamson RM, Daily PO. Emergency resuscitation using portable extracorporeal membrane oxygenation. *Ann Thorac Surg* 1993;55:304–309.
64. Grambow DW, Deeb GM, Pavlides GS, Margulis A, O'Neill WW, Bates ER. Emergent percutaneous cardiopulmonary bypass in patients having cardiovascular collapse in the cardiac catheterization laboratory. *Am J Cardiol* 1994;73:872–875.
65. Formica F, Avalli L, Redaelli G, Paolini G. Interhospital stabilization of adult patients with refractory cardiogenic shock by veno-arterial extracorporeal membrane oxygenation. *Int J Cardiol* 2011;147:164–165.
66. Arlt M, Philipp A, Zimmermann M, et al. First experiences with a new miniaturised life support system for mobile percutaneous cardiopulmonary bypass. *Resuscitation* 2008;77:345–350.
67. Wijns W, Kolh P, Danchin N, et al. Guidelines on myocardial revascularization. *Eur Heart J* 2010;31:2501–2555.
68. H'Doubler PB Jr, H'Doubler WZ, Bien RC, Jansen DA. A novel technique for intraaortic balloon pump placement via the left axillary artery in patients awaiting cardiac transplantation. *Cardiovasc Surg* 2000;8:463–465.
69. Cochran RP, Starkey TD, Panos AL, Kunzelman KS. Ambulatory intraaortic balloon pump use as bridge to heart transplant. *Ann Thorac Surg* 2002;74:746–751.
70. Pagani FD, Lynch W, Swaniker F, et al. Extracorporeal life support to left ventricular assist device bridge to heart transplant: A strategy to optimize survival and resource utilization. *Circulation* 1999;100:II206–II210.
71. Ouweneel DM, Henriques JPS. Percutaneous cardiac support devices for cardiogenic shock. Current indications and recommendations. *Heart* 2012. In Press.
72. Thiele H, Zeymer U, Neumann FJ, Ferenc M, Olbrich HG, Hausleiter J, et al. Trial Investigators. Intraaortic balloon support for myocardial infarction with cardiogenic shock. *N Engl J Med.* 2012;367(14):1287–96.
73. Steg PG, James SK, Atar D, Badano LP, Lundqvist CB, Borger MA, et al. ESC Guidelines for the management of acute myocardial infarction in patients presenting with ST-segment elevation: The Task Force on the management of ST-segment elevation acute myocardial infarction of the European Society of Cardiology (ESC). *Eur Heart J* 2012;33(20):2569–619.
74. Anderson JL, Adams CD, Antman EM, Bridges CR, Califf RM, Casey DE, Jr., et al. ACC/AHA 2007 guidelines for the management of patients with unstable angina/non ST-elevation myocardial infarction: a report of the American College of Cardiology/American Heart Association Task Force on Practice Guidelines (Writing Committee to Revise the 2002 Guidelines for the Management of Patients With Unstable Angina/Non ST-Elevation Myocardial Infarction): developed in collaboration with the American College of Emergency Physicians, the Society for Cardiovascular Angiography and Interventions, and the Society of Thoracic Surgeons: endorsed by the American Association of Cardiovascular and Pulmonary Rehabilitation and the Society for Academic Emergency Medicine. Circulation 2007;116(7):e148–e304.
75. O'Gara PT, Kushner FG, Ascheim DD, Casey DE, Jr., Chung MK, de Lemos JA, et al. 2013 ACCF/AHA guideline for the management of ST-elevation myocardial infarction: a report of the American College of Cardiology Foundation/American Heart Association Task Force on Practice Guidelines. *Circulation* 2013;127(4):e362–e425.
76. Hillis LD, Smith PK, Anderson JL, Bittl JA, Bridges CR, Byrne JG, et al. 2011 ACCF/AHA guideline for coronary artery bypass graft surgery: executive summary: a report of the American College of Cardiology Foundation/American Heart Association Task Force on Practice Guidelines. *J Thorac Cardiovasc Surg* 2012;143(1):4–34.

Section VII

第7部 治療的カテーテル法の手技

Interventional Techniques

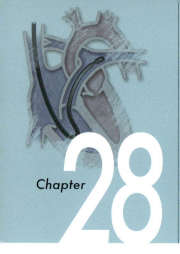

【第28章】Section Ⅶ Interventional Techniques

経皮的バルーン血管形成術と冠動脈インターベンション

Percutaneous Balloon Angioplasty and General Coronary Intervention

Abhiram Prasad, David R. Holmes

1964年にDotterとJudkins[1]によって経管的血管形成術（血管カテーテルを用いての狭窄血管の拡大）が最初に考案された．彼らの技法はスプリングコイルを用いてそれに乗せて徐々にサイズの大きな硬いダイレータを進めることにより，粥状硬化をきたした動脈の狭窄部位を拡張するというものであった．このDotterテクニックは末梢血管には有効であることが証明されたが，動脈穿刺部を通じて径の大きな硬いダイレータを通過させる必要があり（また粥状硬化病変をダイレータが通過する際には大きな剪断力がかかる），結局のところ臨床応用には限界があった．1974年にGruentzig[2]は硬いダイレータの代わりに比較的細いカテーテルの先端に拡張可能な非弾性バルーンを取り付けたものを開発した．そのバルーンは経皮的に挿入可能で，細い状態（つぶした状態）で血管狭窄部を越えて進み，さらに狭窄部を広げるのに十分な力でもって膨らませることが可能であった．バルーン拡張術の可能性について言及した人は他にもいたが，Gruentzigが最初に動物，遺体，末梢血管，そして冠動脈バイパス術（CABG）を受ける患者において一連の試みを行い，バルーン血管形成術を臨床的に使えるようになるまで改良した．この結果によって最終的に覚醒下のヒトの冠動脈狭窄病変に対しては，最初の経皮経管冠動脈形成術（percutaneous transluminal coronary angioplasty：PTCA）[3]がなされるに至った（1977年9月16日）．

1990年代中頃に，他の一連のアテレクトミーやステントなどのモダリティが導入されるまでは，PTCAはカテーテルによる血行再建テクニックのうち幅広く行われる唯一のものであった（第29，31章を参照）．現在ではこれらを総称して経皮的冠動脈インターベンション（percutaneous coronary intervention：PCI）と呼ばれる．本章ではカテーテルによるPCIの歴史的かつ概念的基礎として，冠動脈形成術の基本的な道具，テクニック，結果をレビューする．

1 歴史

多くの循環器科医は，1977年のGruentzigによる先駆けとなったバルーン形成術を非常に懐疑的にみていたが，世界にはバルーン形成術が持つ大いなる可能性を認識している循環器科医もいくらか存在した[4]．1979年に彼らは会議を開いて，米国心臓肺血液研究所（NHLBI）の援助の下，世界中の冠動脈形成術症例のレジストリを作成することにした．このレジストリには，1981年までに3,000例が登録された．月日が経ち，道具と技術が向上するとPTCAの症例は劇的に増加し，冠動脈血行再建の主役となっていった（図28-1）．2009年には，米国において約596,000件のPCIが行われ[5]，また世界的にも最も一般的に用いられる手技となった．

しかしながら過去15年でバルーン拡張術そのものの役割はどんどん小さくなった．今日ではほとんどの場合，バルーン拡張術はもっぱら

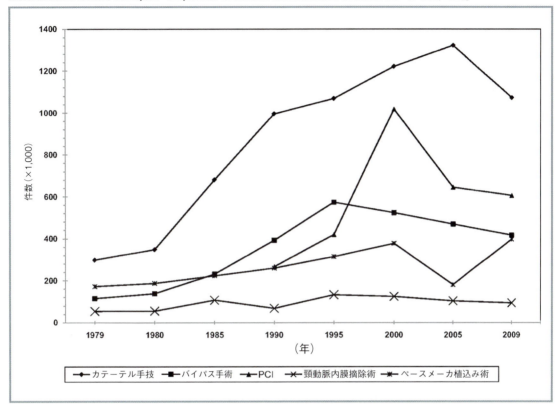

[図28-1] 1979〜2009年の米国における心血管手技件数の傾向
注：入院患者のみを示す．
[National Hospital Discharge Survey, National Center for Health Statistics, National Heart, Lung, and Blood Institute （Roger VL et al：Heart disease and stroke statistics-2012 update：a report from the American Heart Association. Circulation 125：e2-e220, 2012)]

ステント留置の前拡張や後拡張などの補助的な手段として用いられるのみである．PCIがますます複雑な病変や患者において実施されるようになってきているにもかかわらず，ステントや他の新しいインターベンションデバイスと補助的な抗血小板療法（第5章を参照）の使用により，コホートでみるとPCIの成功率は95％まで改善し，また手技による死亡率は約1％，緊急バイパス手術の施行率は0.5％以下まで抑えられている[6]．

2 道具

PTCAシステムは，次の3つの基本要素からなっている（図28-2）；(a) 冠動脈口へ安定したアクセスを供給し，造影剤注入のルート，かつ道具を進める通り道となるガイディングカテーテル，(b) ガイディングカテーテルを通して挿入され，標的病変を通過して冠動脈系の遠位部に入り込み，一連の治療デバイスが入っていくためのレールとなる先導用のガイドワイヤ，(c) 造影剤で満たされたバルーン拡張カテーテル．

A ガイディングカテーテル

当初ガイディングカテーテルは肉厚の10Fや11Fの外径の管で内腔は小さく，トルクコントロールが悪く，先端が尖っていた．それに比べると，現在のそれは診断用の冠動脈造影用のカテーテルに匹敵する性能を有している．しかし，治療デバイスが中を通るためには，内径は少なくとも診断カテーテルの2倍はなければ

[図 28-2] PTCA システムの構成要素
（A）Gruentzig によるオリジナルのガイドワイヤ固定バルーンと（B）操作可能なガイドワイヤシステムを比較している．いずれも冠動脈入口部に置かれたガイディングカテーテルを通して進められるが，Gruentzig によるオリジナルのカテーテルはワイヤの形も方向も変更することができなかったのに対し，操作可能なガイドワイヤは進めたり引いたり，形を変えたりすることが可能で，バルーンカテーテルとは独立して目的血管を選択することが可能である．目標病変の遠位部まで導かれれば，あとはバルーンやその他のデバイスを進める際のレールとしての役割を果たす．

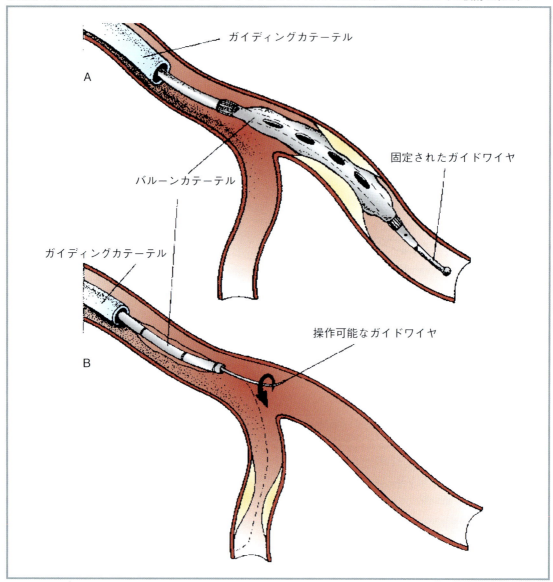

ならない［0.076 インチ（2 mm）対 0.038 インチ（1 mm）］．外径 6 F［0.080 インチ（2 mm）］のカテーテルでこの内径を得るためには，カテーテル肉厚は極めて薄く［0.005 インチ（0.12 mm）以下］なければならない．摩擦を減らすために Teflon 製の内張りを付け，トルクを伝えデバイスが進むのを支えるために支持機能に十分な硬さをもたせるための金属製あるいはプラスチック製のブレードを挿入し，また外壁には血栓防止のためにコーティングを

施す必要がある．このデザインの目標を達成するために，典型的な場合，カテーテルの全長にわたって特定の材質が各所に分けて用いられ，柔軟性と支持機能のバランスを最適化するように配慮されている．ほとんどのガイディングカテーテルでは，先端部2mmには非常に柔らかい材質が用いられており，先細りになっていないカテーテルを冠動脈に入れるときに傷つけてしまう可能性を減らすように配慮されている．

現在，ガイディングカテーテルはいろいろな形のものがあり，通常のJudkins型やAmplatz型，また特殊な形状のもの［extra backup（XB），ホッケースティック，マルチパーパス，Vodaなど］もあり，冠動脈の入口への到達を容易にしたり，バルーンを進めるのに良好な支持が得られるように工夫されている．壁を薄くする技術の進歩とバルーンシャフト径が細くなったので，主として用いられるガイディングカテーテルのサイズは次第に小さくなった．1980年代，1990年代には，それぞれ9F，および8F/7Fが主に用いられた．太いガイディングカテーテルは，回転性アテレクトミーや分岐部病変の治療になお必要（キッシングバルーン拡張のために7Fや，2ステントアプローチのために8F）であるが，ほとんどの手技は6Fのガイディングカテーテルで施行することができる．5Fのカテーテルも使用可能だが，特にメリットはなく日常的には用いられない．

十分に機能するためには，ガイディングカテーテルは冠動脈入口部に選択的に挿入しなければならない．そのためには適切な形のカテーテルを選択し，そのカテーテルを透視下で操作しなければならない（第15章を参照）．目的の血管へのエンゲージは，その動脈の血流を妨げてはいけない．これは左冠動脈では通常問題とならないが，右冠動脈入口部にエンゲージさせるときにはガイディングカテーテル圧のダンピングが，よくみられる面倒な問題であった．小さな直径（たとえば6F）のガイディングカテーテルや，ウェッジエンゲージでも血流を保てる側孔付きのガイディングカテーテルが登場して，この問題は解決した．ただガイディングカテーテルは（血管形成術の標的病変や側枝をみる必要があるときに）病変血管へ少量の造影剤を注入する目的でも使用されるので，側孔付きのカテーテルの場合，造影剤が側孔から漏れてしまい手技の間に使用される造影剤の総量が増加してしまうことがある．

ガイディングカテーテルの2番目の重要な機能は，標的病変をインターベンションデバイスが通過する際に適切なサポートを与えることである．このサポートはガイディングカテーテル自体の材質の硬さや，反対側の大動脈壁へ押し付けられるカテーテルの形状，冠動脈入口部まで深くエンゲージすることによってもたらされる（図28-3）．難症例では時にガイディングカテーテルを深くエンゲージさせることが必要だが，それが合併症（冠動脈入口部や近位部の解離など）の原因となることがよく知られている．血管を傷つけないように先端が柔らかくなっているガイディングカテーテルが導入されたことや，バルーンカテーテルに沿って同軸性にガイディングカテーテルを深くエンゲージさせるという方法がとられるようになって，この問題はかなりまれとなった．病変を越えて拡張バルーンや他のデバイスを押し進めるためにガイディングカテーテルを深くエンゲージさせた後は，術者は忘れずにガイディングカテーテルをもっと中立的な位置（冠動脈入口部のすぐ外）に引き抜いておくことで，デバイスを引き抜くときにさらに深い位置にガイディングカテーテルが迷入するのを防ぐことができる．この意味において，ガイディングカテーテルを能動的に使用することは血管形成術のシステム全体を効率的に操作するのに最も重要な技術の一つであるといえる．

B ガイドワイヤ

Gruentzigによって最初にデザインされたオリジナルのバルーン拡張カテーテルは，その先端にスプリングコイルの短いガイドワイヤが付いていて，カテーテルが病変部に到達し通過する際に，しっかりと血管内を通り，内膜下を通過してしまうことがないようになっていた

[図28-3] PCIを容易にするディープカテーテルエンゲージメントの使用
（左）瘤（黒矢印）とびまん性遠位病変（中抜き矢印）を含む右冠動脈の複雑病変．（中）左 Amplatz ガイディングカテーテル（AL1）がステント留置のための最適なサポートを与えるべく深くエンゲージされている．（右）ステント留置後，血管は広く拡張されたが，Amplatz カテーテルを標準的な右 Judkins カテーテル（JR4）に変更することで，重度に上方に曲がった右冠動脈近位部（Shepherd's hook）がいかに Amplatz カテーテルで直線的にされていたかがわかる．デバイスプロフィールと trackability の進歩がこのようなディープエンゲージを必要とする機会を減らしているが，症例によってはいまだにこのテクニックが非常な助けとなる．ガイディングカテーテルのディープシーティングでは，冠動脈近位部を傷つけないように十分注意して，バルーンカテーテルに乗せて coaxial に進める必要がある．

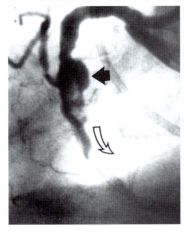 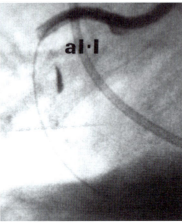 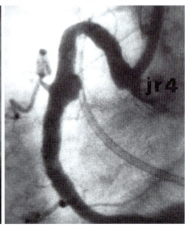

（図28-2）．この種の先導ガイドワイヤはいったんカテーテルを挿入した後では，その形状や方向を変えることができないので，カテーテルが望みの血管を通るか，病変の近位部の側枝に入ってしまうかについて，術者はほとんどコントロールできない．1980年代初期に Simpson によって考案された0.018インチの Teflon でコートした標準ガイドワイヤを含む可動性のシステムは，拡張カテーテルの中心内腔を同軸方向に容易に出入りできるようになっている[7]．もしこのガイドワイヤが目的の血管に入れば，標的病変を通過するまで押し進められる．もしそうではなくてより近位の側枝にガイドワイヤが入ってしまった場合は，バルーンカテーテルをその分岐部の直前まで進め，そこでワイヤを引き抜き，形状を変えて挿入し，それより先の狙っている血管に進めるように努めることができる．ワイヤと拡張カテーテルが次々と改良されたので，ガイドワイヤと拡張カテーテルで多くの病変を越えられるようになった．1983年にはこの概念がさらに進んで，操作可能な初め

てのガイドワイヤ，つまりワイヤの最も手前に装着したトルカー（torquer，つまみ）で回転方向の操作ができるようにしたガイドワイヤが導入された．

これらの初期の荒削りのデバイスと比較して，近年の血管形成術に用いられるガイドワイヤは先端の柔らかさ，曲がりの部分の追随能（trackability），透視での見えやすさ，正確なコントロールの全部を兼ね備えており，ガイドワイヤを操作して側枝を越えて曲がりくねった狭窄病変を抜けることができる．これらの改良により，ガイドワイヤで亜閉塞病変を越えるのは何分とか何時間といった時間をかけることなく数秒で済むようになり，冠循環のそれより遠位の部分にさまざまなインターベンションデバイスを持ち込むことができようになった．ガイドワイヤは基本的には硬い芯（ステンレススチールあるいは超弾性ニチノール）からできており，遠位部に向かって先細りとなっている．この先細りがガイディングカテーテルの屈曲や冠動脈近位部で操作するときのトルクコントロー

ルを良くしたり，柔らかい先端部に続いて硬い近位部が側枝に入っていくようにしている．この芯は基本的には Teflon やシリコンなどでコーティングされたステンレススチールでできたスプリングコイルで覆われており，遠位部3〜25 cm はより X 線非透過である白金でできている．一連の親水性プラスチックで覆われたガイドワイヤも極端な屈曲や完全閉塞の病変を通過する目的で使用することが可能である．ただし親水性ワイヤは手ごたえを減らしてしまうため，解離や穿孔を起こしやすいことは覚えておかなければならない．

　ワイヤ先端にある外側コイルの先細りの芯への取り付け方によって，先端の硬さにかなりの選択肢ができる．柔らかいワイヤではテーパー先端に平らな中ぐらいのシェーピングリボンが溶接されている．術者はガイドワイヤの先端を屈曲させ，ゆるく曲げたりしながら適当な形にすることにより，血管を傷つけないような柔らかさを維持しながら，通過することが必要な血管をうまく通すことができる．頻用される柔らかいワイヤを使用するときでさえ，「ガイドワイヤが動脈硬化部位を通過するのは力によってというよりも的確な判断によってである」という Dotter と Judkins[1] のアドバイスを心にとどめておくことが重要である．あらかじめ屈曲のつけられているワイヤが最近の臨床では一般的に使用されているが，解剖学的方向性の困難さに合わせるよう先端を用手的に曲げることができる．長く緩やかに曲げたり，二段階屈曲をつけることで大径血管や屈曲病変にも対応可能である．短くかつ曲げを小さくした先端はびまん性病変や慢性閉塞血管にぴったりである．

　より強い探りの力を加えなければならないとき（たとえば慢性完全閉塞を通過するとき）には，より硬い先端チップのデザインが用いられる．これらの core-to-tip ガイドワイヤは，1 cm の距離から真っすぐなガイドワイヤの先端を通してひずみ計に加えられる力によってしばしば段階づけられている．3，4.5，6，9，12 g が米国では使用でき，また他の国ではもっと硬いものも使用できる．このような core-to-tip デザインはまた，より良好なトルクコントロールももたらす．これらのチップの硬いガイドワイヤを用いるには，高度の熟練と意図せぬ血管の傷害（解離や穿孔）を避ける感触を必要としており，一般に術者は柔らかい通常のガイドワイヤで開始し，だんだん硬くして，最後に本当に必要なときにだけ特に硬いワイヤを使用するように心がけるべきである．

　先端の硬さとは別に，デバイスを曲がりに沿って進めるために，もっと強い軸方向のサポートがガイドワイヤに求められることがある．これはもっと厚くて硬い内部の芯をもっている extra-support ガイドワイヤによって得られる．もしくは術者によってはもう 1 本ガイドワイヤ（buddy wire）を平行に病変に通して血管の屈曲を引き伸ばし，デバイスを通過させやすくすることを選択する．0.014 インチのワイヤの選択肢が非常に広くなったため，以前この目的で用いられた 0.016 インチや 0.018 インチのワイヤが用いられることは最近まれとなった（もちろんそのためには大きな内腔のデバイスを使用しなければならない）．より細いガイドワイヤは 0.009 インチのロータブレータワイヤ（第 29 章を参照）のような特定のデバイス以外ではほとんど有利な点はないが，一部の特殊な完全閉塞用ガイドワイヤは先端チップが細くなっていて（0.014 インチから 0.009〜0.012 インチに先細り），プラークを貫通したりマイクロチャネルを選択したりするのに役立つ．

　標準の冠動脈ガイドワイヤは約 190 cm で，つまり標準のバルーンカテーテルよりも 50 cm 長い．バルーンカテーテルをガイディングカテーテルの中に置いたまま，この長さがあればワイヤを病変部通過させることができるが，オーバーザワイヤ（over-the-wire）デバイスを別のデバイスと交換するには一般に十分な長さではない．そこで多くのガイドワイヤは，交換用の 2 倍の長さ（300 cm）のものが用意されているか，手前にワイヤを接続して延長できるようになっている．そのようなガイドワイヤは，独立してガイディングカテーテルを通して標的病変を通過させることができ，再度ガイドワイ

ヤを通過させるときに内膜下に通してしまう危険を冒すことなく一連のデバイス（バルーン，ロータブレータ，ステント）を持ち込んだり引き抜いたりすることができる[8]．短いガイドワイヤに交換可能なラピッドエクスチェンジあるいはモノレール型のバルーンカテーテルやステントデリバリシステムが，かなりの部分，オーバーザワイヤデバイスに取って代わってきている．

C 拡張カテーテル

1977年以来，拡張カテーテルは革命的な進化を遂げてきている．前述したようにオリジナルのGruentzigのカテーテルは先端に短いガイドワイヤが固定されており，冠動脈内を遠位へ進めるのに際して内膜下を通過してしまう危険を減少させた．このカテーテルには2つの腔があり，1つはバルーンをインフレートしたりデフレートしたりするためのものであり，もう一つは遠位部の圧測定や造影剤の注入に用いられるものである．結果として初期のガイディングカテーテルは内腔が狭くバルーンカテーテルが太くて（4.3 F，1.3 mm径），その隙間からの造影剤の注入が困難であったので，病変前後の圧較差（大動脈起始部と冠動脈遠位部の圧較差）を知ることで病変の重症度を判定した．これとは対照的に現在のほとんどすべてのカテーテルは，独立して動かし操作することのできるガイドワイヤに乗せて持ち込むものとなっている（図28-2）．そのような拡張バルーンの中心孔はガイドワイヤが自由に動けるように十分な大きさがなければならないが，一般にはもうこの内腔は，圧測定や，ワイヤの周囲からの造影剤注入に用いられることはない．ただ狭窄を介した圧較差を用いて冠動脈病変の有意度や拡張の完全性を評価するという関心は，圧測定ワイヤの登場へと進化を遂げた（第24章を参照）．

最も重要なバルーンカテーテルの特性は，デフレートしたバルーンが通過できる最小径（プロフィール）である．オリジナルのGruentzigのデザインではプロフィールは0.060インチ（1.5 mm）であったのに比べて，現在の拡張バルーンのそれは0.020インチ（0.5 mm）ほどである．バルーンの最小プロフィールを得るためには，造影剤を満たした20 mLの注射器をバルーン拡張用のハブに取り付けて，ピストンを引いて真空にしてからゆっくりと離し，少量の薄めた造影剤（1：2に生理食塩水で薄めた）を少しばかりバルーンの中に引き込まれるようにする，陰圧あるいは吸引法を用いる．プロフィールはバルーン使用後に拡大するが，このことは一度インフレートしたバルーンを2つ目の病変を通過させようとしたときに，最初のプロフィール（拡張前）に比べて2回目のプロフィール（リラップ）ははるかに満足度が低いことで実感される．

血管形成バルーンの分野は現在大きく分類して2つあり，1つはオーバーザワイヤカテーテルで，その全長にわたってバルーンシャフトの中心にガイドワイヤを走行させるものであり，もう1つはモノレール（rapid exchange：RX）バルーンであり，バルーンシャフトの遠位25 cmだけにワイヤが挿入され，それより近位ではワイヤはバルーンシャフトの外を走行している．そのようなカテーテルは，標準の長さ（190 cm）のガイドワイヤを用いて一人の術者で容易に交換することが可能であり，また一般にシャフトのプロフィールがより小さいので，造影剤を注入したり，分岐部病変に対して同時に2つのバルーンを挿入したりするのに便利である．操作型のガイドワイヤの芯に直接取り付けられたバルーン［デフレートしたときのプロフィールは0.020インチ（0.5 mm）しかない］からなるワイヤ固定型デバイスは1980年代後期に幅広く用いられたが，今日ではもはや用いられなくなった．

プロフィールは重要ではあるが，曲がりくねった血管をバルーンが容易に通り抜ける性能（trackability）と，狭窄を通過する力を加えることのできるシャフトの硬さ（pushability）もまた大切である．バルーンを目的の位置にもっていくには，摩擦を生じないような被覆（シリコンあるいは酸化ポリエチレンのような親水性

の被覆）がなされていることが表面の滑らかさを改善するため都合が良い．その他の特殊なカテーテルには末梢灌流バルーンカテーテル（perfusion balloon catheter）があり，それはバルーンの前後にシャフトに側孔があいているか，バルーンに螺旋状の溝が掘ってあり，長時間バルーンをインフレートしているときに心筋虚血が生じないようにしている．しかしながら弾性リコイルと冠動脈解離がステントにより十分コントロールできる時代になったので，末梢灌流バルーンは冠動脈穿孔による出血をそれより遠位の心筋虚血を生じることなくコントロールする目的以外ではほとんど用いられなくなった（第4章を参照）．一部の特殊なカテーテルは拡張力局在型血管形成術の概念に従い，つまりバルーンにワイヤを付けたり（Angiosculptバルーン，AngioScore 社，Fremont, CA），小さな刃を付けて（カッティングバルーン，Boston Scientific 社，Natick, MA），バルーンからの拡張する力を病変部に集中させて狭窄解除に必要な圧を小さくしたり，拡張中にバルーンが病変部の前後へ滑る［いわゆる「スイカの種」(watermelon seeding) 現象］のを防ぐことを売りにしている．しかしながらこれらの技術は，従来のPTCAと比べて長期の開存成績を改善していないし[9, 10]，カッティングバルーンには頻度が少ないながらサイズが過大のときに明らかに穿孔のリスクがある．これらのデバイスは入口部病変や新生内膜増殖に伴うステント内再狭窄への使用が勧められてきたが，手技成績が改善するという明確なエビデンスは存在しない．

これらの要素以外では，標的病変をバルーンが越える性能のなかで最も重要なものは，バルーンカテーテルに10～16気圧にも達する圧をかけても正確な径にインフレートできることである．初期のバルーンは塩化ビニル（PVC）でできており，コンプライアンスが小さいので，6気圧ぐらいかけただけでもサイズが過大になり破裂してしまい，この基準は達成できなかった．今日ではより良い性能が新しい素材で容易に達成されており，それには高密度ポリエチレン，PET（polyethylene terephthalate），あるいはナイロンが用いられて，その厚さは0.0003～0.0005 インチ（7.62～12.7 μm）しかない．素材と厚さに基づいてそれぞれのバルーンは，それが規定の直径に達する圧を反映した固有のコンプライアンス特性を持っており，より高い圧でインフレートしたときにどれくらい直径が増すかも決まっている．より柔らかい素材のバルーンでは規定の直径に6気圧で達してしまい，10気圧にすると規定のサイズよりも20％も直径が大きくなってしまう（3 mmのバルーンでは3.5 mmになる）．ポリエチレンやナイロンでできたやや柔らかいバルーンは，上記と同じ圧の範囲で10％以下しか大きくならない．一方，PETのような硬いバルーンでは，20気圧かけてもその規定のサイズを保持することができるので，石灰化した狭窄の拡張や冠動脈ステントの最大拡張を得るのに用いられる（図28-4）．

柔らかい，あるいはやや柔らかいバルーンを規定圧（通常約6～10気圧）を超えてインフレートするときには，近傍の正常な血管を過伸展することを避けるために，バルーンのコンプライアンス特性を肝に銘じておく必要がある．硬いバルーンの材質は，拡張圧をバルーンの拡張よりも狭窄の治療に集中することができるので，高圧拡張が必要な際（硬い病変やステントの後拡張）には望ましい．

どのような種類のバルーンを用いるかにかかわらず，バルーンの破裂を防ぐためには規定の圧の範囲でインフレートすることが重要である．この圧は破裂安全圧（バルーンの破裂の確率が0.1％以下の拡張圧）と定義されている．どのバルーンでも，破裂安全圧以上の圧（通常16～20気圧）をかけると破裂の危険が高まり，それが生じると空気塞栓（もしバルーンの空気抜きが十分でないと），冠動脈破裂，局所の解離あるいは不完全に拡張した病変からバルーンが抜けなくなるなどの危険が高まる[11]．バルーンをインフレートする圧が破裂安全圧を超えると破裂のリスクがどんどん高まり，平均破裂圧に達すると50％が破裂する．バルーン拡張圧

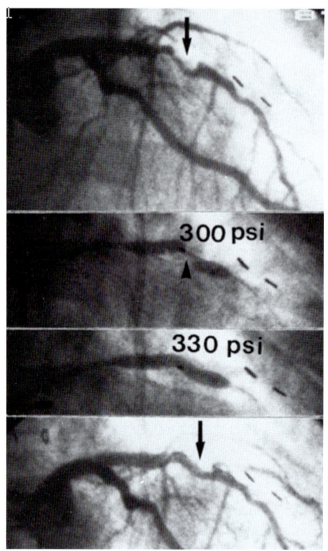

[**図 28-4**] 硬い石灰化病変（矢印）の拡張成功例

バイパス手術後（サージカルクリップに注目）の患者の左前下行枝中間部に存在する硬い病変（上）は 300 重量ポンド／平方インチ（lb/in²）（20 気圧）の拡張にも抵抗したが，330 lb/in²（22 気圧）の拡張により（中 2 図），狭窄度の減少を得た（下）．そのような圧は高圧のノンコンプライアントバルーンによってのみ得られる．現在の臨床において，そのような「拡張不能な」病変は回転性アテレクトミーによって最も適切に治療され得る．

を高くすることだけに頼らずに，重症石灰化に関連した治療抵抗性病変の治療には回転性アテレクトミー（rotational atherectomy）の使用を勧める．回転性アテレクトミーで十分に前拡張や前処置しなかった石灰化もしくは線維化病変におけるステント留置後の後拡張がこのルールのまれな例外で，この場合はステントの完全拡張を得るための他の選択肢はない．

狭窄病変が存在する冠動脈のサイズにあった，拡張時の直径を有するバルーン（1.25，1.5，2.0，2.5，3.0，3.5，4.0 mm）が多くの会社で製造されており，現在使用可能である．もっと大きなバルーン（4.5，5.0，6.0 mm）もしばしば大きな右冠動脈や大伏在静脈グラフトに対して用いられる．1/4 mm 刻みのバルーン（2.25，2.75，3.25 mm）は入手可能ではあるが，おそらく術者の血管径を見抜く能力の限界を越えているので，それらを揃えておくことはバルーンの在庫をいたずらに増やすことになってしまう．前拡張に使用するバルーンの長さは通常 12〜15 mm であるが，短いもの（局所病変の拡張や後拡張に用いる 8 mm のもの）や長いもの（びまん性病変拡張に用いる 20 mm または 30 mm）もある[12]．ほとんどの

病変はどの会社のバルーンでもよく拡張することができるが，それでもバルーンには微妙な特性差があり，それが成功と失敗を決めかねないのでインターベンションを行う施設では多様なバルーンの在庫を置いておく必要がある．バルーンの価格はかつて700ドル近くもしたが，市場競争により現在では約150ドルまで下落したので，感染の危険，手技時間の延長や再滅菌によるデバイス不全の可能性を押してまで，再滅菌して再利用する経済的な利点はほとんどない[13, 14]．

3 手技

　局所麻酔下にカテーテルを挿入するという点では，PTCAは診断カテーテルと一見似ている．しかしながら，血管形成術ではガイドワイヤとバルーンカテーテルを選択的に病変血管へ挿入し，一時的に冠動脈の順行性血流を遮断し，バルーン拡張によって粥状硬化病変に操作を加えるので，単なる診断カテーテルに比べると明らかに複雑であり，約10倍のリスク（1%対0.1%）をはらんでいる[15]．冠動脈形成術のリスクは，患者の背景因子や治療する病変の性状，どのテクニックを用いるかによって大きく異なる（後述の「合併症」，および第4章を参照）．

　インフォームドコンセントを得るときには，個々のリスクについて患者およびその家族と術前に詳細に議論しておかなければならない．重大な合併症の本当のリスクを減らすために，冠動脈形成術は熟練したスタッフによってのみ行われるべきであり，一般には心臓外科と麻酔科の完全なサポート下においてのみなされるべきである[16]．唯一の例外はST上昇型心筋梗塞（STEMI）の救急冠動脈形成術施行であり，もし心臓外科のスタンバイが得られなくとも緊急に血行再建が必要であるので，熟練したインターベンション専門医のいるカテーテル室であればそのような手技は容認される．米国心血管造影学会（SCAI）の専門部会コンセンサスとして外科バックアップなしのPCIプログラムの確立に必要な要件を詳細に報告している[17]．現在のところ心臓外科スタンバイなしでの待機的冠動脈形成術はPCIガイドラインでは許容されていないが，米国やヨーロッパのいくつかの病院では臨床的かつ造影上の患者選択基準を設けることによって，適切なプログラムを開発しPCIを実施している[16, 18]．

　かつては患者の入院は冠動脈形成術前夜であったが，最近ではその日の朝に入院する．患者の入念な診察，インフォームドコンセント，術前検査は，別の日の外来受診時あるいは術直前に非常に短時間に行われる．診断カテーテルとして開始したのに，その結果からカテーテルインターベンションに移行する症例（いわゆる *ad hoc* PCI）[19]では特に当てはまる．現在，多くのPCIは *ad hoc* 形式で実施されているが，以下のような場合は段階的PCIを考慮すべきである；（a）手技的リスクや技術的複雑性が高く（たとえば慢性閉塞病変），非緊急手術に進む前に外科コンサルトや患者や患者家族との追加相談が望ましい．（b）診断カテーテル施設のため血管形成術ができない．（c）診断とPCIの組み合わせで大量の造影剤の使用が見込まれる．複雑な多枝病変のインターベンションを2回か，それ以上に分割して行う決断にも同様の考慮がなされる（患者の忍容性，臨床的な安定性，造影剤の総量，最初の治療結果の安定性），しかし現在のテクニックをもってすれば，一般に段階的（診断とインターベンションの間，あるいはある病変と別の病変との間）に治療を行う臨床的な必要性はあまりない．最後に，患者は冠動脈ステント留置，特に薬剤溶出ステント留置の前に，抗血小板薬2剤の内服について必要性と危険性について十分説明されるべきであり，もし患者がそのような抗血小板療法を希望しないか不可能な場合には代替療法も考慮されるべきである．

　術前夜の深夜以降は経口摂取を禁じて，破綻した内膜への血小板沈着を減らすためにアスピリン325 mg/日で前処置すべきである[21]．アスピリン治療を施されていない患者では，腸溶錠ではないアスピリン325 mgを，またアスピリ

ン治療が施されている患者ではPCI前にアスピリン81～325 mgを投与する．待期的PCIが必要となったアスピリンアレルギーの患者では，段階的アスピリン減感作[20]がPCI前に考慮されることがある．経口ADP受容体拮抗薬（クロピドグレル，プラスグレル，チカグレロルなど）は一般的に術前に投与され[22]，急性冠症候群の患者では糖蛋白（GP）Ⅱb/Ⅲa受容体阻害薬の静脈内投与が追加され[23]，周術期の心筋梗塞，血管閉塞あるいはステント血栓症に対する再緊急血行再建頻度を減らしている．アスピリンは冠動脈疾患患者の遠隔期心臓死を減らすので，一般に術後永続的に投与される．アスピリンアレルギーの患者にはアスピリンの代わりにADP受容体拮抗薬が使用されるため，長期のクロピドグレル治療についても同様のデータが現在存在する[24]．スタチン類をPCIの7日前から直前までに前投与するといくらかの利益が得られるようであり，特にそれは，それまでスタチン類を使用していなかった患者について言える．よって手技合併症としての心筋梗塞リスクを軽減するために，PCI前に高用量スタチンを投与することは理に適っている[25]．造影剤にアレルギーを示した既往のある患者の場合には，ステロイドと抗ヒスタミン薬による予防策が取られるべきである．しかしこの予防は甲殻類や海産物にアレルギー反応を起こした既往のある患者においては有効ではない[26]．最後に患者は，造影剤腎症のリスクについて十分評価を受けるべきである．そのような重要なリスク因子としては，高齢者，慢性腎不全，糖尿病，うっ血性心不全や手技中に使用された造影剤量が挙げられる．リスクはスコアリングシステムを用いて評価することもできる[27]．十分なハイドレーションと投与造影剤量を最小化することが造影剤腎症のリスクを減少させる唯一の介入である（第4章を参照）．クレアチニンクリアランスが60未満の患者においては，特にそれが重要である．N-アセチルシステイン投与は有効ではないとする十分なエビデンスがすでに確立されている．

2011年のPCIガイドラインでは正しい患者が意図された治療を受けているか確認するために，すべてのPCIの前にタイムアウトを実施することを提唱している[16]．このプロセスの目的は，治療の直前に症例に関する集学的議論を行うことによって，患者ケアを改善することにある．タイムアウトは各施設の確立された実践に合わせて，チェックリストに基づいて行ってもよいし，会話形式でもよい[28]．

PCIは，血管アクセスによる潜在的合併症や術者や患者の好みを考慮して大腿動脈か橈骨動脈アプローチで実施される．2011年のPCIガイドラインでは，アプローチ部位の合併症を減らすには橈骨動脈アプローチを用いるのが妥当と述べられている．しかし，米国ではまだ大腿動脈アプローチが最も一般的である．大腿動脈アプローチによる合併症発生を最小にすべく，透視下での目印を参考にしたりエコーガイドを用いたりすることができる．高位穿刺は後腹膜出血のリスクを増加させる一方，低位穿刺は血腫形成や他の合併症に関連する．多くのカテーテルインターベンションは右心カテーテルなしで安全に行うことができるが，静脈アクセスは心室ペーシング開始に時々役立つこともある．ただ，右冠動脈に対する回転性アテレクトミーや流体力学的血栓除去術を行う場合以外には，予防的ペーシング留置はほとんど必要とされることはない（第29章を参照）．さらに右心系の圧測定が体液量調整の助けとなり得る高リスク手技もいくつかある．

動脈シースを留置した後には，抗トロンビン治療を開始する（第5章を参照）．最もよく用いられるのは依然として未分画ヘパリン（70単位/kg）であり，それはGPⅡb/Ⅲa受容体阻害薬を投与予定であれば50単位/kgまで減らすことができる．術前に低分子ヘパリン（エノキサパリンなど）[29]を投与していた患者ではそれが代替案となるし，または直接トロンビン阻害薬［ビバリルジン（Angiomax, The Medicines Companys社，Parsippany, NJ）など］[30,31]が代替として用いられることもある．未分画ヘパリンが使用される場合には，ヘパリン結合と活性には患者間で大きなばらつきがあることに気を

付けなければならない．冠動脈形成デバイスを挿入する前に活性凝固時間（ACT）を測定し，必要ならばACTを275〜300秒にするようにヘパリンを追加すべきである（もしGPⅡb/Ⅲa受容体阻害薬が投与されるのであればACTは250秒まででよい）．術中はずっとこのレベルのACTを維持するために，ヘパリンを追加したり抗トロンビン薬を点滴したりする必要がある．ACTが250秒未満になると，GPⅡb/Ⅲa受容体阻害薬が併用されていない場合には閉塞性の合併症の頻度が著明に増加する．一方でACTが300秒または350秒を超えると，出血性のリスクが高まる傾向がある[32]．ビバリルジンのような直接トロンビン阻害薬は用量反応特性がヘパリンよりも予測しやすく，凝血に結合したトロンビンにもより有効であり，血小板を活性化しにくく，ヘパリン起因性血小板減少症（HIT；第5章を参照）の交叉性がないのでPCI中に用いられることが多くなってきており，その効果のモニタリングにもACTが用いられる．低分子ヘパリンはトロンビンに対してというよりも，むしろ凝固因子Xaに対して活性が高いので，ACTの延長の度合いが少なく，特別な抗Xa測定が低分子ヘパリン効果のモニタリングには必要である．

術前の冠動脈造影については，標準的な診断カテーテルあるいはPTCAガイディングカテーテルを通して，片方あるいは両方の冠動脈造影を行う．術前の冠動脈造影は，(a) 以前の診断カテーテル検査以降に生じたかもしれない血管造影の変化（完全閉塞や血栓形成の発生），(b) 狭窄を最もよく見通せる冠動脈造影の方向の選定，(c) 詳細なインターベンションの手立ての計画，などに役立つ．冠動脈造影はニトログリセリンを舌下または冠動脈内投与してからもう一度行い，攣縮が標的病変の有意な要素でないことを確認して，その後のPTCAの間に冠動脈攣縮が生じる可能性を減らす．カテーテルインターベンションの標的病変がニトログリセリン冠動脈内投与で消失したことをしばしば経験してきたので，不必要なインターベンションは避けなければならない．特にこれは右冠動脈入口部の病変でより頻回にみられる．この場合，診断造影カテーテルが攣縮を誘発していることがある．インターベンションのために後日再度造影する際に，この入口部「狭窄」はカテーテルによる攣縮と気づかれていなかったことが判明するかもしれない．

操作における最も良い撮影像とは，標的病変と近傍にある側枝が最もはっきりと見えて血管が切片方向に見えないようになる状態で記録され，術中の参照となるロードマップとして用いることのできるものである．おおよその血管参照径（リファレンス）と標的病変の長さは，5F（1.65 mm径）の診断カテーテルあるいはガイディングカテーテルとの比較で見積もられる．その後で，（病変の重症度，支配される心筋領域と非侵襲的なデータにより）病変へのアプローチの仕方，使用される特定のインターベンションアプローチを決定する．たとえば分岐部病変では，キッシングバルーン拡張や2ステントアプローチ（第31章を参照）では，6Fよりも大きなガイディングカテーテル使用が推奨される．

適切なガイディングカテーテルを，延長チューブと回転可能な止血弁（Tuohy-Borst弁）を介して圧トランスデューサに接続し，冠動脈入口部にもっていく（第15章を参照）．止血弁の調節ができるOリングは，弛めればPCIデバイスを挿入し自由に動かすことが可能となり，締めればバルーンカテーテルとの間に十分なシールが得られて出血を最小限にしながら圧測定と造影剤の注入が可能となる．次いでPCIガイドワイヤを，注射針状のガイドワイヤイントロデューサを通して（bare-wire technique），または頻度は多くないがオーバーザワイヤバルーンやサポートカテーテルに乗せてガイディングカテーテルに挿入し，病変を越える．ガイドワイヤは，ガイディングカテーテルを通して造影剤を少し流しては，その先が前後方向に向かい合ったり，重なった側枝に入っていたりしていないことを透視で確認しながら，病変を越えていく．いったんワイヤの先端が遠位血管内にあることが造影により確認されれば，望みの

バルーンや他のデバイスを選択する．

　最適な血管形成結果は，標的病変近位の正常な血管参照径とほぼ同じ大きさの直径のバルーンを用いることによって達成される（バルーンと血管の直径比は 0.9：1.1）[33,34]．冠動脈内超音波（第25章を参照）において，正常参照部の血管外径（EEM）が参照内径よりも明らかに大きい場合には，少し大きめのバルーン（参照内径の1.1～1.2倍）が時には用いられる．一方，最初に少し小さめのバルーンが用いられるのは，びまん性病変のために正確な参照径の評価が困難な場合や，急速に先細りとなった病変，あるいは病変通過が極めて困難であると予想される場合などである．しかしながら，ステント（特に薬剤溶出ステント）が決定的な治療法となった現代においては，参照部と比べてやや小さめで病変とほぼ同じ長さのバルーンで前拡張するのが普通になっている（第31章を参照）．最近の低プロフィールステントは標的病変の前拡張なしにしばしば挿入が可能（ダイレクトステント）であるが，前拡張によってステントの挿入と正確な留置ができ，（前拡張用バルーンのインフレートしたときの直径や長さと比較することで）正確な直径と長さのステント選択に役立つうえ，病変のコンプライアンスが上がることによりロータブレータによる前処置なしにステントを最大拡張しやすくなる（第29章を参照）．前拡張は，特に短いステントを使用する際に「スイカの種」現象が起きそうなときには，病変部をスリップにより外さないようにするために重要である．

　拡張カテーテルを標的狭窄に位置させたら，圧ダイアル付きスクリュー型用手加圧デバイスを用いて徐々にバルーンを拡張させる．低圧（すなわち2～4気圧）にて，典型的な場合，バルーンの中心部は治療される冠動脈狭窄病変に圧迫されて砂時計様の形をしている．柔らかい病変では，この変形あるいはくぼみは圧力をかけていくとなくなって，バルーンは完全な円筒形になる．もっと硬い病変ではこの変形は変わらず，突然ある圧力がかかった時点でバルーンが拡張する．その圧のことを「狭窄解除圧」と呼び，場合によっては20気圧ほどになることもある[35]．術者によっては高い圧力をかければ硬い病変でもさらにバルーンは膨らむだろうと期待して，完全にバルーンの変形がなくなるまで急速に圧をかけるが，線維化，あるいは石灰化したプラークがこの高圧に突然屈するとき，あるいは柔らかいバルーンの端が抵抗性病変のどちら側かで過度に膨張したときには，冠動脈解離のリスクが高まる．10～14気圧での拡張に抵抗するような石灰化プラークでは，非常に高い拡張圧（20気圧以上；図28-4）によって押し進むよりはロータブレータ（第29章を参照）の使用を考慮するほうがよいだろう．

　一方の極端な場合としては，弾性（通常は偏心性）狭窄では低圧でバルーンが完全に膨らむもののバルーンをデフレートすると，すぐにリコイルしてしまう傾向がある．この種の病変は，かつては繰り返して拡張したり，恐る恐る大きなサイズのバルーンを用いたり，方向性冠動脈アテレクトミー（DCA）の使用で治療されてきたが，今ではステント留置を行うのが普通である．拡張力を局在化させるカッティングバルーンや外部にガイドワイヤの付いたバルーンもまた，線維性や弾性の病変を効率的に拡張するのに役立つ（後述を参照）．ゆっくりとした拡張や長い（1分以上）拡張が30秒間の拡張よりも有益であるという客観的な証拠はほとんどない[36]．

　どのような拡張戦略がとられたとしても可能なかぎりの最善の結果を得るよう拡張プロトコールを個別化するために，それぞれの病変のバルーン拡張に対する反応を評価しなければならない．バルーン拡張に対する病変の反応を評価する最も一般的な方法は，ガイディングカテーテルを通じて冠動脈造影を行うことである．そのような造影の間は病変部に交換用の長いガイドワイヤを残しておくか，ラピッドエクスチェンジ型のバルーンカテーテルを使用することによって，遠位血管へのアクセスを失うことなしにバルーンカテーテルを抜去し，さらにインターベンション（バルーンの再拡張やステント留置など）を加えることができる．血管内

腔の完全な正常化がPTCAの最終的な理想の結果であるかもしれないが，典型的なPTCA成功の結果といえども30％の残存狭窄（3 mmの血管で1.9 mmの内腔など）があり，ある程度の内膜断裂［局在化したhaziness（造影剤の薄い部分），造影欠損，解離によってわかる］がある．かつては，このことが（冠動脈解離を作るリスクと天秤にかけて）さらにバルーンを追加拡張すべきかどうかのジレンマを生じていたが，バルーンによって完全な結果を得ようとすることは，（ステントが可能な病変はすべてステントという）現在のステント時代においては意味がない．それゆえ現在の見解では，PTCAの最善の適応は，血管径が2 mm以下のためステントが困難か，あるいは側枝入口部で分岐部ステントが困難な場合である．

急性期に最善の血管造影結果を得ることは重要であるし，PTCA後の不整な内腔を血管造影で正確に評価できるかどうかは怪しいので，PTCAの結果の判定にはさまざまな他の方法が用いられてきた．初期には，PTCAの術者は血管拡張がうまくいったかどうかについて狭窄前後の圧較差をひどく当てにしていて，拡張後の（ガイディングカテーテルから得られる）大動脈圧と（拡張カテーテル先端からの）遠位冠動脈圧の圧較差が15 mmHg未満になるように努めていた．実際には，この圧較差の測定は，狭窄部に拡張カテーテルが入っており，拡張カテーテルの内腔が小さいため正確でないことから，1988年までには放棄されてしまった[37]．最近新たに圧測定可能なガイドワイヤが導入され，安静時血流および最大血流での狭窄部前後の圧較差を測定できるようになり，再び注目を集めている[38]（第24章を参照）．目的は血流予備量比（FFR；アデノシンで血流を最大にしたときの遠位冠動脈圧と大動脈圧の比で，PCIの成功はFFR＞0.95で定義される）を得ることにある．同種の生理学的評価としてはDopplerフローガイドワイヤを用いた拡張期／収縮期血流比，あるいは冠血流予備能（CFR）があり，ベースライン狭窄の有意性指標と適切な拡張の確認に用いられる．それ以外には，血管内超音波（IVUS；第25章を参照）や光干渉断層法（OCT）があり，拡張後の内腔径と断面積を正確に測定することができ，さらに冠動脈解離あるいは血腫をより正確に検出できる．IVUSはPTCAのメカニズムに対して重要な洞察を提供したが，ルーチンの臨床例の5〜10％以下にしか用いられない，そのわけは余分な施術時間と費用がかかるからである．それゆえいまでもほとんどの検査室では，拡張後の血管造影が適切な結果を得たかどうかの判断のゴールドスタンダードとなっている．

ひとたび適切な拡張が得られたと判断した場合，ガイディングカテーテルからバルーンカテーテルを完全に引き抜き，ガイドワイヤは拡張した部位に数分間留置したままにして，治療した血管の血管造影上の悪化がないかどうかを観察する．しかしながらステントのようなもっと予測性の高いインターベンションでは，ガイドワイヤを引き抜いての斜位からの一連の血管造影を一通り行えば，治療病変の適切な結果を確認し，解離や側枝の閉塞，あるいは冠動脈の近接部のガイドワイヤによる穿孔がないことを証明するのに通常は十分であると考えられる．この時点で他の有意病変も同様に拡張したり，PCIを終了して，患者を回復室へ移送する．

放射線防護はPCIの総合的な要素であり，患者とスタッフへの照射が最小限になるようにする手順は強く追跡されなければならない[39]（第2章を参照）．インフォームドコンセントの手順では，特に複雑な手技からくる高用量の照射を受ける患者には，放射線照射の潜在的副作用に関するものも含まれるべきである．手技にしたがい患者の照射量（たとえば積算皮膚線量，照射時間，シネ画像数）が記録されるべきである．手技により高用量の照射を受ける患者の管理においては，各検査室はフォローアッププロトコールを開始する閾値線量を決めておくことが推奨される．

4 術後管理

PCIの術後管理はどんどん簡素化されてい

[表 28-1] ステント留置後の抗血小板薬2剤併用療法（DAPT）の推奨期間

ベアメタルステント
- 安定冠疾患患者においては最低1ヵ月，理想的には12ヵ月のクロピドグレル75 mg投与（出血リスクがない場合は最低2週間）[c]
- 急性冠症候群においてはPCI後に最低12ヵ月．クロピドグレル75 mg，1日1回，プラスグレル10 mg，1日1回[a]，チカグレロル90 mg，1日2回[b]から選択．もし重篤な出血のリスクが期待される利益を上回る場合は，より早期の中止を検討すべきである[c]

薬剤溶出ステント
- 安定冠疾患患者においては出血の高リスクでないかぎりは，クロピドグレル75 mg，1日1回を12ヵ月
- 急性冠症候群においてはPCI後に最低12ヵ月．クロピドグレル75 mg，1日1回，プラスグレル10 mg，1日1回[a]，チカグレロル90 mg，1日2回[b]から選択

[a]：プラスグレルは脳卒中や一過性脳虚血発作の既往がある患者には投与すべきではない．
[b]：アスピリン81 mg，1日1回と併用．
[c]：消化管出血既往のある患者の場合や，高リスクが予想される場合（たとえば，高齢，ワルファリン，ステロイド，NSAIDsの併用，*Helicobacter pylori* 感染）には，プロトンポンプ阻害薬の併用が推奨される．
薬剤溶出ステントを留置された少数の患者，左主幹部や分岐部病変（2ステントアプローチ）に対する治療を施行された患者においては12ヵ月以上のDAPTが望ましい．

る[15]．かつては動脈シースを一晩留置してヘパリンを点滴し，シース内腔を灌流して下肢の虚血が生じないようにモニタリングしていた．この処置はすこし遅れて発症することのあった急性閉塞のときに血管アクセスを容易にしていた[40]．ステントとGP Ⅱb/Ⅲa受容体阻害薬が使用されるようになってそのような急性閉塞が起きることは非常に少なくなったので，そのようなやり方は行われなくなり，術後のヘパリン点滴はせずにヘパリンの効果が減弱（ACT＜160秒）したらすぐにシースを抜くやり方に変わった[41,42]．実際，今では大腿動脈閉鎖デバイスが広く用いられるようになったので，抗凝固療法が完全に効いている状態でもインターベンションの最後にカテーテル室内で動脈シースを抜くのが普通である．

シースを抜いた後，患者には6時間安静にしてもらい，それから退院前に歩いてもらう．しかしながら大腿動脈閉鎖デバイスが使用されれば，歩行までの時間はもっと短い．もしGP Ⅱb/Ⅲa受容体阻害薬が術中に使用されたならば，通常は術後約18時間継続するが，出血リスクを軽減すべくより短時間とする傾向にある[43]．アスピリン（81～325 mg/日）はずっと継続し，ステント術を受けた患者においてはクロピドグレル600 mg（またはプラスグレル60 mg，チカグレロル80 mg）をステント術中もしくは術前にローディングする（24時間の線溶術と300 mg）．チカグレロルを使用する場合には通常アスピリンの用量は減量する（第5章を参照）．抗血小板薬2剤併用療法（dual antiplatelet therapy：DAPT）の期間はステントの種類，技術的な要因（左主幹部か分岐部かなど），臨床的な要因（安定期か急性冠症候群かなど），そして出血の潜在的リスクに左右される[16,22,24]（表28-1；第5章も参照）．患者は，DAPTを継続する重要性や，主治医に相談することなく中止しないことを十分に説明されるべきである．プロトンポンプ阻害薬は消化管出血既往のある患者でDAPTが必要なときは投与されるべきで，出血リスクが増している患者でそれらを処方するのは理に適っている．もし出血リスクがDAPTの推奨期間による潜在的利益より勝るのであれば，早期中止も理に適っている[16]．

治療した病変の血管造影上の結果が良ければ，他の有意病変が治療されないままになっていないかぎり虚血症状の劇的な改善が期待される．多枝病変の患者（後述）では，中等度狭窄病変に関して手技中にFFRを測定したり，退院後2～3週で最大運動負荷試験を行ったりすることが有用である．早期の（退院前の）運動負荷検査は，かつてルーチンとして行われたが，大腿部の再出血，入院期間の延長，拡張病

変の血栓付着による閉塞のわずかなリスクなどのためにほとんど行われなくなった．72時間までに大腿穿刺部は十分に治癒しており，激しい運動でさえ可能となるので，そのときには患者の安静は完全に解除してもよい．

患者は退院後すぐに狭心症状がなくなることが期待される（退院後も狭心症状が続くようであれば，まだ治療されていない病変が残存しているか，治療がうまくいっていないことを示唆している）．症状がなくなっていたのに，数週あるいは1～2ヵ月で症状が再発した場合は，通常は亜急性ステント内血栓（subacute stent thrombosis：SAT）であり，緊急心臓カテーテルを再度必要とするST上昇型心筋梗塞のことが多い．一方，2～6ヵ月後に症状が再発すれば，拡張した部位の再狭窄を示唆している（これはPTCAでは30％であったものが，ベアメタルステントで15％，薬剤溶出ステントで5％未満まで著明に発症率が減少した）．また，PTCAがうまくいった後，1年かそれ以上後に症状が再発した場合には，新たな病変が別の部位で進行したことを示唆している[44]．

以上が明らかになるのは，症状，または年1回行うフォローアップ，あるいはPCI後の症状再発を評価するための運動負荷試験によってである．これらの可能性についての教育やその治療指針（さらにカテーテルインターベンションやバイパス手術が必要になる可能性を含めて）を教育するのみならず，急性期のPCI入院は，患者とその家族の生活習慣（喫煙や運動）を変えたり，薬物治療（高血圧や脂質異常のコントロール）について教育し動脈硬化性疾患の進展を防止する良い機会である[45]．現在の脂質ガイドラインでは，PCI後の患者のような冠動脈疾患が明らかな患者においてはLDL＜70 mg/dLを達成するように求めている[46]．医学的に管理された運動療法（心臓リハビリテーション）がPCI後の患者，特に中等度から高リスクの患者には勧められるべきである．トレッドミル運動試験は，PCI後の正式な心臓リハビリテーションプログラムに参加する患者には合理的であるが，特に臨床的に適応のないPCI後無症候の患者には定期的に行うべきではない．

5 PTCAのメカニズム

DotterとJudkins[1]，Gruentzigら[3]による当初の説明によれば，血管内腔の拡大は雪上の足跡のような粥状プラークの圧縮によって生じるとされていた．実際には本当のプラークの圧縮は観察される改善のごく一部しか説明しない[47]．プラークから脂肪分が出ることで柔らかいプラークはある程度圧縮されるが，もっと線維化した病変では1分間のバルーン拡張後もほとんど圧縮することはできない．プラークの容積は減らないのでPTCA後の内腔の改善はプラークの再分布によっている．つまり濡れた砂上の足跡のようなものである．このことの一部はプラークが縦方向に，すなわち上流，下流方向にずれることによって起こる．しかしながらバルーン形成術やステント留置後の内腔の改善のほとんどは，PTCAバルーンによる血管の制御された過伸展によって生じる．この伸展により内膜プラークは壊れ，中膜と外膜は部分的に断裂し血管の内腔と全体の外径は双方ともに大きくなる[47]（図28-5）．

フルサイズのバルーン（バルーンと血管径の比が1:1）を用いると，理論的には治療部位の狭窄を完全に取り除くことができるはずであるが，過伸展された血管壁ではバルーンをデフレーションしたのちには必ず弾性リコイル[48,49]と局所の血管攣縮[50]が生じる．そして典型的な場合，約30％の残存狭窄ができる（3 mmのバルーンで拡張された3 mmの血管は2 mmの内腔になる）．この外傷はPTCA後の造影でほとんど必ずみられる内腔辺縁の不整として認められ，表層のプラークの傷を反映している[51]．もっと大きな断裂は，内膜陰影欠損（図28-6），血管内腔から飛び出した造影剤のキャップや順行性の血流を妨げる螺旋状の解離を反映している（図28-7）．この局所の断裂は，IVUS，血管内視鏡，PTCA症例の剖検組織所見から得られ，その程度は閉塞性の合併症の危険と比例している[52]．これとは対照的にステン

[図 28-5] 血管形成術の原理

(A) デフレートされたバルーンを狭窄に通して配置する．(B) 狭窄部位でバルーンをインフレートすると内膜プラークが裂け，中膜と外膜が引き伸ばされ，血管の外径が拡張する．(C) バルーンのデフレートに伴い，部分的に血管壁の弾性リコイルが起こり，造影上内腔像の毛羽立ちとして認識される残存狭窄とプラーク破綻を残す．

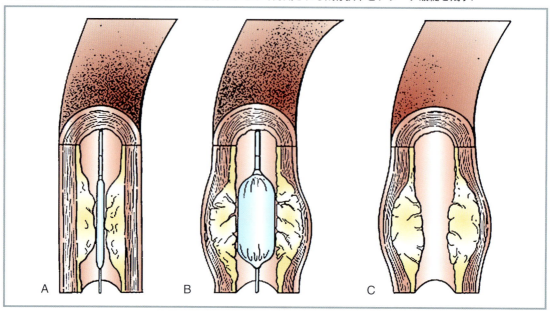

[図 28-6] PTCA に関係した冠動脈解離の正常治癒

ベースラインの造影（A）に比較して，PTCA 直後の造影（B）では典型的な複雑ではない冠動脈解離の 2 条の造影欠損（矢印）を左前下行枝の拡張とともに認める．3 ヵ月後のフォローアップ造影（C）では，局所的解離の完全治癒（矢印）を伴った内腔径の保持が観察される．

(Baim DS：Percutaneous transluminal coronary angioplasty. Harrison's Principles of Internal Medicine：Update VI，Braunwald E（ed），McGraw-Hill, New York, 1985)

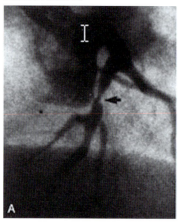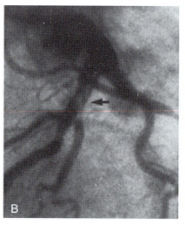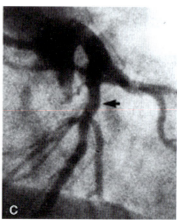

トや DCA は，リコイル，解離，血管収縮を減らす，あるいは完全に除去し，術後の残存狭窄を少なくする（30％ではなく 0〜10％にする），また血管造影や IVUS でみた内腔は平滑で一様なものになり，急性期や遠隔期の閉塞の頻度を減らす．

[**図 28-7**] 急性閉塞につながった冠動脈解離

手技前の右冠動脈狭窄の様子（**A**）と，明らかな局所的解離を伴った形成術直後の様子（**B**）．拡張カテーテルを抜去して 15 分以内に，患者は下壁領域の ST 上昇を伴った胸痛を自覚し，造影上解離の進行と順行性血流障害が明らかになった（**C**）．この症例が実施された 1980 年当時の標準的対応は緊急 CABG の施行で，合併症なく達成された．現在では病変を再通過させ，解離を血管形成とステントで治療することが試みられる．

（Baim DS：Percutaneous transluminal coronary angioplasty：analysis of unsuccessful procedures as a guide toward improved results. Cardiovasc Intervent Radiol 5：186, 1982）

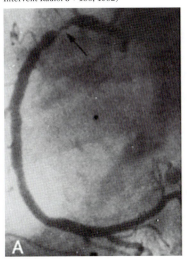
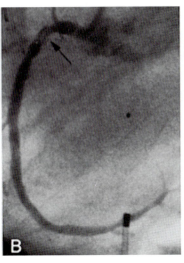
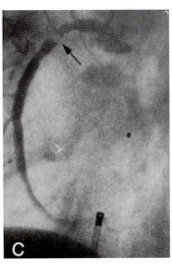

バルーン拡張に伴って発生する血管傷害の量に鑑みると，プラークの破片により遠位に塞栓を生じる頻度は，実験研究[53]でもほとんどの臨床での PTCA においても多くないようである．しかしながらバルーン血管形成術やステント術の施行中に，遠位部に潜在的なアテローム塞栓が生じているとするエビデンスが増えてきている．これが最も明らかに証明されているのは，大伏在静脈バイパスグラフトや病変に隣接して大きな血栓がある患者の血管形成においてである．大きな（1 mm 以上）プラーク断片の遠位部塞栓では，通常塞栓を生じた血管の遠位部への血流が突然途絶していることが特徴である[54]．これに比してプラークの小断片や近傍の血栓による微小塞栓は，術後の胸痛，酵素上昇，あるいはノーリフロー現象を生じる．これは劇的に前方血流が低下し重篤な（胸痛と ST 上昇を伴う）心筋虚血を生じるが，心外膜側の血管狭窄や解離，大きな塞栓による血流遮断がみられないものである[55]．ノーリフローは遠位冠動脈内への動脈拡張薬［以下の各処方；アデノシン 12〜60 μg，ニトロプルシド 100 μg，ベラパミル 100 μg，ジルチアゼム 250 μg，ニカルジピン 200 μg（しかし，心外膜側の大きな冠動脈を広げるが，細い冠動脈は拡張しない薬剤であるニトログリセリンは効かない）］の投与によって通常改善が得られる．しかし，そのような治療によって周術期の心筋梗塞を防ぐことはできない．これとは対照的に，遠位塞栓予防デバイス（第 29 章を参照）は静脈グラフトの PCI においてアテローム塞栓の小断片を回収し，これらの合併症を約半分に減らす．静脈バイパスグラフトステント試験である SAFER では，これまでにそのような病変の 17％に酵素上昇，8％にノーリフローの証拠が認められたが，遠位塞栓予防デバイスの使用によりそれぞれ 9.7％と 3.3％に減らすことが示された[56]．同様の効果が遠位塞栓フィルタデバイス[57]でも，また他の血管床（頸動脈）でも認められている．それらのデバイスは冠動脈自体への結果を改善することは示されていないが，責任病変に大きな血栓が存在している場合に術者によっ

ては選択的に使用される場合もある[58]．

幸いなことに明らかにオーバーサイズであるバルーンの使用は自粛されているので，局所の伸展外傷によってそれは理論的には生じ得ることではあるが，冠動脈破裂はまれな合併症となっている[59]．冠動脈穿孔は，DCA，ロータブレータ，レーザーアテレクトミーなどのアテレクトミーデバイスを用いた場合[60]（第29章を参照）や，ステントをオーバーサイズバルーン（ステントとバルーンのサイズ比は1：1.1以上）にて高圧（>18気圧）で後拡張したり，あるいは親水性のワイヤを細い遠位の枝に通したりした場合にはもっとよくみられる（約1％の頻度）．GPⅡb/Ⅲa受容体阻害薬を使用している患者における局所の冠動脈穿孔や遠位でのガイドワイヤ穿孔は通常緊急事態であり，バルーンで速やかに局所の穿孔を押さえたり，心膜血液をドレナージしたり，バルーンを長時間拡張してきちんと塞いだり，カバードステント，塞栓コイル，緊急手術などを行ったりすることを必要とする[60,61]（第4，44章を参照）．

6 PTCAの急性期の成績

初期のPTCAでの成功成績を示した出版されたデータは，ほとんどが米国心臓肺血液研究所（NHLBI）の3,000症例のPTCA登録によっている．それは1977～1981年9月までのすべての症例を集めたものである[62]．この登録の症例選択は，理想的なPTCA適応症例（つまり「近位部」「中心性」「亜閉塞性」「非石灰化」の一枝病変症例）について行われたが，その初期成功率は61％であり，今日の基準からいえば失望的なものであった．この登録における初期成功率の低さの主たる理由は，標的病変を拡張システムが通過できなかった（症例の29％），通過したが病変を望み通り拡張できなかった（12％以下）であった．これらの失敗の原因は以下の2つの理由によっていた；この登録に参加した術者の経験が不足していた（ラーニングカーブ）．オリジナルのGruentzigのワイヤ固定式バルーンカテーテルを用いたので操作性が制限されており，比較的デフレーション時のプロフィールが大きく最大拡張圧が低かった．さらなる反省点は，9％近くにみられた重大な合併症であり，それには局所解離による急性冠動脈閉塞を治療するための緊急CABG 6％，Q波心筋梗塞4.3％，死亡1.5％が含まれていた．

より難しい冠動脈病変の患者が加わったものの，着実な器具の進歩（1983年以降，操作可能なガイドワイヤが広く用いられるようになった）により，2番目のPTCA登録（1985～1986年）[63,64]では成功率が78％となり，重大な合併症の頻度は7％まで減少した．重大な合併症には，緊急CABG 3.5％，Q波心筋梗塞4.3％，それから一枝病変患者での死亡（最初の登録の0.85％から0.2％に減少）が含まれている．しかしながら全体としての術死亡率は1％近くにとどまっており，そのわけは1985～1986年の登録ではより多くの多枝病変患者が含まれていたからである．

新しいデバイスの時代（1990年代後半から2000年代初期）においては，ステント，アテレクトミーデバイス，および改善された抗凝固治療と抗血小板治療が使えるようになったおかげで，急性期の成功率は95％を上回り，重大な心臓合併症の頻度はおおよそ3％にまで低下した（死亡1％，緊急手術0.3％，Q波心筋梗塞または大きな非Q波心筋梗塞1.5％）[65]．しかし，合併症は少なからず生じていることは肝に銘じておく必要があり，術者には，対象患者を注意深く選び，最善のアプローチを選択し，うまく実行に移し，もし合併症が生じたならば速やかに対応して，その最終的な影響と臨床的な顛末を最小限にするという重い責任が依然としてある．

7 合併症

心臓カテーテル検査の特殊な形態として，PTCAは侵襲的な心臓手技に関わる通常のリスクを伴う（第4章も参照）．診断手技に比較して，冠動脈形成術には大きな口径のガイディングカテーテルを使用するので，近位の冠動脈を

傷つけやすくカテーテル挿入部位での出血の合併症を生じやすい．ガイドワイヤと拡張カテーテルを選択的に病変のある冠動脈に進めるので，もし乱暴に操作されると血管を傷つけることになる．

リスクを予見するいくつかのシステムが考案されており，それらは患者やその家族と術前に議論する際に有用であり，時間を経て実際の手技結果とその予測とを比較する（リスク補正，予測と観測されたリスクの比をみてみる）のにもよい．術中あるいは院内死亡リスクは，主に年齢，心原性ショック，心不全，腎不全の有無や，緊急あるいは救急PCIであったかどうかなどの臨床因子に規定される[66-69]（表28-2）．臨床的な変数のみを用いてPCIの心血管合併症確率を予測する最近のリスクモデルの例を図28-8に示す．しかしながら手技の成功や全合併症は，病変に関連した性質で規定される傾向にある．オリジナルのACC/AHA分類のタイプA，B，C病変[70]（表28-3）は，Ellisら[71]によって修正され，（B病変の性状を1つだけ持っているか，それ以上持っているかによって）B1とB2病変に区別されたが，ステント時代にもこの分類スキームの妥当性が継続しているかどうかについて疑問が生じた．米国心血管造影学会（SCAI）は，それゆえもっとシンプルな4つのリスクカテゴリーを提唱するに至った（病変がタイプCであるのかないのかと，それが開存しているのか閉塞しているのかということによる）[72]．これによって手技成功と主たる合併症［死亡，心筋梗塞（CK上昇），緊急手術，緊急再PTCA］の予見性がある程度良くなり，またステントが一様にそれらの合併症を減らす強力な効果があることを示されている（図28-9）．

ステント（そしてもしかするとGPⅡb/Ⅲa受容体阻害薬）によって緊急手術の必要性が減少するのではないかという強力な証拠が，1979～2004年に行われた24,410例の連続症例のMayo Clinicレジストリから得られた[6]．ステント時代において緊急手術は約0.5％に必要であった．1990年代初期には1.6％必要であったが，ステント使用頻度の上昇に伴い2003～2004年にかけては0.4％まで減少した（$P<0.001$）（図28-10）．同様に院内MACE発症および死亡も，それぞれ5.1％から4.0％，2.6％から1.8％まで減少した．それとは対照的に，Q波梗塞と脳卒中が増えたことには注意が必要である（それぞれ0.9％から1.8％，0.2％から0.6％）．これら2つのエンドポイントが悪化傾向にあるのは，PCIの対象患者層がますます広がったことや，より複雑な病変に実施するようになったこと，そしてより強力な抗凝固療法や抗血小板療法を行うようになったことを反映している．それでも安定冠疾患者に限定しての発生率はいずれも低く，緊急CABG，院内死亡，Q波梗塞，脳卒中，MACEはそれぞれ0.3％，0.1％，0.1％，0.2％，3.6％であった[73]．

A 周術期心筋梗塞

（ⅰ）胸痛を伴った持続する（20分以上）虚血が明らかである，（ⅱ）虚血性ST変化もしくは病理的Q波がある，（ⅲ）側枝開存の消失，持続するスローフローやノーリフロー，塞栓閉塞などの造影上の血流遅延合併が明らかである，（ⅳ）生存心筋の新規損失や新規壁運動異常が画像上明らかである，のいずれかの場合における，手技48時間以内の5倍以上の逸脱酵素上昇を「PCI関連傷害」（タイプ4a）と「心筋梗塞の世界定義」（Universal Definition of Myocardial Infarction）では定義し，高精度測定系の開発とともに心筋トロポニンが周術期心筋塞栓による微細な心筋壊死を検知するバイオマーカーとして推奨されるようになった[74]．この定義に基づくと，20～30％の患者が周術期心筋梗塞を起こした証拠を有し[75]，それらは主に側枝閉塞や末梢閉塞によるものである．この定義は，バイオマーカーの上昇程度がMRI所見での心筋の不可逆的傷害の程度と関連し，院内または長期予後にも関連するという研究により後ろ盾されている．しかしながら，大半の症例では周術期梗塞は高い術前リスク（動脈硬化負荷や疾患重症度）の表れであることを示唆するかなりのエビデンスがあり，よって周術期心筋梗塞の臨床的重要性およびその管理はいまだ

[表 28-2] 報告されているインターベンションモデルにおける死亡の多変量予想因子

筆頭執筆者	Hannan	Kimmel	Ellis	O'Connor	Moscucci	Shaw	Qureshi
データベースソース	New York	SCAI	5 US hospitals	NNE	8 Michigan hospitals	ACC-NCDR	Beaumont
治療年	1991-1994	1992	1993-1994	1994-1996	1997-1999	1998-2000	1996-1998
患者数	62,670	10,622	12,985	15,331	10,729	100,253	9,954
年齢	×	×	×	×	×	×	×
24時間以内の心筋梗塞	×	×	×	×	×	×	×（14日）
ショック	×	×	×	×	×	×	
左室機能	×			×	×	×	
女性	×		×		×		
病変の複雑さ		×				×	
糖尿病	×					×	
腎不全	×			×	×	×	×
左主幹部病変						×	
LAD近位部						×	
緊急手技				×		×	
手技前のIABP					×	×	
末梢動脈疾患	×			×	×		
多枝病変		×			×		×

それぞれのモデルに対して死亡との相関が認められた因子を×印で示す．

ACC-NCDR：米国心臓病学会-National Cardiovascular Device Registry，IABP：大動脈内バルーンパンピング，LAD：左前下行枝，LV：左室，MI：心筋梗塞，NNE：Northern New England，SCAI：米国心血管造影学会

(Cutlip DE et al：Risk assessment for percutaneous coronary intervention：our version of the weather report? J Am Coll Cardiol 42：1986-1989, 2003)

にかなり議論百出で不確定なものとなっており[76]，将来PCI関連心筋梗塞の定義は修正されることが推測される．

この問題にさらなる明白さが加わるまでは，筆者らは心筋トロポニンレベルをPCI前にルーチンで測定することを勧める．術前の心筋トロポニン値が正常の患者では，PCIは極めて安全に実施でき，早期に退院できる可能性が高い．術前心筋トロポニンが上昇していれば高リスク群であり，アウトカムを改善すべくGPⅡb/Ⅲa受容体阻害薬やスタチンを術前に投与開始することにより恩恵にあずかれるかもしれない．PCI後の値も，複雑手技症例，造影結果がsuboptimalだった場合や，手技合併症（たとえば，大きな側枝の閉塞，血流遅延をもたらす解離，ノーリフロー現象や冠動脈血栓閉塞）があった場合，さらには心筋虚血を示唆する症状，所見，心電図変化があった場合は，心筋傷害の程度を定量化するのに必須である[76]．現在のPCIガイドラインでは，複雑ではない成功し

[図 28-8] 新しく Mayo Clinic から提唱された院内死亡の予測モデル
年齢，左室駆出率（LVEF），血清クレアチニン値からの点数は，図下のノモグラムを用いて決定する．うっ血性心不全（CHF）の点数は，心筋梗塞（MI）やショックではない場合にのみ算定することに注意．LVEF が入手できない場合は，CHF があれば 1 を，なければ 0 を算定する．血清クレアチニン値が入手できない場合は，男性で CHF を呈していれば 1 を，それ以外は 0 を算定する．
(Singh M et al：Bedside estimation of risk from percutaneous coronary intervention：the new Mayo Clinic risk scores. Mayo Clin Proc 82：701-708, 2007)

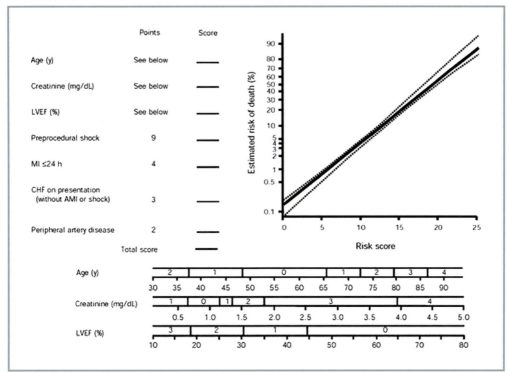

た PCI を受けた患者でルーチンに周術期バイオマーカーを測定することを勧めていない．これらの患者では術前リスクとは独立して，それらの測定から臨床的に重要な追加情報は得られないだろう．「重大な」周術期心筋梗塞を定義する心筋トロポニンのカットオフ値はないが，基準値上限 5 倍以上の CK-MB 上昇と新規 Q 波は広範な傷害を起こした患者を示す．これらの患者は不整脈発生，血行動態不安定化，心不全，そして死亡のリスクが上昇するため，しばらくの間は院内で観察されるべきである．術前に PCI の同意を取得する際に，これら重大な周術期心筋梗塞の頻度（5％未満）について議論されるべきである．そして，実際に術後に発生した際には患者に報告されなければならない．

B 冠動脈解離

　プラークの断裂や解離はガイディングカテーテルや曲がりくねった狭窄血管をガイドワイヤで越えようと無理な操作をすると生じてしまうこともあるが，ほとんどの解離は拡張カテーテルを拡張することにより生じる制御された血管傷害（controlled injury）によるものである[47]．実際，局所にとどまる解離は冠動脈形成術の動物あるいは死体モデルでは普通に見出されるし，冠動脈形成術直後の患者の冠動脈造影では約半数に認められる[51]．これらの解離が小さく，そして進行しない場合には，遠位血管への順行性血流には影響しないし，臨床的には何の影響もない．PTCA 後 6 週でフォローアップ冠

[表 28-3] AHA/ACC 分類に基づいた手技成功の病変形態学的予測因子（タイプ A，B1，B2，C 病変の特徴）

タイプ A 病変 ［高成功率（85％以上），低リスク］
■短い（10 mm 未満） ■求心性 ■易到達性 ■45°未満の非屈曲部 ■辺縁整 ■石灰化なし，または軽度 ■非完全閉塞病変 ■非入口部病変 ■非分岐部病変 ■血栓なし
タイプ B1 病変 ［中成功率（60〜85％），中リスク］
■円筒状（10〜20 mm） ■偏心性病変 ■近位部の中等度屈曲 ■病変部が中等度屈曲（45〜90°） ■辺縁不整 ■中等度〜高度の石灰化 ■入口部病変 ■分岐部病変（ダブルガイドワイヤ） ■少量の血栓 ■3ヵ月以内の慢性完全閉塞
タイプ B2 病変（AHA/ACC 分類の Ellis による修正）
■複数のタイプ B1 性質
タイプ C 病変 ［低成功率（60％未満），高リスク］
■びまん性病変（2 cm 以上） ■近位部が高度屈曲 ■病変部が高度屈曲（90°以上） ■主要分枝を保護不能 ■変性静脈グラフトの脆弱病変 ■3ヵ月以上経過した慢性完全閉塞性病変

［Krone RJ et al：Evaluation of the American College of Cardiology/American Heart Association and the Society for Coronary Angiography and Interventions lesion classification system in the current "stent era" of coronary interventions (from the ACC-National Cardiovascular Data Registry). Am J Cardiol 92：389-394, 2003］

動脈造影を行うと，解離していた部位は完全に治癒している（図 28-6）．しかし，時々解離した部分に局所の動脈瘤が認められることもある[77,78]．ステント時代の PCI における臨床的に有意な解離は，一般的にステントの近位端または遠位端に認められるものである．これらは大きくなければ保存的に管理されるが，急性閉塞の可能性がある程度考えられる場合にはステントをオーバーラップさせて留置する治療が必要かもしれない．ガイドワイヤによる解離は頻繁ではないにせよ重篤な合併症で，一般的に複雑な PCI においてみられ，必ずステントでの治療が必要となる．

Ⓒ 急性閉塞

ステントが幅広く使用される以前には，大きな進行性の冠動脈解離が順方向の血流を妨げ，遠位部の完全閉塞に至ることが珍しくなかった（「急性閉塞」と呼ばれる現象；図 28-7）．経皮的古典的バルーン血管形成術（POBA）（ニューデバイス到来以前）では，解離したフラップが真腔を圧迫すること[52]や，また血栓形成，血小板凝集，血管攣縮もあいまって，約 5％に急性冠動脈閉塞を生じていた．1つの研究[79]では，PTCA 後の解離は血管造影上拡張部位の 40％で明らかであり，患者の 3.5％で螺旋型解離（タイプ D）が認められた．タイプ D の螺旋型解離では明らかな急性閉塞，あるいは「今にも起こりそうな急性閉塞」（50％以上の残存狭窄があり，順行性血流が減少している）の危険が術前の 6.1％から 28％に増大する．この結果は，Ellis らの以前の報告[80]を再確認されるものであった．すなわち術後の解離は急性閉塞の確率を 5 倍に増大させ，（術前の臨床的あるいは造影上の所見に対して）術後の結果が相対的に急性閉塞のリスクとして重要であることが強調されることになった．ほとんどの POBA 後の急性冠動脈閉塞は，最後に拡張してから数分以内に起きており，したがって心臓カテーテル室を出るまでの最後のバルーン拡張からの 10 分間は病変を観察することがルーチンに行われていた．しかし急性閉塞は，何時間も経てヘパリンの抗凝固効果が切れてくる頃に，（特に GP Ⅱb/Ⅲa 受容体阻害薬の点滴が，POBA で不十分な血管造影上の結果しか得られない場合に行われるようになる以前には）生じることもあった（症例の 0.5〜1％）．

1985 年以前には，主要な心外膜側の冠動脈に急性閉塞を生じたほとんどの患者は，それ以

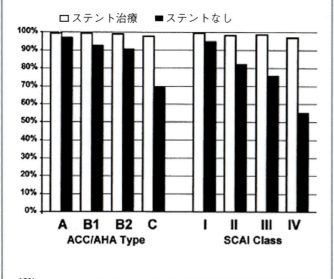

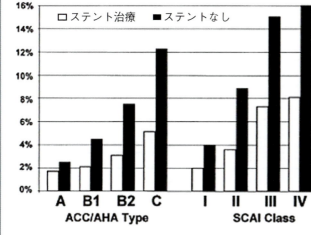

[図28-9]病変リスクスコア
（上）ACC/AHA分類の病変タイプ別（左）もしくは新SCAI分類のクラス別（右）の成功率．（下）ACC/AHA分類の病変タイプ別（左）もしくは新SCAI分類のクラス別（右）の主要合併症発生率．白抜きはステントで治療した場合，黒塗りはステントなしで治療した場合を示す．SCAI分類のスコアは，単純に血管が1つかそれ以上のタイプCの特徴を有しているか，および開存もしくは閉塞のみかに基づいており，古典的なACC/AHA分類のスコアよりも治療成功や合併症発生に対する強い予測力がある．合併症発生時のステント留置の効果は明らかである（表28-3も参照）．

[Krone RJ et al：Evaluation of the American College of Cardiology/American Heart Association and the Society for Coronary Angiography and Interventions lesion classification system in the current "stent era" of coronary interventions (from the ACC-National Cardiovascular Data Registry). Am J Cardiol 92：389-394, 2003]

上の心筋の傷害を最小限にするために直接緊急手術に送られていた．そのため緊急手術率は5〜6％あり，血管閉塞が始まってから90分以内に緊急手術をしても50％もの患者にQ波心筋梗塞を生じてしまった[81]．末梢灌流バルーンカテーテル（注入カテーテルあるいは拡張バルーンで，その遠位部に側孔があいていて，閉塞部の近位から毎分40〜60 mLの血液を送り込み，中心内腔を通って閉塞部の遠位の内腔から再度流出するようにできている）が開発されたおかげで，患者は虚血状態にならずに手術室に行けるようになり（図28-11），緊急手術中に貫壁性心筋梗塞になる頻度が約10％にまで減少し

た[82]．こうして，急性閉塞が起きても再度拡張バルーンカテーテルを病変に通過させ，バルーンを何度か拡張して解離を押さえ込む（tack up）ことで元に戻すことができることがわかったので，緊急手術率は約半分の3％まで低下した．長時間のバルーン拡張（虚血の進行を抑えられるautoperfuson balloonを用いて最高20分にも及ぶ）が急性閉塞を元に戻す能力をさらに改善させた[83]．

しかし1993年以来，冠動脈ステントが使用できるようになり，90％の例で急性閉塞は確実に治せるようになった[84]．この成功により大きな拡張後解離がある患者にルーチンにステン

[図 28-10]

1979〜2004年のMayo Clinicでの実績をみると，手技成功もしくは院内アウトカムにおいて改善傾向が認められる（グループ1：1979〜1989年，グループ2：1990〜1996年，グループ3：1996〜2003年2月，グループ4：2003年3月〜2004年）．グループ1は主にPTCAだけを受けた患者，グループ2はステントを主にベイルアウトの際のみに使用した患者群で，周術期には抗凝固療法を強力に行っていた．グループ3はベアメタルステントを日常的に使用し，DAPTに併せてしばしば追加のGP IIb/IIIa 受容体阻害薬を使用していた患者群で，グループ4は現状のPCIを反映した薬剤溶出ステントでの治療を含む患者群である．

(Singh M et al : Twenty-five-year trends in in-hospital and long-term outcome after percutaneous coronary intervention : a single-institution experience. Circulation 115 : 2835-2841, 2007)

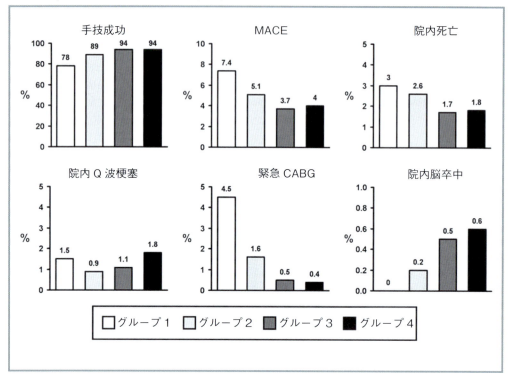

ト留置が行われるようになり，明らかな血流障害がなくても予防的に「今にも起こりそうな急性閉塞」に用いられることとなった．もちろんインターベンション手技の90％以上が待機的ステント術となったので急性閉塞はほとんど問題ではなくなり，緊急手術率は0.5％未満に低下した[6]．

残存狭窄や局所の解離の機械的な問題以外に，血小板に富んだ血栓が急性閉塞の過程に大いに寄与していることが近年明らかになった．球形の陰影欠損として認められる血栓の存在は，急性閉塞のリスクを7.2〜27.8％増大させる[79]．急性閉塞における血栓の役割は，ACTが治療域以下である場合に急性閉塞のリスクが増大することや，さまざまなGP IIb/IIIa 受容体阻害薬をボーラス＋点滴投与した患者において虚血エンドポイントが減少することからも支持される（第5章を参照）[23]．他の受容体を介しても血小板は傷害された血管に接着するが，血小板1個あたり5万〜8万個のGP IIb/IIIa 受容体が表面に分布しており，それを介してフィブリンに結合し，血小板凝集と血栓形成を起こす（第5章を参照）．中等度の局所の解離を生じたものの順方向の血流が保持されている血管では，フィブリノゲンに対して活性化されたGP IIb/IIIa 受容体の結合性を減少させる薬

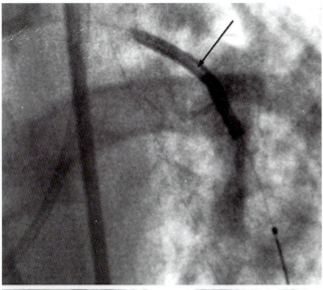
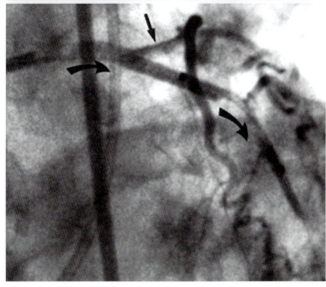

[図28-11] 末梢灌流バルーンカテーテル（perfusion balloon catheter）の使用

（上）左前下行枝に拡張された末梢灌流バルーンがあり（矢印），バルーンの中心に非造影部分（白色）があることで認識できる．（下）ガイディングカテーテルから注入を行うと（左の曲矢印），直接回旋枝が造影されるとともに（直矢印），左前下行枝遠位部にも造影剤の流れが現れる．血流は近位部の側孔から入り，バルーン内の灌流腔を通過し，遠位血管に流れ出る（右の曲矢印）．長時間のバルーン拡張においても遠位血管に40〜60 mL/minの血流が流れるため，心筋虚血の悪化を予防することができる．しかしながら現代のPCIにおいては，ステントのルーチン使用により持続突発閉塞そのものがまれなイベントとなっており，このデバイスはすでに用いられなくなっている．

剤の存在が血管を開存させる可能性が高く，それゆえ緊急手術や予定外のステント留置（ベイルアウト）の頻度を減らす．これらの薬剤はまた，周術期の心筋梗塞，特にPCI中に20〜30％の患者に認められるCK上昇（非Q波心筋梗塞）の頻度を減らす．

D 側枝閉塞

病変部分から枝分かれする側枝での閉塞は，主たる枝のPTCAを行う間に約14％の血管で生じる．これはいわゆる「雪かき」(snowplow) 現象[85]によるものであるとされる．もし枝が小さければ，このことは通常有意な臨床上の変化をもたらさず，PTCAを妨げるものとはならない．一方，狭窄病変部から起始する大きな枝があれば，主たる枝とそれに関連した側枝の両方を別々の拡張システムで同時に拡張して，両方の血管を保存しなければならない（キッシングバルーンテクニック）[86]．このことは，もともとは2つの別々のガイディングカテーテルとバルーン拡張カテーテルシステムを必要としたが[87]，現在では大きな内腔のガイディングカ

テーテルに低プロフィール拡張システムを用いることにより，単一の7Fあるいは6Fのガイディングカテーテルでもキッシングバルーンが可能となっている．近位血管のバルーンを並列に置いたときの有効直径は，各々のバルーンの直径の平方の和の平方根である［2つの3 mmのバルーンでは有効直径は 4.25 mm（$\sqrt{18} = \sqrt{9+9}$）となる］．もっとも仕上がりは，さまざまな分岐部ステント戦略（第31章を参照），あるいは主血管と側枝血管のアテレクトミー戦略[88]（第29章を参照）でより改善され得る．

E 冠動脈穿孔

ガイドワイヤによる冠動脈穿孔はまれであり，典型的には複雑な症例，特に慢性完全閉塞（CTO）に対するPCIの際に発生する．デバイスをワイヤに沿って進めてしまったり，あるいはその患者がGPⅡb/Ⅲa受容体阻害薬を使用している患者でなければ，必ずしも重大な結果には至らない．大きすぎる拡張バルーンやアテレクトミーデバイスによる冠動脈破裂もまた，急速な心タンポナーデと血行動態破綻をきたす血管穿孔となり得る[60, 61]．穿孔は血管造影上の所見に基づいて分類され，タイプⅠ（血管内腔の外へクレータが突出しているが造影剤が漏れていないもの），タイプⅡ（心膜腔と心筋が造影剤で染まるが造影剤の噴出はないもの），タイプⅢ［大きな穿孔（1 mm）からの造影剤の漏出であり，多くの穿孔は緊急外科手術なしに対応できるもの］がある．タイプⅢの穿孔ですら心膜穿刺，抗凝固中和と，末梢灌流バルーンの長時間拡張か止血用のカバードステントを穿孔部にあてがうことによって非手術的に対応可能である．これらのやり方がうまくいかないときには，穿孔は通常外科的な修復を必要とする．

タンポナーデは，特に目一杯の抗凝固療法に加えて抗血小板凝集薬投与を受けている場合には，一時的ペースメーカ電極を留置しようとして右房や右室に穿孔を生じてしまうこともある．この潜在的な合併症と重篤な徐脈頻度が低い（1%未満）こともあり，ある種のアテレク

トミーや血栓除去時にはそのようなペーシングが必要であるとしても（第29章を参照），PCI中に予防的なペーシングは行わないという推奨が支持されている[16]．心室細動は，通常バルーンを進めたことや拡張したための長時間の心筋虚血の結果，PCIの約1%に生じる[62]．電気的な不安定さに加えてバルーン拡張中の心筋虚血は，著明な心電図変化[89]，左室局所の収縮および拡張機能の異常[90, 91]を生じる．

F 出血

周術期出血は致死率に対する危険因子として近年認識されてきており，その危険度はいくつか発表されているリスクスコアの一つを用いることによって手技前に評価されるべきである[92-97]．周術期出血発生率は，患者群や用いられた定義によって3%から6%まで幅がある．臨床研究から発生したいくつかの定義は**表28-4**にまとめられている．近年，BARC（Bleeding Academic Research Consortium）が臨床研究における定義の標準化に有用と思われるコンセンサス分類を発表したが，実臨床での価値は不明である[98]．

出血による不都合は，出血の直接的な結果によるものと，必須の抗血小板療法や抗凝固療法を中止したことによって起こり得る虚血性合併症の二次的なものによるもののいずれもあり得る．出血はまた予後悪化要因（脆弱性，消化管病理，悪性腫瘍）に関連する有病率のマーカーともなり得る．出血の危険因子には，患者因子［たとえば，高齢，性別，低BMI，術前からの貧血，慢性腎臓病（CKD），認知能力］，使用されている抗凝固療法または抗血小板療法の強さ，アプローチ部位やシースのサイズが含まれる．出血リスクを減少させる方策としては，(a) 最善のリスク・ベネフィットバランスを有する抗凝固療法を用いること，(b) ヘパリンや他の薬剤の用量を体重換算で調整すること，(c) 未分画ヘパリン投与量をACTを参考に調整すること，(d) 過剰な抗凝固を避けること，(e) CKD患者で用量調整を行うこと，(f) 橈骨動脈アプローチを用いること，(g) 不必要な大

[表 28-4] 重大出血の定義

TIMI 試験 （1988 年）	GUSTO 試験 （1997 年）	ACUITY 試験 （2006 年）	REPLACE-2 試験 （2007 年）	HORIZONS AMI 試験（2009 年）
頭蓋内出血	頭蓋内出血	頭蓋内出血, または眼内出血	頭蓋内出血, 眼内出血, または後腹膜出血	頭蓋内出血, または眼内出血
5 g/dL 超のヘモグロビン低下, または 15％超のヘマトクリット低下		3 g/dL 以上（顕性出血を伴う場合）のヘモグロビン低下, または 4 g/dL 以上のヘモグロビン低下	3 g/dL 以上（顕性出血を伴う場合）のヘモグロビン低下, または 4 g/dL 以上のヘモグロビン低下	3 g/dL 以上（顕性出血を伴う場合）のヘモグロビン低下, または 4 g/dL 以上のヘモグロビン低下
		輸血例	濃厚赤血球 2 ユニット以下の輸血例	輸血例
	介入を必要とする血行動態の悪化例	介入を必要とする穿刺部からの出血 5 cm 以上の血腫 出血による再手術例		介入を必要とする穿刺部からの出血 5 cm 以上の血腫 出血による再手術例

TIMI および GUSTO 試験は血栓溶解療法を受けた急性心筋梗塞患者，ACUITY，REPLACE-2，HORIZONS AMI 試験は PCI を受けた患者を対象とした試験である．

腿静脈留置を避けること，が含まれる．

G デバイス不全

　PTCA のガイドワイヤやバルーンカテーテルは極めて信頼性の高いデバイスではあるが，術中に酷使された場合（完全閉塞病変でガイドワイヤのチップを固定したまま同じ方向に何度も回転させたり，抵抗性の狭窄を拡張しようとしてバルーンカテーテルに規格以上の圧をかけて拡張させたりするなど）は，デバイスの故障が生じ得る．低い確率ではあるが，この結果ワイヤや拡張カテーテルの一部が離断し，断片が冠動脈内に取り残されることがある[99]．ステント時代にあっては，これにはバルーンに装着されたベアメタルステントの脱落やステントバルーンの拡張，あるいはデフレーション不全も含まれる．外科的な除去術の必要性を避けるために，インターベンション術者はカテーテル回収のさまざまなテクニック（バスケット，バイオトーム，輪を作ったガイドワイヤ）に習熟しておくべきである[100]．一生懸命に取り組んでいる最中に思い出すのは難しいかもしれないが，不良品はとっておき，バッグに密封して製造元に送り返すことで，構造を解析し製造上の欠陥の根幹を解明できるかもしれない．デバイス不全はまた，米国食品医薬品局（FDA）の MAUDE（Manufacturer and User Facility Device Experience）データベースに報告すべきであり，それによってデバイス不全が認識され，そのパターンの把握とともに，それが単一の術者だけに無作為に生じたデバイス不全であるかどうか解明するのに役立つ（登録サイト URL；http://www.accessdata.fda.gov/scripts/medwatch）．

8 血管形成による傷害の治癒反応と再狭窄

　PTCA が成功すると，人体は血管拡張による機械的な傷害によって生じたダメージを修復しようとする[101]．数分以内により一層の血小板とフィブリンが沈着する．時間から日の単位で炎症細胞がその部位に浸潤し，サイトカインが放出され，平滑筋細胞が内腔へと遊走し始める．次いでこれらの平滑筋細胞はその正常な収縮型から合成型へと変化し，肥大して盛んに細胞外マトリックスを分泌し始める（図 28-12）．内腔表面には同時に内皮細胞が住み着

[図28-12] 再狭窄の機序

初回冠動脈形成術後5ヵ月の左前下行枝の再狭窄病変の切片をみると，もともと存在した粥状硬化プラーク（AS）と，手技によってもたらされた膜層の亀裂（星印），線維細胞組織の増殖（FC）が再狭窄病変を構成していることがわかる．ステント再狭窄においては，純粋に機序はそのような増殖のみであるが，一方でバルーン拡張などの非ステント治療においては，治療部血管径の縮小（望ましくないリモデリング）がしばしば付加的な要素となっている．

(Serruys PW et al：Assessment of percutaneous transluminal coronary angioplasty by quantitative coronary angiography：diameter versus densitometric area measurements. Am J Cardiol 54：482-488, 1984)

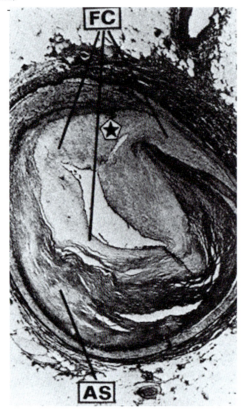

き，次第にそのバリア機能と分泌機能を再獲得して，組織プラスミノゲン活性化因子（tPA）と一酸化窒素合成などが行われる．内腔の増殖反応とともに，この時期にさらに血管壁の弾性リコイルや線維性収縮が起きるかもしれない（ネガティブ血管リモデリング）．血管により，またインターベンションにより異なった程度の増殖や血管収縮が生じるように思われる（たとえばステント後の再狭窄は新生内膜増殖のみによるが，ステント以外のデバイスでは遠隔期の再狭窄の重要な部分は血管壁全体の収縮による）[102]．血管リコイルは冠動脈ステントで排除されるが，留置時の不完全なステント拡張は特に石灰化や線維化の目立つ病変では再狭窄の重要な要因となる．繰り返される心収縮がもたらす圧縮，ねじり，屈曲，ずり応力により引き起こされる機械的疲労によるステントフラクチャーも再狭窄の原因となり得る（少なくとも4％）[103]．留置されたステントの1つかそれ以上の構成要素に対する過敏性反応も可能性のある原因として提案されているが[104]，これに対するエビデンスは限られている．PCI後の遠隔期治癒反応には患者間でも大きなばらつきがあり，PCI終了時と治癒機転が安定する時期（6～12ヵ月後）との間にある遠隔期の内腔狭小化に反映される．フォローアップ血管造影は治療部位の内腔が多くの患者でこの時期を過ぎても維持されていることを示す[105]．

しかしながら治癒反応が強すぎると，インターベンションで得られた内径のゲインのほとんど，あるいはすべてが治癒過程で失われてしまう．その結果，高度の狭窄と虚血症状が再発する（この現象が拡張部の再狭窄として知られるようになった；図28-13）．1980年代を通して再狭窄は，なるまたはならないの「どちらかしかない」もの（死亡のように）と考えられていた．PTCA患者の研究から再狭窄についての莫大な知見（その時間経過，組織所見，再狭窄と関連するさまざまな臨床因子など）が得られたが[106]，その一方でステントや血栓除去術のような手技から得られたデータはまた再狭窄を評価するうえで別個の範疇をなすものであった[107]．この知見によれば再狭窄は連続変数（身長のような）として捉えたほうが有用と思われ，すべての治療について遠隔期の（血管内径値あるいは内径の狭窄率を表す）累積分布曲線がプロットされている（図28-14）．内径狭窄カーブにおいて遠隔期の狭窄病変内径が50％以上の患者数の比率をとることで，異

[図28-13] 臨床上の再狭窄

(A〜D) 右冠動脈の完全閉塞で，遠位部は左から右への側副血行路から造影される．(E) 形成術が成功し，本質的には右冠動脈は正常な状態に戻った．(F) 6ヵ月後に狭心症が再発したときの様子．(G) 再PTCA後の造影．2回目のPTCA後6週間で再狭窄をきたしたが，3回目のPTCA後は6年以上無症状だった．

(Dervan JP et al：Transluminal angioplasty of occluded coronary arteries：use of a movable guide wire system. Circulation 68：776-784, 1983)

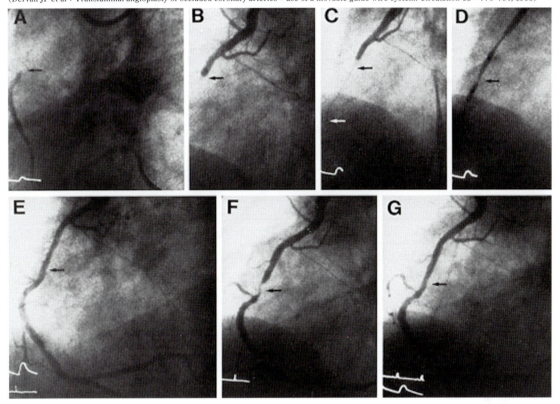

なった患者群や治療群の間の血管造影上の再狭窄率の比較が可能である．虚血再発による目標病変の再血行再建は臨床的に有意な再狭窄の指標であり，血管造影上の再狭窄の約50％に発生する．

治療した部位はそれぞれある程度の遠隔期ロスがあるが，幸運なことに遠隔期ロスは通常急性期ゲインの一部（おおよそ半分）にすぎないので，内腔径の長期的な正味のゲインの結果，心筋虚血が改善される．事実インターベンションによる内腔径の急性期ゲインと内腔径の遠隔期ロス（治癒過程での動脈の増殖や線維化反応によって引き起こされる）との間にはおおまかに線形関係が成り立ち，その関係の傾き（loss index）はほとんどのインターベンションで0.5である．これはインターベンション直後により大きな内径が得られれば，6ヵ月後の血管造影再検査でより大きな内径が得られるということを意味する（「大きいことは良いことだ」という格言）．薬剤溶出ステント（後述を参照）登場以前の新しい機械デバイスで，POBAよりも再狭窄率を低下させられたのは loss index を減らすことによってというよりは，むしろただ急性期内径を大きくするという，より大きな急性期ゲインによって得られたものである（図28-15）．バルーン拡張のみの血管造影上の再狭窄率は高く（50％ほど），ベアメタルステントの使用により頻度が減少し（20〜30％），薬

[図 28-14]
すべての治療部にいくらかは起こる連続プロセスとしての再狭窄の概観は，全体の治療人口に対しての遠隔期成績（ここではフォローアップ時の狭窄率）を示すと理解しやすい．バルーン拡張術，方向性冠動脈アテレクトミー（DCA），またはステント留置によって治療された患者について，縦軸は横軸の狭窄度より大きな狭窄を呈した患者の割合を示す．ステント留置とアテレクトミーにより再狭窄率を減らすことができるため，蓄積分布機能カーブが左にシフトしている．再狭窄の定義を適用すると，50％の遠隔期狭窄率（垂直線）による各カーブの交点は，それぞれの再狭窄率がバルーン拡張術で43％，アテレクトミーで31％，ステント留置で26％である．

(Kuntz RE et al：Novel approach to the analysis of restenosis after the use of three new coronary devices. J Am Coll Cardiol 19：1493-1499, 1992)

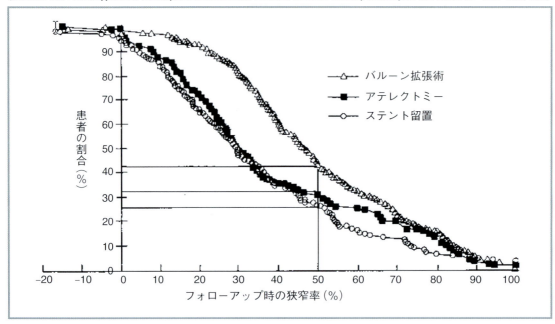

剤溶出ステントが使用されるようになってさらにまれとなった（5〜10％）．

　遠隔期成績に対する手技直後の形態が極めて重要であるとしても，loss indexを修飾する他の因子の重要性を軽んずることはできない．糖尿病のような臨床的因子は，ある一定の手技の結果に対してloss indexと再狭窄を増加させる大きな影響を持つ．再狭窄のリスクは臨床的な変数に完全に依存したモデルによって計算され得る．たとえば，Mid America Heart Instituteモデルにおいては以下の性質を用いている；55歳以上，男性，糖尿病，急性心筋梗塞，狭心症重症度，PCI既往，多枝病変．再狭窄スコアは0点から19点で付けられる．ベアメタルステントの手技施行の翌年では，スコアが0点から4点，5点から8点，9点から19点で，それぞれ再狭窄率は15％，23％，44％と見積もられる[108]．そのようなモデルは有用ではあるが，再狭窄率に強く影響する病変要因（たとえば，病変長，血管径，タイプC病変，石灰化，再狭窄病変，CTO，重度屈曲）や手技要因（たとえば，PCI後の最小内腔径やステントの種類）を含めていないという事実から限定的である．薬剤溶出ステントに関しての再狭窄予測モデルもまた開発され，EVENTレジストリから有効性が検証されたが，それは以下の変数を用いる；60歳以上，PCI既往，非保護左主幹部PCI，伏在静脈グラフト（SVG）に対するPCI，2.5mm以下の最小ステント径，40mm長以上のステント使用[109]．その結果，スコアが0点，2点，5〜10点で，それぞれ再狭窄率は2.2％，4.3％，7.5％であった．

[図 28-15]

抗増殖治療（たとえば薬剤溶出ステントや冠動脈内放射線療法）を除けば，再狭窄（遠隔期狭窄 50% 以上）確率の最大の決定因子は，手技後にできるだけ大きく内腔径が取れていることと，残存狭窄ができるだけ小さいことである．これらの因子を考慮に入れると，どのデバイスが使用されたかなどはもはや問題とはならない．デバイスの種類が大事なのではなくて，結果が大事なのである．バルーン拡張術（三角）は 2.0〜2.3 mm の内腔に対して 40% の再狭窄率であり，ステント留置は 2.9〜3.2 mm の内腔に対して 20% の再狭窄率である（STRESS 試験におけるステント留置の若干悪かった結果も記載してある）．方向性冠動脈アテレクトミー（四角）は CAVEAT 試験においてはバルーン拡張術に似た結果であったが，BOAT 試験や OARS 試験においてはよりステント留置術の結果に近かった（第 29, 31 章を参照）．

(Kuntz RE et al：Generalized model of restenosis after conventional balloon angioplasty, stenting and directional atherectomy. J Am Coll Cardiol 21：15-25, 1993 より改変)

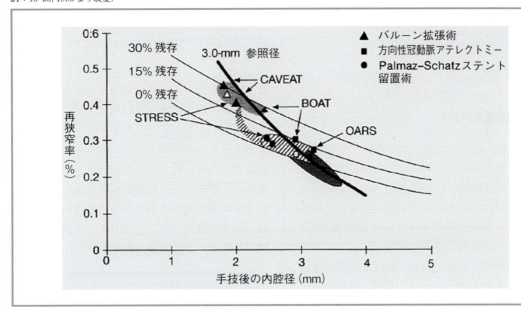

手技（従来のバルーンの拡張時間など）に関するさまざまな試みは無駄であり，また一方で種々の薬剤の全身投与［アスピリン，ニフェジピン，チクロピジン，ステロイド，長期のヘパリン投与，フィッシュオイル，ロバスタチン，ケタンセリン（セロトニン受容体拮抗薬）など］の臨床試験が行われたが，どれもほとんど再狭窄に対して効果がなかった．そして現在では以下に記す 2 つの方法が，遠隔期ロス，そしてその結果としての再狭窄に対して重要な有効性があると示されている．

Ⓐ 冠動脈内放射線療法（brachytherapy）

2,000 cGy の β 線[110]あるいは γ 線[111]を冠動脈壁の組織に照射することによって，ベアメタルステント内の内膜増殖や再狭窄を著明に抑制する．ステント内再狭窄のアテレクトミーによる治療はある程度の利益があることが一部の研究で示されているが，機械的な拡張とカテーテルによる冠動脈内放射線療法の組み合わせが（その有効性は 5 年間フォローすると失われてしまうにしても），ステント内再狭窄治療には有効である．ステント留置と同時のプライマリ照射研究の結果はあまり芳しくなく，照射治療によってステントが内膜で覆われるのが妨げられるため，明らかに遠隔期でのステント内血栓のリスクが増大し，治療後 6〜9 ヵ月たってからも生じることがある．しかしながら 2003 年に薬剤溶出ステントが商品化されたので，冠動脈内放射線療法が臨床的に用いられることは激

[表 28-5] 薬剤溶出ステント（DES）とベアメタルステント（BMS）の選択嗜好性に関連する臨床状況

一般的に BMS より DES が好まれる（効果優先）	DES より BMS が好まれる
■ 左主幹部病変 ■ 小血管 ■ ステント内再狭窄 ■ 分岐部 ■ 糖尿病 ■ 長病変 ■ 複数病変 ■ 大伏在静脈グラフト	■ DAPT の忍容性もしくはコンプライアンスに問題がある ■ 12ヵ月以内に DAPT の中止が必要なような手術が予定されている ■ ハイリスク出血

DAPT：抗血小板薬2剤併用療法

(Levine GN et al：2011 ACCF/AHA/SCAI Guideline for Percutaneous Coronary Intervention：a report of the American College of Cardiology Foundation/American Heart Association Task Force on Practice Guidelines and the Society for Cardiovascular Angiography and Interventions. Circulation 125：e412, 2012)

減した．

B 薬剤溶出ステント

　PTCA あるいはステント後の再狭窄を抑制するのに有効な全身投与薬がなかなか見つからないこととは対照的に，抗増殖薬（たとえばシロリムス，パクリタキセル，ゾタロリムス，エベロリムス）の局所散布をステント留置後30日間ポリマー基質から局所に放出させることで行うと，その後ステント内での炎症と細胞増殖を減らすことがわかっている（第31章を参照）．これらの薬剤は，ステント内腔の遠隔期内減少を通常 1 mm（ステントのそれぞれの側で500μmずつ）から 0.2 mm（ステントのそれぞれの側で100μmずつ）にまで減らす[112]．これは最初のステント留置，あるいはステント内再狭窄の中に二次的に入れられた薬剤溶出ステント後の再狭窄を劇的に減らす．最大限の利益を得るためにはそのような薬剤溶出ステントの長さは，ステント両側にある傷害されているが治療の対象ではない病変部位を若干含む程度（約10 mmの長さ）が望ましい．薬剤溶出ステントはベアメタルステントと比べてステント内が内膜で覆われるのが若干遅れるので，抗血小板治療（アスピリンとクロピドグレル）を延長しなければならない（最低12ヵ月）．よって各症例によってこれらステントの使用の是非について注意深く検討することが重要で，留置前に必要性，期間，そして患者が DAPT の方針を順守す

る能力があるかについて検討することが重要である．薬剤溶出ステントは再狭窄リスクが高い症例においてはベアメタルステントの代わりに使用することが適切である．逆に，出血リスクが高かったり，延長された DAPT に従えなかったり，DAPT の中止が必要となるような予定外科手術が潜在的に必要になる可能性がある場合は，ベアメタルステントやバルーン拡張のみが検討されるべきである（表28-5）．

9 現在の適応

　前述したように，器具と技術の向上により PCI は冠動脈血行再建の主役になった（2009年，米国内では PCI 596,000 件に対して CABG 416,000 件)[5]．しかしながら，米国内で順調に PCI 件数を増やしていた傾向は反転してきており，CABG と PCI は 2000 年代半ばから徐々に減少傾向となっている（図28-1)[5,113]．減少の原因として考えられ得るのは，(a) 喫煙率の減少や危険因子治療の改善，(b) 薬剤溶出ステント使用に伴う再狭窄の減少，(c) 安定冠疾患患者群において薬物治療と PCI が同じ結果をもたらすことを示した COURAGE 試験の潜在的インパクト，が挙げられる[114]．

　PCI の症例選択において検討されるべき重要なポイントには以下のものが含まれる；(a) 臨床的に妥当な理由をもって血行再建術が必要な患者か，(b) PCI の安全性や有効性が期待でき

る病変の複雑性か，(c) 薬物治療やCABGなどの他の治療選択肢と比較してPCIが有利か不利か，(d) どのインターベンションデバイスの組み合わせが最善の短期あるいは長期予後を有するのか．この評価過程というのは，複雑な臨床，病態生理と技術的知識の統合であり，それによってどの患者がPTCAの適応患者であり，またそうでないのかを決定するので，PTCA術者のトレーニングの重要な要素である（第1章を参照）．現行ガイドラインでは，インターベンション心臓病専門医，心臓外科医，そして（しばしば）患者の主治医である一般循環器内科医からなるハートチームを結成することによる多職種的アプローチを通して，左主幹部病変や複雑病変（たとえばSYNTAXスコアが23以上）の患者ではこの評価が実行されるべきであるとしている．このことは複雑病変の血行再建について相談された患者が，PCIかCABGに無作為に割付けられた試験よりも，この方策に従ったレジストリのほうが死亡率が低かったことにより支持されている[115]．さらにガイドラインでは血行再建についての決定を補助する米国胸部外科学会（STS）スコアやSYNTAXスコアの使用が合理的であると述べている[116-119]．SYNTAXスコアの利点は，冠動脈の造影上の複雑さを定量化できる唯一のツールであることである．計算は複雑で，有意のエラーにつながる可能性があるが，http://www.syntaxscore.com のオンライン計算機を用いて計算することができる．STSスコアは臨床特徴に基づいており，使用はより容易で，やはりhttp://209.220.160.181/STSWebRiskCalc261/de.aspx にあるオンライン計算機で計算ができる．

PTCAが急速に普及したので，この手技の適正な使用を概説する一連の論文が出ている[15-18]．米国心臓病学会（ACC）と米国心臓協会（AHA）は，1988年に最初のAngioplasty Guidelineを出版し，それは1993年，2001年，2005年，2007年に改訂され，2011年には総括改訂版が出版された．これらの勧告はPTCAについての広く受け入れられた適応と禁忌を概説しており，ホームページ（http://www.acc.org/clinical/topic/topic.htm）で閲覧可能である．詳細にわたってこれらのガイドラインを論ずることはこの章の範囲を超えているので，読者はこの優れたガイドラインの内容と要約を参照されたい[16]．以下の議論は特定の条件下での一般的なコメントを含んでいる．

A 安定狭心症の生存率を改善するPCI

2011年のガイドラインでは，左主幹部病変の患者に対してはclass I 推奨を与えていない．彼らはこの目的におけるPCIは以下の限られた状況において，CABGの代わりとして行うことが「妥当」（reasonable）（class IIa）としている．有意（50％以上狭窄）の非保護左主幹部病変で，①解剖学的条件がPCIの手技合併症に対して低リスクで，良好な長期予後が期待できる［たとえばSYNTAXスコアが低値（22以下），病変が左主幹部入口部もしくは中間部など］，②有意に手術により合併症リスクが上昇する臨床的特徴を有する（たとえば，STSスコアによる予測で周術期死亡率が5％以上；表28-6)[16]．非保護の左主幹部病変が不安定狭心症や非Q波梗塞の責任病変で，CABGの候補患者とならない場合は，PCIはreasonableとなる．そして急性のSTEMIの場合，血流低下（TIMIグレード2以下）を発生している責任病変である非保護左主幹部病変に対するPCIはreasonableであり，PCIはCABGよりもより早く安全に行うことができる[16]．

左主幹部病変以外の患者におけるPCIが生存率を改善する唯一の推奨は，主要冠動脈での有意狭窄（70％以上）により引き起こされた虚血性と思われる心室頻拍による心停止から蘇生された患者である（図28-6)[16]．適切と判断されればPCIもCABGもこの状況ではclass I の推奨となる．

B 症状を改善するためのPCI

PCIは生存率を改善する目的より，症状を改善する目的でより高頻度に実施される．この目的においては，2011年ガイドラインは血行再

[表 28-6] 薬物療法と比較し生存率改善をもたらす再灌流療法に関する ACCF/AHA/SCAI ガイドラインの記載

解剖学的条件	COR	LOE
UPLM または複雑 CAD		
CABG および PCI	Ⅰ：ハートチームでの検討が推奨される	C
CABG および PCI	Ⅱa：STS スコアと SYNTAX スコアを計算する	B
UPLM*		
CABG	Ⅰ	B
PCI	Ⅱa：安定虚血性心疾患で以下の条件をいずれも満たす場合	B
	■解剖学的条件から PCI 手技合併症が低リスクで，長期予後が良好であることが高率に予測される（例：SYNTAX スコア 22 以下，左主幹部の入口部もしくは体部）	
	■臨床的特徴が周術期有害事象リスクを有意に上げることが予想される（例：STS スコアで予測される周術期死亡率が 5％以上）	
	Ⅱa：CABG 候補患者とはならない UA もしくは NSTEMI	B
	Ⅱa：遠位部冠動脈の血流フローが TIMI グレード 2 以下の ST 上昇型心筋梗塞で，PCI が CABG よりも速やか，かつ安全に行える場合	C
	Ⅱb：安定虚血性心疾患で以下の条件をいずれも満たす場合	B
	■解剖学的条件から PCI 手技合併症が低から中リスクで，長期予後が良好であることが中率から高率に予測される（例：SYNTAX スコア 32 以下，分岐部左主幹部病変）	
	■臨床的特徴から周術期有害事象リスクが高率であることが予想される（例：中等度から重度 COPD，脳卒中既往もしくは心臓手術既往による後遺症，STS スコアで予測される周術期死亡率が 2％以上）	
	Ⅲ（有害）：（CABG 施行に比して）PCI に向かない解剖で，CABG 候補患者となる安定虚血性心疾患	B
LAD 近位部病変を含む，または含まない三枝病変*		
CABG	Ⅰ	B
	Ⅱa：CABG の良い候補患者となる複雑三枝病変（例：SYNTAX スコアが 23 以上），分岐部左主幹部病変）では，PCI より CABG を選択する	B
PCI	Ⅱb：有益性は不確定	B
LAD 近位部病変を含む二枝病変*		
CABG	Ⅰ	B
PCI	Ⅱb：有益性は不確定	B

[表 28-6](続き)

解剖学的条件		COR	LOE
LAD 近位部病変を含まない二枝病変*			
	CABG	IIa：広範な虚血	B
		IIb：広範な虚血がない場合には有益性は不確定	C
	PCI	IIb：有益性は不確定	B
LAD 近位部の一枝病変			
	CABG	IIa：LIMA を用いる長期有益性	B
	PCI	IIb：有益性は不確定	B
LAD 近位部を含まない一枝病変			
	CABG	III（有害）	B
	PCI	III（有害）	B
LV 収縮低下			
	CABG	IIa：EF 35～50%	B
	CABG	IIb：左主幹部病変を含まない EF 35％未満	B
	PCI	データが不十分	
虚血誘発性と推察される VT による心停止からの蘇生者			
	CABG	I	B
	PCI	I	C
再灌流に対する解剖的もしくは生理的基準を満たさない			
	CABG	III（有害）	B
	PCI	III（有害）	B

*：多枝病変を有する糖尿病患者においては，PCI より CABG（LIMA を用いた）を選択すべきである[62,74-81]（Class IIa；LOE B）．
CABG：冠動脈バイパス術，CAD：冠動脈疾患，COPD：慢性閉塞性肺疾患，COR：推奨クラス，EF：駆出分画，LAD：左前下行枝，LIMA：左内胸動脈，LOE：エビデンスレベル，LV：左室，N/A：該当なし，PCI：経皮的冠動脈インターベンション，STS：米国胸部外科学，SYNTAX：Synergy between PCI with Taxus and Cardiac Surgery，TIMI：Thrombolysis in Myocardial Infarction，UA/NSTEMI：不安定狭心症 / 非 ST 上昇型心筋梗塞，UPLM：非保護左主幹部，VT：心室頻拍
(Levine GN et al：2011 ACCF/AHA/SCAI Guideline for Percutaneous Coronary Intervention：a report of the American College of Cardiology Foundation/American Heart Association Task Force on Practice Guidelines and the Society for Cardiovascular Angiography and Interventions. Circulation 125：e412, 2012)

[表 28-7] 薬物療法と比較し症状改善をもたらす再灌流療法に関する ACCF/AHA/SCAI ガイドラインの記載

臨床的条件	COR	LOE
再灌流療法が勧められる1ヵ所以上の有意狭窄があり，GDMT によっても許容できない狭心症が残存する	I：CABG	A
	I：PCI	
1ヵ所以上の有意狭窄があり，禁忌，副作用や患者の希望により GDMT が導入できない状態で許容できない狭心症が残存する	IIa：CABG	C
	IIa：PCI	
CABG 既往で1ヵ所以上の虚血を呈する有意狭窄があり，GDMT によっても許容できない狭心症が残存する	IIa：PCI	C
	IIb：CABG	
LAD 近位部病変の有無にかかわらず複雑三枝病変（例：SYNTAX スコアが 23 以上）で，CABG の良い候補となる	IIa：PCI より CABG が望ましい	B
バイアビリティの残った虚血心筋で，グラフト吻合に適した冠動脈からの灌流を受けていない	IIb：CABG と同時に TMR を実施	B
再灌流療法の解剖学的，または生理学的基準を満たさない	III（有害）：CABG	C
	III（有害）：PCI	

CABG：冠動脈バイパス術，COR：推奨クラス，FFR：血流予備量比，GDMT：ガイドラインに準じた薬物療法，LOE：エビデンスレベル，PCI：経皮的冠動脈インターベンション，SYNTAX：Synergy between PCI with Taxus and Cardiac Surgery，TMR：経心筋レーザー血行再建術
(Levine GN et al：2011 ACCF/AHA/SCAI Guideline for Percutaneous Coronary Intervention：a report of the American College of Cardiology Foundation/American Heart Association Task Force on Practice Guidelines and the Society for Cardiovascular Angiography and Interventions. Circulation 125：e412, 2012)

建に適した1本もしくは複数の有意（70％以上）の冠動脈狭窄を有していて，ガイドラインによる薬物治療にもかかわらず許容できない狭心症が残存する場合，PCI（もしくはCABG）は「有益」(beneficial) であるとしている（表 28-7）[16]．1本もしくは複数の有意（70％以上）の冠動脈狭窄を有していて，禁忌や副作用や患者の希望によりガイドラインに基づいた薬物療法を開始できないでいる，許容できない狭心症が残存している患者においては，ガイドラインはより低い推奨（class IIa）としている．同様に，CABG 既往患者において，1本もしくは複数の有意（70％以上）の冠動脈狭窄を有し，ガイドラインによる薬物治療にもかかわらず許容できない狭心症が残存する場合，PCI は reasonable であるとしている．

C 急性冠症候群

NSTEMI や STEMI 患者の PCI 適応の詳細な議論は第 30 章を参照されたい．NSTEMI での造影や血行再建の目的は，虚血を解除し死亡と（再）梗塞リスクを低下させることにある．初期の侵襲的方策（つまり血行再建術を施行するつもりで実施する診断造影）での患者選択はリスク層別化に基づく．この方策が行われるのは，重篤な併存疾患がなく，手技に対する禁忌がなく，また臨床イベントの高リスクを有し，反復性狭心症，血行動態的不安定，電気的不安定を有する患者である[120]．PCI か CABG かの選択は，一般的には急性冠症候群ではない患者と同様の考察に基づくべきである[121]．STEMI における血管造影の適応は表 28-8 にまとめら

[表 28-8] STEMI における冠動脈造影の適応

適応	COR	LOE
緊急冠動脈造影		
プライマリ PCI の候補患者	I	A
重症心不全または心原性ショック（再灌流療法の適した候補患者であれば）	I	B
中等度から広範囲の心筋が危機にさらされており，血栓溶解療法が有効ではなかったことが明らかである	IIa	B
血栓溶解療法後 3〜24 時間での冠動脈造影		
血栓溶解療法が成功していることが明らかな血行動態の安定している患者	IIa	A
退院前の冠動脈造影		
安定している患者	IIb	C
任意のタイミングでの冠動脈造影		
再灌流療法のリスクが有益性を凌駕する患者や，患者またはキーパーソンが侵襲的処置を希望しない	III（有益性なし）	C

COR：推奨クラス，LOE：エビデンスレベル，PCI：経皮的冠動脈インターベンション，STEMI：ST 上昇型心筋梗塞
(Levine GN et al：2011 ACCF/AHA/SCAI Guideline for Percutaneous Coronary Intervention：a report of the American College of Cardiology Foundation/American Heart Association Task Force on Practice Guidelines and the Society for Cardiovascular Angiography and Interventions. Circulation 125：e412, 2012)

れている．

D ハイブリッド冠血行再建

　ハイブリッド血行再建は，左内胸動脈グラフトを左前下行枝にバイパスする最小侵襲手術と，左前下行枝以外に対する PCI の組み合わせと定義される．このトピックに対する入手可能なデータは限られているため，しっかりした推奨を与えることはできず，また PCI や CABG とハイブリッド手技を比較した無作為化試験もない．規模の小さい観察研究においては低い死亡率（0〜2%）や許容できるイベントフリー生存率（6〜12 ヵ月で 83〜92%）が報告されており，30 日もしくは 6 ヵ月で通常の CABG と同様であった[122-126]．ハイブリッド血行再建の目標は，左前下行枝を含む多枝病変を有する患者における左内胸動脈グラフトの優位性（長期開存性と生存率改善）および PCI の相対的な簡便性を合体させることにある．技術的もしくは解剖学的にどちらか単独の血行再建術を実施するのが難しい症例の場合（たとえば，適切なグラフト採取血管がなかったり，上行大動脈が重度に石灰化していたり，左前下行枝以外がバイパス向けではなく PCI に向いていたり，左前下行枝が PCI 向きではない場合など）は，ハイブリッド血行再建は reasonable である．手技は一度に実施されてもよいし，待期的（典型的には同一入院期間中）に PCI の前に CABG を実施し，血管造影により左内胸動脈グラフトの開存を確認し，また DAPT による周術期出血リスクを回避してもよい．胸骨正中切開による古典的手術と比較して，最小侵襲手術では一般的にグラフト開存率が低下するため，グラフト造影実施が勧められる．

E 完全血行再建

　CABG は PCI よりも高頻度，かつ完全もしくはほぼ完全な血行再建を実現する．完全または

不完全血行再建を比較した無作為化試験のデータはない．どの程度血行が不完全となるとアウトカムに影響するのかは不明である．ベアメタルステントを用いたCABGとPCIの比較試験であるBARIからの後ろ向き解析では，不完全血行再建と比較して完全血行再建に独立した生存率改善の利点はなく，筆者らは左前下行枝以外にはグラフトをつないでも長期的利点はなかったと結論づけた[127]．最近の単一施設における1,914例の多枝病変連続症例における後ろ向き研究では，薬剤溶出ステント留置（1,400例）とCABG（514例）の比較で，完全血行再建の定義により上下するが，薬剤溶出ステント留置例では40.9～56.6％，CABG例では66.9～78.2％の完全血行再建率であったが[128]，PCIでもCABGでも解剖学的な完全血行再建は長期臨床アウトカムを改善しなかった．しかしながら，重症冠疾患患者においては，多枝不完全血行再建は長期予後不良に関連した．一般的に予想される通り，初期にPCIで不完全血行再建となった患者には通常追加CABGが必要となることが多い．

10 冠血行再建においてPCIを選択する適切性の基準

　本章で述べられている通り，PCIは内在するリスクとコストに伴ったかなりの利益をもたらす．技術的進歩とどこでも実施できるようになったことで，PCIは広範な患者群に実施可能となった．しかしながら，薬物治療やCABGはしばしば有効な選択肢であり，いくつかの症例においてはむしろより優れた選択肢となる．それゆえ，実臨床においてPCIの適切さを評価するには，診断的または治療的モダリティを用いつつ，患者と医者の間のコミュニケーションを容易にするプロセス，無駄な手技の同定，品質改善，教育，そして潜在的なコスト削減を考慮しなければならない．近年，冠血行再建に対する適切使用基準[129]が6つの専門機関のコンセンサスとして発表され，その後若干の改訂を経ている[136]．その基準は，疾患の性質（安定か急性冠症候群か），負荷試験における虚血負荷評価，薬物治療の十分さ，そして血管造影上の動脈硬化の複雑さに基づく（図28-16，28-17）．それらは，すでに定評のある臨床評価や経験に取って代わろうというものではなく，それらに今後の方向性を与えようとする目的で，臨床における意思決定にしばしば存在する困難さや不確実さの存在を認めるものである．これらの基準の実臨床における役割はまだ確立されていないが，近年の米国で行われた大きな多施設レジストリにおいて，急性の適応（STEMIと高リスク非ST上昇型急性冠症候群）で実施されたPCIの98.6％は適切な適応だったと報告されている．一方，非急性の適応で行われたものでは50.4％が適切，38.0％が不明，11.6％は不適切に分類された．非急性の不適切なPCIとされたものの大多数は，狭心症がなかったり，負荷試験で虚血に対して低リスクであったり，狭心症の薬物治療が十分でなかったり（1種類以下）する患者に対して行われていた[130]．これらにより近年の大多数の手技は適切な適応例に対して行われており，非急性の適応に関しては病院間での差が大きいことが示唆される［中央値10.8％（6.0～16.7％）］．

11 質や制限の検討

　2011年のPCIガイドラインでは，以下を繰り返し行うことによりPCIプログラムの質の改善を行うことが推奨されている；(a) プログラム全体の質およびアウトカムのレビュー，(b) 各術者の結果のレビュー，(c) リスク調整の含有，(d) 困難または複雑症例の客観的レビューの提供，(e) 無作為化症例レビュー．加えて，現在の米国の全国標準に対するベンチマークとなるアウトカムのために，すべてのPCIプログラムは地域もしくは全国のレジストリに参加すべきである[16]．PCIの質とパフォーマンスの検討は，"structure"（たとえば装備，供給，人員，施設レベルもしくは術者レベルの症例数，そして電子的な医療記録や，プロセスやリスク調整アウトカムの入手しやすさ）や"process"

[図 28-16] 急性冠症候群に対する適切使用基準

図中の A は「適切」(appropriate) であることを示す．

CAD：冠動脈疾患，I：不適切 (inappropriate)，LVEF：左室駆出率，PCI：経皮的冠動脈インターベンション，STEMI：ST 上昇型心筋梗塞，U：不明 (uncertain)，UA/NSTEMI：不安定狭心症／非 ST 上昇型心筋梗塞

(Patel MR et al：ACCF/SCAI/STS/AATS/AHA/ASNC 2009 Appropriateness Criteria for Coronary Revascularization：A Report of the American College of Cardiology Foundation Appropriateness Criteria Task Force, Society for Cardiovascular Angiography and Interventions, Society of Thoracic Surgeons, American Association for Thoracic Surgery, American Heart Association, and the American Society of Nuclear Cardiology：Endorsed by the American Society of Echocardiography, the Heart Failure Society of America, and the Society of Cardiovascular Computed Tomography. Circulation 119：1330-1352, 2009)

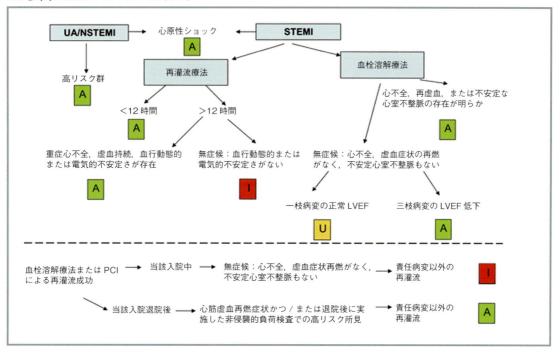

（術前・術後ケアのプロトコール，適切な手技実行や合併症の管理，データベースやレジストリへの参加）に関連した寄与因子によって定義される．リスク調整アウトカムはケアのこうした構造的または手技的な要素の結果であり，入手可能な際には施設レベルもしくは術者レベルの症例数よりも信頼できる質に関する測定方法となる．これらのデータは内部的な質の改善努力や公的報告に用いることができる．

PTCA が開発された初期の頃は，診断カテーテル検査を盛んに行っている医師がライブデモンストレーションコースに参加したり，熟知した医師の下で少数例（10〜20 例）の見学や助手をしたりして PTCA の仕方を習った．しかしながら手技の複雑化がとどまるところを知らず，事実上すべての PTCA の新しい術者は，1980 年代半ばから診断冠動脈造影のトレーニングを修了してから 3 年目のインターベンションフェローシップ（あるいは 3 年目と 4 年目の両方）で正式のトレーニングを受けている．これらのフェローシップは，現在は卒後臨床研修評価機構 [Accreditation Council for Graduate Medical Education (ACGME)；第 1 章を参照] によって認可されており，最低 250 症例のインターベンションを行うことが義務付けられている[131]．PCI を行うすべての医師が米国内科試験委員会 (American Board of Internal Medicine：ABIM) によるインターベンション心臓病専門医のための試験や講習会に参加することが合理的といえる．

［図 28-17］ 先行するバイパス既往のない安定狭心症患者に対する適切使用基準

(左上) 非侵襲検査において低リスク, **(右上)** 無症候, **(左中)** 非侵襲検査において中等度リスク, **(右中)** カナダ心臓血管協会（CCS）分類ⅠまたはⅡ度の狭心症, **(左下)** 非侵襲検査において高リスク, **(右下)** CCS ⅢまたはⅣ度の狭心症. 図中のAは「適切」(appropriate) であることを示す.

CTO：慢性完全閉塞, Ⅰ：不適切（inappropriate), Int：インターベンション, Med：薬物, Prox. LAD：近位左前下行枝, Rx：治療, U：不明（uncertain), vz：血管

(Patel MR et al：ACCF/SCAI/STS/AATS/AHA/ASNC 2009 Appropriateness Criteria for Coronary Revascularization：A Report of the American College of Cardiology Foundation Appropriateness Criteria Task Force, Society for Cardiovascular Angiography and Interventions, Society of Thoracic Surgeons, American Association for Thoracic Surgery, American Heart Association, and the American Society of Nuclear Cardiology：Endorsed by the American Society of Echocardiography, the Heart Failure Society of America, and the Society of Cardiovascular Computed Tomography. Circulation 119：1330-1352, 2009)

Low-Risk Findings on Noninvasive Study					
Symptoms Med. Rx					
Class III or IV Max Rx	U	A	A	A	A
Class I or II Max Rx	U	U	A	A	A
Asymptomatic Max Rx	I	I	U	U	U
Class III or IV No/min Rx	I	U	A	A	A
Class I or II No/min Rx	I	I	U	U	U
Asymptomatic No/min Rx	I	I	U	U	U
Coronary Anatomy	CTO of 1 vz.; no other disease	1-2 vz. disease; no Prox. LAD	1 vz. disease of Prox. LAD	2 vz. disease with Prox. LAD	3 vz. disease; no Left Main

Asymptomatic					
Stress Test Med. Rx					
High Risk Max Rx	U	A	A	A	A
High Risk No/min Rx	U	U	A	A	A
Int. Risk Max Rx	U	U	U	U	A
Int. Risk No/min Rx	I	I	U	U	A
Low Risk Max Rx	I	I	U	U	U
Low Risk No/min Rx	I	I	U	U	U
Coronary Anatomy	CTO of 1 vz.; no other disease	1-2 vz. disease; no Prox. LAD	1 vz. disease of Prox. LAD	2 vz. disease with Prox. LAD	3 vz. disease; no Left Main

Intermediate-Risk Findings on Noninvasive Study					
Symptoms Med. Rx					
Class III or IV Max Rx	A	A	A	A	A
Class I or II Max Rx	U	A	A	A	A
Asymptomatic Max Rx	U	U	U	U	A
Class III or IV No/min Rx	U	U	A	A	A
Class I or II No/min Rx	U	U	U	A	A
Asymptomatic No/min Rx	I	I	U	U	A
Coronary Anatomy	CTO of 1 vz.; no other disease	1-2 vz. disease; no Prox. LAD	1 vz. disease of Prox. LAD	2 vz. disease with Prox. LAD	3 vz. disease; no Left Main

CCS Class I or II Angina					
Stress Test Med. Rx					
High Risk Max Rx	A	A	A	A	A
High Risk No/min Rx	U	A	A	A	A
Int. Risk Max Rx	U	A	A	A	A
Int. Risk No/min Rx	U	U	U	A	A
Low Risk Max Rx	U	U	A	A	A
Low Risk No/min Rx	I	I	U	U	U
Coronary Anatomy	CTO of 1 vz.; no other disease	1-2 vz. disease; no Prox. LAD	1 vz. disease of Prox. LAD	2 vz. disease with Prox. LAD	3 vz. disease; no Left Main

High-Risk Findings on Noninvasive Study					
Symptoms Med. Rx					
Class III or IV Max Rx	A	A	A	A	A
Class I or II Max Rx	A	A	A	A	A
Asymptomatic Max Rx	U	A	A	A	A
Class III or IV No/min Rx	A	A	A	A	A
Class I or II No/min Rx	U	A	A	A	A
Asymptomatic No/min Rx	U	U	A	A	A
Coronary Anatomy	CTO of 1 vz.; no other disease	1-2 vz. disease; no Prox. LAD	1 vz. disease of Prox. LAD	2 vz. disease with Prox. LAD	3 vz. disease; no Left Main

CCS Class III or IV Angina					
Stress Test Med. Rx					
High Risk Max Rx	A	A	A	A	A
High Risk No/min Rx	A	A	A	A	A
Int. Risk Max Rx	A	A	A	A	A
Int. Risk No/min Rx	U	U	A	A	A
Low Risk Max Rx	U	A	A	A	A
Low Risk No/min Rx	I	U	A	A	A
Coronary Anatomy	CTO of 1 vz.; no other disease	1-2 vz. disease; no Prox. LAD	1 vz. disease of Prox. LAD	2 vz. disease with Prox. LAD	3 vz. disease; no Left Main

大雑把に言えば，施設レベルもしくは術者レベルでの症例数とアウトカムの関連性は存在する[132, 133]．しかしながら，この関連性は複雑なもので，対象となる症例数や術者数が少ない場合は成立しない．術者の経験が症例数とアウトカムの関連性を調整し得るわけであり，よってリスク調整アウトカムが好まれる[134, 135]．2011年のPCIガイドラインはこのトピックに関しては議論の余地があることを認識しており，技術を維持するために以下の術者個人の症例数を奨励している[16]．待期的・緊急PCIは，高症例数施設（400件以上）かつ米国の基準を満たす心臓外科医がいる施設では年間75件以上を担当すべきである．ガイドラインでは，心臓外科医がいるが低症例数施設（200～400件）では待期的・緊急PCIを年間75件以上担当するのが合理的（reasonable）であると述べ，いくらか柔軟性を持たせている．高症例数施設（400件以上）で心臓外科医がいる施設で，待期的・緊急PCIを低症例数（75件未満）実施することも同じく合理的であるとしている．理想的には年間75例未満しか担当しない術者は，年間600件以上をこなす施設で勤務すべきであり，年間150例以上実施する経験ある術者としっかりした指導者・被指導者関係を築くべきである．最後にSTEMIに対するプライマリPCIは年間75例以上実施する経験ある術者によってなされるべきであり，理想的には少なくともSTEMIの症例を11例以上実施すべきである．また，これらの手技は待期的PCIを400件以上，STEMIに対するプライマリPCIを36件以上年間に行う施設で実施されるべきである．これらの術者奨励症例数は将来変更されるかもしれない[137]．

（清末有宏）

文　献

1. Dotter CT, Judkins MP. Transluminal treatment of arteriosclerotic obstruction: description of a new technique and a preliminary report of its application. *Circulation* 1964;30:654.
2. Gruentzig A, Kumpe DA. Technique of percutaneous transluminal angioplasty with the Gruentzig balloon catheter. *AJR Am J Roentgenol* 1979;132:547.
3. Gruentzig AR, Senning A, Siegenthaler WE. Non-operative dilatation of coronary artery stenosis—percutaneous transluminal coronary angioplasty. *N Engl J Med* 1979;301:61.
4. King SB. Angioplasty from bench to bedside. *Circulation* 1996;93:1621.
5. American Heart Association. *2012 Heart and Stroke Statistical Update*. Dallas, TX; American Heart Association. *Circulation* 2012;125:e12–e230.
6. Singh M, Rihal CS, Gersh BJ, et al. Twenty-five-year trends in in-hospital and long-term outcome after percutaneous coronary intervention: a single-institution experience. *Circulation* 2007;115:2835–2841.
7. Simpson JB, Baim DS, Robert EW, Harrison DC. A new catheter system for coronary angioplasty. *Am J Cardiol* 1982;49:1216.
8. Dervan JP, McKay RG, Baim DS. The use of an exchange wire in coronary angioplasty. *Cathet Cardiovasc Diagn* 1985;11:207.
9. Mauri L, Bonan R, Weiner BH, et al. Cutting balloon angioplasty for the prevention of restenosis: results of the Cutting Balloon Global Randomized Trial. *Am J Cardiol* 2002;90:1079–1083.
10. Albiero R, Silber S, Di Mario C, et al.; RESCUT Investigators. Cutting balloon versus conventional balloon angioplasty for the treatment of in-stent restenosis: results of the restenosis cutting balloon evaluation trial (RESCUT). *J Am Coll Cardiol* 2004;43:943–949.
11. Carell ES, Schroth G, Ali A. Circumferential balloon rupture and catheter fracture due to entrapment in a calcified coronary stenosis. *Cathet Cardiovasc Diagn* 1994;32:346.
12. Tenaglia AN, Zidar JP, Jackman JD Jr, et al. Treatment of long coronary artery narrowings with long angioplasty balloon catheters. *Am J Cardiol* 1993;71:1274.
13. Plante S, Strauss BH, Goulet G, et al. Reuse of balloon catheters for coronary angioplasty: a potential cost-saving strategy? *J Am Coll Cardiol* 1994;24:1475.
14. Smith JJ, Henderson JA, Baim DS. The Food and Drug Administration and reprocessing of single-use medical devices: a revised policy and new questions. *J Vasc Interv Radiol* 2002;13:1179–1182.
15. Levine GN, Kern MJ, Berger PB, et al.; American Heart Association Diagnostic and Interventional Catheterization Committee and Council on Clinical Cardiology. Management of patients undergoing percutaneous coronary revascularization. *Ann Intern Med* 2003;139:123–136.
16. Levine GN, Bates ER, Blankenship JC, et al. 2011 ACCF/AHA/SCAI guideline for percutaneous coronary intervention: a report of the American College of Cardiology Foundation/American Heart Association Task Force on Practice Guidelines and the Society for Cardiovascular Angiography and Interventions. *Circulation* 2011;124:2574–2609.
17. Dehmer GJ, Blankenship J, Wharton TP Jr, et al. The current status and future direction of percutaneous coronary intervention without on-site surgical backup: an expert consensus document from the Society for Cardiovascular Angiography and Interventions. *Catheter Cardiovasc Interv* 2007;69:471–478.
18. Wennberg DE, Lucas FL, Siewers AF, et al. Outcomes of percutaneous coronary interventions performed at centers without and with onsite coronary bypass graft surgery. *JAMA* 2004;292:1961–1968.
19. Blankenship JC, Klein LW, Laskey WK, et al. SCAI statement on ad hoc versus the separate performance of diagnostic cardiac catheterization and coronary intervention *Cathet Cardiovasc Interv* 2004;63:444–451.
20. Fuster V, Dyken ML, Vokonas PS, Hennekens C. Aspirin as a therapeutic agent in cardiovascular disease: AHA medical scientific statement. *Circulation* 1993;87:659.
21. Solensky R. Drug allergy: desensitization and treatment of reactions to antibiotics and aspirin. *Clin Allergy Immunol* 2004;18:585–606.
22. Steven R. Steinhubl, MD; Peter B. Berger, MD et al. for the CREDO Investigators. Early and sustained dual oral antiplatelet therapy following percutaneous coronary intervention: a randomized controlled trial. *JAMA* 2002;288:2411–2420.
23. Kong DF, Califf RA, Miller DP, et al. Outcomes of therapeutic agents that block the platelet glycoprotein IIb/IIIa integrin in ischemic heart disease. *Circulation* 1998;98:2829.
24. Shamir R Mehta, Salim Yusuf, Ron J G Peters et al. for the Clopidogrel in Unstable angina to prevent Recurrent Events trial (CURE) Investigators. Effects of pretreatment with clopidogrel and aspirin followed by long-term therapy in patients undergoing percutaneous coronary intervention: the PCI-CURE study. *Lancet* 2001;358:527–533.
25. Zhang F, Dong L, Ge J. Effect of statins pretreatment on periprocedural myocardial infarction in patients undergoing percutaneous coronary intervention: a meta-analysis. *Ann Med* 2010;42:171–177.

26. Klein LW, Sheldon MW, Brinker J, et al. The use of radiographic contrast media during PCI: a focused review: a position statement of the Society of Cardiovascular Angiography and Interventions. *Catheter Cardiovasc Interv* 2009;74:728–746.
27. Mehran R, Aymong ED, Nikolsky E, et al. A simple risk score for prediction of contrast-induced nephropathy after percutaneous coronary intervention: development and initial validation. *J Am Coll Cardiol* 2004;44:1393–1399.
28. Nundy S, Mukherjee A, Sexton JB, et al. Impact of preoperative briefings on operating room delays: a preliminary report. *Arch Surg* 2008;143:1068–1072.
29. Wong GC, Giugliano RP, Antman EM. Use of low-molecular-weight heparins in the management of acute coronary artery syndromes and percutaneous coronary intervention. *JAMA* 2003; 289:331–342.
30. Lincoff AM, Kleiman NS, Kereiakes DJ, et al. Long-term efficacy of bivalirudin and provisional glycoprotein IIb/IIIa blockade vs heparin and planned glycoprotein IIb/IIIa blockade during percutaneous coronary revascularization: REPLACE-2 randomized trial. *JAMA* 2004;292:696–703.
31. Gurm HS, Rajagopal V, Fathi R, et al. Effectiveness and safety of Bivalirudin during percutaneous coronary intervention in a single medical center. *Am J Cardiol* 2005;95:716–721.
32. Ferguson JJ, Dougherty KG, Gaos CM, et al. Relation between procedural activated coagulation time and the outcome after percutaneous transluminal coronary angioplasty. *J Am Coll Cardiol* 1994;23:1061.
33. Roubin GS, Douglas JS Jr, King SB 3rd, et al. Influence of balloon size on initial success, acute complications, and restenosis after percutaneous transluminal coronary angioplasty. *Circulation* 1988;78:557.
34. Nichols AB, Smith R, Berke AD, et al. Importance of balloon size in coronary angioplasty. *J Am Coll Cardiol* 1989;13:1094.
35. Chenu P, Zakhia R, Marchandise B, et al. Resistance of the atherosclerotic plaque during coronary angioplasty: a multivariable analysis of clinical and angiographic variables. *Cathet Cardiovasc Diagn* 1993;29:203.
36. Blankenship JC, Kruckoff MJ, Werns SW, et al. Comparison of slow oscillating versus fast balloon inflation strategies for coronary angioplasty. *Am J Cardiol* 1999;83:675.
37. Anderson HV, Roubin GS, Leimgruber PP, et al. Measurement of transstenotic pressure gradient during percutaneous transluminal coronary angioplasty. *Circulation* 1986;73:1223.
38. Bech GJW, Pijls NHJ, DeBruyne B, et al. Usefulness of fractional flow reserve to predict clinical outcome after balloon angioplasty. *Circulation* 1999;99:883.
39. Chambers C, Fetterly K, Holzer R, et al. Radiation safety program for the cardiac catheterization laboratory. *Catheter Cardiovasc Interv* 2011;77:546–556.
40. Simpendorfer C, Belardi J, Bellamy G, et al. Frequency, management and follow-up of patients with acute coronary occlusions after percutaneous transluminal coronary angioplasty. *Am J Cardiol* 1987;59:267.
41. Rabah M, Mason D, Muller DW, et al. Heparin after percutaneous intervention (HAPI): a prospective multicenter randomized trial of three heparin regimens after successful coronary intervention. *J Am Coll Cardiol* 1999;34:461–467.
42. Friedman HZ, Cragg DR, Glazier SM, et al. Randomized prospective evaluation of prolonged versus abbreviated intravenous heparin therapy after coronary angioplasty. *J Am Coll Cardiol* 1994;24:1214.
43. Fung AY, Saw J, Starovoytov A, et al. Abbreviated infusion of eptifibatide after successful coronary intervention. The BRIEF-PCI (Brief Infusion of Eptifibatide Following Percutaneous Coronary Intervention) randomized trial. *JACC* 2009;53:837–845.
44. Cutlip DE, Chhabra A, Baim DS, et al. Beyond restenosis—five year clinical outcomes from second-generation coronary stent trials. *Circulation* 2004;110:1226–1230.
45. Herrmann HC. Prevention of cardiovascular events after percutaneous coronary intervention. *N Engl J Med* 2004;350:2708–2710.
46. Grundy SM, Cleeman JI, Bariey Merz CN, et al. Implications of recent clinical trials for the National Cholesterol Educational Program Adult Treatment Panel III Guidelines. *Circulation* 2004;110: 227–239.
47. Sanborn TA, Faxon DP, Haudenschild CC, Gottsman SB, Ryan TJ. The mechanism of transluminal angioplasty: evidence for formation of aneurysms in experimental atherosclerosis. *Circulation* 1983;68:1136.

48. Rensig BJ, Hermans WR, Bequ KJ, et al. Quantitative angiographic assessment of elastic recoil after percutaneous transluminal coronary angioplasty. *Am J Cardiol* 1990;66:1039.
49. Rozenman Y, Gilon D, Welber S, Sapoznikov D, Gotsman MS. Clinical and angiographic predictors of immediate recoil after successful coronary angioplasty and relation to late restenosis. *Am J Cardiol* 1993;72:1020.
50. Fischell TA, Derby G, Tse TM, Stadius ML. Coronary artery vasoconstriction after percutaneous transluminal coronary angioplasty: a quantitative arteriographic analysis. *Circulation* 1988;78:1323.
51. Holmes DR Jr, Vlietstra RE, Mock MB, et al. Angiographic changes produced by percutaneous transluminal coronary angioplasty. *Am J Cardiol* 1983;51:676.
52. Black AJR, Namay DL, Niederman AL, et al. Tear or dissection after coronary angioplasty—morphologic correlates of an ischemic complication. *Circulation* 1989;79:1035.
53. Sanborn TA, Faxon DP, Waugh D, et al. Transluminal angioplasty in experimental atherosclerosis: analysis for embolization using an in vitro perfusion system. *Circulation* 1982;66:917.
54. Saber RS, Edwards WD, Bailey KR, et al. Coronary embolization after balloon angioplasty or thrombolytic therapy—an autopsy study of 32 cases. *J Am Coll Cardiol* 1994;22:1283.
55. Piana R, Paik GY, Moscucci M, et al. Incidence and treatment of "no reflow" after percutaneous coronary intervention. *Circulation* 1994;89:2514.
56. Baim DS, Wahr D, George B, et al. Randomized trial of a distal embolic protection device during percutaneous intervention of saphenous vein aorto-coronary bypass grafts. *Circulation* 2002;105:1285–1290.
57. Stone GW, Rogers C, Hermiller J, et al. Randomized comparison of distal protection with a filter-based catheter and a balloon occlusion and aspiration system during percutaneous intervention of diseased saphenous vein aortocoronary bypass grafts. *Circulation* 2003;108:548–553.
58. Bavry AA, Kumbhani DJ, Bhatt DL. Role of adjunctive thrombectomy and embolic protection devices in acute myocardial infarction: a comprehensive meta-analysis of randomized trials. *Eur Heart J* 2008;29:2989–3001.
59. Saffitz JE, Rose TE, Oaks JB, Roberts WC. Coronary artery rupture during coronary angioplasty. *Am J Cardiol* 1983;51:902.
60. Ellis SG, Ajluni S, Arnold AZ, et al. Increased coronary perforation in the new device era: incidence, classification, management, and outcome. *Circulation* 1994;90:2725.
61. Fejka M, Simon R, Dixon SR, et al. Diagnosis, management, and clinical outcome of cardiac tamponade complicating percutaneous coronary intervention. *Am J Cardiol* 2002;90:1183–1186.
62. Kent KM, Mullin SM, Passamani ER. Proceedings of the National Heart, Lung, and Blood Institute Workshop on the Outcome of Percutaneous Transluminal Angioplasty, June 7–8, 1983. *Am J Cardiol* 1984;53:1C.
63. Detre K, Holubkov R, Kelsey S, et al. Percutaneous transluminal coronary angioplasty in 1985–1986 and 1977–1981: the NHLBI Registry. *N Engl J Med* 1988;318:265.
64. Holmes DR Jr, Holubkov R, Vlietstra RE, et al. Comparison of complications during percutaneous transluminal coronary angioplasty from 1977 to 1981 and from 1985 to 1986: the NHLBI PTCA Registry. *J Am Coll Cardiol* 1988;12:1149.
65. Anderson HV, Shaw RE, Brindis RG, et al. A contemporary overview of percutaneous coronary interventions; The American College of Cardiology-National Cardiovascular Data Registry (ACC-NCDR). *J Am Coll Cardiol* 2002;39:1096–1103.
66. Cutlip DE, Ho KKL, Kuntz RE, Baim DS. Risk assessment for percutaneous coronary intervention—our version of the weather report? *J Am Coll Cardiol* 2003;42:1986–1989.
67. Shaw RE, Anderson HV, Brindis RG, et al. Development of a risk adjustment mortality model using the American College of Cardiology-National Cardiovascular Data Registry (ACC-NCDR) experience: 1998–2000. *J Am Coll Cardiol* 2002;39:1104–1112.
68. Singh M, Lennon RJ, Holmes DR Jr, Bell MR, Rihal CS. Correlates of procedural complications and a simple integer risk score for percutaneous coronary intervention. *J Am Coll Cardiol* 2002;40: 387–393.
69. Queshi MA, Safian RD, Grines CL, et al. Simplified scoring system for predicting mortality after percutaneous coronary intervention. *J Am Coll Cardiol* 2003;42:1890–1895.
70. Ryan T, Bauman WB, Kennedy JW, et al. Guidelines for percutaneous transluminal coronary angioplasty. A report of the American College of Cardiology/American Heart Association Task Force

(Subcommittee on Percutaneous Transluminal Coronary Angioplasty). *J Am Coll Cardiol* 1988;12:529–545.
71. Ellis SG, Vandormael MG, Cowley MJ, and the POSCH Group. Coronary morphologic and clinical determinates of procedural outcome with angioplasty for multivessel coronary disease: implications for patient selection. *Circulation* 1990;82:1193–1202.
72. Krone RJ, Shaw RE, Klein LW, et al. Evaluation of the American College of Cardiology/American Heart Association and the Society for Coronary Angiography and Interventions lesion classification system in the current "stent era" of coronary interventions (from the ACC-National Cardiovascular Data Registry). *Am J Cardiol* 2003;92:389–394.
73. Hilliard A, From AM, Lennon RJ, et al. Percutaneous revascularization for stable coronary artery disease: temporal trends and impact of drug eluting stents. *J Am Coll Cardiol Intv* 2010;3:172–179.
74. Thygesen K, Alpert JS, Jaffe AS, Simoons ML, Chaitman BR, White HD. Third universal definition of myocardial infarction. *J Am Coll Cardiol* 2012;60:1581–1598.
75. Prasad A, Rihal CS, Lennon RJ, et al. Significance of periprocedural myonecrosis on outcomes after percutaneous coronary intervention: an analysis of preintervention and post intervention troponin T levels in 5487 patients. *Circ Cardiovasc Interv* 2008;1:10–19.
76. Prasad A, Herrmann J. Myocardial infarction due to percutaneous coronary intervention. *N Engl J Med* 2011;364:453–464.
77. Hill JA, Margolis JR, Feldman RL, et al. Coronary arterial aneurysm formation after balloon angioplasty. *Am J Cardiol* 1983;52:261.
78. Vassanelli C, Turri M, Morando G, et al. Coronary artery aneurysm formation after PTCA—a not uncommon finding at follow-up angiography. *Int J Cardiol* 1989;22:151.
79. Ferguson JJ, Barasch E, Wilson JM, et al. The relation of clinical outcome to dissection and thrombus formation during coronary angioplasty. *J Invasive Cardiol* 1995;7:2.
80. Ellis SG, Roubin GS, King SB 3rd, et al. Angiographic and clinical predictors of acute closure after native vessel coronary angioplasty. *Circulation* 1988;77:372.
81. Talley JD, Jones EL, Weintraub WS, et al. Coronary artery bypass surgery after failed elective percutaneous transluminal coronary angioplasty—a status report. *Circulation* 1989;79:I26.
82. Paik GY, Kuntz RE, Baim DS. Perfusion therapy to resolve myocardial ischemia en route to emergency bypass grafting for failed percutaneous transluminal angioplasty. *J Intervent Cardiol* 1995;8:319.
83. de Muinck ED, den Heijer P, van Dijk RB, et al. Autoperfusion balloon versus stent for acute or threatened closure during percutaneous transluminal coronary angioplasty. *Am J Cardiol* 1994;74:1002.
84. George BS, Voorhees WD 3rd, Roubin GS, et al. Multicenter investigation of coronary stenting to treat acute or threatened closure after percutaneous transluminal coronary angioplasty: clinical and angiographic outcomes. *J Am Coll Cardiol* 1993;22:135.
85. Meier B, Gruentzig AR, King SB 3rd, et al. Risk of side branch occlusion during coronary angioplasty. *Am J Cardiol* 1984;53:10.
86. Meier B. Kissing balloon coronary angioplasty. *Am J Cardiol* 1984;54:918.
87. Osterle SN, McAuley BJ, Buchbinder M, Simpson JB. Angioplasty at coronary bifurcations: single-guide, two-wire technique. *Cathet Cardiovasc Diagn* 1986;12:57.
88. Dauerman HL, Higgins PJ, Sparano AM, et al. Mechanical debulking versus balloon angioplasty for the treatment of true bifurcation lesions. *J Am Coll Cardiol* 1998;32:1845.
89. Wohlgelernter D, Cleman M, Highman HA, et al. Regional myocardial dysfunction during coronary angioplasty: evaluation by two-dimensional echocardiography and 12 lead electrocardiography. *J Am Coll Cardiol* 1986;7:1245.
90. Bertrand ME, Leblanche JM, Fourrier JL, et al. Left ventricular systolic and diastolic dysfunction during acute coronary artery balloon occlusion in humans. *J Am Coll Cardiol* 1988;12:341.
91. Serruys PW, Wijns W, van den Brand M, et al. Left ventricular performance, regional blood flow, wall motion, and lactate metabolism during transluminal angioplasty. *Circulation* 1984;70:25.
92. Feit F, Voeltz MD, Attubato MJ, et al. Predictors and impact of major hemorrhage on mortality following percutaneous coronary intervention from the REPLACE-2 Trial. *Am J Cardiol* 2007;100:1364–1369.
93. Manoukian SV, Feit F, Mehran R, et al. Impact of major bleeding on 30-day mortality and clinical outcomes in patients with acute coronary syndromes: an analysis from the ACUITY Trial. *J Am Coll Cardiol* 2007;49:1362–1368.
94. Mehran R, Pocock SJ, Nikolsky E, et al. A risk score to predict bleeding in patients with acute coronary syndromes. *J Am Coll Cardiol* 2010;55:2556–2566.
95. Nikolsky E, Mehran R, Dangas G, et al. Development and validation of a prognostic risk score for major bleeding in patients undergoing percutaneous coronary intervention via the femoral approach. *Eur Heart J* 2007;28:1936–1945.
96. Subherwal S, Bach RG, Chen AY, et al. Baseline risk of major bleeding in non-ST-segment-elevation myocardial infarction: the CRUSADE (Can Rapid risk stratification of Unstable angina patients Suppress Adverse outcomes with Early implementation of the ACC/AHA Guidelines) Bleeding Score. *Circulation* 2009;119:1873–1882.
97. Mehta SK, Frutkin AD, Lindsey JB, et al. Bleeding in patients undergoing percutaneous coronary intervention: the development of a clinical risk algorithm from the National Cardiovascular Data Registry. *Circulation* 2009;2:222–229.
98. Mehran R, Rao SV, Bhatt DL, et al. Standardized bleeding definitions for cardiovascular clinical trials: a consensus report from the Bleeding Academic Research Consortium. *Circulation* 2011;123:2736.
99. Hartzler GO, Rutherford BD, McConahay DR. Retained percutaneous transluminal coronary angioplasty equipment components and their management. *Am J Cardiol* 1987;60:1260.
100. Serota H, Deligonul U, Lew B, et al. Improved method for transcatheter retrieval of intracoronary detached angioplasty guidewire segments. *Cathet Cardiovasc Diagn* 1989;17:248.
101. McBride W, Lange RA, Hillis LD. Restenosis after successful coronary angioplasty. *N Engl J Med* 1988;318:1734.
102. Mintz GS, Popma JJ, Pichard AD, et al. Arterial remodeling after coronary angioplasty—a serial intravascular ultrasound study. *Circulation* 1996;94:35.
103. Chakravarty T, White AJ, Buch M, et al. Meta-analysis of incidence, clinical characteristics and implications of stent fracture. *Am J Cardiol* 2010;106:1075–1080.
104. Köster R, Vieluf D, Kiehn M, et al. Nickel and molybdenum contact allergies in patients with coronary in-stent restenosis. *Lancet* 2000;356:1895–1897.
105. Serruys PW, Luijten HE, Beatt KJ, et al. Incidence of restenosis after successful coronary angioplasty: a time related phenomenon—a quantitative angiographic follow-up study of 342 patients. *Circulation* 1988;77:361.
106. Hirshfeld JW Jr, Schwartz JS, Jugo R, et al. Restenosis after coronary angioplasty: a multivariable statistical model to relate lesion and procedure variables to restenosis. *J Am Coll Cardiol* 1991;18:647.
107. Kuntz RE, Baim DS. Defining coronary restenosis: newer clinical and angiographic paradigms. *Circulation* 1993;88:1310.
108. Kettelkamp R, House J, Garg M, et al. Using the risk of restenosis as a guide to triaging patients between surgical and percutaneous coronary revascularization. *Circulation* 2004;110:II50–II54.
109. Stolker JM, et al. Predicting restenosis of drug-eluting stents placed in real-world clinical practice: derivation and validation of a risk model from the EVENT registry. *Circ Cardiovasc Interv* 2010;3:327–334.
110. Popma JJ, Suntharalingam M, Lansky AJ, et al. Randomized trial of 90Sr/90Y beta-radiation versus placebo control for treatment of in-stent restenosis. *Circulation* 2002;106:1090–1096.
111. Leon MB, Teirstein PS, Moses JW, et al. Localized intracoronary gamma-radiation therapy to inhibit the recurrence of restenosis after stenting. *N Engl J Med* 2001;344:250–256.
112. Lemos PA, Mercado N, van Domburg RT, Kuntz RE, O'Neill WW, Serruys PW. Comparison of late luminal loss response pattern after sirolimus-eluting stent implantation or conventional stenting. *Circulation* 2004;110:3199–3205.
113. Riley RF, Don CW, Powell W, et al. Trends in coronary revascularization in the United States from 2001 to 2009: recent declines in percutaneous coronary intervention volumes. *Cardiovasc Qual Outcomes* 2011;4:193–197.
114. Boden W, O'Rourke R, Teo K, et al. Optimal medical therapy with or without PCI for stable coronary disease. *N Engl J Med* 2007;356:1503–1516.
115. Feit F, Brooks MM, Sopko G, et al. Long-term clinical outcome in the Bypass Angioplasty Revascularization Investigation Registry: comparison with the randomized trial. BARI Investigators. *Circulation* 2000;101:2795–2802.
116. Morice MC, Serruys PW, Kappetein AP, et al. Outcomes in patients with de novo left main disease treated with either percutaneous coronary intervention using paclitaxel-eluting stents or coronary artery bypass graft treatment in the Synergy between Percutaneous Coronary Intervention with TAXUS and Cardiac Surgery (SYNTAX)

117. Serruys PW, Morice MC, Kappetein AP, et al. Percutaneous coronary intervention versus coronary-artery bypass grafting for severe coronary artery disease. N Engl J Med 2009;360:961–972.
118. Shahian DM, O'Brien SM, Filardo G, et al. The Society of Thoracic Surgeons 2008 cardiac surgery risk models: part 1-coronary artery bypass grafting surgery. Ann Thorac Surg 2009;88:S2–S22.
119. Shahian DM, O'Brien SM, Normand SL, et al. Association of hospital coronary artery bypass volume with processes of care, mortality, morbidity, and the Society of Thoracic Surgeons composite quality score. J Thorac Cardiovasc Surg 2010;139:273–282.
120. Guidelines on Myocardial Revascularization. The Task Force on Myocardial Revascularization of the European Society of Cardiology (ESC) and the European Association for Cardio-Thoracic Surgery (EACTS). Eur Heart J 2010;31:2501–2555.
121. Fox KA, Clayton TC, Damman P, et al. Long-term outcome of a routine versus selective invasive strategy in patients with non-ST-segment elevation acute coronary syndrome: a meta-analysis of individual patient data. J Am Coll Cardiol 2010;55:2435–2445.
122. Holzhey DM, Jacobs S, Mochalski M, et al. Minimally invasive hybrid coronary artery revascularization. Ann Thorac Surg 2008;86:1856–1860.
123. Kon ZN, Brown EN, Tran R, et al. Simultaneous hybrid coronary revascularization reduces postoperative morbidity compared with results from conventional off-pump coronary artery bypass. J Thorac Cardiovasc Surg 2008;135:367–375.
124. Reicher B, Poston RS, Mehra MR, et al. Simultaneous "hybrid" percutaneous coronary intervention and minimally invasive surgical bypass grafting: feasibility, safety, and clinical outcomes. Am Heart J 2008;155:661–667.
125. Vassiliades TA Jr, Douglas JS, Morris D, et al. Integrated coronary revascularization with drug-eluting stents: immediate and seven-month outcome. J Thorac Cardiovasc Surg 2006;131:956–962.
126. Zhao DX, Leacche M, Balaguer JM, et al. Routine intraoperative completion angiography after coronary artery bypass grafting and 1-stop hybrid revascularization results from a fully integrated hybrid catheterization laboratory/operating room. J Am Coll Cardiol 2009;53:232–241.
127. Vander Salm TJ, Kip KE, Jones RH, et al. What constitutes optimal surgical revascularization? Answers from the Bypass Angioplasty Revascularization Investigation (BARI). J Am Coll Card 2002;39:565–572.
128. Kim YH, Park DW, Lee JY, et al. Impact of angiographic complete revascularization after drug-eluting stent implantation or coronary artery bypass graft surgery for multivessel coronary artery disease. Circulation 2011;123:2373–2381.
129. Patel MR, Dehmer GJ, Hirshfeld JW, et al. ACCF/SCAI/STS/AATS/AHA/ASNC 2009 Appropriateness Criteria for Coronary Revascularization: a report by the American College of Cardiology Foundation Appropriateness Criteria Task Force, Society for Cardiovascular Angiography and Interventions, Society of Thoracic Surgeons, American Association for Thoracic Surgery, American Heart Associate, and the American Society of Nuclear Cardiology Endorsed by the American Society of Echocardiography, the Heart Failure Society of America, and the Society of Cardiovascular Computed Tomography. J Am Coll Cardiol 2009;53:530–553.
130. Chan PS, Patel MR, Klein LW, et al. Appropriateness of percutaneous coronary intervention. JAMA 2011;306:53.61.
131. Hirshfeld JW, Banas JS, Brundage BH, et al. American College of Cardiology training statement on recommendations for the structure of an optimal adult interventional cardiology training program: a report of the American College of Cardiology task force on clinical expert consensus documents. J Am Coll Cardiol 1999;34:2141–2147.
132. Post PN, Kuijpers M, Ebels T, et al. The relation between volume and outcome of coronary interventions: a systematic review and meta-analysis. Eur Heart J 2010;31:1985–1992.
133. Hannan EL, Wu C, Walford G, et al. Volume-outcome relationships for percutaneous coronary interventions in the stent era. Circulation 2005;112:1171–1179.
134. Srinivas VS, Hailpern SM, Koss E, et al. Effect of physician volume on the relationship between hospital volume and mortality during primary angioplasty. J Am Coll Cardiol 2009;53:574–579.
135. Kumbhani DJ, Cannon CP, Fonarow GC, et al. Association of hospital primary angioplasty volume in ST-segment elevation myocardial infarction with quality and outcomes. JAMA 2009;302:2207–2213.
136. Patel MR, Dehmer GJ, Hirshfeld JW, Smith PK, Spertus JA. ACCF/SCAI/STS/AATS/AHA/ASNC/HFSA/SCCT 2012 appropriate use criteria for coronary revascularization focused update: a report of the American College of Cardiology Foundation Appropriate Use Criteria Task Force, Society for Cardiovascular Angiography and Interventions, Society of Thoracic Surgeons, American Association for Thoracic Surgery, American Heart Association, American Society of Nuclear Cardiology, and the Society of Cardiovascular Computed Tomography. J Am Coll Cardiol 2012;59:857–881.
137. Harold JG, Bass TA, Bashore TM, et al ACCF/AHA/SCAI 2013 Update of the Clinical Competence Statement on Coronary Artery Interventional Procedures, Journal of the American College of Cardiology (2013), doi: 10.1016/j.jacc.2013.05.002.

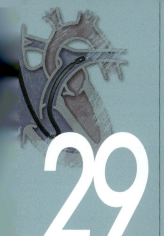

【第29章】Section Ⅶ *Interventional Techniques*

アテレクトミー，血栓除去，末梢保護デバイス

Atherectomy, Thrombectomy, and Distal Protection Devices

Robert N. Piana, Jeffrey J. Popma[a]

現在，適切なバルーン拡張を時に用いた冠動脈ステンティングは大部分の冠動脈形成術の手技において重要な位置を占める．一般的にはこの手技単独で，安定した急性期効果と良好な長期結果を期待できる．しかしながら，いくつかの症例では，それ以外の手技が必要になる局面もいまだ存在する．それは，ステンティングの手技に追加するものであったり，それ以外の手技であったりする．重要な手技としては，プラークの除去（アテレクトミー），血栓病変の除去（血栓除去），またはデブリによる塞栓を捕獲して摘除するもの（塞栓保護）が挙げられる．適切な手技を用いることで，コストを最小限に抑えながら最適な結果を得ることができる．

1 アテレクトミー

バルーン形成術の成績を向上させる方法として登場したアテレクトミーの技術は，その後劇的に向上した．血管形成術はもともと，閉塞している動脈硬化性プラークを破砕したり押しのけたりする手技である．一方，プラークを「摘除」すれば術後の冠動脈の内径を十分に保つことができ，長期的な再狭窄率を格段に減らすことができるのではないかと考えられた．当初は決定的な手技として多いに期待されたアテレクトミーであるが，この20年間の研究と臨床経験によって，現在は，複雑病変などの一定の病変に対して冠動脈ステンティングを成功に導く手技として位置づけられるようになった．

A 経皮経管回転性アテレクトミー

[1] 方法

経皮経管回転性アテレクトミーは，硬くて線維性のプラークはバーを回転させることで粉砕し，柔らかいプラークは側方に避けて治療するという考え方から生まれたもので，「選択的なプラークの切除」を実現するものである．プラークは焼灼され，10〜15μm以下に粉砕され，末梢の冠循環から吸収される[1-3]．

[2] デバイス特性

Rotalinkバーカテーテル（Boston Scientific社，Boston，MA）は，4.3Fのシャフトに，真鍮製の楕円型でニッケルでコーティングされたバー（burr）が接続されたもので構成されており，これらはTeflon製のシースで覆われている（図29-1）．このシースがあることで，回転しているデバイスから病変末梢側の血管壁を保護したり，シャフトやバーを冷却するための液体をフラッシュしたりすることができる．バーの先端末梢側の表面には20μmのダイヤモンドチップが埋め込まれており，5μmだけ表面からはみ出ている．バーの先端，手前側の表面は平滑である．Rotalinkバーカテーテルの手元はRotalinkアドバンサーに接続されており，血管

---

[a]：以前の版における本章の執筆者は，Campbell RogersとDonald S. Baimである．

[図 29-1] ロータブレータバー，ドライブシャフトとシース
焼却するバー先端末梢側の表面（太い1本矢印），バーの中枢側の非焼却部表面（2本矢印），ドライブシャフト（細い1本矢印），Teflon製シース（点線矢印）．
(Boston Scientific 社の厚意による)

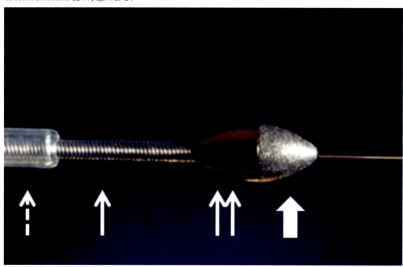

[図 29-2] Rotalink アドバンサー
(Boston Scientific 社の厚意による)

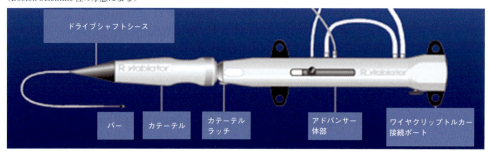

の中で術者がカテーテルを延ばしたり引いたりすることができる（図29-2，29-3）．コントロールコンソールは，空気圧縮装置を介してRotalinkアドバンサーの中にあるタービンに空気や窒素を送り込み，ドライブシャフトとバーを回転させる（図29-4，29-5）．コンソールはフットペダルによって駆動される（図29-6）．タービンの圧力はコントロールノブによって調節される．回転速度は速度計によって監視できる．RotaWireガイドワイヤは0.009インチ径の体部と0.014インチの先端から構成されている（図29-7）．細かな操作は特別なワイヤクリップを使うことで可能となる（図29-8）．バーは0.009インチ区切りで進めることが可能であるが，ワイヤ先端が広くなっているため，それ以上の前方への動きは制限される．タービンが駆動している間，ワイヤブレーキはガイドワイヤが回転しないよう制御する．そのため，末梢血管が傷つかないようになっている．ワイヤクリップは二重のブレーキの役目もしている．RotaWireガイドワイヤは滑らかな表面コーティングを施しておらず，シェイピングリボンも付いていないため，容易に屈曲してしまう．

[3] 手技

カテーテル治療の手技の選択は，病変や患者

[図 29-3] Rotalink アドバンサー
(Boston Scientific 社の厚意による)

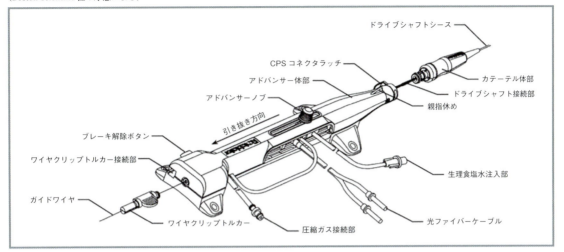

[図 29-4] ロータブレータコンソールを前から見た図

タコメータは左前方の黒い窓に表示され，回転数を示す．バーを引き抜く際に低回転固定のダイナグライドに切り替わるときに，緑色に発光するボックスが表示される．それぞれのバーの稼働時間と全体の稼働時間は別のボックスに赤色で表示される．コンソールの中央下方には，光ファイバーケーブル，Rotalink アドバンサーとフットペダルにつながる圧縮ガスラインが接続されている．右下方の黒いツマミは回転数を調整するのに用いられる．タービン圧は右上方のダイアルに表示される．

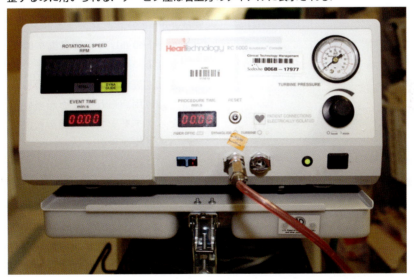

の特性によって決まる．一般的には，急性心筋梗塞，塞栓性病変，冠動脈解離，末梢血流が低下した伏在静脈病変，重症左室機能障害などの状態のときは適用されない．手技による血管攣縮を防ぐために，患者はアスピリンとカルシウム拮抗薬を事前に服用する．チエノピリジン系の降圧薬に関しては報告がないが，糖蛋白Ⅱb/Ⅲa受容体拮抗薬は血小板活性を抑制することが知られている[4,5]．適切な抗凝固療法が推奨される．術者によっては，ビバリルジンより

[図 29-5] ロタブレータコンソールを後ろから見た図
圧縮ガスタンクに接続されている．

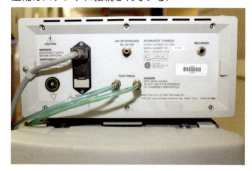

[図 29-6] ロタブレータ用フットペダル
バーを活性化させるためのフットペダル（太い矢印）．ダイナグライドモードはフットペダルの右側のノブを使ってON/OFFを切り替える（細い矢印）．

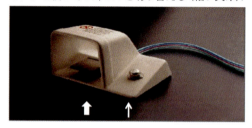

[図 29-7] RotaWire ガイドワイヤ

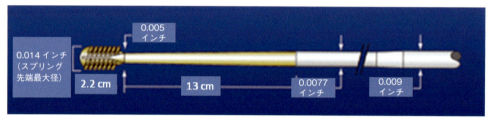

[図 29-8] ロタブレータワイヤクリップ

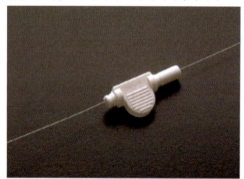

も未分画ヘパリンのほうが血管穿孔の際に抗凝固をリバースできるという理由で好んで使用されることがある[6]．脂肪乳剤であるRotaglideはフラッシュする溶液に加えられる．これにより摩擦を防いだり，熱の上昇を防いだり，デバイスの移動を容易にさせることができる．しかしながら，卵製品やオリーブオイルにアレルギーのある患者には使用できない．血管攣縮や微小血管の血流低下を防ぐために，さまざまな血管拡張薬が使われる．典型的な RotaFlush としては，4 mg のニトログリセリンと 5 mg のベラパミルを 500 mL の生理食塩水に混ぜたものが使用される．一時的ペースメーカは，右冠動脈や大きな回旋枝を治療する場合に徐脈の危険があるために用いられることが多い．赤血球の破砕によるアデノシンの放出がこの徐脈の原因ではないかと推測されている．

　曲がりが強すぎず，使用する最大径のバーよりも 0.004 インチ以上大きい内径を持つガイディングカテーテルが推奨される．これよりも小さいガイディングカテーテルを使用した場合は，デバイスの移動の際に大きな抵抗を感じてしまう．ロタブレータのワイヤはトルクが伝わりにくいため，特に複雑病変の場合は病変をクロスさせるのに難渋することが多い．その場合は，病変をクロスさせるのに従来の交換可能なバルーン用ワイヤを用いて，その後ロタブレータのワイヤに変更する．典型的には，ガイドワイヤのバイアスを最小限にするためにRotaWire フロッピーワイヤが選択される．こ

れは，硬いガイドワイヤを使用した場合，曲がった血管を伸長し，血管の小弯側を深く傷つけたり解離を起こしたりすることが懸念されるためである．一方で，フロッピーガイドワイヤは強い血管の曲がりのためにバーの通過経路をうまく確保できず，その大きな血管の曲がりの部分でバーの制御が不能になってしまう懸念もある．RotaWire extra-support wire はいくつかの末梢病変や強い石灰化病変に対して用いられる．この場合，バーは 1.25～2.5 mm 径のものが使用される．バーの大きさの選択は事前に予測することで決められるが，血管とバーの比が最終的には 0.7 を超えるべきでないとされている．たとえば，3.0 mm の血管径であった場合，2.15 mm のバーまで使用できる[7, 8]．長い病変，高度な石灰化病変，ほぼ完全に閉塞している病変の場合，1.5 mm または 1.75 mm の小さいバーから始めて，0.5 mm ずつサイズアップしていけばよい．

ガイドワイヤが病変をクロスした後，バーを数 cm 止血弁を超えた位置まで進める．空気圧縮器と回転速度計はドライブコンソールに接続され，バーを進めるためのレバーは真ん中の位置に固定されていることを確認する．空気圧縮器と窒素供給器は 500 psi 以上の内圧を保っていることを確認する．手技前に以下に示す"DRAW"のチェックリストを確認する；（ⅰ）Drip：適度に加圧されヘパリン化されたフラッシュが Teflon 製のシースから流れ出てくることを確認する．（ⅱ）Rotation：バーの先端が覆布に接触しないよう，術者がカテーテルを注意深く保持しながら，フットペダルを踏んでバーの回転速度が目的値まで上昇するようシステム全体を調整する．（ⅲ）Advancer：前進レバーがバーの位置を自由に調節できることを確認する．（ⅳ）Wire：ワイヤクリップがワイヤに固定されていることを確認して，回転中はワイヤが動かないように固定されていることを確認する．これらを確認した後，静止したバーをガイディングカテーテルの中へ進めていく．ガイディングカテーテルの最初の曲がりの部分で抵抗を感じた場合，ガイドワイヤを引くかガイディングカテーテル自体を引くことで曲がりがわずかに緩やかになり，抵抗なくバーを進められるようになる．ただしこの際，ガイディングカテーテルが冠動脈起始部にしっかりと固定され，カテーテルがねじれていたり，ガイドワイヤが大動脈基部付近で絡んでいたりしていないかを確認する必要がある．この確認を怠ると，バーを血管起始部で回転させたときにワイヤが予想外に切断されてしまうことがある．

バーが目標病変の 1～2 cm 手前にまで到達したら，カテーテル全体は 1～2 mm そっと手前に引きつつ，前進レバーのロックを解除して一番手前近くまで引く．こうすることで駆動軸内の余計な圧力がなくなるが，そうしないとバーを作動させたとき病変部に突入してしまうことがある．その後，透視下でバーを足踏みペダルで作動させ，病変を削る前に最適なプラットフォーム（定常）速度に調整する（小さいバーなら毎分 16 万回転，2.0 mm 以上のバーなら毎分 14 万回転）．レバーを前進させて，回転しているバーをゆっくりと病変部に接触させる．タービンの音，回転速度の表示，および手技中の触感などによく気を付けることが重要である．バーの表面が回転に際して過剰な抵抗にあった場合，速度は低下する．バーを進めるにあたって毎分 5,000 回転以上の速度低下を起こさないようにするのが肝要である．病変部において過剰な圧力が加わったことで著しい速度の低下が生じたときは，大きな粒子が飛んだり，プラークが摩擦で熱を持ったり，ねじれによる解離が生じていたりすることがある．筆者らは「のぞき見」(pecking) の動きで進ませることを好んでいる．プラークに接触する時間を短くして（1～3 秒），プラークの表面からバーを引いて長い時間（3～5 秒）再灌流させる動きを繰り返し行う．回転速度が落ちることを防ぐことができ，遠位部の循環による粒子残渣の処理を助ける働きがある．術者によっては，手技中に間欠的に造影剤を流すことがある．これにより，血管の合併症の有無を確認したり，粒子残渣の洗い流しを促したりすることができる．

30 秒作動させたら，デバイスを近位部の血

管に引き戻し，バーを再び進め，再作動させる前には回転を30秒程度休止させる．この休憩のたびに，少量の造影剤を注入して正常な冠動脈の流れと血管損傷や穿孔の有無を確認する．このようにして，デバイスが病変部全長にわたり進行可能となり，しかもバーに透視上ないし触知上抵抗がなく，さらにタービンの音調に変化がみられず，バーの速度低下もない状態になるまで，それを繰り返す．足踏みペダルを使用して低速のダイナグライドモードで作動させ，その後，ブレーキ解除ボタンを押しながらバーを抜去する．ダイナグライドモードではバーは圧力の制御下にないため（毎分9万回転で常に回転している），このモードでは決してバーを前進させてはいけない．

[4] 臨床結果

a) 根治術としてのロータブレータ

ロータブレータは，プラークの焼灼ができるという点で非常に有望な手技であるにもかかわらず，3つの無作為化試験はいずれも従来の経皮経管冠動脈形成術（PTCA）による治療と比較してその有用性を示すことができなかった（表29-1）[9]．エキシマレーザー，ロータブレータ，バルーン形成術の三者を比較したERBAC（Eximer Laser, Rotational Atherectomy, and Balloon Angioplasty）試験では，症候性の複雑冠動脈病変（70％以上がAHA/ACCタイプB2またはC病変）を持つ685人の患者がこの3種類の治療方法に無作為化割付けされた[10]．その結果，ロータブレータ治療のほうがPTCA治療と比較して治療の成功率は高かったが，6ヵ月後の再狭窄率は有意に高かった（42.4％対31.9％，$P=0.01$）．バルーン形成術とロータブレータを比較したCOBRA（Comparison of Balloon versus Rotational Angioplasty）試験では，502人の複雑冠動脈病変を持つ患者が無作為化割付けされた．その結果，ロータブレータ治療のほうが治療成功率は高かったが，6ヵ月時点の複合エンドポイントで優位性を示せなかった[11]．2～3mmの小血管においてロータブレータ治療とPTCA治療を無作為化割付けで比較したDART（Dilatation versus Ablation Revascularization）試験では，446人の患者が登録された[12]．その結果，両者の成功率は同じで，8ヵ月時点の再狭窄率も同等（いずれも50.5％），1年目の治療病変の障害率も同等であった（30.5％対31.2％）．

また，積極的にプラークを切除することでロータブレータ治療の成績向上が期待されたものの，その試みは良い結果には結び付かなかった．STRATAS（Determine Rotablator and Transluminal Angioplasty Strategy）試験では，バーと血管径の比率が0.7以下を目安にして行う標準治療群と，0.7～0.9を目安にして行う積極的治療群とが比較された[8]．積極的治療群は標準治療群と比較して，6ヵ月後の再狭窄率は同等であった（58％対52％）．しかしながら，周術期の心筋梗塞はむしろ有意に多かった（11％対7％）．5,000回転以上を5秒以上保つことは，末梢の心筋梗塞や再狭窄と強い関連がある．CARAT（Coronary Angioplasty and Rotablator Atherectomy）試験において，バーと血管径の比率が0.7以上の場合と0.7以下の場合が比較され，積極的治療群は治療血管の再狭窄率を低下させなかったのみならず，より多くの早期の合併症を引き起こした（12.7％対5.1％，$P<0.05$）[7]．積極的なプラーク除去が必ずしも従来のPTCAと比較して優れていないことが判明したため，ACC/AHA/SCAIガイドラインは現在，一般的な冠動脈病変に対してロータブレータ治療を推奨していない（class Ⅲ）[13]．

b) ステント内狭窄に対する回転性アテレクトミー

ステント内狭窄に対するロータブレータ治療に関する無作為化試験の結果に関しては，議論が分かれている[14-18]．バルーン形成術とロータブレータ治療を無作為化比較した単施設試験［ROSTER（Rotational Atherectomy versus Balloon Angioplasty for Diffuse In-Stent Restenosis）試験］は，事前に血管内超音波（IVUS）検査を行ってステントが十分に拡張されていない症例を除外している．その結果，従来のPTCAと比較して，ロータブレータ治療が優れていたと報告している[16]．ステント内のび

[表 29-1] 経皮経管回転性アテレクトミーに関する無作為化臨床試験

試験名	デザイン	エンドポイント[a]	結果	示唆
再狭窄				
ERBAC[10]	未治療血管に対する PTRA 対 PTCA	6ヵ月後の TVR	PTRA 42.4% PTCA 31.9% $P=0.01$	TVR に関して PTRA 群で不良な成績
COBRA[11]	未治療血管に対する PTRA 対 PTCA	6ヵ月後の再狭窄	PTRA 49% PTCA 51% $P=0.33$	PTRA 群で再狭窄の軽減なし
DART[12]	未治療小血管(2~3 mm)に対する PTRA 対 PTCA	12ヵ月後の TVF	PTRA 30.5% PTCA 31.2% $P=0.98$	PTRA 群で TVF の軽減なし
		8ヵ月後の再狭窄	PTRA 50.5% PTCA 50.5% $P=1.0$	PTRA 群で再狭窄の軽減なし
積極的な治療介入				
STRATAS[8]	PTRA (B/A<0.7) + standard PTCA 対 PTRA (B/A 0.7~0.9) + minimal PTCA	6ヵ月後の再狭窄	通常治療群 58% 積極的治療群 52% $P=NS$	積極的な PTRA で再狭窄の軽減なし
CARAT[7]	PTRA (B/A = 0.7) 対 PTRA (B/A>0.7)	6ヵ月後の MACE	通常治療群 32.7% 積極的治療群 36.3% $P=NS$	積極的な PTRA で MACE の軽減なし
ステント内再狭窄				
ROSTER[16]	びまん性の ISR に対する PTRA (B/A>0.7) 対 PTCA 全ガイドで IVUS を使用	9ヵ月後の TLR	PTRA 32% PTCA 45% $P=0.04$	PTCA に比べて PTRA でびまん性の ISR に対する TLR の繰り返し率が低下
ARTIST[17]	びまん性の ISR に対する PTRA (B/A>0.7) 対 PTCA 一部のガイドで IVUS を使用	6ヵ月後の MACE	PTRA 80% PTCA 91% $P=0.0052$	びまん性の ISR に対して PTCA は PTRA より優れる

[a]:必ずしも一次エンドポイントを意味しない.
B/A:バー/血管比,ISR:ステント内再狭窄,IVUS:血管内超音波,MACE:主要心イベント,PTCA:経皮経管冠動脈形成術,PTRA:経皮経管回転性アテレクトミー,TVR:治療血管再治療,TLR:治療病変再治療,TVF:治療血管障害

まん性の再狭窄に対してバルーン治療とロータブレータ治療を無作為化比較した多施設共同のARTIST (Angioplasty/Rotational Atherectomy for Treatment of Diffuse In-Stent Restenosis Trial) は,バルーンに高圧をかけて治療する従来治療群と比較して,ロータブレータ治療群の優位性を示すことができなかった.しかしながらここでは,バーの大きさは小さな1種類に限定されており,後拡張も低圧で行われたのみであった[17].現在は,いくつかの無作為化試験で,ステント内再狭窄に対し薬剤溶出性ステンティングの有用性が示されているので,ロータブレーション治療はもはやこのような病変に対して適応はない.2011年のガイドラインでも

ステント内再狭窄に対するロータブレータ治療の適応は class Ⅲ とされている[13]．

c）石灰化病変に対する回転性アテレクトミー

多施設のロータブレータ治療レジストリにおいて，1,078症例の石灰化病変に対して94％で成功が得られた[19]．いくつかの症例では，石灰化病変であってもロータブレータ治療を追加することでステントの良好な拡張が得られている[20-22]．単施設で行われた，石灰化病変に対する薬剤溶出ステントを用いたロータブレータ治療の結果，非薬剤溶出ステントにロータブレータを加えた治療と比較して有意に再狭窄率が低かった（10.6％対25％，$P<0.001$）[23]．また，重症石灰化病変に対して薬剤溶出ステントを効率的に運搬・拡張させるためにロータブレータを用いた単施設試験の結果では，ステント単独の成績と同等であった[24]．しかしながら，石灰化病変に限定しても，薬剤溶出ステント単独治療に比べて，ロータブレータ治療を追加した場合の有効性を示した報告は今のところ存在しない．従来の手法ではステントの拡張が十分に期待できないような高度な石灰化病変や線維性病変に対してロータブレータ治療を行うことは，現在のガイドラインでは class Ⅱa にとどまっている[13]．

d）分岐部病変に対するロータブレータ治療

分岐部病変に対するロータブレータ治療としては，プラークの移動（「雪かき」現象）を最小限にとどめて側枝を保護する治療戦略において，ステンティングの前にそれを行うことが提唱されている[25-28]．無作為化試験は今のところ存在しないが，薬剤溶出ステント出現前の時代にいくつかの研究が行われ，さまざまな結果が報告されている．

［5］ロータブレータ治療に対する病変の選択

ロータブレータ治療が臨床結果を改善しないことが判明したため，現在のガイドラインでは必ずしも全例でロータブレータ治療を推奨していない．薬剤溶出ステントの有用性は血管再開通の技術に立脚しているため，ロータブレータ治療の根本的な役割は薬剤溶出ステントの運搬と拡張を補助するものであると考えられている．高度に石灰化した病変は最も良いロータブレータ治療の適応である．ロータブレータ治療の有効例を図29-9～29-18に示す．血管造影で血管の解離や血栓，スローフローやノーフローを認める場合は，ロータブレータ治療を避けるべきである（図29-17）．血管が高度に屈曲していたり高度な左室機能低下を認めたりする場合も，同様にロータブレータ治療の適応ではない．積極的にバルーン拡張を行っても拡張しないような病変も注意深くロータブレータ治療を行うべきである（図29-9～29-11）．バルーンによる血管解離が明らかな場合にロータブレータ治療を行うと，解離を悪化させたり血管を穿孔したりする危険性が高い．ロータブレータ治療は，かつてはステント留置によって閉塞してしまった側枝をステント越しに再開通させるためにも使用されてきた．しかしながら，ステントストラットが拡張済みの部分にのみこの方法をとるべきであり，その場合でもバーは小さいものが推奨される．なぜならば，ステント越しのバーが回収できなくなった場合，重篤な合併症を引き起こすことがわかっているからである．

［6］ロータブレータ治療の合併症と限界

ロータブレータ治療はコストが高く，再狭窄を完全に予防できるわけではないという点で限界がある．治療が成功するかどうかは術者の技術と経験に大きく依存している．特に長い病変の場合は，非Q波梗塞，粒子塞栓やバーの高速回転による微小血管の活性化による血流の完全消失などが，いまだ大きな問題となっている[29]．アデノシン投与による微小血管の活性化や赤血球の溶血によっても，徐脈や房室ブロックを引き起こすことがある．したがって，ロータブレータ治療中は大腿血管からアプローチ可能なアクセスを確保しておくか，一時的静脈ペーシングを手配しておくことが推奨される．

Ⓑ 方向性アテレクトミー

方向性アテレクトミーはもはやデバイスが市販されておらず，歴史的な治療方法とみなされている．この手技では，プラークは削り取ら

[図 29-9]
右冠動脈起始部の病変で，中等度の表層性の石灰化を認めるが，この画像でははっきりしない．橈骨アプローチではいかにうまくエンゲージさせても圧がダンプしてしまった．

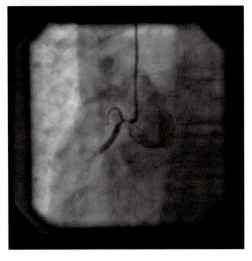

[図 29-10]
2.5 mm のノンコンプライアントバルーンで 18 気圧をかけて拡張させている．起始部に強いくびれが残っており（矢印），病変が拡張していないことがわかる．

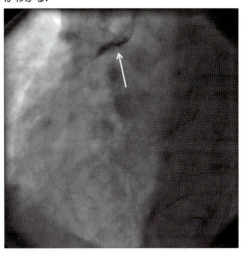

[図 29-11]
2.5 mm のノンコンプライアントバルーンで 18 気圧で拡張した結果，高度の狭窄が残存している．

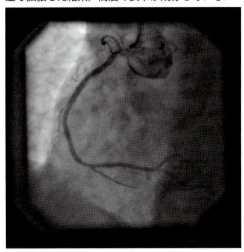

[図 29-12]
大腿動脈アプローチで 8 F の IM ガイディングカテーテルを用いて右冠動脈にエンゲージしたところ，どのようにエンゲージしても高度な圧のダンピングを認めた．右室に一時的ペースメーカを留置した．

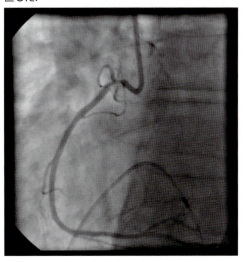

れ，摘除される．低圧バルーンで拡張後，同部位に血管径の 1/4 程度の小窓が開き，一定のプラークがこの窓から入り込むかたちになる．バッテリー駆動のモータードライブが切除先端部を回転させ，術者が用手的にデバイスを進めることでプラークを切り取り回収することができる．この手技を繰り返すことで，プラークを文字通り削り取ることができる．実際に摘除さ

[図 29-13]
RotaWire フロッピーワイヤ（2本矢印）を通じて 2.0 mm のロータブレータバー（1本矢印）を進めた．それ以前に 1.25 mm と 1.5 mm のバーで治療を行った．右室に一時的ペースメーカのワイヤが見える．

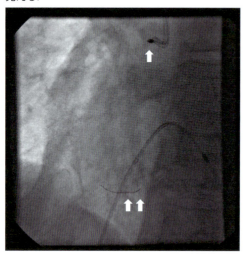

[図 29-14]
2.0 mm のバーで治療後，有意な残存狭窄を認める．

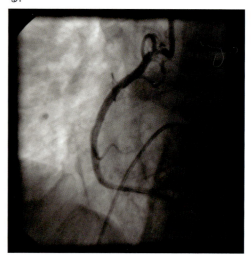

[図 29-15]
2.0 mm のロータブレーション後に 3.0 mm のノンコンプライアントバルーンで拡張したものの，矢印のごとく病変が十分に拡張しきっていないことを示すバルーンのくびれを認める．

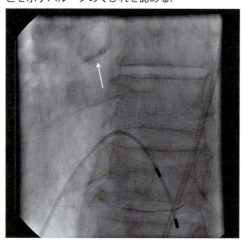

[図 29-16]
RotaWire フロッピーワイヤを通して，2.15 mm のロータブレータバー（矢印）を進めた．

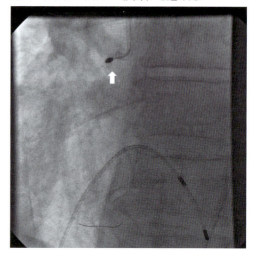

れるプラークは目視で確認できるプラーク体積の半分以下であり[30, 31]，アテレクトミーが成功しても実際にはある一定のプラークは残存したままになる[32]．

バルーン形成術と比較して，方向性アテレクトミーはいくつかの研究で，治療後急性期の血管内腔確保の面でより有効であった．通常のバルーン形成術と比較した CAVEAT（Coronary

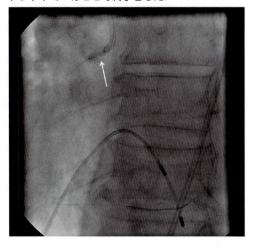

[図 29-17]
2.15 mm のバーで治療した結果，起始部（矢印）に壁不整を認め，若干の血流速度の低下も認める．重篤な無灌流状態になることを懸念して回転性アテレクトミーはここで終了とした．

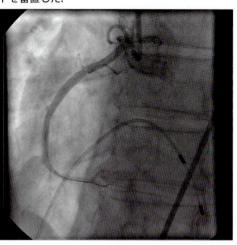

[図 29-18]
3.5 mm，4.0 mm の拡張を 22 気圧で起始部に行い，最終的に 3.0 mm×18 mm の薬剤溶出ステントを留置した．

Angioplasty versus Excisional Atherectomy Trial）I [33]）や CCAT（Canadian Coronary Atherectomy Trial）[34]，大伏在静脈グラフトにおける CAVEAT II [35] などである．しかしながら，6 ヵ月後の臨床結果や再狭窄率は改善しなかった．より強力にプラークを摘除して手技後のバルーン拡張を全例に行い，終了時のプラーク残存率を 20％以下とした群を従来のバルーン血管形成術と比較した BOAT（Balloon versus Optimal Atherectomy Trial）によると，6 ヵ月後の血管造影上の再狭窄率は従来治療群よりも低下した（31.4％ 対 39.8％，$P=0.016$）[36]．しかしながら，1 年後の再狭窄率と死亡率は減少しなかった．AMIGO（Atherectomy before Multi-link Improves Lumen Gain and Clinical Outcomes）試験では，最適な方向性アテレクトミーに加えて非薬剤溶出ステント治療を追加したが，再狭窄率や臨床結果の面で通常のステント治療群を上回る成績を残すことができなかった[37]．このため，薬剤溶出ステントの台頭とともに，方向性アテレクトミー治療は市場から撤退することとなった．

C カッティングバルーン形成術

カッティングバルーンは，ノンコンプライアントバルーンとその上の長軸方向に延びる微小な刃から構成される．この刃によって，長軸方向に病変の長さの分だけ，プラークに切れ込みが入れられる．

[1] カッティングバルーン形成術の詳細

血管形成術は一般的に，血管を伸展させ，プラークを押しのけることで血管内腔を拡張させる．一方で，拡張した血管が元に戻ろうとしたり，予期しない血管の解離が起こったり，バルーンの拡張によって新生内膜の増殖を助長したりする．カッティングバルーン形成術は低圧のバルーン拡張によって内腔の拡大を図る治療である．カッティングバルーンを従来のバルーン治療と比較した 800 症例の無作為化比較試験として REDUCE（Restenosis Reduction by Cutting Balloon Evaluation）試験が施行され，224 人に IVUS が行われ，内腔病変の変化が観察された[38]．内腔の確保を確認するには，外弾性板領域の変化を確認することで血管の伸展を観察し，中膜と内膜の複合体領域の変化をみること

でプラーク減少の程度を確認する．その結果，通常の血管形成術と比較して，カッティングバルーン形成術は最大拡張圧こそ低いものの，プラークの減少や内腔の拡大，血管の伸展を達成できた．非石灰化病変であれば，従来の治療と比べてさらに大きなプラーク減少が期待でき，また同程度の内腔確保を担保しつつ血管拡張の程度は小さかった．石灰化病変においては，従来の治療と比べて，同程度にプラークの減少を認め，内腔も確保でき，同程度に血管拡張を起こした．このように，カッティングバルーン形成術は従来の治療と比べて急性期効果がより期待でき，治療介入による圧損傷を防ぐことができ，ひいては長期予後の改善にもつながる．

[2] デバイス特性

Flextome Cutting Balloon 拡張デバイスは6，10，15 mm 長のものが使用可能であり，モノレール式とオーバーザワイヤ式の両方が用意されている．バルーンの径に基づき，長軸方向に，ナイロン式のノンコンプライアントバルーンに沿って3つまたは4つのアテレクトミーが施される．10 mm または 15 mm 長の部分に 5 mm 間隔でアテレクトミーが可能であり，こうすることでデバイスの運搬性能を高めている（図29-19，29-20）．

[3] 手技

カッティングバルーン治療の手技は，バルーン形成術と変わらない．バルーンの拡張・収縮は緩やかに行い，動脈硬化巣が破裂しないように最大拡張圧を遵守する．

[4] 臨床結果

a) 新規病変

通常の血管形成術と比較して，少ない症例数の単施設試験ではあるが，カッティングバルーン形成術のほうが再狭窄率を軽減したという報告がある．しかしながら，大規模無作為化試験はその有用性を証明することはできなかった（表29-2）．カッティングバルーン治療を世界規模で無作為化した GRT（Cutting Balloon Global Randomized Trial）では，1,238 人が従来治療群とカッティングバルーン治療群とに分けられた[39]．一次エンドポイントである6ヵ月目の再狭窄率に有意差は認めず（31.4%対30.4%），270 日目時点での有害事象発生率も同様であった（13.6%対15.1%）．同じく，従来治療群とカッティングバルーン治療群を無作為化割付けした REDUCE 試験においても 802 人が解析されたが，再狭窄率に有意差を認めなかった[9]．

b) ステント内再狭窄

ステント内再狭窄においても，カッティングバルーン治療は従来の治療と比較してその有効性を証明できていない．428 人のステント内再狭窄をきたした患者を無作為化割付けした RESCUT（Restenosis Cutting Balloon Evaluation Trial）において，従来治療群とカッティングバルーン治療群の成績が比較された．7ヵ月の時点で再狭窄率に有意差を認めなかった（29.8%対31.4%，$P=0.82$）[40]．日本で行われた REDUCE 2 試験は，文献としては発表されていないものの，ステント内再狭窄に対して従来治療群と比較して，カッティングバルーン治療の再狭窄軽減を証明することができなかった[41,42]．96人の薬剤溶出ステント内再狭窄に対する無作為化試験において，再度薬剤溶出ステントを留置する群と比較して，カッティングバルーンを施行したほうが，より再狭窄率が高い結果であった（20.7%対3.1%，$P=0.06$）[43]．

c) ステント留置前

公表されてはいないものの，REDUCE 3 試験は 521 人の患者を，従来のバルーン治療群とカッティングバルーン治療を非薬剤溶出ステント留置前に施行する群とに無作為化割付けした．453 人が血管造影検査でフォローされ，6ヵ月の時点でカッティングバルーン治療群のほうが有意に再狭窄率が低かった（11.8%対19.1%，$P=0.032$）[44]．

[5] カッティングバルーン形成術の病変選択

これらの結果を踏まえて，通常の冠動脈病変に対してルーチンでカッティングバルーンを行うことは，現行のガイドラインでは推奨されていない[13]．カッティングバルーンはデバイスがやや硬いため，屈曲した血管や石灰化の強い血

[図 29-19] カッティングバルーン
矢印はアテローム切除刃の可動性の部分を示す．

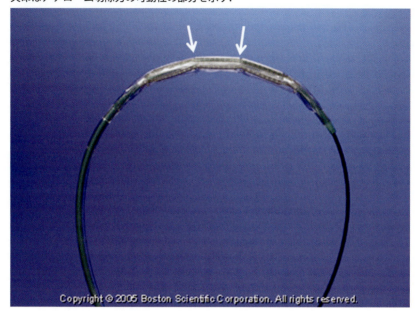

[図 29-20] アテローム切除刃とカッティングバルーンの可動部分

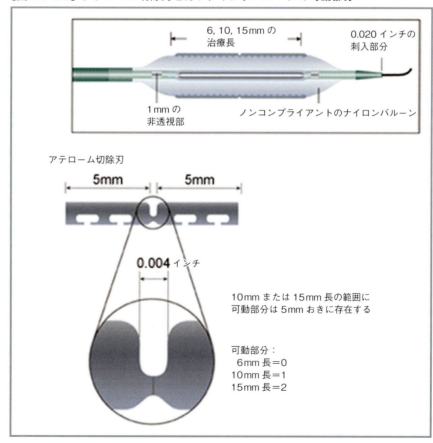

[表 29-2] カッティングバルーン形成術に関する無作為化臨床試験

試験名	デザイン	エンドポイント[a]	結果	示唆
再狭窄				
GRT[39]	未治療血管に対する CBA 対 PTCA	6ヵ月後の再狭窄	CBA 31.4% PTCA 30.4% $P=0.75$	CBA は再狭窄率を低下させない
REDUCE[9]	未治療血管に対する CBA 対 PTCA	6ヵ月後の再狭窄	CBA 32.7% PTCA 25.5% $P=0.75$	CBA は再狭窄率を低下させない
ステント内再狭窄				
RESCUT[40]	ISR に対する CBA 対 PTCA	7ヵ月後の再狭窄	CBA 29.8% PTCA 31.4% $P=0.82$	ISR に対する CBA は繰り返す再狭窄率を低下させない
REDUCE 2[b, 41, 42]	ISR に対する CBA 対 PTCA	再狭窄の有無	CBA 24% PTCA 20%	ISR に対する CBA は繰り返す再狭窄率を低下させない
Korean Trial[43]	DES 治療での focal ISR に対する CBA 対 DES	9ヵ月後の再狭窄	CBA 20.7% DES 3.1% $P=0.06$	DES 治療での focal ISR に対する DES は CBA より優れる

[a]：必ずしも一次エンドポイントではない．[b]：未発表．
CBA：カッティングバルーン形成術，DES：薬剤溶出ステント，ISR：ステント内再狭窄，PTCA：経皮経管冠動脈形成術

管に対してはデバイス通過能が悪い．小さな血管，分岐部病変，起始部病変などが適した病変とされている．しかしながら，他のデバイスと比較して明らかに優れているとされる状況は，今のところ証明されていない．ステント内再狭窄に対するカッティングバルーン形成術[40] の施行は，バルーン拡張時に滑りにくいため，ガイドラインでは class Ⅱb の推奨とされている[13]．ステント内再狭窄に対して再ステント留置を予定している場合，カッティングバルーンであれば拡張時に滑りにくいため，血管損傷のリスクを最小限に抑えることができるかもしれない．

D スコアリングバルーン形成術

AngioSculpt スコアリングバルーンカテーテル（AngioScore 社，Alameda，CA）は，セミコンプライアントバルーンを3つのニチノール成分が螺旋状に包むような構造になっている（図29-21）．小さな非無作為化試験ではあるが，直接ステントを留置した場合や，セミコンプライアントバルーンで拡張した後にステントを留

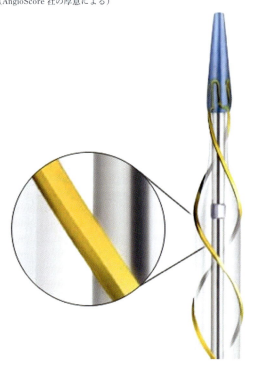

[図 29-21] AngioSculpt スコアリングバルーンカテーテル

（AngioScore 社の厚意による）

置した場合と比較して，AngioSculptスコアリングバルーンカテーテルをステント留置前に使用した群のほうがステント拡張能が良好であったと報告されている[45]．このデバイスを用いた冠動脈治療についての無作為化試験は行われていない．

2 レーザー焼灼術

Ⓐ レーザー血管形成術

放射線刺激による光増幅（レーザー）を利用した血管形成術は，プラークを確実に除去し再狭窄率や合併症の発生率を軽減する目的で開発された[46]．技術が向上し，新しいカテーテルシステムもこの数年で劇的に進歩したにもかかわらず，レーザー血管形成術は通常の血管形成術と比較して必ずしも再狭窄率を軽減できていない[10,47]．コストが高く，他の治療方法と比較した臨床的な有用性も必ずしも高くないため，レーザー血管形成術は，単独で使用される一般的な治療方法というよりは補助的な治療方法という位置づけがなされている．

[1] レーザー血管形成術の詳細

レーザーは単一光を高エネルギーで干渉波として産生する過程である．レーザー光と生物学的組織との相互作用は，波長，レーザー操作のモード（連続波またはパルス波），レーザー光のエネルギー密度（粒子束密度），および間在する流体（生理食塩水または血液）および組織に内在する吸収特性に依存する．

冠動脈レーザー形成術の場合，レーザーは紫外線領域のレーザー（たとえばXeClエキシマレーザー；波長300 nm）と近赤外/赤外線領域のレーザー［たとえばホルミウムやネオディニウムYAG（イットリウム−アルミニウム−ざくろ石）；波長2,000 nm］に分類できる．これらは，連続波とパルスシステムの2つにも分類できる．パルスシステムは理論上エネルギーを持たない干渉波を持つため，周囲組織の温度上昇を防ぐ利点がある．しかしながら，すべてのパルスレーザーはある程度の発熱作用を有する．

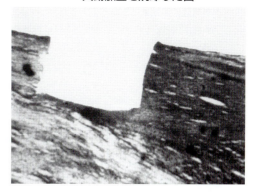

[図29-22] 大気中で193 nmのパルス型エキシマレーザーで剖検後のヒト大動脈壁を焼却した図

この影響は，組織学的な検査からも明らかである[48,49]．通常，組織の焼灼は，以下の3つのうちの1つの現象として生じる．すなわち，組織の蒸散（光熱効果），残渣の飛散（光音響効果），分子の直接分解（光化学効果）である．初期の実験研究によると，in vivoにおけるエキシマレーザーによる動脈硬化プラーク切断の主要な機序は光による分解と考えられた．しかし，生理食塩水や血液の中での研究によると，プラークの焼灼能力は低く，むしろ光音響効果のほうが大きかった[50,51]．エキシマレーザーを使用したIVUS評価を用いた臨床研究であるELCA（Excimer Laser Coronary Angioplasty）の結果もこの事実を裏付けるものであった[52]．光音響効果は組織の解離を引き起こし，1〜2％の症例に血管穿孔を引き起こしてしまった[53]．この合併症のリスク因子として，レーザーカテーテルのサイズが大きすぎること，分岐部病変を治療したこと，糖尿病を合併していたことなどが挙げられる[53]．エキシマレーザー治療中に生理食塩水を冠動脈内に注入することは，血液や造影剤を治療領域から除くことになり，レーザー照射によって生じるであろう空胞や光音響効果による血管壁の解離を起こしにくくさせる（図29-22〜29-24）[51]．

[2] 臨床結果

従来のバルーン形成術と比較して，レーザー治療の有効性を示した無作為化試験は今のとこ

[図29-23] 生理食塩水中（A）または血液中（B）で，多線維性レーザーカテーテルによる308 nmのパルス型エキシマレーザー焼灼を大動脈壁に施行した図

矢印は，光音響効果によって傷害を受け，局所的な血管解離を起こした部分を示す．ただし，生理食塩水中ではこの効果は限定的であった．

［Spectranetics社（Colorado Springs, CO）のL. Wellsの厚意による］

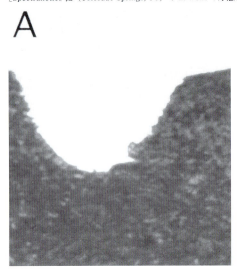 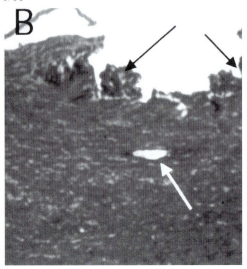

[図29-24] エキシマレーザー血管形成術後の冠動脈解離

（A）左前下行枝の長い病変（中枢側矢印）を治療することによって，解離病変（末梢側矢印）を末梢側まで広げてしまった．（B）右冠動脈の中腹の完全閉塞病変（中枢側矢印）を治療中に，末梢側で解離病変（末梢側矢印）を広げてしまった．

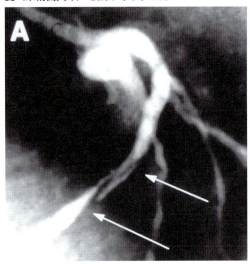 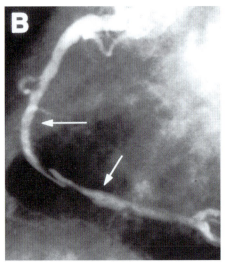

ろ存在しない（表29-3）．ERBAC試験では685人の複雑病変を持つ患者が，エキシマレーザー（232人），ロータブレータ（231人），バルーン形成術（222人）に無作為化割付けされた[10]．

治療の成功率はロータブレータ群で若干高かったものの，6ヵ月時点の再狭窄率はロータブレータ群（42.4％）とエキシマレーザー群（46.0％）のいずれにおいても従来のバルーン

[表29-3] レーザー血管形成術に関する無作為化臨床試験

試験名	デザイン	エンドポイント[a]	効果	示唆
再狭窄				
ERBAC[10]	未治療血管に対するELCA対PTCA	6ヵ月後のTVR	ELCA 46.0% PTCA 31.9% $P=0.01$	TVRに関してELCA群で不良な成績
LAVA[54]	未治療血管またはSVGに対するILCA対PTCA	6ヵ月後のMACE	ILCA 28.9% PTCA 23.5% $P=0.55$	ILCA群でMACEの軽減なし
AMRO[55]	未治療血管に対するELCA対PTCA	6ヵ月後のMACE	ELCA 33.3% PTCA 29.9% $P=0.55$	ELCA群でMACEの軽減なし
		6ヵ月後の再狭窄	ELCA 51.6% PTCA 41.3% $P=0.13$	ELCA群で再狭窄の軽減なし

[a]：必ずしも一次エンドポイントではない．
ELCA：エキシマレーザー血管形成術，ILCA：赤外線レーザー血管形成術，MACE：主要心イベント，PTCA：経皮経管冠動脈形成術，SVG：大伏在静脈グラフト，TVR：治療血管再治療

治療群と比較して有意に高かった（31.9%，$P=0.013$）．LAVA（Laser Angioplasty Versus Angioplasty）試験は，215人の安定・不安定の狭心症を持つ患者をホルミウムYAGレーザー治療群と従来のバルーン治療群とに無作為化割付けした[54]．院内合併症の発生率はレーザー治療群で高かった（10.3%対4.1%，$P=0.08$）．6ヵ月時点の複合合併率回避生存率は同等であった（71.1%対76.5%，$P=0.55$）．AMRO（Amsterdam-Rotterdam）試験では，安定狭心症を持ち，病変長が10 mm以上の308人の患者が，エキシマレーザー治療群と従来治療群とに無作為化割付けされた．その結果，6ヵ月時点の複合合併症率（33.3%対29.9%），血管造影上の再狭窄率（51.6%対41.3%）のいずれも有意差を認めなかった[55]．

a）完全閉塞

AMRO試験では完全閉塞，またはほぼ完全に閉塞した病変に対して130人の患者で治療が行われたが，従来のバルーン治療群と比較して，エキシマレーザー治療群で再狭窄率が軽減することはなかった[56]．いくつかの研究では，通常のガイドワイヤでは貫通が困難と予測される完全閉塞病変に対して，レーザーガイド下のエキシマレーザー治療が60%程度の症例で有効であったとしている[57-59]．

b）石灰化・非拡張性病変

ERBAC試験でエキシマレーザー治療がその有効性を証明できなかったため，より高度な石灰化病変に対する適用が試みられた[10]．前向きの非拡張性病変に対する登録研究では，他の病変と比較して高度な石灰化病変でその成功率は有意に低かった（79%対96%，$P<0.05$）[60]．しかしながら，非拡張性病変に対しては，ロータブレータ治療と同等の成功率を示した[60]．非拡張性病変に対して有効ではあるが，バルーン拡張によって血管の解離をきたした症例ではレーザー治療を試みるべきでない．そのような状況でレーザー治療を行うと，解離や穿孔を引き起こす可能性が高い．

c）ステント内再狭窄

バルーン形成術やロータブレータ治療と比較して，ステント内再狭窄に対しては，エキシマレーザー治療の有効性を示した研究は存在しない[61-64]．

d）急性心筋梗塞と急性冠症候群

急性心筋梗塞や急性冠症候群に対してエキシマレーザー治療は安全であることが示されている[65,66]．心筋梗塞患者を無作為化割付けした少人数の試験ではあるが，バルーン治療と比較してエキシマレーザー治療では術後の TIMI カウントが有意に改善した[65]．しかしながら，エキシマレーザー治療に関する大規模無作為化試験は今のところ施行されていない．

［3］エキシマレーザー血管形成術の病変選択

現在のところ，エキシマレーザー治療はめったに施行されることはない．線維性の病変，または中等度以上の石灰化病変でワイヤがクロスできない場合や，他のデバイスで拡張困難な病変に対してのみ，ガイドラインでは class IIb で推奨されている[13]．

3 機械的な血栓摘除術

急性心筋虚血はしばしば冠動脈内の血栓形成に由来する．通常のカテーテル治療をこの大きな血栓性病変に対して行う場合，末梢に血栓を飛ばして塞栓症をきたしてしまったり，血流を遮断してしまったり，突然の完全閉塞を引き起こしたりすることがある．血栓を捕獲したり吸入したりして取り除く機械的なデバイスが，急性冠症候群に対するカテーテル治療の際に有効な役割を果たす．

Ⓐ 切除・吸収デバイス

冠動脈病変に対する治療として，これらのデバイスは，現在は使用されていない．経管式プラーク摘除カテーテル（TEC）は，吸引器に接続された回転式の切除刃で静脈グラフト内のプラークや血栓を切除・吸引する．TEC Best 試験[67]では，TEC 治療は静脈グラフト内の病変に対して治療を行ったものの，従来治療群と比較して有効性を示すことができなかった．多施設共同試験の結果からも，カテーテルサイズが大きかったり硬かったりしたため，末梢の塞栓症や血管損傷を多く認めた[68]．X-Sizer（ev3 社，White Bear Lake，MI）は内腔が 2 つあるカテーテルで，一方の内腔内のチップが螺旋状に回転することで血栓を切除し，もう一方の内腔内に切除された血栓が吸引され，回収される．X-TRACT（X-Sizer for Treatment of Thrombus and Atherosclerosis in Coronary Interventions Trial）では，ステント治療単独群と比較するかたちで，静脈グラフト内の病変に対して X-Sizer で治療した後にステント留置を行った．X-Sizer 治療群は，周術期の有意な心筋梗塞（つまり新たな Q 波の出現や CK-MB が正常上限の 8 倍を超えて上昇した場合）と 30 日の死亡率に関して，視認できる血栓症を認めていた患者群に限定した場合，有効性が示された[69]．しかしながら，1 年後の臨床経過に関しては有効性を示すことができなかった．また，通常のカテーテル治療群と比較した X-AMINE（X-Sizer in AMI for Negligible Embolization and Optimal ST Resolution）試験[70]，血栓吸入に従来のカテーテル治療を追加した群と比較した TREAT-MI（Treatment of ST-Segment Elevation Myocardial Infarction）試験[71]のいずれにおいても，X-Sizer 治療は急性心筋梗塞患者の予後を改善させることができなかった．結果として，X-Sizer 治療は 2004 年に米国食品医薬品局（FDA）から，透析グラフトに関しては適応を受けたものの，冠動脈に対しては適応を受けることができなかった．静脈グラフト内の病変に対する塞栓保護デバイスが発達することによって，このような「切除して吸引する」治療戦略が今後見直されていくと思われる．

Ⓑ Venturi-Bernoulli 式吸入治療

AngioJet（Medrad 社）は，高速の水流ジェットを用いて，Venturi-Bernoulli 効果を利用して血栓吸引を行うデバイスである．AngioJet のコンソールはドライブユニットとつながっていて，生理食塩水を 10,000 psi 程度の高圧で供給することが可能である．フットペダルで電力を流し，ドライブポンプが AngioJet カテーテルのハイポチューブを通してステンレスチップの中に高圧の生理食塩水を送り込むことにな

[図 29-25] AngioJet カテーテル
（上）生理食塩水のジェットが銀色のカテーテル先端から出てルーメンに戻ってくるところを示している．（中）生理食塩水のジェットによってカテーテル先端の入口で Venturi-Bernoulli 現象が起きていることを示す．（下）冠血流に逆らい，Venturi-Bernoulli 現象によって血栓塊がカテーテル内に吸引されている様子を示している．

（Medrad 社の厚意による）

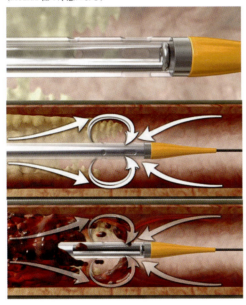

る．ここで，生理食塩水の流れは高速ジェットとしてカテーテルチップの小さな開口部から逆行性に流れ出ていく（図 29-25）．Venturi-Bernoulli の原理を利用することで，病変周囲（血液，血栓，生理食塩水）を低圧領域に保つ．ここで，ジェットは血栓を細胞サイズ以下にまで破砕し，カテーテルの内腔を通して体外に排泄させる．AngioJet による血栓摘除術は，特に 48 時間以内が最も有効であるといわれている．フィブリンや細胞組織が複合体として形成されてしまうと，AngioJet では血栓摘除が行えなくなってしまう．

一過性の徐脈が最も頻繁に遭遇する合併症である．特に，右冠動脈や大きな回旋枝に対して手技を行っている最中に起こりやすい．おそらく，局所的なアデノシンの放出が溶血によって引き起こされるためと考えられている．一時的

な静脈内ペースメーカを事前に手配しておくことが肝要である．

[1] 臨床成績

VeGAS（Vein Graft AngioJet Study）-2 は，349 人の冠動脈または静脈グラフト内に血栓性病変を認める患者を AngioJet 治療群とウロキナーゼ治療群とに無作為化割付けした試験である[72]．徐脈性の合併症は AngioJet 治療群で多かった（24％対 2％）．しかしながら，アトロピンと一時的ペースメーカで対応可能であった．一次エンドポイント（30 日以内の主要複合合併症，手技後の 50％以上の血管径狭窄，TIMI グレード 2 以下，血管径の改善が 20％以下）に関しては，両群に有意差を認めなかった（29％対 30％）．しかしながら，AngioJet 治療群は高い手技成功率を認め（86％対 72％，$P=0.002$），30 日後の主要心血管イベント（16％対 33％，$P<0.001$）や出血，血管合併症が有意に少なかった．この結果から，AngioJet は血栓を含む冠動脈や静脈グラフト病変への適応が認められた．

AngioJet は続いて，明らかな血栓性病変を認める急性心筋梗塞に対しても適用されるようになった（表 29-4）．AIMI（AngioJet Rheolytic Thrombectomy in Patients Undergoing Primary Angioplasty for Acute Myocardial Infarction）試験では，240 人の ST 上昇型の急性心筋梗塞を 12 時間以内に発症した患者が，従来のカテーテル治療群と AngioJet を追加した群とに無作為化割付けされた[73]．AngioJet によって血栓は有効に除去されたにもかかわらず，AngioJet 追加群のほうが梗塞サイズ，TIMI グレード，30 日以内の主要心血管合併症などに関して有意に成績が悪かった（6.7％対 1.7％，$P=0.01$）．逆に，コントロール群である従来治療群のほうが予期せず死亡率が低かった（0.8％）．

AIMI 試験の解釈に関しては，いくつかの意見が寄せられた．必ずしも明らかな血栓性病変を認めなくてもこの試験にエントリー可能であり，実際 21％の患者のみが中等度以上の血栓を認めていた．すなわち，血栓を除去できるという AngioJet の有効性が減弱していた可能性

[表29-4] 急性心筋梗塞に対するカテーテル治療時に塞栓保護や塞栓除去デバイスを使った主な前向き無作為化試験

試験名	デザイン	デバイス	コントロール	一次エンドポイント	結果
末梢保護					
EMERALD 2007[92]	前向き無作為化多施設 ($n = 501$)	GuardWire	末梢保護なし	ST改善と梗塞サイズ評価(^{99m}Tc-セスタミビスキャン)	30分後のST改善 (63%対62%), 梗塞サイズ (12%対9.5%), 6ヵ月間の主要合併症 (10%対11%) に有意差なし
PROMISE 2005[100]	前向き無作為化 ($n = 200$)	FilterWire EZ	末梢保護なし	最大血管流速の状態の梗塞とMRIによる梗塞サイズ評価	最大流速 (34 cm/sec対36 cm/sec) また梗塞サイズ (11.8%対10.4%) に有意差なし
DEDICATION 2008[101]	前向き無作為化多施設 ($n = 626$)	FilterWire EZ	末梢保護なし	ST改善≧70%	70%以上のST改善 (76%対72%) に有意差なし
PREMIAR 2007	前向き無作為化多施設 ($n = 140$)	Spider RX	末梢保護なし	ST改善≧70%	60分後の70%以上のST改善 (61%対60%) に有意差なし
PREPARE 2009	前向き無作為化多施設 ($n = 284$)	Proxis	末梢保護なし	ST改善≧70%	60分後の70%以上のST改善 (80%対72%), 6ヵ月間の梗塞サイズ (6.1 g/cm^{2}対6.3 g/cm^2) に有意差なし
牽引または吸引					
AIMI 2006[73]	前向き無作為化多施設 ($n = 480$)	AngioJet	AngioJetなし	Tc-セスタミビ灌流スキャンによる梗塞サイズ評価	最終梗塞サイズ (12.5%対9.8%, $P = 0.03$) はAngioJetで大きかった
X AMINE ST 2005[70]	前向き無作為化多施設 ($n = 201$)	X-Sizer	X-Sizerなし	ST改善	X-SizerのほうがST改善 (7.5 mm対4.9 mm, $P=0.04$) を示した
JETSTENT 2010[74]	前向き無作為化多施設 ($n = 201$)	AngioJet	AngioJetなし	Co-primary：ST改善と^{99m}Tc-セスタミビによる梗塞サイズ評価	AngioJetはST改善率 (85.8%対78.8%, $P = 0.043$) が高かったが, 梗塞サイズ (11.8%対12.7%, $P = 0.4$) は不変だった. 血栓吸引によって1年間の推定MACE率は低下した (85%対75%, $P=0.009$)
TAPAS 2008[75]	前向き無作為化多施設 ($n = 1,071$)	Export	吸引なし	心筋濃染グレード≦1	Exportはグレード1以下の心筋濃染の割合を26.3%から17.1%まで低下させた ($P=0.001$). 1年後の心臓死亡率は6.7%から3.6%に低下した ($P=0.02$)
EXPIRA 2010[77]	前向き無作為化 ($n = 175$)	Export	吸引なし	心筋濃染グレード≧2, かつST改善≧70%	全患者がアブシキシマブの投与を受けた. Exportはグレード2以上の心筋濃染率を上昇させ (74%対60%, $P<0.001$), 4ヵ月後のMACE率を低下させ (4.5%対13.7%, $P=0.038$), 心臓死を減らした (0%対6.8%, $P=0.012$)

MACE：主要心イベント

が考えられる．AngioJet の手技においても，逆行性の手技が用いられた．すなわち，AngioJet 先端が病変を一度通り超えて，そこから引き戻される間に血栓吸引が行われた．このため，最初にデバイスが病変を通過する際に，血栓性塞栓を末梢に飛ばしていた可能性が考えられた．血管造影検査ののちに患者が無作為化割付されたため，巨大血栓を認めた患者は術者の判断で試験対象外とされた可能性も考えられた．さらに，ペースメーカに関連する合併症も試験結果に大きな影響を与えた可能性があった．コントロール群では15％しか予防的な一時的ペースメーカが用いられなかったのに対して，AngioJet 追加群では58％もの患者がこの予防的処置を受けていた．

　これらの意見を考慮するかたちで，AngioJet の有効性を確かめるための大規模試験として JETSTENT（AngioJet Rheolytic Thrombectomy Before Direct Infarct Artery Stenting in Patients Undergoing Primary PCI for Acute Myocardial Infarction）試験[74]が行われた．明らかな血栓性病変を有する患者のみがエントリーされ，AngioJet とステント治療を行う群と，直接ステント治療を行う群とに無作為化割付された．AngioJet での治療の際は前行性の手技が用いられた．すなわち病変の1 cm 手前から AngioJet が駆動された．また，0.7％の患者のみが予防的な一時的ペースメーカ留置を受けた．全員が事前にアスピリン，600 mg の Plavix，アブシキシマブの投与を受けた．AngioJet 治療の結果は評価項目によって異なるものであった．30分以内の ST 上昇の改善という面では改善したものの，シンチグラフィ検査で評価した梗塞巣の縮小という面では改善できなかった．全体として，AngioJet は複合エンドポイントという観点からは，統計的に有意な改善を示すことができなかった．しかしながら，Kaplan-Meier 解析によって1年間の主要血管合併症回避率を計算したところ，85.2％±2.3％対 75.0％±3.1％と AngioJet 群が有効な結果を示した（$P = 0.009$）．AngioJet が優っていた結果には死亡と再治療率があった．非薬剤溶出ステントが全例で使用されており，AngioJet 群でより短いステントが留置された．血栓が吸引されたため，短いステント長で治療できたと考えられる．また，ステントが短くて済んだことが，再治療率の低下につながったと推測される．しかしながら，薬剤溶出ステントの台頭によって，この優位性は低下するものと推測される．

　JETSTENT 試験の結果は評価に値すべきではあるが，薬剤溶出ステントの時代においては，より大規模で統計的に力のある試験によって，血栓性の病変に対する AngioJet の有効性が証明されるべきである．さらに，後述するような，単純に血栓を吸引するだけの治療方法が台頭してくるとともに，血栓を破砕して吸引する治療方法の適応が制限されていくかもしれない．2011年のガイドラインでは，一般的なカテーテル治療において血栓を破砕して吸引する治療方法は臨床的な有用性がないと結論づけられている．

C 吸引血栓摘除術

　これらのデバイスは一般的に2つの内腔を持ち，1つの短い内腔を使ってガイドワイヤ越しにデバイスを運搬し，もう1つの内腔から血栓を吸引する．大部分のデバイスでは，吸引ポートに接続された大きなシリンジで用手的に血栓を吸引する．吸引ポンプを用いて血栓を吸引する場合もある．

[1] 臨床成績
a）急性心筋梗塞

　これらの吸引システムは，当初は一般的なカテーテル治療において研究された（表29-4）．単施設の TAPAS（Thrombus Aspiration during Percutaneous Coronary Intervention in Acute Myocardial Infarction Study）では1,071人の ST 上昇型心筋梗塞患者がエントリーされた．通常のカテーテル治療に加えて，Export カテーテル（Medrtonic 社，Minneapolis，MI）を用いた用手的血栓吸引を行う群と，行わない群とに無作為化割付された[75]．エントリーに際しては，血管造影上の血栓の有無は問わなかった．吸引治療を追加した群は，一次エンドポイント

である心筋濃染の程度が有意に改善した［濃染がない，または最低限の再灌流しか認めないグレード0または1に分類される割合が26.3%から17.1%（$P<0.001$）に改善］．また，1年以内の心臓死の割合も6.7%から3.6%に有意に改善した（$P=0.02$）[76]．

症例数は少ないものの，単施設試験であるEXPIRA（Thrombectomy with Export Catheter in Infarct-related Artery during Primary Percutaneous Coronary Intervention）試験では，病変部に血栓を認める175人のST上昇型心筋梗塞を持つ患者がエントリーされた．通常のカテーテル治療に加えて，Exportカテーテルを用いた吸引治療を行う群と，行わない群とに無作為化割付けされた[77]．全例で手技の前にアスピリンとアブシキシマブが投与された．吸引治療を追加した群では，ST部分，心筋濃染のいずれもが吸引治療を行わなかった群と比較して有意に改善した．また，長期成績に関しても良好であった．主要血管合併症は従来治療群が13.7%であったのに対して4.5%と有意に低く（$P=0.038$），心臓死も従来治療群が6.8%であったのに対して0%と有意に低かった（$P=0.012$）．

複数の試験結果をまとめたメタ解析の結果が現在報告されており，用手的な血栓吸引治療を従来治療に追加することで一貫した有効性が示されている[78-83]．Bavryは6,415人のデータからなる30個の研究を解析した．用手的な血栓吸引治療群の死亡率は2.7%であり，従来治療群の4.4%と比較して有意に良好な成績を示した（$P=0.018$）．機械的な血栓破砕の死亡率は5.3%であったのに対し，従来治療群は3.1%であった（$P=0.05$）．塞栓保護治療の死亡率は3.1%であったのに対し，従来治療群は3.4%であった（$P=0.69$）．2011年のガイドラインでは，一般的なカテーテル治療における血栓吸引治療の追加はclass IIaの適応であるとしている．しかしながら，機械的な血栓破砕や塞栓保護に関しては推奨していない．

b）高リスク病変

高リスク病変に対するルーチンの血栓吸引療法の役割に関しても解析がなされている．近年施行されたINFUSE AMI（Intracoronary Abciximab and Aspiration Thrombectomy in Patients With Large Anterior Myocardial Infarction）試験では，高リスク病変を左前下行枝の中枢側または中腹に持つ452人の患者がエントリーされた．全例でアスピリン，クロピドグレル，ビバリルジンを内服し，血栓吸引治療群と冠動脈内アブシキシマブ投与群とに無作為化割付けされた[84]．一次エンドポイントである梗塞巣の大きさに関しては心臓MRIを用いて解析が行われ，アブシキシマブ投与群で有意な改善がみられた（15.1%対17.9%，$P=0.03$）．しかしながら，血栓吸引群では改善はみられなかった（17%対17.3%，$P=0.51$）．この結果の解釈のためには，より大規模な臨床研究が期待される．

D 超音波血栓除去術

超音波血栓除去術は，超音波による振動波が血栓を細かな粒子に分解できるという考えに基づいている．しかしながら，静脈グラフト内病変に対する無作為化試験によって，Acolysisシステム（Vascular Solutions社，Minneapolis, MN）を用いた超音波血栓除去術は薬物的な血栓溶解療法と比較して，成功率も低く（63%対82%，$P=0.008$），30日間の主要血管合併症も有意に多かった（25%対12%，$P=0.036$）[85]．

4 塞栓保護デバイス

冠動脈形成術は一般的に，プラークや血栓の一部を末梢循環に逃してしまうことが多い．そのため，血管収縮作動物質の放出を誘発してしまう．特に静脈グラフトに対する治療中や血栓病変に対するカテーテル治療の際は，末梢の微小血栓塞栓症や微小血管の攣縮は，冠動脈の血流遮断や心原性酵素の上昇を伴う周術期の心筋梗塞を引き起こす[86,87]．カテーテル治療中の冠血流遮断に対する血栓吸引療法を行うと，多くのアテローム性プラークや血栓フィブリン結合

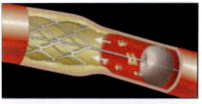
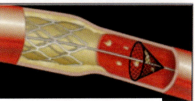

末梢閉塞システム

末梢フィルタ

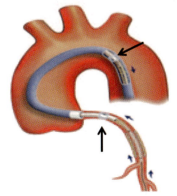

近位部閉塞システム

[図 29-26] 塞栓保護デバイス
（上）GuardWire などの末梢閉塞システムはカテーテル治療中の順行性の冠血流を遮断する．飛散したデブリはバルーン上に捕獲され，吸引される．吸引後，バルーンを収縮し，順行性の冠血流を改善させる．
（中）この図は末梢フィルタシステムであり，末梢血流を遮断することはせず，カテーテル治療で飛散したデブリをフィルタで捕獲するよう，病変よりも末梢側で展開する．
（下）Proxis などの近位部閉塞システムを示す．閉塞バルーンは病変よりも中枢側で拡張され，ガイドワイヤ上で血管を閉塞し，順行性の冠血流を遮断する（黒矢印）．カテーテル治療が終了した後，デブリが吸引され，最後にバルーン閉塞が解除される．

(Mauri L et al：Devices for distal protection during percutaneous coronary revascularization. Circulation 113：2651-2656, 2006)

体，マクロファージ，コレステロール結晶などが捕獲される[88]．実際には，50％以上の微小冠動脈床が閉塞されないかぎり，心筋の不可逆的な障害はきたさないと言われている[89]．血管攣縮は，作動物質を放出する多細胞性の要素によって増幅される[86,87]．

塞栓保護デバイスは，カテーテル治療中に生じたプラークや血栓の破片による虚血性の障害や無灌流状態を最小限に食い止めるために開発された．これらのデバイスは，以下の3つに分類できる；①末梢の血管閉塞デバイス，②近位部の血管閉塞デバイス，③末梢のフィルタ留置デバイス（図 29-26）．表 29-5 は，現在までに使用可能なデバイスを技術的な観点でまとめている．

A 末梢閉塞システム

これらのデバイスは，カテーテル治療中にその末梢側に拡張させたバルーンを留置することで前方からの血流を遮断し，動脈硬化性のデブリや可溶性の血管作動物質を捕獲する．これらの物質は，閉塞バルーンを回収する前に筒状のデバイスによって吸引，回収される．そのため，前方からの血流が回復しても，末梢微小血管の塞栓症状が予防される．末梢を閉塞することの利点は，どのような大きさのデブリであっても捕獲・吸引でき，デブリがデバイスをすり抜けてしまう危険を最小限に抑えられる点である．理論的には，可溶性の血管作動物質や血栓形成物質など，フィルタ式のデバイスでは回収できないような物質まで，この方法であれば捕獲できる．しかしながら，この手技はいくつかの重要な限界を抱えている．重症患者であった場合，前方からの血流を遮断して虚血状態にさらすことに耐えられない可能性がある．前方からの血流が遮断されてしまうため，治療を補助

[表 29-5] 冠動脈塞栓保護デバイスの特徴

デバイスタイプ	FDAに承認されたデバイス	出荷元	ガイディングカテーテルのサイズ	ガイドワイヤのサイズ	末梢での展開に要する距離	有用性	コントロール
末梢フィルタ	SpiderFX	Covidien/ev3 社 (Plymouth, MN)	6 F	0.014 インチ	20 mm	■ 順行性灌流を保つ ■ デバイス展開後も造影可能 ■ カテーテル治療と同じようなテクニックを使ってデバイスの展開と回収が可能	■ デブリフィルタの網目より小さい場合，塞栓を落としてしまう ■ 可溶性物質はトラップできない ■ フィルタが病変を通る際に未精査塞栓を起こす可能性がある ■ 屈曲した血管には展開が難しい
	AngioGuard (冠動脈用としては市販されておらず，頸動脈に対してのみ使用可能)	Cordis Endovascular 社 (Bridgewater, NJ)	7 F	一体型ワイヤ	18 mm		
	FilterWire	Boston Scientific 社 (Natick, CA)	6 F	0.014 インチ	25 mm		
末梢閉塞システム	GuardWire	Medtronic 社 (Santa Rosa, CA)	8 F	0.014 インチ / 0.018 インチ	20 mm	■ フィルタ式と比較してデバイスのサイズが小さい ■ 屈曲病変にもより簡単に運搬できる	■ 一時的ではあるが血流閉塞を起こすため耐えられない可能性がある ■ 通常のワイヤよりもデバイスワイヤを病変に通過させるのが難しい ■ 大動脈内にデブリの塞栓を飛ばす危険があり，中枢病変には適さない ■ 病変をデバイスが通過する際，塞栓を起こす危険がある ■ バルーン拡張に伴う血管の解離や損傷のリスクがある ■ デバイスを展開した後は病変の視認性が低下する ■ 通常のカテーテル治療従事者にとって手技がやや複雑でなじみが薄い ■ バルーン収縮がうまくいかない危険性がある
	TriActiv システム (販売中止)	Kensey Nash 社 (Exton, PA)	7 F	0.014 インチ	≥20 mm		
近位部閉塞システム	Proxis システム (販売中止)	St. Jude Medical 社 (St. Paul, MN)	6 F/7 F	0.014 インチ	12 mm (中枢側)	■ 病変を通過させる必要がない ■ 側枝血管でも保護できる ■ 複数病変があってもう一度にカテーテル治療ができる	■ 一時的とはいえ血流を遮断するので，耐えられない可能性がある ■ バルーン拡張に伴う解離や障害のリスクがある ■ 起始部やきわめて中枢側には不適である

FDA：米国食品医薬品局

するための血管造影が制限され，病変や，閉塞部位より末梢の状態が把握できない．通常の冠動脈治療用のバルーンよりもデバイスが大がかりなものとなり，ワイヤの通過性も悪い．そのため，そもそも末梢閉塞が完了する前に，末梢塞栓症を起こしてしまう危険がある．前方からの血流を完全に遮断した状態で，血管の中枢部または起始部のカテーテル治療を行う場合，デブリによる塞栓が逆行性に大動脈内に流してしまい，脳卒中を引き起こす懸念がある．バルーンを拡張させるために末梢血管を損傷する危険もあり，バルーンの収縮・格納が困難になる症例もまれではあるが存在する．

[1] PercuSurge GuardWire

PercuSurge GuardWire システム（Medtronic社，Minneapolis, MN）はいくつかの要素，すなわち 0.014 インチのニチノール製ハイポチューブ，X線不透過の柔軟性のある先端を有する血管形成術用ワイヤ，5.5 mm の長さを有する低圧で拡張可能（2気圧以下で 3.5〜5.0 mm に拡張）な弾力性に富むバルーン（ワイヤの先端から 3.5 cm のところに装着される），そして PCI 後や GuardWire バルーンを縮める前に粒子の残渣や血液を除去するための 135 cm の長さの側孔付きモノレール型吸引カテーテル（Export カテーテル）である．また，EZ アダプタはハイポチューブルーメンを通過して，EZ フレータは EZ アダプタを通してバルーンを拡張するのに用いられる（図 29-27）．デバイス使用のための準備は以下のいくつかの手順を踏む必要がある；①ワイヤが絡まらないように注意しながら，GuardWire ハイポチューブを EZ アダプタの入口部分に正確にはめ込む．②EZ フレータを接続して，バルーンの収縮を素早くできるように 3 対 1 に希釈した造影剤で EZ アダプタを満たす．③EZ アダプタの表面をエア抜きして造影剤で満たすようにする．④EZ アダプタのダイアルを回してバルーンを拡張させる．⑤デバイスを収縮させて EZ アダプタからワイヤを抜去する．このように準備と回収に非常に手間がかかるため，GuardWire を手配する前にすべての準備を事前に行っておくことが推奨されている．

GuardWire システムは，従来のカテーテル治療のためのワイヤと比較して扱いにくい．このシステムでは，デバイスが病変を少なくとも 20 mm 以上通過しなくてはならない．ステントやバルーンはワイヤ越しに運搬されて病変の手前で待機させた状態で GuardWire バルーンを拡張させる．少量の造影剤を投与して，バルーンが血流を遮断したかどうかを確認する．塞栓物質はすべてバルーンの前方で捕獲され，Export カテーテルでバルーンを収縮して冠血流が再開通する前に吸引される．オーバーザワイヤシステムを利用していた場合，GuardWire を EZ アダプタから外してカテーテルを交換し，その後 EZ アダプタで吸引を行う必要がある．バルーンが収縮できなくなるので，ハイポチューブが絡まないように細心の注意を払わなければならない．その場合，ハイポチューブをマーカー部分よりも末梢側で切断してバルーンの収縮ができるようにしなければならない．

静脈グラフトへのカテーテル治療中に塞栓保護を行うことの利点は，SAFER（Saphenous Vein Graft Angioplasty Free of Emboli Randomized）試験で確立された．この試験では 801 人の患者を，従来のカテーテル治療群と，GuardWire システムによる末梢閉塞手技を追加した群とに無作為化割付けした[90]．末梢保護を行うことで，30 日間の主要合併症に対する相対リスクが 42％軽減した（9.6％対 16.5％，$P=0.004$）．心筋梗塞の発生（8.6％対 14.7％，$P=0.008$）と冠血流の途絶（3％対 9％，$P=0.02$）も有意に減少した．このような利点は，糖蛋白Ⅱb/Ⅲa 受容体阻害薬を投与されていた患者の 61％でも担保されていた（10.7％対 19.5％，$P=0.008$）．SAFER 試験における血管造影検査上の主要合併症の予測因子としては，グラフトの変性や病変の推定プラーク体積が挙げられる．しかしながら，GuardWire システムによって，高リスク患者だけではなく，すべての患者が恩恵を被ることができた[91]．

心筋梗塞の際の静脈グラフトに対するカテー

[図 29-27] PercuSurge GuardWire（Medtronic Vascular 社）のシステム
（A）GuardWire が病変をクロスして末梢血管に進んでいく．（B）ステントが運搬され，位置決めが行われ，末梢のバルーンが塞栓を予防するために拡張した後，GuardWire の上にステントが留置される．（C）吸引カテーテルを血管内に進めていき，末梢バルーンが塞栓を予防するために拡張しているので，そこで捕獲されているデブリを吸引する．（D）末梢のバルーンは収縮され，順行性血流が回復する．

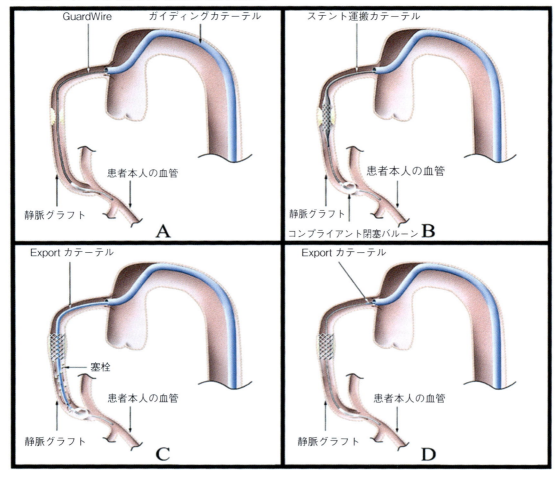

テル治療における GuardWire の有効性は，まだ証明されていない．EMERALD（Enhanced Myocardial Efficacy and Removal by Aspiration of Liberated Debris）試験は，従来のカテーテル治療に GuardWire システムによる処置を追加する群としない群とに，501 人の ST 上昇型心筋梗塞患者を無作為化割付けした[92]．GuardWire システムを追加しても梗塞サイズは縮小せず，ST 上昇の改善にも寄与せず，30 日間の主要合併症を軽減することもなかった（10.0％対 11.0％，$P = 0.66$）．

[2] **TriActiv システム**

Kensey Nash TriActiv システムは，CO_2 で充満された急速に拡張・縮小できる遠位部のバルーンと，吸引用のガイディングカテーテルの先端に向けて残存する残渣を移動するための選択的注入カテーテルとを装着したシステムである．無作為化割付試験である PRIDE（Protection During Saphenous Vein Graft Intervention to Prevent Distal Embolization）試験[93]が最近完了し，このデバイスの GuardWire との同等性を示した（30 日後の主要合併症率は GuardWire 群で

10.2％，TriActiv 群で 11.2％）．しかしながら，現在このデバイスは使用されていない．

Ⓑ 末梢フィルタ

フィルタデバイスは，病変の末梢側に非閉塞性の籠を配置することで，その網目よりも大きい粒子を捕獲することができる．

a）利点

フィルタアプローチの利点は，順行性の冠血流が保持される点である．このため，心筋虚血が最小限に抑えられ，塞栓保護中にも病変や末梢血流を血管造影で観察できる．デバイスの運搬や回収の手順は大部分の術者にとって扱いやすいものであり，硬くて扱いにくい閉塞バルーン専用のワイヤと違って一般的な冠動脈治療用のワイヤを使用している．

b）欠点

末梢フィルタはいくつかの限界を有している．デバイスが病変を通過する必要があるため，保護システムが確立する前に，塞栓症を起こす可能性がある．フィルタが屈曲した血管に留置された場合，末梢保護が不完全になる可能性がある．フィルタのメッシュが大きすぎた場合も，塞栓保護が不十分になり得る．メッシュの大きさは 80〜150 μm まで選べる．赤血球や白血球がちょうど通過できる大きさに設定されている．より小さな顆粒や可溶性物質はメッシュを通過して末梢循環に流れていってしまう．逆に大きな塞栓物質はフィルタのメッシュ構造を閉塞してしまい，無灌流状態と見誤ることがある．この場合，フィルタを掃除するために吸引カテーテルを用いたり，血流を確保するために一度フィルタを回収したりする必要がある．さらに，フィルタを留置するために，病変の末梢側で，グラフトの吻合部よりも 18〜30 mm 以上手前にデバイスを展開できるだけのスペースを確保しなければならない．そのため，病変が末梢に位置していた場合，このデバイスを使用しづらいという欠点がある．しかしながら，実臨床においては，末梢保護フィルタはしばしばグラフト吻合部を越えてより末梢の冠動脈に留置されることも多い．この場合，デバイスを展開できるように適度な末梢の冠動脈径が確保されていなければならない．フィルタは末梢血管を損傷する危険もある．フィルタを回収する際に用いるシースを，留置したばかりのステント内を通じて進めていくことも，しばしば難渋することがある．

［1］ FilterWire

フィルタで最初（2003 年）に FDA に認可されたのは FilterWire EX である．これは通常のガイドワイヤに楕円形の X 線不透過のニチノール製ループを装着している．110 μm の孔のあるポリウレタンのフィルタバッグがニチノール製ループからぶら下がっている．血管径が 3.5〜5.5 mm の場合に，このデバイスは使用できる．たたまれた状態で 3.2 F のデリバリシースとともに冠動脈内に持ち込まれ，シースを抜くことによりフィルタが広がり，ガイドワイヤのシャフトに沿って手技が進行される．インターベンションが終了したら，フィルタを再度たたんで，回収シースにより引き抜く．第 2 世代の FilterWire EZ は屈曲した血管内であっても展開でき，運搬もより細いシースでできるようになっている．

FIRE（FilterWire EX Randomized Evaluation）試験では，静脈グラフトにステント留置を行う患者において，GurdWire と比較した FilterWire の有効性と安全性が検討された（表 29-6）[94, 95]．第 I 相試験では FilterWire 群において 30 日間の主要合併症が 21.3％に観察されたが，第 II 相試験ではその割合は 11.3％に改善した．これは，下記の技術的な改善を施したからであると推測される；①病変と末梢吻合部の距離を 2.5 cm 以上あける．②2 cm 以上の直線領域に FilterWire を展開する．③血管壁と展開したフィルタがしっかりと密着していることを，ステント留置前にフィルタと直交する血管造影方向から確認する．④回収シースには残渣を含むフィルタの近位部末端のみを引き入れる．FIRE 試験の無作為化割付相でもこの優れた成績は持続し，30 日間の MACE 率は FilterWire 群で 9.9％，一方 GuardWire 群では 11.6％であった（$P = 0.0008$，非劣性）．

[表 29-6] 静脈グラフト治療に対する塞栓保護デバイスを用いた主な試験

試験名	デザイン	デバイス	コントロール	一次エンドポイント	結果
SAFER 2002[90]	前向き無作為化SVGインターベンション（n=801）	GuardWire（閉塞バルーン）	GuardWireなし	30日間のMACE	GuardWireによりMACE率が低下（9.6％対16.5％，$P=0.004$）
FIRE 2003[94,95]	前向き無作為化SVGインターベンション（n=651）	FilterWire EX	GuardWire（閉塞バルーン）	30日間のMACE	FilterWireとGuardWireでMACE率に有意差なし（9.9％対11.6％，$P=0.0008$）
PRIDE 2005[93]	前向き無作為化SVGインターベンション（n=631）	TriActiv	GuardWire（閉塞バルーン）またはFilterWire EX	30日間のMACE	TriActivとコントロールデバイスでMACE率に有意差なし（11.2％対10.1％，$P=0.02$）
SPIDER 2006[96]	前向き無作為化SVGインターベンション（n=732）	SpiderFX	GuardWire（閉塞バルーン）またはFilterWire EX	30日間のMACE	SpiderFXとコントロールデバイスでMACE率に有意差なし（9.2％対8.7％，$P=0.012$）
AMETHYST 2007	前向き無作為化SVGインターベンション（n=797）	Interceptor PLUS	GuardWireまたはFilterWire	30日間のMACE	Interceptor PLUSとコントロールデバイスでMACE率に有意差なし（8％対7.3％，$P=0.025$）
PROXIMAL 2007[99]	前向き無作為化SVGインターベンション（n=594）	Proxis	GuardWireまたはFilterWire	30日間のMACE	ProxisとコントロールデバイスでMACE率に有意差なし（9.2％対10％，$P=0.0061$）

MACE：主要心イベント，SVG：大伏在静脈グラフト

[2] SpiderFX

SpiderFX（ev3 Endovascular 社，Plymouth, MN）による末梢塞栓保護システムは，捕獲ワイヤとSpiderFXカテーテルから構成される（図29-28）．捕獲ワイヤはニチノール製のメッシュ状フィルタで中枢側と末梢側にマーキングが施されており，190 cmまたは320/190 cmに変更可能なTeflonコーティングされた0.014インチのステンレス製ワイヤに接続されている．フィルタはヘパリンコーティングされており，構造が保持されるようになっている．手技中の安定性を向上させるために，ワイヤは回転したり長軸方向にフィルタとは独立して動いたりできるようにデザインされている．SpiderFXカテーテルは3.2 Fの緑色の始入部と，4.2 Fの青色の末端からなる．捕獲ワイヤはSpiderFXカテーテルにフィルタとともに接続されたかたちで市販されている．空気塞栓を予防するために生理食塩水に浸した後，ワイヤをカテーテル先端に挿入して，冠動脈用のモノレール口から出るようにする．0.014 F，0.018 Fのいずれのワイヤであっても病変をクロスするのに用いて問題ない．SpiderFXカテーテルはモノレール方式で冠動脈用ワイヤの上を運搬され，フィルタの中枢側が病変よりも2 cm以上末梢側に位置するようにする（図29-29～29-34）．冠動脈用ワイヤを抜去して，捕獲ワイヤをSpiderFXカテーテルの末端を通じて奥まで進

[図 29-28] 末梢塞栓保護システムである SpiderFX
(A) SpiderFX カテーテルから捕獲ワイヤが延長されている．(B) 捕獲ワイヤが SpiderFX カテーテルの中に部分的に確保されたところを示す．(C) フィルタは，緑色の SpiderFX カテーテル (2 本矢印) の先端を通して運搬される．フィルタは，やや大きめの青色の SpiderFX カテーテル (1 本矢印) の先端から回収される．

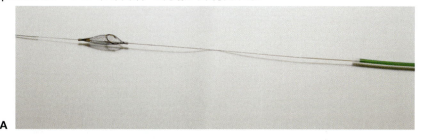

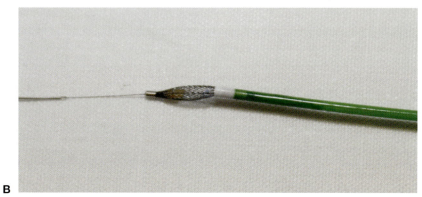

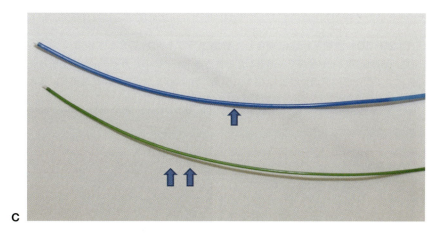

める．そして，末梢保護のためにフィルタを展開させる．カテーテルを抜去した後，捕獲ワイヤを留置したままカテーテル治療を行う．捕獲ワイヤはその末端の金色のマーカーと中枢端の黒色のマーカーの間に，目盛が入っている．短いワイヤが必要なときに，この目盛が必要になる．カテーテル治療が終われば，SpiderFX カテーテルの回収端を，捕獲ワイヤを通じて進めて，フィルタを回収する．病変を貫通しているワイヤは動かさないように注意を要する．

SPIDER 試験では，静脈グラフトにカテーテル治療を行った 747 人の患者を SpiderFX 群と GuardWire 群に無作為化割付けを行った．30 日目の主要合併症は 9.2％，8.7％であり，非

[**図 29-29**] 右前斜位（**左**）と左前斜位（**右**）での左前下行枝に吻合した静脈グラフト起始部の高度狭窄

TIMI グレード 2 血流である．

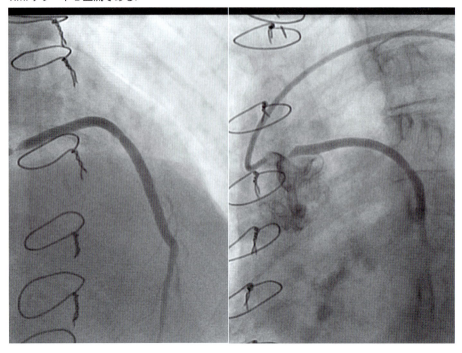

[**図 29-30**] 左前下行枝に吻合した静脈グラフト起始部の高度狭窄
（**左**）冠動脈用ワイヤが病変を通過したところを示している．ガイディングカテーテルによって起始部の血流が停止している．（**右**）SpiderFX カテーテルを進めているところ．最も重要な起始部病変を通過できないでいる．

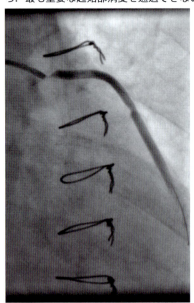 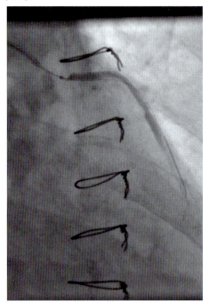

[図 29-31]
（左）起始部に前拡張を行ったところを示す．（中，矢印）SpiderFX カテーテルはその後，病変を越えて末梢まで進められた．（右，矢印）冠動脈用ワイヤが抜去され，捕獲用ワイヤが SpiderFX カテーテル内に進められた．

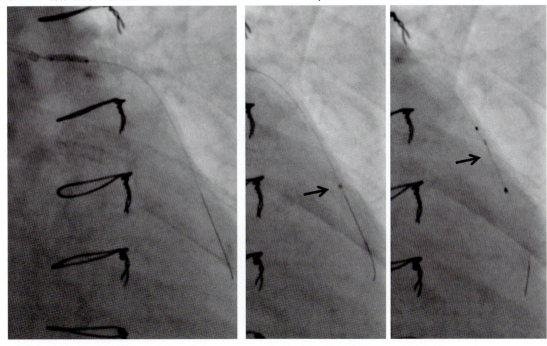

[図 29-32]
末梢静脈グラフトで，捕獲用ワイヤが SpiderFX カテーテルに格納され（左，矢印），ステントが起始部病変に運ばれた（右）．

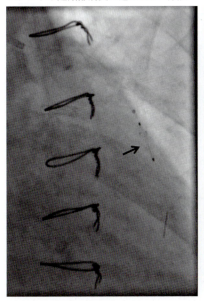
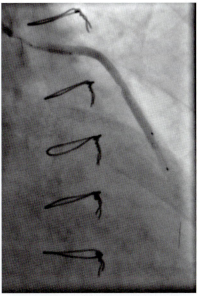

[図 29-33]
ステントを問題なく留置できた後，捕獲ワイヤの上を通って青い回収用のSpiderFXカテーテルを進めていく（矢印は回収用カテーテルの先端を示している）．捕獲ワイヤとSpiderFXカテーテルはすべてまとめて回収する．

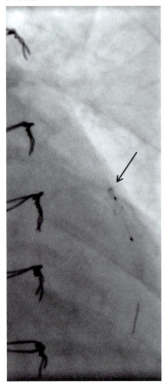 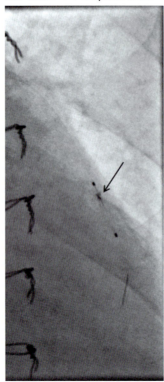 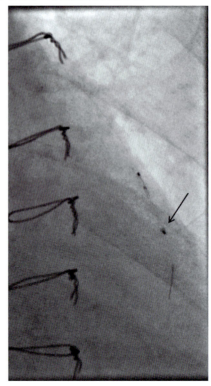

[図 29-34]
無灌流状態（左）となったが，ニトロプルシドをカテーテルから注入後，TIMIグレード3の血流が確保された（右）．

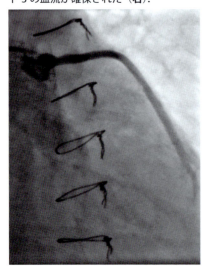 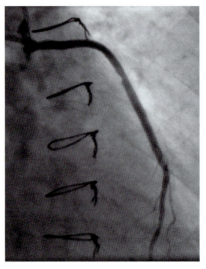

劣性を証明した（$P=0.0012$）[96]．SpiderFX は頸動脈と下肢動脈への使用が可能になっている．

［3］その他のフィルタ

AngioGuard フィルタデバイスは冠動脈に対するカテーテル治療に対して適応が試みられたが，現在のところ，FDA からは頸動脈のカテーテル治療に対してのみ使用が認められている．MedNova CardioShield は末梢保護のためのフィルタであり，ガイドワイヤ上で自由に動けるため展開がしやすく，血管損傷の危険性が小さい．CAPTIVE（CardioShield Application Protects During Transluminal Intervention of Vein Grafts by Reducing Emboli）試験では GuardWire と無作為化試験が行われた．しかしながら，GuardWire に対する非劣性どころか，末梢保護を行わなかった群と比較しても優位性を証明できなかった[97]．Medtronic 社から販売された Interceptor はニチノール製のガイドワイヤに接着されたかたちの籠である．SECURE（Safety of Embolic Capture Utilizing the Medtronic AVE Distal Protection Device in Revascularization of SVGs）試験において，このデバイスの安全性と有効性が静脈グラフトに対するカテーテル治療において検討された[98]．このデバイスはその後改良されて，運搬性が向上し，それについては 2007 年に AMETHYST（Assessment of the Medtronic AVE Interceptor Saphenous Vein Graft Filter System）試験が施行された．Rubicon フィルタは小径のフィルタであり，ワイヤに直接接続されている．運搬するには専用のシースを必要とする．

Ⓒ 近位部閉塞システム

［1］近位部閉塞デバイス

近位部の閉塞システムは，手技中の血流を遮断する．その後，発生したデブリを吸引し，閉塞していたバルーンを収縮させ，血流を再開させる．こうすることで，たとえば末梢に保護デバイスを展開する十分なスペースが確保できない場合でも，手技を行うことができる．病変自体がデバイスをクロスさせていないので，保護がない状態での末梢塞栓症の危険を最小限に抑えることができる．さらに，繰り返しのカテーテル交換やデバイス位置の変更を行うことなく，より末梢の病変を続けて治療することもできる．欠点としては，デバイスを展開するスペースを中枢側に確保しなければならない点があり，たとえば起始部やそれに限りなく近い病変に対しては適応がない．血流遮断時の虚血や障害も起こり得る．

Proxis Embolic Protection システム（St. Jude Medical 社，Maple Grove，MN）は水溶性のコーティングを施したバルーンが先端に付いたシースである．まず，冠動脈用のワイヤを病変の手前まで導き，塞栓症を起こさないように留置しておく．続いて 7 F または 8 F 以上のガイディングカテーテルを用いてシースを進め，対象血管の中枢側に位置させる．そして，バルーンを拡張させて，冠血流を遮断する．さらに中枢側にもバルーンが付着しており，これがガイディングカテーテル内で拡張される．カテーテル治療が終われば，バルーンを収縮させて冠血流を再開させる前に，ガイディングカテーテルを通じて塞栓物質を吸引する．中枢側のスペースは 12 mm 以上が必要である．前向き無作為化試験である PROXIMAL（Proximal Protection During Saphenous Vein Graft Intervention Using the Proxis Embolic Protection System）試験では，静脈グラフト内に対するカテーテル治療を行った 594 人がエントリーされ，Proxis システムは末梢保護デバイスと比較して非劣性が証明された．Proxis システム群の 30 日間の死亡，心筋梗塞，治療血管の再治療率は ITT 解析において 9.2% であり，一方，末梢保護デバイス群は 10.0% であった（$P=0.0061$，非劣性）[99]．

Ⓓ 急性心筋梗塞中の塞栓保護と冠動脈形成術

無作為化試験は現在までのところ，ST 上昇型心筋梗塞に対するルーチンの塞栓保護治療の有効性を証明できていない（表 29-4）．EMERALD（Enhanced Myocardial Efficacy and Recovery by Aspiration of Liberated Debris）試験では，GuardWire 末梢閉塞システムは従来治療と比較して梗塞サイズの縮小や ST 上昇の改善を示せなかった[92]．同じく，FilterWire を

使った末梢保護システムも，最大アデノシン負荷血流速度，梗塞サイズ，30日間の死亡率において，従来治療群と比較して有効性を示せなかった［PROMISE（Prospective Multicenter Imaging Study for Evaluation of Chest Pain）試験］．また，連続的な心電図モニタリングによるST部分の70％以上の改善という観点においても，同じく有効性を示すことができなかった［DEDICATION（Drug Elution and Distal Protection in Acute Myocardial Infarction）試験］[100, 101]．Proxisシステムを使用した中枢側保護を検討したPREPARE（Primary Prevention Parameters Evaluation）試験においても，ST部分が改善した症例は多い傾向にあったものの，一次エンドポイントである60分以内のST上昇の改善回復を証明することができなかった．6ヵ月後の梗塞サイズや心機能に関しても，改善を証明できなかった．

心筋梗塞で末梢塞栓保護システムが有効性を示せない理由として，複雑なデバイスを準備するのに時間がかかって血流再開通に時間を要してしまうこと，デバイスが病変を通過させる際にすでに末梢塞栓症が起こってしまうこと，保護されていない側枝に関しては塞栓症が予防できないことなどが考えられる．

E 塞栓保護システムの推奨病変

現在のACC/AHA/SCAIとESCのガイドラインはSAFER試験やFIRE試験の結果を踏まえて，静脈グラフトに対するカテーテル治療における末梢保護デバイスの使用をclass Iとして推奨している．しかしながら，ACC国際心血管データベース登録によると，現在行われている静脈グラフトに対するカテーテル治療のうち，22％のみで末梢塞栓保護が行われている[102]．高リスク症例においては，明らかに末梢塞栓や無灌流を防げる可能性が高い．残念ながら，ST上昇型心筋梗塞に対する末梢塞栓保護治療の有効性は証明できなかった．このため，末梢塞栓保護を急性心筋梗塞に対して行うことは，現在のところ推奨されていない．

（今村輝彦）

文　献

1. Ahn SS, Auth D, Marcus DR, Moore WS. Removal of focal atheromatous lesions by angioscopically guided high-speed rotary atherectomy. Preliminary experimental observations. J Vasc Surg 1988;7:292–300.
2. Hansen DD, Auth DC, Hall M, Ritchie JL. Rotational endarterectomy in normal canine coronary arteries: Preliminary report. J Am Coll Cardiol 1988;11:1073–1077.
3. Hansen DD, Auth DC, Vracko R, Ritchie JL. Rotational atherectomy in atherosclerotic rabbit iliac arteries. Am Heart J 1988;115:160–165.
4. Kini A, Reich D, Marmur JD, Mitre CA, Sharma SK. Reduction in periprocedural enzyme elevation by abciximab after rotational atherectomy of type B2 lesions: results of the Rota Reopro randomized trial. Am Heart J 2001;142:965–969.
5. Koch KC, vom Dahl J, Kleinhans E, Klues HG, Radke PW, Ninnemann S, Schulz G, Buell U, Hanrath P. Influence of a platelet GPiib/iiia receptor antagonist on myocardial hypoperfusion during rotational atherectomy as assessed by myocardial Tc-99m sestamibi scintigraphy. J Am Coll Cardiol 1999;33:998–1004.
6. Delhaye C, Wakabayashi K, Maluenda G, Ben-Dor I, Torguson R, Xue Z, Suddath WO, Satler LF, Pichard AD, Kent KM, Lindsay J, Waksman R. Safety and efficacy of bivalirudin for percutaneous coronary intervention with rotational atherectomy. J Intervent Cardiol 2010;23:223–229.
7. Safian RD, Feldman T, Muller DW, Mason D, Schreiber T, Haik B, Mooney M, O'Neill WW. Coronary angioplasty and rotablator atherectomy trial (CARAT): immediate and late results of a prospective multicenter randomized trial. Catheteriz Cardiovasc Interv 2001;53:213–220.
8. Whitlow PL, Bass TA, Kipperman RM, et al. Results of the study to determine rotablator and transluminal angioplasty strategy (STRATAS). Am J Cardiol 2001;87:699–705.
9. Bittl JA, Chew DP, Topol EJ, Kong DF, Califf RM. Meta-analysis of randomized trials of percutaneous transluminal coronary angioplasty versus atherectomy, cutting balloon atherotomy, or laser angioplasty. J Am Coll Cardiol 2004;43:936–942.
10. Reifart N, Vandormael M, Krajcar M, et al. Randomized comparison of angioplasty of complex coronary lesions at a single center. Excimer laser, rotational atherectomy, and balloon angioplasty comparison (ERBAC) study. Circulation 1997;96:91–98.
11. Dill T, Dietz U, Hamm CW, et al. A randomized comparison of balloon angioplasty versus rotational atherectomy in complex coronary lesions (COBRA study). Eur Heart J 2000;21:1759–1766.
12. Mauri L, Reisman M, Buchbinder M, et al. Comparison of rotational atherectomy with conventional balloon angioplasty in the prevention of restenosis of small coronary arteries: Results of the dilatation vs ablation revascularization trial targeting restenosis (DART). Am Heart J 2003;145:847–854.
13. Levine GN, Bates ER, Blankenship JC, et al. 2011 ACCF/AHA/SCAI guideline for percutaneous coronary intervention. A report of the American College of Cardiology Foundation/American Heart Association Task Force on Practice Guidelines and the Society for Cardiovascular Angiography and Interventions. J Am Coll Cardiol 2011;58:e44–e122.
14. Lee SG, Lee CW, Cheong SS, et al. Immediate and long-term outcomes of rotational atherectomy versus balloon angioplasty alone for treatment of diffuse in-stent restenosis. Am J Cardiol 1998;82:140–143.
15. Sharma SK, Duvvuri S, Dangas G, et al. Rotational atherectomy for in-stent restenosis: acute and long-term results of the first 100 cases. J Am Coll Cardiol 1998;32:1358–1365.
16. Sharma SK, Kini A, Mehran R, Lansky A, Kobayashi Y, Marmur JD. Randomized trial of rotational atherectomy versus balloon angioplasty for diffuse in-stent restenosis (ROSTER). Am Heart J 2004;147:16–22.
17. vom Dahl J, Dietz U, Haager PK, et al. Rotational atherectomy does not reduce recurrent in-stent restenosis: results of the angioplasty versus rotational atherectomy for treatment of diffuse in-stent restenosis trial (ARTIST). Circulation 2002;105:583–588.

18. vom Dahl J, Radke PW, Haager PK, et al. Clinical and angiographic predictors of recurrent restenosis after percutaneous transluminal rotational atherectomy for treatment of diffuse in-stent restenosis. *Am J Cardiol* 1999;83:862–867.
19. MacIsaac AI, Bass TA, Buchbinder M, et al. High speed rotational atherectomy: outcome in calcified and noncalcified coronary artery lesions. *J Am Coll Cardiol* 1995;26:731–736.
20. Henneke KH, Regar E, Konig A, et al. Impact of target lesion calcification on coronary stent expansion after rotational atherectomy. *Am Heart J* 1999;137:93–99.
21. Hoffmann R, Mintz GS, Popma JJ, et al. Treatment of calcified coronary lesions with Palmaz-Schatz stents. An intravascular ultrasound study. *Eur Heart J* 1998;19:1224–1231.
22. Whitbourn RJ, Sethi R, Pomerantsev EV, Fitzgerald PJ. High-speed rotational atherectomy and coronary stenting: QCA and QCU analysis. *Catheter Cardiovasc Interv* 2003;60:167–171.
23. Rathore S, Matsuo H, Terashima M, et al. Rotational atherectomy for fibro-calcific coronary artery disease in drug eluting stent era: procedural outcomes and angiographic follow-up results. *Catheter Cardiovasc Interv* 2010;75:919–927.
24. Clavijo LC, Steinberg DH, Torguson R, et al. Sirolimus-eluting stents and calcified coronary lesions: clinical outcomes of patients treated with and without rotational atherectomy. *Catheter Cardiovasc Interv* 2006;68:873–878.
25. Cho GY, Lee CW, Hong MK, Kim JJ, Park SW, Park SJ. Side-branch occlusion after rotational atherectomy of in-stent restenosis: incidence, predictors, and clinical significance. *Catheter Cardiovasc Interv* 2000;50:406–410.
26. Dauerman HL, Higgins PJ, Sparano AM, et al. Mechanical debulking versus balloon angioplasty for the treatment of true bifurcation lesions. *J Am Coll Cardiol* 1998;32:1845–1852.
27. Ito H, Piel S, Das P, et al. Long-term outcomes of plaque debulking with rotational atherectomy in side-branch ostial lesions to treat bifurcation coronary disease. *J Invasive Cardiol* 2009;21:598–601.
28. Nageh T, Kulkarni NM, Thomas MR. High-speed rotational atherectomy in the treatment of bifurcation-type coronary lesions. *Cardiology* 2001;95:198–205.
29. Teirstein PS, Warth DC, Haq N, et al. High speed rotational coronary atherectomy for patients with diffuse coronary artery disease. *J Am Coll Cardiol* 1991;18:1694–1701.
30. Baim DS, Hinohara T, Holmes D, et al. Results of directional coronary atherectomy during multicenter preapproval testing. The US Directional Coronary Atherectomy Investigator Group. *Am J Cardiol* 1993;72:6E–11E.
31. Penny WF, Schmidt DA, Safian RD, Erny RE, Baim DS. Insights into the mechanism of luminal improvement after directional coronary atherectomy. *Am J Cardiol* 1991;67:435–437.
32. Lansky AJ, Mintz GS, Mehran R, et al. Insights into the mechanism of restenosis after PTCA and stenting. *Indian Heart J* 1998;50(suppl 1):104–108.
33. Topol EJ, Leya F, Pinkerton CA, et al. A comparison of directional atherectomy with coronary angioplasty in patients with coronary artery disease. The CAVEAT study group. *N Engl J Med* 1993;329:221–227.
34. Adelman AG, Cohen EA, Kimball BP, et al. A comparison of directional atherectomy with balloon angioplasty for lesions of the left anterior descending coronary artery. *N Engl J Med* 1993;329:228–233.
35. Holmes DR Jr, Topol EJ, Califf RM, et al. A multicenter, randomized trial of coronary angioplasty versus directional atherectomy for patients with saphenous vein bypass graft lesions. Caveat-II investigators. *Circulation* 1995;91:1966–1974.
36. Baim DS, Cutlip DE, Sharma SK, et al. Final results of the balloon vs optimal atherectomy trial (BOAT). *Circulation* 1998;97:322–331.
37. Stankovic G, Colombo A, Bersin R, et al. Comparison of directional coronary atherectomy and stenting versus stenting alone for the treatment of de novo and restenotic coronary artery narrowing. *Am J Cardiol* 2004;93:953–958.
38. Okura H, Hayase M, Shimodozono S, et al. Mechanisms of acute lumen gain following cutting balloon angioplasty in calcified and noncalcified lesions: an intravascular ultrasound study. *Catheter Cardiovasc Interv* 2002;57:429–436.
39. Mauri L, Bonan R, Weiner BH, et al. Cutting balloon angioplasty for the prevention of restenosis: results of the cutting balloon global randomized trial. *Am J Cardiol* 2002;90:1079–1083.
40. Albiero R, Silber S, Di Mario C, et al. Cutting balloon versus conventional balloon angioplasty for the treatment of in-stent restenosis: results of the restenosis cutting balloon evaluation trial (RESCUT). *J Am Coll Cardiol* 2004;43:943–949.
41. Suzuki T. TCT 2002, September 24–28, 2002; Washington, DC.
42. RESCUT and REDUCE II cast doubt on Cutting Balloon's major niche. Tue, 01 Oct 2002 15:00:00 Steve Stiles: http://www.theheart.org/article/206463.do (Access date July 3, 2013).
43. Song HG, Park DW, Kim YH, et al. Randomized trial of optimal treatment strategies for in-stent restenosis after drug-eluting stent implantation. *J Am Coll Cardiol* 2012;59:1093–1100.
44. Suzuki T. TCT 2003, September 15–19, 2003; Washington, DC.
45. de Ribamar Costa J Jr, Mintz GS, Carlier SG, et al. Nonrandomized comparison of coronary stenting under intravascular ultrasound guidance of direct stenting without predilation versus conventional predilation with a semi-compliant balloon versus predilation with a new scoring balloon. *Am J Cardiol* 2007;100:812–817.
46. Linsker R, Srinivasan R, Wynne JJ, Alonso DR. Far-ultraviolet laser ablation of atherosclerotic lesions. *Lasers Surg Med* 1984;4:201–206.
47. Bittl JA. Clinical results with excimer laser coronary angioplasty. *Semin Intervent Cardiol: SIIC* 1996;1:129–134.
48. Isner JM, Rosenfield K, White CJ, et al. In vivo assessment of vascular pathology resulting from laser irradiation. Analysis of 23 patients studied by directional atherectomy immediately after laser angioplasty. *Circulation* 1992;85:2185–2196.
49. Clarke RH, Isner JM, Donaldson RF, Jones G 2nd. Gas chromatographic-light microscopic correlative analysis of excimer laser photoablation of cardiovascular tissues: evidence for a thermal mechanism. *Circ Res* 1987;60:429–437.
50. Bittl JA. Advances in coronary angioplasty. *N Engl J Med* 1996;335:1290–1302.
51. Deckelbaum LI, Natarajan MK, Bittl JA, et al. Effect of intracoronary saline infusion on dissection during excimer laser coronary angioplasty: a randomized trial. The Percutaneous Excimer Laser Coronary Angioplasty (PELCA) Investigators. *J Am Coll Cardiol* 1995;26:1264–1269.
52. Mintz GS, Kovach JA, Javier SP, et al. Mechanisms of lumen enlargement after excimer laser coronary angioplasty. An Intravascular Ultrasound Study. *Circulation* 1995;92:3408–3414.
53. Baumbach A, Bittl JA, Fleck E, et al. Acute complications of excimer laser coronary angioplasty: a detailed analysis of multicenter results. Coinvestigators of the U.S. and European percutaneous excimer laser coronary angioplasty (PELCA) registries. *J Am Coll Cardiol* 1994;23:1305–1313.
54. Stone GW, de Marchena E, Dageforde D, et al. Prospective, randomized, multicenter comparison of laser-facilitated balloon angioplasty versus stand-alone balloon angioplasty in patients with obstructive coronary artery disease. The Laser Angioplasty Versus Angioplasty (LAVA) Trial Investigators. *J Am Coll Cardiol* 1997;30:1714–1721.
55. Appelman YE, Piek JJ, Strikwerda S, et al. Randomised trial of excimer laser angioplasty versus balloon angioplasty for treatment of obstructive coronary artery disease. *Lancet* 1996;347:79–84.
56. Appelman YE, Koolen JJ, Piek JJ, et al. Excimer laser angioplasty versus balloon angioplasty in functional and total coronary occlusions. *Am J Cardiol* 1996;78:757–762.
57. Hamburger JN, Gijsbers GH, Ozaki Y, Ruygrok PN, de Feyter PJ, Serruys PW. Recanalization of chronic total coronary occlusions using a laser guide wire: a pilot study. *J Am Coll Cardiol* 1997;30:649–656.
58. Hamburger JN, Serruys PW, Scabra-Gomes R, et al. Recanalization of total coronary occlusions using a laser guidewire (the European total surveillance study). *Am J Cardiol* 1997;80:1419–1423.
59. Oesterle SN, Bittl JA, Leon MB, et al. Laser wire for crossing chronic total occlusions: "Learning phase" results from the U.S. Total trial. Total occlusion trial with angioplasty by using a laser wire. *Cathet Cardiovasc Diagn* 1998;44:235–243.
60. Ahmed WH, al-Anazi MM, Bittl JA. Excimer laser-facilitated angioplasty for undilatable coronary narrowings. *Am J Cardiol* 1996;78:1045–1046.
61. Hamburger JN, Foley DP, de Feyter PJ, Wardeh AJ, Serruys PW. Six-month outcome after excimer laser coronary angioplasty for diffuse in-stent restenosis in native coronary arteries. *Am J Cardiol* 2000;86:390–394.
62. Koster R, Kahler J, Terres W, et al. Six-month clinical and angiographic outcome after successful excimer laser angioplasty for in-stent restenosis. *J Am Coll Cardiol* 2000;36:69–74.
63. Mehran R, Dangas G, Mintz GS, et al. Treatment of in-stent reste-

nosis with excimer laser coronary angioplasty versus rotational atherectomy: comparative mechanisms and results. *Circulation* 2000;101:2484–2489.
64. Mehran R, Mintz GS, Satler LF, et al. Treatment of in-stent restenosis with excimer laser coronary angioplasty: mechanisms and results compared with PTCA alone. *Circulation* 1997;96:2183–2189.
65. Dorr M, Vogelgesang D, Hummel A, et al. Excimer laser thrombus elimination for prevention of distal embolization and no-reflow in patients with acute ST elevation myocardial infarction: results from the randomized laserAMI study. *Int J Cardiol* 2007;116:20–26.
66. Topaz O, Ebersole D, Das T, et al. Excimer laser angioplasty in acute myocardial infarction (the CARMEL multicenter trial). *Am J Cardiol* 2004;93:694–701.
67. Safian RD, Grines CL, May MA, et al. Clinical and angiographic results of transluminal extraction coronary atherectomy in saphenous vein bypass grafts. *Circulation* 1994;89:302–312.
68. Meany TB, Leon MB, Kramer BL, et al. Transluminal extraction catheter for the treatment of diseased saphenous vein grafts: a multicenter experience. *Cathet Cardiovasc Diagn* 1995;34:112–120.
69. Stone GW, Cox DA, Babb J, et al. Prospective, randomized evaluation of thrombectomy prior to percutaneous intervention in diseased saphenous vein grafts and thrombus-containing coronary arteries. *J Am Coll Cardiol* 2003;42:2007–2013.
70. Lefevre T, Garcia E, Reimers B, et al. X-sizer for thrombectomy in acute myocardial infarction improves ST-segment resolution: results of the X-sizer in AMI for negligible embolization and optimal ST resolution (X AMINE ST) trial. *J Am Coll Cardiol* 2005;46:246–252.
71. Vink MA, Patterson MS, van Etten J, et al. A randomized comparison of manual versus mechanical thrombus removal in primary percutaneous coronary intervention in the treatment of ST-segment elevation myocardial infarction (TREAT-MI). *Catheter Cardiovasc Interv* 2011;78(1):14–19.
72. Kuntz RE, Baim DS, Cohen DJ, et al. A trial comparing rheolytic thrombectomy with intracoronary urokinase for coronary and vein graft thrombus (the vein graft Angiojet study [VeGAS 2]). *Am J Cardiol* 2002;89:326–330.
73. Ali A, Cox D, Dib N, Brodie B, et al. Rheolytic thrombectomy with percutaneous coronary intervention for infarct size reduction in acute myocardial infarction: 30-day results from a multicenter randomized study. *J Am Coll Cardiol* 2006;48:244–252.
74. Migliorini A, Stabile A, Rodriguez AE, et al. Comparison of AngioJet rheolytic thrombectomy before direct infarct artery stenting with direct stenting alone in patients with acute myocardial infarction. The JETSTENT trial. *J Am Coll Cardiol* 2010;56:1298–1306.
75. Svilaas T, Vlaar PJ, van der Horst IC, et al. Thrombus aspiration during primary percutaneous coronary intervention. *N Engl J Med* 2008;358:557–567.
76. Vlaar PJ, Svilaas T, van der Horst IC, et al. Cardiac death and reinfarction after 1 year in the thrombus aspiration during percutaneous coronary intervention in acute myocardial infarction study (TAPAS): a 1-year follow-up study. *Lancet* 2008;371:1915–1920.
77. Sardella G, Mancone M, Canali E, et al. Impact of thrombectomy with export catheter in infarct-related artery during primary percutaneous coronary intervention (EXPIRA trial) on cardiac death. *Am J Cardiol* 2010;106:624–629.
78. Bavry AA, Kumbhani DJ, Bhatt DL. Role of adjunctive thrombectomy and embolic protection devices in acute myocardial infarction: a comprehensive meta-analysis of randomized trials. *Eur Heart J* 2008;29:2989–3001.
79. Burzotta F, De Vita M, Gu YL, et al. Clinical impact of thrombectomy in acute ST-elevation myocardial infarction: an individual patient-data pooled analysis of 11 trials. *Eur Heart J* 2009;30:2193–2203.
80. Burzotta F, Testa L, Giannico F, et al. Adjunctive devices in primary or rescue PCI: a meta-analysis of randomized trials. *Int J Cardiol* 2008;123:313–321.
81. De Luca G, Dudek D, Sardella G, Marino P, Chevalier B, Zijlstra F. Adjunctive manual thrombectomy improves myocardial perfusion and mortality in patients undergoing primary percutaneous coronary intervention for ST-elevation myocardial infarction: a meta-analysis of randomized trials. *Eur Heart J* 2008;29:3002–3010.
82. De Luca G, Suryapranata H, Stone GW, Antoniucci D, Neumann FJ, Chiariello M. Adjunctive mechanical devices to prevent distal embolization in patients undergoing mechanical revascularization for acute myocardial infarction: a meta-analysis of randomized trials. *Am Heart J* 2007;153:343–353.
83. Mongeon FP, Belisle P, Joseph L, Eisenberg MJ, Rinfret S. Adjunctive thrombectomy for acute myocardial infarction: a Bayesian meta-analysis. *Circ: Cardiovasc Interv* 2010;3:6–16.
84. Stone GW, Maehara A, Witzenbichler B, et al. Intracoronary abciximab and aspiration thrombectomy in patients with large anterior myocardial infarction: the INFUSE-AMI randomized trial. *JAMA* 2012;307:1817–1826.
85. Singh M, Rosenschein U, Ho KK, Berger PB, Kuntz R, Holmes DR Jr. Treatment of saphenous vein bypass grafts with ultrasound thrombolysis: a randomized study (ATLAS). *Circulation* 2003;107:2331–2336.
86. Piana RN, Paik GY, Moscucci M, et al. Incidence and treatment of "no-reflow" after percutaneous coronary intervention. *Circulation* 1994;89:2514–2518.
87. Resnic FS, Wainstein M, Lee MK, et al. No-reflow is an independent predictor of death and myocardial infarction after percutaneous coronary intervention. *Am Heart J* 2003;145:42–46.
88. Kotani J, Nanto S, Mintz GS, et al. Plaque gruel of atheromatous coronary lesion may contribute to the no-reflow phenomenon in patients with acute coronary syndrome. *Circulation* 2002;106:1672–1677.
89. Hori M, Inoue M, Kitakaze M, et al. Role of adenosine in hyperemic response of coronary blood flow in microembolization. *Am J Physiol* 1986;250:H509–H518.
90. Baim DS, Wahr D, George B, et al. Randomized trial of a distal embolic protection device during percutaneous intervention of saphenous vein aorto-coronary bypass grafts. *Circulation* 2002;105:1285–1290.
91. Giugliano GR, Kuntz RE, Popma JJ, Cutlip DE, Baim DS. Determinants of 30-day adverse events following saphenous vein graft intervention with and without a distal occlusion embolic protection device. *Am J Cardiol* 2005;95:173–177.
92. Stone GW, Webb J, Cox DA, et al. Distal microcirculatory protection during percutaneous coronary intervention in acute ST-segment elevation myocardial infarction: a randomized controlled trial. *JAMA* 2005;293:1063–1072.
93. Carrozza JP Jr, Mumma M, Breall JA, Fernandez A, Heyman E, Metzger C. Randomized evaluation of the TriActiv balloon-protection flush and extraction system for the treatment of saphenous vein graft disease. *J Am Coll Cardiol* 2005;46:1677–1683.
94. Halkin A, Masud AZ, Rogers C, et al. Six-month outcomes after percutaneous intervention for lesions in aortocoronary saphenous vein grafts using distal protection devices: results from the FIRE trial. *Am Heart J* 2006;151:915 e911–e917.
95. Stone GW, Rogers C, Hermiller J, et al. Randomized comparison of distal protection with a filter-based catheter and a balloon occlusion and aspiration system during percutaneous intervention of diseased saphenous vein aorto-coronary bypass grafts. *Circulation* 2003;108:548–553.
96. Dixon SR, Grines CL, O'Neill WW. The year in interventional cardiology. *J Am Coll Cardiol* 2006;47:1689–1706.
97. Holmes DR, Coolong A, O'Shaughnessy C, et al. Comparison of the cardioshield filter with the guardwire balloon in the prevention of embolisation during vein graft intervention: Results from the captive randomised trial. *EuroIntervention* 2006;2:161–168.
98. Schluter M, Chevalier B, Seth A, et al. Saphenous vein graft stenting using a novel filter device for distal protection. *Am J Cardiol* 2003;91:736–739.
99. Mauri L, Cox D, Hermiller J, et al. The proximal trial: Proximal protection during saphenous vein graft intervention using the proxis embolic protection system: a randomized, prospective, multicenter clinical trial. *J Am Coll Cardiol* 2007;50:1442–1449.
100. Gick M, Jander N, Bestehorn HP, et al. Randomized evaluation of the effects of filter-based distal protection on myocardial perfusion and infarct size after primary percutaneous catheter intervention in myocardial infarction with and without ST-segment elevation. *Circulation* 2005;112:1462–1469.
101. Kelbaek H, Terkelsen CJ, Helqvist S, et al. Randomized comparison of distal protection versus conventional treatment in primary percutaneous coronary intervention: the drug elution and distal protection in ST-elevation myocardial infarction (DEDICATION) trial. *J Am Coll Cardiol* 2008;51:899–905.
102. Mehta SK, Frutkin AD, Milford-Beland S, et al. Utilization of distal embolic protection in saphenous vein graft interventions (an analysis of 19,546 patients in the American College of Cardiology-National Cardiovascular Data Registry). *Am J Cardiol* 2007;100:1114–1118.

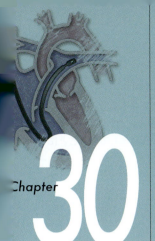

【第30章】Section Ⅶ *Interventional Techniques*

急性心筋梗塞に対するインターベンション

Intervention for Acute Myocardial Infarction

Chapter 30

William W. O'Neill[a]

　冠動脈疾患，特に急性心筋梗塞（acute myocardial infarction：AMI）はかねてより西洋社会における主要な死因であり，近年では中南米やインド，中国などの国々においても徐々に問題となりつつある．AMIは今や世界中の人々の健康に影響を与える疾患となった．AMIの病態生理の解明と再灌流療法の発展は，ペニシリンや，結核治療薬であるイソニアジド，およびポリオワクチンの発見・開発に比肩する20世紀における医学の勝利の一つとして挙げることができる．1970年代前半には，冠動脈疾患集中治療室（coronary care units：CCU）に収容された患者の死亡率は19％にのぼったものの[1]，血行再建術に関する最近の臨床試験によれば，ST上昇型AMI（ST-elevation AMI：STEMI）の1年死亡率は3.5％と報告されている[2]．AMIの致死率はこのように劇的に減少しており，それによって，米国人の平均余命は1970～1990年にかけて5年増加した．本章では，STEMIに対する最適な血行再建術の構成と実施に関する，現在の考え方について概説する．

1　歴史的背景

　カテーテル手技をベースとしたSTEMIに対する治療戦略の歴史は，Miami大学のRobert Boucekらが，1959年よりJackson Memorial Hospitalにおいて実施した，これまでほとんど見過ごされがちであった研究[3]にさかのぼる．FletcherとSherryによる非特異的血栓溶解薬を用いた研究[4]を知ったBoucekは，心電図でAMIの所見を認めた患者を対象に，上腕動脈を切開露出したうえでカテーテルを大動脈基部まで非選択的に挿入し，そこから血栓溶解薬を注入することを試みた．これにより患者の心電図には再灌流を示唆する所見を認めたものの（図30-1），残念ながら選択的冠動脈造影を実施することができなかったため，本当に再灌流を得ることができたか否かを証明することはできなかった．臨床フェローであり共筆者のIgnatios Voudoukis[5]が後に語ったところによれば，この研究が米国の心臓病学における指導的人物らによる厳しい批判を浴びたがために，Boucekは研究の継続を放棄してしまったそうである．仮にBoucekがCleveland ClinicのSones[6]による選択的冠動脈造影の成功を知っていれば，この分野の研究はあと20年早く進歩していたかもしれない．

　Boucekが再灌流療法に関する先駆的な研究を行っていた1960年頃，血栓閉塞がAMIの発症に果たす役割については依然として議論の的であった．AMIの病理学的検討において，冠動脈を閉塞する血栓が剖検例の50％でしか認

---

[a]：本章の執筆者はMedtronic社の顧問，およびNeovasc社の役員である．また，Abiomed社，Edwards Lifesciences社，Abbott社より研究助成を受けている．

Section VII　*Interventional Techniques*

[図 30-1]
(**A**) 研究に用いられた血栓溶解薬注入システムの概念図．心電図に同期して拡張期に薬液を注入する装置（プログラマー）を用いて，大動脈基部に非選択的に挿入したカテーテルから血栓溶解薬を注入する仕組みとなっている．（**B**）心筋梗塞から再灌流療法に成功した後の心電図の推移．1960 年 3 月 17 日午後 6 時の心電図が正常化していることに注意．
(Boucek RJ, Murphy WP Jr：Segmental perfusion of the coronary arteries with fibrinolysin in man following a myocardial infarction. Am J Cardiol 6：525-533, 1960)

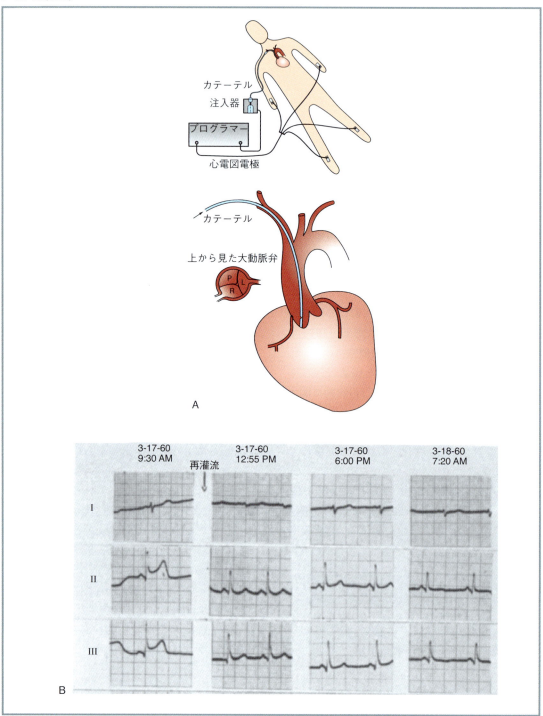

められなかったためである．この頃は，心筋逸脱酵素などの血清学的マーカーがいまだ存在せず，STEMIとnon-STEMIの臨床病理学的な区別もついていない時代でもあった．大きなブレイクスルーは1979年にDeWoodらによりもたらされた．彼はほとんどのSTEMI症例において冠動脈の血栓閉塞が存在することを実証したのである[7]．この傾向は，発症から6時間以内に冠動脈造影を行った場合により顕著であったのに対し，発症後6時間以降に造影を実施した症例では血栓閉塞を認める頻度が大幅に減少していた．このことは，血栓による閉塞が自身の線溶系によってある程度解除されている可能性を示唆するものであった．その後すぐ，Rentropはこの知見を基に，血栓閉塞をきたした冠動脈にストレプトキナーゼを注入することによって冠動脈が再開通し得ることを示した[8]．続いてKhajaは，プラセボよりもストレプトキナーゼのほうが冠動脈の再開通効果が高いことを示した[9]．これは，再灌流療法に関する初の無作為化試験であった．そしてついに，ストレプトキナーゼの冠動脈注入療法が，プラセボとの比較で1年生存率を改善し得ることがKennedyらによって示されたのである[10]．彼らはまた，血管の開存性（complete perfusion, incomplete perfusion, no perfusionの3種類に分類）と1年生存率とを初めて関連づけて示している[11]．1980年代初頭に行われたこれらの研究は，現代の再灌流療法時代の幕開けを告げるものであった．

薬剤による再灌流療法が導入され始めた頃と時を同じくして，新たなる心血管インターベンション技術が登場した．すなわち冠動脈形成術である．1977年にGruentzigらは，鎮静薬を投与した覚醒状態の患者に対する待機的冠動脈形成術をカテーテル室にて実施可能であることを初めて報告した[12]．Michigan大学のグループは，前述のストレプトキナーゼの冠動脈注入療法の臨床試験をKhajaと共同で実施するなど，ストレプトキナーゼの冠動脈注入療法に関する研究を積極的に行っていた．そしてその経験を基に，AMIに対するストレプトキナーゼの冠動脈注入療法と冠動脈形成術の有効性を比較する初めての無作為化臨床試験を行った（図30-2）．この報告は，AMIの再灌流療法に関する探究を新たな段階へと導くものであった．すなわち，機械的再灌流療法（mechanical reperfusion）である[13]［訳者注：文献13の内容はこの文章の要旨と一致しない．Circulation 76（suppl Ⅱ）：79-87, 1987が正しい引用文献と思われる］．

ストレプトキナーゼの冠動脈注入療法は多くの命を救った有効な治療法でありながら，いくつかの重大な欠点が存在した．その一つが重大な出血の危険性であり，これは穿刺部だけではなく，穿刺部から離れた場所にも同様に発生した．致死的な頭蓋内出血は治療を受けた症例の1～2％に合併し，特に若年者で生じた場合には非常に失望的なものであった．さらに，20～30％の症例では治療そのものが不成功に終わり，また再灌流に成功した症例であっても，そのうちの7割以上の症例で高度狭窄病変の残存を認めた．冠動脈形成術は，それに代わる魅力的な治療法であった．出血リスクが低く，頭蓋内出血もほとんどなく，残存病変を残さず，さらに90％以上の症例で「完全な再灌流」（complete reperfusion；今で言うTIMIグレード3血流）を達成できることが報告されたのである[13]．しかしながら，これらの理論上の長所は無作為化試験によって証明される必要があった．

残念ながら，機械的再灌流療法に関する研究は1985～1995年にかけて一時勢いを失ってしまった．この間の研究の焦点は，静注血栓溶解療法に血管形成術を併用することに当てられていたのである．この併用療法は3つの臨床試験で検討され[14-16]，併用療法群では静注血栓溶解療法単独群と比較して，出血と脳卒中のリスクが高く，死亡率も上昇するなど，より危険であることが示された．

幸いにして同じ頃，バルーンによる血管形成術は大きく洗練され，多くの術者が手技を身に付け，多くのカテーテル室が待機的治療の取り扱いに熟達するようになった．

こうして，冠動脈形成術と血栓溶解療法とを比較する臨床試験を実施する条件が整った．そ

[**図 30-2**] Michigan 大学における 1 例目となる，STEMI 症例に対する直接的血管形成術の造影所見（1983 年 12 月 23 日）

（A）左前下行枝（LAD）近位部の完全閉塞を示す．（B）ガイドワイヤで LAD を確保した．（C）バルーンによる拡張後，LAD 末梢まで血流が完全に再開した．

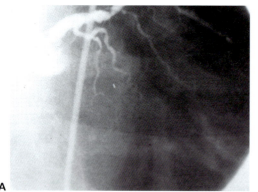

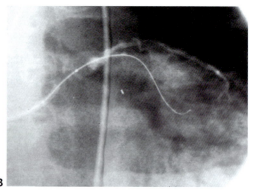

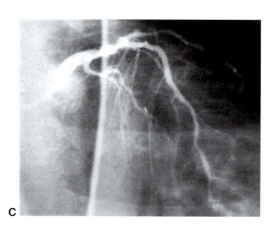

の後，Michigan 州 Royal Oak[17]，Minnesota 州 Rochester[18]，およびオランダの Zwolle[19] における各研究グループが相次いで報告した臨床試験では，血栓溶解療法を先行しない冠動脈形成術によって総じて生存率が向上し，死亡と再梗塞のリスクが大幅に減少することが示されたのである．特に，冠動脈形成術では頭蓋内出血のリスクが 1/10 にまで減少していたことは特筆すべき点である．1995〜2005 年にかけての 10 年間では，さらに 20 の無作為化試験が実施され，そのメタ解析が Keeley らにより 2006 年に報告された[20]［訳者注：文献 20 の内容はこの文章の要旨と一致しない．Lancet 361（9351）：13-20, 2003 が正しい引用文献と思われる］．それによれば，冠動脈形成術群は血栓溶解療法群との比較において，死亡率の減少（7.4％対 5.5％，$P=0.0003$），脳卒中リスクの減少（2％対 1％，$P=0.0004$），再梗塞の減少（6.8％対 2.5％，$P<0.0001$），全死亡または再梗塞の減少（14％対 8.2％，$P<0.0001$）をもたらすことが示された．この報告は，機械的再灌流療法が血栓溶解療法よりも安全かつ有効であることを証明したものであり，現在行われている研究の礎となっている．今や，これまでの研究の成果をさらに最適化することが求められており，ここ 10 年間における研究の着眼点は，静注血栓溶解療法の役割を探ることから，機械的再灌流療法の効果や安全性，および長期成績を改善することに移りつつある．静注血栓溶解療法の効果に対する最後の希望の痕跡は，Ellis らの報告した FINESSE

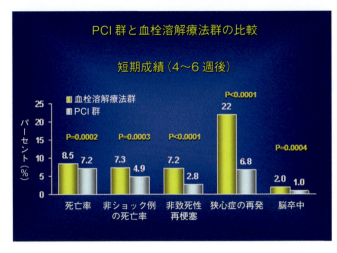

[図30-3] 血栓溶解療法併用 PCI 群に対する PCI 単独群におけるリスク低減効果

[Keeley EC et al：Comparison of primary and facilitated percutaneous coronary interventions for ST-elevation myocardial infarction：quantitative review of randomized trials. Lancet 367（9510）：579-588, 2006］［訳者注：左記文献表記は原書記載のままだが，正しくは Lancet 361（9351）：13-20, 2003 の Figure 2 からの改変図である］

（Facilitated Intervention with Enhanced Reperfusion Speed to Stop Events）研究[21]と，ASSENT（Assessment of the Safety and Efficacy of a New Treatment Strategy for Acute Myocardial Infarction）研究者グループによる ASSENT IV 研究[22]により打ち砕かれた．Ellis は，経皮的冠動脈インターベンション（PCI）施行前の補助治療としてレテプラーゼとアブシキシマブを併用で投与，もしくはアブシキシマブを単独で投与しても，いずれも PCI 治療単独との比較で予後改善効果が得られなかったことを報告した．また，ASSENT IV 研究のグループは，PCI 施行に先立って最大用量のテネクテプラーゼを投与した場合，PCI 単独での治療と比較して，副作用の発現率が増加することを見出した．さらに Keeley らは最近，PCI 単独群と血栓溶解療法後 PCI 群とを比較した 17 の無作為化試験のメタ解析を報告した（図30-3）[20]［訳者注：文献 20 の内容はこの文章の要旨と一致しない．Lancet 361（9351）：13-20, 2003 が正しい引用文献と思われる．図30-3 も上記文献の改変図である］．それによると，死亡，再梗塞，頭蓋内出血，そして全脳卒中は，すべて静注血栓溶解療法後 PCI 群において著明に増加していた．この治療の組み合わせは危険であり，ルーチンで患者に適応するべきではない．

2 治療体制

血管形成術による再灌流療法は，静注血栓溶解療法を凌駕する多大なる有効性と安全性を誇る一方で，その大きな問題点として，治療の有効性を最大化するために専門的なカテーテル検査設備と高度に訓練された術者が必要なことが挙げられる．各病院には，一流の再灌流療法の術者が乗り越えなければならない多くの困難が存在する．Bradley は，再灌流療法の成否を分ける大きな要因として，優れた再灌流療法の術者が救急部門や救急システム，カテーテル室のスタッフ，および循環器内科医を取りまとめ，迅速な治療開始を促すことが重要であることを指摘した[23]．より優れた治療効果を得るためには，救急部門において STEMI を迅速かつ正確に診断することと，カテーテル室のスタッフが速やかに動員されること，さらにカテーテル術者が素早く対応することなど，これらすべてが欠かすことのできない要素となる．重要業績評価指標［Key Performance Indicators（KPI）；組織の目標達成度合いを数値で示した基準］としては，90％を上回る症例で「病院到着から初回バルーン拡張までの時間」(door-to-balloon time) を 90 分未満とすること，最終造影で TIMI グレード 3 血流を得る症例が 90％を上回ること，心原性ショックを伴わない患者の致死

率を4％未満とすること，さらに心原性ショックを伴う患者の致死率を50％未満とすることなどが挙げられる．

A 外科設備のない施設における血管形成術

　全米には5,000を超える急性期病院があるなかで，冠動脈バイパス術や冠動脈形成術を実施可能な病院はおよそ1,000を数えるのみである．そのためSTEMI患者は，冠動脈バイパス術や冠動脈形成術を実施できない施設にもしばしば訪れる．Whartonは，外科設備を持たない医療機関でも緊急血管形成術を実施可能であるという概念を提唱し，その実現に奮闘した人物である[24]．彼の主導したPAMI-No SOS（Primary Angioplasty in Acute Myocardial Infarction at Hospitals with No Surgery On-site）レジストリの示すところでは，外科設備のない施設であっても，十分に経験を積んだ術者が血管形成術を実施することにより，外科設備の整った病院で血管形成術を実施した場合と比較しても遜色のない結果を得ることができた[25]．C-PORT（Atlantic Cardiovascular Patient Outcomes Research Team）は，Maryland州とMassachusetts州にある外科設備を持たない病院を受診したAMI患者を対象に，血管形成術群と組織プラスミノゲン活性化因子（tissue plasminogen activator：tPA）急速投与群の2群に分けて無作為化試験を実施した[26]．その結果，死亡と再梗塞および脳卒中の複合エンドポイントは，血管形成術群で有意に減少していた（12.4％対19.9％，$P=0.03$）．これらの研究成果が示すことは，どのような医療施設であってもその意向さえあれば，経験を積んだカテーテル治療医を含む循環器診療チームを構築し，診療体制を整備することにより血管形成術による優れた治療を提供することができるということである．今後，米国の多くの州でこの手法が取り入れられる見込みである．

B 地域患者搬送体制

　遠隔の人口希薄地域において，現地で緊急血管形成術を提供することは物流上の無理がある．このような地域では，有効な機械的再灌流療法を提供するためにヘリコプターや救急車などによって患者を搬送することが許容される．Topolら[27]は，緊急血管形成術を受けるために患者をヘリコプターで搬送することの実現可能性を初めて呈示した．さらに最近，Henryら[28]とTingら[29]が示したところによれば，地域の医療センターから120マイル（約193km）以上離れた地域で発生した患者であっても，患者のトリアージと搬送の仕組みさえ十分に整備されていれば，センター近隣に住む患者に匹敵する治療成果を得られることが判明した．この手法の有効性は，以下に述べるDANAMI（Danish Trial in Acute Myocardial Infarction）試験でも確認された[30]．この試験において患者は注血栓溶解療法群と直接的血管形成術（PCI）群の2群に無作為で割付けられた．重要なのはこの研究が全米で行われたものであり，すなわち参加施設の80％では冠動脈形成術を施行できないということである．PCI群に割付けられた患者がこれらの病院に搬送された場合，患者はPCIを施行可能な施設に速やかに転送される取り決めとなっていた．そしてこの研究は，PCI群で有意に死亡率が低いことが判明したため，早期に中止となった．患者搬送のために120分の遅れがあったとしても，PCI群に軍配があがったのである．ただし，この結果を解釈するにあたり重要な点として，DANAMI試験に参加する医療機関が非常に優れた患者搬送手順を備え，それにより素早く患者を診断し，搬送することができたこと［患者が一次医療機関に搬入されてから高度医療機関に転送されるまでの時間（door-in-door out time）が30分以内であった］，さらに，door-to-balloon timeを最小化するために，紹介先の医療センターが即応体制を整えていたことについては，十分に理解しておかなければならない．この研究結果を踏まえ，現在デンマークでは全国的に直接的血管形成術の実施体制を確立している．

C 都市部における体制

　人口の密集した都市部では，再灌流療法に関

して独自のさまざまな問題が存在する．人口過密地域には古くから複数の急性期病院が存在し，それぞれの病院では，各医師が患者の紹介に関してまちまちな基準を有しつつ，独立して機能している．米国ではSTEMI患者の半分が自身の交通手段で来院し，救急車に乗ってやってくるのは残りの半分だけである．かつて，救急部は胸痛よりも外傷患者を優先していた．また，多くの病院では再灌流療法の選択肢が一定せず，PCIを実施可能な病院であっても，受診時刻や曜日（平日か休日か）および誰が当直しているかによって再灌流療法の手段が変わってしまうことすらあった．

幸いにして，米国ではPCIが再灌流療法の主流となり，このような状況はすべて一掃された．STEMI患者の診断とトリアージおよび治療は全米で指針化されており，組織的な診療体制を構築するために，すべての急性期病院がこれに従う必要がある．米国におけるAMIの診療実績に関する米国心臓病学会（ACC）と米国心臓協会（AHA）の報告には，重点評価項目（core measures set）として，血栓溶解療法実施までの時間，door-to-balloon time 90分未満の達成率が明記されている[31]．さらに，ACCとAHAは組織的なSTEMIの治療プロトコールをclass Iとして全面的に推奨している．

NRMI（National Registry for Myocardial Infarction）の報告によると，全米においてより多くの患者が再灌流療法を受けられるようになりつつあり，多くの病院で90分未満のdoor-to-balloon timeを達成でき，さらに緊急カテーテルのための患者転送時間も短縮しているという，非常に励みになる傾向が記されている[32]．

都市部における治療成績をさらに改善するためには，以下に挙げる2つの戦略が有効かもしれない．1つはOttawa市のように都市圏全域を挙げてSTEMIの診療体制を再構築することであり[33]，これによってトリアージと再灌流療法の遅れを減らすことが可能となる．米国では，California州Los Angeles郡とFlorida州Miami-Dade郡の仕組みが同様によく発達しており，救急車に装備された心電計を用いて，現場から心電図波形を伝送することが可能となっている．それによりSTEMIと診断された患者は，最寄りのSTEMI診療施設に搬送されることとなる．このような取り組みによって，同地域のdoor-to-balloon timeは劇的に短縮した．最近のデータによれば，door-to-balloon timeを60分未満とすることにより，著明な致死率の減少が得られることが報告されており[34]，現在，Miami-Dade郡ではdoor-to-balloon timeを日常的に60分未満とすることを目標にしている．

このように組織化された取り組みが価値のあるものとして認知されることによって，2つ目の社会的変化が期待できる．前述の通り，米国ではSTEMI症例のうち半数もの患者が自らの持つ交通手段で来院しているが，このようなケースでは再灌流療法までの時間が1時間以上遅延してしまうことが報告されている[35]．そのため一般向けのキャンペーンとして，心臓発作が疑われた際に救急要請を呼びかけることにより，治療の遅れを減らす効果が見込まれる．以上に挙げた取り組みにより，いずれ心原性ショックを伴わない患者の致死率を1%以下にすることも可能となるだろう．

3 再灌流療法の基本的概念

最善の治療効果を得るためには，凝固系と冠動脈病変，および虚血心筋の病態生理に対する，多面的なアプローチが不可欠である．マクロファージの浸潤を伴う冠動脈の炎症と，薄い線維性被膜を持つ粥腫の不安定化をきっかけとして，不安定プラークの破綻およびびらん形成が誘発される[36]．これに，血小板の活性化・凝集のカスケードと，組織因子に誘発されたトロンビンの活性化とが続くことで，血小板を多量に含みフィブリンの編み込まれた血栓が急速に増大し，罹患冠動脈を閉塞する．完全閉塞をきたした局所では，さまざまな程度の血栓塊が発生し，血小板が高度に活性化され，さらに，破綻したプラークからは冠動脈解離が生じ得るなど，インターベンションの実施に著しく不利な

環境となる．また，既存の高度狭窄に小さなびらんを生じるだけで，完全閉塞に至る例も存在する．このような理由から，薬物による再灌流療法の効果には限界があり，その初期開通率は70％未満にとどまる．また，10〜15％に及ぶ再狭窄率は，実質的に再梗塞の発症率に等しい．それゆえ，易血栓形成性の素地を解消し得る機械的再灌流療法は，再灌流の初期成功率の上昇と再閉塞率の減少をもたらすことができる．実際，この優越性は臨床試験においても実証されており，血管形成術によって治療された症例では，血栓溶解療法を実施した症例と比較して，死亡率やショックの発生率，および再梗塞率の減少を認めている．

DeWoodらは，冠動脈の完全閉塞後に側副血行路の発達が不十分な場合，心外膜側の心筋に電気的な障害が生じ，ST上昇を呈することを報告した[7]．さらにnon-STEMI症例には，順行性血流を伴う亜閉塞病変と，発達した側副血行路を伴う完全閉塞病変の2パターンが存在することも報告している[37]．この，STEMIとnon-STEMIにおける冠動脈の解剖学的差異に関する理解は，それぞれの病態に対してまったく異なる治療アプローチの進化を促した．STEMIの患者は，心筋壊死を惹起するのに十分な重度の虚血中心領域を有しており，これを解消するためには一刻も早く冠血流を回復することが求められる．一方，ST上昇を伴わない冠動脈イベントを発症した患者は，虚血中心領域における心筋壊死の広がりを阻止するのに十分な量の順行性血流もしくは側副血行路を有する．そのため，これらの症例では抗血栓療法と，抗血小板薬を用いたプラークの安定化が最優先となり，機械的再灌流療法は主に再梗塞の予防を目的として行われる．

プラークの破綻は，左前下行枝（LAD），右冠動脈（RCA），左回旋枝（LCX）の近位部に，それぞれ同じ頻度で発生する．血管造影に関する研究や臨床試験では，LAD領域が過大に取り扱われ，LCXには十分に目が向けられない傾向がある．その理由として，LCXの閉塞は後壁梗塞を起こしやすく，その場合12誘導心電図がほとんど変化しないか，V1-V3誘導のST低下を示すために，しばしば不安定狭心症として扱われてしまうことが理由であると考えられる．このほか，時として側枝の閉塞を認めることもある（RCA：右室枝，鋭縁枝，後下行枝，LAD：対角枝，LCX：鈍縁枝，後下行枝）．12誘導心電図は責任冠動脈病変の局在について，初期的な情報を与えてくれる．左主幹部が閉塞することは比較的まれであるが，前壁誘導の広い領域でSTが上昇し，aVR誘導でのST上昇も伴う場合には疑う必要がある[38]．この病態は途方もなく危険であり，疑われる場合には緊急手術も考慮すべきである．LAD近位部の閉塞は，前壁誘導および側壁誘導（Ⅰ，aVL）のST上昇を認める．ごくまれに，右室枝単独の閉塞によってV1とV2誘導のST上昇を認めることもある．もし，LADが3本のなかで最も優位を占める血管であり，心尖部を取り囲んでいる場合，前壁誘導とともにⅡ，Ⅲ，aVF誘導のST上昇をきたすことがある．RCAは，閉塞が近位部に起きた場合と遠位部に起きた場合とで所見が異なる．右室枝よりも遠位の閉塞では，Ⅱ，Ⅲ，aVF誘導のST上昇がみられる．RCAが特に優位を占めている場合，下壁誘導のST上昇とともにV1-V3誘導における対側性変化（reciprocal change）を認めることもある．これは，広範囲の心筋が危機に瀕していることを示すものであり，再灌流療法を行わなければ広範な領域で梗塞を生じてしまう．右室枝よりも近位での閉塞の場合，心電図には右室梗塞の所見として右側前胸部誘導のST上昇が現れる．右室梗塞の患者に硝酸薬（ニトログリセリン）を投与すると前負荷が一挙に低下し，危険な体血圧の低下が引き起こされるため，この心筋梗塞のパターンを認識することは重要である．同じ理由で，下壁梗塞の患者に対する硝酸薬の投与は極力避けるべきである．LCXの閉塞は，一般に下壁誘導のST上昇とV1-V4誘導のST低下を示す．LCXが優位を占める場合，心電図上でST上昇を示す範囲と釣り合わないほどの広範囲に後下壁梗塞を生じ得る．加えて，小さな鈍縁枝の梗塞は，重度の虚血性僧帽

[図 30-4] 冠動脈閉塞・再灌流モデルのイヌにおいて波状に拡大する心筋壊死巣

AP：前乳頭筋

[Reimer KA, Jennings RB：The "wavefront phenomenon" of myocardial ischemic cell death. II. Transmural progression of necrosis within the framework of ischemic bed size (myocardium at risk) and collateral flow. Lab Invest 40：633-644, 1979]

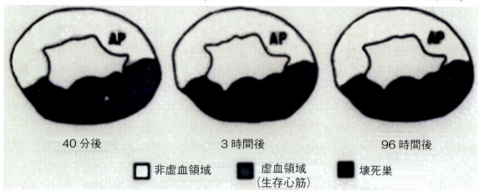

40分後　　3時間後　　96時間後

□ 非虚血領域　■ 虚血領域（生存心筋）　■ 壊死巣

弁逆流症を惹起することがある．乳頭筋断裂に進展すると，僧帽弁尖の動揺を生じ，死亡率の高い急性僧帽弁逆流を発症する．

機械的再灌流療法の前段階として，冠動脈造影の前に左室造影を行うことが必須である．近年，door-to-balloon time の重要性が強調されるに伴い，多くの術者は左室造影を省略するようになった．しかしながら，左室の拡張終期圧と左室壁運動を評価することにより，血行動態や短期的な予後に関する多くの有用な情報が得られることを強調しておきたい．さらに，局所壁運動異常の部位と程度を同定することで，危険性の高い心筋を早期に認識することができ，責任血管の場所に関する確証を得ることもできる．それゆえ，PCI 施行前に左室造影が行われなかった場合や，責任病変の判断に疑問が持たれた場合，後からでも左室造影を行うべきである．小さな側枝が分岐直後に閉塞することにより，血管造影ではそれが見落とされてしまうような場合でも，局所の壁運動異常からその閉塞が判明することもある．さらに，左室造影では，わずかな心破裂や小さな心室中隔穿孔，虚血性僧帽弁逆流を迅速に診断することも可能である．

A 治療までの時間

Reimer と Jennings は，冠動脈を完全に閉塞した後に梗塞巣が時間依存性に形成されていくことを，イヌのモデルを用いて初めて明らかにした[39]．このモデルでは，冠動脈を閉塞した後に壊死巣が波状に広がっていくことが示され，閉塞から 40 分以内で心内膜下梗塞から貫壁性梗塞に移行し，3 時間後には大部分の虚血領域で壊死が完成していた．さらに心外膜側の心筋の一部は，その後最大 96 時間かけて徐々に壊死が進行する（図 30-4）．このイヌにおける研究が公表されてから 25 年後，Gersh と Stone はこの結果に相関する臨床試験を発表し，再灌流療法による最大の効果を得ることができるのは冠動脈の閉塞から 60～180 分であり，それ以降では効果が限定的となることを示した[40]．

再灌流までの時間は，最終的な梗塞サイズを決定する支配的要素であるが，それだけが唯一の決定因子ではない．側副血行路の程度も同様に重要である．LAD や LCX と比較して，RCA が閉塞した際にはより多くの側副血行路が形成されることはよく知られている[41]．これは，LAD 中隔枝と LCX 末梢がそれぞれ RCA に向かう側副血行路の供給源となるためである．一

方，LADとLCXは一般的に，それぞれRCAからのみ側副血行を受ける．このように側副血行の供給量に差が存在するため，LAD領域の梗塞は比較的広範囲にわたることが多く，さらに，その梗塞サイズを縮小するためには，治療までの時間により強く依存することとなる．Brodieら[42]とわれわれのグループ[43]は，LADの閉塞による梗塞サイズを最小化するためには，発症から3時間以内に治療を行う必要性を示した．しかるに，RCAの閉塞は梗塞サイズが比較的小さい傾向にあり，治療までに要した時間が梗塞サイズに与える影響も限られたものであった（図30-5）．これらの知見から，前壁梗塞をきたして発症3時間以内に来院した患者に対しては，再灌流までの時間をできるだけ短縮することが極めて重要であることがわかる．一方，下壁梗塞の患者については，発症から来院までの時間にかかわらず再灌流療法までの時間を短縮することによる利益はやや減少する．

治療までの時間を最小化することとは別に，高血圧症例に対する降圧治療や，心不全症例に対する硝酸薬と利尿薬の投与など，心筋酸素需要を低下させるような治療は賢明な処置である．さらに，補助的な酸素の投与も同様に有用となる．静注β遮断薬の投与は利益がないばかりでなく，心原性ショックを生じる危険があるため，一般的には避けるべきである．

Ⓑ 臨床リスクの評価

治療方針決定のためには症状の持続時間とは別に，臨床リスクの評価が（特にPCI非実施施設において）重要となる．PAMI研究グループは，非ショック症例に対する再灌流療法の成績を左右する要因の分析にあたり，初めてTIMIリスク分類を採用した（図30-6）[17]．このリスク分類は簡単に評価可能な3つの項目からなる．70歳未満，来院時心拍数100/min未満，非前壁梗塞の各条件を満たす低リスク症例では，治療法（血管形成術および血栓溶解療法）の選択によらず死亡率は低かった．逆に，70歳以上，来院時心拍数100/min以上，前壁

梗塞の各条件を満たす症例は非常に高い致死率を示した．Cantorらは最近，類似のリスク評価指標を用いて患者を選別することにより，初期治療としての血栓溶解療法が成功した後であっても，血管形成術のために転院搬送することによってさらに利益を受ける可能性のある高リスク症例を識別できることを示した[44]．リスク評価に基づく簡便な転送手順を呈示する（図30-7）．発症早期に来院し，頭蓋内出血の危険性が少ない低リスク症例に対しては，静注血栓溶解療法を実施した後で待機的な転院搬送を考慮してもよい．その他の症例は速やかに転送すべきであり，転送手順に従って最短の時間で搬送する必要がある．

Ⓒ 最適な治療手順

静注血栓溶解療法は，脳卒中を増加させる一方で十分な効果が得られないことから，一般的には避けられる傾向にある．アスピリン（理想的には咀嚼錠）による抗血小板療法は治療の屋台骨といえる．SabatineらはCLARITY-TIMI（Clopidogrel as Adjunctive Reperfusion Therapy-Thrombolysis in Myocardial Infarction）28試験のサブ解析において，血栓溶解療法とPCIを施行されたSTEMI患者に対して，クロピドグレル300 mgの初期負荷投与に続いて同75 mg/日を維持投与することで，心血管死，再梗塞または脳卒中のリスクが6.2％から3.6％に減少することを示した（$P=0.008$）[45]．さらにDangasは，クロピドグレル300 mgよりも600 mgの前投与が有効であることを見出した[46]．

より最近ではMontalescotらが，3,534人のSTEMI患者を2群に分け，それぞれクロピドグレル（初回負荷投与300 mg，維持投与75 mg）とプラスグレル（初回負荷投与60 mg，維持投与10 mg）を投与する二重盲検無作為化比較試験を実施し，30日後の心血管死，非致死性心筋梗塞または非致死性脳卒中のリスクが，プラスグレル群で有意に低下し（9.5％対6.5％，$P=0.0017$），その傾向が15ヵ月後まで維持されたことを報告している[47]．これらの

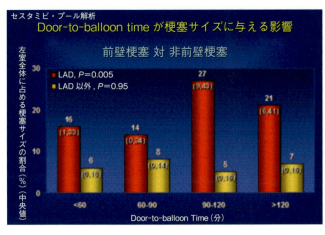

[図30-5] 治療1ヵ月後の梗塞サイズをタリウム心筋シンチグラフィで評価した4つの無作為化試験のプール解析

左前下行枝（LAD）領域の梗塞サイズはdoor-to-balloon timeに強く依存する一方，LAD領域以外の梗塞サイズとdoor-to-balloon timeとの関連性は低い．

[O'Neill WW et al：Does a 90-minute door-to-balloon time matter? Observations from four current reperfusion trial.（abstr）．J Am Coll Cardiol 45（Suppl A）：225A, 2005]

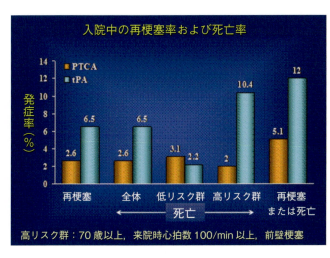

[図30-6] PAMI試験における臨床リスクに基づくアウトカム

(Grines CL et al：A comparison of immediate angioplasty with thrombolytic therapy for acute myocardial Infarction. N Engl J Med 328：673-679, 1993のデータに基づくグラフ)

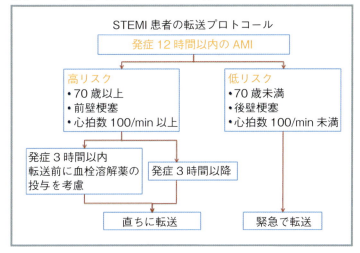

[図30-7] 患者の臨床リスクに基づく転送プロトコール

臨床データや薬物動態学的研究の結果は，プラスグレルによる速やかな抗血小板作用の発現を示すものであるが，高齢者や体格の小さな症例，および脳卒中のリスクが懸念される症例に対する投与は慎重になるべきである．

血小板の活性化と凝集はSTEMIの発症に密接な関連を有することから，静注糖蛋白Ⅱb/Ⅲa受容体阻害薬に関する研究が長年行われてきた．経口抗血小板薬による嘔気・嘔吐が問題となる際には，アブシキシマブや低分子糖蛋白Ⅱb/Ⅲa受容体阻害薬などの静注薬が重要な役割を果たすものの，多くの場合，ビバリルジンやクロピドグレル，プラスグレルによって適切な抗血栓効果を得ることができる．ヘパリン（体重により投与量を補正）とアブシキシマブの組み合わせによる治療の最大の利点は，硫酸プロタミンや血小板の投与によってその作用を直ちに無効化できることであり，緊急手術が必要になった場合や冠動脈破裂が発生した場合に重要となるので，記憶しておかなければならない．幸いにして，このような状況に陥ることはまれであるため，経口のアスピリンとチエノピリジン系薬に続いて，静注ビバリルジンをルーチンで投与することが，現在の治療の主軸となりつつある．

D 再灌流のための環境

心筋の回復量は，特に前壁梗塞において再灌流までの時間に依存するため，これまでの多くの研究は治療までの時間の浪費を減らすことに重点を置いていた．そしてここ10年間は，PCIによる治療を終えた後に，梗塞サイズを最小化する手法に焦点が当てられてきた．発症6時間以内に再灌流を実施した前壁梗塞症例のLADに対して，体外回路を用いて酸素を過飽和化した血液を選択的に注入することにより，梗塞サイズの縮小を認めたことが報告されている[48]．われわれは全身低体温療法を試みたものの[49]，過去の冷却技術を用いていたために，残念ながら再灌流療法の施行までに35℃未満の体温を達成できた症例は少なかった．より迅速に患者を冷却することのできる新しい技術を用いることにより，梗塞サイズの縮小が期待されることから，今後さらなる検証が必要である．冠動脈内にアデノシンを最大70μg/kg直接注入することで，梗塞サイズが縮小したことも報告されている[50]．なお，アデノシンはRCAに注入すると心ブロックをきたす危険性が高いため，RCAの心筋梗塞症例に投与してはならない．

冠動脈を閉塞している血栓を除去したり，破砕したりする試みは古くから行われている．血栓除去の効果に関する最も優れたデータとして，Svilaasらは1,071人のSTEMI患者をPCI単独群と血栓吸引併用PCI群の2群に分け，血栓吸引併用PCI群で1年後の死亡率が改善していたことを報告している[51]．さらに，血栓吸引併用PCI群では，心筋染影（myocardial blush）の増強と，より完全に近いST回復（ST resolution）を認めている．これらの研究成果は，血栓吸引除去をルーチンに行うべきであることを示すものであり，特に対象が大きな血管であったり，多量の血栓塊の存在が明確である場合には，積極的に実施することが望ましい．

最近では，CRISP-AMI（Counterpulsation Reduces Infarct Size pre PCI in Acute Myocardial Infarction）試験において大動脈内バルーンパンピング（IABP）の有効性が検証された[52]．Patelらは，PCIを施行した337人の前壁梗塞症例をIABP併用群と非併用群に分け，PCI施行後に心臓MRIを実施したところ，両群の梗塞サイズに差がないことが明らかになった．それでも，この分野への期待は根強く，現在も，経皮的軸流式左室補助装置のImpellaによる予防的循環補助の有効性を検証する3つの研究が行われている[53]．

最後に，再灌流障害を防ぐ取り組みはこの25年にわたり続けられているものの，いまだ有効な薬物は発見されていない．小規模な予備実験では，静注シクロスポリンが有望な結果を示したが[54]，今後はさらに多施設にわたる臨床研究を実施することが望ましい．

E 虚血前後のコンディショニング

虚血前順応（ischemic preconditioning）と後

順応（postconditioning）は，心筋の回復量を大幅に改善し得る，新しく，かつ刺激的な発展である．短時間の虚血エピソードを繰り返すことにより長時間の虚血に対する耐性が生じ，再灌流療法施行後の梗塞サイズの縮小が得られるとする概念は，当初，動物モデルで示されたものである[55]．その後 Thibault らは，ステント留置後の冠動脈に対し，バルーンで1分おきに計4回の閉塞・開通を繰り返すことで虚血後順応効果が得られ，心筋逸脱酵素にして 36 % の梗塞サイズ縮小が得られることを示した．彼らはさらに，ステントによる治療を行った 38 人の STEMI 患者を虚血後順応療法群とコントロール群に分け，治療後に PET を用いて梗塞サイズを計測したところ，後順応療法群で有意な梗塞サイズの縮小を認めている（19.5 ± 13.3 % 対 11.8 ± 10.3 %，$P = 0.04$）．1年後，心エコーによる左室駆出率と局所壁運動は後順応療法群で有意に良好であった[56]．これらの結果は極めて有望なものであり，今後は大規模臨床研究のかたちを取ることにより，精確な検証を行うことが求められる．この治療法は，かかる時間や費用およびリスクがいずれも非常に少ないことから，有効性が証明され次第，速やかに STEMI の治療の柱となるであろう．

さらに革新的な概念としては，遠隔臓器の虚血が，虚血再灌流後の心筋梗塞サイズの減少をもたらす可能性が挙げられる．Betker らは，PCI を実施した 333 人の STEMI 患者を対象にして，上肢の阻血と開放を5分おきに4回繰り返す遠隔虚血順応群（166 人）と，コントロール群（167 人）に無作為に割付けた[57]．上肢の虚血は，血圧計のカフの加圧・脱気を繰り返すことにより行われた．インターベンション前にテクネチウム-セスタミビを投与し，治療後の撮像によって梗塞リスク領域（area at risk）を評価するとともに，1週間後に SPECT を行って最終梗塞容積を測定した．ここから，最終梗塞容積と梗塞リスク領域の比である Myocardial Salvage Index を算出し，心筋の回復量を評価する指標とした（図 30-8）．この Salvage Index は，もともと冠動脈の開存が良好であった症例と LAD 領域の梗塞症例でそれぞれ高値を示した（心筋の回復が不良）．一方，遠隔虚血順応群では，特に LAD 領域の梗塞において Salvage Index が低値を示した（心筋の回復量が大きい）．今後は，やはり大規模臨床試験による検証が求められるところであるが，簡便に実施可能な手法であることから，今後広く推奨される治療となる可能性を秘めている．

F ステントによる治療

Grines らは STEMI 患者を対象に，バルーンによる血管形成術と Johnson & Johnson 社製のヘパリン被覆ステントの植込み術を比較する初の臨床試験を行った[58]．彼らは，ルーチンでのステント留置により再閉塞と標的血管再血行再建術の頻度が減少することを示した一方，バルーン群と比較して TIMI グレード 3 血流を得にくいという困った傾向も報告している．同じ頃，Stone らは CADILLAC（Controlled Abciximab and Device Investigation to Lower Late Angioplasty Complications）試験[59]において新世代のベアメタルステントを用いた臨床試験を実施し，ルーチンでのステント留置が，主に標的血管再血行再建術の頻度を減らすことにより臨床アウトカムの改善をもたらしつつ，TIMI グレード 3 血流の減少もきたさないことを報告した．このような血管造影上の優れた成績によって，ステント治療はルーチンとしての地位を確立した．薬剤溶出ステント（DES）の登場後にも，いくつかの臨床試験が実施された．これらの結果は Stone により要約され[60]，DES を使用することで，ベアメタルステントと比較して標的血管再血行再建術の頻度が減少することが示された．ただし，治療に DES を用いた場合，亜急性の再閉塞を起こしやすい傾向を認める点には注意が必要である．今日，ステント植込み術は STEMI に対する標準的な治療である．DES の使用も選択肢であるが，長期にわたるチエノピリジン系薬剤の内服が必要であり，服薬コンプライアンスが不良な症例では，亜急性血栓性閉塞を起こすリスクが極めて高くなる．すなわち，DES の使用可否の判断は主

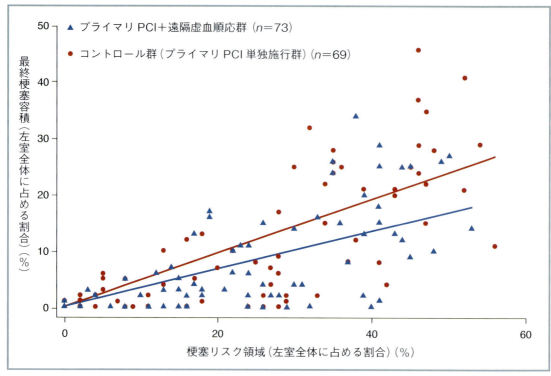

[図30-8] 遠隔虚血順応群における梗塞リスク領域の減少効果
[Betker HE et al：Remote ischaemic conditioning before hospital admission, as a complement to angioplasty, and effect on myocardial salvage in patients with acute myocardial infarction：a randomized trial. Lancet 375（9716）：727-734, 2010]

に社会的要因に左右されることとなる[61]．

4 手続き上の側面

　最後に，心筋梗塞に対する血管造影は侵襲的処置であり，究極的に，術者はその結果に責任を持つ必要がある．このことを心にとどめ，術者は，カテーテル検査とインターベンションの適応について個々の患者ごとに洗練された判断ができるよう，修練を積む必要がある．現代の治療プロセスは，術者に多大なる負担をもたらす．Door-to-balloon time に執心するあまり，インターベンションに先立つ基本的な手順が忘れられてしまうこともある．少なくとも，術者自身の目で心電図を評価することによって，早期再分極や心外膜炎，高カリウム血症，および慢性的な脚ブロックなどを有する患者が，不必要な検査を受けることがないようにしなければならない．

　加えて，短時間の身体診察によって血管の性状やうっ血性心不全の有無，肺の状態，および心雑音の有無などを確認し，記録する必要がある．これらの手順は，乳頭筋断裂や心室中隔穿孔などの外科的修復が必要となる機械的合併症を，臨床所見に基づいて除外するために極めて重要である．最終的には術者の責任において，検査の必要性と適応を担保しなければならない．決定の初期段階では，患者の全体的な安定性を検討する必要がある．患者の状態が極めて不安定であったり（例：頻回の除細動や，昇圧薬の投与が必要など），何らかの理由で気道確保が困難な場合などには，挿管や鎮静および筋弛緩を行うことによって，後に続く検査をより安全に施行でき，良い結果を得ることにつながる．患者の状態が安定しており，カテーテル台に静かに横たわることができれば，迅速に動脈

を確保することができる．

Ⓐ 橈骨動脈アプローチ

　Gruentzig や Hartzler の時代から，待機的血管形成術と心筋梗塞に対する緊急血管形成術は，並行して発展してきた．技術面では待機的症例における進歩が先行し，その後速やかに緊急カテーテルの領域に採用された．これらの技術には，オーバーザワイヤ（over-the-wire）バルーンカテーテルや，第一世代のステント，末梢保護デバイス，および DES などが該当する．同様に，血管形成術の手技の洗練も，すぐさま AMI の血管形成術に応用されてきた．ステントとガイディングカテーテルのデザインの飛躍的な進歩により，6 F ガイディングカテーテルによる治療が日常的に行えるようになった．ひとたび 6 F ガイディングカテーテルが使えるようになると，橈骨動脈アプローチを無理なく選択することができるようになった．STEMI 患者に対する PCI にあたり，大腿動脈アプローチと橈骨動脈アプローチを比較した最近の無作為化試験によれば，橈骨動脈アプローチを選択することによって出血性合併症のリスクが減少し，死亡率も改善する傾向が認められた[62]．このアプローチは極めて有望であり，多くの PCI 術者がこの手技に熟達するにつれて，今後より多くの STEMI 患者が橈骨動脈アプローチによる治療を受けるようになることが予想される．ただし，血行動態が不安定な患者にあっては，一時ペースメーカや左室補助装置を速やかに使用することのできるよう大腿動脈アプローチを引き続き選択することを推奨する．

Ⓑ 血管造影所見と血行動態の評価

　梗塞責任動脈のインターベンションを行う前には，必ずそれ以外の動脈の造影も行っておく必要がある．これにより，非責任血管の状況を知ることができ，側副血行の程度を評価することが可能となる．おそらくは時間を節約するために，この手順を省略する術者もいるようだが，これは時に破滅的な結果につながることがある．例として，RCA の閉塞に対してステント留置を行った後から左冠動脈を造影したところ，手術適応となる左主幹部の高度狭窄や多枝病変が見つかるかもしれない．RCA に留置したステントは，心臓外科医にとって大いなる障害となる．あらかじめ非責任血管を造影していれば，RCA に対するインターベンションはガイドワイヤによる再疎通やバルーン拡張による順行性血流の回復にとどめ，そのうえですべての罹患冠動脈に対する手術を行う戦略を取ることができる．

　体液量が問題となるときには，右心カテーテル検査が有用である．特に，体血圧の維持に昇圧薬の投与が必要な場合には必須である．時に，患者は嘔気・嘔吐によって脱水状態となっているかもしれないし，下壁梗塞に右室梗塞を合併しているかもしれない．その場合，体液量を補正することによって，昇圧薬を中止できる可能性がある．

　同様に，下壁梗塞を発症後にやや遅れてやってきた患者は，再灌流後に完全房室ブロックを形成することがある．このような場合，アトロピンの投与と適切な輸液によって血行動態を改善し得る．ただし，時に経静脈的ペースメーカの留置が必要となることもあるため，速やかに大腿部の血管アクセスを確保する必要がある．

Ⓒ 責任血管に対する PCI

　すべての冠動脈の造影を実施したら，責任血管の同定と選別を行わなければならない．もし，責任血管が大きい，または造影剤による血栓の染まりが明らかな場合は，ガイドワイヤによる再灌流と，血栓吸引を行う必要がある．続いて，意図的に小さいサイズのバルーンを用いて病変部を拡張することで，先の血流を回復させる．冠動脈内にニトログリセリンやアデノシンを投与することで，さらなる血流・灌流の増加が得られ，血管径が回復する．これにより，適切なステントサイズを決定することができるようになる．ステントは，適切な径に加え，責任病変をすべてカバーできる十分な長さが必要である．ステント留置後には，虚血後順応に期待して繰り返しバルーン拡張を行ってもよい．

最後に，血管の大きさと TIMI グレードを評価するため，最終造影を行うべきである．もし，ステントの大きさが血管に適合していない可能性があれば，血管内超音波検査を行う必要がある．過小径のステントを選択してしまうことはよくある問題であり，ステントの圧着不良とそれによる亜急性血栓性閉塞の原因となる．仮に，TIMI グレード 3 血流が得られなければ，ニトログリセリンやアデノシン，およびニカルジピンを繰り返し投与するべきである．TIMI グレード 3 血流を達成できなかった場合，院内生存率と 1 年生存率の低下に直結することとなる．

ステントによる治療は努めて単純にすべきである．クラッシュステント法の施行や分岐部への留置は，待機的症例における検討で亜急性血栓性閉塞のリスクを高めることがわかっており，避けたほうがよい．非責任血管に対しても連続してステント治療を行うことは不良な転帰に関連し，最新の PCI ガイドラインでも class III の適応となっている[63, 64]．残存病変に対する治療の適応がある場合でも，患者が体力を取り戻し，退院が近づいてから完全な血行再建を目指すほうがより安全である．

複数箇所に責任病変が疑われるような状況では，真の責任血管を同定することは困難である．このような場合には，危険な状態にある心筋領域（すなわち，前壁または下壁または後壁）に影響を与えかねない血管に対して，的確にステント留置を行う必要がある．

5 結語

STEMI の克服は，過去四半世紀の心血管医学における重要な偉業である．他の急性疾患とは異なり，この病態は 1 人の内科医だけで対処することは不可能である．円滑な再灌流療法を実施するために組織化されたチーム医療や診療システムは，21 世紀の医療の規範となるものである．一連の診療の過程において，現場の救急隊員や患者搬送センターの職員，救急ヘリコプターのパイロット，ER スタッフ，カテーテル室スタッフ，そして最後はインターベンション施行医に至るまで，すべてのチームメンバーが，割り当てられた業務を迅速，効果的かつ完全にこなすことに全力を傾注しなければならない．この"chain of survival"のどこかに遅れや失策を生じてしまうと，患者の命は危険にさらされることとなる．勝利はチーム全員で共有し，達成目標（metrics）は全員で見直す必要がある．患者の治療にあたるすべての術者は，折良く再灌流療法を実施できたことが，奇跡的なチームワークによるものであることを理解している．チームに参加するすべての関係者は，あらゆる患者に対し，いついかなるときにも，この医療を提供できることを求められている．

（村岡洋典）

文　献

1. De Soyza N, Murphy ML, Bissett JK, Kane JJ, Doherty JE. In-hospital mortality after acute myocardial infarction. *South Med J* 1975;68(4):474–477.
2. Stone GW, Lansky AJ, Pocock SJ, et al. HORIZONS-AMI Trial Investigators. Paclitaxel-eluting stents versus bare-metal stents in acute myocardial infarction. *N Engl J Med* 2009;360(19):1946–1959.
3. Boucek RJ, Murphy WP Jr. Segmental perfusion of the coronary arteries with fibrinolysin in man following a myocardial infarction. *Am J Cardiol* 1960;6:525–533.
4. Fletcher AP, Sherry S, Alkjaersig N, et al. The maintenance of a sustained thrombolytic state in man: II. Clinical observations on patients with myocardial infarction and other thromboembolic disorders. *J Clin Invest* 1959;38:1111.
5. Ignatious Voudakis. Personal communication.
6. Sones FM Jr. *Nihon Igaku Hoshasen Gakkai Zasshi* 1968;28(6):714–719.
7. DeWood MA, Spores J, Notske R, et al. Prevalence of total coronary occlusion during the early hours of transmural myocardial infarction. *N Engl J Med* 1980;303:897–902.
8. Rentrop KP. Development and pathophysiological basis of thrombolytic therapy in acute myocardial infarction: part II. 1977-1980. The pathogenetic role of thrombus is established by the Gottingen pilot studies of mechanical interventions and intracoronary thrombolysis in acute myocardial infarction. *J Intervent Cardiol* 1998;11(4):265–285.
9. Khaja F, Walton JA Jr, Brymer JF, et al. Intracoronary fibrinolytic therapy in acute myocardial infarction: report of a prospective randomized trial. *N Engl J Med* 1983;308:1305–1311.
10. Kennedy JW, Ritchie JL, Davis KB, et al. Western Washington randomized trial of intracoronary streptokinase in acute myocardial infarction. *N Engl J Med* 1983;390:1477–1482.
11. Stadius ML, Davis K, Maynard C, Ritchie JL, Kennedy JW. Risk stratification for 1 year survival based on characteristics identified in the early hours of acute myocardial infarction. The Western Washington Intracoronary Streptokinase Trial. *Circulation* 1986;74(4):703–711.
12. Gruentzig A. Transluminal dilatation of coronary artery stenosis. *Lancet* 1978;1:26.
13. O'Neill WW, Brodie BR, Ivanhoe R, et al. Primary coronary angioplasty for acute myocardial infarction (The Primary Angioplasty Registry). *Am J Cardiol* 1994;73:627–634.
14. Topol EJ, Califf RM, George BS, et al. A randomized trial of immediate versus delayed elective angioplasty after intravenous tissue plasminogen activator in acute myocardial infarction. *N Engl J Med* 1987;317:581–588.
15. TIMI Research Group. Immediate vs delayed catheterization and angioplasty following thrombolytic therapy for acute myocardial infarction. *JAMA* 1988;260:2849–2858.
16. Simoons ML, Arnold AER, Betriu A, et al. Thrombolysis with tissue plasminogen activator in acute myocardial infarction: no additional benefit from immediate percutaneous coronary angioplasty. *Lancet* 1988;1:197–202.
17. Grines CL, Brown KF, Marco J, et al. A comparison of immediate angioplasty with thrombolytic therapy for acute myocardial infarction. *N Engl J Med* 1993;328:673–679.
18. Gibbons RJ, Holmes ZR, Reeder GS, et al. Immediate angioplasty compared with the administration of a thrombolytic agent followed by conservative treatment for myocardial infarction. *N Engl J Med* 1993;328:685–691.
19. Zijlstra F, Jan de Boer M, Hoorntje JCA, et al. A comparison of immediate coronary angioplasty with intravenous streptokinase in acute myocardial infarction. *N Engl J Med* 1993;328:680–684.
20. Keeley EC, Boura JA, Grines CL. Comparison of primary and facilitated percutaneous coronary interventions for ST-elevation myocardial infarction: quantitative review of randomized trials. *Lancet* 2006;367(9510):579-588.
21. Ellis SG, Tendera M, de Belder MA, et al. Facilitated PCI in patients with ST-elevation myocardial infarction. *N Engl J Med* 2008;358(21):2205–2217.
22. Assent-4 PCI Investigators. Primary versus tenecteplase-facilitated percutaneous coronary intervention in patients with ST-elevation acute myocardial infarction (ASSENT-4 CI): randomized trial. *Lancet* 2006;367:569–578.
23. Bradley EH, Curry LA, Webster TR, et al. Achieving rapid door-to-balloon times: how top hospitals improve complex clinical systems. *Circulation* 2006;113:1079–1085.
24. Wharton TP Jr. Should *patients with acute myocardial* infraction be transferred to a tertiary center for primary angioplasty or receive it at qualified hospitals in community? The case *for community* hospital angioplasty. *Circulation* 2005;112(22):3509–3520.
25. Wharton TP Jr, Grines CL, Turco MA, et al. Primary angioplasty in acute myocardial infarction at hospitals with no Surgery on-site (the PAMI-No SOS study) versus transfer to surgical centers for primary angioplasty. *J Am Coll Cardiol* 2004;43:1943–1950.
26. Aversano T, Aversano LT, Passamani E, et al. Thrombolytic therapy vs primary Percutaneous coronary intervention for myocardial infarction in patients presenting to hospitals without on-site cardiac Surgery: a randomized control trial. *JAMA* 2002;287:1943–1951.
27. Topol EJ, Fung AY, Kline E, Kaplan L, Landis D, Strozeski M, Burney RE, Pitt B, O'Neill WW. Safety of helicopter transport and out-of-hospital intravenous fibrinolytic therapy in patients with evolving myocardial infarction. *Cathet Cardiovasc Diagn.* 1986;12(3):151–5.
28. Henry TD, Sharkey SW, Burke MN, et al. A regional system to provide timely access to percutaneous coronary intervention for ST-elevation myocardial infarction. *Circulation* 2007;116:721–728.
29. Ting HH, Rihal CS, Gersh BJ, et al. Regional systems of care to optimize timelines on reperfusion therapy for ST-elevation myocardial infarction: the Mayo Clinic STEMI protocol. *Circulation* 2007;116:729–736.
30. Andersen HR, Nielsen TT, Rasmussen K, Et al. A comparison of coronary angioplasty with fibrinolytic therapy in acute myocardial infarction. *N Engl J Med* 2003;349:733–742.
31. Kushner FG, Hand M, Smith SC, King SB, Anderson JL, Antman EM, Bailey SR, Bates ER, Blankenship JC, Casey DE, Green LA, Hochman JS, Jacobs AK, Krumholz HM, Morrison DA, Ornato JP, Pearle DL, Peterson ED, Sloan MA, Whitlow PL, Williams DO. 2009 focused updates: Acc/aha guidelines for the management of patients with st-elevation myocardial infarction (updating the 2004 guideline and 2007 focused update) and acc/aha/scai guidelines on percutaneous coronary intervention (updating the 2005 guideline and 2007 focused update): A report of the american college of cardiology foundation/american heart association task force on practice guidelines. *Circulation.* 2009;120:2271–2306.
32. Gibson CM, Pride YB, Frederick PD, et al. Trends in reperfusion strategies, door-to-needle and door-to-balloon times, and in-hospital mortality among patients with ST-segment elevation myocardial infarction enrolled in the National Registry of myocardial Infarction from 1990 to 2006. *Am Heart J* 2008;156(6):1035–1044.
33. LeMay MR, So DY, Dionne R, et al. A citywide protocol for primary PCI in ST-segment elevation myocardial infarction. *N Engl J Med* 2008;358:231–240.
34. Moscucci M. Personal communication.
35. Canto JG, Rogers WJ, Bowlby LJ, et al. The prehospital electrocardiogram in acute myocardial infarction: is its full potential being realized? National Registry of Myocardial Infarction 2 Investigators. *J Am Coll Cardiol* 1997;29:498–505.
36. Davies MJ. A macro and micro view of coronary vascular insult in ischemic heart disease. *Circulation* 1990;82(3 suppl):1138–1146.
37. DeWood MA, Stifter WF, Simpson CS, et al. Coronary arteriographic findings soon after non-Q wave myocardial infarction. *N Engl J Med* 1986;315:417–423.
38. Ducas R, Ariyarajah V, Phillip R, et al. The presence of ST-elevation in lead aVR predicts significant left main coronary artery stenosis in cardiogenic shock resulting from myocardial infarction: The Manitoba cardiogenic shock registry. *Int J Cardiol* 2013; 166, Issue 2: 465–468.
39. Reimer KA, Jennings RB. The "wavefront phenomenon" of myocardial ischemic cell death. II. Transmural progression of necrosis within the framework of ischemic bed size (myocardium at risk) and collateral flow. *Lab Invest* 1979;40(6):633–644.
40. Gersh BJ, Stone GW, White HD, et al Pharmacological facilitation of primary percutaneous coronary intervention for acute myocardial infarction. Is the slope of the curve the shape of the future? *JAMA* 2005;293:979–986.
41. Cohen M, Sherman W, Rentrop KP, Gorlin R. Determinants of collateral filling observed during sudden controlled coronary artery occlusion in human subjects. *J Am Coll Cardiol* 1989;13(2):297–303.
42. Brodie BR, Hansen C, Stuckey TD, et al. Door-to-balloon time with primary percutaneous coronary intervention for acute myocardial infarction impacts late cardiac mortality in high-risk patients and patients presenting early after the onset of symptoms. *J Am Coll Cardiol* 2006;47:289–295.

43. O'Neill WW, et al. Does a 90-minute door-to-balloon time matter? Observations from four current reperfusion trials (abstr). *JACC* 2005;45:225A.
44. Cantor WJ, Fitchett D, Borgundvaag B, et al. Routine early angioplasty after fibrinolysis for acute myocardial infarction. *N Engl J Med* 2009;360(26):2705–2718.
45. Sabatine MS, Cannon CP, Gibon CM, et al. Effect of clopidogrel pretreatment before percutaneous coronary intervention in patients with ST-elevation myocardial infarction treated with fibrinolytics. The PCI-CLARITY Study. *JAMA*. 2005;294(10):1224–32.
46. Dangas G, Mehran R, Guagliumi G, et al. for the HORIZONS-AMI Tiral Investigators. Role of clopidogrel loading dose in patients with ST-segment elevation myocardial infarction undergoing primary angioplasty: results from the HORIZONS-AMI Trial. *J Am Coll Cardiol* 2009;54:1438–1446.
47. Montalescot G, Wiviott SD, Braunwald E, et al. Prasugrel compared with clopidogrel in patients under percutaneous coronary intervention for ST-elevation myocardial infarction (TRITON-TIMI 38): double-blind, randomized controlled trial. *Lancet*. 2009 Feb 28;373(9665):723–31.
48. Stone GW, Martin JL, de Boer MJ, et al. Effect of supersaturated oxygen delivery on infarct size after percutaneous coronary intervention in acute myocardial infarction. *Circ Cardiovasc Interv* 2009;2(5):366–375.
49. O'Neill WW. *Hypothermia as an Adjunctive Therapy to PCI in Patients with Acute Myocardial Infarction*. Presented at TCT (Transcatheter Therapeutics), Washington, DC; 2003.
50. Mahaffey KW, Puma JA, Barbagelata NA, et al. Adenosine as an adjunct to thrombolytic therapy for acute myocardial infarction: results of a multi-center randomized, placebo controlled trial: the acute myocardial infarction study of adenosine (AMISTAD) trial. *J Am Coll Cardiol* 1999;34(6):1711–1720.
51. Svilaas T, Vlaar PJ, van der Horst IC, et al. Thrombus aspiration during primary percutaneous coronary intervention. *N Engl J Med* 2008;358:557–567.
52. Patel MR, Smalling RW, Thiele H, et al. Intra-aortic balloon counterpulsation and infarct size in patients with acute anterior myocardial infarction without shock. *JAMA*. 2011;306(12):1329–37.
53. Maini B, Naidu SS, Mulukutla S, et al. Real-world use of the impella 2.5 circulatory support system in complex high-risk percutaneous coronary intervention: The USPELLA registry. *Catheter Cardiovasc Interv*. 2012;80(5):717–25.
54. Pilot C, Croisille P, Staat P, et al. Effect of cyclosporine on reperfusion injury in acute myocardial infarction. *Circulation* 2008;117:1037–1044.
55. Zhao ZQ, Corvera JS, Halkos ME, et al. Inhibition of myocardial injury by ischemic postconditioning during reperfusion: comparison with ischemic preconditioning. *Am J Physiol* 2003;285:H579–H588.
56. Thibault H, Piot C, Staat P, et al. Long-term benefit of postconditioning. *Circulation* 2008;117:1037–1044.
57. Betker HE, Kharbanda R, Schmidt MR, et al. Remote ischaemic conditioning before hospital admission, as a complement to angioplasty, and effect on myocardial salvage in patients with acute myocardial infarction: a randomized trial. Bøtker HE, Kharbanda R, Schmidt MR et al. Remote ischaemic conditioning before hospital admission, as a complement to angioplasty, and effect on myocardial salvage in patients with acute myocardial infarction: a randomised trial. *Lancet*. 2010;375(9716):727–34.
58. Grines CL, Cox DA, Stone GW, et al. for the stent primary angioplasty in myocardial infarction study group. Coronary angioplasty with or without stent implantation for acute myocardial infarction. *N Engl J Med* 1999;341:1949–1956.
59. Stone GW, Grines CL, Cox DA, et al. Comparison of angioplasty with stenting, with or without abciximab, in acute myocardial infarction. *N Engl J Med* 2002;346:957–966.
60. Stone GW. Angioplasty strategies in ST-segment-elevation myocardial infarction part I: primary percutaneous coronary intervention. *Circulation* 2008;118:538–551.
61. Simsek C, Magro M, Boersma E, et al. Comparison of six-year clinical outcome of sirolimus- and paclitaxel-eluting stents to bare-metal stents in patients with ST-segment elevation myocardial infarction: an analysis of the RESEARCH (Rapamycin-Eluting Stents Evaluated At Rotterdam Cardiology hospital) and T-Search (Taxus Stent Evaluated At Rotterdam cardiology hospital) registries. *J. Invasive Cardiol* 2011;23(8):336–341.
62. Mehta SR, Jolly SS, Cairns J, et al. Effects of radial versus femoral artery access in patients with acute coronary syndromes with or without ST-segment elevation. *J Am Coll Cardiol* 2012;60(24):2490–9.
63. Toma M, Buller CE, Westerhout CM, et al. Non-culprit coronary artery percutaneous coronary intervention during acute ST-segment elevation myocardial infarction: insights from the APEX-AMI trial. *Eur Heart J* 2010;31(14):1701–1707.
64. Levine GN, Bates ER, Blankenship JC, et al. 2011 ACCF/AHA/SCAI guideline for percutaneous coronary intervention: a report of the American College of Cardiology Foundation/American Heart Association Task Force on practice guidelines and the Society for Cardiovascular Angiography and Interventions. *Circulation* 2011;124:e574–e651.

【第31章】Section Ⅶ *Interventional Techniques*

冠動脈ステント
Coronary Stenting

Chapter 31

Ajay J. Kirtane, Gregg W. Stone

　ステントとは，血管腔を広く開存させ，それを維持するために冠動脈病変部に留置する金属のスキャフォールド（足場）である．現在では，ステントによる冠動脈インターベンションは，冠動脈疾患患者の最も一般的な血行再建の手段である．しかしながら，ステント植込み後の急性期および慢性期の結果は，症例の臨床的リスク，冠動脈病変部やインターベンション手技の複雑さ，使用するステントデバイスの種類によって大きく異なる．ほとんどの状況において適切なステントの使用法の手引きとなる幅広いエビデンスが，過去20年にわたって行われた臨床試験から得られている．本章では，バルーン血管形成術失敗時の最初の適用から，虚血性心疾患患者の治療として世界中で使用されるに至るまでの冠動脈ステントの開発と発展の歴史を振り返る．

1　ベアメタルステント概観

Ⓐ　バルーン血管形成術の限界

　1977年9月16日，スイスのZurichで初めてバルーン血管形成術が成功したことにより，その後何百万もの経皮的冠動脈インターベンション（PCI）手技が行われる道が開かれたが，Andreas Gruentzigや他の初期の先駆者たちによって行われたスタンドアローン（単独）のバルーン血管形成術は，結果の予測が非常に困難な手技であった．バルーン血管形成術のメカニズムは，外弾性板を伸展させながら，中膜深部に向かって粥腫を破壊（解離）するとともに，血管の長軸方向に沿って，粥腫を部分的に再分布させることである．バルーン血管形成術を受ける血管の大部分はバルーン拡張に耐えて十分に回復するので，適切な内腔が得られる．しかしながら，バルーンによる血管壁の傷害は時に抑制がきかず過剰になることがあり，その結果バルーン血管形成術には2つの大きな問題が生じる．急性閉塞（血管形成術後数日以内の急性期に起こる）と再狭窄（術後数ヵ月以内の後期に急性期リコイルと慢性期収縮性リモデリングにより起こる）である．このため，最初により大きな血管腔を獲得し，解離を塞ぎ，リコイルと後期の血管リモデリングに対抗して，バルーン血管形成術後の早期の成績と後期の成績をどちらも改善することができる血管内の足場として，冠動脈ステントが考え出された．

Ⓑ　冠動脈ステントの開発

　「ステント」という用語は，Londonの歯科医Charles Stent（1807〜1885年）によって開発された義歯に由来している．現在では，「広がり，伸びて，拡張した状態で固定される」ためのデバイスすべてを表す用語として使用されている[1]．ヒトの冠動脈への最初のステントは，1986年にUlrich SigwartやJacques Puelらによって植込まれた．彼らは外膜の鞘に収納された自己拡張型の金属メッシュ状のWallstent（Medinvent社，Lausanne，スイス）を，8人

[図 31-1]
（左）Gianturco-Roubin ステント．ステンレス縫合ワイヤが円筒形の棒に巻き付けられている．釘を使ってワイヤの形を整え，ハマグリの殻のようなデザインになっている．（右）Palmaz-Schatz ステント．2 つのスロットチューブの間にある関節（articulation）に注目．

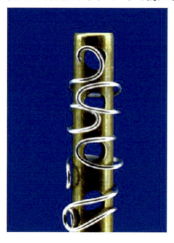
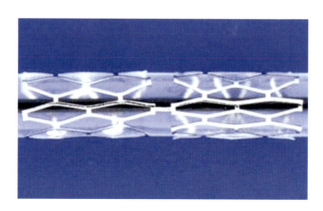

の患者の末梢動脈および冠動脈に植込んだ[2]．このデバイスの使用経験が進むにつれて，血栓閉塞率と後期死亡率が高いことが明らかになったが[3]，血栓症にならなかった症例では，6ヵ月後の血管造影上の再狭窄率はわずか 14％であり，従来のバルーン血管形成術で得られた急性期の結果を安定させる効果に加えて，ステントが後期の開存性を改善する可能性が初めて示唆された．別の初期のステントプラットフォームとして同時期に，Cesare Gianturco と Gary Roubin は，ステンレスワイヤを「ハマグリの殻」(clamshell) のように巻いたバルーン拡張型コイルステントを開発した（図 31-1 左）．1988 年には，血管形成術後の急性または切迫血管閉塞を Gianturco-Roubin ステントで治療する第 II 相試験が始まったが[4]，1993 年 6 月，最終的にこの適応に対して米国食品医薬品局（FDA）によるデバイスの承認を受けるに至った．

これらのステントが開発され試験を受けていた時期に，Julio Palmaz は，細長いスロット（溝）があいたチューブ形のバルーン拡張型ステンレスステントを設計した．このステントは壁の薄いステンレスチューブに長方形の細長いスロットがいくつもあけられており，内側のデリバリバルーンで拡張させるとダイヤモンド形の窓に変形するようになっていた．この元のデザインでは，比較的真っすぐな部位に留置することは可能であったが，硬いため冠血管を通すのが困難であった．1989 年，Richard Schatz はデザインに変更を加え，中央部に 1 mm の関節支柱（articulating bridge）を付けて，2 本の 7 mm の硬いスロット部分をつなぐようにした[5]．これによって 15 mm の Palmaz-Schatz ステントが完成した（Johnson & Johnson Interventional Systems 社，Warren, NJ；図 31-1 右）．最初の冠動脈 Palmaz-Schatz ステントは，1987 年ブラジルの São Pauro で Eduardo Sousa によって植込まれ，1988 年には米国での早期試験が始まった．

1989 年，単独のバルーン血管形成術と待機的 Palmaz-Schatz ステントとを比較する，2 つの無作為化多施設試験（STRESS 試験と BENESTENT 試験）の登録が開始された．いずれの試験においても，Palmaz-Schatz ステントの使用により従来のバルーン血管形成術と比較して，臨床的および血管造影上の再狭窄が 20〜30％減少していた（図 31-2）[6,7]．また，最初の血管造影上の結果も著明に改善しており，治療後の最小血管径は大きく，解離の残存

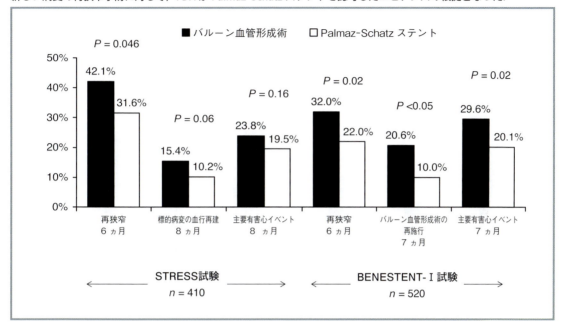

[図31-2] Palmaz-Schatzステントの代表的な試験であるSTRESS試験とBENESTENT-Ⅰ試験の結果
新しい病変の再狭窄予防に対して、FDAがPalmaz-Schatzステントを認可したエビデンスの根拠となった．

も少なかったため，亜急性血管閉塞の発生率も低かった．これらの結果を受けて1994年にPalmaz-SchatzステントはFDAの認可を受けた．続いて15年間の長期フォローアップが行われ，冠動脈ステント植込み後1～5年目までは臨床的または血管造影上の後期再発率が低下し[8,9]，その後10年以上にわたって血管内径がわずかずつ減少し続けることが示された[10]．この進行性の内径減少の機序は完全にはわかっていないが，全体的なステント血栓症の発生率は低いまま（15年間で1.5％）なので，血栓形成よりは元のステント植込み部分内の新たなアテローム硬化の進展と関係しているという仮説が立てられている[10]．

　Palmaz-Schatzステントの急性期および長期の成績は印象的なものであり，冠動脈用のステントデザインの主流になったが，ステント血栓症（それでもなお約3％の症例に発生した）を防ぐために強力な抗凝固療法（アスピリン，ジピリダモール，ヘパリン，デキストラン，ワルファリンなど）が必要であると考えられていたため，ステント治療は最初のうち広く活用されなかった．また，この強力な抗凝固療法により，出血性または血管の合併症が著明に増加した．ステントがより幅広く使用されるようになるには，ステント留置テクニックのさらなる改良と，抗血小板薬2剤併用療法により，これらの合併症が減少することが明らかになるまで待たねばならなかった．Antonio Colomboらの先駆者たちは，高圧（>14気圧）による拡張をルーチンで追加し，血管内超音波（IVUS）ガイド下でステントを留置するテクニックにより，ステント血栓症が減少することを示した[11]．ワルファリン療法を継続するよりも，アスピリンと第2の抗血小板薬（チエノピリジン，チクロピジン）を用いることにより，ステント血栓症が減少することも明らかになった．これらの改良により，ステント血栓症の発生率は約1～2％へ有意に低下し，同時に出血や大腿動脈の合併症も減少した[12]．Colomboらの初期の知見はいくつかの無作為化臨床試験でも確認されたため（図31-3），ステント血栓症予防における（アスピリンとチクロピジンによる）抗血小板薬2剤併用療法の抗凝固療法に対する優位性は

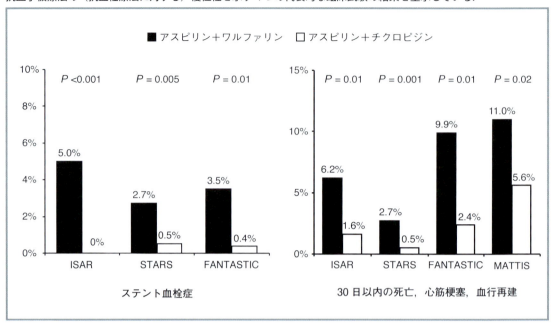

[図31-3] 抗血小板薬2剤併用療法によるステント後の臨床イベント減少効果
抗血小板療法の（抗血栓療法に対する）優位性を示す4つの代表的な臨床試験の結果を呈示している．

完全に確立し，1990年代後半までには冠動脈ステント治療に幅広く利用されるようになった[13-16]．

C ステントのデザイン：性能と臨床成績に与えた影響

[1] 分類

　冠動脈ステントは，その組成（金属製，ポリマー製など），形状（スロットを開けたチューブ，コイル状ワイヤなど），生体吸収性（不活性/生体内で安定または耐性あり，分解される/生体吸収されるなど），コーティング〔コーティングなし，受動コーティング［ヘパリン，ポリテトラフルオロエチレン（PTFE）など］，生体活性コーティング（ラパマイシン，パクリタキセルの溶出など）〕，植込み様式（自己拡張型，バルーン拡張型など）によって分類することができる．理想的なステントとは，血栓形成性のない材質でできており，ガイディングカテーテルや蛇行した血管をうまく通すことができるように拡張していない状態では十分に曲げやすく，そのうえ拡張すると血管壁に一様な足場を築き，リコイルが少なく，血管の曲がりに沿って形を変えながら短軸方向の力が最大になるような形状をとるものであろう．さらに正確な位置決めやステント内再狭窄の治療の助けのなるように，透視で見ることができるだけの十分な放射線不透過性を持つべきであるが，血管造影において重要な血管の詳細がぼやけてしまうほど不透過であってはならない．近年，蛇行して石灰化した冠血管におけるデバイスのプロフィール，柔軟性，追随性（trackability；血管に追随して進むことができる性質）に対するステントデリバリシステムの重要性が強く認識されるようになっている．バルーン拡張型ステントはデリバリバルーン上にずれないようにしっかりと装着されなければならない．ステント両端の外側で血管を傷つけないように，バルーンのステントの端から出ている部分はできるだけ小さく（<1mm）なければならない．ステントを留置するバルーンは破裂することなく高圧（>18気圧）に耐えられなければならず，デリバリ性能と，予測した大きさが得られステント両端の外側で過度に膨らまないようなコンプラ

イアンスの低さを求めることとのバランスを考慮しなければならない．

［2］ステントの組成

近年まで，ステントに最も広く使用されている材質は316Lステンレスであった．最近ではコバルト–クロム合金，白金–コバルト合金のステントデザインが使用されており，低プロフィールで細いステント支柱（ストラット）でありながら（ほとんどのステンレスステントが100～150 μm なのに対し約75 μm），短軸方向の強度と視認性が維持されている．自己拡張型ステントのほとんどに使われているのはニッケル–タンタル合金のニチノールである．この合金は弾性に優れ熱形状記憶特性を持っているので，高熱で焼くことにより拡張したときの特有の形にセットすることができる．その後，ステントは圧縮されてデリバリシステムに収納されるが，冠動脈内で開放されるとセットされた形に戻ることができる．

金は再狭窄を増加させることが示されているが，それ以外に特定の金属のステントで血栓症や再狭窄の割合が変化するというエビデンスは少ない．しかし，最終段階の表面の仕上げ，平滑化，精錬，不動態化（passivation）などは，早期の血栓形成や後期の再狭窄過程に影響を及ぼす可能性がある[17]．最近では，生体分解性（biodegradable）ステントが注目されてきている．このステントは理論的には，（短軸方向の力が犠牲になるが）長軸方向の柔軟性に優れるという利点があり，非侵襲的画像検査が可能であり，数ヵ月～1年以上かけて完全に生体吸収されるので，植込まれた血管の反応性が回復する．生体吸収性（bioabsorbable）ステント（または生体吸収性スキャフォールド）は一般にはポリマー製［特定の生体分解性ポリマーやKrebs回路を介して二酸化炭素と水に分解されるポリ–L–乳酸（poly-L-lactic acid：PLLA）など］であるが，非ポリマー製（マグネシウム系など）のものもある．

［3］ステントの形状とデザイン

ステントはその形状に基づき，ワイヤコイル，スロット付きチューブ／多セル形，モジュラー形（modular design）の3つのサブグループに分類される．ワイヤコイルステント（Gianturco-Roubinステントなど）は初期には使用されたが，一般に長軸方向と短軸方向の強度が弱く，ストラットがカバーする部分が小さくプラークが逸脱しやすいため，急速に支持されなくなった．したがって，現在使用されているステントはほとんどスロット付きチューブ／多セル形，またはモジュラー形である．チューブ形デザインの原型（Palmazステントなど）の短軸方向の強度と血管壁を覆う性能を維持しながら収縮した状態での柔軟性を改善させるために，数世代のスロット付きチューブ形および多セル形ステントがさまざまな製造業者によって開発された．それぞれのステントは金属チューブをレーザーで独特のパターンに切り出し，拡張した状態での短軸方向の強度や弾性リコイルに対抗する力を損なうことなく，ステント全長にわたって曲がりを配分することにより全体としての柔軟性を増している．新しいステントは，より広い範囲の長さ（8～48 mm）と直径（2.25～6.0 mm；末梢血管用はそれ以上）のものが製造されており，長い病変，小さい血管，伏在静脈グラフト，遠位病変などへのステント植込みが容易になっている．保護シースの必要をなくすため，留置するまでの間ステントが縮んだ形でバルーンの上にしっかりと装着されているように，さまざまな機械的処理やバルーンの巻き方，熱処理過程が発達した．こういったデリバリバルーン上にむき出しのまま取り付ける方法により，ステントのデリバリ時の厚みは著明に減少して，1990年代後半の最も良い血管形成術用バルーンに匹敵する値になり，ステント血栓症は手技1,000回あたり約1～3回未満に保たれている．

柔軟性が向上したとはいえ，最も新しい世代のスロット付きチューブ形ステントでさえ，屈曲してコンプライアンスの低い血管内を進めるのが困難なことがある．スロット付きチューブ形ステントの血管壁に密着する優れた性能を犠牲にすることなしに，柔軟性を向上させ病変部に運びやすくする目的で，複数の短い部品（モ

ジュール）を繰り返しお互いに柔軟に結合させたモジュラー形ステントまたはハイブリッドステントが作られた．最初のモジュラー形ステントは Arterial Vascular Engineering MicroStent［製造会社の Arterial Vascular Engineering 社は後に Medtronic 社（Santa Rosa, CA）に買収された］だが，これは断面が丸いステンレスの波形をした 4 mm 長の環状の部品を互いに溶接してつないだものであった．それに続くデザインでは，断面が楕円長方形のストラットが取り入れられ，個々のモジュールの長さも次第に短くなり，断面が小さくなるとともに覆うことができる表面積は大きくなっていった．さらに，短軸および長軸方向の強度を損なわずに柔軟性を向上させるために，溶接点の位置や数に変更が加えられた．

　セルの形状に応じて，多セル形ステントは大きく開放セル形と閉鎖セル形にさらに分類することができる．開放セル形デザインのステントは，さまざまな大きさと形のセルを有する傾向にあり，柔軟性に富み，病変部に運びやすく，短軸方向の強度を強くするための交差する部分をずらすことにより側枝にアクセスすることができる．開放セル形デザインのステントはしたがって，屈曲した部分の外側の曲がりに沿ってセルの間隙が過度にあいてしまう場合があるが，血管の曲がりにうまく合わせやすい．閉鎖セル形デザインのステントは，単一のセルの部品を繰り返し合体させたものが代表的であるが，血管壁をより均一に覆うことができ，プラークの逸脱も起こりにくい．その代わり柔軟性に乏しく側枝へのアクセスは制限される．また閉鎖セル形デザインの場合，開放セル形デザインよりも血管の屈曲部を真っすぐにしやすい．

　ステントのデザインは，急性期および後期の血管反応に有意な影響を及ぼす．順応性が良く，硬直性が低く，より輪状に近いステントほど，実験的には血管損傷や血栓症や新生内膜肥厚が少ない[18, 19]．生体外での研究や臨床研究において，ステントストラットが細いほうが，新生内膜肥厚を抑制し再狭窄率が低く[20]，さらに本質的に血栓形成性も低いことが示唆されている[21]．

　最近では，ステントをより運びやすくすると同時に，植込み後の有害な血管反応を抑えるために，ストラットが細く，より柔軟性のあるステントデザインが重視されているので，ステントプラットフォームの完全性に若干の懸念が示されている．ストラットが細いステントには明らかな長所があるが，これらのステントプラットフォームによって，（短軸方向の）リコイルや長軸方向の変形，圧縮が起こりやすくなる場合がある[22, 23]．長軸方向の変形の事例として，複数のバルーンを交換したりガイドステントと干渉するなど，植込まれたステントが繰り返し負荷を受けた場合に特に起こることが報告されている[24]．技術的改良により，短軸および長軸方向の強度を損なわずに柔軟性と到達性（deliverability）を維持することが可能である．このため，ステントの特性に基づく固有の相違点についてさらに研究することが必要である．

［4］ステントコーティング

　金属ステントによる血栓症や再狭窄の傾向を減らすために，さまざまなコーティングが使用されてきた（表31-1）．実験研究では不活性ポリマーによるコーティングステントは表面の反応性と血栓症を低下させる可能性があることが示されているが[19, 21]，いまのところ，ほとんどのポリマーコーティングは激しい炎症反応も引き起こすことがわかっている[25]．薬剤溶出ステント（DES）の登場により，主に薬剤を運ぶ担体（vehicle）としてのステントコーティングの研究に新たな関心が寄せられている．さらに，DES の長期的な安全性と，長期に及ぶ抗血小板薬 2 剤併用療法の必要性に関して懸念があるため，生体適合性のあるステントコーティングにも新たな関心が寄せられるようになった．多数の新たなステントコーティングが現在研究されている．また，カバードステント（膨張性の微小多孔 PTFE 膜でカバーした金属ステント）は，生命に危険を及ぼす穿孔を治療するのに疑う余地なく有用である（第 4 章を参照）．カバードステントは，巨大動脈瘤，仮性動脈瘤，臨床的に有意なフィステル（瘻）の治療にも用いられている．

[表31-1] 血栓形成性を低下させるために考案されたステントコーティング

ヘパリン ■ 共有結合，イオン結合，ヘパリン複合体などでヘパリンを結合した多くの製剤［Carmeda BioActive Surface（CBAS）ヘパリン共有結合 Palmaz-Schatz ステント，および Bx Velocity ステント，Jomed Corline Heparin Surface（CHS）ヘパリンコート Jostent］
炭素 ■ ターボストラティック（Sorin Carbostent） ■ シリコンカーバイド（Biotronik Tenax） ■ ダイヤモンド様フィルム（Phytis Diamond, Plasmachem Biodiamond）
ホスホリルコリン ■ Biocompatibles BiodivYsio ステント ■ Medtronic Endeavor 薬剤溶出ステント
フッ化共重合体（コポリマー）（Xience V 薬剤溶出ステントおよび Promus Element 薬剤溶出ステント）
酸素イオンを浸透させたステント（Iberhospitex Bionert）
内皮前駆細胞を捕捉する CD34 抗体（Orbus-Neich Genous）
トリフルオロエタノール（Polyzene-F コートステント）
ナノ層（nanolayer）蛋白コーティング（Protex ステントへの SurModics Finale コーティング）
チタン－一酸化窒素（NO）などの NO スカベンジャー（Hexacath Titan ステント）
シングルニット PET 繊維メッシュ（MGuard）
Biolinx ポリマー（Medtronic Resolute 薬剤溶出ステント）
アブシキシマブおよび他の糖蛋白 IIb/IIIa 受容体阻害薬
活性化プロテイン C
ヒルジンおよびビバリルジン
プロスタサイクリン
金
ターメリック

[5] バルーン拡張型ステント対自己拡張型ステント

　バルーン拡張型ステントはデリバリバルーンの上に装着され，収縮した状態で冠動脈に運ばれる．目的の部位に到達したらデリバリバルーンを膨らませ，ステントを拡張して動脈壁に埋め込む．それからステントデリバリシステムを抜去する．通常，バルーン拡張型ステントの直径は対照動脈内径の 1～1.1 倍のものを，長さは病変よりも数 mm 長いものを選択する．ヒトの冠動脈に植込まれるステントはほとんどバルーン拡張型である．

　自己拡張型ステントはあらかじめ定められた大きさにするために，特有の幾何学的デザインを取り入れるか，または形状を記憶する金属であるニチノールを使用している．このタイプのステントはデリバリシステムの上に収縮した状態で装着され，保護膜または保護シースで締め付けられている．膜を引っ込めるとステントは束縛されていない（拡張した）形状を取り戻す．自己拡張型ステントの場合，血管壁にしっかり付着し，血管のリコイルに対抗して拡張する力が適切に得られるように，束縛されていない状態で隣接する対照部位よりも 0.5～1.0 mm 大きい直径のものを選択する．それでも最終的に最適なステント拡張を得るためには，高圧のコンプライアンスの低い血管形成術バルーンによるステント内での追加拡張を通常必要とする．自己拡張型ステントはバルーン拡張型ステントと比較して柔軟で病変に到達しやすいことが多いが，再狭窄の懸念が残っているため，冠動脈には使いづらい[26]．さらに自己拡張型ステントは正しい大きさにしたり正確な位置決めをしたりするのが難しいため，術者の学習曲線は長くなり，入口部病変や側枝付近の狭窄の治療には向いていない．最近は，急性冠症候群や不安定プラークの患者での自己拡張型ステントの低圧拡張による治療が新たに注目されている[27]．

D ベアメタルステント間の比較

　初期のベアメタルステント（BMS）がバルーン血管形成術よりも優れていることが示された

のに続き，ステントとステントを比較する一連の試験が実施された．これらの試験は，認可規制のために業者主導で行われたものと，より複雑な患者や病変でのステントの性能を評価するために独立した研究者主導で行われたものがあった．これらの早期の試験で評価されたステントはほとんどすべて，臨床ではもはや使われていないので，現在その結果を適用するのは限界がある．いったん FDA の認可を受けると，市場では以前の世代のステントは新しいより進歩したステントデザインによって取って代わられるのが一般的である．それは，急性期または後期の成績が向上した何らかの知見のためというよりは，留置しやすさや放射線不透過性が向上したためである．それでも，到達性という点だけでなく，再狭窄という点においても，ストラットが細いステントのほうがストラットが太いステントよりも優れていることが，研究者主導のいくつかの試験で示されている[20, 28]．しかしながら，特に DES の導入後は，DES による再狭窄率低下効果の前には，BMS のデザイン特有の差違は概してわずかなものなので（後述を参照），現在では BMS プラットフォームの研究の主体は，DES 対 BMS の比較研究もしくは BMS 反復の非無作為化認可登録研究になっている．

2 冠動脈ステントの適応

ステントはルーチンに（計画的に）用いられることもあれば，バルーン血管形成術が失敗して急性または切迫血管閉塞になったときに用いられることもある［緊急脱出（ベイルアウト）ステント］．ステントの主な利益の一つは，解離とリコイルによる急性閉塞を解除して，危険の大きい緊急バイパス手術の必要性をなくすことができる点にある[29]．さらに，今日までに研究されたほとんどすべての患者や病変のサブタイプで，ルーチンのステント植込みはバルーン血管形成術と比較して急性期の結果が優れており，イベントなしでの生存率も高いことが示されているという事実もあって，バルーン拡張術は，ステント植込みには小さすぎる（<2.0 mm）病変，血管の過度の蛇行や石灰化のためにステントを到達させることができない病変，またはチエノピリジン系薬剤が禁忌である患者などに限られるようになっている．

急性血管閉塞と後期の再狭窄を減少させる手段としてのルーチンのステント植込みの有用性は，分離した限局性病変の患者を登録し PCI を施行した STRESS 試験および BENESTENT- I 試験で初めて示された[6, 7]．その結果，これらの試験で治療した病変（分離した新しい病変，対照血管径 3.0〜4.0 mm，1 本のステントでカバー可能）は，より複雑な病変と区別するために，「Stress/Benestent」病変として知られるようになった．（バルーン血管形成術単独よりも費用が高い）ステントをより一般的な病変に使用した場合に，有効性が減弱する可能性が初期には懸念されたが[30]，現在ではさまざまな患者や病変でステントとバルーン血管形成術を比較した無作為化・非無作為化試験の豊富なデータが存在しており，そのほとんどすべてにおいて，冠動脈ステントは旧来のバルーン血管形成術やアテレクトミーなどの他の手技よりも優れていることが示されている[31-33]．そのため，今日では PCI の大多数でステントが使用されており，単独のバルーン血管形成術は，ステントが到達できない場合，標的病変にはステントが大きすぎる場合，または特定のまれな適応の場合（分岐部の側枝入口部病変，ステント内再狭窄の一部，ステント植込み後に必要な抗血小板薬を服用できない症例など）に限られている．

3 薬剤溶出ステント概観

A ベアメタルステントの限界

ステント植込みは，旧来のバルーン血管形成術やアテレクトミーなどの他の補助的手技よりも，急性期・後期ともに血管造影上の結果が優れていたので，1990 年代後半からは冠動脈疾患患者のほとんどで優先される治療になった．ステントの到達性が向上し，技術的改良と補助

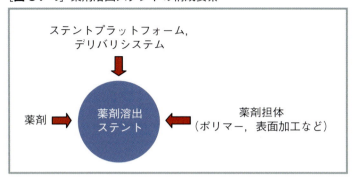
[図 31-4] 薬剤溶出ステントの構成要素

薬物療法によってステント血栓症が減少したので，PCI で冠動脈の血行再建を行う際に，バルーン血管形成術の補助療法として BMS を標準で追加した場合の主な問題点はステント内再狭窄となった．冠動脈ステントはバルーン血管形成術よりも初期の血管内径をより大きく広げる（初期内径獲得がより大きい）が，ステント植込みによる血管損傷は新生内膜増殖の増大につながるため，バルーン血管形成術単独と比較してその後の血管内径の減少（後期内径損失）も大きくなる[6,7]．これらの 2 つの要因は互いに打ち消しあうものの，ステントとバルーン血管形成術単独による初期内径獲得の差の平均値は，後期損失の差の平均値よりも大きいので，差し引きではフォローアップ期間を通じてステントのほうが最小血管径が大きくなる．この知見から Kuntz らは「大きいほどよい」("bigger is better") という概念を打ち立てたが，彼らはステントデバイスの種類にかかわらず，植込み後の急性期の結果が良いほどその後の再狭窄率が低くなることを明らかにした[34,35]．しかしながら，"bigger is better" にしたがって最適なステント植込みを行い，初期獲得を最大にしても，BMS 植込み後の臨床的再狭窄率は 6～12 ヵ月で 20～40% に達した．こうして再狭窄は冠動脈ステントの「アキレス腱」として知られるようになり，多くの努力がその予防と治療の研究に向けられた．

薬剤溶出ステント（DES）は BMS の力学的長所を保ちながら，動脈壁の局所に再狭窄を防止する薬物療法を行うので，植込み後に蓄積するステント内組織の量を安全に効果的に減少させ，臨床的および血管造影上の再狭窄率を有意に低下させることが示されている．多くの無作為化試験において，DES では BMS と比較して新生内膜増殖が抑制され，血管造影上の再狭窄と標的病変の血行再建が著明に減少することが示された[36-38]．主要な無作為化試験の初期の結果によりデバイスが承認されたが，その後多くの臨床試験や実臨床での登録試験でも，幅広い疾患や病変にわたって同様の結果が繰り返し確認された[39,40]．その結果，現在では毎年 PCI を受ける 200 万人以上の患者の大多数に DES が植込まれている．

B 薬剤溶出ステントの構成要素

DES の安全性と有効性を高めるために最適化しなければならない重要な要素は以下の 3 つである；①（デリバリシステムを含む）ステント自体，②放出する薬剤，③薬剤の用量と放出速度をコントロールする薬剤担体（drug carrier）（図 31-4）．

[1] ステントのデザイン

DES のステント部分は一般的に，特別な加工をしていない BMS が用いられてきた．実際に第 1 世代の DES では，デバイスの開発と承認を促進するために，既成のステントデザインがしばしば用いられた．その後，より新しく柔軟性のあるデザインが取り入れられ，デバイスの到達性と性能が向上した[41,42]．理想的にはス

[図31-5] 薬剤溶出ステントに使用される抗再狭窄作用を有する可能性がある薬剤

抗炎症または免疫調節薬	抗増殖薬	平滑筋細胞遊走阻害薬,細胞外基質調節薬	治癒および再内膜化促進薬
シロリムス（およびアナログ）	シロリムス（およびアナログ）	バチマスタット	BCP671
パクリタキセル，タキサン	パクリタキセル，タキサン	プロリン水酸化酵素阻害薬	血管内皮成長因子
デキサメタゾン	アクチノマイシンD	ハロフジノン	エストラジオール類
メチルプレドニゾロン	メトトレキサート	C-プロテイナーゼ阻害薬	NO（一酸化窒素）ドナー
インターフェロンγ-1b	アンギオペプチン	プロブコール	内皮前駆細胞抗体
レフルノミド	ビンクリスチン		ビオレスト
タクロリムス	マイトマイシン		コーティングの進歩
マイコフェノール酸	スタチン類		
ミゾリビン	C-MYC アンチセンス	多くの薬剤は複数の作用を有する	
シクロスポリン	RestenASE		
トラニラスト	2-クロロデオキシアデノシン		
ビオレスト	増殖細胞核抗原リボザイム		

テントの形状は，（閉鎖セル形か開放セル形か，ストラットの間隔はどうかなどを考慮に入れたうえで）薬剤の分布が均一になるように最適化されたものでなければならない．薬剤を確実に運ぶために円周方向のステントと血管壁とのしっかりとした接触も確保しなければならない．結果としてステントは屈曲部に沿って変形しなければならないが，一方それと同時に幾何学的形状のゆがみは最小限でなければならない．ステントは（過度の重複やステント間の間隙がないようにしながら）適切に病変をカバーすることができるように，十分な放射線不透過性も有していなければならない．側枝へのアクセスも保たれる必要があり，低プロフィールで柔軟性があり，複雑な解剖学的形状を持つ病変に到達して治療することができるものでなければならない．さらに，新しくDES専用に開発されたデザインでは，総薬剤量を抑えながら局所への放出が最適になるような改良（ステントストラットの反管腔側にあけた孔など）や，（薬剤担体自体をなくして）植込み後に直接薬剤を放出し，動脈を回復しやすくするようなステント表面の工夫が取り入れられている．

[2] 薬理学

抗再狭窄作用を有するさまざまな種類の薬剤について，培養細胞と生体外で開発され有望な結果が得られた後に，ヒトでの試験が行われている（図31-5）．臨床的に最も有効性が認められた2種類の薬剤が，「ラパマイシンアナログ」（または「―リムス」）ファミリーとパクリタキセルである．ラパマイシン（シロリムスとしても知られる）とそのアナログ（ゾタロリムス，エベロリムス，バイオリムスA9，ノボリムス，Amphilimusなど）の作用機序の原理は，哺乳類ラパマイシン標的蛋白質（mTOR）を阻害し，G1期からS期への細胞周期の進行を止めることである[43]．DESプラットフォームに用いられた別の2つのラパマイシンアナログであるタクロリムスとピメクロリムスは異なった作用機序を有しており，FK結合蛋白質（FKBP）に直接結合してカルシニューリン受容体を阻害し，サイトカインの産生を低下させて平滑筋細胞活

性を抑える[44]．mTOR阻害薬と異なり，これらの薬剤の有用性は証明されていない．冠動脈DESに（そして現在ではより幅広く，薬剤溶出バルーンや末梢のDESの適応にも）使用され有効性が示されたもう一つの薬剤がパクリタキセルである．微小管機能に干渉することにより，パクリタキセルは多彩な抗増殖および抗炎症作用を発揮し，平滑筋の遊走を抑制し，サイトカインと成長因子の放出と活性を遮断し，分泌過程を阻害し，抗血管新生作用を有し，シグナル伝達を障害する[45-47]．（DESに使用するような）低用量では，パクリタキセルはG0～G1期およびG1～S期に作用し（G1期停止），細胞死を起こすことなく細胞を静止させる[45,48]．

[3] ポリマーと薬剤デリバリシステム

初期のDESは，特定の用量の薬剤を適切な時期に予測どおりに動脈壁に放出することができないという欠点があった[49]．抗再狭窄薬の用量をより有効に制御するために，薬剤担体の必要性が出てきた．薬剤担体を考案し最適化するのは，多くの点で薬剤そのものを同定するよりもなお一層複雑であることが判明している．薬剤の放出を制御する担体として考慮しなければならない特性には，生体適合性，可溶性，拡散性と浸透性，分子の大きさ，分子量と分布，伸長性，機能的要件，分解産物，耐久性，相対的親水性，純度，入手性，粘着性，結晶性，滅菌性，溶剤可溶性，生体安定性，混和性，生体吸収性か恒久的か，蒸発率，熱特性，極端な湿度や温度に対する耐性，特定の薬剤との親和性，植込み用途への認可，（品質保持期限に関係する）処理可能性，包装の必要性などがある．

数多くのDES固有のポリマー系薬剤デリバリシステムが開発されている．ポリマーは，（新生内膜増殖の抑制が必要な）動脈壁への薬剤の放出を制御する手段であるが，ポリマーが有害な血管反応を引き起こすこともある．特に第1世代のDESにより，それまでのBMSではみられなかった過敏性反応，好酸球性炎症反応，および遅延性の内皮化が，病理組織学的研究で明らかになっている[50-52]．ヒトでのこれらの血管反応がポリマーに直接関係したものか，薬剤自体の毒性によるものかはよくわかっていないが，動物モデルではポリマー担体の変更によりこれらの作用が減弱することがある[53]．炎症と遅延性の内皮化が，後期のステントの不完全密着，動脈瘤形成，ステント血栓症および再狭窄の原因であると考えられている[50,54,55]．これらの理由から，不活性な生体適合性ポリマー，生体吸収性または生体分解性ポリマー，さらにポリマーを使わないDESの開発に大きな関心が寄せられている．

C 薬剤溶出ステントの世代

DESは多くの場合，開発時期によっていくつかの世代に分類される（表31-2）．第1世代のデバイスには，ほとんどの規制機関から最初に臨床使用の認可を受けた2種類のDESが含まれている．2種類とも初期の（現在では旧式になった）BMSプラットフォームを使用しており，シロリムスまたはパクリタキセルを放出するために初期の（生体適合性を特に考慮していない）耐久性ポリマーを用いている．（現在DES手技の大多数で使用されている）第2世代のデバイスは，より運びやすくストラットが細いステントと生体適合性を高めたポリマーが組み込まれている．第2世代のDESはほとんど「―リムス」（ラパマイシン）アナログを使用している．将来の世代のDESでは，基盤となるステントにさらに改良が加えられ，生体分解性または生体吸収性の薬剤担体やポリマーを使わない薬剤担体が用いられるようになるであろう．

4 第1世代薬剤溶出ステント

A シロリムス溶出ステント（Cypher）

ヒトへの使用の認可を獲得した最初のDESはCypherステント（Cordis Johnson & Johnson社）であり，初期のfirst-in-human試験とその後の臨床試験を経て，2002年にヨーロッパで，2003年に米国で認可された．このステントの生産は最近中止されたが，Cyperステントの導

[表 31-2] 薬剤溶出ステントの世代分類

世代	薬剤	ポリマー	ステント
第1世代	シロリムスまたはパクリタキセル	生体適合性を特に考慮せず	初期 BMS プラットフォーム
Cypher	シロリムス	ポリ-n-ブチルメタクリレートとポリエチレン-酢酸ビニルの生体安定性混合物	Bx Velocity
TAXUS Express	パクリタキセル	スチレン-イソブチレン-スチレン（SIBS）	Express
TAXUS Liberté	パクリタキセル	スチレン-イソブチレン-スチレン（SIBS）	Liberté[a]
ION（TAXUS Element）	パクリタキセル	スチレン-イソブチレン-スチレン（SIBS）	Element（白金-クロム）[a]
第2世代	リムスアナログ	生体適合性ポリマー	より柔軟でストラットが細いBMS
Endeavor	ゾタロリムス	ホスホリルコリン	Driver（コバルト合金）
Xience V, Xience PRIME	エベロリムス	フッ化ビニリデンおよびヘキサフルオロプロピレン	Multi-Link Vision, Multi-Link 8（コバルト-クロム）
Promus Element	エベロリムス	フッ化ビニリデンおよびヘキサフルオロプロピレン	Element（白金-クロム）
Resolute	ゾタロリムス	Biolinx ポリマー	Integrity（コバルト合金）
Biomatrix	バイオリムス A9	反管腔側ポリ-L-乳酸（生体吸収性）	Juno（ステンレス）
Nobori	バイオリムス A9	反管腔側ポリ-L-乳酸（生体吸収性）	S-stent

[a]: Liberté と Element，特に Element BMS プラットフォームは新しい BMS プラットフォームであるが，初期の TAXUS ポリマーを用いているため第1世代に含まれる．

入が心臓インターベンションにおけるステント時代の幕開けとなったという点で，その技術とデバイス許可に至る初期の研究には歴史的興味を惹かれるので，少し記載することにする．シロリムス（ラパマイシン）は高度に親油性がある天然の大環状ラクトンであるが，Easter 島［ラパ・ヌイ（Rapa Nui）という名前でも知られる］の土壌サンプル中に発見された Streptomyces hygroscopicus から初めて単離され，最初は抗真菌薬として開発された．それからまもなくこの薬剤には免疫抑制の効果もあることが明らかになり，最初は腎移植後の拒絶反応の予防に対して，1999 年には Rapamune として FDA の認可を受けた．シロリムスが新生内膜増殖を阻害する作用機序の原理は，細胞内で FKBP-12 と結合する能力に関連していると考えられている．シロリムス-FKBP-12 複合体は mTOR と結合してその活性化を阻害し，細胞周期が G1 後期から S 期へと進行するのを防ぐ[43]．シロリムス溶出ステント（SES）を小型および大型動物に植込んだ初期の研究の結果，シロリムスには新生内膜増殖を抑制する著明な効果があり，毒性も低いことが明らかになった[56, 57]．

Cypher SES のステントプラットフォームは，316 L ステンレス製，閉鎖セル形デザインで，ストラットが太くスロット付きチューブ形の

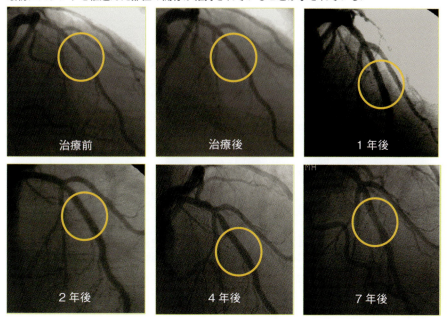

[図 31-6] ブラジル, São Pauro の Instituto Dante Pazzanese de Cardiologia で初期にシロリムス溶出ステントの植込みを受けた患者の 7 年間のフォローアップ
最初にステントを植込んだ部位の開存が維持されていることが示されている.

Bx Velocity ステントであった. ステントは 140 μg/cm² のシロリムスを組み込んだポリ-n-ブチルメタクリレートと, ポリエチレン-酢酸ビニルからなる生体安定性（非侵食性）ポリマーでコーティングされていた. 臨床で使用された緩徐放出型の Cypher SES は, シロリムスを含む混合ポリマー層の表面を（シロリムスなしの）ポリマーのみでコーティングし, 拡散の関門として作用させることにより, 血管壁への薬剤の放出をコントロールしていた. ステント植込み後最初の 1 ヵ月以内に, 組み込まれたシロリムスの約 80% が放出された.

1999 年, ブラジルの São Pauro の Instituto Dante Pazzanese de Cardiologia とオランダの Rotterdam の Thoraxcenter で, Cypher SES のヒトへの植込みが始まり, 症状があり, 長さ 18 mm 未満, 対照血管径 3.0〜3.5 mm の新しい生来の冠動脈病変がある 45 人の患者について first-in-man (FIM) 試験が行われた. その結果, SES は植込み後 4 ヵ月, 1, 2, 4 年の時点で, IVUS 上も定量的冠動脈造影上も新生内膜増殖を著明に抑制することが示された[58]. 現在では 7 年後まで連続して血管造影と IVUS が行われており, それ以上後期損失を招くことなしに血管が開存したままであることが示されている (図 31-6). 続いてより大規模な RAVEL 試験が行われ, 比較的単純な新規冠動脈病変を有する米国外の 238 人の患者が, Cypher SES とコーティングしていない Bx Velocity ステントに無作為に割付けられた[36]. SES は BMS と比較して後期損失を実質的に消失させ（平均 -0.01 mm 対 0.80 mm, $P<0.001$）, それに応じて血管造影上の再狭窄率も低下させた（0% 対 26%, $P<0.001$）.

これらの結果を受けて, より大規模な SIRIUS 主要試験が米国で行われた[59]. この試験では, 血管径 2.5〜3.5 mm, 病変長 15〜30 mm の患者 1,058 人が, Cypher SES とコーティングしていない Bx Velocity ステントに無作為に割付けられ比較された. 一次エンドポイ

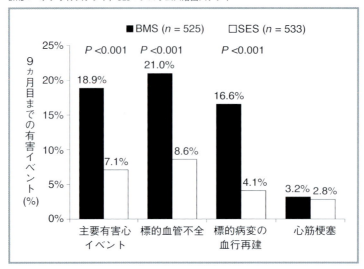

[図31-7] シロリムス溶出ステントの主要認可試験であるSIRIUS試験の一次成績

シロリムス溶出ステントにより，再狭窄関連のエンドポイントが有意に改善することが示されている．
BMS：ベアメタルステント，SES：シロリムス溶出ステント

ントは9ヵ月目までの標的血管不全（心臓死，心筋梗塞，標的血管の血行再建の複合）であったが，SESで治療した患者で著明に低下した（8.6％対21.0％，$P<0.001$）（図31-7）．さらにこの試験で検討したすべてのサブグループで，SESにより有害イベントの合計が60〜80％減少した．8ヵ月目にルーチンのフォローアップ血管造影を受けた703人の患者では，ステント内後期損失の平均値はSESで著明に低下した（0.17 mm対1.00 mm，$P<0.001$）．IVUSでは8ヵ月目の容積でみたステント内閉塞率は，Bx Velocity群の33.4％に対してSES群では3.1％まで低下したが（$P<0.001$），遅発性のステントの不完全密着（malapposition）が，Bx Velocity患者の0％に対して，Cypher SES患者の9.7％に認められた（$P=0.02$）．

これらの結果を受けて，2003年4月にCypher SESはFDAから認可を受けた最初のDESになった．このステントは，有効性と安全性を評価する多数の無作為化試験や観察研究が行われ，近年で最も研究されたデバイスの一つになった．それらのデータをまとめると，

SESによるステント内後期損失は極めて低いレベルであり（各研究の平均で約0.15 mm），BMSと比較して血管造影上の再狭窄と標的病変の臨床的血行再建をおよそ70〜80％減少させる．5年を超える長期フォローアップでもこれらの成績は確認されている．その解析によると，SES治療による臨床的な再狭窄のエンドポイントの改善効果は持続しており，死亡，心筋梗塞，ステント血栓症の発生率はBMSと同等であった[60]．より新しいステントプラットフォームとデザインが入手できるようになったこともあって，製造業者は最近このステントの製造販売を中止すると発表したため，現役で臨床使用されている最古のDESという地位からは降りることになった．

B パクリタキセル溶出ステント（Taxus）

SESの認可後まもなく発売されたもう一つの第1世代DESが，パクリタキセル溶出ステント（PES）である．パクリタキセルは高度に親油性があるジテルペン化合物で，「太平洋イチイ」の木（*Taxus brevifolius*）から1963年に初めて

単離され，強力な抗腫瘍作用のために開発が行われた．パクリタキセルの主な作用は微小管動態に干渉し脱重合を阻害することである．これにより用量依存性に多くの細胞の活性に幅広く作用し，抗増殖および抗炎症作用を発揮し，平滑筋の遊走を抑制し，サイトカインと成長因子の放出と活性を遮断し，分泌過程を阻害し，抗血管新生作用を有し，シグナル伝達を障害する[45-47]．（DES に使用するような）低用量では，パクリタキセルは G0〜G1 期および G1〜S 期に作用し（G1 期停止），（おそらく p53/p21 癌抑制遺伝子の誘導を介して）細胞死を起こすことなく細胞を静止させる[45, 48]．パクリタキセルの全身投与により，ラットの頸動脈損傷モデルにおいて，腫瘍細胞毒性を発揮するよりも 100 倍以上低いレベルの量で再狭窄を阻止することが示されている[46]．ウサギのバルーン損傷実験では，パクリタキセルの局所投与により新生内膜領域が著明に減少し[45]，ウサギ腸骨動脈にステントを植込み，ポリマーを用いたシステムからパクリタキセルを溶出させた実験では，6ヵ月にわたって内膜増殖が著明に抑制され，効果も毒性も用量依存的であることも示されている[61, 62]．

TAXUS PES（Boston Scientific 社，Natick, MA）は，ポリオレフィン誘導体の生体安定性ポリマー［スチレン－イソブチレン－スチレン（styrene-isobutylene-styrene：SIBS），Translute と呼ばれる］にパクリタキセルを組み込んで作られている．初期には NIR ステントにコーティングされていたが，その後，開放セル形・スロット付きチューブ形・ステンレスの Express ステント［PES（E）；TAXUS PES の無作為化臨床試験のデータはほとんどこのデバイスから得られている］プラットフォームにコーティングされるようになった．ベースのステントはさらに Express ステントから新しい Liberté ステント［PES（L）；より柔軟でストラットが細い開放セル形・スロット付きチューブ形ステンレスステント］になり，最終的に白金-クロムの Element ステントになった．ポリマー内のパクリタキセルの相対的重量比に応じて，このステントの放出動態を変化させることができる．臨床で使用可能な TAXUS PES は緩徐放出型であるが，中速度放出型も中規模な臨床試験で使用されたことがある．緩徐放出型は薬剤に対して相対的により多くのポリマーが使用されており（パクリタキセルの濃度は 1 μg/mm^2），コーティングの厚さは 18 μm，生体内で 30 日間に約 8％のパクリタキセルが溶出する．薬剤は最初の 48 時間の急速期に一気に溶出し，引き続いて 10〜30 日かけて緩徐に持続的に放出され，残りは外界へ通じる経路のない表層より下のポリマー基盤の中に含まれたままとなる（したがって恒久的にステント内にとどまる）．

TAXUS PES の臨床的安全性と有効性は，TAXUS 臨床プログラムにおいていくつかの臨床試験で評価された[63-67]．TAXUS I，II では新しい限局性非連続病変における NIR プラットフォームを用いた PES の性能が評価され，これに対して TAXUS IV，V，VI ではより複雑な病変における PES（E）ステントが研究された．TAXUS II の一部と TAXUS VI を除き，すべての試験で緩徐放出型が使用された．これらの試験をまとめると，BMS と比較して PES により再狭窄率が著明に低下し，標的病変の血行再建の必要性が約 60〜75％減少したことが示された．これらの効果は，患者や病変のサブタイプによらず一貫して認められた．2004 年の米国でのデバイス認可に最終的につながった TAXUS IV 試験[65]では，対照血管径 2.5〜3.75 mm の本来の冠動脈に，画像的に長さ 10〜28 mm と評価された単独の新しい病変を有する 1,314 人の患者が登録され，PES（E）ステント群または Express BMS コントロール群に割付けられた．一次エンドポイントである 9 ヵ月目の標的血管の血行再建は，PES（E）により 12.0％から 4.7％に低下した（$P<0.001$）（図 31-8）．9 ヵ月目のフォローアップ血管造影では，ステント内平均後期損失（0.39 mm 対 0.92 mm，$P<0.001$）も，セグメント内再狭窄率（7.9％対 26.6％，$P<0.001$）も著明に低下したことが示された．IVUS では 9 ヵ月目の容

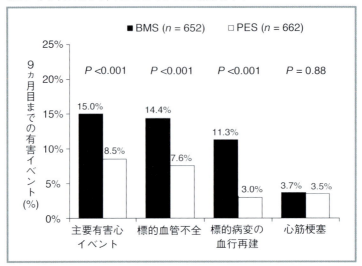

[図31-8] パクリタキセル溶出ステントの主要認可試験である
TAXUS Ⅳ試験の一次成績

パクリタキセル溶出ステントにより，再狭窄関連のエンドポイントが有意に改善することが示されている．

BMS：ベアメタルステント，PES：パクリタキセル溶出ステント

積でみたステント内閉塞率は，BMS群の29.4％に対してPES（E）群では12.2％に低下した（$P<0.001$）．9ヵ月目のステントの遅発性不完全密着は，PES（E）群の1.1％に対してBMS群では2.2％に認められた（$P=0.62$）．

PES（E）はさまざまな適応の患者や病変にわたって，多くの無作為化試験や観察研究で評価されている．これらの研究では，BMSと比較して新生内膜増殖が抑制され，臨床的再狭窄のエンドポイントが改善することが一貫して示されている．5年を超える長期のフォローアップでもこのステントの効果が持続することが確認されている[65]．解析によるとPES治療により臨床的再狭窄のエンドポイントは持続して改善し，死亡・心筋梗塞・ステント血栓症の発生率はPESとBMSで同等であった．また最初の2つの認可デバイス（SESおよびPES）について，優劣があるかどうかを決めるために一連の比較試験が行われている．要約すると，エビデンス全体としてはルーチンの新規冠動脈病変ではSESとPESの性能は同等と思われるが，IVUSと血管造影で評価した新生内膜増殖量はSESのほうが少ない[68-71]．後期損失抑制の程度はSESのほうが大きいので，再狭窄のリスクが極めて高い患者や病変ではPESよりもSESのほうが有用であると想定される．しかしながら検出力が適切な大規模無作為化試験が行われていないので，この潜在的な有用性はまだ証明されていない．

市販のPESは何度か更新されているが，パクリタキセルを溶出するポリマーは初期のものを用いているため，いまなお一般には第1世代DESと考えられている．PES（L）ステント［PES（E）ステントと同一の薬剤，ポリマー組成であるがステントプラットフォームが改良されている］はTAXUS ATLASプログラムに基づいて臨床使用の認可を受けたが，これはいくつかのPES（L）単独研究の非無作為化データを，先行するPES（E）を用いたTAXUS試験の治療群と比較したものであった[72]．さらに最近になってPES（L）はTAXUS Elementステント（やはり初期のTAXUS Express SRと同一の薬剤，ポリマー組成であるが，白金-クロム合金のステントプラットフォームになっている）に

更新された．TAXUS Element ステント（または ION ステント）は米国で現在市販されている PES である．このステントの認可には PERSEUS 試験の完了が必要であったが，新規 "workhorse" アテローム硬化性冠動脈病変を有する 1,262 人の患者が 3：1 の割合で TAXUS Element と PES（E）に無作為に割付けられた[73]．TAXUS Element は，一次エンドポイントである 12 ヵ月目までの標的病変不全（5.6％対 6.1％）でも，二次エンドポイントである 9 ヵ月目のフォローアップ血管造影での内径狭窄率でも（3.1％対 3.1％），PES（E）に対して非劣性であることが示された．臨床成績について 2 群間で差はみられなかった．TAXUS Element ステントはさらに細い血管において 224 人の患者を治療する前向き単一群試験が行われ，TAXUS V 試験において初期の Express BMS による治療を受け病変を対応させた 125 人の対照群と比較された[74]．その結果 TAXUS Element は Express BMS に対して，後期内径損失（0.38 mm 対 0.80 mm，$P<0.001$）と標的病変不全（7.3％対 19.5％，$P<0.001$）について優越性があることが示された．

5 第 2 世代薬剤溶出ステント

第 1 世代の SES と PES の有効性は初期およびそれに続く無作為化試験で証明されたが，第 1 世代 DES ポリマーの遅発性反応，内皮化の遷延と有害血管反応が報告され[54, 75]，ステント治療の最も重篤な合併症である遅発性ステント血栓症が起こる可能性が指摘された．第 1 世代 DES に伴う異常な血管反応を軽減するために，第 1 世代の技術に特別な改良を加えたいくつかの新しいデバイスが導入された．これらのいわゆる第 2 世代 DES（現在 PCI の大多数で使用されている）は，生体適合性を考えて特別にデザインしたポリマーをコーティングした，到達性がより高くストラットが細いステントである．本節では，最も研究された第 2 世代デバイスであるエベロリムス溶出ステント［EES；Xience V/Promus，エベロリムス溶出白金クロムステント（Promus Element）］，ゾタロリムス溶出ステント（ZES；Endeavor, Resolute），バイオリムス A9 溶出ステント（BES；Biomatrix）に関する臨床データを検討する．

A エベロリムス溶出ステント（Xience V/Promus）

EES は Abbott Vascular 社（Santa Clara, CA）が製造し，Xience V として，また現在では Xience PRIME ステントとして販売しているが，初期には Boston Scientific 社も Promus ステントとして販売していた．このステントは，エベロリムス（100 $\mu g/cm^2$）を放出する薄く（7.8 μm）非粘着性で耐久性と生体適合性を持つフッ化ビニリデンとヘキサフルオロプロピレンのフッ化コポリマー（共重合体）を，低プロフィール（ストラット厚 81 μm）で柔軟性があるコバルトクロムステントにコーティングしたものである．初期の Xience V のベースステントプラットフォームは，Xience PRIME ステントでは Vision プラットフォームの到達性をより高めた Multi-link 8 BMS プラットフォームにアップデートされた．EES の放出動態は SES からのシロリムスの放出と同様である（30 日間で約 80％の薬剤が放出され，120 日後には検出されなくなる）．ポリマーはゴムのような弾性があり，接着したり網状になったり伸びて裂けたりすることはほとんどない．さらにフッ化ポリマーは血液と接触しても血小板や血栓が沈着しにくいことが示されている[21, 76, 77]．EES はブタの実験で炎症性がないことも示されている．前臨床研究では，EES は SES，PES，ZES と比較して，機能的内皮化によりステントストラットがより早く覆われることが明らかになっている[53]．

小規模な SPIRIT 第 1 試験において，EES は薬剤溶出コーティングのないコバルトクロム Vision BMS と比較して 6 ヵ月目と 12 ヵ月目の血管造影上の後期損失を著明に減少させることが示された[78]．続いて EES と PES（主な比較対象），SES，ZES，BMS を比較する複数の無作為化試験が行われた（表 31-3）[42, 79-89]．大規模

な SPIRIT IV試験は EES が FDA の認可を受けるための主要試験であったが，3枝3ヵ所までPCIを受ける3,687人の安定冠動脈疾患患者が登録され，EES と PES（E）に無作為に割付けられた[42]．この研究の登録基準は第1世代DESの認可研究よりも幅広かったが，不安定急性冠症候群，心筋梗塞，血栓症，慢性閉塞，静脈グラフト病変，および真の分岐部病変の患者は除外された．一次エンドポイントの1年目までの標的病変不全（心臓死，標的血管の心筋梗塞，および虚血による標的病変血行再建の合計）はPES と比較して EES のほうが有意に低かった（3.9％対6.6％，$P=0.0008$）．ステント血栓症（0.3％対1.1％，$P=0.003$），心筋梗塞（1.9％対3.1％，$P=0.02$），標的病変の血行再建（2.3％対4.5％，$P=0.0008$）の発生率も EES のほうが PES より低かった．SPIRIT IVの3年間の長期フォローアップでは，EES は PES より標的血管不全，心筋梗塞，およびステント血栓症の発生率が低いままであることが示されたが（0.8％対1.9％），初期にみられた標的病変の血行再建の差は縮まっていた（6.2％対7.8％，$P=0.06$）[85]．しかしながら，総死亡率（3.2％対5.1％，$P=0.02$），死亡または心筋梗塞（5.9％対9.1％，$P=0.001$）の発生率は，いずれも EES のほうが PES より低かった．これらの SPIRIT IV のデータと同様の結果が，登録制限のない "all-comer" を対象として1,800人の患者が EES と PES（L）に無作為に割付けられた COMPARE 試験で得られている．一次エンドポイントの1年目までの主要有害心イベント（死亡，心筋梗塞，標的血管の血行再建）発生率は PES と比較して EES のほうが低かったが（6.2％対9.1％，$P=0.02$），これはステント血栓症（0.7％対2.6％，$P=0.002$），心筋梗塞（2.8％対5.4％，$P=0.007$），標的病変の血行再建（1.7％対4.8％，$P=0.0002$）の減少によるものであった．特に1年目から3年目までの間でこのハイリスクコホートにおいて（患者の約15％しか抗血小板薬2剤併用療法を維持できなかった），ステント血栓症，心筋梗塞，標的病変の血行再建の発生率は PES と比較して

EES のほうが低かった[80]．

EES と PES の間にみられた著明な差とは対照的に，いくつかの無作為化試験における EES と SES の間の差は小さい．SORT OUT IV 試験では登録制限のない2,774人の患者が EES と SES に無作為に割付けられ，デンマーク市民登録システム（Danish Civil Registration System）を通じてフォローされた[87]．9ヵ月目までの結果は EES で治療した患者と SES で治療した患者で同等であったが，確実なステント血栓症は9ヵ月目，18ヵ月目ともに EES のほうが SES より少なかった（18ヵ月目で0.2％対0.9％）．BASKET-PROVE 多施設試験では直径3.0 mm以上のステントを必要とする太い冠動脈に病変がある2,314人の患者について，EES，SES と BMS（薬剤溶出コーティングのないコバルトクロム Vision BMS）が比較された[93]．2年目までの心臓死または非致死性心筋梗塞の発生率は EES，SES，BMS で同等，標的血管の血行再建は EES と SES で同等であったが，再狭窄が起こりにくい太い動脈においても，BMS と比較すると EES，SES による標的血管の血行再建施行率は有意に低かった（EES 3.1％，SES 3.7％，BMS 8.9％）．EES と SES の比較試験の大部分で血管造影上の成績は概ね同等であることが示されているが[89, 94, 96]，糖尿病患者を対象とした ESSENCE-DIABETES 試験では，EES による8ヵ月目の血管造影上の後期損失と再狭窄率が SES と比較して低かった[88]．この試験の結果を除いて，最もリスクの高い患者や病変において EES と SES の有効性に臨床的に明らかな差があるかどうかはまだわかっていない．

EES の興味深い特性として現れたのはステント血栓症の発生率が低いことである．この特性は SPIRIT IV および COMPARE 試験で最初に示されたが，他のいくつかの研究でも確認され，13の無作為化試験を対象としたメタ解析（$n=17,101$）の結果，EES 以外の DES と比較して EES ではステント血栓症の発生率が低いことが明らかになった[100]．これらのデータは他の観察研究でも確認されたため[101]，既存の

[表 31-3] エベロリムス溶出ステントの無作為化対照試験

試験名および参考文献	対象コホート	対照ステント	対象人数（フォローアップ血管造影が計画された人数）	現在までのフォローアップ期間	主要な結果
SPIRIT I [78, 90]	複雑でない冠動脈疾患	BMS	60人（全員）	5年	EES は BMS と比較して後期損失と新生内膜容積を著明に減少させた
SPIRIT II [82]	複雑でない冠動脈疾患, 2ヵ所以下	PES（E）	300人（全員）	5年	EES は PES（E）と比較して6ヵ月目の血管造影によるステント内後期損失を減少させた（0.11±0.27 mm 対 0.36±0.39 mm, $P<0.0001$）
SPIRIT III [83, 91]	複雑でない冠動脈疾患, 2ヵ所以下	PES（E）	1,002人（564人）	5年	EES は PES（E）と比較して8ヵ月目の血管造影によるセグメント内後期損失を減少させ（0.14±0.41 mm 対 0.28±0.48 mm, $P<0.004$），9ヵ月目までの標的血管不全の発生率は上昇させず（7.2％対 9.0％, $P=0.31$），1年目（5.9％対 9.9％, $P=0.02$）および5年目（13.7％対 20.2％, $P=0.007$）までの主要有害心イベントを減少させた
SPIRIT IV [42, 85]	複雑でない冠動脈疾患, 3ヵ所以下	PES（E）	3,687人（なし）	3年	EES は PES（E）と比較して1年目までの標的病変不全（3.9％対 6.6％, $P=0.0008$），虚血による標的病変血行再建（2.3％対 4.5％, $P=0.0008$）の発生率を低下させ，心臓死または標的血管の心筋梗塞の発生率は同等であった（2.2％対 3.2％, $P=0.09$）．EES は心筋梗塞とステント血栓症の発生率も低下させた．3年目までこれらの効果は持続していたが，標的病変の血行再建では有意差が消失した（6.2％対 7.8％, $P=0.06$）．3年間の死亡率，および死亡または心筋梗塞は EES のほうが PES より低かった（本文を参照）
COMPARE [80, 92]	登録制限なし（all-comers）	PES（L）	1,800人（なし）	3年	EES は PES（L）と比較して1年目までの主要複合エンドポイントである死亡，心筋梗塞または標的血管の血行再建の発生率を低下させた（6.2％対 9.1％, $P=0.02$）．EES は心筋梗塞，ステント血栓症，標的病変の血行再建の発生率も低下させた（本文を参照）．1年目から3年目までの間，EES はステント血栓症，心筋梗塞，標的病変の血行再建を減少させた
SPIRIT V Diabetes [79]	糖尿病	PES（L）	324人（全員）	1年	EES は PES（L）と比較して9ヵ月目の血管造影によるステント内後期損失を減少させた（0.19±0.37 mm 対 0.39±0.49 mm, $P<0.0001$）

（次ページに続く）

[表 31-3]（続き）

試験名および参考文献	対象コホート	対照ステント	対象人数（フォローアップ血管造影が計画された人数）	現在までのフォローアップ期間	主要な結果
BASKET-PROVE[93]	太い冠動脈（ステント径≧3.0 mm）	SES, BMS	2,314人（なし）	2年	EESとSESはBMSと比較して標的血管の血行再建の施行率を低下させた（3.1%, 3.7%対8.9%）．2年目までの死亡，心筋梗塞，ステント血栓症の発生率は3つのステントで差がなかった
EXECUTIVE[81]	複雑でない多枝病変	PES（L）	200人（全員）	9ヵ月	EESはPES（L）と比較して9ヵ月目の血管造影によるステント内後期損失を減少させた（−0.03±0.49 mm対0.23±0.51 mm, $P=0.001$）
ISAR-TEST-4[86,94]	単純および複雑な冠動脈疾患	SES	1,304人（全員）	3年	EESとSESは24ヵ月目のステント内後期損失において有意差がなかった（0.29±0.51 mm対0.31±0.58 mm, $P=0.59$）．3年目までの臨床成績はEESとSESで同等であった（標的病変の血行再建は12.8%対15.5%, $P=0.15$）
SORT OUT IV[87]	登録制限なし	SES	2,774人（なし）	18ヵ月	EESとSESによる9ヵ月目，18ヵ月目の複合エンドポイント（死亡，心筋梗塞，ステント血栓症，臨床症状による標的血管の血行再建）は同等であった（7.2%対7.6%, $P=0.64$）．18ヵ月目までの確実なステント血栓症はEESのほうが少なかった（0.2%対0.9%, $P=0.03$）
EXAMINATION[95]	STEMI	BMS	1,504人（なし）	1年	EESとBMSは死亡，心筋梗塞，血行再建の複合では同等であったが，標的病変の血行再建の施行率はEESのほうが低かった（2.2%対5.1%, $P=0.003$）．1年目までの確実またはほぼ確実なステント血栓症はEESのほうが少なかった（0.9%対2.6%, $P=0.01$）
EXCELLENT[89]	複雑でない冠動脈疾患	SES	1,443人（全員）	9ヵ月	EESとSESは9ヵ月目のセグメント内後期損失において同等であった（0.10 mm対0.05 mm, 非劣性$P=0.02$）．両群とも主要有害心イベントの発生率は低かった
LONG-DES-III[96]	長い（≧25 mm）生来の冠動脈病変	SES	450人（全員）	9ヵ月	EESはSESより9ヵ月目のセグメント内後期損失が大きかったが（0.17 mm対0.09 mm, $P=0.046$），ステント内後期損失，ステント内再狭窄率，および他の臨床的エンドポイントは同等であった

（次ページに続く）

[表31-3] (続き)

試験名および参考文献	対象コホート	対照ステント	対象人数(フォローアップ血管造影が計画された人数)	現在までのフォローアップ期間	主要な結果
ESSENCE-DIABETES[88]	糖尿病	SES	300人(全員)	1年	EESはSESと比較し8ヵ月目の血管造影上のセグメント内後期損失を減少させ(平均0.23 mm対0.37 mm, $P=0.02$),再狭窄率を低下させた(0.9%対6.5%, $P=0.04$).臨床成績は2群間で同等であった
RESOLUTE All-Comers[84, 97]	登録制限なし	ZES(R)	2,292人(460人)	2年	EESとZES(R)は1年目までの標的病変不全(8.3%対8.2%, $P=0.92$),および標的病変の血行再建(3.4%対3.9%, $P=0.50$)では同等であったが,確実なステント血栓症(0.3%対1.2%, $P=0.01$),および確実またはほぼ確実なステント血栓症(0.7%対1.6%, $P=0.05$)はEESのほうが少なかった.2年目も臨床的エンドポイントでは同等であり,確実またはほぼ確実なステント血栓症はEESのほうが少ない傾向を示した(1.0%対1.9%, $P=0.077$)
TWENTE[98]	登録制限なし	ZES(R)	1,391人(なし)	1年	EESとZES(R)は1年目までの標的血管不全(8.1%対8.2%, $P=0.94$),およびステント血栓症を含む他の臨床的エンドポイントにおいて同等であった
PLATINUM[99]	1または2ヵ所の新しい生来の冠動脈病変	白金クロムEES	1,530人(なし)	1年	EESと白金クロムEESは1年目までの標的病変不全(2.9%対3.4%, $P=0.60$),および他の臨床的エンドポイントにおいて同等であった

EES:エベロリムス溶出ステント(Xience V/Promus),BMS:ベアメタルステント,PES(E):パクリタキセル溶出ステント(Taxus Expressプラットフォーム),PES(L):パクリタキセル溶出ステント(Taxus Libertéプラットフォーム),ZES(R):ゾタロリムス溶出ステント(Resoluteプラットフォーム)
標的病変不全:心臓死,標的血管の心筋梗塞,標的病変の血行再建
標的血管不全:心臓死,心筋梗塞,標的血管の血行再建
主要有害心イベント:心臓死,心筋梗塞,標的病変の血行再建

第1世代DESよりも(効果に加えて)安全性にも優れた第2世代EESを使用する根拠になった.さらにEESがBMSと比較してステント血栓症の全体的な発生率を減少させるか非劣性であるかということは,前臨床データからもEXAMINATION無作為化試験のような研究からも積極的興味をそそられる分野である.

EXAMINATION試験はST上昇型心筋梗塞(STEMI)を起こした1,504人の患者が対象であったが,1年目までのステント血栓症が確実またはほぼ確実な患者はBMS治療群と比較してEES治療群のほうが有意に少なかった(0.9%対2.6%, $P=0.01$)[95].同様に1:1のDES比較試験のネットワーク上での大規模メ

タ解析（49試験，$n=50,844$）によると，他のDESやBMSと比較してEESにより1年目および2年目までのステント血栓症は統計学的に有意に減少した[102]．EESがBMSと比較して明確にステント血栓症を減少させるかどうかは，HORIZONS-II無作為化対照試験で現在検討されている．

　これとは別にEESは，エベロリムスを溶出する初期のEESと同じ安定フッ化ポリマーを使用しながら白金クロムステントプラットフォームに更新されている（Promus Element, Boston Scientific社, Natick, MA）．このステントはPLATINUM無作為化試験において，1ヵ所または2ヵ所の新規病変にPCIを受ける1,530人の患者が，標準的なEESとPromus Elementステントに割付けられて検討された[99]．有効性と安全性に関する成績は2つのステントでほぼ同等であり，最終的にこのEESプラットフォームはFDAの認可を受けた．

　要約すると，PCIを受ける幅広い患者群において，EESは第1世代DESよりも有意に優れた安全性と有効性の結果を示している．EESによるステント血栓症の発生率が特に先行するDESと比較して，場合によってはBMSと比較してさえ低いという知見は注目に値するものであり，この知見がより大規模で適切な検出力のある臨床試験でさらに確認されれば，このステントはDESの安全性に新たな基準を設けることになるであろう．

B ゾタロリムス溶出ステント

[1] Endeavor

　ゾタロリムス溶出ステントEndeavor［ZES（E），Medtronic社，Santa Rosa，CA］は第1世代のSES，PESと同時期に研究されたが，最初から第2世代DESと考えられている．柔軟で低プロフィール（ステント厚91 μm）のコバルトクロムステント上の生体適合性がある薄い（5.3 μm）ホスホリルコリンポリマー層からゾタロリムス（ステント長1 mmに10 μg）を急速に溶出する．ホスホリルコリンは赤血球膜から発見された天然起源のリン脂質であり，血小板粘着に抵抗する[103]．ゾタロリムス，エベロリムス，シロリムスの効力は概ね同等であるが，ゾタロリムスはいくらか親油性が高い．Endeavorからのゾタロリムスの放出速度（7日以内に約90％，30日以内に100％）はEES，SESからのエベロリムス，シロリムスの放出速度よりも有意に速い．

　ENDEAVOR I FIM試験においてZES（E）による12ヵ月目のステント内後期内径損失は平均0.61 mmであったが，標的病変の血行再建は低率（1％）であることが示された[104]．続いて複雑でない病変を有する1,197人の患者を対象として，ベースのBMSと比較するENDEAVOR II試験が行われた[105,106]．その結果，ZES（E）はBMSと比較して9ヵ月目までの標的血管不全と標的病変の血行再建を減少させ，これらの効果はフォローアップ5年目まで持続することが示された．この試験でも9ヵ月目の血管造影上のステント内後期損失は0.61 mmであり以前のSESやPESの結果よりも大きかったが，BMSと比較するとセグメント内再狭窄率は35.0％から13.2％へ低下していた（$P<0.0001$）．

　ENDEAVOR臨床試験プログラムにおいてDESと1：1で比較する一連の研究が行われ，まずENDEAVOR IIIでは血管造影を受ける436人の患者についてCypher SESに対するZES（E）の非劣性を示すことができるかが検討された．その結果，フォローアップ血管造影時の後期損失量と再狭窄率はSESと比較してZES（E）のほうが有意に大きかった[107]．これらの所見にもかかわらず，臨床的再狭窄に関するエンドポイントの全体的な発生率は両治療群で差がなかったため，（血管造影所見ではなく）臨床成績を一次エンドポイントとして，より大規模なENDEAVOR IV試験（$n=1,548$）が行われた．この試験では複雑でない冠動脈病変を有する患者がZES（E）による治療とPESによる治療とに無作為に割付けられた．後期損失と血管造影上の再狭窄率はPESと比較してZES（E）のほうが大きかったが，ZES（E）による9ヵ月目までの標的血管不全の発生率は非劣性であり，

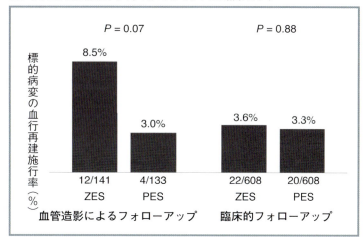

[図31-9] フォローアップ血管造影の有無によるENDEAVOR Ⅳ試験における標的病変の血行再建施行率

臨床的フォローアップのみを受けた大多数の患者では，ステント間の差はほとんどみられない．

ZES：ゾタロリムス溶出ステント，PES：パクリタキセル溶出ステント

12ヵ月目までの標的病変の血行再建施行率は同等であった[41]．特に（ルーチンの血管造影によるフォローアップではなく）臨床的フォローアップのみを受けた患者では，両ステントによる標的病変の血行再建施行率は非常に低く，事実上同等であり（図31-9），「狭窄視認反射」（oculostenotic reflex；狭窄を見つけたら反射的に広げたくなる現象）として以前記述された臨床試験における「人為的な」現象をある程度強調するものであった[108]．ENDEAVOR Ⅳの成績により最終的にZES（E）は米国におけるデバイスの認可を受けた．この試験の5年間のフォローアップ成績が最近発表され，ZES（E）による標的病変の血行再建施行率がPESと比較して同等であることが示された（7.7％対8.6％，$P=0.70$）[109]．特にZES（E）は長期的安全性に優れているというプロフィールを示しており，5年目の時点でPESと比較すると，超遅発性ステント血栓症の発生率が低く（0.4％対1.8％，$P=0.012$），心臓死と心筋梗塞の全体的な発生率も低かった（6.4％対9.1％，$P=0.048$）．

登録制限のない患者でZES（E）を他のDESと比較する試験もいくつか行われている．

SORT OUT Ⅲ試験はデンマークにおける全国的な臨床登録制度を用いてフォローアップを行う研究デザインで知られているが，2,333人の患者（そのうちの50％近くが急性冠症候群を呈している）がZES（E）とSESに無作為に割付けられた[110]．その結果，9ヵ月目までの主要有害心イベント（心臓死，心筋梗塞，標的血管の血行再建）も心筋梗塞，ステント血栓症，標的病変の血行再建のエンドポイントの発生率もZES（E）による治療群のほうが高く，これらの差は（ステント血栓症を除いて）18ヵ月目まで持続した．ISAR-TEST-2試験では1,007人の患者が治験用のシロリムス/プロブコール溶出ステント，ZES（E），SESの3群に1：1：1の割合で無作為に割付けられた[111, 112]．SES群と比較してZES（E）群は6〜8ヵ月目までの後期損失，血管造影上の再狭窄率（一次エンドポイント），標的病変の血行再建施行率が高く，死亡，心筋梗塞，ステント血栓症は同等であった．より大規模なZEST試験では単純もしくは複雑な冠動脈疾患を有する2,645人の患者がZES（E），SES，PESに無作為に割付けられた[113, 114]．その結果，SESによる後期損失量と

再狭窄率が最も低く，ZES（E）は主要有害心イベント，標的血管の血行再建，標的病変の血行再建に関してSESとPESの中間であることが示された．2年間の死亡，心筋梗塞，ステント血栓症の発生率はステント間で差がなかった．

総括すると，ENDEAVOR臨床プログラムの主要認可試験でも，研究者主導の臨床試験でも，ZES（E）はSESやPESと比較して新生内膜の抑制効果が弱く，血管造影で測定するエンドポイントについての成績が劣ることが示されている．しかしながらZES（E）の有効性はBMSよりは明らかに優れており，あまり複雑でない病変の臨床的再狭窄を減少させる点については，特に血管造影によるフォローアップをルーチンに行わなければ他のステントプラットフォームと同等であると思われる．超遅発性ステント血栓症や心臓死，心筋梗塞などの後期の安全性に関する有害イベントの発生率が非常に低いことは[115]，特に現在SESとPESによる血栓形成リスクの可能性を考慮すると，ZES（E）の注目すべき優れた特質である[116]．この点に関して，8,800人の患者でZES（E）とSESを比較する大規模なPROTECT無作為化試験の登録が完了したが，この試験は2つのステントプラットフォームのステント血栓症の差を検出するための最初のDES臨床試験になる（一次エンドポイントの確認は3年目に行われる）．

[2] Resolute

Resoluteステント（Medtronic社）はEndeavorステントと同様に細いストラットのコバルト合金BMSプラットフォーム（ResoluteではIntegrityコバルト合金BMSにアップデートされている）からゾタロリムスを溶出する．しかしながらEndeavorステントと同じホスホリルコリンコーティングではなく，Resoluteステントでは血管内腔側の親水部分と金属のステント表面に接する疎水部分からなるBioLinxトリポリマーコーティングが採用されている．このポリマーによりゾタロリムスの溶出は緩徐となり，30日以内に60％，180日以内に100％が溶出するが，これはラパマイシンアナログを溶出するDESのなかで最も遅い．

RESOLUTE単一群試験においてZES（R）による9ヵ月目のステント内後期内径損失（一次エンドポイント）は0.22 mm，セグメント内再狭窄率は2.1％であり，いずれも他の研究でのZES（E）やBMSの結果よりも有意に減少していた[117]．主要有害心イベント，標的病変の血行再建，ARC（Academic Research Consortium）の定義による確実またはほぼ確実なステント血栓症の発生率も低かった．2年間のデータでは，標的病変の血行再建，標的血管の血行再建，標的血管不全の発生率はそれぞれ1.4％，1.4％，7.9％であり，遅発性ステント血栓症はみられなかった[118]．

大規模なRESOLUTE All-Comers無作為化試験では，2,292人の患者でZES（R）とEESが比較された[84]．この試験は，それまでのDES主要試験より幅広い患者群の登録を目指して実施された．一次エンドポイントである1年目までの標的病変不全はZES（R）とEESで同等であった（8.2％対8.3％，非劣性$P<0.001$）．死亡，心臓死，心筋梗塞，および標的病変の血行再建も両ステント群で同等であったが，1年目までの確実なステント血栓症，確実またはほぼ確実なステント血栓症はEESのほうが少なかった．13ヵ月目（一次臨床エンドポイントの確認後）のセグメント内後期損失はZES（R）のほうがEESより少し大きかったが（0.15 mm対0.06 mm，$P=0.04$），血管造影によるフォローアップを受けた460人の患者での再狭窄率は差がなかった．2年目も標的病変不全，標的血管不全，心筋梗塞，標的病変の血行再建，標的血管の血行再建などの臨床的エンドポイントでは同等であり，ステント血栓症はEESのほうが少ない傾向を示したが（1.0％対1.9％，$P=0.077$），これは主に最初の1年以内のイベントによるものであった[97]．研究者主導のZES（R）とEESの無作為化試験がもう一つ報告されている．このTWENTE試験では，1,391人の患者が両ステントに無作為に割付けられた[98]．特に登録した患者の75％以上が「適応外」（オフラベル）の症例であった．一次エンドポイントの1年目までの標的血管不全は両ステ

ント群で同等であり（8.2％対8.1％，$P=0.94$），ステント血栓症［確実またはほぼ確実，ZES（R）群0.9％対EES群1.2％］を含む他の臨床的エンドポイントも差がなかった．

要約すると，ZES（ResoluteプラットフォーAム）はEESに匹敵する全体的な安全性と有効性が示された初めてのステントであるが，2つのステントプラットフォームの間には血管造影上の成績と臨床成績に少し差があるかもしれない．これらのデバイス特有の性能特性が実際の臨床使用に影響するかどうか，また長期的にこのステントの安全性が維持されるかどうかを評価するために，より大規模な研究と長期のフォローアップが必要である．

ⓒ バイオリムスA9溶出ステント（BioMatrix）

BioMatrixステント（BES，Biosensors International社，スイス）は，シロリムスと同等の効力があり親油性がより強い半合成ラパマイシンアナログのバイオリムスA9（濃度15.6 μg/mm）をステンレスプラットフォームから溶出する．ステントプラットフォームはもともとはS-stentであったが，現在はJuno BMSプラットフォームを用いたBioMatrix Flexステントに更新されている．なお，Nobori DES（Terumo社）はバイオリムスを溶出する類似のBESであるが，同じポリマーシステムと別のBMSプラットフォームを用いている．Nobori DESは3つの中規模の無作為化試験においてPESおよびSESと比較して良好な結果が得られている[119-121]．BESは前述の第1，第2世代DESと比較して，特にステント表面の反管腔側（血管壁側）のみにコーティングした生体分解性ポリマーのPLLAからバイオリムスA9を溶出するという点が独特である．バイオリムスA9とPLLAは共放出され，ポリマーはKrebs回路を介して6～9ヵ月後には二酸化炭素と水に分解される．概念的にはこのようなステントは耐久性ポリマーで時にみられるような遅発性炎症反応を起こしにくく，1年後の成績は改善すると思われる．

BioMatrix BESの最初の無作為化試験は，単一新規冠動脈病変の患者120人がBESまたはベアメタルS-stentの植込みを受けたSTEALTH試験であった[122]．BES治療により6ヵ月目のステント内後期損失は減少した［0.26 mm対0.74 mm（BMS），$P<0.001$］．BESの安全性と有効性を検討した最大の試験であるLEADERS試験では，1,707人の制限のない（all-comer）患者（55％が急性冠症候群を呈していた）がBESとSESに無作為に割付けられた[123]．一次エンドポイントの9ヵ月目までの心臓死，心筋梗塞，標的血管の血行再建の複合（9.2％対10.5％，$P=0.39$）などすべての臨床的エンドポイントで，BESとSESは同等であった．9ヵ月目の血管造影によるフォローアップに割付けられた427人の患者では，ステント内後期損失と再狭窄率は両ステントで同等であった．LEADERS試験の4年間の長期フォローアップ結果が最近報告された（図31-10）[124]．全フォローアップ期間の通算では，複合一次エンドポイントの心臓死，心筋梗塞，臨床症状に基づく標的血管の血行再建はBESのほうがSESより減少しており（19％対23％，$P=0.039$），両群のイベント曲線は時間経過とともに乖離していた．また全期間での確実またはほぼ確実なステント血栓症の発生率は有意差がなかったが（BES 3％対SES 5％，$P=0.20$），確実またはほぼ確実な超遅発性ステント血栓症の発生率はBESのほうが有意に低かった［6例（1％）対20例（2％），$P=0.005$］．確実なステント血栓症のエンドポイントを解析しても同様の結果が得られた．

まとめると，これらのデータはBESには第1世代ステントと同等の有効性があり，特に1年を超えると安全性に優れた特性が現れてくるということを示している．しかし，BESや生体吸収性ポリマーを用いた他のデバイスが，耐久性ポリマーを用いた最も優れた第2世代DESよりも本当に持続した臨床的優越性を持つかどうかを決定するには，さらに大規模で適切な検出力のある試験が必要であろう．これらの仮説を検討するいくつかの研究が進行中である．

[図31-10] バイオリムスA9溶出ステントとシロリムス溶出ステントを比較したLEADERS All-Comers無作為化試験における1年目（左），4年目（右）の主要臨床エンドポイント

主要有害心イベントは，心臓死，心筋梗塞，臨床症状による標的血管の血行再建．ステント血栓症は，学術研究コンソーシアム（Academic Research Consortium：ARC）の確実またはほぼ確実例．
BES：バイオリムスA9溶出ステント，SES：シロリムス溶出ステント

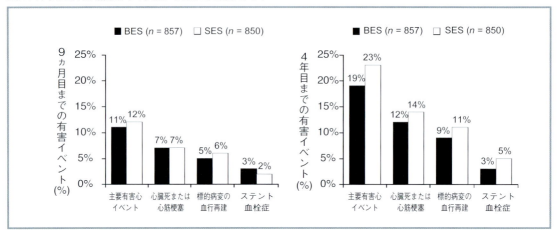

6 薬剤溶出ステントの安全性に関する懸念および薬剤溶出ステントとベアメタルステントの統合比較

初期のDESがFDAの認可を受ける際のエビデンスの基礎になったのは，主として登録された患者の大多数が比較的複雑でない単一新規冠動脈病変であるような無作為化比較試験であった．これらの初期の研究データでは，死亡率と心筋梗塞の発生率がDES治療の患者とBMS治療の患者で同等であることが示された[39, 125]．しかしながらDESは有効性の高さから60〜70％の症例が適応外（オフラベル；よりハイリスクの患者でより複雑な病変）の使用となったため[126]，実医療（real world）でルーチンにDESを用いることの安全性と適切性について懸念が生じるようになった．さらにほとんどの無作為化研究の一次成績は，（DES時代の早期に行われたものは特に）ステントの絶対的安全性ではなく有効性に関心の焦点が当てられていた．このためDESの安全性のエビデンスは次の2つのソースから得られている．1つは無作為化比較研究であり，一般に小規模から中規模で，通常は死亡，心筋梗塞，ステント血栓症などの安全性のエンドポイントを評価するには検出力が低いもので，もう1つは大規模観察研究であり，実医療でのDESの使用をより幅広く観察することができ，一般化への可能性と検出力が高いものである．

全体的な症例数を増やすために，臨床研究の試験データを統合した解析がいくつも行われている．特にこれらの解析は個々のDES研究の大きな限界，すなわち頻度が低い安全性のエンドポイントの差を検出するには力が足りない点を克服することが目的である．最も大規模で包括的な第1世代DES対BMS研究のメタ解析（22の無作為化試験の患者9,470人と34の観察研究の患者182,901人が統合された）では，無作為化試験においてDES治療による死亡率と心筋梗塞の発生率は同等であり，標的血管の血行再建は相対的に55％減少した（図31-11）[39]．別に統合された観察研究の解析では，有意な不均一性がみられ，DES治療により実際に全死亡，心筋梗塞，および標的血管の血行再建が有意に減少した（図31-12）．この解析に含められた無作為化試験と観察研究の結果に

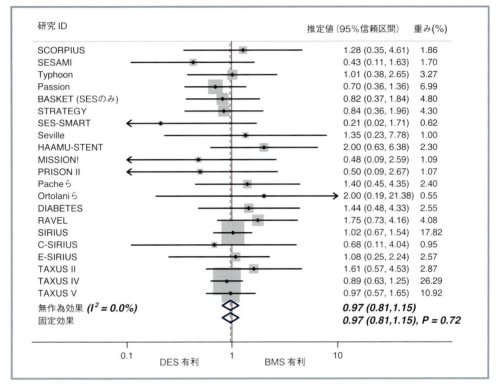

[図31-11] 薬剤溶出ステントとベアメタルステントを比較した無作為化試験における死亡率
全死亡率は両ステントで同等であることが示されている.
DES：薬剤溶出ステント，BMS：ベアメタルステント
(Kirtane AJ et al：Safety and efficacy of drug-eluting and bare metal stents：comprehensive meta-analysis of randomized trials and observational studies. Circulation 119：3198-3206, 2009)

違いがみられたことは，観察研究のデザインを通じて無作為化されていない実治療の比較を行うことの困難さを強調するものである．別のメタ解析で Stettler らは，SES 対 BMS，PES 対 BMS，SES 対 PES の比較試験のデータを統計ネットワークに組み込み，全試験にわたっての治療効果を明らかにした[127]．このメタ解析では 38 試験 18,023 人のデータが統合されたが，標的病変の血行再建は BMS と比較して SES と PES により減少し，死亡率は SES，PES，BMS の各治療群で同等であった．また SES は BMS と比較しても（ハザード比 0.81，95% 信頼区間 0.66-0.97，$P=0.030$），PES と比較しても（ハザード比 0.83，95% 信頼区間 0.71-1.00，$P=0.045$），心筋梗塞の危険を低下させた．

これらや他のメタ解析以外にも，数多くの観察研究が幅広い臨床適応にわたり，第1世代 DES と BMS を比較する際に頻度が低い安全性のエンドポイントの検定に焦点を当てている．現在までに 50 以上の DES と BMS の無作為化比較が出版または発表されている．SCAAR 登録研究の最初に発表されたデータ[128] は別として（後に長期フォローアップを加えて修正された[129]），これらの研究の大部分で DES は BMS と比較して安全性の面でも有利であることが示されている．たとえば，このような DES の安全性についての最大の解析は，米国のメディケア利用者 262,700 人のデータを用いて行われているが，DES の使用により死亡率（13.5% 対 16.5%，$P<0.001$），心筋梗塞の発生率

[図 31-12] 薬剤溶出ステントとベアメタルステントを比較した観察試験における死亡率
薬剤溶出ステントにより死亡率が低下したことが示されている.
DES：薬剤溶出ステント，BMS：ベアメタルステント

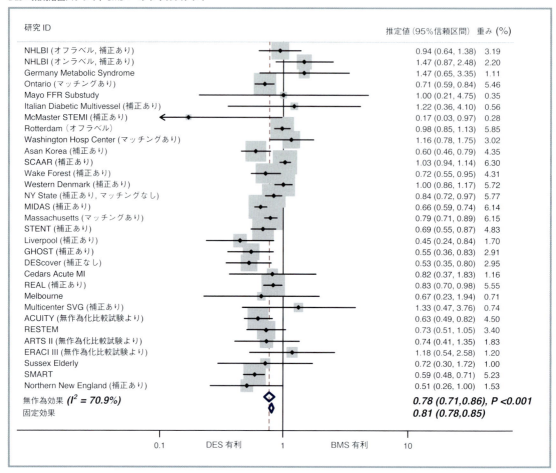

（7.5％対 8.9％，$P<0.001$）は低下し，出血はほとんど差がなかった[130].

非選択的に DES を使用したこれらおよび他の観察登録研究の結果は心強いものであるが，筆者らの意見では，これらの DES 対 BMS の非無作為化比較のデータはせいぜい予備的なデータと考えるべきであり，誤解を生む可能性がある．これは以下の要因に基づいている；①無作為化していない治療の比較は，通常の統計方法を適切に用いることができないような未計測の有意な交絡因子が存在しやすい．②死亡率の低下は第 1 世代 DES と BMS を比較する無作為化試験では観察されたことがない．③プロペンシティ（propensity）を揃えた観察解析で DES と BMS を比較すると，BMS に対する DES の便益の大部分は植込み後最初の 30 日以内に現れるが[131]，この差には適切な病態生理学的説明がつけられないように思われる．これらの制限があっても DES に関する豊富な無作為化試験と観察研究のデータは心強いものであり，DES は臨床的再狭窄を減少させる効果があり，BMS と比較して安全面での大きな懸念がない

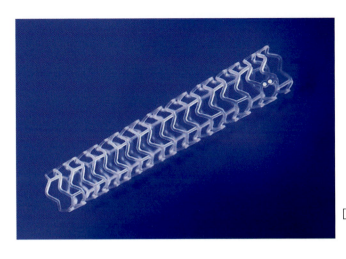

[図31-13] 生体吸収性スキャフォールド
（BVS，Abbott Vascular社）

ことが示されている．第2世代DESの項で前述した通り，ZES（E），EES，BESにより第1世代DESと比較して，またBMSと比較してさえ安全面の成績が向上したことを示すデータが現在出つつある．これらの結果，および第2世代DESは性能面でも優越か同等であることを合わせると，第2世代DESとBMSの比較により，仮説上は，第1世代DESとBMSを比較した以前の研究よりもさらに有利な結果が出ると思われる．しかしながら，第2世代DESとBMSの直接比較が不十分なので，現時点ではこの仮説は証明されていない．

7 生体吸収性薬剤溶出ステント

今日臨床使用されているBMSおよびDESのプラットフォームはすべて冠動脈内の恒久的人工物である．前述のように古いDESに対する有害血管反応を軽減するために，新しいDESプラットフォームでは不活性耐久ポリマーまたは生体吸収性ポリマーによりBMSのような生体安定性を獲得しようと試みている．このアプローチをさらに進めたのが完全な生体吸収性スキャフォールド（または生体吸収性ステント）の概念である．この概念はDES時代以前にも研究されていたが[132]，近年になって生体吸収性プラットフォームとDESの再狭窄防止効果を結び付けようとする取り組みがなされるまではほとんど止まったままであった．

現在数種類の生体吸収性DESを対象とした臨床試験が進行中である．最も研究が進み最も臨床データが得られているステントはBioabsorbable Vascular Solutions EES（BVS-EES，Abbott Vascular社，Santa Clara，CA）である．BVS-EES（図31-13）はPLLAと少量のポリ-D,L-乳酸（PDLLA）の混合物からなるポリマー製の生体吸収性スキャフォールドであるが，このPDLLAが濃度8.2 μg/mmのエベロリムスの薬剤担体となっている．PDLLAによってエベロリムスの放出は制御され，30日以内に80％が溶出する．BVS-EESは冠動脈に使用したときにステントの完全な構造を維持するために総ストラット厚が150 μmになっている．

BVS-EESが最初に検討されたのは，2006年に完了したABSORB FIM試験（ABSORB試験コホートA）であった[133]．このオープンラベル（非盲検）の非無作為化研究では，30人の患者が複雑でない新規冠動脈病変にBVS-EESの植込みを受け，デバイス成功率は94％，主要有害心イベント発生率は3.3％（心筋梗塞1件，標的病変の血行再建0件）であった．コバルトクロムEESとの比較研究において急性期リコイルはBVS-EESとEESで同等であることが示されたが[134]，ABSORB試験では血管造影上のステント内後期損失は0.44 mmであり，大部

分は新生内膜増殖よりもスキャフォールドの後期リコイルによるものと思われた[135]. それでも5年間のフォローアップでは，主要有害心イベントの発生率は低いまま（3.4%）であり，遅発性の合併症はそれ以上起こらないことが示された[136]．（ストラットの強度を向上させ，室温で保管できるようにするために）BVS-EESのデザインに改良が加えられた後に，ABSORB試験コホートBの登録が行われた[137]．コホートBの患者（合計101人）は2群に分けられ，異なる時点（6ヵ月目と24ヵ月目，または12ヵ月目と36ヵ月目）で種々の侵襲的，非侵襲的フォローアップ［血管造影，IVUS，光干渉断層撮影（OCT），マルチスライスCTなど］を受けた．18ヵ月目までの主要有害心イベントの累積発生率は6.7%，内訳は心筋梗塞3例，標的病変の血行再建4例であった[138]．ABSORB試験のどちらのコホートにもステント血栓症のイベント発生はみられなかった．さらにコホートBのOCTによる解析では，ストラット中心部の断面積は減少していたが，BVS-EESのスキャフォールドとしての機械的特性は維持されていることが示された[139]．ストラットの不完全密着はまれであり，12ヵ月目におけるステント被覆率は約97%であった．2ヵ所以下の新規冠動脈病変を有する患者1,000人までを対象としたABSORB EXTEND試験が進行中であり，BVS-EESの臨床的エビデンスベースをさらに広げることになるだろう．

完全な生体吸収性スキャフォールドには直感的な魅力以外にも潜在的な長所がある．動脈の正常な血管運動や機能が回復すること［側枝の閉じ込め（jailing）や閉塞を解除することを含む］，非侵襲的方法により冠動脈を観察できること，必要に応じてインターベンションを再施行できる可能性があることである．理論的には既存の恒久的ステントプラットフォーム（DESおよびBMS）の有害作用を打ち消すことに加えて，これらの長所が生じる可能性がある．

8 薬剤溶出ステントの要約

要約すると，第2世代DESは第1世代DESと比較して，（細いストラットのコバルト合金，コバルト−クロム，白金−クロムプラットフォームにより）到達性が向上し，安全性［ZES（E），EES，BESなど］や再狭窄防止効果［EES，ZES（R），BES］の面でも有意な進歩があった．BMSに対するこれらの利点がさらに拡大し，特に安全性の面でBMSを上回るかどうかを決めるためには，これらのステントや将来の第3世代DES，さらには生体吸収性スキャフォールドについて，現在進行中および今後の試験が必要である．

9 ステント植込みのテクニック

最適なステント植込みの結果を得るためには，ガイディングカテーテル，ガイドワイヤ，ステントの選択と使用法に関する術者の技量が必要となる．補助的なイメージング用および病変の生理学的解析用カテーテル［IVUS，局所血流予備能，OCTなど（第24，25章を参照）］，病変を修正するデバイス（アテレクトミー，血栓除去など），遠位を保護するデバイス（第29章を参照）などの有用性を理解することもまた，最適なステント植込みの結果を得るために重要である．しかしながら最も重要で詳細な知識が必要とされるのは，おそらく内科的治療や外科的血行再建術の代わりにステント植込みを選択する適切な適応や，リスクの高い症例や病変の同定と治療，補助的な薬物療法の適正な使用，そしてステントに関連した合併症の認識と管理についてであろう（第4，5章を参照）．

Ⓐ 冠動脈ステント植込みの技術的側面

［1］ガイディングカテーテルとガイドワイヤの選択

最適なガイディングカテーテルを選択することはほとんどのステント治療を成功させるために重要であり，術者は必要となるバックアップ

の強さと使用しそうなデバイスに応じたガイディングカテーテルの内腔の大きさについて，症例の治療前に考慮しておく必要がある．複雑でない病変のステント植込みは通常 6 F もしくはさらに細い（5 F など）ガイディングカテーテルを用いて行われる．しかしながら，ガイディングカテーテルの内径が小さいとバックアップが弱くなるという欠点があり，ガイディングカテーテルを積極的に操作する（ガイディングカテーテルを深く挿入する）必要が生じることがある．このテクニックは時に冠動脈近位部の解離をきたし追加のステント植込みを要する場合もあるが，経験を積んだ術者によって行われる場合には通常安全である．

　十分なガイディングカテーテルのバックアップの必要性が予測される場合（線維石灰化した血管または蛇行した血管，遠位病変，慢性完全閉塞など）や，複数のワイヤやステントを同時に進めたりアテレクトミーデバイスの使用を計画している場合には，内径のより大きいガイディングカテーテル（7 F または 8 F が代表的）または特別な形のカテーテル［左冠動脈にはExtra-Back Up または Voda 型，右冠動脈および伏在静脈グラフトにはホッケースティック（hockey stick）または Amplatz 型］を用いるべきである．大きいガイディングカテーテルは，二重ステントテクニックで両方のステントを同時に進めなければならないような分岐部病変へのステント植込みにも必要になることがある．大きいサイズのガイディングカテーテルの代わりに，挿入済みのガイディングカテーテルシステムの中により細いカテーテルを通す「親子カテーテル」（mother-daughter）テクニックでバックアップサポートを強くすることもできる．

　ほとんどのステント植込み手技にはフロッピーワイヤ（floppy wire）を用いるべきであるが，ステントを進めていくためには少なくともシャフト部分の中程度のサポート圧が必要である．エクストラサポートワイヤを使用してもなおステントを進めるのが困難な場合にステントを留置するために，さらにより複雑なガイドアンカー（guide-anchor）テクニックや 2 本目の平行（バディ，buddy）ワイヤを 1 本目に沿って挿入するテクニックを考慮することもある．

［2］ ステントの選択と急性期および長期の成績を最適化するテクニック

　最適なステント選択と植込み技術は，手技に伴う合併症を最少にし，ステント血栓症の危険を少なくして，長期の再狭窄率を低下させるであろう．重要なのは，（直径と長さを含めた）適切なステントの選択，植込み時の圧，前拡張を行うか直接ステントを植込むかを決定すること，最適な結果を得るために後拡張を行うかまたは追加のステントを植込むかどうかを決定すること，などである（表31-4）．自己拡張型ステントよりはバルーン拡張型ステントのほうが位置決めが簡単で正確なので，冠動脈の適応に対してはほとんどすべての場合に使用される．開放セル形デザインのほうが閉鎖セル形デザインのステントよりも一般に血管に沿って進めやすいので，血管の曲がりにうまく合うことが重要な蛇行した血管の場合や，分岐部をまたいでステントを植込む場合には，（側枝閉塞の危険を減らし，側枝へのアクセスを保っておくために）開放セル形デザインが好まれることがある．反対に閉鎖セル形デザインは，入口部病変のように一様または最適な足場を築く必要がある場合に適しているであろう．硬く拡張していない病変にステントを通そうとする場合，決して過度の力を加えてはならない．過度の力を加えてもうまくいかないことが多く，バルーンからステントが脱落する危険が増大する．ガイドサポートが適切でステントがなかなか病変を通過しない場合は，透視下でガイディングカテーテル内に慎重に引き戻し，病変を積極的に前拡張してから再びステントを進めるべきである．

　ステント植込みの際の最適な圧は，これまで何度か議論の対象になってきた．Colombo は，高圧でステントを植込むテクニックが最適なステント拡張を得てステントを血管壁に完全にはめ込むのに重要であることを初めて示した．Colombo は最初 IVUS による補助イメージングを用いてこの結果を得たが[12]，IVUS イメージ

[表 31-4] 最適なステント選択と植込みのガイドライン

1. 最適な長さのステントを選択する
   A. ステントの長さは手技に伴う心筋壊死，ステント血栓症，再狭窄の危険因子になるので，過度に長いステントを避けながら病変を確実に十分にカバーする
   B. 可能であれば正常対照部から正常対照部まで（病変端の2 mm手前から2 mm向こうまで）ステントを植込み，ステント端の解離を避ける．ステント端の解離は軽度のものでないかぎり，追加の短い（8～10 mm）ステントを一部が重なるように植込んで治療することがしばしば必要になる
   C. びまん性に病変がある血管では，正常対照部がしばしば同定できない．どの狭窄にも前後に大きな流入路または流出路ができないように，最もアテローム硬化が強い部位にステントを植込むべきである．部分的にステントを植込むほうが「フルメタルジャケット」(full metal jacket)にするよりは望ましいと思われる．グラフト吻合部になり得る部位（中位～遠位左前下行枝など）へのステント植込みを避ける
   D. 長い病変に対しては，可能であれば1個の長いステントを使用する．複数のステントが必要な場合は2 mm程度重ねて，確実に完全に病変をカバーしながら重なりの全長を最短にする

2. 最適な直径のステントを選択する
   A. ステントの直径は遠位対照血管径の1.0～1.1倍のものにする．遠位血管は近位の高度病変や攣縮（急性心筋梗塞の場合など）のために過小評価される場合があることを認識しておく
   B. 血管が先細りになっている場合は，より大きいコンプライアンスの低いバルーンを用いてステントの近位部分をより完全に拡張する
   C. 同一種類のステントのなかにも，直径の異なる血管用に大きさの異なるステントが存在することに注意すること．細い血管用のステントを過度に拡張すると，血管への密着が不十分になりステントが破損する可能性がある

3. 前拡張 対 ダイレクト（直接）ステント植込み
   A. ガイディングカテーテルによるサポートが良好または極めて良好な場合には，ダイレクトステント植込みを考慮してもよい．一般にダイレクトステント植込みに不向きなのは，血管や病変部が過度に蛇行または石灰化している場合，びまん性病変，亜完全閉塞，分岐部，急性心筋梗塞，慢性完全閉塞などである．ダイレクトステント植込みはステント植込みに先立ち前拡張するよりも迅速であるが，留置する前に不完全拡張の可能性を認識しておくことが重要である．ステントを拡張することができない場合はステント血栓症や再狭窄の大きな危険因子になる
   B. ダイレクトステント植込みが適当でない場合は，対照血管径よりもサイズが0.5 mm小さく，ステントを必要とする狭窄の長さを伸ばしてしまわないように病変部よりも長さが短いバルーンで前拡張を行うべきである．この程度の前拡張を行ってもステントを通過させられない場合は，より大きいバルーンまたは高圧でバルーンを膨らませることが必要になることもある

4. 適切な圧でステントを植込み，後拡張する
   A. ほとんどのステントは（コンプライアンスが非常に高いデリバリシステムに装着されたものを除き）12気圧以上の拡張圧で植込むべきである
   B. 最適なステント拡張を得るために，植込み時にルーチンでさらに高圧をかけ，コンプライアンスの低いバルーンでの高圧後拡張（16～18気圧かそれ以上）を必ず行うことを好む術者も多い．線維石灰化した病変ではこのような高圧がしばしば必要になる
   C. びまん性病変のある血管では，ステント端の解離を避けるために10～12気圧で植込むことを考慮する．植込み後，短くコンプライアンスの低いバルーンをステントの端から出ないように置いて，高圧でステントを後拡張する

5. 下記のように定義される血管造影上最適なステント植込みの結果が得られるように努める
   A. 残存狭窄率＜10%
   B. NHLBI（米国心臓肺血液研究所）タイプAよりも大きいステント端解離がない
   C. TIMI（Thrombolysis in Miocardial Infarction）グレード3の血流
   D. 直径2.0 mm以上のすべての側枝の開存
   E. 胸痛，心電図変化，血行動態の不安定化を伴う遠位の血栓塞栓，穿孔，その他の血管造影上の合併症がない

ングなしに中程度の圧で植込むテクニックによっても良好な結果が得られることが示された[140]．ステント植込みを受けた934人の患者で高圧（平均16.9気圧）と中程度の圧（平均11.1気圧）を無作為に比較した試験では，ステント血栓症と再狭窄の発生率は同等であっ

た[141]．これに対して別の無作為化試験では，低圧（9.9気圧）に対して高圧（17.0気圧）をルーチンに用いてステントを植込むと，初期および6ヵ月後のフォローアップにおけるステントの最小断面積がより大きいという結果が得られた[142]．

植み時の実際の圧よりも重要なのは，ステントそのものの全体的な拡張度である．ステントの不完全拡張はステント血栓症と再狭窄につながる[75, 143, 144]．ステント製造業者から提供されるコンプライアンスチャートを使うと誤りを招くことがある．なぜならチャートは生体外の値を反映したものであり，生体内ではステントのサイズは拡張圧だけでなく血管のコンプライアンスによっても規定されるので，製造業者のコンプライアンスチャートに基づいてステントのサイズを決めてしまうと全体的にアンダーサイズになることがあるからである[145]．ステント端の解離なしに完全に病変をカバーすれば，血流を阻害してステント血栓症につながるような流入部および流出部の狭窄は除去されるので，この点も重要だと信じられている．ステント端の解離をカバーして最適な血管内径を獲得するために，短いステントを追加で植込むことが必要になる場合もある[146]．最適なステント植込みのテクニックを行えば，ステント血栓症は症例の1％以上には発生しないはずである[147]．ルーチンで高圧によるステント植込みを行いバルーン径/血管径の比を大きくすれば，より大きなステント拡張が得られ後期の成績も最適化されるが，ステント端の解離と穿孔を招かないように注意しなければならない．

IVUSやOCT（第25章を参照）などの補助的な画像検査がしばしば治療時に術者の役に立つことがある．これらの侵襲的な画像検査は，ステント植込みに先立って真の（中膜から中膜までの）血管径を正確に評価する助けになり，ステントの拡張がどの程度であるか，ステントストラットの不完全密着がないかどうかを植込み後に評価する際にも有用である．しかしながらIVUSガイド下でステント植込みを行う前向き研究の結果はさまざまである[148-151]．これは部分的にはIVUSガイドに関する試験に登録する術者が高度な経験を有するためである（術者のステント植込みの技量は，IVUSがなくてもIVUSに基づくステント植込みの指標についての知識によりしばしば修飾される）．ステント植込み時にOCTなど他の補助的な画像検査を行う場合のデータも出つつある．現時点では，米国でステント植込みを受ける患者のうち，IVUS（またはOCT）が使用されているのは10％未満である．これはこの技術が必要とする学習曲線，IVUSのもたらす情報を治療の決定に取り入れるのが困難であること，要員の問題，保険償還が効きにくいことを反映している．

補助的な画像検査と同様に，生理学的な病変の解析［冠血流予備能または血流予備量比（fractional flow reserve：FFR）の測定］も冠動脈ステント植込みの手技中に有用である（第24章を参照）．FFRにより境界型の病変が血行動態的に有意であると同定されれば直接的な生理学的エビデンスになるので，術者は病変に対する治療の適否を検討することができる[152, 153]．多枝病変の患者においてFFRガイドでステント植込みを行う治療戦略により，血管造影のみのガイドで行うよりも成績が向上することが無作為化臨床試験で示されている[154]．FAME試験ではFFRの使用により有害イベントの発生率が低下しただけでなく，FFRガイド群では治療が延期された病変が多かったことから費用面でも削減された[155]．FFRはステント植込みが十分であるかどうかを決定するのに使うこともできる．FFR＜0.95はIVUS上ステントの留置が不十分であることと相関する[156]．最後にFFRは，遠位や側枝の病変を放置することによりステントの追加を避けることができるような症例を同定できるので，臨時のステント植込みを行う際にも有用であると思われる[157]．

［3］冠動脈ステント植込み前のプラーク修正の役割

ステント植込み前および植込み後に存在するプラークの量は，続いて起こる再狭窄の強い規定因子であることが示されており[158]，ステン

ト植込みに先立って方向性アテレクトミーや回転性アテレクトミーによりプラークの除去（debulking）を行えば，イベントが発生しない期間が延びるだろうという仮説が導かれた．同様に，病変周囲のカルシウム（石灰化）の量も，ステント拡張が不十分になることの強い規定因子であり[159]，初期の試験的研究ではステント植込みに先立って高速回転性アテレクトミー（ロータブレータ）を行えば，ステント径が大きくなることが示された[160, 161]．不幸にして無作為化試験では，特にDESの著明な再狭窄防止効果を考えると，ステント植込みの前にアテレクトミーを行ってもステント単独と比較して臨床的あるいは血管造影上の成績の改善を示すことはできなかった[162, 163]．

現時点ではステント植込み前の回転性アテレクトミーは，基本的には高度に石灰化した病変またはバルーンの通過や前拡張が困難な場合などニッチな（比較的まれな）適応にとどまる．これらの場合には，術者の技術が優れていて回転性アテレクトミーを安全に行うことができるならば，標的病変への冠動脈ステントの到達性を格段に向上させることができる．方向性アテレクトミーは入口部病変，分岐部病変，左冠動脈主幹部病変などの限られた症例でステントを植込む場合には，プラークシフトとそれに続く側枝障害を防ぐためにいまなお有用であると思われるが（第29章を参照），現時点での適応は末梢動脈病変の治療にほとんど限定されている（第34章を参照）．同様にエキシマレーザー血管形成術の現在の主な適応も，末梢血管病変の治療と，困難な病変や難治性のステント拡張不全のようなまれな症例にとどまる．

10 冠動脈ステント植込みの合併症

A ステント血栓症

ステント植込み後に最も恐れられている合併症はステント血栓症である．幸いなことにまれにしか起こらないが（1年以内に患者の約0.5〜1％に発生する），80％以上は急性心筋梗塞を発症する．ステント血栓症のほとんどが緊急再PCIにより治療されるが，最適な再灌流が得られるのは患者の2/3にとどまる[164]．その結果，ステント血栓症の30日以内の死亡率は10〜25％となる[165, 166]．さらにステント血栓症を1回起こした患者の約20％が2年以内にステント血栓症を再発する[167]．したがってこの合併症を理解し予防することが極めて重要である．

最も広く使われているステント血栓症の定義と発症時期分類は，学術研究コンソーシアム（Academic Research Consortium：ARC）が作成したものであるが[168]，感度と特異度の最適な相反関係を考慮して確実（definite）またはほぼ確実な（probable）ステント血栓症が定義されている（表31-5）．ステント血栓症はまた，植込んだステントに直接関係して起こる一次性ステント血栓症と，標的病変の血行再建後にステント部位に起こる二次性ステント血栓症に分類される．BMSによる一次性ステント血栓症は一般に植込み後30日以内に起こり，それ以降に起こるのはまれである[169]．これに対してDESによる一次性ステント血栓症は植込み後数年にわたって発生し，複雑でない冠動脈病変の患者では年率0.2〜0.3％[170, 171]，制限をつけずに使用した場合，特に第1世代DESでは年率0.4〜0.6％となる（図31-14）[101, 116]．したがって，長期フォローアップにおける一次性ステント血栓症の発生率はほとんどのDESでBMSより高く，主にステント植込み後最初の1年を過ぎてから差が現れてくる[172]．しかしながら，再狭窄に対する標的病変の血行再建後に起こる二次性ステント血栓症を考慮すると，（再狭窄はDESよりもBMS後に起こりやすいので）ステント血栓症の全体的な発生率（一次性＋二次性）はDESのほうがBMSより高いとはいえないと思われる[173]．また，後期の全体的な死亡率および心筋梗塞の発生率はDESとBMSで同等である[39]．臨床的観点からすると，再狭窄とその後の主要有害心イベントを減少させるDESの利益は，DESによる遅発性一次性ステント血栓症のわずかな過大なリスクを帳消

[表31-5] 学術研究コンソーシアム（ARC）によるステント血栓症の定義

分類
- ■確実（definite）：急性冠症候群の症状があり，血管造影または剖検によりステント内またはステントに隣接して血栓または閉塞が確認されたもの
- ■ほぼ確実（probable）：ステント植込み後30日以内の説明できない死亡，または血管造影により確認されていない標的血管灌流域の急性心筋梗塞
- ■疑い（possible）：ステント植込み後30日以降のすべての説明できない死亡

発症時期
- ■急性（acute）：24時間以内（カテーテル室内のイベントを除く）
- ■亜急性（subacute）：1～30日
- ■早期（early）：30日以内
- ■遅発性（late）：30日～1年
- ■超遅発性（very late）：1年以降

[図31-14] 第1世代薬剤溶出ステント植込み後4年間のARCの定義による確実またはほぼ確実なステント血栓症の累積発生率

主要オンラベル解析（"SES and PES Pooled Analyses"；Mauri L et al：Stent thrombosis in randomized clinical trials of drug-eluting stents. N Engl J Med 356：1020-1029, 2007）および2つの臨床センターからの制限をつけない使用（"Bern-Rotterdam"；Wenaweser P et al：Incidence and correlates of drug-eluting stent thrombosis in routine clinical practice. 4-year results from a large 2-institutional cohort study. J Am Coll Cardiol 52：1134-1140, 2008）のデータを示す．

SES：シロリムス溶出ステント，PES：パクリタキセル溶出ステント

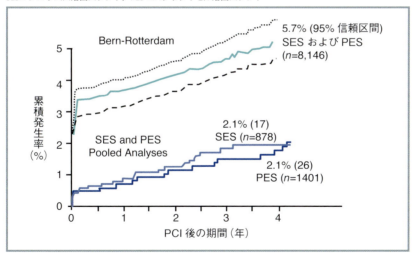

しにすることが，PESの主要認可試験に登録された患者の解析から示されている[174]．さらにEES，ZES（E），BESなどの第2世代DESの長期フォローアップ成績では第1世代DESと比較してステント血栓症の発生率が低いことが示されているので，これらのデバイスによりBMSと比較してステント血栓症の発生率をさらに低下させることができるかどうかについて盛んに研究が行われている[102]．

ステント血栓症の発生には，患者側の要因，手技的な要因（ステントの選択を含む），手技後の要因（抗血小板療法の種類と期間を含む）

[表 31-6] ステント血栓症の潜在的メカニズム

血栓形成性の上昇に関与する患者側の要因
- 喫煙
- 糖尿病
- 慢性腎臓病
- 急性冠症候群の出現
- 血小板増多
- 治療後の血小板反応性亢進
- 抗血小板薬2剤併用療法の早期中断または中止
- （PCIに関係ない）外科手術

ステント内の血流障害・血栓形成性に関与する病変側の要因
- ステント植込み部位が長いびまん性冠動脈病変
- 小血管病変
- 分岐部病変
- 血栓を含む病変
- ステント植込み部位の近位・遠位の有意な流入路，流出路病変

ステント側の要因
- ステント拡張不良
- 流入・流出の制限となるステント端の解離
- ステントストラットの内皮化の遅延または欠如
- 太いステントストラット
- 特定のDESポリマーに対する過敏・炎症反応，血栓性反応（注：特定のポリマーは保護効果を有する可能性がある）
- ストラットの破損
- 遅延性不完全密着・動脈瘤形成
- 新たなプラーク破綻を伴うステント内新規アテローム硬化の進展

などさまざまな要因が関与している（表31-6）[175]．ステント血栓症は合併症の多い患者や複雑病変により起こりやすく，特に急性冠症候群，血栓性病変，糖尿病，腎不全，びまん性病変，細い血管，多重ステントを要する分岐部病変の患者で発生しやすい[147, 165, 166, 176-178]．クロピドグレルに対する抗血小板反応の多様性（クロピドグレルを活性代謝物に変換する酵素の機能が失われる変異[179]，または血小板反応性試験[180]により確認される）は早期ステント血栓症の独立した危険因子であることが示されている．高用量のクロピドグレル，プラスグレル，チカグレロルといったより強力な抗血小板薬2剤併用療法により，特に薬剤抵抗性のリスクがある症例でステント血栓症の頻度を減らすことはできるが[181-183]，これらの投与法は出血性合併症のリスクを増大させるものでもあり，PCIを受けるどの患者にも適用できるかどうかは現時点では証明されていない[184]．したがってこれらの投与法を行う前には，個別の患者のステント血栓症（および心筋梗塞）のリスクと出血のリスクを比較して注意深く考慮することが非常に重要である．

ステント血栓症に関係する手技的な要因は，選択するステントのタイプ（BMSなのかDESなのか，さらに特定のDESを用いるのか），ステントが十分拡張し血管壁に密着しているかどうか，ステント内に適切な血流があり十分な流出（ランオフ）があるように血管に留置されているかどうかなどである[185-187]．DESポリマーに対する過敏反応と血管の炎症はステント血栓症と関係する[52, 188]．DESポリマーのなかには（特に生体適合性を考慮していないデザインのものでは），本質的に血栓形成性があり，網状化や剥離により血栓沈着の巣（nidus）の役割をするものがある．ストラットの破損はSESのような閉鎖セル形ステンレスステントで，特に右冠動脈に重ねて植込んだときに最も起こり

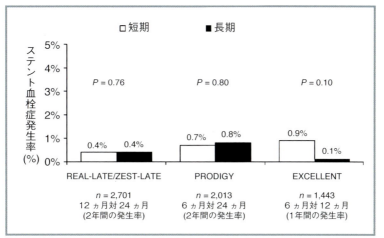

[図31-15] ステント植込み後の長期間の抗血小板薬2剤併用療法と標準的期間の投与を比較した3つの無作為化試験の成績

やすいが[189,190]，病理学的な，また時には臨床的なステント血栓症につながる[191]．遅発性に起こるステントの不完全密着が遅発性ステント血栓症の原因になるのか，それとも薬剤またはポリマーの血管毒性による外向きの血管リモデリングを反映しているにすぎないのかは明らかではない[192,193]．（ステントの拡張不足を伴わない）不完全密着がそれだけで遅発性ステント血栓症の規定因子になるかどうかもまた明らかではない．BMSと比較してDESで超遅発性ステント血栓症が増加する説明として最もよく言われているのは，ステントストラットの内皮化の遅延または欠如である．Virmaniらは剖検例での研究で，BMSストラットの内皮化は6ヵ月までに100％完了するのに対し，DESの場合は植込み後3年を過ぎてもなお50％を超えるストラットが内皮細胞に覆われることは決してないことを初めて見出した[194]．同様の所見は生体内の血管内視鏡[195]やOCT[196]でも報告されている．さらに最近の研究では，超遅発性ステント血栓症の一部は，ステント内の新規アテローム硬化の進展と新たなプラーク破綻による可能性があることが報告されている[196]．

ステント血栓症の発生率は，ステントの技術，画像診断，および補助薬物療法の進歩により減少していくと思われる．プロペンシティを揃えた大規模無作為化研究によると，IVUSガイドにより30日後および1年後までのステント血栓症が減少することが示唆されている[197]．前述したように低反応性で生体適合性のあるポリマーとステントデザインの進歩により，EESでは早期の，またEES，ZES（E），BESでは遅発性のステント血栓症発生率が有意に低下した．強力な抗血小板療法のステント血栓症を予防する役割は，特に早期において十分確立している[13-16,198-200]．観察研究ではDES植込み後6ヵ月以内の早期におけるチエノピリジンの中止はステント血栓症と強く関係することが一様に示されているが[201,202]，6ヵ月を超える長期の抗血小板薬2剤併用療法によりステント血栓症や死亡，心筋梗塞が減少するかどうかは不明であり，この仮説を支持する研究[202-204]もあれば，支持しない研究[201,205]もある．この点については長期抗血小板薬2剤併用療法の潜在的な利益を，ステントに関連する有害イベントやステント外のアテローム硬化に関連する有害イベントの予防も含めて，併用療法により現在起こっている有意な出血に関する持続的なリスクと比較検討しなければならない．

この仮説を検証する3つの無作為化試験の結果が発表されている（図31-15）．REAL-LATE/ZEST-LATE統合試験では，DES（SES，

PES，またはZES）植込み後1年以上主要有害心イベントが起こらなかった2,701人の患者が，その後さらに2年間のクロピドグレル＋アスピリン併用群とアスピリン単独群に無作為に割付けられた[206]．一次エンドポイントの遅発性の心臓死または心筋梗塞，および確実なステント血栓症は両群間で差がなかったが，全死亡，心筋梗塞，脳卒中の複合エンドポイントはクロピドグレルの長期投与により逆に増加していた．PRODIGY試験ではBMS，ZES（E），SES，またはPESによるステント治療を受けた2,013人の患者が，アスピリンとクロピドグレルによる抗血小板薬2剤併用療法を6ヵ月または24ヵ月行う群に無作為に割付けられ，（ステント血栓症などの）虚血性有害イベントの発生率は両群で同等であったが，出血性合併症の発生率は治療延長群のほうが高くなることが示された[207]．さらに，EXCELLENT試験ではDES（SESまたはEES）植込み後の1,443人の患者が抗血小板薬2剤併用療法を6ヵ月または12ヵ月行う群に無作為に割付けられたが，ステント血栓症などの虚血性有害イベントの発生率はやはり両群で同等であった[208]．しかしながら，これらの研究はどれもイベントの発生率が低いため，どの研究もDES植込み後の最適な抗血小板薬2剤併用療法の期間を明確に示すには検出力が不十分である．長期抗血小板薬2剤併用療法の相対的な安全性と有効性を検討するためにいくつかの追加の無作為化試験が進行中である．そのなかで最も大規模で意義深いのはDAPT（Dual Antiplatelet Therapy）試験であるが，SES，PES，EES，またはZESの植込み後1年間主要有害心イベントのない20,645人の患者がアスピリン単独とアスピリン＋チエノピリジン（クロピドグレルまたはプラスグレル）に無作為に割付けられ，さらに18ヵ月のフォローアップを受けている[209]．

[1] ステント血栓症の治療

ステント血栓症の治療にあたっては，特に急性ST上昇型心筋梗塞を呈する場合は直ちに再灌流を得ることが重要である．ステント血栓症を線溶療法で治療することも可能であるが，通常は緊急PCIを行う．ステント血栓症は緊急血栓除去術（吸引または機械的）またはバルーン血管形成術単独で治療することができ，しばしば糖蛋白Ⅱb/Ⅲa受容体阻害薬などより強力な抗血小板薬の投与も併用される[210]．当初の血栓症の発生に機械的な原因（ステント端の解離や未治療病変の残存など）が確認されないかぎり，通常は追加のステント留置を避けるべきである．IVUSやOCTなどの補助画像検査によってステントの不十分な拡張や不完全密着，解離の残存，有意な流入路または流出路狭窄など，ステント血栓症の原因になり得るものがしばしば明らかになる．したがって，血栓除去術後にはこれらの補助画像検査を行うのが望ましい．機械的な原因がない場合には，（アスピリンやクロピドグレルに対する抵抗性を含む）凝固亢進状態や血小板増加症を除外するために血液学的評価を行うべきである．通常，ステント血栓症の症例では抗血小板薬の維持療法を増強する（クロピドグレルからプラスグレル，チカグレロルへの変更，シロスタゾールの追加など）．

Ⓑ 再狭窄

再狭窄は最も一般的には，ステント内もしくはステント端の近位または遠位5 mm以内に，血管径で50％以上の狭窄が再び起こった場合と定義される．初期内径をより大きく獲得し[34, 35]，後期のリコイルと内向きの血管リモデリングを除去することにより[211]，BMSはバルーン血管形成術と比較して再狭窄率を低下させる[6, 7]．しかしながら，ステントは単独のバルーン血管形成術よりも動脈損傷が強いので，治療後最初の6～12ヵ月にわたり新生内膜増殖の絶対量がより大きくなる[212]．その結果，BMSによる再狭窄率は病変の20～40％になる（患者や病変の複雑さによってはさらに高率になる）．再狭窄はステント植込み後1年以内に安定狭心症と運動誘発性虚血の症状を呈するのが最も一般的であるが，25％もの患者が急性冠症候群の症状を呈し，時にはSTEMI（ST上昇型心筋梗塞）を発症する場合さえあることが

認識されるようになってきた[212, 213]．

ステント植込み後の再狭窄の原因は多くの因子が関わっている．後期の過度の新生内膜増殖に加えて，BMS，DES後の再狭窄にはステント拡張不足[214-216]，ステント端の解離と未治療病変の残存[217, 218]，geographic miss（ステントが病変をカバーしていない，またはバルーンが血管径と合わないこと）[219]，ストラットの破損[189, 190, 220]が関与している．すべてではないが[222, 223]，ニッケルアレルギーとBMSまたはDES後の再狭窄の関連を見出した研究[221]もある．mTORをコードする遺伝子の変異やパクリタキセルの代謝に関わる蛋白質をコードする遺伝子の多型性が，SESやPESに対する抵抗性につながることもある[224, 225]．その他の遺伝子多型が再狭窄に関与することも知られている[226, 227]．第1世代DESポリマーによる過度の炎症（特にPESに対する好酸球性反応およびSESに対する肉芽腫性反応）が後期の再狭窄を惹起することもある[51, 228]．

BMS植込み後の再狭窄の最も再現性がある規定因子は，糖尿病の存在（特にインスリンが必要な場合），対照血管径が小さいこと，および長い病変であることが多くの研究で示されている[229-234]．再狭窄に関与する他の因子は，入口部または石灰化病変，本幹と側枝にステントを要する真の分岐部病変，慢性完全閉塞，伏在静脈グラフトの治療である[235]．DES後の再狭窄の発生率を（比較的）高くすることにも同じ因子が関与するが，DESはステント植込みに対する初期の増殖反応を抑制する強力な効果があるのでその絶対的な程度は小さい．DES後の血管造影上および臨床的な再狭窄は（死亡，心筋梗塞，ステント血栓症と同様に），あまり検討されていないより複雑な「オフラベル」病変と比べて，FDA認可の「オンラベル」病変（一般に複雑でない病変であり大規模無作為化試験により安全性と有効性が確立されている）に起こることは少ない[126, 236]．しかしながらほとんどすべての場合においてDESはBMSと比較して標的病変の血行再建を減少させることが示されている[39, 237, 238]．前述のように新しい

DESプラットフォーム［特にEES，ZES（R），およびBES］は有効性と安全性が向上したことが示されている．さらにIVUSにより術者はより大きな血管径を得るのが容易になるので，BMS後の再狭窄が減少し臨床成績が向上すると思われる[239, 240]．適切な検出力のある無作為化試験においてIVUSによりDES植込み後の標的病変の血行再建が減少することは示されていないが，最近報告されたAVIO試験ではIVUSガイドにより治療後の最小血管径が有意に大きくなることが示された[151]．

BMS植込み後の血管造影上の再狭窄の頻度は約6ヵ月以内にピークに達する．それ以降は細胞外基質の器質化が続くため内径は軽度増大し，血管造影とIVUSによる連続検査で後期再狭窄が認められることはめったにない[241, 242]．最近になって，ステントを植込んだ部位内にプラーク破綻を伴う遅発性の新規アテローム硬化が発生し，BMSの数年後に起こる再狭窄の原因になり得ることが報告された[243]．対照的にSESおよびEESの植込み後は，数年間にわたり血管造影上の後期損失が少しずつ進行することが報告されているが，PESではこれとは異なり超遅発性の後期損失が報告されている[106, 244-248]．これらの所見は，ポリマーまたは治癒の欠如により軽度の血管炎症が慢性に続くことを示唆している．しかしながらBMSと比較すると（あるいはSPIRIT試験においてEESとPESを比較すると），このような後期損失が2〜5年の長期フォローアップ期間中に臨床症状と関連することを示すエビデンスはほとんどない[111, 116, 170, 244, 249-251]．「遅れて追いつく」(late catch-up)問題を検討する最大の無作為化試験であるSIRTAX試験では，1,012人の患者がPESとSESに無作為に割付けられて5年間追跡され，8ヵ月目と5年目に血管造影による計画的なフォローアップを受けた[250]．両ステントともに2回のフォローアップの間に後期損失が進行したが，その程度はSESのほうがPESより大きかった．1年目までの標的病変の血行再建はSESのほうがPESより少なかったが，5年目にはその差はやや小さくなった．しかし

ながらこの試験ではルーチンの血管造影によるフォローアップが規則的な間隔で行われたので，（真の臨床的再狭窄のイベントではなく）血管造影によるフォローアップ自体がどの程度後期の標的病変血行再建の引き金になったかについては不明である[108]．いずれにせよ耐久性ポリマーを用いた DES では軽度の後期損失が起こり，患者の一部では後期の有害イベントにつながると思われる．

　ステント内再狭窄をきたす患者は，特に再狭窄のパターンがびまん性の場合は，経皮的治療後の再発のリスクが高い[252,253]．再狭窄の患者において新生内膜増殖とステントの拡張不良，geographic miss，ストラットの破損，およびうまく治療するには特定の方向へのアプローチを要する慢性リコイル，ステントによる塞栓症のような他のまれな合併症を鑑別するためには，IVUS や OCT による画像診断が非常に有用である[254]．ステント端の孤発性再狭窄は，バルーン血管形成術単独または短いステントを追加して治療するとうまくいくことが多い．新生内膜増殖によるびまん性の BMS 再狭窄を治療する選択肢については広く研究が行われている．BMS 時代にはびまん性のステント内再狭窄に対して，カッティングバルーン，方向性または回転性アテレクトミー，BMS の再植込みによりバルーン血管形成術よりも良い結果を示すことはできなかった[255]．しかしながら限られた症例では，カッティングバルーンや他の局所に力を集中させるデバイスを用いると，バルーンが滑るのを最小限にして直後の血管造影上の結果を良くする可能性があるため有用と思われる．局所に β 線または γ 線を照射する血管内小線源療法は1年以内の再狭窄の再発を減少させるのに有用であったが[256,257]，要員や器材を揃えるのが簡単ではなく，血管毒性により炎症の遅延と正常細胞系の消失を招くため，遅発性ステント血栓症（特に新しい BMS が植込まれた場合）と再狭窄の発生率が高くなった[258,259]．DES の導入後は BMS による再狭窄の患者において，β 線または γ 線による血管内小線源療法と比較して SES および PES により血管造影上の再狭窄が有意に減少しイベントなしでの生存期間も向上することが，2つの多施設無作為化試験で示されている[260-263]．DES によるステント内再狭窄の治療はバルーン血管形成術単独よりも優れていることが，ISAR-DESIRE 無作為化試験で示されている[264]．6ヵ月目の血管造影によるフォローアップにおいてバルーン血管形成術後の再狭窄の再発が患者の 44.6％にみられたのに対し，SES では 14.3％（$P<0.001$），PES では 21.7％（$P=0.001$）であり，また標的血管の血行再建はそれぞれ 33％，8％（バルーン血管形成術と比較して $P<0.001$），19％（バルーン血管形成術と比較して $P=0.02$）であった．この結果や他試験の結果に基づき，DES（PES または「ーリムス」アナログステント）は内膜増殖による BMS 後の再狭窄のほぼ全例に対する標準的治療になった．PCI による治療法に抵抗性の再狭窄を有する患者では，冠動脈バイパス術（CABG）を考慮すべきである．

　DES の再狭窄に対する最適な治療は，一般的には2個目の DES を植込むことである（BMS，DES いずれの再狭窄に対しても薬剤溶出バルーンで治療する方法が出てきているが，現時点では米国での使用は認可されていない[265]）．BMS の再狭窄と比較すると DES の再狭窄は（特により効果のある DES では）局所的になりやすく，びまん性になるのは患者の 1/4 以下である．狭窄がステント端に単独でまたはステント内に局所的に存在する場合は，バルーン血管形成術または短い DES の植込みを選択することが多い．びまん性の DES 再狭窄の治療についてはあまり研究されていない．CRISTAL 試験では SES または PES によりびまん性の再狭窄（平均病変長約 14 mm）をきたした 197 人の患者が SES による治療と血管形成術による治療に無作為に割付けられた[266]．12ヵ月目のフォローアップでは SES 群の最小血管径はバルーン血管形成術群と比較して有意に大きく（2.14 ± 0.62 mm 対 1.71 ± 0.55 mm，$P<0.0001$），標的病変の血行再建も少ない傾向にある（5.9％対 13.1％，$P=0.10$）ことが示された．多くの術者は DES 後のびまん性ス

テント内再狭窄は，（IVUS によりステントの拡張が適切であることが示されているならば）薬剤不全（drug failure）を意味すると考えており，異なる種類の薬剤で治療する（SES の薬剤不全後には PES など）．しかしながら ISAR-DESIRE-2 試験では SES 後の再狭窄の患者 450 人が SES 群と PES 群に無作為に割付けられたが[267]，6～8 ヵ月目のフォローアップでは後期損失（0.40 ± 0.65 mm 対 0.38 ± 0.59 mm，$P = 0.85$），再狭窄率（19.6%対 20.6%，$P = 0.69$），標的病変の血行再建（16.6% 対 14.6%，$P = 0.52$）は両群で差がなかった．

局所的再狭窄病変にはバルーン血管形成術，よりびまん性の再狭窄病変には DES という方法をとる術者もいる．局所的再狭窄病変（≦10 mm）に対しカッティングバルーンによる血管形成術と SES を比較し，びまん性再狭窄病変（>10 mm）に対し SES と EES を比較した無作為化試験（$n = 162$）において，局所的病変では SES のほうがカッティングバルーンよりも再狭窄を減少させたが（3.1% 対 20.6%，$P = 0.06$），よりびまん性の病変では SES と EES で差がみられないことが示された[268]．さらに DES によるびまん性再狭窄の再発は臨床上の大きな挑戦である．選択肢としてはシロスタゾール[269]，小線源治療[270]，ラパマイシンの経口投与[271]などが考えられる．再発性 DES 再狭窄の患者では最終的に CABG が必要となることもある．

C 冠動脈ステント植込みのその他の合併症

PCI 中または治療後に起きる可能性のある合併症すべてを論じるのは，本章の範囲を超えている（第 4, 28 章を参照）．しかしながらバルーン血管形成術と比較して冠動脈ステントに特有の，または頻度の高いいくつかの危険については評価しておく必要がある．

[1] 側枝障害・閉塞

ステント植込み後の側枝障害は，（冠攣縮が関与している可能性もあるが）最も一般的にはステント留置または高圧拡張中のプラークの移動により起きる．これは「雪かき」(snowplow)効果と呼ばれている．冠動脈ステント植込み後の側枝障害の発生率は，単独のバルーン血管形成術後よりも高い[272-274]．本幹と側枝の両方に病変が存在する場合は側枝障害または閉塞の頻度が高くなる[275]．ステントによって誘発される太い側枝の閉塞は有意な心筋虚血または心筋梗塞を招くことがあるが，ほとんどの症例では長期予後は極めて良好であり，最初閉塞していた側枝のほとんどは後期の血管造影によるフォローアップでは開存している[273, 274]．

分岐部をまたいでステントを植込む場合は，いつでも側枝障害または閉塞を予測しておく必要がある．側枝が太い（直径 2.5 mm 以上）場合や，直径 2.0 mm 以上で入口部に病変がある場合は，PCI に先立って 2 本目のガイドワイヤを入れて保護しておくべきである．多くの術者はどのような側枝でも失うのを避けるために，1.5～2.0 mm の側枝すべてにワイヤを通し保護することにより「開けたままにしておく」(keep-it-open) 戦略をとることを選ぶ．側枝の起始部に狭窄がある場合には本幹にステントを植込む前に前拡張すると有益であることが多いが，このアプローチにより，特に側枝入口部に解離を生じた場合は，側枝に 2 本目のステントを植込む必要性が高くなることもある．分岐部の前拡張は通常のバルーン血管形成術で行うのが最も一般的であるが，その代わりに他の局所に力を集中させるデバイスを用いたりアテレクトミーなどで血栓を除去する方法もある．しかしこれらの方法は，バルーン血管形成術単独の場合よりも側枝の開存を確保できると明確に示されたわけではない．側枝が 2 本目のワイヤで保護され（必要なら前拡張され）たならば，側枝をまたいで本幹にステントを留置し，一時的にワイヤを「閉じ込める」(jailing)．通常これにより，こうしていなければ閉塞したであろう側枝の開存を保ち，側枝起始部の目印にもなる[276]．血管形成術を追加する場合には，次にステントストラットを通して 3 本目のワイヤを狭窄した側枝に挿入し，それから閉じ込められたワイヤを抜去する．本幹のステントを 12 気圧以下で植込む場合には閉じ込められたワイヤ

が「動かなく」(stuck) なる可能性はまれであるが，ワイヤの長い部分を本幹に閉じ込めることは避けるべきであり，親水性のワイヤは引き抜くときにポリマーコーティングをはがしてしまう危険があるので慎重に扱うべきである．また，治療前やバルーン拡張後に側枝起始部の狭窄がわずかな場合には，側枝起始部をまたいで本幹にステントを留置し，ステント留置後に側枝が狭窄したらワイヤを挿入してもよい．

分岐部のどちらかの枝を前拡張した後で側枝が有意に狭窄した場合，あるいは前拡張の結果が容認できない場合（一般にプラークの量，石灰化の程度，本幹から側枝が分岐する角度や起始部の状態によって異なる），さまざまなテクニックのうちのどれかを用いて2本目のステントを側枝に植込むべきである．しかしながらこれらの二重ステントテクニックではすべて，ステント1本の場合よりもステント血栓症の頻度が高くなり，（DESを用いた場合でも）側枝起始部の2本目のステント内の再狭窄率は本幹よりも高い．この点を考えると，バルーン単独で（または単純なワイヤの閉じ込めで）側枝に容認できる結果が得られるならば，ステント1本の戦略のほうが望ましい[277]．

[2] ステントによる塞栓症

ステントデリバリシステムでのステントによる塞栓症は，線維石灰化または蛇行した血管を順行性に通過させる際に，あるいは病変を越えることができずにデバイスを引き戻す際に，（しばしばステント端がガイディングカテーテルの先端または病変そのものの近位にある別のプラークに引っかかって）発生することがある．ステントによる塞栓症の危険因子は，高度な血管の石灰化，著明な蛇行，びまん性病変，以前植込んだ近位のステントを通して遠位にステント留置を試みることなどである[278]．通常の血管形成術用バルーンに初期のPalmaz-Schatzステントを手で装着し，シースを用いていなかった頃には，ステントによる塞栓症は症例の8.4％に発生していた[7]．何年にもわたってステントとバルーンをより密着させる過程が発達し，デバイスがより低プロフィールで柔軟性に富むようになった結果，この合併症の発生率は1〜2％以下に低下した[279,280]．末梢血管にステントによる塞栓症が起こった場合，まれに四肢の虚血や脳血管障害をきたすことがあるが，通常は臨床的に有害な後遺症は発生しない．逆に冠動脈内でステントによる塞栓症が起こった場合には，冠動脈血栓症，冠動脈閉塞とそれに続く心筋梗塞が高率に発生し，死亡率は17％に及ぶ．経皮的な方法で（手術せずに）ステントを取り除くことができれば，患者の大多数で満足すべき結果が得られる[281,282]．

外れたステントを冠血管系から経皮的に回収する成功率は，同年代に行われた研究では症例の40〜70％の範囲である[279,280,282]．ステントによる塞栓症を扱う際に適用できるいくつかの戦略がある．冠動脈ガイドワイヤがステントを通過したままで遠位冠動脈にとどまっている場合には，低プロフィールバルーンをステントに再挿入し，標的病変の部位に再び進めて拡張できる場合がある．ステントを病変部に再び進めることができない場合は，バルーンをステント遠位に進めて膨らませ，ステントをバルーンとガイディングカテーテルの間に挟むようにする．それからこれらすべてを大腿動脈シースへ引き戻す．ガイドワイヤの位置がずれてしまって拡張していないステントが冠動脈近位部にある場合や末梢動脈に塞栓症を起こした際は，さまざまなスネアデバイスや鉗子を用いて取り除くことができる場合がある．ステントがワイヤから外れて動脈内のより遠位にずれた場合は，スネアまたは数本のワイヤを巻き付けてステントを捉えることができる．その代わりに外れたステントの隣で2本目のステントを拡張し，外れたステントを血管壁との間で挟んでつぶすことにより実質的に血管内腔から取り除いてもよい．ステントを除去することができないか，冠動脈内腔から実質的に「取り除く」(exclude)ことができない場合は，CABG（および可能であればステントの回収）を強く考慮すべきであるが，このような状況では死亡率が高いことが報告されている．

［3］冠動脈穿孔

　高圧の後拡張をルーチンに使用するとステントの拡張は良くなるが，有意な圧損傷が血管に及ぶことにより明らかな穿孔をきたすことがある．留置や後拡張の際に大きすぎるバルーンやコンプライアンスの高いバルーンを用いると特に起こりやすい．Ellisらは後ろ向き研究により12,900回の治療手技における穿孔の発生率が0.5％だったと報告している[283]．最も最近のステントの研究では，軽度の穿孔は報告に含まれていないと思われるが，穿孔は症例の0.2〜1.0％と報告されている．穿孔の危険因子は，女性，高齢，病変の石灰化と蛇行，慢性完全閉塞，補助的なアテレクトミーの使用などである[283]．デバイスが大きすぎることも穿孔の危険を招く．Colomboは，明らかに大きすぎるバルーン（IVUSガイドなしでバルーン／血管比＞1.2）を用いると穿孔や血管破裂の危険が1.2〜3.0％であったと報告している[12]．

　血管造影による冠動脈穿孔の重症度の分類は，予後を決定し治療指針を決めるのに有用であることが証明されている[12]．I型または不顕性の穿孔は最もよくみられるもので，時に遅発性のタンポナーデを起こすことがあり，経過観察する必要はあるが，特別な追加治療は通常必要としない．II型または限局性の穿孔は通常，動脈が裂けた部分の染みか筆の跡のように見える．抗凝固療法を中和する場合でも中和しない場合でも，バルーンを長く膨らませておくことにより通常は治療できる．治療直後と24時間後に心エコー検査を行い，心膜液の増量がないことを確認しておくことが望ましい．注目すべきことに，過去にバイパス手術の既往がある患者では一般に広範囲に縦隔が癒着しているため，II型を超える穿孔はめったに起こらない．III型または自由流出型の穿孔では典型的には造影剤が持続的に血管外へ噴出するように見える．急速に血圧が低下してタンポナーデを起こし，緊急心膜穿刺を必要とすることがある．III型の穿孔がみられた場合は，血管形成術用バルーンを直ちに冠動脈の裂孔部で膨らませて早急に止血しなければならない．

　小さい穿孔はほとんど，糖蛋白IIb/IIIa受容体阻害薬が投与されていないかぎり，バルーンを長く膨らませて未分画ヘパリンをプロタミンで中和すれば塞ぐことができる[284]．これらの方法で容易に閉じることができず穿孔が高度である場合には，心タンポナーデを治療・予防するために心膜穿刺を行ってドレーンを留置すべきであるが，PTFEカバードステントを留置すれば確実に塞ぐことができるので，緊急手術は通常必要ない．このステントは多孔性という性質があるので，時として止血のために2本のPTFEカバードステントグラフトを重ねて留置しなければならない場合もある．さらにこのデバイスは再狭窄やステント血栓症を高率に生じやすいので，穿孔が塞がれた場合であっても，最適な結果を得るためには高圧での後拡張が極めて重要である．（このステントグラフトは厚みがあるので）穿孔部位に留置できない場合は緊急手術が通常必要になるが，このような状況では手術に伴う合併症率や死亡率が高い．

［4］感染性動脈内膜炎

　血管内に異物である人工物を留置することは，まれではあるが理論的には細菌性動脈内膜炎の危険をもたらす．ブタの実験モデルでは，一過性の菌血症導入後，最近留置された冠動脈ステントの多くが細菌の培養で陽性になった[285]．しかしながらステントを植込まれた冠動脈に化膿性動脈内膜炎が起こる危険は極めてまれであり，ごく少数の症例が文献に記載されているだけである[286, 287]．したがって治療前後に抗菌薬をルーチンで投与することは勧められないが，無菌操作が保たれなかった場合やステント植込み後最初の4週間以内に患者が一過性の菌血症を伴う侵襲的治療を必要とする場合には，この方法が有用であると証明されたことはないものの抗菌薬の予防投与を考慮してもよい．

［5］アレルギー反応

　冠動脈ステント植込み後のアレルギー反応はまれであるが，ステント治療中に使用した造影剤，投与した抗血小板薬，そしてさらにまれであるがステントデバイスそのものに対するアレルギーにより発生することがある．造影剤や抗

血小板薬に対するアレルギー反応の大部分は抗ヒスタミン薬とステロイドを使って治療することができる．抗血小板薬に対するアレルギーの場合，薬剤間の交叉反応性の発生率は低いので，別の薬剤（プラスグレル，チカグレロルなど）に切り替えると症状は治まる．ステントデバイスそのものに関しては，金属アレルギーの既往がある患者であってもステント植込みにより有害反応が起こることはないようである．冠動脈ステント植込みを受けたアレルギー患者29人の検討では，金属アレルギーのない患者群と比較して有害な臨床所見の発生率は同等であった[288]．

11 特定の患者と病変におけるステントの使用

A 急性ST上昇型心筋梗塞（第30章も参照）

線溶療法またはPCIによる迅速な再灌流は急性ST上昇型心筋梗塞（acute STEMI）の患者の心筋サルベージを改善し，死亡率を低下させることが明らかになっている．線溶療法と比較すると，PCIによる適切な時期の再灌流は心筋サルベージを改善し，虚血の再発，再梗塞，脳卒中，死亡の発生率を低下させる[289]．いくつかの研究では，STEMI患者におけるステントによる治療とバルーン血管形成術を比較している．BMSによる治療とバルーン血管形成術単独を比較した研究のメタ解析では，STEMIにおけるBMS植込みにより死亡率と再梗塞の発生率は同等であったが，標的血管の血行再建の発生率が低下することが示された（図31-16）[290]．これらの結果およびステント植込みは，治療による急性期の結果を最適化できる（内径獲得を最大にして急性閉塞とリコイルを減少させる）という事実に照らして，今日ではSTEMIに対するPCIの大多数でステントが使用されている．しかしながら，線維性アテローム内または近傍でのステント植込みは内皮化の遅延につながる可能性があるため[291]，最近の血管閉塞によるSTEMIで層状の血栓や遠位の血管攣縮があり，無血流（ノーリフロー）や遠位塞栓の恐れのためにステントをオーバーサイズにしたくないような症例では，適切なステントのサイズを決めるのが困難なことがある．これらの要素はSTEMI患者で血栓形成性が亢進していることと合わせて，STEMIでのステント植込み後に比較的高率に発生することが報告されているステント血栓症の説明になり得るかもしれない[292,293]．しかしながらこのリスクは，より強力な抗血小板療法によりある程度改善することができる[199,200]．

DESの導入後，少なくとも15の無作為化研究においてSTEMI患者でのDESとBMSの治療が比較されている．そのなかで最大のHORIZONS-AMI試験では，123の国際的医療機関においてSTEMIが進行しつつある3,002人の患者がPES（E）とBMSに無作為に割付けられた[294-296]．有効性と安全性に関する一次エンドポイントはそれぞれ12ヵ月目までの虚血による標的病変の血行再建と主要有害心イベント（死亡，再梗塞，脳卒中，ステント血栓症の複合）であった．ルーチンの血管造影によるフォローアップは（一次エンドポイントを過ぎた）13ヵ月目に1,249人の患者で行われた．12ヵ月目においてPESはBMSと比較して虚血による標的病変血行再建の発生率を低下させ［4.5％対7.5％，ハザード比（95％信頼区間）0.59（0.43-0.83），$P=0.002$］，主要有害心イベントの発生率は同等であった［8.1％対8.0％，ハザード比（95％信頼区間）1.02（0.76-1.36），$P=0.92$］．13ヵ月目の血管造影上の再狭窄率はBMS群の22.9％に対してPES群では10.0％に低下していた［リスク比（95％信頼区間）0.44（0.33-0.57），$P<0.001$］．ステント内後期損失はPESにより0.82±0.70 mmから0.41±0.64 mmに減少し（$P<0.001$），梗塞動脈の再閉塞，潰瘍形成，拡張，動脈瘤形成は両ステントタイプで同等であった．再狭窄の危険因子（対照血管径<3.0 mm，病変長>30 mm，インスリン治療中の糖尿病）が1つ以上ある患者では標的血管血行再建の発生率が最大に低下することが示されたが，危険

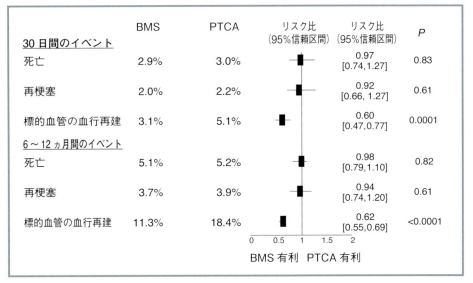

[図31-16] 急性心筋梗塞患者6,922人においてベアメタルステント（BMS）とバルーン血管形成術（PTCA）を比較した13の無作為化対照試験のメタ解析

(De Luca G et al：Coronary stenting versus balloon angioplasty for acute myocardial infarction：a meta-regression analysis of randomized trials. Int J Cardiol 126：37-44, 2008)

因子が1つもない患者では標的血管血行再建の発生率はBMSでもPESでも同じ程度に低かった[296]．HORIZONS-AMI試験の3年間の臨床的フォローアップの結果が報告され，死亡，再梗塞，ステント血栓症，主要有害心イベントの発生率はPES群とBMS群で有意差がないことが示された[294]．3年間の標的病変血行再建の発生率は，BMS群の15.1％に対し，PES群では9.4％に低下していたが［ハザード比（95％信頼区間）0.60（0.48-0.76），$P<0.001$］，ルーチンの血管造影によるフォローアップを行わなかった患者では，PESによる絶対的利益は小さかった［BMS群12.7％対PES群8.7％，ハザード比（95％信頼区間）0.67（0.48-0.93），$P=0.01$］．

HORIZONS-AMI試験と同様の結果が，STEMIにおけるDESとBMSの無作為化比較試験の統合解析でも得られている．これらの試験では全体で約8,000人の患者が登録され，3～5年間のフォローアップを受けたが，死亡，再梗塞，ステント血栓症の発生率は両ステントタイプで同等であり，DES群ではBMS群と比較して標的血管の血行再建が相対的に減少していた[297, 298]．注目すべきことに，これらの試験の最新のメタ解析では，ステント血栓症のエンドポイントに関してDES，BMSによる治療と時間との間に有意な相関関係があることが明らかになった．すなわちDESにより超遅発性ステント血栓症のリスクが増大していた（ステント血栓症全体のリスクは増大していなかった）[298]．またSTEMI患者において血管造影上および臨床的な再狭窄（標的病変の血行再建または標的血管の血行再建）の頻度はBMSと比較してDESにより一貫して低下していたが[297]，これらの研究の多くはルーチンの血管造影によるフォローアップを組み込んでいたため，BMSに対するDESの絶対的利益を人為的に過大評価している可能性がある[108, 299]．さらにSTEMI患者では一般に再狭窄に関連するイベントの全体的な発生率が低いが，これは部分的には病変の性状（プラークよりも血栓を作りやすい）によるものであり，また梗塞領域での再狭窄は臨床症状を呈しにくいためであろうと思われる．したがってBMSに対するDESの

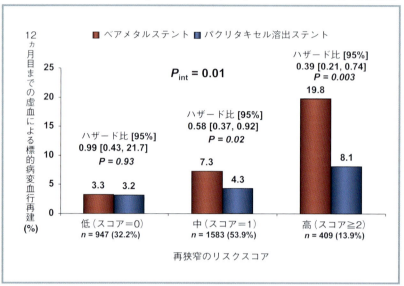

[図31-17] HORIZONS-AMI試験における層別化リスクに応じた12ヵ月目までの虚血による標的病変血行再建の発生率

再狭窄のリスクが低い患者では虚血による標的病変血行再建のリスクが両ステントで同等であるが，リスクが中程度および高い患者では差が認められる．

[Stone GW et al: Selection criteria for drug-eluting versus bare-metal stents and the impact of routine angiographic follow-up: 2-year insights from the HORIZONS-AMI (Harmonizing Outcomes With Revascularization and Stents in Acute Myocardial Infarction) trial. J Am Coll Cardiol 56: 1597-1604, 2010]

全体的な臨床的利益はある程度減少し，また患者のベースラインの再狭窄リスクにより規定される（図31-17）[296]．STEMI患者では血栓形成のリスクがあるため抗血小板薬2剤併用療法を維持することが特に重要であるが，将来的な抗血小板薬のアドヒアランスを評価するのが困難な場合がある．STEMI患者におけるDES植込み後1年以内の抗血小板薬2剤併用療法の早期中止はその後の死亡率と強く相関する[300]．したがってSTEMI患者においては，DES治療とBMS治療の危険度と有益性を詳細に検討する必要がある．

B 糖尿病患者

糖尿病患者は，非糖尿病患者よりも血管造影上および臨床的な再狭窄発生率が高い[230,233]．一般にDESとBMSに無作為に割付ける主要試験において，ベースラインのリスクが高い糖尿病患者では標的病変血行再建および標的血管血行再建の減少の絶対値がより大きいが，相対的な安全性と有効性は非糖尿病患者と同等であることが明らかになっている[301-303]．その結果，PCIが冠動脈血行再建の手段として選ばれる場合には，通常はBMSよりもDESが好まれる．

糖尿病患者における特定のDESとして何が最適であるかは不明である．過去の研究の多くはPESによるステント内後期損失が糖尿病患者と非糖尿病患者で同等であることを示しており[304]，パクリタキセルが（微小管機能に影響を及ぼして）多彩な経路で再狭窄を防止することにより，糖尿病状態とは比較的無関係にその作用を発揮することが示唆されている[305]．しかしながら，ラパマイシンの細胞周期に干渉する作用はグリコシル化依存性酵素により制御されているので，強力な「―リムス」アナログを溶出するステントによる後期損失抑制の増大が糖尿病患者でも保たれるかどうかについて多く

の議論がある[306]．この点に関していくつかの小規模から中規模の試験では相反する結果が出ている．たとえば REALITY 試験では 379 人の糖尿病患者が SES と PES（E）に無作為に割付けられた結果，再狭窄と臨床的イベントの発生率は両ステントで同等であった[307]．これに対して 250 人の患者が無作為に割付けられた ISAR-DIABETES 試験では，SES は PES と比較して 6 ヵ月目の後期損失抑制の程度が大きかったが，9 ヵ月目までの標的病変血行再建の発生率に有意差はなかった[308]．

より最近になってこの問題は，EES と PES を比較した SRIRIT II，SRIRIT III，SRIRIT IV，および COMPARE 試験の患者 1,869 人の統合解析でも検討されている[309]．この解析では非糖尿病患者の場合は EES により PES と比較して優れた結果が得られたが，糖尿病患者の場合は 1 年目までの複合有害イベント（およびその各イベント）の発生率は両ステントタイプでほぼ同等であった．1 年間のイベントに関して糖尿病とステントプラットフォームの間には強い正の相関があり（$P<0.0001$），非糖尿病患者では EES の効果が PES の効果より有意に優れていることが（そして糖尿病患者では同等の結果であることが）確認された．他の「―リムス」アナログの DES を糖尿病患者に用いた無作為化試験のデータは限られたものしかないが，ZES（R）はその全体的な性能に基づき糖尿病患者への使用の適応について最近 FDA の認可を受けた．ZES（R）の臨床試験プログラムの統合解析では 878 人の糖尿病患者が ZES（R）による治療を受け，12 ヵ月間の標的血管不全の発生率は 7.8％であったが，これは従来の性能目標の 14.5％よりも優れていた[310]．このように強力なラパマイシンアナログ溶出ステントは糖尿病患者に有効であることが示されている．

糖尿病患者の血行再建を決定する多くの場合に最も重要なのは，血行再建の様式，すなわち PCI と CABG のどちらを行うのかということである．4 つの無作為化試験のメタ解析では，糖尿病患者を BMS または CABG で治療した場合，5 年間の死亡，心筋梗塞，脳卒中の発生率は同等であることが示されたが，血行再建手技の再施行は BMS による治療を受けた患者で有意に多かった[311]．CARDia 試験では 510 人の多枝病変を有する糖尿病患者が PCI［BMS（31％）または SES（69％）；SES が入手できるようになってからは DES が使用された］と CABG に無作為に割付けられた[312]．一次エンドポイントの 1 年目までの全死亡，心筋梗塞，脳卒中の発生率は，CABG で治療した患者の 10.5％に対して PCI で治療した患者では 13.0％［ハザード比（95％信頼区間）1.25（0.75-2.09），$P=0.39$］であった．SES が入手可能になった時期に治療を受けた患者で比較すると，1 年間のイベント発生率は CABG 群の 12.4％に対して SES 群では 11.6％［ハザード比（95％信頼区間）0.93（0.51-1.71），$P=0.82$］であった．CARDia 試験は結論を得るには検出力が不足しており 1 年間のフォローアップしか報告されていないが，現在進行中の FREEDOM 試験では 2,000 人以上の糖尿病患者が登録され，SES または PES と CABG に割付けられて 6.75 年フォローアップされているので[313]，多枝病変を有するこのハイリスク患者のサブグループに対するエビデンスに基づく重要な指針が得られるであろう．

糖尿病患者の PCI を行う際に術者が特に配慮を要するのは，びまん性病変や小血管病変を治療する場合である．糖尿病患者では再狭窄とステント血栓症の相対的・絶対的リスクが高いので，手技のテクニックと細部にわたってきめ細かい注意を払うことが極めて重要である．より強い内膜増殖反応の影響を最小限にするために，適切なステント長（閉塞領域をカバーできる必要最小限の長さのステントを用いる）とステント内腔面積の最適化に特に注意を払わなければならない．

Ⓒ 多枝病変および左主幹部病変

多枝病変と左主幹部病変は明らかに異なる病態であるが，歴史的にこれらの病変のサブタイプに対する既定の治療戦略は CABG であったため，PCI の決定にあたっては 2 つの病変を合

わせて考えることが多い．多枝病変の患者をPCIで治療した場合，特にびまん性病変，小血管，慢性完全閉塞，治療を要する分岐部病変があると，一枝病変の患者より再狭窄とステント血栓症の発生率が高い．これに対して，比較的短く内径が大きい左主幹部病変へのステント植込み後の再狭窄とステント血栓症は比較的まれであるが，左主幹部へのPCIが失敗すると非常に大量の心筋が危険にさらされるため死亡するリスクが高くなる．

多枝病変におけるPCIとCABGを比較検討した試験はいくつかあるが，それらの多くはDESの導入以前に行われたものである．Hlatkyらのメタ解析は広く引用されているが，PCIとCABGを比較した10の無作為化試験から合計7,812人の多枝病変患者のデータが解析されている[314]．しかしながら，含まれる試験の大部分はバルーン血管形成術単独とCABGを比較したものであり，BMSは4試験でしか用いられておらず，DESを用いた研究はこの解析には含まれていない．BMSを用いた試験に登録された患者では，5年までのフォローアップにおいて死亡，心筋梗塞，または脳卒中の発生率はBMSとCABGで同等であること（16.7％対16.9％，$P=0.69$），また糖尿病患者と非糖尿病患者，二枝病変と三枝病変の患者で不均一性がないことが示された[307]．しかしながら，5年間における計画外の血行再建の発生率はBMSのほうがCABGよりも有意に高かった（29.0％対7.9％，$P<0.001$）．

DESの導入以前に，非保護左主幹部病変患者でPCIとCABGを比較した無作為化試験はない．これは観察研究において，非保護左主幹部病変患者に対するバルーン血管形成術により手技の失敗と後期の心臓突然死が高率に発生し[315]，BMSによっても再狭窄と主要有害心イベントが容認できないほど高率に発生したためである[316]．小規模な前向き研究においてErglisらは左主幹部病変の患者103人をBMSとPESに無作為に割付け，PESのほうが6ヵ月目までの再狭窄率（6％対22％，$P=0.02$）も主要有害心イベントの発生率（13％対30％，$P=0.04$）も有意に低いことを示した[317]．その後ISAR LEFT MAIN研究の研究者たちは左主幹部病変の患者650人をPESとSESに無作為に割付け，1年目までの死亡，心筋梗塞，標的病変血行再建の複合（13.6％対15.8％，$P=0.44$），確実なステント血栓症（0.3％対0.7％，$P=0.57$），再狭窄（16.0％対19.4％，$P=0.30$）の発生率は両ステントタイプで同等であることを示した[318]．別の小規模な無作為化試験においてLEMANS研究の研究者たちは105人の患者をBMSまたはDESによるPCI（DESが使用された患者は35％のみ）とCABGに割付けた[319]．一次エンドポイントは治療12ヵ月後の左室駆出分画の変化であったが，PCI群のほうがCABG群よりも有意に大きかった．PCI群はまた早期の安全面での指標も有意に優れていた．

多枝病変および左主幹部病変におけるDESとBMSの相対的安全性と有効性を比較した最新の最も意義深い研究はSYNTAX試験である．この試験ではCABGに対するPESの非劣性を示すことを一次目的として，三枝病変（$n=1,095$）または左主幹部病変（$n=705$）を有する1,800人の患者がPES（E）とCABGに無作為に割付けられた[320]．一次エンドポイントは1年間の全死亡，脳卒中，心筋梗塞，計画外の再血行再建の複合発生率であったが，PES群よりもCABG群のほうが有意に低かったため，PESの非劣性を示すことはできなかった（図31-18左）．しかしながら一次エンドポイントの差の大部分は，PCIによる再血行再建の施行率がCABGと比較して高いことによるものであった（PCIとCABGの差は初期のBMSの時代と比較するとPESにより大幅に縮小してはいたが）．死亡，心筋梗塞，または脳卒中の複合エンドポイントを検討した場合は2群間で同等の結果であり，同様に死亡，心筋梗塞の個々の発生率もPCIとCABGで同等であった．しかしながら，1年間の脳卒中の発生率はCABGよりもPCIのほうが有意に低かった．SYNTAX試験の長期フォローアップは5年目まで進行しており，CABG群78人とPCI群24人がフォ

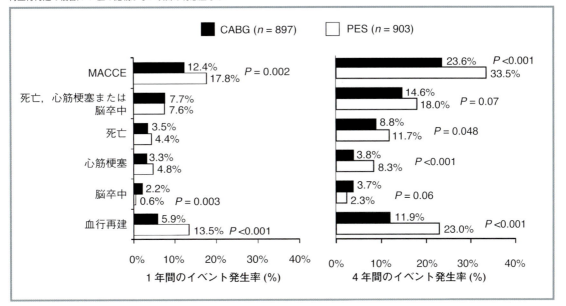

[図 31-18] 三枝病変または左主幹部病変を有する 1,800 人の患者がパクリタキセル溶出ステントと冠動脈バイパス術に無作為に割付けられた SYNTAX 試験の 1 年後（左）および 4 年後（右）の結果

CABG：冠動脈バイパス術，PES：パクリタキセル溶出ステント，MACCE：主要有害心・脳血管イベント（死亡，心筋梗塞，脳卒中，計画外の再血行再建の複合）．P 値の記載がない項目は有意差なし．

ローアップ中に脱落したが，CABG 群 819 人（91.3％）と PCI 群 879 人（97.3％）について 4 年間の結果が報告されている[321)]．この解析（図 31-18 右）によると，一次複合エンドポイントに関して CABG の PCI に対する優位性は持続しており，2 群間の差が最も大きかったのは再血行再建の施行率であった．死亡，心筋梗塞，または脳卒中の発生率も CABG 群のほうが低い傾向が現れていた（CABG 群 14.6％対 PCI 群 18.0％，$P = 0.07$）．CABG を受けた患者の全死亡率は PCI を受けた患者より有意に低く（8.8％対 11.7％，$P = 0.048$），同様に心筋梗塞の発生率も有意に低かった（3.8％対 8.3％，$P < 0.001$）．この心筋梗塞の発生率の差に関して特に懸念されるのが PES 群における確実およびほぼ確実なステント血栓症の全体的な発生率であるが，4 年間で 8.8％であった．

SYNTAX 試験では無作為に割付けられた治療群と，左主幹部および三枝病変患者の 1 年間の一次エンドポイントの間に境界域の相関（$P_{int} = 0.11$）があり，CABG に割付けられた三枝病変患者では一次エンドポイントの主要有害心・脳血管イベント（MACCE）が改善していたが，左主幹部病変患者では PES と CABG による複合有害イベントに有意差はなかった[320)]．さらに SYNTAX スコア（http://www.syntaxscore.com/；患者の登録に先立って定義される解剖学に基づくリスクスコア）を用いることにより，これらの複雑な病変を有する患者の最適な血行再建手段を選択することができるようになると思われる．PCI を受けた患者では SYNTAX スコアが高いほど MACCE の発生率が高くなっていたが，CABG 後の MACCE の結果は SYNTAX スコアとは関係がなかった．左主幹部病変の有無と SYNTAX スコア三分位による SYNTAX 試験の 4 年後の結果を表 31-7 に示す[322, 323)]．これらのデータから，三枝病変患者で SYNTAX スコアが高位または中位の場合や，左主幹部病変患者で SYNTAX スコアが高位の場合は CABG が有利であることが示唆される．

[表 31-7] 三枝病変と左主幹部病変，およびSYNTAXスコアで層別化したSYNTAX試験の4年後の結果

	SYNTAXスコア低位			SYNTAXスコア中位			SYNTAXスコア高位		
	PES	CABG	P値	PES	CABG	P値	PES	CABG	P値
三枝病変	n=181	n=171		n=207	n=208		n=155	n=166	
MACCE	30.4%	24.7%	0.27	33.3%	17.9%	<0.001	37.9%	21.2%	<0.001
死亡，心筋梗塞，または脳卒中	15.8%	14.8%	−	18.6%	12.4%	−	22.3%	11.0%	0.008
死亡	9.0%	8.7%	−	18.6%	12.4%	0.048	14.5%	6.5%	0.02
心筋梗塞	8.2%	4.9%	−	10.5%	3.1%	0.004	7.9%	1.9%	0.01
脳卒中	1.2%	3.9%	−	2.5%	3.6%	−	5.1%	2.6%	0.31
血行再建	21.2%	11.6%	0.02	21.0%	8.3%	<0.001	26.7%	11.2%	<0.001
左主幹部病変	n=118	n=104		n=103	n=92		n=135	n=149	
MACCE	26.0%	28.4%	0.60	29.5%	29.7%	0.90	42.6%	26.3%	<0.003
死亡，心筋梗塞，または脳卒中	12.3%	14.2%	−	14.8%	20.3%	−	23.1%	18.5%	−
死亡	7.1%	9.2%	−	8.0%	14.7%	−	17.9%	10.5%	0.06
心筋梗塞	4.3%	3.1%	−	6.0%	4.6%	−	10.9%	6.1%	−
脳卒中	1.8%	4.1%	−	1.0%	3.6%	−	1.6%	4.9%	−
血行再建	18.2%	16.8%	−	20.2%	17.0%	−	31.3%	11.8%	<0.001

MACCE：主要有害心・脳血管イベント（死亡，心筋梗塞，脳卒中，または血行再建），PES：パクリタキセル溶出ステント，CABG：冠動脈バイパス術

逆にこの4年後の結果では，三枝病変患者でSYNTAXスコアが低位の場合や，特に左主幹部病変患者でSYNTAXスコアが低位または中位の場合は，PESはCABGと比較して同等または有利であった．しかしながらこれらの事後的な（post hoc）サブグループのサンプルサイズは中規模であるため，得られた結果から仮説が生まれたにすぎないと考えるべきである．さらに臨床的危険因子を組み込んだ他のスコアの判別力がSYNTAXスコアの判別力よりも優れているかどうかについての前向き検証は行われていない[324, 325]．

それでもSYNTAX試験に基づいて米国とヨーロッパの最新のガイドラインでは，左主幹部へのPCIをclass Ⅱb推奨（米国ガイドライン），またはCABGと比較した場合の相対的リスクと複雑性によりⅡaまたはⅡb推奨（ヨーロッパガイドライン）に格上げしている[325, 326]．複雑な冠動脈病変を有する患者におけるPCIの成績は，SYNTAXで採用されたものよりも良いステントや薬物療法を用いることにより[42, 327]，またSYNTAXではまれにしか用いられなかったIVUSやFFRによるガイドを常に用いることによりさらに最適化されると思われる[154, 328]．

これらの点の多くは進行中の EXCEL 試験で検討されており，非保護左主幹部病変があり SYNTAX スコアが低位または中位の患者 3,100 人が EES による PCI と CABG に無作為に割付けられている．

D 慢性完全閉塞

バルーン血管形成術およびステント植込み後の臨床的および血管造影上の再狭窄率は，慢性完全閉塞（chronic total occlusion：CTO）への PCI の場合には非閉塞性狭窄と比較して高くなる．これは主に糖尿病患者の比率が高いこと，病変が長いこと，プラークの量が多いこと，および石灰化が強いことによる[329,330]．加えて CTO 病変を通過する際にはワイヤやデバイスが内膜下腔に進んでしまうことも挙げられる．このような病変はステントなしでは再閉塞しやすい．したがって CTO 病変に PCI を行う際にはステント植込みが既定の治療法になっており，DES の使用が好まれている．200 人の患者で SES と BMS を比較した無作為化試験では，SES での治療により再狭窄率（7％対 36％，$P<0.001$）と標的病変の血行再建（4％対 19％，$P<0.001$）が有意に減少し，4 年後までの臨床的フォローアップにおいても臨床的再狭窄の減少が維持されていた[331]．DES と BMS の過去の症例との比較を行う大規模ろ向き非無作為化対照研究でも同様に，DES により BMS と比較して臨床的再狭窄のエンドポイントが約 60％改善することが示された．しかしながら，このメタ解析では死亡や心筋梗塞のリスクは DES と BMS で同等であったものの，第 1 世代 DES によりステント血栓症が増加する傾向が認められたため［リスク比（95％信頼区間）2.79（0.98-7.97），$P=0.06$］，若干の懸念が生じた[332]．さらに SES を CTO 病変に使用すると 16％の症例でステントの破損が発生し，特に長い病変に重ねて植込んだ部位に起こりやすかった[190]．EES や ZES（R）のようなより破損しにくい第 2 世代ステントによりこれらの結果が改善するかどうかを検討する研究が進行中である[333]．

CTO は歴史的に PCI を行うすべての病変のなかで手技の成功率が最低であったが，テクニックにおける多くの進歩によりその取り組みに再び関心が寄せられるようになった．CTO 病変へのステント植込みに関して非常に重要なのは，生存し虚血した心筋領域にある CTO を適切に選択すること，ステントのオーバーラップと全長を可能なかぎり最短にすること，遠位領域にびまん性病変がある部位へのステント植込みを避けること，そして慢性的に血流が不足している（したがって再灌流した場合の本来の状態より細く見えている可能性のある）血管の内腔面積を最適化することである．最後に CTO を再開通させてステントを植込む前には，患者が抗血小板薬 2 剤併用療法を守れるかどうか服薬アドヒアランスを確認することが極めて重要である．というのは CTO を再開通させた場合，その領域に血液を供給していた側副血行は退縮するので，ステント血栓症が起こると急性心筋梗塞をきたしやすくなるためである[334]．

E 分岐部病変

分岐部病変は血管形成術を行う狭窄の 20％以上に達し，冠動脈分岐部に対する PCI では手技の合併症が増加して長期成績が低下する．分岐部病変では臨床的再狭窄の発生率が高いので，分岐部本幹に対しては DES の使用が標準的治療になっている．真の分岐部病変（本幹と側枝の両方にアテローム硬化がある）の場合にまず決めなければならないのは，臨時ステント（provisional stent）と二重ステント（dual-stent）のどちらの方法を行うかということである．臨時ステント法では，（しばしば側枝を最適に前拡張した後に）本幹にステントを植込み，側枝のほうは本当に容認できない結果（直径での狭窄率＞50％または高度の解離が典型的）の場合にのみ拡張もしくはステント植込みを行う．側枝内に高度で長い有意病変がないかぎり，臨時ステント法は現在のところ分岐部病変の一般的な治療方針として受け入れられている[335,336]．この臨時ステント法は，本幹が太く側枝が比較的細い場合にも通常好まれる．代わ

[図 31-19] 分岐部病変の治療法
1，2：側枝のステント植込みを先に行う古典的Tステント法，3：修正Tステント法，4：クラッシュ（crush）法，5：本幹のステント植込みを先に行う古典的Tステント法，6：臨時Tステント法，7：キュロット（culotte）またはズボン（trousers）法，8：タッチング（touching）ステント法（Y字法として完成させる場合とさせない場合がある），9：ズボンの足と椅子（trouser legs and seat）法［古典的なタッチングステント法の近位側をスカート（skirt）法で完成させる］，10：キッシングステント法，11：スカート法
(Louvard Y et al：Percutaneous coronary intervention for bifurcation coronary disease. Heart 90：713-722, 2004)

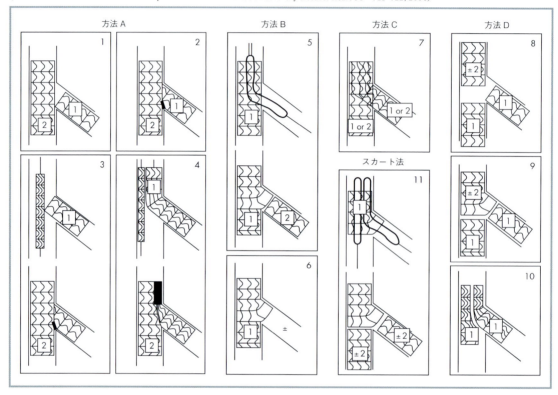

りに本幹と側枝が両方とも太い（≧2.5 mm）場合，特に側枝が浅い角度で分岐している場合には，両方の枝への計画的なステント植込みを考慮してよい．分岐部病変に二重ステントを植込むさまざまな手法が開発されており，以下簡単に概略を述べる（図 31-19）[337]．

[1] Tステント法

1本目のステントを側枝入口部に留置し，続いて2本目のステントを本幹に留置する．しかしながら側枝起始部の角度が90°でないかぎり，術者は側枝入口部の一部にステントをかけないで残しておくのと，ステントの一部が本幹内に突出する（後で本幹のステントを進めるのが困難または不可能になる）危険を冒すのとどちらがよいか，というジレンマに直面することになる．この方法を修正して側枝入口部を最大限カバーできるようにしたのがTステント（T-and-protrusion）法である．修正した方法では本幹のステントを最初に留置し，次に本幹にバルーン血管形成術用カテーテルを置いた状態で側枝にステントを進める．側枝入口部を最大限カバーするために側枝のステントを本幹内に少し突出（protrusion）するように引き戻し，本幹のバルーンに押し当てるように留置してT字形を作る．次いで（本幹と側枝同時に）キッシングバルーン拡張を行って，両方の血管を損なうことなく適切な血流を確保する．

［2］キュロット（culotte）ステント法

1本目のステントを一部が本幹の近位部側に残るようにして側枝内へ進める．次にこのステントの側面のストラットを通して，ワイヤを本幹の遠位部に挿入する．バルーン拡張後，側面のストラットを通して2本目のステントを本幹の遠位部に挿入し，1本目と2本目のステントの近位端が本幹の近位部で重なるようにする．この方法は技術的に最も複雑であるが，優れた足場が得られ分岐部を非常によくカバーできる．

［3］クラッシュ（crush）ステント法

両方の枝を前拡張後，2本のステントを側枝と本幹に同時に挿入する．側枝のステントは本幹近位部に2～3 mm［ミニクラッシュ（mini-crush）法ではより短い］かかるようにしておき，本幹のステントはより近位側に少なくとも数mm出るようにしておく．最初に本幹のステントデリバリシステムをトラップしながら，側枝のステントを拡張する．側枝に解離がなく開存していることを確かめたら，側枝のガイドワイヤとステントデリバリシステムを抜去し，側枝のステントを「クラッシュ」しながら本幹のステントを植込む．続いて側枝のステントに再びワイヤを挿入し，同時キッシングバルーン拡張を行う（一般にすべての分岐部ステント法ではキッシングバルーンテクニックにより仕上げを行うことが推奨される）．この方法には多くの変法があり，なかにはステント植込みの順序を改変したものもある．その1つが逆クラッシュ（reverse crush）法であり，側枝へのステント植込みを当初計画していなかった場合に適用できる．この場合，本幹への植込み後，2本目のステントを（すでに留置したステントの内側で）本幹の近位側に出るようにしながら側枝に挿入し，バルーン血管形成術用カテーテルを本幹に挿入する．次にバルーンに押し当てるようにしながら側枝のステントを拡張する．側枝のステントデリバリシステムとワイヤを抜去し，続いて本幹のバルーンを膨らませて側枝ステントの近位部分をクラッシュする．最後にキッシングバルーン拡張を行う．ステップクラッシュ（step crush）法ではバルーンによる側枝ステントのクラッシュが（本幹への植込み前に）最初のアプローチとしても用いられるが，この方法はガイディングカテーテルやシースが細い場合に有用である．他の変法として本幹への植込み前にもキッシングバルーン拡張を行う方法［ダブルキッシングクラッシュ（double-kissing crush）法］があり，この方法により手技の成績を向上させることができる[338]．

クラッシュ法はキュロット法よりも単純で分岐部を非常によくカバーできる．しかしながらこの2つの方法を比較した無作為化試験では，後期のイベント発生率は両群で同等であったものの，クラッシュ法のほうが周術期の酵素上昇が起こりやすい傾向が示された[339]．クラッシュした側枝のステントにガイドワイヤとバルーンを再挿入するのが困難で時間がかかることもあるが，この方法では後で同時キッシングバルーン拡張を行うことにより後期の結果が有意に向上するので，再挿入は必須である[340]．

［4］同時キッシングステント法/Vステント法

2本のステントに別々のガイドワイヤを通し，1本は本幹，1本は側枝に挿入して同時に留置する．同時キッシングステント法では両方のステントは分岐部より近位の本幹内で横に並ぶことになる［Vステント法では両方のステントをそれぞれの枝の入口部に留置し，「分岐部」（carina）の長さを最小限にする］．この方法は単純で両方の血管を調節することができる利点があるが，本幹近位部の中央に新たなより近位の分岐部ができてしまう．この部分は十分に内皮形成されないと思われ，またPCI再施行が必要になった場合にワイヤを通すのが非常に困難になる可能性がある．さらに近位部に解離を生じて追加のステントを留置する場合にも問題になる．

［5］分岐部病変のまとめ

これらの手法に対する賛否を包括的に論評するのは本章の範囲を超えているが，一般則として，分岐部病変の場合はより安全な結果が得られる臨時ステント法が望ましく，分岐部におけ

るステントの量をできるだけ少なくすることによりその後のステント血栓症のリスクを最小限にすることができる．臨時ステント法で分岐部病変を治療する場合には，側枝障害や閉塞を防ぎ，また起こったときに処理が容易になるように，1.5～2.0 mm の側枝すべてにワイヤを通し保護することにより「開けたままにしておく」(keep-it-open) 戦略をとることが一般に推奨される（前述「冠動脈ステント植込みのその他の合併症」の項を参照）．前もって二重ステント法を選択する場合は，その技術に精通しておく必要がある．なぜなら二重ステント法の大部分は技術的に複雑であり，太い（7F または 8F）ガイディングカテーテルを用いる必要があり，重なった金属部分を通して本幹や側枝に再びアクセスするのが難しいという問題が出てくることがあるからである．

　薬剤溶出バルーンによるさまざまな新たな分岐部病変の治療法も現在評価を受けているが，生来の冠動脈狭窄におけるデータはさまざまである[341,342]．さらに分岐部専用の DES システムも何種類かデザインされ研究されている．分岐部用のステントシステムは，側枝にアクセスしやすくして PCI 手技を簡単にするものと，分岐部狭窄に特有の形状を扱うようにデザインされた新しいステントに分類することができる．Axxess 自己拡張型ニチノール製ステント（Biosensors International 社，スイス；抗増殖性ラパマイシンアナログのバイオリムス A9 を溶出する生体吸収性 PLLA ポリマーでコーティングされている）の初期研究では，左主冠動脈の真の分岐部病変においても遠位分岐部病変においても，本幹・側枝ともに再狭窄率が低いことが示された[343,344]．この逆円錐形（reverse cone）ステントは本幹近位部と分岐部に適合しカバーするようにデザインされており，必要に応じて遠位部の一方または両方に専用の DES が併用される．Stentys パクリタキセル溶出側枝アクセスステント[345]と Taxus Petal 分岐部専用ステント[346]の使用に関する予備データも発表されており，これらのステントで分岐部病変を治療した場合の長期的有用性を判断するためのさらなる臨床データが待たれている．

Ⓕ 伏在静脈グラフト

　CABG 後の再発する虚血の原因で最も多いのは，伏在静脈グラフト（SVG）体部のアテローム変性であり，SVG のインターベンションにおいて BMS はバルーン血管形成術よりも成績を向上させている[347,348]．DES により SVG 内の標的病変の再狭窄率がさらに低下する可能性はあるが，SVG 内の標的以外の部位における病変の進行は頻繁に起こり，またほとんどの SVG は内径が大きいので SVG 病変内の「耐えられる後期損失」は一般に生来の冠動脈より大きい．DES が使えるようになった初期において，重篤な SVG 狭窄に対する DES と BMS を比較する 2 つの小規模な無作為化試験が行われ，DES により血管造影上の再狭窄率が低下することが示された[349,350]．これらの試験のうち 1 つでは中央値 32 ヵ月までフォローアップが延長されたが，BMS と比較して再狭窄を予防する SES の利点は失われ，SES により死亡率が上昇していた[351]．より新しい大規模無作為化試験の ISAR-CABG 試験では，610 人の患者が BMS, SES, PES, または生体分解性ポリマー SES に無作為に割付けられた[352]．1 年後，DES 治療全体で BMS より標的病変の血行再建は減少し（7％対 13％，$P=0.01$），死亡，心筋梗塞，標的病変血行再建の複合も減少していた（15％対 22％，$P=0.02$）．全死亡率やステント血栓症に差はみられなかった．この試験のさらなるフォローアップは後期の安全性の結果に関する評価を決定するのに役立つであろう．

　現在のところ長期の抗血小板薬 2 剤併用療法が可能な患者では，大きなグラフト管内の局所病変に対しても，びまん性のグラフト変性に対しても，（生来の冠動脈の PCI や再手術が選択肢にならない場合）一般に DES が望ましい．注目すべきことに小規模な予備研究において，中等度の重篤でない SVG 病変を PES で予防的に治療して SVG 内の病変の進行を防止すると内科的治療単独より優れていることが示され，SVG の変性病変が重篤になる前に DES で予防

できる可能性が示唆されている[353]．しかしながら，このような治療を行う前には大規模無作為化試験が必要である．

12 結語：現在の概観と将来の方向

冠動脈ステントの開発と発展によって，より侵襲の少ない冠動脈疾患治療の面で目覚ましい進歩が遂げられた．過去20年にわたり冠動脈ステントはカテーテルによる冠血行再建の最も有力な技術になってきた．病変に到達させやすく良好な足場を築けるステントが入手できるようになり，ステント植込みにより幅広いさまざまなタイプの病変で急性期および長期の成績が改善することが示され，ステント血栓症予防のための効果的で忍容性に優れた薬物療法のレジメンが開発され，抗増殖性生体活性物質のコーティングにより現在では再狭窄が著しく抑制されたので，ほとんどすべての症例や病変にステント植込みを適用するのが容易になった．しかしながら，多くはないとはいえ，ステント血栓症と再狭窄は最良のDESによってもなお発生しており，長期の抗血小板薬2剤併用療法に頼ることは多くの患者にとって大きな制限になっている．この問題に取り組むためのDESの新たな治療法が積極的に開発されている．現在研究されているのは，血管内皮を不動態化できる第2，第3世代の耐久性ポリマープラットフォーム，安全性と有効性を向上させることができる2薬剤DES，薬剤担体に対する反応を最小限にするようにデザインされた生体分解性ポリマーおよびポリマーなしのステント，そして遅発性ステント血栓症を消失させる可能性がある完全生体吸収性スキャフォールドなどのさらなる開発である．加えてステントデザインのさらなる改良により，到達性や操作性についても向上が続くであろう．また新しい補助薬物やデバイスにより，最も複雑な患者や冠動脈構造へのPCI治療もさらに容易になると思われる．したがって冠動脈ステントは近い将来にわたって冠動脈アテローム硬化の低侵襲治療の基礎であり続けるのは確かである．

（松井　浩）

文献

1. Mulliken JB, Goldwyn RM. Impressions of Charles Stent. *Plast Reconstruct Surg* 1978;62:173–176.
2. Sigwart U, Puel J, Mirkovitch V, Joffre F, Kappenberger L. Intravascular stents to prevent occlusion and restenosis after transluminal angioplasty. *N Engl J Med* 1987;316:701–706.
3. Serruys PW, Strauss BH, Beatt KJ, et al. Angiographic follow-up after placement of a self-expanding coronary-artery stent. *N Engl J Med* 1991;324:13–17.
4. George BS, Voorhees WD 3rd, Roubin GS, et al. Multicenter investigation of coronary stenting to treat acute or threatened closure after percutaneous transluminal coronary angioplasty: clinical and angiographic outcomes. *J Am Coll Cardiol* 1993;22:135–143.
5. Schatz RA, Baim DS, Leon M, et al. Clinical experience with the Palmaz-Schatz coronary stent. Initial results of a multicenter study. *Circulation* 1991;83:148–161.
6. Fischman DL, Leon MB, Baim DS, et al. A randomized comparison of coronary-stent placement and balloon angioplasty in the treatment of coronary artery disease. Stent Restenosis Study Investigators. *N Engl J Med* 1994;331:496–501.
7. Serruys PW, de Jaegere P, Kiemeneij F, et al. A comparison of balloon-expandable-stent implantation with balloon angioplasty in patients with coronary artery disease. Benestent Study Group. *N Engl J Med* 1994;331:489–495.
8. Cutlip DE, Chhabra AG, Baim DS, et al. Beyond restenosis: five-year clinical outcomes from second-generation coronary stent trials. *Circulation* 2004;110:1226–1230.
9. Kimura T, Abe K, Shizuta S, et al. Long-term clinical and angiographic follow-up after coronary stent placement in native coronary arteries. *Circulation* 2002;105:2986–2991.
10. Yamaji K, Kimura T, Morimoto T, et al. Very long-term (15 to 20 years) clinical and angiographic outcome after coronary bare metal stent implantation/clinical perspective. *Circ: Cardiovasc Interv* 2010;3:468–475.
11. Nakamura S, Colombo A, Gaglione A, et al. Intracoronary ultrasound observations during stent implantation. *Circulation* 1994;89:2026–2034.
12. Colombo A, Hall P, Nakamura S, et al. Intracoronary stenting without anticoagulation accomplished with intravascular ultrasound guidance. *Circulation* 1995;91:1676–1688.
13. Bertrand ME, Legrand V, Boland J, et al. Randomized multicenter comparison of conventional anticoagulation versus antiplatelet therapy in unplanned and elective coronary stenting. The full anticoagulation versus aspirin and ticlopidine (fantastic) study. *Circulation* 1998;98:1597–1603.
14. Leon MB, Baim DS, Popma JJ, et al. A clinical trial comparing three antithrombotic-drug regimens after coronary-artery stenting. Stent Anticoagulation Restenosis Study Investigators. *N Engl J Med* 1998;339:1665–1671.
15. Schomig A, Neumann FJ, Kastrati A, et al. A randomized comparison of antiplatelet and anticoagulant therapy after the placement of coronary-artery stents. *N Engl J Med* 1996;334:1084–1089.
16. Urban P, Macaya C, Rupprecht HJ, et al. Randomized evaluation of anticoagulation versus antiplatelet therapy after coronary stent implantation in high-risk patients: the multicenter aspirin and ticlopidine trial after intracoronary stenting (MATTIS). *Circulation* 1998;98:2126–2132.
17. Hehrlein C, Zimmermann M, Metz J, Ensinger W, Kubler W. Influence of surface texture and charge on the biocompatibility of endovascular stents. *Coron Artery Dis* 1995;6:581–586.
18. Garasic JM, Edelman ER, Squire JC, Seifert P, Williams MS, Rogers C. Stent and artery geometry determine intimal thickening independent of arterial injury. *Circulation* 2000;101:812–818.
19. Rogers C, Edelman ER. Endovascular stent design dictates experimental restenosis and thrombosis. *Circulation* 1995;91:2995–3001.
20. Kastrati A, Mehilli J, Dirschinger J, et al. Intracoronary stenting and angiographic results: strut thickness effect on restenosis outcome

(ISAR-STEREO) trial. *Circulation* 2001;103:2816–2821.
21. Kolandaivelu K, Swaminathan R, Gibson WJ, et al. Stent thrombogenicity early in high-risk interventional settings is driven by stent design and deployment and protected by polymer-drug coatings. *Circulation* 2011;123:1400–1409.
22. Ormiston JA, Webber B, Webster MW. Stent longitudinal integrity bench insights into a clinical problem. *JACC Cardiovasc Interv* 2011;4:1310–1317.
23. Prabhu S, Schikorr T, Mahmoud T, Jacobs J, Potgieter A, Simonton C. Engineering assessment of the longitudinal compression behaviour of contemporary coronary stents. *EuroIntervention* 2012;8(2):275–281.
24. Williams PD, Mamas MA, Morgan KP, et al. Longitudinal stent deformation: a retrospective analysis of frequency and mechanisms. *EuroIntervention* 2012;8(2):267–274.
25. van der Giessen WJ, Lincoff AM, Schwartz RS, et al. Marked inflammatory sequelae to implantation of biodegradable and non-biodegradable polymers in porcine coronary arteries. *Circulation* 1996;94:1690–1697.
26. Han RO, Schwartz RS, Kobayashi Y, et al. Comparison of self-expanding and balloon-expandable stents for the reduction of restenosis. *Am J Cardiol* 2001;88:253–259.
27. Shin ES, Garcia-Garcia HM, Okamura T, et al. Comparison of acute vessel wall injury after self-expanding stent and conventional balloon-expandable stent implantation: a study with optical coherence tomography. *J Invasive Cardiol* 2010;22:435–439.
28. Pache J, Kastrati A, Mehilli J, et al. Intracoronary stenting and angiographic results: strut thickness effect on restenosis outcome (ISAR-STEREO-2) trial. *J Am Coll Cardiol* 2003;41:1283–1288.
29. Haude M, Hopp HW, Rupprecht HJ, et al. Immediate stent implantation versus conventional techniques for the treatment of abrupt vessel closure or symptomatic dissections after coronary balloon angioplasty. *Am Heart J* 2000;140:e26.
30. Antoniucci D, Valenti R, Santoro GM, et al. Restenosis after coronary stenting in current clinical practice. *Am Heart J* 1998;135:510–518.
31. Agostoni P, Biondi-Zoccai GG, Gasparini GL, et al. Is bare-metal stenting superior to balloon angioplasty for small vessel coronary artery disease? Evidence from a meta-analysis of randomized trials. *Eur Heart J* 2005;26:881–889.
32. Nordmann AJ, Hengstler P, Leimenstoll BM, Harr T, Young J, Bucher HC. Clinical outcomes of stents versus balloon angioplasty in non-acute coronary artery disease. A meta-analysis of randomized controlled trials. *Eur Heart J* 2004;25:69–80.
33. Al Suwaidi J, Berger PB, Holmes DR Jr. Coronary artery stents. *JAMA* 2000;284:1828–1836.
34. Kuntz RE, Safian RD, Carrozza JP, Fishman RF, Mansour M, Baim DS. The importance of acute luminal diameter in determining restenosis after coronary atherectomy or stenting. *Circulation* 1992;86:1827–1835.
35. Kuntz RE, Gibson CM, Nobuyoshi M, Baim DS. Generalized model of restenosis after conventional balloon angioplasty, stenting and directional atherectomy. *J Am Coll Cardiol* 1993;21:15–25.
36. Morice MC, Serruys PW, Sousa JE, et al. A randomized comparison of a sirolimus-eluting stent with a standard stent for coronary revascularization. *N Engl J Med* 2002;346:1773–1780.
37. Moses JW, Leon MB, Popma JJ, et al. Sirolimus-eluting stents versus standard stents in patients with stenosis in a native coronary artery. *N Engl J Med* 2003;349:1315–1323.
38. Stone GW, Ellis SG, Cox DA, et al. A Polymer-Based, Paclitaxel-Eluting Stent in Patients with Coronary Artery Disease. *N Engl J Med* 2004;350:221–231.
39. Kirtane AJ, Gupta A, Iyengar S, et al. Safety and efficacy of drug-eluting and bare metal stents: comprehensive meta-analysis of randomized trials and observational studies. *Circulation* 2009;119:3198–3206.
40. Leon MB, Kandzari DE, Eisenstein EL, et al. Late safety, efficacy, and cost-effectiveness of a zotarolimus-eluting stent compared with a paclitaxel-eluting stent in patients with de novo coronary lesions: 2-year follow-up from the ENDEAVOR IV trial (Randomized, Controlled Trial of the Medtronic Endeavor Drug [ABT-578] Eluting Coronary Stent System Versus the Taxus Paclitaxel-Eluting Coronary Stent System in De Novo Native Coronary Artery Lesions). *JACC Cardiovasc Interv* 2009;2:1208–1218.
41. Leon MB, Mauri L, Popma JJ, et al. A randomized comparison of the ENDEAVOR zotarolimus-eluting stent versus the TAXUS paclitaxel-eluting stent in de novo native coronary lesions 12-month outcomes from the ENDEAVOR IV trial. *J Am Coll Cardiol* 2010;55:543–554.
42. Stone GW, Rizvi A, Newman W, et al. Everolimus-eluting versus paclitaxel-eluting stents in coronary artery disease. *N Engl J Med* 2010;362:1663–1674.
43. Marx SO, Marks AR. Bench to bedside: the development of rapamycin and its application to stent restenosis. *Circulation* 2001;104:852–855.
44. Daemen J, Serruys PW. Drug-eluting stent update 2007: part I. A survey of current and future generation drug-eluting stents: meaningful advances or more of the same? *Circulation* 2007;116:316–328.
45. Axel DI, Kunert W, Goggelmann C, et al. Paclitaxel inhibits arterial smooth muscle cell proliferation and migration in vitro and in vivo using local drug delivery. *Circulation* 1997;96:636–645.
46. Sollott SJ, Cheng L, Pauly RR, et al. Taxol inhibits neointimal smooth muscle cell accumulation after angioplasty in the rat. *J Clin Invest* 1995;95:1869–1876.
47. Belotti D, Vergani V, Drudis T, et al. The microtubule-affecting drug paclitaxel has antiangiogenic activity. *Clin Cancer Res* 1996;2:1843–1849.
48. Hui A, Min WX, Tang J, Cruz TF. Inhibition of activator protein 1 activity by paclitaxel suppresses interleukin-1-induced collagenase and stromelysin expression by bovine chondrocytes. *Arthritis Rheum* 1998;41:869–876.
49. Lansky AJ, Costa RA, Mintz GS, et al. Non-polymer-based paclitaxel-coated coronary stents for the treatment of patients with de novo coronary lesions: angiographic follow-up of the DELIVER clinical trial. *Circulation* 2004;109:1948–1954.
50. Finn AV, Joner M, Nakazawa G, et al. Pathological correlates of late drug-eluting stent thrombosis: strut coverage as a marker of endothelialization. *Circulation* 2007;115:2435–2441.
51. Finn AV, Kolodgie FD, Harnek J, et al. Differential response of delayed healing and persistent inflammation at sites of overlapping sirolimus- or paclitaxel-eluting stents. *Circulation* 2005;112:270–278.
52. Virmani R, Guagliumi G, Farb A, et al. Localized hypersensitivity and late coronary thrombosis secondary to a sirolimus-eluting stent: should we be cautious? *Circulation* 2004;109:701–705.
53. Joner M, Nakazawa G, Finn AV, et al. Endothelial cell recovery between comparator polymer-based drug-eluting stents. *J Am Coll Cardiol* 2008;52:333–342.
54. Cook S, Ladich E, Nakazawa G, et al. Correlation of intravascular ultrasound findings with histopathological analysis of thrombus aspirates in patients with very late drug-eluting stent thrombosis. *Circulation* 2009;120:391–399.
55. Guagliumi G, Sirbu V, Musumeci G, et al. Examination of the in vivo mechanisms of late drug-eluting stent thrombosis: findings from optical coherence tomography and intravascular ultrasound imaging. *JACC Cardiovasc Interv* 2012;5:12–20.
56. Gallo R, Padurean A, Jayaraman T, et al. Inhibition of intimal thickening after balloon angioplasty in porcine coronary arteries by targeting regulators of the cell cycle. *Circulation* 1999;99:2164–2170.
57. Suzuki T, Kopia G, Hayashi S-I, et al. Stent-based delivery of sirolimus reduces neointimal formation in a porcine coronary model. *Circulation* 2001;104:1188–1193.
58. Sousa JE, Costa MA, Abizaid A, et al. Four-year angiographic and intravascular ultrasound follow-up of patients treated with sirolimus-eluting stents. *Circulation* 2005;111:2326–2329.
59. Moses JW, Leon MB, Popma JJ, et al. Sirolimus-eluting stents versus standard stents in patients with stenosis in a native coronary artery. *N Engl J Med* 2003;349:1315–1323.
60. Caixeta A, Leon MB, Lansky AJ, et al. 5-year clinical outcomes after sirolimus-eluting stent implantation insights from a patient-level pooled analysis of 4 randomized trials comparing sirolimus-eluting stents with bare-metal stents. *J Am Coll Cardiol* 2009;54:894–902.
61. Drachman DE, Edelman ER, Seifert P, et al. Neointimal thickening after stent delivery of paclitaxel: change in composition and arrest of growth over six months. *J Am Coll Cardiol* 2000;36:2325–2332.
62. Farb A, Heller PF, Shroff S, et al. Pathological analysis of local delivery of paclitaxel via a polymer-coated stent. *Circulation* 2001;104:473–479.
63. Grube E, Silber S, Hauptmann KE, et al. TAXUS I: six- and twelve-month results from a randomized, double-blind trial on a slow-release paclitaxel-eluting stent for de novo coronary lesions. *Circulation* 2003;107:38–42.
64. Colombo A, Drzewiecki J, Banning A, et al. Randomized study to assess the effectiveness of slow- and moderate-release polymer-based paclitaxel-eluting stents for coronary artery lesions. *Circulation* 2003;108:788–794.
65. Stone GW, Ellis SG, Cox DA, et al. A polymer-based, paclitaxel-eluting stent in patients with coronary artery disease. *N Engl J Med*

2004;350:221–231.

66. Stone GW, Ellis SG, Cannon L, et al. Comparison of a polymer-based paclitaxel-eluting stent with a bare metal stent in patients with complex coronary artery disease: a randomized controlled trial. *JAMA* 2005;294:1215–1223.
67. Dawkins KD, Grube E, Guagliumi G, et al. Clinical efficacy of polymer-based paclitaxel-eluting stents in the treatment of complex, long coronary artery lesions from a multicenter, randomized trial: support for the use of drug-eluting stents in contemporary clinical practice. *Circulation* 2005;112:3306–3313.
68. Morice M-C, Colombo A, Meier B, et al. Sirolimus- vs paclitaxel-eluting stents in De Novo Coronary Artery Lesions: The REALITY Trial: A Randomized Controlled Trial. *JAMA* 2006;295:895–904.
69. Lee SW, Park SW, Kim YH, et al. A randomized comparison of sirolimus- versus Paclitaxel-eluting stent implantation in patients with diabetes mellitus. *J Am Coll Cardiol* 2008;52:727–733.
70. Galloe AM, Thuesen L, Kelbaek H, et al. Comparison of Paclitaxel- and Sirolimus-Eluting Stents in Everyday Clinical Practice: The SORT OUT II Randomized Trial. *JAMA* 2008;299:409–416.
71. Petronio AS, De Carlo M, Branchitta G, et al. randomized comparison of sirolimus and paclitaxel drug-eluting stents for long lesions in the left anterior descending artery: an intravascular ultrasound study. *J Am Coll Cardiol* 2007;49:539–546.
72. Turco MA, Ormiston JA, Popma JJ, et al. Polymer-based, paclitaxel-eluting TAXUS Liberte stent in de novo lesions: the pivotal TAXUS ATLAS trial. *J Am Coll Cardiol* 2007;49:1676–1683.
73. Kereiakes DJ, Cannon LA, Feldman RL, et al. Clinical and angiographic outcomes after treatment of de novo coronary stenoses with a novel platinum chromium thin-strut stent: primary results of the PERSEUS (Prospective Evaluation in a Randomized Trial of the Safety and Efficacy of the Use of the TAXUS Element Paclitaxel-Eluting Coronary Stent System) trial. *J Am Coll Cardiol* 2010;56:264–271.
74. Cannon LA, Kereiakes DJ, Mann T, et al. A prospective evaluation of the safety and efficacy of TAXUS Element paclitaxel-eluting coronary stent implantation for the treatment of de novo coronary artery lesions in small vessels: the PERSEUS Small Vessel trial. *EuroIntervention* 2011;6:920–927, 1–2.
75. Cook S, Wenaweser P, Togni M, et al. Incomplete stent apposition and very late stent thrombosis after drug-eluting stent implantation. *Circulation* 2007;115:2426–2434.
76. Liu T-Y, Lin W-C, Huang L-Y, Chen S-Y, Yang M-C. Surface characteristics and hemocompatibility of PAN/PVDF blend membranes. *Polymers Adv Technol* 2005;16:413–419.
77. Lin JC, Tiong SL, Chen CY. Surface characterization and platelet adhesion studies on fluorocarbons prepared by plasma-induced graft polymerization. *J Biomater Sci Polym Ed* 2000;11:701–714.
78. Serruys PW, Ong AT, Piek JJ, et al. A randomized comparison of a durable polymer Everolimus-eluting stent with a bare metal coronary stent: The SPIRIT first trial. *EuroIntervention* 2005;1:58–65.
79. Grube E. *SPIRIT V Diabetic RCT: 9 Month Angiographic and 1 Year Clinical Follow-Up*. Washington, DC: Transcatheter Cardiovascular Therapeutics; 2010.
80. Smits PC. *COMPARE Trial: 3-Year Follow-Up*. San Francisco, CA: Transcatheter Cardiovascular Therapeutics; 2011.
81. Ribichini F. *EXECUTIVE: A Prospective Randomized Trial of Everolimus-Eluting Stents Compared to Paclitaxel-Eluting Stents in Patients with Multivessel Coronary Artery Disease*. Washington, DC: Transcatheter Cardiovascular Therapeutics; 2010.
82. Serruys PW, Ruygrok P, Neuzner J, et al. A randomised comparison of an everolimus-eluting coronary stent with a paclitaxel-eluting coronary stent:the SPIRIT II trial. *EuroIntervention* 2006;2:286–294.
83. Stone GW, Midei M, Newman W, et al. Comparison of an everolimus-eluting stent and a paclitaxel-eluting stent in patients with coronary artery disease: a randomized trial. *JAMA* 2008;299:1903–1913.
84. Serruys PW, Silber S, Garg S, et al. Comparison of zotarolimus-eluting and everolimus-eluting coronary stents. *N Engl J Med* 2010;363:136–146.
85. Stone GW. *A Large Scale Randomized Comparison of Everolimus-Eluting and Paclitaxel-Eluting Stents: Three-Year Outcomes from the SPIRIT IV Trial*. San Francisco, CA: Transcatheter Cardiovascular Therapeutics; 2011.
86. Byrne RA, Kastrati A, Kufner S, et al. Randomized, non-inferiority trial of three limus agent-eluting stents with different polymer coatings: the Intracoronary Stenting and Angiographic Results: Test Efficacy of 3 Limus-Eluting Stents (ISAR-TEST-4) Trial. *Eur Heart J* 2009;30:2441–2449.
87. Jensen LO, Thayssen P, Hansen HS, et al. Randomized comparison of everolimus-eluting and sirolimus-eluting stents in patients treated with percutaneous coronary intervention (The SORT OUT IV Trial). *Circulation* 2012;125(10):1246–1255.
88. Kim WJ, Lee SW, Park SW, et al. Randomized comparison of everolimus-eluting stent versus sirolimus-eluting stent implantation for de novo coronary artery disease in patients with diabetes mellitus (ESSENCE-DIABETES): results from the ESSENCE-DIABETES trial. *Circulation* 2011;124:886–892.
89. Park KW, Chae IH, Lim DS, et al. Everolimus-eluting versus sirolimus-eluting stents in patients undergoing percutaneous coronary intervention: the EXCELLENT (Efficacy of Xience/Promus Versus Cypher to Reduce Late Loss After Stenting) randomized trial. *J Am Coll Cardiol* 2011;58:1844–1854.
90. Wiemer M, Serruys PW, Miquel-Hebert K, et al. Five-year long-term clinical follow-up of the XIENCE V everolimus eluting coronary stent system in the treatment of patients with de novo coronary artery lesions: the SPIRIT FIRST trial. *Catheter Cardiovasc Interv* 2010;75:997–1003.
91. Stone GW. *Comparison of Everolimus-Eluting and Paclitaxel-Eluting Stents: First Report of the Five-Year Clinical Outcomes from the SPIRIT III Trial*. San Francisco, CA: Transcatheter Cardiovascular Therapeutics; 2011.
92. Kedhi E. *COMPARE-AMI: Two-Year Outcomes from a Prospective Randomized Trial of Everolimus-Eluting Stents Compared to Paclitaxel-Eluting Stents in Patients with STEMI*. Washington, DC: Transcatheter Cardiovascular Therapeutics; 2010.
93. Kaiser C, Galatius S, Erne P, et al. Drug-eluting versus bare-metal stents in large coronary arteries. *N Engl J Med* 2010;363:2310–2319.
94. Byrne RA, Kastrati A, Massberg S, et al. Biodegradable polymer versus permanent polymer drug-eluting stents and everolimus- versus sirolimus-eluting stents in patients with coronary artery disease: 3-year outcomes from a randomized clinical trial. *J Am Coll Cardiol* 2011;58:1325–1331.
95. Sabate M, Cequier A, Iniguez A, et al. Rationale and design of the EXAMINATION trial: a randomised comparison between everolimus-eluting stents and cobalt-chromium bare-metal stents in ST-elevation myocardial infarction. *EuroIntervention* 2011;7:977–984.
96. Park DW, Kim YH, Song HG, et al. Comparison of everolimus- and sirolimus-eluting stents in patients with long coronary artery lesions: a randomized LONG-DES-III (Percutaneous Treatment of LONG Native Coronary Lesions With Drug-Eluting Stent-III) Trial. *JACC Cardiovasc Interv* 2011;4:1096–1103.
97. Silber S, Windecker S, Vranckx P, Serruys PW. Unrestricted randomised use of two new generation drug-eluting coronary stents: 2-year patient-related versus stent-related outcomes from the RESOLUTE All Comers trial. *Lancet* 2011;377:1241–1247.
98. von Birgelen C, Basalus MWZ, Tandjung K, et al. A randomized controlled trial in second-generation zotarolimus-eluting resolute stents versus everolimus-eluting xience v stents in real-world patients: the TWENTE Trial. *J Am Coll Cardiol* 2012;59(15):1350–1361.
99. Stone GW, Teirstein PS, Meredith IT, et al. A prospective, randomized evaluation of a novel everolimus-eluting coronary stent: the PLATINUM (a Prospective, Randomized, Multicenter Trial to Assess an Everolimus-Eluting Coronary Stent System [PROMUS Element] for the Treatment of Up to Two de novo Coronary Artery Lesions) trial. *J Am Coll Cardiol* 2011;57:1700–1708.
100. Baber U, Mehran R, Sharma SK, et al. Impact of the everolimus-eluting stent on stent thrombosis: a meta-analysis of 13 randomized trials. *J Am Coll Cardiol* 2011;58:1569–1577.
101. Räber L, Magro M, Stefanini GG, et al. Very late coronary stent thrombosis of a newer generation everolimus-eluting stent compared with early generation drug-eluting stents: a prospective cohort study. *Circulation* 2012;125(9):1110–1121.
102. Palmerini T, Biondi-Zoccai G, Riva DD, et al. Stent thrombosis with drug-eluting and bare-metal stents: evidence from a comprehensive network meta-analysis. *Lancet* 2012;379(9824):1393–1402.
103. Whelan DM, van der Giessen WJ, Krabbendam SC, et al. Biocompatibility of phosphorylcholine coated stents in normal porcine coronary arteries. *Heart* 2000;83:338–345.
104. Meredith IT, Ormiston J, Whitbourn R, et al. First-in-human study of the Endeavor ABT-578-eluting phosphorylcholine-encapsulated stent system in de novo native coronary artery lesions: Endeavor I Trial. *EuroIntervention* 2005;1:157–164.
105. Eisenstein EL, Wijns W, Fajadet J, et al. Long-term clinical and economic analysis of the Endeavor drug-eluting stent versus the

105. Driver bare-metal stent: 4-year results from the ENDEAVOR II trial (Randomized Controlled Trial to Evaluate the Safety and Efficacy of the Medtronic AVE ABT-578 Eluting Driver Coronary Stent in De Novo Native Coronary Artery Lesions). *JACC Cardiovasc Interv* 2009;2:1178–1187.
106. Fajadet J, Wijns W, Laarman GJ, et al. Randomized, double-blind, multicenter study of the Endeavor zotarolimus-eluting phosphorylcholine-encapsulated stent for treatment of native coronary artery lesions. Clinical and angiographic results of the ENDEAVOR II Trial. *Minerva Cardioangiol* 2007;55:1–18.
107. Kandzari DE, Leon MB, Popma JJ, et al. Comparison of zotarolimus-eluting and sirolimus-eluting stents in patients with native coronary artery disease: a randomized controlled trial. *J Am Coll Cardiol* 2006;48:2440–2447.
108. Pinto DS, Stone GW, Ellis SG, et al. Impact of routine angiographic follow-up on the clinical benefits of paclitaxel-eluting stents: results from the TAXUS-IV trial. *J Am Coll Cardiol* 2006;48:32–36.
109. Kandzari D. The "Final" Five-Year Follow-up from the ENDEAVOR IV Trial. *Comparing a Zotarolimus-Eluting Stent with a Paclitaxel-Eluting Stent*. San Francisco, CA: Transcatheter Cardiovascular Therapeutics; 2011.
110. Rasmussen K, Maeng M, Kaltoft A, et al. Efficacy and safety of zotarolimus-eluting and sirolimus-eluting coronary stents in routine clinical care (SORT OUT III): a randomised controlled superiority trial. *Lancet* 2010;375:1090–1099.
111. Byrne RA, Kastrati A, Tiroch K, et al. 2-year clinical and angiographic outcomes from a randomized trial of polymer-free dual drug-eluting stents versus polymer-based Cypher and Endeavor [corrected] drug-eluting stents. *J Am Coll Cardiol* 2010;55:2536–2543.
112. Byrne RA, Mehilli J, Iijima R, et al. A polymer-free dual drug-eluting stent in patients with coronary artery disease: a randomized trial vs. polymer-based drug-eluting stents. *Eur Heart J* 2009;30:923–931.
113. Park SJ. *The ZEST Trial: 2-Year Final Outcomes*. Washington, DC: Transcatheter Cardiovascular Therapeutics; 2010.
114. Park DW, Kim YH, Yun SC, et al. Comparison of zotarolimus-eluting stents with sirolimus- and paclitaxel-eluting stents for coronary revascularization: the ZEST (comparison of the efficacy and safety of zotarolimus-eluting stent with sirolimus-eluting and paclitaxel-eluting stent for coronary lesions) randomized trial. *J Am Coll Cardiol* 2010;56:1187–1195.
115. Mauri L, Massaro JM, Jiang S, et al. Long-term clinical outcomes with drug-eluting versus bare-metal coronary stents. *JACC Cardiovasc Interv* 2010;3:1240–1249.
116. Wenaweser P, Daemen J, Zwahlen M, et al. Incidence and correlates of drug-eluting stent thrombosis in routine clinical practice. 4-year results from a large 2-institutional cohort study. *J Am Coll Cardiol* 2008;52:1134–1140.
117. Meredith IT, Worthley S, Whitbourn R, et al. Clinical and angiographic results with the next-generation resolute stent system: a prospective, multicenter, first-in-human trial. *JACC Cardiovasc Interv* 2009;2:977–985.
118. Meredith IT, Worthley SG, Whitbourn R, et al. Long-term clinical outcomes with the next-generation Resolute Stent System: a report of the two-year follow-up from the RESOLUTE clinical trial. *EuroIntervention* 2010;5:692–697.
119. Chevalier B, Silber S, Park SJ, et al. Randomized comparison of the Nobori Biolimus A9-eluting coronary stent with the Taxus Liberte paclitaxel-eluting coronary stent in patients with stenosis in native coronary arteries: the NOBORI 1 trial--Phase 2. *Circ Cardiovasc Interv* 2009;2:188–195.
120. Ostojic M, Sagic D, Beleslin B, et al. First clinical comparison of Nobori -Biolimus A9 eluting stents with Cypher- Sirolimus eluting stents: Nobori Core nine months angiographic and one year clinical outcomes. *EuroIntervention* 2008;3:574–579.
121. Kadota K, Muramatsu T, Iwabuchi M, et al. Randomized comparison of the nobori biolimus A9-eluting stent with the sirolimus-eluting stent in patients with stenosis in native coronary arteries. *Catheter Cardiovasc Interv* 2012;80(5):789–796.
122. Grube E, Hauptmann KE, Buellesfeld L, Lim V, Abizaid A. Six-month results of a randomized study to evaluate safety and efficacy of a Biolimus A9 eluting stent with a biodegradable polymer coating. *EuroIntervention* 2005;1:53–57.
123. Windecker S, Serruys PW, Wandel S, et al. Biolimus-eluting stent with biodegradable polymer versus sirolimus-eluting stent with durable polymer for coronary revascularisation (LEADERS): a randomised non-inferiority trial. *Lancet* 2008;372:1163–1173.
124. Stefanini GG, Kalesan B, Serruys PW, et al. Long-term clinical outcomes of biodegradable polymer biolimus-eluting stents versus durable polymer sirolimus-eluting stents in patients with coronary artery disease (LEADERS): 4 year follow-up of a randomised non-inferiority trial. *Lancet* 2011;378:1940–1948.
125. Stone GW, Moses JW, Ellis SG, et al. Safety and efficacy of sirolimus- and paclitaxel-eluting coronary stents. *N Engl J Med* 2007;356:998–1008.
126. Win HK, Caldera AE, Maresh K, et al. Clinical outcomes and stent thrombosis following off-label use of drug-eluting stents. *JAMA* 2007;297:2001–2009.
127. Stettler C, Wandel S, Allemann S, et al. Outcomes associated with drug-eluting and bare-metal stents: a collaborative network meta-analysis. *Lancet* 2007;370:937–948.
128. Lagerqvist B, James SK, Stenestrand U, et al. Long-term outcomes with drug-eluting stents versus bare-metal stents in Sweden. *N Engl J Med* 2007;356:1009–1019.
129. James SK, Stenestrand U, Lindback J, et al. Long-term safety and efficacy of drug-eluting versus bare-metal stents in Sweden. *N Engl J Med* 2009;360:1933–1945.
130. Douglas PS, Brennan JM, Anstrom KJ, et al. Clinical effectiveness of coronary stents in elderly persons: results from 262,700 Medicare patients in the American College of Cardiology-National Cardiovascular Data Registry. *J Am Coll Cardiol* 2009;53:1629–1641.
131. Mauri L, Silbaugh TS, Garg P, et al. Drug-eluting or bare-metal stents for acute myocardial infarction. *N Engl J Med* 2008;359:1330–1342.
132. Tamai H, Igaki K, Kyo E, et al. Initial and 6-month results of biodegradable poly-l-lactic acid coronary stents in humans. *Circulation* 2000;102:399–404.
133. Ormiston JA, Serruys PW, Regar E, et al. A bioabsorbable everolimus-eluting coronary stent system for patients with single de-novo coronary artery lesions (ABSORB): a prospective open-label trial. *Lancet* 2008;371:899–907.
134. Tanimoto S, Serruys PW, Thuesen L, et al. Comparison of in vivo acute stent recoil between the bioabsorbable everolimus-eluting coronary stent and the everolimus-eluting cobalt chromium coronary stent: insights from the ABSORB and SPIRIT trials. *Catheter Cardiovasc Interv* 2007;70:515–523.
135. Tanimoto S, Bruining N, van Domburg RT, et al. Late stent recoil of the bioabsorbable everolimus-eluting coronary stent and its relationship with plaque morphology. *J Am Coll Cardiol* 2008;52:1616–1620.
136. Nieman K, Dudek D, Ormiston J, Thuesen L, Serruys PW. ABSORB Cohort A Trial: *Five Year Clinical and MSCT Results of the ABSORB Bioresorbable Everolimus Eluting Vascular Scaffold*. Orlando, FL: American Heart Association Scientific Sessions; 2011.
137. Serruys PW, Onuma Y, Ormiston JA, et al. Evaluation of the second generation of a bioresorbable everolimus drug-eluting vascular scaffold for treatment of de novo coronary artery stenosis: six-month clinical and imaging outcomes. *Circulation* 2010;122:2301–2312.
138. Serruys PW, Nieman K, Onuma Y. *ABSORB Cohort B Trial: 18 Month Clinical and MSCT Results of the ABSORB Bioresorbable Everolimus Eluting Vascular Scaffold*. San Francisco, CA: Transcatheter Cardiovascular Therapeutics; 2011.
139. Serruys PW, Onuma Y, Dudek D, et al. Evaluation of the second generation of a bioresorbable everolimus-eluting vascular scaffold for the treatment of de novo coronary artery stenosis: 12-month clinical and imaging outcomes. *J Am Coll Cardiol* 2011;58:1578–1588.
140. Karrillon GJ, Morice MC, Benveniste E, et al. Intracoronary stent implantation without ultrasound guidance and with replacement of conventional anticoagulation by antiplatelet therapy. 30-day clinical outcome of the French Multicenter Registry. *Circulation* 1996;94:1519–1527.
141. Dirschinger J, Kastrati A, Neumann FJ, et al. Influence of balloon pressure during stent placement in native coronary arteries on early and late angiographic and clinical outcome: A randomized evaluation of high-pressure inflation. *Circulation* 1999;100:918–923.
142. Hoffmann R, Haager P, Mintz GS, et al. The impact of high pressure vs low pressure stent implantation on intimal hyperplasia and follow-up lumen dimensions; results of a randomized trial. *Eur Heart J* 2001;22:2015–2024.
143. Fujii K, Carlier SG, Mintz GS, et al. Stent underexpansion and residual reference segment stenosis are related to stent thrombosis after sirolimus-eluting stent implantation: An intravascular ultrasound study. *J Am Coll Cardiol* 2005;45:995–998.
144. Fujii K, Mintz GS, Kobayashi Y, et al. Contribution of stent underexpansion to recurrence after sirolimus-eluting stent implantation

for in-stent restenosis. *Circulation* 2004;109:1085–1088.
145. de Ribamar Costa J Jr, Mintz GS, Carlier SG, et al. Intravascular ultrasonic assessment of stent diameters derived from manufacturer's compliance charts. *Am J Cardiol* 2005;96:74–78.
146. Moussa I, Di Mario C, Reimers B, Akiyama T, Tobis J, Colombo A. Subacute stent thrombosis in the era of intravascular ultrasound-guided coronary stenting without anticoagulation: frequency, predictors and clinical outcome. *J Am Coll Cardiol* 1997;29:6–12.
147. Cutlip DE, Baim DS, Ho KK, et al. Stent thrombosis in the modern era: a pooled analysis of multicenter coronary stent clinical trials. *Circulation* 2001;103:1967–1971.
148. Fitzgerald PJ, Oshima A, Hayase M, et al. Final results of the Can Routine Ultrasound Influence Stent Expansion (CRUISE) study. *Circulation* 2000;102:523–530.
149. Mudra H, di Mario C, de Jaegere P, et al. Randomized comparison of coronary stent implantation under ultrasound or angiographic guidance to reduce stent restenosis (OPTICUS Study). *Circulation* 2001;104:1343–1349.
150. Oemrawsingh PV, Mintz GS, Schalij MJ, Zwinderman AH, Jukema JW, van der Wall EE. Intravascular ultrasound guidance improves angiographic and clinical outcome of stent implantation for long coronary artery stenoses: final results of a randomized comparison with angiographic guidance (TULIP Study). *Circulation* 2003;107:62–67.
151. Colombo A. *AVIO: A Prospective Randomized Trial of Intravascular Ultrasound-Guided Compared to Angiography-Guided Stent Implantation in Complex Coronary Lesions*. Washington, DC: Transcatheter Cardiovascular Therapeutics; 2010.
152. Pijls NHJ, van Schaardenburgh P, Manoharan G, et al. Percutaneous coronary intervention of functionally nonsignificant stenosis: 5-year follow-up of the DEFER study. *J Am Coll Cardiol* 2007;49:2105–2111.
153. Tonino PAL, De Bruyne B, Pijls NHJ, et al. Fractional flow reserve versus angiography for guiding percutaneous coronary intervention. *N Engl J Med* 2009;360:213–224.
154. Tonino PA, De Bruyne B, Pijls NH, et al. Fractional flow reserve versus angiography for guiding percutaneous coronary intervention. *N Engl J Med* 2009;360:213–224.
155. Fearon WF, Bornschein B, Tonino PA, et al. Economic evaluation of fractional flow reserve-guided percutaneous coronary intervention in patients with multivessel disease. *Circulation* 2010;122:2545–2550.
156. Hanekamp CE, Koolen JJ, Pijls NH, Michels HR, Bonnier HJ. Comparison of quantitative coronary angiography, intravascular ultrasound, and coronary pressure measurement to assess optimum stent deployment. *Circulation* 1999;99:1015–1021.
157. Koo BK, Kang HJ, Youn TJ, et al. Physiologic assessment of jailed side branch lesions using fractional flow reserve. *J Am Coll Cardiol* 2005;46:633–637.
158. Prati F, Di Mario C, Moussa I, et al. In-stent neointimal proliferation correlates with the amount of residual plaque burden outside the stent: an intravascular ultrasound study. *Circulation* 1999;99:1011–1014.
159. Hoffmann R, Mintz GS, Popma JJ, et al. Treatment of calcified coronary lesions with Palmaz-Schatz stents. An intravascular ultrasound study. *Eur Heart J* 1998;19:1224–1231.
160. Hoffmann R, Mintz GS, Kent KM, et al. Comparative early and nine-month results of rotational atherectomy, stents, and the combination of both for calcified lesions in large coronary arteries. *Am J Cardiol* 1998;81:552–557.
161. Henneke KH, Regar E, Konig A, et al. Impact of target lesion calcification on coronary stent expansion after rotational atherectomy. *Am Heart J* 1999;137:93–99.
162. Stankovic G, Colombo A, Bersin R, et al. Comparison of directional coronary atherectomy and stenting versus stenting alone for the treatment of de novo and restenotic coronary artery narrowing. *Am J Cardiol* 2004;93:953–958.
163. Richardt G. *ROTAXUS: A Prospective, Randomized Trial of High-Speed Rotational Atherectomy Prior to Paclitaxel-Eluting Stent Implantation in Complex Calcified Coronary Artery Lesions*. San Francisco, CA: Transcatheter Cardiovascular Therapeutics; 2011.
164. Burzotta F, Parma A, Pristipino C, et al. Angiographic and clinical outcome of invasively managed patients with thrombosed coronary bare metal or drug-eluting stents: the OPTIMIST study. *Eur Heart J* 2008;29:3011–3021.
165. Holmes DR, Jr., Kereiakes DJ, Garg S, et al. Stent thrombosis. *J Am Coll Cardiol* 2010;56:1357–1365.
166. Iakovou I, Schmidt T, Bonizzoni E, et al. Incidence, predictors, and outcome of thrombosis after successful implantation of drug-eluting stents. *JAMA* 2005;293:2126–2130.
167. van Werkum JW, Heestermans AA, de Korte FI, et al. Long-term clinical outcome after a first angiographically confirmed coronary stent thrombosis: an analysis of 431 cases. *Circulation* 2009;119:828–834.
168. Cutlip DE, Windecker S, Mehran R, et al. Clinical end points in coronary stent trials: a case for standardized definitions. *Circulation* 2007;115:2344–2351.
169. Doyle B, Rihal CS, O'Sullivan CJ, et al. Outcomes of stent thrombosis and restenosis during extended follow-up of patients treated with bare-metal coronary stents. *Circulation* 2007;116:2391–2398.
170. Ellis SG, Stone GW, Cox DA, et al. Long-term safety and efficacy with paclitaxel-eluting stents: 5-year final results of the TAXUS IV clinical trial (TAXUS IV-SR: Treatment of De Novo Coronary Disease Using a Single Paclitaxel-Eluting Stent). *JACC Cardiovasc Interv* 2009;2:1248–1259.
171. Weisz G, Leon MB, Holmes DRJr, et al. Five-year follow-up after sirolimus-eluting stent implantation results of the SIRIUS (Sirolimus-Eluting Stent in De-Novo Native Coronary Lesions) Trial. *J Am Coll Cardiol* 2009;53:1488–1497.
172. Stone GW, Moses JW, Ellis SG, et al. Safety and efficacy of sirolimus- and paclitaxel-eluting coronary stents. *N Engl J Med* 2007;356:998–1008.
173. Mauri L, Hsieh WH, Massaro JM, Ho KK, D'Agostino R, Cutlip DE. Stent thrombosis in randomized clinical trials of drug-eluting stents. *N Engl J Med* 2007;356:1020–1029.
174. Stone GW, Ellis SG, Colombo A, et al. Offsetting impact of thrombosis and restenosis on the occurrence of death and myocardial infarction after paclitaxel-eluting and bare metal stent implantation. *Circulation* 2007;115:2842–2847.
175. Kirtane AJ, Stone GW. How to minimize stent thrombosis. *Circulation* 2011;124:1283–1287.
176. Aoki J, Lansky AJ, Mehran R, et al. Early stent thrombosis in patients with acute coronary syndromes treated with drug-eluting and bare metal stents: the Acute Catheterization and Urgent Intervention Triage Strategy trial. *Circulation* 2009;119:687–698.
177. Kuchulakanti PK, Chu WW, Torguson R, et al. Correlates and long-term outcomes of angiographically proven stent thrombosis with sirolimus- and paclitaxel-eluting stents. *Circulation* 2006;113:1108–1113.
178. Mishkel GJ, Moore AL, Markwell S, Shelton ME. Correlates of late and very late thrombosis of drug eluting stents. *Am Heart J* 2008;156:141–147.
179. Cayla G, Hulot JS, O'Connor SA, et al. Clinical, angiographic, and genetic factors associated with early coronary stent thrombosis. *JAMA* 2011;306:1765–1774.
180. Stone GW. *ADAPT-DES: A Large-Scale, Prospective, Multicenter Registry Examining the Relationship of Platelet Responsiveness to Stent Thrombosis After DES Implantation*. San Francisco, CA: Transcatheter Cardiovascular Therapeutics; 2011.
181. Wiviott SD, Braunwald E, McCabe CH, et al. Prasugrel versus clopidogrel in patients with acute coronary syndromes. *N Engl J Med* 2007;357:2001–2015.
182. Wallentin L, Becker RC, Budaj A, et al. Ticagrelor versus clopidogrel in patients with acute coronary syndromes. *N Engl J Med* 2009;361:1045–1057.
183. Mehta SR, Tanguay JF, Eikelboom JW, et al. Double-dose versus standard-dose clopidogrel and high-dose versus low-dose aspirin in individuals undergoing percutaneous coronary intervention for acute coronary syndromes (CURRENT-OASIS 7): a randomised factorial trial. *Lancet* 2010;376:1233–1243.
184. Price MJ, Berger PB, Teirstein PS, et al. Standard- vs high-dose clopidogrel based on platelet function testing after percutaneous coronary intervention: the GRAVITAS randomized trial. *JAMA* 2011;305:1097–1105.
185. Fujii K, Carlier SG, Mintz GS, et al. Stent underexpansion and residual reference segment stenosis are related to stent thrombosis after sirolimus-eluting stent implantation: an intravascular ultrasound study. *J Am Coll Cardiol* 2005;45:995–998.
186. Liu X, Doi H, Maehara A, et al. A volumetric intravascular ultrasound comparison of early drug-eluting stent thrombosis versus restenosis. *JACC Cardiovasc Interv* 2009;2:428–434.
187. Okabe T, Mintz GS, Buch AN, et al. Intravascular ultrasound parameters associated with stent thrombosis after drug-eluting stent deployment. *Am J Cardiol* 2007;100:615–620.
188. Cook S, Ladich E, Nakazawa G, et al. Correlation of intravascular ultrasound findings with histopathological analysis of thrombus aspirates in patients with very late drug-eluting stent thrombosis.

189. Aoki J, Nakazawa G, Tanabe K, et al. Incidence and clinical impact of coronary stent fracture after sirolimus-eluting stent implantation. *Catheter Cardiovasc Interv* 2007;69:380–386.
190. Kandzari DE, Rao SV, Moses JW, et al. Clinical and angiographic outcomes with sirolimus-eluting stents in total coronary occlusions: the ACROSS/TOSCA-4 (Approaches to Chronic Occlusions With Sirolimus-Eluting Stents/Total Occlusion Study of Coronary Arteries-4) trial. *JACC Cardiovasc Interv* 2009;2:97–106.
191. Nakazawa G, Finn AV, Vorpahl M, et al. Incidence and predictors of drug-eluting stent fracture in human coronary artery a pathologic analysis. *J Am Coll Cardiol* 2009;54:1924–1931.
192. Cook S, Wenaweser P, Togni M, et al. Incomplete stent apposition and very late stent thrombosis after drug-eluting stent implantation. *Circulation* 2007;115:2426–2434.
193. Hassan AK, Bergheanu SC, Stijnen T, et al. Late stent malapposition risk is higher after drug-eluting stent compared with bare-metal stent implantation and associates with late stent thrombosis. *Eur Heart J* 2010;31:1172–1180.
194. Joner M, Finn AV, Farb A, et al. Pathology of drug-eluting stents in humans: delayed healing and late thrombotic risk. *J Am Coll Cardiol* 2006;48:193–202.
195. Kotani J, Awata M, Nanto S, et al. Incomplete neointimal coverage of sirolimus-eluting stents: angioscopic findings. *J Am Coll Cardiol* 2006;47:2108–2111.
196. Higo T, Ueda Y, Oyabu J, et al. Atherosclerotic and thrombogenic neointima formed over sirolimus drug-eluting stent: an angioscopic study. *JACC Cardiovasc Imaging* 2009;2:616–624.
197. Roy P, Steinberg DH, Sushinsky SJ, et al. The potential clinical utility of intravascular ultrasound guidance in patients undergoing percutaneous coronary intervention with drug-eluting stents. *Eur Heart J* 2008;29:1851–1857.
198. Hall P, Nakamura S, Maiello L, et al. A randomized comparison of combined ticlopidine and aspirin therapy versus aspirin therapy alone after successful intravascular ultrasound-guided stent implantation. *Circulation* 1996;93:215–222.
199. Cannon CP, Harrington RA, James S, et al. Comparison of ticagrelor with clopidogrel in patients with a planned invasive strategy for acute coronary syndromes (PLATO): a randomised double-blind study. *Lancet* 2010;375:283–293.
200. Montalescot G, Wiviott SD, Braunwald E, et al. Prasugrel compared with clopidogrel in patients undergoing percutaneous coronary intervention for ST-elevation myocardial infarction (TRITON-TIMI 38): double-blind, randomised controlled trial. *Lancet* 2009;373:723–731.
201. Airoldi F, Colombo A, Morici N, et al. Incidence and predictors of drug-eluting stent thrombosis during and after discontinuation of thienopyridine treatment. *Circulation* 2007;116:745–754.
202. van Werkum JW, Heestermans AA, Zomer AC, et al. Predictors of coronary stent thrombosis: the Dutch Stent Thrombosis Registry. *J Am Coll Cardiol* 2009;53:1399–1409.
203. Brar SS, Kim J, Brar SK, et al. Long-term outcomes by clopidogrel duration and stent type in a diabetic population with de novo coronary artery lesions. *J Am Coll Cardiol* 2008;51:2220–2227.
204. Eisenstein EL, Anstrom KJ, Kong DF, et al. Clopidogrel use and long-term clinical outcomes after drug-eluting stent implantation. *JAMA* 2007;297:159–168.
205. Harjai KJ, Shenoy C, Orshaw P, Boura J. Dual antiplatelet therapy for more than 12 months after percutaneous coronary intervention: insights from the Guthrie PCI Registry. *Heart* 2009;95:1579–1586.
206. Park SJ, Park DW, Kim YH, et al. Duration of dual antiplatelet therapy after implantation of drug-eluting stents. *N Engl J Med* 2010;362:1374–1382.
207. Valgimigli M, Campo G, Monti M, et al. Short-versus long-term duration of dual antiplatelet therapy after coronary stenting: a randomized multicentre trial. *Circulation* 2012.
208. Gwon HC, Hahn JY, Park KW, et al. Six-month versus 12-month dual antiplatelet therapy after implantation of drug-eluting stents: The Efficacy of Xience/Promus Versus Cypher to Reduce Late Loss After Stenting (EXCELLENT) Randomized, Multicenter Study. *Circulation* 2012;125:505–513.
209. Mauri L, Kereiakes DJ, Normand SL, et al. Rationale and design of the dual antiplatelet therapy study, a prospective, multicenter, randomized, double-blind trial to assess the effectiveness and safety of 12 versus 30 months of dual antiplatelet therapy in subjects undergoing percutaneous coronary intervention with either drug-eluting stent or bare metal stent placement for the treatment of coronary artery lesions. *Am Heart J* 2010;160:1035–1041, 1041 e1.
210. Rinfret S, Cutlip DE, Katsiyiannis PT, et al. Rheolytic thrombectomy and platelet glycoprotein IIb/IIIa blockade for stent thrombosis. *Catheter Cardiovasc Interv* 2002;57:24–30.
211. Mintz GS, Popma JJ, Hong MK, et al. Intravascular ultrasound to discern device-specific effects and mechanisms of restenosis. *Am J Cardiol* 1996;78:18–22.
212. Chen MS, John JM, Chew DP, Lee DS, Ellis SG, Bhatt DL. Bare metal stent restenosis is not a benign clinical entity. *Am Heart J* 2006;151:1260–1264.
213. Nayak AK, Kawamura A, Nesto RW, et al. Myocardial infarction as a presentation of clinical in-stent restenosis. *Circ J* 2006;70:1026–1029.
214. Doi H, Maehara A, Mintz GS, et al. Impact of post-intervention minimal stent area on 9-month follow-up patency of paclitaxel-eluting stents: an integrated intravascular ultrasound analysis from the TAXUS IV, V, and VI and TAXUS ATLAS Workhorse, Long Lesion, and Direct Stent Trials. *JACC Cardiovasc Interv* 2009;2:1269–1275.
215. Morino Y, Honda Y, Okura H, et al. An optimal diagnostic threshold for minimal stent area to predict target lesion revascularization following stent implantation in native coronary lesions. *Am J Cardiol* 2001;88:301–303.
216. Sonoda S, Morino Y, Ako J, et al. Impact of final stent dimensions on long-term results following sirolimus-eluting stent implantation: serial intravascular ultrasound analysis from the sirius trial. *J Am Coll Cardiol* 2004;43:1959–1963.
217. Liu J, Maehara A, Mintz GS, et al. An integrated TAXUS IV, V, and VI intravascular ultrasound analysis of the predictors of edge restenosis after bare metal or paclitaxel-eluting stents. *Am J Cardiol* 2009;103:501–506.
218. Sakurai R, Ako J, Morino Y, et al. Predictors of edge stenosis following sirolimus-eluting stent deployment (a quantitative intravascular ultrasound analysis from the SIRIUS trial). *Am J Cardiol* 2005;96:1251–1253.
219. Costa MA, Angiolillo DJ, Tannenbaum M, et al. Impact of stent deployment procedural factors on long-term effectiveness and safety of sirolimus-eluting stents (final results of the multicenter prospective STLLR trial). *Am J Cardiol* 2008;101:1704–1711.
220. Popma JJ, Tiroch K, Almonacid A, Cohen S, Kandzari DE, Leon MB. A qualitative and quantitative angiographic analysis of stent fracture late following sirolimus-eluting stent implantation. *Am J Cardiol* 2009;103:923–929.
221. Koster R, Vieluf D, Kiehn M, et al. Nickel and molybdenum contact allergies in patients with coronary in-stent restenosis. *Lancet* 2000;356:1895–1897.
222. Nakazawa G, Tanabe K, Aoki J, et al. Sirolimus-eluting stents suppress neointimal formation irrespective of metallic allergy. *Circ J* 2008;72:893–896.
223. Norgaz T, Hobikoglu G, Serdar ZA, et al. Is there a link between nickel allergy and coronary stent restenosis? *Tohoku J Exp Med* 2005;206:243–246.
224. Hanioka N, Matsumoto K, Saito Y, Narimatsu S. Functional characterization of CYP2C8.13 and CYP2C8.14: catalytic activities toward paclitaxel. *Basic Clin Pharmacol Toxicol* 2010;107:565–569.
225. Huang S, Houghton PJ. Mechanisms of resistance to rapamycins. *Drug Resist Update* 2001;4:378–391.
226. Monraats PS, de Vries F, de Jong LW, et al. Inflammation and apoptosis genes and the risk of restenosis after percutaneous coronary intervention. *Pharmacogenet Genomics* 2006;16:747–754.
227. Vogiatzi K, Apostolakis S, Voudris V, Thomopoulou S, Kochiadakis GE, Spandidos DA. Interleukin 8 gene polymorphisms and susceptibility to restenosis after percutaneous coronary intervention. *J Thromb Thrombolysis* 2010;29:134–140.
228. Nakazawa G, Ladich E, Finn AV, Virmani R. Pathophysiology of vascular healing and stent mediated arterial injury. *EuroIntervention* 2008;4(suppl C):C7–C10.
229. Cutlip DE, Chauhan MS, Baim DS, et al. Clinical restenosis after coronary stenting: perspectives from multicenter clinical trials. *J Am Coll Cardiol* 2002;40:2082–2089.
230. Elezi S, Kastrati A, Pache J, et al. Diabetes mellitus and the clinical and angiographic outcome after coronary stent placement. *J Am Coll Cardiol* 1998;32:1866–1873.
231. Kastrati A, Schomig A, Elezi S, et al. Predictive factors of restenosis after coronary stent placement. *J Am Coll Cardiol* 1997;30:1428–1436.
232. Mercado N, Boersma E, Wijns W, et al. Clinical and quantitative coronary angiographic predictors of coronary restenosis: a compara-

tive analysis from the balloon-to-stent era. *J Am Coll Cardiol* 2001; 38:645–652.
233. Singh M, Gersh BJ, McClelland RL, et al. Clinical and angiographic predictors of restenosis after percutaneous coronary intervention: insights from the Prevention of Restenosis With Tranilast and Its Outcomes (PRESTO) trial. *Circulation* 2004;109: 2727–2731.
234. West NE, Ruygrok PN, Disco CM, et al. Clinical and angiographic predictors of restenosis after stent deployment in diabetic patients. *Circulation* 2004;109:867–873.
235. Lemos PA, Hoye A, Goedhart D, et al. Clinical, angiographic, and procedural predictors of angiographic restenosis after sirolimus-eluting stent implantation in complex patients: an evaluation from the Rapamycin-Eluting Stent Evaluated At Rotterdam Cardiology Hospital (RESEARCH) study. *Circulation* 2004;109:1366–1370.
236. Beohar N, Davidson CJ, Kip KE, et al. Outcomes and complications associated with off-label and untested use of drug-eluting stents. *JAMA* 2007;297:1992–2000.
237. Ko DT, Chiu M, Guo H, et al. Safety and effectiveness of drug-eluting and bare-metal stents for patients with off- and on-label indications. *J Am Coll Cardiol* 2009;53:1773–1782.
238. Marroquin OC, Selzer F, Mulukutla SR, et al. A comparison of bare-metal and drug-eluting stents for off-label indications. *N Engl J Med* 2008;358:342–352.
239. Sanidas E, Mintz G, Maehara A, et al. Intracoronary ultrasound for optimizing stent implantation. *Curr Cardiovasc Imaging Rep* 2010;3:230–236.
240. Parise H, Maehara A, Stone GW, Leon MB, Mintz GS. Meta-analysis of randomized studies comparing intravascular ultrasound versus angiographic guidance of percutaneous coronary intervention in pre-drug-eluting stent era. *Am J Cardiol* 2011;107:374–382.
241. Kimura T, Yokoi H, Nakagawa Y, et al. Three-year follow-up after implantation of metallic coronary-artery stents. *N Engl J Med* 1996;334:561–566.
242. Mintz GS, Weissman NJ. Intravascular ultrasound in the drug-eluting stent era. *J Am Coll Cardiol* 2006;48:421–429.
243. Hasegawa K, Ito M, Oda M, et al. Intravascular ultrasonic imaging of vulnerable plaque in a bare metal stent 10 years after implantation. *Circulation* 2010;122:1341.
244. Byrne RA. *ISAR-TEST-4: Two-Year Clinical and Angiographic Outcomes from a Prospective Randomized Trial of Everolimus-Eluting Stents and Sirolimus-Eluting Stents in Patients with Coronary Artery Disease*. Washington, DC: Transcatheter Cardiovascular Therapeutics; 2010.
245. Claessen BE, Beijk MA, Legrand V, et al. Two-year clinical, angiographic, and intravascular ultrasound follow-up of the XIENCE V everolimus-eluting stent in the treatment of patients with de novo native coronary artery lesions: the SPIRIT II trial. *Circ Cardiovasc Interv* 2009;2:339–347.
246. Raber L. *SIRTAX-LATE: Five-Year Clinical and Angiographic Follow-up from a Prospective Randomized Trial of Sirolimus-Eluting and Paclitaxel-Eluting Stents*. Washington, DC: Transcatheter Cardiovascular Therapeutics; 2010.
247. Tsuchida K, Piek JJ, Neumann FJ, et al. One-year results of a durable polymer everolimus-eluting stent in de novo coronary narrowings (The SPIRIT FIRST Trial). *EuroIntervention* 2005;1:266–272.
248. Tsuchida K, Serruys PW, Bruining N, et al. Two-year serial coronary angiographic and intravascular ultrasound analysis of in-stent angiographic late lumen loss and ultrasonic neointimal volume from the TAXUS II trial. *Am J Cardiol* 2007;99:607–615.
249. Caixeta A, Lansky AJ, Serruys PW. Clinical follow-up 3 years after everolimus-eluting and paclitaxel-eluting stents. *J Am Coll Cardiol Intv* 2010;In Press.
250. Raber L. *SIRTAX-LATE: Five-Year Clinical and Angiographic Follow-up from a Prospective Randomized Trial of Sirolimus-Eluting and Paclitaxel-Eluting Stents*. San Francisco, CA: Transcatheter Cardiovascular Therapeutics; 2009.
251. Stone GW. *SPIRIT IV: Two-Year Results from a Prospective Randomized Trial of Everolimus-Eluting Stents Compared to Paclitaxel-Eluting Stents in Patients with Coronary Artery Disease*. Washington, DC: Transcatheter Cardiovascular Therapeutics; 2010.
252. Elezi S, Kastrati A, Hadamitzky M, Dirschinger J, Neumann FJ, Schomig A. Clinical and angiographic follow-up after balloon angioplasty with provisional stenting for coronary in-stent restenosis. *Catheter Cardiovasc Interv* 1999;48:151–156.
253. Mehran R, Dangas G, Abizaid AS, et al. Angiographic patterns of in-stent restenosis: classification and implications for long-term outcome. *Circulation* 1999;100:1872–1878.
254. Mintz GS. Features and parameters of drug-eluting stent deployment discoverable by intravascular ultrasound. *Am J Cardiol* 2007;100:26M–35M.
255. Mintz GS, Mehran R, Waksman R, et al. Treatment of in-stent restenosis. *Semin Interv Cardiol* 1998;3:117–121.
256. Leon MB, Teirstein PS, Moses JW, et al. Localized intracoronary gamma-radiation therapy to inhibit the recurrence of restenosis after stenting. *N Engl J Med* 2001;344:250–256.
257. Waksman R, Raizner AE, Yeung AC, Lansky AJ, Vandertie L. Use of localised intracoronary beta radiation in treatment of in-stent restenosis: the INHIBIT randomised controlled trial. *Lancet* 2002;359:551–557.
258. Grise MA, Massullo V, Jani S, et al. Five-year clinical follow-up after intracoronary radiation: results of a randomized clinical trial. *Circulation* 2002;105:2737–2740.
259. Waksman R, Ajani AE, White RL, et al. Five-year follow-up after intracoronary gamma radiation therapy for in-stent restenosis. *Circulation* 2004;109:340–344.
260. Holmes DR, Jr., Teirstein P, Satler L, et al. Sirolimus-eluting stents vs vascular brachytherapy for in-stent restenosis within bare-metal stents: the SISR randomized trial. *JAMA* 2006;295:1264–1273.
261. Stone GW, Ellis SG, O'Shaughnessy CD, et al. Paclitaxel-eluting stents vs vascular brachytherapy for in-stent restenosis within bare-metal stents: the TAXUS V ISR randomized trial. *JAMA* 2006;295:1253–1263.
262. Ellis SG, O'Shaughnessy CD, Martin SL, et al. Two-year clinical outcomes after paclitaxel-eluting stent or brachytherapy treatment for bare metal stent restenosis: the TAXUS V ISR trial. *Eur Heart J* 2008;29:1625–1634.
263. Holmes DR, Jr., Teirstein PS, Satler L, et al. 3-year follow-up of the SISR (Sirolimus-Eluting Stents Versus Vascular Brachytherapy for In-Stent Restenosis) trial. *JACC Cardiovasc Interv* 2008; 1:439–448.
264. Kastrati A, Mehilli J, von Beckerath N, et al. Sirolimus-eluting stent or paclitaxel-eluting stent vs balloon angioplasty for prevention of recurrences in patients with coronary in-stent restenosis: a randomized controlled trial. *JAMA* 2005;293:165–171.
265. Rittger H, Brachmann J, Sinha AM, et al. A randomized, multicenter, single-blinded trial comparing paclitaxel-coated balloon angioplasty with plain balloon angioplasty in drug-eluting stent restenosis: The PEPCAD-DES Study. *J Am Coll Cardiol* 2012 Apr 10;59(15):1377–82.
266. Chevalier B. *CRISTAL: A Prospective Randomized Trial of Sirolimus-Eluting Stents Compared to Balloon Angioplasty for Restenosis of Drug-Eluting Coronary Stents*. Washington, DC: Transcatheter Cardiovascular Therapeutics; 2010.
267. Mehilli J, Byrne RA, Tiroch K, et al. Randomized trial of paclitaxel- versus sirolimus-eluting stents for treatment of coronary restenosis in sirolimus-eluting stents: the ISAR-DESIRE 2 (Intracoronary Stenting and Angiographic Results: Drug Eluting Stents for In-Stent Restenosis 2) study. *J Am Coll Cardiol* 2010;55: 2710–2716.
268. Song HG, Park DW, Kim YH, et al. Randomized trial of optimal treatment strategies for in-stent restenosis after drug-eluting stent implantation. *J Am Coll Cardiol* 2012;59:1093–1100.
269. Tamhane U, Meier P, Chetcuti S, et al. Efficacy of cilostazol in reducing restenosis in patients undergoing contemporary stent based PCI: a meta-analysis of randomised controlled trials. *EuroIntervention* 2009;5:384–393.
270. Bonello L, Kaneshige K, De Labriolle A, et al. Vascular brachytherapy for patients with drug-eluting stent restenosis. *J Intervent Cardiol* 2008;21:528–534.
271. Rodriguez AE, Granada JF, Rodriguez-Alemparte M, et al. Oral rapamycin after coronary bare-metal stent implantation to prevent restenosis: the Prospective, Randomized Oral Rapamycin in Argentina (ORAR II) Study. *J Am Coll Cardiol* 2006;47:1522–1529.
272. Fischman DL, Savage MP, Leon MB, et al. Fate of lesion-related side branches after coronary artery stenting. *J Am Coll Cardiol* 1993;22:1641–1646.
273. Aliabadi D, Tilli FV, Bowers TR, et al. Incidence and angiographic predictors of side branch occlusion following high-pressure intracoronary stenting. *Am J Cardiol* 1997;80:994–997.
274. Poerner TC, Kralev S, Voelker W, et al. Natural history of small and medium-sized side branches after coronary stent implantation. *Am Heart J* 2002;143:627–635.
275. Lefevre T, Louvard Y, Morice MC, et al. Stenting of bifurcation

275. lesions: classification, treatments, and results. *Catheter Cardiovasc Interv* 2000;49:274–283.
276. Brunel P, Lefevre T, Darremont O, Louvard Y. Provisional T-stenting and kissing balloon in the treatment of coronary bifurcation lesions: results of the French multicenter "TULIPE" study. *Catheter Cardiovasc Interv* 2006;68:67–73.
277. Steigen TK, Maeng M, Wiseth R, et al. Randomized study on simple versus complex stenting of coronary artery bifurcation lesions: The Nordic Bifurcation Study. *Circulation* 2006;114:1955–1961.
278. Holmes DR Jr, Garratt KN, Popma J. Stent Complications. *J Invasive Cardiol* 1998;10:385–395.
279. Kozman H, Wiseman AH, Cook JR. Long-term outcome following coronary stent embolization or misdeployment. *Am J Cardiol* 2001;88:630–634.
280. Alfonso F, Martinez D, Hernandez R, et al. Stent embolization during intracoronary stenting. *Am J Cardiol* 1996;78:833–835.
281. Bolte J, Neumann U, Pfafferott C, et al. Incidence, management, and outcome of stent loss during intracoronary stenting. *Am J Cardiol* 2001;88:565–567.
282. Eggebrecht H, Haude M, von Birgelen C, et al. Nonsurgical retrieval of embolized coronary stents. *Catheter Cardiovasc Interv* 2000;51:432–440.
283. Ellis SG, Ajluni S, Arnold AZ, et al. Increased coronary perforation in the new device era. Incidence, classification, management, and outcome. *Circulation* 1994;90:2725–2730.
284. Dippel EJ, Kereiakes DJ, Tramuta DA, et al. Coronary perforation during percutaneous coronary intervention in the era of abciximab platelet glycoprotein IIb/IIIa blockade: an algorithm for percutaneous management. *Catheter Cardiovasc Interv* 2001;52:279–286.
285. Thibodeaux LC, James KV, Lohr JM, Welling RE, Roberts WH. Infection of endovascular stents in a swine model. *Am J Surg* 1996;172:151–154.
286. Leroy O, Martin E, Prat A, et al. Fatal infection of coronary stent implantation. *Cathet Cardiovasc Diagn* 1996;39:168–170; discussion 171.
287. Dieter RS. Coronary artery stent infection. *Clin Cardiol* 2000;23:808–810.
288. Romero-Brufau S, Best PJ, Holmes DR Jr, et al. Outcomes After Coronary Stent Implantation in Patients With Metal Allergy. *Circ Cardiovasc Interv* 2012 Apr;5(2):220–6.
289. Keeley EC, Boura JA, Grines CL. Primary angioplasty versus intravenous thrombolytic therapy for acute myocardial infarction: a quantitative review of 23 randomised trials. *Lancet* 2003;361:13–20.
290. De Luca G, Suryapranata H, Stone GW, et al. Coronary stenting versus balloon angioplasty for acute myocardial infarction: a meta-regression analysis of randomized trials. *Int J Cardiol* 2008;126:37–44.
291. Nakazawa G, Finn AV, Joner M, et al. Delayed arterial healing and increased late stent thrombosis at culprit sites after drug-eluting stent placement for acute myocardial infarction patients: an autopsy study. *Circulation* 2008;118:1138–1145.
292. Stone GW, Witzenbichler B, Guagliumi G, et al. Bivalirudin during primary PCI in acute myocardial infarction. *N Engl J Med* 2008;358:2218–2230.
293. Sianos G, Papafaklis MI, Daemen J, et al. Angiographic stent thrombosis after routine use of drug-eluting stents in st-segment elevation myocardial infarction: the importance of thrombus burden. *J Am Coll Cardiol* 2007;50:573–583.
294. Stone GW. *HORIZONS-AMI: Three-Year Follow-up from a Prospective Randomized Trial of Antithrombin Strategies and Drug-Eluting Stents in Patients with Acute Myocardial Infarction Undergoing Primary Angioplasty*. Washington, DC: Transcatheter Cardiovascular Therapeutics; 2010.
295. Stone GW, Lansky AJ, Pocock SJ, et al. Paclitaxel-eluting stents versus bare-metal stents in acute myocardial infarction. *N Engl J Med* 2009;360:1946–1959.
296. Stone GW, Parise H, Witzenbichler B, et al. Selection criteria for drug-eluting versus bare-metal stents and the impact of routine angiographic follow-up: 2-year insights from the HORIZONS-AMI (Harmonizing Outcomes With Revascularization and Stents in Acute Myocardial Infarction) trial. *J Am Coll Cardiol* 2010;56:1597–1604.
297. Brar SS, Leon MB, Stone GW, et al. Use of drug-eluting stents in acute myocardial infarction: a systematic review and meta-analysis. *J Am Coll Cardiol* 2009;53:1677–1689.
298. Kalesan B, Pilgrim T, Heinimann K, et al. Comparison of drug-eluting stents with bare metal stents in patients with ST-segment elevation myocardial infarction. *Eur Heart J* 2012.
299. Topol EJ. Coronary angioplasty for acute myocardial infarction. *Ann Intern Med* 1988;109:970–980.
300. Spertus JA, Kettelkamp R, Vance C, et al. Prevalence, predictors, and consequences of premature discontinuation of thienopyridine therapy after drug-eluting stent placement: results from the PREMIER registry. *Circulation* 2006;113:2803–2809.
301. Fajadet J, Wijns W, Laarman GJ, et al. Randomized, double-blind, multicenter study of the Endeavor zotarolimus-eluting phosphorylcholine-encapsulated stent for treatment of native coronary artery lesions: clinical and angiographic results of the ENDEAVOR II trial. *Circulation* 2006;114:798–806.
302. Hermiller JB, Raizner A, Cannon L, et al. Outcomes with the polymer-based paclitaxel-eluting TAXUS stent in patients with diabetes mellitus: the TAXUS-IV trial. *J Am Coll Cardiol* 2005;45:1172–1179.
303. Moussa I, Leon MB, Baim DS, et al. Impact of sirolimus-eluting stents on outcome in diabetic patients: a SIRIUS (SIRolImUS-coated Bx Velocity balloon-expandable stent in the treatment of patients with de novo coronary artery lesions) substudy. *Circulation* 2004;109:2273–2278.
304. Dawkins KD, Stone GW, Colombo A, et al. Integrated analysis of medically treated diabetic patients in the TAXUS(R) program: benefits across stent platforms, paclitaxel release formulations, and diabetic treatments. *EuroIntervention* 2006;2:61–68.
305. Mitsuuchi Y, Johnson SW, Selvakumaran M, Williams SJ, Hamilton TC, Testa JR. The phosphatidylinositol 3-kinase/AKT signal transduction pathway plays a critical role in the expression of p21WAF1/CIP1/SDI1 induced by cisplatin and paclitaxel. *Cancer Res* 2000;60:5390–5394.
306. Rocic P. Differential phosphoinositide 3-kinase signaling: implications for PTCA? *Am J Physiol Heart Circ Physiol* 2009;297:H1970–H1971.
307. Morice MC, Colombo A, Meier B, et al. Sirolimus- vs paclitaxel-eluting stents in de novo coronary artery lesions: the REALITY trial: a randomized controlled trial. *JAMA* 2006;295:895–904.
308. Dibra A, Kastrati A, Mehilli J, et al. Paclitaxel-eluting or sirolimus-eluting stents to prevent restenosis in diabetic patients. *N Engl J Med* 2005;353:663–670.
309. Stone GW, Kedhi E, Kereiakes DJ, et al. Differential clinical responses to everolimus-eluting and Paclitaxel-eluting coronary stents in patients with and without diabetes mellitus. *Circulation*. 2011 Aug 23;124(8):893–900.
310. *Instructions for Use: Resolute Integrity Zotarolimus-Eluting Coronary Stent System*; 2012. Medtronic, Santa Rosa, CA
311. Daemen J, Boersma E, Flather M, et al. Long-term safety and efficacy of percutaneous coronary intervention with stenting and coronary artery bypass surgery for multivessel coronary artery disease: a meta-analysis with 5-year patient-level data from the ARTS, ERACI-II, MASS-II, and SoS trials. *Circulation* 2008;118:1146–1154.
312. Kapur A, Hall RJ, Malik IS, et al. Randomized comparison of percutaneous coronary intervention with coronary artery bypass grafting in diabetic patients. 1-year results of the CARDia (Coronary Artery Revascularization in Diabetes) trial. *J Am Coll Cardiol* 2010;55:432–440.
313. Farkouh ME, Dangas G, Leon MB, et al. Design of the Future REvascularization Evaluation in patients with Diabetes mellitus: Optimal management of Multivessel disease (FREEDOM) Trial. *Am Heart J* 2008;155:215–223.
314. Hlatky MA, Boothroyd DB, Bravata DM, et al. Coronary artery bypass surgery compared with percutaneous coronary interventions for multivessel disease: a collaborative analysis of individual patient data from ten randomised trials. *Lancet* 2009;373:1190–1197.
315. O'Keefe JH Jr, Hartzler GO, Rutherford BD, et al. Left main coronary angioplasty: early and late results of 127 acute and elective procedures. *Am J Cardiol* 1989;64:144–147.
316. Tan WA, Tamai H, Park SJ, et al. Long-term clinical outcomes after unprotected left main trunk percutaneous revascularization in 279 patients. *Circulation* 2001;104:1609–1614.
317. Erglis A, Narbute I, Kumsars I, et al. A randomized comparison of paclitaxel-eluting stents versus bare-metal stents for treatment of unprotected left main coronary artery stenosis. *J Am Coll Cardiol* 2007;50:491–497.
318. Mehilli J, Kastrati A, Byrne RA, et al. Paclitaxel- versus sirolimus-eluting stents for unprotected left main coronary artery disease. *J Am Coll Cardiol* 2009;53:1760–1768.
319. Buszman PE, Kiesz SR, Bochenek A, et al. Acute and late outcomes of unprotected left main stenting in comparison with surgical revascularization. *J Am Coll Cardiol* 2008;51:538–545.
320. Serruys PW, Morice MC, Kappetein AP, et al. Percutaneous coronary

intervention versus coronary-artery bypass grafting for severe coronary artery disease. *N Engl J Med* 2009;360:961–972.
321. Serruys P. *Optimal Revascularization Strategy in Patients with Three-vessel Disease and/or Left Main Disease*. The 4-year Outcomes of the SYNTAX Trial. 25th EACTS Annual Meeting. Lisbon, Portugal; 2011.
322. Morice MC. *The 4-year Outcomes of the SYNTAX Trial in the Subset of Patients with Left Main Disease*. San Francisco, CA: Transcatheter Cardiovascular Therapeutics; 2011.
323. Serruys PW. *DES in Complex Multivessel Disease: The Syntax Trial at 4 Years: Overall Results and Breakdown of the 3VD Cohort*. San Francisco, CA: Transcatheter Cardiovascular Therapeutics; 2011.
324. Chen SL, Chen JP, Mintz G, et al. Comparison between the NERS (New Risk Stratification) score and the SYNTAX (Synergy between Percutaneous Coronary Intervention with Taxus and Cardiac Surgery) score in outcome prediction for unprotected left main stenting. *JACC Cardiovasc Interv* 2010;3:632–641.
325. Garg S, Sarno G, Garcia-Garcia HM, et al. A new tool for the risk stratification of patients with complex coronary artery disease: the Clinical SYNTAX Score. *Circ Cardiovasc Interv* 2010;3:317–326.
326. Wijns W, Kolh P, Danchin N, et al. Guidelines on myocardial revascularization: The Task Force on Myocardial Revascularization of the European Society of Cardiology (ESC) and the European Association for Cardio-Thoracic Surgery (EACTS). *Eur Heart J* 2010;31:2501–2555.
327. Rassen JA, Mittleman MA, Glynn RJ, Alan Brookhart M, Schneeweiss S. Safety and effectiveness of bivalirudin in routine care of patients undergoing percutaneous coronary intervention. *Eur Heart J* 2010;31:561–572.
328. Park SJ, Kim YH, Park DW, et al. Impact of intravascular ultrasound guidance on long-term mortality in stenting for unprotected left main coronary artery stenosis. *Circ Cardiovasc Interv* 2009;2:167–177.
329. Stone GW, Kandzari DE, Mehran R, et al. Percutaneous recanalization of chronically occluded coronary arteries: a consensus document: part I. *Circulation* 2005;112:2364–2372.
330. Stone GW, Reifart NJ, Moussa I, et al. Percutaneous recanalization of chronically occluded coronary arteries: a consensus document: part II. *Circulation* 2005;112:2530–2537.
331. Suttorp MJ, Laarman GJ, Rahel BM, et al. Primary Stenting of Totally Occluded Native Coronary Arteries II (PRISON II): a randomized comparison of bare metal stent implantation with sirolimus-eluting stent implantation for the treatment of total coronary occlusions. *Circulation* 2006;114:921–928.
332. Colmenarez HJ, Escaned J, Fernandez C, et al. Efficacy and safety of drug-eluting stents in chronic total coronary occlusion recanalization: a systematic review and meta-analysis. *J Am Coll Cardiol* 2010;55:1854–1866.
333. Park HJ, Kim HY, Lee JM, et al. Randomized comparison of the efficacy and safety of zotarolimus-eluting stents vs. sirolimus-eluting stents for percutaneous coronary intervention in chronic total occlusion. *Circ J* 2012;76:868–875.
334. Werner GS, Emig U, Mutschke O, Schwarz G, Bahrmann P, Figulla HR. Regression of collateral function after recanalization of chronic total coronary occlusions: a serial assessment by intracoronary pressure and Doppler recordings. *Circulation* 2003;108:2877–2882.
335. American College of Cardiology/American Heart Association Task Force on Practice Guidelines, Evidence WGtRN, Update the ACC/AHA/SCAI Guideline Update for Percutaneous Coronary Intervention WoBotWC, et al. 2007 Focused Update of the ACC/AHA/SCAI 2005 Guideline Update for Percutaneous Coronary Intervention. *J Am Coll Cardiol* 2008;51:172–209.
336. Brar SS, Gray WA, Dangas G, et al. Bifurcation stenting with drug-eluting stents: a systematic review and meta-analysis of randomised trials. *EuroIntervention* 2009;5:475–484.
337. Louvard Y, Lefevre T, Morice MC. Percutaneous coronary intervention for bifurcation coronary disease. *Heart* 2004;90:713–722.
338. Chen S, Zhang J, Ye F, et al. DK crush (double-kissing and double-crush) technique for treatment of true coronary bifurcation lesions: illustration and comparison with classic crush. *J Invasive Cardiol* 2007;19:189–193.
339. Erglis A, Kumsars I, Niemela M, et al. Randomized comparison of coronary bifurcation stenting with the crush versus the culotte technique using sirolimus eluting stents: The Nordic Stent Technique Study. *Circ Cardiovasc Interv* 2009;2:27–34.
340. Ge L, Airoldi F, Iakovou I, et al. Clinical and angiographic outcome after implantation of drug-eluting stents in bifurcation lesions with the crush stent technique: importance of final kissing balloon postdilation. *J Am Coll Cardiol* 2005;46:613–620.
341. Fanggiday JC, Stella PR, Guyomi SH, Doevendans PA. Safety and efficacy of drug-eluting balloons in percutaneous treatment of bifurcation lesions the DEBIUT (drug-eluting balloon in bifurcaton utrecht) registry. *Catheter Cardiovasc Interv* 2008;71:629–635.
342. Stella PR. *Are Drug-Eluting Balloons Likely to Assist Bifurcation Stenting? Rationale and the DEBIUT Experience*. Washington, DC: Transcatheter Cardiovsacular Therapeutics; 2010.
343. Hasegawa T, Ako J, Koo BK, et al. Analysis of left main coronary artery bifurcation lesions treated with biolimus-eluting DEVAX AXXESS plus nitinol self-expanding stent: intravascular ultrasound results of the AXXENT trial. *Catheter Cardiovasc Interv* 2009;73:34–41.
344. Verheye S, Agostoni P, Dubois CL, et al. 9-month clinical, angiographic, and intravascular ultrasound results of a prospective evaluation of the Axxess self-expanding biolimus A9-eluting stent in coronary bifurcation lesions: the DIVERGE (Drug-Eluting Stent Intervention for Treating Side Branches Effectively) study. *J Am Coll Cardiol* 2009;53:1031–1039.
345. Verheye S, Grube E, Ramcharitar S, et al. First-in-man (FIM) study of the Stentys bifurcation stent--30 days results. *EuroIntervention* 2009;4:566–571.
346. Ormiston JA, Lefevre T, Grube E, Allocco DJ, Dawkins KD. First human use of the TAXUS Petal paclitaxel-eluting bifurcation stent. *EuroIntervention* 2010;6:46–53.
347. Hanekamp CE, Koolen JJ, Den Heijer P, et al. Randomized study to compare balloon angioplasty and elective stent implantation in venous bypass grafts: the Venestent study. *Catheter Cardiovasc Interv* 2003;60:452–457.
348. Savage MP, Douglas JS Jr, Fischman DL, et al. Stent placement compared with balloon angioplasty for obstructed coronary bypass grafts. Saphenous Vein De Novo Trial Investigators. *N Engl J Med* 1997;337:740–747.
349. Brilakis ES, Lichtenwalter C, de Lemos JA, et al. A randomized controlled trial of a paclitaxel-eluting stent versus a similar bare-metal stent in saphenous vein graft lesions the SOS (Stenting of Saphenous Vein Grafts) trial. *J Am Coll Cardiol* 2009;53:919–928.
350. Vermeersch P, Agostoni P, Verheye S, et al. Randomized double-blind comparison of sirolimus-eluting stent versus bare-metal stent implantation in diseased saphenous vein grafts: six-month angiographic, intravascular ultrasound, and clinical follow-up of the RRISC Trial. *J Am Coll Cardiol* 2006;48:2423–2431.
351. Vermeersch P, Agostoni P, Verheye S, et al. Increased late mortality after sirolimus-eluting stents versus bare-metal stents in diseased saphenous vein grafts: results from the randomized DELAYED RRISC Trial. *J Am Coll Cardiol* 2007;50:261–267.
352. Mehilli J, Pache J, Abdel-Wahab M, et al. Drug-eluting versus bare-metal stents in saphenous vein graft lesions (ISAR-CABG): a randomised controlled superiority trial. *Lancet* 2011;378: 1071–1078.
353. Rodes-Cabau J, Bertrand OF, Larose E, et al. Comparison of plaque sealing with paclitaxel-eluting stents versus medical therapy for the treatment of moderate nonsignificant saphenous vein graft lesions: the moderate vein graft lesion stenting with the taxus stent and intravascular ultrasound (VELETI) pilot trial. *Circulation* 2009;120:1978–1986.

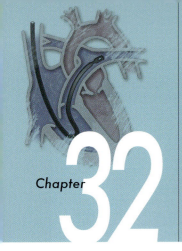

【第32章】Section VII Interventional Techniques

Structural heart diseaseに対するインターベンション治療の総括

General Overview of Interventions for Structural Heart Disease

Mauro Moscucci, John D. Carroll, John G. Webb

1956年に肺循環に関する業績でノーベル賞を受賞した受賞式において，Cournandは「心臓カテーテル検査こそが，ドアを開ける鍵である」と述べている[1]．その後40年にわたり，その鍵こそが循環器系疾患の病態生理を理解するために大変に重要な役割を果たしてきた．それ以降，心臓カテーテル検査は治療の手段へと進化していき，Cournandの時代には考えられないほど進化している．ごく最近では，心臓カテーテル検査，冠動脈造影，経皮的冠動脈インターベンション（PCI）治療，弁膜症へのインターベンション治療などの時代に伴う進展は，刺激的な分野としてのstructural heart diseaseに対するインターベンション治療の発展と並行して進んでいる．Structural heart diseaseは，心筋や心臓弁膜症を含む先天的もしくは後天的な病態を含む広い範囲で定義されている．1950年代のRubio-Alvarezらによる初期の仕事[2,3]の後，1980年代に弁形成術が始まり，心内短絡閉鎖術や経皮的弁形成術，弁置換術などの新しい技術の進展は，心疾患に対するインターベンション治療での新しいフロンティアを開拓してきた．本章では現在も発展中であるこの領域に関する総括を述べる．特定のインターベンション治療に関しての技術や適応に関するより詳細な情報は，本書の別章を参照してほしい．

1 Structural heart diseaseに対するインターベンション治療の分類

Structural heart diseaseに対するインターベンション治療は大きく次の6つのカテゴリーに分類される；①先天的または後天的な心内異常に対する閉鎖術，②経皮的弁膜症インターベンション治療，③心筋内インターベンション治療もしくは心筋への直接的なインターベンション治療，④心腔間へ新しい導管（conduit）や交通の作成，⑤心膜インターベンション治療，⑥その他のインターベンション治療（表32-1）．それぞれのインターベンション治療には，治療中の病態生理，心臓解剖学への深い知識，特殊な技術の習得，起こり得る合併症や緊急対応時の技術，治療適応の知識などが求められる．

A 先天的または後天的な心内異常に対する閉鎖術

このカテゴリーは心房中隔欠損症（ASD），心室中隔欠損症（VSD），動脈管開存症（PDA），心室仮性動脈瘤閉鎖術（図32-1）などを含む．通常の心臓カテーテル技術に加え，心房や心室の解剖学を完全に理解していること，閉鎖術の適応や禁忌，閉鎖デバイスの種類，特殊なガイドワイヤ，動脈シースの知識，VSDや心室仮性動脈瘤へアクセスする日々進歩している技術の習得などが必要となる．技術や適応の詳細は

[表 32-1] Structural heart disease に対するインターベンション治療の分類

先天的または後天的な心内異常に対する閉鎖術	■心房中隔欠損（ASD）閉鎖 ■心室中隔欠損（VSD）閉鎖 ■卵円孔開存（PFO）閉鎖 ■心筋梗塞後の心室中隔穿孔閉鎖 ■心筋梗塞後の仮性動脈瘤閉鎖 ■動脈管開存（PDA）閉鎖
経皮的弁膜症インターベンション治療	■肺動脈弁形成術 ■経カテーテル的肺動脈弁置換術 ■三尖弁形成術 ■僧帽弁形成術 ■大動脈弁形成術 ■経皮的僧帽弁修復術 ■経カテーテル的大動脈弁置換術（TAVR） ■Paravalvular leak 閉鎖術
心筋内インターベンション治療	■細胞療法のインターベンション ■肥大型心筋症（HCM）に対するアルコール中隔焼灼術
心内短絡作成インターベンション治療	■ブレード心房切開術 ■バルーン心房中隔切開術 ■肺高血圧症に対するバルーン心房中隔切開術 ■経皮的心肺補助装置（PCPS）装着患者の左室圧減少に対するバルーン心房中隔切開術
心膜インターベンション治療	■心膜穿刺術 ■バルーン心膜開窓術 ■心膜腔への心外膜アクセス
その他のインターベンション治療	■経皮的心肺補助装置（PCPS） ■左心耳閉鎖術 ■経カテーテル的心外短絡塞栓術

第 35, 45 章に掲載されている.

B 経皮的弁膜症インターベンション治療

　先駆的な仕事は 1950 年代に Rubio-Alvarez らによって三尖弁や肺動脈弁形成術として行われ[2,3]，30 年後には経皮的僧帽弁形成術，バルーン大動脈弁拡張術の発展へとつながった．僧帽弁形成術の長期的な成績は外科的僧帽弁交連切開術との直接比較で進歩し，現在の僧帽弁形成術は外科的僧帽弁交連切開術と比較して妥当な代替治療として認められている（第 33 章を参照）．そのことと対照的に，成人への大動脈弁形成術は当初は非常に期待されたが，中期・長期成績は残念な結果に終わり，弁膜症治療に対する ACC/AHA 2006 ガイドラインの 2008 年度改訂版では，大動脈弁形成術は以下のように class Ⅱb となった[4]；「class Ⅱb：①血行動態的に不安定な成人大動脈弁狭窄症（AS）患者は大動脈弁置換術（AVR）がハイリスクであるため，バルーン大動脈弁拡張術は外科手術へのブリッジとして適切な可能性がある（エビデンスレベル C）．②バルーン大動脈弁拡張術は，重篤な合併症による AVR が困難な AS 患者に対して，緩和治療としては適切な可能性がある」．経カテーテル的大動脈弁置換術（TAVR）が最近開始されたことは，AS 患者の治療における革命的進歩であった[5,6]．そして，TAVR の重要な導入として，大動脈弁形成術が復活することになった（第 33 章を参照）．同様の進展は，経皮的僧帽弁形成術などの僧帽弁の治療にも起こっている[7,8]（第 33 章を参照）．また，肺動脈弁も同様である（第 33, 35 章を

[図 32-1] 心室仮性動脈瘤閉鎖術
（A）経中隔的な画像で左室と仮性動脈瘤との交通が見える．（B）経中隔的な画像で Amplatzer ASD 閉鎖栓（矢印）が仮性動脈瘤を隔離しているのが示されている．（C, D）Amplatzer ASD 閉鎖栓の留置．
（画像は Alan W. Heldman の厚意による）

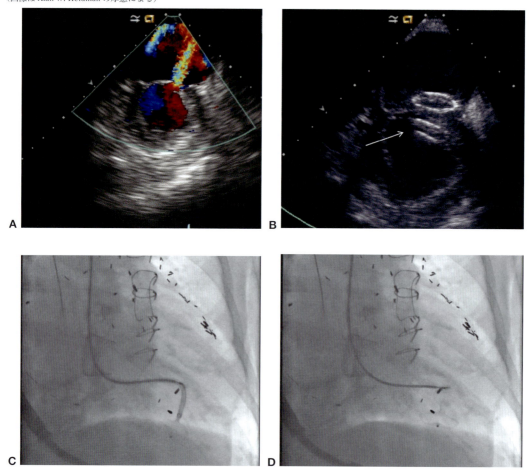

参照）．このように，経皮的弁膜症インターベンション治療は，外科手術がハイリスクである患者への代替治療として登場し，新しい選択肢の一つとなってきた．

経皮的弁膜症インターベンション治療の発展により，paravalvular leak（弁傍の漏出）に対するインターベンション治療も同じように発展している[9-16]．Paravalvular leak は外科的な弁置換術の 5〜17％ に起きていると考えられている．Paravalvular leak は TAVR にも続発して起こる[17]．臨床で扱う範囲も，無症候性のものから心不全や重症溶血を伴う例まで拡大してきている．これらの患者の再手術は死亡率も高い．

この病態に対する治療目的で，経カテーテル治療の技術はコイルから Vascular Plug（閉塞栓デバイス）まで数多く試みられてきた（図 32-2, 32-3）．Paravalvular leak の治療においては，経中隔的カテーテル操作，心尖部穿刺法で左室へ直接アクセスする手技，欠損孔の三次元心エコー像（図 32-4）や CT 再構築画像への習熟，インターベンション技術が必要とされる．ガイドワイヤによるスネアリングや，ワイヤをシース外へ 1 周させる技術などにも精通する必要がある（図 32-5）[11,18]．現在，paravalvular leak 用の特別なデバイスは開発されていない．今後の症例の蓄積とともに，専用デバイスが発展す

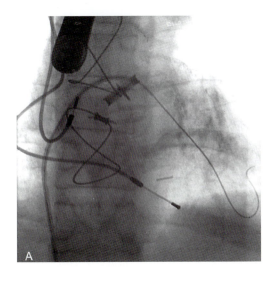
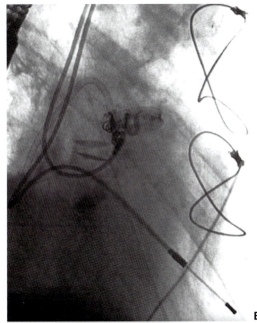
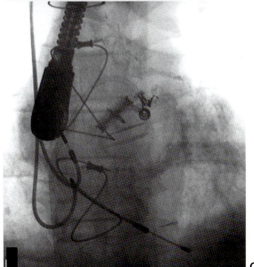

[図32-2] 重症溶血性貧血に対するコイルでのparavalvular leak 閉鎖術
(A) 人工弁置換後の僧帽弁の右前斜位（RAO）像．親水性ワイヤが僧帽弁脇の隙間を通り左室へ挿入されている．図上部に見えているのは経食道心エコーのプローブである．(B, C) コイル留置後のX線像．僧帽弁リングに対して両方のコイルが対称的に留置されている．
(Moscucci M et al：Coil embolization of a periprosthetic mitral valve leak associated with severe hemolytic anemia. Circulation 104：E85-86, 2001)

ることが期待される．

C 心筋内インターベンション治療

このグループはアルコール中隔焼灼術や細胞療法のインターベンションの新しい領域を含む．中隔枝に対するエタノール焼灼術は1995年にSigwartにより最初に報告された[19]．この手技は、左室流出路狭窄（LVOT）を栄養する中隔枝にエタノールを注入し、人為的に心筋梗塞を引き起こす手技である．適切な中隔枝であるかどうかの確認は、中隔枝に心エコー下で造影剤を注入するコントラストエコー法にて行う（図32-6）[20, 21]．この手技はLVOT患者で内科的治療でも症状が繰り返される症例に対して、LVOT圧較差の減少、自覚症状の軽減を目的として行われる．中隔退縮術（外科的中隔切除術、またはアルコール中隔焼灼術）における患者選択の基準を表32-2に示す[22]．アルコール中隔焼灼術を受けた患者に長期フォローで突然死がみられるという重要な問題は残っている

[図32-3] 生体僧帽弁に対するparavalvular leak閉鎖術

この症例では欠損のサイズを考慮して、2つのAmplatzer ASD閉鎖栓を留置した（矢印）．デバイスの位置（矢印）からわかるように、留置は心尖部アプローチでの逆行性アプローチで行った．

（画像はClaudia C. Martinezの厚意による）

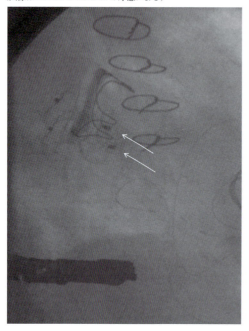

が、最近のメタ解析ではアルコール中隔焼灼術と外科的心筋切除術は同等の効果があると報告されている[23]．2011年の最新のACCF/AHA肥大型心筋症（HCM）診断・治療ガイドラインでは、自覚症状が残存し外科適応がない患者に対して、アルコール中隔焼灼術がclass II aの適応になっており、「内服薬でコントロールが効かないLVOTを有するHCMにおいて、十分な議論のうえで患者がアルコール中隔焼灼術を希望した症例」においてはclass II bの適応になっている[22]．HCMの病態の複雑さ、アルコール中隔焼灼術の手技習熟の初期ラーニングカーブが急であること、合併症が通常とは異なるものがあることなどから（表32-3）[24]、アルコール中隔焼灼術は、集中治療施設があり、HCM患者への包括的ケアが可能な施設で、「経験豊富な術者」のみが行うことが推奨される．HCM患者の管理に関するガイドラインでは「経験豊富な術者」について「少なくとも累積症例数20回以上の手技を施行している術者、または少なくとも累積症例数が50回の手技を施行しているHCM専門の部署に所属している術者」と定義している[22]．

心筋細胞ベースの治療のおかげで、拡張型心

[図32-4] Paravalvular leak閉鎖術中のオンライン三次元心エコー再構築画像

Amplatzer ASD閉鎖栓が留置されている（1本矢印）．2本矢印で示される部位に残存欠損がある．この症例のように、短絡の完全閉鎖のために2つのデバイスを使用する場合がある．

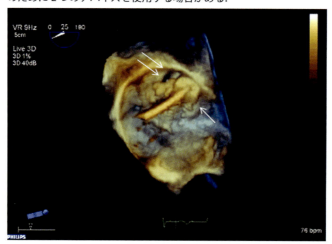

[**図32-5**] アンカーワイヤテクニックでの paravalvular leak 閉鎖術
連続的にデバイスを留置している．（**A**）追加のサポート用ガイドワイヤ（矢頭）が僧帽弁脇のリーク部位を抜けて通過しており，大動脈弁を越えて大腿動脈シースから体外へ抜き出し，動静脈ルートを作成している．8 F Flexor Shuttle シース（Cook Medical 社）が paravalvular leak を越えて進んでいる（矢印）．（**B**）動静脈ループワイヤを欠損孔で保持しながら（矢印），血管閉鎖栓（矢頭）を欠損孔に留置している．（**C**）1個目のデバイスのそばに2個目のデバイスを留置（矢印）．動静脈ワイヤループはそこに残している（矢頭）．（**D**）2個のデバイス留置後の最終位置（矢印）を示す．動静脈リープワイヤは抜去している．

(Rihal CS et al：Principles of percutaneous paravalvular leak closure. JACC Cardiovasc Interv 5：121-130, 2012)

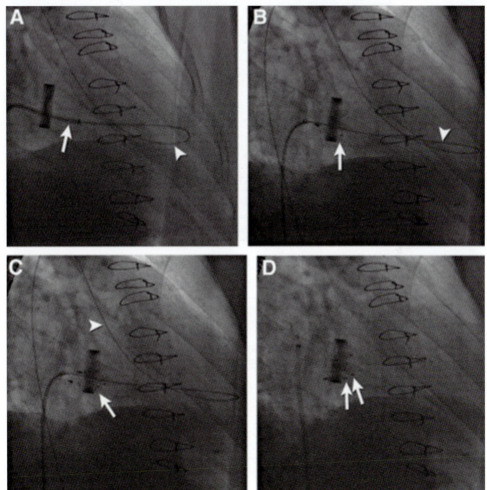

筋症や虚血性心筋症に対する新しい治療オプションが出現し，希望ある新しい領域が生まれた．第36章では，心筋への到達手段や細胞療法の詳細な情報を記載している．

D 心内短絡作成インターベンション治療

Fontan 手術の発展は，単心室，三尖弁閉鎖症，肺動脈閉鎖症の治療において大きなブレイクスルーだった．Fontan 手術は，静脈血が肺動脈へと流れる血流を，心内や心外の大静脈肺動脈吻合や心房肺動脈吻合を介して変更し，心室へバイパス血流を作る手術である．肺血流は静脈循環と肺循環の圧較差により送られる．肺血管抵抗の増加により静脈圧が上昇すると，右

[図32-6] 心筋コントラストエコー法中の画像
左（a）から右（d）へ検査が行われる．（a）ベースラインとしての心尖部四腔像．僧帽弁の収縮期前方運動（SAM）と中隔が並列にある（摩擦部位）．（b）ベースライン画像としての左室流出路での加速部位と摩擦部位でのジェット血流．（c）術中心筋コントラストエコーでは，コントラスト貯留により加速部位と摩擦部位が完全にカバーされているのがわかる．（d）経皮的心筋中隔焼灼術（PTSMA）後のアルコール貯留部位は，先ほどのエコーコントラスト部位と同じ部位にある．LV：左室，LA：左房

(Faber L et al：Percutaneous transluminal septal myocardial ablation in hypertrophic obstructive cardiomyopathy：results with respect to intraprocedural myocardial contrast echocardiography. Circulation 98：2415-2421, 1998)

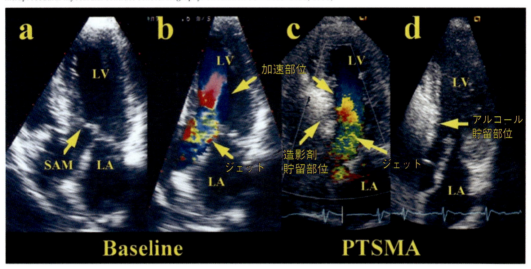

[表32-2] 肥大型心筋症（HCM）に対する中隔退縮術における臨床的，血行動態的，解剖学的基準

臨床	理想的な内服薬治療にもかかわらず，日々の活動やQOLを損なう，重症の呼吸苦，胸痛（NYHA III度またはIV度），その他の労作性症状（失神や失神様症状）
血行動態	中隔肥大や僧帽弁の収縮期前方運動（SAM）に伴う安静時の高い左室流出路（LVOT）圧較差，または誘発により50 mmHg以上となるLVOT圧較差
解剖	手技を安全かつ効果的に施行できると術者が判断するのに，ターゲットとなる前方中隔の厚さが十分にあること

心不全や高い静脈圧に起因する蛋白漏出性胃腸症や腸管浮腫を引き起こす．これらの患者にはfenestration（開窓術）を介した小さい右‐左短絡を作ることが，静脈圧を減少させ，心拍出量を増加させることにつながる．Fenestrationは外科手術のときや経皮的バルーン中隔切開術により行われる（第35章を参照）．バルーン心房中隔切開術は，全身の酸素濃度が軽度低下することを犠牲にして，肺高血圧症患者の左室充満を増やすために行われてきた[25-29]（図32-7）．さらに，バルーン心房中隔切開術は経皮的心肺補助装置（PCPS）装着時の心原性ショックにおいて，左室圧の逃げ口を作るためにも使用された[30, 31]（第27章を参照）．これらの心原性ショック患者では，PCPS装置による拍動血流は減少し，大動脈弁の開放も不適切となる．肺静脈や気管支静脈を介して左室へ血流が戻ることで進行性に左室が拡張し，左房圧や肺動脈楔入圧は著明に増加し，肺出血へとつながる．バルーン心房中隔切開術で左‐右短絡を作ることで，左房圧を減らし，肺出血の防止や改善が可能となる．

[表32-3] 心臓カテーテル，PCI，アルコール中隔焼灼術の合併症

心臓カテーテル関連	PCI 関連	アルコール中隔焼灼術関連	
		術中	遠隔期
■死亡　　　　■動脈塞栓 ■心筋梗塞　　■局所合併症 ■脳卒中　　　■仮性動脈瘤 ■塞栓イベント　■出血 ■不整脈　　　■動静脈瘻 ■穿孔　　　　■遠位塞栓 ■タンポナーデ　■動脈血栓 ■アレルギー反応　■感染 ■造影剤腎症	■解離 ■穿孔 ■遠位塞栓 ■死亡 ■脳卒中	■死亡　　　　　■心室頻拍 ■遠隔期心筋梗塞　■MR ■高度ブロック　　■VSD ■解離　　　　　■遠隔期梗塞 ■タンポナーデ　　■たこつぼ心筋症 ■LADへのアルコール漏出	■心室頻拍 ■MR ■VSD ■死亡

MR：僧帽弁逆流，VSD：心室中隔欠損，LAD：左前下行枝

[図32-7] 心腔内二次元エコーガイド下での肺高血圧症に対するバルーン心房中隔切開術
（A）Mullins シースは中隔に対して進められる．（B）バルーン拡張の様子．（C）人工的に作成した心房中隔欠損（ASD）．（D）中等度サイズの ASD を通る右 - 左短絡の連続 Doppler 血流
(Moscucci M et al：Balloon atrial septostomy in end-stage pulmonary hypertension guided by a novel intracardiac echocardiographic transducer. Catheter Cardiovasc Interv 52：530-534, 2001)

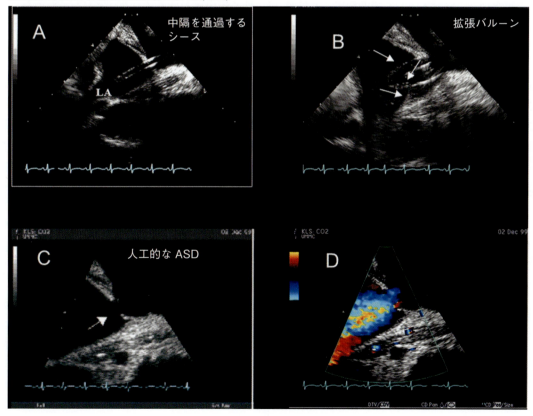

[表32-4] Structural heart disease インターベンション：求められる基礎知識とインターベンション技術

基礎知識	■自然歴 ■心臓解剖 ■病態生理学 ■インターベンションに代わる治療戦略 ■専門集団による臨床的ガイドライン ■患者の治療選択や患者中心の治療選択の決定
インターベンション技術	■基礎心臓カテーテル技術 ■血行動態 ■経中隔カテーテル手技 ■心尖部穿刺による左室アプローチ ■経肝臓的アプローチ ■血管内超音波画像や心腔内での複数のイメージング画像の統合 ■利用できるデバイスの知識 ■特別な手技における追加の専門技術 ■手技に伴う合併症とベイルアウト技術

E 心膜インターベンション治療

心膜穿刺術，経バルーン心膜開窓術，心外膜から心膜へのアクセスに関しては，第38，39，44章で述べた．Structural heart disease へのインターベンション治療は，心腔内での習熟したカテーテル操作術が必要とされる．また，まれではあるが心筋穿孔の合併症にもつながるものである．このように，心膜穿刺術は現代のインターベンション術者が習熟を必要とする手技の一つになっている．

F その他のインターベンション治療

この最後のグループは，経皮的心肺バイパス術（第27章を参照），左心耳閉鎖術，心外短絡のカテーテル塞栓術などが含まれる（第35章を参照）．

2 教育や資格認定の基準

Structural heart disease インターベンションにおける教育や資格認定の基準はまだ十分ではないが，いくつかの合意声明や推奨の方針文書は存在する[32-35]．表32-4 に重要な資格基準を示した．それぞれの手技に対する基礎知識やインターベンション技術の詳細なリストは，ACCにより承認された心血管造影インターベンション協会による優れた合意声明を参照してほしい[33]．Structural heart disease または成人先天性心疾患におけるインターベンションの合意推奨基準では，structural heart disease を学ぶには少なくとも1年以上の学習を必要とし，長い時間努力し学び続ける必要があると理解すべきである．それぞれの手技における細かい資格認定基準は，まだ明確には定義されていない．しかしながら，少なくとも米国では，第三者支払機構（third-party payer）（訳者注：米国の医療制度における保険会社など）が診療報酬の基準を作っていることには注目すべきである．そして，その基準は手技の資格認定にも影響を与える．たとえば，TAVRにおける米国食品医薬品局（FDA）の合意に続き，CMS（Centers for Medicare and Medicaid Services）（訳者注：米国保健福祉省に属する公的医療保障制度メディケアおよびメディケイドの運営主体となっている組織）は保険補償範囲の必要条件となる国の補償範囲を明確にしようとしている（表32-5）[36]．これらの基準はTAVRの術者や今後発展する structural heart disease インターベンション領域での資格認定のなかで，ほとんどの施設で取り入れられることが予想される．また，新しい基準も作られていくだろう．

[表32-5] 全米保険適用範囲決定機構（NCD）内にあるCMSでの経カテーテル的大動脈弁置換術（TAVR）プログラムの必要要件

TAVR経験がないチームでTAVRを開始する必要要件	a. 心臓外科医 　I. 10症例のハイリスク患者を含む100症例以上のAVR手術，または 　II. 1年でAVR≧25例，または 　III. 2年でAVR≧50例（TAVR開始より前年で少なくとも20例のAVRを含む） b. インターベンション心臓病専門医 　I. 生涯での専門的な100例のstructural heart disease手技，または 　II. 1年間で30例の左心系structural heart disease手技，そのうち60％はバルーン大動脈弁拡張術．ASD閉鎖とPFO閉鎖は左心系手技のカウントには入れない．そして c. ハートチームの追加メンバー：心エコーの専門家，心不全の専門家，心臓麻酔科医，集中治療医，看護師，ソーシャルワーカー 病院は以下の要件を維持しなければいけない a. 1年間にAVR≧20例，または2年間にAVR≧40例，そして b. 2人以上の心臓手術専属の医師 c. 1年間で1,000例以上の心臓カテーテル検査，1年間に400例以上の冠動脈インターベンション治療を含む
TAVR経験があるチームでTAVRを開始する必要要件	a. 心臓外科医やインターベンション心臓病専門医は以下の要件を維持する 　I. 前年にTAVR≧20例，または 　II. 前2年にTAVR≧40例，そして b. ハートチームの追加メンバー：心エコーの専門家，心不全の専門家，心臓麻酔科医，集中治療医，看護師，ソーシャルワーカー

CMS：Centers for Medicare and Medicaid Services

3 インフォームドコンセントと未承認適応への承認済みデバイスの使用

Structural heart diseaseインターベンションでは，承認済みデバイスを未承認適応として使用することもある（オフラベル使用）[37]．たとえば，paravalvular leakを閉鎖する専用デバイスは作られておらず，術者はコイル，中隔閉鎖栓，導管閉鎖栓を組み合わせて使用している．心室仮性動脈瘤閉鎖も，同様に他の手技のものが利用されている．米国では，FDAは医療活動を特に規制していない．連邦食品・医薬品・化粧品法（The Federal Food Drug and Cosmetic Act）は，「この法律は，施術者と患者の合法的な関係性のなかで，どんな状況や疾患に対しても，合法的に販売されているデバイス使用を制限する法律ではない」と声明を出している．このように，承認デバイスをオフラベル使用することは，暗黙のうちに許容されている．有益な医療行為に関して，一般要求事項として挙げられるものは，次のようなものである．

> 有益な医療行為や患者が最も求めることは，法的に許可された薬剤，生物製剤，デバイスを，最善の知識と判断に従い医師が使用することである．もし，医師が未承認製品を使用する場合，その製品に対して十分説明し，しっかりした科学的，医学的根拠に基づき，その製品の使用や効果に関する記録を残しながら使用する責任がある．医療使用目的で販売されている製品を使用する場合，新薬臨床試験開始届（Investigational New Drug Application：IND），治験用医療機器に対する適用免除（Investigational Device Exemption：IDE）申請書の提出や，施設内倫理委員会（Institutional Review Board：IRB）の審査を受ける必要はない．しかしながら，その製品を使用する施設は，その施設の責任の元でIRB審査を行うか，もしくは他の施設の監督を受ける必要がある[38,39]．

多くの場合，承認デバイスのオフラベル使用

はFDAやその他の規制機関の規則を侵すものではない．しかし，診療報酬請求は，保険会社やCMSのような政府機関と独立して行われることがよくある．たとえば米国では，卵円孔開存（PFO）閉鎖のFDA承認デバイスがないため保険の補償を断られるのが通常である．さらに，CMSにおけるTAVRの初期保険償還では，対象は手術不可能な患者のみ，かつSapienデバイスは大腿動脈アプローチのみであり，それ以外ではFDAに承認された研究内だけでしか治療は認められない．オフラベル使用では強く報告を求められ，インフォームドコンセントと十分に記載された文書やサインが重要である[39]．しかしながら，特定の状況下でデバイスの安全性を調べる目的や研究目的で使用する場合には，IDE申請書の提出が必要であると，FDAは明記している．詳細な情報については，FDAのウェブサイト[38]が参考になる．

4 Structural heart disease インターベンションの役割：包括的プログラムとハートチーム教育や資格認定の基準

Structural heart diseaseの領域が急激に拡大しており，これらの病態に対する外科的治療はすでにとても良い成績を確立している規制機関の新たな承認はかなり困難を伴うため，すでにある実臨床のガイドラインを変更するためには，無作為化臨床試験（RCT）のような質の高いエビデンスが必要とされている．インターベンション施行医は，インターベンションだけではなく，内科的治療や外科的治療を含めた代替となる治療の知識にも精通している必要がある．たとえば，機能的僧帽弁逆流症（MR）の患者がMitraClip治療を希望して受診した場合，その患者は内服治療を最善に受けているだろうか，外科的治療の候補ではないだろうか．これらの問題は，今後より複雑になっていくし，インターベンション技術を一次予防（心房細動に対する左心耳閉鎖術）や二次予防（原因不明の脳梗塞に対するPFO閉鎖術）として使用する場合，従来の知識やインターベンション技術ではおさまらない問題となっている．

それゆえに，structural heart diseaseインターベンションの進展は，インターベンション心臓病専門医，血管外科医，心臓外科医，イメージングの専門家，非侵襲的治療を専門とする循環器内科医，集中治療医，看護師，心血管専門技師などを含む，新しいコンセプトでのハートチームが必要になる[32]．行われる手技の複雑さ，さまざまな異なる血管アクセス部位，異なる専門領域から最善の治療を受け入れる必要性，そしてさまざまなイメージングでの画像所見をハイブリッドカテーテル室において統合していくこと，これらのことがstructural heart diseaseインターベンションでの分野横断的な技術を可能にする．この新しいパラダイムは，理想的で最善な治療を発展させていくため，本書のさまざまな章で強調されている．

（稲葉俊郎）

文 献

1. Cournand AF. *Control of the Pulmonary Circulation in Man with Some Remarks on Methodology*. Nobel Lecture, December 11, 1956.
2. Alvarez VR, Lason RL. Tricuspid commissurotomy by means of a modified catheter. *Arch Inst Cardiol Mex* 1955;25(1):57–69.
3. Rubio-Alvarez V, Limon R, Soni J. Intracardiac valvulotomy by means of a catheter. *Arch Inst Cardiol Mex* 1953;23(2):183–192.
4. Bonow RO, Carabello BA, Chatterjee K, et al. 2008 Focused update incorporated into the ACC/AHA 2006 guidelines for the management of patients with valvular heart disease: a report of the American College of Cardiology/American Heart Association Task Force on Practice Guidelines (Writing Committee to Revise the 1998 Guidelines for the Management of Patients With Valvular Heart Disease): endorsed by the Society of Cardiovascular Anesthesiologists, Society for Cardiovascular Angiography and Interventions, and Society of Thoracic Surgeons. *Circulation* 2008;118(15):e523–e661.
5. Leon MB, Smith CR, Mack M, et al. Transcatheter aortic-valve implantation for aortic stenosis in patients who cannot undergo surgery. *N Engl J Med* 2010;363(17):1597–1607.
6. Smith CR, Leon MB, Mack MJ, et al. Transcatheter versus surgical aortic-valve replacement in high-risk patients. *N Engl J Med* 2011;364(23):2187–2198.
7. Feldman T, Kar S, Rinaldi M, et al. Percutaneous mitral repair with the MitraClip system: safety and midterm durability in the initial EVEREST (Endovascular Valve Edge-to-Edge REpair Study) cohort. *J Am Coll Cardiol* 2009;54(8):686–694.
8. Foster E, Kwan D, Feldman T, et al. Percutaneous mitral valve repair in the initial EVEREST cohort: evidence of reverse left ventricular remodeling. *Circ Cardiovasc Imaging*. Published online before print April 30, 2013.
9. Moscucci M, Deeb GM, Bach D, Eagle KA, Williams DM. Coil embolization of a periprosthetic mitral valve leak associated with severe hemolytic anemia. *Circulation* 2001;104(16):E85–E86.
10. Webb JG, Pate GE, Munt BI. Percutaneous closure of an aortic prosthetic paravalvular leak with an Amplatzer duct occluder. *Catheter Cardiovasc Interv* 2005;65(1):69–72.
11. Rihal CS, Sorajja P, Booker JD, Hagler DJ, Cabalka AK. Principles of percutaneous paravalvular leak closure. *JACC Cardiovasc Interv* 2012;5(2):121–130.
12. Binder RK, Webb JG. Percutaneous mitral and aortic paravalvular leak repair: indications, current application, and future directions. *Curr Cardiol Rep* 2013;15(3):342.
13. Pate G, Webb J, Thompson C, et al. Percutaneous closure of a complex prosthetic mitral paravalvular leak using transesophageal echocardiographic guidance. *Can J Cardiol* 2004;20(4):452–455.
14. Pate GE, Al Zubaidi A, Chandavimol M, Thompson CR, Munt BI, Webb JG. Percutaneous closure of prosthetic paravalvular leaks: case series and review. *Catheter Cardiovasc Interv* 2006;68(4):528–533.
15. Pate GE, Thompson CR, Munt BI, Webb JG. Techniques for percutaneous closure of prosthetic paravalvular leaks. *Catheter Cardiovasc Interv* 2006;67(1):158–166.
16. Martinez CA, Cohen H, Ruiz CE. Simultaneous aortic and mitral metallic paravalvular leaks repaired through one delivery sheath. *J Invasive Cardiol* 2011;23(2):E19–E21.
17. Genereux P, Head SJ, Hahn R, et al. Paravalvular leak after transcatheter aortic valve replacement: the new Achilles' heel? A comprehensive review of the literature. *J Am Coll Cardiol* 2013;61(11):1125–1136.
18. Ruiz CE, Jelnin V, Kronzon I, et al. Clinical outcomes in patients undergoing percutaneous closure of periprosthetic paravalvular leaks. *J Am Coll Cardiol* 2011;58(21):2210–2217.
19. Sigwart U. Non-surgical myocardial reduction for hypertrophic obstructive cardiomyopathy. *Lancet* 1995;346(8969):211–214.
20. Lakkis NM, Nagueh SF, Kleiman NS, et al. Echocardiography-guided ethanol septal reduction for hypertrophic obstructive cardiomyopathy. *Circulation* 1998;98(17):1750–1755.
21. Faber L, Seggewiss H, Gleichmann U. Percutaneous transluminal septal myocardial ablation in hypertrophic obstructive cardiomyopathy: results with respect to intraprocedural myocardial contrast echocardiography. *Circulation* 1998;98(22):2415–2421.
22. Gersh BJ, Maron BJ, Bonow RO, et al. 2011 ACCF/AHA guideline for the diagnosis and treatment of hypertrophic cardiomyopathy: a report of the American College of Cardiology Foundation/American Heart Association Task Force on Practice Guidelines. *Circulation* 2011;124(24):e783–e831.
23. Leonardi RA, Kransdorf EP, Simel DL, Wang A. Meta-analyses of septal reduction therapies for obstructive hypertrophic cardiomyopathy: comparative rates of overall mortality and sudden cardiac death after treatment. *Circ Cardiovasc Interv* 2010;3(2):97–104.
24. Fernandes VL, Moscucci M, Spencer WHI. Complications of Alcohol Septal Ablation for Hypertrophic Obstructive Cardiomyopathy. In Moscucci M, ed. *Complications of Cardiovascular Procedures: Risk Factors, Management and Bailout Techniques*. Philadelphia: Wolters Kluwer-Lippincott & Wilkins; 2011:417–433.
25. Rich S, Dodin E, McLaughlin VV. Usefulness of atrial septostomy as a treatment for primary pulmonary hypertension and guidelines for its application. *Am J Cardiol* 1997;80(3):369–371.
26. Rich S, Lam W. Atrial septostomy as palliative therapy for refractory primary pulmonary hypertension. *Am J Cardiol* 1983;51(9):1560–1561.
27. Sandoval J, Gaspar J, Pena H, et al. Effect of atrial septostomy on the survival of patients with severe pulmonary arterial hypertension. *Eur Respir J* 2011;38(6):1343–1348.
28. Sandoval J, Gaspar J, Pulido T, et al. Graded balloon dilation atrial septostomy in severe primary pulmonary hypertension. A therapeutic alternative for patients nonresponsive to vasodilator treatment. *J Am Coll Cardiol* 1998;32(2):297–304.
29. Moscucci M, Dairywala IT, Chetcuti S, et al. Balloon atrial septostomy in end-stage pulmonary hypertension guided by a novel intracardiac echocardiographic transducer. *Catheter Cardiovasc Interv* 2001;52(4):530–534.
30. Johnston TA, Jaggers J, McGovern JJ, O'Laughlin MP, et al. Bedside transseptal balloon dilation atrial septostomy for decompression of the left heart during extracorporeal membrane oxygenation. *Catheter Cardiovasc Interv* 1999;46(2):197–199.
31. Seib PM, Faulkner SC, Erickson CC, et al. Blade and balloon atrial septostomy for left heart decompression in patients with severe ventricular dysfunction on extracorporeal membrane oxygenation. *Catheter Cardiovasc Interv* 1999;46(2):179–186.
32. Holmes DR Jr., Mack MJ, Kaul S, et al. 2012 ACCF/AATS/SCAI/STS expert consensus document on transcatheter aortic valve replacement. *J Am Coll Cardiol* 2012;59(13):1200–1254.
33. Ruiz CE, Feldman TE, Hijazi ZM, et al. Interventional fellowship in structural and congenital heart disease for adults. *JACC Cardiovasc Interv* 2010;3(9):e1–e15.
34. Warnes CA, Williams RG, Bashore TM, et al. ACC/AHA 2008 Guidelines for the Management of Adults with Congenital Heart Disease: Executive Summary: a report of the American College of Cardiology/American Heart Association Task Force on Practice Guidelines (writing committee to develop guidelines for the management of adults with congenital heart disease). *Circulation* 2008;118(23):2395–2451.
35. ACCF/AHA/SCAI 2007 update of the Clinical Competence Statement on Cardiac Interventional Procedures: a report of the American College of Cardiology Foundation/American Heart Association/American College of Physicians Task Force on Clinical Competence and Training (Writing Committee to Update the 1998 Clinical Competence Statement on Recommendations for the Assessment and Maintenance of Proficiency in Coronary Interventional Procedures). *Circulation* 2007;116(1):98–124.
36. http://www.cms.gov/medicare-coverage-database/details/nca-decision-memo.aspx?NCAId=257&ver=4&NcaName=Transcatheter+Aortic+Valve+Replacement+(TAVR)&bc=ACAAAAAAIAAA& (last access date: 05/31/2013).
37. Holzer R, Hijazi Z. The off-versus on-label use of medical devices in interventional cardiovascular medicine? Clarifying the ambiguity between regulatory labeling and clinical decision making, part III: structural heart disease interventions. *Catheter Cardiovasc Interv* 2008;72(6):848–852.
38. http://www.fda.gov/RegulatoryInformation/Guidances/ucm126486.htm (last access date: 05/31/2013).
39. Boothman RC, Blackwell AC. Legal considerations: informed consent and disclosure practices. In Moscucci M, ed. *Complications of Cardiovascular Procedures: Risk Factors, Management and Bailout Techniques*. Philadelphia: Walter Kluwer/Lippincott Williams & Wilkins: 2011:37–52.

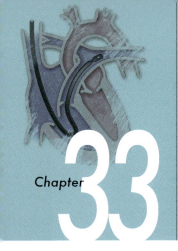

【第33章】Section VII Interventional Techniques
経皮的弁膜疾患治療法
Percutaneous Therapies for Valbular Heart Disease

Chapter 33

Ted Feldman, Mauro Moscucci[a]

経皮的インターベンションは冠動脈形成術やその他のインターベンション器具によって始まったが（第28〜31章を参照），心臓弁膜症の治療を行うという試みもほどなく開始された．最初の大きな試みは肺動脈弁，僧帽弁および大動脈弁の狭窄をバルーンによる弁形成術で治療したもので，この基本的な技術と器具は最近20年間でそれほど変化していない．さらに最近では，より注目を浴びる画期的な新治療法として，僧帽弁閉鎖不全の経皮的治療，肺動脈弁や大動脈弁の経皮的置換術の治験が行われ，実臨床の段階に入っている．本章では僧帽弁，肺動脈弁，そして大動脈弁のバルーンによる弁形成術の機序，適応，および臨床成績について詳説し，またカテーテルを用いた新しい弁形成術，弁置換術についても言及する．

1 経皮的僧帽弁形成術

経皮的僧帽弁形成術はリウマチ性僧帽弁狭窄症の重要な治療手技である．米国ではリウマチ性心疾患の発症頻度は大きく低下したが，この手技は現在でも僧帽弁狭窄症で症状を有する症例の重要な治療選択肢の一つである．第三世界または発展途上国ではリウマチ性心疾患はいまだに発症頻度の高い疾患であり，経皮的僧帽弁形成術は大切な治療法である[1-3]．

Ⓐ 機序

経皮的僧帽弁形成術はより適切に表現すれば，経皮的僧帽弁「交連切開術」というべきで，これはつまり，バルーンによる拡張により癒合した僧帽弁交連部を切り離すことで弁開放を改善するものである．心エコー検査，X線透視像，解剖学的研究の成果から拡張したバルーンは癒合した交連部を外科的な交連切開術と同程度に切り開くことが確認されている[4,5]．

Ⓑ 患者選択

経皮的僧帽弁形成術の適応患者選択には，臨床要素と解剖学的要素の両者を考慮しなければならない．一般的に，まず症状があること，そして心エコーまたは血行動態学的に算出した僧帽弁口面積が$1.5 cm^2$以下であることが必要である．開胸弁膜症手術とは異なり，肺高血圧の存在，左室機能障害は禁忌症とならない．たとえ以前に外科的またはバルーンによる交連切開術を受けていて再狭窄を生じた場合（交連の再癒合）でも，弁性状が解剖学的に適応であると判断された症例では，経皮的僧帽弁形成術により初回治療例とほぼ同等の効果を得ることができる[6,7]．この手技はほとんどいかなる年齢層でも施行可能であるが，若年層において最も良好な臨床成績が得られる．70歳を超える症例では弁の変形がより強く，また石灰化している

---

[a]：いくつかの素材は，以前の版における本章の執筆者であるThomas PortsとWilliam Grossmanから提供されている．

ことが多いため，良好な長期予後が得られるかを予見することはより難しくなる．症状を有する高度僧帽弁狭窄症の妊婦では，経皮的僧帽弁形成術は特に有用な治療法である．また，治療抵抗性の肺水腫を合併した例や，心原性ショックとなった僧帽弁狭窄症例において，本手技は救急救命手技となり得る[8]．

無症候性の症例でも，肺高血圧症に至った例や，心房細動を新規発症した例では経皮的僧帽弁形成術を考慮すべきである[9]．無症候性の症例においても，肺動脈収縮期圧が安静時で50 mmHg以上，あるいは労作時で60 mmHg以上であればその僧帽弁狭窄症の重症度は経皮的僧帽弁形成術を考慮するレベルに到達していると考えられる（図33-1）[9]．新規発症心房細動に対する適応決定はより不明確であるが，なかでも僧帽弁形態が経皮的僧帽弁形成術の良い適応と考えられる症例の場合にはこの治療を考慮すべきである[9]．

C 禁忌症

左心耳に血栓がある場合には，危険性は高くなるが本手技を施行可能である．しかし，左房自体に血栓が認められる場合にこの手技を施行することは禁忌である[10]．中等症から高度の僧帽弁逆流の存在（造影検査0～4度のスケールで≧2＋）もまた経皮的僧帽弁形成術の禁忌である．外科的治療が必要な大動脈病変や三尖弁病変を合併した僧帽弁狭窄症の症例では，外科的手術を検討すべきである．冠動脈疾患を合併する症例の場合では，その冠動脈病変が解剖学的に経皮的冠動脈インターベンション（PCI）の適応と判断されれば，PCIにより冠動脈を治療することにより，同じ症例で経皮的僧帽弁形成術を施行することも可能となろう．この両手技は同時に行うことも可能であるし，または臨床的により重症の病変を先に治療することで段階的に治療することも可能である．

D 経皮的僧帽弁形成術の適応患者選択のための解剖学的要因

高品質の経胸壁または経食道心エコー（TEE）は適切な患者選択にとって必須項目である．予定された弁形成術を施行する前にTEEを施行することで，左房内の血栓や，中等症から高度僧帽弁逆流の存在を除外することが可能である．心エコー検査法は解剖学的禁忌症がないとの確認に加えて，インターベンション心臓病専門医が患者を選択し，治療結果を予測するうえで役立つ大変重要な情報を提供する[11]．理想的症例の僧帽弁は柔軟で，弁に石灰化を認めず，弁下組織変化は軽度である．弁下組織変化が増加するに伴い経皮的僧帽弁形成術による治療効果の質も低下する．同様に僧帽弁石灰化の増加に伴い僧帽弁開大の効果は低下し，合併症が増加する．交連部における石灰化を伴った僧帽弁の開大では，交連線ではなく弁腹の裂開に至ってしまう可能性があり，手技に伴った僧帽弁閉鎖不全症を高率に合併する[12]．弁の高度石灰化や両側交連部の石灰化，あるいは両方がある場合にも急性期および長期の良い成績は期待できない．交連部癒合が非対称的である場合に比べて，交連が対称的に癒合している症例では，たとえ石灰化が存在していても，より両側交連の開大を期待することができる[13,14]．

弁の変形は潜在的に加齢とともに進行する．高齢で僧帽弁狭窄症の診断を受けた症例は経皮的僧帽弁形成術の適応となりにくい場合が多い．このような症例では治療のゴールは個々の症例ごとに設定したうえで，適応の検討をしていかなければならない．僧帽弁置換術の良い適応である場合や，連合弁膜症症例，高度冠動脈病変合併例では外科的手術のほうが有効であろう．超高齢者，重症合併症症例，または胸骨正中切開既往例では，たとえ高度な弁，弁下組織の変形や石灰化があったとしても，経皮的僧帽弁形成術により良好な一時的改善を得られることがある．典型例としては，たとえば以前に大動脈弁置換術および冠動脈バイパス術既往のある80歳代の症例で，高度石灰化を伴う僧帽弁狭窄症で重度の症状を呈している場合などである．若年症例のような柔軟な弁に比べれば，このような症例における経皮的僧帽弁形成術の治療効果は劣るが，姑息的治療法としての価値は

[図33-1] 無症候性僧帽弁狭窄症の治療戦略

*：著作委員会（Writing Committee；下記文献参照）は僧帽弁口面積（MVA）の測定にはばらつきがあり，平均僧帽弁圧較差，肺動脈楔入圧（PAWP）そして肺動脈収縮期圧（PASP）も考慮に入れるべきであることを認識している．
†：高度僧帽弁狭窄症（MVA＜1.0 cm²）および重症肺高血圧症（肺動脈圧＞60 mmHg）の患者が経皮的バルーン僧帽弁形成術（PMBV）を受けるべきか，または右室不全を予防するために僧帽弁置換術を受けるべきかについては議論のあるところである．
‡：他に肺高血圧を生じる原因が存在しないと仮定した場合．
LA：左房，MR：僧帽弁閉鎖不全症
[Bonow R et al：2008 Focused update incorporated into the ACC/AHA 2006 guidelines for the management of patients with valvular heart disease：a report of the American College of Cardiology/American Heart Association Task Force on Practice Guidelines (Writing Committee to Revise the 1998 Guidelines for the Management of Patients With Valvular Heart Disease)：endorsed by the Society of Cardiovascular Anesthesiologists, Society for Cardiovascular Angiography and Interventions, and Society of Thoracic Surgeons. Circulation 118：e523-e661, 2008 より改変]

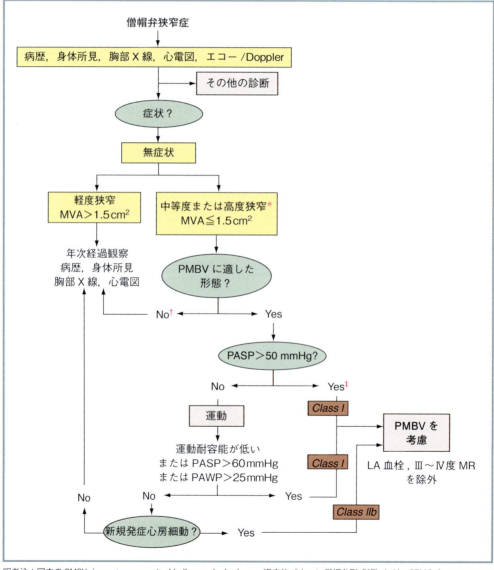

訳者注：図中の PMBV（percutaneous mitral balloon valvuloplasty，経皮的バルーン僧帽弁形成術）には，PTMC（percutaneous transluminal mitral commissurotomy，経皮経静脈的僧帽弁交連切開術）という言い方もある．

捨て難い．

　Wilkinsらの心エコーによるスコア化が経皮的僧帽弁形成術患者の評価に有効であることは多くの人が認めているところである[15]．この心エコーによる分類方法を**表33-1**に示す．弁の可動性，弁の肥厚，弁下組織の肥厚および弁の石灰化のそれぞれの項目に対してポイントを与える．それぞれの項目のポイントを合計したものが最終スコアとなる．スコアが高得点であるほど解剖学的病変が高度であることを示し，得点が低いほど手技の成功率が高くなる．スコアの最大数は16で，一般的にこのエコースコアが8以下であれば解剖学的に至適病変であることを示す．すなわち弁が柔軟で，軽度ないし中等度の弁下変化であり，弁の石灰化はないか軽度の状態である．このような至適病変に対しては経皮的僧帽弁交連切開術を施行することで良好な結果が得られる．経皮的僧帽弁交連切開術を施行した1,500例を超える症例で，患者選択を改善させるためのlogistic modelを用いた検討が行われた[16]．期待された通り，より若年の症例で，心エコーにより評価した病変重症度が軽度であるほど良好な治療成績が得られた．

　有意な弁破壊がある症例や，スコアが9以上の症例においても経皮的僧帽弁形成術の適応を始めから除外すべきではない．心エコーによるスコアが高い場合でも絶対的な禁忌ではない．しかし，心エコースコアが9以上である場合にはそれぞれの症例に応じた適応の決定が要求される．弁形態が理想的適応である症例に比べれば，このような症例において症状改善が持続する期間はより短くなるかもしれず，急性期の手技成功率はより低い．弁変化が高度で他に開胸手術を必要とする病態を合併している場合には話は簡単である．たとえば，有意な大動脈弁狭窄症や閉鎖不全症，冠動脈多枝疾患，あるいは修復を要する高度な三尖弁閉鎖不全を合併している場合である．このような合併症がないか明らかでなければ，経皮的僧帽弁形成術は高度弁変化を伴う症例においても十分有効な姑息的治療法となり得る．大動脈弁狭窄症や閉鎖不全症が境界域である症例において特に有用で，この

[表33-1] 経皮的僧帽弁形成術のための患者評価用心エコースコアシステム[a]

弁尖可動性
1. 可動性が高く，弁尖の先端部のみに可動制限がある
2. 弁尖の中部および基部の可動性が低下している
3. 弁尖が拡張期に主に基部のところで前方に動く
4. 拡張期の弁尖の前方への動きがないかわずかである

弁肥厚
1. ほぼ正常弁尖（4〜5 mm）
2. 弁腹の肥厚，弁縁の著明な肥厚
3. 弁尖全体に広がった肥厚（5〜8 mm）
4. すべての弁尖組織の著明な肥厚（8〜10 mm以上）

弁下肥厚
1. 弁直下のわずかな腱索の肥厚
2. 腱索の長さの1/3以上の肥厚
3. 腱索の遠位1/3に達する肥厚
4. 乳頭筋に至るまでのすべての腱索の高度肥厚，短縮

弁石灰化
1. 単一箇所でのエコー輝度の増加
2. 弁尖の辺縁部に限局した散布性の高輝度
3. 弁腹に及ぶ高輝度
4. ほとんど弁組織全体に広がる進行した高輝度

[a]：それぞれの項目の点数を足して最終スコアとする（最高16点）．
(Wilkins GT et al：Percutaneous balloon dilatation of the mitral valve：an analysis of echocardiographic variables related to outcome and the mechanism of dilatation. Br Heart J 60：299, 1988)

場合，僧帽弁交連切開術を施行した後に一定期間の余裕を得ることで，後日より良いタイミングで両弁置換術の施行時期を決定することが可能となる．

E 手技

　経皮的僧帽弁形成術ではいくつかの基本的技術が用いられている．いくつかの施設では，逆行性経動脈法を単独または順行法（経中隔法）との併用で，1本ないし2本のバルーンを用いた僧帽弁形成術に用いている[17]．これらの方法の有利な点は，経中隔穿刺が必要ないか，またはあっても中隔穿刺の大きさを最小限にできる点である．これらの方法の欠点は，より大きな

Section VII　*Interventional Techniques*

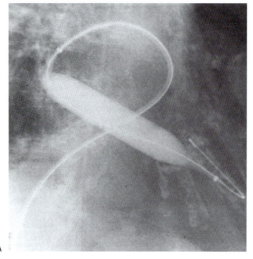
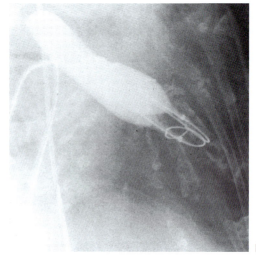

A

B

C

[図 33-2] バルーン僧帽弁形成術を施行した進行性の労作時呼吸困難を訴える 72 歳女性の症例

血行動態検査で平均僧帽弁圧較差は 22 mmHg．（A）シングルバルーン弁形成術により 10 mmHg まで低下した．（B）引き続きダブルバルーンを用いて拡張することで 4 mmHg まで低下した．（C）ダブルバルーンを用いた僧帽弁形成術の解剖学的道筋とカテーテル位置を示す．

バルーンを用いなければならないため動脈を傷つける可能性があることである．さらに，この手技は技術的に難しく，時間もかかる．

最も一般的に用いられているアプローチ法は，ダブルバルーンまたはイノウエバルーンを用いた経静脈的順行法（すなわち経中隔法）である[2, 3]．イノウエバルーンは米国内で唯一経皮的僧帽弁形成術専用に適応が認可されたデバイスであり，世界中で最も一般的に用いられている．もう 1 つの方法はダブルバルーン法で，2 つのバルーンをそれぞれ独立したガイドワイヤで鼠径静脈から左房まで進め，僧帽弁を通過させて左室まで挿入する[18]．次に 2 つのバルーンを僧帽弁位で同時に拡張する．図 33-2 にダブルバルーン法を図示する．この症例では，始めは僧帽弁をシングルバルーンで拡張し，さらに望ましい血行動態的改善を得るためにダブルバルーンを用いていた．適切に施行すればダブルバルーン法により僧帽弁口面積の良好な改善を得ることができる[19, 20]．複数の研究結果からダブルバルーン法とイノウエバルーン法との間に有意な血行動態的効果（僧帽弁圧較差と僧帽弁口面積）の違いは認められていない[21]．

僧帽弁を通過させた 1 本のガイドワイヤを用

いて2つのバルーンを進めるモノレールアプローチ法がダブルバルーン法に用いられている[22]．1つ目の弁形成術用バルーンは短いモノレール部分があり，これでガイドワイヤを伝って僧帽弁を通過させる．2本目のバルーンは通常のバルーンで，同じガイドワイヤを用いて最初のバルーンと平行になるまで進める．この方法で進めた場合でも2つのバルーンによる拡張力の伝搬機序は，従来のダブルバルーン法と比較して基本的な違いはない．

非直視下僧帽弁交連切開術が行われていた初期手術時代には，左室心尖部の切開部より挿入する金属製の拡張器または交連切開器が用いられた．Cribierら[23]はこの確立した手術手技を経皮的に用いるよう工夫し，19Fの金属製交連切開器をガイドワイヤを用いて心房中隔を通過させ，僧帽弁交連切開術を敢行した．両側交連の同時離開は金属製の交連切開器のほうがより達成しやすいとの証拠がある．イノウエバルーンと金属製交連切開器の無作為化割付けによる比較検討では長期予後に関して有意な差異を認めなかった[24]．この金属デバイスは米国では使用認可を受けておらず，すでに生産も中止されている．

しかしながら，その他の方法に比べて，イノウエバルーン法はより短時間に施行でき，煩雑さが少なく，通常，放射線透視時間も短くて済む[25]．イノウエバルーンは心房中隔からバルーンを引き抜くことなく，バルーンサイズを徐々に簡単に大きくすることができ，このことがバルーンサイズをより大きくする必要があるときには重要な利点となる．しかし，イノウエバルーンシステムでは僧帽弁閉鎖不全症の発症がわずかに高率かもしれない[26]．

F イノウエバルーン法

すべての順行性手技では経心房中隔的カテーテル挿入を成功させることが，必要不可欠な始めの手技となる．この方法は第6章で述べたが，左房内にうまく到達できるというのみではなく，いかに適切な部位で心房中隔を通過しているかによって，僧帽弁への到達しやすさが左右される．Mullinsタイプのダイレータとシースを左房の中に挿入することに成功し，造影剤のテスト注入により位置が確認できれば，ヘパリンを投与して抗凝固を行う．治療前の血行動態を測定記録し，僧帽弁狭窄症の程度が経皮的僧帽弁形成術を行うのに適切であるかを確認する．引き続き，特殊な0.025インチsolid-core coiled guidewireを左房内に進め，Mullinsシースダイレータシステムを抜去する．続いて，この左房に入れたワイヤを通して長い14Fダイレータを挿入し，鼠径静脈と心房中隔を拡張する．事前に準備しテストしておいたイノウエバルーンを細く伸ばした状態にして，このワイヤを通して左房に挿入する．イノウエバルーン（図33-3）はナイロンとゴム製の細かい網でできている．縦軸に沿ってバルーンの固さが変化しているため，バルーンを膨らませると図に示すように3段階の拡張を示す．このことが以下に述べるように，僧帽弁を通しての安定したバルーンの位置決めを可能にしている．

伸ばして細身にしたバルーンを左房内に挿入後，引き伸ばすための内筒を引き抜く．引き続きあらかじめ角度を補正したJ型スタイレットをイノウエバルーン内まで挿入する．弁を通過させるときにバルーン先端が腱索内に迷入することを避けるために，イノウエバルーンの遠位端をわずかに膨らませておく．スタイレットを回しながら引きつつバルーンを操作することで，バルーン先端は前下方の僧帽弁口の方向に向いていく．バルーンが僧帽弁口を通過したら，バルーンの遠位端をさらに大きく拡張させたうえで，カテーテルを慎重に引いてゆき拡張した遠位部が僧帽弁を確かに越えていることを確かめる．さらにバルーンを膨らませることで，バルーンの近位端が拡張し，遠近両方の膨らみの間に僧帽弁を挟み込んだ状態となる．事前に較正した量の容量まで拡張することで，弁口を事前に決めた目的の大きさまで開大する．図33-4にイノウエバルーンの一連の拡張と位置決めを示す．バルーンは引き続き拡張の手を緩めることで自然に縮小するので，左房内に引き抜く．

[図 33-3] イノウエバルーンカテーテル

①にカテーテルの長さを示す．引き伸ばすための金属製内筒は，左端のハブのところで一杯に進められており，図の右方にみられるようにバルーンが引き伸ばされている．これによりバルーンを細身にして大腿静脈シース内や直接皮膚を通過させることが容易となる．②では左端の引き伸ばし用の金属性内筒は引き戻されており，バルーンは短く太くなっている．心房中隔穿刺部位をバルーンが通過した後に引き伸ばし用内筒をこのように引き戻す．

③〜⑥は段階的なバルーン拡張特性を示す．③ではバルーンは拡張されていない．④では遠位端が拡張している．この部分のバルーンで，カテーテルはちょうど右心カテーテル検査用バルーン付きカテーテルで三尖弁を通して進める手技と同様に，「流れに乗って」，または操作で僧帽弁を通過し，左房から左室に進む．⑤ではバルーンはさらに拡張され"dog bone"形状を示す．この形状は，バルーンが自分から僧帽弁の位置に着くことを助けている．最終的な拡張により，⑥にみられるようにバルーンのくびれが完全に広がり，究極的な交連部の離開を生じる．

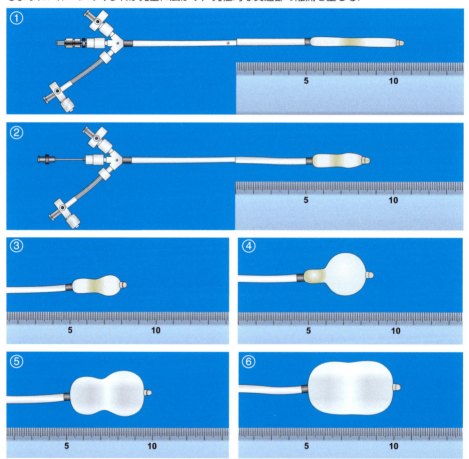

訳者注：先端バルーンを少し膨らませた状態で僧帽弁を通過させた後，④の状態で左室内で引くことで，バルーンは僧帽弁位に固定される．

[**図 33-4**] 労作時息切れのためバルーン僧帽弁形成術を施行した 42 歳男性の症例
（**A**）イノウエバルーンの先端が僧帽弁を通過したところ．（**B**）バルーン先端の半分を膨らませたまま，カテーテルを引いて僧帽弁にまたがるように位置させたところ．（**C**）バルーンを不完全に拡張させたところ．（**D**）僧帽弁にかかったイノウエバルーンを完全に拡張したところ．この拡張の後，僧帽弁圧較差は 18 mmHg から 2 mmHg まで低下した．（**E**）経皮的僧帽弁形成術の前には大きな v 波がみられる．拡張期弁圧較差も大きい．矢印は v 波の頂点を示す．この時点で心エコーと左室造影のいずれでも僧帽弁逆流は認められない．（**F**）弁形成術後，僧帽弁圧較差も v 波も劇的に減少した．左室造影，Doppler 心エコーともこの時点で僧帽弁逆流を認めない．

（Syed Z et al：Alterations in left atrial pressure and compliance during balloon mitral valvuloplasty. Cathet Cardiovasc Intervnet 61：577, 2004）

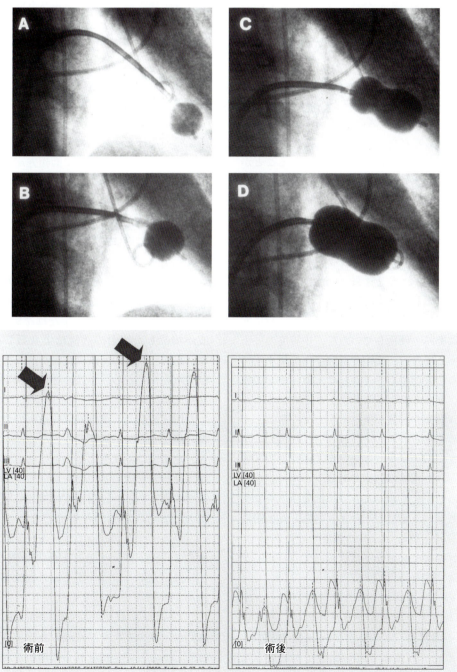

それぞれのバルーン拡張操作の後で僧帽弁口圧較差を測定し，心エコーを用いて僧帽弁口面積，弁尖の可動性と僧帽弁逆流の程度を評価するとよい．もしも最初の拡張で十分な弁口面積の増加が得られず，また僧帽弁逆流も増加しなかった場合には，再び僧帽弁にバルーンを通過させ，事前に較正した拡張用のシリンジ容積をわずかに増加させてバルーン径を1ないし2mm大きくして拡張する．適切な弁口の拡大が得られるまで，このように段階的にバルーン径を大きくして拡張していく．

イノウエバルーンには，最大拡張時の径で24，26，28，30mmの4つのサイズがある．米国では24mmサイズのバルーンは使用できない．しかしながら，拡張に使用した液体容積により実際のバルーンサイズを調節することができるため，実効バルーン径を，必要に応じて定格値より6mm小さい値からそのバルーン最大の拡張径までの範囲で調節することが可能である．筆者らは通常，拡張に必要な最大適正バルーンサイズを，患者の身長をベースにした経験に基づいた公式［身長（cm）×1/10＋10］を用いて算出している．手技は小さめのバルーン径から開始することが重要で，これは特に弁が高度に肥厚・硬化していたり，中等度の弁下変化がある場合に，僧帽弁逆流発生を最小限にするために大切である．これは，バルーンの拡張径を1ないし2mmのわずかな値大きくしただけで，僧帽弁逆流が突然に生じてくることがあるためである．

イノウエバルーンは従来のバルーンとは基本的に異なり，容積調節型である．バルーンをあらかじめ較正しておくことで，拡張用のシリンジに記載された容積表示により対応した拡張期バルーン径を得ることができる．したがって，バルーン拡張に必要な圧は，到達するバルーン径ごとに異なってくる．たとえば最大径26mmのバルーンのような小さなバルーンをその最大径まで拡張させるためには，最大径30mmの大容量バルーンを26mmまで拡張するときに比べればより高い拡張圧が必要となる．イノウエバルーンはその拡張範囲の始めの2/3の部分を占める低圧帯を有している．このポイントにおけるバルーン圧は典型的にはおよそ2ないし3気圧である．拡張容積を増大させて最後の2mmを拡張するときのバルーン圧はおよそ4気圧に上昇する．この低圧帯と高圧帯による拡張を比較した無作為化試験が行われた[27, 28]．おなじ最大拡張径では低圧帯で拡張したほうが高圧帯で拡張するよりも僧帽弁逆流の発生が少数であった．したがって，定格28mmバルーンを用いて最大の28mmまで拡張（高圧帯）するよりも，定格30mmバルーンを用いて最大28mmまで拡張したほうが，全体の僧帽弁逆流を少なくすることが可能である．

拡張バルーン径を次のサイズに増加させる前に，それぞれの拡張の後で僧帽弁逆流が増加していないかを確かめることが大切である．それぞれのバルーン拡張の後では僧帽弁圧較差の減少を反映して左房圧は低下するはずである．バルーン拡張の後に左房圧の高さも圧波形の形状も変化が認められない場合には，弁拡大は得られていないと考えられる．圧較差が残存する場合にはさらなる拡張を行ってよい．バルーン拡張の後に左房圧が上昇，または左房圧波形のv波が増高した場合の評価はより難しい．これは，左房圧波形のv波の存在やサイズはしばしば誤解を招くため，手技の進行の決定が複雑となるためである．

左房圧波形のv波は機能的なものである．僧帽弁疾患患者では僧帽弁逆流を認めない場合でも，左房壁の柔軟性の変化を反映してしばしば大きなv波を認める．したがってv波は僧帽弁逆流の存在あるいは重症度に対して敏感な指標であるとも，特異的な指標であるともいえない．経皮的交連切開術ではバルーン拡張が成功するとv波が減高することはよく認められる．これは，左房コンプライアンスの改善を伴って左房圧が低下したことを反映したものである（図33-4）[29]．経皮的交連切開術を施行している間はv波の変化を注意深く評価する必要がある．しかし，完全にそれらの変化を説明するためには，さらなる情報としてDoppler心エコー

[図 33-5]
形成術前に記録された圧波形記録の最初の拡張相の黒塗りの部分が示すように，大きな僧帽弁圧較差が存在する．27 mm バルーンで拡張後，僧帽弁圧較差は著明に減少し，28 mm バルーンの拡張後は圧較差はほとんど消失した．
(Feldman T et al：Effect of balloon size and stepwise inflation technique on the results of Inoue mitral commissurotomy. Cathet Cardiovasc Diagn 28：200, 1993)

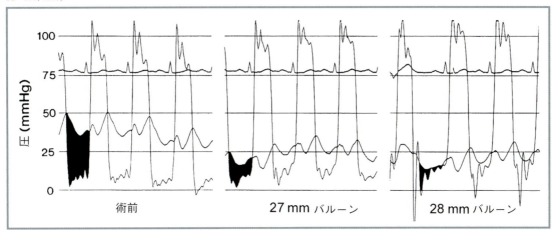

や左室造影を繰り返し行うことが必要となる．

僧帽弁の拡張が成功した後，再びガイドワイヤを通し，次に引き伸ばすための内筒を再挿入することでイノウエバルーンを細身にする．その後，細身にしたバルーンをガイドワイヤを残して体から抜去する．シースを用いていなかった場合には，残したワイヤを抜く前にこのワイヤを用いて 10 F シースを鼠径静脈に挿入する．手技が終了してから体動脈圧を観察する 3～5 分の間，この心房中隔穿刺部を通って左房の中にあるガイドワイヤを残しておくとよい．まれなケースとして心房中隔穿刺が右房の低い位置で行われた場合に，針は心房中隔ではなく右房壁を貫通し，冠静脈洞を横切って左房の下端に入っていることがある．この場合，心房中隔を穿刺した針の先端圧は間違いなく左房圧を示しているため，心外膜腔を通しての経路であることは，手技の最後にデバイスを引き抜くまでは判然としない．もしも手技の最後にガイドワイヤを残しておき，血圧が 2～3 分のうちに急激に低下してくるようであれば，この残したガイドワイヤを通して小さなバルーン付きのカテーテルを穿刺した心房中隔の部位にもう一度挿入して拡張し，患者の状態を落ち着けるとともに，心膜腔穿刺を行い，その後の治療戦略を考えることができる．このような事態が起こることはまれであるが，しかし起こったときには悲劇的事態となる．ほんの 2～3 分の間，心房中隔穿刺部を通したガイドワイヤを残すという小さなステップで，このようなときの救命が可能となる．

G 急性期成績

僧帽弁形成術直後の結果は，Doppler 心エコーと血行動態の測定を組み合わせて評価する．手技途中で繰り返し行う血行動態評価による弁口面積評価は，解析コンピュータシステムを備えたカテーテル室であれば十分な信頼性がある．心房短絡や僧帽弁逆流があると Gorlin の公式は誤差を生じてくる[30]．とはいえ，手技が成功すれば僧帽弁圧較差の有意な減少が認められるはずである．

図 33-5 にバルーン僧帽弁形成術直後にみられた典型的な左房圧と僧帽弁圧較差の低下症例を示す．僧帽弁口面積は一般的に $>1\ cm^2/m^2$ 体表面積に増加する（表 33-2）．検査室における心エコーによる評価，とりわけ 2D 法による短軸像で，僧帽弁口をプラニメトリにより測定

Section VII　Interventional Techniques

[表 33-2] 僧帽弁狭窄症に対する経皮的バルーン僧帽弁形成術と外科的交連切開術の無作為化比較試験

筆者(年)	平均観察期間	手技	患者数	年齢(歳)	平均スコア	僧帽弁圧較差(mmHg) 術前	術後	僧帽弁口面積(cm²) 術前	術後	再狭窄(%)	再治療回避率(%)	NYHA I度(%)
Patel ら (1991)[31]	直後	PMBV	23	30±11	6.0	12±4	4±3	0.8±0.3	2.1±0.7[a]	—	—	91
		CC	22	26±26	6.0	12±5	6±3	0.7±0.2	1.3±0.3	—	—	—
Turi ら (1991)[32]	7ヵ月	PMBV	20	27±8	7.2	18±4	10±2	0.8±0.2	1.6±0.2	—	—	—
		CC	20	28±1	8.4	20±6	12±2	0.9±0.4	1.7±0.2	—	—	—
Arora ら (1993)[33]	22ヵ月	PMBV	100	19±5	—	—	—	0.8±0.3	2.3±0.1	5	—	—
		CC	100	20±6	—	—	—	0.8±0.2	2.1±0.4	4	—	—
Reyes ら (1994)[34]	3年	PMBV	30	30±9	6.7	—	—	0.9±0.3	2.4±0.4[*]	10	—	72
		CC	30	31±9	7.0	—	—	0.9±0.3	1.8±0.4	13	—	57
Farhat ら (1998)[35]	7年	PMBV	30	29±12	6.0	—	—	0.9±0.2	1.8±0.4	—	90	87
		OC	30	27±9	6.0	—	—	0.9±0.2	1.8±0.3	—	93	90
		CC	30	28±10	6.0	—	—	0.9±0.2	1.3±0.3	—	50	33
Cotrufo ら (1999)[36]	38ヵ月	PMBV	111	47±14	7.6	—	—	1.0±0.2	1.8±0.3	28	88	67
	50ヵ月	OC	82	49±10	8.2	—	—	1.0±0.2	2.3±0.3	18	96	84

*[a]：経皮的バルーン僧帽弁形成術を外科的交連切開術と比較した結果，僧帽弁口面積の増加が有意に大きかった（$P<0.05$）．横線はデータが存在しないことを表す．
PMBV：経皮的バルーン僧帽弁形成術，CC：開胸非直視下交連切開術，NYHA：New York Heart Association，OC：開胸直視下交連切開術
[Bonow RO et al：2008 Focused update incorporated into the ACC/AHA 2006 guidelines for the management of patients with valvular heart disease：a report of the American College of Cardiology/American Heart Association Task Force on Practice Guidelines (Writing Committee to Revise the 1998 Guidelines for the Management of Patients With Valvular Heart Disease)：endorsed by the Society of Cardiovascular Angiography and Interventions, and Society of Cardiovascular Anesthesiologists, Society for Cardiovascular Angiography and Interventions, and Society of Thoracic Surgeons. Circulation 118：e523-e661, 2008]

[表33-3] 僧帽弁狭窄症に対するバルーン僧帽弁形成術の長期成績

筆者	患者数	平均年齢（歳）	観察期間（月）	生存率（%）	手術回避率（%）	NYHA Ⅰ，Ⅱ度かつ非手術
Palacios ら[39)]	327	54	48	90	79	66
Cohen ら[40)]	146	59	60	76	51	—
Pan ら[41)]	350	46	60	94	91	85
Iung ら[42)]	606	46	60	94	74	66

NYHA：New York Heart Association

する方法も，僧帽弁口面積の増加を確認できるもう1つの手段である．弁形成術中のDoppler測定の正確度は変動する．しかし，カラーDoppler法は僧帽弁逆流を経時的に測定していくのに良い方法である[37)]．カテーテル室でDoppler心エコーが使用できないときには，繰り返し左室造影を行うことで僧帽弁逆流の程度を評価することができる．僧帽弁逆流が初めて生じた場合や，始めに認められていた逆流よりも0〜4段階の評価で1段階以上増加した場合には，一般的に手技終了時期のサインである．加えて，僧帽弁口面積が>2 cm²以上となった場合や，心拍出量の低下を伴わないで平均圧較差が<5 mmHgに減少した場合には，手技は成功裏に完了したと考えられる．

症例によっては，最初のバルーン拡張により交連のうち一方が離開する．このような例は，しばしば左右交連癒合の不均等や石灰化が原因で発生する．しかし，片方の交連が離開すると，反対側の交連の離開はしばしば難しくなる．それは拡張したバルーンが弁のすでに離開した交連側に偏位してしまうためである．このような例では弁口面積は大変に満足できる大きさとはいえないものの，十分な大きさに開大できる．イノウエバルーンを用いた場合，典型例では片側交連離開により弁口面積でおよそ1.6〜1.8 cm²に開大できる．両側交連を離開できた場合には弁口面積は1.8 cm²以上となることが多く，しばしば2.0 cm²以上となる．しかしながら，それぞれの症例の臨床病態や解剖学的要因を慎重に考慮したうえで手技の終了ポイントを決定しなければならない．

H 長期血行動態および臨床成績

多くの研究が僧帽弁口面積を増加させるうえでのバルーン弁形成術の有用性を証明している[1, 16)]．一致して，弁口面積>1.5 cm²，左房圧の低下，そして通常わずかな心拍出量の増加が認められる．時間経過とともに肺動脈圧や肺血管抵抗は徐々に低下する[38)]．単施設でのレジストリで4年以上の経過観察がいくつか報告されている．それらの研究では，この手技の極めて満足すべき成績が示されている（表33-3）[39-42)]．より大きな多施設研究では，NHLBI（米国心臓肺血液研究所）バルーン弁形成術レジストリが報告した，18歳以上の736例に対する4年間の経過観察報告がある[43)]．実際の生存率は1，2，3，4年でそれぞれ93％，90％，87％，84％であった．1，2，3，4年目の心事故（死亡，僧帽弁手術，バルーン弁形成術の再施行）回避生存率はそれぞれ80％，71％，66％，62％であった．死亡原因の多変量解析では，NYHA Ⅳ度，心エコースコア13以上，術後肺動脈収縮期圧>40 mmHg，そして左室拡張終期圧>15 mmHgが有意な項目であった．より最近Bouletiらは，僧帽弁形成術が成功し，弁口面積が1.5 cm²以上となり，かつ僧帽弁逆流がⅡ度以下であった912人を20年以上追跡した長期成績を報告している[44)]．中央値12年の経過で，内科的治療群の561人（62％）が再インターベンションを免れた．351人（38％）では再インターベンションが必要であ

り，266人が手術，85人が再バルーン弁形成術を受けた．重要なことは，この再バルーン弁形成術を受けた85人では10年間の手術回避生存率が60±7％だったことである．これらのデータは経皮的バルーン弁形成術が僧帽弁狭窄症の効果的な治療法であり，弁形成術の再施行は有意な数の患者で手術の時期をさらに遅らせることができるという概念を支持するものである．

Ⓘ 経皮的バルーン僧帽弁形成術と外科的交連切開術の比較

経皮的弁形成術と外科的交連切開術の無作為化比較試験では同等の急性期および長期成績を示している（表33-2）[31-36]．さまざまな経皮的交連切開術同士が，あるいは経皮的交連切開術と外科的交連切開術が同等であるという事実は，いずれの方法による交連切開術も同等の結果を得ることができることを示している[45]．

インドと南アフリカでの若年症例を対象とした2つの前向き無作為化試験は経皮的バルーン弁形成術と非直視下外科的交連切開術の臨床症状と血行動態の変化を比較している[31,32]．弁形成術は外科的手技で得られた結果と同等の良好な結果を得られた．1つの試験では経皮的バルーン弁形成術で治療された症例のほうでより良い機能的，血行動態的結果が得られた[31]．もう1つの報告は60症例の無作為化前向き試験で経皮的バルーン弁形成術と外科的直視下交連切開術を比較している[34]．はじめの僧帽弁口面積はバルーン弁形成術群で0.9 cm²から2.1 cm²，外科的治療群で0.9 cm²から2.0 cm²に増加した．しかしながら，3年後にはバルーン弁形成術を施行した群のほうがより大きな平均僧帽弁口面積（2.4 cm² 対 1.8 cm²）を示し，またより多くの症例がNYHA I度にとどまっていた（72％対57％）．

外科的直視下交連切開術，外科的非直視下交連切開術，そして経皮的バルーン弁形成術を90症例で比較した研究がある[35]．外科的非直視下交連切開術の短期ならびに長期成績（7年）は他の二者の成績に比べて良くなかった．僧帽弁口面積の増加は経皮的バルーン弁形成術後（0.9〜2.2 cm²）と直視下交連切開術後（0.9〜2.0 cm²）で，非直視下交連切開術後（0.6〜1.6 cm²）より大きかった．早期および晩期死亡率，血栓塞栓症は3群で差がなかった．7年間の観察でNYHA I度群の症例はバルーン弁形成術で87％，直視下交連切開術で90％であったのに対し，非直視下交連切開術では33％であった．再インターベンションが不要であった割合は，バルーン弁形成術90％，直視下交連切開術93％に対し，非直視下交連切開術では53％であった．

Ⓙ 合併症

熟練した術者であれば不成功率は＜5％となるはずである．不成功の原因は通常解剖学的に困難であるために安全に心房中隔穿刺を行えないか，またはいくらかの症例では僧帽弁口をバルーンが通過できない場合である．手技に伴う死亡率はほとんどの報告で0〜3％である[16,46]．経心房中隔カテーテル操作，心房穿刺，あるいはまれにバルーンやワイヤによる左室心尖部穿孔に伴う血性心膜液貯留は0.5〜10％の頻度である．全身の血栓塞栓症は0.5〜5％の症例で認められる．これらの合併症は術者の経験が増すにつれて減少する．

重症僧帽弁逆流は幸いまれで2〜9％の症例でみられ，交連部以外の弁尖亀裂や腱索断裂と関係している．弁尖亀裂は大部分予想不可能であり，かつ不可避である．しかし，腱索断裂は注意深い手技により最小限にすることができる[47]．通常，このような例ではバルーン拡張で交連をうまく離開させようとしても，片方または両方の交連が強く癒合しすぎており，交連以外の線に沿って弁尖が破断する．重症僧帽弁逆流のほとんどでは僧帽弁の解剖が不適当であった症例に発生している．症例の2〜3％で同日の外科的僧帽弁置換術が必要となる．通常は，高度の僧帽弁逆流であっても，しばらくの間，患者はこれによく耐えることができる．また，急性期にはニトログリセリンやニトロプルシドの静脈内投与にも反応する．もともとの弁病変

や弁下組織病変が高度であるために重症僧帽弁逆流を生じた症例では，一般的に外科的手術としては弁形成術よりも待期的弁置換術が必要となる[48]．

2 肺動脈弁形成術

肺動脈弁狭窄症は比較的一般的な先天性心疾患である．小児の軽度から中等度の肺動脈弁狭窄は良性の経過をとり高率に成人を迎える．したがって，成人のインターベンション心臓病専門医はこれまで指摘されなかった，あるいは治療されていなかったバルーン弁形成術の適応症例に出合うことになる．

A 病態生理

典型的な弁性肺動脈狭窄症の症例は，弁は三尖を有しており，さまざまな程度の線維性肥厚や交連の癒合を認める．造影検査や心エコー検査により，これらの可動制限された弁尖は収縮期に特徴的なドーム型，あるいは円錐型の形状を示す．肺動脈二尖弁は一般的でなく（＜20％），狭窄弁の高度石灰化もまれである．このような特徴から狭窄した肺動脈弁はバルーン弁形成術の良い適応とされる．その他のタイプの先天性肺動脈狭窄のうち，弁低形成（Noonan症候群）[49]や原発性線維筋性弁下狭窄は弁形成術の適応とはならない．

バルーン弁形成術は，これまでの機械的弁拡張，弁切開術（Brock手技），ブジー法，そして最後に体外循環心肺バイパス下での癒合弁尖直接切開に至る長い外科的経験から導き出された．1979年の造影用バルーンカテーテルによる最初の肺動脈弁バルーン弁形成術以来，より大径の，より長いポリエチレン製のバルーンカテーテルが開発され，この手技が小児においても成人においてもより高い成功率，かつより安全に行えるようになった[50,51]．イノウエバルーンも同様に用いることができる．バルーン弁形成術成功の機序は先天的に癒合した交連の機械的離開が主体であるといわれている．また，いくらかの症例では弁尖の軽い亀裂や，時に弁尖同士の裂離が起こることがある．

中等度の肺動脈狭窄で圧較差が50～100 mmHgであり，運動耐容能低下の症状がある場合には，おそらくバルーン弁形成術が有効である[9]．高度肺動脈狭窄症は，圧較差＞100 mmHg，または右室機能不全がある場合と定義されるが，この場合，肺動脈弁狭窄により右室に過度の後負荷が加わっていることから，症状がない場合でもバルーン弁形成術が有益である可能性がある[52]．

B 手技

心エコーやDopplerによる評価で肺動脈弁に中等度から高度の圧較差があり症状を有する症例を選択した後，肺動脈弁形成術を成功させるためには，まずバルーンサイズを決めるために心エコーを用いて肺動脈弁輪径を慎重に計測する．右心カテーテル検査にて肺動脈弁圧較差を測定し，同時に肺動脈弁上および弁下狭窄の要因がないことを確認する．5Fシースを左の鼠径動脈に留置し動脈圧をモニタリングし，手技は右の鼠径静脈に8Fのシースを留置して行う．右室造影を前後方向および側面方向で行い，肺動脈弁の正確な位置を確認し，肺動脈弁輪の大きさを確かめる．側面方向の右室造影で右室流出路の形状を確認することができる．肺動脈狭窄の典型例では弁下肥厚を伴っており，症例によっては二次性弁下狭窄の原因となる．すなわち，もしも弁形成術前の右室造影にて弁下肥厚による亜閉塞がある場合，肺動脈狭窄が改善した結果として後負荷が軽減され，弁形成術施行後に筋性狭窄が増悪する可能性がある．肺動脈弁形成術の成功後，この弁下の機能的狭窄が生じ高度の低血圧を生じることがあるため，この術前造影検査を行い，正しく評価することが大切である．こうした状態は「自殺右室」（suicide right ventricle）と呼ばれている．

われわれは日常，定量的冠動脈造影（QCA）を行いながら，1 cm間隔でマーカーの付いたピッグテールカテーテルを使用してサイズ決定を容易に行えるようにしている．シングルバルーン，ダブルバルーン，あるいはイノウエバ

ルーン法を用いる．成人例のダブルバルーン法では，バルーンサイズはおよそ弁輪径を用いる．そして圧較差を低減させるために，必要であればより大きなバルーンを用いる．計算された弁輪径よりもおよそ25％ほど大きなサイズが必要となることが多い．2つのバルーンは両方とも同一の鼠径静脈から挿入可能であるが，そのためにはシースを用いずに挿入する必要がある．両側静脈を用いる場合にはシースを使用することができる．イノウエバルーンのサイズは大きいため，単一のバルーンでほとんどの成人に使用することが可能で，肺動脈弁輪径の1.2倍の径を目標に拡張する．

肺動脈弁の造影による位置確認に引き続き，内腔の2つあるバルーン付きカテーテルで弁を通過させる．このカテーテルは先端孔，および先端から5 cm手前にある側孔を用いて圧較差を同時測定できて便利である．バルーンの拡張前後でこのカテーテルを用いて圧較差を測定することができる．ダブルバルーン法では，このカテーテルの両方の開孔部が肺動脈に位置するように遠位部まで入れ，0.038インチの耐久性のある長い交換用ガイドワイヤ2本を，1本は先端孔を通して，もう1本は側孔を通して肺動脈遠位に挿入する．次いでガイドワイヤ先端を肺動脈内に残し，ワイヤの本体は鼠径静脈から体外に出た状態でカテーテルを抜去する．あらかじめ空気抜きをして，薄めた造影剤で満たした肺動脈弁形成術バルーンを1つずつ鼠径静脈より前後に並べて挿入する．次に外部の目印とバルーンのマーカーを頼りに弁形成術バルーンの中心部が肺動脈弁にまたがるように1つずつ進める．2本のバルーンカテーテルを配置した後，両方のバルーンを薄めた造影剤で同時に，そして急速に拡張する．透視により「腰」のくびれがなくなるまでバルーンを拡張する．造影剤を吸引しバルーンを虚脱させたうえで，2本の耐久性J型ガイドワイヤを伝わせて，バルーンカテーテルを体の外へ引き抜く．12 Fのシースを2本のガイドワイヤに通して鼠径静脈に挿入し，ワイヤのうちの1本を用いて2つの内腔付きカテーテルをシースから再挿入し，肺動脈弁を越えて進める．このガイドワイヤを抜去して，残存する弁圧較差がどのくらいあるのかを慎重に計測する．

バルーン肺動脈弁形成術が成功すれば，弁圧較差はほとんど常にほぼ消失する．しかし，時に術者は弁圧較差の消失後，事前に認められなかった弁下の圧較差に遭遇する（いわゆる「自殺右室」）．弁下の圧較差が低血圧をきたし得るほど高度の場合，直ちにβ遮断薬投与と補液を開始しなければならない．通常この弁下の圧較差は，右室肥大の改善とともにその後の数週間で軽減ないし消失する．有意な弁性の圧較差が残存する場合に限って，より大きなバルーンで肺動脈弁の追加拡張を行う．弁下圧較差のために肺動脈弁の拡張を繰り返すことは禁忌である．

ⓒ 臨床成績と合併症

思春期から成人でのこの手技の急性期ならびに遠隔期成績は大変優れており，バルーン弁形成術は弁性肺動脈狭窄の治療手段として選択される．これまでの全年齢784人の症例集積を解析すると，バルーン弁形成術の臨床的成功率は98％に達する[53]．手技に伴う死亡率は＜0.5％，平均弁圧較差は85 mmHgから33 mmHgに低下した．いくつかの報告でバルーン弁形成術の長期予後が検討されている．Chenら[54]は53人の思春期および成人患者（13〜55歳）を1985〜1995年の間に治療した．治療により収縮期肺動脈弁圧較差は91±46 mmHgから手技後は38±32 mmHgまで低下した．遠隔期観察（平均7年）により圧較差はさらに低下した．53人中7人で弁形成術直後から肺動脈弁閉鎖不全を生じたが，遠隔期では一例もこの合併症を認めなかった．

肺動脈弁形成術では，この手技に伴う合併症はまれである．肺動脈弁形成術は一般に外来治療として計画される．バルーン拡張時に不整脈や時に低血圧が認められることがある．一過性の右脚ブロックがみられることもある．大きなバルーンカテーテルを用いるにもかかわらず，手技が静脈を経由して行われることから出血や血管の合併症は多くない．

3 バルーン大動脈弁形成術

大動脈弁の拡張は外科的手技にしろ，経皮的バルーン手技にしろ，肺動脈弁や僧帽弁に対するバルーン治療のようなレベルの成功をみていない．狭窄した成人大動脈弁の外科的機械的拡張は 1950 年代から試みられたが，さまざまな弁拡張器具を用いても石灰化した大動脈狭窄の解除には成功せず，大方は放棄され，適応患者では大動脈弁置換術が行われるようになった．

A 非石灰化大動脈弁狭窄症

最初のバルーン大動脈弁形成術は，1984 年に Lababidi ら[55]によって小児と若年成人に対して行われた．バルーン拡張により大動脈弁最大圧較差の有意な減少が認められた．小児や思春期症例の非石灰化先天性大動脈弁狭窄症に対するバルーン弁形成術では，良好な短期成績と満足すべき長期成績を示した相当数の経験が存在する[56-58]．先天性弁狭窄では，主に線維化が主体であることがバルーン弁形成術に適する要因となっている[9]．手技は 80〜90％の症例で有効であり，死亡率は約 0.7％である．8 年間の生存率は 95％で，再治療が必要であった症例は 4 年間で 25％，8 年間で 50％であった[59]．若年成人男性症例であっても，有意な弁の石灰化を伴わない場合にはバルーン弁形成術の選択の余地があるかもしれない．1 つの報告によると，先天性大動脈弁狭窄症の若年成人症例［17〜40 歳（平均 23 歳）］ではバルーン大動脈弁形成術は有意に大動脈弁圧較差を減少させ，大動脈弁口面積を増加させた[60]．この報告では死亡や脳塞栓症は認められなかった．38 ヵ月間の中期経過観察では，50％の症例ではそれ以上の追加治療が不要であった．弁石灰化がないことが良好な短期および長期予後の重要な予測因子である．

B 石灰化大動脈弁狭窄症

成人心臓病専門医が遭遇するより典型的な症例は，高齢者の後天的石灰化大動脈弁狭窄症で

[表 33-4] 成人のバルーン大動脈弁形成術の適応

- ■心原性ショック
- ■大動脈弁手術までの中継ぎ
- ■非心臓緊急手術を必要とする，症状を有する重症大動脈弁狭窄症
- ■手術の危険性が高い，たとえば 90 歳以上
- ■低圧較差・低心拍出量症例の診断的テストとして
- ■先天性大動脈弁狭窄症
- ■リウマチ性大動脈弁狭窄症
- ■経皮的大動脈弁置換術の前拡張として

ある．このような症例でのバルーン弁形成術成功の報告は，1986 年までさかのぼるが[61, 62]，高率に再発または再狭窄をきたすために信頼性に問題があり，この手技は今日では限られた役割しか果たしていない．事実上すべての症状を有する石灰化大動脈弁狭窄症の症例は，治療選択としては大動脈弁置換術を受けるべきである．しかし，直ちに弁置換術の適応とならない患者においては，バルーン弁形成術が重要な姑息的治療手段として一定の役割を果たし得る余地がある．そのような例を表 33-4 に掲げる．バルーン大動脈弁形成術は大動脈弁狭窄による心原性ショックの患者に有用であり，またこのような血行動態的に不安定な患者にとって，最終的な手術治療施行までの間の有効な橋渡し治療として役立ち得る[63]．この手技はまた，重症の合併症を有する患者の姑息的治療としても用いられるかもしれない．この治療法はまた，重症大動脈弁狭窄症を有する患者が心臓以外の緊急外科手術を必要とした場合に，より保存的な内科的治療では危険が大きすぎると判断された際にも用いることができる．典型的な症例としては，大腸癌で大腸半切が必要となった場合やそれと同程度の外科手術が必要となった場合である．最後に，弁形成術は診断手段としても有用かもしれない．圧較差が小さく，心拍出量が低く，心駆出率が大きく低下している場合では，外科的弁置換術の予後が期待できない．バルーン弁形成術は左室機能に改善する余地が残されているかどうかを判断する目的で用いられるかもしれない．改善しない群は潜在する心筋

症が存在することを意味しており，一方，バルーン拡張後に左室機能が改善する群では，一般的に引き続いて大動脈弁置換術を行うことで良い成績を得ることができる．さらに近年では，経カテーテル的大動脈弁留置術（TAVI）の導入に伴って，広く行われるようにもなってきている．弁形成術がTAVIを施行するまでの橋渡しとして多く使用されるようになったためである[64]．また，バルーン大動脈弁形成術による大動脈弁の前拡張が，標準的TAVIプロトコールでの重要な要素を占めるためでもある（後述を参照）．

C 大動脈弁口面積改善の機序

剖検や手術中の拡張手技から，バルーン大動脈弁形成術によってどのように成人の石灰化大動脈弁狭窄が拡張されるかが明らかになった[65]．バルーン弁拡張は弁尖の可動性を改善し，大動脈弁口を拡大する．拡張の主な機序は，大動脈弁の石灰化結節の粉砕が中心であると思われる[65]．加えて高齢症例のなかのいくらかにおいては，石灰化病変にリウマチ性疾患を重ね持つ場合，炎症性に癒合した弁交連部の離開も拡張効果に寄与しているかもしれない．想像される再狭窄の機序は，大動脈弁尖上の石灰化結節に生じた亀裂や破断の再癒合である．バルーンによる拡張の過程で，多形性の石灰化沈着物を剥離させてしまうことはまれであり，塞栓症もまれである．粉砕された石灰化結節は線維化を生じて治癒することがおそらく最も一般的であるが，症例のなかには骨化や，真正の骨形成をみることがある[66]．

D 手技

逆行性大動脈法がバルーン大動脈弁形成術で最もよく用いられる手技である．片方または両方の鼠径動脈を用いる．5Fピッグテールカテーテルを左の鼠径動脈から挿入し上行大動脈に留置し，圧モニタリングと圧較差測定を行う．右心カテーテル検査を左鼠径静脈から行う．バルーン付き熱希釈法カテーテルを肺動脈内に留置し，手技の間，心拍出量の測定に用いる．2番目の静脈穿刺を初めの穿刺部の下へ「重ねるように」行い5Fのシースを留置し，バルーン拡張時の右室頻拍ペーシングのための一時ペーシングリードの挿入用に用いる．右鼠径部から6Fシースを挿入し，左心カテーテル検査を行う．角度つきピッグテールカテーテルを通し，0.035インチまたは0.038インチの先端直のガイドワイヤを用いて大動脈弁を通過させる．左のAmplatzカテーテルか，大動脈通過用に特別に作られたカテーテルを用いて大動脈弁を通過させる[67]．大動脈弁圧較差を測定し，Gorlinの公式を用いて大動脈弁口面積を計算する．大動脈弁を通過させる何らかの手技を試みる前に，患者をヘパリン化してもよい．

これらの弁形成術前の測定に引き続き，耐久性があり（extra-stiff），260～300 cm長で0.035インチ交換用ガイドワイヤの先端をピッグテール状またはヒツジの角様カーブに形成したものを左室に挿入する．ワイヤ先端の形成は指とヘモスタットの端の間に挟んで引っぱり行う．これによりガイドワイヤを左室心尖部に（穿孔や心室不整脈をきたすことなく）安心して留置することができる．左室内に留置して使用した，初めのカテーテルを抜去し，残ったワイヤを通し，弁拡張のために選んだバルーンの大きさや形状にあった10～14Fのサイズのシースを鼠径動脈に留置する．シース交換中の不快感や起こり得る副交感神経反射を防止するために，鼠径部に十分な麻酔をすることが大切である．シースを通して事前に準備した拡張バルーンをガイドワイヤに通して進める．バルーンの外径を細小にするために，バルーンは（空気を抜き）シリンジを通して持続陰圧をかけて完全に縮小させ，回転させながらシースに挿入する．

透視下で2人の術者で耐久性ガイドワイヤを左室にとどめつつバルーン弁形成術カテーテルを進め，大動脈弁をまたぐように留置する．術者はバルーンの近位部と遠位部の2つのマーカーを目安に，バルーンの中央を石灰化大動脈弁の位置に配置するよう努める．図33-6に虚脱したバルーンが大動脈弁にまたがっているところを示す．

[図 33-6]
(A) 収縮させた大動脈弁形成術バルーンが狭窄した大動脈弁を通過したところを前後方向透視像で示す．石灰化した大動脈弁をバルーンがまたぐように，バルーンマーカーの位置決めが行われている．(B) 大動脈弁形成術バルーンが拡張して狭窄した大動脈弁を開大しているところを前後方向透視像で示す．ガイドワイヤの先端は左室心尖部の障害を少なくするために同心カーブ形状となっている．

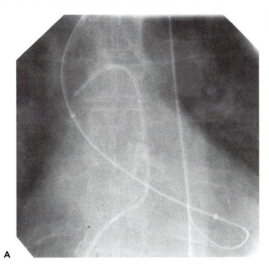
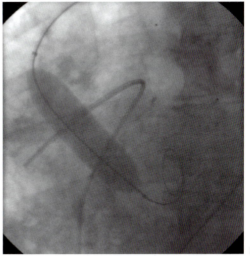

ほとんどの正常体型の成人で，十分な大動脈弁輪径があれば，筆者らは 20～22 mm 径で 4～6 cm 長のバルーンから開始する．心エコーを用いた大動脈弁輪径の測定は，バルーンサイズを選ぶために有用であり，通常長軸方向から行う．バルーン／弁輪径の比はおおよそ 1 であることが理想的である．非常に体型が小柄，または虚弱な症例では，術者は 18 mm バルーンまたは（大変まれであるが）15 mm バルーンから開始することもできる．バルーンは，非常に大きなシリンジか血管形成術用のインデフレータを用いて 8：1 か 9：1 に薄めた造影剤で満たす．効果的な拡張が得られるまでの間，バルーンを弁口内にとどめておくように留意しなければならない．バルーンカテーテルは左室収縮の力により前方または後方にジャンプしようとする傾向がある．したがって，この手技は心室の頻拍ペーシングと一緒に行う．ペーシングカテーテルは右室に進める．バルーン拡張の直前に 180～200 拍/min の頻拍ペーシングを開始する．頻拍ペーシングは左室駆出を著明に低下さ

せ，拡張したときのバルーンの飛び出しを防ぐことができる．体血圧が 60 mmHg 以下に低下した時点でバルーンを拡張することができ，通常安定した位置に固定することが可能である．ペーシングは心筋虚血が生じるのを防ぐために，できるかぎり短時間で行うようにすべきである．最適なバルーンの固定位置，ペーシングとバルーン拡張を得るためには，術者とペースメーカ操作スタッフが十分に協調する必要がある．筆者らは虚血と不整脈チェックのための心電図モニタリングと，大動脈圧モニタリングを常に行っている．臨床的に耐えられるならば，バルーンは 15 ないし 20 秒間拡張する．その後，バルーンが収縮し始めればガイドワイヤを左室に残しつつ，大動脈内に引き抜く．最大拡張達成の直後にバルーンを引き抜けば，大動脈弁閉塞による低血圧の時間を最小限にすることができる．血圧と心電図変化がベースラインの状態に戻るまでの安定化の時間をとって，この間は次の拡張は控える．

これらのバルーンを最大拡張させ，狭窄した

大動脈弁による「腰」のくびれを取るためにはしばしば相当な力を必要とする．またこの大容量バルーンを最大拡張するためには20 mLまたは50 mLシリンジでは不十分である．もしバルーンが短い耐圧チューブでより大きなシリンジにつながっており耐圧停止栓が付いていれば，停止栓の側枝を薄めた造影剤を満たした10 mLシリンジにつなげておき，大きなシリンジで最大限まで拡張した後にさらにブースト拡張を行うことができる[68]．しかし，三方活栓の側枝を通して追加の造影剤をバルーンに加えるこの方法は容易にバルーン破裂を起こす．大きなシリンジによる初めの拡張はバルーン拡張に対する患者の反応を確かめるだけのために行い，引き続き2回目，3回目の拡張でブーストをかけて最大バルーン径にするのが，それぞれのサイズのバルーンの適正使用を達成するための用心深い使用法である．単一バルーンによる数回の拡張，またはバルーン破裂（しばしば起こる）の後に，耐久性交換用ガイドワイヤを残したままバルーンを抜去する．収縮させた弁形成術バルーンが常に十分に折りたたまれて，動脈シースを通して引き抜けるとは限らないため，しばしば収縮させた弁形成術バルーンと一緒に動脈シースも引き抜く必要がある．

続いて，ピッグテールカテーテルを交換用の長いガイドワイヤに通して再び左室に挿入し，圧較差と心拍出量の測定を繰り返す．これらから大動脈弁口面積を計算する．筆者らの通常の達成目標は，大動脈弁口面積を少なくとも$1\,cm^2$とすることである．もし期待したような結果が得られない場合には，われわれはより大きな径のバルーンに変更して拡張を繰り返す（通常23〜24 mmバルーンのためには14 Fシースが必要となる）．それでも十分な結果が得られない場合にはダブルバルーン法を用いることができる（もし大動脈弁輪径が許すならば15 mmまたは18 mmのバルーンを2つ用いる）．しかし，この方法ではもう1つのバルーンの挿入のために反対側の動脈も使用しなければならない．当然のことながら，より大きなバルーンを使用すると潜在的に大動脈弁閉鎖不全を増加させる．手技中の圧モニタリングは太い動脈シースの側枝から行う．図33-7にダブルバルーン法を示す．また，図33-8にシングルバルーン法からダブルバルーン法に変更してバルーン弁形成術を行った症例の段階的圧較差低減を示す．手技が成功すれば，患者は観察のために回復室またはCCUに収容する．鼠径動脈のシースは縫合閉鎖器を用いて抜去するか，FemoStopデバイスにより止血してもよい．長時間の圧迫が必要となるので，強い圧迫止血は避けなければならない．

もう1つの方法は，順行性に経心房中隔ルートを用いるものである[69,70]．右鼠径静脈から経心房中隔への交通が得られた後，バルーン付き浮遊カテーテルを用いて左房，左室から大動脈に至る（図33-7B）．ワイヤに交換して下行大動脈に挿入する（図33-7C）．エクストラサポートガイドワイヤを下行大動脈に挿入し，安定させるために動脈側からスネアで捉えて固定する（図33-7D）．弁形成術バルーンカテーテルをガイドワイヤに通して進め，大動脈弁で拡張する．

この方法は逆行性手技に比べてより複雑である．14 F静脈シースを通して経中隔の交通が得られた後，単一内腔のバルーン付き浮遊カテーテルで僧帽弁を通過させ左室に挿入する．バルーンを膨らませたまま，事前にカーブを成形したガイドワイヤでバルーンの向きを変えて左室心尖部で回転させ，大動脈弁の方向に上昇させる．大動脈弁を順行性に通過させるが，時折バルーンを収縮させることで狭窄弁の通過が容易となる．一度上行大動脈に入ればガイドワイヤを大動脈弓部から下行大動脈に挿入できる．6 Fないし7 Fの大動脈シースを通して10 mmのグースネックスネアを挿入し，下行大動脈にあるガイドワイヤを捕捉する．ガイドワイヤは体外まで引き出して動脈側で固定してもよいし，スネアで捉えたまましっかりと下行大動脈で固定しておいてもよい．バルーン付きカテーテルとMullinsシースはガイドワイヤを通して14 Fシースを通過させて引き抜く．イノウエバルーンを用いることも可能である．左

[図 33-7]
(A) 失神と心不全を呈した 94 歳女性の症例におけるダブルバルーンを用いたバルーン大動脈弁形成術．狭窄大動脈弁を通した 18 mm 径，5.5 cm 長の Scimed バルーンの最大拡張時を示す．(B) Mullins シース先端を僧帽弁を通過させ左房に入れる．先端マーカーが左室流入部に認められる．Mullins シースを通して 7 F 単一内腔バルーン付きカテーテルを左室の中に入れ，心尖部で反転させて上方の大動脈弁の方向へ向ける．肺動脈カテーテルのカーブのすぐ内側に，カテーテル先端の拡張されたバルーンのシルエットが認められる．(C) 7 F バルーン付きカテーテルを通してガイドワイヤを挿入し，左室を横切り，大動脈弓を通過させ，下行大動脈に入れる．(D) 0.032 インチワイヤの手前の部分が下大静脈内の 14 F シースの中を通過しているのがわかる（左）．J 型ワイヤが下行大動脈の中に認められる（右）．マイクロスネアを下行大動脈のワイヤ先端を通して進める．このスネアでワイヤを固定して下行大動脈に置くことで，バルーンが左室から大動脈弁の中に通過するのを安定化させる．(E) 石灰化した大動脈弁の中に拡張させたイノウエバルーンが見える．拡張時には左室内のワイヤループは引き伸ばされている．バルーンを縮めた後，左房内に引き抜くと，左室内のループが再び現れる．

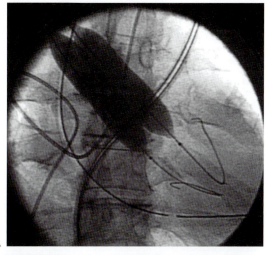

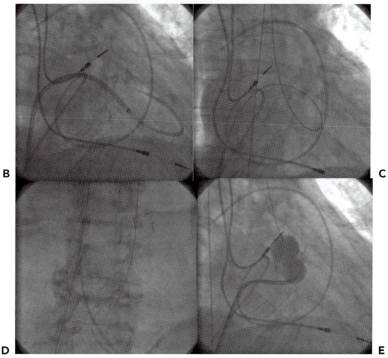

[**図 33-8**] 高度石灰化大動脈弁狭窄の高齢症例におけるバルーン大動脈弁形成術

(**A**) 左室（LV）内のカテーテルと上行大動脈（AA）内のピッグテールカテーテルによる同時圧記録で得られた術前の石灰化大動脈弁圧較差．大動脈弁の平均圧較差は 58 mmHg，peak-to-peak 圧較差は 80 mmHg であった．(**B**) 大動脈弁のシングルバルーンによる段階的拡張による大動脈弁圧較差の低下，(**C**) ダブルバルーン弁形成術による著明な大動脈弁圧較差の低下を示す．

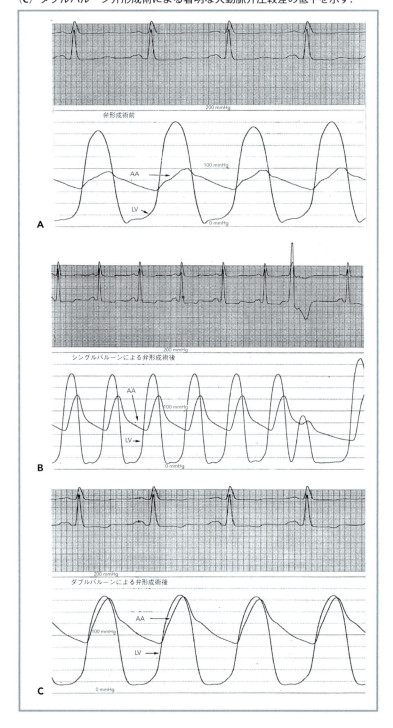

房に入れるまでは引き伸ばしておいて，元に戻した後に左房から僧帽弁，左室心尖部で回転させて進め，大動脈弁を通過させる．バルーンは素早く拡張し収縮させる（図33-7E）．1～3回の拡張の後にバルーンを引き抜き，ピッグテールカテーテルをワイヤに通して左室に挿入し，最終的な血行動態的効果を測定する．大循環に挿入したガイドワイヤを診断カテーテル内にしまい込んで引く抜くときには特に注意が必要で，少なくとも大動脈弓内で，理想的には下行大動脈内で行うことが望ましい．このワイヤをプラスチックカテーテルの保護なしに引き抜こうとすると，大きな軋轢を生じることとなり，大動脈弁や僧帽弁の損傷につながる可能性がある．

順行性手技の利点は，（動脈よりも）大径の静脈穿刺が行え，穿刺の管理も大変容易なことである．静脈穿刺は，経皮的縫合閉鎖器を用いて事前縫合（preclosed），または表面的な一時的8字縫合により事後閉鎖できるかもしれない（第6章を参照）．このためには6Fの閉鎖器で十分である．また，この方法では逆行性に比べて比較的大きなバルーンを挿入することが可能である．イノウエバルーンはバルーンを入れ替える必要もなく，24～26 mmの径まで拡張することが可能である．イノウエバルーンは従来のバルーンに比べて素早く拡張・収縮することができるため，バルーン拡張に伴う血行動態不安定化の時間を短縮することが可能である．しかしながら，患者によっては大循環に挿入したガイドワイヤが僧帽弁や大動脈弁を押さえ付けて開放させることで弁逆流を生じ，徐々に低血圧が進行する．そのような状態では手技を中止し，逆行性手技に切り替えなければならない．順行性手技のもう1つの利点は，カテーテル通過に動脈循環が関わらないこと，すなわち対象患者群のような広範な動脈病変があることの多い症例で，そのような病的動脈内にカテーテルを通過させることなく手技を行える点である．とはいえ，順行性，逆行性のいずれの手技を用いてもバルーン拡張後に進行性または遷延性の低血圧を生じることがある．この場合には初めのバルーン拡張の効果で満足することが賢明で

ある．順行性手技のほうがより大きな弁口面積を得ることができるが，これはより大きなバルーンが使える，またはイノウエバルーンの形状がValsalva洞の形にうまく適合するためと考えられる．ワイヤループの抜去は，必ずワイヤをカテーテルに通した状態で行い，むき出しのワイヤの「チーズカッター」効果で僧帽弁や大動脈弁が損傷しないように保護しなければならない．

E 臨床成績と合併症

Mansfield Scienceバルーン大動脈弁形成術レジストリは大きなレジストリで，1986～1987年の間に米国とヨーロッパの27の施設で行われ，6,742症例の石灰化大動脈弁形成術のデータを収集している[71]．バルーン大動脈弁形成術は，大動脈弁口面積を$0.5±0.18\ cm^2$から$0.81±0.18\ cm^2$まで増加させ，大動脈弁圧較差を$60±24\ mmHg$から$30±14\ mmHg$まで低下させた．また，心拍出量を$3.86±0.55\ L/min$から$4.01±0.51\ L/min$まで増加させた．合併症は22.6％の症例で認められ，術死亡4.9％，術後7日以内の死亡2.6％，塞栓症2.2％，左室穿孔1.4％，および緊急大動脈弁置換術1.2％であった．NHLBIのバルーン弁形成術レジストリでは1987～1989年の間に24の施設で施行された症例を検討している[72]．同様の結果が得られており，バルーン大動脈弁形成術で大動脈弁口面積は$0.5±2\ cm^2$から$0.8±0.5\ cm^2$に増加し，大動脈弁圧較差は$57±30\ mmHg$から$29±13\ mmHg$に減少，心拍出量は$3.9±1.2\ L/min$から$4.1±1.2\ L/min$に増加した．

最も多い合併症は局所の血管損傷であり，5.7％の症例で外科的修復が必要となった[73]．逆行性大動脈弁形成術で必要な太い径の動脈穿刺に対して，経皮的な縫合閉鎖器を用いることで輸血が必要な症例は有意に減少した．動脈のアクセスが得られた段階で，Perclose縫合器を事前に留置しておく必要がある[74,75]．鼠径動脈に6Fないし8Fのシースを留置後，シースをPerclose縫合器と入れ替え，縫合糸を送り出しておくが締め付けない．Perclose縫合器の中に

ワイヤを再挿入し，弁形成術用の12Fないし14Fシースに交換する．手技の終了後，シース内にワイヤを再挿入し，Perclose縫合器の糸の結び目を締め付ける間に血管への経路を保護しておく．止血が確認されれば，ワイヤも抜去したうえで，しっかりと縫合する．もしPerclose縫合器での止血に失敗した場合には，シースを再挿入し，圧迫器を使用することができる．ある報告ではこの手技が大動脈弁形成術後の輸血の必要性を23％から0％に減少させたとしている[75]．また，順行性の大動脈弁形成術，僧帽弁形成術や肺動脈弁形成術で行う大径静脈穿刺の際にも，事前縫合法は同様の手技で用いることが可能である．

全体の合併症率は，術死亡（2％），心停止（5％），緊急大動脈弁置換術（1％），左室穿孔（2％），脳塞栓および全身塞栓症（1％）である．心室不整脈と左脚ブロックが手技中に誘発されることは非常に多いが，いずれも一過性である．脚ブロックがもともとある症例で大動脈弁形成術を行う場合には，一時的右室ペーシングカテーテルを挿入しておくことが有用である．

F 長期成績

成人石灰化大動脈弁狭窄症にバルーン弁形成術を施行した場合，症状の再発を伴う再狭窄は最初の1年に多い[76-78]．平均症状寛解期間はおよそ1年である．NHLBI主導のバルーン弁形成術レジストリでは，バルーン大動脈弁形成術を施行された674症例で，1，2，3年生存率はそれぞれ55％，35％，23％であった[72]．Mansfieldレジストリの492症例での1年生存率は64％，心事故を伴わない1年生存率は43％であった[71,79]．したがって強調すべきは，施行可能であるかぎり，最終的な大動脈弁置換術こそが成人の高度石灰化大動脈弁狭窄症において選択すべき治療手段であるということである．

バルーン大動脈弁形成術により得られる短期間の臨床的改善は，患者によっては左室収縮・拡張機能の改善に伴ってもたらされるものかも

しれない[80]．有意な左室機能低下を伴った症例では，この手技を行っても長期予後は大変に不良である[81]．心原性ショックをバルーン大動脈弁形成術によりうまく改善させることができた症例では，患者容態が安定したところで速やかに最終的な大動脈弁置換術を施行すべきである[63,82]．急性期に良好な臨床反応を示した症例ではTAVIによる効果が大いに期待できる[83]．

4 経皮的弁置換術と修復術

この数十年間，外科的弁置換と修復が弁膜症のゴールドスタンダードであった．しかし，最近になりこれらの外科的手技を経皮的手技の場に持ち込めるような大きな進歩があった[84-87]．そして，経皮的弁置換術ならびに修復術は，弁膜症患者の一部において治療選択肢の一つとなった．

5 肺動脈弁置換術

肺動脈狭窄症に対する経皮的人工弁置換術は，小児の先天性心疾患で過去に肺循環に対してFontan導管手術を行った症例においてまず試みられた．これらの導管はブタの生体弁を含んでおり，子どもが成長するにしたがって弁は変性する．変性肺動脈生体弁の再置換術はしばしば，すでに2回，3回と先天性心臓病に対する手術を行った患者で必要となることが多い．Bonhoefferらは手術に代わる方法として，ウシの頸静脈弁を用いた生体弁付きステントの留置を試み[84,85]，これが植込み式肺動脈弁の開発へと導いた．Melody弁（Medtronic社）は小児患者の右室流出路（RVOT）導管の不全，またはインターベンションの臨床適応のある症例，すなわち中等度または重度の逆流，またはRVOT狭窄の平均圧較差が35 mmHg以上ある狭窄に対して，米国で承認されている．この弁は乳牛の頸静脈弁を金属製のステントに縫合して作られている．Edwards Sapien弁は手術の高リスク症例における大動脈弁置換術用に認可されているが，現在，中等度のリスク症例や，変性し

た生体弁の再置換術用の使用目的に臨床評価試験が進行中である．Melody 弁や経皮的肺動脈弁置換術の詳細に関しては第 35 章を参照されたい．

6 経皮的大動脈弁置換術

　大動脈弁形成術が他に並ぶもののない治療法としては残念な結果に終わったことに比べ，経皮的大動脈弁置換術の成績には目を見張るものがある[86-89]．Cribier らは 2002 年に初めて，ウマ心膜人工弁をバルーン拡張型ステントに乗せたものを用いて，手術適応でない，または手術適応に乏しい高齢症例の大動脈弁狭窄症患に対し治療を行った．それ以来，無作為化試験やレジストリ解析の良好な成績から，2 つの異なるタイプの人工弁が臨床利用されるようになった[88-91]．Edwards Sapien 弁は最近米国で認可された．一方，Medtronic CoreValve は無作為化臨床試験で評価されている（図 33-9，33-10）．

Ⓐ 弁の構造

　Edwards Sapien 弁はウシの心膜を使用した弁尖から作られ，バルーンで拡張できるステントに取り付けられている．米国では 2 つのサイズが使用可能である．23 mm は弁輪径が 18～22 mm の場合，26 mm は弁輪径が 21～25 mm の場合に用いる．Edwards Sapien 弁は米国ならびにその他のほとんどの国で臨床使用が承認されている．より小径のデリバリシステム（Sapien XT）が Partner-Ⅱ試験において評価され，さらに 2 つの新しいサイズの弁（20 mm，29 mm）も利用可能となり評価が行われており，まもなく米国において臨床使用が可能となるはずである（図 33-9，表 33-5）[92]．

　Medtronic CoreValve（Medtronic 社，Minneapolis, MN）もまたウシの心膜製の弁尖を持ち，自己拡張型のステントに装着されている．この弁は米国以外のいくつかの国で承認されており，現在米国でも臨床評価が行われている．このデバイスは 26 mm サイズのものが弁輪径 20～23 mm の場合，29 mm サイズのものが弁輪径 23～27 mm の場合，さらに 31 mm サイズのものが弁輪径 27～29 mm の場合に使用できる（表 33-5，図 33-10）．これらのデバイスは特徴や形状が異なっており，それぞれの弁は大動脈弁輪内でそれぞれ特異的な位置決めが必要である（図 33-11）．他のいくつかの大動脈弁置換術用デバイスが現在開発途中にあり，臨床試験が行われつつある[93]（図 33-12）．

Ⓑ 症例選択，準備ならびに弁留置

　経カテーテル的大動脈弁置換術には，適切な症例選択，弁留置に適切な血管アクセス部位の決定，そして適切な弁のサイズを選択するための正確な大動脈弁輪径の測定といった複雑な要因と，さらに大動脈弁形成術と弁の植込みといった複雑な過程がある．

［1］症例選択

　大動脈弁置換術用に認可された機械弁や生体弁と比較して，経皮的大動脈弁の耐久性に関するデータはまだ限られている．したがって，今日の経カテーテル的大動脈弁置換術の適応は，標準的大動脈弁置換術の非適応症例，または高リスク症例となる．冠動脈バイパス術や弁置換術を受ける症例においては，手術危険率を評価するためにいくつかのリスク計算法が開発されてきた（図 33-13）[94]．今日では，米国胸部外科学会（STS）スコアと EuroScore が最も一般的に使用されているリスク計算法である．高リスク群は EuroScore では＞20％，STS スコアでは＞8％，または EuroScore や STS スコアに含まれていないような，胸部放射線治療後，大動脈高度石灰化，肝硬変，心臓手術の既往やその他の開胸手術の禁忌症例の場合と定義される．

［2］弁挿入部位（デリバリアプローチ）の選択

　大動脈人工弁の挿入には，順行性，逆行性のいずれの方法も用いられる．順行性の方法には，経心尖部法（第 8 章を参照）と経静脈・経中隔法がある．逆行性の方法には，経大腿動脈法，経鎖骨下動脈法，そして直接的経大動脈法（第 8 章を参照）がある．それぞれの方法には長所と短所がある．大動脈人工弁のプロフィー

[**図33-9**] Sapien XT と Edwards Sapien 経カテーテル心臓弁，およびそれぞれのデリバリシステム
Sapien XT 弁，Edwards Sapien 弁，NovaFlex および RetroFlex 3 デリバリシステム（Edwards Lifesciences 社，Irvine，CA）の特徴を図解している．弁のサイズと必要シースの径を示す．
(Mussardo M et al：Periprocedural and short-term outcomes of transfemoral transcatheter aortic valve implantation with the SapienXT as compared with the Edwards Sapien valve. J Am Coll Cardiol Intv 4：743-750, 2011)

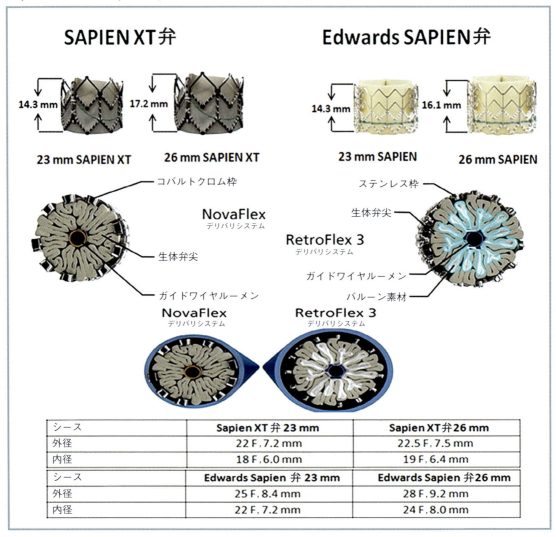

ルは初期治療例では24Fであり，このサイズでは順行性の経静脈経路が魅力的である．しかし，大きな人工弁を左房や左室の中で反転させながら大動脈弁の位置まで到達させるには困難が予想される．大腿動脈を用いた逆行性のアプローチでは，大腿動脈のサイズ（最低でも7〜8 mm必要）や，大動脈や腸骨動脈の蛇行や末梢動脈病変の存在によって制限されることになる．経心尖部法や経大動脈法ではこれらの欠点を克服できる．したがって，末梢動脈疾患や大腿動脈の径が小さいために経皮的大動脈弁置換術の適応でないと思われる症例でも，この方法により治療を行うことができる．加えて，順行性経静脈法または経心尖部法は，高度に石灰化したいわゆる「陶器」（porcelain）様大動脈の症例においても成功裏に使用することが可能である．遠位大動脈，腸骨動脈，大腿動脈のCT撮影を行い，大腿動脈の刺入部から大動脈までの

[図33-10] 第1世代（25F対応；左）と第3世代（18F対応；右）のCoreValve Re-valving人工弁（Medtronic社, Minneapolis, MN）
(Grube E et al：Progress and current status of percutaneous aortic valve replacement：results of three device generations of the CoreValve Revalving system. Circ Cardiovasc Interv 1：167-175, 2008)

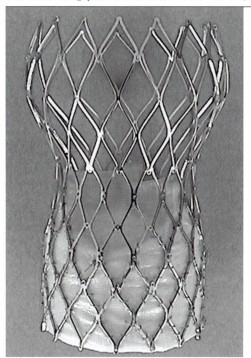
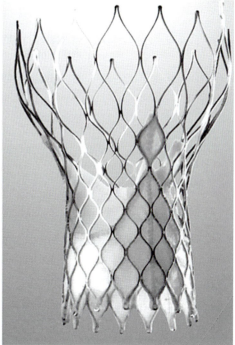

最小血管径を測定し，石灰化や蛇行の有無を確認することが必ず必要である．それぞれのデバイスで推奨される腸骨大腿動脈の最小血管径は表33-5にまとめて表示してある．

［3］人工弁のサイズ選択

大動脈弁輪サイズの測定と大動脈根部の評価はこの手技の準備段階での重要な要素で，経胸壁ならびに経食道心エコー，そしてCTを用いて行われる[95]．経食道心エコーがこれまで好まれる方法であったが，最近のデータはCT血管造影の使用のほうがより良い方法であることを示している．大動脈弁輪は楕円形であることを認識しておくべきであり，したがって，測定は必ず直交する二方向で行う必要がある．ひとたび計測が得られれば，通常は計測値より10～20％ほど大きな弁を選ぶべきである．

［4］弁の留置

経カテーテル的な大動脈弁置換は前述した大動脈弁形成術におけるすべてのステップを含んでおり，これに大径の動脈シースの留置と，大動脈弁そのものの挿入を加えたものである．大動脈弁形成術は大動脈弁留置の準備として行われる．大動脈弁形成術に使用したバルーンを抜去した後，弁留置のためのシステムをガイドワイヤを通して進め，大動脈弁輪を通過させて位置決めを行う．適切な弁の位置決めが非常に重要であり，弁の位置が高すぎても低すぎても，弁塞栓や，弁周囲からの逆流（paravalvular leaks），または冠動脈入口部の閉塞をきたす可能性がある．理想的な透視像は，大動脈弁輪を端として冠動脈尖と非冠動脈尖が1つの線上に並んだものである．過去には，大動脈造影によって多方向の像を撮像していた．さまざまな撮像技術が開発され，CT画像を心臓カテーテル室の透視画面に送り込むことで弁留置のための理想的透視像の決定は格段に容易となった

[表33-5] 経カテーテル弁およびデリバリシステム

弁	サイズ(mm)	弁輪径(mm)	デリバリ方法	デリバリシステム	シースサイズ(F)	大腿動脈径(mm)
CoreValve	26	23〜27	経大腿動脈/経腋窩動脈/経鎖骨下動脈	第3世代	18	6
CoreValve	29	23〜27	経大腿動脈/経腋窩動脈/経鎖骨下動脈	第3世代	18	6
CoreValve	31	27〜29	経大腿動脈/経腋窩動脈/経鎖骨下動脈	第3世代	18	6
Edwards Sapien	23	18〜22	経大腿動脈	RetroFlex 3	22	7
Edwards Sapien	26	21〜25	経大腿動脈	RetroFlex 3	24	8
Edwards Sapien	23	18〜22	経心尖部	Ascendra	26	
Edwards Sapien	26	21〜25	経心尖部	Ascendra	26	
Edwards Sapien XT	20	17〜20	経大腿動脈	NovaFlex	16 (eSheath[a]) 18	6
Edwards Sapien XT	23	18〜22	経大腿動脈	NovaFlex	16 (eSheath[a]) 18	6
Edwards Sapien XT	26	21〜25	経大腿動脈	NovaFlex	18 (eSheath[a]) 19	6
Edwards Sapien XT	29	25〜27	経大腿動脈	NovaFlex	20 (eSheath[a])	6.5
Edwards Sapien XT	23	18〜22	経心尖部	Ascendra 2	24	
Edwards Sapien XT	26	21〜25	経心尖部	Ascendra 2	24	
Edwards Sapien XT	29	25〜27	経心尖部	Ascendra 2	24	

[a]：eSheathはEdwards Lifesciences社が新しく開発したデリバリシースで，弁が通過している間は拡張するが，その後は径が小さくなる．

（図33-14）．さらに，最近では，回転大動脈根部造影から得られる画像の三次元再構築像が，心臓カテーテル室における弁の位置決めのための至適透視像決定の新しい方法として現れた[96]．

[5] 臨床成績

PARTNER（Placement of Aortic Transcatheter Valves）試験は経カテーテル的大動脈弁置換術の試金石となるデータを提供した．初めのコホート（PARTNER Cohort B）では，大動脈弁置換手術の適応と考えられない358人の患者（STSスコアを基に30日での死亡率またはその他の主な合併症が50％以上）を内科的治療とEdwards Sapien弁を用いたTAVIに無作為化割

[図 33-11]

Edwards Sapien 弁（a）と CoreValve（d）．イラスト（b, e）はそれぞれの人工弁が大動脈弁輪内に植込まれる位置を示す．Edards Sapien 弁（c）と CoreValve（f）の実際の使用画像を示す．
（van der Boon RM et al：New conduction abnormalities after TAVI-frequency and causes. Nat Rev Cardiol 9：454-463, 2012）

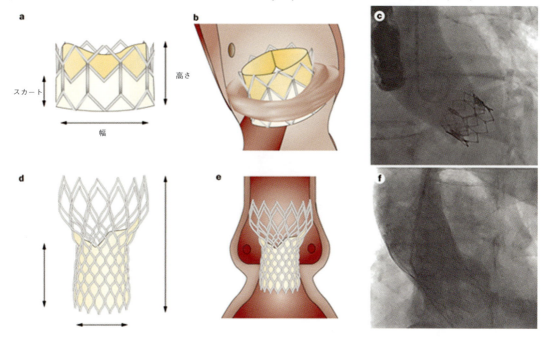

付けして比較した[88]．1年間の観察期間で，TAVI 群の死亡は 30.7％，標準的な内科的治療では 50.7％（ハザード比 0.55，95％信頼区間 0.40-0.74，$P<0.001$）であった．TAVI の利点はさらに，全死亡，再入院の複合エンドポイントの解析（TAVI 群 42.5％ 対 内科群 71.6％，$P<0.001$）や NYHA クラスによる解析でも認められた．PARTNER Cohort A では，699 人の重症，有症候性の大動脈弁狭窄例で従来の大動脈弁置換術の高リスク群（STS スコア＞10％）を，経大腿動脈または経心尖部法による Edwards Sapien 弁留置（TAVI）と標準的な大動脈弁置換術の 2 群に無作為化割付して比較した[89]．TAVI 群と手術群の死亡率は，それぞれ 30 日後で 3.4％対 6.5％（$P=0.07$），1 年後で 24.2％対 26.8％（$P=0.44$）であった．重症脳卒中は TAVI 群で手術群に比較して，30 日後（3.8％対 2.1％，$P=0.20$），1 年後（5.1％対 2.4％，$P=0.07$）でやや高い傾向を認めた．重大な血管合併症は有意に TAVI 群で多く，一方，重大な出血や心房細動は手術群で有意に高率であった．2 年間の追跡調査でも，従来の大動脈弁置換術に対する TAVI の非劣性は維持されていた．いくつかのレジストリ解析で，CoreValve においても忍容性および全体として良好な成績が示されており[90, 91]，現在米国においては無作為化臨床試験によりさらなる評価が行われている．

[6] 合併症

経カテーテル的大動脈弁置換術の合併症は大動脈弁形成術と関連したものと，弁留置に関連したものがある[97]．血管合併症が最も一般的である[98]．その他の合併症としては脳卒中（前述を参照）[99]，弁塞栓（極度にまれ），大動脈弁輪破断，冠動脈入口部閉塞（大変まれ），弁周囲の逆流や永久植込み型ペースメーカを必要とするような完全房室ブロックなどがある[100-103]．永久ペーシングは，自己拡張型の

［図33-12］経皮的大動脈弁置換デバイスで開発中または臨床治験に入ったもの
（**A**）Lotus弁（Boston Scientific社，MN，米国），（**B**）Direct Flow弁（Direct Flow Medical社，CA，米国），（**C**）CENTERA弁（Edwards Lifesciences社，CA，米国），（**D**）Portico弁（St. Jude Medical社，MN，米国），（**E**）Engager弁（Medtronic社，MN，米国），（**F**）JenaClip弁（JenaValve社，Munich，ドイツ），（**G**）Acurate弁（Symetis社，Ecublens，VD，スイス），（**H**）Braile弁（Braile Biomedica社，ブラジル）
(Webb JG, Binder RK：Transcatheter aortic valve implantation：the evolution of prostheses, delivery systems and approaches. Arch Cardiovasc Dis 105：153-159, 2012)

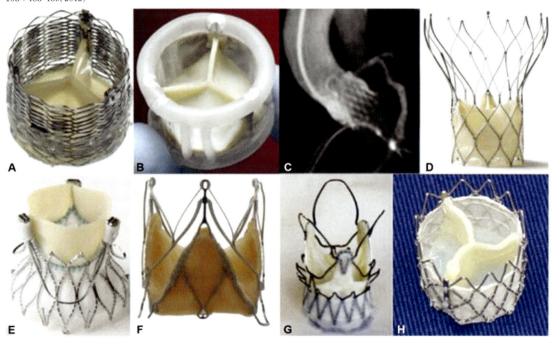

［図33-13］異なった手術リスクモデルに含まれる各因子の寄与率
(Van Mieghem NM et al：The SURTAVI model：proposal for a pragmatic risk stratification for patients with severe aortic stenosis. Eurointervention 8：258-266, 2012)

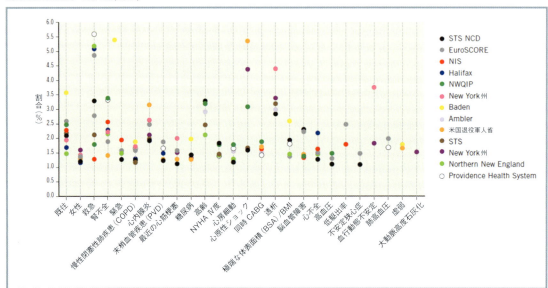

[図33-14]
（A）TAVI施行のために行った大動脈弓と大動脈弁輪のCT三次元構築像．冠動脈尖と無冠尖が1つの線上に並んでいる．（B）自動分割，輪郭化した像（第3章も参照）．
（Miami大学のMauricio Cohenの厚意による）

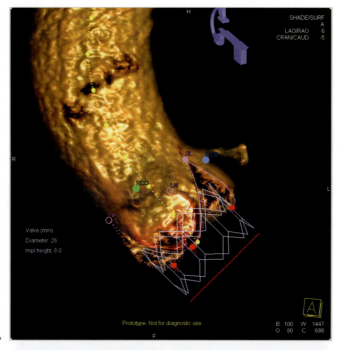

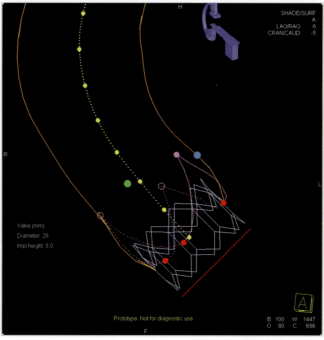

CoreValveデバイスでは25％ほどの症例で必要となることがある．

経皮的人工弁の開発が急速に進むのは必定で，デバイスのプロフィールや挿入システムの改善も次々と行われるであろう[104]．バルーンに巻き付けられ，比較的高圧のバルーン拡張により押し広げられる人工弁の耐久性が外科的に挿入される生体弁と比べて同等であるとはいい難い．長期予後の経験の蓄積が開発時間の大きな割合を占めることとなるであろう．

7 経皮的僧帽弁修復術

僧帽弁狭窄症に対するバルーン弁形成術の成功はすでに述べたが，僧帽弁閉鎖不全症はこれまでは唯一外科的治療で加療されてきた（弁輪形成リング，弁尖切除，腱索置換，またはedge-to-edge Alfieri縫合修復）．今日では経皮的手技により僧帽弁修復が可能となっており，弁輪形成，edge-to-edge修復のいずれも積極的な研究が進められている．弁輪形成は僧帽弁輪に平行して走る冠静脈洞を介して行われ，器具を挿入して冠静脈洞を引き伸ばすか形態を変化させ，僧帽弁輪後部を中隔側に変位させることで僧帽弁輪を縮小させるものである．臨床応用前の段階でいくつかの器具の有効性が認められており，臨床治験に入っている[105]（図33-15，33-16）．この方法論の挑戦的な側面の一部は，冠静脈洞と僧帽弁輪の解剖学的位置関係が個人によりさまざまであること，左冠動脈回旋枝とその枝の走行が冠静脈洞の上であったり下であったりすること，そして薄い冠静脈洞の壁を傷つける可能性があることである．これらの限界を乗り越えるために経心室法も開発段階にあり，このなかには逆行性に弁輪に糸をかけることで経皮的に僧帽弁輪を縫縮するものも含まれる（大動脈弁を通過させ後尖と左室側壁の間の空間に到達する）（図33-17～33-19）．

もう1つの外科的僧帽弁修復は2つの僧帽弁尖の辺縁を縫合糸か，プレジェットを用いて縫合する手技で，僧帽弁は蝶ネクタイ型または二連口型となる．このedge-to-edge修復法は，Alfieriが1990年代初頭に開発したものである[106]．経皮的方法で経心房中隔的に僧帽弁尖をクリップで縫合する手法（MitraClip，Abbott Vascular社，Menlo Park，CA）は，第I相試験が行われ，40症例ほどで成功している[107]（図33-20～33-22）．結果としての二連口修復は外科的手技と同様であり，究極的にはクリップが組織で橋渡しされ線維化することで維持される．手技は経食道心エコーのガイド下で行われ，術中に留置したクリップの状態を評価することができる．これはちょうど，手術時に手術台の上で外科的修復の具合を評価するのと同等な手法である．僧帽弁閉鎖不全の改善が十分に得られなかった場合には，2個目のクリップを使ってもよいし，または僧帽弁尖に明らかな障害を与えることなくクリップを取り外すこともできる．EVEREST II試験は経皮的edge-to-edge僧帽弁修復法と外科的僧帽弁修復法の無作為化比較試験で，結果は外科的修復法のほうが僧帽弁逆流減少により有効であった．しかし，経皮的修復法は外科的修復法より安全であり，左室容積の減少と症状の改善をもたらしたばかりでなく，QOLの改善も外科的修復法により達成したものと同等であった[108]．この研究のサブグループ解析では，経皮的修復で最も良い成績が得られたのは左室機能が低下して，機能的僧帽弁閉鎖不全を生じている比較的高齢の症例であった．この結果により虚血性心筋症または拡張型心筋症で機能的僧帽弁閉鎖不全を合併している手術適応の乏しい症例には，MitraClipがより広く使用されるようになった．初期の研究ではこれらの症例（その他の治療選択肢がない患者群）において心不全による再入院の減少がみられた[109]．MitraClipと内科的治療の無作為化比較試験がこれらの高リスク，機能的僧帽弁閉鎖不全症の症例で進行中である．

これまでの議論から，次の十年に向けて心臓弁膜症[110]の経皮的治療が技術的，臨床的に大きく広がる態勢が整っていることは明らかであろう．（予想される高リスクのために）外科的適応がない重症弁膜症症例において，経皮的方法が治療選択肢の一つとなるかもしれない．ま

[**図 33-15**] 冠静脈洞弁輪形成術用各種デバイス
（**A**）CARILLON XE，（**B**）MONARC，（**C**）経皮経静脈的僧帽弁輪形成術用デバイス，（**D**）経皮的僧帽弁修復術用デバイス
（Masson J, Webb JG：Percutaneous treatment of mitral regurgitation. Circ Cardiovasc Interv 2：140-146, 2009）

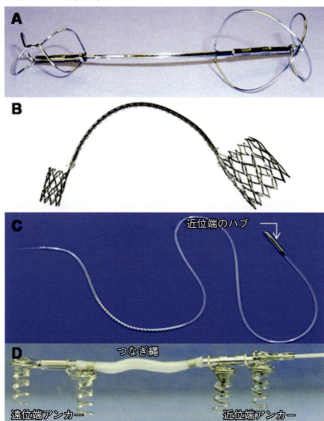

[**図 33-16**] Cardiac Dimensions 社の CARILLON デバイスを使用した冠静脈洞弁輪形成術
（**A**）計測用カテーテルが冠静脈洞の中に置かれている．（**B**）デバイス遠位端のアンカーが出されているところ（矢印）．右の写真は同じ方向に置かれたデバイスを示している．

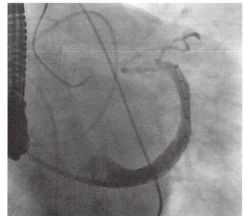
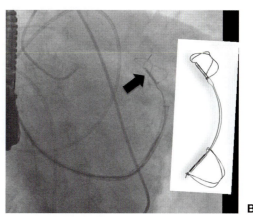

[図33-17] Mitralignシステムを用いた直接的弁輪形成術
(A) 僧帽弁弁輪近くの中央と外側に一対のプレジェットが置かれ，弁口を縫縮しようとしている．(B) 三次元エコーの画像では2本のワイヤと1個のプレジェットが弁輪内に認められる．

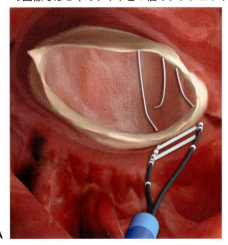
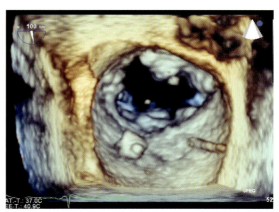

[図33-18] Mitralignシステムを使用した直接的弁輪形成術
弁輪を縫縮するために二対のプレジェットが置かれている（矢印）．下図に僧帽弁口の周囲長を減らすためにプレジェットを結紮するところが描かれている．

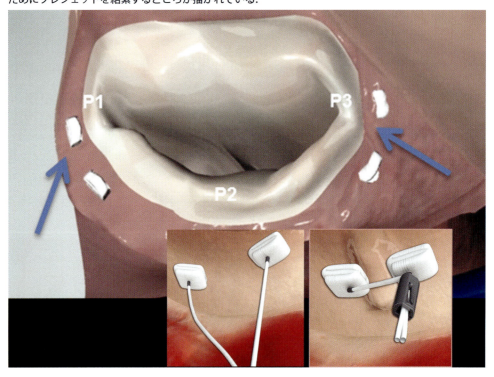

［図33-19］**Valtech弁輪形成術用デバイスによる直接的弁輪形成術**
経心房中隔的にリングを挿入し，スクリューネジのメカニズム（図中のイラスト参照）で弁輪に固定する．

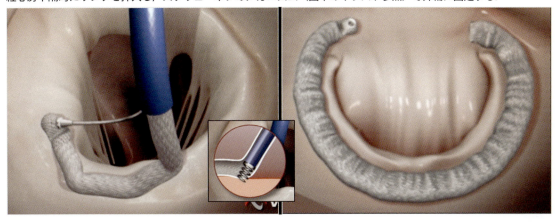

［図33-20］**MitraClipの施行過程**
透視画像で示す．（**A**）矢印はクリップが左房にあることを示す．（**B**）開かれた状態のクリップが左室内に進められている．（**C**）クリップの腕を反らせて，左房に引き戻すときに腱索を引っかけないようにしている．（**D**）開いたクリップを再び左室内に挿入し，僧帽弁尖をうまく捉えるように試みる．（**E**）クリップを閉じ，僧帽弁の遊離弁縁を捕まえている．（**F**）矢印がデリバリシステムから離されたクリップを示す．
LA：左房，LV：左室，TEE：経食道エコープローブ

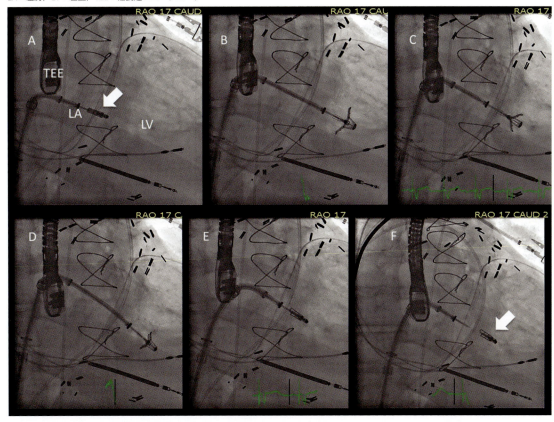

[図33-21] MitraClipによる2クリップ手技
残存する僧帽弁逆流ジェットがある場合，2番目のクリップを使用する．**左図**では2番目のクリップが初めのクリップの前外側から左室に入っている．**中図**では2番目のクリップが閉じられている（矢印）．**右図**では2番目のクリップが離されて留置されている（丸印）．
LA：左房，LV：左室

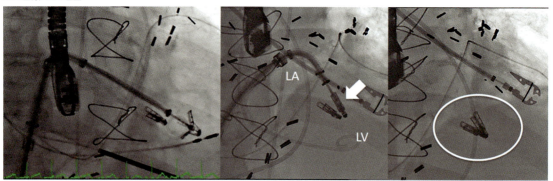

た自然経過からすると早期段階の逆流性病変に対しても，（外科的修復の典型的適応となる前に）心室機能障害の進行を防ぐ目的で経皮的手法が治療手段となるかもしれない．あるいは，おそらく経皮的治療法が外科的弁形成術の真の代替治療（現在，経皮的冠動脈インターベンションがバイパス手術に対して提供しているのと同じように）となるかもしれない．しかしながら，これらの刺激的で新しいカテーテル治療法が従来の内科的治療法や外科的治療法に対して確立したものとなるには，最適な器具のデザインや，適応，安全性や効果といった課題について検討・改善の必要がある．

（池ノ内　浩）

[図 33-22]
MitraClip の手技はほとんど経食道エコーガイド下で行われる．（A）MitraClip が左房内で僧帽弁尖の上方にある．
（B）クリップは左房内にあり，すでに弁尖を捕捉するように引く準備ができている．（C）クリップの開いたアームが弁尖に接している．

LA：左房，AML：僧帽弁前尖，LV：左室，Ao：大動脈

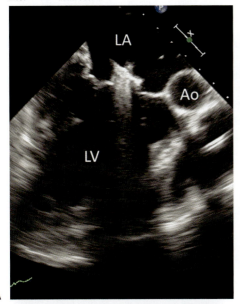

A

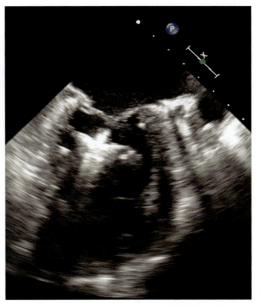

B

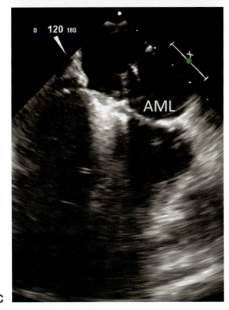

C

文　献

1. Carroll JD, Feldman T. Percutaneous mitral balloon valvotomy and the new demographics of mitral stenosis. *JAMA* 1993;207:1731.
2. Inoue K, Owaki T, Nakamura T, et al. Clinical application of transvenous mitral commissurotomy by a new balloon catheter. *J Thorac Cardiovasc Surg* 1984;87:394.
3. Lock JE, Kalilullah M, Shrivastava S, et al. Percutaneous catheter commissurotomy in rheumatic mitral stenosis. *N Engl J Med* 1985;313:1515.
4. Inoue K, Feldman T. Percutaneous transvenous mitral commissurotomy using Inoue balloon catheter. *Cathet Cardiovasc Diagn* 1993;28:119.
5. McKay RG, Lock JE, Safian RD, et al. Balloon dilatation of mitral stenosis in adult patients: postmortem and percutaneous mitral valvuloplasty studies. *J Am Coll Cardiol* 1987;9:723–731.
6. Lau KW, Ding ZP, Gao W, et al. Percutaneous balloon mitral valvuloplasty in patients with mitral restenosis after previous surgical commissurotomy. *Eur Heart J* 1996;17:1367.
7. Gupta S, Vora A, Lokhandwalla Y, et al. Percutaneous balloon mitral valvotomy in mitral restenosis. *Eur Heart J* 1996;17:1560.
8. Lokhandwalla YY, Banker D, Vora AM, et al. Emergent balloon mitral valvotomy in patients presenting with cardiac arrest, cardiogenic shock or refractory pulmonary edema. *J Am Coll Cardiol* 1998;32:154.
9. 2008 Focused Update Incorporated Into the ACC/AHA 2006 Guidelines for the Management of Patients with Valvular Heart Disease. A Report of the American College of Cardiology/American Heart Association Task Force on Practice Guidelines (Writing Committee to Revise the 1998 Guidelines for the Management of Patients with Valvular Heart Disease): Endorsed by the Society of Cardiovascular Anesthesiologists, Society for Cardiovascular Angiography and Interventions, and Society of Thoracic Surgeons. *Circulation* 2008;118:e523–e661.
10. Tessier P, Mercier LA, Burelle D, Bonan R. Results of percutaneous mitral commissurotomy in patients with a left atrial appendage thrombus detected by transesophageal echocardiography. *J Am Soc Echocardiogr* 1994;7:394–399.
11. Padial LR, Freitas N, Sagie A, et al. Echocardiography can predict which patients will develop severe mitral regurgitation after percutaneous mitral valvulotomy. *J Am Coll Cardiol* 1996;27:1225.
12. Cannan CR, Nishimura RA, Reeder GS, et al. Echocardiographic assessment of commissural calcium: a simple predictor of outcome after percutaneous mitral balloon valvotomy. *J Am Coll Cardiol* 1997;29:175.
13. Fatkin D, Roy P, Morgan JJ, Feneley MP. Percutaneous balloon mitral valvotomy with the Inoue single-balloon catheter: commissural morphology as a determinant of outcome. *J Am Coll Cardiol* 1993;21:390–397.
14. Levin TN, Feldman T, Bednarz J, Carroll JD, Lang RM. Transesophageal echocardiographic evaluation of mitral valve morphology to predict outcome after balloon mitral valvotomy. *Am J Cardiol* 1994;73:707–710.
15. Wilkins GT, Weyman AE, Abascal VM, et al. Percutaneous balloon dilatation of the mitral valve: an analysis of echocardiographic variables related to outcome and the mechanism of dilatation. *Br Heart J* 1988;60:299.
16. Iung B, Cormier B, Ducimetiere P, et al. Immediate results of percutaneous mitral commissurotomy. A predictive model on a series of 1,514 patients. *Circulation* 1996;94:2124.
17. Stefanadis CI, Stratos CG, Lambrou SG, et al. Retrograde nontransseptal balloon mitral valvuloplasty: immediate results and intermediate long-term outcome in 441 cases—a multicenter experience. *J Am Coll Cardiol* 1998;32:1009–1016.
18. al Zaibag M, Ribeiro PA, al Kasab S, et al. Percutaneous double balloon mitral valvotomy for rheumatic mitral valve stenosis. *Lancet* 1986;1:757–761.
19. Vahanian A, Michel PL, Cormier B, et al. Results of percutaneous mitral commissurotomy in 200 patients. *Am J Cardiol* 1989;63:847–852.
20. Tuzcu EM, Block PC, Palacios IF, et al. Comparison of early versus late experience with percutaneous mitral balloon valvuloplasty. *J Am Coll Cardiol* 1991;17:1121–1124.
21. Rihal CS, Holmes DR. Percutaneous balloon mitral valvuloplasty: issues involved in comparing techniques. *Cathet Cardiovasc Diagn* 1994;2:8–15.
22. Bonhoeffer P, Piechaud JF, Sidi D, et al. Mitral dilatation with the Multi-Track system: an alternative approach. *Cathet Cardiovasc Diagn* 1995;36:189–193.
23. Cribier A, Rath PC, Letac B. Percutaneous mitral valvotomy with a metal dilatator [letter]. *Lancet* 1997;349:1967.
24. Zaki AM, Kasem HH, Bakhoum S, et al. Comparison of early results of percutaneous metallic mitral commissurotome with Inoue balloon technique in patients with high mitral echocardiographic scores. *Catheter Cardiovasc Interv* 2002;57:312–317.
25. Feldman T, Herrmann HC, Inoue K. Technique of percutaneous transvenous mitral commissurotomy using the Inoue balloon catheter. *Cathet Cardiovasc Diagn* 1994;2:26–34.
26. Roth BR, Block PC, Palacios IF. Predictors of increased mitral regurgitation after percutaneous mitral balloon valvotomy. *Cathet Cardiovasc Diagn* 1990;20:17–21.
27. Yamabe T, Nagata S, Ishikura F, Kimura K, Miyatake K. Influence of intraballoon pressure on development of severe mitral regurgitation after percutaneous transvenous mitral commissurotomy. *Cathet Cardiovasc Diagn* 1994;31:270–276.
28. Goel PK, Garg N, Sinha N. Pressure zone used and the occurrence of mitral regurgitation in Inoue balloon mitral commissurotomy. *Cathet Cardiovasc Diagn* 1998;43:141–146.
29. Syed, Z, Salinger MH, Feldman T. Alterations in left atrial pressure and compliance during balloon mitral valvuloplasty. *Catheter Cardiovasc Interv* 2004;61:571–579.
30. Levin TN, Feldman T, Carroll JD. Effect of atrial septal occlusion on mitral area after Inoue balloon valvotomy. *Cathet Cardiovasc Diagn* 1994;33:308–314.
31. Patel JJ, Sharma D, Mitha AS, et al. Balloon valvuloplasty versus closed commissurotomy for pliable mitral stenosis: a prospective hemodynamic study. *J Am Coll Cardiol* 1991;18:1318.
32. Turi ZG, Reyes VP, Raju BS, et al. Percutaneous balloon versus closed commissurotomy for mitral restenosis: a prospective, randomized trial. *Circulation* 1991;83:1179.
33. Arora R, Nair M, Kalra GS, Nigam M, Khalilullah M. Immediate and long-term results of balloon and surgical closed mitral valvotomy: a randomized comparative study. *Am Heart J* 1993;125:1091–1094.
34. Reyes VP, Raju BS, Wynne J, et al. Percutaneous balloon valvuloplasty compared with open surgical commissurotomy for mitral stenosis. *N Engl J Med* 1994;331:961.
35. Farhat MB, Ayari M, Maatouf F, et al. Percutaneous balloon versus surgical closed and open mitral commissurotomy: seven-year follow-up results of a randomized trial. *Circulation* 1998;97:245.
36. Cotrufo M, Renzulli A, Ismeno G, et al. Percutaneous mitral commissurotomy versus open mitral commissurotomy: a comparative study. *Eur J Cardiothorac Surg* 1999;15:646–651.
37. Otto CM, Davies KB, Holmes DR, et al. Methodologic issues in clinical evaluation of stenosis severity in adults undergoing aortic or mitral balloon valvuloplasty. *Am J Cardiol* 1992;69:1607.
38. Levine MJ, Weinstein JS, Diver DJ, et al. Progressive improvement in pulmonary vascular resistance following percutaneous mitral valvuloplasty. *Circulation* 1989;79:1061–1067.
39. Palacios IF, Tuzcu ME, Weyman AE, et al. Clinical follow-up of patients undergoing percutaneous mitral balloon valvotomy. *Circulation* 1995;91:671–676.
40. Cohen DJ, Kuntz RE, Gordon SPF, et al. Predictors of long-term outcome after percutaneous balloon mitral valvuloplasty. *N Engl J Med* 1992;327:1329–1335.
41. Pan M, Medina A, Lezo JJ, et al. Factors determining late success after mitral balloon valvulotomy. *Am J Cardiol* 1993;71:1181–1186.
42. Iung B, Cormier B, Ducimetiere P, et al. Functional results 5 years after successful percutaneous mitral commissurotomy in a series of 528 patients and analysis of predictive factors. *J Am Coll Cardiol* 1996;27:407–414.
43. Dean LS, Mickel M, Bonan R, et al. Four-year follow-up of patients undergoing percutaneous balloon mitral commissurotomy. A report from the National Heart, Lung, and Blood Institute Balloon Valvuloplasty Registry. *J Am Coll Cardiol* 1996;28:1452.
44. Bouleti C, Iung B, Himbert D, et al. Reinterventions after percutaneous mitral commissurotomy during long-term follow-up, up to 20 years: the role of repeat percutaneous mitral commissurotomy. *Eur Heart J* 2003;24:1231–1243.
45. Kang DH, Park SW, Song JK, et al. Long-term clinical and echocardiographic outcome of percutaneous mitral valvuloplasty: randomized comparison of Inoue and double-balloon techniques. *J Am Coll Cardiol* 2000;35:169–175.
46. The National Heart, Lung, and Blood Institute Balloon Valvuloplasty Registry. Complications and mortality of percutaneous balloon

mitral commissurotomy. Circulation 1992;85:2014–2024.
47. Chern MS, Chang HJ, Lin FC, Wu D. String-plucking as a mechanism of chordal rupture during balloon mitral valvuloplasty using Inoue balloon catheter [see comment]. Catheter Cardiovasc Interv 1999;47:213–217.
48. Acar C, Jebara VA, Grare PH, et al. Traumatic mitral insufficiency following percutaneous mitral dilation: anatomic lesions and surgical implications. Eur J Cardiothorac Surg 1992;6:660–664.
49. Carter JE, Feldman T, Carroll JD. Sustained reversal of right-to-left ASD flow after pulmonic valvuloplasty in an adult. Eur Heart J 1994;15:575–576.
50. Semb BKH, Tjonneland S, Stake G, Aabyholm G. Balloon valvulotomy of congenital pulmonary valve stenosis with tricuspid insufficiency. Cardiovasc Radiol 1979;2:239.
51. Kan J, White RI, Mitchell SE, Gardner TJ. Percutaneous balloon valvuloplasty: a new method for treating congenital pulmonary valve stenosis. N Engl J Med 1982;307:540.
52. Johnson LW, Grossman W, Dalen JE, et al. Pulmonic stenosis in the adult: long-term follow-up results. N Engl J Med 1972;287:1159.
53. Stanger P, Cassidy SC, Girod DA, et al. Balloon pulmonary valvuloplasty: results of the Valvuloplasty and Angioplasty of Congenital Anomalies Registry. Am J Cardiol 1990;65:775.
54. Chen C-R, Cheng TO, Huant T, et al. Percutaneous balloon valvuloplasty for pulmonic stenosis in adolescents and adults. N Engl J Med 1996;335:21.
55. Lababidi Z, Wu JR, Walls JT. Percutaneous balloon aortic valvuloplasty: results in 23 patients. Am J Cardiol 1984;53:194.
56. Rocchini AP, Beekman RH, Shachar GB, et al. Balloon aortic valvuloplasty: results of the Valvuloplasty and Angioplasty of Congenital Anomalies Registry. Am J Cardiol 1990;65:784.
57. Rao PS, Thapar MK, Wilson AD, et al. Intermediate-term follow-up results of balloon aortic valvuloplasty in infants and children with special reference to causes of restenosis. Am J Cardiol 1989;64:1356.
58. O'Connor BK, Beekman RB, Rocchini AP, Rosenthal A. Intermediate-term effectiveness of balloon valvuloplasty for congenital aortic stenosis. Circulation 1991;84:732.
59. Moore P, Egito E, Mowrey H, et al. Midterm results of balloon dilation of congenital aortic stenosis: predictors of success. J Am Coll Cardiol 1996;27:1257.
60. Rosenfeld HM, Landzberg MJ, Perry SB, et al. Balloon aortic valvuloplasty in the young adult with congenital aortic stenosis. Am J Cardiol 1994;73:1112.
61. McKay RG, Safian RD, Lock JE, et al. Balloon dilatation of calcific aortic stenosis in elderly patients: post-mortem, intra-operative and percutaneous valvuloplasty studies. Circulation 1986;74:119–125.
62. Cribier A, Savin T, Berland J, et al. Percutaneous transluminal balloon valvuloplasty of adult aortic stenosis: report of 92 cases. J Am Coll Cardiol 1987;9:381.
63. Smedira NG, Ports TA, Merrick SH, Rankin JS. Balloon aortic valvuloplasty as a bridge to aortic valve replacement in critically ill patients. Ann Thorac Surg 1993;55:914–916.
64. Khawaja MZ, Sohal M, Valli H, et al. Standalone balloon aortic valvuloplasty: indications and outcomes from the UK in the transcatheter valve era. Catheter Cardiovasc Interv 2013;81(2):366–373. doi:10.1002/ccd.24754.
65. Safian RD, Mandell VS, Thurer RE, et al. Post-mortem and intra-operative balloon valvuloplasty of calcific aortic stenosis in elderly patients: mechanisms of successful dilatation. J Am Coll Cardiol 1987;9:665–670.
66. Feldman T, Glagov S, Carroll JD. Restenosis following successful balloon valvuloplasty: bone formation in aortic valve leaflets. Cathet Cardiovasc Diagn 1993;29:1–7.
67. Feldman T, Carroll JD, Chiu YC. An improved catheter for crossing stenosed aortic valves. Cathet Cardiovasc Diagn 1989;16:279–283.
68. Feldman T, Chiu YC, Carroll JD. Single balloon aortic valvuloplasty: increased valve areas with improved technique. J Invasive Cardiol 1989;1:295–300.
69. Eisenhauer AC, Hadjipetrou P, Piemonte TC. Balloon aortic valvuloplasty revisited: the role of the Inoue balloon and transseptal antegrade approach. Catheter Cardiovasc Interv 2000;50:484–491.
70. Sakata Y, Sayed Y, Salinger MH, Feldman T. Percutaneous balloon aortic valvuloplasty: antegrade transseptal vs. conventional retrograde transarterial approach. Catheter Cardiovasc Interv 2005;64:314–321.
71. O'Neill WW. Predictors of long-term survival after percutaneous aortic valvuloplasty: report of the Mansfield Valvuloplasty Registry. J Am Coll Cardiol 1991;17:193–198.
72. NHLBI Balloon Valvuloplasty Registry Participants. Percutaneous balloon aortic valvuloplasty. Acute and 30-day follow-up results in 674 patients from the NHLBI Balloon Valvuloplasty Registry. Circulation 1991;84:2383.
73. Holmes DR Jr, Nishimura RA, Reeder GS. In-hospital mortality after balloon aortic valvuloplasty: frequency and associated factors. J Am Coll Cardiol 1991;17:189–192.
74. Feldman T. Percutaneous suture closure for management of large French size arterial and venous puncture. J Intervent Cardiol 2000;13:237–242.
75. Solomon LW, Fusman B, Jolly N, Kim A, Feldman T. Percutaneous suture closure for management of large French size arterial puncture in aortic valvuloplasty. J Invasive Cardiol 2001;13:592–596.
76. Safian RD, Berman AD, Diver DJ, et al. Balloon aortic valvuloplasty in 170 consecutive patients. N Engl J Med 1988;319:125–130.
77. Lieberman EB, Bashore TM, Hermiller JB, et al. Balloon aortic valvuloplasty in adults: failure of procedure to improve long-term survival. J Am Coll Cardiol 1995;26:1522–1528.
78. Otto CM, Mickel MC, Kennedy W, et al. Three-year outcome after balloon aortic valvuloplasty: insights into prognosis of valvular aortic stenosis. Circulation 1994;89:642–650.
79. Bashore TM, Davidson CJ. Follow-up recatheterization after balloon aortic valvuloplasty. Mansfield Scientific Aortic Valvuloplasty Registry Investigators. J Am Coll Cardiol 1991;17:1188–1195.
80. McKay RG, Safian RD, Lock JE, et al. Assessment of left ventricular and aortic valve function after balloon valvuloplasty in adult patients with aortic stenosis. Circulation 1987;75:192–203.
81. Davidson CJ, Harrison JK, Leithe ME, et al. Failure of aortic balloon valvuloplasty to result in sustained clinical improvement in patients with depressed left ventricular function. Am J Cardiol 1990;65: 72–77.
82. Moreno PR, Jang IK, Newell JB, Block PC, Palacios IF. The role of percutaneous aortic balloon valvuloplasty in patients with cardiogenic shock and critical aortic stenosis. J Am Coll Cardiol 1994;23:1071–1075.
83. Malkin CJ, Judd J, Chew DP, Sinhal A. Balloon aortic valvuloplasty to bridge and triage patients in the era of trans-catheter aortic valve implantation. Catheter Cardiovasc Interv 2013;81(2):358–363. doi:10.1002/ccd.24325. [Epub 2012 May 4].
84. Bonhoeffer P, Boudjemline Y, Qureshi SA, et al. Percutaneous insertion of the pulmonary valve. J Am Coll Cardiol 2002;39:1664–1669.
85. Bonhoeffer P, Boudjemline Y, Saliba Z, et al. Percutaneous replacement of pulmonary valve in a right-ventricle to pulmonary-artery prosthetic conduit with valve dysfunction. Lancet 2000;356:1403–1405.
86. Cribier A, Eltchaninoff H, Bash A, et al. Percutaneous transcatheter implantation of an aortic valve prosthesis for calcific aortic stenosis: first human case description. Circulation 2002;106:3006–3008.
87. Cribier A, Eltchaninoff H, Tron C, et al. Early experience with percutaneous transcatheter implantation of heart valve prosthesis for the treatment of end-stage inoperable patients with calcific aortic stenosis. J Am Coll Cardiol 2004;43:698–703.
88. Leon MB, Smith CR, Mack M, et al. Transcatheter aortic-valve implantation for aortic stenosis in patients who cannot undergo surgery. N Engl J Med 2010;363:1597–1607.
89. Smith CR, Leon MB, Mack MJ, et al. Transcatheter versus surgical aortic-valve replacement in high-risk patients. N Engl J Med 2011;364:2187–2198.
90. Petronio AS, De Carlo M, Bedogni F, et al. 2-year results of CoreValve implantation through the subclavian access: a propensity-matched comparison with the femoral access. J Am Coll Cardiol 2012;60:502–507.
91. Piazza N, Grube E, Gerckens U, et al. Procedural and 30-day outcomes following transcatheter aortic valve implantation using the third generation (18 Fr) CoreValve revalving system: results from the multicentre, expanded evaluation registry 1-year following CE mark approval. EuroIntervention 2008;4:242–249.
92. Mussardo M, Latib A, Chieffo A, et al. Periprocedural and short-term outcomes of transfemoral transcatheter aortic valve implantation with the Sapien XT as compared with the Edwards Sapien valve. JACC 2011;4:743–750.
93. Webb JG, Binder RK. Transcatheter aortic valve implantation: the evolution of prostheses, delivery systems and approaches. Arch Cardiovasc Dis 2012;105:153–159.
94. van Mieghem NM, Head SJ, van der Boon RM, et al. The SURTAVI model: proposal for a pragmatic risk stratification for patients with severe aortic stenosis. EuroIntervention 2012;8:258–266.
95. Piazza N, de Jaegere P, Schultz C, Becker AE, Serruys PW, Anderson RH. Anatomy of the aortic valvar complex and its implications for

transcatheter implantation of the aortic valve. *Circ: Cardiovasc Intervent* 2008;1:74–81.
96. Binder RK, Leipsic J, Wood D, et al. Prediction of optimal deployment projection for transcatheter aortic valve replacement: angiographic 3-dimensional reconstruction of the aortic root versus multidetector computed tomography. *Circ: Cardiovasc Interv* 2012;5:247-252
97. Masson JB, Kovac J, Schuler G, et al. Transcatheter aortic valve implantation: review of the nature, management, and avoidance of procedural complications. *JACC* 2009;2:811–820.
98. Genereux P, Webb JG, Svensson LG, et al. Vascular complications after transcatheter aortic valve replacement: insights from the PARTNER (Placement of Aortic Transcatheter Valve) trial. *J Am Coll Cardiol* 2012;60:1043–1052.
99. Miller DC, Blackstone EH, Mack MJ, et al. Transcatheter (TAVR) versus surgical (AVR) aortic valve replacement: occurrence, hazard, risk factors, and consequences of neurologic events in the PARTNER trial. *J Thorac Cardiovasc Surg* 2012;143:832–843, e813.
100. Bagur R, Rodes-Cabau J, Gurvitch R, et al. Need for permanent pacemaker as a complication of transcatheter aortic valve implantation and surgical aortic valve replacement in elderly patients with severe aortic stenosis and similar baseline electrocardiographic findings. *JACC* 2012;5:540–551.
101. Bleiziffer S, Ruge H, Horer J, et al. Predictors for new-onset complete heart block after transcatheter aortic valve implantation. *JACC* 2010;3:524–530.
102. van der Boon RM, Nuis RJ, Van Mieghem NM, et al. New conduction abnormalities after TAVI—frequency and causes. *Nat Rev: Cardiol* 2012;9:454–463.
103. Chieffo A, Buchanan GL, Van Mieghem NM, et al. Transcatheter aortic valve implantation with the Edwards Sapien versus the Medtronic CoreValve revalving system devices: a multicenter collaborative study: the PRAGMATIC plus initiative (Pooled-RotterdAM-MilAno-Toulouse In Collaboration). *J Am Coll Cardiol* 2013;61:830–836.
104. Genereux P, Head SJ, Wood DA, et al. Transcatheter aortic valve implantation: 10-year anniversary part II: clinical implications. *Eur Heart J* 2012;33:2399–2402.
105. Siminiak T, Wu JC, Haude M, et al. Treatment of functional mitral regurgitation by percutaneous annuloplasty: results of the TITAN trial. *Eur J Heart Fail* 2012;14(8):931–938. [Epub 2012 May 21].
106. Maisano F, Torracca L, Oppizzi M, et al. The edge-to-edge technique: a simplified method to correct mitral insufficiency. *Eur J Cardiothorac Surg* 1998;13:240–245.
107. St Goar FG, Fann JI, Komtebedde J, et al. Endovascular edge-to-edge mitral valve repair: short-term results in a porcine model. *Circulation* 2003;108:1990–1993.
108. Feldman T, Foster E, Glower D, et al. Percutaneous repair or surgery for mitral regurgitation. *New Engl J Med* 2011;364:1395–1406.
109. Whitlow P, Feldman T, Pedersen W, et al. The EVEREST II high risk study: acute and 12 month results with catheter based mitral valve leaflet repair. *J Am Coll Cardiol* 2012;59:130–139.
110. Vahanian A, Palacios, IF. Percutaneous approaches to valvular disease. *Circulation* 2004;109:1572–1579.

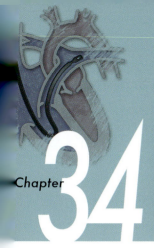

【第34章】 Section Ⅶ *Interventional Techniques*

末梢血管インターベンション
Peripheral Intervention

Chapter 34

Mehdi H. Shishehbor, Samir R. Kapadia

頸動脈，腎動脈，末梢動脈疾患を有する患者の管理は複雑である．これらは，素晴らしい技術を要するだけではなく，手術や薬物療法単独のリスクを含めて治療法の選択肢について十分理解している必要がある[1]．病変進行の自然歴や予後について十分理解していることは，すべての治療手段に関するリスクと甘受する利益のバランスを取るために重要である．どのような治療でも，最終的には合併症と隣り合わせである．このように，合併症の頻度，危険因子とその対処法についての理解は，血管内治療に携わる者にとって基礎知識であるべきである．

この章では，末梢血管インターベンションに対する基本的な手引きを示したい．臨床症状，鑑別診断，診断のための画像診断に加えて，知られている各治療法の合併症，合併症を予防したり最小限にとどめる方法などが示される．本章に加えて，補足的な臨床的，技術的な助言は，第19章で大動脈および末梢動脈の血管撮影について，また第46章では実際の臨床例が局所的な技術を頭の先から足の先までまとめたかたちで，臨床面，診断面，治療面を統合して示されている．

1 一般的事項

動脈硬化病変は，冠動脈であれ非冠動脈であれ同じような病態生理学的基礎を示し，脂肪線条 (fatty streak) から始まり，ポジティブ，ネガティブリモデリングを呈するより大きなプラークに進展し，さまざまな内腔面の障害を呈する[2,3]．プラークは何年もかかって非代償性なリモデリングにより進展し，最終的に虚血を呈することになる動脈内腔の狭小化に至る．末梢動脈においては，時々プラークが破裂し，血栓症や塞栓症さえも引き起こすことがある．このような病態生理学的な病変進行を理解しておくと，末梢血管疾患の内科的対応の基礎が身に付く．同じような病態生理学的なメカニズムを考えると，冠動脈疾患と末梢血管疾患は同様な危険因子を有することになる．それらには，血管疾患の既往，喫煙，糖尿病，高血圧，高脂血症，高齢や非活動性が含まれる[4]．残念なことに，このようによく似ているにもかかわらず，末梢血管疾患は十分な診断もなされず十分な治療が行われていないこともしばしばである[5,6]．さらに重要なことには，冠動脈疾患患者と異なり，末梢血管疾患患者では高脂血症のような危険因子は，積極的な治療が行われていない[7]．末梢血管疾患は，疑いなく冠動脈疾患リスクと同等であり，積極的に脂質低下，血圧コントロール，禁煙，ダイエット，運動，抗血小板療法でしっかり治療されるべきである[8]．

2 頸動脈

米国では1年間に約80万人が脳卒中を発症し，その30日死亡率は10％である[9,10]．さらに，この80万人とは別に，年間50万人以上が

一過性脳虚血発作（TIA）を発症する[11]．そのリスクは女性で高く，年間あたり脳卒中を発症する女性は男性より5万5,000人多い[12]．さらに黒人における初回脳卒中のリスクは，白人の2倍である[13]．

　脳卒中の大多数（〜90％）は，実際は虚血によるものであり，そのうちの15〜20％が頸動脈狭窄によるものである[14]．重要なことに，頸動脈狭窄の重症度は脳梗塞リスクの予測因子であり，50％未満狭窄の症候性患者では5年間に7.8％の発症リスクであるが，75〜94％狭窄患者では18.5％になることが知られている[15]．さらに，頸動脈狭窄疾患の存在自体が心血管リスクの重要なマーカーであり，このような高リスク患者層におけるリスク因子の改善と予防戦略の重要性が強調される[16]．

　頸動脈内膜摘除術（CEA）は頸動脈治療のゴールドスタンダードと考えられてきた．CEAが初めて報告されてから50年の間に，素晴らしい技術進歩があり，合併症発生率，死亡率，医療費用，患者の苦痛の軽減に至った[17]．CEAが広く行われるようになって40年後，ようやくCEAの恩恵がはっきりと証明された．画期的なNASCET（North American Symptomatic Carotid Endoarterectomy Trial）とACAS（Asymptomatic Carotid Atherosclerosis Study）の2つの研究により，経験のある血管外科医が適切に選択された患者に対して頸動脈分岐部病変に外科的な血栓内膜摘除を行った場合には，症候性であれ無症候性であれ標準的な内科的治療よりも効果的に同側脳梗塞を減少させることが示された[18,19]．実際，CEA対標準的内科的治療のすべての無作為化臨床試験（RCT）を集めて行ったメタ解析結果で，CEAの術後30日の死亡ならびに脳梗塞発症率は無症候性で3％，症候性で6％であることが示されている[20,21]．

　臨床試験においては，CEAは症候性においても無症候性においてもエビデンスレベルIである[18,19]．しかしながら，これらの研究は多くの因子によって限定されたものであった．第一に，これらの研究に選定された患者はリスクが低いか中等度であった．たとえば，重症な冠動脈疾患や心不全の患者がこれらの研究の多くにおいて排除されていた．さらにこの時代の内科的治療は，アスピリンと全員には使われることのない脂質低下薬に限られていた．それゆえに，その時代のCEA対内科的治療のデータは，現在にはそのまま当てはまらない．最後に，心筋梗塞はよく知られているCEAの合併症の一つであるが，これらの研究では複合的エンドポイントのなかに含まれていなかった[22]．

　多くの症例における全身麻酔の制約や必要性から，より非侵襲的な治療法が開発された．当初は，バルーン血管形成術単独として行われたが，のちに，Roubin, Iyer, Yadav, Vitekなどによる先駆的な努力の結果として，頸動脈ステント留置術（CAS）の機運が高まった[23-27]．ほとんどの施設において，経皮的な頸動脈に対する治療は外科手術リスクの非常に高い症例に対して行われてきた[24,28]．2001年にRoubinが，単施設におけるCAS後連続528例の5年間の観察で，術後30日で98％の成功率，1.6％の手術死亡率，死亡と脳梗塞を複合エンドポイントとした場合に7.4％と報告している[29]．注目すべきことに，脳梗塞の頻度は5年間で明らかに減少し，最初の1年目は7.1％であったが，5年目には3.1％であった．これは，技術や血管内治療用の器材，薬物療法の改善を反映しているように感じられる．このRoubinらの将来性のある研究は，CASはCEAと同等であり，最適な治療戦略を決定するためにはRCTが必要であることを強調している．

　そうしたRCTの初めてのものは，CAVATAS（Carotid and Vertebral Artery Transluminal Angioplasty Study）試験であった[30]．ステント挿入を含む血管形成手技は26％の症例にのみ行われ，残りの症例はバルーン血管形成術のみが行われた．遠位側の保護は行われなかった．このような制限にもかかわらず，両者の成績は早期も遠隔期も同等であった．末梢側への塞栓やそれに引き続く脳梗塞は依然として制限因子ではあるが，その後に引き続いて行われた小規模研究でもCASの有益性を確認している（表34-1）．この問題点に取り組むために，末梢

[表34-1] CEAとCASに関連する周術期と術後30日のリスクの比較

問題点	CEA	CAS
周術期心筋梗塞	↑↑	↓
周術期軽症脳梗塞	↓	↑
周術期重症脳梗塞	=	=
脳神経障害	↑↑	↓
創部合併症	↑	↓
全身麻酔の必要性	↑↑	↓
回復までの時間	↑	↓

矢印はCEAとCASを比較した際の頻度を示す．
CEA：頸動脈内膜摘除術，CAS：頸動脈ステント留置術

保護器具が，末梢側への塞栓と脳梗塞を予防するために開発された．

末梢塞栓保護を行ったCASとCEAを比較した初めてのRCTは，SAPPHIRE（Stenting and Angioplasty with Protection in Patients at High Risk for Endarterectomy）試験であった[31]．SAPPHIRE試験では，29の米国国内の施設からの307症例を末梢塞栓保護を併施するCASとCEAに無作為化して比較した．症例組み込みの条件は，無症候性の頸動脈狭窄（超音波検査で80％を超える）もしくは症候性の頸動脈狭窄（50％を超える）に付け加えて，外科的内膜摘除術を行うには高リスクとなる危険因子を少なくとも1つ以上認めるものであった．これらの危険因子には，80歳以上の高齢，うっ血性心不全，高度の慢性閉塞性肺疾患（COPD），CEA後の再狭窄症例，頸部放射線治療後，郭清を伴う頸部手術後，通常の病変よりも末梢側もしくは中枢側の病変が含まれた．各症例は，血管外科医，血管内治療医と神経内科医を含む医療チームによりスクリーニングが行われた．無作為化にあたり，その症例が両者の治療法にとって適切な対象であるとの合意が必要であった．外科的治療に適さないと評価されCASを受けた症例は，別のステント留置術の登録に組み込まれた．一方，血管内治療に適さないとされ外科手術を受けた症例は，別の外科手術の登録に組み込まれた．30日時点で，主要臨床イベント（MACE）はCEAに比べてCASで50％以上減少した（CAS 5.8％，CEA 12.6％，$P=0.047$）．興味深いことにSAPPHIRE試験では408症例がCEAに適さないと評価され，CAS群に組み込まれた．一方，CASに不適とされたのは7症例のみであった[31]．

近年，CEAとCASの役割を評価する目的で5つのRCTが行われた（表34-2）．

EVA-3S（Endarterectomy versus Stenting in patients with Symptomatic severe Carotid stenosis），SPACE（Stent-Protected Angioplasty versus Carotid Endarterectomy），そしてICSS（International Carotid Stenting Study）がヨーロッパで施行され，症候性の頸動脈病変を有する症例のみが組み込まれた[32-34]．これらのRCTはすべてでCASとCEAの同等性を示すことはできなかった．実際，CASは術後30日時点で有意に脳梗塞リスクが高いことが示された．これらのデータに基づいて，CMS（Centers for Medicare and Medicaid Services）は，CASの施行を無症候性の高リスク症例に対してのみに制限した[35]．しかしながら無作為化にもかかわらず，これらRCTにおいて十分なCASの経験のない術者が含まれていたり，末梢塞栓保護デバイスの使用がうまく行えなかった点について広く批判されてきた[36]．2010年に，米国国立衛生研究所（NIH）が資金後援したCREST（Carotid Revascularization Endarterectomy versus Stenting Trial）が最後に報告された[37]．他のヨーロッパの3つのRCTと異なり，死亡・脳梗塞・心筋梗塞を含んだ複合エンドポイントにおいて術後30日でCEAとCASが同等の結果を示した．さらにCEAでは周術期心筋梗塞と頭蓋神経障害をより高頻度に認め，一方CASでは軽症脳梗塞の頻度が高かった[37]．上記の結果から，現時点でのRCTのデータは，CASとCEAに対する症例ごとの個別のアプローチが最も良い結果をもたらすことを示している．それゆえ，術者の経験を含んだ臨床症状，解剖学的特徴を正しく評価

[表34-2] CEA 対 CAS の厳選された現在の RCT の結果（術後30日）

RCT 名	症例数	年	EPD (%)	症候性 (%)	死亡 CEA (%)	死亡 CAS (%)	脳梗塞 CEA (%)	脳梗塞 CAS (%)	心筋梗塞 CEA (%)	心筋梗塞 CAS (%)
SAPPHIRE	334	2004	96	29	2.5	1.2	3.1	3.6	6.1	2.4
EVA-3S	527	2008	92	100	0.1	0.1	3.5	9.2	0.8	0.4
SPACE	1,200	2008	27	100	0.9	0.7	6.2	7.5	NR	NR
ICSS	1,713	2010	72	100	0.8	2.3	4.1	7.7	0.4	0.6
CREST	2,502	2010	96	53	0.3	0.7	2.3	4.1	2.3	1.1

EPD：塞栓予防デバイス，CEA：頸動脈内膜摘除術，CAS：頸動脈ステント留置術，NR：報告なし
SAPPHIRE：Stenting and Angioplasty with Protection in Patients at High Risk for Endarterectomy，EVA-3S：Endarterectomy versus Stenting in Patients with Symptomatic Severe Carotid Stenosis，SPACE：Stent-Protected Angioplasty versus Carotid Endarterectomy，ICSS：International Carotid Stenting Study，CREST：Carotid Revascularization Endarterectomy versus Stenting Trial

することが，高度な頸動脈病変を有する症例における最善な血行再建戦略につながる（表34-3）．

[1] 頸動脈病変と冠動脈病変の併存

重症冠動脈病変（左主幹部病変もしくは三枝病変）を有する患者のおおよそ 7～10% の症例は，高度な頸動脈病変を合併している[38]．ほとんどの専門家は，有症状の頸動脈病変は冠動脈バイパス術（CABG）の前，もしくは同時に治療されるべきであることに同意するが，無症候性の頸動脈病変に対するコンセンサスは得られていない[39-41]．無症候性で高度狭窄（80% 以上狭窄）頸動脈病変を有するリスクの低い患者が CABG を受ける際の周術期脳梗塞リスクは 2～3% 程度である[42]．しかしながら，CEA と CABG の同時手術や CABG 後の CEA は，術後 30 日における死亡，脳梗塞，心筋梗塞のリスクが 9～12% であるとほとんどの報告で述べられている[43]．現在入手可能なデータに基づくと，CABG を必要とする症例における無症候性の片側頸動脈病変には，低リスクの場合は内科的薬物療法が推奨される（図34-1）．症候性の頸動脈病変を含むその他すべての症例では，ステント留置が CABG との同時もしくは CABG 先行の CEA よりも優れているようである[39]．

A 治療にあたり考慮するべき点と技術

[1] 術前評価

症候性か否かを決めるために，病歴は完全に聴取されるべきである．そして，神経学的な所見は NIH 脳梗塞スケールのなかで認定されている専門家によってとられるべきである[44]．まず評価の基本としての頸動脈デュプレックス超音波検査，理想的には頭部の CT または MRI 検査を行うべきである．高度狭窄が認められた際には，臨床的，解剖学的な特徴を考慮し，本人および家族と協力して最良の治療方針がとられるべきである．われわれは術前のアスピリンとクロピドグレル（効果が得られる十分な時間的余裕をみて，少なくとも 300 mg）と血圧低下を最小限にとどめるために術前の輸液を行うようにしている．

[2] 血管撮影による評価

大動脈弓造影は左前斜位（LAO）30～40°でデジタルサブトラクション血管造影法（DSA）で行う．この撮影で，患者の頭部は右上方に傾けておくべきである．大動脈弓部造影は，大動脈弓部を Ⅰ 型，Ⅱ 型，Ⅲ 型のいずれかに同定するのに重要であり，血管内治療におけるアプローチ法や頸動脈に挿入するための適切なカテーテルの選択にも影響を与える（図34-2）[45]．

[表 34-3] CEA または CAS の成績に影響する臨床ならびに解剖学的な特徴

特徴	CEA	CAS
臨床面		
70 歳以上		++
70 歳未満	++	+
うっ血性心不全（Ⅲ/Ⅳ度）		++
駆出率（EF＜35％）		++
予定された開心術		++
直近の心筋梗塞（4〜6 週間以内）		++
不安定狭心症		++
重症肺疾患		++
対側に頭蓋神経障害		++
症候性頸動脈疾患	++	
抗血小板薬内服不可	++	
意識下鎮静不可	++	
頸動脈症例経験の少ない術者／センター	++	
解剖学面		
高位分岐症例（C2 以上）		++
CEA 後再狭窄		++
鎖骨にかかる病変		++
対側頸動脈閉塞		++
頸部放射線照射後		++
頸部郭清手術後		++
高度な重複病変		++
頸部脊椎可動性低下		++
Ⅲ型大動脈弓	++	
高度石灰化病変	++	
高度壁在血栓	++	
伸展した内頸動脈	++	
高度な総頸動脈病変	++	

CEA：頸動脈内膜摘除術，CAS：頸動脈ステント留置術

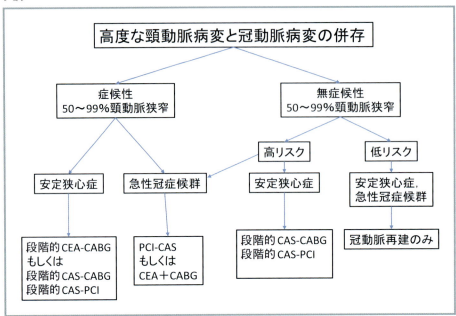

[図34-1] 頸動脈病変と冠動脈病変の高度な合併症例の治療にあたってのアルゴリズム
高リスク症例には，高度な両側頸動脈病変，片側の閉塞，両側の閉塞，6ヵ月以内の脳梗塞，一過性脳虚血発作，以前の画像検査によって確認された神経学的イベントが含まれる．
CAS：頸動脈ステント留置術，CEA：頸動脈内膜摘除術，CABG：冠動脈バイパス術，PCI：経皮的冠動脈インターベンション

さらに頸動脈や椎骨動脈の起始部も検索されるべきである．石灰化の程度や総頸動脈起始部病変の存在，外頸動脈の関与などのような他の因子も治療法や成功率に影響を与える可能性がある（図34-3）．引き続き，Ⅰ型大動脈弓に対して5FのアングルのついたGlideカテーテルやJR4カテーテル，さらに複雑な解剖な場合にはVitek, Simmons, JB2などのより診断に適切なカテーテルを用いて，選択的なtwo-vessel（もしくは必要があればfour-vessel）の脳血管撮影を行う．選択的血管撮影を行う際には，患者の頭部は頭部固定器具（carotid head gear）を用いて透視台に固定するべきである．同側30～40°と側面の撮像を検討する．病変の狭窄度の測定は，公式には頸動脈球を越えて末梢径を基準とするNASCETの基準を用いてなされるべきである．頭蓋内脳血管撮影は脳内の動脈系の異常を除外するために，また術前の動脈解剖を確認するためにも，術前に行われるべきである（図34-4）．病変の形態や側副血行路の存在，Willis動脈輪の開存，そして脳内の動脈血供給においてどちら側が優位であるかなどを確認しておくことは特に重要である（図34-5）[46]．

[3] 頸動脈血管形成術とステント留置術

頸動脈血管形成術とステント留置術の際に必要で，入手可能な器材リストを表34-4と表35-5に示す．一般的には大腿動脈アプローチが用いられるが，限られた症例においては橈骨動脈アプローチが可能であり，好んで使われる場合もある．ほとんどすべての器材は6F対応であり，80cm長のねじれないシース（Cook Shuttle, Destination, Pinnacle, Arrowflexシースなど）の使用が可能である．90cm長シースと異なり，80cm長シースは通常100cm長の標準的なベイルアウト用の器材にも対応可能である．われわれは，頸動脈に対する血管内治療では通常伸縮可能なシステムを用いている．シースを下行大動脈の中央付近に進め，5Fの長い診断カテーテルをシースの内部に進めておく．対象となる頸動脈に，まず診断用のカテーテルを挿入する．次いで，ガイドワイヤを外頸動脈に進める．シースの操作によって病

[図34-2]
大動脈弓部と弓部主要分枝の分岐位置は，頸動脈と脳内の血管内治療において重要な意味を持つ．ここでは3タイプの大動脈弓部を示す．大動脈弓部の型に加えて，頸動脈と無名動脈起始部の高度病変の有無に注意を払うことが重要である．

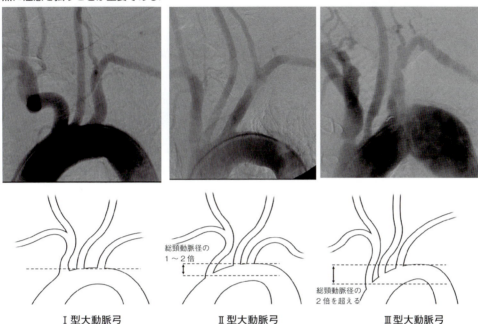

Ⅰ型大動脈弓　　　Ⅱ型大動脈弓　　　Ⅲ型大動脈弓

[図34-3] 高度な内頸動脈病変（矢印）
図中の数字は以下の外頸動脈の分枝を示す；(1) 上甲状腺動脈，(2) 舌動脈，(3) 顔面動脈，(4) 上行咽頭動脈，(5) 後頭動脈，(6) 顎動脈，(7) 浅側頭動脈．
(Krishnaswamy A et al：Clinical cerebrovascular anatomy. Catheter Cardiovasc Interv 75：530-539, 2010)

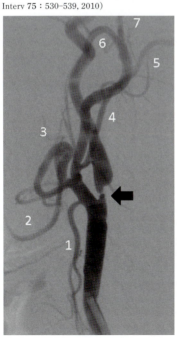

変に偶発的に当たらないように，入念な観察の下，時には総頸動脈の末梢にワイヤを置いておくこともある．シースを無名動脈もしくは左頸動脈起始部まで進める．その後，ガイドワイヤとシースを適切な位置に固定して，5Fの診断カテーテルを総頸動脈末梢まで進める．続いてシースを診断カテーテル（もしくはSlip-Cath）に沿わせて総頸動脈に進める．この過程では，最終的な位置に到達するためには，カテーテルを進めて，システムのたわみを取る作業を繰り返すことになる．いったん理想的な位置に到達したら，ガイドワイヤとカテーテルは空気トラッピングを避けるようにゆっくりと引き抜かれる．頸動脈病変に0.035インチワイヤやカテーテルを通過させてはいけない．

　CASを行うにあたっては以下のような安全を確保するための予防策が必要である；①空気塞栓やコレステロール塞栓を避けるために，カテーテルから常に逆血を確かめるべきである．②頸動脈系にカテーテルを進める前に抗凝固療法もしくは抗血小板療法を始めておくべきであ

[図 34-4] 中大脳動脈と前大脳動脈を示す右内頸動脈脳血管撮影像
MCA：中大脳動脈，ACA：前大脳動脈
(Krishnaswamy A et al：Clinical cerebrovascular anatomy. Catheter Cardiovasc Interv 75：530-539, 2010)

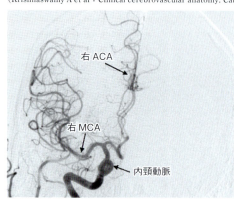
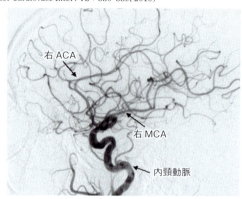

[図 34-5] 開存している前交通動脈を介して左前大脳動脈と左中大脳動脈が造影されている左内頸動脈閉塞症例
右後交通動脈を介して右後大脳動脈が造影されていることに注意．
ACA：前大脳動脈，MCA：中大脳動脈，ACOM：前交通動脈，PCA：後大脳動脈

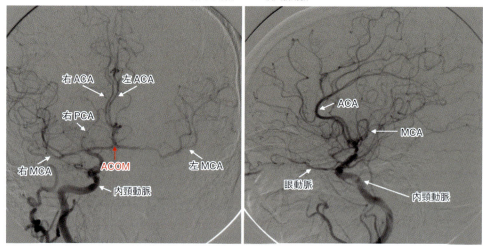

る．③頸動脈系の操作時間は短いほどよい．これらの術式は用心深く慎重に行われるべきではあるが，合併症は動脈内の操作時間が長いほど増加する．④カテーテルは必ずガイドワイヤに沿わせて進めるべきであり，より大径のカテーテルを挿入する際には，小径のカテーテルにかぶせるように段階的に行うべきである．⑤内頸動脈内に進めるガイドワイヤは，動脈の攣縮や解離の危険を最小限にするために組織に傷を付けない（atraumatic）ガイドワイヤのみを用い

るべきである．⑥狭窄を適切に拡張することが可能かどうか確認するために前拡張をすることが推奨される．⑦頸動脈分岐部や他の圧縮可能な病変においては，自己拡張型のステントの使用が好まれる[47,48]．バルーン拡張型のステントは大動脈分岐部の頸動脈起始部病変と末梢（頭蓋内）内頸動脈病変に対してのみ使用されるべきである．⑧バルーンやステントデリバリシステムを進める際に抵抗を感じた際はいったん抜去し，低プロフィールデバイスでの再拡張を行

[表 34-4] 現在入手可能な末梢側ならびに中枢側の脳保護デバイス

デバイス名	直径（mm）	フィルタ網目サイズ（μm）	製造会社
末梢側保護デバイス			
GuardWire	閉塞バルーン	-	Medtronic
FiberNet	3.5〜5, 5〜6, 6〜7	40	Medtronic
Accunet OTW, Accunet RX	4.5, 5.5, 6.5, 7.5	120	Abbott Laboratories
NAV[6], Emboshield	2.5〜4.8, 4-7	140	Abbott Laboratories
Anigoguard XP, Angioguard Rx	4, 5, 6, 7, 8	100	Cordis
FilterWire EZ	4.5, 5.5, 6.5	100	Boston Scientific
Spider	3, 4, 5, 6, 7	50〜200	Covidien
Gore Embolic Filter	5, 7	100	Gore
中枢側保護デバイス			
Gore Flow Reversal	逆行性	-	Gore
Mo.Ma	血流遮断	-	Medtronic

うべきである．自己拡張型ステントが前拡張した病変部位を容易に通過しない場合には無理に通過させるべきではない．⑨周術期における血行動態のモニタリングを注意深く行うことは必須である．頸動脈洞領域内における操作は，急激な，または長期にわたる低血圧や徐脈の原因となり得るため，そのような場合には急速輸液やアトロピンやαアドレナリン作動薬の投与を必要とする[49]．ペーシングを必要とすることはほとんどないが，すぐ使用できるように用意しておくべきである[50]．血行再建後に時々みられる，特に閉塞に近い病変や低脳灌流の高齢者によくみられるかなり激烈な病態である過灌流症候群の可能性を最小限にするために，術後の高血圧は避けるべきである．⑩後拡張は比較的低圧もしくはバルーンに設定された圧までで行われるべきである．良好な結果を得るためには，必ずしも狭窄を完全に解除する必要はない[51]．実際，狭窄度の基準となる部位に対して狭窄を完全に解除しようとすると，末梢の塞栓，解離や，頸動脈小体に対する刺激や圧迫により治療抵抗性の低血圧を生じることもある[51]．

[4] ステントの選択

すべてではないが，頸動脈病変に使用されるステントの大多数はニチノール製の自己拡張型ステントである．しかしながら，われわれはごくまれにカバードステントを使用してきた．開放セルまたは閉鎖セルの違いが臨床的に重要な違いを生むかどうかはよく知られていない．より新しいハイブリッドステントは，ステント中央部分は閉鎖セルデザインで，両端は開放セルデザインになっている[52,53]．一般的に閉鎖セルデザインのステントほうがより強固である（表34-5）．

[表34-5] 現在入手可能な自己拡張型頸動脈ステント

ステント名	金属成分	デザイン	テーパリング(先細)	製造会社
AccuLink[a]	ニチノール	開放セル	あり	Abbott Laboratories
X-Act[a]	ニチノール	閉鎖セル	あり	Abbott Laboratories
Cristallo Ideale	ニチノール	ハイブリッド	あり	Medtronic
Zilver	ニチノール	開放セル	なし	Cook
Protégé[a]	ニチノール	開放セル	なし	Covidien
Precise[a]	ニチノール	開放セル	なし	Cordis
Exponent[a]	ニチノール	開放セル	なし	Medtronic
Wallstent[a]	コバルトクロム	閉鎖セル	なし	Boston Scientific

[a]：米国食品医薬品局（FDA）認可済．

[5] 末梢塞栓予防

頸動脈ステント留置と末梢塞栓予防の組み合わせは，頸動脈血管内治療に革命をもたらした（表34-4）．末梢塞栓予防を組み込んだCASの素晴らしい成績を示した最初の無作為化試験はSAPPHIRE試験[31]であり，この結果が報告されたのち，ARCHeR[54]やSECuRITY[55]などのいくつかの登録研究が行われた．一般的に，入手可能な脳保護デバイスは，病変の末梢への血流から動脈硬化性のデブリを濾過したり，取り除くことで，病変の中枢側や末梢側において順行性の血流をブロックして塞栓を予防する．それぞれのデザインは，相当な長所とそれなりの短所を持っている．濾過装置では適切なステント留置のために常に監視機能が維持されており，順行性の血流による脳灌流も維持される．現在使われているデバイスのフィルタ網目サイズは80〜150 μmであり，どの程度の直径の動脈硬化性デブリが神経学的な後遺症を生じるかといった疑問が生じている．閉塞デバイスはデザインにより監視機能が妨げられ，十分な側副血行がない場合には遷延する脳虚血をきたす可能性がある．強引に造影剤の注入を行うと，大動脈弓部への逆行性の塞栓を惹起する可能性がある．しかしながら，閉塞型のデバイスはより広い範囲の粒子サイズに対する塞栓予防の点で有利性を示す．最適なデバイスや保護デバイスとステントの組み合わせは，いまだはっきりしていないが，臨床研究の良い対象である．しかしながら，初期のデータでは，中枢側のブロックによる保護が末梢側の塞栓保護デバイスより有利である可能性が示されている[56]．

[6] 合併症

CASで最も恐れられている合併症は，施行時の脳梗塞である．この合併症は，塞栓予防デバイスを留置する前の末梢側への塞栓やフィルタへの過剰な負荷によって起こる．シースを総頸動脈に留置するためのガイドワイヤやカテーテルの操作は慎重に細心の注意を払って行われるべきである．患者と器具の適切な選択がこのような合併症を予防するために必要である．もしフィルタが詰まってしまい，頸動脈での血流が遅くなってしまった場合には，フィルタ回収前に頸動脈内の血液を吸引することが必要である[57]．脳血管撮影では血管の途絶像を検討するために注意深く評価すべきである．途絶血管のサイズと場所によって，病変部位のガイドワイヤ通過やその他の手技が脳梗塞のサイズを最小限にするために駆使される．このような状況では糖蛋白IIb/IIIa受容体阻害薬が有用なことがある．頭蓋内出血は，大きな打撃を与え得るもう一つの合併症である．その原因の一つとして脳

の過灌流が挙げられるが，これはほとんどの場合，注意深い血圧モニタリングにより予防され得る[58]．ガイドワイヤ操作に伴う出血は，適切な技術を用いることで予防されるべきである．

穿刺部（アクセス部位）に関連する合併症とは別に，最も多いCASの合併症は徐脈と低血圧である[59]．徐脈や低血圧によって脳灌流が低下すると，患者の発作的な活動や体動に至るので，術者は施行中最大限の注意を払うべきである．それゆえ，前拡張，ステント留置，後拡張の際にデバイスをしっかり確保していることが重要である．一般的に徐脈は一時的であり，自然に回復する[60]．徐脈や低血圧の対応に，時々アトロピンやαアドレナリン作動薬の投与が必要になることがある．

3 椎骨動脈，脳底動脈

大動脈弓部や鎖骨下動脈の血管撮影を行う患者に椎骨動脈狭窄はよくみられるが，治療が必要とされることはほとんどない．治療は椎骨脳底動脈領域の灌流不全として疑う余地のない症状を呈している患者にのみに行われるべきである（表34-6）．頸動脈の閉塞している患者は，時として椎骨動脈の血流に依存していることがある．このようなまれな症例においては，椎骨動脈の加療が必要なこともある（図34-6）．どのような脳梗塞であれ症状は高度であるが，なかでも後方循環や脳幹梗塞は極めて危険で，即死に至る可能性もある．それゆえに，このような血管内治療に関する決定は神経専門医との相談のうえでなされるべきである．さらには，脳内の血流や側副路を介した循環を評価するためにMRI/MRAを含めて包括的かつ非侵襲的な評価が最重要である．

脳幹部における多くの重要領域の灌流は脳底動脈のみによっている．したがって，脳底動脈の血管形成術は急性閉塞，危機的な狭窄病変，後方循環に関係する症状を有する非常に限られた症例にのみ行われるべきである．この血管に対する血管内治療は，脳橋部の分枝の閉塞や後方循環への塞栓を起こす可能性がある．椎骨

[表34-6] 椎骨脳底動脈灌流不全に関係する症候

	徴候と症状
視覚障害	複視
言語・発語障害	全失語症，構音障害
変性意識障害	錯乱，失神
前庭機能不全	眩暈

脳底動脈系の含まれる高リスク群としても，神経科医や神経放射線科医を含んだ多くの専門分野を含んだアプローチが必須である．

A 治療にあたり考慮するべき点と技術

椎骨脳底動脈の血管内治療は，0.014インチのシステムだけを用いて行われるべきである．塞栓予防デバイスの使用は議論の余地があり，攣縮やプラークの損傷のような合併症を引き起こしたりする可能性がある[61]．一般的に，ほとんどの専門家が，塞栓予防はすべての症例で必要ではなく，症例ごとに考慮されるべきだという点で同意している．5Fもしくは6Fの長いシースは鎖骨下動脈に置かれるのが一般的である．次いで，椎骨動脈にワイヤを進め，小径の冠動脈用のバルーンを当該病変部位に進める．解離を避けるために常にアンダーサイズを選択するように心がける．ステント留置はこの部位にとって最良の選択である．冠動脈用のステントはほとんどすべての状況で適切なものであり，薬剤溶出ステントでさえ使用し得る．起始部を適切にカバーすることが長期開存を確実にするために必要である．攣縮はしばしば遭遇し，ニトログリセリンを必要とする．いったん満足のいく結果が得られたら，急性の動脈閉塞がないかどうか確認するために脳血管撮影を行うべきである．完全な神経学的所見をとるべきあり，患者は少なくとも24時間は観察されるべきである．

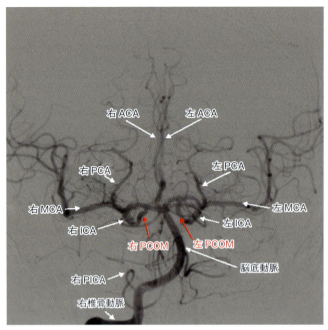

［図34-6］選択的右椎骨動脈血管撮影像
両側頭蓋外椎骨動脈は閉塞している．両側中大脳動脈と前大脳動脈は，後と前の交通枝を介して造影される．この症例のWillis動脈輪は完全である．通常は25％の人だけがこのような完全な形の動脈輪を形成している．
MCA：中大脳動脈，ACA：前大脳動脈，PCA：後大脳動脈，PICA：後下大脳動脈，ICA：内頸動脈，PCOM：後交通動脈

4 大動脈弓部の血管

A 鎖骨下動脈，総頸動脈，無名動脈

　動脈硬化は一般的に，鎖骨下動脈や他の大型血管の狭窄の原因である．しかしながら，巨細胞動脈炎や高安動脈炎，線維筋性形成異常などの他の病変も考慮されるべきである（第19章を参照）．鎖骨下動脈や無名動脈の疾患はほとんど無症候性である．しかしながら，時々鎖骨下動脈盗血症候群を呈したり，上肢の虚血を呈する患者もみられる（図34-7）．左内胸動脈を用いてCABGを受けた患者のなかには，高度の鎖骨下動脈狭窄性病変のために，狭心痛をきたすこともある．正確な血圧測定に必要である鎖骨下動脈において両側に狭窄性病変を認める場合，どちらか一方の鎖骨下動脈病変に対する血管内治療は適切とも考えられる（表34-7）．
　一般的に，大型血管の血管形成術やステント留置術は，まず最初に行われる治療法として好まれる．しかしながら，起始部に高度な石灰化を伴うような完全閉塞症例においては，手術（頸動脈鎖骨下動脈バイパス，大動脈鎖骨下動脈バイパス，腋窩腋窩動脈バイパスや血栓内膜摘除術）が最善の選択肢となることもある[62]．高度な石灰化を持つ起始部病変を有する症例においては，ステントフラクチャーが起こり得る．これは臨床症状が重症か否かには関係しないが，再狭窄の危険度が増加させる[63]．一般的に，大型血管への血管内治療は合併症発生率は低く，90％以上の成功率を示す[64-66]．直接的ステント留置（primary stenting）はこれらの結果をさらに改善する．しかしながら，直接的ステント留置は高度に石灰化を伴った完全閉塞，もしくはそれに近い病変においては成功しない可能性もある[67]．大型血管に対する手術とステント留置術のRCTは現在報告されていないが，手術と血管内治療を直接比較した観察研究において，手術群では脳梗塞3％，手術死亡2％，合併症全体13％を呈する一方，ステント群ではそれぞれ0％，0％，6％であったと報告されている[68]．再狭窄率は，ステント群での観察期間が短いものの，手術群で12％，ステント群で3％であった．観察研究に関係する固有バイアスに加えて，これらの研究の大多数の患者は完全閉塞よりは狭窄症例であった[68]．

[図 34-7] 左鎖骨下動脈盗血症候群
矢印は血流の方向を示す．右椎骨動脈において血流は順行性であるが，左椎骨動脈においては逆行性である．左鎖骨下動脈の完全閉塞に注意．

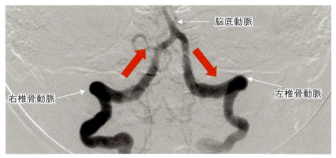

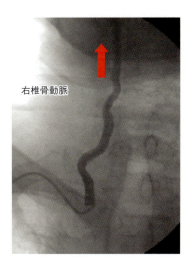

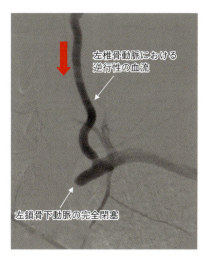

[表 34-7] 鎖骨下動脈，総頸動脈，無名動脈血行再建の適応

椎骨脳底動脈灌流不全（表 34-6 参照）   ■両側椎骨動脈狭窄   ■鎖骨下動脈盗血症候群
CABG の術前もしくは術後での左または右内胸動脈への血流改善目的
重症の上肢の間欠性跛行
正確な血圧測定不能症例
透析アクセスや腋窩動脈グラフトへの血流の確保
Blue digit 症候群（手指への塞栓）
無名動脈や左総頸動脈の無症候性の高度な狭窄（PSV＞275 cm/sec）

CABG：冠動脈バイパス術，PSV：収縮期最大血流速度

Ⓑ 治療にあたり考慮するべき点と技術

［1］術前

　前述の頸動脈と椎骨動脈病変と同様に，病歴を完全に聴取し，身体所見を完全にとっておくことが大型血管の血管内治療にとって重要である．患者の症状を理解し，それらが大型血管の狭窄もしくは閉塞に関係があるかどうか理解することは，不適切な血管内治療を予防するためにも重要である．身体所見において血管雑音の聴取は重要であるが，血管雑音がないからといって大型血管病変の存在を否定するものではない．われわれの施設では大型血管の狭窄もしくは閉塞を確認する第一の試験は，非侵襲的なデュプレックス超音波検査による評価であり，椎骨動脈の血流の方向（順行性か逆行性か；逆行性の場合は盗血症候群を示唆する）の決定や併存する頸動脈疾患の評価も可能である．血管炎が臨床的に示唆される場合には，赤沈やCRPを測定するべきである．弓部と大型血管部位のCT血管撮影は血管内治療のアプローチの助けになることからしばしば行われる．血管内治療を行うことが決められたら，アスピリンを用いた術前内服が標準的に行われる．時にクロピドグレルが追加投与されることもある[69]．大型血管に対する血管内治療において，クロピドグレル投与の期間ははっきりしたデータがまだない状態であるが，一般的には抗血小板薬2剤の最低1ヵ月内服を行い，その後アスピリンは生涯内服を行うことにしている．

　穿刺部位の選択は，病変の位置，起始部の関与の有無，大型血管の視覚化によって変わる．橈骨動脈からの5Fシースもしくは大腿動脈からの6Fシースが通常必要になる．橈骨動脈穿刺は色素注入やステントの位置決めに有用である．これにより，椎骨動脈や内胸動脈を閉塞させないで正確にステントを留置することが可能になる．第1ステップは，LAO 30～40°で弓部の大動脈造影をすることである．この画像があれば，鎖骨下動脈や無名動脈を選択的にカニュレーション可能なロードマップとして使用できる．

　われわれは鎖骨下動脈の血管内治療において，6Fのシースの中に5Fの診断カテーテルを入れておく伸縮可能なシステムを用いる．冠動脈用もしくは0.035インチのアングルのついたstiffワイヤを用いて，病変を通過させ，ガイドワイヤをできるかぎり遠位まで進める．弓部の型によって，JR4，Cobra，Simmons，Vitekのカテーテルが必要になるかもしれない．診断カテーテルとシースはガイドワイヤに沿わせて進める．鎖骨下動脈の治療のためには，病変の位置によって0.014インチもしくは0.035インチシステムのバルーンとステントが使われる．末梢病変には自己拡張型ステントを用意する．バルーン拡張型ステントは，鎖骨下動脈起始部から椎骨動脈起始部に進展する病変により有効である．鎖骨下動脈起始部で約1分間バルーンによる拡張を行うと，椎骨動脈の血流は逆行性になる．この技術を用いることにより脳への塞栓を最小限にすることができる．塞栓予防デバイスは，鎖骨下動脈の血管内治療には一般的には用いられない．

　無名動脈と総頸動脈の血管内治療に対して，通常8Fのガイディングカテーテルを用い，われわれはAmplatzガイディングカテーテル（ALI）を用いている[69]．われわれはこのカテーテルの最終の弯曲を直線化するために煮沸した熱湯を使用してきた．われわれの施設では，これらの血管内治療は，ほとんどの場合で頸動脈末梢塞栓予防デバイスを用いて行っている．われわれは内頸動脈もしくは外頸動脈へのアクセスを得るために，0.014インチワイヤを用いている．次いで，フィルタ方式の塞栓予防デバイスを2本目の0.014インチワイヤに沿わせて内頸動脈末梢に進める．2本の0.014インチワイヤ（0.014インチ×2 = 0.028インチ）を使って，バルーンとステントが当該病変部位に進められる[69]．ステントの後拡張が行われたら，末梢塞栓保護デバイスは抜去される．末梢の塞栓予防フィルタの位置は，ステントやバルーンを進める際には頻回に確認されるべきである．

　大型血管にステント留置を行う前に，4～6mm径バルーンを用いての前拡張を推奨す

る．この操作は，ステントが十分に拡張することを確実にすると同時に，ステントのサイズ選択にも有用である．なかには，ステントの損傷と末梢塞栓を予防するために，シースを利用して病変を通過し，シースを抜いてステント留置を行うことを推奨する術者もいる．しかしながら，より最新のステントではこのようなことは必要ではなく，実際ガイディングカテーテルとシースを用いるよりもステントを用いて病変を通過させるほうがより外傷が少なくなってきている．われわれは，これら大型血管に対してはバルーン拡張型のステンレスもしくはコバルトクロム製のステントを用いることを勧めている．大型血管の起始部では拡張力が弱くとも正確な位置決めが困難であり，自己拡張型のステント留置を推奨することはもしあったとしてもごくまれである．

内胸動脈を越えて存在する病変に対しては，解離や遠隔期の血管外構造物からのステントに対する圧迫を避けるために，自己拡張型のステントが使われるべきである．大型血管に対する血管内治療のためには，カバードステントが用いられてきたが，バルーン拡張型のカバードステント（iCAST，Atrium Medical社）が推奨される．無名動脈にステント留置する際には，右総頸動脈起始部の損傷を避けるように十分注意が払われるべきである．ステントは鎖骨下動脈のサイズ（通常5〜8 mm）に合うように後拡張を行うべきである．椎骨動脈，内胸動脈に進展する可能性のある解離や破裂に伴う胸腔内出血の危険を最小限にするために，過拡張は避けるべきである．そのような解離が起きた場合には，分枝内の解離の末梢への進展によってその試みは無駄になるかもしれないが，解離した動脈分枝の起始部内部にステントを留置することで，しばしば救済することが可能になる．後拡張を行った後，圧較差測定が完全な較差消失を示すために繰り返されるかもしれない．

一般的に，術後デュプレックス超音波検査が行われる．症状の解除は最も良い指標である．両側の上肢血圧測定が通常推奨されるが，この測定は開存を評価するために簡便でベッドサイドで行うことのできる検査である．鎖骨下動脈の再狭窄は10〜20％の患者に起こり，（初回ステント留置されていない場合）ステント留置術により治療されたり，（ステント内狭窄の場合）バルーン血管形成術で治療される．ステントの圧迫やフラクチャーが起こる可能性がある．臨床的にはっきりしていれば，これらはバルーンによる再拡張やラパマイシン経口投与下のバルーン血管形成術，薬剤溶出バルーンを用いた血管形成術，再ステント留置術や，すでに留置されているバルーン拡張型ステント内部に自己拡張型ステントを留置することなどにより治療され得る．しかしながら，これらの治療法に関してのデータは限られたものしかない．

[2] 合併症

大型血管に対する血管内治療に関係する合併症は，一般的に軽症なもので頻度も高いものではない．しかし，穿刺部トラブルに加えて，椎骨動脈や左内胸動脈における不用意に起こしてしまった分枝閉塞や解離，塞栓症などがあり，これらに対してはバルーン血管形成術が必要になることもある．

われわれの経験では，すべての手技は椎骨動脈の損傷を避けるように行われるべきであるが，不用意に起きてしまった閉塞の場合，臨床的な後遺症は最小限で，患者は通常対側の椎骨動脈が開存しているかぎり，最小限の後遺症で済むことがほとんどである．もし血流が障害されたら，2〜4 mm径のバルーンを用いて椎骨動脈起始部を拡張するべきである．血管造影上の完璧さは必ずしも必要ない．

5 腎動脈

腎動脈狭窄は一般的に動脈硬化性病変によくみられる病態である．しかしながら，その治療法は議論の余地が多く残っている[70, 71]．一般的に腎動脈狭窄は，レニン・アンジオテンシン・アルドステロン系を介して治療抵抗性の高血圧や虚血性腎症を呈する[72]．理論的には，腎動脈狭窄は腎虚血を予防するために治療されるべきであるが，今日まで行われてきた無作為化試験

[表34-8] 腎動脈血管再建における腎動脈ステント留置術 対 内科的治療の無作為化比較試験

研究名	症例数	報告年	適応	血管形成術単独（％）	血圧評価	腎機能評価
EMMA	59	1998	片側腎動脈狭窄を伴う高血圧	91	NS	—
SNRASCG	55	1998	治療抵抗性高血圧	80	—	NS
DRASTIC	106	2000	治療抵抗性高血圧	96	NS	—
ASTRAL	803	2009	治療抵抗性高血圧，理由のない慢性腎不全	7.0	NS	NS
STAR	138	2009	慢性腎不全	1.6	NS	NS
NITER	52	2009	慢性腎不全を伴う治療抵抗性高血圧	0	NS	NS

EMMA：Essai Multicentrique Medicaments versus Angioplastie，ASTRAL：Revascularization versus Medical Therapy for Renal Artery Stenosis，STAR：Atherosclerotic Ostial Stenosis of the Renal Artery

では，腎不全の進行を予防するための腎動脈血行再建の利点をはっきりとは示せていない[73]．しかしながら，これまで行われてきた無作為化試験では，70％以下の腎動脈狭窄症例が含まれていたことや，腎虚血や治療抵抗性の危険状態にない患者が含まれていたことで批判されてきた（表34-8）[70, 71]．血管内治療に関わっている関係者は，CORAL試験の結果を気にしながら待っている[74]．しかしながら，初期のデータは70％以下の狭窄病変に対する血管内治療を含めて，これまでの他のRCT同様の限界を抱えていることが示唆されている[75]．

現時点での腎動脈血管内治療にとっての標準的治療法は，バルーン血管内治療とステント留置術である．しかしながら，ごくまれに手術も必要となる[76]．動脈硬化は腎動脈狭窄の原因としても最も一般的であるが，もう1つの病態である線維筋性異形成は，特に動脈硬化の危険因子を有していない若い女性において常に考慮されなければならない[77]．

A 線維筋性異形成

線維筋性異形成は，腎動脈狭窄に2番目に多く認められる原因疾患であり，病因はわかっていない非動脈硬化性，非炎症性の疾患である[77]．本疾患は15～50歳の女性に発症し，患者の第1親等の親族に多くみられ，ACE-1アレルの存在下で発症する[78, 79]．線維筋性異形成の60％の患者に腎動脈病変を認め，両側腎動脈に病変を認めることも多いが，頸動脈や末梢動脈にも病変を認める疾患である[77]．進行性の腎動脈狭窄は37％の症例に認められ，63％の症例において腎臓の大きさが小さくなる[80, 81]．線維筋性異形成の最も一般的な形式は中膜の線維増殖であり，内膜や外膜の線維増殖は付随的な形態である．線維筋性異形成ははっきりとした血管撮影像を呈し，ビーズ状の動脈瘤像を呈する（図34-8）．高血圧に対する内科的治療はしばしば良好に作用する．しかしながら，血行再建の高成功率，術後の高血圧消失，低い再発率（10％）のために，経皮的なバルーン形成術による血行再建が通常推奨される．腎動脈本幹もしくはその第1分枝に限局する線維筋性異形成は，バルーン血管形成術のみで極めて効果的に治療することが可能であり，バルーン血管形成術の不成功や合併症のためにステント留置術を治療手段として残しておくことが可能である（図34-8）．多数の分枝にまたがったり，瘤形成を認める線維筋性異形成は，特にベンチサージェリー（体外における分枝血管の再建）技術を用いて通常外科的に治療されるほうがよい．

[図 34-8]
（A）治療抵抗性高血圧を呈する女性の右腎動脈に認められた線維筋性異形成を示す．（B）4.0 mm と 5.0 mm のバルーンで連続して拡張した後の同一症例．一般的に，われわれは線維筋性異形成患者において腎動脈ステント留置術を避けている．線維筋性異形成の患者全員に血管内超音波による評価を行い，圧較差を FFR 測定用ワイヤを用いて測定している．

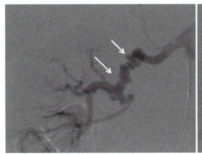
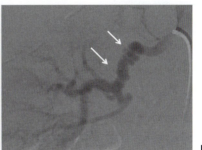

Ⓑ 動脈硬化性腎動脈狭窄

多くの観察研究で動脈硬化性腎動脈狭窄の治療にあたり腎動脈血管形成術の有用性が示されてきた．しかしながら，今日まで行われた 6 本の試験を組み込んだメタ解析で，腎機能の保護もしくは改善において有用性を示すことができなかった（表 34-8）[73]．唯一はっきりしている利点は，血圧コントロールにおける降圧薬量が減少することであった．この理由により，現在のガイドラインでは治療抵抗性の高血圧や腎機能保存のための腎動脈血管形成術は class Ⅱa とされてきた．治療抵抗性の高血圧は，利尿薬を含む 3 種類の降圧薬の最大用量を用いても 150 mmHg を超える高血圧と定義される．繰り返す突然の肺水腫やうっ血性心不全など，腎動脈血管形成術が役割を果たす病態はこれ以外にも認める[82]．多くの因子によって腎動脈血管形成術後の血圧の反応の予想が可能になる．これらには，①術前何週～何ヵ月間にわたる急激な高血圧の悪化，②悪性高血圧（たとえば末梢器官への影響）の存在，③突然の肺水腫に関係する高血圧，④同時期に生じた血清クレアチニンの上昇，⑤血圧コントロールのために処方されたアンジオテンシン変換酵素（ACE）阻害薬に反応する高窒素血症が含まれる．腎機能の救済もしくは保持の予測因子も同様であり，①他の因子で説明のつかない最近のクレアチニン値の急激な上昇，② ACE 阻害薬の内服の結果生じる高窒素血症，③内因性の腎疾患の原因となる糖尿病やその他の原因のないこと，④全体的な腎虚血の存在などがある．そこでは機能している腎実質量は，両側の高度に狭小化している腎動脈や単腎に供給している動脈によって決められている．逆に腎動脈ステント留置後に十分な腎機能の改善が期待できない因子としては，①超音波検査で腎の長さが 7.5 cm より短くなっている腎萎縮，②収縮期最大流速（V_{max}）と拡張終期流速（V_{min}）を用いて，公式腎抵抗指数（RRI）＝ 1−（V_{min}/V_{max}）から計測される RRI が 0.8 を超える場合，③ 1 日 1 g を超える蛋白尿，④高尿酸血症，⑤ 40 mL/min 未満のクレアチニンクリアランスである．しかしながら，これらの因子のどれもが絶対的な禁忌ではなく，個々の症例の反応は予想できない．

腎動脈狭窄の臨床症状は非常に広範囲に及び，腎動脈狭窄を呈しているすべての患者が必ずしもステント留置される必要がないことを知っていることは重要である[83]．ある極端な例としては，片側の腎動脈狭窄を認めるが，腎機能は正常で，薬剤により良好にコントロールされる中等度の高血圧を認める患者が挙げられ，この患者はステント留置してもすぐにはメリットを享受することはなく，おそらく長期にわたって腎機能や腎のサイズ，血圧のコントロール状況などの観察が必要とされるであろう．ま

[表34-9] 経皮的腎動脈血行再建術において考えられる適応

■繰り返す急激な肺水腫
■高度な両側腎動脈狭窄
■治療抵抗性の高血圧（利尿薬を含む3種類の最大用量の降圧薬治療に抵抗する高血圧）
■線維筋性異形成に関連する治療抵抗性高血圧
■ACE阻害薬治療後の急性腎不全
■腎のサイズが保持されているにもかかわらず急激にクレアチニンが上昇した症例

た，次のような症例もある．腎硬化症（たとえば糖尿病性腎症）を原因とする長期にわたる高度な腎不全で，腎動脈狭窄も認められ，超音波所見で腎萎縮も認められる症例においては，血管内治療で得られるメリットはなさそうである．このように多種多様な状況のなかで，腎動脈狭窄に対する最適な血管内治療の時期を決めることは複雑であり，腎臓内科医と血管内治療医の間で綿密なやりとりが必要になることがたびたび認められる．遅れて血管内治療が行われた場合には包括的な高血圧治療と危険因子の改善を急いで行うことが必要になるが，早めに腎動脈狭窄に対する血管内治療が行われた場合，より十分な腎機能の保護効果をもたらし，良好な腎血管性高血圧のコントロールと心血管死亡の減少を実現することに関しては多くのエビデンスがある．NIHが資金援助した臨床治験では，腎動脈狭窄に対する内科的薬物療法とステント留置術の無作為化試験として，心血管死を検討したCORAL試験の結果がまもなく報告される[74]．

最後に，急激な肺水腫を呈する患者や不安定狭心症の患者においては，腎動脈狭窄は常に除外診断として挙げられるべきである（表34-9）．急激な肺水腫は，両側腎動脈狭窄または単腎に血液供給している腎動脈の狭窄を呈する症例において特に発症しやすい．そして一般的に内科的治療に抵抗性である[82]．これらの患者において，腎動脈血行再建が肺水腫や不安定狭心症の治療に有効であることが示されてきた．

腎動脈に対する血行再建と内科的治療を比較したすべての無作為化試験に対する批判の一つは，中等度の狭窄病変に対する血管内治療という点であった．最近の結果では，血管内超音波検査と血流予備量比（FFR）は，高度な狭窄病変を同定するのに役立つだけではなく，治療に対する血圧の反応を予想し得ると報告された[84]．Leesarらは，充血時収縮期圧較差が21 mmHg以上であれば，腎動脈ステント留置が行われた際に降圧効果が十分得られることも最近報告した[84]．

Ⓒ 治療にあたり考慮するべき点と技術

腎動脈に対する血管内治療は，大腿動脈，上腕動脈，橈骨動脈穿刺で施行可能である．われわれの施設では，以前の画像検査からのデータを用いて最適な穿刺部位を決定している．腎動脈が大動脈から下向きに分岐している場合には，上腕動脈もしくは橈骨動脈穿刺が好まれる．しかしながら，その他のほとんどの分枝角度においては，大腿動脈穿刺で対応可能である．一般的に，われわれの施設では上腕動脈穿刺よりも橈骨動脈穿刺を好んで選択している．

[1] 診断用血管撮影

これらの技術は第19章に記載されている．腎動脈起始部の位置確認と大動脈の形状を確認するために，また病変を含む大動脈内でのカテーテル操作の必要性を最小限にするために，選択的血管撮影の前に非選択的血管撮影を行うことが勧められる．しかしながら腎動脈ステント留置術を行うときには，腎不全症例において腎機能を保持するために，造影剤の使用量を減

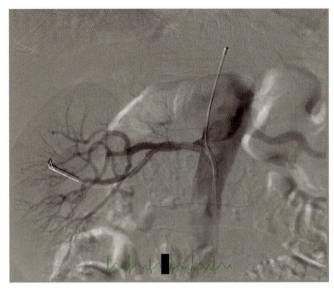

[図34-9]
No-touch法は腎動脈血管造影を行う際に好まれる手技である．この技術を用いて，0.035インチガイドワイヤが腎動脈上の大動脈内に留置される．この方法は，カテーテルで大動脈壁を擦ることを予防する．次いで，0.014ガイドワイヤを使って腎動脈にカニュレーションする．

らすためにできるかぎりのことをするべきである．そのような症例では，われわれは腹部大動脈造影は行わない．その代わりに，no-touch法を使用して腎動脈にガイドワイヤを進め，角度の浅いLAOで1回造影を行う（図34-9）．3～4 mLの生理食塩水を混ぜた3 mLの造影剤で，腎動脈と実質における血流を示すことは十分可能である．この造影は，約25％の患者にみられる副腎動脈を同定するにも十分である．われわれはこの造影に加えて，病変の重症度をより評価するために，また内腔の径やプラークの付着程度をより理解するために血管内超音波検査を用いている．診断目的の腎動脈造影は，いろいろな種類のカテーテルを用いて行うことができる．カテーテルの選択は，腎動脈の大動脈からの分岐の角度によって行われる．腎動脈のほとんどは，IMA，右Judkins，ホッケースティック，renal double curve，SOS Omniを用いることでカニュレーションできる．重症度がはっきりしていない場合には，腎動脈病変の血行力学的な評価を行うことを強く勧める．この評価は，FFR測定用の0.014インチワイヤによってのみ施行可能である．血行力学的な重症度を評価するために，診断カテーテルを病変に通して従来からの方法で進めることは，関連する外傷，塞栓の危険性，診断カテーテルによる血管内腔閉塞のための誤った圧較差を生じる可能性があるために避けるべきである．われわれは，腎動脈に0.035インチのガイドワイヤを挿入することには反対の立場をとっており，すべての腎動脈血管内治療は前述のFFR測定用ワイヤか0.014インチワイヤを用いて行うことを推奨している．概してデータはほとんどないが，有意な圧較差は平均血圧で10 mmHg以上，収縮期血圧で20 mmHg以上であると考えられる．安静時のFFR 0.9もまた有意と考えられる．付加的な情報は，ドパミンやパパベリンを用いる充血から得られる．Leesarらは，充血時収縮期圧較差が21 mmHg以上であれば，腎動脈ステント留置が行われた際に降圧効果が十分得られることを報告している[84]．

[2] 腎動脈血管内治療

腎動脈狭窄が確認され，治療介入することが決まれば，血管形成術とステント留置術が行われる．ステント留置前には必ず血管形成術を行う必要はないが，病変が拡張可能かどうかについて疑いがあるときには，血管形成術は行われるべきである．現時点で腎動脈血管内治療にFDAは3種類のステントを認めている．これらは，Boston Scientific社のExpress SD，Cook社

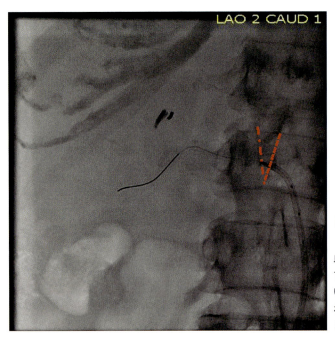

[図34-10] 血管内超音波検査を用いた腎動脈ステント留置

血管内超音波検査を用いて腎動脈起始部を同定する．次いで，椎体上の骨の目印（点線）を用いて，適切なステント留置位置を設定する．われわれは，造影剤使用量を最小限にするためにこの方法をしばしば用いている．

の Formula，Abbott Vascular 社の RX Herculink Elite の3種である．

われわれは，腎動脈起始部の位置を確かめるために血管内超音波検査を用いることがしばしばある（図34-10）．腎動脈起始部が血管内超音波画像に視覚化されるときに，血管内超音波カテーテルの透視像を撮影する．血管内超音波カテーテルの位置は，その後腎動脈起始部をカバーするためのステント留置用に用いられる．さらに，血管内超音波検査は適切なステントサイズを選択するだけではなく，ステント圧着の評価やエッジの解離の評価にも用いられる．FFR や血管内超音波検査の施行が可能であれば，これらの技術を腎動脈血管内治療を補完するために常に用いるべきである．

[3] 合併症

腎動脈血管内治療に関係する合併症はごくまれなものであるが，いったん起きると最悪の状況に陥る．死亡も報告されており，腎動脈のみならず大動脈の解離も起き得る．さらに，塞栓や穿孔はその他のよく知られた合併症である．これらの合併症は適切な技術やステント選択，ならびに手技の手助けとしての血管内超音波検査の潜在的な使用によって予防し得る．粥腫による塞栓症の報告もされるが，一般的にこの合併症は積極的なガイドワイヤ操作に関係する．末梢塞栓保護デバイスは腎動脈においても研究されてきたが，現時点ではこれらの使用がすべての患者におけるより良好な成績に関係するという確固たる証拠はない[85]．

6 腸間膜動脈

Ⓐ 治療の適応と結果

腸間膜動脈の狭窄は，他の目的で行われた画像検索でしばしば偶発的に認められる．幸いなことに，この画像所見はほとんど症状を伴うことがない．腹腔動脈，上腸間膜動脈，下腸間膜動脈は腹腔内の内臓に血液を供給する．非常に豊富な血液供給のネットワークは，1つの血管，時には2つの血管が高度な狭窄病変を伴ったり閉塞したりしているときでさえ，通常血流を代償するように働く．これらの側副血行路は結腸間膜の奥深くを走行する"meandering mesenteric artery"もしくは Riolan 弓を介して

[図 34-11]
(A) 下腸間膜動脈の選択的動脈撮影像（黒矢印）．完全閉塞した上腸間膜動脈と腹腔動脈（細い白矢印）を示す．Riolan 弓からの側副血行路（太い白矢印）．(B) ステント留置後の選択的上腸間膜動脈撮影像．膵十二指腸動脈系（太い白矢印）が腹腔動脈（中抜き矢印）への側副血行路になっており，肝動脈（細い白矢印）と脾動脈（黒矢印）に造影剤を満たす役割を果たしている．
SMA：上腸間膜動脈

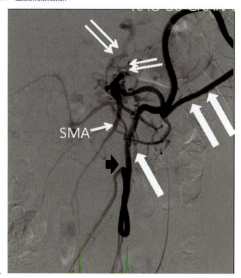
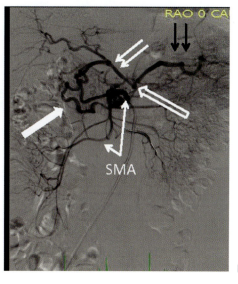

下腸間膜動脈と上腸間膜動脈の間の連絡路を維持する（図 34-11）．腹腔動脈と上腸間膜動脈は膵十二指腸動脈系によって連絡しており，下腸間膜動脈領域は S 状結腸動脈と外腸骨動脈に由来する痔動脈が側副血行路となる（図 34-12）．冠動脈の動脈硬化病変と同様に，動脈血の需要と供給のバランスが崩れると症状をもたらす．腸管血流の需要は，大食ののちに最大となる．古典的には，食後に起きる腹痛やガス貯留，下痢，食物忌避や激しい体重減少は，高度な全般的な腸間膜血流障害（3 種の腸間膜を栄養する動脈のうち 2 本の閉塞と 3 本目の高度な狭窄のような）を示唆する．それほど高度でない虚血の場合，症状は曖昧なものとなり，非特異的な食後の違和感，腹満感や鼓腸であり何種類もの検査が必要となる．症状は曖昧であるとは言っても，知らない間に進行し，食事を取ることを怖がるようになり，最終的には高度な体重減少に至る．ある研究における体重減少は平均 28 ポンド（約 12.7 kg）[3〜100 ポンド（約 1.4〜45.3 kg）] であった[86]．血管撮影による診断は，腸間膜動脈が大動脈から前方に分枝するために曖昧であり，前後（AP）方向の通常の血管撮影では十分に描出されない．それゆえに，これらの血管の大動脈分枝部や中枢側病変を同定するためには，大きく角度を振って側面像での撮像が必要である．

重症な症例においては，外科的な血栓内膜摘除術やバイパス手術が以前は行われていたが，これらの手術は合併症が多く死亡率も高いものである[87,88]．最近 10 年間ではバルーン血管形成術が，現在ではステント留置術が治療の第一選択となってきた．血管内治療においても合併症や術後死亡を認めるため，消化器科医と相談のうえ適切な時期に行われるべきである[89]．

B 腸間膜動脈に対する血管内治療

腸間膜動脈は大動脈から前方に分枝する．このために斜位やしばしば側面による撮像が必要となる．最高の画像を得るためには，患者の上肢は頭の上に固定されるべきである．

ほとんどすべての症例において，腸間膜動脈

[図 34-12]
（A）完全閉塞した腎動脈下腹部大動脈，（B）側副血行路によって造影される腸骨動脈分岐部右上から末梢，（C）完全に再建された腹部大動脈と大動脈腸骨動脈領域の動脈

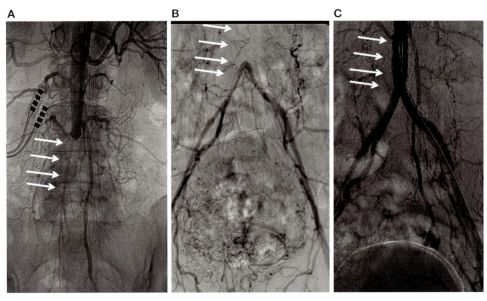

に対する血管撮影と血管内治療は上腕動脈もしくは橈骨動脈から行われるべきである．腸間膜動脈のほとんどの病変は大動脈からの分枝部に存在する．それゆえ，ガイディングカテーテルやシースのカニュレーションは，粥腫塞栓や分枝部の解離を避けるように注意深く行われるべきである．われわれは，上肢から挿入したマルチパーパスの診断カテーテルもしくはガイディングカテーテルを好んで用いている．大腿動脈から穿刺する場合には，左冠動脈用やRESS，ホッケースティックのガイディングカテーテルを用いることができる．シースを用いることは可能であるが，その多くは直接腸間膜動脈にカニュレーションするには適切な弯曲が欠けている．もしシースを用いる場合には，伸縮可能なシステムを用いた手技が推奨される．この手技は，通常6Fシースの中に長い診断用のマルチパーパスカテーテルを入れて使用することで行われる．腸間膜動脈には診断カテーテルとガイドワイヤを用いてカニュレーションする．シースをガイドワイヤと5F診断カテーテルに沿わせてゆっくりと当該動脈の起始部まで進める．

残念ながら，この技術はバルーン拡張とステント留置のための十分なサポートにはならないかもしれない．腹腔動脈と上腸間膜動脈に狭窄病変を認める場合，われわれは通常上腸間膜動脈のみを加療する．腸間膜動脈にステント留置する際には，より良いステントサイズとステント留置位置の評価のために，血管内超音波検査が推奨される．腸間膜動脈に対する血管内治療は，腸管虚血，梗塞，腹膜炎，敗血症，さらには死亡まで含まれる悲惨な合併症を起こし得る[89]．すべての血管内治療と同様に，この領域は十分考慮して治療されるべきであり，症状の原因についてほとんど疑いがない場合に限り治療されるべきである．

腸間膜動脈ステント留置には，通常バルーン拡張型ステントが使われる．しかしながら，バルーン拡張型のカバードステントも用いられてきた[90]．大動脈の分枝部病変に対しては，その放射状拡張力と正確な位置決めができることからバルーン拡張型ステントが好まれる．上腸間膜動脈の弯曲のために，より末梢側の病変に対しては自己拡張型ステントが好まれる．

治療の最後には，さまざまな角度の斜位で血管撮影を行うべきである．すべての患者は24時間観察されるべきであり，発熱，腹痛，嘔気・嘔吐や血便などの症状がみられた場合には，腸管虚血の評価を即座に行うべきである．

7 下肢

下肢の末梢血管疾患は，大動脈腸骨動脈領域，総大腿動脈，浅大腿動脈（SFA），膝窩動脈などの下腿動脈を侵す動脈硬化性疾患として定義される．約800万〜1,200万人の米国人が末梢血管疾患を有しているが，その大多数は診断なされておらず，症候性であるのは50％のみである[8,91]．2007年には，メディケア受給者の6.8％が下肢末梢血管疾患の治療を受け，高齢者にその発症が多くみられた[92]．85歳より高齢のメディケア受給者の12％が末梢血管疾患の治療を要した[92]．さらに，2007年にメディケアは末梢血管疾患に40億ドル以上を拠出した．末梢血管疾患症例の診断は，多くの悪性疾患と同様にとても十分とはいえない．診断10年以内に末梢血管疾患患者の50％以上が当該疾患で死亡に至り，約20％の患者が肢切断に至る[3,4]．冠動脈疾患による死亡の相対危険率は6.6（95％信頼区間2.9-14.9）である[93]．

A 臨床症状

古典的な臨床症状は，歩行時に腓腹部や殿部，足底弓に発生し，安静時には改善する痛みやこわばり，うずき，疼痛，硬直，重さといった症状である（間欠性跛行）．さらに重症の症例（重症下肢虚血）では，安静時痛，潰瘍，さらには壊死を呈する（表34-10）．重症下肢虚血は通常慢性的に進行する経過を取り，急性下肢虚血とは区別されるべきである．急性下肢虚血は突然発症が典型であり，古典的な「5P」と呼ばれる症状と関係する（表34-11）．「5P」としては，突然の疼痛（pain），脈拍喪失（pulselessness），蒼白（pallor），知覚異常（paresthesia），そして運動麻痺（paralysis）が挙げられる．急性下肢虚血は一般的には血管内治療もしくは外科手術を必要とし，下肢のST上昇型の心筋梗塞と同様なものとされてきた．

間欠性跛行，重症下肢虚血，急性下肢虚血は，しばしば末梢血管疾患患者において遭遇する臨床像である．しかしながら，末梢血管疾患患者の大多数は無症候性である．興味深いことに，無症候性の患者は，間欠性跛行患者と同様な併存疾患，死亡率を呈する．さらに，無症候性の患者においても運動能力の低下をきたしやすい[94]．

B 診断

病歴と身体所見は，正確な診断とその後の時期を逃さないための末梢血管疾患に対する治療にとっての基礎である．症状出現の時期と，場所，持続時間，動脈硬化に関連する危険因子に注意を払うことは重要である．背部の手術，外傷，関節炎，または神経障害などの病歴は確認されるべきである．さらに，患者の生活の質と身体活動度を十分維持するための能力を含めた症状の重症度は得るべき情報である．これは，血管内治療もしくは外科的な血行再建術が必要か否かを含めて，治療のレベルを導く助けになる．次いで，健康状態を検索するためには，皮膚の入念な観察や，脈拍，血管雑音，体温などを含めて完全な身体所見がとられるべきである．末梢血管疾患が疑われる場合，まず確認のために非侵襲的な検査が行われるべきである．われわれは，患者が耐えられるのであれば，一般的にまず運動負荷を伴う容積脈波検査で検査を開始する．分節的な容積脈波検査により，病変が下肢のどの部位に存在するかを確認できる．時に解剖学的なデータが付加的に必要になることがあるが，これらの症例ではデュプレックス超音波検査が行われる．ごく少数の症例では，末梢側の流出路まで撮像された腹部CT血管造影が下肢の解剖を十分理解するのに必要である．

C 血管内治療の適応

現在の下肢末梢血管疾患での血管内治療の適応例は，重症下肢虚血もしくは日常生活に制限

[表 34-10] 重症下肢虚血の臨床分類（Rutherford 分類）

度	群	臨床定義	客観的基準
0	0	無症状	トレッドミル運動負荷試験正常
I	1	軽度跛行	トレッドミル運動負荷試験[a] は終了可能，運動後の足関節圧＜50 mmHg であるが上腕血圧より＞25 mmHg 低下する
I	2	中等度跛行	1 群と 3 群の中間
I	3	高度跛行	トレッドミル運動負荷試験終了不能，運動後の足関節圧＜50 mmHg
II	4	虚血性安静時痛	安静時の足関節圧＜60 mmHg．足関節もしくは中足骨レベルにおける容積脈波はほとんど記録されない．足趾血圧＜40 mmHg
II	5	軽度組織欠損：非治癒性潰瘍，広範足部虚血を伴う限局性壊疽	安静時の足関節圧＜40 mmHg，足関節もしくは中足骨レベルにおける容積脈波はほとんど記録されない．足趾血圧＜30 mmHg
III	6	広範組織欠損：中足骨レベルよりも中枢側に進展，機能的足部救済不能	5 群と同様

[a]：12% 勾配の上を時速 2 マイル（約 3.2 km）で 5 分間行う．

(Rutherford RB et al：Suggested standards for reports dealing with lower extremity ischemia. J Vasc Surg 4：80, 1986)

[表 34-11] 急性下肢虚血の臨床分類

群	定義	毛細管灌流	筋力低下	知覚喪失	Doppler 信号 動脈性	Doppler 信号 静脈性
可逆性	即座には壊死に陥らない	正常	なし	なし	聴取可能（足関節血圧＞30 mmHg）	聴取可能
切迫壊死	即座に治療されれば救肢可能	正常，遅延	中等度，部分的	中等度，不完全	聴取不能	聴取可能
不可逆的	治療の有無にかかわらず広範組織欠損，大切断	欠落（霜降り状）	高度，運動麻痺	高度，知覚麻痺	聴取不能	聴取不能

(Rutherford RB et al：Suggested standards for reports dealing with lower extremity ischemia. J Vasc Surg 4：80, 1986)

の加わる跛行である[8]．さらに，症候性の末梢血管疾患症例のすべてにおいて，監督下運動療法と積極的な危険因子改善が行われるべきである．

8 大動脈腸骨動脈領域の閉塞性疾患

腹部大動脈末梢と腸骨動脈領域の閉塞性疾患では殿筋跛行，男性では陰萎，下肢間欠性跛行，もしくは重症下肢虚血を呈することもある．Leriche は，彼の古典的な 1923 年の報告のなかで，陰萎と下肢の症状を呈する一連の患者群を発表している[95]．外科的な血行再建は 1940 年代にまず内膜摘除術で始まり，1950 年代にはバイパス手術が始まった．1979 年，Gruentzig と Kumpe は，腸骨動脈病変に対するバルーン血管形成術の結果を報告し，その 2 年開存率は 87% であった[96]．長期間にわたる喫煙が最も重大な危険因子であり，男性よりも

女性のほうが罹患しやすい[97]．大動脈と腸骨動脈の径を考慮すると，可能な場合には血管内治療がこの領域の患者に対する治療の第一選択であるべきである．現在の大動脈腸骨動脈領域の血行再建の適応例を表34-12に挙げる．

大動脈腸骨動脈領域の病変に対する外科的血行再建術は大動脈大腿動脈バイパス，大動脈腸骨動脈バイパスが含まれ，その遠隔期の開存率は1年90％，5年75～80％，10年60～70％とされるが，術後死亡率は2～3％である[98]．さらに重要なのは，この術式では合併症が多いということであり，最低限心臓の評価が必要である．これらの制約にもかかわらず，血管内治療が望ましくない患者の一群においては，外科的血行再建はいまだに第一選択である．一般的に，腹部大動脈の血管内治療は，ステント留置のために腎動脈下に比較的正常なランディングゾーンが必要である．腎動脈や腎動脈上腹部大動脈が関与している病変においては，血管内治療は推奨されないであろう．時にはハイブリッド手術が，理想的な治療法となり得る．現在のガイドラインでは，TASC D（TransAtlantic Inter-Society Consensus D型）病変に対しては外科手術が推奨されている．しかしながら，われわれのグループを含めて多くの血管内治療医は，まず血管内治療を考慮し，成功しなかった場合に，患者は外科に紹介されている[91, 99, 100]．

腹部大動脈だけの病変における血管内治療の成績の報告はほとんど認めないが，それは（大動脈腸骨動脈の併存する病変に比べて）この領域の疾患は比較的頻度が低いためである．腸骨動脈の狭窄，特に限局性の病変に対するバルーン血管形成術単独の結果は非常に良好で，急性期の技術的・臨床的成功率は，多くの報告を通して90％を超える[101, 102]．術後1，3，5年の開存率は，それぞれおおよそ75～90％，60～90％，55～85％程度である[98]．これらの結果の差が大きいことは，選択基準，結果の評価法の違い，時間経過に伴う技術革新などを含んだ多様な因子を反映している．良好な結果に関与する因子は，短区間，つまり限局性の病変，大径の血管，総腸骨動脈（外腸骨動脈とは対照的に），単独病変（多発連続病変とは対照的に），男性，Rutherford分類の軽症例（跛行症例；重症例とは対照的に），そして良好な末梢血管床を含んでいる[103]．広範囲の病変，小径動脈，糖尿病，女性，重症下肢虚血，そして不良な末梢血管床などの因子を有する症例の結果は，好ましいものではない．

[1] 大動脈腸骨動脈領域病変に対するステント

1993年FDAは，腸骨動脈領域へのPalmazバルーン拡張型ステント（P-308シリーズ，30 mm長，8 mm径）の使用を認可した．特定の適応として経皮的血管形成術（PTA）不成功例（遺残平均圧較差5 mmHg以上，30％を超える遺残狭窄，血流を妨げる解離として定義される）が挙げられた[104]．自己拡張型Wallstentが，1996年に同様の適応で認可された[105]．しかしながら，大動脈腸骨動脈領域のステント留置における好ましい急性期成績，比較的容易な使用法，合併症の少なさがはっきりしたため，弾性リコイルを減少させ，PTA直後の血行力学的ならびに血管撮影上の結果を改善する目的で，これらのデバイスの使用適応が拡大された．ステントを使用した場合，急性期の技術面における成功率は90～100％であり，平均開存率は1年で90％，3年で75％である[106]．このような急性期，遠隔期の良好な成績のために，大動脈腸骨動脈領域に対しては初めからステント留置するという戦略が，多くの医師に受け入れられてきた．ただし，血管撮影で最善の結果が得られなかった場合にのみステント留置を行うという戦略をとる医師も認められる[102]．

Tetterooら[101]は，直接的ステント留置と比較したバルーン血管形成術の無作為化試験の結果を報告した．その結果は，バルーン血管形成術を施行された患者のうち50％以上の狭窄が残った場合や平均圧較差が10 mmHg以上残存した場合にステントを留置する条件では，有意差は認めなかった．しかしながら，プロトコールによるバイアスを考慮して分析すると，上記条件でのステント留置を必要とする患者の43％においてステント留置ははるかに有用であった．臨床的および血行力学的な成功率は術

[表34-12] 現在推奨される大動脈腸骨動脈領域の血行再建の適応例

■ 跛行，安静時痛，潰瘍，壊死，blue toe 症候群の原因となる塞栓症などを含んだ症候性下肢虚血の軽減
■ 既施行もしくは今後予想される末梢バイパス症例における下肢への流入血流の回復もしくは保持
■ 予想される侵襲的な治療（たとえば心臓カテーテル検査）に備えたより中枢側の血管床へのアクセスの確保
■ 殿筋跛行や血管性の陰萎を訴える症例の血流改善

後2年においてそれぞれ77％，85％であり，大動脈両側大腿動脈バイパスの多くの外科手術の検討と同等であった．大動脈腸骨動脈領域の血管形成術が行われた2,100例以上の症例を対象とした最近の14件の研究（すべて1990年以降に報告されたもの）を用いてBoschら[102]によって行われたメタ解析の結果は，さらに説得力を持つものであった．このメタ解析では，術直後の成功率はステント留置が血管形成術単独より優れて（96％対91％）おり，狭窄病変に対する4年開存率はステント留置77％に対して血管形成術単独では65％であったと報告された．閉塞病変に対する4年開存率は，ステント留置61％に対して血管形成術単独54％であった[102]．

Ⓐ 治療にあたり考慮するべき点と技術

大動脈腸骨動脈病変に対する血管内治療にとって最も重要な2点は，病変の程度（閉塞か狭窄か）と病変の位置である．一般的に，狭窄病変が遠位の総腸骨動脈と近位の外腸骨動脈にかかっており遠位外腸骨動脈と総大腿動脈が開存している場合，同側の総大腿動脈からの逆行性アプローチが適切である．同側逆行性アプローチは総腸骨動脈の起始部もしくは近位の狭窄病変に対しても有効である．しかしながら，このような状況において，対側総大腿動脈に5Fのシステムを挿入しておくことは非常に有用である（図34-13）．この手技により，大動脈分岐部直上にIMAカテーテルもしくはアングルのついたGlideカテーテルを留置することが容易に行えるようになる．このカテーテルから造影を行うと，総腸骨動脈起始部に正確にステントを留置することができる．この方法はま

た，不注意に対側腸骨動脈を閉塞させてしまったり，プラークシフトを起こしてしまった場合に，大動脈に直接アプローチする経路を確保することを可能にする．腹部大動脈末梢や大動脈分岐部，そして腸骨動脈領域の閉塞性病変に対して，われわれは一般的に逆行性アプローチと同時に順行性アプローチも用いている．このとき，一般的には左上腕動脈穿刺もしくは対側大腿動脈穿刺からの山越えアプローチを用いる（図34-14）．われわれは，遠位大動脈，腸骨動脈分岐部，そして近位総腸骨動脈の関与する閉塞性病変には，左上腕動脈からのアプローチを行っている．上腕動脈からのアプローチが用いられる場合には，同側の総大腿動脈に5Fシースも挿入される．これにより，ガイドワイヤがいったん病変部を通過した際にガイドワイヤを外へ引き出すことも可能になる．完全閉塞病変を再開通させようとするとき，真腔に位置していることを確認することが極めて重要である（図34-15）．これは造影剤を注入することで確認できる．

狭窄病変や閉塞性病変を通過するために，われわれは4Fか5FのGlideカテーテルをサポートとして用いながら，ストレートもしくはアングル型のガイドワイヤを使用する．病変を通過するときには常に内腔を通そうとするが，これは必ずしも容易ではない．内膜下アプローチ（subintimal approach）は適切ではあるが，十分な注意深さをもって行われるべきであり，病変を通過したらできるかぎり早く内腔へ戻って，内腔を確保するべきである．真腔へのリエントリーは必ず総大腿動脈の中枢側で行われるべきである．このことは，大腿深動脈の閉塞や総大

［図 34-13］
（A）複雑な大動脈腸骨動脈病変の治療，（B）バルーン血管形成術，（C）ステント留置後に行われた最終造影

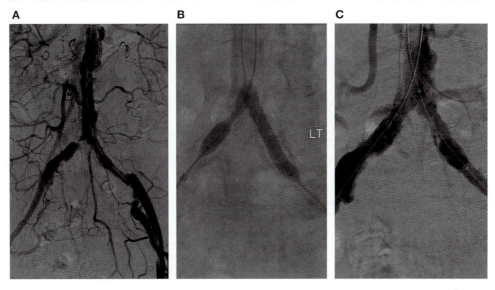

［図 34-14］
（A）完全閉塞した外腸骨動脈に対する対側からの山越えテクニック．（B）アングルタイプのガイドワイヤと 5 F のアングルタイプの Glide カテーテルを用いて，外腸骨動脈の病変を通過し，5 mm のバルーンで拡張した．（C）続いて外腸骨動脈には自己拡張型のニチノール製ステントが留置された．

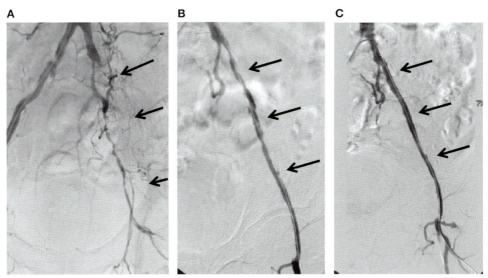

腿動脈へのステント留置を予防する．

　自己拡張型ステントやバルーン拡張型ステントも大動脈腸骨動脈病変に対する血管内治療の際に使用される．われわれは，大動脈，腸骨動脈分岐部，そして総腸骨動脈の起始部もしくは近位側の病変に対してはバルーン拡張型ステントを好んで使用している．自己拡張型ステントは，一般的には総腸骨動脈遠位側や外腸骨動脈病変に用いられる．バルーン拡張型ステントは，（自己拡張型に比べて）拡張力が強く，よ

[図 34-15]
（A）総腸骨動脈と外腸骨動脈の完全閉塞を伴う複雑な TASC D 病変．（B）上腕動脈アプローチを用いて病変を通過し，右総大腿動脈からガイドワイヤを引き出した．続いて総腸骨動脈と外腸骨動脈に対して血管形成術とステント留置を行った．結果は良好であった．

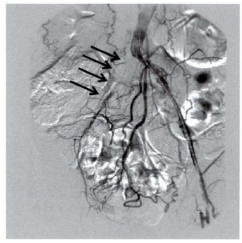
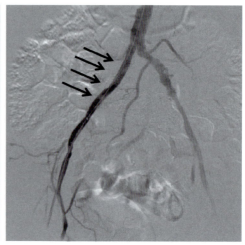

り正確な位置決めが容易である．それゆえ，われわれは分岐部病変に対するステント留置にバルーン拡張型ステントを好んで用いている．カバードステントもまた，大動脈腸骨動脈病変の治療のために用いられてきた．自己拡張型ステントとカバードステントの無作為化試験においては，TASC B 病変に対してはどちらのデバイスも安全で成績も同等であった．しかしながら，TASC C と TASC D 病変に対してはカバードステントがより良好な成績を示した[107]．

時に，大動脈腸骨領域の血管内治療を安全に行うために他の手段を用いることがある．血管内超音波検査と血圧評価は，血管内治療の手助けとなる．慣例的には，平均圧較差が 5 mmHg 残っていれば，有意な狭窄遺残を示唆するとされる．残存圧較差が境界値の場合，血管拡張薬（200〜300 μg のニトログリセリン）投与後の 15 mmHg 以上の圧較差が遺残する場合，有意と考えられる．血管内超音波検査は，解剖の決定やステント径の決定に有用である[108, 109]．

要約すると，血管内治療はいまや大動脈腸骨動脈領域の閉塞性疾患に対する第一選択となっている．非常に高度の病変を有する患者を除いて，ステント留置を伴う経皮的血管内形成術は，術直後ならびに遠隔期の素晴らしい成績を呈する．この治療戦略がうまくいかなかったとしても，その後の外科的治療は可能である．現在のガイドラインでは，TASC C と TASC D 病変には外科的な血行再建を推奨し続けているが，経験豊富な術者は，たとえ複雑な完全閉塞の大動脈腸骨動脈病変に対してでさえ，外科的な血行再建よりも血管治療を選択している[110, 111]．

[1] 合併症

大動脈腸骨動脈領域の血管形成術のおける合併症は，比較的まれ（多くのシリーズで 6% 未満）である[110]．最も頻度の高いものは穿刺部の合併症であり，局所もしくは後腹膜の出血，仮性動脈瘤そして動静脈瘻（第 4 章を参照）である．血管形成術施行部位の血栓閉塞は，（悲惨な結果になり得る）破裂同様，極めてまれである．動脈の破裂は即座に診断され，病変内でのバルーン拡張（バルーン圧迫法），抗凝固療法の拮抗，点滴負荷によってコントロールされなければならない．手術が必要になるかもしれないが，この合併症に対してステントグラフトが次第に用いられるようになってきた．その他の合併症としては末梢側への塞栓が挙げられる

が，これは腸骨動脈の完全閉塞の再開通の初期の研究において頻回に警告された．さらに最近の研究では，合併症は5％未満であると報告されている．造影剤や動脈塞栓に伴う腎不全，心筋梗塞，脳梗塞や死亡のような全身に関わる合併症は，0.5％未満の頻度である．外科的修復を要する合併症はまた比較的頻度は低く，2％台である．10〜14Fのシースとともに大動脈閉塞バルーン（Coda，Cook Medical社）は，施行場所に用意しておくべきで，治療参加者全員がその配置場所を知っているべきである．

9 総大腿動脈

総大腿動脈はいわゆる下肢の左主幹部であり，血管外科医が絶対に死守すべき領域であると以前は考えられてきた．血管外科医は局所的小さな皮切（しばしば局所麻酔下）で総大腿動脈領域に対して血栓内膜摘除術とパッチ形成術を行っているが，その成績は良好である．ステントフラクチャーや外部からの圧迫による変形，弾性リコイルや大腿深動脈の閉塞などに関する懸念のために，ほとんどの専門家はこの動脈に対する血管内治療を避け続けている．しかしながら，ヨーロッパや他のセンターから報告された研究では，しっかりと選択した患者群に行う場合には良好な結果が示されている[112]．外科的手術においても，創部感染，創傷治癒不全，再狭窄，整容的に好ましくない大きな瘢痕などのような合併症が認められてきた[113, 114]．われわれは，最高の治療手段（血管内治療か，外科的治療か，ハイブリッドか）に関して，総大腿動脈に対しては個別的なアプローチが良いと考えている．一般的に，若い患者や高度な石灰化病変を伴う患者は，外科的血行再建を考慮されるべきである．高度な心疾患を有する高齢者，肥満者，創感染の危険の高い患者に対しては血管内治療のほうが良いかもしれない．しかしながら，この領域においては，ステント留置は最小限とする努力が行われるべきである．現在われわれは，まずアテレクトミーを行い，その後低圧によるバルーン血管形成術を行ってい

る．将来的には，総大腿動脈治療のために治療手段として薬剤溶出バルーンや生体吸収性ステントが追加されるかもしれない．

A 治療にあたり考慮するべき点と技術

対側大腿動脈や上腕動脈穿刺によるアプローチが好まれる．われわれは，中枢側から中央部までの総大腿動脈の治療にあたっては0.035インチガイドワイヤを用いているが，大腿深動脈や浅大腿動脈まで関与している末梢側の病変に対しては0.014インチのガイドワイヤを用いて，この2本の動脈を保護することを推奨している．末梢の血管床が乏しい場合には，時々浅大腿動脈にフィルタ型の塞栓予防デバイスを使用する．現在4種類のアテレクトミー用のデバイス（Laser, Diamondback, Silverhawk, Pathway）が入手可能である．石灰化のない病変に対してはレーザーアテレクトミーが試みられるが，レーザーによる血栓内膜の減量は一般的には十分ではない．石灰化病変に対しては，われわれは回転性アテレクトミーか方向性アテレクトミーを好んで用いている．アテレクトミーを行う際には，末梢側に塞栓保護デバイスを留置することを躊躇しない．一般的には50％以上とされる再狭窄率が，総大腿動脈血管形成術の最も大きな問題である．それにもかかわらず，中等度にまで至る再狭窄を呈したとしても，患者の多くは危機的な症状から解放されていることはしばしば認められる．

10 大腿深動脈

大腿深動脈は，下肢への側副血行路の主たる供給路である．浅大腿動脈や大腿膝窩動脈バイパスの閉塞時に，大腿深動脈のみが下肢の維持のための責務を担っている．浅大腿動脈と大腿深動脈の起始部に関与する病変に対する外科手術は，血栓内膜摘除術とパッチ形成術である．バルーン血管形成術は高度な虚血（Rutherford分類4, 5, 6群）が残存し外科手術が禁忌である場合や，外科医が手術的にも到達しにくい大腿深動脈の下行枝の中央から末梢部に高度な

病変を認める場合に許容される．大腿深動脈に対する血管形成術の技術的に満足のいく結果は報告されてきており，これらは比較的安全な手技であることを示唆している[115]．しかしながら，この血管が閉塞した場合には，重症虚血肢や下肢切断に陥ってしまう可能性があるために，この領域の治療は，一般的には良い外科的な治療選択肢のない安静時痛や重症下肢虚血に陥っている症例に限られるべきである．

11 浅大腿動脈と膝窩動脈

この血管は，体内で最も長い分枝しない動脈であり，血管内治療と外科的治療の両者にとって課題であり続けている．平均血管径が5〜6mmであるにもかかわらず，再狭窄は冠動脈形成術後の約2倍の頻度で起きる．さらに，大腿深動脈から膝窩部と下腿へ供給される豊富な側副血行のために，この動脈は完全閉塞に至らないと症状が出現しない．残念なことにいったん閉塞に至ると，閉塞長は20cm長になることが一般的であり，血管内治療を行う者の手腕が問われる．時に，患者は跛行症状を出さないようにするために自分の活動レベルを落とす．それゆえに，重症虚血になって外来を受診することはしばしばであるが，急性下肢虚血に陥ることはほとんどない．一般に病変長が長く閉塞病変であれば，遠隔期の開存率は低下し，両者は直接的な相関関係にある[116]．さらに浅大腿動脈にはねじれ，圧迫，拡張，回転などの高度な機械的ストレスがかかり，これらの外力がステントフラクチャーや再狭窄の原因となり得る[117]．このような制限があるために，浅大腿動脈に対する血行再建は十分な危険因子の改善と監督下運動療法，禁忌でなければシロスタゾール（Pletal）の内服処方を行った後に日常生活が制限される患者のみに行われるべきである．

ほかの部位の血管内治療と同様に，浅大腿動脈を再開通させようとする前に多くの因子を考慮するべきである．それらには，病変長，狭窄病変か閉塞病変か，ステントのランディングゾーン，末梢血管床，患者のコンプライアンスや併存疾患などが含まれる．一般に中等度の日常生活に困らない跛行を症状とする患者は，浅大腿動脈に対する血管内治療よりも，側副血行を増やすように運動療法を伴った保存的治療を受けるべきである．このような患者のなかで，さらに病状が進行して日常生活に困るようになったり，重症虚血肢に陥ったりして治療が不可避になるのは25％以下である．安静時疼痛やRutherford分類5および6群に分類される患者にとってはさらに積極的な治療が必要となる．

外科手術に対する経皮的な治療の相対的な役割について，いまだかなり議論の余地が残っている．浅大腿動脈に対するバルーン血管形成術の成績は，年々改善されてきた．Murrayらは，1980〜1989年にかけて，技術的な成功率は70％から91％に改善し，10cmを超える病変でさえ早期および遠隔期の成績は良好であると報告した[118]．同様に，浅大腿動脈や膝窩動脈の閉塞病変をクロスする成功率も技術の進歩に伴い劇的に改善した．このなかで最も注目すべきことは親水性ガイドワイヤの使用である．大腿膝窩動脈領域の狭窄ならびに閉塞病変のPTAを施行された症例の8本の大規模研究において，その対象はほとんどが間欠性跛行症例であったが，術直後の技術的成功率は82〜96％であり[118-124]．その1，3，5年の平均一次開存率はそれぞれ60％，50％，45％であった．浅大腿動脈から膝窩動脈の血管形成術後の遠隔期成績に影響を与える因子はいくつかある．間欠性跛行（対組織欠損），高度病変ではあるが単発の病変，高度でない治療後の遺残狭窄を呈する患者は，術後1年において良好な成績を示す傾向にあるが，糖尿病症例，重症虚血肢，下腿3分枝のうち開存血管がないか1本だけ開存しているびまん性動脈硬化病変を有する患者の成績は悪い．Huninkら[125]は，1995年以降行われた約4,800例のPTAと4,500例のバイパス症例を用いて5年間の成績を検討し，PTA対バイパス術の相対的な利点と対費用効果を分析した．その結果，大腿膝窩動脈領域の狭窄もしく

は閉塞のために日常生活に支障が出ている間欠性跛行を呈する患者にとってはPTAが第一選択手段であり，大腿膝窩動脈領域の閉塞のために慢性重症下肢虚血を呈している患者には（可能であれば）バイパス術が望ましい選択であった．現在におけるPTAの技術から得られる素晴らしい急性期の成績と，もし必要な場合には引き続いてバイパス術が可能であることは，重症下肢虚血の治療も含めて，血管内治療が第一選択の戦略であることを支持するものである[126]．

A 補助治療

浅大腿動脈と膝窩動脈の狭窄病変に対して，標準的なアプローチはバルーン血管形成術である．ステントや，方向性，回転性，レーザーアテレクトミーを含めたさまざまな技術が，遠隔期成績を改善し，浅大腿動脈の再狭窄を減少させる手段として研究されてきた（図34-16）[127]．腸骨動脈に対する血管内治療でのステント使用による利点が報告されてきたが，この利点とは対照的に浅大腿動脈領域におけるそれは好ましいものではなかった．ニチノール製の自己拡張型ステントを用いた結果は受け入れ難い状況である．ある研究では，再狭窄率が非常に高いという報告もある[128]．一方で，ステントを用いて治療された複雑な浅大腿動脈においては，例外的に良好な遠隔期成績を示している報告もある[129]．浅大腿動脈と膝窩動脈循環に対する薬剤溶出ステント留置の予備的な結果は，冠動脈循環における場合よりも好ましいものではなかった[130]．しかしながら，ごく最近になり，Cook社のZilver PTX薬剤溶出ステントは短区間から中等度の病変長の病変に対して期待できる結果を示した[131,132]．それによると，バルーン形成術と条件付きのステント留置術を比較した場合，術後2年でのデュプレックス超音波検査による評価ではステント留置群のほうがより良い開存率を示すことが報告されている[131]．さらにヨーロッパでは，薬剤溶出バルーンが日常的に用いられており，米国においても2種類の治験が始まっている[133,134]．IDEV Superaステントのようなフラクチャーに強い

ステントは将来性を示してきたが，さらなるデータが必要である[135]．方向性アテレクトミーも回転性アテレクトミーも浅大腿動脈と膝窩動脈の血行再建には優位性を示しておらず，高度な石灰化病変のためにその他の治療手段では手におえないようなごくまれな患者にこれらのアテレクトミーが行われている（図34-17）．レーザー血管形成術は浅大腿動脈と膝窩動脈の再疎通に効果的に使われてきた．そしてより大型のカテーテルがFDAにより認可され，このデバイスによって血栓内膜の減量がより効果的に行われるかもしれない．それにもかかわらず，これまでこのデバイスのはっきりとした有効性を示した研究は報告されていない[136]．現在進行中のRCT（EXCITE試験）によって，ステント内再狭窄に対するレーザー血管形成術の役割が評価されている最中である．

閉塞した大腿膝窩動脈に対して，PTAの前に血栓溶解療法を用いるか否かは，いまだ議論の余地がある．下肢血管の閉塞は，高度な動脈硬化性病変に併存する長いゼラチン様血栓によって閉塞しているので，慢性完全閉塞の症例のなかには溶解療法が成功する症例もある．溶解療法はこのように長い閉塞をより短い病変，もしくは非閉塞性病変に変えることもあり得る．その結果，PTAにより反応しやすくなる（図34-18）．理論的な利益にもかかわらず，ほとんどの血管内治療医はまずPTAによる直接的な血行再開を行い，次いで大規模なリコイルや血流を制限するような解離に対して自己拡張型ステントの留置を選択する．

ある有望な戦略が，浅大腿動脈の再狭窄という頭の痛い問題を解決の兆しを与えている．すなわち薬剤溶出ステント，カバードステントや局所に対する薬物投与などが，再狭窄の頻度を低下させるかもしれない．血管が血行再建に抵抗性の場合，治療的血管新生と称される新しい側副血行路の発達を促すことにより血流を増加させようとするさまざまな治療戦略が試行され，予備的な結果は将来の有望性を示すものである[137-139]．

[図 34-16] 現在入手可能な鼠径靱帯以下の血管の治療用アテレクトミーデバイス
(A) Silverhawk, (B) Pathway, (C) Diamondback, (D) Laser

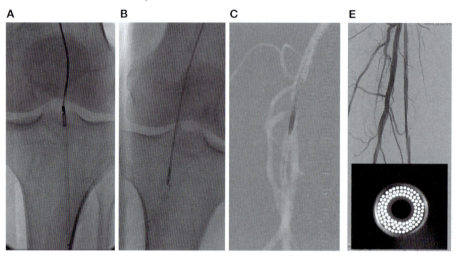

[図 34-17]
(A) 高度石灰化した長区間の浅大腿動脈病変. (B) 末梢塞栓予防デバイスを留置し, Pathway G3 の歯を上下してアテレクトミーを施行した後. 有意な改善を認めた. (C) 4.0 mm 径のバルーンを用いてバルーン血管形成術を行った後の最終造影.

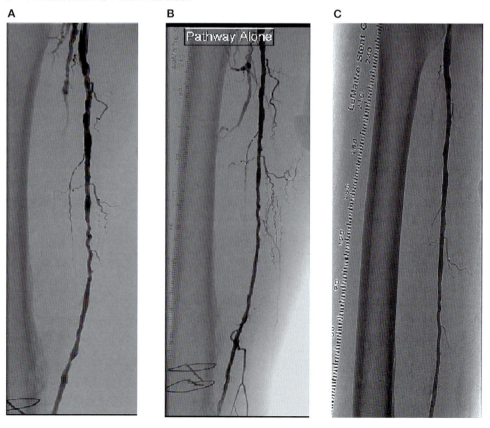

[図 34-18]
(A) 69歳女性．浅大腿動脈末梢と膝窩動脈のP1部位のバルーン血管形成術とステント留置後の跛行再発症例．血管造影では，ステントの完全閉塞（白矢印）を認める．(B, C) パルススプレー血栓溶解療法とPossis社製機器による機械的血栓摘除術施行後のステント中央部の高度な狭窄病変（黒矢印）．(D) その後のバルーン血管形成術の良好な結果．

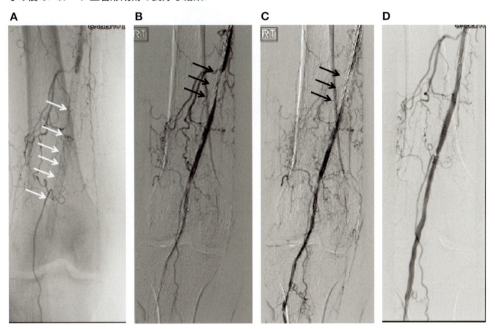

Ⓑ 治療にあたり考慮するべき点と技術

［1］アクセス（穿刺）部位

　浅大腿動脈に対する血管内治療における最も重要な点は，アクセス（穿刺）部位である．治療前に，術前の血管撮影を含めてすべての非侵襲的・侵襲的検査の結果を確認するべきである．これは最適なアクセス部位の選定に役立つ．浅大腿動脈病変に対する最も一般的なアプローチは，対側大腿動脈穿刺からの山越えによるものである．しかしながら，上腕動脈，同側からの順行性の膝窩動脈，足部動脈からのアクセスもまた必要になる可能性がある（図34-19）．総大腿動脈のレベルの局所解剖に精通することは必須である（第19章を参照）．よじれ防止用のシースの使用は，大動脈分岐部の近傍でアクセスを保持するために重要であり，特に急峻な角度のついた分岐部を持つ症例においては重要である．多くのカーブのついたカテーテル（Cobra，IMA）や反り返ったカテーテル（Omni，SOS，Simmons）が対側大腿動脈へのアプローチのために用いられる．このアプローチ法の有利な点は，総大腿動脈とその分枝の画像を得られると同時に，腸骨動脈と鼠径靱帯以下の病変の両者を治療できることにある．

　われわれは一般的に6Fシースを用い，総大腿動脈のレベルに先端を置く．ほとんどのステントは6F対応である．しかしCook Zilver自己拡張型ステントは，5Fシースを通して使用可能である0.018インチシステム対応である．われわれはその後のサポートとして硬いアングルタイプのGlideカテーテルや，4Fまたは5FのアングルタイプもしくはストレートタイプのGlideカテーテルを用いている．一般にすべての狭窄病変に対しては，内腔を通して末梢側に到達する．しかし，完全閉塞病変は概して内膜下を通っての到達になる．多くの完全閉塞病変用のデバイスが入手可能になってきた．こ

Section VII　Interventional Techniques

[図 34-19]
鼠径靱帯以下の血管内治療を施行する際にはいろいろなアクセス（穿刺）部位が必要である．（A）逆行性の大腿動脈穿刺．（B）順行性の同側総大腿動脈穿刺．（C）逆行性のガイドワイヤ（矢印）を膝上膝窩動脈のレベル（P2 部位）にまで通した足部動脈穿刺．

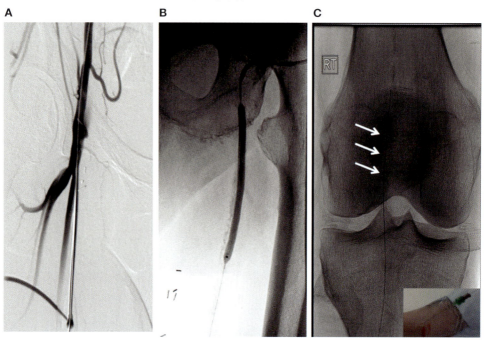

れらのデバイスには，Crosser デバイス（Bard 社），Frontrunner（Cordis 社）や，レーザーアテレクトミー用デバイスも含まれる．しかしながら現在に至るまで，これらのデバイスの効果についてほとんどデータは存在しない．われわれの経験では，それぞれのデバイスはある特定の適応を持っており，それぞれのデバイスについての基礎知識を持っていることが重要である．

内膜下通過法が選択された場合，時に真腔へのリエントリーが非常に困難なこともある．多くの専門家は，0.014 インチもしくは 0.018 インチの慢性完全閉塞用の硬いガイドワイヤを用いている．このアプローチは，30〜40％の例で奏効する．他の手段としては，Outback もしくは Pioneer リエントリーデバイスが用いられるかもしれない．Outback デバイスは，真腔の方向に針を向けるのに透視を使用する（図 34-20）[140]．Pioneer デバイスでは，真腔へ向けるのに血管内超音波を用い，Outback と同様に針が真腔に向けて押し出され，真腔へのリエントリーが得られる．

12 膝窩動脈下動脈

Dotter と Judkins[141] は，1964 年に報告した末梢血管の血管形成術のもともとの記載のなかに，膝窩動脈下動脈の血管形成術 2 例を含めている．その報告以来，技術の進化が進み，膝下への血管内治療の適応について明らかにされてきた．今日，膝下病変のために血管内治療例は米国ならびに世界中の施設で増加している．足部，下腿，膝窩，そして順行性の穿刺は，膝下病変患者の治療に多くの選択肢を与えてきた．さらに，低プロフィールの長いバルーン，柔らかな 0.014 インチと 0.018 インチガイドワイヤ，そして今や薬剤溶出バルーンやステントはまさに膝下病変に対する革命的な治療法となっ

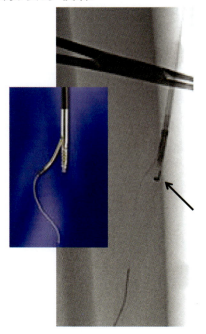

[図 34-20] Outback リエントリーデバイス
このデバイスの使用では，L字型が血管内腔に向かって形作られるまで回転する．これは二方向で（90°ねじって）確認されるべきである．続いて，デバイスの末梢端に位置する針を進め，0.014インチガイドワイヤが真腔へ向けられる（矢印）．

ている．孤立性の膝下病変は一般的に跛行症状の原因になることはないが，重症下肢虚血を患っている患者の多く（約70％以上）は膝下病変を有している[142]．それらのうち30～40％は孤立性の膝下病変を有している[143]．

Dorros ら[144] によって報告された大規模研究では，417例中406例（96％）で治療の成功が得られた．狭窄病変の治療成功率（98％）は，閉塞病変（76％）よりも優れていた．入院中の合併症はほとんど認めなかった．重症下肢虚血症例の大多数（95％）では，その後の血行再建を回避した．そのような改善には，必ずしも継続する開存は必要ない．足部へとつながる3本の主幹動脈のうち1本だけでも開存していれば，末梢の虚血性病変の治癒に十分である．いったん治癒してしまえば，再閉塞や再狭窄に陥ったとしても問題なく経過するであろう．しかしながら最近のデータでは，組織欠損の原因となっている足部への血流改善はRutherford分類4および5群の症例に対しての最善の治療手段であることを示している[145, 146]．

間欠性跛行症例において，膝下病変は通常より中枢側の病変を合併している．その病変の血行再建を行うだけで，症状の改善に十分至る．しかしながら，膝下の3本の血管すべてが障害された場合，少なくとも1本の血管を再開通させることを考慮することは妥当性がある．これは，浅大腿動脈の遠隔期開存率を向上させるばかりではなく，より完全に症状からの解放を可能にする．

現在のところ膝窩動脈下動脈の血管形成術で治療された患者の多くは，バイパス術を行うには高リスクすぎる症例であったか，その志願者ではなかったかのどちらかである[147]．BASIL試験は，重症下肢虚血患者における血管形成術後バイパス術を比較検討した初めてのRCTである[148]．この研究では，外科手術も血管形成術も同等の切断回避生存率を示したが，術後早期には外科手術のほうが高額な費用がかかった．一般に，外科手術は出血や創感染が高頻度であることと関連があるが，血管形成術では再血行再建率の高さと関連がある[148]．術者の技術の進化に加えて，薬剤溶出バルーン技術と低プロフィールデバイスを考慮すると，膝下の血管内治療の総数は近い将来増加し続けるであろう．

A 技術

われわれの施設における膝下血管治療の90％以上は，同側総大腿動脈穿刺により順行性に行われている．腸骨動脈や浅大腿動脈の病変と同様に，術前に行われた非侵襲的ならびに侵襲的検査結果を十分に確認しておくことを含め適切な準備が重要である．血管撮影における診断面では，足部や遠位足部の血管に焦点を当てることが必要である．われわれは膝レベルに留置されたカテーテルからの選択的造影を推奨している．この方法では，逆行性の足部もしくは下腿穿刺が必要である症例において，足部や下腿の動脈の同定が可能になる．DSAが好ま

れる．しばしば，前脛骨動脈が膝上から分枝するような破格が存在する．さらに，小さな側枝や側副血行路を主幹動脈と間違えることも珍しいことではない．適切な抗凝固療法は重要で，血管拡張薬（ニトログリセリンやパパベリン）の投与は有用である．膝窩動脈内に存在する複雑な閉塞病変を通過するためには0.035インチの親水性ガイドワイヤが用いられるが，狭窄や閉塞病変を突破しようとする最初の試みでは小径の冠動脈用のガイドワイヤ（0.014インチもしくは0.018インチ）を用いるべきである．末梢血管内において内腔内にシステムがあることは，拡張前に確認するべきである．カテーテルからガイドワイヤを抜いて，少量の希釈した造影剤をガイディングシースもしくは末梢血管に挿入されたサポート用のカテーテルから注入することでそれは確認できる．

　膝下血管のPTAを行う際には，将来必要となる可能性のある手術療法の対象肢を傷害しないように注意するべきである．たとえば，末梢動脈の過拡張や閉塞はその場所への将来のバイパス術を妨げる可能性がある．

　回転性アテレクトミー，FoxHollowアテレクトミー，寒冷療法（cryoplasty）やエキシマレーザー血管形成術（図34-16）は，補助的な治療として有用となり得る．特に，完全閉塞や高度石灰化病変，起始部病変などの好ましくない形態を有する病変は，これらの特定の適応を持つデバイスから利益を得るかもしれない[149,150]．回転性アテレクトミーの以前の研究では，術直後の急性期にはそれは有用であることが示されたが，遠隔期のデータはバルーン血管形成術単独と比較して優位性を示していない．薬剤溶出ステントを含めてステントの使用が提唱され，小規模な研究において評価されてきた．しかしながら，米国内におけるこれらの使用はFDAの認可外である[151-153]．要約すると，膝下血管のPTAはいまだ進化の過程にあり，適応は拡大しつつある．特に高リスクの外科手術候補者にとって，経験ある術者が事前に責任病変である膝下病変を経皮的に血行再建することは筋が通らないことではない．再狭窄・再閉塞率が高いが，それにもかかわらず遠隔期にわたる救肢が得られ得る．膝下病変単独で高度な間欠性跛行を呈する数少ない患者にとって，PTAは合理的な選択肢となり得る．最後に，浅大腿動脈もしくは膝窩動脈の病変が膝下病変とともに存在した場合，膝下の血行再建は先に行われる中枢側の血行再建の流出路を増やすためにも理にかなっている．

13 下肢バイパスグラフト

　下肢のバイパスグラフトにおける狭窄は，グラフトの開存性を脅かし，閉塞に至る[154]．バイパスグラフトの狭窄の病因はさまざまである．バイパス術後2〜3週もしくは2〜3ヵ月以内に起きる狭窄は技術的な問題が示唆され，再手術による治療が最善である．吻合部の問題であれば，経皮的な治療法は一般的にとても効果的である．さらに後期（術後数ヵ月から数年）のグラフト不全は，内膜肥厚，動脈硬化，質の悪い静脈グラフトの進行性の線維化による可能性がある．中枢からの流入量や末梢への流出量の低下，低心拍出，過凝固状態，患者が足を組んだりすることによりグラフト閉塞の危険にさらされること，皮膚の硬化や線維化（たとえば鼠径部の創瘢痕）によるグラフトの外部からの圧迫などを含む，いくつかの他の因子がグラフト不全に関与している[155]．人工血管は突然の閉塞に陥りやすいが，自家静脈グラフトは徐々に不具合が進行していく傾向にある．もちろん，自家静脈グラフトの場合でも，突然のグラフト閉塞や急性下肢虚血に陥ることもある．

　歴然とした，もしくは切迫したグラフト不全は，しばしば臨床症状の増加などの前触れがない．したがって，定期的なデュプレックス超音波検査を用いたグラフトサーベイランスの戦略が，グラフトの寿命を維持し延長するために推奨されている．グラフトの切迫閉塞に対しては，デュプレックス超音波検査で同定されても臨床症状の増加で同定されても，緊急に血管撮影を行い，引き続いて外科手術か経皮的な血行再建術が行われることが推奨されている．米国

心臓協会（AHA）より1994年に発表されたガイドラインに述べられているように，大腿膝窩動脈バイパスや大腿下腿動脈バイパスの末梢吻合部の限局した病変は，PTAで治療可能である．治療可能な他の病変は中枢側グラフト吻合部の限局した病変やバイパスグラフト内に発生した短区間（3 cm以下）の病変が含まれる．外科的なrevisionは，長区間（特に10 cmを超える）の長い病変や吻合部瘤に関係する狭窄に推奨される．

急性や亜急性のグラフト血栓症（術後14日未満）を呈する患者は，カテーテル血栓溶解療法で治療されるのが最善である[156, 157]．代替手段は，バルーンによる血栓塞栓除去であるが，その後の数年間での合併症発生率や死亡率がより高い[157]．この例外は，今にも閉塞しそうな状況にある最近手術したばかりのグラフトであり，即座に外科的な血栓除去や再グラフトのために手術室に向かうべきである．長く開存していたが閉塞してしまったグラフトの場合，閉塞の責任因子は，血管撮影を用いてグラフトを視覚化するだけの十分な血流が取り戻せないと決定することができない．早期のグラフト閉塞の場合，血管撮影検査は流入血管の狭窄，十分でない末梢の血管床，または縫合閉鎖されていない静脈の側枝の存在などのような以前に見落とされていた手がかりを教えてくれるかもしれない[154]．

Ⓐ 技術

デュプレックス超音波検査での結果からみてグラフト不全に陥りそうな患者にとって，穿刺部位は治療手段を最適にするように選択されるべきである．血栓溶解療法は血栓閉塞したグラフトに考慮されるべきである．吻合部病変に対しては，バルーン血管形成術が一般的に有効である．もし病変がバルーン拡張に抵抗性である場合には，方向性もしくはレーザーアテレクトミーがグラフト救済に有用である．同様に，閉塞しかかっている静脈グラフトにおけるステント使用を推奨している人もいるが，その有用性は現在に至るまで公的な治験では検討されていない．薬剤溶出ステントは，このような状況で重要な役割を果たす可能性がある．一般的にわれわれは，アテレクトミーを行う場合や古いバイパスグラフトにおいてカッティングバルーン血管形成術を行う際にも末梢の塞栓保護デバイスの使用を大いに推奨する[158]．

14 静脈疾患と血管内治療

米国において毎年10万人あたり100人が新たに静脈血栓塞栓症と診断されると想定される[159]．これらのうち，2/3が急性の深部静脈血栓症であり，残りの1/3が肺塞栓症である[159]．両疾患は，非常に高い死亡率[160]に加えて，早急な血管内治療が行われた場合には予防されたかもしれない多くの合併症と関係している．深部静脈血栓症の30～40％の患者は，下肢深部静脈血栓症ののちに静脈血栓後症候群を発症する[161]．悪性疾患の発症率が上昇すると同時に，上肢の深部静脈血栓症の出現頻度も上昇する[162]．一般的にはより良性ではあるが，上大静脈症候群や上肢の不快感とも関係がある[162]．

慢性深部静脈血栓症は，静脈性の跛行を呈している患者や静脈性潰瘍を呈している患者においては治療の対象となる．残念なことに，慢性静脈疾患を治療する器材は米国においては限定されている．

Ⓐ 技術

急性（2～4週以内）の下肢深部静脈血栓症に対して，われわれは通常まずパルススプレーによる溶解療法を行い，引き続いてAngioJetレオリティックカテーテルのような入手可能なデバイスを用いて機械的な血栓除去を行うことを推奨する．対側大腿静脈からの逆行性，もしくは膝窩静脈からの順行性のアプローチが可能な選択肢である．一般にわれわれは，好んで膝窩からのアプローチを用いている．われわれはこのような患者において，予防的に下大静脈フィルタを置くことは，あったとしてもごくまれである[163]．亜急性の深部静脈血栓症に対して，24

〜72時間の注射による溶解療法が必要とされる．このような患者はICUにおいてしっかりとした監視を必要とする．血栓溶解用の点滴を患者に入れたときは低用量（600〜800単位/hr）のヘパリンもまた同時に投与されるべきである．このような患者は頭蓋内出血の徴候がないか監視されるべきである．さらに，血算とフィブリノゲンレベルが測定されるべきである[164]．

15 教育と資格

末梢血管疾患治療のための経皮的な治療は，血管内治療専門心臓内科，血管外科，血管内治療専門放射線科その他を含む多くの専門家によって導入されてきた．このように広範に適応を拡大するには，患者が最適な治療を受けられるように教育と資格のための標準化されたガイドラインの作成が必要である．末梢血管疾患を有する患者のケアを行い，末梢血管治療手技を行うために必要最低限の要件に関する受け入れられたガイドラインが，血管内科とカテーテルによる末梢血管に対する血管内治療についての多くの専門分野に関わる臨床能力宣言（Clinical Competence Statement）[165]において記載されている．さらに専門的な推奨も頸動脈の血管内治療に適応されており，心臓内科，血管外科，血管内科の各学会において最近批准された．そのなかでは，この新規の治療法を臨床に安全に秩序をもって普及させるための，教育と資格に関する共通の基準が確立されている[166]．

心臓内科医は臨床において，フェローであれ，確立した技術を持っている専門家であれ，末梢血管疾患の有する患者のケアを希望したり，末梢血管の血管内治療を行うことを希望する者であれば，患者に最適の治療を提供できるように適切に準備をしておく必要がある．認識技術，臨床的技術や手技に関する心臓病学のフェローシッププログラムに組み込まれるまで，追加のトレーニングが必要である．特に頸動脈の血行再建は，他の血管疾患において使われているものとはまったく異なる血管内治療の技術，装置と臨床対応能力が求められる．さらに，ちょっとした誤りや合併症が悲惨な結果に至ることのある特異的に敏感な臓器のシステムの治療に関与している．頸動脈血行再建の高リスクな特質と他の治療手段の可能性を考慮すると，最適な治療についての決定には，疾患自体とそれぞれの治療手段のリスク/ベネフィット比を正しく評価する分岐点について包括的な知識が必要になる．経験のある術者はこれらを実践し，CASにおいて成績を改善してきた．

これらを考慮した結果，それぞれの専門学会を含んだ合同委員会は，安全に頸動脈ステント留置を行うために必要な認識技術，臨床的技術や手技について，習熟をカバーする最低限の訓練要件を提唱した[166]．認識技術には，危険因子，病因，病理，病態生理，自然歴，臨床症状，頸動脈病変を有している患者のための治療手段に関する全般的理解が含まれ，手技の適応・制限，合併症についての適切な決定に役立つ．

（重松邦広）

文献

1. White CJ, Ramee SR, Collins TJ, Jenkins JS. Training and credentialing of cardiologists in peripheral intervention. *Curr Intervent Cardiol Rep* 1999;1(4):298–302.
2. Mintz GS, Nissen SE, Anderson WD, et al. American College of Cardiology Clinical Expert Consensus Document on Standards for Acquisition, Measurement and Reporting of Intravascular Ultrasound Studies (IVUS). A report of the American College of Cardiology Task Force on Clinical Expert Consensus Documents. *J Am Coll Cardiol* 2001;37(5):1478–1492.
3. Bianda N, Di Valentino M, Periat D, et al. Progression of human carotid and femoral atherosclerosis: a prospective follow-up study by magnetic resonance vessel wall imaging. *Eur Heart J* 2012;33(2):230–237.
4. Selvin E, Erlinger TP. Prevalence of and risk factors for peripheral arterial disease in the United States: results from the National Health and Nutrition Examination Survey, 1999–2000. *Circulation* 2004;110(6):738–743.
5. Hirsch AT, Criqui MH, Treat-Jacobson D, et al. Peripheral arterial disease detection, awareness, and treatment in primary care. *JAMA* 2001;286(11):1317–1324.
6. Pande RL, Perlstein TS, Beckman JA, Creager MA. Secondary prevention and mortality in peripheral artery disease: National Health and Nutrition Examination Study, 1999 to 2004. *Circulation* 2011;124(1):17–23.
7. Hirsch AT, Gotto AM Jr. Undertreatment of dyslipidemia in peripheral arterial disease and other high-risk populations: an opportunity for cardiovascular disease reduction. *Vasc Med (London, England)* 2002;7(4):323–331.
8. Rooke TW, Hirsch AT, Misra S, et al. 2011 ACCF/AHA focused update of the guideline for the management of patients with peripheral artery disease (updating the 2005 guideline). *Vasc Med (London, England)* 2011;16(6):452–476.
9. Sacco RL, Frieden TR, Blakeman DE, Jauch EC, Mohl S. What the million hearts initiative means for stroke: a presidential advisory from the American Heart Association/American Stroke Association. *Stroke* 2012 Mar;43(3):924–8.
10. Carandang R, Seshadri S, Beiser A, et al. Trends in incidence, lifetime risk, severity, and 30-day mortality of stroke over the past 50 years. *JAMA* 2006;296(24):2939–2946.
11. Kelly AG, Rothwell PM. Evaluating patients with TIA: to hospitalize or not to hospitalize? *Neurology* 2011;77(24):2078–2079.
12. Mosca L, Benjamin EJ, Berra K, et al. Effectiveness-based guidelines for the prevention of cardiovascular disease in women—2011 update: a guideline from the American Heart Association. *J Am Coll Cardiol* 2011;57(12):1404–1423.
13. Roger VL, Go AS, Lloyd-Jones DM, et al. Heart disease and stroke statistics—2012 update: a report from the American heart association. *Circulation* 2012;125(1):e2–e220.
14. Rosamond W, Flegal K, Furie K, et al. Heart disease and stroke statistics—2008 update: a report from the American Heart Association Statistics Committee and Stroke Statistics Subcommittee. *Circulation* 2008;117(4):e25–e146.
15. Inzitari D, Eliasziw M, Gates P, et al. The causes and risk of stroke in patients with asymptomatic internal-carotid-artery stenosis. North American Symptomatic Carotid Endarterectomy Trial Collaborators. *N Engl J Med* 2000;342(23):1693–1700.
16. Wang JN, Nam BH, D'Agostino RB, et al. Carotid intima-media thickness is associated with premature parental coronary heart disease: the Framingham Heart Study. *Circulation* 2003;108(5):572–576.
17. DeBakey ME. Successful carotid endarterectomy for cerebrovascular insufficiency. Nineteen-year follow-up. *JAMA* 1975;233(10):1083–1085.
18. North American Symptomatic Carotid Endarterectomy Trial Collaborators. Beneficial effect of carotid endarterectomy in symptomatic patients with high-grade carotid stenosis. *N Engl J Med* 1991;325(7):445–453.
19. Executive Committee for the Asymptomatic Carotid Atherosclerosis Study. Endarterectomy for asymptomatic carotid artery stenosis. *JAMA* 1995;273(18):1421–1428.
20. Rothwell PM, Eliasziw M, Gutnikov SA, et al. Analysis of pooled data from the randomised controlled trials of endarterectomy for symptomatic carotid stenosis. *Lancet* 2003;361(9352):107–116.
21. Chambers BR, Donnan GA. Carotid endarterectomy for asymptomatic carotid stenosis. *Cochrane Database Syst Rev* 2005(4):CD001923.
22. Aksoy O, Kapadia SR, Bajzer C, Clark WM, Shishehbor MH. Carotid stenting vs surgery: parsing the risk of stroke and MI. *Cleve Clin J Med* 2010;77(12):892–902.
23. Roubin GS, Yadav S, Iyer SS, Vitek J. Carotid stent-supported angioplasty: a neurovascular intervention to prevent stroke. *Am J Cardiol* 1996;78(3A):8–12.
24. Yadav JS, Roubin GS, King P, Iyer S, Vitek J. Angioplasty and stenting for restenosis after carotid endarterectomy. Initial experience. *Stroke* 1996;27(11):2075–2079.
25. Diethrich EB, Ndiaye M, Reid DB. Stenting in the carotid artery: initial experience in 110 patients. *J Endovasc Surg* 1996;3(1):42–62.
26. Guterman LR, Budny JL, Gibbons KJ, Hopkins LN. Thrombolysis of the cervical internal carotid artery before balloon angioplasty and stent placement: report of two cases. *Neurosurgery* 1996;38(3):620–623; discussion 624.
27. Mathur A, Roubin GS, Iyer SS, et al. Predictors of stroke complicating carotid artery stenting. *Circulation* 1998;97(13):1239–1245.
28. Waigand J, Gross CM, Uhlich F, et al. Elective stenting of carotid artery stenosis in patients with severe coronary artery disease. *Eur Heart J* 1998;19(9):1365–1370.
29. Roubin GS, New G, Iyer SS, et al. Immediate and late clinical outcomes of carotid artery stenting in patients with symptomatic and asymptomatic carotid artery stenosis: a 5-year prospective analysis. *Circulation* 2001;103(4):532–537.
30. CAVATAS investigators. Endovascular versus surgical treatment in patients with carotid stenosis in the Carotid and Vertebral Artery Transluminal Angioplasty Study (CAVATAS): a randomised trial. *Lancet* 2001;357(9270):1729–1737.
31. Yadav JS, Wholey MH, Kuntz RE, et al. Protected carotid-artery stenting versus endarterectomy in high-risk patients. *N Engl J Med* 2004;351(15):1493–1501.
32. Mas JL, Chatellier G, Beyssen B, et al. Endarterectomy versus stenting in patients with symptomatic severe carotid stenosis. *N Engl J Med* 2006;355(16):1660–1671.
33. Ringleb PA, Kunze A, Allenberg JR, et al. The Stent-Supported Percutaneous Angioplasty of the Carotid Artery vs. Endarterectomy Trial. *Cerebrovasc Dis* 2004;18(1):66–68.
34. Ederle J, Dobson J, Featherstone RL, et al. International Carotid Stenting Study investigators. Carotid artery stenting compared with endarterectomy in patients with symptomatic carotid stenosis (International Carotid Stenting Study): an interim analysis of a randomised controlled trial. *Lancet* 2010;375(9719):985–997.
35. https://www.cms.gov/medicare-coverage-database/details/nca-tracking-sheet.aspx?NCAId=216&fromdb=true. National Coverage Analysis (NCA) Tracking Sheet for Percutaneous Transluminal Angioplasty (PTA) of the Carotid Artery Concurrent with Stenting (CAG-00085R6). 2007.
36. Roffi M, Sievert H, Gray WA, et al. Carotid artery stenting versus surgery: adequate comparisons? *Lancet Neurol* 2010;9(4):339–341; author reply 341–332.
37. Brott TG, Hobson RW 2nd, Howard G, et al. Stenting versus endarterectomy for treatment of carotid-artery stenosis. *N Engl J Med* 2010;363(1):11–23.
38. Steinvil A, Sadeh B, Arbel Y, et al. Prevalence and predictors of concomitant carotid and coronary artery atherosclerotic disease. *J Am Coll Cardiol* 2011;57(7):779–783.
39. Venkatachalam S, Shishehbor MH. Management of carotid disease in patients undergoing coronary artery bypass surgery: is it time to change our approach? *Curr Opin Cardiol* 2011;26(6):480–487.
40. Venkatachalam S, Gray BH, Shishehbor MH. Open and endovascular management of concomitant severe carotid and coronary artery disease: tabular review of the literature. *Ann Vasc Surg* 2012;26(1):125–140.
41. Venkatachalam S, Gray BH, Mukherjee D, Shishehbor MH. Contemporary management of concomitant carotid and coronary artery disease. *Heart* 2011;97(3):175–180.
42. Naylor AR, Bown MJ. Stroke after cardiac surgery and its association with asymptomatic carotid disease: an updated systematic review and meta-analysis. *Eur J Vasc Endovasc Surg* 2011;41(5):607–624.
43. Borger MA, Fremes SE, Weisel RD, et al. Coronary bypass and carotid endarterectomy: does a combined approach increase risk? A metaanalysis. *Ann Thorac Surg* 1999;68(1):14–20; discussion 21.
44. Lyden P, Lu M, Jackson C, et al. Underlying structure of the National Institutes of Health Stroke Scale: results of a factor analysis. NINDS tPA Stroke Trial Investigators. *Stroke* 1999;30(11):2347–2354.
45. Madhwal S, Rajagopal V, Bhatt DL, Bajzer CT, Whitlow P, Kapadia SR. Predictors of difficult carotid stenting as determined by aortic

46. Krishnaswamy A, Klein JP, Kapadia SR. Clinical cerebrovascular anatomy. *Catheter Cardiovasc Interv* 2010;75(4):530–539.
47. Rosenfield K, Schainfeld R, Pieczek A, Haley L, Isner JM. Restenosis of endovascular stents from stent compression. *J Am Coll Cardiol* 1997;29(2):328–338.
48. Mathur A, Dorros G, Iyer SS, Vitek JJ, Yadav SS, Roubin GS. Palmaz stent compression in patients following carotid artery stenting. *Cathet Cardiovasc Diagn* 1997;41(2):137–140.
49. Dorros G. Complications associated with extracranial carotid artery interventions. *J Endovasc Surg* 1996;3(2):166–170.
50. Mendelsohn FO, Weissman NJ, Lederman RJ, et al. Acute hemodynamic changes during carotid artery stenting. *Am J Cardiol* 1998;82(9):1077–1081.
51. Piamsomboon C, Roubin GS, Liu MW, et al. Relationship between oversizing of self-expanding stents and late loss index in carotid stenting. *Cathet Cardiovasc Diagn* 1998;45(2):139–143.
52. Muller-Hulsbeck S, Schafer PJ, Charalambous N, Schaffner SR, Heller M, Jahnke T. Comparison of carotid stents: an in-vitro experiment focusing on stent design. *J Endovasc Ther* 2009;16(2):168–177.
53. Cremonesi A, Rubino P, Grattoni C, Scheinert D, Castriota F, Biamino G. Multicenter experience with a new "hybrid" carotid stent. *J Endovasc Ther* 2008;15(2):186–192.
54. Gray WA, Hopkins LN, Yadav S, et al. Protected carotid stenting in high-surgical-risk patients: the ARCHeR results. *J Vasc Surg* 2006;44(2):258–268.
55. Withlow P. *Registry study to evaluate the Neuroshield Bare-Wire Cerebral Protection System and X-Act Stent in patients at high risk for carotid endarterectomy (SECuRITY])*. Presented at Annual Transcatheter Therapeutics Scientific Sessions; Washington, DC; September 17, 2003.
56. Montorsi P, Caputi L, Galli S, et al. Microembolization during carotid artery stenting in patients with high-risk, lipid-rich plaque. A randomized trial of proximal versus distal cerebral protection. *J Am Coll Cardiol* 2011;58(16):1656–1663.
57. Casserly IP, Abou-Chebl A, Fathi RB, et al. Slow-flow phenomenon during carotid artery intervention with embolic protection devices: predictors and clinical outcome. *J Am Coll Cardiol* 2005;46(8):1466–1472.
58. Abou-Chebl A, Yadav JS, Reginelli JP, Bajzer C, Bhatt D, Krieger DW. Intracranial hemorrhage and hyperperfusion syndrome following carotid artery stenting: risk factors, prevention, and treatment. *J Am Coll Cardiol* 2004;43(9):1596–1601.
59. Lin PH, Zhou W, Kougias P, El Sayed HF, Barshes NR, Huynh TT. Factors associated with hypotension and bradycardia after carotid angioplasty and stenting. *J Vasc Surg* 2007;46(5):846–853; discussion 853–844.
60. Gupta R, Abou-Chebl A, Bajzer CT, Schumacher HC, Yadav JS. Rate, predictors, and consequences of hemodynamic depression after carotid artery stenting. *J Am Coll Cardiol* 2006;47(8):1538–1543.
61. Qureshi AI, Kirmani JF, Harris-Lane P, et al. Vertebral artery origin stent placement with distal protection: technical and clinical results. *AJNR Am J Neuroradiol* 2006;27(5):1140–1145.
62. Bachman DM, Kim RM. Transluminal dilatation for subclavian steal syndrome. *AJR Am J Roentgenol* 1980;135(5):995–996.
63. Phipp LH, Scott DJ, Kessel D, Robertson I. Subclavian stents and stent-grafts: cause for concern? *J Endovasc Surg* 1999;6(3):223–226.
64. Millaire A, Trinca M, Marache P, de Groote P, Jabinet JL, Ducloux G. Subclavian angioplasty: immediate and late results in 50 patients. *Cathet Cardiovasc Diagn* 1993;29(1):8–17.
65. Dorros G, Lewin RF, Jamnadas P, Mathiak LM. Peripheral transluminal angioplasty of the subclavian and innominate arteries utilizing the brachial approach: acute outcome and follow-up. *Cathet Cardiovasc Diagn* 1990;19(2):71–76.
66. Duber C, Klose KJ, Kopp H, Schmiedt W. Percutaneous transluminal angioplasty for occlusion of the subclavian artery: short- and long-term results. *Cardiovasc Intervent Radiol* 1992;15(4):205–210.
67. Kumar K, Dorros G, Bates MC, Palmer L, Mathiak L, Dufek C. Primary stent deployment in occlusive subclavian artery disease. *Cathet Cardiovasc Diagn* 1995;34(4):281–285.
68. Hadjipetrou P, Cox S, Piemonte T, Eisenhauer A. Percutaneous revascularization of atherosclerotic obstruction of aortic arch vessels. *J Am Coll Cardiol* 1999;33(5):1238–1245.
69. Cam A, Muhammad KI, Shishehbor MH, Bajzer CT, Kapadia SR. Technique and outcome of ostial common carotid artery stenting: a single centre experience. *EuroIntervention* 2012;7(10):1210–1215.
70. White CJ. Kiss my astral: one seriously flawed study of renal stenting after another. *Catheter Cardiovasc Interv* 2010;75(2):305–307.
71. White CJ. The need for randomized trials to prove the safety and efficacy of parachutes, bulletproof vests, and percutaneous renal intervention. *Mayo Clin Proc* 2011;86(7):603–605.
72. Dworkin LD, Cooper CJ. Clinical practice. Renal-artery stenosis. *N Engl J Med* 2009;361(20):1972–1978.
73. Kumbhani DJ, Bavry AA, Harvey JE, et al. Clinical outcomes after percutaneous revascularization versus medical management in patients with significant renal artery stenosis: a meta-analysis of randomized controlled trials. *Am Heart J* 2011;161(3):622–630 e621.
74. Cooper CJ, Murphy TP, Matsumoto A, et al. Stent revascularization for the prevention of cardiovascular and renal events among patients with renal artery stenosis and systolic hypertension: rationale and design of the CORAL trial. *Am Heart J* 2006;152(1):59–66.
75. Sarac TP. Influence and critique of the ASTRAL and CORAL Trials. *Semin Vasc Surg* 2011;24(3):162–166.
76. Gruntzig A, Kuhlmann U, Vetter W, Lutolf U, Meier B, Siegenthaler W. Treatment of renovascular hypertension with percutaneous transluminal dilatation of a renal-artery stenosis. *Lancet* 1978;1(8068):801–802.
77. Slovut DP, Olin JW. Fibromuscular dysplasia. *N Engl J Med* 2004;350(18):1862–1871.
78. Pannier-Moreau I, Grimbert P, Fiquet-Kempf B, et al. Possible familial origin of multifocal renal artery fibromuscular dysplasia. *J Hypertens* 1997;15(12 Pt 2):1797–1801.
79. Bofinger A, Hawley C, Fisher P, Daunt N, Stowasser M, Gordon R. Polymorphisms of the renin-angiotensin system in patients with multifocal renal arterial fibromuscular dysplasia. *J Hum Hypertens* 2001;15(3):185–190.
80. Kincaid OW, Davis GD, Hallermann FJ, Hunt JC. Fibromuscular dysplasia of the renal arteries. Arteriographic features, classification, and observations on natural history of the disease. *Am J Roentgenol Radium Ther Nucl Med* 1968;104(2):271–282.
81. Goncharenko V, Gerlock AJ Jr, Shaff MI, Hollifield JW. Progression of renal artery fibromuscular dysplasia in 42 patients as seen on angiography. *Radiology* 1981;139(1):45–51.
82. Gray BH, Olin JW, Childs MB, Sullivan TM, Bacharach JM. Clinical benefit of renal artery angioplasty with stenting for the control of recurrent and refractory congestive heart failure. *Vasc Med* 2002;7(4):275–279.
83. Safian RD, Textor SC. Renal-artery stenosis. *N Engl J Med* 2001;344(6):431–442.
84. Leesar MA, Varma J, Shapira A, et al. Prediction of hypertension improvement after stenting of renal artery stenosis: comparative accuracy of translesional pressure gradients, intravascular ultrasound, and angiography. *J Am Coll Cardiol* 2009;53(25):2363–2371.
85. Corriere MA, Crutchley TA, Edwards MS. Is embolic protection during renal artery intervention really necessary? *J Cardiovasc Surg (Torino)* 2007;48(4):443–453.
86. White CJ. Chronic mesenteric ischemia: diagnosis and management. *Prog Cardiovasc Dis* 2011;54(1):36–40.
87. Johnston KW, Lindsay TF, Walker PM, Kalman PG. Mesenteric arterial bypass grafts: early and late results and suggested surgical approach for chronic and acute mesenteric ischemia. *Surgery* 1995;118(1):1–7.
88. Harward TR, Brooks DL, Flynn TC, Seeger JM. Multiple organ dysfunction after mesenteric artery revascularization. *J Vasc Surg* 1993;18(3):459–467; discussion 467–459.
89. Oderich GS, Tallarita T, Gloviczki P, et al. Mesenteric artery complications during angioplasty and stent placement for atherosclerotic chronic mesenteric ischemia. *J Vasc Surg* 2012 Apr;55(4):1063–71.
90. Schoch DM, LeSar CJ, Joels CS, et al. Management of chronic mesenteric vascular insufficiency: an endovascular approach. *J Am Coll Surg* 2011;212(4):668–675; discussion 675–667.
91. Hirsch AT, Haskal ZJ, Hertzer NR, et al. ACC/AHA 2005 Practice Guidelines for the management of patients with peripheral arterial disease (lower extremity, renal, mesenteric, and abdominal aortic): a collaborative report from the American Association for Vascular Surgery/Society for Vascular Surgery, Society for Cardiovascular Angiography and Interventions, Society for Vascular Medicine and Biology, Society of Interventional Radiology, and the ACC/AHA Task Force on Practice Guidelines (Writing Committee to Develop Guidelines for the Management of Patients with Peripheral Arterial Disease): endorsed by the American Association of Cardiovascular and Pulmonary Rehabilitation; National Heart, Lung, and Blood Institute; Society for Vascular Nursing; TransAtlantic Inter-Society Consensus; and Vascu-

92. Hirsch AT, Hartman L, Town RJ, Virnig BA. National health care costs of peripheral arterial disease in the Medicare population. *Vasc Med* 2008;13(3):209–215.
93. Criqui MH, Langer RD, Fronek A, et al. Mortality over a period of 10 years in patients with peripheral arterial disease. *N Engl J Med* 1992;326(6):381–386.
94. McDermott MM, Liu K, Greenland P, et al. Functional decline in peripheral arterial disease: associations with the ankle brachial index and leg symptoms. *JAMA* 2004;292(4):453–461.
95. Leriche R. Des oblitérations artérielles hautes comme cause des insuffisances circulatoires des membres inférieurs. *Bull Mem Soc Chir* 1923:1404–1406.
96. Gruentzig A, Kumpe DA. Technique of percutaneous transluminal angioplasty with the Gruntzig balloon catheter. *AJR Am J Roentgenol* 1979;132(4):547–552.
97. Cacoub P, Godeau P. Risk factors for atherosclerotic aortoiliac occlusive disease. *Ann Vasc Surg* 1993;7(4):394–405.
98. Ruggiero NJ 2nd, Jaff MR. The current management of aortic, common iliac, and external iliac artery disease: basic data underlying clinical decision making. *Ann Vasc Surg* 2011;25(7):990–1003.
99. Brewster DC. Current controversies in the management of aortoiliac occlusive disease. *J Vasc Surg* 1997;25(2):365–379.
100. Sullivan TM, Childs MB, Bacharach JM, Gray BH, Piedmonte MR. Percutaneous transluminal angioplasty and primary stenting of the iliac arteries in 288 patients. *J Vasc Surg* 1997;25(5):829–838; discussion 838–829.
101. Tetteroo E, van der Graaf Y, Bosch JL, et al. Randomised comparison of primary stent placement versus primary angioplasty followed by selective stent placement in patients with iliac-artery occlusive disease. Dutch Iliac Stent Trial Study Group. *Lancet* 1998;351(9110):1153–1159.
102. Bosch JL, Hunink MG. Meta-analysis of the results of percutaneous transluminal angioplasty and stent placement for aortoiliac occlusive disease. *Radiology* 1997;204(1):87–96.
103. Yacyshyn VJ, Thatipelli MR, Lennon RJ, et al. Predictors of failure of endovascular therapy for peripheral arterial disease. *Angiology* 2006;57(4):403–417.
104. Palmaz JC, Garcia OJ, Schatz RA, et al. Placement of balloon-expandable intraluminal stents in iliac arteries: first 171 procedures. *Radiology* 1990;174(3 Pt 2):969–975.
105. Martin EC, Katzen BT, Benenati JF, et al. Multicenter trial of the wallstent in the iliac and femoral arteries. *J Vasc Interv Radiol* 1995;6(6):843–849.
106. Dormandy JA, Rutherford RB. Management of peripheral arterial disease (PAD). TASC Working Group. TransAtlantic Inter-Society Consensus (TASC). *J Vasc Surg* 2000;31(1 Pt 2):S1–S296.
107. Mwipatayi BP, Thomas S, Wong J, et al. A comparison of covered vs bare expandable stents for the treatment of aortoiliac occlusive disease. *J Vasc Surg* 2011;54(6):1561–1570.
108. Isner JM, Rosenfield K, Losordo DW, et al. Percutaneous intravascular US as adjunct to catheter-based interventions: preliminary experience in patients with peripheral vascular disease. *Radiology* 1990;175(1):61–70.
109. Rosenfield K, Kaufman J, Pieczek AM, et al. Human coronary and peripheral arteries: on-line three-dimensional reconstruction from two-dimensional intravascular US scans. Work in progress. *Radiology* 1992;184(3):823–832.
110. Jongkind V, Akkersdijk GJ, Yeung KK, Wisselink W. A systematic review of endovascular treatment of extensive aortoiliac occlusive disease. *J Vasc Surg* 2010;52(5):1376–1383.
111. Leville CD, Kashyap VS, Clair DG, et al. Endovascular management of iliac artery occlusions: extending treatment to TransAtlantic Inter-Society Consensus class C and D patients. *J Vasc Surg* 2006;43(1):32–39.
112. Bonvini RF, Rastan A, Sixt S, et al. Endovascular treatment of common femoral artery disease: medium-term outcomes of 360 consecutive procedures. *J Am Coll Cardiol* 2011;58(8):792–798.
113. Derksen WJ, Verhoeven BA, van de Mortel RH, Moll FL, de Vries JP. Risk factors for surgical-site infection following common femoral artery endarterectomy. *Vasc Endovascular Surg* 2009;43(1):69–75.
114. Mukherjee D, Inahara T. Endarterectomy as the procedure of choice for atherosclerotic occlusive lesions of the common femoral artery. *Am J Surg* 1989;157(5):498–500.
115. Zeebregts CJ, Tielliu IF. Comments regarding "Endovascular treatment of profunda femoris artery obstructive disease: nonsense or useful tool in selected cases?" *Eur J Vasc Endovasc Surg* 2010;39(3):314–315.
116. Kim SJ, Kim W, Kim JB, Hong MJ, Kang WY, Hwang SH. Determinants of procedural success and patency following subintimal angioplasty in patients with TASC C and D femoropopliteal arterial disease. *Circ J* 2010;74(9):1959–1964.
117. Scheinert D, Scheinert S, Sax J, et al. Prevalence and clinical impact of stent fractures after femoropopliteal stenting. *J Am Coll Cardiol* 2005;45(2):312–315.
118. Murray JG, Apthorp LA, Wilkins RA. Long-segment (> or = 10 cm) femoropopliteal angioplasty: improved technical success and long-term patency. *Radiology* 1995;195(1):158–162.
119. Gallino A, Mahler F, Probst P, Nachbur B. Percutaneous transluminal angioplasty of the arteries of the lower limbs: a 5 year follow-up. *Circulation* 1984;70(4):619–623.
120. Krepel VM, van Andel GJ, van Erp WF, Breslau PJ. Percutaneous transluminal angioplasty of the femoropopliteal artery: initial and long-term results. *Radiology* 1985;156(2):325–328.
121. Capek P, McLean GK, Berkowitz HD. Femoropopliteal angioplasty. Factors influencing long-term success. *Circulation* 1991;83(2 Suppl):I70–I80.
122. Jeans WD, Armstrong S, Cole SE, Horrocks M, Baird RN. Fate of patients undergoing transluminal angioplasty for lower-limb ischemia. *Radiology* 1990;177(2):559–564.
123. Johnston KW. Femoral and popliteal arteries: reanalysis of results of balloon angioplasty. *Radiology* 1992;183(3):767–771.
124. Matsi PJ, Manninen HI, Vanninen RL, et al. Femoropopliteal angioplasty in patients with claudication: primary and secondary patency in 140 limbs with 1–3-year follow-up. *Radiology* 1994;191(3):727–733.
125. Hunink MG, Wong JB, Donaldson MC, Meyerovitz MF, de Vries J, Harrington DP. Revascularization for femoropopliteal disease. A decision and cost-effectiveness analysis. *JAMA* 1995;274(2):165–171.
126. Ansel GM, Botti CF, Silver Barry SGMJ, George BS. Why endovascular therapy should be utilized before surgical bypass for femoropopliteal occlusive disease. *J Invasive Cardiol* 2001;13(8):608–610.
127. Bosiers M, Deloose K, Verbist J, Peeters P. Present and future of endovascular SFA treatment: stents, stent-grafts, drug coated balloons and drug coated stents. *J Cardiovasc Surg (Torino)* 2008;49(2):159–165.
128. Gray BH, Olin JW. Limitations of percutaneous transluminal angioplasty with stenting for femoropopliteal arterial occlusive disease. *Semin Vasc Surg* 1997;10(1):8–16.
129. Jahnke T, Andresen R, Muller-Hulsbeck S, et al. Hemobahn stent-grafts for treatment of femoropopliteal arterial obstructions: midterm results of a prospective trial. *J Vasc Interv Radiol* 2003;14(1):41–51.
130. Duda SH, Bosiers M, Lammer J, et al. Sirolimus-eluting versus bare nitinol stent for obstructive superficial femoral artery disease: the SIROCCO II trial. *J Vasc Interv Radiol* 2005;16(3):331–338.
131. Dake MD, Ansel GM, Jaff MR, et al. Paclitaxel-eluting stents show superiority to balloon angioplasty and bare metal stents in femoropopliteal disease: twelve-month Zilver PTX randomized study results. *Circ: Cardiovasc Interv* 2011;4(5):495–504.
132. Dake MD, Scheinert D, Tepe G, et al. Nitinol stents with polymer-free paclitaxel coating for lesions in the superficial femoral and popliteal arteries above the knee: twelve-month safety and effectiveness results from the Zilver PTX single-arm clinical study. *J Endovasc Ther* 2011;18(5):613–623.
133. Schmidt A, Piorkowski M, Werner M, et al. First experience with drug-eluting balloons in infrapopliteal arteries: restenosis rate and clinical outcome. *J Am Coll Cardiol* 2011;58(11):1105–1109.
134. Tepe G, Zeller T, Albrecht T, et al. Local delivery of paclitaxel to inhibit restenosis during angioplasty of the leg. *N Engl J Med* 2008;358(7):689–699.
135. Scheinert D, Grummt L, Piorkowski M, et al. A novel self-expanding interwoven nitinol stent for complex femoropopliteal lesions: 24-month results of the SUPERA SFA registry. *J Endovasc Ther* 2011;18(6):745–752.
136. Laird JR, Zeller T, Gray BH, et al. Limb salvage following laser-assisted angioplasty for critical limb ischemia: results of the LACI multicenter trial. *J Endovasc Ther* 2006;13(1):1–11.
137. Isner JM, Pieczek A, Schainfeld R, et al. Clinical evidence of angiogenesis after arterial gene transfer of phVEGF165 in patient with ischaemic limb. *Lancet* 1996;348(9024):370–374.
138. Isner JM, Asahara T. Angiogenesis and vasculogenesis as therapeutic strategies for postnatal neovascularization. *J Clin Invest* 1999;103(9):1231–1236.
139. Isner JM, Walsh K, Rosenfield K, et al. Arterial gene therapy for restenosis. *Hum Gene Ther* 20 1996;7(8):989–1011.
140. Husmann M, Federer J, Keo HH, et al. Bailout revascularization of

chronic femoral artery occlusions with the new outback catheter following failed conventional endovascular intervention. *J Endovasc Ther* 2009;16(2):206–212.
141. Dotter CT, Judkins MP. Transluminal treatment of arteriosclerotic obstruction. Description of a new technic and a preliminary report of its application. *Circulation* 1964;30:654–670.
142. Graziani L, Silvestro A, Bertone V, et al. Vascular involvement in diabetic subjects with ischemic foot ulcer: a new morphologic categorization of disease severity. *Eur J Vasc Endovasc Surg* 2007;33(4):453–460.
143. Gray BH, Grant AA, Kalbaugh CA, et al. The impact of isolated tibial disease on outcomes in the critical limb ischemic population. *Ann Vasc Surg* 2010;24(3):349–359.
144. Dorros G, Jaff MR, Murphy KJ, Mathiak L. The acute outcome of tibioperoneal vessel angioplasty in 417 cases with claudication and critical limb ischemia. *Cathet Cardiovasc Diagn* 1998;45(3):251–256.
145. Iida O, Nanto S, Uematsu M, et al. Importance of the angiosome concept for endovascular therapy in patients with critical limb ischemia. *Catheter Cardiovasc Interv* 2010;75(6):830–836.
146. Iida O, Soga Y, Hirano K, et al. Long-term results of direct and indirect endovascular revascularization based on the angiosome concept in patients with critical limb ischemia presenting with isolated below-the-knee lesions. *J Vasc Surg* 2012;55(2):363–370, e365.
147. Isner JM, Pieczek A, Rosenfield K. Images in cardiovascular medicine. Untreated gangrene in patients with peripheral artery disease. *Circulation* 1994;89(1):482–483.
148. Adam DJ, Beard JD, Cleveland T, et al. Bypass versus angioplasty in severe ischaemia of the leg (BASIL): multicentre, randomised controlled trial. *Lancet* 2005;366(9501):1925–1934.
149. Isner JM, Rosenfield K. Redefining the treatment of peripheral artery disease. Role of percutaneous revascularization. *Circulation* 1993;88(4 Pt 1):1534–1557.
150. Henry M, Amor M, Ethevenot G, Henry I, Allaoui M. Percutaneous peripheral atherectomy using the rotablator: a single-center experience. *J Endovasc Surg* 1995;2(1):51–66.
151. Bosiers M, Deloose K, Callaert J, Keirse K, Verbist J, Peeters P. Drug-eluting stents below the knee. *J Cardiovasc Surg (Torino)* 2011;52(2):231–234.
152. Feiring AJ, Krahn M, Nelson L, Wesolowski A, Eastwood D, Szabo A. Preventing leg amputations in critical limb ischemia with below-the-knee drug-eluting stents: the PaRADISE (PReventing Amputations using Drug eluting StEnts) trial. *J Am Coll Cardiol* 2010;55(15):1580–1589.
153. Rosales OR, Mathewkutty S, Gnaim C. Drug eluting stents for below the knee lesions in patients with critical limb ischemia: long-term follow-up. *Catheter Cardiovasc Interv* 2008;72(1):112–115.
154. Donker JM, Ho GH, Te Slaa A, et al. Midterm results of autologous saphenous vein and ePTFE pre-cuffed bypass surgery in peripheral arterial occlusive disease. *Vasc Endovascular Surg* 2011;45(7):598–603.
155. Conte MS. Challenges of distal bypass surgery in patients with diabetes: patient selection, techniques, and outcomes. *J Vasc Surg* 2010;52(3 Suppl):96S-103S.
156. Results of a prospective randomized trial evaluating surgery versus thrombolysis for ischemia of the lower extremity. The STILE trial. *Ann Surg* 1994;220(3):251–266; discussion 266–258.
157. Ouriel K, Shortell CK, DeWeese JA, et al. A comparison of thrombolytic therapy with operative revascularization in the initial treatment of acute peripheral arterial ischemia. *J Vasc Surg* 1994;19(6):1021–1030.
158. Wholey M. The role of embolic protection in peripheral arterial atherectomy. *Tech Vasc Interv Radiol* 2011;14(2):65–74.
159. White RH. The epidemiology of venous thromboembolism. *Circulation* 2003;107(23 suppl 1):14–18.
160. Lindblad B, Eriksson A, Bergqvist D. Autopsy-verified pulmonary embolism in a surgical department: analysis of the period from 1951 to 1988. *Br J Surg* 1991;78(7):849–852.
161. Kahn SR, Ginsberg JS. Relationship between deep venous thrombosis and the postthrombotic syndrome. *Arch Intern Med* 2004;164(1):17–26.
162. Joffe HV, Goldhaber SZ. Upper-extremity deep vein thrombosis. *Circulation* 2002;106(14):1874–1880.
163. Protack CD, Bakken AM, Patel N, Saad WE, Waldman DL, Davies MG. Long-term outcomes of catheter directed thrombolysis for lower extremity deep venous thrombosis without prophylactic inferior vena cava filter placement. *J Vasc Surg* 2007;45(5):992–997; discussion 997.
164. Blum A, Roche E. Endovascular management of acute deep vein thrombosis. *Am J Med* 2005;118(suppl 8A):31S–36S.
165. Creager MA, Goldstone J, Hirshfeld JW Jr, et al. ACC/ACP/SCAI/SVMB/SVS clinical competence statement on vascular medicine and catheter-based peripheral vascular interventions: a report of the American College of Cardiology/American Heart Association/American College of Physician Task Force on Clinical Competence (ACC/ACP/SCAI/SVMB/SVS Writing Committee to develop a clinical competence statement on peripheral vascular disease). *J Am Coll Cardiol* 2004;44(4):941–957.
166. Rosenfield K, Babb JD, Cates CU, et al. Clinical competence statement on carotid stenting: training and credentialing for carotid stenting--multispecialty consensus recommendations: a report of the SCAI/SVMB/SVS Writing Committee to develop a clinical competence statement on carotid interventions. *J Am Coll Cardiol* 2005;45(1):165–174.

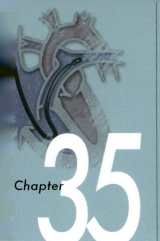

Chapter 35

【第35章】Section Ⅶ *Interventional Techniques*

小児，成人先天性心疾患のインターベンション

Intervention for Pediatric and Adult Congenital Heart Disease

Robert J. Sommer

　先天性心疾患のカテーテルに基づく治療は，インターベンション心臓病専門医の伝統的領域であった．しかし，ここ40年にわたる小児心臓医療と心臓手術の成功は，結果として，成人の循環器専門医では管理できる者がほとんどいないような修復後先天性心病変を持つ成人の数を増やしてきた．同時に，たとえば卵円孔（PFO）のような臨床的に重要な病変が認識されたり，その治療のための新しいデバイスや手技が導入されたりして，構造的，先天的心臓疾患は，成人心臓病学においてますます重要な問題になってきた．しかしながら，成人インターベンション心臓病専門医の多くは，これらの先天性病変の評価や治療の修練経験がほとんどなく，一方で小児インターベンション心臓病専門医は，一般によく合併する「成人」の心臓病の問題（たとえば妊娠，高血圧，肥満，冠動脈病変など）や，同様の病変の小児における症状やインターベンションの適応の成人との違いに対して，ほとんど修練されていない．この溝を橋渡しするのを手助けするために，本章では，小児や成人に適応できるようにすることが要求される手技上の変更点に特に言及しながら，小児，成人双方に当てはまる先天性心疾患に対する一連のインターベンションに焦点を当てることにする．これらの病変の生理的，血行動態的結果に対する知識は，少なくとも各手技の各段階を知るのと同じくらい重要なので，基礎となる病態生理の短い要約も各項に含めてある．

1 先天性心疾患カテーテル室

　先天性心疾患患者に施行されるカテーテルの検査室は，ほとんどの冠動脈病変を治療するカテーテル室とは異なる．多くの先天性心疾患に対する手技は二方向投影のあるカテーテル室で行われるのが最良である．というのは，中隔欠損や外科的に構築された複雑な経路を見つけるには三次元のイメージが必要で，所要時間も通常は冠動脈疾患の場合より長く，さらに先天性心疾患に必要とされる道具類の範囲も極めて異なっているからである．いつ何時，ある種のカテーテルやデバイスが必要となるかに関して不確定であるのみならず，先天性心病変や患者の大きさには大きな幅があるので，非常にたくさんのものの在庫を確保しておかなければならない．したがって，カテーテル室管理者は，必要なときに重要なカテーテルやワイヤがないといったリスクを負うよりも未使用使用期限切れの器材を持つ可能性があることを好んで良しとしなければならない．

　初期の頃の先天性心疾患カテーテル検査に比べて，純粋な診断カテーテルが行われることは現在では少なくなってきた．超音波（小児では経胸壁，成人では経食道）や，いまではMRIが，解剖の確実な描出や，単純，複雑双方の生理（短絡，弁機能不全，循環経路内の狭窄）の評価を可能にする強力な非侵襲的画像診断手段となっている．その代わり，心臓カテーテル治

療は，以前は手術室に限られていた単純な先天性心疾患に対する根治術や姑息術に対して，より好まれる低侵襲で施行される方法となってきた．

2 先天性心疾患閉塞性病変

A 右室流出路の閉塞性病変

肺血流の阻害は先天性心疾患と関連した異常では最も一般的でかつ重要なものであり，したがって，先天性心疾患のインターベンションは頻繁にこの問題解決に関与する．先天性右室（RV）流出路狭窄は，弁下（筋性狭窄），弁，弁上，あるいは末梢肺動脈レベルで起こり得る．狭窄のレベルは通常超音波によって決定することができるが，各々の病変は，独特な血行動態様式や造影所見を持ち合わせる（後述を参照）．しかしながら，それらは一般に，RV心筋後負荷上昇を伴い，RV肥大や，相応する右房（RA）充満圧の上昇を伴った，受け皿心室（receiving chamber）としての拡張期コンプライアンス低下をもたらす．この病変に関連した臨床症状は狭窄の程度と患者の年齢によって異なる．

[1] 肺動脈弁下狭窄

肺動脈弁下狭窄は性質上，通常は筋性で，一般的にはカテーテルインターベンションで対処できるものではない（図35-1A）．残存または繰り返す漏斗部狭窄は，Fallot四徴症の術後患者に最もよく認められる．RV二腔症（DCRV）も漏斗部筋肉の肥大を特徴とし，収縮期にRVの自由壁に近接させ，肺動脈弁下の流出路を狭める．小児では，この病変は小さな膜様部心室中隔欠損（VSD）や膜様部大動脈弁下狭窄と関連していることがある．時間が経つにつれ，漏斗部狭窄が進行するとともに，膜様部VSDが自然閉鎖することがあり，この場合，DCRVは単独の弁下狭窄として成人において認められることがある．肺動脈弁輪低形成も有意なRV流出路狭窄の場合に存在することがあり，外科的に治療した先天性心疾患の残余として認められることもある．この病変は，バルーン拡大に抵抗性の低形成弁輪線維輪のために，一般的にはカテーテルインターベンションで治療できるものではない．

[2] 肺動脈弁上狭窄

術後の瘢痕が主肺動脈の狭小化をもたらしている場合（たとえば，新生児完全大血管転位における大動脈の再建術後やFallot四徴症の術後）を除いて，弁上狭窄はsinotubular junction（Valsalva洞-大動脈管接合部）にあり先天性である．sinotubular junctionの弁上狭窄は心臓超音波的には弁性狭窄と混同され得る．なぜなら，ちょうど弁性肺動脈狭窄にみられるように，正常の弁尖の前方への動きが，筋性組織の遠位端によって制限され（図35-1B），ドーム状になり，Dopplerにて弁尖での乱流を認めるからである．弁上狭窄に対するバルーン拡大は，主肺動脈血管壁の筋性・弾性的性質のため多くの場合は不成功に終わる．狭窄解除のために，弁上狭窄部にステント留置がなされてきたが，肺動脈弁を開放し，しばしば重度の逆流をもたらし，中等度の肺動脈狭窄と引き換えには代償が大きいといえよう．

[3] 弁性肺動脈狭窄

弁性肺動脈狭窄はよくみられる先天性心疾患である．先天性心疾患大動脈狭窄と同様に，弁が完全に分かれるのを妨げる交連部癒合によってもたらされる（図35-1C）．結果としてRV後負荷上昇をもたらす弁輪・弁口面積の減少が起こる．

小児の単純な弁性肺動脈狭窄の自然予後を調べた結果では，圧較差＞50 mmHgはRV心筋機能不全，心室不整脈，突然死など長期予後が不良であることを示している[1-3]．一方，圧較差＜30 mmHgでは症状がなく，生活様式，寿命に変化を及ぼさない．1980年代に，治療が手術からカテーテルインターベンションに移行するにつれ，インターベンションの適応基準がいくらか変わってきた．現在では，最大圧較差＞40 mmHgのいかなる患者でもバルーン弁形成を考えるべきである．

a）新生児危急的肺動脈狭窄（critical PS）

新生児におけるcritical PSや弁性肺動脈閉鎖

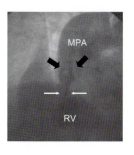
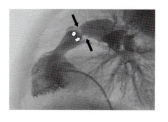

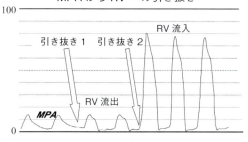
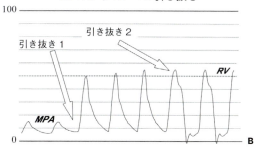

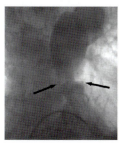

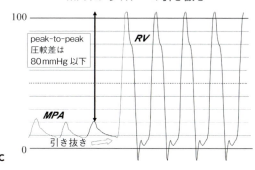

[図 35-1]

(A)（上段）肺動脈弁下狭窄（肺動脈狭窄）．弁尖レベルの下（黒矢印）のRV流出路の動的な筋性狭窄（白矢印）．（下段）収縮期圧は変わらず（引き抜き1），拡張期圧が低下し，心室内へカテーテルが入ってきていることを示す．カテーテルをさらに引き抜くと（引き抜き2），拡張期圧に変化なく，収縮期の大きな圧較差を生じ，漏斗部狭窄に合致する．

(B)（上段）肺動脈弁上狭窄．Sinotubular junction（黒矢印）の弁上筋性梁に接する肥厚した肺動脈弁尖（白矢印）が弁の完全開放を妨げている．（下段）引き抜きで収縮期血圧の急上昇があるが，拡張期圧には変化はなく，カテーテルがまだ肺動脈内で弁の遠位にあることを示す．2番目の引き抜き（引き抜き2）では心室内でもさらなる収縮期血圧の変化が認められない．

(C)（上段）弁性肺動脈狭窄．ドーム状弁尖（黒矢印）が癒合し，完全に開放しない．弁輪を通る造影剤のジェットがよく描出されている．（下段）大きな収縮期圧較差が拡張期血圧が低下する場所と時を同じくして生じており，動脈から心室へ弁を通過していることを示している．

MPA：主肺動脈，RV：右室

はチアノーゼを呈する．酸素飽和度の低いRAへの還流血は，非常に肥大，または時に狭小化したRV腔に入るか，胎児期のように，開存したPFOを通って右から左に流れる．この短絡は左心への肺静脈還流血に酸素飽和度の低い血液を加えることとなりチアノーゼをもたらす．心房間短絡量が非常に多い場合，患者は肺血流を確保するために動脈管開存（PDA）に依存することもある．PDAが閉鎖し始めると（12～48時間），患者は進行性に低酸素状態になるので，適切なインターベンションが施行されるまで動脈管を再び開存させ，それを維持するプロスタグランジンE_1（PGE_1）が必要となる．

新生児へのバルーンインターベンション（後述を参照）がうまくいった後もなお，肥大したRVは拡張期の前方への血流を阻害し，体静脈血がPFOを通って左房（LA）に流れ込む状況を作り，持続する体血流の酸素飽和度低下をもたらす．しかしながら，乳児が酸素飽和度＞70％を維持しアシドーシスを呈していないかぎり，PGE_1は中止できる．RV後負荷排除の後，数週から数ヵ月の経過でRV心筋は薄くなり，右‐左短絡が減少し，酸素飽和度が正常化するようにコンプライアンスが増す．RV充満は容易になり，右‐左短絡が減り，患者の酸素飽和度は正常化する．まれに，引き続く硬いRVは，しばしばRVと三尖弁の低形成を伴って，有意な残存肺動脈狭窄がない状態でも酸素飽和度の低下をもたらすことがあり，右‐左短絡をなくすためにPFOと心房中隔欠損（ASD）の閉鎖を必要とする．

b）小児の肺動脈狭窄

ほとんどの小児において，肺動脈狭窄は無症候性の心雑音を呈する．圧較差は心エコーにて非侵襲的に経過が追える．超音波による最大瞬時圧較差は，カテーテル検査で測定される最大圧較差と比べて，通常過大評価となることを認識しておくことは（図35-2），インターベンションのタイミングを考えるうえで重要である．年齢の小さい小児においては，重度の狭窄は驚くべきことにほとんど症状を呈さないで，最大運動時に右‐左短絡を生じるPFOの開存

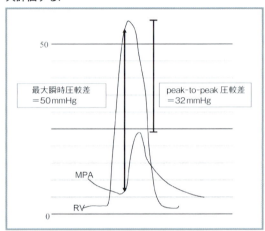

[図35-2] 肺動脈狭窄の患者の右室（RV）と主肺動脈（MPA）の同時圧波形

右の縦線はカテーテル室で測定されたpeak-to-peak圧較差を示す．左の縦線は最大瞬時圧較差を示し，これはDopplerエコーで測定される最大圧較差にあたる．一般に，エコーはカテーテル測定より狭窄の程度を過大評価する．

を維持していることが多い（運動誘発チアノーゼ）．安静時にチアノーゼを呈する患者においては，心拍出量のごく一部しか弁を通過しないので，超音波やカテーテルで測定された圧較差は狭窄の程度を正確に反映しないことを認識しておくことは重要である．

c）青年期・成人の患者

弁性肺動脈狭窄が，青年期や成人で初発として見つかることはまれである．荒い収縮期雑音があるので必然的にこうした患者は小児期に見つかりやすい．しかしながら，小児期に症状がないもの，軽い狭窄（圧較差）を呈するものは早期の介入を遅らせるかもしれない．中程度の狭窄は何年も無症状に経過するが，時に老人の運動能低下，息切れ，疲労で発症することがある．右心不全の古典的徴候（末梢浮腫，頸静脈怒張，腹水）はほとんど死亡前の状態になるまでまれである．しかし過剰なRV後負荷上昇はRV収縮能を抑制し，それにより運動時の左室（LV）前負荷と拍出量を減じる．したがって，同じくらいの圧較差の弁性肺動脈狭窄の患者では，小児より成人のほうがより症状がみられる

が，非常に強い圧較差（100 mmHg 以上）がありながら，症状のほとんどない 80～90 歳代の患者を見かけることも事実である．

成人の弁性肺動脈狭窄はカルチノイド心疾患の一部として後天的に発症するものもある[4]．この場合の弁は厚く密になり，新生児の異形成弁に酷似する．新生児異形成弁では，流れに対する抵抗は弁尖癒合に関係するよりは，むしろ厚い弁尖を押し開くのに必要とされる力と関係している．こうした厚い弁はバルーン弁拡大術に反応しづらい．

Ⓑ 有意な逆流を伴った肺動脈弁狭窄

外科的に作られた RV-肺動脈導管内の弁狭窄が有意な逆流を伴っている場合，RV に対しては圧と容積双方の負荷となる．この状況においては，狭窄の解除のみでは最も重い血行動態の異常，すなわち逆流を改善することにはならず，実際それを悪化させるかもしれない．これまでは，外科的な弁置換が唯一可能な別法であった．

しかしながら，ここ 10 年，ヨーロッパにおける Bonhoeffer のグループの仕事に始まる[5,6]，経カテーテル的肺動脈弁移植の開発とその後の臨床応用は，このような患者の管理を変えたのみならず，外科手術のパラダイム変化をもたらしたといえよう．導管内，あるいは組織弁のリング内への肺動脈弁留置が可能となり，外科医は機械弁の使用を避けるようになり，複雑な流出路形成術も行わなくなってきた．いまや導管交換は最終手術という認識の下に行われるようになった．

肺動脈閉鎖，Fallot 四徴症，両大血管 RV 起始，いくつかの大動脈弁奇形のようなたくさんの先天性複雑心奇形は，既存の肺動脈弁の修復や置換を必要とするので，遠隔期の弁置換の必要性は大きくなってきた．これは，肺動脈弁逆流が長期に及ぼす悪影響の観点からも非常にうなずける話である．Melody 弁（Medtronic 社）は米国で認可され，Edwards Sapien 弁は大動脈弁として認可され[7]，臨床試験中である．今日では，弁付き導管や人工弁の入った Fallot 四徴症の患者と，肺動脈弁が大動脈弁に使われ，弁付き導管が RV から肺への通路になっている Ross 手術後の患者が，これらの新しい弁を用いることのできる 2 つの代表的疾患である．

このインターベンションが適切かどうかは，注意深い冠動脈解剖の評価が極めて重要である．導管が心臓の前面に置かれるときに冠動脈の側枝がその下に位置する可能性や，ステント内弁や導管の拡大により圧迫される可能性がある．弁が留置される部位の評価と，前処理はその弁が長く機能するために極めて重要である．導管は，胸骨の真下に位置するので，ダイナミックな導管の圧迫をしばし認め，ステント破損の原因となる（図 35-3，35-4）．新しい弁の留置位置への prestenting は移植弁の長期生存を向上し，初期の報告では 23% も発生していたステント破損[8,9]を減らすのに役立ってきた．

Ⓒ 末梢肺動脈狭窄

末梢肺動脈の狭窄や低形成は，後天性の場合（たとえば先行手術部位，外部からの圧迫など）も先天性の場合（すなわち Fallot 四徴症）もあり得る．たくさんの全身疾患（Williams 症候群，先天性風疹，Alagille 症候群など）と関連した末梢肺動脈の狭窄や低形成もある．末梢肺動脈狭窄は典型的には小児期に対処しなければならない血行動態上の負荷をもたらすが，成人期においても先天性心疾患の術後残存病変やまれには孤立性の病変[10]として認められることもある．単一の狭窄，多発性の狭窄，そして広範囲の血管低形成とさまざまな解剖の異常が存在する．他の右心系の狭窄病変と比べて，末梢肺動脈狭窄は RV の後負荷を増大させるのみならず，肺血管の並列循環に基づき，限局もしくは全体の肺血流低下や反対側の肺血流過多といった血流分布異常ももたらす．血管形成術の適応は，RV 収縮期圧上昇，対側の高血圧，狭窄部以下の極端な低灌流，有症状である．小児では，遠位肺動脈の成長は血流依存性である．小児での部分的血流低下は肺動脈の成長を阻害し，それ自体インターベンションの適応であ

[図35-3]
肺動脈閉鎖を伴うFallot四徴症のこの患者では，導管が近位部左冠動脈から起始した大きな前方の右冠動脈枝を乗り越えている．選択的冠動脈造影と同時に膨らませた導管内の血管形成術用バルーン（B）が，このRV側枝の閉塞を示している．右前斜位（RAO）からの血管造影（A）では，異常冠動脈（矢印）の早期閉塞が遠位部の残存造影剤とともに示されている．（B）その後のバルーン解除に伴う血流再開（矢印）を示す．（C, D）その後の側面造影での，高圧でのバルーン拡大による冠動脈枝の完全閉塞を示す．C図の矢印は近位部閉塞冠動脈の残存部を示し，D図の複数矢印はバルーン拡大が解除されたのちにそれらが血流で満たされていることを示す．

(McElhinney DB et al : Short- and medium-term outcomes after transcatheter pulmonary valve placement in the expanded multicenter US melody valve trial. Circulation 122：507-516, 2010)

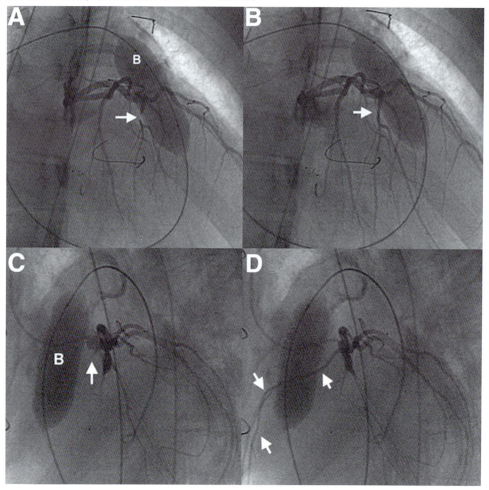

る．定量的肺血流シンチグラフィや近年のMRI/MRAは，これらの患者の評価に有用である．各肺葉への血流が定量化でき，狭窄病変の相対的重症度に関する情報が得られる．これにより，カテーテル室に入る前に治療の方向性を決定し，時に致命的となり得る不必要なカテーテルやワイヤの操作を避けることができる．

[1] 経皮的バルーン肺動脈弁拡大術

小児における経皮的バルーン肺動脈弁拡大術は，1979年にSembらによって初めて報告された[11]．しかしながら，Kanら[12]によって1982年に報告されたバルーンを固定して行う方法が，広く普及した方法としては初めてのものである．その結果，この方法の安全性と有効性が

[図 35-4]
(**A**) 留置前の導管狭窄と肺動脈弁閉鎖不全（PR），および（**B**）経カテーテル肺動脈弁（TPV）留置後の狭窄解除と良好な弁機能を示した血管造影．肺動脈閉鎖を伴う Fallot 四徴症のこの患者では，留置前エコー評価で主に PR が示されており，重症 PR と右室流出路（RVOT）圧較差 18 mmHg が示されていたが，カテーテルでの直接の圧測定では 60 mmHg の圧較差が認められていた．2 年の経過観察で，ステント破損や PR はなく，RVOT 圧較差は 11 mmHg であった．

(**C**) 留置前の Doppler エコーでの平均圧較差と PR の程度を，主な留置適応病変に基づいて示している〔RVOT 狭窄（赤丸），PR（青三角），PR と RVOT 狭窄（中抜き青丸）〕．すべての NYHA クラスが表記されている．したがって，中程度（Mild）の PR と RVOT 狭窄＞40 mmHg は複合適応のカテゴリー（NYHA II 度かそれ以上）のものもあれば，RVOT 狭窄の適応カテゴリー（NYHA II 度）のものもある．

(McElhinney DB et al：Short- and medium-term outcomes after transcatheter pulmonary valve placement in the expanded multicenter US melody valve trial. Circulation 122：507-516, 2010)

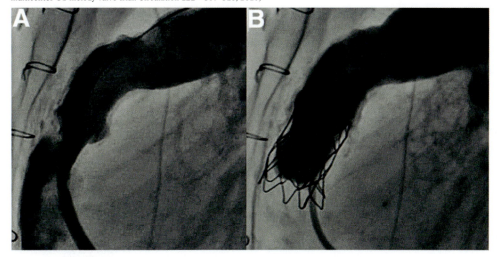

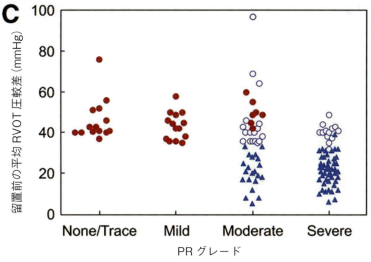

示され[13-16]，孤立性の肺動脈弁狭窄症の小児，成人にとっての治療法の選択肢として確立した．

a) 小児でのテクニック

超音波による術前評価は手技成功の鍵である．超音波は弁形態のみならず狭窄の程度を明らかにし，肺動脈弁輪径の非常に正確な評価を可能にし，さらに他の合併奇形の除外にも役立つ．工学技術と素材面での進歩に伴い，現在では3Fという小さいサイズの拡大用カテーテルも使用可能で，2 kg以下の未熟児患者においても経皮的バルーン肺動脈弁拡大術を施行することができるようになった．

経静脈的鎮静の後に，大腿静脈から穿刺し，バルーン付き造影用あるいは先端孔カテーテルを用いて右心カテーテルを行う．関連病変のない状況において，肺動脈酸素飽和度は心拍出量の推定に用いられる（Fick法）．ほとんどの症例において，動脈穿刺に伴う合併症のリスクは10 kg以下の小児の弁拡大術のリスクよりもおそらくはるかに大きいので，大腿動脈の穿刺は必要ではない．50〜100単位/kgのヘパリン静脈投与の後，右心カテーテルを肺動脈弁を通過して末梢肺動脈まで進め，引き抜き圧測定を行う（図35-1C）．肺動脈流出路をまたいだpeak-to-peak圧較差が測定される．その後，側面と頭側に傾けた前後（AP）方向RV造影を施行し，肺動脈弁の位置を確認し，ヒンジ部レベルの流出路径を測定することによって超音波所見に基づく弁輪径を確証する．小児のバルーン肺動脈弁拡大術では弁輪径より大きなサイズのバルーンで良好な結果が得られることが示されているので，弁輪径の1.2〜1.4倍のバルーンを選択する．弁輪径が20 mmを超える大きな小児では，若干方法を変える必要がある（後述の「青年期・成人でのテクニック」の項を参照）．ほとんどの小児においては2〜3 cmのバルーン長が適当で，RV流出路や三尖弁の損傷といった可能性のある合併症を回避できる．

バルーン付き先端孔カテーテル（角度のついたトルクのかかるカテーテルでもよい）を右か左の末梢肺動脈に進めて，腰のあるExchangeワイヤを末梢肺動脈に留置する．シースとカテーテルを抜いて，好みの拡大用カテーテルをガイドワイヤ越しに挿入する．シースなしでのバルーンカテーテル挿入を推奨する人もいるが，われわれは適切なサイズのバルーンカテーテルが操作できる大きさの静脈用の短いシースを好んで用いている．バルーンカテーテルが弁の中央に位置したら，弁の「くびれ」（ウエスト）を探すべく，バルーンをほんの少し何回か軽く膨らませてバルーンカテーテルの位置を素早く調節する．適切な場所に留置されたらウエストが消失するまでバルーンを手早く膨らまし，その後，手早くしぼませる．理想的には，軽く引きながら行うことでバルーンを中央に保持でき，急激な加圧により弁が「ポン」と開いてくれる．この「ポン」という感覚はおそらく狭窄弁の交連が裂けるのと関連している．われわれは，このバルーン拡大手技の記録をとるようにして（拡大の効果に疑問があるような場合は特に），結果を即座に見直すことができるようにしている．

うまく弁が開放した後は，バルーンは順行性の血流に乗って前方に跳ねるように動くであろう．この動きは肺動脈の，あまりに奥まで挿入されたバルーンが「噴出する」(squirting)ような前方への動きとは区別しなければならない．なぜなら，後者の場合，弁は有効に拡大されていないからである．異形成弁や肥厚した弁の場合，バルーンが最大圧に加圧されたときにも「ポン」という感じはなく，加圧に伴いゆっくりとしたウエストの消失がみられ，減圧に伴いウエストの再出現を認めるのみである．これらの弁はバルーン拡大で対処できることはまれである．

結果が不十分な場合は，位置を変え即座に再拡張するとよい．または，より大きなサイズのバルーン（すなわちガイディングカテーテル）をY字型アダプタ（Tuohy-Borst弁）を用いてガイドワイヤ越しに末梢肺動脈狭窄部まで挿入し，拡大した弁をまたいでゆっくり引き抜く間に側孔から圧を測定する．こうすることで残存圧較差が測定でき，それが弁性なのか漏斗部に

よるものなのかを確定できる（後述の「合併症」の項を参照）．20～30 mmHg 以上の残存圧較差は通常ではなく，バルーンサイズまたはバルーン位置が不適切なことを示唆し，肺動脈狭窄部に留置してあるガイドワイヤに沿って適切なバルーンカテーテルを挿入し，再拡張することを勧める．

b）年齢に応じた小児での変法

新生児では，肝内静脈管が閉じていなければ，臍静脈からの施行が可能である．このルートは容易にアクセス可能で大腿静脈の損傷や閉塞を避けることができる．年長児では，内頸静脈や鎖骨下静脈アプローチも可能である．経皮的肝静脈アプローチも行われてきた．

強度の肺動脈狭窄では非常に小さい弁口を通過したカテーテルは，完全，またはほぼ完全に肺動脈への血流をゼロにすることがある．このような場合，われわれは肺動脈弁を通過させる前に RV 造影を施行し血行動態が不安定になるのをできるだけ最小限にするようにしている．カテーテルが弁を通過したら，弁口が閉塞されるのを最小限に抑えるために，ガイドワイヤのみを留置しカテーテルを即座に引き抜く．新生児ではバルーン付きカテーテルが弁を通過するのはほとんど不可能なので，マルチパーパスかカーブのついたトルク操作可能な 4 F または 5 F の Berenstein 先端孔カテーテルを選択する．このカテーテルは三尖弁を通過して操作可能であり，RV 流出路に「はじき上げる」(flip up) ことができ，トルク操作可能な 0.014 インチガイドワイヤを用いて肺動脈弁口を探る．ひとたび弁を通過したら，ガイドワイヤは末梢肺動脈か動脈管を通し，下行大動脈に留置する．後者の場合，位置をさらに安定させるためにスネアカテーテルで保持することもできる[17]．われわれはほとんどの場合，はじめに細いシャフトの小さなバルーンを用いて前拡大をしたのち，最終的にオーバーサイズのバルーンを使用している．

弁性閉鎖も新生児期にチアノーゼを呈し，肺血流維持のために動脈管の開存を必要とする．肺動脈弁輪，RV 容量，三尖弁輪が正常の血流を処理できる十分なサイズを持っている例もある．これらの患者においては，腰の強いガイドワイヤ，中隔穿刺針，あるいは高周波アブレーションカテーテルなどによる弁の穿孔が行われてきた[18-20]．ひとたび弁が穿孔されれば，ガイドワイヤをどちらかの末梢肺動脈，または（PDA を介して）下行大動脈に進め，新生児の critical PS に対してと同様にバルーン拡大術を施行する．RV は時間とともにコンプライアンスを増すので，症例によっては，適切な肺血流を確保するために動脈管にステント留置がなされることもある．

c）青年期・成人でのテクニック

成人における経皮的バルーン肺動脈弁拡大術は，この章で記載された小児に対するものと類似する．基本的な相違点は，弁輪径が大きく，弁輪径より 20～40％ 大きい拡大術用バルーンカテーテルを使用するため，25 mm かそれ以上の大きなバルーンが必要となることが多いということである．このサイズの問題に関しては 3 つの解決策がある；

① あつらえのバルーンは 30 mm までのサイズが使用可能である．したがって実際のテクニックの違いは存在しないが，これらのバルーンカテーテルは加圧と減圧に時間がかかり，低耐圧でより長いシースを必要とする．

② ダブルバルーン法：静脈ルートをもう一つ確保し，バルーン付き先端孔カテーテルを末梢肺動脈まで進める．2 本目の腰の強い Exchange ガイドワイヤを弁を通過させて留置する．2 つのバルーンを合わせた周囲径が，計測弁輪径より 20～40％ 大きなバルーンを選択して[21]，それらを同時に加圧する．ダブルバルーン法は 2 つのより小さいサイズのシースの使用を可能とするが，静脈アクセスと操作者を余分に必要とする．さらに，加圧中 2 つのバルーンを正確にポジショニングしなければならず，技術的な難易度も上昇する．

③ われわれは青年期・成人におけるバルーン肺動脈弁拡大術では，イノウエバルーンを好んで用いている[22]．血行動態評価と RV 造影の

後，14 F シースをガイドワイヤ越しに入れ替え，0.032 インチの腰の強い Exchange ガイドワイヤを末梢肺動脈に留置する．イノウエバルーンは弁輪径の 1.2 倍のサイズを選択し，ガイドワイヤに沿って RA まで進める．この時点でバルーンを細くする内芯（slenderizing rod）を引き抜いて柔らかくし，遠位端を軽く膨らませて肺動脈への通過を行いやすくする．もし，イノウエバルーンを RV から肺動脈に通過させることが難しければ，14 F の Mullins ロングシースをワイヤ越しに肺動脈まで進めて，イノウエバルーンを内進させることができる（シースはイノウエバルーンに合わせて短く切る必要があるかもしれない）．主肺動脈に留置されたら，弁形成術は僧帽弁の場合とまったく同じように施行する．Y 字型アダプタをイノウエバルーンに直接接続し，ガイドワイヤ越しに引き抜き圧を測定できる．イノウエバルーンを使用する利点は，サイズの選択肢が豊富であることと，バルーンが短く正確な位置決めが可能であるために，三尖弁や末梢肺動脈損傷のリスクを最小限にできることである．欠点は，大きなシースを要することと，他の拡大用バルーンカテーテルに比べて高価なことである．

［2］合併症
a）急性弁下（漏斗部）狭窄

重度の弁性肺動脈狭窄，特に年長児や成人例では，求心性 RV 肥大は全例に存在する．弁での後負荷が急に除かれると，RV 流出路の過収縮による「自殺 RV」(suicide right ventricle) と呼ばれる弁下のダイナミックな筋性狭窄を作ることがある．流出路前後の全圧較差は実際バルーン拡大前よりも大きいこともある．残存弁性狭窄とその結果起こる弁下の反応性狭窄との違いを認識することは，不必要な追加の弁拡張を施行することを避けるために，非常に重要である．前述のごとく，ガイドワイヤに沿って注意深く引き抜き圧を記録することが，残存狭窄のレベルを決定する最良の方法である．もし弁下狭窄が十分きついものであれば，心拍出量は急激に低下するかもしれない．このような患者の治療は左心系の閉塞性肥大型心筋症の治療と同じである．水分負荷と一緒に，心筋収縮性を下げるためにβ遮断薬やカルシウム拮抗薬，またはその双方を用いるべきである．しかし，流出路筋肉の肥大は一般的には数週から数ヵ月の経過で減弱し消失する[23]．

他の合併症としては，非常にまれであるが，拡張中のガイドワイヤのテンションや不完全にしぼませたバルーンを三尖弁を通して引き抜いた結果として起こる三尖弁損傷がある．肺動脈弁逆流は有効なバルーン拡大の後に認められることがあるが，通常は急性期に問題となることはない．しかしながら，長期にわたる逆流は成人における RV 拡大や機能不全をもたらすこともある．小児では，長いバルーンが真っすぐになったときに曲がった RV 流出路を損傷したり破裂させたりすることはめったにないが，長いバルーンが末梢肺動脈の奥深くまで挿入されたり押し出されたりしたときはその部分に損傷をきたすことがある．最後に，三尖弁を通過したガイドワイヤが房室結節を傷害し，高度 AV ブロックをきたすことがあり得る．しかしながら，われわれの施設ではすべての年齢における肺動脈弁形成術は，94％以上合併症なく施行されている．

20 年以上にわたり，バルーン肺動脈弁形成術はすべての年齢層の患者において非常に安全かつ有効であることが示されてきた．急性期，遠隔期の圧較差減少は外科手術によるものと変わりない一方，肺動脈弁逆流を含む合併症は外科手術よりも少ない[24]．バルーン肺動脈弁形成術はほとんどの患者にとって根治的なものであり，全年齢における圧較差が 40 mmHg を超える狭窄のほか，圧較差が 30 mmHg を超えて症状のみられる成人，そして新生児の critical PS に対しても考慮すべき治療選択である．

［3］末梢肺動脈狭窄に対するバルーン血管形成術

血行動態的に重要な末梢肺動脈狭窄に対するバルーン血管形成術は，さまざまな種類の小さなバルーンカテーテルを用いて遂行し得る．特

別にデザインされた高耐圧バルーンやブレード付きカッティングバルーンを，より難治性の病変に使用することもある．血管内ステント留置は，完全，またはほぼ完全に成長が止まった年長児や成人における治療の選択肢となっている．特に近位部のより筋性の肺動脈では，ステントによる治療は，より確実に血管径を増加させ，これら弾性血管のリコイルを防ぎ，過大なバルーンサイズ使用の必要性を減じる．後々の再拡張が可能で，しかも安全に施行できることを示す経験が増えるにつれて，ステントは今や危急的な状況下においては低年齢層の患者においても使われている．

a）テクニック

肺動脈の拡大は大腿静脈からが最もよく施行されるが，鎖骨下静脈や内頸静脈，あるいは体肺短絡がある患者においては大腿動脈からも施行可能である．鎖骨下静脈や内頸静脈からのアプローチはあまり多くは用いられないが，RAの下壁をカテーテルが通るコースを保証するので，多くの患者においてより簡便な方法となる．ヘパリン化し，必要なら血圧モニタリングのための末梢動脈カテーテルを挿入後，右心の血行動態測定を行い，肺動脈内の圧較差の程度と位置を決定する．右心不全の症状のある患者においては，拡大前に（心拍出維持のために）ASDを作成しておくと，合併症や死亡を減らせるかもしれない．肺動脈造影では，左右の肺，影響される分葉・分画の選択的造影（前後像，側面像）も行うべきである．肺分画への選択的カテーテル挿入は，角度調節可能な先端孔カテーテルや先端が柔らかいトルクガイドワイヤを用いることにより最も容易に施行することができる．満足する位置にワイヤが留置されたら，ガイドワイヤ越しにサイドアームアダプタ付きピッグテールカテーテルに交換するか，あるいは最近開発されたものの一つであるモノレールカテーテルに交換する．どちらの方法でも，血圧測定，血管造影，血管拡大術が，ワイヤの位置をずらさずに施行することが可能である．より少ない造影剤での対象分葉の選択的造影は，肺全体の造影に比して，ほとんど常に，より鮮明な画像を提供してくれる．遠位の小動脈の過拡張に伴う動脈瘤形成のリスクを最小限にとどめるために，硬いExchangeワイヤを拡大術前に，狭窄部の遠位部で最大径の血管に留置する．

理想的なバルーンは低プロフィールで短く，高い最大拡張圧を持つものである．バルーン径は狭窄部径の2〜4倍で，前後正常部血管径の2倍を超えないものを選択する[25-27]．バルーンはウエストが消失するまで，または最大拡張圧まで加圧する．拡大している時間は，ウエスト消失の状況や拡大中に心拍出量がどれほど保たれるかによって，10〜60秒くらいである．拡大中は心室からのすべての拍出がなくなる半月弁のバルーン拡大と異なり，他の肺や分葉の灌流が心拍出を維持し，より長い時間の拡張を可能にする．冠動脈血管形成術と同様に，拡大が成功した場合は血管の内膜や中膜の断裂を伴う[28]．

拡大後は，ガイドワイヤ越しにバルーンカテーテルをピッグテールカテーテルやモノレールカテーテルに交換し，病変部を血行動態的，形態的に再評価する．拡大がうまくいった場合は，通常血管形成部遠位の圧上昇を伴うとともに，近位部の圧低下と狭窄部前後圧較差の低下を認める．狭窄部径の測定とさらなる拡大が不可能になる血管断裂（tear）や瘤形成の有無を注意深く探すために血管造影を行う．したがって，遠位部病変は，近位部病変より先に，そしてより強い狭窄は軽いものより先に拡大を行う．

b）結果

拡大成功の基準は50％を超える径の増大，20％を超える病変関連部の血流の増加，あるいは収縮期RV/大動脈圧比の20％を超える減少と任意に定義されてきた．この基準を使用すると，低圧バルーンによる成功率はおおよそ60％であった[27, 28]．21気圧までの高耐圧バルーンの使用により75％まで成功率は上昇した[29]．術後狭窄に対する成功率は，先天性未手術狭窄に対するものより高い．バルーン拡大後の再狭窄率は約15％である．肺動脈破裂や肺

うっ血の結果死亡に至る合併症を約1%認める．動脈瘤は約3%に起こり，狭窄部より遠位の小さい径の血管に最もよく発生する．低圧バルーンによる成功率はここ何年もほとんど変わっていないが，合併症の発生率は技術的向上のおかげで減少してきた．高耐圧バルーンの使用は，合併症発生率には有意な影響を及ぼさないようである．手術に関連した部位へのバルーン拡大は，血管の破裂の危険を最小限にするために，術後4〜6週未満の患者においては十分な注意を持ってあたらなければならない．

[4] **ブレード付きカッティングバルーンの使用**

カッティングバルーンによる初期の結果は，以前は拡大不能と考えられた病変に対する有望な治療であることを示してきた．最終手段としての使用プロトコール下の少数患者における研究では，内膜から中膜まで切り込む大きめのカッティングバルーンの使用で有意な血管径の増大が示されている[30, 31]．カッティングバルーンでの加圧後，引き続き高耐圧バルーンや血管内ステントを使用すると92％までさらに成功率が上昇することが報告されている[32]．

[5] **血管内ステントの使用**

血管内ステントは治療抵抗性の末梢血管に1989年に初めて使用され[26, 27]，今もこの目的での使用が，先天性心疾患におけるステント使用で最もよくみられるものである．バルーン血管形成術は，なお末梢血管病変，末梢分岐部，そして乳児や幼児（成長に起因した問題）に対する治療法の選択肢であるが，肺血管床へのステント留置は近位部狭窄や，手術による引き攣れ，外部からの圧迫，バルーン拡大不成功，そしてバルーン後の内膜フラップによる狭窄などによる病変に対して第一選択の治療法となってきた．完全大血管転位症の大血管スイッチ術やFallot四徴症の肺動脈形成を伴う根治術，そして短絡や肺動脈絞扼術のような姑息術を行う乳児においては，不安定な血行動態や長期にわたる肺の灌流低下のリスクをもたらす術後急性期狭窄を生じる可能性がある．術後急性期におけるステント使用は，外科的再介入以外の方法として救命処置となり得，通常バルーン拡大術単独より信頼できる手法である．末梢肺動脈における初期の頃のステント留置以来，今日までステント自体とステントを留置するバルーン双方における技術的進歩がみられている．ステント使用により末梢肺動脈に対する成功率は90％を超えるまでに向上した．

より新しいステントは，追随性が良いこと，血管の走行に適合すること，よりスムースな先端のためにバルーンや血管損傷が低下すること，拡大によるステント長の短縮が少ないこと，他の素材の使用により透視解像度が向上していること，といった多くの利点を持っているが，末梢肺動脈に対するステント留置はほとんどがPalmazステント（Johnson & Johnson社，Brunswick, NJ）によるものである．カテーテルシャフト径の縮小や，（ステントの滑脱やバルーン破裂を減少させるための）滑りと擦過に強いバルーン表面の開発がバルーンデザインでの進歩である．BIB（balloon-in-balloon）バルーン拡張カテーテル（NuMed社，Hopkinton, NY）は現在多くの適応において使われており，ステントが不適切な位置に留置される危険を最小限にするのに役立っている．

ヘパリン化と予防的抗菌薬の使用は，ステント留置のようなしばしば長時間にわたる手技には重要である．バルーンによる前拡大は適宜行われるが，ほとんどの末梢肺動脈病変には必要ない．ステントとバルーンのサイズは個々の病変に合わせて選択する．ステントはバルーンにマウントし，次の2つのうちどちらかの方法で留置する．標準的方法では，ロングシースかガイディングカテーテルを（柔らかい部分の短い）extra-stiffのExchangeガイドワイヤを通して，ステントが留置される病変の遠位に来るように通過させる．その後，一体化したバルーンとステントを，ガイドワイヤに沿ってシース内に通し留置部に進める．もう一つの方法は，フロントローディング法といって，体外であらかじめバルーンカテーテルをシースの中に完全に通しておき，ステントをマウント後，シース先端まで引き込み，その後にこれら1セットをガイドワイヤ越しに進める．これらを合体させ

た方法も用いられ，ロングシースを下大静脈までガイドワイヤ越しに進めた後，ステントをマウントしたバルーンを目的とする病変部に進める前に，下大静脈にあるシースの先端まで進めるものである．ステントは第31章で述べているように留置する．抗凝固療法は，内皮化する前にステント内血栓形成を予防するために3〜6ヵ月間行うことが勧められる．肺動脈内に正常の拍動流がある患者では，アスピリンのみで十分である．非拍動流（Glenn や Fontan 循環）の患者では，おそらくワルファリンの使用が適切であると思われる．患者が成長することによって生じる相対的狭窄を除いて，末梢肺動脈の再狭窄率は非常に低い[32]．

[6] **心外導管へのステント**

ステントは心臓と末梢肺動脈の間に外科的に挿入された導管の寿命を延ばすためにも用いられる．乳児において，急速な成長に伴い導管がねじれ，管内狭窄を生じることがある．バルーンをしぼませると導管は元通りのねじれを取り戻してしまうので，このような場合にはバルーン拡大は多くの例で成功しない．この方法を用いて，われわれは何人かの患者において，導管交換を数年先延ばしにでき，その後の手術で古い導管とともにステントを取り除いた経験を有する．これによって，次の手術で成人サイズの導管を入れることができる可能性があり，さらに将来，経カテーテル的に弁を留置できるかもしれない（前述を参照）．十分なサイズの導管の狭窄に対しては肺動脈弁留置が現在選択される手技であろう．

3 左室流出路狭窄

Ⓐ 解剖，生理

RV 流出路の狭窄の場合と同様に，先天性のLV 流出路の狭窄は，弁下，弁，弁上のレベルや大動脈弓自体（大動脈縮窄）に起こり得る．LV 心筋への後負荷増大は求心性心肥大ももたらし，血液を受け取る腔としての心室拡張期コンプライアンス低下を肺静脈圧上昇とともにもた

らす．患者の症状の程度は，LV 充満圧の上昇と関連する．症状が軽い場合は労作時の息切れを呈し，心機能低下が増悪するにつれて起座呼吸や失神，あるいは突然死をきたすことがある．ほとんどの小児は，程度の比較的重い弁性狭窄にも無症状で，心雑音のみで過ごすことが多いが，年長児や成人では症状がみられるのがより一般的である．

Ⓑ 左側の狭窄に対する経カテーテル治療

大動脈弁下狭窄は，弁下の単純な膜性狭窄から，線維筋性トンネル様狭窄，またより一般的に目にする肥大型心筋症までのスペクトラムを呈する疾患群である．右心の弁下狭窄と同様に，大動脈弁下狭窄は基本的に外科手術の対象分野である．LV 流出路の膜性狭窄は，カテーテルインターベンション初期の時代にはバルーン拡大で治療されたが[33,34]，成功例は限られており，再狭窄を生じるのが通例である．

線維筋性トンネル様狭窄は一般的にカテーテルで治療できるものではない．ステントは術後の危急的狭窄を呈する少数の患者で行われたが，うまくいくことはほとんどなく，死亡率も高く，有意なステント破損を伴う．これらは，外科的介入が不可能な生命に危機が及ぶような状況に限って考慮されるべきである．

より一般的な筋性の大動脈弁下狭窄を伴う肥大型心筋症に対しては，成人においてはアルコールによる中隔組織のアブレーションが外科的筋切除に比肩するもう一つの治療として広く行われてきた．中隔の肥大は思春期前には臨床的に明らかになることは非常にまれで，青年期や若年成人期に進行し続けるので，小児におけるこのテクニックの経験はあまりない．両心室ペーシングは，若年者における狭窄の程度を緩和すると報告されているが，比較研究では現在，手術やアルコールアブレーションと比べて，成人においてはあまり有効ではないように思われる[35]．

弁上狭窄は sinotubular junction で先天性の病変として認められることがある．弁上狭窄はWilliams 症候群や発達遅延，カルシウム代謝異

常，汎動脈症と関連のある遺伝子欠損症候群の特徴的病変である．病変部組織の弾性特性のためにバルーン拡大が無効であり，この部位のステント使用は大動脈弁を巻き込み，結果として大動脈逆流をもたらす危険があるので，この病変もまた外科的に治療すべきものである．

［1］弁性大動脈狭窄

小児における先天性大動脈狭窄に対するバルーン弁拡大術は，1983 年に初めて報告された[36]．その後，先天性，後天性双方における狭窄を持つ多くの患者において施行されてきた[36-42]．後天性の石灰化弁狭窄では，急性の圧較差解消が可能である．しかしながら，軽度の狭窄緩和を伴った再狭窄の急速な進行が起こること，脳梗塞のリスクがあること，弁尖損傷による重度の逆流発生のリスクがあることなどのため，石灰化弁のバルーン拡大術は，手術による弁置換が適応とならない緊急の場合のみの適応となっている．一方で，近年の経カテーテル的大動脈弁置換術の進歩は，重症の大動脈弁狭窄の高齢者に対する治療体系に変化をもたらしている[7,43]．

しかしながら，小児，青年，若年成人では，交連の癒合が多く，老化し強く石灰化した弁を有する成人患者に認められる弁尖の硬化は少ないため，バルーン拡大術はなおも外科的弁形成や弁置換に変わり得る優れた治療選択肢となっている．

［2］新生児危急的大動脈狭窄（critical AS）

弁は事実上閉鎖し，LV 腔が中程度から高度に低形成である critical AS は，生理学的に年長児の重症大動脈狭窄とは異なった存在である．(RA 血が PFO を介して LV 前負荷と心拍出を維持できる）critical PS における RV の低形成と違って，LV の大きさは生存に直接影響を与える．LV 低形成，LV コンプライアンス低下，そして極端に増大した後負荷による拍出障害は，LA 圧と肺静脈圧の上昇をもたらす．PFO を介しての左から右への短絡は LV の前負荷と拍出量を低下させる．低心拍出と肺うっ血は致命的であり得る．もし LV 低形成が問題であれば，左心低形成症候群の Stage I の姑息術を行うのも一つの方法である．Boston Children's Hospital で外科的弁形成かバルーン弁拡大術を施行した critical AS 患者群の後ろ向き研究では，患者振り分けに用いることができる（左側構造の超音波計測に基づく）スコアリングシステムが構築されている[44]．

Critical AS の新生児は通常の胎児循環遺残のために多くは無症状であり得る．LA 還流は LV に流れ込むより，PFO を介して RA に向かう．容量負荷のかかった RV は血液を主肺動脈に駆出し，そこで両肺と動脈管を介して体循環に各々の抵抗分布に応じて分配する．もし，正常血流量が大動脈に達すれば臨床的な問題はない．しかしながら，肺血管抵抗が下がり，動脈管が閉じ始めるにつれ，肺血流短絡が増加する．それに呼応した体血流低下は，組織の酸素運搬の低下，細胞レベルの嫌気呼吸，重大な代謝性アシドーシスをもたらす．体血流を再確立し，増加させることがアシドーシスに陥った新生児を蘇生する鍵である．動脈管を再開通させるためプロスタグランジンが必要で，かつ肺血管抵抗を上昇させることが望ましい（FiO_2 を最小限に維持し，ある程度の PCO_2 の上昇を許容する）．体血流のほとんどが LV よりもむしろ動脈管を介して維持されている場合は，弁を介する圧較差は意味のない値である．これは弁を通過する血流がほとんどなく，動脈管を介しての右－左短絡で四肢の酸素飽和度低下がすべて等しくなる状態だからである．

［3］小児でのテクニック

通常の鎮静で大腿動静脈を穿刺し，ヘパリン化する．静脈のカテーテルは拡大術前後の右心圧と（短絡がない場合）心拍出量を計測するのに用いられる．年長児では心房中隔を介するアプローチで大腿静脈から大動脈弁拡大が可能であるが，大腿動脈からの逆行性アプローチがいまだ一般的である．われわれはまず，適切なサイズのピッグテールカテーテルで LV 造影と圧較差測定を行っている．もし弁を通過させるのに時間がかかるようであれば，弁の位置決めのために大動脈造影を行う．カテーテル前の評価の一部としての超音波検査で大動脈逆流の量が

評価されているはずなので，大動脈造影はルーチンでは行っていない．大動脈から狭窄弁を通過させる典型的な方法は，ピッグテールカテーテルの先端から，柔らかい先端のガイドワイヤを進めて弁口を探るものである．親水性のあるガイドワイヤは表面の抵抗が少なく素早い出し入れ操作が可能であるので通常これを使用するが，弁尖の穿孔や冠動脈の損傷を避けるためにやさしく操作しなければならない．LVに挿入されたら，ピッグテールカテーテルと大腿動脈シースとの同時測定で圧較差を測定する．LV造影を施行し，弁のヒンジ部で大動脈弁輪径を測定する．

肺動脈弁拡大術と対照的に，使用バルーン径は弁輪径の75～90％のものを選択する．動物および臨床試験では，バルーン／弁輪径比が1以上だと大動脈弁逆流を生じる可能性が高いことが示されている[45, 46]．過去には，弁輪が大きい場合はダブルバルーン法が用いられることがあり，小さい小児では大動脈の損傷の危惧があった．しかしながら，3，4Fの細いシャフトのバルーンがある現在，そのようなアプローチはほとんど適応がない．ピッグテールカテーテルを拡張用バルーンカテーテルに交換し，それを弁の中央に置き，素早く加圧，減圧して下行大動脈に引き抜く．拡大に引き続き，圧較差と心拍出量を再計測し，大動脈弁逆流の有無をみるために大動脈造影を施行する．もし圧較差が55mmHgを超え，大動脈造影で逆流がないまたは軽い場合は，より大きなバルーンを用いる．しかしながら，手術的バックアップの選択肢（Ross手術）が限られているので，小さな小児では有意な弁逆流を生じるよりも圧較差を残しておくほうがはるかに良い．

LVの駆出に抗して，拡大中にバルーンを弁の部分に保持することが難しいこともしばしばある．硬いシャフトで，長いバルーン，かつextra-stiffのExchangeワイヤを使用することは，位置を安定させるのに役立つ．あるいは，バルーンを大動脈弓の下行脚よりはむしろ弓頂上に沿うように進めるとよいこともある．心室の駆出を減らしバルーン位置をより安定させる

ために，RV内ペーシングカテーテルを用いて，バルーン拡大中，心室を速いレートでペーシングするCribierの方法[47]は広く用いられるようになった．この方法は，経カテーテル的大動脈弁置換の重要な必須手技の一つである．

[4] 新生児critical ASに対するテクニック

カテーテルを始める前に，児の血行動態を最適化しなければならない．われわれは通常，挿管，全身麻酔，プロスタグランジン投与下に手技を行っている．肺血管抵抗を上昇させてPDAを通る体血流を最大限に増やすために，FiO_2を21％まで下げ，PCO_2は40 mmHg台半ばまで上昇させる．体温は注意深くモニタリングする．

生後1週以内では通常臍動脈を用いることができる．下行大動脈に入る前に下後方に向かうループを形成するために臍動脈からのカテーテル操作はより困難を伴うが，臍動脈を使用することにより，これらの非常に小さな患者の大腿動脈損傷を避けることができる．多くの施設では，首から弁までの直線的な経路のために弁通過が簡略となるアプローチである内頸動脈の外科的カットダウン[48]を行っている．患者の日齢が進めば，大腿動脈か臍動脈から心房中隔を介して施行することも，PFOが開いているので心房中隔穿刺なしで可能である．しかしながら，このアプローチは，年長児に比して僧帽弁損傷の危険がはるかに高いので，めったに行われることはない．

[5] 結果，合併症

先天性大動脈弁狭窄に対するバルーン血管形成術は圧較差を減らし弁口面積を増加させる有効な方法であるが，（バルーン／弁輪径比と逆相関して）手技直後あるいは数週内で10～30％に有意な弁逆流発生を認め，（患者の大きさと逆相関して）30～40％に大腿動脈の合併症がみられ，再狭窄も生じる[49-51]．再施行なく生存する率は，269人の14.4年の追跡では50％のみで[51]，74人の12年の追跡では60％である[50]．一過性左脚ブロックは15％に認められ，カルディオバージョンを必要とする心室不整脈は3％に認められている[51]．Texas Children's

[図 35-5]

(A) ステント留置前．（上段）矢印は左鎖骨下動脈（＊）遠位の縮窄部位を示す．拡大した内胸動脈（IMA）は上行大動脈と下行大動脈の側副路として働く．（下段）上行大動脈から下行大動脈への引き抜き時の波形．大きな収縮期圧較差と下行大動脈の減衰した圧波形がみられる．

(B) ステント留置後．（上段）縮窄部のステントによる血管形成後の状態．IMA と左鎖骨下動脈（＊）を A 図と同様に示す．ステント辺縁は矢印で示してある．（下段）上行大動脈から下行大動脈への引き抜き時の波形．ステント留置後は大動脈に圧較差がない．上行大動脈の収縮期圧は低下し，減弱した下行大動脈の圧は正常化している．

IMA：内胸動脈

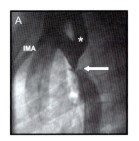
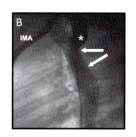
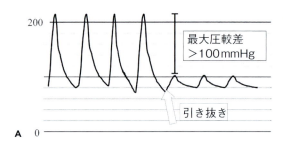
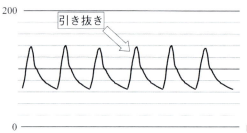

Hospital の 25 年にわたる調査[42]）では，死亡や心移植は術前の LV 収縮機能と有意に関連し，再介入の頻度は年長児に比して新生児で有意に高かった（34％対 9％）．

超音波所見の基準による患者選択とカテーテル技術の向上は，現在この困難なグループの成績を向上させているところである．われわれは現在のところ，圧較差が 55 mmHg を超え軽度以上の大動脈弁逆流がない患者や，適切な左心サイズのある新生児 critical AS 患者においてバルーン拡大を勧めている．

4 大動脈縮窄

大動脈縮窄の患者の狭窄部位（典型的には左鎖骨下動脈起始直後）は LV 後負荷増大をもたらすのみならず，狭窄より近位部の血圧上昇と遠位部の血圧低下を呈する上下肢の血圧較差をもたらす（図 35-5A）．上行大動脈とその分枝の圧上昇は，高血圧の関連した通常みられる合併症を引き起こしやすくする．10％もの患者に脳血管動脈瘤が発症する可能性が指摘されている[52]．結果として，未治療大動脈縮窄の自然歴には早期の冠動脈疾患や脳動脈瘤形成・破裂が認められる．しかしながら，高血圧患者と違って，下行大動脈の血圧を下げると，運動時の跛行，内臓血流低下によるイレウス，そして腎機能障害（腎前性高窒素血症）を引き起こし得るので，大動脈縮窄の患者は薬物で治療することはできない．したがって，これらの患者においては正常血圧を得るために縮窄部へのインターベンションが必要である．

新生児の critical AS においては，大動脈弓横行部と大動脈峡部が低形成のため修復を要する．上行大動脈からの血流で頸動脈と鎖骨下動脈が適切に灌流され，PDA を介する右－左短

絡で下半身の血流が保たれるので，新生児は初期には無症状である．この時期にはいわゆる上下差異性チアノーゼ（differential cyanosis），すなわち下半身のチアノーゼが認められるかもしれない．下半身の脈圧，血圧はともに上肢とは著しく異なることはないかもしれない．動脈管の閉鎖に伴い，下半身への血流が阻害される．下肢の脈は消失し，重度の代謝性アシドーシスが進行する．プロスタグランジンが下肢の血流再灌流には必須の状態である．

外科的大動脈弓再建は左心低形成症候群のStage I 姑息術の一部として主な小児心臓病施設でルーチンとなるにつれ，新生児大動脈弓修復は標準治療となり[53]，多くの施設では，大動脈縮窄患者は外科的修復を第一選択としている．バルーン拡大術は，年長児や術後再狭窄に限られて行われている．

大動脈縮窄に対する経皮的バルーン拡大術は，1982年に初めて外科手術以外の方法として報告され[54]，それ以来，（術後）再狭窄のみならずnative（未手術）のものにもたくさんの患者において行われてきた[55-64]．子ヒツジにおける実験的大動脈縮窄の研究[65]では，他の血管形成術と同様に，狭窄解除は内膜と中膜を引き裂くことによって得られることが示されている．その研究にみられる，死に至る穿孔・破裂，解離，後発大動脈瘤形成などの短期および遠隔期合併症は，今日臨床においても認められるものである．大動脈縮窄に対するステント留置は，ステントの再拡大を必要としないよう，成人大動脈サイズまで拡大できる青年や成人例での治療選択肢となった．

Ⓐ 小児でのテクニック

通常の鎮静下に大腿動静脈を穿刺する．活性凝固時間（ACT）が200秒を超えるまでヘパリン化する．経静脈的，経心房中隔的順行性アプローチの報告はあるが（単心室のStage I 姑息術後の再狭窄の評価が必要なときは，この静脈アプローチがよく用いられる），大動脈縮窄はほとんど常に大腿動脈からの逆行性アプローチが最も良い方法である．右心左心血行動態（心拍出量を含め）を測定し，左心から大動脈弁，そして縮窄部位へ引き抜きを行う．多数の場所での狭窄があり得る．70％を超える患者において，大動脈二尖弁は大動脈縮窄症と関係している．右，左前斜位（RAO，LAO）の二方向大動脈造影が最も適した造影である．縮窄最狭部とその前後の正常血管径を計測する．

術後の再狭窄には，最狭部の2.5〜3倍で前後正常血管径の1.5倍を超えない大きさのバルーンを選択する．未手術狭窄に対しては，大動脈峡部の径と同じサイズのバルーンを選ぶのが一般的である．バルーンカテーテルを縮窄部の中心に位置させ，ウエストが消失するまで加圧し，その後減圧する．バルーンカテーテルをより小さいサイズのピッグテールカテーテルに交換し，ピッグテールで上行大動脈の圧，シースで遠位部の圧を同時計測する．大動脈壁の脆弱化した部分を穿孔する危険があるので，拡張した部分はガイドワイヤなしで再度通過させてはいけない．血管造影上の拡張効果を判定し，亀裂，破裂，瘤などの検索のため，拡大後再度大動脈造影を行うべきである．拡大中にウエストが消失したにもかかわらず有意な狭窄が残る場合は，より大きなバルーンを使用できる．バルーン加圧中に著しい胸痛が認められることがあるが，バルーン終了後も引き続く胸痛は大動脈の破裂や解離を示唆する．

Ⓑ 結果

生後3日〜67歳のBoston Children's Hospitalでの最初の64例のうち5人がnativeで，59人が再狭窄であった（未発表データ）．このシリーズでは，圧較差が50％より改善し，径が30％より大きくなったものを成功とみなした．この基準に基づくと，83％の手技が成功であった．バルーン／病変部比は，成功群で3.0，不成功群で1.6であった．このシリーズと他らの経験における最も一貫した不成功の予測因子は，「軽い」狭窄の患者であった．つまり，術前から小さい圧較差と大きな最狭部径を持つ患者であった．このグループでは正常の大動脈部位の径をはるかに超えた大きなバルーンが必

要であるため正常大動脈の損傷のリスクがあり[66]，このグループにはおそらくステントによる拡大が最も良い対処法であろう（後述を参照）．大動脈弓横行部の低形成はもう一つの不成功予測因子である[67]．

小児における最もよくみられる合併症は，カテーテル／動脈径比が大きいことによる動脈拍動の消失である．死に至る腸骨動脈の破裂や後腹膜出血は乳児において報告されている．低圧バルーンが使用可能になるのに伴い大腿動脈の損傷頻度は低下してきた．Boston Children's Hospital での症例の経過観察中，3人において拡大部に無症候性の小大動脈瘤が認められた（2人は再狭窄，1人は native であった）．バルーン拡大後の大動脈瘤の形成は native，再狭窄例ともに，他のいくつかのグループからも報告されている．大動脈損傷の発生率は2つのグループからの報告で共に10％未満と大きな違いはない[8]．

Ⓒ 成人の大動脈縮窄

以上で概説したテクニックは，成人の患者にも適応可能で，いくつかの施設で破裂，解離，瘤形成，あるいは再狭窄が10％未満という，成人における素晴らしい成績を報告している[68-70]．成人においては，重大な合併症のいくつかは非常に小さな大動脈の部分を正常の径にしようとしたことから起こっている．しかしながら，大動脈縮窄部位へのステント留置が，成人においては第一選択の治療になってきている．

1995年に初めて報告された，第一選択としてのステント留置[71,72]は，今や多くのカテーテル室で青年や成人における native や術後再狭窄の治療法となっている[73-76]（図35-5B）．ステント留置はより少ない残存圧較差や再狭窄率の減少の点で優れており，軽度の狭窄に対してはバルーン拡大単独に比してはるかに効果的である．ステント留置は大動脈組織の弾性リコイルを排除し，非常に小さいバルーンの使用を可能とする．急性の解離や破裂の報告[77]はあるが，ステントにより究極的には大動脈損傷の数を減らせるかもしれない．これらの合併症を受けて，米国以外で承認が得られ使用可能な国ではカバードステントが選択肢の一つとなってきた．現在進行中の臨床試験（COAST，COAST Ⅱ；http://clinicaltrials.gov/ct2/show/NCT01278303）は，native と術後再狭窄に対するカバードステントとベアメタルステントの比較データを収集中である．カバードステント試験に参加している医師は，緊急援助としてデバイスを使用することができる．手に入らない場合，カバードステントは，プライマリ治療として，または緊急の治療として，何人かの医者によってカテーテル室で作られて使用されてきた[78]．

すべてのステントが利用可能な場合，その選択は，究極的には患者の必要性に応じたものとなる．たとえば，より近位部の大動脈弓へのステント留置には，頸動脈や鎖骨下動脈の閉塞のリスクを最小限にするために，ベアメタルステントがなおも第一選択であろう．一方，未治療のあるいは治療後の縮窄部位動脈瘤がある患者においては，カバードステントはベアメタルステントより明らかに優れた選択肢となる．COAST 試験の結果は，単純な大動脈縮窄にとって，近い将来より良い示唆を与えてくれるであろう．

Ⓓ ステント血管形成術

手技は深い鎮静か全身麻酔下に，一般に大腿動脈から施行される．バルーン拡大中にも持続的に血圧モニタリングができるように，橈骨動脈も確保することがある．血行動態評価と血管造影は前述のように施行される．（より安定した経路を確保するために）鎖骨下静脈にしばしば留置した硬いガイドワイヤ越しのロングシースで，縮窄部位を通過させる．ロングシースは通常ステントの厚みを考慮し，拡大用バルーンを挿入するのに必要なシースの少なくとも2F大きいものを必要とする．カバードステントの場合は，厚みが増すため，より大きいサイズが必要かもしれない．われわれは，商品化された suture ベースの閉塞デバイスを使用した動脈の"preclosing"テクニックを用いている[79-81]．結

び目は動脈部におくが，手技が終わるまではきつく縛らない．これにより，特に体重の重い患者において，出血のリスクや鼠径部の圧迫，ベッド上安静を減らすことができる．ロングシースが縮窄部位を通過したら，（あらかじめロードしていない場合）ステントをバルーンまで引き上げ，留置部位までシース内を進める．バルーンが押し戻される力を減らすために高頻度RVペーシングを行う．ひとたび留置されたら，血管造影と圧測定を行う．必要であれば，より大きなバルーンで後拡張を行う．目的は閉塞を解除することで，血管造影上のきれいな像を得ることでは必ずしもない．カバードステントの場合は，動脈損傷のリスクは減るので，より積極的にステントを再拡大してもよいことは確かではあるが，圧較差がなければ軽いくびれが残っていてもかまわない．

ステント留置位置が不適切ということは，軽い縮窄においては，特にバルーンとステントが大動脈血流の収縮期の力によって遠位方向に押し出されやすいということである．ベアメタルステントの場合は，大動脈下部に再拡大して安全に留置可能で，側枝を閉鎖することが避けられる．しかしながら，カバードステントの場合は，腹部大動脈への再留置は問題を起こし得る．BIBバルーンや高頻度心室ペーシング（前述を参照）は，これらの問題を最小限にしてくれる可能性がある．遠位部大動脈弓の曲がりにステントが適合する必要があるために，バルーンが一部膨らんだステントにより破裂することもあり得る．これもBIBやより硬いワイヤの使用により減らすことができる．ステント破損は，まれながら遠隔期の合併症として起こり得る[81]．基本構造や放射方向への強度の喪失は，破損部の閉塞，血栓形成，動脈損傷につながる．

大動脈縮窄は，先天性心疾患のなかで最も早くステント留置術の適応が広がってきた疾患である．バルーン拡大術に対するもう一つの治療法としての，成人におけるステント留置術が最終的に推奨されるものであるかの決定には長期の観察が必要である．

E 先天性僧帽弁狭窄

先天性僧帽弁狭窄には通常，「パラシュート」弁にみられるような腱索短縮や付着異常を伴う腱索の異常が存在する．後天性のリウマチ性僧帽弁狭窄と異なり，先天性僧帽弁狭窄は一般的にバルーン拡大術には適さない．若年小児においては罹患率や死亡率からするとバルーン拡大は最終手段である．

5 短絡と関係した先天性病変

臨床的に重要な右－左短絡や左－右短絡は，中隔の先天性欠損や心外の血管接続異常によって起こる．短絡量や患者がその短絡に耐え得るかどうかは欠損孔のサイズ，血流が分配される各々の血管抵抗，そして大きくは心室コンプライアンスによる．LVコンプライアンスは正常の加齢過程で減少するので，慢性に経過する大動脈閉鎖不全や僧帽弁閉鎖不全と同様，小児期にわたって安定していた多くの短絡病変は年齢が進むと，血行動態的に負荷のかかった状態になってくる．

A 心房レベルの短絡：心房中隔の解剖

胎児循環は，心房レベル（PFOを介して）での右－左短絡を必要とする．心房中隔の形成は複雑な発生過程を経る．すなわち，2つの独立した三日月形をした膜様組織（一次中隔と二次中隔）が中隔の構成部分を形成し，お互いに中心で重なり合うように成長する．柔らかい一次中隔はより硬い二次中隔の右側に位置し，胎生期の右－左短絡を許す一方向弁のように振舞う．生後，LA圧が上昇し，PFOの弁が閉鎖し，一次中隔と二次中隔がお互い癒合し（75～80％の人），左右の心房の分離を完了する．しかしながら，残り20～25％は弁として残り（PFO開存），持続的あるいは断続的な右－左短絡を生じる可能性を秘めている．

他にも，一次中隔と二次中隔の正常発達が障害されると，心房中隔欠損（ASD）として知られる中隔壁の本質的な孔を生じる．これらの欠

損孔は位置に応じて名前がつけられており，半月弁に接して，心臓十字に位置する一次孔ASD，卵円窩の中心に位置する二次孔ASD，上大静脈と右肺静脈の間の中隔の上縁に位置することが最も多い静脈洞型ASDがある．心房中隔の欠損短絡は，成人で初めて見つかる先天性心疾患のなかで突出して多い．

Ⓑ 心房中隔欠損（ASD）の病態生理

左右の心室のコンプライアンス（拡張期充満能）の違いのため，LA平均圧はRA平均圧よりも高いので，PFOの弁は正常の生理的状態においては閉鎖したままである．ASDがあれば，心周期を通して欠損孔を介する左-右短絡を生じる．拡張期にはよりコンプライアンスの大きなRVがコンプライアンスの小さいLVより簡単に充満するので，RV容量負荷を呈する．このRV容量負荷は，肺を通過しLAに負荷をかけ，房室弁が閉鎖しているときの左-右短絡の駆動圧となる．RVは増加した血液量を処理すべく拡大し，この拡大が血行動態的に意味のある左-右短絡の最も良い指標となる．

RVは拡大していても収縮能を維持することができるので，ASDの小児は実際症状が出ることはない．生理学的指標の数々が成長とともに変化する．LV壁が（正常の加齢過程の一部としての）後負荷上昇とともに肥大し始めるにしたがい，流入障害をもたらす心室壁硬化に至る．これによりASDを通過する左-右短絡が年齢とともに増加する．このことが，ASDは典型的には30〜40歳になって初めて症状が出てくる所以である．症状は，典型的には，新規に発症する進行性の運動耐容能の低下（心房レベルの左-右短絡とLV前負荷低下のために労作に伴う心拍出量増加が十分でない），RA容量負荷と過伸展の二次的結果の心房不整脈である．

肺血管病変（Eisenmenger症候群）はASDではめったに起こらない．容量負荷に適合すべくRVが肥大すると，RVのコンプライアンスも変化する．RVのコンプライアンスがLVとほぼ同じかそれを凌駕すると，欠損孔を介した右-左短絡を生じる．三尖弁病変，先天性RV低形成，RV梗塞といったものも生理的状態を変化させ，右-左短絡を増大させ得る．もし短絡量が多ければ，患者は持続的に，あるいは上体を起こしたときにのみ低酸素を呈する（起座時低酸素・扁平呼吸）[82, 83]．

正常のRV機能がある患者においても，Valsalva法に伴い静脈還流が増加し，RA圧と容積が一過性に上昇する．心房中隔に孔があれば，それが一方向弁であるPFOであっても，さまざまな程度での欠損孔を介した右-左短絡が生じる．右-左短絡は脳卒中や奇異性梗塞，片頭痛（特に前駆症状を伴う），潜水病，閉塞性睡眠時無呼吸などの数々の臨床症状と関連している[84-88]．これらの関連性やメカニズムに関してはいまだ十分解明されていない．PFOや小さなASDの患者の非常に多くはインターベンション治療を必要としない．

Ⓒ ASDの経カテーテル閉鎖

二次孔ASDのみが現在の経カテーテル治療の適応である．一次孔と静脈洞型では，デバイスが安定して留置できる周囲組織がなく，かつデバイスが周囲の静脈や弁構造の妨げになる．ASDの閉鎖は，手術であろうとカテーテルであろうと運動能を有意に改善することが示されている[89, 90]．RV容積は通常正常か正常近くまで回復する[91]が，RAは閉鎖後も拡大したままである．これは，成人のASD閉鎖は，ASDにみられる心房細動発症の長期のリスク上昇を変えない[92]という初期の観察結果を説明するものかもしれない．閉鎖は奇異性梗塞のリスクは排除する．酸素飽和度低下を呈する欠損孔レベルの右-左短絡のある肺高血圧症に対する欠損孔閉鎖は禁忌である[93]．

1975年，経カテーテル的ASD閉鎖はMillsとKingによって17歳の女性に初めて施行された[94]．Lockのオリジナルclamshellデバイスは，広く臨床応用された最初のものであるが，80％を超える頻度のデバイスアームの破損のために使用されなくなった[95]．1980年代後半から1990年代半ばにかけては，ボタンデバイ

[図 35-6]
（A）HELEX Septal Occluder（W.L. Gore & Associates 社，Flagstaff，AZ），（B）留置後透視像，（C）留置後血管内超音波画像
LA：左房，RA：右房

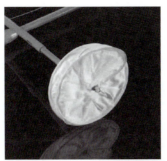

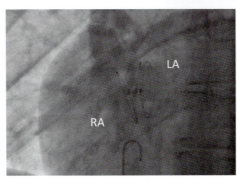

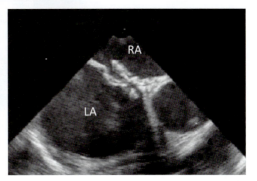

ス[96]とASDOSデバイス[97]がヨーロッパで非常に多く使用された．1990年代中頃，Dasが最初のセルフセンタリングデバイスであるAngel Wingsを開発した[98]．

しかし，過去10年で経カテーテル的ASD閉鎖術はルーチンの臨床手技となった．現在，Amplatzer Septal Occluder[99]，Amplatzer Cribriformデバイス[100]，Helex Septal Occluder[101]が米国で認可されているデバイスである．また，米国国外では他の多くのデバイスが使用されている．

HELEXはディスク間をつなぎとめる短いピンを持つ構造にデザインされており，両方から欠損孔をカバーするようになっている（図35-6）．セルフセンタリングシステムはない．結果として，デバイス端からの残存短絡や脱落のリスクを最小限にするために，理想的なデバイスは欠損孔の2倍のサイズが必要である．

Cribriformデバイス（図35-7A）は，同じようなデザインで多孔性のASDの閉鎖に認可されている．HELEXとは閉鎖栓間の小さな接続という点で似ており（図35-7B），それによりいくつかの欠損孔を同時に閉鎖することにより大きな欠損をカバーできる（図35-7C，D）．一方，Amplatzer Septal Occluder（図35-8）は，欠損孔を塞ぐ中心のくびれがあり，より大きな左右ディスクは単に周囲のリムにデバイスを安定させるように働く．中心のくびれは，バルーンサイズと等しいか少し大きな径を選ぶ．

ダブルディスク閉鎖栓留置のテクニックは，どの閉鎖栓に関しても同様である．まず大腿静脈ルートを確保する．右心圧測定後，6Fか7FのA-2カーブマルチパーパスを上大静脈（SVC）まで通過させる．その後，カテーテルをゆっくりと先端が患者の左肩のほうを向くように，欠損孔に「ポン」と入るまで引き抜く．

[図 35-7]
（A）Amplatzer Cribriform Occluder（AGA Medical 社，Golden Valley, MN）．（B）Amplatzer PFO Occluder（AGA Medical 社，Golden Valley, MN）．（C）PFO デバイスの留置後透視像．異なるサイズのディスクに注目．（D）Cribriform デバイスの留置後経食道エコー像（同じディスクサイズ）．デバイスが中隔の良い位置にあることを示している．

LA：左房，RA：右房，Ao：大動脈

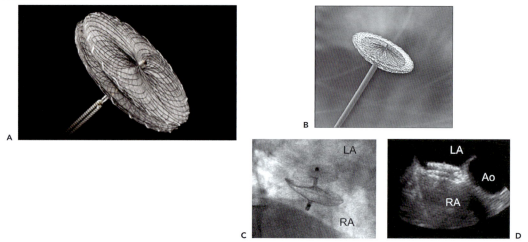

[図 35-8]
（A）Amplatzer Septal Occluder（AGA Medical 社，Golden Valley, MN），（B）留置後透視像，（C）留置後心腔内エコー像

LA：左房，RA：右房

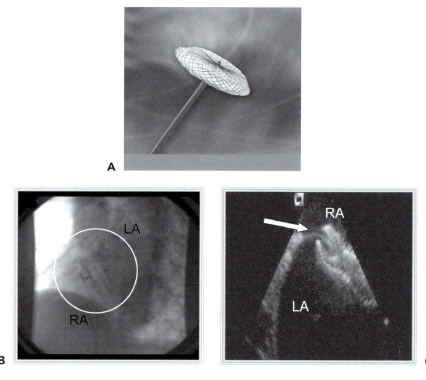

先の柔らかいガイドワイヤを，欠損孔を通過して，最も安定の得られる左上肺静脈に挿入する．あるいは，カテーテルを下大静脈に留置し，Jワイヤを左心に通過させる．この方法は，小さな孔が大きな孔の周りにあるような場合に特に有用で，最も大きな孔を通過したことの一番良い確証になる．次に，硬いExchangeガイドワイヤを肺静脈まで進める．カテーテルを引き抜き，欠損孔のバルーンサイジングを行う．バルーンをやさしく膨らませると，両端が膨らみ，ASD部の中心部がなおもくびれている状態ができる．エコーガイド下に，すべての短絡が消失するまでバルーンをゆっくり膨らます．バルーン径を計測し，適切なサイズのデバイスを選択する．デリバリシースのエア抜きを注意深く行い，閉鎖栓をシース内に折りたたみ，LAまで進める．LA側閉鎖栓を開き，心房中隔に強く引き当て，どの部分もRAに落ちていないことを確認する．その後，RA側閉鎖栓を開く．デバイス位置を超音波で注意深く確認して，すべての中隔リムが保持されていることを再確認し，カラーフローで短絡の消失を確認する（図35-8）．攪拌した生理食塩水の注入もまた，有意な残存右-左短絡の検出に有用である．もし位置が適切でなければ，閉鎖栓は回収し再留置可能である．位置が適切であれば閉鎖栓の安定性をコネクティングカテーテルを押し引きして確認できる．その後閉鎖栓を開放し，手技が完了する．

D PFOの経カテーテル閉鎖

　PFO閉鎖の技術的な事柄はASD閉鎖の概念と同一である．経験の少ない操作者にとって，最大の難所は，欠損孔を見つけてそこを通過させることである．前述の方法を用いれば，カテーテルやガイドワイヤは自然に卵円窩に向く．エコーガイドは極めて有用である．先端が柔らかいワイヤは，マルチパーパスカテーテル内を先進させるときに超音波で簡単に可視化できる．バルーン圧が十分かかるとフラップが開いてしまい大きくなるので，バルーンサイズはPFO閉鎖栓のサイズを決定するのにさほど有用ではない．しかしながら，バルーン閉鎖と生理食塩水の注入は，別の欠損孔を同定するのに役立ち[102]，PFOの長さやコンプライアンスに関する重要な解剖学的情報を提供してくれるかもしれない．

E 特別なテクニック

① **複数の欠損孔**：患者のなかには一次中隔に別の欠損孔がある場合がある．もしこれらの欠損孔が通常はそうであるように卵円窩にまとまったものとみなされれば，大きな閉鎖栓を用いることで対処できる．まれに，欠損孔間が非常に距離があり1つの閉鎖栓では閉鎖が困難なことがあり，その場合はわれわれは同一閉鎖術中にもう1つの閉鎖栓を留置するようにしている．最初の閉鎖栓が2個目の欠損孔に部分的にかかっていないことと最初の閉鎖栓が2個目の閉鎖栓通過を困難にしないことを確認するために，われわれは時にもう1つ大腿静脈ルートを確保し，ASD/PFOと最も離れた孔に別々のカテーテルとガイドワイヤを通過させることを行っている．ワイヤを離れた別の欠損孔に通しておいて，ASD/PFOを通常の方法で閉鎖する．2本目のシースをガイドワイヤ越しに別の欠損孔に通過させ，2個目の閉鎖栓を留置する．

② **長くて硬いPFOトンネル**：ごくまれに，一次中隔が比較的硬く，一次中隔と二次中隔の重なりが長い（>1 cm）場合，RA側閉鎖栓をうまくあけるためにトンネル内に十分に引き込むことが難しいことがある．この状況は，RA側閉鎖栓の不完全開放の状態を招来するか，LA側閉鎖栓が引き込まれすぎてトンネル内に部分的につぶれた状態で残ってしまうことを引き起こす．最初に留置した閉鎖栓を回収した後に，この珍しい状況を克服する2つの方法がある；

　a) **心房中隔穿通術**：PFOを介して心房中隔を通過する代わりに，エコーガイド下に標準のBrockenbrough針で心房中隔穿通を行う[103]．一次中隔は二次中隔との重なり部分の少し上で穿通できる（図35-9）．

中隔を通過したら，ワイヤを super-stiff のガイドワイヤに交換して左上肺静脈に留置する．穿刺部位は中隔の重なり部分にできるだけ近い位置である必要があり，かつ閉鎖栓留置前に直交する角度から穿刺部位を確認する必要があるので，この操作におけるエコーガイドは極めて重要である．

b）バルーン detunnelization 法：ワイヤが PFO を介して肺静脈に達したら，サイジングバルーンをガイドワイヤ越しに LA まで進める．バルーンを最初に膨らませたときには，PFO トンネルの入口のギザギザと LA 側出口のギザギザの間の距離の測定を可能にする．バルーン圧を上げるにつれて，バルーンは真っすぐになり，お互いのギザギザが近づく．十分な力により，一次孔の LA 付着部の一部が破け，より柔らかいトンネルとなる．中隔損傷のリスクは否めない．

③ まれに，以前の使用や血栓，あるいは必要なカテーテル通過ができない下大静脈（IVC）フィルタなどにより，大腿静脈ルートが使えないことがある．こうした場合，他のルートが必要となる．肝静脈からのアクセスでは，IVC から PFO のフラップ弁までのカテーテルの走行が維持できるので，この手技に熟練した者にとっては第一選択となる．そうでない者にとっては，右内頸静脈か右鎖骨下静脈が使用可能である．しかしながら，PFO のフラップ弁の方向のせいで，SVC からのカテーテルは中隔通過の際に良くない角度で力が加わる．そういった患者では，われわれは最近では，屈曲自在な電気生理学的検査用のシースを右内頸静脈から挿入し，使っている．このタイプは RA 内で 270°に屈曲可能で，欠損孔通過が可能である．5 F のマルチパーパスカテーテルと先端の柔らかいワイヤをシースの先端まで進め，欠損孔を通してワイヤを左上肺静脈まで進める．これでカテーテルを LA に進めるのに十分なサポートが得られる．次に，カテーテルを操作して僧帽弁から LV 心尖まで進める．その後，硬いルー

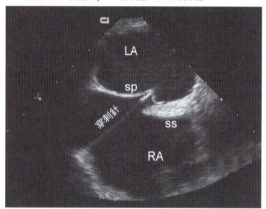

［図 35-9］経食道エコーガイド下の心房中隔穿刺
標的部位は一次中隔と二次中隔が重なった部分の直下である．中隔は穿刺針が中隔を左房に押しているので「テント状」になっている．
LA：左房，RA：右房，sp：一次中隔，ss：二次中隔

プ付きの Exchange ワイヤを LV 心尖部まで進める．シースから圧を測定し，LA への引き抜きをモニタリングし，僧帽弁がデバイスで損傷されないようにする．その後，閉鎖栓を通常の方法で留置する．

米国では PFO のために特別に認可されたデバイスはないし，認可された手技もない．各々のケースでメリット，適応を吟味しなければならない．たとえば，閉鎖が必要な患者には，Amplatzer デバイスや HELEX 閉鎖栓は常にオフラベルで使用されている．経カテーテル縫合閉鎖，高周波エネルギーや「接着剤」のようなデバイスを用いない，他の手技も開発されてきているが，市場が発展せず，十分な資金が得られないために，十分な試験がなされていない．CLOSURE I 試験（NMT Medical 社）は，脳梗塞を予防するための薬物治療と PFO 閉鎖を比べた最初の完結した前向き試験である[103a]．

その結果，PFO 閉鎖は「最良の薬物療法」に対して優位性を示すことができなかった．しかしながら，少数，短期間の経過観察，試験で使われたデバイスに関係した手技後の合併症（血栓付着，残存短絡，心房不整脈）などがあり，それらすべてが結果に対し影響を及ぼしている

可能性がある．RESPECT試験（AGA Medical社，St. Jude Medical社）がその後発表されたが[103b]，やや大規模なこの試験は，あらかじめ決められた再発脳梗塞イベントの回数を捉えるべく観察期間の限定なしに行われた．閉鎖群ではほとんど術後合併症がなく，良好な閉鎖率がみられたが，閉鎖術と薬物治療で再発脳梗塞の回数比は9回対16回であり，その有意差を証明するには少し及ばなかった（$P=0.08$）．しかしながら，閉鎖群に割付けられた9人のうち3人でPFO閉鎖を行わなかったという事実は，この結果に疑問を投げかける要素である．実際，2つの追加解析では，閉鎖の利益が示された．プロトコール通りにきちんと治療された者のみの解析では，6人対16人で閉鎖群の優位性が示された（$P=0.03$）．「治療された者」の解析では，閉鎖術では5人の再発，薬物治療では16人の再発が認められた（$P=0.007$）．おそらく，より重要なことは危険因子解析であり，①表在梗塞，②コントラストエコーで有意な短絡，③心房中隔瘤を呈する患者は，閉鎖術により最も恩恵を受けるかもしれないということであり，将来の臨床試験をデザインするうえで役立つであろう．REDUCE試験（W.L. Gore & Associates社）は患者登録を続けているところである．

Ⓕ 結果：ASD/PFO閉鎖

一連のレビューやコホート研究において，経カテーテル的なASDおよびPFO閉鎖は安全で有効な手技であることが示されている．最近の2つのレビュー[104,105]では，93％を超える閉鎖率であり，手技上の不成功は，基本的に患者および欠損孔の選択の失敗（大きすぎる）によるとされている．手技上のマイナーな合併症は，大腿静脈アクセスの合併症，一過性心房不整脈，デバイスが周囲の弁や静脈を巻き込むといったもので約5％に起こる．重大な合併症は，心囊液貯留・穿孔，弁損傷，空気塞栓，デバイス塞栓と回収，後腹膜出血などで約1％の患者に認められ，同時期の外科手術により生じる合併症より少ない．留置後，単純な心房期外収縮，上室頻拍などを含む新たな心房不整脈の発生率（5～8％）は外科手術と変わらない．留置成功後は，75％以上の患者では拡大したRVは正常化するが，高齢者ほど正常に復さないという有意な関連がみられる．経カテーテル閉鎖は，大きな欠損を除いて，すべての欠損で痛み，入院期間，手術傷の観点で優れており，同等の閉鎖が得られるので，今や二次孔欠損の治療選択肢となっている．

PFO閉鎖率は，脳梗塞予防，片頭痛，あるいはほかの目的であろうと，ASD閉鎖と同等である．CLOSURE I試験では，長期の閉鎖率は85～90％である．以前の報告やRESPECT試験では，Amplatzer PFOデバイスでの閉鎖率はもっと優れている（>90％）[106]．RESPECT試験での前向きデータ収集はデバイス閉鎖率に関する最も信頼できる情報を提供するであろう．PFO閉鎖に用いられたHELEXデバイスの長期データはほとんどない．われわれの経験では，残存短絡を評価するためにDopplerエコーを用いて，HELEXとCardioSEAL/STARFlexデバイス間の明らかな差異は認めてない．

PFO閉鎖の合併症はASDのそれと同様であり，またASDのように多くはデバイス依存である．合併症の率は極めて低い一方，手術ではなく，薬物治療と比較すると重大な意味を持ってくる．これは，デバイス閉鎖の利益が完全に確定していない現在においては，特にそうである．

現在認可されているASD閉鎖栓に関しては，いくつかの重要な問題が残されている．米国のFDAの医療器具合併症に関するウェブ上での報告[107]によれば，以前のCardioSEAL（NMT Medical社，Boston, MA）は留置後最初の数ヵ月間は，デバイスの血栓付着の問題があった[108,109]．デバイスによる侵食（心臓穿孔）は1/500の高い確率で起こる，Amplatzerデバイス（AGA Medical社，Golden Valley, MN）の重大な遠隔期合併症として報告されており[107,110]，製造元による追加の安全性試験が現在行われている．また，血栓形成はAmplatzerデバイスでも報告されている[111,112]．HELEXデバイスは他のデバイスより脱落の頻度が多い

ように思えるが，血栓形成や心臓穿孔の問題があるかどうかは現在までわかっていない．

デバイス留置後の抗血栓療法の適切な程度に関してのコンセンサスは得られていない．アスピリン単独による治療は多くの施設で行われてきたが，他の施設ではアスピリン，Plavix，ワルファリンの併用が行われている．われわれは一般に，6ヵ月間のアスピリン1日325mgと3ヵ月間のPlavix 1日75mgの処方を行っている．

感染性心内膜炎の頻度に関しても不明である．ほとんどの施設では，デバイス留置後6～12ヵ月間は，歯科治療や他の小手術手技に対し予防的抗菌薬投与を推奨している．

G 心室中隔欠損（VSD）

ASDと同じように，心室中隔の先天性欠如の解剖は変化に富む．最もよくみられるVSDは中隔膜様部と筋性部に起こる．心室レベルの左-右短絡は過剰な肺血流と同時にLV容量負荷をもたらす．大欠損の患者では，LV収縮の圧は収縮期に肺動脈に伝播する．これが，単純にRVの容量負荷であるASDとの生理学的な差異である．欠損部の流れに対する抵抗が，小児における短絡量の第一の決定因子である．LV容量負荷の程度の直接の続発症としては，小欠損の患者では画像上LV拡大を認めず無症候である．大欠損ではLV容量負荷の結果，古典的うっ血性心不全の症状を乳児期早期に呈することもあるし，中程度欠損では左室拡大が著しいにもかかわらず症状はないこともある．このような患者では，高齢になって初めて，LVコンプライアンス変化によりLA充満圧が上昇し，肺うっ血を呈する症状を示すかもしれない．VSDに関連した容量負荷は，小児のときのような低い拡張期圧で対処できないかもしれない．左からの血流がさらに増えると，LA圧が上がり，特に労作時に肺静脈のうっ血をきたし得る．大きな欠損孔の患者では，2～3年のうちに手術が施行されないと不可逆的肺血管病変進行の危険がある（Eisenmenger症候群）．

H VSDの経カテーテル閉鎖

流入部（心内膜タイプ）VSDの経カテーテル閉鎖は，房室弁の異常やデバイスを安定化させる周辺構造の欠落に対する，VSDの発生学的，解剖学的関係からいまだ可能となっていない．同様に，膜様部VSDを閉鎖するデバイスを作るのも非常に難しい．なぜなら，大動脈弁，三尖弁，そして刺激伝導系のすべてがこの中隔部分に近接しているからである．Amplatzer膜様部VSD閉鎖デバイスは現在，米国では治験でのみ使用されているが，国外では臨床的に使用可能であり，周辺構造を考慮した非対称のデバイスとなっている[113]．実験や臨床の結果では，VSDの位置を走る房室結節やHis-Purkinje線維に絡むために，新規の完全房室ブロックのリスクが少なくとも5%あることが示されている．このリスクは，VSD閉鎖手術によるリスクをはるかに上回る[114]．

リズム合併症以外にも，これらのデバイスでは小児の先天性心疾患用に開発された治療において根本的に存在する問題に直面する．すなわち臨床での需要（マーケットが非常に限られているということ）である．小さく，無症候のVSDは閉鎖の必要がない．大きな短絡で，生後1ヵ月に重度の心不全を呈すれば，外科手術が技術的により簡単で安全である．大きな短絡で未治療の，年齢の進んだ患者では，肺血管病変が進行していることが多い．成人期発症の患者だけが経カテーテル治療の理想的な適応となる．

膜様部VSDに比べるとはるかに少ないが，大きな筋性部VSDは筋性中隔のどの部分にでも存在し，外科医を悩ますこともある．心尖部前方の欠損は見えず，三尖弁から閉鎖することは不可能である．RVの肉柱のためにRV側中隔表面からVSDを観察するのは難しい．LV切開が伝統的に行われている外科的アプローチであるが，施行された患者を長期に経過観察すると，高率にLVに心室瘤を形成し，全般的LV機能不全を呈することがわかってきた．

したがって，経カテーテル療法の確立は膜様

[図35-10]

（A）Amplatzer 筋性部 VSD 閉鎖栓，（B）右室を満たす左-右短絡を示す左室造影像，（C）Amplatzer 筋性部 VSD 閉鎖栓によって閉鎖された欠損孔

RV：右室，LV：左室
（Z. Hijazi の厚意による）

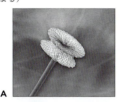

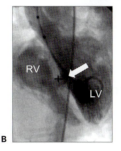 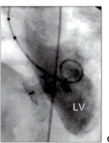

部欠損より，むしろ筋性部欠損に早急に必要とされてきた．同時に，解剖はカテーテル閉鎖により適しており，デバイスを支持する多くの周囲組織が存在するのが筋性部 VSD で，弁や伝導路障害の心配もない．経カテーテル閉鎖成功の報告は 1990 年代始めからなされるようになってきている[115,116]．

その手技は小さな小児にはいまだ難しいものだが，大きな筋性部 VSD のためにたくさんの手法が，心不全を呈する乳児の経カテーテル閉鎖に取り入れられてきた．当初は，段階的修復が用いられた．肺血流を制限し症状を和らげるために，肺動脈絞扼術を乳児期に施行し，患者が成長後，経カテーテル閉鎖はより容易に施行可能となり，その後，外科的絞扼解除（これも開心術でなく施行可能）を行うことができた．より最近では，「ハイブリッド」手術，すなわちまず外科的に RV 自由壁を露出する．（エコーガイド下に）自由壁を穿刺し，ワイヤを欠損孔から LV に進ませる．シースをワイヤ越しに LV に進ませて閉鎖栓を通常の方法で留置する．RV自由壁には巾着縫合を行うことができる[117]．

過去には，多くのデバイスが筋性部 VSD を閉鎖するのに用いられてきた．これらは，基本的に ASD の閉鎖用に作られたもので，VSD ではオフラベルで使われてきた．Amplatzer では，筋性部 VSD 閉鎖用に特別にデザインしたデバイスが開発された（図 35-10）．ASD に対するものと同じデザインで，筋性部 VSD 閉鎖栓の中心部くびれは，心室中隔の厚みを考慮してより長く設定されている．デバイスは現在米国で使用認可が下りている．

1 筋性部 VSD 閉鎖のテクニック

完全なエコーによる評価［カテーテル室での経食道エコー（TEE）はほとんどの症例で役に立つ］と，左心右心血行動態評価後に欠損孔の輪郭を最もよく描出するために，LV 造影を施行する（図 35-10B）．その後，逆行性や経心房中隔性に挿入したトルク調節可能な冠動脈用カテーテルやバルーン付きカテーテル（バルーンウェッジカテーテル）を用いて，LV 側から欠損孔を通過させる．欠損孔は典型的には，LV 側からのほうが通過しやすい．これは，LV 表面がスムースで肉柱が少なく，かつカテーテルが高流速により向きやすいからである．

柔らかい長いガイドワイヤ（すなわち Benson ワイヤ）を欠損孔を通して RV から肺動脈まで挿入する．経静脈的アプローチ（前方の筋性 VSD では大腿静脈から，中央から心尖部にかけての VSD では内頚静脈からのアプローチにより，カテーテルを欠損孔に対して最もストレートにすることができる）により，先端孔バルーンカテーテルを右心から肺動脈に進め，スネアカテーテルに交換してワイヤをつかまえる．ガイドワイヤを肺動脈でつかまえることにより，ワイヤが三尖弁に絡まる危険を避けることができる．ワイヤはその後，静脈シース内に引き込む．欠損孔の最大径をバルーンサイジングで確定する［バルーンをガイドワイヤ越しに，欠損孔にまたがった状態となるよう挿入する（前述の ASD 閉鎖に関する項を参照）］．しかし ASD と異なり，エコーで測定したサイズはバルーンサイジングのようにはストレッチしない．ダブルアンブレラデバイスの場合は欠

損孔の 1.6〜2 倍のサイズ，Amplatzer VSD Occluder の場合は欠損孔より 2〜3 mm 大きいサイズのデバイスを選択する．

次に，至適サイズのデリバリシステムを静脈ルートからスネアワイヤ越しに，RA，RV，そして VSD を通して，LV まで挿入する．エコーとシースからの用手造影により位置が確認できる．ワイヤを引き抜き，通常の方法でデバイスを留置する．LV 側閉鎖栓を開き，中隔に引き当てる．デバイスが欠損孔に引き込まれると抵抗を感じる．エコーと造影により LV 中隔の位置を確認し，RV 側閉鎖栓を開く．デバイスが中隔の両方の側に開いていることを造影かエコーで確認したら，デバイスを開放し留置する．

J 結果：VSD 閉鎖

23 のヨーロッパの施設が協力して，先天性 VSD の経カテーテル閉鎖の経験を報告した[118]．430 人で閉鎖を試み，そのうち 119 人が筋性部欠損，250 人が膜様部欠損，45 人が手術後の残存短絡，16 人が複数欠損であった．95％で手技（基本的に Amplatzer デバイスを使用）は成功した．不成功は，基本的に合併症や緊急手術を要する不適切な位置への留置であった．

合併症は 12.7％に起こり，重大な合併症は 6.5％で，デバイス塞栓（1.3％），大動脈閉鎖不全（3.4％），三尖弁逆流（6.6％），リズム不整（2.5％），（ほとんどがペースメーカ挿入を必要とした）完全房室ブロック（4％）といった合併症を含んでいた．筋性部 VSD 閉鎖では 0.8％しかリズム不整は起こらなかった．1 例の死亡があった．多変量解析では，手技上の合併症のリスクは，患者の年齢（$P = 0.012$）と体重（$P = 0.0035$）であった．米国のレジストリでも非常に似た結果であった[119]．

経カテーテル的 VSD 閉鎖は手技的に可能であるが，患者と欠損孔の慎重な選択が最も重要な事項である．小欠損の無症状の患者では，閉鎖は適応ではない．臨床症状を呈する大きな膜様部 VSD の患者には，手術による閉鎖が優れた別法である．

6 心筋梗塞後の心室中隔破裂

成人患者を治療するインターベンション心臓病専門医のもう一つの興味ある領域は，心筋梗塞後の心室破裂である．これらの欠損は常に筋性部に位置し，ほぼ常に左前下行枝（LAD）領域の遠位に起こるため，中央部と心尖部の筋性 VSD となる．乳児の膜性部 VSD と同様，このインターベンションに適する患者をたくさん探すのは難しい．大きな欠損では，左‐右大短絡，高肺血流，肺高血圧，LV 容量負荷が，障害されたポンプ機能に上乗せされるので，ほとんど常に致命的である．小さな欠損は診断的見地からは興味深いが，有意な血行動態的負担をかけない．したがって，中くらいのサイズで大きな短絡があり，しかも薬物治療で安定化されたもののみが外科的あるいはインターベンション治療の対象と考えられる．面白いことに，進行する組織壊死のため，数週の期間を経て欠損孔が血行動態的に重要な意味を持ってくることがある．

これらの欠損はひとたび血行動態的に有意であると認識されれば，できるだけ早く，手術あるいは経カテーテル的に閉鎖するべきであるというのが最近の教訓である．内科的に患者が安定するまで待つというのは信頼性に欠け，なぜなら短絡は時間を追うごとに増加するのみかもしれず，数日にわたる低心拍出から多臓器不全に陥るといかなる介入からも患者が回復する可能性は低くなるからである．そのようにして積極的に治療介入した 65 の手術例では 30 日死亡率が 23％であるが，VSD 修復時に同時に冠動脈バイパス術を施行することにより著明な改善がみられる[120]．同様に，Hiele らは連続 29 人の心筋梗塞後の心房中隔破裂患者を報告している[121]．心原性ショックと多臓器不全の患者の 30 日死亡率は 88％であるのに対し，そうでない患者の死亡率は 38％である．Amplatzer 筋性 VSD 用デバイスは，2000〜2003 年の間の米国レジストリで 18 人に使用された[119]．うち 13 人は梗塞後 14〜95 日に閉鎖が施行された．デバ

イスは18人中16人に留置された．30日死亡率は28％で，患者がすでに初期の状態を少なくとも2週間乗り切ったという自然な患者選択の要素を反映している可能性がある．経カテーテル的デバイス留置の手技は先天性筋性部VSDのものと一緒である（前述を参照）．経カテーテル術はLAD領域の梗塞にとって優れた方法である一方，右冠動脈の梗塞からの欠損のときはおそらく外科手術のほうが成功するであろう．これら後方欠損のカテーテル治療は房室弁とその支持構造が近接しているので複雑である．最近の報告では，梗塞後のVSDに対するハイブリット治療の有用性が指摘されている[122]．

Ⓐ 心外短絡の経カテーテル塞栓

大動脈と静脈や心臓との間の先天的に異常なつながりがある場合に心外の左−右短絡が生じる．これらの短絡は正常の動脈床と低血管抵抗側の血管抵抗の違いのために，肺血流増加と体血流減少と関連する．最も典型的な例は動脈管開存（PDA）である．

心外の異常短絡では右−左短絡も生じ得る．Fontanや両方向性Glenn手術の術後患者では体静脈の圧が上昇している．圧の高い静脈から低圧の体静脈，心臓静脈，肺静脈へ側副血行路が発達することがある．この血流は肺血流からの盗血（steal）として働き，大きければ全身の低酸素をもたらす．肺動静脈瘻のような肺内短絡も右−左短絡をもたらし，酸素化していない肺動脈血がより低圧の肺静脈に流れ込む．

7 動脈管開存（PDA）

動脈管は大動脈と肺動脈をつなぐ正常の胎児動脈吻合であり，（胎児期の）高肺血管抵抗の下で，RVからの血流が大動脈を介して胎盤に返ることを可能にしている．

新生児が第一呼吸をして肺に空気が入ると肺血管抵抗が下がり，低血管抵抗の胎盤が取り除かれて体血管抵抗が上昇する．これらの生理的変化は急激な肺血流増加をもたらす．急激に上昇した体血流酸素レベルは，プロスタグランジンを介する経路を介して，動脈管の平滑筋層が収縮する引き金となる．生後48〜72時間で，95％以上の新生児で動脈管が閉鎖し，正常の生後循環への変換を完了する．なかには動脈管が閉鎖しない，または部分的に開存したままの新生児がいて，動脈管開存（PDA）と呼ばれる．

生後の数週にわたって肺が成熟するにしたがい，肺血管抵抗は絶対的にも，体血管に対し相対的にも低下し続ける．PDAがあると，大動脈の血流は低圧の肺循環への代替路を持つこととなる．大きなPDAでは，過剰肺血流と体循環低灌流を伴い，生後数週のうちに通常のうっ血性心不全の症状を呈するようになる．今なお外科的修復が，PDAによるほとんどの心不全新生児の治療選択肢である．小さなシースで静脈から留置でき，閉鎖率の良好なAmplatzer Duct Occluder（後述を参照）の開発は，より小さな小児にある程度の効果をもたらしている[123]．

ほとんどの小児では，PDAは小さく，出生前の元のサイズに比べて微小なものである．この小さな管腔の血流抵抗は高く，結果としての左−右短絡量は少ない．LVは容量負荷がなく，症状を呈することはめったにない．これらのほとんどは心雑音で気づかれるか超音波検査でたまたま発見される．この状況においては，基本的なリスクは動脈管部か高速ジェット血流の当たる肺動脈壁の心内膜炎（動脈炎）である．Grossによる1938年の最初のPDA結紮以来，容量負荷と感染の危険を排除するために，小児においてはPDAの閉鎖がルーチンに推奨されている．

PDAは成人では比較的まれな疾患である．超音波検査でたまたま発見されることが最も多く，次いで心内膜炎発症や心雑音で見つけられる．より高齢の成人では，他の症状も起こり得る．LVコンプライアンス低下に伴い，左−右短絡によるLV容量負荷に耐えられなくなり，充満圧の上昇と肺うっ血を呈するようになる．何十年も症状のなかったPDA患者に労作時息切れが出現することがある．同様に，成人期発症の高血圧と関連して，体血管抵抗の上昇は

[図35-11]
（上段）Gianturco コイル．（A）小さな動脈管の小児大動脈造影像．ピッグテールカテーテルが動脈管（矢印）を介して大動脈と主肺動脈を造影している．（B）コイル塞栓後．主肺動脈内に突出したコイルがわかる．動脈管を介するすべての血流が遮断されたので主肺動脈はもはや造影されない．
MPA：主肺動脈

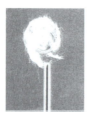
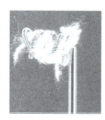
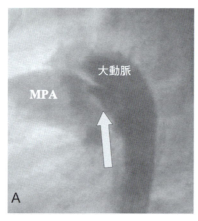
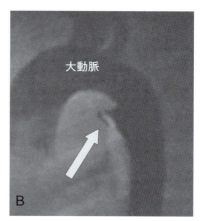

PDA を介してより多くの血流を肺循環に送る駆動力となり，短絡を増やし運動能低下の最初の症状出現となり得る．

われわれは，非常に軽微な冠動脈疾患で労作時に明らかな狭心症を呈する成人 PDA 患者を治療してきた．大動脈からの肺への血流は拡張期盗血現象をもたらすので，血管造影で有意な冠動脈病変がなくても，負荷心電図の変化や負荷タリウムシンチグラフィでの血流低下を認めることがある．

A PDA の経カテーテル閉鎖

外科手術によらない PDA 閉鎖は Porstmann[124]により報告されたが，過去20年にわたり，経カテーテル的 PDA 閉鎖術の成功は小さな PDA の外科手術をほとんどなくしてきた．広く普及した最初のデバイスは，William Rashkind によって開発された[125]．米国では FDA の認可を得ることはなかったが，このダブルアンブレラデバイスは 1990 年代まで世界中で使用され，米国では臨床治験がなされた．

1992年に Rashkind デバイスが PDA 閉鎖に使用できなくなると，John Moore のグループが，1972 年から他の血管閉塞に用いられてきた Gianturco コイルを用いて PDA を閉鎖するテクニックを初めて記載した[126]（図35-11）．Rashkind デバイスが選ばれた研究の場で限られた医師のみが使用可能であったのに対し，コイル閉鎖術は PDA 閉鎖を小児インターベンションカテーテルの主流に導いた．シングルカテーテルの原法，Moore の経動脈アプローチ，シングルカテーテル経静脈アプローチ[127]，スネアアシストテクニック[128,129]，デタッチャブルコイル[130]，Latson カテーテルテクニック[131]，0.052 インチの太いコイルを用いた方法[132]，PDA 内のナイロンサックにコイルを詰

[図 35-12]
（A）Amplatzer Duct Occluder．（B）大動脈造影で示される動脈管開存（PDA）．ピッグテールカテーテルが大動脈，PDA（矢印），主肺動脈を造影している．（C）留置後，PDAは閉鎖している．デバイスがPDA内に認められ，もはや主肺動脈は造影されない．
Ao：大動脈，MPA：主肺動脈

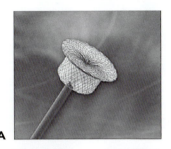

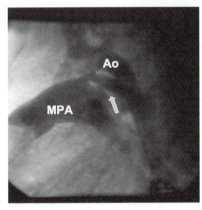
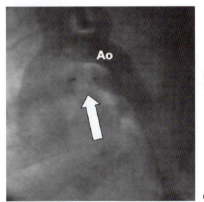

める方法[133]）など，さまざまな手法が開発された．Rashkindデバイスと比べて，コイルは4Fの小さなカテーテルで留置でき，小さな子どもに対しても外科手術以外の方法を可能にした．

より最近では，Amplatzer Duct Occluder（図35-12）が最小径のPDA以外のすべてのPDAに対し，コイル閉鎖術に取って代わる手法として多くのカテーテル室で用いられるようになった．さらに最近のAmplatzerデバイスは，大きく短いPDA，特に肺高血圧の場合のために筋性VSD用デバイス（図35-10A），長く管状のPDAに対するVascularプラグ（図35-13A, B），まだ米国では使えないがAmplatzer Duct Occluderの改良版（Amplatzer Duct Occluder II）（図35-14）など，用具の幅を広げてきた．

B PDA閉鎖のテクニック：Amplatzer Duct Occluder

ピッグテールの孔が左鎖骨下動脈の起始部の少し遠位になるようにして大動脈造影を行う．PDAの最小径と長さを計測する．Amplatzer Duct Occluderのサイズはこれらの計測に基づき選択するが，デバイスの肺動脈側が造影上の最小径より2mm大きいものを選択する．先端孔カテーテルを主肺動脈まで進め（われわれは通常始めはマルチパーパスカテーテルを使用する），先が柔らかいトルクワイヤを，PDA開口部を探るガイドとして用いる．時に，PDAが肺動脈側からアプローチできない場合，われわれは大動脈側からPDAを通過させ，Exchangeワイヤを使用してそれをスネアし，大腿静脈から引き出す．あるいは，肺動脈内でスネアされたら，スネアワイヤ共々PDAから下行大動脈

[図35-13] Amplatzer Vascular Plug
（A）Vascular Plug-1（VP1），（B）Vascular Plug-2（VP2），（C）Vascular Plug-3（VP3），（D）Vascular Plug-4（VP4）

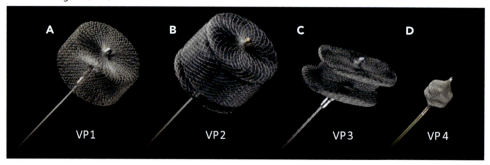

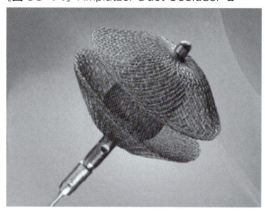

[図35-14] Amplatzer Duct Occluder II

に引き込む．その後，スネアカテーテルをワイヤ越しにAmplatzer Duct Occluderのデリバリ用ロングシースに置き換える．シース先端を下行大動脈の十分深くまで進めて注意深くエア抜きを行う．その後，デバイスをシース内に入れる．大動脈側の大きいディスクを下行大動脈で開き，PDAの膨大部に引き込み，その後，肺動脈側を留置する．適切な位置を確認するために，開放前に大動脈造影を再度施行する（図35-12C）．留置後最初の数分間は結構な残存短絡を認めることがある．これは10〜15分間でなくなるであろう．

C 結果：PDA閉鎖

Cuasoらはフィリピンでの231例の10年間にわたる，生後3ヵ月〜64歳の1.3〜10 mm（平均4.2 mm）のPDAに対するAmplatzer Duct Occluderの経験を報告した[134]．231人中229人で成功裏にデバイスを留置でき，カテーテル終了時の完全閉塞が88％，6ヵ月後が100％であった．軽い左肺動脈狭窄が2例に認められたが，成長に伴い2例とも1年後には軽減した．好ましくない解剖に関連した2例の脱落があり，外科的に回収しPDAは結紮した．大腿動脈の損傷は1例であった．

1990年代後半の初期の成績では，Bilkisらは同様に，209人のうち205人の手技成功と1年後の99％完全閉鎖を報告している．合併症は種類も率も同等であった．

経カテーテル的PDA閉鎖は，小さなPDAを持つ無症状のすべての小児にとって治療選択肢となる．われわれは2 mm未満の小さなPDAにはコイルを，より大きなものや成人にはより新しいAmplatzer Duct Occluderを使用している．

8 他の心外短絡の治療

A 体動静脈瘻（systemic AV fistula）

体動静脈間の瘻（fistula）は運動耐容能低下や明らかなうっ血性心不全症状を伴った有意な左‐右短絡を生じることがある．静脈は，関連する動脈分枝にとっての低い抵抗への逃げ道と

[図 35-15]
（**A**）Weber-Osler-Rendu 症候群の患者における左下葉の巨大な孤立性肺動静脈瘻（円内）．（**B**）2 本の栄養動脈のうちの 1 本の選択的血管造影が肺動静脈瘻を満たしている．（**C**）2 本の栄養動脈（矢印）のコイル塞栓後，肺動静脈瘻は造影されず，同時に酸素飽和度もルームエアーで 89%から 94%に上昇した．

LPA：左肺動脈

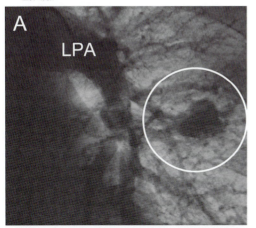
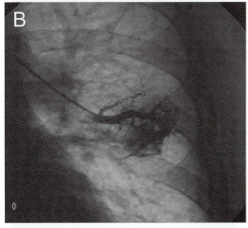
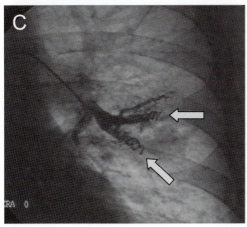

なる．他の左右病変と違い，体動静脈瘻は両心室の容量負荷をもたらす．これらの瘻は，先天性のこともあるし，外傷や手術やカテーテルの合併症として後天的にできたもののこともある．

Ⓑ 冠動静脈瘻（coronary AV fistula）

冠動静脈瘻は血行動態的に他の体動静脈瘻と似ている．冠静脈洞か，直接 RA，RV，肺動脈へ流出するものが最もよくみられる．運動能低下や息切れのような通常の症状に加えて，これらの患者は，瘻への血流が正常冠動脈分枝での拡張期血流を逆流させる，冠動脈の盗血現象を呈することもある．順行性血流の減少に伴い，労作時虚血が起こることがある．

Ⓒ 体肺（気管支）側副血行路

体肺側副血行路は先天性のことや，静脈を肺につなぐ単心室の手術（Glenn や Fontan 手術）を行った患児にできることもある．これらの血管がよく起始するのは，胸部大動脈，内胸動脈，その他の鎖骨下動脈分枝などである．PDA と同様に，左 - 右短絡は LV 容量負荷をもたらす．

先天性心疾患の先行姑息術を行っている患者において大動脈と肺動脈の間の側副血行路として存在するかもしれない他の病変は，昔の Blalock-Taussig 短絡や，再開通したり，その後の手術でつぶされなかった他の外科的短絡である．この交通がもはや必要ないものであれば，やはり LV の容量負荷となる．

Ⓓ 肺動静脈瘻（pulmonary AV fistula）

このまれな疾患は，肺胞前の肺動脈と肺静脈をバイパスするため，酸素化されない血液が LA に還流する（図 35-15）．もし大きい場合，あるいは多発性の場合（Weber-Osler-Rendu 症候群），患者は極めて強いチアノーゼを呈することもある．これらの病変は PFO と誤診されていた患者の奇異性梗塞の原因であったりする．

E 静脈−静脈側副血行路

体静脈が右心をバイパスして肺動脈に直接つながる手術の，単心室の修復術を施行した患者においては，肺に向かう静脈と心臓に還る静脈との間に圧較差が生じる．この違いが血流を肺からより低い抵抗の通路を通って心房に還るような経路を作ってしまう．肺への静脈血流に依存する単心室患者においては，これらの静脈瘻は肺血流を減らしチアノーゼをもたらす．

F デバイス塞栓のテクニック

すべてのタイプの心外血管奇形はカテーテルによる塞栓術で治療することができる．これらのテクニックは，閉じようとする血管や使用するデバイスによらず，おおよそ同じようである．使用可能なデリバリカテーテルの多様性もあって，コイルはしばしば最も簡素で低コストな手技である．以下に述べるように，大きな血管に対しては特別な考慮がなされなければならない．

塞栓される血管は血管造影で明らかにされる．複数の血流供給源を持っていることがあるので（たとえば肺動静脈瘻；図35-15），選択的，部位的造影は必須であり，それらの血流源はすべて塞栓されなければならない．目的とする血管は瘻のみならず正常構造も供給しているので（たとえば冠動静脈瘻），閉鎖デバイスの位置決めが非常に重要になる．われわれは選択造影の際には，遠位に側孔の付いたマルチパスカテーテルを好んで使用している．血管がうまく造影されたら，デバイス留置の場所を選択する．血管の細くなっているところ，屈曲しているところ，あるいは分岐部などが良い場所である．解剖によってはこうした最適な場所が使用できず，直線管腔状の部位が最適留置部になることもあろう．塞栓位置の血管径を計測し，コイル閉鎖では血管径より1〜2mm大きいコイルを選択する．カテーテルの位置を安定化するために，ワイヤの走行と合った形の先端孔カテーテルをデリバリカテーテルとして使用する．デリバリカテーテルをガイドワイヤ越しに交換し留置部位を越えて挿入する．その後，コイルとカテーテル内に入れて，（カテーテル内径とほぼ同径のガイドワイヤを用いて）留置部の少し遠位部まで，カテーテル内を押していく．デリバリカテーテルを少し引きながらガイドワイヤを進めることにより，コイルの最初の一巻きを最適留置部位の少し遠位で出す．残りのコイルは以下の2つのうちどちらかの方法で留置する；デリバリカテーテルを固定して，ガイドワイヤを進めてコイルを押し出す．あるいはガイドワイヤを固定して，ガイドワイヤ越しにカテーテルを引き抜き，コイルを露出する．造影を再施行し，完全閉塞を得るために追加のコイルを最初のコイルの後方に留置しなければならないこともある．完全内膜化にかかる3〜6ヵ月の間は抗菌薬の予防内服が勧められる．MRIはオリジナルのGianturcoコイルに多大な力を加え，加熱し，局所に多大なる反響アーチファクトをもたらす．より新しいMRI対応コイルはスチール製のコイルにほとんど取って代わった．MRIを受ける前にデバイスが完全に内膜で覆われるまで（3〜4ヵ月）待つことを勧める．

特に大きな血管に対してはコイルは限界がある．そのような場合，デタッチャブルバルーン[135]のような他の方法が用いられてきた．新しく認可されたAmplatzer Vascular Plug（図35-13）は，現在大きな血管に対する標準的選択肢である．このデバイスは，円柱状のVP1から多葉状のVP2，より矩形状のVP3までいろいろとある．VP4は二葉性のデバイスで，コイル同様非常に小さな径のカテーテルで留置できる．VP3以外は2013年時点で米国で使用可能である．すべてのVascular Plugは，術者が開放したいと思うまでデリバリケーブルにスクリュー機構で装着されているので，完全に回収することができる．さまざまな程度で，標的血管のサイズ・形に，その形状を合わせることができる．

G 結果と合併症

塞栓のテクニックは単純であり，目的とする

血管にいかに術者が安定したカテーテルポジショニングを行うことができるかどうかだけにかかっている．良い位置が得れれば，手技は100％成功するはずである．コイル塞栓と関連した合併症は，コイル脱落塞栓と近隣分枝血管の閉塞である．コイル脱落塞栓は，高血流状態の動脈構造の場合に最もよく認められ，選択コイルに十分な大きさがない場合か，大きすぎて標的血管にきちんと収まらず，デリバリカテーテルを標的血管外に押し出してしまう場合に認められる．脱落したコイルは通常スネアカテーテルで回収できる．溶血は流れの多い部分の不完全閉鎖に伴って認められる．

9 Fontan循環を持つ成人患者における心臓カテーテル検査

おそらく近年の先天性心疾患における最も偉大な業績は，機能的単心室患者の外科的治療とインターベンションの協力管理であるといえよう．これらの患者では，体静脈還流が直接肺動脈に血流転換され，もはや心臓には還流しないので，肺静脈還流のみが単心室を満たし，大動脈に駆出される．40年以上も前にFontan[136]がこの右心をバイパスする方法を記載して以来，この方法は，心臓が2つに分離できないすべての先天性病変に対して適応されてきた．

現在，Fontan手術は段階的外科手術の最終段階として2～4歳の間に施行されている．これらの患者の急性期管理は多くは小児科的問題である．しかし，ここに来て初めて，Fontan循環を持つ多くの患者が成人に達するようになり，この循環を扱うのに日常的に慣れていない成人のカテーテル室担当者にとって困難な状況となってきている．

Ⓐ Fontan循環

二心室循環では，肺静脈還流血は，体血管床を一巡りする（体血管抵抗を凌駕する）のに十分なエネルギーをもってLVにより体循環に押し出される．血液はその後，体静脈を通ってRVに還流し，RVは肺血管床を一巡りする（肺血管抵抗を凌駕する）のに十分な，さらなるエネルギーを血液に与える．Fontan循環では，直列に存在する体肺血管床を一巡りするのに十分なエネルギーを機能的単心室がまかなわなければならない．

体血管床を通過後，さらなるエネルギー供給がないので，肺への血流は受動的なものであり，SVCとIVCからの血流は，肺動脈，肺静脈，LAそして単心室へと「下って」いく．したがって，肺血管抵抗上昇，競合する血流（体肺側副路），房室弁狭窄，逆流，（左）心室拡張終期圧上昇，AV協調性喪失を伴うリズム異常などの肺血管床のいかなる障害も前方へ進む血流を障害し，体静脈圧を上昇させる．体静脈圧が15～20 mmHgを超えると，静脈停滞が起こるであろう．結果として，肺血流が減少し，LA還流も減少し，LV前負荷不足から低心拍出に陥る．うまくいっていないFontan（failing Fontan）循環を持った患者は，典型的には古典的右心不全（水分貯留，浮腫，腹水，低心拍出）を呈する．

手術時に小さな「窓」(fenestration)を作ることもある．体静脈のFontan通路と肺静脈心房間のこの交通は，心房レベルでの若干の右-左短絡を生じさせる．この方法は，軽いチアノーゼの代償として，周術期の心拍出量をより良く保つことにより手術成績を向上させることが示されている[137, 138]．二次的にfenestrationを作成することもfailing Fontan循環の患者にとって役立ち，手術室[139]やインターベンションの手技としてカテーテル室[140]で行われてきた．

他の問題もfailing Fontan循環の患者にはよくみられる．蛋白漏出性胃腸症はFontan循環の患者にみられる症候群で，血清蛋白が便中に漏出する[141]．蛋白漏出のはっきりとしたメカニズムはわからないが，高い静脈圧による腸の浮腫が関係しているケースもある．漏出蛋白にはアルブミンが含まれており，これは血清膠質浸透圧を低下させ，患者の水分貯留を増悪させる．アンチトロンビンⅢのような抗凝固因子もまた漏出し，過凝固の状態を促進する．

心房の伸展や心房に対する過大な手術のための心房不整脈は failing Fontan 循環の主たる徴候であり，障害の根底にある原因の一つであることがある．心室機能障害は Fontan 循環患者の共通の終着点である．心機能障害のメカニズムはわかっていないが，LV 心筋が容量負荷のために引き伸ばされ，冠動脈が低酸素血を運搬するため酸素不足に陥っている Fontan 手術前の期間とおそらく関係しているであろう．

面白いことに Fontan 循環患者は他の左心機能不全患者とは異なり，肺うっ血を呈さない．平均 LA 圧，肺動脈圧は，体静脈の停滞が起こる前に肺浮腫をきたすほど高くはない．これらの患者は，典型的左心不全症状を呈するずっと前に「右心不全」を呈するのである．非常に多くの Fontan 循環患者が成人に達してきているので，Fontan 循環の注意深い侵襲的評価が成人のカテーテル室で求められるであろう．

Ⓑ 血行動態評価

右心左心血行動態は，Fontan 経路に機械的狭窄がないかに特に焦点を当て評価されなければならない．肺静脈や房室弁の狭窄を除外するために心室拡張終期圧と肺動脈楔入圧を比較しなければならない．両側肺動脈からの引き抜きを行い，圧較差がないことを確認する．外科的吻合部は特に注意を払う場所である．Fick 法により心拍出量を評価しなければならない．競合する体肺側副血行路の血流を除外診断するために，酸素飽和度は中心部と末梢の肺動脈で測定しなければならない．

すべての Fontan 経路は，それらが超音波では描出しがたいので血管造影にて明らかにしなければならない．酸素飽和度低下を示す患者においては特に，心臓に還る，あるいは肺静脈から心房や冠静脈洞に還る静脈側副路の存在も除外診断しなければならない．競合する体肺側副血行路の血流と心室後負荷に影響を与えているかもしれない大動脈弓の狭窄を除外診断するために，大動脈造影を遠位大動脈弓にて行う．洞調律でない患者においては，心房ペーシングを行って心拍出量と心房圧に対する影響を調べることができる．

Fontan 循環を改善するのに必要となり得るインターベンションには，本章に概略を記載したマニュアルが含まれる．末梢肺動脈狭窄には，狭窄解除のためにバルーン拡大やステント留置が施行されるべきである．静脈の経路や外科的吻合部も拡大や血管形成術が必要になることがある．側副路は積極的に塞栓すべきである．Fenestration は低酸素傾向の強い患者においては閉鎖する必要があるかもしれない．心房中隔閉鎖のデバイスをこの目的のために使用することができる．他にほとんど何もすることができない患者において，カテーテルでの fenestration 作成により，何人かは蛋白漏出性胃腸症を改善することができ，全例で心拍出量の増加を得ることができる．先行 Glenn 短絡術既往の患者では肺動静脈瘻が存在することがあり塞栓が必要なことがある．

10 結語

以上は，先天性心疾患を扱うカテーテル室で行う幅広いインターベンション手技のごく一部をカバーするのみである．手技自体に精通していることと同様に重要なことは，元にある解剖や生理の完璧なる理解である．他の拡大する心臓インターベンションの分野と同じように，先天性心疾患の専門家は，将来の成人先天性心疾患や構造上の心疾患（structural heart disease）の専門家養成のために重要な教育的，協力的役割を果たさなければならない．

〔先崎秀明〕

文 献

1. Gersony WM, Hayes CJ, Driscoll DJ, et al. Second natural history study of congenital heart defects. Quality of life of patients with aortic stenosis, pulmonary stenosis, or ventricular septal defect. Circulation 1993;87(suppl):I52–I65.
2. Hayes CJ, et al. Second natural history study of congenital heart defects. Results of treatment of patients with pulmonary valvar stenosis. Circulation 1993;87(suppl):I28–I37.
3. Wolfe RR, et al. Arrhythmias in patients with valvar aortic stenosis, valvar pulmonary stenosis, and ventricular septal defect. Results of 24-hour ECG monitoring. Circulation 1993;87(suppl):I89–I101.
4. Moyssakis IE, et al. Incidence and evolution of carcinoid syndrome in the heart. J Heart Valve Dis 1997;6:625–630.
5. Bonhoeffer P, et al. Percutaneous replacement of pulmonary valve in a right-ventricle to pulmonary-artery prosthetic conduit with valve dysfunction. Lancet 2000;356:1403–1405.
6. Lurz P, et al. Early versus late functional outcome after successful percutaneous pulmonary valve implantation. J Am Coll Cardiol 2011;57:724–731.
7. Leon M, et al. Transcatheter aortic-valve implantation for aortic stenosis in patients who cannot undergo surgery. N Engl J Med 2010;363:1597–1607.
8. McElhinney DB, et al. Stent fracture, valve dysfunction, and right ventricular outflow tract reintervention after transcatheter pulmonary valve implantation. Circ Cardiovasc Interv 2011;4:602–614.
9. Nordmeyer J, et al. Pre-stenting with a bare metal stent before percutaneous pulmonary valve implantation: acute and 1-year outcomes. Heart 2011;97:118–123.
10. Kreutzer J, et al. Isolated peripheral pulmonary artery stenoses in the adult. Circulation 1996;93:1417–1423.
11. Semb BKH, et al. Balloon valvulotomy of congenital pulmonary valve stenosis with tricuspid valve insufficiency. Cardiovasc Radiol 1979;2:239.
12. Kan JS, et al. Percutaneous balloon valvuloplasty: a new method for treating congenital pulmonary valve stenosis. N Engl J Med 1982;307:540.
13. Radkte W, et al. Percutaneous balloon valvotomy of congenital pulmonary stenosis using oversized balloons. J Am Coll Cardiol 1986;8:909.
14. Ali Khan MA, et al. Percutaneous transluminal balloon pulmonary valvuloplasty for the relief of pulmonary valve stenosis with special reference to double-balloon technique. Am Heart J 1986;112:158.
15. Stanger P, et al. Balloon pulmonary valvuloplasty: results of the valvuloplasty and angioplasty of congenital anomalies registry. Am J Cardiol 1990;65:775.
16. Perry SB, Keane JF, Lock JE. Interventional catheterization in pediatric congenital and acquired heart disease. Am J Cardiol 1988;61:109G.
17. Weber HS, Cyran SE. Effectiveness of an umbilical artery "snare assisted" approach for critical pulmonary valve stenosis or atresia in the neonate. Am J Cardiol 1997;80:1502–1505.
18. Humpl T, et al. Percutaneous balloon valvotomy in pulmonary atresia with intact ventricular septum: impact on patient care. Circulation 2003;108:826–832.
19. Alwi M, et al. Pulmonary atresia with intact ventricular septum: percutaneous radiofrequency-assisted valvotomy and balloon dilation versus surgical valvotomy and Blalock Taussig shunt. J Am Coll Cardiol 2000;35:468–476.
20. Marasini M, et al. Long-term results of catheter-based treatment of pulmonary atresia and intact ventricular septum. Heart 2009;95:1520–1524.
21. Yeager S. Balloon selection for double balloon valvotomy. J Am Coll Cardiol 1987;9:467.
22. Chen CR, et al. Percutaneous balloon valvuloplasty for pulmonic stenosis in adolescents and adults. N Engl J Med 1996;335:21–25.
23. Thapar MK, Rao PS. Significance of infundibular obstruction following balloon valvuloplasty for valvar pulmonic stenosis. Am Heart J 1989;118:99–103.
24. O'Connor BK, et al. Intermediate-term outcome after pulmonary balloon valvuloplasty: comparison with a matched surgical control group. J Am Coll Cardiol 1992;20:169–173.
25. Law MA, et al. Pulmonary artery stents: long-term follow-up. Catheter Cardiovasc Interv 2010;75(5):757–764.
26. Angtuaco MJ, et al. Long-term outcomes of intraoperative pulmonary artery stent placement for congenital heart disease. Catheter Cardiovasc Interv 2011;77:395–399.
27. Maglione J, et al. Ultra-high-pressure balloon angioplasty for treatment of resistant stenoses within or adjacent to previously implanted pulmonary arterial stents. Circ Cardiovasc Interv 2009;2:52–58.
28. Edwards BS, et al. Morphologic changes in the pulmonary arteries after percutaneous balloon angioplasty for pulmonary arterial stenosis. Circulation 1985;71:195.
29. Rothman A, et al. Early results and follow-up of balloon angioplasty for branch pulmonary artery stenosis. J Am Coll Cardiol 1990;15:1109.
30. Fogelman R, et al. Endovascular stents in the pulmonary circulation. Clinical impact on management and medium term follow-up. Circulation 1995;92:88.
31. Bacha EA, Kreutzer J. Comprehensive management of branch pulmonary artery stenosis. J Intervent Cardiol 2001;14:367–375.
32. Shaffer KM, Mullins et al. Intravascular stents in congenital heart disease: short and long term results from a large single-center. J Am Coll Cardiol 1998;311:661.
33. Jacob JL, et al. Treatment of membranous subaortic stenosis with balloon dilatation. Arq Bras Cardiol 1998;70:25–28.
34. Moskowitz WB, Schieken RM. Balloon dilation of discrete subaortic stenosis associated with other cardiac defects in children. J Invasive Cardiol 1999;11:116–120.
35. Dimitrow PP, et al. Comparison of dual-chamber pacing with non-surgical septal reduction effect in patients with hypertrophic obstructive cardiomyopathy. Int J Cardiol 2004;94:31–34.
36. Lababidi Z. Aortic balloon valvuloplasty. Am Heart J 1983;106:751.
37. Sholler GF, et al. Balloon dilation of aortic stenosis: results and influence of technical and morphological features on outcome. Circulation 1988;78:351.
38. Rocchini AP, et al. Balloon aortic valvuloplasty: results of the valvuloplasty and angioplasty of congenital anomalies registry. Am J Cardiol 1990;65:784.
39. Cribier A, Savin T, Berland J, et al. Percutaneous transluminal balloon valvuloplasty of adult aortic stenosis: report of 92 cases. J Am Coll Cardiol 1987;9:381.
40. Rosenfeld HM, et al. Balloon aortic valvuloplasty in the young adult with congenital aortic stenosis. Am J Cardiol 1994;73:1112.
41. Moore P, et al. Midterm results of balloon dilation of congenital aortic stenosis: predictors of success. J Am Coll Cardiol 1996;27:1257.
42. Maskatia SA, Ing FF, Justino H, et al. Twenty-five year experience with balloon aortic valvuloplasty for congenital aortic stenosis. Am J Cardiol 2011;108:1024–1028.
43. Kodali SK, O'Neill WW, Moses JW, et al. Early and late (one year) outcomes following transcatheter aortic valve implantation in patients with severe aortic stenosis (from the United States REVIVAL trial). Am J Cardiol 2011;107:1058–1064.
44. Rhodes LA, et al. Predictors of survival in neonates with critical aortic stenosis. Circulation 1991;84:2325.
45. Helgason H, et al. Balloon dilation of the aortic valve: studies in normal lambs and in children with aortic stenosis. J Am Coll Cardiol 1987;9:816.
46. Waller BF, Girod DA, Dillon JC. Transverse aortic wall tears in infants after balloon angioplasty for aortic valve stenosis: relation of aortic wall damage to diameter of inflated angioplasty balloon and aortic lumen in 7 necropsy cases. J Am Coll Cardiol 1984;4:1235.
47. Eltchaninoff H, Tron C, Cribier A. Percutaneous implantation of aortic valve prosthesis in patients with calcific aortic stenosis: technical aspects. J Intervent Cardiol 2003;16:515–521.
48. Weber HS, Mart CR, Myers JL. Transcarotid balloon valvuloplasty for critical aortic valve stenosis at the bedside via continuous transesophageal echocardiographic guidance. Cathet Cardiovasc Interv 2000;50:326–329.
49. Jindal RC, et al. Long-term results of balloon aortic valvulotomy for congenital aortic stenosis in children and adolescents. J Heart Valve Dis 2000;9:623–628.
50. Reich O, et al. Long term results of percutaneous balloon valvoplasty of congenital aortic stenosis: independent predictors of outcome. Heart 2004;90:70–76.
51. Balmer C, et al. Balloon aortic valvoplasty in paediatric patients: progressive aortic regurgitation is common. Heart 2004;90:77–81.
52. Connolly HM, et al. Intracranial aneurysms in patients with coarctation of the aorta: a prospective magnetic resonance angiographic study of 100 patients. Mayo Clin Proc 2003;78(12):1491–1499.
53. Fletcher SE, et al. Balloon angioplasty of native coarctation of the aorta: midterm follow-up and prognostic factors. J Am Coll Cardiol

54. Singer MI, Rowen M, Dorsey TJ. Transluminal aortic balloon angioplasty for coarctation of the aorta in the newborn. Am Heart J 1982;103:131.
55. Saul JP, Keane JF, Fellows KE, Lock JE. Balloon dilation angioplasty of postoperative aortic obstructions. Am J Cardiol 1987;59:943.
56. Morrow WR, et al. Balloon dilation of unoperated coarctation of the aorta: short- and intermediate-term results. J Am Coll Cardiol 1988;11:133.
57. Beekman RH, Rocchini AP, Dick M. Percutaneous balloon angioplasty for native coarctation of the aorta. J Am Coll Cardiol 1987;10:1078.
58. Tynan M, et al. Balloon angioplasty for the treatment of native coarctation: results of the valvuloplasty and angioplasty of congenital anomalies registry. Am J Cardiol 1990;65:790.
59. Hellenbrand WE, et al. Balloon angioplasty for aortic recoarctation: results of the valvuloplasty and angioplasty of congenital anomalies registry. Am J Cardiol 1990;65:793.
60. Rao PS, et al. Five to nine year follow up results of balloon angioplasty of native aortic coarctation in infants and children. J Am Coll Cardiol 1996;27:462.
61. Shaddy RE, et al. Comparison of angioplasty and surgery for unoperated coarctation of the aorta. Circulation 1993;87:793.
62. McCrindle BW, et al. Acute results of balloon angioplasty of native coarctation versus recurrent aortic obstruction are equivalent. J Am Coll Cardiol 1996;28:1810.
63. De Giovanni JV, et al. Percutaneous balloon dilatation of aortic coarctation in adults. Am J Cardiol 1996;77:435.
64. Fletcher SE, Nihill MR, Grifka RG, O'Laughlin MP, Mullins CE. Balloon angioplasty of native coarctation of the aorta: midterm follow-up and prognostic factors. J Am Coll Cardiol 1995;25:730.
65. Lock JE, Niemi T, Burke B, Einzig S, Castaneda-Zuniga W. Transcutaneous angioplasty of experimental aortic coarctation. Circulation 1982;66:1280.
66. Perry SB, Zeevi B, Keane JF, Lock JE. Interventional catheterization of left heart lesions, including aortic and mitral valve stenosis and coarctation of the aorta. Cardiol Clin 1989;7:341.
67. Hornung TS, Benson LN, McLaughlin PR. Interventions for aortic coarctation. Cardiol Rev 2002;10:139–148.
68. Zabal C, et al. The adult patient with native coarctation of the aorta: balloon angioplasty or primary stenting? Heart 2003;89:77–83.
69. Fawzy ME, et al. Long-term outcome (up to 15 years) of balloon angioplasty of discrete native coarctation of the aorta in adolescents and adults. J Am Coll Cardiol 2004;43:1062–1067.
70. Paddon AJ, et al. Long-term follow-up of percutaneous balloon angioplasty in adult aortic coarctation. Cardiovasc Intervent Radiol 2000;23:364–367.
71. Suarez de Lezo J, et al. Balloon-expandable stent repair of severe coarctation of aorta. Am Heart J 1995;129:1002–1008.
72. Bulbul ZR, et al. Implantation of balloon-expandable stents for coarctation of the aorta: implantation data and short-term results. Cathet Cardiovasc Diagn 1996;39:36–42.
73. Forbes TJ, et al. Comparison of surgical, stent, and balloon angioplasty treatment of native coarctation of the aorta an observational study by the CCISC (Congenital Cardiovascular Interventional Study Consortium). J Am Coll Cardiol. 2011;58:2664–2674.
74. Tanous D, et al. Covered stents in the management of coarctation of the aorta in the adult: Initial results and 1-year angiographic and hemodynamic follow-up. Int J Cardiol 2010;140:287–295.
75. Golden AB, Hellenbrand WE. Coarctation of the aorta: stenting in children and adults. Cathet Cardiovasc Interv 2007;69:289–299.
76. Mahadevan VS, Vondermuhll IF, Mullen MJ. Endovascular aortic coarctation stenting in adolescents and adults: angiographic and hemodynamic outcomes. Cathet Cardiovasc Interv 2006;67:268–275.
77. Zabal C, et al. The adult patient with native coarctation of the aorta: balloon angioplasty or primary stenting? Heart 2003;89:77–83.
78. Kenny D, et al. Innovative resource utilization to fashion individualized covered stents in the setting of aortic coarctation. Catheter Cardiovasc Interv 2011;78:413–418.
79. Haulon S, et al. A systematic literature review of the efficacy and safety of the Prostar XL device for the closure of large femoral arterial access sites in patients undergoing percutaneous endovascular aortic procedures. Eur J Vasc Endovasc Surg 2011;41:201–213.
80. Lee WA, Brown MP, Nelson PR, et al. Midterm outcomes of femoral arteries after percutaneous endovascular aortic repair using the Preclose technique. J Vasc Surg 2008;47:919–923.
81. Rohit MK, et al. Stent fracture after stent therapy for aortic coarctation: nightmares in invasive cardiology. Indian Heart J 2007;59:77–79.
82. Landzberg MJ, et al. Orthodeoxia-platypnea due to intracardiac shunting—relief with transcatheter double umbrella closure. Cathet Cardiovasc Diagn 1995;36:247–250.
83. Rao PS, Palacios IF, Bach RG, Bitar SR, Sideris EB. Platypnea-orthodeoxia: management by transcatheter buttoned device implantation. Cathet Cardiovasc Interv 2001;54:77–82.
84. Schuchlenz HW, et al. Secondary prevention after cryptogenic cerebrovascular events in patients with patent foramen ovale. Int J Cardiol 2005;101:77–82.
85. Post MC, Thijs V, Herroelen L, Budts WI. Closure of a patent foramen ovale is associated with a decrease in prevalence of migraine. Neurology 2004;62:1439–1440.
86. Schwerzmann M, et al. Percutaneous closure of patent foramen ovale reduces the frequency of migraine attacks. Neurology 2004;62:1399–1401.
87. Torti SR, et al. Risk of decompression illness among 230 divers in relation to the presence and size of patent foramen ovale. Eur Heart J 2004;25:1014–1020.
88. Shanoudy H, et al. Prevalence of patent foramen ovale and its contribution rot hypoxemia in obstructive sleep apnea. Chest 1998;113:91–96.
89. Brochu MC, et al. Improvement in exercise capacity in asymptomatic and mildly symptomatic adults after atrial septal defect percutaneous closure. Circulation 2002;106:1821–1826.
90. Giardini A, et al. Determinants of cardiopulmonary functional improvement after transcatheter atrial septal defect closure in asymptomatic adults. J Am Coll Cardiol 2004;43:1886–1891.
91. Kort HW, Balzer DT, Johnson MC. Resolution of right heart enlargement after closure of secundum atrial septal defect with transcatheter technique. J Am Coll Cardiol 2001;38:1528–1532.
92. Konstantinides S, et al. A comparison of surgical and medical therapy for atrial septal defect in adults. N Engl J Med 1995;333:469–473.
93. Steele PM, Fuster V, Cohen M, Ritter DG, McGoon DC. Isolated atrial septal defect with pulmonary vascular obstructive disease—long-term follow-up and prediction of outcome after surgical correction. Circulation 1987;76:1037–1042.
94. King TD, Thompson SL, Steiner C, Mills NL. Secundum atrial septal defect. Nonoperative closure during cardiac catheterization. JAMA 1976;235:2506–2509.
95. Prieto LR, Foreman CK, Cheatham JP, Latson LA. Intermediate-term outcome of transcatheter secundum atrial septal defect closure using the Bard Clamshell Septal Umbrella. Am J Cardiol 1996;78:1310–1312.
96. Sideris E, et al. Transvenous atrial septal occlusion in piglets using a "buttoned" double disc device. Circulation 1990;81:312.
97. Hansdorf G, et al. Transcatheter closure of secundum atrial septal defects with the atrial septal occlusion system (ASDOS): initial experience in children. Heart 1996;75:83.
98. Das G, et al. Experimental atrial septal defect closure with a new, transcatheter, self-centering device. Circulation 1993;88(pt1):1754–1764.
99. Masura J, et al. US/International Multicenter trial of atrial septal catheter closure using the Amplatzer Septal Occluder: initial results. J Am Coll Cardiol 1998;31(suppl A):57A.
100. Zanchetta M, et al. Catheter closure of perforated secundum atrial septal defect under intracardiac echocardiographic guidance using a single Amplatzer device: feasibility of a new method. J Invasive Cardiol 2005;17:262–265.
101. Latson LA, Zahn EM, Wilson N. Helex septal occluder for closure of atrial septal defects. Curr Intervent Cardiol Rep 2000;2:268–273.
102. Jesurum JT, et al. Diagnosis of secondary source of right-to-left shunt with balloon occlusion of patent foramen ovale and power M-mode transcranial Doppler. JACC Cardiovasc Interv 2009;2:561–567.
103. Ruiz CE, Alboliras ET, Pophal SG. The puncture technique: a new method for transcatheter closure of patent foramen ovale. Cathet Cardiovasc Interv 2001;53:369–372.
103a. Furlan AJ, Reisman M, Massaro J, et al. Closure or medical therapy for cryptogenic stroke with patent foramen ovale. N Engl J Med 2012;366:991–9.
103b. Carroll JD, Saver JL, Thaler DE et al. Closure of Patent foramen Ovale versus Medical Therapy after Cryptogenic Stroke. N Engl J Med 2013:368:1092–100.
104. Patel A, et al. Transcatheter closure of atrial septal defects in adults ≥40 years of age: immediate and follow-up results. J Interv Cardiol

2007;20:82–88.
105. Wilson NJ, et al. Transcatheter closure of secundum atrial septal defects with the Amplatzer septal occluder in adults and children-follow-up closure rates, degree of mitral regurgitation and evolution of arrhythmias. *Heart Lung Circ* 2008;17:318–324.
106. Wahl A, et al. Late results after percutaneous closure of patent foramen ovale for secondary prevention of paradoxical embolism using the Amplatzer PFO Occluder without intraprocedural echocardiography: effect of device size. *JACC Cardiovasc Interv* 2009;2:116–123.
107. FDA Website. http://www.accessdata.fda.gov/scripts/cdrh/cfdocs/cfMAUDE/search.CFM
108. Anzai H, et al. Incidence of thrombus formation on the Cardio SEAL and the Amplatzer interatrial closure devices. *Am J Cardiol* 2004;93:426–431.
109. Krumsdorf U, et al. Incidence and clinical course of thrombus formation on atrial septal defect and patient foramen ovale closure devices in 1,000 consecutive patients. *J Am Coll Cardiol* 2004;43:302–309.
110. Amin Z, et al. Erosion of Amplatzer septal occluder device after closure of secundum atrial septal defects: review of registry of complications and recommendations to minimize future risk. *Catheter Cardiovasc Interv* 2004;63:496–502.
111. Willcoxson FE, Thomson JD, Gibbs JL. Successful treatment of left atrial disk thrombus on an Amplatzer atrial septal defect occluder with abciximab and heparin. *Heart* 2004;90:e30.
112. Acar P, Aggoun Y, Abdel-Massih T. Images in cardiology: thrombus after transcatheter closure of ASD with an Amplatzer Septal Occluder assessed by three dimensional echocardiographic reconstruction. *Heart* 2002;88:52.
113. Bass JL, et al. Initial human experience with the Amplatzer perimembranous ventricular septal occluder device. *Cathet Cardiovasc Interv* 2003;58:238–245.
114. Predescu D, et al. Complete heart block associated with device closure of perimembranous ventricular septal defects. *J Thorac Cardiovasc Surg* 2008;136:1223–1228.
115. Bridges ND, et al. Preoperative transcatheter closure of congenital muscular ventricular septal defects. *N Engl J Med* 1991;324:1312–1317.
116. Arora R, et al. Transcatheter closure of congenital muscular ventricular septal defect. *J Intervent Cardiol* 2004;17:109–115.
117. Michel-Behnke I, et al. Device closure of ventricular septal defects by hybrid procedures: a multicenter retrospective study. *Catheter Cardiovasc Interv* 2011;77:242–251.
118. Carminati M, et al. Transcatheter closure of congenital ventricular septal defects: results of the European Registry. *Eur Heart J* 2007;28:2361–2368.
119. Holtzer R, et al. Amplatzer Muscular Ventricular Septal Defect Investigators. Device closure of muscular ventricular septal defects using the Amplatzer muscular ventricular septal defect occluder: immediate and mid-term results of a U.S. registry. *J Am Coll Cardiol* 2004;43:1257–1263.
120. Barker TA, et al. Repair of post-infarct ventricular septal defect with or without coronary artery bypass grafting in the northwest of England: a 5-year multi-institutional experience. *Eur J Cardiothorac Surg* 2003;24:940–946.
121. Hiele H, Kaulfersch C, Daehnert I, et al. Immediate primary transcatheter closure of postinfarction ventricular septal defects. *Eur Heart J* 2009;30:81–88.
122. Love BA, Whang B, Filsoufi F. Periventricular device closure of post-myocardial infarction ventricular septal defect on the beating heart. *J Thorac Cardiovasc Surg* 2011;142(1):230–232.
123. Ebeid MR, Masura J, Hijazi ZM. Early experience with the Amplatzer ductal occluder for closure of the persistently patent ductus arteriosus. *J Interv Cardiol* 2001;14:33–36.
124. Porstmann W, et al. Catheter closure of patent ductus arteriosus: 62 cases treated without thoracotomy. *Radiol Clin North Am* 1971;9:203.
125. Rashkind WJ, et al. Nonsurgical closure of patent ductus arteriosus: clinical application of the Rashkind PDA Occluder System. *Circulation* 1987;75:583–592.
126. Cambier PA, Kirby WC, Wortham DC, Moore JW. Percutaneous closure of small (<2.5 mm) patent ductus arteriosus using coil embolization. *Am J Cardiol* 1992;69:815.
127. Hijazi ZM, Geggel RL. Transcatheter closure of large patent ductus arteriosus (> or = 4 mm) with multiple Gianturco coils: immediate and mid-term results. *Heart* 1996;76:536–540.
128. Sommer RJ, Gutierrez A, Lai WW, Parness IA. Use of preformed nitinol snare to improve transcatheter coil delivery in occlusion of patent ductus arteriosus. *Am J Cardiol* 1994;74: 836–839.
129. Ing FF, Sommer RJ. The snare-assisted technique for transcatheter coil occlusion of moderate to large patent ductus arteriosus: immediate and intermediate results. *J Am Coll Cardiol* 1999;33:1710–1718.
130. Tometzki AJ, et al. Transcatheter occlusion of the patent ductus arteriosus with Cook detachable coils. *Heart* 1996;76:531–535.
131. Kuhn MA, Latson LA. Transcatheter embolization coil closure of patent ductus arteriosus—modified delivery for enhanced control during coil positioning. *Cathet Cardiovasc Diagn* 1995;36: 288–290.
132. Owada CY, Teitel DF, Moore P. Evaluation of Gianturco coils for closure of large (> or = 3.5 mm) patent ductus arteriosus. *J Am Coll Cardiol* 1997;30:1856–1862.
133. Grifka RG, Vincent JA, Nihill MR, Ing FF, Mullins CE. Transcatheter patent ductus arteriosus closure in an infant using the Gianturco-Grifka Vascular Occlusion Device. *Am J Cardiol* 1996;78:721–723.
134. Cuaso CC, Tan RB, Del Rosario JD, et al. Update on the Amplatzer Duct Occluder: a 10-year experience in Asia. *Pediatr Cardiol* 2012;33:533–8.
135. Barth KH, et al. Embolotherapy of pulmonary arteriovenous malformations with detachable balloons. *Radiology* 1982;142:599.
136. Fontan F, Baudet E. Surgical repair of tricuspid atresia. *Thorax* 1971;26:240–248.
137. Bridges ND, et al. Effect of baffle fenestration on outcome of the modified Fontan operation. *Circulation* 1992;86:1762–1769.
138. Laks H, et al. Partial Fontan: advantages of an adjustable interatrial communication. *Ann Thorac Surg* 1991;52:1084–1094; discussion 1094–1095.
139. Rychik J, Rome JJ, Jacobs ML. Late surgical fenestration for complications after the Fontan operation. *Circulation* 1997;96:33–36.
140. Kreutzer J, Lock JE, Jonas RA, Keane JF. Transcatheter fenestration dilation and/or creation in post-operative Fontan patients. *Am J Cardiol* 1997;79:228–232.
141. Mertens L, et al. Protein-losing enteropathy after the Fontan operation: an international multicenter study. PLE study group. *J Thorac Cardiovasc Surg* 1998;115:1063–1073.

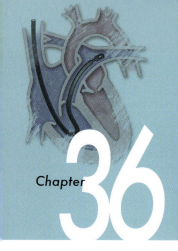

【第36章】Section VII Interventional Techniques
心臓の細胞治療：その方法と投与システム
Cardiac Cell-Based Therapy: Methods of Application and Delivery Systems

Joshua M. Hare, Arnon Blum, Alan W. Heldman

細胞治療により心臓組織を再生・修復する戦略には，これまで叶わなかった循環器医学におけるニーズを満たすことが期待され，急性・慢性心筋障害に対する幹細胞や他の細胞種による治療の可能性に大きな関心が寄せられている．内科学やインターベンション，外科的治療の多大なる進歩は，循環器疾患による致死率を低下させたが，現在でも患者たちは，虚血性心疾患に起因する不可逆的な傷害により，病いや死の危険に曝されている．この点で，血行再建（経皮的冠動脈インターベンションや冠動脈バイパス術）および薬物治療は，今なお急性・慢性冠動脈疾患に対する頼みの綱であり，3-ヒドロキシ-3-メチルグルタリル（3-hydroxy-3-methylglutaryl）補酵素A（HMG-CoA）還元酵素阻害薬，アンジオテンシン変換酵素（ACE）阻害薬，β遮断薬，抗血小板薬，および抗凝固薬治療は，患者のリスクを低減させ，疾患の一次・二次予防に有効である．こうした治療法にもかかわらず，患者には，冠動脈虚血発作後に生じる心室リモデリングや心不全のリスクが残る．心室リモデリングの予防ないし回復は，こうした患者をフォローするうえで大きな課題である．今や多くのエビデンスから，幹細胞治療が，虚血性心疾患に伴う心筋の線維化やリモデリングを改善させるというユニークな効能を持つ可能性が示唆されている．

進歩を続ける心疾患細胞治療分野の重要な側面は，適切かつ十分な細胞の供給である．循環器インターベンションの変貌は，この重要な課題に掛かっており，この章では細胞投与に関わる最新の技術やアプローチについて概観する．

1 幹細胞

幹細胞は，自己複製能力と，さまざまな系統へ分化する能力とで規定される[1]．心疾患治療に用いる成体幹細胞として現在研究が進められているものとしては，骨髄由来細胞，循環する幹細胞，非造血系のさまざまな細胞，組織幹細胞（心臓幹細胞），そして多能性幹細胞がある．

骨髄に由来する幹細胞としては，間葉系幹細胞（MSCs）と造血幹細胞がある．小・大動物およびヒトを対象とした数十もの試験により，幹細胞には，急性心筋梗塞および梗塞後遠隔期の慢性心不全に対する治癒能力が備わっていることが明らかとなってきている．細胞治療のメカニズムは多岐にわたり，細胞の直接作用（生着と，心筋や血管への分化）と間接作用，すなわち，他の細胞の活性化，細胞間相互作用やパラクリン経路[2]，細胞融合，そして内因性心臓幹細胞ニッチの刺激や再生[2]を介したものがある．

細胞治療の適応を拡大する一つの方策は，ある種の細胞の持つ免疫寛容状態を利用した「既製」細胞治療の概念であり，こうした細胞として元来MSCsは免疫寛容と免疫抑制の性質を併せ持つことが知られている[3]．健康な提供者の幹細胞を培養し，増殖させて貯蔵しておけば，

患者ごとに個別に骨髄穿刺をする必要なく，また細胞培養のために治療を遅らせることもなく，多くの患者に同種移植が可能である．

2 細胞投与のアプローチとシステム

以下の少なくとも4つの病態に対する臨床試験において，さまざまな細胞投与法が採用されてきた．
①急性心筋梗塞
②慢性虚血性心筋症
③冬眠心筋
④慢性虚血による難治性の狭心症

細胞投与法ないし戦略には，内因性前駆細胞のリクルートと，冠動脈内・静脈内・心筋層内への細胞の直接注射が含まれる．

[1] 全身的アプローチ：顆粒球コロニー刺激因子

内因性前駆細胞刺激としては，古典的には顆粒球コロニー刺激因子（G-CSF）の投与により，内皮前駆細胞（EPCs）などのCD34細胞を遊走させるアプローチがなされた．多くの前臨床および臨床試験において，G-CSFが内因性細胞の心臓への集積を促せられるかが調べられた[4,5]．動物およびヒトのパイロット試験において，梗塞後早期にG-CSFを投与すると心室の逆リモデリングを生じるエビデンスが得られた．しかしながら，ST上昇型の亜急性心筋梗塞患者を対照とする，より大規模な無作為化プラセボ対照試験では，梗塞サイズや駆出率（EF）の改善は認められなかった[4,5]．急性心筋梗塞患者において，G-CSFの冠動脈内注射がEFの改善をもたらしたとする研究もあるが[5-7]，慢性の心筋障害では結論が一致していない．現在G-CSFは，慢性胸痛症候群の患者において，EPCsを遊走させ，アフェレーシスで回収してから心筋層内に再注射するという治療に試験的に用いられている．

[2] 冠血管内経路

冠血管内投与では，通常のカテーテルを使うか，あるいはバルーンカテーテル（「血流停止」技術）を用いることで逆流を防ぎつつ，投与した細胞懸濁液の標的冠血管内への滞留時間を長引かせられる．冠動脈内投与には，梗塞責任血管内に細胞を注射することにより，梗塞およびその周辺領域を狙えるという利点がある．この経路は手術よりも侵襲性が低く，施行も容易である．考えられる欠点としては，細胞の不十分な保持（洗い流し）や微小血管閉塞であり，殊にMSCs[3]や骨格筋芽細胞[8]でこの問題が注目されている．冠動脈内への直接注入は，特に心筋梗塞後4～9日以内に臨床的に用いられている[9-13]．冠動脈形成術に使われる技術と似ていて，典型的にはオーバーザワイヤ（over-the-wire）タイプのバルーンカテーテルを用いて，梗塞責任血管内に留置したステント内で拡張させる．冠血流を2～4分間遮断し，選択した冠動脈内に幹細胞を注入する[14]．

[3] 静脈内経路

静脈内投与は言うまでもなく簡便で低コストの経路であり，最大数の患者を治療するポテンシャルがある．欠点として，早期の肺への分布と心臓内への保持の低さがある．幹細胞の末梢静脈注入（骨髄移植で行われる）は便利な細胞投与法であり，これは傷ついた組織から放出される傷害シグナルが細胞を呼び寄せるという原理に基づいている．古典的な例はSDF1αであり，MSCs上に存在するCXCR4受容体に結合する．マウスのモデルにおいて，移植されたヒト幹細胞は梗塞周辺領域に引き寄せられた[15]．しかし，傷害された領域に到達した細胞はわずかであり[16]，生理的なホーミング刺激だけを拠り所としているため，一般にこの手法は急性心筋梗塞後にしか適応できないと考えられている．もう一つの問題は，注射された細胞の多くが肺・肝臓・リンパ組織の微小血管にトラップされてしまうという事実である．

[4] 経心内膜経路

現在，治療を目的として，経心内膜的に心筋層内へ細胞や生物製剤を注射するためのカテーテルシステムの開発が大きな関心を集めている．NOGA Myostarカテーテル[17]とBiocardia Helical Infusionカテーテル[18]は代表的な注射

システムであり，ヒトの臨床研究で幅広く使われている．経心内膜的細胞注射（TESI）戦略により，手術を要することなく，傷害された心臓部位に直接，かつ正確に細胞を注入することが可能となり，冠血管内投与に伴う微小血管閉塞のリスクを避け，また仮に冠動脈が閉塞し通過が不可能な場合でも，任意の領域へのアクセスが可能である．心室穿孔のリスクは，適切に症例を選択し慎重に実施すれば低い．TESI の技術は，多くの循環器科医が施行する血管内インターベンションよりも，電気生理学的インターベンションに近い．心腔内でのカテーテルの操作や方向づけは，カテーテル的レーザーチャネル焼灼術［いわゆる経皮経心筋的再灌流術（PMR）］の経験者ならば精通しているだろう[19]．TESI デバイスは，一般に 7〜8 つの構成要素からなり，そこには細胞を運ぶコアとなる部分が含まれ，注射針の遠位端で終わっている．コア部はデバイスの外套部分の範囲内で出し入れが自在である．支持カテーテルは多機能性であり，コア部分を保護しつつ，それを心筋の標的部分へ誘導する役割を担う．

これまでの臨床試験で，4 種類の経カテーテル的心筋内注入デバイスが使われた．そのすべてがこれまで述べたような構造を共有しているが，心筋に対する解剖学的なアプローチが異なる．Helix（BioCardia 社，South San Francisco, CA），MyoCath（Bioheart 社，Sunrise, FL），Myostar（Biologics Delivery Systems 社，Diamond Bar, CA），Stiletto（Boston Scientific 社，Natick, MA）は，いずれも大動脈弁を通って逆行性に心室に進み，左室内腔から経心内膜的にアプローチする．

MyoCath と Myostar（図 36-1, 36-2）は統合型システムであり，コアと支持カテーテルが合わさり単体のユニットとなっている．これら 2 つのデバイスは，軸方向の回転と遠位部の屈曲で操作される（独立した操作メカニズムにより 180°までの屈曲が可能）．デバイスの先端が心内膜に接している間に，コアカテーテルが進められ，直線状の針が正確に心筋層内 3〜8 mm の深さに達する．統合されたデザインにより，注射の指向性と反復が可能となる．しかし，いずれのシステムにも，その制御や方向づけを補助するガイドワイヤのルーメンがなく，心室腔内でデバイスを誘導するのと同じメカニズムを頼りに，大腿動脈から大動脈弁を通過して進めなければならない[19]．Helix と Stiletto（図 36-3, 36-4）は統合されておらず，コアカテーテルは分離されたデバイスであり，支持カテーテルに挿入したり取り除いたりすることが可能である．心室内の操作と誘導は，単一の屈曲可能なカテーテル（Helix 注入カテーテル用の Morph ガイディングカテーテル），または 2 つの形状の決まった支持カテーテル（Stiletto）でなされる．いずれのシステムも，支持カテーテルをガイドワイヤに沿わせて心室内に挿入可能であり，また注射針の設定（螺旋状またはバネ仕掛け）に特徴がある．螺旋状のデザイン（ねじ込み式のペースメーカーリードを連想させる）では，注射中の針の先端はより安定するだろう．

われわれはブタの動物モデルで BioCardia Helical 注入システムを使い[20]，またわれわれおよび他のグループは臨床試験にも用いた[19]．その屈曲操作が可能なガイディングカテーテルにより，およそ左室内のあらゆる領域にアクセス可能であり，そのねじ込み式の針により，心筋への安定した固定が可能となる[21]．バネ仕掛けの針デバイス（Stiletto）は 3.5 mm の深さに固定されており，線維化した組織を刺し貫くのに適しているだろう．Stiletto カテーテルは，二方向の X 線透視下に誘導される[18]．Stiletto システムでは，多数の心内膜部位に対して迅速に注射することが可能である．Helical 注入カテーテルでも Stiletto システムでも，標的となる心筋のリアルタイムの評価はできないため，インターベンション前の画像評価（心臓超音波，MRI，または CT）が注射部位の選択に重要である．しかし，アイソセンターポジションにおいて注意深くコントラスト明瞭に施行された二方向の左室造影があれば，作業者に十分な情報を与え，それが標的決めにも役立つことがわかるだろう．前臨床試験では，TESI はリア

[図 36-1] MyoCath カテーテル

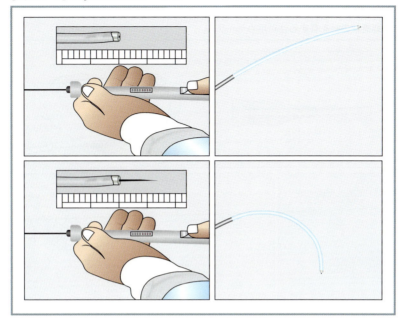

[図 36-2] Myostar カテーテル
（A）NOGA マッピングが可能，（B）針の伸長，（C）針を突出させた状態の心筋層内注射カテーテル，（D，E）針の長さの調整．

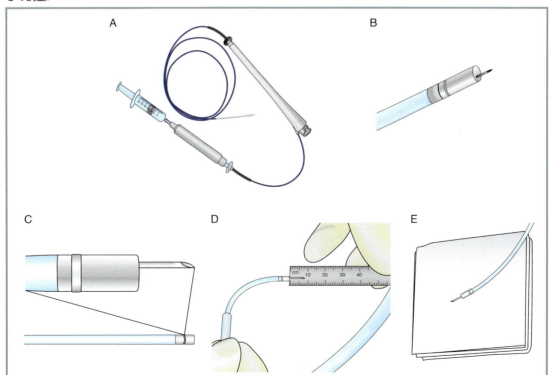

[図 36-3] Helix カテーテル
（A）独立した屈曲性ガイディングカテーテルを有する非統合型システム，（B）取り外し可能な，螺旋状の針を有する注射用カテーテル

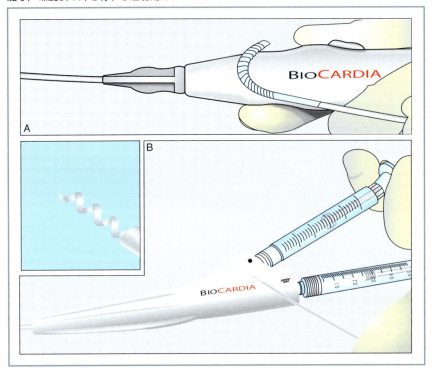

[図 36-4] Stiletto デバイス
2種類の形状を持つガイディングカテーテルと，取り外し可能なバネ仕掛けの針からなる非統合型システム

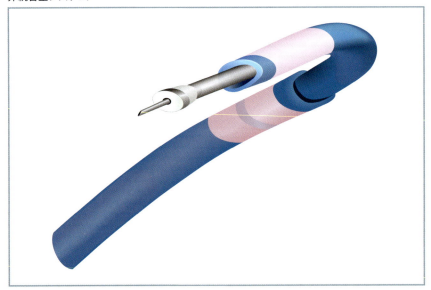

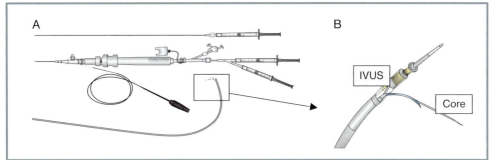

[図 36-5] TransAccess 投与システムのカテーテル
(A) 近位部に血管内超音波 (IVUS) 画像装置の接続のあるシステムの全容，(B) カテーテルの遠位端には，内側に IVUS および伸展させた針と注射カテーテル (Core) を備えている．

ルタイムの心臓 MRI と同時に施行可能であり，心筋の全層および灌流についての三次元的なオンライン評価が可能となる[14]．

[5] 手術中の心外膜側からの投与

経心外膜的投与は，細胞投与に初めて試みられた経路である．その利点は，心臓手術中に細胞を注射できる点だが，このことは本法の欠点でもある．必ず大手術と同時に行わなければならない．

[6] 経冠静脈的投与

TransAccess 投与システム (Medtronic Vascular 社，Santa Rosa, CA)（図 36-5）は，心外膜側から心臓にアプローチするデバイスである．支持カテーテルは大腿静脈経由で冠静脈の特定の分岐部に留置される．血管内超音波プローブのガイド下であれば，近接する冠動脈や心外膜を同定することが可能であり，注射カテーテルと針とを心外膜側から心筋へ誘導することができる[19]．この投与システムは，心筋症患者の瘢痕化した心臓内に骨格筋芽細胞を供給する際に用いられている[22]．実行可能性を調べる研究において，この手法が安全であることが示された．冠静脈系（冠静脈洞）を通じた高圧力下での幹細胞注入は，実験モデルで達成された[23]．この手法の限界としては，特異的なターゲティングを欠くことと，冠静脈系の個人差やねじれといった問題が挙げられる[14]．

A どの細胞投与法がベストなのか？

投与法は各実験モデルから派生したものであり，現時点では特定のアプローチが支持されているわけではなく，それらを比較するデータは限られている．Perin らはイヌの急性心筋梗塞において，冠動脈内と経心内膜的投与を比較し，経心内膜的に注射したほうが冠動脈内に投与したものと比べて，細胞がよく保持され，左室駆出率 (LVEF) も有意に改善することを見出した[20]．ブタの虚血心を用いて経心内膜経路，冠動脈内経路，および静脈内経路を比較した小規模な研究では，冠動脈内投与により，最も多くの細胞が梗塞領域に生着した．経心内膜的に投与された細胞の生着は，静脈内投与よりも優れていた．しかし，経心内膜的投与では，心臓以外の臓器への生着が少なく，また冠動脈内投与では微小血管閉塞のリスクが高かった[24]．ブタの心筋梗塞モデルで，Boston Scientific 社の Stiletto カテーテルを用いた経心内膜的注射と，冠動脈内注入（拡張させた閉塞バルーンを用いて遠位の血管床へ細胞を投与），および静脈内投与により，それぞれ同様に調製された MSCs で治療したところ，冠動脈内投与が最も効果的な手法であった[24]．しかし，本法では数匹の動物で微小血管閉塞を生じた．前臨床試験の結果によれば，多数の MSCs を冠循環内に直接注入すると閉塞の恐れがあり危険であると考えられている．

利点も欠点もあるが，梗塞心筋に対して経心内膜的注射によりMSCsを供給するのが，最も期待の持てる新規の細胞治療法の一つであり，今や豊富な前臨床試験と増えつつある臨床経験とに支持されている．

3 移植に使われる細胞の種類

傷害された心臓を再生させるものとして，多くの細胞が候補に挙げられており，そのなかには胚性幹（ES）細胞[25-27]，誘導多能性幹（iPS）細胞[28]，新生児心筋細胞[29,30]，骨格筋芽細胞[31]，EPCs[32]，骨髄単核細胞[9,33,34]，MSCs[35]，そして心臓幹細胞[36,37]が含まれる．

ES細胞は，自己複製能を持ち，クローン性に増殖し，体中のあらゆる細胞種に分化し得る[38,39]．しかし，この能力は危険でもある．なぜなら，この細胞は奇形腫を生じるリスクがあり[40]，また免疫学的拒絶を誘導する可能性があり[40]，さらにヒトの初期胚から作られるという倫理的な問題がある[41]．

骨格筋芽細胞は，収縮する形質を有し，自家移植が可能で，虚血に耐性である．7～8つの小規模な非無作為化第I相試験において機能的な利点が示されたが，心室不整脈の発生率が高かった[42-44]．

骨髄由来細胞は，骨髄に由来する幹細胞のことである．骨髄はアクセスが比較的容易であり，多数の非選択的自家細胞を得られるため，臨床応用には魅力的であり，これらの細胞を用いて多くの臨床試験が行われた．そこには，造血・内皮・間葉系幹細胞が含まれる．ヒトの造血幹細胞はCD34陽性細胞として定義可能で，すべての血液細胞の系統を再構築することができ[45]，またin vivoにおいて心筋細胞，内皮細胞，平滑筋細胞に異分化し得る[46]．

EPCsは造血細胞のうちで，直接的に[47]，あるいは血管増生サイトカインの分泌を通じて間接的に[48]，血管新生を促すものである．

MSCsはCD105陽性CD90陽性細胞として定義され，プラスチック面や培養組織に付着する性質を持ち，骨原性・軟骨原性・脂肪原性系統を含む多種類の細胞に分化する能力を有する[49]．MSCsは免疫原性が低く[50]，こうした特徴のため幹細胞治療には魅力的である．ドナーの細胞として，MSCsは心機能回復を促す目的でレシピエントの心臓内に移植される[51,52]．それに加え，骨髄MSCsには血管を新生する能力もあり，この特性が心機能の回復を増強させる[53,54]．MSCsはまれな細胞であり，骨髄の単核細胞分画のわずか0.01％にすぎないが，その低い免疫原性[55,56]とin vitroでの指数関数的な増殖能力により魅力的な治療手段であり，同種移植への使用も可能である．

cKit陽性で未分化な心臓幹細胞（CSCs）は，動物モデルにおいて梗塞後の左心不全を改善させることが示された．虚血性心不全に対して自家CSCsで治療した第I相臨床試験（Stem Cell Infusion in Patients with Ischemic cardiOmyopathy：SCIPIO）では，細胞移植後のLVEFが30.3％から4ヵ月で38.5％に改善した（$P=0.001$）のに対し，対照群ではLVEFが変わらなかった．1年後にはLVEFが駆出単位としてベースラインから12.3増加した（$P=0.0007$）．MRIが施行可能であった7人の治療患者では，梗塞サイズが4ヵ月後までに24％，1年後までに30％縮小していた[57]．

4 カテーテルの誘導のためのイメージング

心筋内への細胞投与をガイドするため，いくつかのアプローチが用いられている．これらには，MRI，MDCT[58,59]，そして電気解剖学的マッピングのようなイメージングガイダンスを統合したシステムが含まれる．

A 核磁気共鳴画像法（MRI）

MRIは，TESI手技をサポートするのに有用な，心臓の解剖に関する詳細な情報を提供するため，非常に価値のある画像法として注目されてきている．MRIにより，生存心筋と壊死心筋（すなわち心筋梗塞で傷害された部分）の境界を正確に描出可能である．したがって心筋注

[図36-6] 傍梗塞領域でのMSCsの局所的な取り込みを示す，SPECT/CTとMRとの重ね合わせ表示画像

(**A**) 代表的なイヌ心筋梗塞の中隔領域における局所的な取り込みを示した，CT（金色領域）とMRI（白黒領域）とSPECT（赤色領域）を組み合わせた短軸像，(**B**, **C**) 別の動物のSPECTでみられた局所的な取り込み（赤色領域）により，MSCsが梗塞巣（MI）に局在していることが短軸像（**B**）と長軸像（**C**）で示されている．

(Kraitchman DL et al：Dynamic imaging of allogeneic mesenchymal stem cells trafficking to myocardial infarction. Circulation 112：1451-1461, 2005)

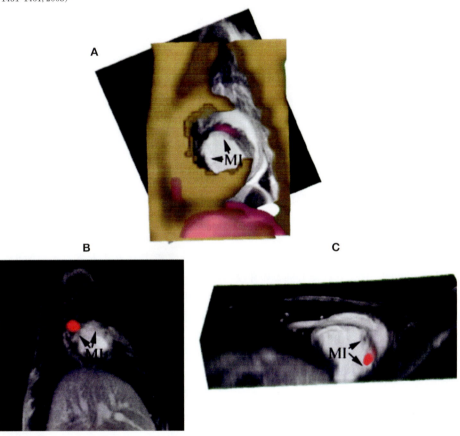

射手技は，MRIと従来の心室造影とを組み合わせて計画することができる（図36-6）[60, 61]．

心臓MRI（CMR）は急速な進展を遂げている技術で，さまざまな心不全患者の非侵襲的な心臓イメージングとして使われている．CMRは磁気強度1.5Tで行われる．CMRは，高周波パルス，傾斜磁界の切り替え，時限データ収集という一連の流れで画像を生成する．心臓の動きによるアーチファクトを防ぐため，多くのCMR画像は（心電図の）R波に同期しており，また呼吸性変動を克服するため，呼気終末で息止めをして撮像される[62]．

梗塞や線維化の描出にはガドリニウム造影剤が静脈内に注射され，遅延性にガドリニウムで増強される（delayed gadolinium enhancement：DGE）領域は瘢痕ないし線維化したエリアとみなされる．洗い流しの異常な遅延は，不可逆的に傷害された心臓組織において，機能的な毛細血管の密度が低下しているためである[63-66]．灌流画像では，心腔内と心筋内での造影剤（ガドリニウム）の増減がフォローされる．生存心筋と梗塞後の瘢痕とが，虚血性・非虚血性心筋症における線維化や瘢痕化に特異的なパターンによって正確に検出される[62]．

[図36-7] MRI
CMRの二腔断面にて広範囲の遅延造影領域がみられ，心基部から心尖部にわたる広範な前壁梗塞を示唆する．

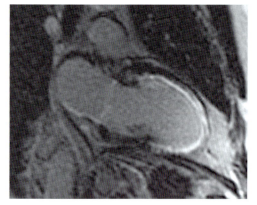

虚血性心筋症は線維化領域により特徴づけられ，それは心内膜下に始まり，虚血性細胞死の生じる「波面現象」(wave front phenomenon)[67] に合致するパターンで，心外膜まで進展し得る（梗塞の規模による）．今日，CMRは傷ついた生存心筋と不可逆的に傷害された心筋との非侵襲的な標準的評価法であり，貫壁性も評価される．DGE CMRにより，血管インターベンション後の特定区域の機能的回復を予測することは，循環器管理におけるCMRの重要な用途である．DGEは梗塞の場所と広がりを確定し，また血行再建後に組織灌流が回復しなかった領域を分別するのに役立つ[62]．CMRのもう一つの大事な利点は，造影後早期の撮像による，左室の壁在血栓の検出や瘤状に拡張した部位の同定である．CMRは，左室収縮能の低下した患者における虚血性心疾患の検出感度が高く（80〜100％），また特発性と虚血性心筋症を区別できる（図36-6，36-7）[68, 69]．

B NOGAシステム

もう一つの広く使われている手法に，電気解剖学的（EA）イメージングがあり，それは心筋内の誘導やマッピング用の電気機械的なシステムを利用することで可能となる．EAイメージングを可能とするカテーテルシステムが開発され，Myostarシステムに統合されている[70]．

このシステムを使うには，術者は，カテーテル（NOGA，Biological Delivery Systems 社）に備わった電気機械的シグナル検出機能を用いて，ベースラインとなる心内膜の三次元マップを作成する．この色分けされたマップは，生存・虚血・梗塞心筋の境界を示す．注射の標的とする領域が同定されたら，システム上で各注射場所を電気的にマーキングすることができる．NOGAシステムは，前臨床および臨床試験で幅広く使われている[71-73]．

[1] 技術の原理

EAマッピングは，患者の下に敷かれている磁性パッドによって作られる磁場を利用している．磁場は，左室内のマッピングカテーテル先端の近位部で交差し，その先端が左室内のどこにあるかをリアルタイムで知るのに助けとなる．NOGA注射カテーテル（Myostar）[71] は，透視でなく磁気で誘導されるカテーテルであり，幹細胞の注射は三次元の左室電気機械的マップによりガイドされる．NOGAシステムは，カテーテルの位置を計算するアルゴリズムを用いている．データは，カテーテル先端が心内膜と安定して接しているときにのみ得られる．マッピングカテーテルは電極を持ち，心内膜の電気的シグナルを測定可能であり，電気的なマップを描けて，これを左室内のカテーテル誘導の三次元的プラットフォームとし，またTESIに必要なオリエンテーションとして使える．Myostarカテーテルは，各注射箇所の心筋の生死を調べることができ，術者は生存組織を治療の標的とすることが可能となる．この技術は動物モデルやヒトの臨床研究で広く試され，優れた安全特性を持つ[17, 22, 70, 74]（図36-8）．

5 疾患へのアプローチ

A 急性心筋梗塞に対する細胞治療

骨髄が再生性の要素を含んでいるかもしれないことを示した動物実験からまもなく，ヒトの臨床試験で自己の全骨髄細胞の冠動脈内注入が梗塞後の左室機能を改善するという仮説が試さ

[図 36-8] NOGA システム

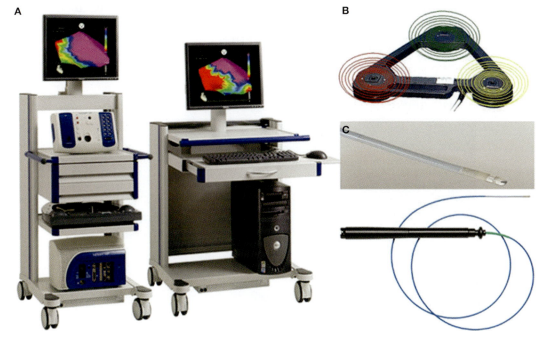

れた．これらの Strauer らにより実施された早期の実験的な臨床試験[75]，急性心筋梗塞における前駆細胞の移植と再生の増強（TOPCARE-AMI 試験）[76, 77]，骨髄細胞移植による ST 上昇型梗塞の再生の増強（BOOST 試験）[9]と，さらに 2 つの試験[9, 13]は，左室全体の EF を 6〜9％改善させ，細胞移植 6 ヵ月後の左室収縮終期容積を減少させた．これらの研究は，自家骨髄幹細胞（BMSCs）の冠動脈内注入が急性心筋梗塞患者で安全に実施可能であり，急性心筋梗塞後の機能回復を促進することを示した．機能的な改善の大半は，梗塞境界領域の局所的な壁運動の改善によるものであった．現在まででは最大の多施設共同無作為化二重盲検試験である，急性心筋梗塞における強化された前駆細胞の再注入と梗塞リモデリング（REPAIR-AMI）試験[33]により，BMSCs 移植群ではプラセボ群との 1 年後の比較において，LVEF の改善，死亡・急性心筋梗塞・再血行再建の臨床的複合エンドポイントの低減が示され，第 I／II 相のパイロット試験で示された有効性が確かめられた．ベースラインの LVEF が低い（48.9％未満）患者では，より顕著な LVEF および臨床エンドポイントの改善が得られ，重篤な心筋傷害のある患者ほど BMSCs 治療から受ける恩恵が大きいことが示唆された（図 36-9）．しかし 1 つの研究，急性心筋梗塞における自家幹細胞移植（ASTAMI）試験では，細胞移植後にまったく有効性がみられなかったが，おそらく細胞の選別や貯蔵のプロトコールが異なったために細胞の機能に影響を及ぼしたためであろう．自己の全骨髄細胞と，循環している幹細胞との治療効果が TOPCARE 研究で比較されている[11]．どちらの細胞も，冠動脈再灌流後 4.3 日で冠動脈内に投与され，いずれも治療後 4 ヵ月および 1 年の左室機能を改善させた[77]．これらの細胞が心筋梗塞後 3 ヵ月で冠動脈内に投与されると，自己の全骨髄細胞のほうが，循環する単核細胞と比べて左室機能の改善効果が高かった[76]．

[1] 急性心筋梗塞後の間葉系幹細胞移植

Chen ら[35]は自家 MSCs を冠動脈内ルートから注入し，（不整脈を含めた）有害事象を認めず，細胞移植 6 ヵ月後の時点で対照群と比較して，左室の局所的壁運動および左室全体の機能

[図 36-9]
循環前駆細胞（CPCs）治療前の左室造影（A）と4ヵ月後のフォローアップ（B）．（C, D）対応する左室のFDG PETのブルズアイ画像
RAO：右側斜位，LAD：左下行枝，LCX：左回旋枝，RCA：右冠動脈
[Assmus B et al：Transplantation of Progenitor Cells and Regeneration Enhancement in Acute Myocardial Infarction (TOPCARE-AMI). Circulation 106：3009-3017, 2002]

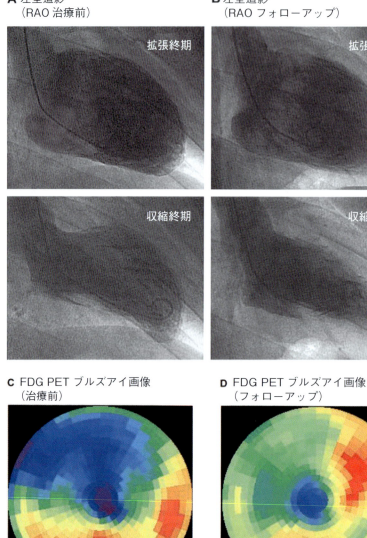

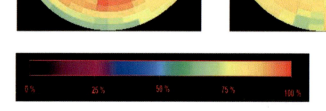

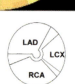

の改善と，左室拡張終期容積の減少を認めた．われわれのグループ[78]は同様に，急性心筋梗塞患者において，同種 MSCs の静脈内ルートからの移植が安全で，LVEF の改善と逆リモデリングをきたすことを示した．初回の急性心筋梗塞発症から 10 日以内の患者で，同種 MSCs の静脈内注入はさまざまな投与量で安全であり，プラセボ投与群と比較して細胞治療を受けた患者では，梗塞後の不整脈が少なく，呼吸機能が良好で，生活の質の改善がみられた．また前壁梗塞患者では，LVEF も有意に改善した[78]．

［2］急性心筋梗塞後の成人骨髄幹細胞

Abdel-Latif らのメタ解析[79]は，18 の研究に含まれる 999 症例分の結果をまとめたものであり，それにより BMSCs 移植（骨髄単核細胞，MSCs，EPCs を含む）が LVEF を改善し，梗塞巣のサイズを縮小させ，左室の収縮終期容積を減少させることがわかった．急性心筋梗塞の患者に対する骨髄細胞移植は，従来の治療法と比べて，生理学的・解剖学的パラメータを軽度に改善させた．骨髄前駆細胞の投与が瘢痕化心筋の機能を回復し逆リモデリングにつながるという仮説を心臓 MRI（CMR）を用いて調べる研究において，自家骨髄前駆細胞（単核または間葉系幹細胞）が 8 人の患者（年齢 $57.2±13.3$ 歳）の左室の梗塞および境界領域の心内膜に注射された．重篤な有害事象は報告されておらず，1 年後の CMR では拡張終期容積の減少（$208.7±20.4$ mL 対 $167.4±7.32$ mL，$P=0.03$），収縮終期容積の減少傾向（$142.4±16.5$ mL 対 $107.6±7.4$ mL，$P=0.06$），梗塞サイズの減少（$P<0.05$），局所的な左室機能の改善（$-8.1±1.0$ 対 $-11.4±1.3$，$P=0.04$）が認められた．時間経過に依存した効果があり，局所的な左室機能の改善は 3 ヵ月後には明らかであったが，内腔の大きさに有意な変化がみられたのは 6 ヵ月経ってからであった．梗塞領域の局所的な機能改善は，拡張終期容積および収縮終期容積の減少と強く相関していた[61]（図 36-10, 36-11）．これらのデータは，自家骨髄前駆細胞の心筋内注射が，心筋の瘢痕領域の収縮能を改善させ，それに続く逆リモデリングが期待され得ることを

示唆している．こうした知見は，この新しいアプローチに見込まれる臨床的な効能と，現在進行中の無作為化臨床試験をサポートするものである．

［3］骨髄幹細胞の顆粒球コロニー刺激因子による遊走

BMSCs を G-CSF で遊走させた，臨床研究[4, 5, 80, 81]と臨床試験をまとめたメタ解析[82]によると，急性心筋梗塞患者に対する G-CSF 治療は，安全ではあったが臨床的有用性をまったく示さなかった．

［4］急性心筋梗塞に対する細胞治療の生じ得る副作用

BMSCs を用いたどの臨床試験でも，不整脈や出血性合併症，新たな虚血性傷害，炎症，または心筋傷害の発生頻度を増加させたという報告はない．血管の再狭窄（動物モデルにおいて MSCs または CD133 陽性細胞の冠動脈内注射後にみられた）は，どの臨床試験でも認められていない．一方，REPAIR-AMI 試験では，急性心筋梗塞後の患者に対する細胞移植により，再血行再建の割合が減り，生存率も良いことがわかった（図 36-12）[33]．心筋内の石灰化（マウスのモデルで報告された）は，移植を受けたどのヒトにも（MRI により）認められておらず，またどの臨床試験でも癌の発生率は増加しなかった．

［5］どの細胞集団を使うべきか

全骨髄細胞の穿刺液から単離された骨髄由来の幹細胞が，これまでのところヒトの臨床研究に最も一般的に使われている細胞種である．しかしながら，選別されていない骨髄細胞は，*in vitro* での細胞増殖を必要とせずにさまざまな細胞種の混合物が利用可能で，調製が容易であることから，より好まれるようになってきている．加えて，倫理的な問題もない．MSCs もまた，心筋への異分化能力や免疫システムによる寛容といった性質を備えており，重要である．

［6］いつ移植すべきか

急性心筋梗塞から 7 日後に血管内皮増殖因子（VEGF）の濃度はピークとなり，細胞接着分子は減り始める[83, 84]．2 週間後までにはすでに

［図 36-10］
自家骨髄前駆細胞の注射は局所の機能を改善し，逆リモデリングを先導する．
（A〜I）骨髄前駆細胞を投与された患者のデータを示す．（A）側壁梗塞の遅延増強 CMR のベースライン画像（白矢印）．
（B）細胞注射 1 年後の梗塞巣．（C）対応する領域別のタグ付き CMR 画像により同定された梗塞巣（IZ）は造影される心筋で示され，隣接する心筋が境界領域（BZ）であり，遠隔領域（RZ）が正常な心筋である（各マップの最初の区域が右室の入り込む部位である；白矢尻）．位相を同期させたタグ付き CMR ストレインマップにおいて，ベースラインでの IZ におけるピーク Ecc 値により，局所の機能が有意に低下していることがわかる．（D）位相同期ストレインマップにおいて，赤と白は収縮力の低下（Ecc の増大）を示し，緑と青は健全な収縮（Ecc の減少）を示す．（E，F）細胞投与 3 ヵ月後．IZ の収縮性は改善し（赤と白が減り，緑と青が増えた；E），12 ヵ月後までにはその収縮性は境界領域と同様になった（ほとんどが緑と青；F）．（G〜I）収縮終期容積（ESV）は，ベースライン（G）と 3 ヵ月後（H）で比較的変化なく経過したが，1 年後では逆リモデリングがみられた（I）．
（J，K）12 ヵ月後をベースラインと比較すると，IZ でのピーク Ecc の変化は EDV（拡張終期容積；J）と ESV（K）の変化と強く相関していた（「ベースラインと 1 年後のピーク Ecc の差異」対「標準化された EDV と ESV それぞれの変化」）．（L）EDV と ESV の減少は相互に強く相関しており，心腔サイズの並行した減少が，骨髄幹細胞の投与前後で不変だった EF に寄与していることを示唆している．
（Williams AR et al：Intramyocardial stem cell injection in patients with ischemic cardiomyopathy：functional recovery and reverse remodeling. Circ Res 108：792-796, 2011）

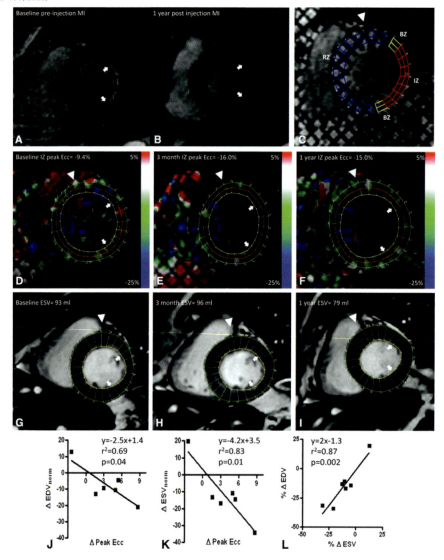

[図36-11] 同種MSCs治療の梗塞サイズへの影響

(A) 慢性虚血性心筋症のブタに2億個の同種MSCsを注射する前と比較して，治療後3ヵ月で瘢痕の大きさが17%減少していることを示すDE-MRI，および (B) 瘢痕のサイズに変化がみられない対照群の動物の画像（赤い矢印はガドリニウムで造影された瘢痕の輪郭を示す）．

(Williams AR et al：Durable scar size reduction due to allogeneic mesenchymal stem cell therapy regulates whole-chamber remodeling. J Am Heart Assoc 2：e000140, 2013)

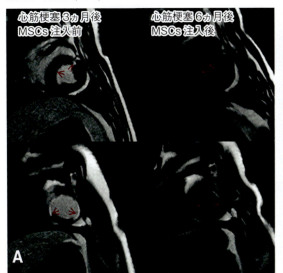
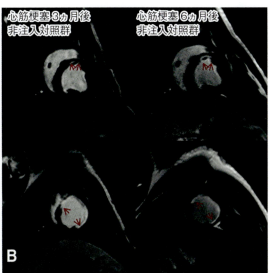

[図36-12] REPAIR-AMI試験における1年後の臨床イベント

(Schachinger V et al：Improved clinical outcome after intracoronary administration of bone-marrow-derived progenitor cells in acute myocardial infarction：final 1-year results of the REPAIR-AMI trial. Eur Heart J 27：2775-2783, 2006)

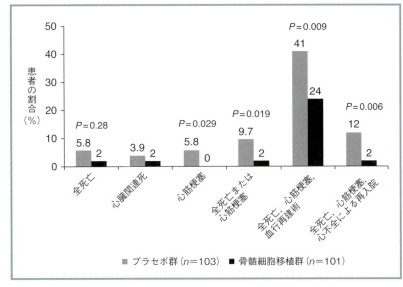

瘢痕が形成され，細胞の移植効率は低くなる．したがって，細胞移植にとって最も良い時期は7～14日目の間であろう[85]．REPAIR-AMI試験[33]では，心筋梗塞後4日目以前に治療された患者では有効性がみられなかったのに対し，より遅い治療（4～8日目の間）は左室機能を改善させた．

静脈内ルートを使うと，細胞は，傷害された領域や修復を要する灌流領域の近くの組織や血管に到達するという利点がある．静脈内注入は冠動脈カテーテルよりも安全であるため，このアプローチは臨床試験でもっと調べられるべきである．Hareら[78]は，梗塞領域に対する同種MSCsの投与にこの静脈内アプローチを用い，陽性の結果を得た．

LateTIME試験は，心筋梗塞後2～3週間の左室機能障害をきたした患者に対する遅延骨髄細胞投与が，左室全体および局所の機能を改善させるかどうかを調べるようデザインされた．1.5億個の自家骨髄細胞（全有核細胞）またはプラセボが，骨髄穿刺後12時間以内に，現場での自動細胞調製に続いて冠動脈内に注入された．左室容積や梗塞巣の大きさに有意な差はみられず，どちらの群でも6ヵ月時点ではベースラインと比べて同程度に縮小していた[86]．

B 狭心症に対する細胞治療

Tseら[87]は，8人の狭心症患者に対して，虚血により静止しているが生存している，細胞注射の対象となる組織を同定するため，NOGAシステムを用いて自家骨髄単核細胞（ABMMNCs）を注射した．手技中および手技後に，不整脈・穿孔・心筋傷害・心筋内腫瘍増殖を含む合併症の報告はなかった．

造血幹細胞を用いて骨髄機能と血管新生を強める第Ⅱ相試験，自家CD34細胞治療−慢性心筋虚血（ACT34-CMI）試験[88]が行われた．167人の，最大限の医学的治療にも反応しない難治性狭心症患者に対し，プラセボまたは2種のいずれかの量の遊走させた自家CD34陽性幹細胞が投与された．細胞は虚血のみられる生存心筋内への［心内膜電磁気マッピングシステム（NOGA）を用いた］注射により投与された．6ヵ月および12ヵ月後の時点で，週ごとの狭心痛の頻度は，プラセボ群と比べて低用量の細胞治療群で有意に減少した．高用量の細胞治療群も改善傾向を示したが，統計学的有意差には達しなかった．運動持続時間も，低用量群で有意に改善した．致死率はプラセボ群が5.4％なのに対し，細胞治療群では皆無だった．この試験と他の試験的なヒト臨床研究において，150人以上の狭心症患者が細胞治療を受けた．

Losordoら[89]は，24人の狭心症患者に対して，G-CSFで遊走させたCD34陽性細胞を心筋内に移植した．細胞注射された患者ではプラセボを投与された患者と比べて，狭心痛の頻度，ニトログリセリンの使用量，運動耐容能，灌流の欠損において，良好な傾向がみられた．他の研究では112人の狭心症患者が，自家骨髄由来CD34陽性細胞（またはプラセボ）の冠動脈内移植を受けた．3ヵ月および6ヵ月後のフォローアップにおいて，両群（訳者注：「両群」は原著表記"both groups"のままだが，文献90によれば本試験はプラセボ対照試験であり，この記載は不適切と思われる）共に狭心症状と運動耐容能の改善を示したが，CD34陽性幹細胞治療群のほうが，症状の軽減度が大きかった[90]．

Tseら[91]は，28人の「選択肢のない」狭心症患者を無作為に割付けし，NOGAシステム（電磁気マッピング）のガイド下に，低用量（100万個/0.1 mL）か高用量（200万個/0.1 mL）の自家骨髄細胞またはプラセボを経心内膜的に注射した．6ヵ月時点で，細胞治療群では短期的・長期的な合併症はなく，運動時間・左室機能・機能分類において有意な改善がみられた（図36-13）．

van Ramshorstら[92]は，無作為化二重盲検プラセボ対照試験において，自家骨髄に由来する1億個の単核細胞またはプラセボを（NOGA電磁気マッピングのガイド下で）心筋内注射し，その結果，骨髄細胞を注射された患者では狭心症状，生活の質，運動耐容能が有意に改善することを見出した．

Vicarioら[93]は，（腕頭静脈経由で）冠静脈

洞からの逆行性の投与による良好な結果を報告したが，これが狭心症に対する唯一の臨床的経験であり，治療的血管新生における役割は未明である．冠動脈内投与法では，細胞は虚血領域の動脈内に直接注射される（急性心筋梗塞後に最も高頻度に使われる）[90]．最も期待されるアプローチは，心筋内への直接注射であり，対象とする虚血領域に細胞を注射することが可能となる．これにより，対象とする細胞の局所濃度が最大限に達する[89]．

また，前述のように難治性の狭心症に対して心筋内へのCD34陽性幹細胞移植を試みた多施設共同試験では，このアプローチと細胞種が有望とみなされた[88]．

他の研究[76, 94]では，虚血に対する培養EPCsの治療的有効性を示すエビデンスがもたらされた．

自家骨髄CD34陽性細胞の冠動脈内ルートでの投与が，臨床的パラメータと心筋灌流を有意に改善させるという前述の報告もなされた[90]．

Ⓒ 虚血性心筋症に対する細胞治療

7〜8つの小規模な研究において，心不全患者に対する自家骨格筋芽細胞の経皮的なカテーテル注射が試みられた[95]．経皮経カテーテル的な骨格筋芽細胞の心筋内注射が，小規模な臨床試験で評価された[95, 96]．CAUSMIC試験では，12人の重症虚血性心不全患者に対して，残存心筋内へ経カテーテル的に注射され，1年後のフォローアップにおいて対照群と比較して，機能分類・生活の質・心室の逆リモデリングの指標が有意に改善した[96]．うっ血性心不全に対する骨格筋芽細胞の安全性と心血管的効能を調べる多施設共同試験（MARVEL試験）は，北米とヨーロッパにおいて，ⅡまたはⅢ度の心不全患者330人を登録する予定である．この研究は，慢性虚血性心不全患者に対する骨格筋芽細胞の心筋内注射の安全性と有効性を調べるものである．

これまでわずかな研究のみが，慢性虚血性心不全患者に対するBMSCsの冠動脈内投与を評価している．TOPCARE-AMI試験では，BMSCs

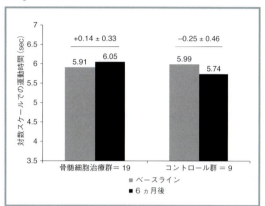

[図36-13] 狭心症患者に対する自家骨髄細胞の経心内膜的投与による運動時間への影響

[Tse HF et al：Prospective randomized trial of direct endomyocardial implantation of bone marrow cells for treatment of severe coronary artery diseases (PROTECT-CAD trial). Eur Heart J 28：2998-3005, 2007]

の冠動脈内投与が安全な注入経路であり，左室機能を改善し[97]，心血管系の重篤な有害事象を生じないことが確かめられた（図36-9）．

慢性重症心不全で治療手段のない20人の患者に対し，ABMMNCsが心筋内へ注射された（経心内膜的投与）．年齢と性別の合致する同じ条件の患者10人が対照群となった．手技は安全であった．カナダ心臓血管協会（CCS）狭心症スコアは細胞治療群で有意に改善し，生活の質スコアも移植後6ヵ月で有意に改善した一方で，対照群にはまったく改善がみられなかった[98]．PET CTでは，細胞治療群で灌流の改善傾向が示唆され，対照群では固定性の欠損が増大したが，細胞治療群では増えなかった．細胞治療を受けた若年患者では，年齢の合致した対照群と比較して，心筋の最大酸素摂取量が有意に改善した．手技に伴う，あるいは急性の合併症は認められず，遠隔期にみられる心室不整脈や異所性組織の増殖といった副作用もなかった[99]．先行研究（Brazilian研究）では，治療を受けた患者で機能的能力（MVO_2で評価）が有意に改善したことが示された[100]．

他の研究では，進行した心不全患者とLVEFが正常な患者とで，ABMMNCsの経心内膜的

注射の治療的効果が評価され，左室全体の機能および／または心筋灌流（SPECT）の改善がみられた[91,92,101]（図36-9）．

Assmusら[102]は，冠動脈内に前駆細胞を投与し，より高用量の造血前駆細胞を投与された患者のほうが致死率が低いことを見出した（TOPCARE-CHD試験）．

虚血性心不全や左室機能の低下した患者に対してさまざまな投与システムがあるため，この疑問に答えを出すべく研究が計画された．虚血性心疾患による二次的な心不全患者を対象として，G-CSFと自家骨髄前駆細胞注入が，生活の質や左室機能に与える効果を比較する無作為化比較対照試験（REGENERATE-IHD試験）[103]は，BMSCsの3つの異なる投与方法（末梢からのG-CSFの注入による間接的な遊走，冠動脈内経路による細胞の直接注射，または心筋内ルートからの注射）の安全性と有効性を比較する予定である．

われわれの最近の試験的な研究では，8人の患者（年齢57.2 ± 13.3歳）の左室瘢痕と境界領域に，自家骨髄前駆細胞（単核または間葉系幹細胞）を経心内膜的に心筋内注射した．すべての患者で手技が可能で，重篤な有害事象はなかった．1年後，治療された梗塞領域では，拡張終期容積の減少（208.7 ± 20.4 mL対167.4 ± 7.32 mL，$P=0.03$），収縮終期容積の減少（142.4 ± 16.5 mL対107.6 ± 7.4 mL，$P=0.06$），梗塞サイズの減少（$P<0.05$），Oilerの円周方向ストレインのピークで評価した左室の局所的機能の改善が認められた．局所機能の改善は3ヵ月後の時点で明らかだったが，心腔の大きさの変化は6ヵ月後まで有意でなかった．梗塞領域の局所機能の改善は，拡張終期容積および収縮終期容積の減少と強く相関していた[60]．

われわれは現在，2つの臨床試験の募集を完了しようとしている．心不全に対する経心内膜的自家細胞試験（TAC-HFT）では，68人の患者が登録され，盲検的・無作為的に，虚血性心不全に対して成人幹細胞治療を受ける[60]．この試験では，本人の骨髄が採取され，調製され，心臓の傷害組織の近傍の標的部位に再注入され

る．2番目の試験は，第Ⅰ/Ⅱ相の無作為化パイロット試験で，心筋梗塞に起因する二次的な慢性虚血性左心不全患者を対象として，自家MSCs対同種MSCsの経心内膜的注射の安全性と有効性を比較検討する，経皮的幹細胞注射の心筋新生への影響を調べるパイロット試験（POSEIDON-Pilot試験）である．

概して，虚血性心不全に対する最善で最も効果的な投与アプローチはTESI手技だとわれわれは感じている．

Ⓓ 拡張型心筋症に対する細胞治療

24人の拡張型心筋症（DCM）患者を対象としたBMSCsの冠動脈内注射による初めてのパイロット試験では，移植後6ヵ月においてLVEFと機能分類の有意な改善が示された[104]．これまでで最大規模の試験（TOPCARE-DCM試験）は，33人の患者を対象とし，BMSCsの冠動脈内投与が治療後3ヵ月において局所および全体の壁運動改善と相関したことを示した（図36-14）[105]．最近，こうした初期の勇気づけられる結果を確かめる研究のため，DCM患者の募集が始められた．これは，特発性DCM患者を対象として，G-CSFと自家骨髄前駆細胞注入が生活の質と左室機能に与える影響を比較する，初めての無作為化二重盲検プラセボ対照試験（REGENERATE-DCM試験）である．

われわれはまた，特発性DCM患者に対して経皮的にNOGAシステムを用いて幹細胞注射を行う進行中の臨床試験として，DCMに対する経皮的細胞注射の心筋新生への影響（POSEIDON-DCM）試験の患者を登録している．

Ⓔ 冬眠心筋に対する細胞治療

最近の試験において，虚血性心不全に対する外科的血行再建は，全死亡に対して有効でないことが示された[106]．生きているが機能低下した心筋は珍しくなく，冬眠心筋や繰り返される心筋の気絶，心筋の喪失や左室リモデリングによる細胞肥大から，二次性に生じる[107,108]．血流のない線維性瘢痕とは対照的に，残存する灌

[図36-14] 拡張型心筋症に対する細胞治療
個々の症例における，(A) 低運動領域の範囲，(B) 運動低下の重症度，(C) EFのベースラインと3ヵ月後のフォローアップ．
AUC：−1 SD未満にまで収縮が低下している領域
(Fischer-Rasokat U et al：A pilot trial to assess potential effects of selective intracoronary bone marrow-derived progenitor cell infusion in patients with nonischemic dilated cardiomyopathy：final 1-year results of the transplantation of progenitor cells and functional regeneration enhancement pilot trial in patients with nonischemic dilated cardiomyopathy. Circ Heart Fail 2：417-423, 2009)

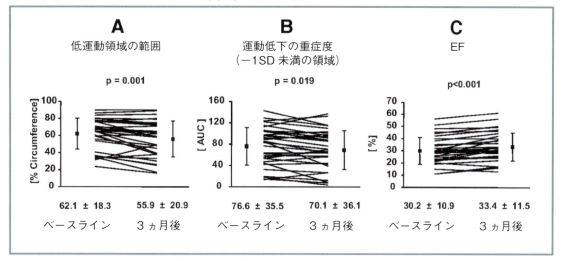

流があり，通常の心臓カテーテル手技を用いた冠動脈内細胞投与による治療が可能である．ブタの慢性冬眠心筋において，MSCsが骨髄前駆細胞を遊走させ，側副血行路に依存する冬眠心筋の増殖を惹起することで心機能を改善させるという仮説を検証する研究が行われ，冬眠心筋では，たとえ左前下行枝が閉塞したままであっても，同血管に栄養されている領域の左室機能をMSCsが改善させることがわかった．循環しているcKit陽性CD133陽性骨髄前駆細胞は，MSCs投与後に一過性に増加し，これに対応して心筋内でもcKit陽性/CD133陽性およびcKit陽性/CD133陰性の骨髄前駆細胞が増加した．こうした結果は，冬眠心筋に対するMSCs移植が，冠血流や瘢痕サイズの縮小とは独立して左室機能を改善し得ることを示している（図36-15）[109]．この改善は，MSCsがcKit陽性/CD133陽性の骨髄前駆細胞とcKit陽性/CD133陰性の内因性幹細胞を増加させ，心筋の増殖に影響を与えたために，心筋細胞数の増加と細胞肥大を減少させることで生じたものと推測される[109]．

慢性閉塞した冠動脈の再開通後に，末梢血由来の循環前駆細胞（CPCs）を冠動脈内注射するという，無作為化二重盲検プラセボ対照試験が行われた（26人の患者を登録）．CPCs移植は冠血流予備能を43%増加させた．3ヵ月時点で，標的領域における冬眠心筋の区域数は治療群で低下したが，対照群ではそのような変化はみられなかった[110]．MRIでは，梗塞の大きさが16%減少し，また治療群では標的領域の壁運動が改善し，左室機能が14%増加したことが明らかとなった[110]．

6 経心内膜的幹細胞注射のトレーニング

TESIは，他の心血管系インターベンションとはまったく異なる技術を求められる新しい手技である．われわれは，ここに述べた3種類のTESIデバイスを含めて，合わせて100以上の大型動物に対する治療と，100以上のヒト臨床

[図 36-15]

冠動脈内 MSCs は，冬眠心筋の局所的機能を上げる．左前下行枝（LAD）領域の壁厚（WT）は遠隔領域の心臓と比べて縮小しており，冠血流予備能は重度に低下し，アデノシン反応性の増加もみられない．無治療の動物（$n = 7$）では，血流や機能の自発的な改善はみられない．MSCs の冠動脈内注入後，LAD の局所的な壁厚が有意に増加する一方，冠血流予備能は重度に障害されたままであり，機能的な側副血行は発達していないことを示している．LAD の壁厚増加の割合は，MSCs の冠動脈内注入後 2 週（$n=6$）と 6 週（$n=4$）でいずれも有意であった．

(Suzuki G e al：Autologous mesenchymal stem cells mobilize cKit＋ and CD133＋ bone marrow progenitor cells and improve regional function in hibernating myocardium. Circ Res 109：1044–1054, 2011)

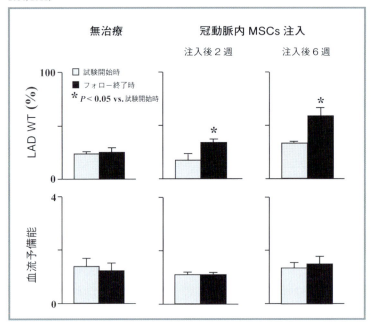

試験における治療を経験した．TESI のトレーニングに関するガイドライン[111]が提唱されている．Perin ら[112]と同様にわれわれも，技術の習得過程を最適化するには，相当な献身が必要だと信じている．多くの症例について，臨床病歴，注射前の画像，注射カテーテルの操作や把持などを学ぶよう勧める．大型動物の経験は不可欠というわけではないだろうが，この技術に慣れ親しむには明らかに有用であり，前臨床モデル（またはシミュレーション）で学んだ触れた感覚は，心臓穿孔の危険を低減するだろう．経験豊富な術者に監督してもらうことも，特に症例選択や注射部位の選択，カテーテルの技術に関して助けとなるだろう．遭遇する臨床シナリオの多様性には，心室の大きさの幅広い分布，心室と大動脈の角度，心室の形状，標的とする心筋領域が含まれており，それぞれに特有の挑戦をはらんでいる．

透視ガイド下の手技では，二方向からの画像の利用が非常に有益である．左前斜位（LAO）の左室造影の解釈にあまり馴染みのない術者も，これを施行し調べることの有用性に気づくだろう．われわれは，多くの部位で同時に二方向からの透視を行い，TESI をなるべく 2 人の術者で行うことで，1 人ずつ各斜位のモニタを見られるようにしている．たとえば，1 人目の術者が LAO 像で後壁に誘導しようとしているとき，右前斜位（RAO）像のモニタを見ている

2人目の術者がカテーテルが心基部の僧帽弁寄りや心尖部（いずれの区域も針を避けるべきである）に向かっていないかを確かめられる．

NOGAシステムの使用は，二方向の透視の必要性を軽減するかもしれないが，第一術者だけでなく，NOGAワークステーションを操作する助手の習熟も要する．

7 将来の方向性

心臓病に対する細胞治療の可能性を支持するデータが蓄積するにつれ，そう遠くない将来，循環器分野はこの刺激的なアプローチを治療手段として取り込むことが想定されるようになった．この章で論じたように，このアプローチの欠くべからざる要素の一つは，対象部位に対する投与である．細胞投与には，洗練されたナビゲーションだけでなく，安全で効果的な分配が求められる．日進月歩する生物学的知見と共役して，最善の戦略によって適当量の細胞を心臓内の最適化された場所に投与することにより，治療成果も上がるだろう．循環器インターベンションの新しい分野において，多様な画像システム（図36-16）と連携するさまざまなデバイスを用いて，現時点では病いや死の主因となっている心臓血管疾患に対して，強力で応用の利く治療を施せるようになることが期待されよう．

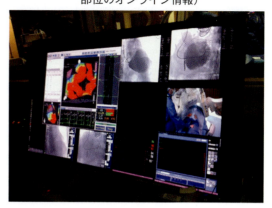

[図36-16] TESI手技中の，NOGA・心室造影・血行動態・心電データを統合するビデオモニタ機器から得られた画像（三次元NOGAシステムによる注射部位のオンライン情報）

（細田　徹）

文　献

1. Burt RK, Loh Y, Pearce W, et al. Clinical applications of blood-derived and marrow-derived stem cells for nonmalignant diseases. JAMA 2008;299(8):925–936.
2. Boyle AJ, Schulman SP, Hare JM, et al. Is stem cell therapy ready for patients? Stem cell therapy for cardiac repair. Ready for the next step. Circulation 2006;114(4):339–352.
3. Zimmet JM, Hare JM. Emerging role for bone marrow derived mesenchymal stem cells in myocardial regenerative therapy. Basic Res Cardiol 2005;100(6):471–481.
4. Ripa RS, Jorgensen E, Wang Y, et al. Stem cell mobilization induced by subcutaneous granulocyte-colony stimulating factor to improve cardiac regeneration after acute ST-elevation myocardial infarction: result of the double-blind, randomized, placebo-controlled stem cells in myocardial infarction (STEMMI) trial. Circulation 2006;113(16):1983–1992.
5. Zohlnhofer D, Ott I, Mehilli J, et al. Stem cell mobilization by granulocyte colony-stimulating factor in patients with acute myocardial infarction—a randomized controlled trial. JAMA 2006; 295(9):1003–1010.
6. Erbs S, Linke A, Schuler G, et al. Intracoronary administration of circulating blood-derived progenitor cells after recanalization of chronic coronary artery occlusion improves endothelial function. Circ Res 2006;98(5):E48.
7. Kang HJ, Lee HY, Na SH, et al. Differential effect of intracoronary infusion of mobilized peripheral blood stem cells by granulocyte colony-stimulating factor on left ventricular function and remodeling in patients with acute myocardial infarction versus old myocardial infarction—the MAGIC cell-3-DES randomized, controlled trial. Circulation 2006;114:1145–1151.
8. Angelini P, Markwald RR. Stem cell treatment of the heart: a review of its current status on the brink of clinical experimentation. Tex Heart Inst J 2005;32(4):479–488.
9. Wollert KC, Meyer GP, Lotz J, et al. Intracoronary autologous bone-marrow cell transfer after myocardial infarction: the BOOST randomised controlled clinical trial. Lancet 2004;364(9429): 141–148.
10. Strauer BE, Brehm M, Zeus T, et al. Intracoronary, human autologous stem cell transplantation for myocardial regeneration following myocardial infarction. Dtsch Med Wochenschr 2001;126 (34–35):932–938.
11. Assmus B, Schachinger V, Teupe C, et al. Transplantation of progenitor cells and regeneration enhancement in acute myocardial infarction (TOPCARE-AMI). Circulation 2002;106(24):3009–3017.
12. Siminiak T, Grygielska B, Jerzykowska O, et al. Autologous bone marrow stem cell transplantation in acute myocardial infarction-report of two cases. Kardiol Pol 2003;59(12):502–510.
13. Fernandez-Aviles F, San Roman JA, Garcia-Frade J, et al. Experimental and clinical regenerative capability of human bone marrow cells after myocardial infarction. Circ Res 2004;95(7):742–748.
14. Perin EC, Lopez J. Methods of stem cell delivery in cardiac diseases. Nat Clin Pract Cardiovasc Med 2006;3(suppl 1):S110–S113.
15. Kocher AA, Schuster MD, Szabolcs MJ, et al. Neovascularization of ischemic myocardium by human bone-marrow-derived angioblasts prevents cardiomyocyte apoptosis, reduces remodeling and improves cardiac function. Nat Med 2001;7(4):430–436.
16. Gao J, Dennis JE, Muzic RF, et al. The dynamic in vivo distribution of bone marrow-derived mesenchymal stem cells after infusion. Cells Tissues Organs 2001;169(1):12–20.
17. Perin EC, Dohmann HF, Borojevic R, et al. Transendocardial, autologous bone marrow cell transplantation for severe, chronic ischemic heart failure. Circulation 2003;107(18):2294–2302.
18. de la Fuente LM, Stertzer SH, Argentieri J, et al. Transendocardial autologous bone marrow in chronic myocardial infarction using a

helical needle catheter: 1-year follow-up in an open-label, nonrandomized, single-center pilot study (the TABMMI study). *Am Heart J* 2007;154(1):79e1–7.
19. Sherman W, Martens TP, Viles-Gonzalez JF, et al. Catheter-based delivery of cells to the heart. *Nat Clin Pract Cardiovasc Med* 2006;3(suppl 1):S57–S64.
20. Perin EC, Silva GV, Assad JA, et al. Comparison of intracoronary and transendocardial delivery of allogeneic mesenchymal cells in a canine model of acute myocardial infarction. *J Mol Cell Cardiol* 2008;44(3):486–495.
21. Heldman AW, Hare JM. Cell therapy for myocardial infarction: special delivery. *J Mol Cell Cardiol* 2008;44(3):473–476.
22. Siminiak T, Fiszer D, Jerzykowska O, et al. Percutaneous transcoronary-venous transplantation of autologous skeletal myoblasts in the treatment of post-infarction myocardial contractility impairment: the POZNAN trial. *Eur Heart J* 2005;26(12):1188–1195.
23. Thompson CA, Nasseri BA, Makower J, et al. Percutaneous transvenous cellular cardiomyoplasty. A novel nonsurgical approach for myocardial cell transplantation. *J Am Coll Cardiol* 2003;41(11):1964–1971.
24. Freyman T, Polin G, Osman H, et al. A quantitative, randomized study evaluating three methods of mesenchymal stem cell delivery following myocardial infarction. *Eur Heart J* 2006;27(9):1114–1122.
25. Dai W, Field LJ, Rubart M, et al. Survival and maturation of human embryonic stem cell-derived cardiomyocytes in rat hearts. *J Mol Cell Cardiol* 2007;43(4):504–516.
26. Laflamme MA, Chen KY, Naumova AV, et al. Cardiomyocytes derived from human embryonic stem cells in pro-survival factors enhance function of infarcted rat hearts. *Nat Biotechnol* 2007;25(9):1015–1024.
27. Caspi O, Huber I, Kehat I, et al. Transplantation of human embryonic stem cell-derived cardiomyocytes improves myocardial performance in infarcted rat hearts. *J Am Coll Cardiol* 2007;50(19):1884–1893.
28. van Laake LW, Qian L, Cheng P, et al. Reporter-based isolation of induced pluripotent stem cell- and embryonic stem cell-derived cardiac progenitors reveals limited gene expression variance. *Circ Res* 2010;107(3):340–347.
29. Muller-Ehmsen J, Peterson KL, Kedes L, et al. Rebuilding a damaged heart: long-term survival of transplanted neonatal rat cardiomyocytes after myocardial infarction and effect on cardiac function. *Circulation* 2002;105(14):1720–1726.
30. Reffelmann T, Dow JS, Dai W, et al. Transplantation of neonatal cardiomyocytes after permanent coronary artery occlusion increases regional blood flow of infarcted myocardium. *J Mol Cell Cardiol* 2003;35(6):607–613.
31. Menasche P, Alfieri O, Janssens S, et al. The Myoblast Autologous Grafting in Ischemic Cardiomyopathy (MAGIC) trial: first randomized placebo-controlled study of myoblast transplantation. *Circulation* 2008;117(9):1189–1200.
32. Katritsis DG, Sotiropoulou PA, Karvouni E, et al. Transcoronary transplantation of autologous mesenchymal stem cells and endothelial progenitors into infarcted human myocardium. *Catheter Cardiovasc Interv* 2005;65(3):321–329.
33. Schachinger V, Erbs S, Elsasser A, et al. Improved clinical outcome after intracoronary administration of bone-marrow-derived progenitor cells in acute myocardial infarction: final 1-year results of the REPAIR-AMI trial. *Eur Heart J* 2006;27(23):2775–2783.
34. Lunde K, Solheim S, Aakhus S, et al. Intracoronary injection of mononuclear bone marrow cells in acute myocardial infarction. *N Engl J Med* 2006;355(12):1199–1209.
35. Chen SL, Fang WW, Ye F, et al. Effect on left ventricular function of intracoronary transplantation of autologous bone marrow mesenchymal stem cell in patients with acute myocardial infarction. *Am J Cardiol* 2004;94(1):92–95.
36. Smith RR, Barile L, Cho HC, et al. Regenerative potential of cardiosphere-derived cells expanded from percutaneous endomyocardial biopsy specimens. *Circulation* 2007;115(7):896–908.
37. Beltrami AP, Barlucchi L, Torella D, et al. Adult cardiac stem cells are multipotent and support myocardial regeneration. *Cell* 2003;114(6):763–776.
38. Murry CE, Keller G. Differentiation of embryonic stem cells to clinically relevant populations: lessons from embryonic development. *Cell* 2008;132(4):661–680.
39. Huber I, Itzhaki I, Caspi O, et al. Identification and selection of cardiomyocytes during human embryonic stem cell differentiation. *FASEB J* 2007;21(10):2551–2563.
40. Nussbaum J, Minami E, Laflamme MA, et al. Transplantation of undifferentiated murine embryonic stem cells in the heart: teratoma formation and immune response. *FASEB J* 2007;21(7):1345–1357.
41. Passier R, van Laake LW, Mummery CL. Stem-cell-based therapy and lessons from the heart. *Nature* 2008;453(7193):322–329.
42. Menasche P, Hagege AA, Vilquin JT, et al. Autologous skeletal myoblast transplantation for severe postinfarction left ventricular dysfunction. *J Am Coll Cardiol* 2003;41(7):1078–1083.
43. Hagege AA, Marolleau JP, Vilquin JT, et al. Skeletal myoblast transplantation in ischemic heart failure: long-term follow-up of the first phase I cohort of patients. *Circulation* 2006;114 (1 suppl):I108–I113.
44. Siminiak T, Kalawski R, Fiszer D, et al. Autologous skeletal myoblast transplantation for the treatment of postinfarction myocardial injury: phase I clinical study with 12 months of follow-up. *Am Heart J* 2004;148(3):531–537.
45. Civin CI, Gore SD. Antigenic analysis of hematopoiesis: a review. *J Hematother* 1993;2(2):137–144.
46. Sussman MA, Murry CE. Bones of contention: marrow-derived cells in myocardial regeneration. *J Mol Cell Cardiol* 2008;44(6):950–953.
47. Crosby JR, Kaminski WE, Schatteman G, et al. Endothelial cells of hematopoietic origin make a significant contribution to adult blood vessel formation. *Circ Res* 2000;87(9):728–730.
48. Rehman J, Li J, Orschell CM, et al. Peripheral blood "endothelial progenitor cells" are derived from monocyte/macrophages and secrete angiogenic growth factors. *Circulation* 2003;107(8):1164–1169.
49. Dominici M, Le BK, Mueller I, et al. Minimal criteria for defining multipotent mesenchymal stromal cells. The International Society for Cellular Therapy position statement. *Cytotherapy* 2006;8(4):315–317.
50. Aggarwal S, Pittenger MF. Human mesenchymal stem cells modulate allogeneic immune cell responses. *Blood* 2005;105(4):1815–1822.
51. Kobayashi T, Hamano K, Li TS, et al. Enhancement of angiogenesis by the implantation of self bone marrow cells in a rat ischemic heart model. *J Surg Res* 2000;89(2):189–195.
52. Nagaya N, Kangawa K, Itoh T, et al. Transplantation of mesenchymal stem cells improves cardiac function in a rat model of dilated cardiomyopathy. *Circulation* 2005;112(8):1128–1135.
53. Khurana R, Simons M, Martin JF, et al. Role of angiogenesis in cardiovascular disease: a critical appraisal. *Circulation* 2005;112(12):1813–1824.
54. Kamihata H, Matsubara H, Nishiue T, et al. Implantation of bone marrow mononuclear cells into ischemic myocardium enhances collateral perfusion and regional function via side supply of angioblasts, angiogenic ligands, and cytokines. *Circulation* 2001;104(9):1046–1052.
55. Le BK, Tammik C, Rosendahl K, et al. HLA expression and immunologic properties of differentiated and undifferentiated mesenchymal stem cells. *Exp Hematol* 2003;31(10):890–896.
56. Uccelli A, Moretta L, Pistoia V. Immunoregulatory function of mesenchymal stem cells. *Eur J Immunol* 2006;36(10):2566–2573.
57. Bolli R, Chugh AR, D'Amario D, et al. Cardiac stem cells in patients with ischaemic cardiomyopathy (SCIPIO): initial results of a randomised phase 1 trial. *Lancet* 2011;378(9806):1847–1857.
58. Dong J, Calkins H, Solomon SB, et al. Integrated electroanatomic mapping with three-dimensional computed tomographic images for real-time guided ablations. *Circulation* 2006;113(2):186–194.
59. Lardo AC, Cordeiro MA, Silva C, et al. Contrast-enhanced multidetector computed tomography viability imaging after myocardial infarction: characterization of myocyte death, microvascular obstruction, and chronic scar. *Circulation* 2006;113(3):394–404.
60. Trachtenberg B, Velazquez DL, Williams AR, et al. Rationale and design of the Transendocardial Injection of Autologous Human Cells (bone marrow or mesenchymal) in Chronic Ischemic Left Ventricular Dysfunction and Heart Failure Secondary to Myocardial Infarction (TAC-HFT) trial: a randomized, double-blind, placebo-controlled study of safety and efficacy. *Am Heart J* 2011;161(3):487–493.
61. Williams AR, Trachtenberg B, Velazquez DL, et al. Intramyocardial stem cell injection in patients with ischemic cardiomyopathy: functional recovery and reverse remodeling. *Circ Res* 2011;108(7):792–796.
62. Karamitsos TD, Francis JM, Myerson S, et al. The role of cardiovascular magnetic resonance imaging in heart failure. *J Am Coll Cardiol* 2009;54(15):1407–1424.
63. Schaefer S, Malloy CR, Katz J, et al. Gadolinium-DTPA-enhanced nuclear magnetic resonance imaging of reperfused myocardium:

identification of the myocardial bed at risk. *J Am Coll Cardiol* 1988;12(4):1064–1072.
64. Kim RJ, Chen EL, Lima JA, et al. Myocardial Gd-DTPA kinetics determine MRI contrast enhancement and reflect the extent and severity of myocardial injury after acute reperfused infarction. *Circulation* 1996;94(12):3318–3326.
65. Mahrholdt H, Wagner A, Judd RM, et al. Delayed enhancement cardiovascular magnetic resonance assessment of non-ischaemic cardiomyopathies. *Eur Heart J* 2005;26(15):1461–1474.
66. Rehwald WG, Fieno DS, Chen EL, et al. Myocardial magnetic resonance imaging contrast agent concentrations after reversible and irreversible ischemic injury. *Circulation* 2002;105(2):224–229.
67. Reimer KA, Lowe JE, Rasmussen MM, et al. The wavefront phenomenon of ischemic cell death. 1. Myocardial infarct size vs duration of coronary occlusion in dogs. *Circulation* 1977;56(5):786–794.
68. McCrohon JA, Moon JC, Prasad SK, et al. Differentiation of heart failure related to dilated cardiomyopathy and coronary artery disease using gadolinium-enhanced cardiovascular magnetic resonance. *Circulation* 2003;108(1):54–59.
69. Soriano CJ, Ridocci F, Estornell J, et al. Noninvasive diagnosis of coronary artery disease in patients with heart failure and systolic dysfunction of uncertain etiology, using late gadolinium-enhanced cardiovascular magnetic resonance. *J Am Coll Cardiol* 2005;45(5):743–748.
70. Smits PC, van Geuns RJ, Poldermans D, et al. Catheter-based intramyocardial injection of autologous skeletal myoblasts as a primary treatment of ischemic heart failure: clinical experience with six-month follow-up. *J Am Coll Cardiol* 2003;42(12):2063–2069.
71. Opie SR, Dib N. Surgical and catheter delivery of autologous myoblasts in patients with congestive heart failure. *Nat Clin Pract Cardiovasc Med* 2006;3(suppl 1):S42–S45.
72. Losordo DW, Vale PR, Symes JF, et al. Gene therapy for myocardial angiogenesis: initial clinical results with direct myocardial injection of phVEGF165 as sole therapy for myocardial ischemia. *Circulation* 1998;98(25):2800–2804.
73. Vale PR, Losordo DW, Milliken CE, et al. Left ventricular electromechanical mapping to assess efficacy of phVEGF(165) gene transfer for therapeutic angiogenesis in chronic myocardial ischemia. *Circulation* 2000;102(9):965–974.
74. Kawamoto A, Tkebuchava T, Yamaguchi J, et al. Intramyocardial transplantation of autologous endothelial progenitor cells for therapeutic neovascularization of myocardial ischemia. *Circulation* 2003;107(3):461–468.
75. Strauer BE, Brehm M, Zeus T, et al. Repair of infarcted myocardium by autologous intracoronary mononuclear bone marrow cell transplantation in humans. *Circulation* 2002;106(15):1913–1918.
76. Assmus B, Honold J, Schachinger V, et al. Transcoronary transplantation of progenitor cells after myocardial infarction. *N Engl J Med* 2006;355(12):1222–1232.
77. Schachinger V, Assmus B, Britten MB, et al. Transplantation of progenitor cells and regeneration enhancement in acute myocardial infarction: final one-year results of the TOPCARE-AMI Trial. *J Am Coll Cardiol* 2004;44(8):1690–1699.
78. Hare JM, Traverse JH, Henry TD, et al. A randomized, double-blind, placebo-controlled, dose-escalation study of intravenous adult human mesenchymal stem cells (prochymal) after acute myocardial infarction. *J Am Coll Cardiol* 2009;54(24):2277–2286.
79. Abdel-Latif A, Bolli R, Tleyjeh IM, et al. Adult bone marrow-derived cells for cardiac repair: a systematic review and meta-analysis. *Arch Intern Med* 2007;167(10):989–997.
80. Ince H, Petzsch M, Kleine HD, et al. Prevention of left ventricular remodeling with granulocyte colony-stimulating factor after acute myocardial infarction: final 1-year results of the Front-Integrated Revascularization and Stem Cell Liberation in Evolving Acute Myocardial Infarction by Granulocyte Colony-Stimulating Factor (FIRSTLINE-AMI) Trial. *Circulation* 2005;112(9 suppl):I73–180.
81. Engelmann MG, Theiss HD, Hennig-Theiss C, et al. Autologous bone marrow stem cell mobilization induced by granulocyte colony-stimulating factor after subacute ST-segment elevation myocardial infarction undergoing late revascularization: final results from the G-CSF-STEMI (Granulocyte Colony-Stimulating Factor ST-Segment Elevation Myocardial Infarction) trial. *J Am Coll Cardiol* 2006;48(8):1712–1721.
82. Abdel-Latif A, Bolli R, Zuba-Surma EK, et al. Granulocyte colony-stimulating factor therapy for cardiac repair after acute myocardial infarction: a systematic review and meta-analysis of randomized controlled trials. *Am Heart J* 2008;156(2):216–226.
83. Xie Y, Zhou T, Shen W, et al. Soluble cell adhesion molecules in patients with acute coronary syndrome. *Chin Med J (Engl)* 2000;113(3):286–288.
84. Soeki T, Tamura Y, Shinohara H, et al. Serial changes in serum VEGF and HGF in patients with acute myocardial infarction. *Cardiology* 2000;93(3):168–174.
85. Schuster MD, Kocher AA, Seki T, et al. Myocardial neovascularization by bone marrow angioblasts results in cardiomyocyte regeneration. *Am J Physiol Heart Circ Physiol* 2004;287(2):H525–H532.
86. Traverse JH, Henry TD, Ellis SG, et al. Effect of intracoronary delivery of autologous bone marrow mononuclear cells 2 to 3 weeks following acute myocardial infarction on left ventricular function: the LateTIME randomized trial. *JAMA* 2011;306(19):2110–2119.
87. Tse HF, Kwong YL, Chan JK, et al. Angiogenesis in ischaemic myocardium by intramyocardial autologous bone marrow mononuclear cell implantation. *Lancet* 2003;361(9351):47–49.
88. Losordo DW, Henry TD, Davidson C, et al. Intramyocardial, autologous CD34+ cell therapy for refractory angina. *Circ Res* 2011;109(4):428–436.
89. Losordo DW, Schatz RA, White CJ, et al. Intramyocardial transplantation of autologous CD34+ stem cells for intractable angina: a phase I/IIa double-blind, randomized controlled trial. *Circulation* 2007;115(25):3165–3172.
90. Wang S, Cui J, Peng W, et al. Intracoronary autologous CD34+ stem cell therapy for intractable angina. *Cardiology* 2010;117(2):140–147.
91. Tse HF, Thambar S, Kwong YL, et al. Prospective randomized trial of direct endomyocardial implantation of bone marrow cells for treatment of severe coronary artery diseases (PROTECT-CAD trial). *Eur Heart J* 2007;28(24):2998–3005.
92. van Ramshorst J, Bax JJ, Beeres SL, et al. Intramyocardial bone marrow cell injection for chronic myocardial ischemia: a randomized controlled trial. *JAMA* 2009;301(19):1997–2004.
93. Vicario J, Campo C, Piva J, et al. One-year follow-up of transcoronary sinus administration of autologous bone marrow in patients with chronic refractory angina. *Cardiovasc Revasc Med* 2005;6(3):99–107.
94. Schachinger V, Erbs S, Elsasser A, et al. Intracoronary bone marrow-derived progenitor cells in acute myocardial infarction. *N Engl J Med* 2006;355(12):1210–1221.
95. Ince H, Petzsch M, Rehders TC, et al. [Percutaneous transplantation of autologous myoblasts in ischemic cardiomyopathy]. *Herz* 2005;30(3):223–231.
96. Dib N, Dinsmore J, Lababidi Z, et al. One-year follow-up of feasibility and safety of the first U.S., randomized, controlled study using 3-dimensional guided catheter-based delivery of autologous skeletal myoblasts for ischemic cardiomyopathy (CAuSMIC study). *JACC Cardiovasc Interv* 2009;2(1):9–16.
97. Mozid AM, Arnous S, Sammut EC, et al. Stem cell therapy for heart diseases. *Br Med Bull* 2011;98:143–159.
98. Strauer BE, Yousef M, Schannwell CM. The acute and long-term effects of intracoronary Stem cell Transplantation in 191 patients with chronic heARt failure: the STAR-heart study. *Eur J Heart Fail* 2010;12(7):721–729.
99. Perin EC, Silva GV, Henry TD, et al. A randomized study of transendocardial injection of autologous bone marrow mononuclear cells and cell function analysis in ischemic heart failure (FOCUS-HF). *Am Heart J* 2011;161(6):1078–1087.
100. Perin EC, Dohmann HF, Borojevic R, et al. Improved exercise capacity and ischemia 6 and 12 months after transendocardial injection of autologous bone marrow mononuclear cells for ischemic cardiomyopathy. *Circulation* 2004;110(11 Suppl 1):II213–II218.
101. Fuchs S, Kornowski R, Weisz G, et al. Safety and feasibility of transendocardial autologous bone marrow cell transplantation in patients with advanced heart disease. *Am J Cardiol* 2006;97(6):823–829.
102. Assmus B, Fischer-Rasokat U, Honold J, et al. Transcoronary transplantation of functionally competent BMCs is associated with a decrease in natriuretic peptide serum levels and improved survival of patients with chronic postinfarction heart failure: results of the TOPCARE-CHD Registry. *Circ Res* 2007;100(8):1234–1241.
103. Yeo C, Mathur A. Autologous bone marrow-derived stem cells for ischemic heart failure: REGENERATE-IHD trial. *Regen Med* 2009;4(1):119–127.
104. Seth S, Narang R, Bhargava B, et al. Percutaneous intracoronary cel-

lular cardiomyoplasty for nonischemic cardiomyopathy: clinical and histopathological results: the first-in-man ABCD (Autologous Bone Marrow Cells in Dilated Cardiomyopathy) trial. *J Am Coll Cardiol* 2006;48(11):2350–2351.
105. Fischer-Rasokat U, Assmus B, Seeger FH, et al. A pilot trial to assess potential effects of selective intracoronary bone marrow-derived progenitor cell infusion in patients with nonischemic dilated cardiomyopathy: final 1-year results of the transplantation of progenitor cells and functional regeneration enhancement pilot trial in patients with nonischemic dilated cardiomyopathy. *Circ Heart Fail* 2009;2(5):417–423.
106. Bonow RO, Maurer G, Lee KL, et al. Myocardial viability and survival in ischemic left ventricular dysfunction. *N Engl J Med* 2011;364(17):1617–1625.
107. Canty JM Jr, Fallavollita JA. Hibernating myocardium. *J Nucl Cardiol* 2005;12(1):104–119.
108. Canty JM Jr, Suzuki G. Myocardial perfusion and contraction in acute ischemia and chronic ischemic heart disease. Canty: *J. Mol Cell Cardiol* 2012;52(4):822–831.
109. Suzuki G, Iyer V, Lee TC, et al. Autologous mesenchymal stem cells mobilize cKit+ and CD133+ bone marrow progenitor cells and improve regional function in hibernating myocardium. *Circ Res* 2011;109(9):1044–1054.
110. Erbs S, Linke A, Adams V, et al. Transplantation of blood-derived progenitor cells after recanalization of chronic coronary artery occlusion: first randomized and placebo-controlled study. *Circ Res* 2005;97(8):756–762.
111. Dib N, Menasche P, Bartunek JJ, et al. Recommendations for successful training on methods of delivery of biologics for cardiac regeneration: a report of the International Society for Cardiovascular Translational Research. *JACC Cardiovasc Interv* 2010; 3(3):265–275.
112. Perin EC, Silva GV, Willerson JT. Training on the use of transendocardial delivery of biologics for cardiac regeneration. *JACC Cardiovasc Interv* 2010;3(9):991.

【第37章】Section Ⅶ *Interventional Techniques*

大動脈血管内治療
Aortic Endovascular Grafting

Arash Bornak, Gilbert R. Upchurch Jr, Omaida C. Velazquez

　血管内大動脈（瘤）治療（endovascular aortic/aneurysm repair：EVAR），特に腹部大動脈血管内治療は最近20年間に急速に進歩した．1991年にJuan Parodiが最初の症例を報告[1]して以来，血管内治療技術や放射線画像評価法の進歩とともに，新たなグラフト素材，デザインの組み合わせにより，治療成績は着実に向上してきた．

　同時に，EVARを行う医師の役割も進化した．医師は血管内治療の工学的背景を学び，グラフトの物理的性質をより理解し，大動脈瘤の複雑な三次元構造を考えるにつれ，血管内治療を行ううえで血行動態にいかに挑戦するかを学んできた．

　血管内治療の術前計画は成功への鍵である．アクセス部位の決定，大動脈瘤解剖に適したステントグラフトの選択，グラフト留置の手法はすべて手技成功の重要な側面である．

　この章では，腹部大動脈瘤の血管内治療に焦点を当てる．EVARを計画し，術中術後に遭遇する解剖学的な問題を克服するための術前および術中の画像評価に関する重要なステップについて概説する．

1 治療の適応

　EVARの目標は大動脈瘤の血管内での分離（intraluminal exclusion）であり，瘤拡大と破裂を予防するために瘤内圧を下げることである．瘤内への持続的な血流は瘤壁への圧負荷と持続的な瘤拡大をもたらす．

　EVARは，5.5 cmを超える腹部大動脈瘤，0.5 cm/6ヵ月を超える拡大率，または有症状の大動脈瘤に対して推奨される．その適応は血管内治療でも人工血管置換を行う外科的治療でも同じである．複数の無作為化試験によると，5.5 cm未満の腹部大動脈瘤を治療しても生存率における利点は示されなかった．調査対象者のうち小径の動脈瘤の3/4は径拡大をきたし瘤の治療に至ったが，早期の大動脈瘤治療は生存率の改善が得られなかったうえに，治療に高いコストがかかった．12年もの間小さい径の大動脈瘤を観察したUK試験[2]，US試験[3]，PIV-OTAL（Positive Impact of Endovascular Options for Treating Aneurysms Early）試験[4]では，5.5 cmに達する前に行う待機的手術の利点は示されなかった．

　EVARと外科手術を行った患者の長期生存率は同様であったが，身体的ストレスの低減，早期の回復，入院期間の短縮の点でEVARの短期予後はより良い．従来の外科的アプローチに比べ，EVARは大きな切開創を回避し，呼吸器合併症や瘢痕ヘルニアを減らし，大動脈吻合時に行う大動脈遮断が長引くことによる心負荷を減らすことができる．この治療法は，従来の外科手術に耐えられないような重大な余病を有する患者にとって特に魅力的である．

　20年以上前から，いくつもの無作為化試験により短期的および長期的なEVARの効果や安全性について調べられてきた．EVARと外科手

術を比較した3つの大規模無作為化臨床試験である DREAM（Dutch Randomized Endovascular Aneurysm Management）試験[5]，EVAR 1試験[6]，OVER（Open versus Endovascular Repair）試験[7]は言及に値する．DREAM試験では，外科手術に比べ EVAR では術後30日死亡率における大きな利点があった（EVAR 群1.2％ 対 外科手術群4.6％，$P = 0.10$）[5]．しかし，EVAR の死亡率における利点は術後2年間でなくなった．EVAR 1試験では，5.5 cm 以上の腹部大動脈瘤を持つ1,082人の患者を無作為に EVAR と外科手術に振り分けた[6]．この試験でも周術期死亡率は，外科手術群に比べ EVAR 群のほうが低かった（EVAR 群1.7％ 対 外科手術群4.7％，$P = 0.009$）．EVAR 群の死亡率に対する利点は，入院期間の短縮と血液製剤使用量の減少に関連があった．4年間の観察期間の後，EVAR 群で大動脈瘤関連死亡の減少がみられた（EVAR 群3.5％ 対 外科手術群6.3％，$P = 0.02$）が，全死亡率には差がなかった．長期的な合併症や再治療率は EVAR 群でより高かった．OVER 試験においても同様に，周術期および30日死亡率における EVAR の利点が示された（EVAR 群0.5％ 対 外科手術群3.0％，$P = 0.004$）[7]．この試験においても EVAR の利点は術後経過とともに失われた（2年死亡率7.0％ 対 9.8％，$P = 0.13$）．

まとめると，これらの試験によると，EVAR は外科手術に比べ術後早期には利点がみられるが，長期的な生存率は同等である傾向がみられた．この点は，EVAR は一般により費用がかかり，一生涯の放射線被曝を伴った画像検査や再治療の可能性にさらされるため，相対的に長期の生命予後が期待できる患者を治療する際には特に重要な点となる．

2 ステントグラフトのデザイン

ステントグラフトは，そのデザイン，素材，機械的な固定，デリバリシステムの大きさにおいて進歩している．

EVAR に対する7つの異なるステントグラフトが，これまで米国食品医薬品局（FDA）に承

[図37-1] 一体型ステントグラフト（unibody endografts）

大動脈分岐部上に展開されている（矢印）．人工血管はステント骨格の外側にある．

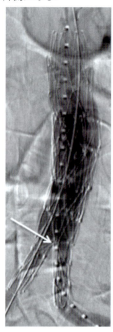

認されてきた．それらは2つの一般的な構造に分類される．

① 一体型ステントグラフト（unibody endografts；Powerlink, Endologix）：メインボディと2つの脚を有し，近位側ネックへ向けて延長グラフトを用いることで完結する．「下から積み上げる」タイプのステントグラフトである（図37-1，37-2）．

② 分岐型組み立て式ステントグラフト（bifurcated modular endografts；Gore 社製 Excluder-C3，Medtronic 社製 AneuRx-Talent-Endurant，Cook 社製 Zenith）：2～3個の部品からなる．腎動脈下大動脈ネックを最初に圧着して，グラフト脚は次に腸骨動脈まで延長する．「上から積み下げる」ステントグラフトである（図37-2）．

グラフトの固定および移動（migration）の予防は，分岐型グラフトの場合は近位側の大動脈瘤ネックにてメインボディに行い，一体型グラフトの場合は遠位側の大動脈分岐部において

[図 37-2] 米国食品医薬品局（FDA）承認を受け商品化されたステントグラフト

(**A**) Medtronic 社製 AneuRx-Talent-Endurant，(**B**) Gore 社製 Excluder-C3，(**C**) Cook 社製 Zenith，(**D**) Powerlink, Endologix

(Eliason JL, Upchurch GR：Endovascular abdominal aortic aneurysm repair. Circulation 117：1738-1744, 2008)

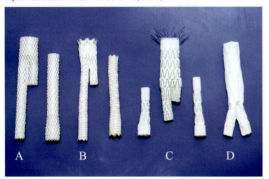

[図 37-3]
大動脈の三次元再構築モデルにより，正確な解剖学的計測が可能となる．

[Vandy FC et al：Aortic endovascular grafting. Complications of Cardiovascular Procedures：Incidence, Risk Factors, Management and Bailout Techniques, Moscucci M(ed), Lippincott & Wilkins, Philadelphia, 2011]

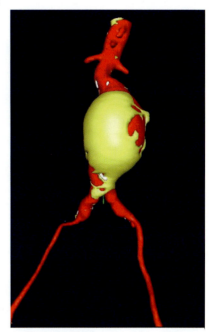

なされる．いくつかのグラフトでは近位側の追加固定として腎動脈上の（カバーされていない）ベアメタル部分を有する．

各々のステントグラフトは，表面に異なる放射線非透過性マーカーを有している．マーカーはグラフトの上端と下端，グラフトの向き，そして対側脚用ゲートの位置を示している．これらはステントグラフト挿入時の位置決めにおいて極めて重要である．

3 術前の評価

患者が血管内治療の候補となるかどうか治療計画を立てるうえで，術前の十分な画像診断は不可欠である．

ステントグラフトが展開される前に通るコース，近位側および遠位側のグラフト固定部位，および動脈壁の性状は，すべて重要な評価項目である．術前画像診断によって治療対象の動脈瘤の解剖学的な条件に最適なグラフトの種類とデザインを選択することができる．

ステントグラフトのサイジングにおいて，腹部・骨盤の薄いスライス（1.5～3.0 mm）のスパイラルコンピュータ断層血管造影（CTA）は，正確な距離と径を測定するうえで望ましい．

各々の製造元はステントグラフトのサイジングと選択のための独自の基準を持っているが，一般的にそれらはすべて 10～20％，グラフト径は大きいものを推奨している．30％を超える過度に大きいグラフトは，グラフトの皺（infolding）を生じ，エンドリークの原因となるかもしれない．

横断面，冠状断面，矢状断面に加えて，大動脈から腸骨動脈の三次元 CTA 再構築像は，血管の蛇行を明瞭に視覚化しグラフトの位置，展開，アクセスルートを予測するために推奨される（図 37-3，37-4）．これらの再構築像によりステントグラフト挿入のシミュレーションを視覚化することもできる．

CTA 画像の代わりに，磁気共鳴血管造影（MRA）もヨード系造影剤への曝露を回避するために用いることができる．しかし，この手法は検査時間が長く，狭窄病変を過大評価し，石

[図37-4] 著明に蛇行した大動脈，および胸腹部大動脈瘤
(A) 表面濃淡加工を施した3D画像．(B，C) それぞれ標準的な冠状断面および横断面で，大動脈径が正しく計測されていない．(D) 大動脈中心線または軸に直交する断面の大動脈像．矢印は大動脈径計測の正しい方向を示しており，この症例では7.8 cmである．
(Hiratzka LF et al：2010 ACCF/AHA/AATS/ACR/ASA/SCA/SCAI/SIR/STS/SVM guidelines for the diagnosis and management of patients with Thoracic Aortic Disease：a report of the American College of Cardiology Foundation/American Heart Association Task Force on Practice Guidelines, American Association for Thoracic Surgery, American College of Radiology, American Stroke Association, Society of Cardiovascular Anesthesiologists, Society for Cardiovascular Angiography and Interventions, Society of Interventional Radiology, Society of Thoracic Surgeons, and Society for Vascular Medicine. Circulation 121：e266-e369, 2010)

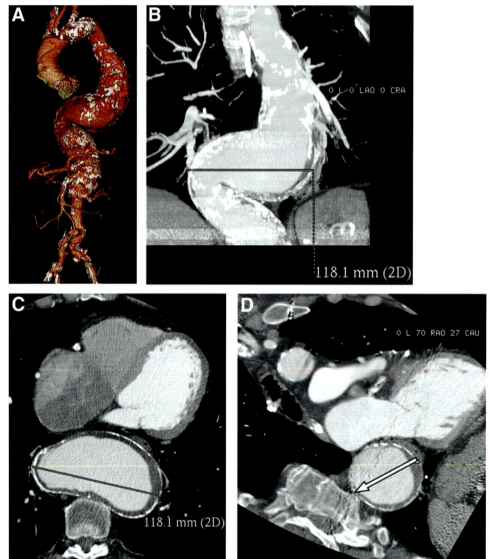

灰化部位の描出には信頼性が乏しい．さらに，慢性腎不全患者におけるガドリニウム関連腎性全身性線維症の問題があり，この検査法は以前ほど魅力的ではなくなった（第2章を参照）．

重症腎不全の患者では，血管内超音波（IVUS）検査と組み合わせた非造影CT検査が，時としてステントグラフト留置に用いられる[8]．IVUSは術前プランニングで用いられる

ことはまれであるが，術中に造影剤を必要とせず腎動脈起始部を同定する場合，特に助けになる．ステントグラフトは透視とIVUSモニタ下で展開することができる．

腎不全患者において別の代替手段として，非造影CT検査に術中CO_2血管造影を組み合わせる方法がある[9]．ガス貯留による続発性の虚血性腸炎のリスクがあるため，CO_2の使用は30分間に1,000～2,000 mLを超えないようにすべきである．第2章と第19章で述べたように，この手法は空気塞栓と脊髄虚血のような重症合併症を生じる可能性があるため，空気の混入を避けるべく細心の注意を払うべきである．したがって，CO_2血管造影は横隔膜下でのみ使用可能であり，胸部大動脈ステントグラフト治療には用いることはできない．

4 血管内治療の戦略とステントグラフト留置

EVARは，全身麻酔下，硬膜外麻酔下，脊椎麻酔下，さらには鎮静と局所麻酔下でも施行可能である．血管造影およびステントグラフト留置の際に胸腹部の呼吸による動きがコントロールできるため，全身麻酔が好んで用いられる．これによりグラフトの正確な位置決定ができる．そのうえ，患者は手術中より快適であり，万一外科手術へ移行する必要が生じた際にもそのまま移行可能である．

ステントグラフト留置は3つの手順［①血管アクセスとグラフトのデリバリ（運搬），②展開，③留置後の画像評価］よりなる．それぞれのパートは，術前画像評価を見直し，手技の困難さや合併症の可能性を予測して慎重に計画するべきである．

Ⓐ アクセス部位の選択とグラフトのデリバリ

腋窩動脈や鎖骨下動脈からのグラフトのデリバリは可能であるが，経大腿動脈アプローチが最もよく用いられる．時として，鼠径部の条件が良くない場合，浅大腿動脈の径が大きければアクセス部位として使われることもある．

CTAによる腸骨大腿動脈の評価により，血管径，腸骨動脈の蛇行，そして狭窄，全周性石灰化，血栓の有無について詳細がわかる．

総大腿動脈からのアクセスは経皮的アプローチ（第6章），または皮膚切開による動脈露出（第8章）により行われる．Perclose ProGlideデバイス（preclose technique）[10]またはProstarデバイス[11]を使った縫合媒介装置による経皮的アクセスにより，一般的な外科的創合併症を回避し，手術時間も短縮される．この技術は人気が高まっており，その適応の良さから24Fまでの大きさのシースを用いた動脈アクセスの経皮的閉鎖を可能にしている．しかしながら，このアプローチには縫合不全のリスクがあり，大腿動脈前面に石灰化，線維化がある場合，小径の場合，または肥満患者で深い大腿動脈を扱う場合には，いまだ外科的切開によるアプローチが推奨されている．外科的切開にて大腿動脈を露出すれば，直視下にて動脈を扱うことができ正確な穿刺部閉鎖が行える．閉鎖または高度狭窄した総大腿動脈は，アクセス部位の合併症やグラフト脚の閉塞を予防するために動脈内膜摘除術を行うべきである．

単純な一体型または組み立て式ステントグラフトは，大きなメインボディのデリバリシステムとより小さいグラフト脚のデリバリシステムから構成されている．メインボディ挿入部位の選択，つまり同側のアクセス部位は腸骨大腿動脈の径を考慮に入れるべきである．動脈径がより大きい側から，より大きなシースを挿入するのが望ましい．

一度大腿動脈へのアクセスが得られたら，ガイドワイヤとカテーテルによって腸骨動脈と大動脈にアクセスできる．通常は，カテーテルを腎動脈レベルまで進め，血管造影を行い，大動脈，腸骨動脈とその分枝の位置を定め，ステントグラフトのサイズを確定する．その後，硬いガイドワイヤ沿いにステントグラフトを理想の位置まで運んでから展開する．

単一型ステントグラフトの場合，対側グラフト脚は大腿動脈アクセスを通じてスネアされ，ステントグラフトはその後引き下げられ，大動

脈分岐部に腰掛けるかたちとなり，最後に完全展開する．その後，大動脈瘤の近位側ネックに至るまでステントグラフトの近位側に延長グラフトを追加することで，大動脈瘤は完全に分離される．組み立て式ステントグラフトの場合，メインボディは大動脈瘤近位側ネックの位置にて展開され，対側グラフト脚が大腿動脈アクセスにより組み込まれ，腸骨動脈まで遠位側へグラフト脚を延長することにより大動脈瘤は完全に分離される．

蛇行した腸骨動脈の扱いは難しく，大動脈へのアクセスの際に動脈解離を生じさせないように特別な注意を払うべきである．この血管蛇行は，硬いガイドワイヤが一度挿入されればある程度直線化されるが，高度に蛇行した腸骨動脈では，ステントグラフトのデリバリが危うくなるかもしれない．時として，「歯間糸ようじ法」（dental floss technique）と呼ばれる方法がステントグラフト挿入に必要になることがある．つまり，大腿動脈から挿入されたガイドワイヤを左上腕動脈からのアクセスでスネアし牽引することにより，腸骨動脈から大動脈にかけて血管走行を直線化する方法である．

デリバリシース，およびシステムとデバイスの柔軟性も，デリバリの際には重要な役割を果たす．それぞれの製造元によりアクセスの困難を克服すべく，デバイスの柔軟性と性能は大いに強調される部分である．

蛇行した腸骨動脈を扱う際の他の困難な側面は，組み立て式ステントグラフトの対側ゲートへの挿入である．そのような場合，body-wire technique が挿入を容易にしてくれる場合がある．つまり，ステントグラフト展開の前に，対側の腸骨動脈から大動脈にかけて硬いガイドワイヤを通して動脈を直線化する．大径シースを遠位大動脈まで進める．ステントグラフトのメインボディはその後展開され，対側腸骨システムはステントグラフトと，すでに大動脈終末部まで挿入された対側アクセスシースにより前述の硬いワイヤで直線化されたままである．より柔軟なガイドワイヤと付属のカテーテルをシースから硬いガイドワイヤに沿って進め，対側脚の挿入を行う．一度この挿入が完結したら，ガイドワイヤを2つ目の硬いワイヤに交換し，ステントグラフト脚を挿入する．1つ目の硬いワイヤはステントグラフトのメインボディから除去され，EVAR は完結する．

代わりの方法として，up and over アプローチも使える．この方法はメインボディと同側から挿入したガイドワイヤをステントグラフトの分岐部から対側ゲートを超えるまで進める．ガイドワイヤを対側からスネアで捕まえ，血管外へ導出する．カテーテルをそのガイドワイヤを通じて対側から挿入し，メインボディの対側ゲート内まで挿入する．その後，カテーテル先端をメインボディのうちに残したまま，ガイドワイヤをメインボディと同側からゆっくりと引き抜く．新たな硬いガイドワイヤを対側からカテーテル内に挿入する．カテーテルを除去し，対側グラフト脚をその硬いガイドワイヤを通して挿入する．その後，通常の方法で位置を決め，展開する．

もし，up and over アプローチが失敗に終わったら，上腕動脈からのアクセスが順行性のゲートへの挿入法として用いることができる．この手法も対側の大腿動脈からアクセスし，ワイヤのスネア技術を用いる．

ステントグラフト挿入経路である腸骨動脈が小径または狭窄をきたしている場合，ステントグラフト挿入ができないことがある．最も多い狭窄部位は外腸骨動脈である．アクセスに用いるシースおよびデリバリシステムの外径を知ることは，デバイスをより小径の腸骨動脈領域を通過させる際の難しさを予測するうえで重要である．ほとんどのデリバリシステムは7mm径の血管を超える．通過が困難な場合に使えるいくつかの方法がある．病変はまず硬いダイレータを用いて順次引き伸ばせる．また，血管形成術用バルーンやステントを用いてあらかじめ血管を拡張させ，デリバリに十分な径の通路を形成する．製造元はそれぞれ独自の親水性表面コーティングを施したデリバリシステムを持っており，挿入をよりスムースにしている．加えて，石灰化を伴った蛇行した血管への簡単な導

[表37-1] EVARの際の解剖学的除外項目

不十分な近位側ランディング領域 ■大動脈ネックが短すぎる ■大動脈ネック径が広すぎる（≧32 mm），または狭すぎる（≦18 mm） ■大動脈の腎動脈上ネック角度≧45° ■大動脈ネック角度≧60° ■円錐状の大動脈ネック：10%または15 mm以上の径拡大
近位側ネックにある不規則な石灰化，プラーク，血栓 ■不十分な遠位側ランディング領域
瘤化していない腸骨動脈長＜10 mm
内胸動脈閉塞時に代償する腹部臓器血流が不十分である
大動脈と腸骨動脈系の蛇行が過度である
腸骨動脈や大腿動脈がデバイスに対し過度に小さい，蛇行している，または鋭角である

[Vandy FC et al：Aortic endovascular grafting. Complications of Cardiovascular Procedures：Incidence, Risk Factors, Management and Bailout Techniques, Moscucci M（ed），Lippincott & Wilkins, Philadelphia, 2011]

入を可能とする，最小断面積のデリバリシステムを提供することは，ステントグラフト製造における重要な目標である．小断面積デバイスを用いることで，完全経皮的ステントグラフト留置もより安全に施行できる可能性がある．

5 ステントグラフトの展開

ステントグラフトを展開する際にキーとなる解剖学的要素は，大動脈ネック，大動脈分岐部，そして腸骨動脈ランディング領域である．血管内治療をするうえで解剖学的な禁忌を表37-1にまとめた．

Ⓐ 大動脈ネック

大動脈ネックの役割は，組み立て式，一体型ステントグラフト共にしっかりした全周性の近位側密着領域を確保することである．ネックは組み立て式ステントグラフトの固定に特に重要である．ステントグラフトと大動脈ネックとの密着はグラフトの移動を防ぐ鍵となる．

一体型デバイスでは，固定と密着は分けて行われる．ネックは近位側の密着を提供し，大動脈分岐部は解剖学的な固定領域となる．一度展開されると，ステントグラフトは大動脈分岐部に収まり，近位側ネックの密着部位にまでグラフトを延長することで大動脈瘤を完全に血流遮断することができる．

大動脈ネックの長さ，径，ねじれ，そして性状はCTAにて評価する必要がある．ほとんどの製造元は低いほうの腎動脈分岐部から15 mm長の大動脈ネックを推奨している．しかし，TalentとEndurant（Medtronic社）は10 mmの大動脈ネック長でよいことが米国食品医薬品局（FDA）に承認されている．現在のステントグラフトは32 mmの大動脈ネック径まで治療可能である．

大動脈ネックの角度とねじれも，正確なステントグラフト留置において困難な課題である．デバイスを望ましい位置に運ぶのが難しいことがあり，強い屈曲やねじれのある大動脈ネックでは，展開後のステントグラフトが折れ曲がり，極端な例ではグラフト破綻をきたすことがある．腹部大動脈ステントグラフトの最大の大動脈ネック角は60°である．屈曲やねじれは，短い大動脈ネックの場合には特に手技を難しくする．屈曲した大動脈に展開されたステントグラフトは，強い流体の力を受けることでグラフトが跳ね上がってしまうかもしれない．この移動によりステントグラフトの位置がずれ，近位側に動くと腎動脈が閉塞され，遠位側に動くと動脈瘤内にグラフトが落ちてしまう可能性がある．

先細りの円錐形のネックは，グラフトの位置のずれや末梢側への移動，瘤の拡大をより生じやすい[12]．大動脈ネック径の中枢から末梢にかけての10％の増大で，ステントグラフトの移動のリスクがより高くなる．

いくつかのステントグラフトは腎動脈上のベアメタル部分を持ち，近位側の正常な大動脈へしっかりと固定することができる．それらのいくつかはフック状構造を持っている．腎動脈上に位置する部品は理論的にはグラフト移動を防ぐだけでなく，大動脈ネックの輪郭に合わせてグラフトの角度を保持し，ねじれたネックへの追従を助ける．

大動脈ネックへのステントグラフトの展開の前に，腎動脈開口部とステントグラフトのX線不透過マーカーが明瞭に見えるために，拡大画面での血管造影をすべきである．屈曲した大動脈ネックに対処する際，頭側尾側方向と斜め方向に透視方向を調整すべきである．正確なステントグラフト留置のために「ステントグラフトの視差」(endograft parallax) を評価することができる．これは，ステントグラフトの近位側不透過マーカーを正確な位置に置くことでなされ，そのためにCアーム角度を調整しなければいけない．

大動脈ネックの性質に関するそのほかにも考慮すべきことがある．大動脈ネックの全周性石灰化による荒い表面は，ステントグラフトの壁への十分な密着を妨げる．大動脈ネックおよびその近位側大動脈にある血栓の存在は，遠位側の下肢や腹腔内動脈への塞栓症の危険を招く．

Ⓑ 大動脈分岐部

遠位側大動脈と大動脈分岐部の徹底した評価は，グラフト選択とEVARの成功にとって大変重要である．前述のように，大動脈分岐部はグラフトの固定および移動を回避する点で，特に一体型デバイスにおいては鍵となる解剖学的構造である．組み立て式デバイスを用いたEVARを計画する際にも大動脈分岐部の位置は重要である．組み立て式デバイスはメインボディと対側脚からなる．後者の設置は対側ゲートへの挿入となる．グラフトによって，ゲートはステントグラフトの最上部から最小で7〜8cm（Cook Zenithデバイスではより長く）のところに開口している．最も低い腎動脈と大動脈分岐部までの距離の正確な測定は重要であり，メインボディを展開した後に大動脈分岐部によって対側ゲートがブロックされないように十分な長さでなければいけない．同様に，分岐部直上の大動脈が狭小（2cm未満）である場合，ゲートが十分に開かずそこへの対側脚挿入が難しく，ステントグラフトの脚をひどく圧迫するかもしれない．そのような場合，大動脈から一側腸骨動脈へデバイスを挿入し，大腿動脈間バイパスを組み合わせることを検討すべきである．また，代わりに一体型デバイスが使えることがある．大動脈による外側からの圧迫によるステントグラフト狭窄は，バルーン拡張型のPalmazステントにより対処し得る．

Ⓒ 腸骨動脈への展開

ステントグラフトの遠位側密着部位の同定および血管径の決定は，術前CTAにてなされるべきである．ランディング領域は，動脈瘤が腸骨動脈を巻き込んでいるかどうかで，総腸骨動脈または外腸骨動脈になり得る．内腸骨動脈へ注意を払うべきで，可能なかぎり開存させておく必要がある．逆行性の動脈瘤内への血液流入を回避すべく，十分な末梢側腸骨動脈へランディング領域を確保する必要がある．ほとんどの製品は腸骨動脈への最短10mmの密着領域を推奨している．

瘤化した総腸骨動脈を扱う場合，ランディング領域は外腸骨動脈まで延長すべきで，内腸骨動脈はカバーされるべきである．ステントグラフト展開後にⅡ型エンドリークを予防するために，内腸骨動脈は塞栓すべきである．そのような修復の前に，患者の腸骨動脈の血管分布と外科手術歴（大腸切除など）を正確に知ることが，ステントグラフト内挿術後の重大な腸管虚血を避けるために重要である．腸間膜の腸管付着辺縁の血行や腸間膜動脈の側副血行路が乏しい場合に下腸間膜動脈と内腸骨動脈をステントグラ

フトで塞いでしまうと，患者にとって有害な結果を招くことがある．そのような場合，内腸骨動脈または腸間膜動脈の血行再建を強く考慮すべきである[13]（第34，46章も参照）．

　片側の内腸骨動脈の閉鎖は通常，同側の殿筋跛行を伴うが，重大な問題を生じることはまれであり，時間と側副血行路によって改善するはずである．もし十分な側副血行があれば，両側内腸骨動脈の閉鎖も可能である．それゆえ，ステントグラフト内挿術前の二期的な内腸骨動脈塞栓術は，骨盤の側副血行を増やすことができる．内腸骨動脈塞栓を行った患者の50％近くが殿筋跛行や勃起障害（20％）を含む症状を訴えている[14]．より新しい有窓型もしくは枝付きステントグラフトを用いることで，内腸骨動脈の血流と開存性を維持することができる．ヨーロッパですでにしばらく使用されているが，これらのグラフトは近い将来に米国内で利用できる可能性が高く，骨盤内血流を維持して広範囲EVARを行うことができるようになる．

　蛇行した腸骨動脈は留置の際だけでなく，留置された後にも困難な問題となる（図37-5）．ステントグラフトの脚が折れ曲がったり血栓ができたりする可能性がある．もし脚の屈曲または狭窄が疑われたら，デリバリ用の硬いワイヤを柔らかいものに替えることによって，ステントグラフトの最終的な形を見ることができる．狭窄が疑われる部位の圧較差を測定し，10 mmHgを超える平均血圧の較差が認められたら，その部位に追加処置をすべきである．Palmazステントのような，強い拡張力を持った大径のバルーン拡張型ステントを狭窄が疑われる箇所に置くことにより，狭窄を拡張させ，悲惨な急性グラフト脚血栓閉塞を避けることができる．極端な例では，大動脈から片側腸骨動脈へのステント挿入と大腿動脈間バイパスへの術式変更を考慮すべきである．

　腸骨動脈の全周性石灰化や血栓の存在は瘤の密着を危うくし，より長いランディング領域を考慮すべきである．重度の石灰化や血栓はまた，遠位側の塞栓，解離，腸骨動脈破裂のような合併症を生じる可能性もある．大腿動脈のコ

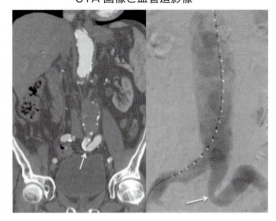

［図37-5］重度に蛇行した左腸骨動脈（矢印）のCTA画像と血管造影像

ントロールと動脈切開部の閉鎖の前に十分な動脈フラッシュを行うことが塞栓症を回避するために推奨されている．

　動脈解離を疑う大腿動脈の弱い脈拍がみられた場合，血管造影で診断し，ステントによるカバーで積極的に治療すべきである．ステントグラフト全体の脚の開存性は十分な末梢側血流による．腸骨動脈破裂は，グラフトの追加やカバードステント留置により治療できる[15]．大動脈内や腸骨動脈内での（Codaバルーンのような）大径の追従性の良いバルーンを留置して拡張することよって，新たなグラフトやステントを準備する間の過度の出血を防ぐことができる．

6 最終的な画像評価

　ステントグラフト留置後，正確なステントグラフトの位置，移動，動脈瘤への血流遮断，腎動脈や腸間膜動脈の開存性，そして腸骨大腿動脈の十分な末梢側血流を評価するために，最終血管造影が行われる．

A 腎動脈開存性

　ステントグラフトの近位側への移動または不正確な展開，特に「厳しい」（hostile）大動脈ネックの場合，うっかりして部分的または完全

に腎動脈や腸間膜動脈を塞いでしまうことがある．そのような場合，グラフトは時として拡張させた追従性の良いバルーンを用いることによって下方へ引き下げることができる．しかし，この手法では非常に短い大動脈ネックを扱う場合，グラフトが大動脈瘤内へ落ちる危険がある．また，腎動脈上で固定されている場合は，大動脈壁や腎動脈開口部を傷つける危険もある．

　腎動脈ステントも血管開存性を維持する別の方法である．動脈が完全に塞がれている場合，腎動脈ステントはより難しいが可能ではある．ガイドワイヤとカテーテルを上腕動脈アプローチで用い，グラフトと大動脈壁との間に道を作り，腎動脈へ至る．ガイドワイヤはその後，Rosenワイヤなどの硬いワイヤへ交換し，デリバリシースを腎動脈へ進める．その後，カバードステントを腎動脈から大動脈内へ展開する．カバードステントの留置により，ステントグラフト背後でのステントを通じたリークを回避できる．この技術は「チムニー（煙突）」（chimney）法または「シュノーケル」（snorkel）法（訳者注：メイングラフトの脇により細径のグラフトを組み合わせて動脈分枝の血流を確保する方法であるが，その形態をたとえて付けられた名称）としても知られている[16,17]．

　以上の代わりに，グラフト展開の間にワイヤやカテーテルをステントグラフトと大動脈瘤ネックとの間に先立って維持しておくこともできる．このようにして，アクセスはステントグラフトの裏側でいつでも維持でき，アクシデントで腎動脈が塞がれてしまった場合は，バルーンをガイドワイヤ越しに進めることができる．バルーンを膨らまし，大動脈とステントグラフトの間にスペースを作る．この手法は上腕アプローチから腎動脈へガイドワイヤをアクセスするための十分な空間を作ってくれる．次に，カバードステントはチムニーの形態で腎動脈血流を維持するために展開することができる．ステントグラフトの背後にあるワイヤとカテーテルは，グラフト近位端を固定し引き下げて腎動脈閉塞を防ぐために，対側からスネアすることもできる．もしこれらの手技が失敗した場合，腎動脈の開腹による血行再建を開始すべきである．

B　エンドリーク

　ステントグラフト外側の瘤内への持続的な血流はエンドリーク（endoleak）と呼ばれる（図37-6，37-7）．これは手技最後の血管造影にて確認され，この時点でエンドリークの源が通常同定される．

　不完全な近位側グラフトの密着またはステントグラフトの遠位側への移動は，Ｉa型エンドリークに至る（図37-7）．同様に，腸骨動脈レベルで不完全な密着は，逆行性エンドリーク，またはIb型エンドリークに至る（図37-6）．Ｉ型エンドリークは，瘤に圧がかかり続け瘤破裂のリスクが残されるため，同定されたら治療しなければいけない．ステントグラフト密着部位に対するバルーンを用いた血管形成を繰り返し行うことができる．もしエンドリークが持続している場合，ランディングゾーンが許す状況であれば，大動脈分枝を閉塞することなくステントグラフトの近位側または遠位側へのエクステンションを追加することができる．究極的には，Palmazステントのようなバルーン拡張型の非カバー型ステントをランディングゾーンおよびステントグラフトを越えて追加留置することができる（図37-8）．このステントはステントグラフトを越えて高い拡張力をもって密着させることができる．また，このステントは腎動脈起始部を越えて近位側に延長することができる[18,19]．もしエンドリークが持続し，それが小さかった場合，画像検査による評価を行って患者の経過観察が可能である．瘤はヘパリンがリバースされれば血栓化するかもしれない．

　大きな腰動脈，副腎（accessory renal）動脈，または下腸間膜動脈があることで，瘤内への逆行性血液充満が生じ得る．これは，Ⅱ型エンドリークである．それらは最終血管造影で大動脈分枝からの遅延性の瘤内への逆流血充満により認識される（図37-9）．Ⅱ型エンドリークは通常良性である．瘤内へ血流を送る側副血行血管は，抗凝固がリバースされる際に通常血栓化

[図 37-6] ステントグラフトによる瘤治療後の異なる型のエンドリーク

Ⅰ型エンドリークは，グラフト密着が不十分なためにグラフト周囲への血流が生じたもので，近位側でのグラフト周囲への血流（Ⅰa型），遠位側でのグラフト周囲への血流（Ⅰb型），そして腸骨動脈閉鎖デバイス周囲でのグラフト周囲への血流（Ⅰc型）を含む．

Ⅱ型エンドリークは，分枝動脈を介した側副血行からの逆血があった際に生じる．このエンドリークには，下腸間膜動脈からの逆血（Ⅱa型）と腰動脈からの逆血（Ⅱb型）が含まれる．

Ⅲ型エンドリークは，組み立て式グラフトの部品の間から血流が遺残した際に生じ，腸骨脚同士または腸骨脚とメインボディとの間に生じるリーク（Ⅲa型）と，メインボディ部品間で生じるリーク（Ⅲb型）がある．

Ⅳ型エンドリークは，ステントグラフト素材を通して（グラフトの多孔性による）血流がみられる際に生じる．

Ⅴ型エンドリーク，または内張力（endotension）は，エンドリークが示されない場合に持続または再発する動脈瘤の加圧状態が存在する際に生じる．

（描画は H. Fischer により準備された；Eliason JL, Upchurch GR Jr：Endovascular abdominal aortic aneurysm repair. Circulation 117：1738-1744, 2008）

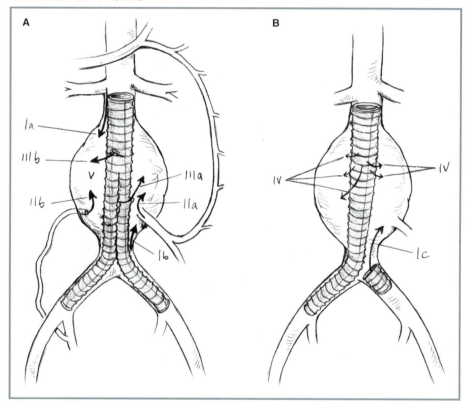

する．しかし，瘤から起始する大きな開存する下腸間膜動脈，副腎動脈，または他の動脈分枝は，ステントグラフト留置前に塞栓すべきである[20]．

オーバーラップしたグラフト接合部による非効果的な密着，あるいはより頻度が低いが高度石灰化した大動脈壁によるグラフト生地の裂け目などにより，早期のⅢ型エンドリークに至る．ステントグラフトの部品間やグラフト素材からの造影剤の漏れが血管造影で同定できる．Ⅲ型エンドリークを明確に同定するために，造影カテーテルをステントグラフト内へ持っていき，焦点を絞った血管造影にて造影剤の漏れを明らかにする．組み立て式ステントグラフトの

[図 37-7] CTA と血管造影により示された Ia 型エンドリーク（矢印）

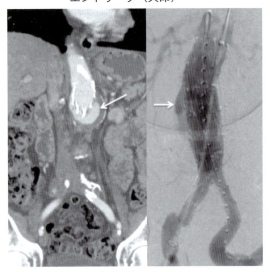

[図 37-8] ステントグラフト（長い矢印）の近位側の密着を補強した Palmaz ステント（短い矢印）
Palmaz ステントは腎動脈上まで延長されている．

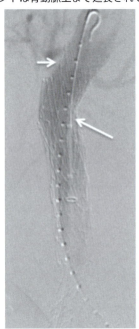

接合部は再度バルーン拡張でき，もし不成功の場合やグラフト生地が損傷した場合は，リーク部位は追加ステントグラフトで覆い追従する必要がある．

Ⅳ型エンドリークはまれで，グラフト素材の有孔率や，ステントグラフトの異なる部分を固定するために使用されたグラフト生地上の針による孔によって生じる．それらは通常ヘパリンがリバースされると消える．

Ⅴ型エンドリークも存在することを言及する価値はある．手技の最終および経過観察中の放射線画像診断では，瘤内へのいかなる血流も示されない．しかしながら，瘤は放射線画像上の明らかなリークがなくても拡大し続ける．ほとんどのⅤ型エンドリークは開腹アプローチで治療する必要がある．

7 術後の経過観察

グラフト留置後に，大動脈瘤および最も重要なのは大動脈ネックにおいて，ゆっくりとした大動脈リモデリングの過程が始まる．これは，遅発性のグラフト移動や他の遠隔期合併症につながる可能性がある．ルーチン検査が大動脈リモデリング，グラフト移動，そして持続するエ

[図 37-9] CTA 画像での遅延性のⅡ型エンドリーク（矢印）

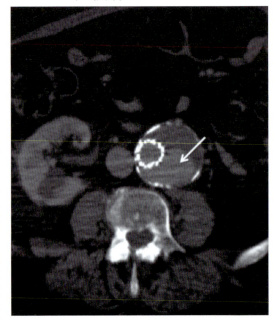

ンドリークの進行や，新たなエンドリークの発生を観察するために必要である．いくつかのEurostarレジストリからのデータを含む複数の大規模調査では，ステントグラフト術後の二次的な再治療率は，1年，2年，3年，4年でそれぞれ6.0％，8.7％，12％，14％であり，その大部分は経大腿動脈アプローチであったと報告されている．同様に，EVAR試験のLifelineレジストリからのデータによると，5年間で22％の二次的治療の実施が報告された[21]．

画像検査は通常，術後1，6，12ヵ月，そして年単位でなされる．三次元CTAは経過観察中に最も用いられる画像検査法である．非造影画像により血管壁の石灰化や金属製ステントグラフトの素材を明らかにし，管腔内の造影剤と鑑別することができる．動脈相ですぐに生じるエンドリークを示し，遅延相により瘤内への遅れた造影効果が明らかになるかもしれない．CT画像はエンドリーク発見において再現性があり，感度が良く，特異度も高い．主な不都合な点は，腎毒性の可能性，放射線被曝，そして長期的な費用である．

二重画像法（duplex imaging）と組み合わせた非造影CTのような他の画像検査法は，腎不全患者の経過観察に用いることができる．二重画像法では，瘤内への血流を同定することができる．持続する二相性または単相性の血流パターンにより持続的なエンドリークを予測する．しかし，この画像法は検査施行者に依存し，大柄な患者に施行するのは難しい[22]．

8 経過観察中の合併症

経過観察中，術後早期または遠隔期に合併症を呈することがある．それらはステントグラフト関連か，患者の脈管構造による血行動態の変化に関連することがあり，多くの場合，虚血症状に至る．

Ⓐ 早期合併症

術後早期のグラフト合併症には，腸骨グラフト脚の血栓症により急性下肢虚血に至るものがある．全体の遠隔期と早期のグラフト脚血栓症の発症率は0.7〜6.4％であり[5, 6, 23]，それらの半数は術後1ヵ月間に発生する[24]．グラフト脚の血栓症をきたす一般的因子は，高度の腸骨動脈蛇行[25, 26]，腸骨大腿動脈領域の不十分な血流，外腸骨動脈へのグラフト延長，壁在石灰化や血栓による不十分なグラフト拡張，そして血管アクセスやグラフト挿入時に生じる外傷性の腸骨動脈解離である．前述したように，術中にグラフト狭窄が疑われた部位の圧較差測定を行い，ステントを用いた狭窄の治療を行うべきである[27, 28]．

早期の脚血栓症は通常血栓除去ができ，その原因を同定して治療すべきである．乏しい腸骨動脈血流，または解離はステント留置で，大腿動脈狭窄は外科的内膜摘除術によって治療すべきである．大動脈から片側腸骨動脈へのステントグラフト留置，および大腿動脈間バイパスへの変更が，治療の最終形になることもある．

EVAR後早期の虚血症状は，グラフト生地による血管閉塞に関連することもあり，また二次的な血栓塞栓症イベントによる可能性もある[29]．脊髄，腹腔内，骨盤内臓器を保つうえで十分な側副血行は極めて重要であり，腸切除術，腸間膜動脈の狭窄，または胸部大動脈手術の既往例では，EVAR後に患者の虚血性合併症のリスクがより高くなる．また，手技最後の血管造影検査により内腸骨動脈の開存性を確認することも，それが内在する側副血行路の一部であるためとても重要である．

下腸間膜動脈，腎動脈下の腰動脈，内腸骨動脈を通る血流の途絶は，ほとんどはS状結腸へ影響するが，大腸虚血をきたすかもしれない．術後の左下腹部痛，血性排便や下痢はとても深刻に捉えるべきで，S状結腸内視鏡検査により虚血性変化を調べる必要がある．

腎動脈や腸間膜動脈の閉塞は，動脈硬化性塞栓や血栓塞栓により，もっと一般的に自然に生じる．内臓動脈が最終血管造影にて開存しているかもしれないが，その損傷により術後早期に内因性臓器障害をきたす可能性がある．患者は嘔気・嘔吐，食物不耐症，または腎機能増悪な

どの症状を訴えるかもしれない．あいにく，この転帰は非常に予後不良であり，ほとんどの患者は透析治療に依存するようになる．腸管虚血はまた不良な転帰および高い致死率と関連する[30]．

対麻痺は別の衝撃的な合併症であり，待機的EVAR症例の0.21％に生じると推定される[31]．脊髄神経が骨盤内循環に依存している患者（特に，胸部大動脈瘤手術の既往のある患者）に対する内腸骨動脈の塞栓術は，かなり高い対麻痺のリスクに患者を置くことになる．胸部大動脈手術歴のある患者には，腰椎レベルの髄液ドレーンを留置して，十分な脊髄灌流圧を維持するために体血圧を平均90 mmHgを超えるように維持すべきである．

下肢血栓塞栓症は，末梢動脈の拍動チェックにより手技の最後に常に除外する必要がある．塞栓症が疑われた場合には下肢血管造影を行うべきである．

Ⓑ 遠隔期合併症

遠隔期のグラフト関連合併症は，主に遠隔期グラフト脚の血栓症，瘤のリモデリング過程，瘤病変の進行，ステントグラフトの摩耗，そして感染に関連がある．EVAR後の期待される結果は，瘤内への血流の完全な遮断で，瘤の血栓化と収縮に至ることである．しかし，この成果は均一ではなく，もし合併症が生じた場合はEVAR後の放射線画像検査による綿密な経過観察が必要である．

一般的に意見が一致していることとして，持続するⅡ型エンドリークがあり，0.5 cmを超える瘤の進行性拡大を伴う場合には，積極的に治療すべきである．いくつかの異なる治療手段がこれまで報告されており，特に血管内塞栓術は8.6％の合併症率といわれている．コイル，グルー（糊），またはGelfoamを用いて経大腿動脈アプローチで通常行われる血流源血管の塞栓術は早期には成功するが，かなり多くの患者で2回以上の治療が必要で，5年の経過観察で遅発性の瘤拡大が生じることも多い[32]．この遅発性瘤拡大があるため，EVAR後の生涯にわたる検査が重要と考えられる．

異なる手法のなかで，血管内のグルーを用いた塞栓術が，その液体の性質によりおそらく最も効果的であり，血流源血管を越えて瘤内や流出血管にまで散布させることができる．しかし，短い下腸間膜動脈や腰動脈，十分な腰部側副血行ネットワークがある状態では，そのグルーは目標血管を越えて入り込み，腸管や脊髄の虚血に至るかもしれない．CTガイド下で直接グルーを瘤へ投与する塞栓術は代替法になるが，脊髄や大腸の虚血リスクがある．瘤拡大を伴った持続するⅡ型エンドリークに対しては，開腹手術への移行が最終的な治療法となる[33]．

留置されたステントグラフトの遠位側への移動，およびその結果生じるⅠa型エンドリークは，最終的に瘤成長と破裂に至る危険な合併症である（図37-10）．ずっと高い確率で生じるグラフト移動（10 mm以上，またはⅠa型エンドリークにより治療を要するもの）は古い世代のステントグラフトで報告されたが，最近はほとんどの製造元で2年で5％未満と報告されている．グラフト移動には複数の要因が関わっている．瘤拡大と近位側ネックの解剖，特に蛇行，角度，長さ，およびデバイスの設置領域の長さが考慮すべき重要な要素である．瘤拡大はEVAR後の持続する（Ⅱ型などの）エンドリーク，大動脈ネックの変性の進行，大動脈リモデリングに続いて起こるかもしれない．短く角度のあるネックの場合は，たとえ瘤拡大が小さくてもグラフト移動とⅠa型エンドリークに至るかもしれない．遠隔期のグラフト移動は，大動脈カフのグラフトを単純にオーバーラップさせ，ステントグラフトの裏打ちをすることで治療できる．

より進行したケースでは，ステントグラフトは移動して動脈瘤内へ落ちるかもしれない．そのような場合は，低いほうの腎動脈とステントグラフトの流量を分ける股の部分までの距離は，再調整のための別の二股ステントグラフトを留置するには通常短すぎる．したがって，より好ましい対処法は，大動脈から片側腸骨動脈へのステントグラフト留置，および大腿動脈間

[図 37-10]
（A）Excluder ステントグラフト（W.L. Gore & Associates 社）の遠位側への移動を示した 3 D 再構築像．腎動脈との関係で低い位置であることがわかる．近位側大動脈ネックの瘤状拡大がグラフト移動の原因であろう．（B）AneuRx ステントグラフト（Medtronic 社）の遠位側への移動を示した血管造影像．腎動脈の最下部（細い矢印）とグラフトの先端（太い矢印）を示す．

[Vandy FC et al：Aortic endovascular grafting. Complications of Cardiovascular Procedures：Incidence, Risk Factors, Management and Bailout Techniques, Moscucci M（ed）, Lippincott Williams & Wilkins, Philadelphia, 2011]

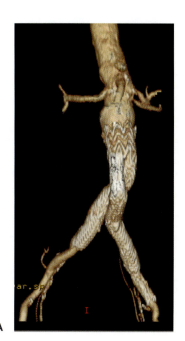
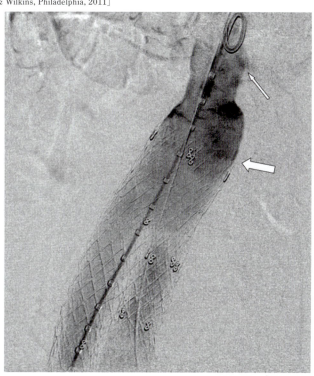

のバイパスである．

　大動脈血流の高い拍動性により，大動脈リモデリングと同様に，ねじれや放射状，円周方向への圧がステントグラフトへかかるだろう．最近の数年間でステントグラフトの生地が抜本的に改善されたが，これらの持続する力により遠隔期にグラフト構成部分の分離，ステント破損によるグラフト摩耗の進行，生地の崩壊，また縫合部の破綻などが生じる可能性がある．それらはすべてⅢ型エンドリークに至り，ほとんどの症例で新たなステントグラフトを留置してグラフト欠損部位を覆うことにより治療可能である．

　ステントグラフト感染は2年で0.16％とまれで，全体の致死率は20〜40％である．ほとんどの感染は，留置後最初の2年以内に生じる[34]．これらの感染の原因ははっきりしないが，周術期の院内感染，敗血症，外科創部感染は，特にグラフト感染に影響しやすい[35]．経過観察中の画像検査にてグラフト周囲のガスや液体があれば，感染症状がなくても，さらに精査をすべきである．グラフト摘出および血行再建が標準的な治療選択肢であるが，（36％に及ぶ）高い致死率を伴う[36, 37]．非手術治療が高リスク患者の選択肢であり，ドレーンや経静脈的抗菌薬を用いた経皮的ドレナージや抗菌薬の点滴からなる．

9 結語

　EVARの早期予後は開腹大動脈瘤手術よりも優れているが，長期的な経過についてより注意

を払わなければいけない．EVAR による治療を患者に呈示する前に，EVAR 関連の再治療率と合併症の可能性がかなりの確率であることは考慮すべきである．術前治療計画，手術中に大動脈解剖の困難な重要部位の同定，そしてステントグラフトの使用，特に治療中のグラフト留置と挙動に十分に熟知していることが，EVAR 成功の鍵となる．

（山内治雄）

文 献

1. Parodi JC, Palmaz JC, Barone HD. Transfemoral intraluminal graft implantation for abdominal aortic aneurysms. *Ann Vasc Surg* 1991;5(6):491–499.
2. Powell JT, Brown LC, Forbes JF, et al. Final 12-year follow-up of surgery versus surveillance in the UK Small Aneurysm Trial. *Br J Surg* 2007;94(6):702–708.
3. Lederle FA, Wilson SE, Johnson GR, et al. Aneurysm Detection and Management Veterans Affairs Cooperative Study Group. Immediate repair compared with surveillance of small abdominal aortic aneurysms. *N Engl J Med* 2002;346(19):1437–1444.
4. Ouriel K, Clair DG, Kent KC, et al. Positive Impact of Endovascular Options for treating Aneurysms Early (PIVOTAL) Investigators. Endovascular repair compared with surveillance for patients with small abdominal aortic aneurysms. *J Vasc Surg* 2010;51(5):1081–1087.
5. Prinssen M, Verhoeven EL, Buth J, et al. Dutch Randomized Endovascular Aneurysm Management (DREAM) Trial Group. A randomized trial comparing conventional and endovascular repair of abdominal aortic aneurysms. *N Engl J Med* 2004;351(16):1607–1618.
6. EVAR Trial Participants. Endovascular aneurysm repair versus open repair in patients with abdominal aortic aneurysm (EVAR trial 1): randomised controlled trial. *Lancet* 2005;365(9478):2179–2186.
7. Lederle FA, Freischlag JA, Kyriakides TC, et al. Open Versus Endovascular Repair (OVER) Veterans Affairs Cooperative Study Group. Outcomes following endovascular vs open repair of abdominal aortic aneurysm: a randomized trial. *JAMA* 2009;302(14):1535–1542.
8. Hoshina K, Kato M, Miyahara T, et al. A retrospective study of intravascular ultrasound use in patients undergoing endovascular aneurysm repair: its usefulness and a description of the procedure. *Eur J Vasc Endovasc Surg* 2010;40(5):559–563. [Epub 2010 Aug 23].
9. Criado E, Kabbani L, Cho K. Catheter-less angiography for endovascular aortic aneurysm repair: a new application of carbon dioxide as a contrast agent. *J Vasc Surg* 2008;48(3):527–534.
10. Lee WA, Brown MP, Nelson PR, et al. Midterm outcomes of femoral arteries after percutaneous endovascular aortic repair using the Preclose technique. *J Vasc Surg* 2008;47(5):919–923.
11. Eisenack M, Umscheid T, Tessarek J, et al. Percutaneous endovascular aortic aneurysm repair: a prospective evaluation of safety, efficiency, and risk factors. *J Endovasc Ther* 2009;16(6):708–713.
12. Schanzer A, Greenberg RK, Hevelone N, et al. Predictors of abdominal aortic aneurysm sac enlargement after endovascular repair. *Circulation* 2011;123(24):2848–2855.
13. Hosaka A, Kato M, Kato I, et al. Outcome after concomitant unilateral embolization of the internal iliac artery and contralateral external-to-internal iliac artery bypass grafting during endovascular aneurysm repair. *J Vasc Surg* 2011;54(4):960–964.
14. Farahmand P, Becquemin JP, Desgranges P, et al. Is hypogastric artery embolization during endovascular aortoiliac aneurysm repair (EVAR) innocuous and useful? *Eur J Vasc Endovasc Surg* 2008;35(4):429–435.
15. Fernandez JD, Craig JM, Garrett HE Jr, et al. Endovascular management of iliac rupture during endovascular aneurysm repair. *J Vasc Surg*. 2009;50(6):1293–1299.
16. Hiramoto JS, Chang CK, Reilly LM, et al. Outcome of renal stenting for renal artery coverage during endovascular aortic aneurysm repair. *J Vasc Surg* 2009;49(5):1100–1106.
17. Donas KP, Pecoraro F, Torsello G, et al. Use of covered chimney stents for pararenal aortic pathologies is safe and feasible with excellent patency and low incidence of endoleaks. *J Vasc Surg* 2012 Mar;55(3):659–65.
18. Cox DE, Jacobs DL, Motaganahalli RL, et al. Outcomes of endovascular AAA repair in patients with hostile neck anatomy using adjunctive balloon-expandable stents. *Vasc Endovasc Surg* 2006;40(1):35–40.
19. Qu L, Raithel D. From clinical trials to clinical practice: 612 cases treated with the Powerlink stent-graft for endovascular repair of AAA. *J Cardiovasc Surg (Torino)*. 2009;50(2):131–137.
20. Marchiori A, von Ristow A, Guimaraes M, et al. Predictive factors for the development of type II endoleaks. *J Endovasc Ther* 2011;18(3):299–305.
21. Lifeline Registry of EVAR Publications Committee. Lifeline registry of endovascular aneurysm repair: long-term primary outcome measures. *J Vasc Surg* 2005;42:1–10.
22. Parent FN, Meier GH, Godziachvili V, et al. The incidence and natural history of type I and II endoleak: a 5-year follow-up assessment with color duplex ultrasound scan. *J Vasc Surg* 2002;35(3):474–481.
23. Hobo R, Buth J, EUROSTAR collaborators. Secondary interventions following endovascular abdominal aortic aneurysm repair using current endografts. A EUROSTAR report. *J Vasc Surg* 2006;43:896–902.
24. van Marrewijk CJ, Leurs LJ, Vallabhaneni SR, et al. EUROSTAR collaborators. Risk-adjusted outcome analysis of endovascular abdominal aortic aneurysm repair in a large population: how do stent-grafts compare? *J Endovasc Ther* 2005;12(4):417–429.
25. Carroccio A, Faries PL, Morrissey NJ, et al. Predicting iliac limb occlusions after bifurcated aortic stent grafting: anatomic and device-related causes. *J Vasc Surg* 2002;36(4):679–684.
26. Carpenter JP, Neschis DG, Fairman RM, et al. Failure of endovascular abdominal aortic aneurysm graft limbs. *J Vasc Surg* 2001;33(2):296–302.
27. Sivamurthy N, Schneider DB, Reilly LM, et al. Adjunctive primary stenting of Zenith endograft limbs during endovascular abdominal aortic aneurysm repair: implications for limb patency. *J Vasc Surg* 2006;43(4):662–670.
28. Oshin OA, Fisher RK, Williams LA, et al. Adjunctive iliac stents reduce the risk of stent-graft limb occlusion following endovascular aneurysm repair with the Zenith stent-graft. *J Endovasc Ther* 2010;17(1):108–114.
29. Maldonado TS, Rockman CB, Riles E, et al. Ischemic complications after endovascular abdominal aortic aneurysm repair. *J Vasc Surg* 2004;40(4):703–709.
30. Zhang WW, Kulaylat MN, Anain PM, et al. Embolization as cause of bowel ischemia after endovascular abdominal aortic aneurysm repair. *J Vasc Surg* 2004;40(5):867–872.
31. Berg P, Kaufmann D, Marrewijk CJ, et al. Spinal cord ischaemia after stent graft treatment for infra-renal abdominal aortic aneurysms. *Eur J Vasc Endovasc Surg* 2001;22(4):342–347.
32. Sarac TP, Gibbons C, Vargas L, et al. Long-term follow-up of type II endoleak embolization reveals the need for close surveillance. *J Vasc Surg* 2012;55(1):33–40.
33. Becquemin JP, Kelley L, Zubilewicz T, et al. Outcomes of secondary interventions after abdominal aortic aneurysm endovascular repair. *J Vasc Surg* 2004;39:298–305.
34. Sharif MA, Lee B, Lau LL, et al. Prosthetic stent graft infection after endovascular abdominal aortic aneurysm repair. *J Vasc Surg* 2007;46(3):442–448.
35. Vogel TR, Symons R, Flum DR. The incidence and factors associated with graft infection after endovascular aortic repair. *J Vasc Surg* 2008;47(2):264–269.
36. Laser A, Baker N, Rectenwald J, et al. Graft infection after endovascular abdominal aortic aneurysm repair. *J Vasc Surg* 2011;54(1):58–63.
37. Kelso RL, Lyden SP, Butler B, et al. Prosthetic stent graft infection after endovascular abdominal aortic aneurysm repair. *J Vasc Surg* 2009;49(3):589–595.

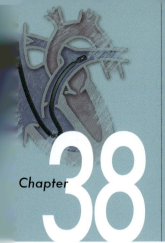

Chapter 38

【第38章】 Section Ⅶ *Interventional Techniques*

心外膜関連の手技：心囊穿刺，バルーン心膜開窓術，心外膜アプローチ

Pericardial Interventions: Pericardiocentesis, Balloon Pericardiotomy, and Epicardial Approach to Cardiac Procedures

Mauro Moscucci, Juan F. Viles-Gonzalez

　心外膜は臓側膜と壁側膜からなり，線維構造の周囲を中皮細胞層が縁どる構造を持つ．臓側膜が心臓に接し，その合間に心外膜脂肪組織や冠動脈，粗な結合組織が存在する．これらの膜は肺静脈，上大静脈，下大静脈のところで，また肺動脈および大動脈まで数 cm のところで折り返す．壁側膜は臓側より 1〜2 mm 厚みがあり，それらを外側より包み込む（図 38-1）．臓側および壁側膜によって囲まれた空間には15〜35 mm 程度の血清成分由来の漿液性の心囊液がある．慢性的な心囊液貯留や心拡大により，外側の応力が高まった場合にこれらの膜構造が時間をかけて伸展していくが，短期間ではあまり大きな変化はみない．臓側，壁側膜はそれぞれで神経支配を受け，また動脈，リンパ管も入り込み，局所的にプラスタグランジン E，エイコサノイド，プロスタサイクリン，成長因子，炎症性サイトカイン，補体などが，心臓側からの炎症や虚血の刺激によって産生され，またそれが逆に心筋やその周囲の神経，冠動脈に作用する[1]．

　心膜腔内の圧は通常大気圧より低いが（−5〜+5 mmHg），胸腔内圧の変動に合わせて変動する[1]．吸期には胸腔内圧とともに心膜腔も静脈圧より低い値をとり，右房充満圧や右室の駆出量を増加させる（第 23 章を参照）．一方，吸期の胸腔内圧低下は肺静脈圧の低下を招き，左房充満圧や左室の駆出量を低下させる．左室の後負荷上昇もあり（左室拡張末期圧と大動脈圧の開大により），結果的に左室からの駆出量

[図 38-1] 心膜腔および心膜の血管での折り返し部，洞を前面より展開した図

心膜横洞は両上肺静脈によって区切られたスペースである．斜洞は肺静脈と下大静脈によって区切られたスペースである．

SVC：上大静脈，IVC：下大静脈，PCR：下大静脈窩，RSPV：右上肺静脈，RPVR：右肺動脈窩，RIPV：右下肺静脈，RPA：右肺動脈，LPA：左肺動脈，LSPV：左上肺静脈，LPVR：左肺静脈窩，LIPV：左下肺静脈

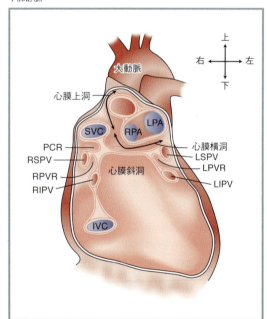

を低下させる．呼期にはこれらの反対となる．呼吸のタイミングによって左室および右室のバランス関係は正反対となる．

　壁側膜によって心臓自体の拡張コンプライアンスが左右されることもある．特に壁の薄い右

[図 38-2] 心嚢液の対処法
（Imazio M et al：Controversial issues in the management of pericardial diseases. Circulation 121：916-928, 2010）

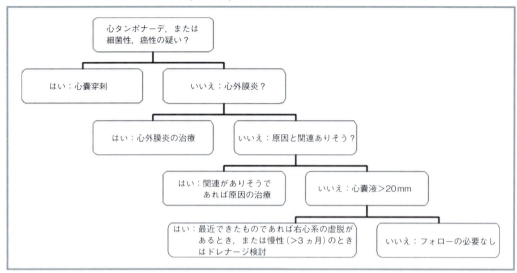

心系には心膜の影響が大きく出やすい[2,3]．たとえば右室梗塞や肺梗塞，急性大動脈弁閉鎖不全などの際には，右心系の拡大に心膜が抑制的に働く．心嚢液の貯留が過剰になった場合には心膜腔内の圧力が上昇し，心臓側に圧がかかる．心膜腔の圧は心臓の四腔に等しく影響し，両心系の連関がより明らかになる．すなわち心膜腔の圧の上昇が左室および右室の両者にかかり，一方の心室の圧や容量変化によりもう一方の心室の収縮，充満，拡張，弛緩などが影響を受ける[1]．たとえば右室の急激な拡大により（右室梗塞や肺梗塞），心膜腔内の圧が上昇して両心室の弛緩障害につながり，コンプライアンスが低下する．右室の拡張期圧が左室の拡張期圧を上回った場合，両者の外側にある心外膜の圧迫により，中隔は左室側に偏位し，左室の十分な拡張を障害する．

第44章にて詳述しているが，心膜疾患は多様なかたちで現れ，たとえば急な心嚢液の貯留はタンポナーデに至る一方で，慢性的な心嚢液貯留は比較的日常的に観察される．また，冠動脈のインターベンションやカテーテルアブレーションの合併症として冠動脈や心室の穿孔によるタンポナーデも存在する[4]．それゆえ，心嚢液貯留あるいは心タンポナーデに対する待機的あるいは緊急の対応は現在の循環器治療学において重要な項目である．さらに最近では心膜腔に薬剤を投与したり，心膜腔を通じて心室不整脈のマッピングやアブレーションを行うこともある．本章では心嚢穿刺の適応および手技，バルーン心膜開窓術，また心膜腔からの心外膜アプローチについてまとめる．

1 心嚢穿刺

心嚢液貯留の原因はさまざまであり，心嚢穿刺の必要性はタンポナーデ状態にあるかどうか，心嚢液そのものの量，臨床経過や他の非侵襲的手法によりどれだけ適切な診断に至れるかなどによって左右される．図38-2 は心嚢液の対処法についてのアルゴリズムである[5]．心タンポナーデが class Ⅰ の適応となる[6]．（ヨーロッパの心膜疾患治療ガイドラインではエビデンスレベル B）．また心嚢液貯留が超音波で 20 mm 以上確認できた場合は心嚢穿刺を検討する．少量であっても心嚢液の採取が診断に重要と考えられる場合には考慮する[6]（class Ⅱa，エビデンスレベル B；表38-1）．

[表38-1] 心膜炎のそれぞれの原因の鑑別における臨床検査の有用性

	一般	結核性	全身性疾患	癌性	感染性
聴診	+++	+/−	+/−	+/−	+/−
心電図	+++	+/−	+/−	+/−	+/−
超音波	+++	+++	++	+++	+++
炎症所見	+++	+++	+++	+++	+++
心筋障害	+++	+/−	+	+/−	+/−
腫瘍マーカー	−	−	+/−	+	−
ツベルクリン反応	−	+/−	+/−	−	−
クォンティフェロン	−	+	−	−	−
抗核抗体	−	−	+	−	−
HIV	−	+	+	−	+
ウイルス	−	−	−	−	−
血液培養	−	−	−	−	+
胸部X線	++	+++	+++	+++	++
CT	−	+++	+++	+++	+++
MRI	−	++	++	+++	+++
マンモグラフィ	−	−	−	+++	−
心嚢穿刺	−	+++	+/−	+++	+++
心膜生検	−	+++	+/−	+++	+

＋＋＋：有用性がとても高い，＋＋：有用性が高い，＋：有用な場合もある，＋/−：有用性が低い/不十分，−：有用性がない．
(Imazio M et al：Controversial issues in the management of pericardial diseases. Circulation 121：916-928, 2010)

Ⓐ X線透視ガイド下の心嚢穿刺

　大体の施設において心嚢穿刺は心臓カテーテル室で心臓超音波，あるいはX線透視ガイド下に行われる手技である．心嚢液の存在，場所，量などを超音波などを用いて手技の直前に詳細に確認することは極めて重要である．そのうえで，心嚢液が体表から最も近くにあり，また心筋までの距離が最も離れている場所を穿刺場所として選択する[7]．穿刺部位を決定した後に，穿刺の方向および穿刺の深さについて検討する．心臓カテーテル室であれば，圧測定，連続的な心電図モニタリング，およびバイタルサインの確認を行いやすい．また，透視下で造影剤を用いながらの手技が望ましい．これらのことは心嚢液が限局していたり，少量である場合などでは手技のリスクが高くなるため重要度が増す．血行動態が不安定で，即座にベッドサイドで行わなければならない場合を除き，十分に補助的なサポートができる場所で行うことが重要である[8]．浸出性収縮性心膜炎が疑われたり，心嚢液がわずか，あるいは限局されていたり，血行動態が不安定である場合などに，カテーテル室で右心系の同時測定を行いながら穿刺することが必要となることもある．

　患者の体勢を枕などを用いて45°ほど起こ

し，穿刺は左に 45°傾けた方向に向かって行
う．剣状突起からのアプローチは古典的であ
り，穿刺孔としては剣状突起の左縁，肋骨弓下
1〜2 cm の部分が良いとされる．穿刺針の方向
としては左肩の後面を目指し，肝臓の前面の上
側を通り，右室の前面にある心膜腔に到達する
のがよい．剣状突起からの心臓超音波画像は心
囊穿刺の方向，適切な深さを見定める意味で極
めて重要である．心囊液が後壁側にあったり，
体型が大柄であるなどで位置関係が難しい場合
には，心尖部あるいは胸骨脇の肋間からのアプ
ローチを検討する（図 38-3）．心臓超音波は
肺がかぶさると像を得にくくなるが，そのよう
な場合には気胸を防ぐためにも穿刺を避けるべ
きである．肋間アプローチの場合には，胸骨脇
3〜5 cm 付近を走る内胸動脈について十分に注
意する．また肋骨下を走る神経血管束について
も注意を払う．

　適切な清潔区域を作り，穿刺部付近の皮膚お
よび皮下組織に細いゲージの針でリドカインを
局所注射する．18 ゲージで 5〜8 cm 長の針を
用い，これに 10 mL のシリンジを取り付けて
生理食塩水あるいはリドカインを入れ，エコー
ガイド下で確認した方向に沿って針を進めてい
く．針を進めてはシリンジを引くことを交互に
繰り返し，心囊スペースに入ったことを確認で
きるようにする．針を進めていきながら適宜局
所に麻酔薬を追加する．三方活栓を付けておく
と，圧モニタに接続して使用することも可能で
ある．古典的には針先の電位モニタリングを行
うことで（針に清潔なクリップを付け，心電図
システムにつなぐ），より安全性を確立できる
（図 38-4）．針電位から確認できる ST 部は，
針を進めていく過程では特に変化しないが，右
室に接した瞬間に上昇する．その場合には ST
上昇が解除されるまでゆっくりと針を抜き，右
室を穿通したり傷つけることを防ぐ．針先から
漏電しないよう適切にアースにつながれた心電
図システムを使用する必要がある．X 線透視下
で造影剤使用や圧測定が可能な場合には，ST
部のモニタリングは行われなくなってきてい
る．ST 部のモニタリングだけでは，手技を合

[図 38-3] 剣状突起下からの心膜穿刺の図
剣状突起下から，壁の薄い 18 あるいは 20 ゲージの針
を左肩に向け，45°斜めにして進める．

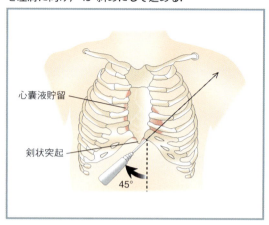

併症なく安全に行うための手段としては不十分
である[6]．鈍な先端を持った心外膜用針
（Tuohy-17）は右室を傷つけるリスクを低減す
る．このテクニックにより薬剤投与やアブレー
ションのための心外膜アプローチがより手軽に
なった．

　針が心膜腔に到達すると，少し違った感覚が
あり，液体成分が引けてくる．三方活栓に圧の
トランスデューサへの接続をしておけば，三方
活栓のコックを倒すことで心膜腔の圧を計測で
き，右心カテーテルで計測された右房圧と並べ
てみることができる．通常の圧波形は右室の圧
波形と異なるが，圧波形が右室のものと同様で
ある場合には，素早く，しかしながら慎重に針
を抜き，心膜腔まで戻す．造影剤，撹拌生理食
塩水，また 0.035 インチの J 型をしたワイヤを
進め，心臓の周囲をたどっていることを確認す
る（図 38-5）．ワイヤを入れた後，8 F のダイ
レータを用いて穿刺孔を広げ，ドレナージカ
テーテル（ストレート型あるいはピッグテール
型で側孔を持つもの）を挿入する（図 38-6）．
もしドレナージカテーテルを進められない場合
には，ダイレータを再度入れてワイヤをより腰
の強いものに変更する．続けて，たいていは三
方活栓の一端に 50 mL のシリンジを接続し，
もう一方をドレナージバッグに接続し，これら

[**図 38-4**] 剣状突起下からの心膜穿刺の手技

先端孔付きの壁の薄い 18 ゲージ針を三方活栓を介して，一方は 1% Xylocaine を入れた吸引注射シリンジに，もう一方は液で満たした短い連結管を通じてトランスデューサに接続する．滅菌した心電図の V リードを金属針の中央に付ける．針は心膜液が引けるか，V リードのモニタに障害電流が現れるまで進める．一度液が引ければ三方活栓を回し，針先の圧と右心カテーテルで測定された右房圧を同時に観察する．このようにして心膜腔に針先があることを確認した後，先端が J 型のワイヤを針を通じて心膜腔内に挿入する．針を抜去し，側孔付きカテーテルをワイヤを通じて進め，三方活栓を介してトランスデューサと注射シリンジに接続する．鋭い針よりも側孔の多数空いたカテーテルを用いることで心嚢液の十分な排液が行うことができ，右房圧は低下し，心膜腔内圧がゼロ以下になったときにタンポナーデが解除されたことになる．

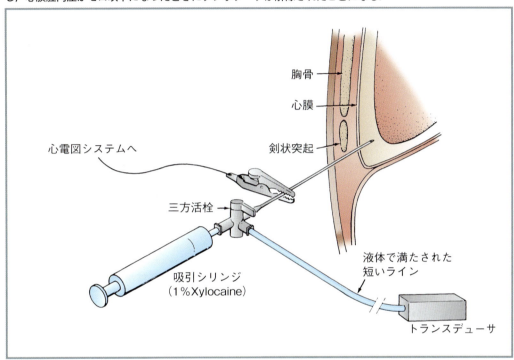

[**図 38-5**] 心膜腔に進められたガイドワイヤ
心臓の周囲を走行する．

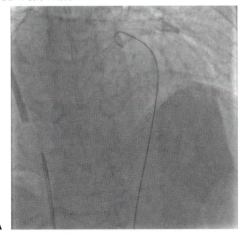
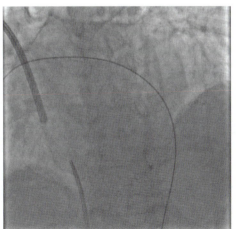

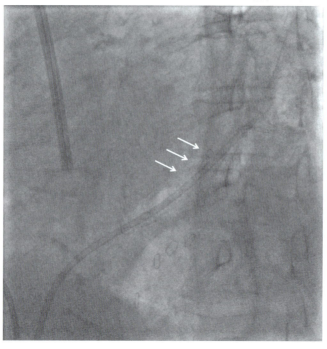

[図 38-6] 心膜腔へ入れられた心嚢ドレーン
心臓陰影の脇にカテーテル（矢印）が入っているのが観察される．

を通じて心嚢液をシリンジやバッグに回収する．50 mL も抜けば，簡単にタンポナーデを解除し，血行動態を改善できる．100～200 mL ほど取り除いたら，いったん心膜腔および右房圧を測定するとより状況がわかる．実際 50～200 mL の排液によってタンポナーデは解除される．急速にドレナージすると手技後の心筋障害をきたすことがあり，排液は緩徐にすべきである[9]（後述の「心嚢穿刺の合併症」の項を参照）．心嚢液を引きすぎの際には，時々心外膜由来の胸痛の自覚があることがある．この場合には，経口で麻薬系の鎮痛薬やベンゾジアゼピン系薬剤を投与する．しかしながら痛みが強い場合には，生理食塩水などを用いて 50 mL ほどを心嚢液として充填したり，10～20 mL の 1% Xylocaine 溶液を入れる．最終的には患者を横にして心膜腔や右房の圧測定を行う．心膜腔の圧が 0 mmHg 以下に下がって右房圧と異なるようになり，右房圧における拡張期の y 谷が確認されるようになれば，タンポナーデは解除されたといえる．これにより奇脈も消失する．血圧低下状態は解除され，心拍出量増加を反映して混合静脈血の酸素含有量も回復する．心膜腔の圧が 0 mmHg 以下に下がらない場合には，トランスデューサの高さの設定が誤りであるか，全体あるいは分葉化されたスペースの圧が下がっていないことを示す．心膜腔の圧が下がったにもかかわらず x 波および y 谷の立ち上がりを含め右房の圧の低下が伴わない場合には，浸出性収縮性心膜炎を考慮する．この場合にはタンポナーデが解除されたのちも拘束性障害の要素が持続する（第 23 章を参照）．

ドレナージカテーテルを固定し，清潔な排液ルート（三方活栓，シリンジ，ドレーンバッグ）を設置すれば，看護スタッフによる定期的な追加排液が可能となる．清潔性の維持が重要であり，複数の処置が加わることで感染のリスクは増える．Water-seal デバイスを用いて継続的あるいは間欠的な排液を行っている施設もある．

排液量が 24 時間で 25～50 mL 以下となり，超音波で再貯留の所見がなければドレナージカテーテルの抜去を行う．その後も再貯留がない

[表 38-2] 心囊液の臨床検査

悪性が疑われる場合	細胞診，腫瘍マーカー（CEA，AFP，CA125，CA72-4，CA15-3，CA19-9，CA30，CA25など）．結核性と癌性の鑑別は ADA と CEA により可能である
結核性が疑われる場合	抗酸菌染色，抗酸菌培養，放射能を用いた結核同定（BATEC460 など），ADA，IFN-γ，心嚢内のライソザイム，結核菌の PCR など．ADA が高い場合には収縮性心膜炎になるリスクを有する．PCR は ADA と感受性は同等であるが（75％と 83％），より特異度は高くなる（100％と 78％）
細菌性の感染が疑われる場合	血液培養と同様に，心嚢液の好気性および嫌気性の培養を少なくとも 3 回提出．心嚢液のグラム染色は特異度は 99％であるが，感度は 38％にとどまっている
ウイルス感染	心臓に親和性の高いウイルスの PCR をかけることで，自己免疫性のものと区別可能
非特異的所見	比重（>1.015），蛋白濃度（>3.0 g/dL，心嚢内／血清の比>0.5），LDH（>200 mg/dL，血清／心嚢内の比>0.6），糖［滲出性（exudate）対漏出性（transudate）；77.9±44.9 mg/dL 対 96.1±50.7 mg/dL］．これらの値が滲出性の心嚢液を漏出性のものと区別する際に役立つが，これらのみで直接診断に至るわけではない．しかしながら培養陽性の膿性の心嚢液の場合には，非感染性の心嚢液と比較して，糖の極度の低値（47.3±25.3 mg/dL 対 102.5±35.6 mg/dL）や心嚢液／血清の比の低値（0.28±0.14 対 0.84±0.23）を示す
細胞数	炎症性の場合，特に細菌感染とリウマチを原因とする場合には白血球数が高くなる．粘液水腫の場合には低値をとる．悪性の場合，および甲状腺機能低下の場合には単球成分が増える（79±27％対 74±26％）．一方，リウマチや細菌感染の場合には好中球成分が増える（78±20％対 69±23％）
コレステロールレベル	正常と比較して，細菌感染および悪性の場合は両者ともにコレステロールは高値を示す（49±18 mg/dL 対 121±20 mg/dL 対 117±33 mg/dL）
上皮細胞膜の抗原	上皮細胞膜の抗原，CEA，ビメンチンの免疫染色を組み合わせることで，反応性の中皮細胞と腺癌細胞を見分けることが可能となる

CEA：癌胎児性抗原，AFP：α-フェトプロテイン，ADA：アデノシンデアミナーゼ，IFN：インターフェロン，PCR：ポリメラーゼ連鎖反応
(Maisch B et al：Guidelines on the diagnosis and management of pericardial diseases executive summary；The Task force on the diagnosis and management of pericardial diseases of the European society of cardiology. Eur Heart J 25：587-610, 2004)

か，超音波で適宜確認する．大量の貯留がある場合には少しずつ排液することが望ましいが，48 時間以上のカテーテル留置は感染のリスクが上がるので避けるべきである[10]．心嚢液の解析により感染性の心外膜炎（真菌性，細菌性，ウイルス性，結核性など）や，悪性心嚢液およびコレステロール漏出の診断が可能となる[6]．表 38-2 に心嚢液において提出すべき検査の一覧が記載されている．

B エコーガイド下の心嚢穿刺

心嚢穿刺を行う場合の最適な穿刺部位は，心嚢液が最も貯留した部分に近接した皮膚上で，かつ重要臓器がかぶさっていない箇所である．エコーガイド下の心嚢穿刺により適当な穿刺部位を選択すると，X 線透視なしでも安全に手技が可能である．エコーガイド下心嚢穿刺の 1,127 人の検討によると胸壁からの穿刺が 79％を占めた[4]．そのうち 80％（714/890）が心尖部付近からのアプローチであった．その他としては，胸骨の左または右脇，左腋窩，側背部からのアプローチがある．心膜腔には 16 あるいは 18 ゲージの Teflon で覆われた針や同様のアンギオカテーテルを使用する．シースを通じて撹拌生理食塩水を注入することで心嚢に入っていることが確認できる．特に排液が血液である場合には有用である（図 38-7）．緊急の場合にもエコーガイド下の穿刺はベッドサイドで可能である．

[図 38-7] 後壁に大量の心嚢液が認められた患者の長軸像

エコーガイド下に心嚢穿刺が行われた．(A) 後壁側に大量の心嚢液貯留が認められる．(B) 穿刺針を通して撹拌生理食塩水が注入されている．低濃度に見えていたスペースが高濃度に変化しており，針が心膜腔に入っていることが示されている．

LV：左室，RV：右室，LA：左房，PEF：心嚢液

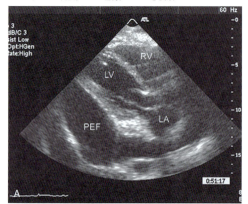

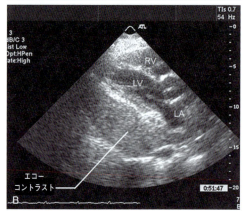

C 心嚢穿刺の合併症

経皮的な心嚢穿刺の安全性および成功率は穿刺部位および心嚢液の貯留量による．エコーフリースペースが前壁側および後壁側に少なくとも10 mmあれば安全に施行しやすい[11]．それより少量であれば心筋を障害するリスクがあるため，エコー上血行動態が崩れているという証拠がなかったり，症状に乏しく偶然認められたような心嚢液は穿刺すべきではない．ワルファリン服用はリスクがあり，INRが正常範囲になるまで延期すべきである．もし，INR値が高くても血行動態が破綻している際には，慣れた術者によってカテーテルの心膜腔への穿刺を行い，排液を始める過程で新鮮凍結血漿をカテーテル脇から投与しながら施行する（出血を伴う心嚢液が液体成分とゼリー状の凝血塊に分離してしまうことを防ぐため）．

Mayo Clinicのエコーガイド下の穿刺1,127例において97％が成功し，1.2％に重篤な合併症，3.5％に軽度の合併症が起きている[4]．表38-3に示されるように心筋の障害および冠動静脈の障害によって新たに血性の心嚢液を生じ，タンポナーデおよび循環動態の増悪を招くことがある．通常は細い針にて心筋を穿孔しても重篤な出血にはつながらず血行動態は維持されるが，反射性の血圧低下は起こり得る．針やワイヤ，カテーテルの刺激により上室性あるいは心室性の不整脈をきたすこともあるが，多くは一過性で重篤な状態になることは少ない．胸腔内へ穿刺することで気胸になったり，また胸骨下アプローチの場合には肝挫傷，胃や腸管および脾臓穿孔などが起こり得る．右心および左心不全，肺水腫，大動脈解離からの出血なども穿刺後に生じる可能性がある[12-16]．

急激に心嚢液を排液した場合に起きる急性，一過性の左室あるいは右室機能障害はまれであるが，急性肺水腫あるいは心原性ショックに至ることがある[13-16]．病理学的にはいくつかの仮説が報告されている．一つはタンポナーデの状況で低下した冠血流が心筋のスタニングを起こすというものである[17, 18]．タンポナーデ時のカテコラミン上昇で心筋障害を説明している報告もある[19]．心筋への急激な圧負荷の変化が関係しているという説もある．タンポナーデの改善によって急激に静脈還流が増え，結果的に拡張期の容量負荷となる[16]．血管抵抗の上昇により後負荷が高まっている状態に拡張期の容量負荷が加わることで，心室の収縮障害をきたす．以上のような理由から，一般的には急速に心嚢液を排液することは心筋障害につながるため避けるべきとされている．第44章の症例44-3にて詳述しているが，肺高血圧や強皮症の合併症がある場合にはより注意すべきである．

[表38-3] 1,127例のエコーガイド下心嚢穿刺で認められた重篤な,または軽度な合併症

重篤な合併症	14 (1.2%)
■死	1 (0.09%)
■外科手術が必要となるような心筋の損傷	5 (0.44%)
■外科手術が必要となるような肋間血管の損傷	1 (0.09%)
■胸腔ドレーンが必要な気胸	5 (0.44%)
■心室頻拍	1 (0.09%)
■菌血症	1 (0.09%)
軽度な合併症	40 (3.5%)
■心筋の損傷	11 (0.97%)
■軽い気胸	8 (0.71%)
■胸腔心膜腔の瘻孔	9 (0.8%)
■迷走神経反射	2 (0.18%)
■非持続性心室頻拍	2 (0.18%)
■カテーテル閉塞	8 (0.71%)

治療的介入が必要になった合併症を「重篤な合併症」,治療的介入が必要ない場合には「軽度な合併症」と判定した.

(Tsang TS et al：Consecutive 1127 therapeutic echocardiographically guided pericardiocenteses：clinical profile, practice patterns, and outcomes spanning 21 years. Mayo Clin Proc 77：429-436, 2002)

2 経皮的バルーン心膜開窓術

　大量で再発性に心嚢液が貯留する場合[20],また原因不明の心嚢液で長期のカテーテルによる排液（1日100 mL以上,3日間など）にもかかわらず改善をみない場合には,経皮的なバルーン心膜開窓術を検討する.悪性の心嚢液を穿刺する場合には,1回のドレナージだけでは66％に再発をみる[21, 22].一方で,悪性ではない心嚢液の貯留では,長期のカテーテルによる排液を試みれば80％以上で再発なく治療奏効する[10].Vaitkusらの解析[23]によるとバルーン開窓術,外科的開窓術,胸腔心外膜腔開窓術,胸骨下開窓術はすべて,1回ごとに穿刺するドレナージや癒着剤の注入,放射線,長期のカテーテルによる排液と比較して再発を抑えることができる.

　悪性の心嚢液で再発性のタンポナーデをきたしている場合には,外科手術の対象にはなりにくい.それゆえ剣状突起下からのバルーン開窓術が有力な代替案となる.手技としては,まず剣状突起下より心嚢穿刺を行う.0.035インチのワイヤを進め,心嚢内でループを作る.次にカテーテルを抜去し,その通路に透視下で,10 Fのダイレータ→10 Fのシース→12 Fのシースと順に入れ替えていく.径20 mmで3〜4 cm長のバルーン（Mansfield, Z-Medなど）をガイドワイヤに沿って進める.バルーンを心外膜端に置き,シースを取り除いてバルーンを表に出す.バルーンを少し拡張することで,くぼんだ部分より壁側の心外膜の位置を確認することができ（図38-8）,その拡張を大きくすることにより心外膜部に裂け目が生じる.心外膜の硬さによるが,スイカの種のようにうまく拡張しない場合もあり,反対側に引っぱるなどの工夫を行う.

　痩せた患者に対して皮膚の途中で拡張してしまわないように,皮膚および皮下組織を下方に引っぱる必要があるかもしれない.20 mmバルーンが広がりにくい場合には,12 mmあるいは18 mmバルーンで拡張し,その後20 mmあるいは22 mmのバルーンにサイズアップする.バルーン拡張は時として疼痛を伴うため,十分に予防的な麻薬鎮痛薬を投与すべきである.バルーンを取り除いたのち再度カテーテルを挿入し,10 mLの造影剤を心膜腔に注入し,実際に開窓孔より造影剤が出ていくことを確認することができる.残った貯留液は吸引し,その後24時間での排液が50〜75 mLになるまでカテーテルを留置する.より速やかな心嚢液の排出のために1ヵ所以上の開窓孔を作ったり,再発性のタンポナーデに対してバルーン開窓術が繰り返し必要になることもある.また,左側の胸水はよくみられる一方で,気胸についてはまれであるが,これらを確認するため24時間以内に胸部X線のフォローを行う.心嚢液の貯留が改善しているかについては48時間以内に確認する.

　ダブルバルーンやイノウエバルーンなど修正法もいくつかある.ダブルバルーンは2つのワ

[図38-8]
(A) 経皮的バルーン心膜開窓術の手技．心嚢カテーテルを用いて部分的に心嚢液を排液した後，0.038インチの硬いJ型のガイドワイヤを心膜腔に進める．ガイドワイヤを通じて3cm長の拡張バルーンを進め，心外膜の部分にもっていき，拡張して心外膜に裂け目を入れる．
(B) 経皮的バルーン心膜開窓術の静止画像
(Ziskind AA et al：Percutaneous balloon pericardiotomy for the treatment of cardiac tamponade and large pericardial effusions：description of technique and report of the first 50 cases. J Am Coll Cariol 21：1-5, 1993)

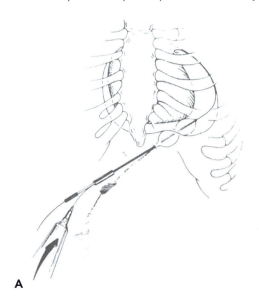
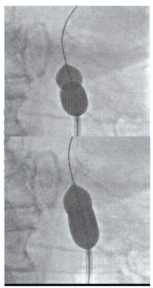

A　　　　　　　　　　　　　　　　　　　B

イヤを心膜腔に進め，これを通じて8～12 mmの2 cmおよび4 cm長のバルーンを進める[24]．2本のワイヤを使用することで，その2本の分かれ目に心膜腔の入口部があることが確認でき，バルーンの拡張部を正確に決めることができる（図38-9）．

イノウエバルーンはバルーン拡張を続けて行えるという特徴があり，遠位部のバルーンを膨らませた後に近位部のバルーンを膨らませる．このバルーンを用いることで適切な拡張箇所を特定できる．遠位側のバルーンを拡張させることで壁側の心外膜を捉えて引き寄せ，そこで近位側を含めて拡張することでバルーンの中間部に心外膜の開窓孔が来るように仕向ける（図38-10）[25-28]．症例報告では，再発性の大量の心嚢液貯留11例中10例（91％）にて良好な経過をたどり，4ヵ月の時点で心嚢液の再貯留を認めなかった[28]．

バルーン開窓術によって心嚢液成分が胸腔や腹腔に逃げた場合にはそのまま吸収されていくが[20, 29]，剣状突起下の位置でバルーン開窓術によって作られた開窓孔は長期間にわたって開いたままであることは少なく[30]，壁側や臓側の炎症性反応によって再度塞がってしまい，痕もなくなってしまう．

多施設における130例のバルーン開窓術の症例報告[31]では，特に重篤な合併症を認めることはなかった．軽度な合併症としては発熱が認められたが，予防的な抗菌薬の投与によってこの確率は抑えることができた．平均5.0±5.8ヵ月の経過をみたものでは，85％で再発や外科手術を免れた．一方，胸水に対して胸腔ドレーンが必要になった症例は15％に上った．64％の悪性の症例を含む94例の最近の報告では，剣状突起下の開窓術において，特に術中の死亡もなく再発率も1.1％にとどまり，これは

[図38-9] バルーン心膜開窓術のダブルバルーン手技
(A) 心膜腔の縁は，同じ通路より入っているガイドワイヤが分かれるところとして確認できる．(B) ダブルバルーンを心膜部にもっていき，部分的に拡張する．その結果，真ん中の部分がくびれた形となる．(C) 完全にバルーンを拡張することで開窓術が施行される．
(Iaffaldano BA et al: Percutaneous balloon pericardiotomy: a double-balloon technique. Cathet Cardiovasc Diagn 36: 79-81, 1995)

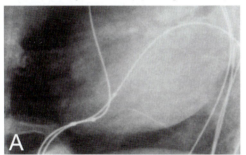
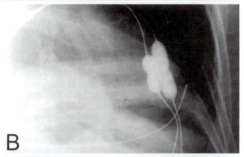
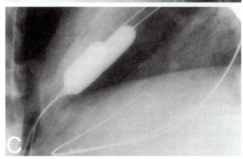

[図38-10] イノウエバルーンを臓側心外膜に位置させた際の前後方向の透視像
渦巻き状のワイヤを通じて，バルーンを部分的 (A) に，あるいは完全 (B) に拡張させる．造影剤が心膜腔に注入されている．
(Bahl VK et al: Versatility of Inoue balloon catheter. Int J Cardiol 59: 75-83, 1997)

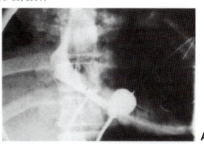
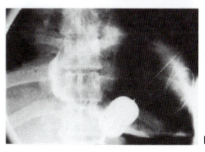

23例のカテーテルによる心嚢穿刺による再発が30％にのぼるのと比較し大幅な改善を示すものである[32]．悪性の心嚢液貯留に関して癒着術について述べている報告もいくつかあるが，カテーテルによる心嚢穿刺術のリスクおよび利益が癒着術の有無によってどのように違うかをみた比較や，バルーン開窓術とカテーテルによる心嚢穿刺との比較を扱った前向き研究は今のところ見当たらない．

3 心膜腔内インターベンションと心外膜アプローチ

壁側の心外膜中皮層はプロスタグランジン，一酸化窒素，心房性利尿ペプチド，エンドセリンなど，心機能をパラクラインとして修飾する生理活性物質の分泌，代謝を行っている[33]．それに加えて，心筋や平滑筋に影響を与える増殖因子についても心膜腔内で濃縮され，心筋組織およびその周囲の心膜腔に拡散していく．

Fujitaら[34]は，不安定狭心症では正常なものと比較して心膜腔内のbFGFが10倍以上増加していることを報告し，この上昇したbFGFが側副血行路の発達を促している可能性を示唆した．このように心膜腔は薬剤投与経路の可能性の一つを示す箇所であり，この場に投与した薬剤は全身に拡散してしまう前に心臓に到達す

る[35,36]．また，急性[37]および陳旧性[38]の心筋梗塞の動物モデルでは，心膜腔内に投与されたFGF-2によって血管新生が促されることが確認されている．経皮的な心膜腔内の薬剤投与は心嚢液の貯留がそれほどない正常な患者に対しても可能である[39-44]．

これらの理由から心嚢液採取や心膜腔内への増殖因子・遺伝子治療ベクターの投与，あるいは不整脈や血流を修飾する薬剤の投与のために，侵襲を抑えた手技についての関心が高まってきている．

最近では，不整脈治療の際のマッピングやアブレーションにおいて心外膜からのアプローチが発展してきている．従来は不整脈起源に対して心内膜側からアプローチしていたが，最近になって経皮的な心外膜アプローチは不整脈のマッピングおよびアブレーションに際し確立された重要な手段となりつつあり，時として従来のものよりも望ましいとされることもある[45-47]．上室不整脈，心房細動，期外収縮，手術痕関連の不整脈において，どの程度心外膜起源であるかも現在調べ始められている[48-50]．また，心外膜アプローチは，たとえば左心耳縫縮など他の治療においても検討されつつある．

Ⓐ 心膜腔の解剖と心外膜アプローチとの関係

前述のように，心膜腔とは壁側および臓側の漿膜性の心膜で囲まれた空間である．心外膜と連続しており，一方で大血管に接して反転し，線維性の囲心膜に通じる．上部では大血管の外膜に通じ，背部では気管支，食道，下行大動脈，両肺の縦隔側に接している（図38-1）．横隔神経が心膜腔と縦隔部の胸膜の間を走行している[51]．

左房奥で囲心膜が肺静脈，大静脈を包み込む部分を心膜斜洞と呼ぶ．Marshall静脈がこの中にあり，Cuvier管の胎児期の残存と交通し，左肋間静脈から入って冠静脈洞に注ぎ込む．心膜横洞は心臓の上部に位置し，前方を上行大動脈および肺動脈幹を取り巻く動脈系の心間膜に，また下後面を左房，肺静脈，上大静脈を取り囲む静脈系の心間膜に区切られた心膜である[51]．

通常のマッピングカテーテルを用いれば容易に心膜腔でマッピングを行うことが可能であるが，左房の後面は肺静脈窩や2つの大きな洞があるため構造が複雑になっており難易度が上がる．一方，両心室周囲は心膜の折り返しもなく，心膜炎や外科手術の既往がなければどこでもアプローチ可能である．それゆえ心室の心外膜アブレーションは通常使用するカテーテルを少し修正しただけで対応できる．経皮的に心外膜の下部や前部にアプローチする場合にも同部位の心臓への処置は比較的容易である[51]．

Ⓑ 技術面

心外膜への処置のために比較的安全に心膜腔にアプローチする手技は，Sosaらによって従来の方法を少し修正したかたちで初めて報告された．これにより心室表面全体，右房また左房の大部分にアプローチが可能となった．

概念的には，心膜腔にアプローチすることは心嚢液をドレナージするのと同じくらい単純なことである．しかしながら心嚢液の貯留がない場合には，心外膜アプローチはのり代が少ないという意味で厳しいものがある．正常な心膜腔には生理的に15～35 mL程度しか心嚢液がなく，それ以外は実質的に含まれているものはない．その結果，通常の心嚢穿刺針で経皮的にアプローチする場合には，右室壁穿孔や心外膜の血管損傷のリスクが高い．Sosaらによる200例の報告によると，出血の合併症は10％，右室穿孔の合併症は4.5％にのぼるが，経験数とともにそのリスクは減る[45-48]．ステップごとの手技については図38-11に示した．

剣状突起部の皮膚を11型の刃で3 mmほど切開した後，厳しいスペースに挿入する目的で工夫された鈍な先端を持った硬膜外針（Tuohy）を用いる．皮膚に切開を置くことでより深部の組織に到達しやすくなり，また針を進めていく際にそれぞれの組織を貫くときの触感を高め，特に心臓の収縮の運動を確認しやすくする．座位の姿勢にあれば，次に針を左の肩甲骨の方向（前側および下側のどちらのアプローチをとる

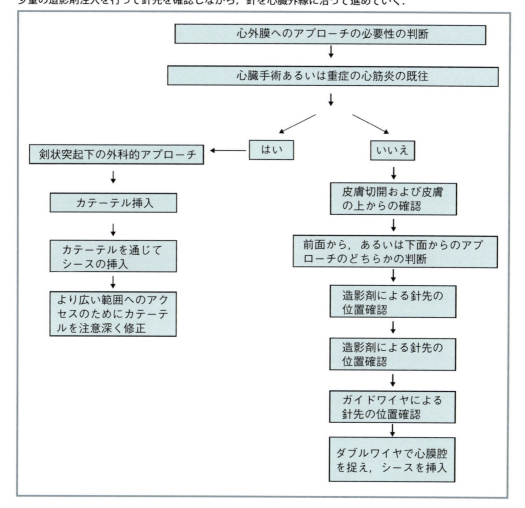

[図38-11] 経皮的な心外膜アクセスの段階的アプローチ
少量の造影剤注入を行って針先を確認しながら，針を心臓外縁に沿って進めていく．

かによるが）に慎重に進める．穿刺部位として適当な箇所は，剣状突起あるいは肋骨端から肋骨中線上2〜3 cmの部分である．透視下では術者が心臓の拍動を触知するまで穿刺針を少しずつ進めていく．一方向のX線だけではわかりにくいことも多い．心臓との境目まで針を進められたら，少量の造影剤を注入することで心囊部の輪郭が造影される[45]．

経皮的なアプローチも全身麻酔下のほうが望ましく，その理由としては自発呼吸のないところでの手技のほうがより正確に行えるからである．しかし，一方で全身麻酔下では不整脈の誘発が難しくなることから，不整脈誘発の可能性を高めるという目的で意識下を好む場合もある．針が心膜腔に入っていることを確認するために少量の造影剤を注入してもよい．時に造影剤が心囊外側の壁側心膜を染めた場合には，針が心膜腔をいまだ捉えていないことを示す．針の先端が心膜腔内に入って，初めて造影剤が心膜腔で確認できる．このように難しい空間を捉えることは，経験とともにより感覚を研ぎ澄ますことによりできるようになる[45]．

いったん心膜腔を捉えた場合には，それを通じてワイヤを挿入する．これによって再度心膜腔を捉えていることが確認できる．時に心臓の拍動や入れる際の感覚がうまく拾えず，うっか

りと直接に右室に針を入れてしまうことがあるが，その場合には血液が引けてきたり，ワイヤを入れると期外収縮が誘発されるため，右室に入っていることがわかる．これが起きた際には針を少しずつ数 mm 引き抜き，ワイヤを1回引いて針に収めた後，再度進めてみる．針全体を引いてしまうのではなく，ワイヤが心膜腔内に入るまでこの過程を繰り返す[45]．

　一般的にワイヤを進めるときは，心外膜面を自由に行き来させて心臓の左縁をなぞるようにする．これは左前斜位（LAO）の角度で行いやすく，ワイヤのループが心臓の各部で起きるのを確認することで，全体として心臓の輪郭が見えてくる．いよいよ心膜腔を捉えたことを確認したら，シースの先端を進める．ワイヤを抜去し，通常のアブレーションあるいはピッグテールカテーテルを挿入する．2本のワイヤを挿入することで，シースの出し入れによって心膜腔から抜け出てしまうことを防げる．続いてヘパリンで抗凝固するような場合などは，ピッグテールカテーテルを用いて血性心囊液を含めて評価できるようにしておくことが有用である[45]．

　ワイヤは通常，前後位（AP）/LAO の角度より透視で追う（図 38-12）．AP 方向だけの場合，ワイヤが実際に心膜腔に入って左室の脇を進んでいるのか，拡大した右室から肺動脈に進んでいるのかが見分けにくい．LAO 方向でのみ，ワイヤが心臓の周りをたどっていることが確認できる．硬膜外針やワイヤで右室の穿孔をきたしたとしても，実際にはそれほど重篤な合併症には至りにくい．しかしながらシースが挿入された場合には血性の心囊液増加をきたし，外科的な修復術が必要になってくる可能性もある．そのため，LAO からの透視でワイヤが心膜腔に入っていることが確認できるまではシースを留置すべきではない[45]．

　造影剤注入の際も特別な注意が必要で，特に造影剤の使用量が多いと細かい部分が見えにくくなってしまう．そのような場合には入れた造影剤がある程度拡散していくまで待機し，次の穿刺を試すまでに心陰影が鮮明に出せる状況を

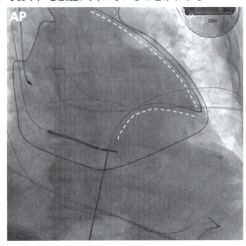

[図 38-12] ガイドワイヤを前後（AP）方向の透視から見た像

前部からアプローチされた針を通じてワイヤが挿入され，心臓の外側に沿って大きなループ（白点線）を描いており，心膜腔に入っていることがわかる．

用意しておく．造影剤によって像を曇らせないために，造影剤を使用しない術者もいる．しかしながら，現状では造影剤なしで正確に心膜腔を捉えることは困難と思われる[45]．

　心臓表面への力が不十分で不十分なアブレーションになることもあり得る．柔らかい先端で比較的長いシース（Brite-tip，Johnson & Johnson 社）で対応することで大体の場合に十分であるが，偏向可能なシース（Agilis，St. Jude Medical 社）を使用することもできる．シースを使う場合には，シースの端で局所的に組織を傷めることがないように，その中を通すアブレーションあるいはピッグテールカテーテルとの間に隙間ができないようにすることが重要である．

　剣状突起が最も使用されるアプローチ部位であるが，食道や左下葉の気管支，右房，前縦隔（剣状突起より入り胸骨下をたどって到達する）経由でアプローチすることも実験動物によって検討されている[52-54]．これらのうちのいくつかは将来的に臨床応用されるかもしれないが，現時点ではどれもまだ実験レベルの域を出ない．

C 前部，背部アプローチ

アブレーションの標的部位によっては，前部あるいは背部のアプローチが選択される．実際には，下壁や左房の後壁アブレーション，マッピング，また心外膜左室のリード留置のためには，下方からの穿刺が適している．逆に，心臓の前面，たとえば右室の前面や右心耳，左心耳が標的部位の際は，前面からのアプローチが適している．心臓手術の既往がある場合は，背部からのアプローチも検討される．心嚢の下部にアプローチする場合には，心臓の下部を確認できるという意味でLAO方向からの透視が良い．前面からのアプローチが選択された場合には，剣状突起と肋骨の接続部より3～4 cm下を狙い，少し下に抑えて肝臓の左葉を避けながら針を進めていく．透視ではAP像が右室の自由壁の描出に適していて都合が良い[45]．

左心耳の縫縮を心外膜より試みる場合には，前面からのアプローチが必須である．この場合には安定した位置からカテーテルを進めるため，より外側に角度をつけたほうがよい[55]．

D 透視による心膜腔内の操作

右前斜位（RAO）やLAOからの透視により心臓は矢状面あるいは冠状面で描出される．その結果，RAOからでは左右が重ね合ったかたちをとるが，心房と心室をはっきりと分けることができる．一方，LAO側からみると左右がはっきり分かれるが，心房と心室が重なって見える．冠静脈洞に入っているカテーテルは心房間溝の中点から僧帽弁輪を示す．これらの目印を心膜腔の案内とすることができる．心膜腔では，カテーテルを右室流出路から後壁の奥側に至るまで心室の前後左右に自由に操作できる．アブレーションによる冠動脈の障害は最も注意すべきことであり，特に心基部や中隔などに位置し，心内膜あるいは経血管的には治療できない副伝導路のアブレーションの場合には注意すべきである．心内のカテーテル（大動脈より逆行性に進めたもの含め）なども用いて透視により解剖学的な位置を確認することは，この冠動脈の障害を避けるために有用である[56]．

僧帽弁輪や三尖弁輪の近くには重要な動静脈が走行している．僧帽弁輪は冠静脈洞に近い位置にあり，三尖弁輪は心内からの4極の右室カテーテルによって捉えられ，一方中隔は診断カテーテルをHis束に置くことで見えてくる．冠動脈の位置は冠動脈を造影することで即座に確認できる．また，右室流出路と冠動脈の近位側および冠静脈の遠位側が近い位置関係にあることも留意しておく．左心耳は比較的到達しやすく，カテーテルを頭側外側に進めていくと最初に突き当たる心房側の構造物である．心内の特徴的な電位変化からも同定しやすい．透視下における同部位の位置関係の理解は，右室流出路および冠動脈近位部と近いという位置関係からも重要である．左室の流出路に関しては，前面を右室の流出路，後面を僧帽弁あるいは左心耳に覆われているため，同様にアプローチすることはできない[56]．

カテーテルを心臓の後ろ側で上方に移動させていくと，2本の下肺静脈に通じている斜洞の盲端に当たる．左房の後面および肺静脈の心房口の後ろ側にあるという解剖学的位置関係により，心房不整脈の治療において重要な場所となっている．Marshall静脈もその中にあるが，ここもアブレーション可能な不整脈起源のうちの一つである．食道は左房の後ろ側に直接位置し，アブレーション治療の熱の障害を受けやすい．心膜横洞は心膜斜洞の上部に位置し，カテーテルを左室，左房の外側に沿わせて進めていくことで肺動脈下で到達する．左房の壁や，Bachmann束といったある特定の心房不整脈起源へのアブレーションの際には，この位置にカテーテルをもっていくことが重要となる．心膜横洞の下は，右および左上肺静脈による心膜の折り返しの間に位置し，それらを左房や心膜斜洞から隔てており，ちょうどそこにはBachmann束が存在する．これにより左室流出路の前面にアプローチが可能となり，下大動脈窩を通じて無冠尖および右冠尖の心外膜側にも到達できる．また，大動脈大静脈洞を通じて上大静脈にもアプローチでき，また上大静脈と上

行大動脈の間の狭い範囲が拡大している場合があり，この部位にカテーテルを通して右心の外側に到達できることもある[56]．

Ⓔ 心臓手術後の心膜腔へのアクセス

術後心膜癒着は，経皮的な心膜腔へのアプローチでは禁忌と考えられてきた．しかし，注意深く実施すれば，そのような場合でも行うことが可能である．この場合には，前面の癒着が強いので下方からのアプローチが推奨され，実際この付近で心膜腔が手術時に1回開かれている．この手法による下側方からのアプローチの場合には展開される心外膜表面は限られているため，複数回の穿刺が必要であったり，また合併症のリスクも高かったりする．そのためこの方法は外科的な方法がとれない場合など，極端な状況に使用を限るべきである．

心臓手術後の患者における，安全で実行可能な心外膜へのアプローチは限られている[57]．心臓外科医は通常は心窩部の中心を3インチ（約7.6 cm）ほど垂直に切開し，剣状突起の部分は左にずらす．次に横隔膜と同レベルのところで心膜に水平に切開を入れ，次いで心臓部の視野を確保するために切開部を拡大する．心外膜部をなるべく広く露出させるために以前より存在する癒着部を，出血やバイパスグラフトの損傷に注意しながら下方に剥離していく．アブレーションの後であれば切開線を閉じ，一晩心膜腔のドレナージを置く．

結論として，心膜腔の穿刺技術は現在はほぼ確立しており，特に最近では不整脈専門医において，心外膜起源の不整脈のアブレーションや経皮的な左心耳の縫縮術などにより習熟する技術となってきている．経験さえ伴えば，合併症も許容範囲のリスクに抑えられる．安全性については不整脈治療に特化した施設にて行うということに対応して得られるものであり，経験の少ない術者や施設に適応すべきではないと考えられる．心室を傷つけるリスクが20％にものぼるので，手技は外科のバックアップの下で経験者に限るべきである[58]．

（網谷英介）

文　献

1. Spodick DH. *The Pericardium, A Comprehensive Textbook*. New York: Marcel Dekker, 1997.
2. Tyberg JV, Smith ER. Ventricular diastole and the role of the pericardium. *Hertz* 1999;15:354–361.
3. Hammond HK, et al. Heart size and maximal cardiac output are limited by the pericardium. *Am J Physiol* 1992;263:H1675–H1681.
4. Tsang TS, Enriquez-Sarano M, Freeman WK, et al. Consecutive 1127 therapeutic echocardiographically guided pericardiocenteses: clinical profile, practice patterns, and outcomes spanning 21 years. *Mayo Clin Proc* 2002;77:429–436.
5. Imazio M Spodick DH, Brucato A, et al. Controversial issues in the management of pericardial disease. *Circulation* 2010;121:916–928.
6. Maisch B, Seferovic PM, Ristic AD, et al. Guidelines on the diagnosis and management of pericardial diseases: executive summary; the task force on the diagnosis and management of pericardial diseases of the European society of cardiology. *Eur Heart J* 2004;25:587–610.
7. Tsang TSM, et al. Echocardiographically guided pericardiocentesis: evolution and state of the art technique. *Mayo Clin Proc* 1998;73:647–652.
8. Tsang TSM, et al. Rescue echocardiographically guided pericardiocentesis for cardiac perforation complicating catheter-based procedures. *J Am Coll Cardiol* 1998;32:1345.
9. Bernal JM, Pradhan J, Li T, et al. Acute pulmonary edema following pericardiocentesis for cardiac tamponade. *Can J Cardiol* 2007;23:1155–1156.
10. Tsang SM, et al. Outcomes of clinically significant idiopathic pericardial effusion requiring intervention. *Am J Cardiol* 2003;91:704–707.
11. Seward JB, et al. 500 consecutive echo-directed pericardiocenteses. *J Am Coll Cardiol* 1992;19(suppl A):356A.
12. Isselbacher EM, Cigarroa JE, Eagle KA. Cardiac tamponade complicating aortic dissection: is pericardiocentesis harmful? *Circulation* 1994;90:2375.
13. Uemura S, et al. Acute left ventricular failure with pulmonary edema following pericardiocentesis for cardiac tamponade—a case report. *Jpn Circ J* 1995;59:55–59.
14. Hamaya Y, et al. Severe circulatory collapse immediately after pericardiocentesis in a patient with chronic cardiac tamponade. *Anesth Analg* 1993;77:1278–1281.
15. Wolfe MW, Edelman ER. Transient systolic dysfunction after relief of cardiac tamponade. *Ann Intern Med* 1993;119:42–44.
16. Vandyke WH, et al. Pulmonary edema after pericardiocentesis for cardiac tamponade. *N Engl J Med* 1983;309:595–596.
17. Skalidis EI, Kochiadakis GE, Chrysostomakis SI, et al. Effect of pericardial pressure on human coronary circulation. *Chest* 2000;117:910–912.
18. Anguera I, Pare C, Perez-Villa F. Severe right ventricular dysfunction following pericardiocentesis for cardiac tamponade. *Int J Cardiol* 1997;59:212–214.
19. Wolfe MW, Edelman ER. Transient systolic dysfunction after relief of cardiac tamponade. *Ann Intern Med* 1993;119:42–44.
20. Ziskind AA, et al. Percutaneous balloon pericardiotomy for the treatment of cardiac tamponade and large pericardial effusions: description of technique and report of the first 50 cases. *J Am Coll Cardiol* 1993;21:1.
21. Celermajer DS, et al. Pericardiocentesis for symptomatic malignant pericardial effusion. *Med J Aust* 1991;154:19–22.
22. Markiewicz W. Cardiac tamponade in medical patients. *Am Heart J* 1986;111:1138–1142.
23. Vaitkus PT, Herrmann HC, LeWinter MM. Treatment of malignant pericardial effusion. *JAMA* 1994;272:59–64.
24. Iaffaldano BA, Jones P, Lewis BE, et al. Percutaneous balloon pericardiotomy: a double balloon technique. *Cathet Cardiovasc Diagn* 1995;36:79–81.
25. Chow WH, Chow TC, Cheung KL. Nonsurgical creation of a pericardial window using the Inoue balloon catheter. *Am Heart J* 1992 Oct;124(4):1100–2.
26. Ohke M, BesshoA, Haraoka K, et al. Percutaneous balloon pericardiotomy by the use of Inoue balloon for the management of recur-

rent cardiac tamponade in a patient with lung cancer. *Intern Med* 2000;39:1071–1074.
27. Velchev V, Finkov B. Case report: percutaneous balloon pericardiotomy using Inoue balloon for patients with massive pericardial effusion. *Int J Cardiol.* 2010 Feb 4;138(3):314–6.
28. Chow WH, Chow TC, Yip AS, et al. Inoue balloon pericardiotomy for patients with recurrent pericardial effusion. *Angiology* 1996;47:57–60.
29. Bertrand O, Legrand V, Kulburtus H. Percutaneous balloon pericardiotomy: a case report and analysis of mechanism of action. *Cathet Cardiovasc Diagn* 1996;38:180.
30. Sugimoto JT, et al. Pericardial window: mechanisms of efficacy. *Ann Thor Surg* 1990;50:442–445.
31. Ziskind AA, et al. Final report of the percutaneous balloon pericardiotomy registry for the treatment for effusive pericardial disease. *Circulation* 1994;90(suppl I):I–21.
32. Allen KB, et al. Pericardial effusion: subxiphoid pericardiotomy versus percutaneous catheter drainage. *Ann Thorac Surg* 1999;67:437.
33. Horkay F, et al. Presence of immunoreactive endothelin-1 and atrial natriuretic peptide in human pericardial fluid. *Life Sci* 1998;62:267.
34. Fujita M, et al. Elevated basic fibroblast growth factor in pericardial fluid of patients with unstable angina. *Circulation* 1996;94:610.
35. Laham RJ, et al. Intrapericardial delivery of fibroblast growth factor-2 induces neovascularization in a porcine model of chronic myocardial ischemia. *J Pharmacol Exp Ther* 2000;292:795–802.
36. Laham RJ, et al. Intrapericardial administration of basic fibroblast growth factor: myocardial and tissue distribution and comparison with intracoronary and intravenous administration. *Cathet Cardiovasc Intervent* 2003;58:375–381.
37. Uchida Y, et al. Angiogenic therapy of acute myocardial infarction by intrapericardial injection of basic fibroblast growth factor and heparan sulfate: an experimental study. *Am Heart J* 1995;130:1182–1188.
38. Landau C, et al. Intrapericardial basic fibroblast growth factor induces myocardial angiogenesis in a rabbit model of chronic ischemia. *Am Heart J* 1995;129:924–931.
39. Mannam AP, et al. Safety of subxiphoid pericardial access using a blunt-tip needle. *Am J Cardiol* 2002;89:891–893.
40. Laham R, Simons M, Hung D. Subxiphoid access of the normal pericardium: a novel drug delivery technique. *Cathet Cardiovasc Diagn* 1999;47:109–111.
41. Verrier RL, et al. Transatrial access to the normal pericardial space: a novel approach for diagnostic sampling, pericardiocentesis, and therapeutic interventions. *Circulation* 1998;98:2331–2333.
42. Waxman S, et al. Preclinical safety testing of percutaneous transatrial access to the normal pericardial space for local cardiac drug delivery and diagnostic sampling. *Cathet Cardiovasc Intervent* 2000;49:472–477.
43. Pulerwitz TC, et al. Transatrial access to the normal pericardial space for local cardiac therapy: preclinical safety testing with aspirin and pulmonary artery hypertension. *J Intervent Cardiol* 2001;14:493–498.
44. March KL, et al. Efficient in vivo catheter-based pericardial gene transfer mediated by adenoviral vectors. *Clin Cardiol* 1999;22:123–129.
45. Sosa E, Scanavacca M, d'Avila A, Oliveira F, Ramires JA. Nonsurgical transthoracic epicardial catheter ablation to treat recurrent ventricular tachycardia occurring late after myocardial infarction. *J Am Coll Cardiol* 2000;35:1442–1449.
46. Sosa E, Scanavacca M, d'Avila A, et al. Endocardial and epicardial ablation guided by nonsurgical transthoracic epicardial mapping to treat recurrent ventricular tachycardia. *J Cardiovasc Electrophysiol* 1998;9:229–239.
47. d'Avila A, Koruth JS, Dukkipati SD, Reddy VY. Epicardial access for the treatment of cardiac arrhythmias. *Europace* 2012 Aug;14 Suppl 2:ii13–ii18.
48. Sacher F, Roberts-Thomson K, Maury P, et al. Epicardial ventricular tachycardia ablation: a multicenter safety study. *J Am Coll Cardiol* 2010;55:2366–2372.
49. Haissaguerre M, Gaita F, Fischer B, Egloff P, Lemetayer P, Warin JF. Radiofrequency catheter ablation of left lateral accessory pathways via the coronary sinus. *Circulation* 1992;86:1464–1468.
50. Reddy VY, Neuzil P, Ruskin JN. Extra-ostial pulmonary venous isolation: use of epicardial ablation to eliminate a point of conduction breakthrough. *J Cardiovasc Electrophysiol* 2003;14:663–666.
51. Syed F, Lachman N, Christensen K, et al. The pericardial space: obtaining access and an approach to fluoroscopic anatomy. *Cardiac Electrophysiol Clin* 2010;2:9–23.
52. Ceron L, Manzato M, Mazzaro F, Bellavere F. A new diagnostic and therapeutic approach to pericardial effusion: transbronchial needle aspiration. *Chest* 2003;123:1753–1758.
53. Verrier RL, Waxman S, Lovett EG, Moreno R. Transatrial access to the normal pericardial space: a novel approach for diagnostic sampling, pericardiocentesis, and therapeutic interventions. *Circulation* 1998;98:2331–2333.
54. Mickelsen SR, Ashikaga H, DeSilva R, Raval AN, McVeigh E, Kusumoto F. Transvenous access to the pericardial space: an approach to epicardial lead implantation for cardiac resynchronization therapy. *Pacing Clin Electrophysiol* 2005;28:1018–1024.
55. Bruce CJ, Stanton CM, Asirvatham SJ, et al. Percutaneous epicardial left atrial appendage closure: intermediate-term results. *J Cardiovasc Electrophysiol* 2011;22(1):64–70.
56. Asirvatham SJ. Correlative anatomy for the invasive electrophysiologist: outflow tract and supravalvar arrhythmia. *J Cardiovasc Electrophysiol* 2009;20:955–968.
57. Soejima K, Couper G, Cooper JM, et al. Subxiphoid surgical approach for epicardial catheter-based mapping and ablation in patients with prior cardiac surgery or difficult pericardial access. *Circulation* 2004;110:1197–1201.
58. Aliot EM, Stevenson WG, Almendral-Garrote JM, et al. EHRA/HRS Expert Consensus on Catheter Ablation of Ventricular Arrhythmias: developed in a partnership with the European Heart Rhythm Association (EHRA), a registered branch of the European Society of Cardiology (ESC), and the Heart Rhythm Society (HRS); in collaboration with the American College of Cardiology (ACC) and the American Heart Association (AHA). *Heart Rhythm* 2009;6:886–933.

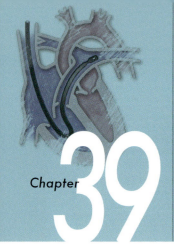

【第39章】Section VII Interventional Techniques
不整脈のインターベンション治療
Interventions for Cardiac Arrhythmias

Haris M. Haqqani, Francis E. Marchlinski

1 イントロダクション

Scheinmanら[1]により、薬物では難治性の不整脈に対するカテーテルアブレーション治療が報告されて30年、interventional EP（electrophysiology、電気生理）には数々の進歩がみられた．これは不整脈の機序、正常および異常な心臓の解剖、そしてアブレーションの生物物理学的な理解が深まったことによる．ある不整脈の機序が解明されると、不整脈成立に重要な部位への外科的治療が考え出され、それがカテーテルによる治療へと収斂されていく．この電気生理学における進歩のパラダイムは、上室性、心室性の不整脈両方に起きている．

本章では、カテーテルによる不整脈治療の現在および今後の適応、周術期管理、技術的な課題、治療成績、合併症などに焦点を当てていく．

2 不整脈の分類と機序

すべての不整脈は異常な電気刺激の発生または伝導により生じる．徐脈を例にすると、前者は洞不全症候群が、後者は房室ブロックがこれにあたる．治療介入が必要な場合は恒久的ペースメーカの植込みが一般的であるが[2]、この章ではこれ以上徐脈についての言及は避ける．頻脈の場合、異常な刺激発生によりある時点から遠心性の波形となり限局性頻拍となる．このような不整脈の原因として異常自動能や撃発活動（triggered activity）が知られている．伝導異常により起こる頻脈は解剖学的または機能的な回路を旋回するリエントリーを機序としており、限局性頻拍よりその頻度は高い．このようなリエントリーが成り立つには解剖学的または機能的な障壁により、長軸方向に興奮波が伝導できる2つの伝導路が必要である．さらにはブロックされない方向にのみ刺激が伝導できる一方向性ブロックも必須であるが、最も重要なのはブロック部位が次の刺激が到達するまでに回復するのに十分な時間を稼げるような遅延伝導部位の存在である．

これら機序とは別に、頻拍は心電図のQRS幅からnarrowおよびbroad QRS tachycardiaに分類できる．その判別は通常の房室結節-His-Purkinje系が回路に含まれているか否かでなされる．規則正しいnarrow QRS tachycardiaのほとんどは心房や房室接合部に絡んだ上室頻拍だが、心室を含む場合もある．心房細動や心房粗動は通常narrow QRS tachycardiaになるが、心房細動は心拍数が不規則であること、心房粗動は特徴的な粗動波（flutter wave）がみられることから鑑別できる．Broad QRS tachycardiaには心室頻拍や変行伝導（aberrant conduction）と呼ばれる機能的な脚ブロックを伴う上室頻拍、心室の興奮が顕性副伝導路の一部または完全に伝導して起こる頻拍、ペースメーカ調律、そしてアーチファクトなどがある．いずれも正確に機序を分類し、診断することから不整脈治療は始まる．

3 概論および周術期に注意すべきこと

現在，臨床的に治療を要する不整脈を認める場合，電気生理検査でその機序を明らかにするとともにカテーテルアブレーションを同時に行うのが一般的である．心房頻拍，心房粗動，Wolff-Parkinson-White（WPW）症候群，特発性心室頻拍の，いずれの不整脈であろうとアブレーションのターゲットとなる部位を検査前におおよそ推測するために，症例が決まったら術前にすべての心電図を十分に見直すことが重要である．上室頻拍や特発性心室頻拍の治療の場合，発作時の心電図から，心房中隔穿刺，左室への経動脈アプローチのための動脈ライン確保，心外膜アブレーションのための心外膜穿刺などの準備の必要性を術前に計画できる．また，発作時の不整脈を捉えて診断をつけることは電気生理検査の結果を解釈するのに必須の手順といえる．各不整脈の心電図の詳細についてはこの章の目的から外れており，他書でも解説されているのでそちらを当たってほしい[3-6]．

12誘導心電図で不整脈の機序を明らかにできることが多い理由は，心臓，心内構造物，そして胸壁の位置関係が器質的心疾患がない場合には比較的定まっているからである．逆に，アブレーションの成功にはこれら臓器の三次元的な位置関係の習熟が重要である．多くの上室頻拍のように，局所の通電だけで治療可能な単純な不整脈は，その局在が予測できるので術前の画像評価は不要だが，器質的心疾患の除外のために経胸壁心エコーを行うことが多い．その他については術中の透視だけで十分な画像情報が得られる．

一方，複雑な不整脈の場合には，弁膜症の有無や心機能評価のために最低でも経胸壁心エコーを行っておくべきであり，左室にカテーテルを留置するような場合は器質的心疾患による左室内血栓も同時に除外できる（図39-1）．

持続性心房細動症例では，除細動や心房細動のアブレーション前に経食道エコーにより左心

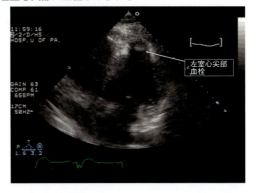

【図39-1】閉塞性肥大型心筋症例の心室頻拍に対するカテーテルアブレーション術前の経胸壁心エコー検査での心尖部四腔断面像
左室心尖部に血栓がみられる．

耳内の血栓を除外しなければならない．複雑な心筋線維化が原因で起こる心房細動や非通常型心房粗動，瘢痕関連心室頻拍などの治療成功には他のモダリティが必要になることも多く，三次元による電気解剖学的マッピング（electroanatomic mapping：EAM）がよく使われている．これは磁場またはインピーダンスを利用してカテーテルの位置および方位の情報を仮想三次元心臓内に映し出すもので，CARTO XP/3（Biosense Webster社，Diamond Bar，CA）およびNavX（St. Jude Medical社，Sylmar，CA）がよく使われているシステムである．三次元マップ上に双極（bipolar）電位や局所興奮時間といった情報をあらかじめ色付けできるようになっており，リエントリー回路や基質の性状を素早く評価できるようになっている（図39-2）．

このようなシステムを使うことにより患者，術者ともに電離照射線被曝を著減することができる．複雑な不整脈治療の際にはCTや心臓MRI（CMR）などで術前に画像を撮っておくこともよく行われている．特にCMRは，ガドリニウム遅延造影により心筋線維化を直接視覚化する方法として有用である[7]．これらCTやCMRの画像をEAMシステムに取り込んで統合することもできる．また，リアルタイムの画像が得られる心腔内エコー（intracardiac echocardiog-

【図 39-2】 右肺静脈を旋回する左房心房頻拍の電気解剖学的興奮伝導マップ

術前に撮影された左房の CT 画像に術中画像を，肺静脈口などの基準となるポイントを合わせ，同時に心腔内面も合わせつつ統合する．心内のリファレンスとなる時間（通常安定して記録される冠静脈内の電位）からの相対的な興奮伝導時間のうち最も早い時相を赤，最も遅い時相を青と定義して色を付けていく．

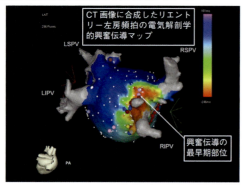

raphy：ICE）の使用も増加している．ICE はカテーテル操作やその正確な位置決め，必要時には心房中隔穿刺や心外膜穿刺時の補助，カテーテルのコンタクトの確認，焼灼範囲の評価といった際に一助となり，また心臓穿孔，心タンポナーデ，肺静脈狭窄といった合併症発生の有無をリアルタイムに監視できる[8]．

Interventional EP は通常大腿静脈経由で行われるが，他に頸静脈，鎖骨下静脈，そして動脈を経由したり，直接経皮的に心外膜にアプローチしたりする方法がある．検査の第一目的は基質を明らかにするとともに，臨床的な不整脈を誘発してその機序を正確に明らかにすることである．このために冠静脈洞や His 束といった心内の特定部位に多極電極を留置し，心房や心室，房室結節，His-Purkinje 系のベースラインの不応期や伝導能をプログラム刺激で評価する．これだけで臨床的な不整脈を誘発できることも多いが，しばしばイソプロテレノールといった β アドレナリン刺激薬が繰り返し必要になることもある．不整脈が誘発されたら，血行動態が不整脈中も耐えられそうか確認し，診断がつくまで刺激などを加えないで評価する．誘発形式，体表面心電図の形や特徴，周期長やその不安定

性，移行帯，房室結節の関与，心房と心室の興奮形式，そして不整脈の止まり方などが注意深く評価される．その後，確立された刺激法に対する頻脈の反応をみて最終的な診断を下す．

術中の患者管理はしばしば困難であり，鎮静薬や麻酔薬の使用は頻拍誘発性や血行動態に悪影響を及ぼすため，患者の忍容性とカテーテルの安定性の間でバランスをとる必要がある．特に血行動態の維持は，心拡大や心機能が低下している瘢痕関連心室頻拍のアブレーション時には重要である．小児以外の成人の電気生理検査は基本的に鎮静下で行われるが，唯一心房細動のアブレーションは無作為化試験で全身麻酔下のほうが治療成績が良かったことが報告されている[9]（訳者注：日本では現実的には全身麻酔下でのアブレーションを行っているところは少なく，静脈麻酔での鎮静，鎮痛を行う施設が多いと思われる）．上室頻拍のアブレーション中は血行動態の管理は問題にならないことが多いが，瘢痕関連心室頻拍の場合は，強心薬やメカニカルサポートを使用して長時間の複雑な手技に耐えられるよう血行動態を維持することで，安定したカテーテルマッピングが行える．これらメカニカルサポートには，大動脈内バルーンパンピング装置（intraaortic balloon pump：IABP）や経皮的補助人工心臓（percutaneous ventricular assist device：VAD）などが含まれる[10]．

右心系の不整脈は経静脈的に留置したカテーテルで治療することができるが，左房や左室の不整脈治療の際は，大動脈（通常は大腿動脈）から逆行性にアプローチするか中隔穿刺によりアプローチする必要である．左心系の上室頻拍治療の際は，逆行性アプローチは技術的に困難であるため経中隔的に行うことが多いが，その際には，（ i ）His 束を記録して Valsalva 洞の無冠尖の位置を確認する，（ ii ）心房中隔を造影して穿刺針を安全に進められるか確認する，（iii）ICE や経食道エコーなどリアルタイム画像をみる，（iv）針に圧センサを付ける，などの補助的手法を組み合わせて中隔穿刺が安全に行えるようになった．中隔穿刺の技術的な詳細については，第 6 章に述べられているので参照

されたい．

　複雑な電気生理検査では心囊腔にアプローチして心外膜マッピングが必要になることがある．経皮的に心外膜へアプローチする方法はSosaら[11]によりChagas病（心外膜側の心室頻拍を呈することが多いと言われている）の治療で初めて報告され，現在では不整脈医にとってはごく普通に行われる手技となった．抗凝固薬をリバースした後に，透視下で17ゲージのTuohy針（先端にカーブがついており，無傷害針になっている）を剣状突起下からLarryの三角に向かって心膜を貫通する感覚が伝わるまで進め，少量の造影剤を注入して心外膜に針先があることを確認して，硬い0.035インチの交換ワイヤを挿入する．その際，左前斜位でワイヤが心囊腔に沿って4つの心腔の境界すべてをまたぐようになっていることを確認することが重要であり，こうすることで心内にワイヤがある可能性を除外できる（図39-3）．続いて，シースを挿入して側管から陰圧をかけて大量出血などがないかを確認する．不幸にも右室穿孔を起こしていても，針を少し抜き，心囊内にワイヤを入れ直せばよいだけである．心囊穿刺や心外膜アブレーションの際の右室穿孔以外のリスクとしては，腹腔内出血，冠動脈損傷や閉塞，横隔神経損傷や，手術，放射線治療，心膜炎などの既往により心囊内へアクセスできないなどの場合がある．しかしながらこれら合併症のリスクは低く[12]，不整脈医にとって心外膜アブレーションという治療選択肢が増えたことで，心室頻拍などの複雑な不整脈をアブレーションで治療できる症例は増加した．

　カテーテルアブレーションで最も使われるエネルギー源は高周波電流である[13]．高周波エネルギーは速やかな効果の発現および停止が得られ，コントロールが難しかった直流（DC）アブレーションの時代からみると治療上，飛躍的な進歩を遂げた．さらに高周波による生体への影響はよく研究されており[14]，焼灼サイズも予測可能でコントロールできる．単純な不整脈の場合，7Fの4mmチップのカテーテルを使い30〜50Wで50〜60℃を上限に通電すれば局所

【図39-3】 心外膜に留置されたガイドワイヤの左右前斜位像

特に左前斜位（LAO）で4極カテーテルは心室中隔に留置されており，ガイドワイヤは左右両方の心室の境界を越えていることがわかる．このことからガイドワイヤは心腔内にはなく，穿刺部を拡張し，心外膜シースを挿入してもよいことが確認できる．

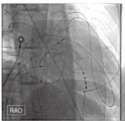
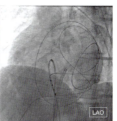

焼灼が可能である．ラージチップやイリゲーションカテーテルにより焼灼領域をより深く作ることで複雑な瘢痕関連心室頻拍の治療成績を向上させるのにも一役買っている．イリゲーションカテーテルの基本原理は，表面温度を下げることで高エネルギー通電が可能になり，より深い焼灼領域を作ることである．また，開放型のイリゲーションカテーテルは焼灼深達度を良くするだけでなく，内皮の血栓形成や炭化を抑えることもできる[15]．

　高周波電流以外にクライオエネルギーやレーザー，マイクロ波，そして超音波などが他のエネルギー源として開発されている．特にクライオエネルギーは上室頻拍に対して他のアブレーション法と遜色ない安全性と効果が報告されている[16]．この選択肢はアブレーションのターゲットが房室結節や冠動脈などのようにダメージを受けやすい構造物の近くにあるとき有用である．一過性心房細動症例への肺静脈隔離のために，クライオバルーンも最近米国で認可された（訳者注：日本でも2014年から認可されている）．右上肺静脈を隔離する際には，適切なバルーンサイズ，留置場所，そして右横隔神経損傷を予防するためにペーシングを行うことが必要である[17]．それ自体はエネルギー源ではないが，アブレーションでは心内膜側，心外膜側どちらからも到達できないような心筋奥深くにある心室頻拍の基質に対してもエタノールを冠動脈注入

するというニッチな治療法がある[18]．

4 上室頻拍

成人の上室頻拍は，ほとんどが房室結節リエントリー頻拍（atrioventricular nodal reentrant tachycardia：AVNRT），房室リエントリー頻拍（atrioventricular reentrant tachycardia：AVRT），そして心房頻拍（atrial tachycardia：AT）が原因である．異所性接合部頻拍（junctional ectopic tachycardia）は成人ではまれな疾患で，小児期によくみられる．症例数が多い施設からの最近の報告では，上室頻拍の原因としてAVNRT，AVRT，ATはそれぞれ56％，27％，17％を占めていたが，年齢や性別の関与を考慮に入れなければならない[19]．

動悸や上室頻拍は，失神や血行動態の悪化がなければWPW症候群を含めて一般的に予後良好である．このような患者の治療法は，（ⅰ）引き続き経過観察のみ，（ⅱ）上室頻拍を減らすためにベラパミル，メトプロロールやフレカイニドの継続内服，（ⅲ）症状があった際に内服（"pill-in-the-pocket"アプローチ），または（ⅳ）電気生理検査を行って診断がつけばカテーテルアブレーションも同時に視野に入れる，などである．外来に来た時点でほとんどの患者は有症候性なので，根治療法を希望することが多い．上室頻拍やWPW症候群のカテーテル治療成功率は非常に高く[20]，合併症率も低いので[21]，患者は生涯薬物治療を続けるよりカテーテル治療を望むことが多い．米国心臓病学会（ACC）と米国心臓協会（AHA）の合同委員会によるガイドラインでも，有症候性の上室頻拍やWPW症候群に対して「薬剤不応性の不整脈である，患者が薬剤に対する忍容性がない，または長期薬剤治療を望まない」場合，カテーテルアブレーション治療はclass Ⅰ適応となっている[22]．

Ⓐ 房室結節リエントリー頻拍（AVNRT）

AVNRTは数十年間にわたる詳細な検討やルーチン化されたアブレーション手技により98.5％に及ぶ長期治療成功率になったにもかかわらず，いまだ正確な機序は不明である[23]．房室結節周辺組織がどこまで関わっているかは議論の余地があるが，機能的な縦解離の存在については一般的に認められている．電気生理検査中にわかるこの縦解離の根拠は，心房刺激間隔を徐々に短くしていくと房室伝導曲線が非連続的になる部位が１つ以上あることによる．これは，伝導速度は速いが比較的長い不応期を持つ速伝導路（fast pathway）と，伝導速度は遅いが比較的短い不応期を持つ遅伝導路（slow pathway）で説明される．定常状態では伝導は両方の伝導路を通るが，体表面心電図上はfast pathwayを通った刺激だけが伝わったように見える．古典的には，十分早いタイミングで心房刺激を加えるとfast pathwayは不応期が長いため一方向ブロックが起き，slow pathwayだけが興奮を伝導するのでPR（またはAH）間隔が長くなる．その間にfast pathwayが不応期を脱していると，そこを逆行して心房に興奮が伝導し，エコー（echo beat）と呼ばれる非常に短いRP間隔となり，これが繰り返されると持続したAVNRTとなる．このRP間隔は非常に短く，心房と心室の興奮はほとんど同時に起こるため，中隔を上がるP波は体表面心電図で判別するのは難しいが，しばしばQRS波の終末部にⅡ誘導でpseudo S波が，Ｖ１誘導でR'波がみられる．

カテーテルでAVNRT回路の一部を房室ブロックを作らずにアブレーションする方法は，Rossらにより頻拍中に心房の最早期部位であるKochの三角（冠静脈洞の開口部，三尖弁輪，Todaro腱索で形成されている）を裂く手法が報告されて以来，探索が続けられている[24]．初めのうちはKochの三角の前面に位置するfast pathwayをターゲットにしており，効果的であったものの相当の頻度で房室ブロックが起きていた．そこで今日行われている標準的な方法ではslow pathwayの選択的アブレーションか修飾で，エンドポイントは頻拍の非誘発である．この方法はJackmanらにより1992年に初めて報告され[25]，洞調律中にKochの三角の後

面で記録される高周波な電位をターゲットとしている．彼らを含めて他の研究者もこれらの異常電位が頻拍回路に関与している証拠を報告しているが，後に McGuire らは開胸下 slow pathway アブレーション中の Koch の三角の高密度マッピングの結果から，これらは冠静脈洞開口部周辺の筋束の非同期的な興奮によるもので，頻拍の病因そのものではないことを示した[26,27]．現在最も行われている slow pathway のマッピング法は，解剖学的に冠静脈洞から三尖弁輪寄りに少し出たところで，大きな心室波が観察され，かつ電位は低いが鋭い心房波を見つける方法である．この部位で 40〜50 W の高周波通電を試しても成功しない場合，カテーテルを Koch の三角内で少し上方にずらして通電を再度試みる．焼灼成功部位では比較的速い房室接合部調律が長く続き，非成功部位では単発や遅めの接合部調律がみられるのみである[28]．通電中に非常に速い房室接合部調律がみられる場合，房室ブロックに移行するリスクが高いため速やかに通電を中止すべきである．また，房室接合部調律中に室房ブロックがみられる場合も順方向性の房室ブロックに移行するリスクが高いので，通電は中止すべきである[28]．良好な通電後に電気生理検査を再度行い，残存する slow pathway の有無をイソプロテレノール使用前後で確認する．しかし，2％以下と言われている AVNRT の再発は，残存する slow pathway や単発のエコーのみでは予測できないと言われている[23,25]．結論として，AVNRT の非誘発が最も重要なエンドポイントと思われる．高齢者でも slow pathway の高周波通電は成功率が高く安全に行えるので，全年齢でアブレーションは第一選択の治療法となり得る[29]．

穿刺部の静脈からの出血などのマイナーな合併症を除き，AVNRT アブレーションの最も重大な合併症は房室ブロックである．初期の報告では房室ブロックは 1％以下と言われていたが，最近の大規模な単施設からの報告ではそのリスクはより低くペースメーカが必要な症例は 0.07％と言われている[23]．アブレーション時の房室ブロックを予防する方法として，カテーテルを安定させるために長い成型されたシースを使用したり，呼吸変動を抑えるために全身麻酔下で行ったりするなどがある．特に小児症例に対して考慮される他の方法としてクライオアブレーションがあり，slow pathway のアブレーションの成功率は低くなってしまうが，安全な施行が可能と考えられている[30]．

B 房室リエントリー頻拍（AVRT）および Wolff-Parkinson-White（WPW）症候群

小さい回路からなる AVNRT に対して副伝導路により起こされる頻拍は AVRT と呼ばれ，心房，正常房室伝導路，心室，そして副伝導路を含む大きなリエントリー回路よりなる．房室伝導路を順方向性に，副伝導路を逆行性に伝導する場合は順方向性リエントリー頻拍（orthodromic reentrant tachycardia：ORT）と呼ばれている．この場合，narrow QRS tachycardia となるが，心室が ORT の回路の一部で心房に刺激が戻るまで時間がかかるので，心電図では RP 時間は長く，P 波は ST 部にみられることが多い．副伝導路が心室から心房へ逆行伝導のみを示す場合［潜在性副伝導路，concealed BT（bypass tract）（訳者注：わが国では concealed WPW と呼ばれることもある）］，ORT のみが副伝導路に関連する不整脈となり得る．副伝導路を通り心房から心室に順方向性に刺激が伝導し得る場合は顕性副伝導路と知られ，房室結節は減衰伝導特性を持つために生理的に遅延を起こしてバイパスされ，PR 時間は短く，体表面心電図にΔ波（delta wave，早期興奮）として現れる．顕性副伝導路患者が頻拍を自覚すると WPW 症候群と呼ばれる．副伝導路を順方向に伝導する頻拍を早期興奮頻拍と呼び，正常の房室伝導路を通らないため心電図は broad complex tachycardia となる．この様式の一つは，ORT とは対照的に副伝導路を順方向性に伝導して心室を興奮させ，房室伝導路を逆行性に伝導して心房に到達する．これは逆方向性リエントリー頻拍（antidromic reentrant tachycardia：ART）と呼ばれ，心室頻拍と同様に broad complex tachycardia となる．ART の亜型として，逆行伝導路が房室

伝導路でなく2つ目の副伝導路のこともある．ARTとは別の早期興奮頻拍として，心室が副伝導路経由でバイスタンダーに興奮するようなものがある．このなかには，AVNRT，心房頻拍，心房細動に伴う早期興奮頻拍などが含まれる．特に心房細動に伴うものは副伝導路を伝導して心拍が速い場合，心室細動に移行し命に関わるので危険である．これがWPW症候群で突然死する患者が少数ながらいる原因と思われるが，無症候の早期興奮症候群患者を全例でアブレーションすることを正当化するほどにはリスクは高くない[31,32]．

副伝導路のアブレーションでは，的確な術前計画，心電図の解釈，そして解剖学的な理解が重要である．胚形成期の要因により房室弁輪部周辺に最も多く副伝導路が存在し，続いて左右の心耳やValsalva洞部，冠静脈部にもみられることがある．通常その長さは5〜10 mm，径は0.1〜7 mmであり，房室間溝の心外膜側脂肪組織の下側に位置する[33,34]．副伝導路の多くは僧帽弁輪に付着しているものの，右側や中隔も全体では46％に達する[35]．左側の副伝導路をアブレーションする際，経中隔的または逆行性アプローチのどちらを選択しても成功率は同等と言われている[36]．僧帽弁輪に到達さえできればカテーテルを安定させてマッピングするのは容易で，一般的にアブレーションは簡単である．一方，右室自由壁の副伝導路は静脈から容易にアプローチできるが，三尖弁輪は可動範囲が大きいので安定したカテーテルコンタクトが得られにくく，技術的にアブレーションは困難である．これは左心系の副伝導路より右心系の副伝導路のほうが急性期成功率が低く，再発率の高いことに表れている[37]．重要なことに，（しばしば複数存在する）右心系の副伝導路はEbstein奇形の関与が報告されており，この場合，三尖弁輪の位置が解剖学的に変位し心室化した右房心筋がみられるため，解剖学的および電気生理学的により困難な手技となる．房室間溝を正確に見極めることがカテーテルアブレーションの急性期および慢性期の低い成功率を改善させる方法である[38]．

体表面心電図を利用した副伝導路付着部位の予測アルゴリズムはマッピングを補助したり効率化したりできる[5]．しかし，正確な局在診断については心内の電極カテーテルでのマッピングが必要であり，その際に最もよく使われるテクニックは，副伝導路を逆行伝導する際の心房最早期興奮部位を見つけるか，または順行伝導時にΔ波に先行する心室最早期興奮部位を見つける方法である．そのような部位では心房と心室の局所電位間隔は短いか融合している．AV間隔は副伝導路に関係ない部位でも短くなることがあるので，正確な局在診断のためのマッピング指標としては使われていない．心房や心室ペーシング下では，副伝導路および房室伝導路の両者を通る伝導がある程度融合することがある．副伝導路が房室伝導路から離れていれば問題ないが，中隔周辺の副伝導路の際にはマッピングが困難になることがある．ORT中に最早期部位をマッピングする場合，逆行伝導は副伝導路のみを通るため融合は問題にならない．頻拍中のアブレーションは頻拍停止時にカテーテルが最適な部位からずれてしまうことがあるため，ペーシング下で行うことが推奨される．副伝導路局在診断の2番目のテクニックは，双極誘導で心房と心室の電位間に副伝導路の脱分極そのものを記録する方法である．そのような電位は心房と心室の電位間隔が短い場合は通常不明瞭である．大半の副伝導路は房室間溝を斜走しているので，ペーシングの位置を変えることにより伝導方向を変えると局所のVAまたはAV間隔を長くすることができて，不明瞭な副伝導路電位がわかることがある[39]．

副伝導路アブレーションを困難にしたり，リスクを増加させたりするいくつかの状況がある．わかりやすい例では，中隔の副伝導路は房室ブロックの危険性が高く，特に中中隔の副伝導路はcompact AV nodeに近接しているのでそのリスクは高くなる[35]．前中隔の副伝導路はHis束が奥を通っていることがあり，His束近傍副伝導路とも呼ばれている．アブレーション成功部位では，His電位がみられるのはこのような場合である．最終的な結論は出ていない

が，His束は線維性の組織に覆われており，これが保護的作用を示すのか中中隔副伝導路より房室ブロックのリスクは少ないと思われる．大動脈基部とHis束は近接しているので，前中隔副伝導路はValsalva洞の無冠尖からマッピングを行いアブレーションすることも可能である[40]．

中中隔や前中隔副伝導路では房室ブロックのリスクがあるにもかかわらず，最も困難と思われているのは後中隔副伝導路のアブレーションである．一般的に25％ほどがこの副伝導路と言われており，局在部位がピラミッド状に三次元的になっていることが，手技を困難にしている．この部位は，心臓下壁側で十字型に4つ（または冠静脈の周囲にも収縮できる筋層があり，これを1つの腔と考えると5つ）の腔が互いに隣接している部位である．自律神経節，心外膜脂肪，房室結節からの左右の後枝，そして最も重要なものとして房室結節枝を含む右冠動脈の枝が同部位に存在している[41]．ほとんどの後中隔副伝導路は右房から左室の後前方へ向かってピラミッド状の部位を斜走しており，一部は冠静脈系（冠静脈洞と中および後冠静脈）と左室を覆う心外膜の筋層がつながってできている[42]．Oklahoma大学のグループはこれら心外膜副伝導路の21％は冠静脈洞憩室が関与していることを報告している[43]．後中隔副伝導路は三尖弁輪下中隔の冠静脈洞開口部下部から容易にアブレーションできることもあるが，経中隔的，逆行性，鎖骨下静脈や心外膜側など他のアプローチや，冠静脈洞，中冠静脈などでの詳細なマッピングが必要になることが多い．後中隔副伝導路には減衰伝導を持ち，インセサント型のORTの原因となることがある．これは小児でよくみられ，永続性接合部回帰性頻拍（permanent form of junctional reciprocating tachycardia：PJRT）として知られている．頻拍誘発性心筋症の原因にもなり，アブレーションにより低下した心機能の回復がみられることが多い[44]．

心房-束枝間副伝導路は副伝導路全体の2〜3％程度で，「重複した副房室結節」（duplicated accessory AV nodal conduction system）とも呼ばれ，三尖弁輪自由壁側に位置するという生理学的，解剖学的に興味深い性質を持っている[45]．三尖弁輪後側壁から右脚の分枝末端に長い線維を伸ばして付着していることが多く，通称（誤称であるが）Mahaim線維とも呼ばれている．順方向のみに減衰伝導を示し，しばしば縦解離を示す．非常に遅い伝導を示すということは，ほとんどの心室は通常の房室伝導路を通り心房-束枝間の伝導は顕在化せず，洞調律中の心電図では早期興奮の特徴はごくわずか，またはまったく持ち合わさない．逆行伝導がないということからORTは回り得ず，心房-束枝間線維を順方向に，房室伝導路を逆方向に伝わるARTしか臨床的な不整脈は起きない．体表面心電図では幅広い左脚ブロックタイプを伴う頻拍となる．これら心房-束枝間伝導路は多極カテーテルを三尖弁輪に留置し，三尖弁輪後側壁に（His電位と似ている）大きい副伝導路電位をマッピングすることで見つかる[46]．心房-束枝間副伝導路のカテーテルアブレーションで最も難しいのは，他の右心系自由壁側の副伝導路同様，よく動く三尖弁輪でカテーテルの安定性を得ることであり，ロングシースを使うことで改善できる．これに加え，表在する構造物であるためカテーテルによる物理的な損傷を受けやすく，手技中に電位が消失してマッピングできなくなることがある．

副伝導路全体でみると，カテーテルアブレーションの長期成功率は93〜98％，再発による再手術は2.2％である[20, 37]．しかしながら，後中隔副伝導路では成功率は88％に下がる．大規模，多施設からの報告では，合併症発生率は0.6〜1.0％であり，重大なものとしては心タンポナーデ，（His束近傍の副伝導路での）房室ブロックが多い．

Ⓒ 限局性心房頻拍

限局性心房頻拍（focal AT）はカテーテルアブレーションを行う上室頻拍の5〜15％を占める[47]．電気生理学的な機序としては異常自動能，撃発活動，またはマイクロリエントリーなどが考えられており，アデノシンに対する頻拍

【図 39-4】 His 束近傍を起源とする心房頻拍の無冠尖からのアブレーション

V1 誘導の P 波形は A 図にあるように多相性である．B 図は術前に撮られたもののうち心室を除いた画像と電気解剖学的興奮伝導マップを合わせた図である．無冠尖にある赤い領域が頻拍のブレイクスルーの最早期部位で，それより遅い興奮が心房中隔の両側にみられる．C 図にアブレーション成功部位の透視像を示すが，His カテーテルに近接していることがわかる．

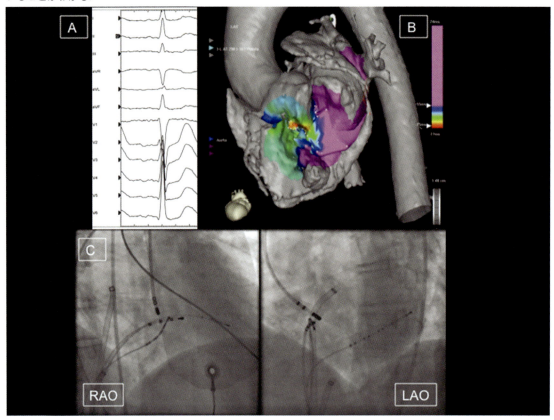

の多様な反応が報告されている[48]．限局性心房頻拍は心房のどこからでも起こり得るものではなく，よく知られた解剖学的に不均質性を持つ部位に局在している．右房では分界稜[49]，三尖弁輪[50]，冠静脈洞開口部[51]，右心耳[52]，His 束および房室結節近傍がこれに含まれる．His 束および房室結節近傍は Valsalva 洞無冠尖から安全にアブレーションできることが多い[53]（図39-4）．左房で最も多いのは肺静脈[54]で，続いて卵円窩，aortomitral continuity[55]，僧帽弁輪や冠静脈洞，そして左心耳[56]が順に多い．

いくつかの限局性心房頻拍，特に撃発活動に伴うものは誘発が困難であることが知られており，頻回刺激やプログラム刺激に加え，相当量のカテコラミンが必要になることもある．頻拍が誘発不能または持続不能な場合はマッピングができず，エンドポイントも曖昧となるためアブレーションは最も難しい．一方，特に心耳由来の限局性心房頻拍はインセサント型の頻拍となるため頻拍誘発性心筋症になるリスクがある[57]．

限局性心房頻拍であることが特定のペーシング法で確認できると，次の重要なステップは P 波形をよく分析することである．前の T 波に隠れて P 波が見えにくい場合は，心室頻回刺激により一過性の房室ブロックを作ることも必要になることがある．解剖学的に異常がない場合は，P 波形は限局性心房頻拍の起源を予測するうえで非常に有用である[3]．また，P 波の開始（onset）は心内の固定された基準（たとえば冠

静脈洞開口部）を基に決めることが重要であり，アブレーション成功部位では 20〜30 msec ほど P 波から先行することが多い[58]．三次元マッピングシステムを使った point-by-point の興奮伝導マップも P 波の起源を見つける手立てとなる．アブレーション成功部位では，高周波エネルギーを加えると，頻拍の加速，双極電位の減弱，そして突然の頻拍停止がみられる．限局性心房頻拍のカテーテルアブレーション成功の可否は持続した頻拍が誘発できるか，三尖弁輪や右心耳内などではカテーテルの安定性が得られるか，房室結節などの重要組織に近いか，などに影響されるが，その成功率は 69〜100％ と多種多様の報告がある[58]．

5 マクロリエントリー心房頻拍（MRAT）

A 定義

左房や右房を大きく回る，マクロリエントリー心房頻拍（macroreentrant atrial tachycardias：MRAT）と本書で呼ぶ頻拍には，他の呼称も存在する．大きくは三尖弁輪 - 下大静脈峡部（cavotricuspid isthmus：CTI）関連の頻拍と，関連しない（non-CTI dependent）頻拍に分けられる．前者はマクロリエントリー心房頻拍の大部分を占めており，通常型心房粗動（typical AFL），逆方向通常型心房粗動（reverse typical AFL），そして lower loop reentry が含まれる．一般的に non-CTI dependent のマクロリエントリー心房頻拍は非典型的粗動（atypical flutter）と呼ばれており，左房や右房にある大きな瘢痕に関連した回路が原因である．MRAT を説明するうえで，「心房粗動」とは，体表面心電図で基線に持続した粗動波があることを意味している．

B 三尖弁輪 - 下大静脈間峡部依存粗動（cavotricuspid isthmus-dependent flutter）

通常型心房粗動の回路はよくわかっており[59-61]，興奮波は三尖弁輪を反時計回りに大きく回り，右房だけで成り立ち，左房は受動的に興奮するだけである．波頭は冠静脈洞開口部後側に位置する周りから保護された細い遅延伝導部位を抜けると中隔を上がり，自由壁側を分界稜に向けて下り，CTI を通り再度冠静脈洞開口部に向かう．通常型心房粗動の P 波形は V1 で等電位 - 陽性パターンをとり，下壁誘導で深い陰性波を示す．逆方向通常型心房粗動は，同じ回路を反対向きの時計方向に伝導する．両者とも同じ解剖学的障壁を使っているので伝導遅延をもたらす薬剤を使っていない場合，心房粗動の周期は 200〜240 msec で一定している．

CTI は下大静脈開口部と三尖弁輪間に位置する狭い縁で，Eustachian 弁下の解剖学的峡部として知られており，同部位は分界稜底部から伸びる厚い筋束の肉柱で形作られている．この部位が通常型心房粗動の回路で最も狭く，伝導途絶を作りやすい部位である．剖検症例から CTI は厚い縁を持っていたり，陥凹部（pauch）を作っていたりと解剖学的多様性がある．

通常型および逆方向通常型心房粗動のアブレーション（同様に下大静脈を旋回する lower loop reentry も）は CTI をターゲットとする．ターゲットがはっきりしているので，体表面心電図で診断がしっかりされているならば，アブレーション手技の際に心房粗動が持続している必要はなく，洞調律または心房ペーシング下でアブレーションが可能である．ラージチップまたはイリゲーションカテーテルを使って三尖弁輪と下大静脈の間を線状に焼灼する．手技開始時に心房粗動であった場合，手技後半には停止する．突然の停止そして心房粗動の非誘発は十分なエンドポイントでなく，このような場合は再発が多い．そのため，CTI の中隔および自由壁側から線状焼灼している方向に向かって伝導がブロックされていること，つまり両方向ブロックが確認できるまで手技が続けられる[62]．これをエンドポイントにすると，CTI 依存性の心房粗動の長期再発率は 4％未満[20]で，重篤な合併症は 0.5％未満[20]と報告されている．このことからも通常型心房粗動に対するカテーテルアブレーションは，長期間の治療を要し効果

も小さい抗不整脈薬投与に先立つ選択肢となり得る．臨床的に通常型心房粗動のほとんどが心房細動から移行するという事実からも，CTIアブレーション成功後も心房細動に移行するリスクは常にあることを忘れてはならない[63]．これは長期間の血栓症リスクを伴うことを示唆しており，心房粗動アブレーション後も継続した経過観察が重要である．

C 非典型的心房粗動（atypical atrial flutter）

　CTIを含まないマクロリエントリー心房頻拍の病因としてよくみられるのは心房の瘢痕である．先天性心疾患や弁膜症のほか，これらの疾患の治療目的の心臓手術，心房細動の治療目的の手術やカテーテルアブレーションも心房に瘢痕をきたす[64-66]．あまり知られていないが，左房や右房に特発性（と言いながら，心房心筋炎などの既往の関与が指摘されている）に瘢痕がみられることがあり，これらも非典型的心房粗動の基質となり得る[67, 68]．マクロリエントリー心房頻拍の回路は，瘢痕内，瘢痕と瘢痕の間，または瘢痕と下大静脈や弁輪のような解剖学的障壁の間の機能的，器質的障壁で作られる．このような場合，2つの旋回路が1つの解剖学的峡部を共有するdual-loopまたはfigure-of-eight型の回路ができる．一例として，心房自由壁の切開痕を旋回する回路とCTI依存の通常型心房粗動が共存している場合がある．

　非典型的心房粗動のアブレーションは，症例ごとに柔軟なアプローチが要求される．ほとんどの例では，始めにプログラム刺激や頻回刺激で頻拍を誘発し，心房に解剖学的異常がみられる場合，P波形はほとんど診断の助けにならず，多極カテーテルの電位を注意深く評価して，どのような不整脈かを推測していく．たとえば，冠静脈に挿入したカテーテルでdistal-to-proximalに伝導がみられる例では，右房起源のマクロリエントリー心房頻拍は多くの場合で除外できる．オーバードライブペーシングやエントレインメント法は，リエントリー回路に含まれる部位を推定するのに有用である．多く

【図39-5】非典型的心房粗動の機序を明らかにするうえで電気解剖学的興奮伝導マップの有用性を示す図
色付けされた三次元マップから時計方向に旋回するperimitral flutterであることがわかる．左下肺静脈と僧帽弁間の解剖学的峡部をアブレーションして頻拍は停止，同部位で両方向ブロックを作成し，不整脈は誘発不能になった．

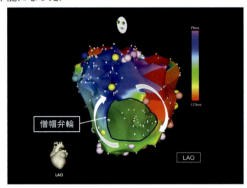

の例では，頻拍中に心内の個々の点で電位やアノテーションを記録すると，詳細な三次元での電気解剖学的マッピング（EAM）ができる（図39-5）．電位データから，瘢痕化した心房とその中で電位が高く伝導路となり得る部位が詳細にわかるようにマップを再構築することもできる[65]．エントレインメントとアクティベーションマッピングを組み合わせることでリエントリー回路を特定できることが多い．マクロリエントリー心房頻拍の回路はある程度の大きさを持っていることが多いので，CTI，冠静脈洞近位部，遠位部そして肺静脈間天蓋部の4ヵ所からエントレインメントを行うと，不整脈の機序と回路を迅速に特定できる．マクロリエントリー心房頻拍のアブレーション治療戦略は，回路で最も狭い部位，または最も影響を受けやすい部位を線状に焼灼することである．このような部位は，遅延伝導を反映して複数の成分がみられる，長い間興奮している，低電位で割れている，などの特徴を持っている．線状焼灼のラインは解剖学的障壁と瘢痕の間に引かなければならず，たとえば心房切開後の右房自由壁を回るマクロリエントリー心房頻拍では瘢痕下部と下大静脈を線状につなぎ，僧帽弁輪を回る

mitral flutter では僧帽弁輪と左下大静脈や，時には右または左上大静脈を線状につなぐ．通常型心房粗動も合併することが多いため，CTI アブレーションも同時に行うことが多い．そして通常型心房粗動の際と同様に，エンドポイントは線状焼灼部位の両側で両方向性ブロックを作ることである．この方法により，右房自由壁側の MRAT では中期的には粗動の再発はみられない[69]．

6 心房細動

心房細動のカテーテルアブレーションは広範囲に及び，単回手技での成功率は多くの上室頻拍より低いため，その適応は上室頻拍に比して保守的である．今のところ有症候性の心房細動に対しては，アブレーションを行う前に，少なくとも1剤以上の薬剤を試すべきであると推奨されているが[70]，手技の進歩，そして有効性の改善に伴いカテーテルアブレーションの適応はより早期に，そしてより幅広い症例へと広がっている．ただし，心房細動のアブレーションにより脳梗塞や死亡率に関して長期的なメリットがあるかどうかは，現在行われている大規模な無作為化試験の焦点である．

ヒトの心房細動は100年以上研究がなされているにもかかわらず，その複雑性と機序についてはいまだ完全には理解されていない．このことが技術的には大きな進歩がみられているにもかかわらず，成功率の高い，画一化された治療術式が確立できない一因となっている．近年の心房細動に対するカテーテルアブレーション治療は，1990年代後半に Haissaguerre らにより肺静脈筋束からの撃発活動が一過性心房細動発生の機序となっていることが発見されたことに端を発している[71]．そこから15年，心房細動のカテーテルアブレーションでこれら撃発活動をなくすことは依然不可欠である．当初はこれら撃発活動を肺静脈の奥深くでマッピングしてアブレーションを行っていたが，肺静脈狭窄を高頻度に起こしていた．そこで肺静脈前庭部で電気的隔離することにより，この合併症は劇的

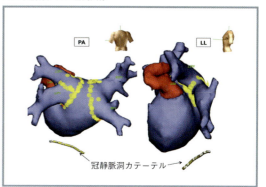

【図39-6】肺静脈前庭部隔離の際に焼灼する部位の例

二方向からの電気解剖学的マップで，黄色のタグが付いた前庭部は肺静脈流入部の外側を囲んでいるのがわかる．この症例では，左肺静脈両方向ブロック作成にはcarina（上下肺静脈間領域）への焼灼が必要であった．右肺静脈隔離の際にはcarinaへの焼灼は必要なかった．

PA：後前像，LL：左側面像

に減少した（図39-6）[72,73]．

肺静脈隔離（pulmonary vein isolation：PVI）は鎮静または全身麻酔下で行われているが，最近の無作為化試験では後者のほうが治療成績は良かったと報告されている[9]．これはおそらくカテーテルの安定性が増すためと思われる．多くの術者は術前に種々の画像を撮影し，EAMシステムでその画像を統合して解剖の理解を深めたり，透視時間を減らしたりするのに役立てている[74]．ICE もこの点で有用である[8]．治療域下でワルファリン［新規経口抗凝固薬（novel oral anticoagulant：NOAC）についての見解は現時点ではまだ定まっていない］を使用する，未分画ヘパリンを活性凝固時間（ACT）＞350秒，著明な左房拡大やモヤモヤエコーがみられれば＞400秒を目標に投与していく，ロングシースから持続的な灌流を行うなどの手技により，術中の血栓症リスクは最小限に抑えられる．心房中隔穿刺後に左房内にシースを2本挿入し，そこから肺静脈電位を記録するためにリング状のカテーテルとイリゲーションカテーテルを各々留置する．次に左房（特に肺静脈）の三次元画像を術前に撮影しておいたCTやMRI

の画像と統合し，肺静脈基部を円形または楕円形に point-by-point に低エネルギーで焼灼していく．その際，食道温度モニタリングを行い，食道が近い後壁側を焼灼する際はエコー下で直接画像を確かめながら焼灼していく．右肺静脈前側を焼灼する際は横隔神経損傷をきたすことがあるので，焼灼部位を決める前には常にペーシングにより横隔神経刺激が出る部位を特定し，アブレーションによる損傷リスクを避けるべきである．クライオアブレーションやレーザーバルーンアブレーションなど，バルーンを使った新しいデバイスも開発されている[75]．PVIのエンドポイントは肺静脈口での両方向ブロックであり[76]，しばらく時間をおいたりイソプロテレノールやアデノシンを使用したりしても伝導がみられないことが理想である[77]．ほぼ全員が肺静脈を隔離された状態で検査室を出るが，30％の患者に再発がみられ，初回手技後の遠隔期成績では7％/年の再発リスクが報告されている[78]．心房細動再発の機序は基本的には心房と肺静脈間との再伝導であり，再度のPVIのみで治療効果がある[79]．

　持続性心房細動は一過性心房細動に比して電気的により複雑な現象であり，心房細動が持続しやすくなるような基質がより多くできている「「心房細動が心房細動を引き起こす」（AF begets AF）」．初期にはイオンチャネルのリモデリングから不応期および伝導能が変化し，続いて心房拡大や心房全体の線維化が進んでいく．部分肺静脈隔離により肺静脈のトリガーだけをなくす方法は，一過性心房細動に対する同手技と比較すると成功率は低くなる[80]．しかしながら前庭部での隔離は，いくつかの研究では持続性心房細動に対しても一定の有効性を示しており，おそらくより近位部の心房筋も隔離することで基質を修飾しているからと思われる[81]．多くの施設では，持続性心房細動アブレーション時には一過性心房細動のアブレーション時より追加の手技を加えている．これにはCFAE（complex fractionated atrial electrogram）の焼灼，僧帽弁輪峡部や左房天蓋部の線状焼灼，上大静脈の隔離，自律神経節アブレーション，そして最近ではローターマッピングやローターアブレーションなどが含まれる．これらの手技をいくつか組み合わせている施設が多いが，どのアプローチが良いかについての系統立ったデータはない．ただし，どの心房細動のアブレーション法においても何より重要なのは確実なPVIであるとの見解は一致している．

　心房細動のアブレーションが世界に広がり知見が深まるにしたがって，合併症は減少し，より理解されるようになった．近々の世界の多施設からの報告では，大きな合併症は4.5％と言われている[82]．最も恐れるべき合併症は脳卒中と心房-食道瘻（この原因は食道と左房後壁が近接していることによる）で，合併症予防のために抗凝固や焼灼部位に細心の注意を払うべきである．注目すべきは，若年で心奇形がない一過性心房細動症例では大きい合併症は非常にまれだということである[83,84]．

7 心室頻拍

　ここ40年で心室頻拍の管理は飛躍的に向上したが，これはその分類，経過，機序，そして病因への理解が深まったことが礎となっている．心室頻拍は器質的心疾患に伴って起こることが多く，場合によっては心臓突然死を引き起こす．

A 心室頻拍に対するアブレーションの適応

［1］植込み型除細動器（ICD）のショックとストーム（storm）

　瘢痕関連の心室頻拍症例では，多くの症例でもともと植込み型除細動器（implantable cardioverter defibrillator：ICD）が植込まれており，この場合アブレーションの適応はICDの頻回適切作動である．ICDのショックを減らしたりなくしたりすることが報告されており，主なカテーテルアブレーションの適応は抗不整脈薬を使っているにもかかわらず頻回のICD適切作動が起こる場合である．しかし，ICDのショック予防のためにより早期にカテーテルアブレーションを行うべきだとするエビデンスが増えている[85,86]．24時間以内に3回以上ショックが

あることを electrical storm と呼び，抗不整脈薬，挿管，十分な鎮静，そしていくつかの症例では胸部硬膜外ブロックや星状神経節切除により神経修飾を施行するとともに，カテーテルアブレーションも治療上，重要な選択肢である[87]．Carbucicchio らの報告によれば，95 例のVT storm 患者を治療し，全症例で急性期には不整脈を抑えることができ，平均 22 ヵ月の経過観察中も 92％の患者では electrical storm が再発せず，66％では心室頻拍が起きなかった[87]．これらの結果にもかかわらず，瘢痕関連の心室頻拍ではアミオダロンを内服し，ICDショックが頻回になるまでアブレーションが考慮されることはなく，最近の報告でも 58％もの症例で心室頻拍アブレーションの適応はelectrical storm であった[88]．

［2］持続性単形性心室頻拍

瘢痕関連の持続性単形性心室頻拍は，ICD 植込み前の時期にもアブレーションできる．異論もあり無作為化研究での検証はされていないが，血行動態的に忍容性があり，境界がはっきりした心筋梗塞で心収縮能が保たれている症例は予後が十分に良いため，ICD を植込まないでアブレーションのみで十分であるという人もいる[89]．

特発性心室頻拍は器質的な心疾患がないかぎり予後良好であり，ICD を植込まないでアブレーション治療や内服治療のみで治療が完了する．カテーテルアブレーションは器質的心疾患を認めないときはその成功率の高さ，合併症の少なさから第一選択となっている[90]．

［3］多形性心室頻拍と心室細動

多形性心室頻拍や心室細動症例では単一波形の心室期外収縮がきっかけとなっていることがあり，これらは Purkinje 線維や右室の動脈円錐部を起源としていることが多い．このように局所からのトリガーから多形性心室頻拍や心室細動が起きるのは，冠動脈疾患[91]やチャネル病[92]，特発性心室細動[93]などを有する症例で報告されている．これらトリガーの起源をマッピング，アブレーションすることで，多形性心室頻拍や心室細動の再発を急性期だけでなく長期的にも予防することができる[94]．

［4］有症候性の心室期外収縮と期外収縮に起因する心筋症

異所性心室興奮は一般的には予後良好な現象だが，患者によっては症状が強く出て，薬剤が効きにくいことがある．そのような場合，症状をとるために心室期外収縮をターゲットとしたアブレーションを行うことがある．また，次に述べる 2 つの状況では予後改善のために心室期外収縮のアブレーションが考慮される．1 つ目は心室期外収縮が前述のように心室細動のトリガーとなっている場合で，2 つ目は心室期外収縮が可逆性の心筋症の原因と考えられる場合である[95]．異所性心室興奮による心筋症の機序としては，心筋細胞のカルシウムの過負荷（この機序は頻拍誘発性心筋症と同様である），血行動態のうえで徐脈となること，心室の同期不全などが考えられているが，決定的なものは不明である．心室期外収縮が頻発する症例ではカテーテルアブレーションを行うと心収縮能が改善し，心筋症も改善することがある[95,96]．

Ⓑ 術前の心室頻拍の起源予測

心室頻拍のアブレーションの治療戦略を立てるうえで心電図をとることの有用性はいくら言っても言い足りない．この際に 3 つの重要な点がある．第 1 に，可能なら心室頻拍中の心電図が手に入ると，局所から出る特発性心室頻拍の起源[97]や瘢痕依存性心室頻拍の瘢痕からの出口[98]を推測するうえで重要な補助となる．これらの詳細については他書を参照されたい[6]．第 2 に，洞調律中の心電図は，心筋梗塞を起こした部位，非虚血性の拡張型心筋症では典型的には心基部の基質[99]，不整脈原性右室心筋症ではイプシロン波，頭頂ブロックや前胸部誘導における T 波の陰転化[100]など，心室頻拍の基質となるような異常所見が見つかることがある．第 3 に，ICD が植込まれている症例では心室頻拍は心電図をとる前に速やかに止められてしまうので，その際に記録されている心内心電図が 12 誘導の代わりとして有用であり，ペースマッピングにも使えることである[101]．

C 周術期の画像

心室頻拍アブレーションの知見が増すにつれて、心室頻拍の病因、起源を知るうえで心臓解剖の正常と異常の理解の重要性が増し、アブレーション時の中心的な役割となっている。術前の心エコー、MRI[102]、CTやPET[103]などで左室の瘢痕化している画像を得ることは、手技の計画やアブレーションのターゲットを推定するうえで重要である。現在のマッピングシステムでは術前の画像を仮想的にリアルタイムにシステム上に統合することができ、心室頻拍の起源をより正確に診断できるようになった[104]。

これら術前に撮影された画像は有用であるものの、本当のリアルタイム画像を映し出していない。この問題の解決のために使われるのがICEであり、リアルタイムに詳細な解剖学的情報、心腔内でのカテーテル操作の視覚化、透視時間の減少、必要なときには心房中隔穿刺や心外膜穿刺の補助、カテーテルと組織のコンタクト、焼灼範囲のモニタリングをすることができ、血栓形成やスチームポップ（steam pop）現象、心タンポナーデなどの合併症を早期に検出できる[105]。また、拡張型心筋症例では心外膜起源の心室頻拍をアブレーションする際に基質を特定したり[106]、乳頭筋などの心内膜側心室頻拍の起源をアブレーションする際の位置決めの補助となったりし得る[107]。

D 左室心内膜側へのアプローチと抗凝固

左室心内膜側へのアプローチ法として経大動脈的逆行性アプローチと経心房中隔的アプローチがあるが、前者のほうがカテーテル操作が行いやすいため用いられることが多い。しかし、どちらにするかは動脈硬化や大動脈弁石灰化など塞栓症のリスクとの兼ね合いで決められる。他に、大動脈弁や僧帽弁に人工弁が使われているか、心室頻拍の起源が左室のどこにありそうかなども考慮に入れられる。中隔基部起源であるならば経中隔的アプローチが、一方で側壁基部起源であるなら経大動脈的に逆行性にアプローチしたほうがカテーテルは目標部位にアプ

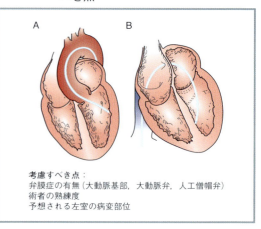

【図39-7】左室心内膜側をアブレーションする際に、逆行性（A）または経中隔的（B）にアプローチを選択するときに考慮すべき点

ローチしやすい（図39-7）。どちらのアプローチを使っても血栓形成予防のために抗凝固療法は重要であり、ACTは少なくとも250〜300秒に保ち、経中隔的アプローチの際にロングシースを使う場合はより長く保つことが望ましい。

E 心室頻拍のマッピング法

［1］コンベンショナルマッピング（conventional mapping）

特発性、瘢痕依存性のいずれの心室頻拍であれ、アブレーションできるかどうかはマッピングを正確に行い、頻拍を引き起こす回路の局在を明らかにできるかにかかっている。持続性心室頻拍中に血行動態が耐え得るなら、アクティベーションマッピングで特発性心室頻拍のブレイクアウト部を見つけることができる。これら不整脈は誘発が困難なことがあり、鎮静や局所麻酔は最小限にし、20μg/minと高用量のイソプロテレノールが必要となることもある。一般的に局所起源の心室頻拍では、最早期興奮電位は10〜60 msecほど体表面のQRSに先行している[108]。一方、瘢痕依存性の心室頻拍の場合、心室頻拍持続に不可欠な部位では頻拍中に収縮前よりむしろ拡張中期に電位がみられ、持続する旋回路が形成されていることがわか

る[109]．洞調律下にいろいろな部位から刺激を加え，心室頻拍中のQRS波形と似ていると心室頻拍持続に必要な部位に近いことがわかる[110]．特発性心室頻拍の場合，線維化がなく均質な心筋細胞であり，心室頻拍中の興奮は局所から派生しているため，一点からのペーシング刺激による興奮とQRS波形は似ており，その有用性は高くなる．アクティベーションマッピングでもペースマッピングでも局所からの心室頻拍を治療する際は同様の治療成績である[111]．瘢痕関連の心室頻拍の場合，刺激によるQRS波形が類似することは瘢痕からの出口を見つけるうえで有用であり，さらに刺激−QRS間隔が長ければ回路上の遅延伝導のより上流にあることが推測される[112]．

　血行動態に忍容性がある瘢痕関連旋回性心室頻拍では，できればエントレインメントマッピングを行うことが好ましく，こうすることでアブレーションにより回路を途絶させられる部位を含め，回路維持に重要な部位を見つけることができる．エントレインメントマッピングは，ペーシングによる興奮波が不整脈の回路（今回の例では瘢痕関連心室頻拍）とどのように関わっているか解釈できるかにかかっている．エントレインメントを行うことで，（ⅰ）心室頻拍がリエントリーによるものか，（ⅱ）アブレーションカテーテルが心室頻拍の回路に近いか，（ⅲ）カテーテルはアブレーションで回路を途絶できるような拡張期に伝導を示す峡部にあるか，がわかる．ここでエントレインメントの詳細について記述することは本書の趣旨から逸れるので，他の書籍をみてほしい[113]．

F マッピングができない心室頻拍のアブレーション

　心室頻拍は誘発できない，血行動態が耐えられない，自然に停止してしまう，非持続性である，波形や周期が均一でない，といった理由によりマッピングできないことがある．多くの患者はいくらかのマッピングできない心室頻拍を有しており，確実にマッピングできる心室頻拍はおよそ1/3の症例にしかないと言われている[114]．このような場合，古典的なアクティベーションおよびエントレインメントマッピングはうまくいかない．そこで，外科的な心室頻拍アブレーションや心内膜下の瘢痕切除術を行うと90％以上の症例で心室頻拍の再発抑制ができたという事実を基に，洞調律下に心室頻拍の回路の足跡を見つける方法が開発された[115]．Marchlinskiらは，同手法で瘢痕奥深くにあるマッピングできない心室頻拍の回路を洞調律下にカテーテルアブレーションで修飾する方法を報告した[116]．

　この方法は心筋の瘢痕部位を正確に見つけることが重要で，磁場や電気インピーダンスを基に三角測量でカテーテルの位置を三次元空間に映し出すEAMにより，この作業は容易になった．各点に動かしながら得られた電位情報を基に，色を付けて洞調律中のサブストレートマップ[116]や心室頻拍中のアクティベーションマップ[117]を作成していく．洞調律下では，双極電位で0.5 mV未満は緻密瘢痕，0.5〜1.5 mVは斑状瘢痕に相当し，境界部でみられることが多い[116]（図39-8）．緻密瘢痕部位は電気的に興奮しないこと[118]や周辺の瘢痕領域より電位が低いこと[119]などからも特定できる．基質のマッピングに続いて瘢痕内でペースマッピングを行い，アブレーションのターゲットは，良好なペースマップが得られ，刺激−QRS間隔が長く，洞調律中に遅延電位がみられる部位である[120]．洞調律中の遅延電位は心室頻拍中の拡張中期の伝導路を表していることがあるが，大部分はバイスタンダーな部位である．すべての心室頻拍が出なくなるように最大限基質を修飾するには，広範なアブレーションが必要になることが多い．マグネティックナビゲーションなど遠隔操作を使った技術がこの際に有用となる[121]．マッピングできない心室頻拍は多電極アレイを用いてノンコンタクトマッピングできることもあり，理論上は1拍だけで心室頻拍回路のターゲットがわかるが，長期成績の定まった見解は出ていない[122]．

【図 39-8】
A 図と B 図は不整脈原性右室心筋症例の心内膜および心外膜のボルテージマップで，紫色の部位は正常な電位高を表している．一般的にみられるように心内膜側では心基部弁輪側に病変が存在し，左室にも予想に反することなく斑状の病変がみられた．心外膜側では瘢痕部はより広範囲にみられ，黒点に示される部位では孤立した遅延電位（isolated late potential：ILP）がみられた．臨床的な心室頻拍は心外膜側の瘢痕部境界を出口としており，冠動脈造影で右冠動脈および右縁枝と離れていることを確認したのち，同部位へのアブレーションにより治療は成功した．

LV：左室，RV：右室，PV：肺静脈，MV：僧帽弁，TV：三尖弁

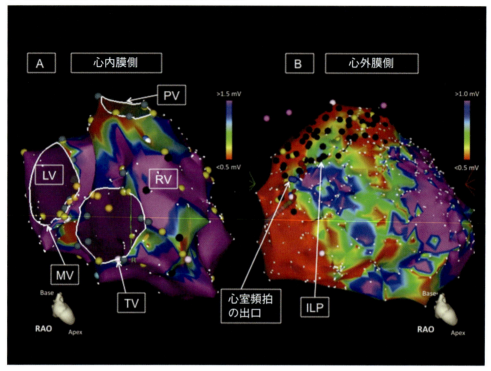

G 心外膜へのアクセスおよびアブレーション

　心室頻拍に関わる最早期興奮ブレイクアウト部や，回路を形成する部位などいくつかの重要な部位は心外膜に局在している．Tuohy 針を使った経皮的心外膜穿刺および心外膜のターゲットをアブレーションする方法は Sosa らによって報告されており，それについては別項を参照されたい[11]（第 38 章も参照）．経皮的心外膜穿刺に伴うリスクには，右室穿孔，心外膜腔や腹腔内出血のほか，心外膜炎や以前の手術の影響で心外膜へアプローチできない，などがある[12]．心外膜アブレーションに特異的な合併症は冠動脈損傷[123]や横隔神経損傷などである．アブレーション予定部位が同組織に近い場合，横隔神経損傷については心外膜腔を空気または生理食塩水で満たしたり心膜腔内で風船を膨らませたりすることで壁側心膜を心外膜から離すことで予防できる[124]．ただし，心囊腔内を空気で満たすと除細動や速い心室頻拍を停止するのに必要なエネルギーが劇的に増加するので注意が必要である．

8 特発性心室頻拍

A 流出路起源の心室頻拍

　局所からの特発性心室頻拍は右室流出路（RVOT）心内膜側を起源としていることが多く[108]，anteroseptal corner と呼ばれている（実

【図 39-9】
A 図に Valsalva 洞の右冠尖（RCC），左冠尖（LCC）交連部を起源とする心室期外収縮の体表面心電図の典型例を示す．移行帯が早期にみられ，左脚ブロックパターン下方軸を示し，V1 誘導で初期 Q 波成分にノッチがみられる（矢印）．B 図には大動脈弁を通り，左室内に留置されたカテーテルの X 線透視像を示す．C 図の心腔内エコー（ICE）でもわかるように，カテーテルが伸びようとする力が加わることで，LCC/RCC 交連部で先端の良好な安定性が得られている．同部位での局所電位は体表面心電図に 48 msec 先行しており，同部位への限局的な通電で速やかに二段脈はみられなくなり，経過観察中も再発はみられない．

RVOT：右室流出路

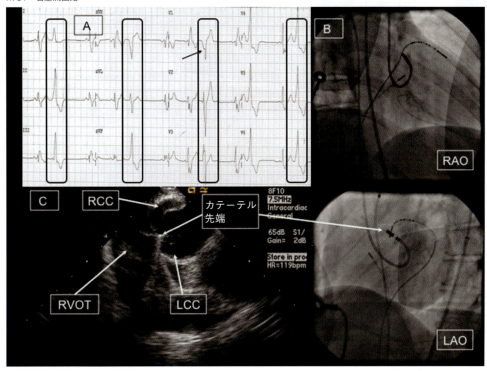

際には大動脈の対側にあり，心室中隔にあるわけではない）．通常はアクティベーションマップとペースマップ，さらには EAM も併せてマッピングを行う．同部からの心室頻拍は左脚ブロックパターンかつ下方軸を示し，aVL 誘導で陰性，前胸部誘導の移行帯は V4 かそれ以後であることが多い．心室頻拍の起源が RVOT の自由壁であることを示唆する所見として，広い QRS 幅，移行帯がより後方にある，そして下壁誘導の下行脚にノッチがみられる，などがある[97]．移行帯が早く現れる場合，RVOT 以外の起源を示唆し[125]，最近では洞調律時と心室頻拍時で移行帯を比較して左側起源かを予測する方法の精度が高いと報告されている[126]．アブレーションがうまくいく部位では，高周波通電中に頻拍が停止する前に一過性に加速する現象がみられることがある．

RVOT 以外の局所からの心室頻拍では，肺動脈や His 束近傍が好発部位として知られている．前者は，RVOT からの心室頻拍アブレーションの際には造影や ICE を使って肺動脈弁の部位を特定できないことがほとんどなので，その頻度が過小評価されている可能性がある[127]．His 束近傍起源の場合，肺動脈弁からみて下方にあるため aVL で陽性成分がみられ，アブレーション時に房室ブロックがみられるの

Section VII *Interventional Techniques*

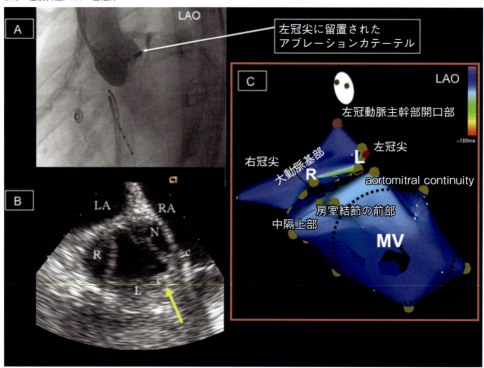

【図 39-10】 Valsalva 洞左冠尖を起源とする心室期外収縮のアブレーション
冠動脈造影（A），心腔内エコー（B），電気解剖学的マッピング（C）を合わせることで，左冠動脈主幹部への損傷を最小限にする方法を示している．
LAO：左前斜位，MV：僧帽弁

は特筆すべきことである[128]．

左側起源の場合，流出路心室頻拍はValsalva洞[129]（図39-9），僧帽弁輪[130]，aortomitral continuity[131]，そして冠静脈系といった心外膜側[132]など，種々の場所が起源となる．一般的に左室流出路起源と呼ばれているものの，同部位は僧帽弁と大動脈弁が横に並んでいるため動脈円錐が存在しないため，厳密には流出路ではない．最近の報告では，これらの心室頻拍はすべて左室入口部周辺に病因があり，種々の周辺構造物へ preferential conduction を出していると言われている[133]．冠動脈損傷を避けるために，大動脈弁尖，心外膜，心外膜側にある冠静脈でアブレーションする際は冠動脈との位置関係に細心の注意を払わなければならない（図39-10）．

ⓑ 流出路起源以外の局所からの心室頻拍

局所からの特発性心室頻拍のうち，流出路以外の起源として僧帽弁や三尖弁の乳頭筋[107, 134, 135]，僧帽弁輪および三尖弁輪後側[136, 137]，心尖部[138]，心外膜クルックス（epicardial crux）[139] などがある．これらを起源とする場合はQRS波が下方軸を示さず，PVCが頻発していたり非持続性心室心拍が続いたりといった撃発活動を疑わせる所見がみられる．繰り返しになるが，これらのマッピング，アブレーションがうまくいくかどうかは体表面心電図を正しく評価できるかにかかっている．ICEはリアルタイム画像を得ながら，場合によってはEAMにその画像を投影できるので，アブレーションに有用であり，特に心腔内の乳頭筋など他のモダリティでは描出不可能な構造物も，ICEでは正確な位置を描出できる．

ⓒ 束枝ブロック

特発性心室頻拍のうち，心室中隔起源の心室

頻拍やベラパミル感受性心室頻拍として知られる心室頻拍だけが限局性でなくリエントリーを原因とする[140]．QRS 幅は比較的狭く，右脚ブロックパターンで上方軸を示すことがほとんどである．Purkinje 線維が傷ついて旋回路の出力端に，そして後肢（まれながら前枝）が入力端になっている．ベラパミル投与によりこの心室頻拍は速やかに停止させられるが（しばしば，上室頻拍が治療されたと勘違いされているが），長期のベラパミルの経口内服の治療効果は限定的であるため，カテーテルアブレーションで中隔の異常な Purkinje 組織をターゲットにして根治が望める．

9 瘢痕依存性心室頻拍

A 梗塞後心室頻拍および虚血性心筋症

陳旧性心筋梗塞症例の単形性心室頻拍はほとんどの場合，瘢痕に関連するリエントリーが機序である[109]．緻密瘢痕内を走行する心筋線維の残存束枝が心室頻拍中に他から隔離された拡張期の伝導路になり，瘢痕からの出口がどこかにより QRS 波形が決まる．心室頻拍が持続するためには大きな梗塞領域が必要で[141]，しばしば瘤化している．このように梗塞後に心室頻拍を認める症例は，進行した器質的心疾患では一次予防のため，その他の例では二次予防のために ICD 植込みの適応となる．カテーテルアブレーションの適応になる最多の原因は抗不整脈薬の使用にもかかわらず ICD が頻回に作動することであり，治療により劇的に QOL が改善する[142]．

梗塞後心室頻拍を認める症例の瘢痕化した心室は通常 2 つ以上の回路を形成でき，いくつもの QRS 波形を認めることが多い．心収縮能が低下している症例では誘発される心室頻拍中は血行動態が維持できず[114]，アクティベーションマッピングやエントレインメントマッピングといった古典的な方法が試せない．外科的手術を参考にしたサブストレートマッピングやアブレーション技術の向上が近年の心室頻拍のアブレーションの基礎となっている[116]．EAM による瘢痕領域の特定は心室頻拍のマッピングの可否にかかわらず，アブレーションの治療戦略を考えるうえで必須の手技となっている．始めにサブストレートマッピング中の独立した遅延電位，電導遅延部位，良好なペースマップが得られる部位とともに，電気的興奮を示さない瘢痕部位を特定する．続いて，誘発される心室頻拍の原因と思われる部位を，瘢痕部でも高出力が得られるイリゲーションカテーテルでアブレーションし，焼灼範囲を広く深くする．現在受け入れられている手技上のエンドポイントは，限界はあるものの心室頻拍の非誘発である．多施設からのデータでは臨床上みられる心室頻拍は 81% の症例でなくなり，中期的な観察期間中も再発頻度は著減する[114]．最近の無作為化試験では心筋梗塞後の患者に ICD を植込む際，予防的に基質に基づき心室頻拍のアブレーションを行うと ICD の適切作動が 2/3 減少できると報告されている[85]．

B 非虚血性拡張型心筋症

拡張型心筋症例では単形性心室頻拍は通常みられないが，みられる場合はやはり瘢痕依存性のリエントリーが機序として第一に考えられる[143]．拡張型心筋症の瘢痕は弁輪部，特に左室の側壁基部[144]や心室中隔[145]などにみられることが多い．心外膜側に病変が及ぶとアブレーションは困難になるが，誘発されるすべての心室頻拍と基質を修飾することで心室頻拍の再発は 71% の症例で抑制できる[146]．

C 脚枝間リエントリー

拡張型心筋症例で見落としてはならないのは脚枝間リエントリーによる心室頻拍である．左脚ブロック型の非常に速い頻拍が通常みられ，His-Purkinje 系のびまん性の伝導障害が原因となる．最もよくみられる脚枝間リエントリーの形態は右脚を順行性に，左脚を逆行性に回旋するパターンである．これにより QRS 波形は左脚ブロックパターンとなり，洞調律中にも同様の波形がみられることがあり，洞調律中の不完

全左脚ブロックもよくみられる．左脚前枝と後肢の間の束枝間リエントリーも拡張型心筋症例やHis-Purkinje系を傷害する疾患でみられる．これらの頻拍で大きなリエントリー回路が確認されれば，通常は右脚や左脚を逆行性に入っていく端で通電することで良好な治療成績が得られる．脚枝間リエントリーの心室頻拍を認める症例では，他の心筋梗塞に伴う心室頻拍や心室細動を起こすリスクを伴っているため，ICDの植込みは治療後も推奨される[147]．

D 他の非虚血性心筋症

種々の非虚血性心筋症が単形性心室頻拍の原因となり，カテーテルアブレーションはどのような場合でも有用な治療戦略となることが報告されている．

不整脈原性右室心筋症では，治療効果を上げるうえで心内膜，心外膜両側からの基質の積極的なアブレーションが重要であることが明らかになってきた．こうすることにより中期的に80％以上の患者が心室頻拍を再発することなく過ごせる[148]．心外膜アブレーションの必要性は病態の進行度合いにより決まり，肥大型心筋症[149]やChagas病[11]などでも同様にみられる．

最近の報告ではカテーテルアブレーションは先天性心疾患でも有用であり，特にFallot四徴症に対する修復術後の患者においては心室切開術痕および心室中隔のパッチと隣接する弁輪構造物の間にはっきりとした解剖学的峡部が存在する[150]．Zeppenfeldらはアブレーションにより91％の治療成功率が得られると報告している．それに比してサルコイドーシスはびまん性かつ進行性，そしてしばしば心筋中層に基質が存在するためアブレーションのターゲットとしてはより厳しい挑戦となり，短期的にはVT stormは抑えられるが，長期的な予後については限定的である[151]．弁置換術や心室形成術後のカテーテルアブレーションもまだ知見は限られているが，効果的と考えられる[152,153]．

10 多形性心室頻拍と心室細動

多形性心室頻拍に対してアブレーションの適応がある症例は，特発性であれ器質的心疾患であれ，トリガーとなる心室期外収縮がみられ，その波形がPurkinje系を起源と想定されるような比較的幅が狭く，急峻なQRS波形が常にみられる場合である．このような症例では心室期外収縮に10〜150 msec先行するPurkinje様の電位をマッピングしていくのが定石である[93]．心室期外収縮を完全になくすことがエンドポイントであり，長期的にも再発は非常に少ない[94]．これらのPurkinje関連起源の撃発活動は，心筋梗塞の境界領域[91]や右室漏斗部[92]など左右いずれの心室からも起こり得る．近年，NadamaneeらはBrugada症候群において心室細動の基質が右室漏斗部の心外膜側にあることを報告した[154]．同部位をアブレーションすることにより20ヵ月のフォローアップの間，特徴的な心電図が正常化したのみならず，心室細動の再発もなくすことができた[154]．

11 結語

Interventional EPは不整脈の問題を解き明かすために検査デバイスが進歩したことにより，診断さらには治療ができるサブスペシャリティへと成長した．その進歩は目覚ましく，新たな不整脈の機序，および治療ターゲットが絶えず特定されている．現在は複雑な心房細動や心室頻拍を呈する器質的心疾患に対するアブレーションをより安全に，効果が高く行えるように改良され，近い将来その成功率が上室頻拍や特発性心室頻拍のアブレーションの成功率と同等になることが期待される．

（山形研一郎）

文献

1. Scheinman MM, Morady F, Hess DS, Gonzalez R. Catheter-induced ablation of the atrioventricular junction to control refractory supraventricular arrhythmias. JAMA 1982;248:851–855.
2. Epstein AE, DiMarco JP, Ellenbogen KA, et al. ACC/AHA/HRS 2008 Guidelines for Device-Based Therapy of Cardiac Rhythm Abnormalities: a report of the American College of Cardiology/American Heart Association Task Force on Practice Guidelines (Writing Committee to Revise the ACC/AHA/NASPE 2002 Guideline Update for Implantation of Cardiac Pacemakers and Antiarrhythmia Devices): developed in collaboration with the American Association for Thoracic Surgery and Society of Thoracic Surgeons. Circulation 2008;117:e350–e408.
3. Kistler PM, Roberts-Thomson KC, Haqqani HM, et al. P-wave morphology in focal atrial tachycardia: development of an algorithm to predict the anatomic site of origin. J Am Coll Cardiol 2006;48:1010–1017.
4. Medi C, Kalman JM. Prediction of the atrial flutter circuit location from the surface electrocardiogram. Europace 2008;10:786–796.
5. Arruda MS, McClelland JH, Wang X, et al. Development and validation of an ECG algorithm for identifying accessory pathway ablation site in Wolff-Parkinson-White syndrome. J Cardiovasc Electrophysiol 1998;9:2–12.
6. Haqqani HM, Morton JB, Kalman JM. Using the 12-lead ECG to localize the origin of atrial and ventricular tachycardias: part 2—ventricular tachycardia. J Cardiovasc Electrophysiol 2009;20:825–832.
7. Lin D, Kramer CM. Late gadolinium-enhanced cardiac magnetic resonance. Curr Cardiol Rep 2008;10:72–78.
8. Ren JF, Marchlinski FE. Utility of intracardiac echocardiography in left heart ablation for tachyarrhythmias. Echocardiography 2007;24:533–540.
9. Di Biase L, Conti S, Mohanty P, et al. General anesthesia reduces the prevalence of pulmonary vein reconnection during repeat ablation when compared with conscious sedation: results from a randomized study. Heart Rhythm 2011;8:368–372.
10. Miller MA, Dukkipati SR, Mittnacht AJ, et al. Activation and entrainment mapping of hemodynamically unstable ventricular tachycardia using a percutaneous left ventricular assist device. J Am Coll Cardiol 2011;58:1363–1371.
11. Sosa E, Scanavacca M, d'Avila A, Pilleggi F. A new technique to perform epicardial mapping in the electrophysiology laboratory. J Cardiovasc Electrophysiol 1996;7:531–536.
12. Roberts-Thomson KC, Seiler J, Steven D, et al. Percutaneous access of the epicardial space for mapping ventricular and supraventricular arrhythmias in patients with and without prior cardiac surgery. J Cardiovasc Electrophysiol 2010;21:406–411.
13. Huang SK, Bharati S, Graham AR, Lev M, Marcus FI, Odell RC. Closed chest catheter desiccation of the atrioventricular junction using radiofrequency energy—a new method of catheter ablation. J Am Coll Cardiol 1987;9:349–358.
14. Haines D. Biophysics of ablation: application to technology. J Cardiovasc Electrophysiol 2004;15:S2–S11.
15. Yokoyama K, Nakagawa H, Wittkampf FH, Pitha JV, Lazzara R, Jackman WM. Comparison of electrode cooling between internal and open irrigation in radiofrequency ablation lesion depth and incidence of thrombus and steam pop. Circulation 2006;113:11–19.
16. Friedman PL, Dubuc M, Green MS, et al. Catheter cryoablation of supraventricular tachycardia: results of the multicenter prospective "frosty" trial. Heart Rhythm 2004;1:129–138.
17. Chun KR, Schmidt B, Metzner A, et al. The "single big cryoballoon" technique for acute pulmonary vein isolation in patients with paroxysmal atrial fibrillation: a prospective observational single centre study. Eur Heart J 2009;30:699–709.
18. Sacher F, Sobieszczyk P, Tedrow U, et al. Transcoronary ethanol ventricular tachycardia ablation in the modern electrophysiology era. Heart Rhythm 2008;5:62–68.
19. Porter MJ, Morton JB, Denman R, et al. Influence of age and gender on the mechanism of supraventricular tachycardia. Heart Rhythm 2004;1:393–396.
20. Morady F. Catheter ablation of supraventricular arrhythmias: state of the art. J Cardiovasc Electrophysiol 2004;15:124–139.
21. Bohnen M, Stevenson WG, Tedrow UB, et al. Incidence and predictors of major complications from contemporary catheter ablation to treat cardiac arrhythmias. Heart Rhythm 2011;8:1661–1666.
22. Blomstrom-Lundqvist C, Scheinman MM, Aliot EM, et al. ACC/AHA/ESC guidelines for the management of patients with supraventricular arrhythmias—executive summary: a report of the American College of Cardiology/American Heart Association Task Force on Practice Guidelines and the European Society of Cardiology Committee for Practice Guidelines (Writing Committee to Develop Guidelines for the Management of Patients With Supraventricular Arrhythmias). Circulation 2003;108:1871–1909.
23. Feldman A, Voskoboinik A, Kumar S, et al. Predictors of acute and long-term success of slow pathway ablation for atrioventricular nodal reentrant tachycardia: a single center series of 1,419 consecutive patients. Pacing Clin Electrophysiol 2011;34:927–933.
24. Ross DL, Johnson DC, Denniss AR, Cooper MJ, Richards DA, Uther JB. Curative surgery for atrioventricular junctional ("AV nodal") reentrant tachycardia. J Am Coll Cardiol 1985;6:1383–1392.
25. Jackman WM, Beckman KJ, McClelland JH, et al. Treatment of supraventricular tachycardia due to atrioventricular nodal reentry, by radiofrequency catheter ablation of slow-pathway conduction. N Engl J Med 1992;327:313–318.
26. McGuire MA, Bourke JP, Robotin MC, et al. High resolution mapping of Koch's triangle using sixty electrodes in humans with atrioventricular junctional (AV nodal) reentrant tachycardia. Circulation 1993;88:2315–2328.
27. McGuire MA, de Bakker JM, Vermeulen JT, Opthof T, Becker AE, Janse MJ. Origin and significance of double potentials near the atrioventricular node. Correlation of extracellular potentials, intracellular potentials, and histology. Circulation 1994;89:2351–2360.
28. Jentzer JH, Goyal R, Williamson BD, et al. Analysis of junctional ectopy during radiofrequency ablation of the slow pathway in patients with atrioventricular nodal reentrant tachycardia. Circulation 1994;90:2820–2826.
29. Hoffmann BA, Brachmann J, Andresen D, et al. Ablation of atrioventricular nodal reentrant tachycardia in the elderly: results from the German Ablation Registry. Heart Rhythm 2011;8:981–987.
30. Opel A, Murray S, Kamath N, et al. Cryoablation versus radiofrequency ablation for treatment of atrioventricular nodal reentrant tachycardia: cryoablation with 6-mm-tip catheters is still less effective than radiofrequency ablation. Heart Rhythm 2010;7:340–343.
31. Munger TM, Packer DL, Hammill SC, et al. A population study of the natural history of Wolff-Parkinson-White syndrome in Olmsted County, Minnesota, 1953–1989. Circulation 1993;87:866–873.
32. Tischenko A, Fox DJ, Yee R, et al. When should we recommend catheter ablation for patients with the Wolff-Parkinson-White syndrome? Curr Opin Cardiol 2008;23:32–37.
33. Klein GJ, Hackel DB, Gallagher JJ. Anatomic substrate of impaired antegrade conduction over an accessory atrioventricular pathway in the Wolff-Parkinson-White syndrome. Circulation 1980;61:1249–1256.
34. Becker AE, Anderson RH, Durrer D, Wellens HJ. The anatomical substrates of Wolff-Parkinson-White syndrome. A clinicopathologic correlation in seven patients. Circulation 1978;57:870–879.
35. Adao L, Araujo C, Sa AP, et al. Importance of accessory pathway location in the efficacy and safety of radiofrequency ablation. Rev Port Cardiol 2011;30:35–46.
36. Lesh MD, Van Hare GF, Scheinman MM, Ports TA, Epstein LA. Comparison of the retrograde and transseptal methods for ablation of left free wall accessory pathways. J Am Coll Cardiol 1993;22:542–549.
37. Calkins H, Yong P, Miller JM, et al. Catheter ablation of accessory pathways, atrioventricular nodal reentrant tachycardia, and the atrioventricular junction: final results of a prospective, multicenter clinical trial. The Atakr Multicenter Investigators Group. Circulation 1999;99:262–270.
38. Cappato R, Schluter M, Weiss C, et al. Radiofrequency current catheter ablation of accessory atrioventricular pathways in Ebstein's anomaly. Circulation 1996;94:376–383.
39. Otomo K, Gonzalez MD, Beckman KJ, et al. Reversing the direction of paced ventricular and atrial wavefronts reveals an oblique course in accessory AV pathways and improves localization for catheter ablation. Circulation 2001;104:550–556.
40. Suleiman M, Brady PA, Asirvatham SJ, Friedman PA, Munger TM. The noncoronary cusp as a site for successful ablation of accessory pathways: electrogram characteristics in three cases. J Cardiovasc Electrophysiol 2011;22:203–209.
41. Sanchez-Quintana D, Ho SY, Cabrera JA, Farre J, Anderson RH. Topographic anatomy of the inferior pyramidal space: relevance to radiofrequency catheter ablation. J Cardiovasc Electrophysiol 2001;12:210–217.
42. Sun Y, Arruda M, Otomo K, et al. Coronary sinus-ventricular accessory connections producing posteroseptal and left posterior acces-

sory pathways: incidence and electrophysiological identification. *Circulation* 2002;106:1362–1367.
43. Scherlag BJ, Yamanashi WS, Schauerte P, et al. Endovascular stimulation within the left pulmonary artery to induce slowing of heart rate and paroxysmal atrial fibrillation. *Cardiovasc Res* 2002;54:470–475.
44. Meiltz A, Weber R, Halimi F, et al. Permanent form of junctional reciprocating tachycardia in adults: peculiar features and results of radiofrequency catheter ablation. *Europace* 2006;8:21–28.
45. Aliot E, de Chillou C, Revault d'Allones G, Mabo P, Sadoul N. Mahaim tachycardias. *Eur Heart J* 1998;19(suppl E):E25–E31, E52–E53.
46. McClelland JH, Wang X, Beckman KJ, et al. Radiofrequency catheter ablation of right atriofascicular (Mahaim) accessory pathways guided by accessory pathway activation potentials. *Circulation* 1994;89:2655–2666.
47. Roberts-Thomson KC, Kistler PM, Kalman JM. Focal atrial tachycardia I: clinical features, diagnosis, mechanisms, and anatomic location. *Pacing Clin Electrophysiol* 2006;29:643–652.
48. Markowitz SM, Nemirovksy D, Stein KM, et al. Adenosine-insensitive focal atrial tachycardia: evidence for de novo micro-re-entry in the human atrium. *J Am Coll Cardiol* 2007;49:1324–1333.
49. Kalman JM, Olgin JE, Karch MR, Hamdan M, Lee RJ, Lesh MD. "Cristal tachycardias": origin of right atrial tachycardias from the crista terminalis identified by intracardiac echocardiography. *J Am Coll Cardiol* 1998;31:451–459.
50. Morton JB, Sanders P, Das A, Vohra JK, Sparks PB, Kalman JM. Focal atrial tachycardia arising from the tricuspid annulus: electrophysiologic and electrocardiographic characteristics. *J Cardiovasc Electrophysiol* 2001;12:653–659.
51. Kistler PM, Fynn SP, Haqqani H, et al. Focal atrial tachycardia from the ostium of the coronary sinus: electrocardiographic and electrophysiological characterization and radiofrequency ablation. *J Am Coll Cardiol* 2005;45:1488–1493.
52. Roberts-Thomson KC, Kistler PM, Haqqani HM, et al. Focal atrial tachycardias arising from the right atrial appendage: electrocardiographic and electrophysiologic characteristics and radiofrequency ablation. *J Cardiovasc Electrophysiol* 2007;18:367–372.
53. Ouyang F, Ma J, Ho SY, et al. Focal atrial tachycardia originating from the non-coronary aortic sinus: electrophysiological characteristics and catheter ablation. *J Am Coll Cardiol* 2006;48:122–131.
54. Kistler PM, Sanders P, Fynn SP, et al. Electrophysiological and electrocardiographic characteristics of focal atrial tachycardia originating from the pulmonary veins: acute and long-term outcomes of radiofrequency ablation. *Circulation* 2003;108:1968–1975.
55. Kistler PM, Sanders P, Hussin A, et al. Focal atrial tachycardia arising from the mitral annulus: electrocardiographic and electrophysiologic characterization. *J Am Coll Cardiol* 2003;41:2212–2219.
56. Yamada T, Murakami Y, Yoshida Y, et al. Electrophysiologic and electrocardiographic characteristics and radiofrequency catheter ablation of focal atrial tachycardia originating from the left atrial appendage. *Heart Rhythm* 2007;4:1284–1291.
57. Medi C, Kalman JM, Haqqani H, et al. Tachycardia-mediated cardiomyopathy secondary to focal atrial tachycardia: long-term outcome after catheter ablation. *J Am Coll Cardiol* 2009;53:1791–1797.
58. Roberts-Thomson KC, Kistler PM, Kalman JM. Focal atrial tachycardia II: management. *Pacing Clin Electrophysiol* 2006;29:769–778.
59. Olgin JE, Kalman JM, Fitzpatrick AP, Lesh MD. Role of right atrial endocardial structures as barriers to conduction during human type I atrial flutter. Activation and entrainment mapping guided by intracardiac echocardiography. *Circulation* 1995;92:1839–1848.
60. Kalman JM, Olgin JE, Saxon LA, Fisher WG, Lee RJ, Lesh MD. Activation and entrainment mapping defines the tricuspid annulus as the anterior barrier in typical atrial flutter. *Circulation* 1996;94:398–406.
61. Feld GK, Fleck RP, Chen PS, et al. Radiofrequency catheter ablation for the treatment of human type 1 atrial flutter. Identification of a critical zone in the reentrant circuit by endocardial mapping techniques. *Circulation* 1992;86:1233–1240.
62. Cauchemez B, Haissaguerre M, Fischer B, Thomas O, Clementy J, Coumel P. Electrophysiological effects of catheter ablation of inferior vena cava-tricuspid annulus isthmus in common atrial flutter. *Circulation* 1996;93:284–294.
63. Chinitz JS, Gerstenfeld EP, Marchlinski FE, Callans DJ. Atrial fibrillation is common after ablation of isolated atrial flutter during long-term follow-up. *Heart Rhythm* 2007;4:1029–1033.
64. Delacretaz E, Ganz LI, Soejima K, et al. Multi atrial maco-re-entry circuits in adults with repaired congenital heart disease: entrainment mapping combined with three-dimensional electroanatomic mapping. *J Am Coll Cardiol* 2001;37:1665–1676.
65. Nakagawa H, Shah N, Matsudaira K, et al. Characterization of reentrant circuit in macroreentrant right atrial tachycardia after surgical repair of congenital heart disease: isolated channels between scars allow "focal" ablation. *Circulation* 2001;103:699–709.
66. Gerstenfeld EP, Marchlinski FE. Mapping and ablation of left atrial tachycardias occurring after atrial fibrillation ablation. *Heart Rhythm* 2007;4:S65–72.
67. Stevenson IH, Kistler PM, Spence SJ, et al. Scar-related right atrial macroreentrant tachycardia in patients without prior atrial surgery: electroanatomic characterization and ablation outcome. *Heart Rhythm* 2005;2:594–601.
68. Jais P, Shah DC, Haissaguerre M, et al. Mapping and ablation of left atrial flutters. *Circulation* 2000;101:2928–2934.
69. Snowdon RL, Balasubramaniam R, Teh AW, et al. Linear ablation of right atrial free wall flutter: demonstration of bidirectional conduction block as an endpoint associated with long-term success. *J Cardiovasc Electrophysiol* 2010;21:526–531.
70. Fuster V, Ryden LE, Cannom DS, et al. 2011 ACCF/AHA/HRS focused updates incorporated into the ACC/AHA/ESC 2006 guidelines for the management of patients with atrial fibrillation: a report of the American College of Cardiology Foundation/American Heart Association Task Force on practice guidelines. *Circulation* 2011;123:e269–e367.
71. Haissaguerre M, Jais P, Shah DC, et al. Spontaneous initiation of atrial fibrillation by ectopic beats originating in the pulmonary veins. *N Engl J Med* 1998;339:659–666.
72. Ouyang F, Bansch D, Ernst S, et al. Complete isolation of left atrium surrounding the pulmonary veins: new insights from the double-Lasso technique in paroxysmal atrial fibrillation. *Circulation* 2004;110:2090–2096.
73. Verma A, Marrouche NF, Natale A. Pulmonary vein antrum isolation: intracardiac echocardiography-guided technique. *J Cardiovasc Electrophysiol* 2004;15:1335–1340.
74. Kistler PM, Rajappan K, Jahngir M, et al. The impact of CT image integration into an electroanatomic mapping system on clinical outcomes of catheter ablation of atrial fibrillation. *J Cardiovasc Electrophysiol* 2006;17:1093–1101.
75. Kuck KH, Furnkranz A. Cryoballoon ablation of atrial fibrillation. *J Cardiovasc Electrophysiol* 2010;21:1427–1431.
76. Gerstenfeld EP, Dixit S, Callans D, et al. Utility of exit block for identifying electrical isolation of the pulmonary veins. *J Cardiovasc Electrophysiol* 2002;13:971–979.
77. Datino T, Macle L, Chartier D, et al. Differential effectiveness of pharmacological strategies to reveal dormant pulmonary vein conduction: a clinical-experimental correlation. *Heart Rhythm* 2011;8:1426–1433.
78. Tzou WS, Marchlinski FE, Zado ES, et al. Long-term outcome after successful catheter ablation of atrial fibrillation. *Circ Arrhythm Electrophysiol* 2010;3:237–242.
79. Callans DJ, Gerstenfeld EP, Dixit S, et al. Efficacy of repeat pulmonary vein isolation procedures in patients with recurrent atrial fibrillation. *J Cardiovasc Electrophysiol* 2004;15:1050–1055.
80. Oral H, Knight BP, Tada H, et al. Pulmonary vein isolation for paroxysmal and persistent atrial fibrillation. *Circulation* 2002;105:1077–1081.
81. Ouyang F, Ernst S, Chun J, et al. Electrophysiological findings during ablation of persistent atrial fibrillation with electroanatomic mapping and double Lasso catheter technique. *Circulation* 2005;112:3038–3048.
82. Cappato R, Calkins H, Chen SA, et al. Updated worldwide survey on the methods, efficacy, and safety of catheter ablation for human atrial fibrillation. *Circ Arrhythm Electrophysiol* 2010;3:32–38.
83. Lee G, Sparks PB, Morton JB, et al. Low risk of major complications associated with pulmonary vein antral isolation for atrial fibrillation: results of 500 consecutive ablation procedures in patients with low prevalence of structural heart disease from a single center. *J Cardiovasc Electrophysiol* 2011;22:163–168.
84. Leong-Sit P, Zado E, Callans DJ, et al. Efficacy and risk of atrial fibrillation ablation before 45 years of age. *Circ Arrhythm Electrophysiol* 2010;3:452–457.
85. Reddy VY, Reynolds MR, Neuzil P, et al. Prophylactic catheter ablation for the prevention of defibrillator therapy. *N Engl J Med* 2007;357:2657–2665.
86. Kuck KH, Schaumann A, Eckardt L, et al. Catheter ablation of

87. Carbucicchio C, Santamaria M, Trevisi N, et al. Catheter ablation for the treatment of electrical storm in patients with implantable cardioverter-defibrillators: short- and long-term outcomes in a prospective single-center study. Circulation 2008;117:462–469.
88. Frankel DS, Mountantonakis SE, Robinson MR, Zado ES, Callans DJ, Marchlinski FE. Ventricular tachycardia ablation remains treatment of last resort in structural heart disease: argument for earlier intervention. J Cardiovasc Electrophysiol 2011;22:1123–1128.
89. Almendral J, Josephson ME. All patients with hemodynamically tolerated postinfarction ventricular tachycardia do not require an implantable cardioverter-defibrillator. Circulation 2007;116:1204–1212.
90. Zipes DP, Camm AJ, Borggrefe M, et al. ACC/AHA/ESC 2006 Guidelines for Management of Patients With Ventricular Arrhythmias and the Prevention of Sudden Cardiac Death: a report of the American College of Cardiology/American Heart Association Task Force and the European Society of Cardiology Committee for Practice Guidelines (writing committee to develop Guidelines for Management of Patients With Ventricular Arrhythmias and the Prevention of Sudden Cardiac Death): developed in collaboration with the European Heart Rhythm Association and the Heart Rhythm Society. Circulation 2006;114:e385–e484.
91. Marrouche NF, Verma A, Wazni O, et al. Mode of initiation and ablation of ventricular fibrillation storms in patients with ischemic cardiomyopathy. J Am Coll Cardiol 2004;43:1715–1720.
92. Haissaguerre M, Extramiana F, Hocini M, et al. Mapping and ablation of ventricular fibrillation associated with long-QT and Brugada syndromes. Circulation 2003;108:925–928.
93. Haissaguerre M, Shoda M, Jais P, et al. Mapping and ablation of idiopathic ventricular fibrillation. Circulation 2002;106:962–967.
94. Knecht S, Sacher F, Wright M, et al. Long-term follow-up of idiopathic ventricular fibrillation ablation: a multicenter study. J Am Coll Cardiol 2009;54:522–528.
95. Bogun F, Crawford T, Reich S, et al. Radiofrequency ablation of frequent, idiopathic premature ventricular complexes: comparison with a control group without intervention. Heart Rhythm 2007; 4:863–867.
96. Mountantonakis SE, Frankel DS, Gerstenfeld EP, et al. Reversal of outflow tract ventricular premature depolarization-induced cardiomyopathy with ablation: effect of residual arrhythmia burden and preexisting cardiomyopathy on outcome. Heart Rhythm 2011;8:1608–1614.
97. Dixit S, Gerstenfeld EP, Callans DJ, Marchlinski FE. Electrocardiographic patterns of superior right ventricular outflow tract tachycardias: distinguishing septal and free-wall sites of origin. J Cardiovasc Electrophysiol 2003;14:1–7.
98. Miller JM, Marchlinski FE, Buxton AE, Josephson ME. Relationship between the 12-lead electrocardiogram during ventricular tachycardia and endocardial site of origin in patients with coronary artery disease. Circulation 1988;77:759–766.
99. Tzou WS, Zado ES, Lin D, et al. Sinus rhythm ECG criteria associated with basal-lateral ventricular tachycardia substrate in patients with nonischemic cardiomyopathy. J Cardiovasc Electrophysiol 2011; 22:1351–1358.
100. Cox MG, van der Smagt JJ, Wilde AA, et al. New ECG criteria in arrhythmogenic right ventricular dysplasia/cardiomyopathy. Circ Arrhythm Electrophysiol 2009;2:524–530.
101. Yoshida H, Liu TY, Scott C, et al. The value of defibrillator electrograms for recognition of clinical ventricular tachycardias and for pace mapping of post-infarction ventricular tachycardia. J Am Coll Cardiol 2010;56:969–979.
102. Desjardins B, Crawford T, Good E, et al. Infarct architecture and characteristics on delayed enhanced magnetic resonance imaging and electroanatomic mapping in patients with postinfarction ventricular arrhythmia. Heart Rhythm 2009;6:644–651.
103. Fahmy TS, Wazni OM, Jaber WA, et al. Integration of positron emission tomography/computed tomography with electroanatomical mapping: a novel approach for ablation of scar-related ventricular tachycardia. Heart Rhythm 2008;5:1538–1545.
104. Wijnmaalen AP, van der Geest RJ, van Huls van Taxis CF, et al. Head-to-head comparison of contrast-enhanced magnetic resonance imaging and electroanatomical voltage mapping to assess post-infarct scar characteristics in patients with ventricular tachycardias: real-time image integration and reversed registration. Eur Heart J 2011;32:104–114.
105. Jongbloed MR, Bax JJ, van der Burg AE, Van der Wall EE, Schalij MJ. Radiofrequency catheter ablation of ventricular tachycardia guided by intracardiac echocardiography. Eur J Echocardiogr 2004; 5:34–40.
106. Bala R, Ren JF, Hutchinson MD, et al. Assessing epicardial substrate using intracardiac echocardiography during VT ablation. Circ Arrhythm Electrophysiol 2011;4:667–673.
107. Abouezzeddine O, Suleiman M, Buescher T, et al. Relevance of endocavitary structures in ablation procedures for ventricular tachycardia. J Cardiovasc Electrophysiol 2010;21:245–254.
108. Joshi S, Wilber DJ. Ablation of idiopathic right ventricular outflow tract tachycardia: current perspectives. J Cardiovasc Electrophysiol 2005;16(suppl 1):S52–S58.
109. de Bakker JM, van Capelle FJ, Janse MJ, et al. Reentry as a cause of ventricular tachycardia in patients with chronic ischemic heart disease: electrophysiologic and anatomic correlation. Circulation 1988;77:589–606.
110. Josephson ME, Waxman HL, Cain ME, Gardner MJ, Buxton AE. Ventricular activation during ventricular endocardial pacing. II. Role of pace-mapping to localize origin of ventricular tachycardia. Am J Cardiol 1982;50:11–22.
111. Azegami K, Wilber DJ, Arruda M, Lin AC, Denman RA. Spatial resolution of pacemapping and activation mapping in patients with idiopathic right ventricular outflow tract tachycardia. J Cardiovasc Electrophysiol 2005;16:823–829.
112. Brunckhorst CB, Stevenson WG, Soejima K, et al. Relationship of slow conduction detected by pace-mapping to ventricular tachycardia re-entry circuit sites after infarction. J Am Coll Cardiol 2003;41:802–809.
113. Stevenson WG, Khan H, Sager P, et al. Identification of reentry circuit sites during catheter mapping and radiofrequency ablation of ventricular tachycardia late after myocardial infarction. Circulation 1993;88:1647–1670.
114. Stevenson WG, Wilber DJ, Natale A, et al. Irrigated radiofrequency catheter ablation guided by electroanatomic mapping for recurrent ventricular tachycardia after myocardial infarction: the multicenter thermocool ventricular tachycardia ablation trial. Circulation 2008;118:2773–2782.
115. Miller JM, Kienzle MG, Harken AH, Josephson ME. Subendocardial resection for ventricular tachycardia: predictors of surgical success. Circulation 1984;70:624–631.
116. Marchlinski FE, Callans DJ, Gottlieb CD, Zado E. Linear ablation lesions for control of unmappable ventricular tachycardia in patients with ischemic and nonischemic cardiomyopathy. Circulation 2000; 101:1288–1296.
117. de Chillou C, Lacroix D, Klug D, et al. Isthmus characteristics of reentrant ventricular tachycardia after myocardial infarction. Circulation 2002;105:726–731.
118. Soejima K, Stevenson WG, Maisel WH, Sapp JL, Epstein LM. Electrically unexcitable scar mapping based on pacing threshold for identification of the reentry circuit isthmus: feasibility for guiding ventricular tachycardia ablation. Circulation 2002;106:1678–1683.
119. Arenal A, del Castillo S, Gonzalez-Torrecilla E, et al. Tachycardia-related channel in the scar tissue in patients with sustained monomorphic ventricular tachycardias: influence of the voltage scar definition. Circulation 2004;110:2568–2574.
120. Bogun F, Good E, Reich S, et al. Isolated potentials during sinus rhythm and pace-mapping within scars as guides for ablation of post-infarction ventricular tachycardia. J Am Coll Cardiol 2006;47:2013–2019.
121. Aryana A, d'Avila A, Heist EK, et al. Remote magnetic navigation to guide endocardial and epicardial catheter mapping of scar-related ventricular tachycardia. Circulation 2007;115:1191–1200.
122. Segal OR, Chow AW, Markides V, Schilling RJ, Peters NS, Davies DW. Long-term results after ablation of infarct-related ventricular tachycardia. Heart Rhythm 2005;2:474–482.
123. Roberts-Thomson KC, Steven D, Seiler J, et al. Coronary artery injury due to catheter ablation in adults: presentations and outcomes. Circulation 2009;120:1465–1473.
124. Buch E, Vaseghi M, Cesario DA, Shivkumar K. A novel method for preventing phrenic nerve injury during catheter ablation. Heart Rhythm 2007;4:95–98.
125. Tanner H, Hindricks G, Schirdewahn P, et al. Outflow tract tachycardia with R/S transition in lead V3: six different anatomic approaches for successful ablation. J Am Coll Cardiol 2005;45:418–423.
126. Betensky BP, Park RE, Marchlinski FE, et al. The V(2) transition ratio: a new electrocardiographic criterion for distinguishing left

from right ventricular outflow tract tachycardia origin. *J Am Coll Cardiol* 2011;57:2255–2262.
127. Sekiguchi Y, Aonuma K, Takahashi A, et al. Electrocardiographic and electrophysiologic characteristics of ventricular tachycardia originating within the pulmonary artery. *J Am Coll Cardiol* 2005;45:887–895.
128. Yamauchi Y, Aonuma K, Takahashi A, et al. Electrocardiographic characteristics of repetitive monomorphic right ventricular tachycardia originating near the His-bundle. *J Cardiovasc Electrophysiol* 2005;16:1041–1048.
129. Yamada T, McElderry HT, Doppalapudi H, et al. Idiopathic ventricular arrhythmias originating from the aortic root prevalence, electrocardiographic and electrophysiologic characteristics, and results of radiofrequency catheter ablation. *J Am Coll Cardiol* 2008;52: 139–147.
130. Kumagai K, Yamauchi Y, Takahashi A, et al. Idiopathic left ventricular tachycardia originating from the mitral annulus. *J Cardiovasc Electrophysiol* 2005;16:1029–1036.
131. Dixit S, Gerstenfeld EP, Lin D, et al. Identification of distinct electrocardiographic patterns from the basal left ventricle: distinguishing medial and lateral sites of origin in patients with idiopathic ventricular tachycardia. *Heart Rhythm* 2005;2:485–491.
132. Daniels DV, Lu YY, Morton JB, et al. Idiopathic epicardial left ventricular tachycardia originating remote from the sinus of Valsalva: electrophysiological characteristics, catheter ablation, and identification from the 12-lead electrocardiogram. *Circulation* 2006;113:1659–1666.
133. Yamada T, Litovsky SH, Kay GN. The left ventricular ostium: an anatomic concept relevant to idiopathic ventricular arrhythmias. *Circ Arrhythm Electrophysiol* 2008;1:396–404.
134. Yamada T, Doppalapudi H, McElderry HT, et al. Idiopathic ventricular arrhythmias originating from the papillary muscles in the left ventricle: prevalence, electrocardiographic and electrophysiological characteristics, and results of the radiofrequency catheter ablation. *J Cardiovasc Electrophysiol* 2010;21:62–69.
135. Crawford T, Mueller G, Good E, et al. Ventricular arrhythmias originating from papillary muscles in the right ventricle. *Heart Rhythm* 2010;7:725–730.
136. Tada H, Ito S, Naito S, et al. Idiopathic ventricular arrhythmia arising from the mitral annulus: a distinct subgroup of idiopathic ventricular arrhythmias. *J Am Coll Cardiol* 2005;45:877–886.
137. Tada H, Tadokoro K, Ito S, et al. Idiopathic ventricular arrhythmias originating from the tricuspid annulus: prevalence, electrocardiographic characteristics, and results of radiofrequency catheter ablation. *Heart Rhythm* 2007;4:7–16.
138. Van Herendael H, Garcia F, Lin D, et al. Idiopathic right ventricular arrhythmias not arising from the outflow tract: prevalence, electrocardiographic characteristics, and outcome of catheter ablation. *Heart Rhythm* 2011;8:511–518.
139. Doppalapudi H, Yamada T, Ramaswamy K, Ahn J, Kay GN. Idiopathic focal epicardial ventricular tachycardia originating from the crux of the heart. *Heart Rhythm* 2009;6:44–50.
140. Nogami A, Naito S, Tada H, et al. Demonstration of diastolic and presystolic Purkinje potentials as critical potentials in a macroreentry circuit of verapamil-sensitive idiopathic left ventricular tachycardia. *J Am Coll Cardiol* 2000;36:811–823.
141. Haqqani HM, Kalman JM, Roberts-Thomson KC, et al. Fundamental differences in electrophysiologic and electroanatomic substrate between ischemic cardiomyopathy patients with and without clinical ventricular tachycardia. *J Am Coll Cardiol* 2009;54:166–173.
142. Calkins H, Bigger JTJ, Ackerman SJ, et al. Cost-effectiveness of catheter ablation in patients with ventricular tachycardia. *Circulation* 2000;101:280–288.
143. Soejima K, Stevenson WG, Sapp JL, Selwyn AP, Couper G, Epstein LM. Endocardial and epicardial radiofrequency ablation of ventricular tachycardia associated with dilated cardiomyopathy: the importance of low-voltage scars. *J Am Coll Cardiol* 2004;43: 1834–1842.
144. Hsia HH, Callans DJ, Marchlinski FE. Characterization of endocardial electrophysiological substrate in patients with nonischemic cardiomyopathy and monomorphic ventricular tachycardia. *Circulation* 2003;108:704–710.
145. Haqqani HM, Tschabrunn CM, Tzou WS, et al. Isolated septal substrate for ventricular tachycardia in nonischemic dilated cardiomyopathy: incidence, characterization, and implications. *Heart Rhythm* 2011;8:1169–1176.
146. Cano O, Hutchinson M, Lin D, et al. Electroanatomic substrate and ablation outcome for suspected epicardial ventricular tachycardia in left ventricular nonischemic cardiomyopathy. *J Am Coll Cardiol* 2009;54:799–808.
147. Lopera G, Stevenson WG, Soejima K, et al. Identification and ablation of three types of ventricular tachycardia involving the His-Purkinje system in patients with heart disease. *J Cardiovasc Electrophysiol* 2004;15:52–58.
148. Garcia FC, Bazan V, Zado ES, Ren JF, Marchlinski FE. Epicardial substrate and outcome with epicardial ablation of ventricular tachycardia in arrhythmogenic right ventricular cardiomyopathy/dysplasia. *Circulation* 2009;120:366–375.
149. Dukkipati SR, d'Avila A, Soejima K, et al. Long-term outcomes of combined epicardial and endocardial ablation of monomorphic ventricular tachycardia related to hypertrophic cardiomyopathy. *Circ Arrhythm Electrophysiol* 2011;4:185–194.
150. Zeppenfeld K, Schalij MJ, Bartelings MM, et al. Catheter ablation of ventricular tachycardia after repair of congenital heart disease: electroanatomic identification of the critical right ventricular isthmus. *Circulation* 2007;116:2241–2252.
151. Koplan BA, Soejima K, Baughman K, Epstein LM, Stevenson WG. Refractory ventricular tachycardia secondary to cardiac sarcoid: electrophysiologic characteristics, mapping, and ablation. *Heart Rhythm* 2006;3:924–929.
152. Eckart RE, Hruczkowski TW, Tedrow UB, Koplan BA, Epstein LM, Stevenson WG. Sustained ventricular tachycardia associated with corrective valve surgery. *Circulation* 2007;116:2005–2011.
153. Wijnmaalen AP, Roberts-Thomson KC, Steven D, et al. Catheter ablation of ventricular tachycardia after left ventricular reconstructive surgery for ischemic cardiomyopathy. *Heart Rhythm* 2012;9:10–17.
154. Nadamanee K, Veerakul G, Chandanamattha P, et al. Prevention of ventricular fibrillation episodes in Brugada syndrome by catheter ablation over the anterior right ventricular outflow tract epicardium. *Circulation* 2011;123:1270–1279.

Section VIII

第8部 臨床プロフィール
Clinical Profiles

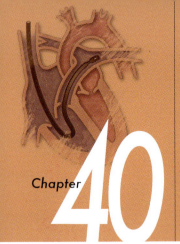

【第40章】Section VIII Clinical Profiles
弁膜症のプロフィール
Profiles in Valvular Heart Disease

Ted Feldman, William Grossman, Mauro Moscucci

　心臓の弁は一方向の血流を維持するという機能を持っており，これにより心筋の収縮により放出されたエネルギーを全身の血液循環へ効果的に利用できる．［開放制限（狭窄）または閉鎖不全（逆流）により］弁が侵されると一方向の効率的な血流が阻害され，身体の代謝要求を支える循環を維持するためには，さまざまな代償機序が働く必要を生じる．このような機序の主たるものは心拡大と肥大であるが，これらは臨床的な犠牲を伴わざるを得ず，この犠牲が弁膜症の前景症状の原因となる．

　弁膜症では，病変部より近位の心室または心房が2つの異なったタイプの負荷を負う．これらの負荷とは，圧負荷（後負荷の増大）と容量負荷（前負荷の増大）である．一般に前者は弁狭窄，後者は弁閉鎖不全の結果である．圧負荷，容量負荷はともに代償機序を発動させる刺激となる．この代償機序の主たるものは肥大（これにより，より大きな収縮力が生み出されると同時に，壁厚の増加により壁応力が正常化される）と，拡大（これはFrank-Starling機序により収縮の強さと大きさの増加を可能にする）である．これらの機序は，心筋の酸素需要の増大や心室充満圧の上昇といった犠牲を払って循環を維持しようとし，虚血やうっ血性心不全の臨床所見の出現の原因となる．

　本章では弁膜症患者の血行動態および血管造影所見について述べる．今までに述べてきた一般的な生理学的原則を応用することにより，非常に混み入った問題もたいてい解明が可能となるであろう．

1 僧帽弁狭窄症

　正常の僧帽弁口面積は約 4.5 cm² である．慢性のリウマチ性心疾患の結果であることが最も多いが，弁口は進行性に小さくなり，そのために少なくとも2つの別々の重要な循環動態の変化が生じる[1]．第1は僧帽弁を介しての圧較差の発生で，僧帽弁口面積が約 1.0 cm² に減少すると，左室の平均拡張期圧は正常の約 5 mmHg を保つが，左房の平均圧はどんどん上昇して 15〜25 mmHg 近くにまで達する（図40-1）．第2の重要な循環動態の変化は，僧帽弁を通しての血流，すなわち心拍出量の減少である．正常では安静時心拍出量は 3.0 L/min/m² であるが，弁口面積が 1.0 cm² になると通常約 2.5 L/min/m² に減少する．左房圧の上昇は肺静脈圧および肺動脈楔入圧の上昇を招き，この肺動脈楔入圧が正常血漿の膠質浸透圧である約 25 mmHg を超えると肺水腫が出現する．

　僧帽弁狭窄症における反応性肺高血圧は，実際には弁口面積が 1.0 cm² に近づき，安静時左房圧が 25 mmHg に達するまでは決して出現しない．この点を超えると，肺小動脈床の反応性の変化がしばしば出現し，肺を通る血流の進行性の閉塞という問題が生じてくる．

　肺血管閉塞がどんどん強くなってくると，肺動脈圧は上昇し，時には体動脈圧をしのぐよう

[図 40-1] 高度僧帽弁狭窄で平均動脈管楔入圧が約 25 mmHg の患者における，左房圧と左室圧（A），および肺動脈楔入圧と左室圧（B）の同時記録

左室拡張終期圧は 10 mmHg で正常である．左房圧と肺動脈楔入圧の記録には a 波が存在するが，狭窄した僧帽弁の減衰効果のために左室には伝達されていないことに注意．

(Lange RA et al：Use of pulmonary capillary wedge pressure to assess severity of mitral stenosis：is true left atrial pressure needed in this condition? J Am Coll Cardiol 13：825-831, 1989)

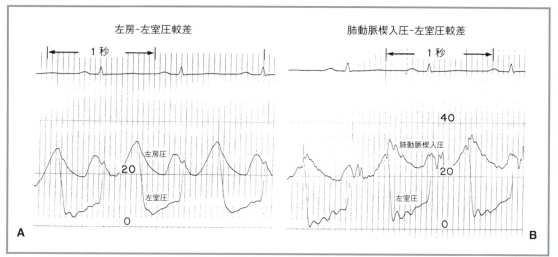

になり，極端な例では肺血管抵抗は正常の 25〜30 倍に上昇することもある．右室はかなり肥大するにもかかわらず巨大な圧負荷に対抗できなくなって拡張し，機能不全に陥る．

Ⓐ 第 2 の狭窄

このように僧帽弁狭窄症では，第 1 に僧帽弁，第 2 に肺の小動脈と，2 つの狭窄が出現することになる．著明な肺血管病変を伴う場合と伴わない場合の，高度な僧帽弁狭窄患者の血行動態の模式図を図 40-2 に示した．図の下段に示すように，第 2 の狭窄により肺の前後で 70 mmHg の平均圧較差が生じ，肺血管抵抗は 1,866 dynes・sec・cm^{-5} となる．僧帽弁狭窄症の患者をみていくうえで，これら両者の閉塞の判定が必要である．

Ⓑ カテーテル検査のプロトコール

僧帽弁狭窄患者の心臓カテーテル検査の通常の適応は，バルーン僧帽弁形成術や外科的治療が必要と考えられる患者に対するものである．カテーテル検査は右心と左心の両者を組み合わせて行われ，以下のような計測と計算が行われる．

① 左室拡張期圧，左房（または肺動脈楔入）拡張期圧，心拍数，拡張期充満時間，心拍出量の同時測定．これらから僧帽弁口面積が計算される（弁口面積計算の詳細は，第 13 章を参照）．

② 僧帽弁前後の圧較差が 5 mmHg 未満の場合は，弁口面積計算の際の誤差が大きい．このような場合は，僧帽弁圧較差を増大させるために，（運動負荷を行ったり，患者の下肢を受動的に挙上させて前負荷を可逆的に増大させたり，ペーシングによって頻拍を誘発したりすることにより）負荷をかけた状態で測定を繰り返すべきである．

③ 同時または引き続いてすぐに，平均肺動脈圧，平均左房圧（または肺動脈楔入圧），心拍出量を，肺血管抵抗の計算のために測定する．

④ 右室機能評価のために，右室収縮期および拡張期圧を測定する．

⑤ 他の病変（たとえば僧帽弁閉鎖不全，合併す

[図 40-2] 僧帽弁狭窄症患者の循環の模式図
（上）正常の血行動態，（中）高度僧帽弁狭窄，（下）肺血管病変を伴う高度僧帽弁狭窄で，肺小動脈レベルでの第 2 の狭窄まで進んだ患者例を示す（詳細は本文を参照）．
SVC：上大静脈，IVC：下大静脈，RA：右房，RV：右室，PA：肺動脈，PC：肺毛細管，PV：肺静脈，LA：左房，LV：左室，Ao：大動脈，MVA：僧帽弁口面積

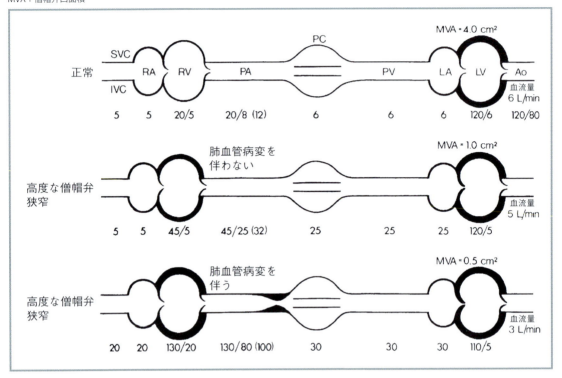

るリウマチ性三尖弁狭窄，大動脈弁疾患，左房粘液腫）が疑われる場合には，それらの評価も行われねばならない．この点に関し，僧帽弁狭窄には合併しやすい病変がいくつかあるということに留意すべきである．重症僧帽弁狭窄の患者のほとんどではないにしても多くは，ある程度の大動脈弁閉鎖不全を合併している．三尖弁狭窄はまれではあるが，これも高度の僧帽弁狭窄の患者では常に検索されるべきである．三尖弁狭窄は高度の僧帽弁狭窄にのみ合併するからである．僧帽弁狭窄に伴う可能性があるもう一つの病態として，左-右短絡のある心房中隔欠損がある．僧帽弁狭窄と心房中隔欠損との合併は，Lutembacher 症候群として知られている．したがって標準的な右心カテーテル検査の際には，術者は上大静脈と肺動脈から酸素含有量測定のための血液を採取し，心房中隔欠損のスクリーニングを行うべきである．現在では，バルーン僧帽弁形成術（第 33 章を参照）が僧帽弁狭窄の標準的な治療法になってきたため，心房中隔欠損の検索はさらに重要な意味を持つようになった．バルーン僧帽弁形成術では一般に経中隔的にカテーテルを進めることが要求され，心房中隔を少し開くことになる．そのためこの手技により心房中隔欠損ができて，医原性の Lutembacher 症候群になってしまうことがある[2]．弁形成術後に僧帽弁狭窄が再発する少数の患者では，このような医原性心房中隔欠損が残ることになる．

次に，僧帽弁狭窄患者にみられる種々の異なった臨床的，血行動態的症候群を明らかにするために症例を呈示する．症例 40-1 は，高度の僧帽弁狭窄症で自覚症状が強く，肺血管抵抗

[**図 40-3**] 僧帽弁狭窄の自然経過における病期
僧帽弁口面積が次第に狭くなるにつれて，肺血管抵抗は増加する．その増加は，最初は遅いが，僧帽弁口面積がクリティカル（1 cm² 未満）になると，肺毛細管の前の小動脈レベルでの第 2 の狭窄の進展を反映して速くなる（臨床面との相関は本文を参照）．

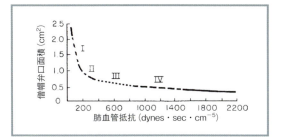

は正常で，心臓の大きさも正常の症例である（図 40-3，第Ⅱ期）．症例 40-2 はより高度の僧帽弁狭窄で，肺血管抵抗が 5〜10 倍に上昇し，主に右室の拡大のための心拡大をきたした，比較的無症状の症例である（図 40-3，第Ⅲ期）．症例 40-3 は，極度に肺血管抵抗が上昇し，肺高血圧，右室不全をきたした末期の僧帽弁狭窄症である（図 40-3，第Ⅳ期）．

症例 40-1 肺血管抵抗正常の僧帽弁狭窄症

A. R., 35 歳女性．小児期に舞踏病にかかり，以後無症状に経過したが，33 歳のとき労作時呼吸困難を自覚．この症状は増強し，階段を 1 階ゆっくり登った後でも立ち止まるほどとなった．最近になって 1 回血痰を喀出することがあった．受診時の最も厄介な自覚症状は数ヵ月にわたり出没する発作性心房細動であった．起座呼吸と，一度だけではあるが発作性夜間呼吸困難のエピソードもある．

身体所見では，外見上は切迫した印象はない．血圧 130/70 mmHg，脈拍 80/min（整）．頸静脈怒張はなく，肺は正常である．拍動最強点（PMI）は鎖骨中線上，第 5 肋間．Ⅰ音は亢進している．心尖部では，Ⅰ度の汎収縮期雑音，僧帽弁開放音（opening snap），前収縮期にアクセントを持つⅡ度の拡張期ランブルが聴取された．肝辺縁は肋骨弓下にあり，浮腫はな

い．心電図は正常である．X 線所見では，心陰影の大きさは正常であるが左房は拡大しており，軽度の肺血流再分布（pulmonary redistribution）の所見がみられた．僧帽弁に石灰化はなく，その他の点では正常であった．

心臓カテーテル検査が行われ，次の結果が得られた．

体表面積（m²）	1.78
酸素消費量（mL/min）	180
動静脈酸素較差（mL/L）	40
心拍出量（L/min）	4.5
心拍数（/min）	76（正常洞調律）
圧（mmHg）	
上腕動脈圧	130/70, $\overline{90}$
左室圧	130/8
拡張期（平均）	6
拡張期充満時間（sec/拍）	0.42
肺動脈楔入圧	
平均	24
拡張期（平均）	20
肺動脈圧	40/22, $\overline{28}$
右室圧	40/6
右房圧（平均）	4
肺血管抵抗（dynes・sec・cm⁻⁵）	71
僧帽弁口面積計算値（cm²）	1.0

左室シネアンギオグラフィおよび術前の Doppler 心エコー図により，僧帽弁逆流のないことが判明した．

a）解釈

この患者は左房圧の上昇と心房不整脈のため自覚症状があった．すでに述べたような肺の毛細管前の小動脈レベルでの第 2 の狭窄にはいまだ至っておらず，肺動脈圧の上昇は純粋に左房および肺静脈圧の増加の結果であり，肺血管抵抗は正常であった（＜120 dynes・sec・cm⁻⁵）．僧帽弁狭窄患者の分類では図 40-3 の第Ⅱ期に

あたるであろう．適切な治療は心エコーで観察される弁の変形の程度によるが，バルーン僧帽弁形成術もしくは外科的弁置換術であろう．僧帽弁狭窄を解除しないかぎり，発作性心房細動は持続性に移行すると思われる．

症例 40-2　高度僧帽弁狭窄，肺血管抵抗の中等度上昇，軽い自覚症状，疲労症候群

E. C., 42歳女性．急性リウマチ熱の既往はない．自覚症状はなかったが，19歳のとき，初回妊娠時最終月に，著明な貧血があり肺うっ血となる．このときは内科的治療によく反応し，以後3回の妊娠中も無症状であった．しかし，37歳，5回目の妊娠の際，7ヵ月目に呼吸困難，起座呼吸，発作性夜間呼吸困難を呈し，さらに新鮮血の喀血が1回だけ出現し，妊娠中入院を余儀なくされた．以後改善したが，徐々に脱力感を伴う疲労を感じるようになった．家事や子どもの衣服の世話を十分にできなくなり，以前のような細かい注意を払えなくなった．強いて活動しようとすれば，階段を登るときにいくぶん息切れを感じることがあるが，患者を悩ませているのは，そのような息切れよりも倦怠感のほうである．

現症では，栄養良好で頬部の潮紅がある．血圧は 115/70 mmHg, 脈拍は 90/min で絶対性不整脈である．呼吸数は 15/min. 肺および末梢のうっ血は認められない．頸静脈は座位で鎖骨の高さで，わずかに認められる．PMI は第5肋間，鎖骨中線の少し外側である．拍動は正常．明らかな傍胸骨拍動 (parasternal heave) が認められる．I 音は増強しており，心尖部に収縮期雑音は存在しない．僧帽弁開放音と II 度の心尖部拡張期ランブルが聴取される．心電図所見は右室肥大と心房細動である．X線像上は，心陰影は，左房と右室の拡大のために中等度に拡大しており，肺動脈が目立ち，中等度の肺血管再分布が認められる．

心臓カテーテル検査が行われ，次の結果が得られた．

体表面積 (m²)	1.41
酸素消費量 (mL/min)	188
動静脈酸素較差 (mL/L)	51
心拍出量 (L/min)	3.7
心拍数 (/min)	85 (心房細動)
圧 (mmHg)	
上腕動脈圧	120/62, $\overline{84}$
左室圧	120/7
拡張期 (平均)	5
拡張期充満時間 (sec/拍)	0.38
肺動脈楔入圧	
平均	27
拡張期 (平均)	23
肺動脈圧	82/32, $\overline{51}$
右室圧	82/10
右房圧 (平均)	8
肺血管抵抗 (dynes·sec·cm⁻⁵)	520
僧帽弁口面積計算値 (cm²)	0.7

a) 解釈

この患者の症状は，最初は左房圧の上昇によるもので，5回目の妊娠時に，喀血，起座呼吸，発作性夜間呼吸困難が出現している．しかし，それに引き続く主症状は疲労感で，心拍出量の低下，動静脈酸素較差の増大に伴うものであり，肺動脈楔入圧が肺水腫のレベルに達しているにもかかわらず，起座呼吸や発作性呼吸困難はいくぶん軽快している．これは，機序はあまりよくわかっていないが，肺血管病変が出現し始めた場合に僧帽弁狭窄症患者によくみられる現象である．このように，この患者では前述の第2の狭窄が進行し始めており，これは肺血管抵抗が上昇していることにより明らかである (520 dynes·sec·cm⁻⁵). 僧帽弁狭窄症の分類では，図 40-3 の第 III 期に相当する．前述の症例 40-1 と同様に，適切な治療はバルーン僧帽弁形成術もしくは外科的弁置換術であろう．

症例 40-3　高度の肺高血圧を伴った末期僧帽弁狭窄症

C. A., 47歳女性. 8歳のとき急性リウマチ熱に罹患し，以後心雑音が出現している．その後は健康であったが，42歳のとき労作時呼吸困難と発作性夜間呼吸困難に気づく．43歳のときこれらの症状が悪化し，起座呼吸，下腿浮腫が出現した．その後，ほとんど2年の間症状は改善していたが，入院の約2ヵ月前に再発した．以来，十分な心疾患に対する療養にもかかわらず，ベッド・椅子・浴室を往復するだけになってしまった．

身体所見では，悪液質で呼吸困難，起座呼吸の状態である．指尖のチアノーゼが明らかである．血圧 96/72 mmHg, 脈拍 90/min で絶対性不整脈．呼吸数 32/min. 頸静脈は下顎角まで怒張しており，v波が明らかで，両側肺下部にラ音が聴取される．PMI は前腋窩線にあり，心尖拍動は正常であるが，傍胸骨拍動が認められた．Ⅰ音は大きく，収縮期には雑音はない．僧帽弁開放音が存在し，前収縮期にかなりのアクセントを持つ，僧帽弁由来の拡張期雑音が，かろうじて聴取された．Ⅱ音の肺動脈成分は強大で触知できる．肝臓は右肋骨縁から2横指触れ，圧痛がある．下腿には相当の浮腫が認められた．心電図は心房細動で右軸偏位，右室肥大である．胸部X線像では，心拡大とともに顕著な左房，右室，肺動脈，肺血管影，Kerley の B line が認められた．

心臓カテーテル検査が行われ，次の結果が得られた．

体表面積（m²）	1.4
酸素消費量（mL/min）	201
動静脈酸素較差（mL/L）	110
心拍出量（L/min）	1.8
心拍数（/min）	92（心房細動）
圧（mmHg）	
上腕動脈圧	108/70
左室圧	108/12
拡張期（平均）	10
拡張期充満時間（sec/拍）	0.36
肺動脈楔入圧	
平均	33
拡張期（平均）	31
肺動脈圧	125/65, $\overline{75}$
右室圧	125/20
右房圧（平均）	19
肺血管抵抗（dynes・sec・cm^{-5}）	1,838
僧帽弁口面積計算値（cm²）	0.3

a）解釈

この患者では心臓カテーテル検査の5年前に左房圧の上昇による症状があるが，このときは僧帽弁狭窄の第Ⅱ期にあったと考えられる（図40-3）．受診時には進行した右心不全と肺高血圧の所見があった．この女性は2つの狭窄を持っており，しかも両方ともに高度である．僧帽弁口面積は正常の1/10を下回る 0.3 cm² であり，肺血管抵抗は正常の約18倍の 1,838 dynes・sec・cm^{-5} であった．この患者は図40-3 に示されるように，僧帽弁狭窄症の晩期，すなわち第Ⅳ期にある．この病期になっていても，僧帽弁狭窄を治すことにより劇的に反応し得る．第11章で述べたように，バルーン弁形成術あるいは外科的交連切開術，弁置換術を行うことにより，高度の僧帽弁狭窄（図40-3，第Ⅲ期または第Ⅳ期）の患者でも肺血管抵抗は徐々に正常に戻ってくる．

2 僧帽弁閉鎖不全症（逆流）

僧帽弁の閉鎖不全，すなわち心室の収縮中に血液が左室から左房に逆流することを防ぐことができない状態は，僧帽弁という器官（これは2つの弁尖，腱索の付着する2つの乳頭筋，弁輪からなる）の各要素の機能的あるいは解剖学的欠陥に由来する．

僧帽弁閉鎖不全は，リウマチ熱や細菌性心内

膜炎の結果，弁尖が破壊されたり変形したような場合に生じることがある．これらの原因による僧帽弁閉鎖不全患者では，僧帽弁逆流は「等尺性」心室収縮の時期に始まり，収縮期を通して続き，汎収縮期雑音を発生する．僧帽弁尖および腱索の線維粘液腫様過程（fibromyxomatous process）は，僧帽弁逸脱と floppy valve syndrome を引き起こす．このような患者では通常，左室から血流が駆出されて心室径が小さくなり始めるまで逆流は起こらないので，逆流とそれに伴う雑音は収縮中期から後期に発生する．これらの患者には，Marfan 症候群の特徴を伴う場合とそうでない場合とがある．乳頭筋は通常正常であるが，弁尖と腱索に著明な余剰があり，そのために収縮期に左房へ逸脱し逆流を伴うのである．

乳頭筋はウイルス性心筋炎による損傷のみならず，冠動脈疾患に由来する虚血によっても特に侵されやすい．後乳頭筋は血液の供給を右冠動脈と左回旋枝から受けているので，この乳頭筋の虚血性機能不全は，下壁または後側壁梗塞に伴って起こる．それに比べ，前壁または前側壁梗塞における前乳頭筋の虚血が僧帽弁閉鎖不全を生じることは少ない．乳頭筋と腱索の完全性（papillary-chordal integrity）は左室が拡大しない間は保たれている．しかし，左室の大きな患者で，ごく普通に僧帽弁閉鎖不全の雑音が聴取されるということは，この完全性が単に解剖学的に失われるか，乳頭筋が左室拡大の原因と同じ疾患に侵されるか，あるいは僧帽弁輪の収縮異常が反映すると考えられる．

Ⓐ 生理学

いずれの原因にせよ僧帽弁閉鎖不全は，左室の二重口（double outlet）を意味する．つまり収縮期には，血液は大動脈弁と僧帽弁の両方を通って左室から出ることになる．左室の総拍出量は増加するが，大動脈への前方拍出量は減少することがある．僧帽弁を通っての左室からの「拍出量」（逆流量）は，少なくとも次の5つの因子に依存する．すなわち逆流弁口の大きさ，左房のコンプライアンス，左室と左房間の収縮期平均圧較差，収縮の持続時間，それに大動脈弁を介した大動脈内への血液の前方への拍出抵抗（たとえば大動脈弁狭窄や末梢血管収縮があると僧帽弁逆流は増悪する）である．高血圧は僧帽弁逆流を増大させ，体血圧の低下は逆流を減少させるが，最も重要な因子はやはり逆流弁口の大きさであろう．健常者や他の弁疾患者の多くでは，左室の重量／容量比は1.0を超えている．僧帽弁逆流があると左室重量は相対的に減少することになり，重量／容量比は1.0未満になる．したがって径／壁厚比は上昇しており，左室から左房への血流により負荷が減るという前提があるにもかかわらず，収縮期壁応力（したがって後負荷）は実際のところ正常よりも大きい．

僧帽弁閉鎖不全の患者においては，心臓カテーテル検査は，弁病変の重症度の完全な血行動態的および造影上の評価を提供するために重要である．

Ⓑ 血行動態の評価

まず第1に，心拍出量や右心系，左心系の圧を測定することによって僧帽弁閉鎖不全の血行動態的影響を評価することが重要である[3-8]．

[1] 肺動脈楔入圧記録における v 波の解釈

急性の僧帽弁閉鎖不全（たとえば腱索断裂）では，左房圧または肺動脈圧記録で巨大 v 波が認められる（図40-4）．この点に関して，筆者らの施設のフェローやレジデントは，重症の僧帽弁閉鎖不全と診断されるためには，v 波はどれくらい大きくなければならないかとよく質問するが，筆者らの経験では，平均左房圧の2倍までの v 波は僧帽弁閉鎖不全がまったくなくても認められる[9]．どんな原因にせよ左室不全のある患者では，左房は伸展され，コンプライアンスは低く（non-compliant），このような状態では，正常の v 波（これは左室の収縮中に肺静脈からの還流により左房が充満されることによる）が目立つのである[7]．肺血流が増加すると，それに応じて正常の v 波が顕著になるが，これは心筋梗塞に合併した急性心室中隔欠損の際に特に著明で，まったく僧帽弁閉鎖不全がなくて

[図40-4] 腱索断裂による急性僧帽弁閉鎖不全の患者の左室圧と肺動脈楔入圧記録

比較的小さくコンプライアンスの低い左房への血液の逆流により，巨大v波が形成されている．心電図により肺動脈楔入圧のv波のタイミングが示されているが，v波の頂点は心電図のT波で表される左室の再分極後にある．

LV：左室圧，PCW：肺動脈楔入圧

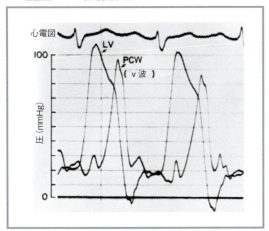

も50 mmHg以上の巨大なv波がみられる[9]．

v波が平均左房圧（または肺動脈楔入圧）の2倍を超える場合には，高度の僧帽弁閉鎖不全が示唆され，3倍に達すると重症僧帽弁閉鎖不全の診断はほとんど確定的となる（図40-4）．しかし，明らかなv波を欠くことは，決して重症の僧帽弁閉鎖不全を除外することにはならないということも指摘したい．徐々に進行する慢性僧帽弁閉鎖不全では左房は通常著明に拡大し，平均圧およびv波高の増加をまったく伴わずに大量の逆流血を受け入れることができる[10]．体血管抵抗で規定される後負荷のレベルもまた僧帽弁閉鎖不全患者における逆流波，すなわちv波の高さに大きく影響する[4]．図40-5Aにみられるように，重症の僧帽弁閉鎖不全の患者で左室収縮期圧が約140 mmHgのときにv波は48 mmHgである．ニトロプルシドナトリウムの投与により（図40-5A右），左室収縮期圧は120 mmHgに低下し，v波は本質的には消失してしまっている[11]．この患者ではニトロプルシドナトリウムにより逆流分画は80％から64％へ

と減少しているものの，なお高度の僧帽弁閉鎖不全の範囲内にある（後述を参照）．Snyderら[12]や最近のSyedら[9]がまとめた研究によると，肺動脈楔入圧記録上の著明なv波は，中等度もしくは高度の僧帽弁閉鎖不全の診断において感度が低く，陽性適中率も悪かった．

[2] 運動負荷時の血行動態

僧帽弁閉鎖不全を評価するうえで重要な，もう一つの血行動態指標は前方心拍出量である．進行した僧帽弁閉鎖不全では，通常，低心拍出量でこれにより臨床像の多くが説明できる．安静時の心拍出量がほぼ正常で，患者の主要な症状が労作と関係がある場合（すなわち易疲労性，労作時呼吸困難）は，心臓カテーテル検査の際に動的（ダイナミック）運動負荷を行うことにより明らかになるだろう．上記の症状が心臓由来のものであるならば，運動に見合った心拍出量の増加が起こらない．すなわち心拍出量の増加は予測値の80％以下である（第20章の「運動負荷に伴う心拍出量増加予測の式」を参照）．さらに，肺動脈楔入圧または左房平均圧は運動により増加し，検査前値がほとんど正常の場合でも4〜5分間の仰臥位自転車運動で通常35 mmHg以上に上昇する．

C 心血管造影の評価

僧帽弁閉鎖不全症の患者で心臓カテーテル検査を行う第2の目的は，左室造影により逆流の重症度の心血管造影上の評価を行うことである．この評価は，不全弁を通しての逆流に基づく左房造影の程度に注目することによって，1＋（軽度），2＋（中等度），3＋（やや高度），4＋（高度）の尺度で定性的に行われる．これらの重症度は本来主観的なものであるが，一貫性を増すために一定の基準が用いられる．1＋に分類される逆流（軽度）では，1心拍ごとに造影剤がクリアされ，決して左房全体が造影されることはない．2＋（中等度）では1拍でクリアされず，かすかではあるが通常は左房全体が数拍後に造影される．しかし，左房の造影度は左室と同じにはならない．3＋（やや高度）では左房は完全に造影され，左室と同程度に達す

[図 40-5]

(A) 高度僧帽弁閉鎖不全で心房細動の患者のニトロプルシドナトリウム投与前（左），投与中（右）の左室圧と肺動脈楔入圧．これは僧帽弁閉鎖不全患者のv波高の左室後負荷に対する感受性を示したものである（詳細は本文参照）．

(Harshaw CW et al：Reduced systemic vascular resistance as therapy for severe mitral regurgitation of valvular origin. Ann Intern Med 83：312–316, 1975).

(B) 経皮的僧帽弁形成術前後での左室圧と左房圧の同時記録．術前には 4+の僧帽弁逆流があり，v波の高さは 40 mmHgを超えているが，平均左房圧の 2 倍には至っていない．術後，v 波の形は劇的に変化し，左房圧波形は正常化している．

LV：左室圧，LA：左房圧

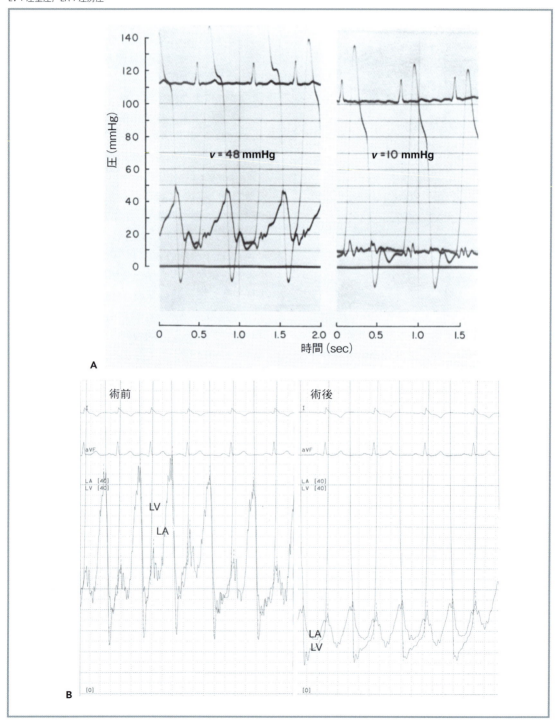

る．4＋の逆流（高度）では1拍以内に左房全体が造影され，1拍ごとにだんだんと濃くなり，左室の収縮中に肺静脈への造影剤の逆流がみられる．

［1］逆流分画

僧帽弁閉鎖不全の重症度の造影上の評価は，逆流分画（regurgitant fraction：RF）の算出により，より定量的に行われる．これは左室造影からの左室総拍出量（total left ventricular stroke volume：TSV）の計測と，Fick法または指示薬希釈法による大動脈を通って全身に流れる前方拍出量（forward stroke volume：FSV）の計測が必要とされる．TSVは第21章に記載されているように，拡張終期と収縮終期の左室容積の差として求められる［EDV（拡張終期容積）－ESV（収縮終期容積）＝TSV］．逆流拍出量［regurgitant stroke volume（RSV）；regurgitant volume/beat］はしたがってRSV＝TSV－FSVとして，RFはRF＝RSV/TSVとして求められる．

このような計算の正確さは種々の因子に依存する．FSVはFick法（または他の方法）による心拍出量測定の際に心拍出量を心拍数で割ることにより求められるので，平均の一回拍出量ということになる．それゆえ，容積計算のために左室造影のなかから選ばれる1つの心拍は，平均的または代表的な心拍でなければならず，あるいはその代わりとして多くの心拍から容積が計算され，平均されなければならない．したがって心室造影の際に心房細動であったり，期外収縮が出現したような場合には，逆流拍出量や逆流分画は非常に不正確となってしまうので，これらを計算するべきではない．また，逆流分画の精度は，心臓カテーテル検査において心拍出量を求めるときと，造影を行うときの生理的状態が同様であることに依存するということも明白である．動脈圧の上昇は，かなり僧帽弁逆流を増し前方拍出量を減少させるので，血圧（または他の血行動態指標）が心拍出量測定のときと左室造影のときで明らかに異なっていれば，逆流分画を計算することは無意味なものになってしまう．さらに，逆流分画は，せいぜい逆流の総量を定量化するだけであるので，僧帽弁閉鎖不全と大動脈弁閉鎖不全の両者が存在する患者では，両方の病変の合計の逆流が計算されることになる．

Mayo Clinicの研究で，狭窄や他の弁疾患のない僧帽弁閉鎖不全単独の180人の患者について，左室シネアンギオグラフィとDoppler心エコー法を比較しながら，僧帽弁逆流の定量化が行われた[13]．左室シネアンギオグラフィでは，僧帽弁逆流は前述のようにⅠ～Ⅳ度に分類された．それによると，血管造影上Ⅰ度の僧帽弁逆流はDoppler法で計測した逆流分画28±9％に相当し，Ⅱ度は38±9％，Ⅲ度は44±10％，Ⅳ度は59±12％に相当していた．血管造影上Ⅰ度の僧帽弁逆流が逆流分画28±9％に相当していたという知見は驚くべきものであり，Doppler法が僧帽弁逆流を検出する感度の良さを反映しているものであろう．血管造影により左室容積と逆流分画を定量化した場合は，Ⅰ度（軽度）の僧帽弁逆流はおそらく逆流分画＜20％に相当し，Ⅱ度（中等度）は21～40％，Ⅲ度（やや高度）は41～60％，Ⅳ度（高度）は＞60％に相当すると思われる．ただし，造影剤の注入方法，不整脈，左房の大きさのばらつきなどにより，その正確さには限界がある[14]（第17章を参照）．

僧帽弁閉鎖不全の患者における心臓カテーテル検査の第3の目的は，左室拡張期圧，さらには左室駆出分画，収縮終期容積の測定により左室機能を評価することである．他の研究者が強調しているように，手術前の駆出分画が正常に近ければ近いほど，術後の全面活動への回復の程度が強くなる．左室機能の特殊な指標については，第21，22章で述べた．

D　カテーテル検査のプロトコール

①右心カテーテルは，以下のものの測定のために行われる；右房圧（起こり得る三尖弁疾患，右室不全の検出のために），肺動脈圧（肺高血圧の程度），肺動脈楔入圧（v波の高さ）．高度の急性僧帽弁閉鎖不全では，肺動脈圧波形上に実際にv波が収縮期の2番目

の，あるいは後半の山として認められる[8]．
② 左心カテーテルは，左室拡張終期圧の測定と僧帽弁および大動脈弁圧較差（もしあればの話であるが）の評価のために行われる．高度の僧帽弁閉鎖不全では，通常，左室拡張終期圧は平均左房圧や肺動脈楔入圧よりもかなり低いのが特徴的である．それに対して心筋症や冠動脈疾患に基づく左室不全では，左室拡張終期圧は通常平均肺動脈楔入圧に近いか，または等しく，一方，大動脈弁閉鎖不全や左室瘤では左室拡張終期圧は平均肺動脈楔入圧よりもはるかに高い．
③ Fick 法または指示薬希釈法による心拍出量の測定．これは大動脈を経て全身に行く血液の分画を測るもので，それだけでは逆流に関して何ら情報を提供しない．しかし，運動負荷に対する前方心拍出量の反応は有用な情報を与えてくれる．なぜならば高度の僧帽弁閉鎖不全の患者では，一般に酸素消費量の増加として算出される体の要求に見合った前方拍出量の増加を担えないからである（第 20 章を参照）．
④ 左室造影は，僧帽弁閉鎖不全の決定的な評価方法である．今まで述べてきたように，この方法により左室の各容積，逆流分画の測定が可能になる．弁修復術や置換術が必要とされる場合には，同時に冠動脈の血行再建も必要かどうかを評価するために，通常冠動脈造影も施行される．
⑤ 薬理学的負荷．ニトログリセリンのボーラス投与またはニトロプルシドナトリウムの投与（図 40-5A）は，しばしば僧帽弁閉鎖不全の血行動態的異常に対し劇的かつ有益な効果をもたらし，診断的，治療的意義がある．TSV は不変であっても RSV は減少し，FSV は増加し，心拍出量もその結果，増加する．

症例 40-4　僧帽弁閉鎖不全

G. A., 59 歳女性．幼少時にリウマチ熱の既往はない．常に健康で活動的であったが，入院の 6 ヵ月前に軽い運動で呼吸困難と下胸部の不快感とを自覚した．しかし，他の心不全症状はなかった．細菌性心内膜炎の既往はない．

身体所見では，体格は正常，血圧 130/70 mmHg，脈拍 80/min（整）．頸静脈は怒張しておらず，頸動脈の拍動は正常，肺野は清であった．心尖拍動は広がっている．I 音は減弱．心尖部にⅢ度の汎収縮期雑音があり，腋窩に放散する．僧帽弁開放音，Ⅲ音，拡張期雑音は聴取されなかった．大動脈弁性雑音はなかった．心電図上は正常洞調律で完全右脚ブロック，左軸偏位があった．胸部 X 線像では左室と左房の拡大はあるが，弁石灰化は認められなかった．

心臓カテーテル検査，左室造影，冠動脈造影が行われ，次の結果が得られた．

体表面積（m^2）	1.95
酸素消費量（mL/min）	200
動静脈酸素較差（mL/L）	52
心拍出量（L/min）	
左室総拍出量（造影上の）	10.4
前方拍出量（Fick 法による）	3.9
逆流量	6.5
心拍数（/min）	67
一回拍出量（mL/拍）	
拡張終期左室容積（mL）（造影上の）	197
収縮終期左室容積（mL）（造影上の）	42
左室総一回拍出量（mL）（造影上の）	155
前方一回拍出量（mL）(Fick 法による)	58
逆流一回拍出量（mL）	97
駆出分画（155÷197）(%)	79
逆流分画（97÷155）(%)	63
圧（mmHg）	
上腕動脈圧	140/84, $\overline{105}$
左室圧	140/14
収縮期（平均）	112
収縮期駆出時間（sec/拍）	0.28

肺動脈楔入圧（平均）	12
v波	24
肺動脈圧	30/14, $\overline{19}$
右室圧	30/6
右房圧（平均）	4
肺血管抵抗（dynes・sec・cm^{-5}）	143
体血管抵抗（dynes・sec・cm^{-5}）	2,071

　左室造影では左室の非常に良好かつ均一な収縮と，1拍以内に左房が完全に造影される大量の逆流ジェットが認められた．僧帽弁の左房への逸脱は認められなかった．冠動脈造影では，心外膜側は正常の血管分布で，壁不整や狭窄がなく，ランオフも正常であることが判明した．

a）解釈

　僧帽弁閉鎖不全が確認され，定量的に評価された．他の弁病変はなかった．左室の拡張終期圧と拡張終期容積は正常範囲を超えているが，造影により判定されたように，左室は均等に力強く収縮しており，駆出分画は79％で，収縮終期容積は正常であった．肺血管抵抗のわずかな上昇は，主に3.9 L/min（心係数2.0）という低い肺血流量（前方拍出量）と関係がある．

　体血管抵抗はかなり上昇していたが，これはおそらく前方への心拍出量が減少しているのに応じて過度の血管収縮が起こっていることを表している．体血管抵抗の上昇は左室の後負荷の増大を意味するので，このことはこの症例の僧帽弁逆流を悪化させている．変換酵素阻害薬，アンジオテンシン受容体遮断薬，αアドレナリン遮断薬やヒドララジンを用いて血管拡張療法を行うことにより体血管抵抗を下げれば，おそらくこの症例の心拍出量は増加し，労作時呼吸困難の症状も改善すると思われる．

症例40-5　弁変性が病因の僧帽弁閉鎖不全症，経皮的形成術の適応

　H. M., 84歳女性．慢性閉塞性肺疾患の長い病歴がある．労作時呼吸困難と起座呼吸が増悪したため，診断的カテーテル検査の2ヵ月前に入院．胸部X線検査，CT検査ではいずれも両側の胸水を認めた．脳性ナトリウム利尿ペプチド（brain natriuretic peptide：BNP）は605 pg/mLに上昇していた．心筋梗塞の既往は認められなかった．

　心エコーでは，左室の収縮機能は正常下限で，駆出分画は50％と推定された．局所壁運動異常はなく，左室の軽度の求心性肥大が認められた．左房は中等度に拡張していた．Doppler法による僧帽弁の検査では，後側方へ向かい，左房後壁まで達する僧帽弁逆流ジェットが観察された．経食道心エコーでは中等度の左房拡大が認められ，Doppler法では後側方への僧帽弁逆流ジェットが左上肺静脈に達するのが観察された．肺静脈内に収縮期逆流が認められた．

　入院までの6ヵ月間，患者の症状は進行性に増悪していた．入院時には，患者は何回か立ち止まって息を整えないと半ブロックも歩けなくなっており，階段を登ることはできなかった．軽い家事は可能であった．

　冠動脈造影上，左冠動脈主幹部，右冠動脈，および回旋枝に有意な狭窄はみられなかった．左前下行枝の第1対角枝より近位部に60％，遠位部に50〜60％の狭窄が認められた．アデノシン負荷によるタリウム心筋シンチグラフィでは，いかなる虚血の所見も認められなかった．

　経食道心エコーでより詳細に検討したところ，主に後尖の逸脱による有意な僧帽弁逸脱と小さなflail segmentの所見が認められ，fibroelastic deficiencyと矛盾しなかった．逆流ジェットは，左房内へ弁尖から離れるように向かっていたが，僧帽弁尖接合線の中央部から発生していた．手術リスクは高いと考えられたため，本症例の僧帽弁閉鎖不全症の治療戦略としては，経皮的僧帽弁形成術が適当であろうと思われた．

　診断的カテーテル検査の2週後，次の手技である経皮的僧帽弁尖形成術が計画された．全身麻酔下に，経食道心エコーでガイドしながら中隔を穿刺し，再び血行動態的評価を行い，以下のデータを得た．

	術前安静時	僧帽弁形成術後
体表面積（m²）	1.71	1.71
心拍出量（L/min）	4.02	5.72
心拍数（/min）	91	83
駆出分画（%）	65	63
僧帽弁逆流	4+	1+
圧（mmHg）		
大動脈圧（収縮期/拡張期/平均）	147/63/96	97/36/59
左室圧（収縮期/拡張期/拡張終期）	140/7/13	98/9/9
左房圧（a波/v波/平均）	7/11/7	14/13/9
肺動脈圧（収縮期/拡張期/平均）	59/21/36	55/22/33
右房圧（平均）	4	5
肺血管抵抗（dynes・sec・cm^{-5}）	576	335
体血管抵抗（dynes・sec・cm^{-5}）	1,829	756

24Fのガイディングカテーテルを，心エコーガイド下に中隔穿刺した部位から左房内に挿入したMullinsシースと交換し，僧帽弁の上方に留置した．Evalveクリップデリバリシステムを用いて，僧帽弁形成術用クリップを左房に運んだ．クリップが弁口の中央部に来るように操作し，クリップアームの部分が僧帽弁接合線と垂直になるよう調整した．

クリップアームを180°近くに開き，僧帽弁を通して左室内に進めた．クリップデバイスを左室腔から左房に向かってゆっくり引き抜き，僧帽弁前尖と後尖をつかんだ後，手元のグリップを押し下げ，クリップを閉じた．僧帽弁逆流の再評価が行われ，劇的に減弱していることが示された．さらに評価を行ったところ，Doppler検査にて肺静脈血流が完全に正常化していることが示された．クリップを切り離し，Doppler心エコーと左室造影により僧帽弁逆流が最終的

に評価された．左房と左室の同時圧記録を図40-5Bに示す．術前には左房圧は上昇しており，著明なv波が認められる．注目すべきことに，高度の僧帽弁逆流が明らかに存在するにもかかわらず，v波の高さは平均左房圧の2倍を超えてはいない．

10Fの縫合閉鎖デバイスにより前閉鎖を行い，皮下を一時的に8字縫合で閉鎖しながら24Fの経中隔カテーテルを抜去した[15-17]．左大腿動静脈のカニューレを抜去し，圧迫止血した．全身麻酔から回復した後，患者は治療の翌朝に退院したが，症状は明らかに劇的に改善していた．

a）解釈

経皮的僧帽弁形成術前後での血行動態の変化に関して，さまざまなことが読み取れる[18]．心拍出量は有意に増加した．これは，僧帽弁逆流量が減少し，前方拍出量が増加したことを反映していると思われるが，中隔穿刺後に24Fのカテーテルを通したことにより，心房中隔に短絡ができたこともちろん影響しているだろう．また，治療に必要な全身麻酔により，体血管抵抗が減少したことも影響していた可能性があり，体血管抵抗が2,000 dynes・sec・cm^{-5}近くから750 dynes・sec・cm^{-5}に低下したことが注目される．駆出分画は有意には変化しなかったが，やや低下したのは，僧帽弁逆流が劇的に改善したために逆方向への後負荷軽減が少なくなったためであろう．

3 大動脈弁狭窄症

大動脈弁狭窄には，弁性，弁下部性，弁上部性がある．弁性の大動脈弁狭窄では，先天的に変形した大動脈弁（たとえば二尖弁）の基質に生じる後天的石灰化型が最も多い．弁性狭窄は，生下時より存在することもあるし（先天性大動脈弁狭窄症），リウマチ熱の結果のこともある．弁下狭窄にはいろいろなタイプがある．弁上狭窄はまれである．すべてのタイプにおいて左室と大動脈の間に有意な収縮期圧較差を生じる．大動脈弁下狭窄では，圧較差は左室の主

[表40-1] 成人における後天性大動脈弁狭窄の臨床的重症度と大動脈弁口面積との関係

大動脈弁口面積（cm²）	臨床的重症度
≧1.0	軽度：他の心疾患（冠動脈疾患，他の弁膜症）がなければほとんど症状なし
0.7〜1.0	中等度：過激な運動，頻脈性心房細動，感冒などの異常な負荷により症状出現
0.5〜0.7	やや高度：日常生活の通常の活動において症状出現
≦0.5	高度：安静時やわずかな体動においても症状出現，両室心不全

部と流出路の間にあるが，いわゆるトンネル状弁下狭窄（tunnel subaortic stenosis）では，明らかな subvalvular chamber がないこともある．弁上狭窄では，圧較差は大動脈弁の直上の近位大動脈と上行大動脈主幹部の間にある．それぞれの例で狭窄の部位と性状を知ることは外科的には重要である．これは血行動態と心血管造影により明らかにされる．さらに左室機能，大動脈弁および僧帽弁閉鎖不全の存在の有無なども評価されるべきである．大動脈弁狭窄では，左室は徐々に肥大が進行する．心拍出量は左室が拡大し，機能不全に陥るまでは維持されるが，以後は段々と低下する．以下，成人の弁性狭窄に焦点を当て論述する．

3つのタイプすべての大動脈弁狭窄で左室不全，狭心症，失神があれば，外科的治療を念頭に置いて，心臓カテーテル検査施行の適応となる．血行動態的に有意な大動脈弁狭窄症の評価を行う成人患者では，基本的に全例に冠動脈造影を行うべきである．

Ⓐ 血行動態の評価

弁性大動脈狭窄の血行動態の評価において最も重要なことは，大動脈弁を介しての圧と血流を同時測定するところにある．第13章で述べたように，これにより大動脈弁口面積の計算が可能となる．症状のある平均的な成人の大動脈弁狭窄例では，大動脈弁口面積は 0.7 cm² 以下にまで減少している．大動脈弁口面積が 0.8〜0.9 cm² の場合でも，特に冠動脈疾患や高血圧を合併していたり，心拍出量の絶対値が高い場合（たとえば，身体の大きな患者，貧血，発熱，甲状腺中毒など）には，しばしば症状の出現に至る．大動脈弁口面積が 0.5 cm² 以下になると，大動脈弁狭窄は高度となり，心予備能は最小限となるか，なくなってしまう．

典型的な後天性大動脈弁狭窄の成人患者において，臨床的重症度と Gorlin の式（第13章を参照）で計算した大動脈弁口面積との関係は表40-1 のようになる．他の心疾患（たとえば，冠動脈疾患，他の弁膜症，心筋症など）があれば，表40-1 に挙げた関係は当てはまらなくなるだろう．

大動脈弁狭窄患者の大部分，特に狭心症あるいは失神といった臨床症状のある患者では，心拍出量，心係数，右心系および平均肺動脈楔入圧，左室駆出分画などは正常である．左室拡張終期圧は，伸展性の低い左室壁を反映して通常上昇しており，肺動脈楔入圧，左房圧，左室圧記録では著明な a 波がみられる（図40-6）．さらに進行した例では，左室駆出分画と心拍出量は低下しており，右心系，平均肺動脈楔入圧は上昇している．右心不全，腹水，浮腫を伴った重症の肺高血圧が臨床像を支配することがある．このような患者では，低心拍出量状態のために特徴的な収縮期雑音が減弱し，診断を曖昧にすることがある．近年，経カテーテル的大動脈弁置換術（transcatheter aortic valve replacement：TAVR）が一般的になり，多数の超高齢患者がカテーテル検査を受けるようになるにつれて，心拍出量が低く肺高血圧があり，一般に血行動態異常がより強い患者を目にすることが多くなっている．第20章で述べたように，駆出分画が高度に低下し，低流量，低圧較差の大

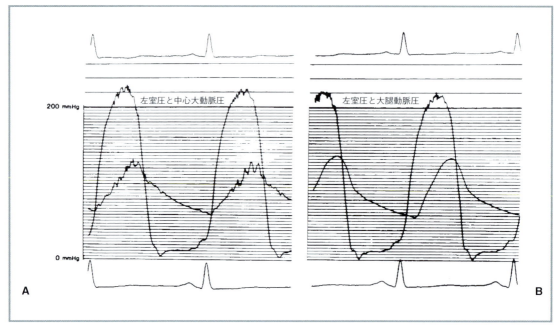

[図40-6] 大動脈弁狭窄症患者の圧記録
(A) 左室圧と中心大動脈圧の同時記録，および (B) 左室圧と大腿動脈圧の同時記録．大腿動脈圧は位相がずれ，末梢動脈圧に特徴的な波形の変化（収縮期最高圧がより高く，拡張終期圧がより低くなる）を示している．
[Blitz LR et al：Valve function, stenosis and insufficiency. Diagnostic and Therapeutic Cardiac Catheterization, 3rd ed, Pepine CJ et al（eds）, Williams & Wilkins, Baltimore, 1998]

動脈弁狭窄症患者を評価する際には，ドブタミン負荷による収縮予備能の評価を加えるべきである．これにより予後に関する重要な情報が得られ，内科的治療を行う患者と，外科的または経皮的大動脈弁置換術を行う患者を適切に選択することができる．

[1] Carabelloの徴候

高度の大動脈弁狭窄の患者では，左心カテーテルの引き抜きの際に動脈圧が上昇するという興味深い血行動態所見が，Carabelloら[19]によって記載されている（図40-7）．左心カテーテルの引き抜き（逆行法により左室に置かれていたカテーテルを中心大動脈に引き戻す）の際に，42例中15例で5 mmHgの末梢動脈圧の上昇が認められた．大動脈弁口面積が $0.6\ cm^2$ 以下の20例中15例（75%）にこの現象がみられたが，$0.7\ cm^2$ 以上の22例中では1例もこの上昇はみられなかった．左室カテーテル引き抜き中の動脈収縮期圧の上昇は，大動脈弁狭窄がク

リティカルであることを示唆する血行動態所見であると結論された（図40-7）．この現象の機序は，すでに狭くなっている大動脈弁口が逆行性カテーテルにより部分的に閉塞され，カテーテルの引き抜きによりこの閉塞が解除されるためであろう．

B 心血管造影の評価

大動脈弁狭窄の患者において，左室造影は重要な情報を提供するので，筆者らは通常カテーテル検査の一部に含めるべきであると考える．心エコーによる左室の評価が不十分な場合は特にそうである．しかし，大動脈弁狭窄のために左室不全に陥り肺動脈楔入圧が高いような患者では，左室造影の際の造影剤の負荷に耐えられないこともあるということを強調しなければならない．さらに，腎機能異常により造影剤の使用が制限されることもある．このような患者では心室造影前の十分な処置（たとえばフロセミ

[図40-7] 重症大動脈弁狭窄（大動脈弁口面積0.4 cm^2）の患者の左室圧と大腿動脈圧記録

逆行性カテーテルを左室から上行大動脈に引き抜いた際に，大腿動脈の収縮期最高圧が約20 mmHg増加した（ΔP）ことがわかる．この所見は大動脈弁口面積0.6 cm^{2}未満の患者にのみみられる．この現象の機序は，すでに狭くなっている大動脈弁口の逆行性カテーテルによる部分的閉塞と，カテーテルの引き抜きによるこの閉塞の解除と考えられている．

LV：左室圧，FA：大腿動脈圧

（Carabello BA et al：Changes in arterial pressure during left heart pullback in patients with aortic stenosis：a sign of severe aortic stenosis. Am J Cardiol 44：424-427, 1979）

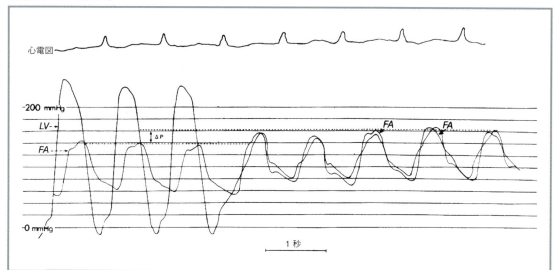

ド静脈内投与，モルヒネ，酸素）と等浸透圧または低浸透圧の造影剤の使用が必須の条件であり，危険性と利益に関して注意深い考慮がなされないかぎり心室造影は行われるべきではない．左室造影により僧帽弁の評価（有意な僧帽弁逆流があるかどうか），大きな冠動脈疾患を示唆する局所壁運動異常や左室瘤の検出，左室機能の全体的評価などがなされる．さらに，壁厚や左室重量が心室造影像から求められる．これらの情報は心エコーから得られることもしばしばあり，この場合，左室造影は行わずに済む．

圧較差が小さく，動脈の脈圧が大きくて有意な大動脈弁閉鎖不全が疑われるといったことがなければ，通常，大動脈弁狭窄の患者では，大動脈造影は必要ではない．TAVRが考慮される場合は，大動脈基部に造影剤を用手的に注入すると，TAVR治療に最適な視野や植込み角度を決めるのに役立つことがある．後天性の大動脈弁石灰化狭窄の患者で，特に胸痛が存在するよ

うな場合には，大部分において選択的冠動脈造影が行われる．

C カテーテル検査のプロトコール

[1] **右心カテーテルは，右心系の圧と心拍出量測定のために行われる**

[2] **左心カテーテルは，大動脈弁の圧較差，左室拡張終期圧の測定，僧帽弁の圧較差（僧帽弁狭窄の合併）の有無の評価のために行われる**

狭窄した大動脈弁を逆行性に通過することが困難なことがある．上腕動脈，橈骨動脈からのアプローチでは，5FのAL1またはマルチパスカテーテルを用いると，狭い大動脈弁を越えるのにうまくいくことが多い．ほとんど常にガイドワイヤを必要とするが，0.035インチの直型または曲型ワイヤであればカテーテル内を容易に通り，大動脈弁を越えるのに役立つ．

大腿動脈からのアプローチで，大動脈弁狭窄

患者の左室へ逆行性にカテーテルを進める場合は，直型ガイドワイヤを先端から少し出したピッグテールカテーテルを用いる方法に代わって，まず AL1 カテーテルによるアプローチが行われるようになっている（この方法は第 6 章に示した）．Amplatz カテーテルを用いると血流ジェットの方向にガイドワイヤを向けることができ，うまく大動脈弁を越えることができる．その後，交換用ガイドワイヤを用いて標準的なダブルルーメンピッグテールカテーテルに交換する．時には，右または左の Judkins カテーテルを直型ガイドワイヤとともに用いるのが，大動脈弁狭窄症患者の狭い大動脈弁を越えるのに有効なこともある．Feldman らは，狭窄した大動脈弁を越えるために形を改良したカテーテルを開発した[20]．筆者らは，このカテーテル（Cook 社製 Feldman A1 カテーテル）を用いて，平均大動脈弁口面積 0.75 cm^2 の 17 人の患者群において，平均 30～40 秒で逆行性に大動脈弁を越えたと報告している．ほとんどの術者は最初のアプローチとして Amplatz カテーテルまたは Feldman A1 カテーテルを選択している．こういったアプローチが成功しない場合（または特殊な患者でこういった方法が望ましくない場合）には，経心房中隔法が用いられる．検査室によっては，大動脈弁狭窄の患者に経心房中隔法を主として用いている場合もある[21]．逆行性に大動脈弁を通過させると，症例によっては臨床的に無症状の脳塞栓領域を生じることがある[22]．経中隔的アプローチによりこの危険はおそらく減少すると思われる．

大動脈弁狭窄患者では，狭窄部位のできるだけ近くで弁前後の圧較差を測定することが非常に望ましい．図 40-6 に示したように，カテーテルを左室に置き，もう 1 本を中心大動脈に置いた場合と，動脈圧を大腿動脈で測定した場合とでは，大動脈弁前後の圧較差が異なる．この問題については第 13 章で詳細に検討している．ダブルルーメンピッグテールカテーテル（Langston カテーテル，Vascular Solutions 社，Minneapolis，MN など）であれば，左室圧と中心大動脈圧を 1 本のカテーテルで測定することができ，もう 1 ヵ所動脈を穿刺せずに済む．次の方法で，中心大動脈圧を左室内圧と比較することもできる．まず診断カテーテルを左室内に挿入した後，0.014 インチの圧ワイヤ（St. Jude Medical 社，Minneapolis，MN）をカテーテルに通す．次に，診断カテーテルを大動脈起始部の弁直上まで引き抜けば，中心大動脈圧と左室圧を同時に測定することができる．この方法で，高性能のマイクロマノメータによる圧記録に似た，十分に質の高い圧記録が得られる[21]．

大動脈弁狭窄患者の圧測定の際に，誤差を生じ得るもう一つの原因として重要なのが，複数の側孔が付いたカテーテルの左室内への不完全な挿入である．側孔の一部が大動脈内に，一部が左室内にあると，混合圧を測定することになる．この問題の例として，図 40-8 にピッグテールカテーテルを左室内に部分的（B 図左），または完全（B 図右）に挿入した場合を示す．部分的に挿入して圧測定を行うと，大動脈弁狭窄の重症度を著しく過小評価してしまう．弁前後の圧較差を測定する際の他のピットフォールについては，第 13，14 章に示した．

[3] 心血管造影は，今までに論じてきたような指針により行われる

左室造影の際，収縮期に大動脈へ駆出される造影剤のジェットにより狭窄弁口の輪郭が描出される．弁尖が不整に見えたり，動きが制限されていたりすることがあり，弁尖の数もしばしば同定される．先天性大動脈弁狭窄では，弁は収縮期に漏斗状を呈することがある．上行大動脈は拡張（狭窄後拡張，poststenotic dilatation）するが，弁下部領域は広く開存している．小さな中心孔を持った大動脈弁下部隔膜（subaortic membrane）や大動脈弁下部筋肉輪（subvalvular muscular ring）が見えることもある．特発性肥大性大動脈弁下狭窄（idiopathic hypertrophic subaortic stenosis）の特徴的な変化も観察することができる．弁上狭窄では，近位大動脈の狭窄がみられる．

大動脈造影もまた大動脈弁狭窄患者の評価に有用である．（大動脈弁閉鎖不全を伴わない）純型の大動脈弁狭窄の場合，大動脈造影を行う

[図 40-8]

(A) 大動脈弁狭窄患者の圧記録．(B) 複数の側孔が付いたピッグテールカテーテルを左室内に不完全に進めた場合に生じ得るアーチファクトを示す．詳細は本文を参照．

[Blitz LR et al：Valve function, stenosis and insufficiency. Diagnostic and Therapeutic Cardiac Catheterization, 3rd ed, Pepine CJ et al (eds), Williams & Wilkins, Baltimore, 1998]

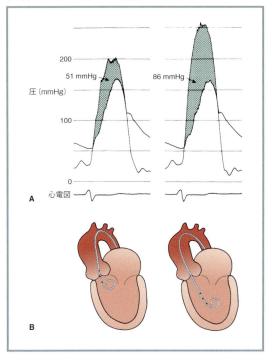

とてしばしば左室から局所的な造影されない血液の流れ（negative jet）が認められる．先天性大動脈弁狭窄においては，大動脈弁が上方に半球形に膨らみ，その中央部から negative jet が認められ，いわゆる Prussian helmet（「プロイセン兵のヘルメット」）sign を呈することもある．ある程度の大動脈弁閉鎖不全を伴う大動脈弁狭窄患者では，大動脈造影によって逆流の重症度をおおまかに知ることができる．カテーテルインターベンション（たとえばバルーン大動脈弁形成術）を考慮しているのであれば，合併する大動脈弁閉鎖不全の程度を調べることが臨床的な方針の決定にとって重要になるだろう．

図 40-9A に圧記録を示した患者のように，血行動態的評価によって有意な大動脈弁狭窄と大動脈弁閉鎖不全の混在がわかることがしばしばある．この 78 歳の男性は，血行動態的に有意な大動脈弁狭窄（70 mmHg の圧較差），および有意な大動脈弁閉鎖不全（3＋，逆流分画 48％）のまれな組み合わせであった．

症例 40-6　著明な心拡大を伴わない大動脈弁狭窄症

L. C., 48 歳の既婚女性で，小児の頃にリウマチ熱の既往がある．入院の 6 ヵ月前，労作時呼吸困難の増強と，運動耐容能の低下に気づく．眩暈はあるが，失神，狭心症はない．

心臓以外の身体所見は正常である．心尖拍動は第 5 肋間鎖骨中線上で増強している．整脈．I 音，II 音は正常である．唯一の心雑音は II 度の駆出性収縮期雑音で，胸骨左縁に沿って最大となり，心尖部，頸動脈に伝達される．振戦はなく，頸動脈拍動は立ち上がりが緩徐であるが，正常な大きさである．心電図は左室肥大とストレインを示す．胸部 X 線像では全体としては正常の大きさの心臓で，左室の部分には軽度の rounding が認められる．他の心房，心室や肺野は正常である．透視の際に，大動脈弁の部位に石灰化が認められた．

心臓カテーテル検査が行われ，次の結果が得られた．

体表面積（m²）	1.87
酸素消費量（mL/min）	225
動静脈酸素較差（mL/L）	40
心拍出量（L/min）	5.6
心拍数（/min）	70
圧（mmHg）	
上腕動脈圧	100/66
収縮期（平均）	84
左室圧	176/16
収縮期（平均）	140
収縮期駆出時間（sec/拍）	0.35
肺動脈楔入圧（平均）	10

Section VIII Clinical Profiles

[図 40-9]

(**A**) 進行する労作時呼吸困難と肺水腫の既往を有する 78 歳男性の左室圧および大腿動脈圧記録．この症例では，大腿動脈圧と中心大動脈圧はほぼ一致した．収縮期最高圧間に 70 mmHg の圧較差を認めたが，同時にまれなことに大動脈圧は拡張期に急速に低下し，左室拡張終期圧と大腿動脈圧は等しくなった（diastasis）．後者の所見は有意な大動脈弁閉鎖不全を示唆したが，これは大動脈造影により確認された．

(**B**；症例 40-8）左室圧と大動脈圧の同時記録．弁形成術前（**左**）の大動脈弁圧較差を表す部分を黒く塗って示す．弁形成術後（**右**）は，弁前後の圧較差は著明に減少している．弁狭窄が解除された結果，左室の収縮期最高圧が低下し，大動脈の収縮期最高圧が上昇したことは注目すべき所見である．

(**C**) 経皮的大動脈人工弁（Edwards Lifesciences 社，Irvine，CA）．ウマ心外膜の弁尖組織が，特別に設計されたステンレス製のステントに装着されている．ステントは頑丈にできていて，ストラットが太く交連部が補強されている．

LV：左室圧，FA：大腿動脈圧，Ao：大動脈圧

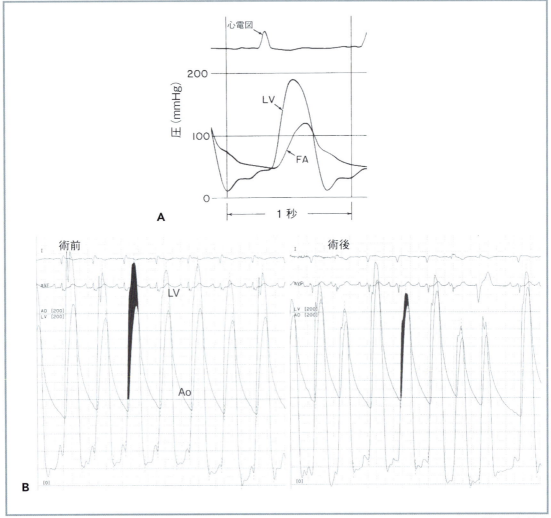

（次ページに続く）

[図 40-9]（続き）

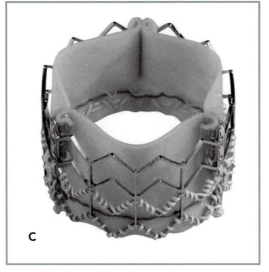

c

肺動脈圧	25/11, $\overline{15}$
右室圧	25/5
右房圧（平均）	5
肺血管抵抗（dynes・sec・cm^{-5}）	72
大動脈弁口面積計算値（cm^2）	0.7
駆出分画（%）	69

　左室造影により，力強く収縮する正常の大きさの左室と3つの弁尖を持った石灰化大動脈弁が認められた．弁尖はほとんど動いていなかった．ジェットが弁を通過するのが見え，ほとんど直後に大動脈の造影により不明瞭になった．大動脈弁の直上の上行大動脈にやや不連続な狭窄後拡張がみられた．

a）解釈

　この女性のかなり高度に狭窄した石灰化大動脈弁は，おそらくリウマチ性のものと考えられる．69％という駆出分画と正常な心拍出量に示されるように，左室はよく収縮する．安静時の左室拡張終期圧の上昇は肥大によるコンプライアンスの低下に合致する．

症例 40-7　相当程度の心拡大を伴う大動脈弁狭窄症

　A. H., 77歳男性．健康であったが，3年前，労作時呼吸困難，起座呼吸，疲労感，末梢の浮腫が出現した．治療にもかかわらず，これらの症状は徐々に進行して病弱となってしまった．軽い狭心症があり，また失神のエピソードが2回ある．

　身体所見は，血圧 110/80 mmHg，脈拍 78/min（整），呼吸数 24/min．頸動脈の拍動は容積が小さく，立ち上がりが遅い．頸部の静脈は中等度怒張している．両側下肺野にラ音が聴取される．PMI は第6肋間，前腋窩線より 2 cm 内側で，びまん性で力強い．傍胸骨拍動（parasternal heave）はない．II / VI度の大動脈収縮期駆出性雑音が胸骨左縁全体から両側頸動脈を越えて聴取される．肝臓は肋骨下縁より2横指触れる．両側下腿にわずかに圧痕浮腫がある．心電図は左室肥大とストレインパターンを示した．胸部X線像では左室の拡大，大動脈弁部の石灰化，肺上葉の血管影の中等度の再分布像，右側の軽度の胸水が認められた．

　心臓カテーテル検査が行われ，次の結果が得られた．

体表面積（m^2）	1.76
酸素消費量（mL/min）	218
動静脈酸素較差（mL/L）	81
心拍出量（L/min）	2.7
心拍数（/min）	90
圧（mmHg）	
上腕動脈圧	135/78
収縮期（平均）	100
左室圧	184/35
収縮期（平均）	140
収縮期駆出時間（sec/拍）	0.27
肺動脈楔入圧（平均）	29
肺動脈圧	75/40, $\overline{52}$

右室圧	75/12
右房圧（平均）	10
肺血管抵抗（dynes・sec・cm^{-5}）	683
大動脈弁口面積計算値（cm^2）	0.4
駆出分画（％）	30

　左室造影はフロセミドの静注による前処置後に施行され，全体に収縮の悪い，大きく拡大した左室が示された．僧帽弁閉鎖不全，大動脈弁閉鎖不全はなかった．大動脈弁は不揃いな様相を呈し，高度に石灰化した2つの弁尖を有していた．上行大動脈はかなり拡張していた．左室造影は問題なく施行され，冠動脈造影（左冠動脈を2回，右冠動脈を1回造影）では有意な冠動脈閉塞は認められなかった．

[a] 解釈

　0.4 cm^2 という大動脈弁口面積計算値が示すように，高度の石灰化大動脈弁狭窄が存在する．左室拡大，左室拡張終期圧の上昇（35 mmHg），造影所見での全体的な収縮の低下，駆出分画が30％しかないこと，非常に低い心拍出量などで示されるように，高度の左室機能不全がある．大動脈の流出障害は高度で，左室は代償不全に陥っているので，収縮期最高圧は（正常の心拍出量を伴う場合は250〜300 mmHgが予測されるのに対して）184 mmHgにすぎず，平均大動脈弁圧較差は40 mmHgにすぎない．大動脈弁狭窄での左室拡大が女性よりも男性に多くみられるということは注目に値する[23]．

　肺動脈楔入圧が29 mmHgであるということにより，患者の息切れのみならず，両側下肺野に聴取されたラ音も説明できる．肺高血圧は部分的には左室拡張期圧の上昇によるものであり（受動的上昇），また部分的には肺血管抵抗683 dynes・sec・cm^{-5}（これは正常の5倍を超す）という所見で示されるように反応性の肺高血圧による．

　右室は圧負荷の結果，右室拡張期圧と右房圧の軽度の上昇で示されるように，非代償の状態になっている．臨床的には頸静脈の軽度怒張，肝腫大，末梢の浮腫が，これに対応している．

症例 40-8　大動脈弁置換の適応に乏しい症候性の大動脈弁狭窄症

　F. H.，87歳男性．冠動脈疾患とバイパス手術の既往がある．心不全と大動脈弁狭窄症の増悪のため入院．6年前に冠動脈バイパス術を受けているが，当時は大動脈弁狭窄は指摘されていなかった．

　過去1年にわたり，うっ血性心不全のために入院を繰り返しており，その間隔は次第に短くなっていた．患者の臨床像は，在宅酸素を必要とする慢性閉塞性肺疾患と，6ヵ月にわたりクレアチニン 2.6 mg/dL のレベルで安定している慢性腎不全のために複雑になっている．米国胸部外科学会（STS）リスクスコアは12.7％であった．

　心エコー検査では，左室機能は駆出分画推定値35％と不良で，平均圧較差 27 mmHg，大動脈弁口面積 0.7 cm^2 と推定された．心不全に加え，毎週2〜3回，通常朝食後に起こり，ニトログリセリン舌下に反応する食後の胸痛を訴えている．

　診断的カテーテル検査では，左前下行枝への左内胸動脈グラフトは開存していたが，造影剤の使用を抑えるために，他の血管造影像は撮影しなかった．大動脈弁前後での平均圧較差は 30 mmHg で，大動脈弁口面積は 0.8 cm^2 と推定された．複数の合併症があるなかでの再手術はリスクが高いため，大動脈弁形成術のための評価が行われることになった．

　両側の大腿部を局所麻酔後，6Fのシースを右大腿動脈に挿入した．右側の腸骨大腿動脈造影を行ったところ，大腿動脈に中等度のびまん性病変を認めたが，逆行性弁形成術用の11Fのシースを挿入するには十分であった．同様に，右大腿静脈に5Fと8Fの連続シースを挿入した．右心系の圧と心拍出量測定のために，8Fの静脈シースからバルーン付きカテーテルを挿入し，5Fの静脈シースを使って一時的ペースメーカを留置した．5Fの大動脈弁狭窄用カテーテル（Cook 社，Bloomington, IN）と直型可動芯ガイドワイヤを用いて，大動脈弁を通過させた[20]．中心大動脈圧と大腿動脈シー

ス圧を，較正し記録した．

カテーテル挿入後，以下の血行動態データを得た．

	術前安静時	バルーン大動脈弁形成術後
体表面積（m²）	2.09	
心拍出量（L/min）	5.59	5.63
心拍数（/min）	79	88
圧（mmHg）		
大動脈圧（収縮期/拡張期/平均）	211/95/140	207/95/136
左室圧（収縮期/拡張期/拡張終期）	264/11/28	214/16/22
左房圧（a波/v波/平均）	32/15/21	
肺動脈圧（収縮期/拡張期/平均）	45/29/35	46/32/36
右房圧（平均）	16	14
大動脈弁圧較差（平均）	46	18
大動脈弁口面積（cm²）	0.8	1.3
体血管抵抗（dynes・sec・cm⁻⁵）	1,731	1,903

圧測定を行った後，左室内に挿入した5Fカテーテルに260 cmの超硬ガイドワイヤを通し，カテーテルを抜去した．直径20 mm，長さ6 cmのバルーンを逆行性に大動脈弁に通し，180拍/minで高頻度右室ペーシングを同時に行いながら3回膨らませた．バルーンは弁にしっかり引っかからず，高頻度右室ペーシングにもかかわらず「スイカの種」（watermelon seed）様に前後に動き，大動脈弁尖を拡張するのに適切な大きさではないと思われた．大腿動脈病変のために，より大きな逆行性バルーン用の14F動脈シースを挿入することはできなかったので，治療手技を順行性アプローチによる弁形成術へ変更した．

右大腿静脈のシースを14Fに入れ替え，標準的なMullinsシースと中隔穿刺針を用いて中隔穿刺を行った．7FのシングルルーメンバルーンカテーテルをMullinsシースに通し，左房から左室へ進めた．バルーンカテーテルをさらに，狭窄した大動脈弁を順行性に通過させ，大動脈弓から下行大動脈へ進めた．0.032インチの硬いガイドワイヤをバルーン付きカテーテルに通し，左大腿動脈から下行大動脈へ進めた10 mmのグースネックスネアでワイヤをつかんだ．スネアとガイドワイヤを下行大動脈に留置し，Mullinsシースを抜去した．14Fの硬いダイレータを心房中隔に通し抜去した．直径26 mmのイノウエバルーンを左房を通して大動脈弁まで進めた．バルーンを最初は24 mmに，次に26 mmに膨らませ，大動脈弁を拡張した．再度，血行動態を測定した（図40-9B）．最後にカテーテルを抜去し，大腿動脈のシースを抜去して，あらかじめ留置しておいたデバイスで縫合閉鎖した．

a）解釈

バルーン弁形成術前後の血行動態記録を図40-9Bに示す．弁前後の平均圧較差は，46 mmHgから18 mmHgへ減少した．大動脈弁狭窄が解除されるに伴い，左室圧の収縮期最高値が低下し，大動脈圧の収縮期最高値が上昇したことは注目すべき重要な所見である．大動脈圧の収縮期最高値の上昇は，バルーン弁形成術が血行動態的に成功したことを表す優れた指標である．拡張期動脈圧が弁の拡張後に低下しなかったことも注目すべきである．これは，血行動態的に有意な大動脈弁逆流が発生しなかったことを表す所見である．同様に，左室拡張終期圧は30 mmHg近くから22 mmHgへ低下したが，これは弁狭窄の解除により充満圧が急速に改善したことを表している．

この症例のように，高齢で，胸骨切開の既往があり，複数の合併症があって手術のリスクが高い場合に適用できる別の手段として挙げられるのが，経皮的大動脈弁置換術であろう[24-26]．大動脈弁に経皮的に留置する目的で，ステントに心外膜組織を装着した弁が開発されている（図40-9C；詳細は第33章を参照）．順行性もしくは逆行性にアプローチした後，バルーン弁

形成術を施行して，弁を前拡張しておく．デリバリ用の大径のシースを用い，ステントに装着した人工弁（percutaneous heart valve）をコンプライアンスの低い 23 mm または 26 mm のバルーンカテーテル上に縮めて取り付け，大動脈弁まで運ぶ．人工弁を大動脈弁輪部に注意深く位置させられるように，180〜220 拍/min で右室ペーシングを行い，左室の拍出を実質上停止させる．バルーンを膨らませ，ステントを拡張する．大動脈造影を行い，冠動脈への血流が障害されていないことを確認する．なぜなら冠動脈閉塞は，この方法で人工弁を大動脈弁輪部に留置する際の，最も大きな危険の一つだからである．この治療法の大規模な成績が最近発表されたが，大動脈弁前後の圧較差の残存はなく，弁口面積は平均約 $1.7\ cm^2$ と，優れた血行動態データが示されている（第 33 章を参照）．

4 大動脈弁閉鎖不全症

大動脈弁閉鎖不全の血行動態上の影響は，拡張期の大動脈から左室への血液の逆流による．逆流の程度は，逆流口の大きさ，拡張期の大動脈と左室の圧較差，拡張期の持続時間に依存する．逆流時の開口の大きさは $1.0\ cm^2$ に達することもあるが，一般に $0.5\ cm^2$ を超えると逆流は高度となる．左室の 1 拍あたりの総拍出量（total left ventricular stroke volume）は増加しており，全身に供給される拍出量（前方血流，forward flow）と逆流量を加えたものに等しい．逆流する血液量は収縮期流出量の 60％以上にも達し，通常，大部分は拡張早期に生じる．

A 血行動態の評価

収縮期に大動脈に流れ込む大量の拍出量は収縮期圧の上昇を招き，一方，逆流は大動脈拡張期圧の低下を招く（図 40-10）．左室の仕事量は逆流が大きくなるにつれて徐々に増加するが，これは一回拍出量の増加と収縮期圧の上昇のみならず，拡張した心室がその圧を出すために発生しなければならない高い左室壁応力による（Laplace の法則）．左室の拡大と肥大は，

[図 40-10] リウマチ性心疾患に由来する重症大動脈弁閉鎖不全患者の左室圧と大動脈圧記録

このような状態においては，拡張後期に大動脈と左室の圧が等しくなり，この現象は時に平衡（diastasis）と呼ばれる．
LV：左室圧，Ao：大動脈圧

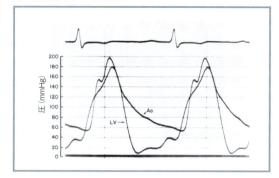

大動脈弁閉鎖不全の際に必然的に起こってくる．心臓は，心疾患においてみられるもののうちで最大の大きさになる［いわゆる牛心（cor bovinum）］．ある時点までは前方心拍出量は維持される．左房からの正常の流入に逆流入が加えられて左室の拡張期容積は増加し，より力強い収縮が導かれる（Starling の法則）．時間の経過とともに，1 拍あたりに拍出される拡張終期容積の分画（駆出分画）は，心筋機能の障害を反映し減少する．さらに，左室は大きな収縮終期容積（これはもう一つの左室機能不全の指標である）で作動するようになる．大動脈弁逆流の重症度を定量化する一つの方法が，大動脈弁逆流係数（aortic regurgitation index：ARI）の計算である[27]．ARI は拡張期血圧と左室拡張終期圧の較差の，収縮期血圧に対する比として，すなわち，ARI ＝［（拡張期血圧－左室拡張終期圧）/ 収縮期血圧］×100 として求められる．ARI が 0 に近づくにつれて大動脈弁逆流の重症度は高くなり，一方 ARI の値が高いと大動脈弁逆流の重症度は低くなる[28]．

[1] 僧帽弁の早期閉鎖

拡張期の大動脈から左室への血液の逆流は，左房から僧帽弁を通っての血流に加わって，拡張早期に左室圧を急激に上昇させることになる．逆流血は左室拡張期圧を左房圧をしのぐと

[図 40-11] 感染性心内膜炎に由来する急性大動脈弁閉鎖不全患者の左室圧と肺動脈楔入圧記録

拡張後期での圧の急速な上昇，明瞭な a 波の欠如，左室拡張終期圧の著明な高値（ほぼ 45〜50 mmHg）を伴った異常な左室圧波形に注目されたい．左室拡張期圧は拡張後期に左房圧と肺動脈楔入圧をしのぐほどに上昇しており（矢印），僧帽弁の早期閉鎖を余儀なくしている．

LV：左室圧，PCW：肺動脈楔入圧

(Mann T et al : Assessing the hemodynamic severity of acute aortic regurgitation due to infective endocarditis. N Engl J Med 293 : 108, 1975)

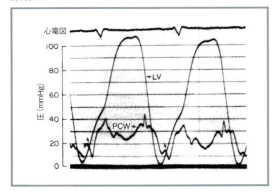

[図 40-12] 人工大動脈弁を植えた 71 歳男性に生じた重症大動脈弁閉鎖不全

左室と大動脈間に平衡（diastasis）が認められる．また，左室拡張期圧は拡張早期に肺動脈楔入圧をしのいでいる．詳細は本文を参照．

LV：左室圧，FA：大腿動脈圧，PCW：肺動脈楔入圧

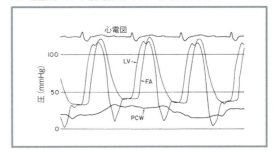

ころにまで上昇させるので，僧帽弁は早期に閉じてしまう．急性の大動脈弁閉鎖不全では，正常の大きさの左室に急激に高度の逆流が起こり，左室拡張期圧は著明に上昇するため（図 40-11），この現象は特によくみられる．図 40-11 に示した例では，左室拡張終期圧は 50 mmHg に達し，左室拡張期圧は拡張期のほとんど半分にわたり左房圧（または肺動脈楔入圧）をしのいでいる．この圧の逆転は僧帽弁の早期閉鎖を伴い，これは心エコーにより示される．

重症大動脈弁閉鎖不全に伴う僧帽弁の早期閉鎖の別の例を図 40-12 に示す．この記録は，大動脈弁狭窄に対して大動脈弁置換を以前に受けていた 71 歳男性の心臓カテーテル検査中のものである．手術後 5 年以上にわたり非常に順調であったが，突然強い息切れと大動脈弁閉鎖不全の新たな雑音が出現した．圧記録（図 40-12）によると，左室拡張期圧は拡張充満期の最初の 1/3 も終わらないうちに，左房圧（肺動脈楔入圧）をしのいでいる．また，大動脈圧

と左室圧の完全な平衡（diastasis）が拡張中期までに起こり，この時点でもはや逆流を起こす圧較差は消失するため，逆流は静止する．予想通り，この患者の拡張期雑音は灌水様，漸減性で，拡張中期までに終わった．

[2] 急性 対 慢性大動脈弁閉鎖不全

急性 対 慢性大動脈弁閉鎖不全の典型的血行動態所見は，Mann ら[29]によって報告されているが，それを表 40-2 に示す．表にみられるごとく，広い脈圧は慢性大動脈弁閉鎖不全にのみ特徴的で，このことは慢性大動脈弁閉鎖不全では巨大な一回拍出量があり，急性大動脈弁閉鎖不全では頻脈がみられることの両者を反映している．急性大動脈弁閉鎖不全では，左房圧の上昇はあったとしてもわずかであり，かつ左室のコンプライアンスは低く，左室拡張終期圧は高い．時間とともに，また逆流が高度になるとともに左室の平均拡張期圧は上昇し，こういう状態が起これば左房圧と肺動脈楔入圧は上昇する．

大動脈弁閉鎖不全の他の血行動態所見は，末梢動脈（特に大腿動脈，膝窩動脈）における収縮期最高圧の増大で，大腿動脈の収縮期最高圧は中心大動脈圧を 20〜50 mmHg も超え得る．これは本質的には正常の現象の誇張であるが（第 10 章を参照），大動脈弁閉鎖不全での中心大動脈圧測定の重要性を強調するものである．

[表40-2] 急性および慢性大動脈弁閉鎖不全における血行動態および造影所見の比較（平均±SD）

	急性大動脈弁閉鎖不全	慢性大動脈弁閉鎖不全	P 値
年齢（歳）	33±14	40±15	NS
逆流分画（%）	60±10	70±10	NS
左室拡張終期圧（mmHg）	41±12	36±13	NS
駆出分画（%）	60±10	60±10	NS
心拍数（/min）	108±15	71±14	<0.01
左室容積（mL/m²）			
拡張終期容積	146±28	264±64	<0.01
収縮終期容積	57±23	101±42	<0.02
総拍出量	89±22	163±57	<0.01
大動脈圧（mmHg）			
収縮期	110±14	155±26	<0.01
拡張期	56±11	50±6	NS
平均	78±12	90±8	<0.02
脈圧（mmHg）	55±7	105±22	<0.01
体血管抵抗（dynes・sec・cm⁻⁵）	1,326±372	1,341±461	NS

SD：標準偏差，NS：有意差なし

(Mann T et al：Assessing the hemodynamic severity of acute aortic regurgitation due to infective endocarditis. N Engl J Med 293：108-113, 1975 より改変)

B 心血管造影の評価

　大動脈造影により大動脈弁逆流の程度と動態を図式的に示すことができる．定性的な評価は，僧帽弁閉鎖不全の場合のように主観的なものである．閉鎖不全の4つの段階の区別の助けとなるような以下の定義を使用し，1+から4+の尺度を用いることができる．1+（軽度）の閉鎖不全では，拡張期に少量の造影剤が左室に流入するが，これはそれぞれの心拍により基本的にクリアされ，左室腔を満たすことは決してない．2+（中等度）の閉鎖不全では，さらに多くの造影剤が拡張期に流入し，左室腔全体がかすかに造影される．やや高度（3+）の閉鎖不全では，左室腔はよく造影され，その濃さは上行大動脈に等しい．高度（4+）の大動脈弁閉鎖不全は，1拍で完全かつ濃厚に左室が造影されるのが特徴であり，左室は上行大動脈よりも濃く造影される．

　大動脈弁閉鎖不全の定量的評価には，第21章で記述したような逆流分画（RF）の計算も含まれる．僧帽弁閉鎖不全の場合と同一の解釈の尺度が適用され，RF＜20％は軽度閉鎖不全，20〜40％は中等度，40〜60％はやや高度，＞60％は高度にそれぞれ対応する．

　大動脈弁尖（可動性，石灰化，弁尖の数），上行大動脈（拡張の程度と様式）の判定と，伴い得る異常（たとえば冠動脈病変，Valsalva洞動脈瘤，解離性大動脈瘤，心室中隔欠損など）の検討もまた大動脈弁閉鎖不全の造影診断の一部をなす．これらすべての様子は左前斜位（LAO）で最もよく診断される．

C カテーテル検査のプロトコール

①右心系の圧と心拍出量測定のため，右心カテーテル検査を行う．
②中心大動脈の脈圧と左室拡張終期圧の測定，（もし存在するならば）弁前後の圧較差の検出，（もし存在するならば）左室と大動脈の圧の平衡（図40-12）の検出，平均肺動脈楔入圧または平均左房圧に対する左室拡張終期圧の相対的な高さの測定のため，左心カテーテル検査を行う．
③心血管造影を行う．これには左室造影，大動脈造影，そして（臨床的に適応があれば）冠動脈造影が含まれる．
④安静時の血行動態が正常の場合には，動的運動負荷のような負荷を行うことを考慮する．

5 三尖弁閉鎖不全症

　三尖弁閉鎖不全には，機能的な場合と器質的な場合がある．機能的三尖弁閉鎖不全は，過度の右室の後負荷増加の結果としての右室拡大と不全に由来すると考えられる．この負荷は，僧帽弁狭窄，心筋症，原発性肺高血圧症，肺性心，肺塞栓などによる肺高血圧によるものが最も多い．

　器質的三尖弁閉鎖不全には，三尖弁あるいはその支持組織の病変が含まれ，細菌性心内膜炎，リウマチ性心疾患，右室梗塞などで最もよくみられる．

A 血行動態の評価

　器質的および機能的三尖弁閉鎖不全における第1の血行動態上の所見は，右房圧記録にみられる大きな収縮波（systolic wave）である．健常者では頸静脈拍動記録でa，c，v波が認められるが，中等度の三尖弁閉鎖不全の患者では第4の拍動であるs波がみられる．この収縮期の波は正常の心室充満波（v波）に先行し，これと融合し，高度の三尖弁閉鎖不全ではs波とv波は単一の逆流収縮波（regurgitant systolic wave）を形成する（図40-13）．図40-13に

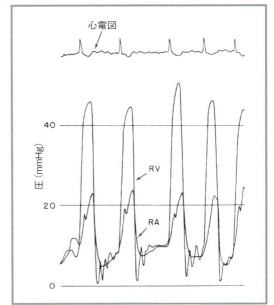

[図40-13] リウマチ性心疾患の75歳女性における右房圧と右室圧記録
右房圧波形は右室圧波形と類似しており，重症の器質的三尖弁閉鎖不全が存在する．
RV：右室圧，RA：右房圧

みられるように，高度の三尖弁閉鎖不全の右房圧記録は右室圧記録に似ている．最も極端な例では，右房と右室の圧記録は事実上重ね合わせることができるが，このような例では右房と右室が生理学的に共通の腔となるので，当然予期し得る．

　器質的三尖弁閉鎖不全と機能的三尖弁閉鎖不全を血行動態的に区別することは困難であるが，一般に高度の三尖弁閉鎖不全で右室収縮期圧が60 mmHgを超えている場合には三尖弁閉鎖不全は機能的で，一方，右室収縮期圧が40 mmHgの場合にはかなり器質的な要素がある．この鑑別は外科的治療の見地から重要である．なぜならば，機能的三尖弁閉鎖不全は単に右室の高血圧を是正する（たとえば僧帽弁狭窄のバルーン弁形成術または手術治療）だけで実質上改善されるのに対し，重大な器質的三尖弁閉鎖不全の患者は三尖弁置換術または三尖弁輪形成術を含む手術が行われなければ，心臓手術を耐え抜くことができないからである．

Ⓑ 心血管造影の評価

心血管造影では第17章で論じたように，通常右前斜位（RAO）の右室造影により三尖弁閉鎖不全を明らかにすることができる．三尖弁を通ったカテーテルの存在により人為的な三尖弁閉鎖不全がみられることがあるが，これは通常取るに足らないものであり，期外収縮が出ないようなカテーテルの種類，位置，注入速度を選ぶことが重要である．というのは心室頻拍が出現すると，三尖弁閉鎖不全の程度の評価が不可能になるからである．Grollman，ピッグテール，またはEppendorfカテーテルを右室の中部か流出路に置き，右室の大きさと易刺激性に応じて12～18 mL/secの速度で注入する方法が一般的である．三尖弁閉鎖不全の程度を段階づけるために，僧帽弁閉鎖不全の場合に記載されたものと同様の定義を用いた1+～4+の尺度が使用される．状況によっては，三尖弁閉鎖不全の評価のために，RAOの右房造影が用いられることもある．この場合は，右室から右房への造影されない血液（negative jet）が逆流を示す．

心臓カテーテル検査のプロトコールは，随伴する病変による．

6 三尖弁狭窄症

以前は，このまれな状態はリウマチ性心疾患で僧帽弁狭窄の患者にのみみられた．しかしながら今日では，（三尖弁閉鎖不全の治療としてもともとは植えられた）人工三尖弁の狭窄が，ほとんどの主要医療施設において三尖弁狭窄例の大部分を占めている．臨床診断は，心房細動を伴っている患者ではとりわけ難しい．y谷の鈍化あるいは欠如を伴った頸静脈圧上昇という特徴的所見が診断の助けとなる．筆者は高度の僧帽弁，大動脈弁および三尖弁狭窄の患者を経験したことがある．この患者は43歳の女性で，小児期にリウマチ熱の発作を繰り返した既往があり，主訴は疲労とblackout（一時的な意識喪失）であった．

Ⓐ 血行動態の評価

三尖弁狭窄の必須条件は，三尖弁を介しての拡張期全般にわたる圧較差である．圧較差は一般には小さく（4～8 mmHg），注意深い検索が行われないと見落とされる恐れがある．もしこの三尖弁狭窄の存在が疑われるようならば，2本のカテーテル（またはダブルルーメンを持った1本のカテーテル）による右房圧と右室圧の同時測定が行われるべきである．しかし，ほとんどの例で標準的なカテーテルを用い，右室から右房へ注意深く引き抜くことにより，確実に診断を確定したり除外したりし得る．三尖弁口面積は第13章に掲げた公式を用いて計算される．三尖弁口面積が$1.3\ cm^2$未満になると，三尖弁狭窄は通常，臨床的にまた血行動態的に意義がある．

Ⓑ 心血管造影の評価

弁は普通石灰化しており，可動性の低下がみられる．右房の拡大や三尖弁閉鎖不全を伴うこともある．

心臓カテーテル検査のプロトコールは随伴する病変による．

7 肺動脈弁狭窄と閉鎖不全

肺動脈弁狭窄は本来先天的病変である．肺動脈弁閉鎖不全は一般に機能的なもので，高度の肺高血圧に引き続いて起こる．肺動脈圧が収縮期に100 mmHgを超えるようになると，通常ある程度の肺動脈弁閉鎖不全が生じる．その結果，肺動脈の脈圧は大きくなり，右室拡張終期圧は上昇する．肺動脈弁閉鎖不全の造影による診断は困難である．というのは，肺動脈弁を通って置かれている造影用のカテーテルが人為的な閉鎖不全の原因となるからである．肺動脈弁閉鎖不全の評価には，心エコーのほうが血管造影よりもはるかに優れている．

心臓カテーテル検査のプロトコールは随伴する病変による．

[図40-14] 高心拍出量と，正常に機能する人工三尖弁，僧帽弁，大動脈弁を通して有意な圧較差を有する60歳男性の圧記録
(A) 右室圧，右房圧，および (B) 左室圧，大腿動脈圧，肺動脈楔入圧の各記録
RV：右室圧，RA：右房圧，LV：左室圧，FA：大腿動脈圧，PCW：肺動脈楔入圧

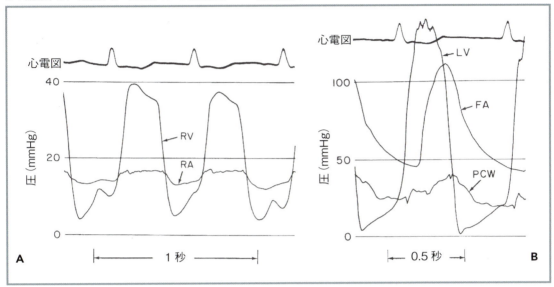

8 人工弁の評価

機械弁の評価では，時として術者の能力が試されることがある．これにはベースラインの血行動態や各弁の有効弁口面積についての知識が必要であり，また経中隔法による心臓カテーテル検査や，まれには心尖部直接穿刺の技術がさらに必要となることもある（第6章も参照）．

A 人工弁の相対的狭窄

図40-14に60歳男性にみられた相対的三尖弁狭窄，僧帽弁狭窄，大動脈弁狭窄の珍しい例を呈示し，人工心臓弁の機能に関する重要点を示す．この男性はリウマチ性僧帽弁閉鎖不全に対し，1969年Harkenディスク弁による僧帽弁置換を受けた．その後は順調であったが，1980年になって左心および右心不全の症状を呈し，心臓カテーテル検査において重症の大動脈弁および三尖弁閉鎖不全が確認された．しかしこのとき，人工僧帽弁の機能は正常であった．大動脈弁置換（Starr-Edwards人工弁）と三尖弁置換（ブタ人工弁）によって症状は改善したが，浮腫と肺うっ血を防ぐために，その後ずっと大量の利尿薬療法を必要とした．心エコーによる評価では，人工弁はまったく正常に機能しており，左室の収縮も力強かった．

左心および右心不全が続いているため，1985年心臓カテーテル検査が施行された．ブタ人工三尖弁をSwan-Ganzカテーテルで順行性に越え，Starr-Edwards人工大動脈弁をSonesカテーテルで逆行性に越えて，図40-14に示す圧測定がなされた．記録にみられるように，三尖弁，僧帽弁，大動脈弁を通して有意な圧較差が存在した．しかしながら驚くべきことに，Fick法でも熱希釈法でも心拍出量は上昇しているという所見が得られた．酸素消費量係数148 mL/min/m^2，動静脈酸素較差29 mL O$_2$/Lで，これらからFick法での心係数5 L/min/m^2，心拍出量10 L/minとなった．Gorlinの公式（第13章を参照）を用いて計算すると，大動脈弁口面積1.3 cm^2，僧帽弁口面積1.6 cm^2，三尖弁口面積2.4 cm^{2}であった．これらの値はすべて移植された特定の人工弁の有効

な弁口面積として知られている値に一致しており，人工弁不全や狭窄を意味しなかった．したがって，高心拍出量状態が，この患者の3つの人工弁を通して実質的な圧較差を生じる原因となり，その結果，両室不全の臨床像を呈したものと考えられた．甲状腺機能は正常であり，高心拍出量状態を引き起こす他の原因（たとえば動静脈瘻，Paget病）は発見されなかった．この患者はビタミンB_1補充，β遮断薬投与，スピロノラクトンとフロセミドの利尿薬投与によく反応し，高心拍出量状態は改善し，著明な利尿がついた．

B カテーテルの人工弁通過

前述の症例に示したように，人工弁の機能や他の弁の機能を評価するためには，カテーテルで人工弁を通過することが通常行われるようになっている．多数の患者でこの手技の安全性を証明した報告が出されており[30, 31]，その人工弁の種類も多種にわたっている．筆者自身の経験と，他の多くの人々から筆者に寄せられた示唆に富む経験に基づいて，次のような指針を提言する．まず，ブタ弁は逆行性にでも順行性にでもいろいろなカテーテルによって安全に通すことができる．ブタ人工大動脈弁を逆行性に通すには，一般にはピッグテールカテーテルが非常に有効である．弁尖が縫着輪よりも上方に大動脈内に高く突出したときの弁先端の位置にピッグテールカテーテルの先端を置き，ゆっくり回しながら進め，左室に入れる．ブタ人工三尖弁を順行性に通すのは，前述のようにバルーン付きカテーテルを用いれば容易である．

ボール型人工大動脈弁（たとえばStarr-Edwards弁）の場合には，6FのSonesカテーテルであればガイドワイヤを用いても用いなくても容易に逆行性に通すことができる．ピッグテールカテーテルでもガイドワイヤを用いれば，ボール弁を通して左室へ進めることができるが，カテーテルを抜くときは，ピッグテールが弁の金属枠に引っかかるのを防ぐために，ガイドワイヤを再度挿入すべきである．低プロフィールの傾斜ディスク弁（たとえばBjörk-Shiley弁，St. Jude弁，Medtronic-Hall弁）を合併症なしに逆行性に通したと報告する術者もいるが，カテーテルが引っかかって抜けなくなった例も報告されている[32]．また，Björkは，自分自身の膨大な経験に基づき，Björk-Shiley弁を逆行性に通してはならないと明確に述べている．したがって，Björk-Shiley弁を（あるいはどんな低プロフィールのディスク弁でも）逆行性に通そうとすべきではなく，再検査が必要な場合は，経中隔法を用いるべきである．最近になって，0.014インチのガイドワイヤや0.035インチのGlidewireを傾斜ディスク弁に通すことができたとする術者もいるが，この方法をルーチンに行うことは勧められない．

大動脈弁および僧帽弁の部位に二葉傾斜ディスク弁または二葉機械弁を有する患者の場合は，さらに技術を要求されることになる．このような患者において，より侵襲の少ない評価法が臨床方針の決定に不適切または不十分である場合は，後述の症例のように経中隔法と心尖部直接穿刺法を組み合わせるとうまく評価できる[33-36]（第6章も参照）．

症例40-9　再弁置換のリスクが高い患者における人工大動脈弁狭窄の評価

47歳女性．主訴は疲労感，呼吸困難，四肢の浮腫．リウマチ性心疾患の既往を有する．12歳のとき，僧帽弁交連切開術を受けた．35歳のとき，重症大動脈弁狭窄の症状を呈し，St. Jude弁（St. Jude Medical社，Minneapolis，MN）による大動脈弁置換術を受けた．その8年後，St. Jude弁による僧帽弁置換術を受けた．経胸壁および経食道心エコーによる評価を行い，人工大動脈弁狭窄の可能性が示唆された．壁運動は全周性に中等度低下しており，駆出分画は35％と推定された．右室収縮期圧は32 mmHgであった．大動脈弁最大血流速度（V_{max}）は3.5 m/sec，最大圧較差は53.6 mmHg，平均圧較差は28 mmHgであり，大動脈弁口面積は0.74 cm^{2}と推定された．また，僧帽弁の平均圧較差は5.0 mmHgであった．大動脈弁再置

[図 40-15] 機械大動脈弁の透視像

大動脈弁位の St. Jude 弁の収縮期像（症例 40-9 を参照）．弁の縫着輪が完全に一直線状になり，X 線ビームの方向と直交する像が得られるように，C アームの位置決めに特に注意を払っている．開放した弁尖を矢印で示している．大きい輪は僧帽弁位の St. Jude 弁であるが，一直線状にはなっていない．

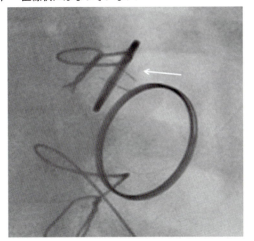

[図 40-16] 機械僧帽弁の透視像

僧帽弁位の St. Jude 弁の拡張期像（症例 40-9 を参照）．この場合も，弁の縫着輪が完全に一直線状になり X 線ビームの方向と直交する像が得られるように，C アームの位置決めに特に注意を払っている．開放した弁尖を矢印で示している．小さい輪は大動脈弁位の St. Jude 弁であるが，C アームはこちらの弁が一直線状になるような位置にはない．

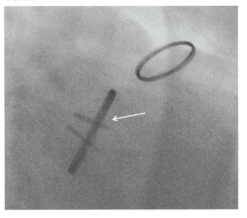

換術の可能性について照会，検討が行われたが，手術リスクが高いため，さらに評価が続けられることになった．

透視では，弁の開放角と閉鎖角は正常であり，St. Jude 人工僧帽弁および大動脈弁が正常に機能していることが示された（図 40-15, 40-16）．続いて右心カテーテル検査と，心尖部直接穿刺法による左心カテーテル検査が行われた．経胸壁心エコーにより左室心尖部を同定して印を付けた後，2％リドカインによる局所麻酔下に 5F マイクロパンクチャーシースを心尖部から左室内に進めた（図 40-17）．経皮的に右大腿動脈から 6F ピッグテールカテーテルを上行大動脈に進め，右大腿静脈から肺動脈楔入用カテーテルを進めて肺動脈に楔入させた．楔入は良好であり，僧帽弁前後の有意な圧較差を示すいかなる所見も認められなかったため，事前に計画していた経中隔法によるカテーテル検査は行われなかった．血行動態所見は以下の通りであった．

体表面積（m²）	1.56
酸素消費量（mL/min）	154.9
動静脈酸素較差（mL/L）	39.4
心拍出量（L/min）	3.9
心拍数（/min）	59
圧（mmHg）	
右房圧（a 波 /v 波 / 平均）	13/9/11
右室圧（収縮期 / 拡張期）	42/13
肺動脈圧（収縮期 / 拡張期 / 平均）	42/21/28
肺動脈楔入圧（a 波 /v 波 / 平均）	15/22/15
左室圧	
収縮期	125
拡張終期	17
大動脈弁圧較差（mmHg）	15
僧帽弁圧較差（mmHg）	4
大動脈弁口面積（cm²）	1.2
僧帽弁口面積（cm²）	2.4

冠動脈造影では冠動脈閉塞を示す所見は得ら

[図40-17] 左室心尖部穿刺
5 Fイントロデューサが経皮的心尖部アプローチで左室に挿入されている（矢印）．

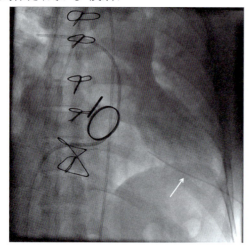

れなかった．検査終了時に心臓カテーテル室内で経心尖部カテーテルを抜去し，用手圧迫で止血した．経過観察のため CCU に移送する前に行った心エコーでは滲出液の所見はなく，合併症も起こらなかった．

a）解釈

　心臓カテーテル検査中に得られた圧較差と弁口面積は，正常に機能する機械弁における値に一致している．臨床方針の決定にさらに必要な情報は，植込んだ人工弁の種類と大きさである．この症例では，大動脈弁は St. Jude 弁の 17 AHPJ-505（St. Jude Medical Masters Series）で，弁尖開放角は 85°，有効弁口面積は 1.16 cm^2 であった．また僧帽弁は St. Jude 弁の 27 MJ-501 で，弁尖開放角は 85°，有効弁口面積は 3.08 cm^2 であった．透視所見と血行動態データに基づき，リスクが高い大動脈弁再置換術の適応はないと思われた．患者は内科的治療による管理が行われ，1 年後のフォローアップでは再入院はなく，NYHA 心機能分類はⅡ度で安定していた．

　一般に，透視により傾斜ディスク弁の機能に関して重要な初期情報が得られるので，筆者らの意見では，急性弁血栓症が疑われる場合，診断のための初期検査に透視を含めるべきである．僧帽弁と大動脈弁の両部位に機械弁があるような状況において，筆者らは，内科的治療を行うのか再弁置換術を行うのかという臨床方針の決定にどうしても必要な極めてまれな場合にのみ，心尖部直接穿刺法による侵襲的な血行動態評価を行っている．

（松井　浩）

文　献

1. Abbo KM, Carroll JD. Hemodynamics of mitral stenosis: a review. *Cathet Cardiovasc Diagn* 1994;Suppl 2:16–25.
2. Cequier A, Bonan R, Serra R, et al. Left-to-right atrial shunting after percutaneous mitral valvuloplasty: incidence and long-term hemodynamic follow-up. *Circulation* 1990;81:1190.
3. Braunwald E. Mitral regurgitation: physiologic, clinical and surgical considerations. *N Engl J Med* 1969;281:425.
4. Braunwald E, Welch GH Jr, Morrow AG. The effects of acutely increased systemic resistance on the left atrial pressure pulse: a method for the clinical detection of mitral insufficiency. *J Clin Invest* 1958;37:35.
5. Brody W, Criley JM. Intermittent severe mitral regurgitation. Hemodynamic studies in a patient with recurrent acute left-sided heart failure. *N Engl J Med* 1970;183:673.
6. Baxley WA, Kennedy JW, Feild B, Dodge HT. Hemodynamics in ruptured chordae tendineae and chronic rheumatic mitral regurgitation. *Circulation* 1973;48:1288.
7. Pichard AD, et al. Large v waves in the pulmonary wedge pressure tracing in the absence of mitral regurgitation. *Am J Cardiol* 1982;50:1044.
8. Grose R, Strain J, Cohen MV. Pulmonary arterial v waves in mitral regurgitation: clinical and experimental observations. *Circulation* 1984;69:214.
9. Syed Z, Salinger MH, Feldman T. Alterations in left atrial pressure and compliance during balloon mitral valvuloplasty. *Catheter Cardiovasc Interv* 2004;61:571–579.
10. Fuchs RM, Heuser RP, Yin FCP, Brinker JA. Limitations of pulmonary wedge v waves in diagnosing mitral regurgitation. *Am J Cardiol* 1982;49:849.
11. Grossman W, Harshaw CW, Munro AB, et al. Lowered aortic impedance as therapy for severe mitral regurgitation. *JAMA* 1974;230:1011.
12. Snyder RW, Glamann DB, Lange RA, et al. Predictive value of prominent pulmonary arterial wedge v waves in assessing the presence and severity of mitral regurgitation. *Am J Cardiol* 1994;73:568.
13. Dujardin KS, Enriquez-Sarano M, Bailey KR, Nishimura RA, Seward JB, Tajik AJ. Grading of mitral regurgitation by quantitative Doppler echocardiography: calibration by left ventricular angiography in routine clinical practice. *Circulation* 1997;96:3409.
14. Croft CH, Lipscomb K, Mathis K, et al. Limitations of qualitative angiographic grading in aortic or mitral regurgitation. *Am J Cardiol* 1984;53:1593.
15. Solomon LW, Fusman B, Jolly N, Kim A, Feldman T. Percutaneous suture closure for management of large French size arterial puncture in aortic valvuloplasty. *J Invasive Cardiol* 2001;13:592–596.
16. Feldman T. Percutaneous suture closure for management of large French size arterial and venous puncture. *J Intervent Cardiol* 2000;13:237–242.
17. Cilingiroglu M, Salinger M, Zhao D, Feldman T. Technique of temporary subcutaneous "figure-of-eight" sutures to achieve hemostasis after removal of large-caliber femoral venous sheaths. *Catheter Cardiovasc Interv* 2011;78:155–160.
18. Herrmann H, Kar S, Siegel R, et al. Effect of percutaneous mitral repair with the MitraClip device on mitral valve area and gradient. *EuroIntervention* 2009: 4:437–442.
19. Carabello BA, Barry WH, Grossman W. Changes in arterial pressure during left heart pullback in patients with aortic stenosis: a sign of severe aortic stenosis. *Am J Cardiol* 1979;44:424.
20. Feldman T, Carroll JD, Chiu YC. An improved catheter design for crossing stenosed aortic valves. *Cathet Cardiovasc Diagn* 1989;16:279.
21. Fusman B, Faxon D, Feldman T. Hemodynamic rounds: transvalvular pressure gradient measurement. *Catheter Cardiovasc Interv* 2001;53:553–561.
22. Omran H, Schmidt H, Hackenbroch M, et al. Silent and apparent cerebral embolism after retrograde catheterisation of the aortic valve in valvular stenosis: a prospective, randomised study. *Lancet* 2003;361:1241–1246.
23. Carroll JD, Carroll EP, Feldman T, Ward DM, McGaughey D, Karp RB. Gender associated differences in left ventricular function in aortic stenosis of the elderly. *Circulation* 1992;86:1099–1107.
24. Eltchaninoff H, Tron C, Cribier A. Percutaneous implantation of aortic valve prosthesis in patients with calcific aortic stenosis: technical aspects. *J Intervent Cardiol* 2003;16:515–521.
25. Cribier A, Eltchaninoff H, Tron C. Bauer F, et al. Early experience with percutaneous transcatheter implantation of heart valve prosthesis for the treatment of end-stage inoperable patients with calcific aortic stenosis. *J Am Coll Cardiol* 2004;43:698–703.
26. Leon MB, Smith CR, Mack M, et al. Transcatheter aortic-valve implantation for aortic stenosis in patients who cannot undergo surgery. *N Engl J Med* 2010;363:1597–1607.
27. Sinning JM, Hammerstingl C, Vasa-Nicotera M, et al. Aortic regurgitation index defines severity of peri-prosthetic regurgitation and predicts outcome in patients after transcatheter aortic valve implantation. *J Am Coll Cardiol* 2012;59(13):1134–1141.
28. Ali O, Salinger MH, Levisay JP, Feldman T. High pacing rates for management of aortic insufficiency after balloon aortic valvuloplasty or transcatheter aortic valve replacement. *Cathet Cardiovasc Interv*, in press.
29. Mann T, McLaurin LP, Grossman W, Craige E. Assessing the hemodynamic severity of acute aortic regurgitation due to infective endocarditis. *N Engl J Med* 1975;293:108.
30. Kosinski EJ, Cohn PF, Grossman W, Cohn LH. Severe stenosis occurring in antibiotic sterilised homograft valves. *Br Heart J* 1978;40:194.
31. Rigaud M, Dubourg O, Luwaert R, et al. Retrograde catheterization of left ventricle through mechanical aortic prostheses. *Eur Heart J* 1987;8:689.
32. Kober G, Hilgermann R. Catheter entrapment in a Bjork-Shiley prosthesis in aortic position. *Cathet Cardiovasc Diagn* 1987;13:262.
33. Turgut T, Deeb M, Moscucci M. Left ventricular apical puncture: a procedure surviving well into the new millennium. *Catheter Cardiovasc Interv* 2000;49:68–73.
34. Cata CJ, Grassman ED, Johnson SA. Technique of apical left ventricular puncture revisited: a case report of double-valve prosthesis evaluation. *J Invasive Cardiol* 1994;6:251–255.
35. Pitta SR, Cabalka AK, Rihal CS. Complications associated with left ventricular puncture. *Catheter Cardiovasc Interv* 2010;76:993–997.
36. Walters DL, Sanchez PL, Rodriguez-Alemparte M, Colon-Hernandez PJ, Hourigan LA, Palacios IF. Transthoracic left ventricular puncture for the assessment of patients with aortic and mitral valve prostheses: the Massachusetts general hospital experience, 1989–2000. *Catheter Cardiovasc Interv* 2003;58:539–544.

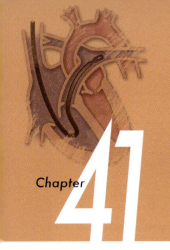

【第41章】Section VIII *Clinical Profiles*

冠動脈疾患のプロフィール
Profiles in Coronary Artery Disease

Chapter 41

Robert N. Piana, Aaron Kugelmass[a]

米国や他の先進国において，依然として動脈硬化性の冠動脈疾患（CAD）は最も頻度の高い死因である[1-3]．死亡率に加え，疾病や障害の多くも冠動脈疾患で引き起こされる．ここ40年における冠動脈疾患の診断・治療技術は目覚ましく進歩を遂げ，薬物治療の進歩とあいまって死亡率・罹病率は著明に低下した[4]．冠動脈疾患治療における薬物や手技の進歩は近代医療の主な達成の一つを表すものである．

循環器科医は，臨床の場での冠動脈疾患を同定し，個々の患者に適切な治療プランを構成する重要な役割を演じている．循環器内科医の役割は，エビデンスおよびガイドラインに基づき，解剖学的・臨床的特徴から個々の例に合わせて診断と治療の段取りを行うのである．技術論的になってしまったが，こういったアプローチは，患者や家族優先のものでもあるべきであり，臨床科学のうえで，文化的，心情的，そして価値観に基づく考察を取り入れなければならない．

本章では，個々の患者の臨床像や血管撮影のプロフィールに基づいた患者中心のCAD治療のあり方の例を呈示することとする．これらの症例は，現代のCAD治療において，経皮的冠動脈インターベンション（PCI）に関する臨床的エビデンスやガイドラインをどう適用させていくかを示すために選定されている[5]．

1 安定冠動脈疾患

安定狭心症患者においては，冠動脈虚血の診断をつけることが重要である．単に機能的な非侵襲的なテストに基づくことになるかもしれないが，心臓カテーテル検査[6]による冠動脈血管造影や，限られた例では冠動脈CT検査（CTA）[7]が，機能検査が危険である患者もしくは診断の確立が非常に重要な患者においては適用される[6]．安定冠動脈疾患患者に対する治療の目的は，死亡率を低下させるのみならず，病態，狭心痛，生活制限の進行を防ぐことにある．

臨床的に安定した症状のCAD患者の大部分にとって，ガイドラインに基づいた薬物治療（guideline-directed medical therapy：GDMT）[8]が現時点で証明された治療法となっており，アスピリン投与，β遮断薬使用，高血圧コントロール，服薬可能であればHMG-CoA還元酵素阻害薬（スタチン）の使用，生活スタイルの改善といったものがこれに含まれる[9, 10]．進行したCAD，有意な左主幹部CAD，左室収縮能が低下した三枝病変のCADといった場合は，冠動脈バイパス術（CABG）による外科的血行再建術が，これまでの（限られた）薬物治療より生命予後を改善することがわかっている．

COURAGE（Clinical Outcome Utilizing Revascularization and Aggressive DruG Evalua-

---

[a]：Jeffrey J. Popma と Judith L. Meadows が前版における本章の執筆者である．

tion）研究では，（一枝もしくは多枝病変で安定している）安定冠動脈疾患患者を無作為に GDMT 群と GDMT と PCI の両方を施行する群に振り分けた[11]．この研究により，PCI を追加施行したとしても，心臓死，心筋梗塞の発生，血行再建術の必要性，長期の狭心症状を有意に低下させるには至らなかったことが示された．こういった研究はいまだに議論の余地があるものであり，進んだ画像技術を使用したり，薬剤溶出ステント（DES）を用いたより最近の研究の結果が待たれるが，初期治療の入り方としての GDMT は適切であると考えられてきた[8, 10]．より最近では，安定冠動脈疾患に対する冠血流予備量比（FFR）ガイド下の PCI と薬物療法との比較試験（FAME2 試験）によれば，安定 CAD 患者において，適切な薬物治療に加えて，FFR ガイド下での PCI（FFR＜0.8）を施行したところ，緊急血行再建術の頻度が有意に低下するとされた[12]．この手法が臨床のガイドラインや現場において用いられるかどうかは，不明のままである．

　ガイドラインに基づいた薬物治療にもかかわず生活制限をきたす狭心症が続くような患者に対しては，血行再建術が選択肢となる．GDMT にて症状が緩和できない場合，一枝病変の CAD 患者に対し，PCI が選択肢として class I となる[8]．多枝病変患者においては，PCI と CABG は心筋梗塞発生率および死亡率では 5 年間で同等である[13]．しかしながら，PCI 施行患者において，再度の血行再建術の必要性が生じる頻度は高い．一方では，血管造影所見に基づく多枝病変患者に対する PCI への層別化を行うことで，こういったリスクを最小限に減らすことができる[14]．加えて，糖尿病を合併した患者群に対する血行再建術を選択することに関しては注意を払う必要がある．BARI（Bypass Angioplasty Revascularization Investigation）研究では，糖尿病を合併した多枝病変患者においては，PCI に比べ CABG のほうが予後に関しては利益があるとされたため，こういった患者群における最初の懸念が生じる結果となった[15]．この懸念に関しては，続いて行われたいくつかの臨床研究といくつかのレジストリ研究，そして 10 の無作為臨床研究をまとめたメタ解析[16]により確立された．より近年では，FREEDOM（Future Revascularization Evaluation in Patients with Diabete Mellitus：Optimal Management of Multivessel Disease）研究において，多枝病変を有する糖尿病患者が，CABG 血行再建術と DES を用いた PCI 群に無作為に振り分けられた[17]．一次エンドポイントは，術後 5 年時点での原因は問わない死亡，非致死性の心筋梗塞，非致死性の脳血管障害を含む複合事象であった．5 年フォローアップ時で一次エンドポイントの発生は，CABG 施行患者に対し，PCI 施行患者においてより頻度が高かった．CABG 施行患者に対し，PCI 施行患者では原因を問わない死亡と非致死性心筋梗塞の発生が多かったことがその差を生んだ原因であった[17]．これゆえに，多枝病変 CAD 患者に対する血行再建術の治療法は，患者の優先度，短期的・長期的成功の決定因子である臨床的および血管画像的な特徴と糖尿病の合併を基にして決定すべきである．このように，血行再建を必要とする多枝病変 CAD 患者に対しては，臨床的かつ画像的な短期・長期的成功の決定因子に関して循環器内科医と心臓外科医により協調的になされる，エビデンスに基づく意思決定が重要である[8]．

　CT および侵襲的な冠動脈造影は，器質的な冠動脈狭窄を同定するのに有用である．CAD の診断とそれに伴う二次予防の必要から重要ではあるものの，患者中心の治療計画を構築する際に鍵となるのは，個々の冠動脈狭窄の機能的な重要性である．運動もしくは薬物による生理学的ストレステストにより，CAD 治療，特に血行再建術における生理学的根拠がもたらされる．同様に，FFR から心臓カテーテル室での重要な機能的情報が得られる．この侵襲的手法（第 24 章を参照）により，血管造影時にさらに各冠動脈狭窄の機能的重要性がわかるため，直接治療へと結び付くことがあるのである．FFR は，認められる狭窄と関係して発生する臨床イベントを予測する際に，負荷血流検査と同等であることが示されている．反対に，CAD 関連

イベント予防のための血行再建術を必要としない冠動脈狭窄を同定するのに際して，FFR は有用であることも示されている[12, 18, 19]．すべての手技でそうであるように，FFR の使用はよく考慮して行うべきである．運動負荷で同定されるような虚血所見に関与する重度の狭窄を有する患者に対しては，もはや FFR の測定は必要ない．しかしながら，はっきりしない程度の狭窄の場合や，機能評価による虚血とは関連しないような狭窄にみえる場合は，機能的な重要性を評価するために FFR を測定すべきである．

症例 41-1

高血圧，高脂血症，喫煙の既往のある 45 歳男性が，労作時の息切れとはっきりしない胸痛を主訴に主治医を受診した．男性は，スタチン，β 遮断薬，アンジオテンシン変換酵素（ACE）阻害薬での治療を受けていた．運動負荷 ^{99m}Tc-セスタミビシンチグラフィを施行したところ，9 METs まで行い，下壁，下壁心尖部，前壁，前壁心尖部に高度の可逆性血流欠損がみられた．安静時の駆出率は 52％であったが，運動時は 33％まで低下した．一過性の左室拡張もみられた．ニトロ製剤とアスピリンが処方に追加された．患者は冠動脈造影を受けることになった（図 41-1）．重症の三枝病変が確認され，右冠動脈近位部と左前下行枝（LAD）近位部から中部にかけて分節状の狭窄を生じていた．小さな回旋枝の中部から末梢にびまん性病変を認めた．負荷テストから将来的ハイリスクが示唆され，患者は薬物治療にもかかわらず症状を生じており，血行再建術が必要とされた．冠動脈狭窄の画像的な複雑性は許容範囲内であり，経皮的血行再建術による成功は期待できるとされた．前下行枝には 3.0 mm×20 mm の DES が植込まれ，画像的に十分な結果が得られた．続いて，3.0 mm×12 mm の DES が右冠動脈に植込まれ，画像的にやはり十分な結果が得られた．回旋枝の灌流域は限られ，その領域に虚血所見は同定できなかったことから，この血管の血行再建は見送ることになった．この患者は，問題なく経過をたどり退院し，1 年間 2 剤併用による抗血小板治療を行った．

a）コメント

本症例は，安定冠動脈疾患における臨床的意思決定を示すため選択された．本患者の薬物治療抵抗性の左室障害や症状の継続は，血行再建の適応を意味する．多枝病変ではあったが，血管撮影上の複雑性は許容範囲であった．このため，DES を用いた経皮的血行再建術により良好な結果が得られると判断されたのである．

2 急性冠症候群，ST 上昇型心筋梗塞

A 冠動脈撮影と PCI の適応

年間 61 万人の米国人が新規に心筋梗塞（MI）を発症し，32 万 5,000 人に MI の再発が生じると推定されている[3]．ST 上昇型心筋梗塞（STEMI）の発生頻度は減少してきているが，非 ST 上昇型心筋梗塞（NSTEMI）の発生頻度は増加している[20]．NSTEMI の頻度が上昇しているのは，より感度の高いバイオマーカーによる診断の向上と関連していることが指摘されている．過去 60 年以上にわたって，冠動脈疾患による死亡率は次第に低下してきており[3, 21]，今や 1950 年時の死亡率から 50％を超える低下をみるに至っている．この減少は，いくつかの要因の複合によるもので，ICU ケアや救急医療（EMS）サービスの構築，STEMI 発生率の低下[3, 20]，GDMT[20] による一次予防や二次予防の改善，ごく最近の STEMI に対する再灌流治療のさらなる進化といった要因が含まれる．再灌流療法，それは薬物的（血栓溶解）もしくは機械的（一期的 PCI）な手法による冠動脈血流を再構築するものであるが，STEMI に対する治療を保証するものである．STEMI 治療において適切な時期に施行された場合，一期的 PCI は血栓溶解療法よりも効果があり（第 30 章を参照），死亡率，再梗塞率，脳血管障害発生率の有意な減少と相関があるとされる．こういった違いにもかかわらず，STEMI の治療の鍵は，再灌流が時間的に間に合って達成されることに

[図 41-1] 安定冠動脈疾患
(A) 右冠動脈の左前斜位（LAO）造影により近位部に強い狭窄（矢印）がみられる．(B) 頭側に振った右前斜位（RAO）造影により，左前下行枝（LAD）近位部から中部の著明な狭窄（矢印）がみられる．(C) 尾側に振った RAO での造影で，回旋枝の強い狭窄（矢印）がみられる．(D) LAD に 3.0 mm×20 mm の薬剤溶出ステント（DES）がセットされている（矢印）．(E) LAD のステントの後拡張を 3.5 mm×15 mm のバルーンで施行している（矢印）．(F) 血管造影上，LAD は見事な出来栄えである（矢印）．(G) 右冠動脈（RCA）に 3.0 mm×12 mm の DES がセットされている（矢印）．(H) RCA のステントも血管造影上見事な出来栄えである（矢印）．

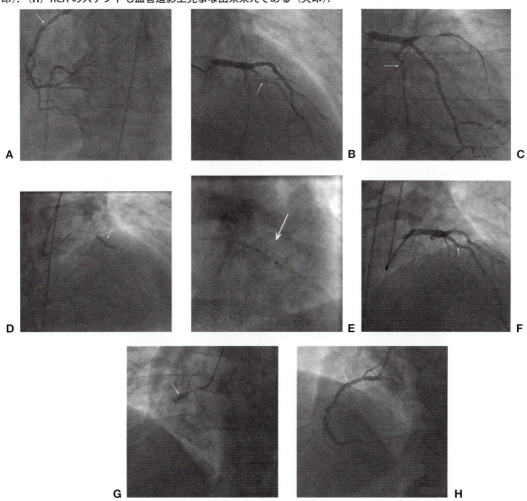

依存する．現行の ACC/AHA ガイドラインでは，次の場合に一期的 PCI を class I と位置づけている．すなわち，症状が出てから 12 時間以内，時間的に間に合う状況下（医療機関とのコンタクトから 90 分以内に施行可能の場合），血栓溶解療法に適さない患者，心不全症状や心原性ショックを呈する患者といった場合である[8, 22]．血栓溶解療法もまた適応があり，class I として，最初に医療機関にコンタクト（first medical contact：FMC）を取ってから 120 分以内に一期的 PCI が困難な患者が挙げられる[22]．

B 技術的考察

血管撮影と PCI は，再灌流成功までの時間を最小限にするために可及的速やかに施行されるべきである．そのためには，第 30 章にも書

かれてあるように，ほとんどの術者は，まず最初に心電図により関係がないと思われる冠動脈から診断血管造影を行い，その次にガイディングカテーテルを用いて病変の疑いのある血管の造影を施行する．血栓閉塞した血管において，多くの病変が柔らかく簡単に通過するため，最初にワイヤを通す場合は柔らかい親水性のワイヤを用いて施行することが推奨される．病変を通過したら，血管造影を施行するが，閉塞している場合は，バルーンにより小さな穴を開けて末梢の血流を流して，血管内にワイヤがあることを確認することが推奨される．依然として閉塞した病変の患者においては，バルーンを病変の末梢まで進め，ワイヤを取り除き，ワイヤ孔を使って，手動で慎重に造影剤を注入することで，血管内にあることを確認できる．そうして，血栓閉塞部位にてバルーン拡張へと進むことができる．大きな血栓が見える場合や近位部病変の患者においては，多くの術者がまず血栓吸引を試みる．TAPAS 研究により，血栓吸引による，冠血流の早い回復，および1年生存率や死亡率と非致死性再梗塞の複合イベント率の低下が示された[23]．この手技は，現行のガイドラインでは class IIa として扱われている[22]．続いて，ステント植込みが行われる．ベアメタルステント（BMS）および DES のいずれも効果があることが示されている．ステントタイプの選択は術者に依存するが，基本的には血管サイズやその他の画像的な要因に基づくべきであり，また，臨床的背景も考慮する．たとえば，2剤の抗血小板薬の服薬に対する患者の服薬コンプライアンスの様相もそれに含まれる．すべてのケースで，十分にステントが開き，しっかりと固定されるためには，適切な血管サイズの判断が欠かせないし，それがステント内血栓のリスクを軽減する．

多枝病変 CAD 患者で責任病変以外に有意な狭窄のある患者に，STEMI がしばしば発生する．現行のガイドラインは，一期的 PCI 時に非責任病変に対して即座に治療することに関しては異論を唱えている（class III）[8]．急性心筋梗塞に対する一期的 PCI を行う状況下で，一期的な責任病変および多枝病変への PCI 同時施行と比較した場合，段階的な PCI のほうが短期的および長期的にも死亡率を低下することが，いくつかのレジストリ研究や無作為化臨床研究のみならず，最近の大きなメタ解析においても示されており，そういった研究に基づきガイドラインが作られている[24]．

症例 41-2

心疾患の既往のない喫煙歴のある 45 歳男性が，3 時間増悪する胸骨下の胸部違和感を主訴に，地方の病院の救急外来を受診した．最初の心電図は，急性前壁梗塞に一致する心電図所見であった（図 41-2）．プロトコールに従って，アスピリン，プラスグレル，未分画ヘパリンが患者に投与された．

20 分の移送時間で，速やかに近くの PCI センターに移送された．冠動脈造影が施行され（図 41-3），これにより責任病変は LAD 中部であることが示され，大きな血栓像が疑われた．柔らかいワイヤで病変部をクロスし，血栓吸引を施行したところ，明らかな血栓が吸引された（図 41-4）．続いて，DES が「直接」植込まれた．

手技後患者は安定した経過をたどった．退院時の処方は，永続的アスピリンにプラスグレル 12 ヵ月分，そして ACE 阻害薬と β 遮断薬であった．禁煙指導が入院中になされ，心臓リハビリテーション中も継続された．

a) コメント

本症例は，STEMI において素早い再灌流の重要性を示すために選ばれた．この地域においてはケアシステムが調整されており素早い対応が得られたため，一期的 PCI が選択された[22]．このシステムが欠けていたり，PCI の可能な施設への移送時間がもっとかかるようであれば，症状発現からもっと早く来ていた場合と同様になるが，PCI が施行可能であったとしても初期治療は血栓溶解療法となったであろう．

[**図 41-2**] ST 上昇型心筋梗塞

12 誘導心電図は，V2〜V6 で ST 上昇を示している．

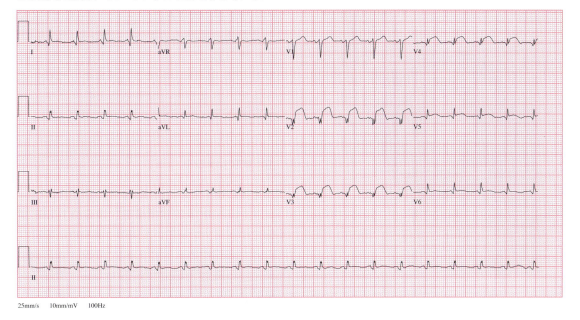

[**図 41-3**] ST 上昇型心筋梗塞

（**A**）非責任血管である右冠動脈（RCA）の血管造影が最初に施行された．（**B**）頭側に振った右前斜位（RAO）造影により，左前下行枝（LAD）の中部に強い狭窄がみられ，末梢の血流が淀んでいることが示されている．血管造影の像から，強く血栓の存在が示唆され，壁不整や造影欠損像がそれを物語っている．（**C**）柔らかいワイヤを通したのちに，血栓吸引が施行された（矢印は血栓除去用のカテーテルのマーカーチップの位置を示している）．（**D**）3.5 mm×15 mm の薬剤溶出ステント（DES）留置後の責任病変の血管造影像．良好な末梢血流がみられる．

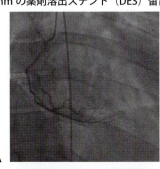

A

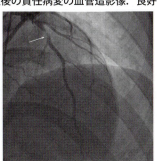

B

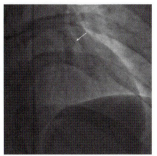

C

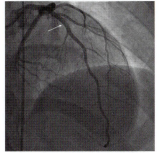

D

[図41-4] 血栓除去により得られた血栓

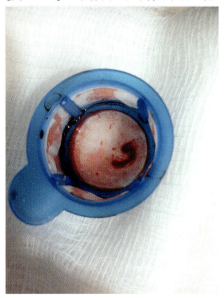

3 非ST上昇型心筋梗塞

Ⓐ 冠動脈造影とPCIの適応

非ST上昇型の急性冠症候群（ACS），不安定狭心症，急性心筋梗塞を呈する患者に対しては，（外科的にしろ経皮的にしろ）血行再建術を意識して冠動脈造影を施行することはclass I 適応とされている．狭心症状や血行動態的もしくは電気生理学的に不安定な状況を含め，抵抗性の虚血を呈する患者や，より安定はしているものの将来的に臨床症状の悪化をきたす高いリスクのある患者は，早期の冠動脈造影を受けるべきで，もし適応があればPCIを施行されるべきである[8]．適切な抗凝固療法を行うことを前提として施行された大規模無作為化臨床試験によれば，初期に冠動脈造影を行い適当な血行再建術を施行することは，薬物と非侵襲的なリスク評価による保存的な初期治療に比し，死亡率や心筋梗塞再発率を低下させる[25-27]．（6～24時間以内に）初期の冠動脈造影に続いて血行再建術を施行した場合，待機的な冠動脈造影と血行再建術を行う「冷却期間を置く」場合に比して，臨床的イベント（ACS患者における死亡，心筋梗塞，脳血管障害の複合イベント）の発生を減少させた．

冠動脈造影を受けたACS患者においては，血行再建術（PCIもしくはCABG）の決定は，安定CAD患者においてと同様になされるべきである．すなわち，血管造影上のプロフィール，成功率，臨床的因子，患者の希望といったすべてのことを考慮すべきである．

Ⓑ マネジメント

非ST上昇型のACS患者に対しては，アスピリン，ADP受容体拮抗薬，未分画もしくは低分子ヘパリンを用いた適切な薬物療法を行うことが必須である（第5章を参照）．スタチンを用いた積極的な脂質低下療法と併せて行うβ遮断薬の使用や降圧療法を含む追加薬物療法もまた適応となる[28, 29]．

PCIへの移行は，解剖学的そして臨床的な要因に基づいて行われるべきである．BMSおよびDESのいずれのステントも使用可能である．STEMIの状況下と同様に，ステントの選択は，再狭窄，ステント血栓，患者の応諾，その他の技術的・臨床的考察などのリスクに基づいて決定するべきである．第4世代のDESが広く使われるようになり，BMSもしくはDESのいずれかを使用すべきかの決定に際しては，ステントのデリバリに関してはほとんど問題とされなくなっている．PCIを施行する多枝病変の患者において，同時に多枝に対してのインターベンションを行うことは一般的になっている．すなわち，段階的に2つ目の病変を行うかどうかは，造影剤負荷，造影剤による腎障害（CIN）の危険，放射線被曝量，最初の病変の出来栄え，障害心筋の量，そして個々の患者の特異的な要因に基づいて決められる．

症例41-3

強い胸痛と発汗を生じている冠動脈疾患の既往のある82歳男性．心電図では，前壁中隔領域に著明な陰性T波を認め，心臓のマーカー（トロポニン）は境界領域の値であった．アス

[図41-5] 非ST上昇型急性冠症候群
（A）左前斜位（LAO）での右冠動脈（RCA）造影では，近位部に強い狭窄（矢印）がみられる．（B）頭側に振った右前斜位（RAO）像では，左前下行枝（LAD）の中部，および以前のステント部位に，強い狭窄（矢印）がみられる．（C）頭側に振ったLAO像で，回旋枝近位部の中等度以上の強い狭窄（矢印）がみられる．（D）2.5 mm×12 mmのバルーンを使って，LAD中部のステント内再狭窄の血管形成術が施行されている（矢印）．（E）LAD中部のステント内再狭窄は，血管造影上良好な結果である（矢印）．

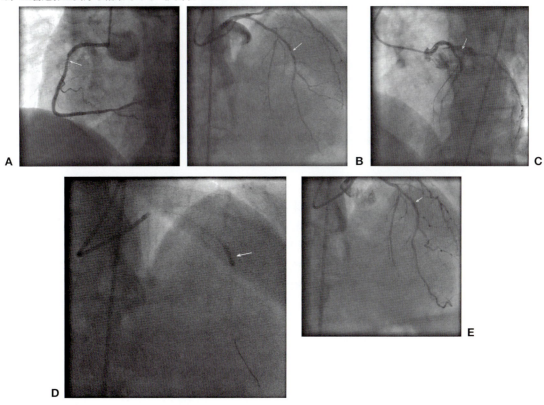

ピリン，未分画ヘパリン，β遮断薬，ニトロ製剤にて患者の状態は安定した．患者は，2年前に冠動脈造影を行い，前下行枝の近位部から中部にかけてBMSを植込まれていた．ステント留置後すぐに，患者は胃・腸管および尿路から出血を繰り返し，輸血を受けた経緯がある．当時，クロピドグレルは中止され，今回の入院まで再開されていないままであった．冠動脈造影に先立って，患者は断固としてCABGは拒否していた．というのも，回復に時間がかかることや脳血管障害のリスクがあるためで，もしそうなってしまったら配偶者の生活を制限してしまうからである．

　患者は冠動脈造影を受け（図41-5），責任部位は前回のステント部位であるLAD中部であった．加えて，右冠動脈と回旋枝に高度狭窄が見つかった．血管造影上の複雑性は限られたものであり（SYNTAXスコアは低く），収縮能は保たれており，PCIは良い結果をもたらし，外科手術を望まない患者の意向も満たすと考えられた．しかしながら，患者にとって長期の2剤併用の抗血小板療法は難しい状況であり，DESの多数の使用はできないとされた．FFRの測定が，右冠動脈（FFR = 0.84）と回旋枝（FFR = 0.91）に対して施行された．この結果，この病変に対する血行再建術は施行されなかった．LAD中部の断続性の分節状ステント内再狭窄病変であり，患者の出血リスクを考慮し

[**図 41-6**] 非 ST 上昇型急性冠症候群
（A）尾側に振った左前斜位（LAO）像により，対角枝入口部を巻き込んだ左前下行枝（LAD）分岐部病変が示されている（矢印）．（B）尾側に振った右前斜位（RAO）像により，大きな鈍縁枝近位部の強い狭窄が示されている（矢印）．末梢2本の終末枝の入口部を巻き込んだ分岐部にも狭窄がみられる．（C）右冠動脈血管造影のLAO像では，末梢部分に中等度以上の狭窄がみられる（矢印）．

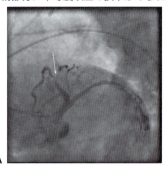
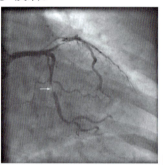
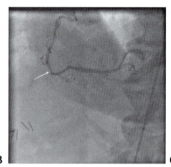

て，2.5 mm×12 mm のバルーンを用いた従来のバルーン血管形成術が行われた．この結果，血管造影上は非常に良い出来栄えとなった．患者には，限られた期間の2剤併用の抗血小板療法と残存冠動脈病変に対しての適切な薬物治療が行われ，退院となった．

a) コメント

　本症例は，ACS患者における複雑な患者主体の意思決定を示すために選択された．早期からの侵襲的かつ層別的な治療戦略が行われた．血行再建を選択するにあたり，患者の希望と出血リスクの考慮が中心となった．冠血流予備能の測定により，血管造影上重篤にみえた病変が生理的にどれくらいの機能を果たしているかに関する情報が得られ，結果として多枝血行再建の必要性が低いこととなり，患者の個人的な，そして臨床的な要求を満たすエビデンスに基づく医療における重要な役割を果たすことになったのである．

症例41-4

　患者は，高血圧と糖尿病の既往のある79歳女性．加えて，長い年月の狭心症歴があり，β遮断薬，アムロジピン，長時間作用型ニトロ製剤，スタチン，アスピリンで安定コントロールされてきた．安静時の強い左胸痛と左腕のしびれ感にて救急外来に来院した．最初の心電図では特に所見がみられなかったが，当初のトロポニン値が上昇していた．ニトロ製剤の静注，クロピドグレル，低分子ヘパリンにて治療された．胸痛は，この治療により即座になくなり，その後も消失したままであった．しかしながら，トロポニンは12というピーク値を示した．患者は，冠動脈造影とさらなる治療を受けることになった．

　冠動脈造影では，重症三枝冠動脈病変が同定され，前下行枝中部の対角枝分岐部病変（**図41-6**），回旋枝から分岐する大きな鈍縁枝の近位部狭窄とさらに先の分岐部病変があり，末梢2本の枝の入口部となっていた．さらに右冠動脈には，末梢部分に中等度から重度の狭窄がみられた．左室造影では，著明に収縮機能が低下しており，左室駆出率は約30％で，前壁と下壁に壁運動低下と心尖部に瘤を認めた．検査は終了し，臨床インターベンション心臓病専門医と外科医による合同ハートチームのミーティングにおいて，血行再建術のオプションに関して議論された．血管造影上の複雑冠動脈病変（多くのしかも複雑な分岐部病変を含む多枝病変）に加えて低下した左心機能から，CABGがより好ましいという結果に落ち着いた．患者の高い活動性や他の主要な合併症がないということも臨床的にこの選択を支持すると思われた．患者と患者の家族への説明の後，（内胸動脈を

[図41-7]
（A）左冠動脈の尾側に振った正面像．左主幹部入口部の80%狭窄（1本矢印）および閉塞した中部回旋枝および鈍縁枝（2本矢印）を示す．（B）腸骨動脈ステントを通して補助人工心臓 Impella が進められた．

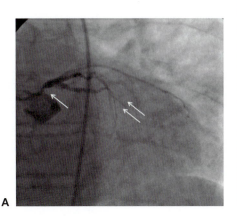
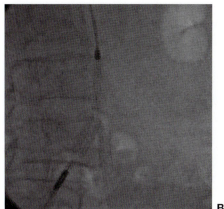

含む5枝グラフトを用いた）CABGが行われた．患者は，術後何事もなく経過した．

a）コメント

この症例では，技術的にはPCIが可能ではあったが，有意な左室収縮能の低下に加えて，患者の冠動脈の形態の複雑性から外科的血行再建術のほうがより良いとされ，選択されるに至った．

4 保護されていない左冠動脈主幹部病変

症例41-5

重症の末梢の閉塞性動脈症と慢性閉塞性肺疾患（強制呼気量は700 mL）のある70歳男性が肺水腫を生じ，挿管での人工呼吸器による呼吸管理が必要になった．頻脈性心房粗動の間，患者は深いST低下と高血圧を呈した．最大限の薬物治療と呼吸器による呼吸管理を続けたにもかかわらず虚血が継続するため，右橈骨動脈アプローチにて冠動脈造影が施行された．診断冠動脈造影にて，左主幹部に80%の狭窄が認められた．外科コンサルテーションにより，重症の肺疾患のため患者はCABGの適応とならず，左主幹部病変はバルーンの前拡張の後にDES植込み術を行い修復された．

症例41-6

重症の腸骨大腿動脈病変を持つ62歳女性が，左主幹部入口部80%狭窄と第2鈍縁枝95%狭窄病変に対し，CABGを受けた．内胸動脈がCABGに適していなかったため，LADと鈍縁枝に静脈グラフトを受けることになった．5ヵ月後，狭心症が再発した．血管造影が施行され，左室機能は保たれていたが，両バイパスグラフトの閉塞，80%の左主幹部入口部狭窄，鈍縁枝の閉塞が認められた（図41-7A）．外科主治医は，経皮的血行再建術を施行するべきとした．血行動態補助が，補助人工心臓 Impella を用いて開始されたが，うまく腸骨動脈ステントを通って進めることができた（図41-7B）．鈍縁枝は，再開通後ステントが植込まれ，左主幹部入口部にもステントが植込まれた（図41-8）．

症例41-7

在宅酸素療法下にある重症肺線維症の85歳男性が，頻脈性心房細動，肺水腫，NSTEMIにて来院した．冠動脈造影では，危険な左主幹部末梢側病変を認め，LAD，左回旋枝（LCX），中間枝の入口部を巻き込んでいた（図41-9）．

[図41-8]
(A) 完全閉塞した左回旋枝（LCX）は再疎通し，ステントが植込まれている．(B) 左主幹部（LM）は非常に短く，LM入口部のステントは左前下行枝（LAD）にはみ出して置かれ，LM/LADとLCXはキッシングバルーン技術を用いて拡張された．(C) 最終の頭側に振った右前斜位（RAO）造影では，LAD中部以降の末梢の細い血管のびまん性病変がみられる．(D) 尾側に振った正面像によるLM入口部とLCXの最終結果を示す．

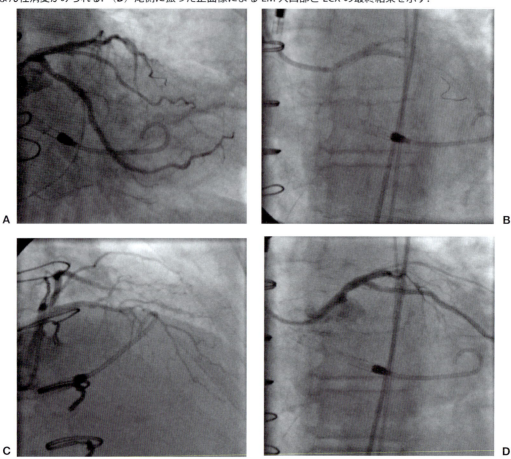

駆出率は20％であった．CABGは拒否されたため，ハイリスク冠動脈インターベンションが考慮されることになった．狭窄病変の複雑性や左室の動きが著明に低下していることから，インターベンションに先立ってTandemHeartによる血行動態補助が開始された．3分岐病変はステント植込みによりうまく処理され，2年間の経過観察上症状は認めていない（図41-10）．

a) コメント

診断的冠動脈造影を施行すると，5〜7％の症例で保護されていない左主幹部（unprotected left main coronary artery：ULMCA）の有意病変が発見される[30, 31]．VACS（Veterans Administration Cooperative Study）やCASS（Collaborative Study in Coronary Artery Surgery）研究といった研究で示されているように[32-34]，こういったハイリスク患者の標準的ケアとしては，薬物治療よりも予後を改善するということから，CABGが歴史的に主流であった．薬物治療の進歩やDESにより達成された劇的な再狭窄率の低下により，インターベンション技術によりULMCAに取り組むことへの熱が高まっている．現在において，臨床試験からの重要なデータが有用であり，こういったハイリスクインターベンションへの意思決定をガイドする手助

[図 41-9]

（A）尾側に振った左前斜位（LAO）の血管造影では，責任病変である左主幹部遠位部狭窄（矢印）がみられ，左前下行枝（LAD），中間枝，左回旋枝（LCX）の入口部を巻き込んでいる．（B）8 F のガイディングカテーテルを通して，LAD，中間枝，LCX にワイヤが通されている（1本矢印）．TandemHeart を用いた心臓補助が開始されている．左房内に TandemHeart の左房カニューレがみられる（2本矢印）．

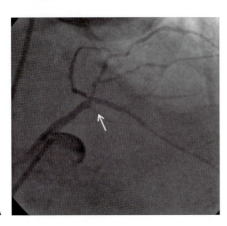
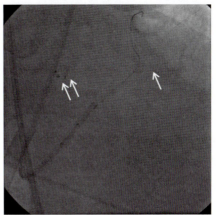

[図 41-10]

（A）左回旋枝（LCX）入口部は 2.5 mm×18 mm Endeavor ステントを用いて，T ステント法により構築されている．この際，左主幹部内にバルーンを拡張させ，ステントが左主幹部内に戻って追加のインターベンション時の左前下行枝（LAD）や中間枝へのアクセスの妨げにならないようにした．ステントは後拡張にて 2.75 mm まで拡張されている．（B）LAD と中間枝には，それぞれ 3.0 mm×15 mm と 3.0 mm×12 mm の Endeavor DES がキッシングステント法にて同時に植込まれた．両方とも 35 mm まで後拡張された．（C）LAD，中間枝，LCX へのステント後の頭側に振った右前斜位（RAO）の最終結果の像を示す．

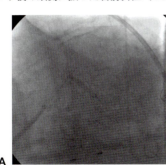
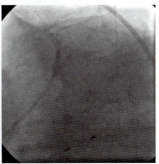
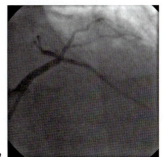

けとなっている．

多施設の無作為化されていない研究の MAIN-COMPARE（Revascularization for Unprotected LM Coronary Artery Stenosis：Comparison of Percutaneous Conronary Angioplasty versus Surgical Revascularization）レジストリにより，ULMCA 狭窄に対する PCI（DES 784 人，BMS 318 人）と CABG（1,138 人）施行患者の長期予後が調査された[35]．傾向調整を行った状況下で，死亡および死亡，心筋梗塞，脳血管障害の複合において，差はみられなかった．しかしながら，再血行再建術施行率は PCI において有意に高く，3 年間で 4.76 倍であった（$P<0.001$）．

PRECOMBAT（Premier of Randomized Comparison of Bypass Surgery versus Angioplasty Using Sirolimus-Eluting Stent in Patients with Left Main Coronary Artery Disease）研究では，

ULMCA狭窄を持った600人の患者を無作為にCABGもしくはシロリムス溶出ステントを用いたPCIに割付け，PCIの非劣性を検証した[36]．確認カテーテルをPCI後8〜10ヵ月，もしくは症状発生時に施行した．主要評価項目は，死亡，心筋梗塞，脳血管障害，虚血発生による再血行再建術であり，1年時点でPCI群8.7％，CABG群6.7％で，本研究で規定された広い非劣性基準を満たす結果であった．2年時における複合イベント発生率に，有意な相違は認めなかったが（PCI群12.2％対CABG群8.1％），CABGに比し，PCI施行後の虚血誘発病変に対する再血行再建術施行の頻度が有意に多かった（PCI群12.2％対CABG群8.1％）．左主幹部単独か一枝合併の場合は，PCIのほうがより良い結果となり，より複雑な病変に対してはCABGのほうが良い結果であった．全体を通じての低いイベント発生率は注目すべき点であり，確認カテーテルを行ったことでPCI群で高い再血行再建術となってしまったかどうかは不明である．

SYNTAX（Synergy between PCI with Taxus and Cardiac Surgery）研究では，1,800人の多枝もしくは左主幹部CAD患者が，パクリタキセル溶出ステントを用いたPCIかCABGに無作為に割付けられた．全体の結果として，PCIの非劣性は示すことはできなかったが，本研究のサブ解析により，理論が打ち立てられるに至った．ULMCA病変の患者705人のサブグループにおいて，主要合併症である心脳血管イベント発生は同等であった（PCI群15.8％対CABG群12.7％，$P=0.44$）．脳血管障害についてはCABG群で有意に高く（0.3％対2.7％，$P=0.009$），一方で再血行再建術施行はPCI群で有意に高かった（11.8％対6.6％，$P=0.02$）．2つの戦略での結果は，一部SYNTAXスコアによるようであったが，このスコアには病変部位，病変の複雑性，病変数といった要素が加味されている．低いか中程度のSYNTAXスコアの患者において，複合項目の結果はPCI群とCABG群で同等であった．しかしながら，高い（33以上）SYNTAXスコアの患者においては，PCI群で主要評価項目のより高い発生率が有意にみられた（25.3％対12.9％）[37]．ULMCAに関してSYNTAX研究を前向きに追ったところ，ここ5年間の結果では，PCI群とCABG群とも同等の結果を示した［主要心脳血管有害事象（MACCE）発生率36.9％対31％，$P=0.12$］．結果は，やはりSYNTAXスコアが低いか中等度の患者，そして一枝もしくは二枝病変患者において最も良い結果であった．三枝でSYNTAXスコアが高い患者においては，引き続きCABGのほうが優れているように思われる．

EXCEL（The Evaluation of Xience Prime or Xience V versus Coronary Artery Bypass Surgery for Effectiveness of Left Main Revascularization）研究では，SYNTAX研究でみられた，より複雑でない冠動脈病変を持った患者を評価するため，左主幹部病変を持ったSYNTAXスコア32以下の患者を現在登録している[38]．これにより，第2世代のDESによるULMCA治療の評価がなされるであろう．

Ⓐ 技術的考察

機械的な補助（大動脈内バルーンパンピング；TandemHeart，Impella，ECMO）は，血行動態の安定した患者においてULMCAのPCIを施行する際は一般的には必要としない．不安定な患者においては，機械的補助は前もって考慮されることがあり，こういった機器における血管へのアクセスの評価が必要とされる．血流予備能（FFR<0.8）や血管内超音波（IVUS）（最小内腔面積<6 mm^2）を用いた対象病変の評価が，病変部の機能的重要性を確認する手助けとなることがある．IVUSにより内膜の著明な石灰化が見つかった場合，ステントによる拡張を促すためには，ロータブレータの必要性が提唱されている．ULMCAのPCIにおいては，スピードが重要である．広い範囲の心筋が影響下にさらされるため，危険な段階に行く前に，バルーンやステントは準備する必要があり，拡張時間は最小限とし，即死閉塞や穿孔時における撤退用の機器をスタンバイしておく．PCIは一般的に最も末梢病変から施行し，ULMCA病変

は，広範に虚血を引き起こさないのであれば最初に行い，そののち末梢に取り組む．

一般に，左主幹部病変のどの部分に狭窄があるかにより，PCIの複雑性が決定する（第28，31章を参照）．約30％の例で，入口部か中央部に病変が存在する[39]．左主幹部の局所的な入口部や中央部の病変の場合，一般的に短い大きなステントで治療できるため，PCI時の虚血は最小限に抑えられる．同軸方向のガイディングカテーテルを用いることで，大動脈内1〜2mmにステント近位部が位置するような位置決めをし，左主幹部入口部狭窄をすべてカバーすることが可能となる．（たとえばJudkins左冠動脈カテーテルを用いた）積極的ではないガイドを用いた場合，ガイディングカテーテルの冠動脈挿入不良を正し，入口部ステントの正しい位置決めを行うことができることがある．短い高圧バルーン拡張により，虚血時間を最小限にし，ステント拡張を十分に行えることとなる．

末梢の左主分岐部を含む左主幹部病変が，ULMCA病変の約60％を占める[39]．こういった病変は，一般的にステント末梢部をLADかLCX，もしくはその両方に置く必要がある．左主幹部の分岐部ステント留置に関する1つの大きな観察研究では，2つのステント留置に比し，1つのステント留置は留置後2年の時点で主要心血管有害事象（MACE）の減少と相関があるとされた［条件を合致させたハザード比で2年時のMACEは0.53（95％信頼区間0.37-0.76）であった］[40]．左主幹部分岐部病変における再狭窄率は，孤発の入口部・中央部病変に比し高率で，再狭窄の最も好発した部位はLCX入口部であった[40]．一般的に，左主幹部末梢の分岐部の角度により，技術選択が決まる．90°程度の分岐角の場合，Tステント法かその亜法を用い，ステントの重なりを最小限にとどめる．もっと急な角度の場合，一般的には単血管に暫定的なステントを行うか，それ以外の技術［クラッシュ法，キュロット（culotte）法，Vステント法，内腔にステント端が出ているTステント法］を用いて治療される．

待機的なインターベンションの場合，現行の米国のガイドラインでは，左主幹部のPCIはclass IIaの適応とされ，病変が50％以上の狭窄で，解剖学的形態が急性期合併症の低リスクと良好な長期成績を示すこと（たとえばSYNTAXスコアが22以下で，入口部もしくは中央部病変である），そして外科的死亡リスクが増加すること［たとえば，米国胸部外科学会（STS）スコアによる死亡リスクが5％以上］に合致するような形態である場合とされる[8]．似通った状況下でも，急性期合併症が低〜中リスクで，良好な長期成績が中等度からかなりの確率で期待される場合（たとえばSYNTAXスコアが32以下）ではclass IIb適応となる．PCIに不向きな解剖学的な形態で手術リスクが低い患者の場合は，PCIは施行すべきではない．ULMCA病変の患者においては多大な危険を伴うことがあるため，安定した患者におけるハートチームによる意思決定アプローチの重要性はいくら強調してもしすぎることはない[8]．

5 慢性閉塞性病変

症例41-8

若年発症の冠動脈病変を持ち，以前CABGと本来の冠動脈にPCIを何度も行っている59歳の男性患者が，最大限の薬物治療にもかかわらず，労作で生じ安静で軽快する重度の労作性狭心症をきたし来院した．運動負荷テストでは，下壁側に可逆性の虚血所見がみられた（図41-11）．冠動脈造影では，LADにつないだ左内胸動脈（LIMA）グラフトは開存していたが，対角枝と後下行枝（PDA）につないだ静脈グラフトすべてが閉塞していた．もともとの左冠動脈のLCXは開存しており，LADと対角枝にはびまん性の病変が存在していた．右冠動脈は拡張し，PDAまでは開存していた．ちょうど分岐部末梢で，右冠動脈の末梢へと続く部分の閉塞がみられた（図41-12）．大きな後側壁枝が，左右および右右側副血行により灌流されていた．従来の冠動脈ワイヤは閉塞部位を通過できなかった．そこで，閉塞部位を通過させるため，Intraluminal Therapeutics Safe Steer RF 冠

[図 41-11]
負荷エコー図により，負荷による下後壁の壁運動低下がみられる（矢印）．(A) 安静時傍胸骨長軸像，(B) 負荷時傍胸骨長軸像，(C) 安静時傍胸骨短軸像，(D) 負荷時傍胸骨短軸像，(E) 安静時心尖部二腔像，(F) 負荷時心尖部二腔像
[Brigham and Women's Hospital（Boston，MA）の Noninvasive Cardiac Laboratory の厚意による]

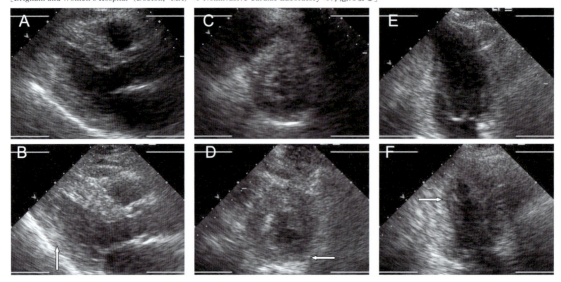

動脈ワイヤが使用された．このワイヤにより，干渉波ガイド下でガイドワイヤの血管内ポジションが確認され，ラジオ波エネルギーは閉塞部位通過のために使用される．いったんワイヤ通過が成功したのち，冠動脈ステント留置が行われ，正常な血流が大きな後側壁枝に流れた．

Ⓐ 冠動脈造影と経皮的冠動脈再建術の適応

3ヵ月以上の完全閉塞と定義した場合，慢性完全閉塞（chronic total occlusion：CTO）病変はカテーテル検査時に70％以上の有意狭窄病変を持つ患者の最大50％に見つかる[41]．こういった罹患率にもかかわらず，歴史的には8〜15％のCTO患者しかPCIを受けてはいなかった[8]．実際，CTOが存在すると，PCIには反対し，薬物治療やCABGが好ましいとするアドバイスがなされることが予想される[41]．この手の実臨床パターンは，CTO病変に対するPCI（CTO-PCI）の技術的に大きな挑戦のみならず，その臨床的有益性に関する不確実性を反映しているように思われる．幸いにも，近年の著明な道具や技術の進歩により，CTOにより熟練した術者がひるむということは以前より少なくなっている．インターベンション術者にとっては，いつこういった複雑病変に取り組み，PCIを行うときにどうやって安全に素早く有効な血行再建を達成するかということが挑戦事項となっている．

CTO-PCIと薬物治療を比較した無作為化試験はない．OAT（Occluded Artery Trial）では，急性心筋梗塞発症後28日以下の安定した患者で（近位部の閉塞もしくは駆出率50％未満の）高いリスクのある患者において，責任病変の完全閉塞に対するCTO-PCIと薬物治療を比較した[42]．4年間までの期間で，薬物治療に比してCTO-PCIは死亡，再梗塞，Ⅳ度の心不全の発生率を低下させなかったが（17.2％対15.6％），OATにおける臨床像（亜急性梗塞）や冠動脈解剖学的所見（亜急性血栓閉塞）は，CTO患者群のものとかけ離れたものであった．実際のCTOでは，PCIの成功は失敗した場合に比べて，左室機能改善と相関し[43,44]，狭心症とCABGの必要性を低下させ[45]，予後をも改善する[46,47]とされてきた．他の観察研究のデータでは，未治療のCTOの予後悪化効果が言われてきた．信頼度のあるところでは，CTOに対

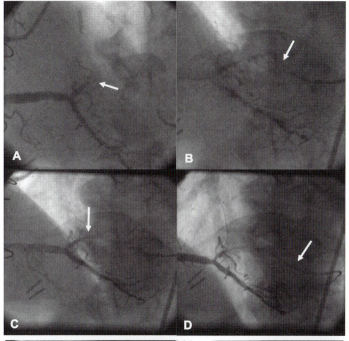
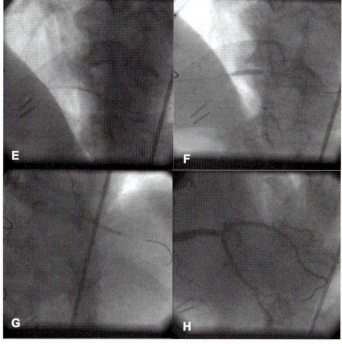

[**図41-12**] 冠動脈完全閉塞の再疎通 （**A**）右冠動脈の末梢部分の突然の閉塞（矢印）．（**B**）親水性冠動脈ガイドワイヤを用いて閉塞部位を通過させる最初の試みによって，後下行枝（PDA）に並行した偽腔の道筋の形成がなされた（矢印）．（**C**）光学的コヒーレンスリフレクトメトリを用いて，Intraluminal Therapeutics Safe Steer RF 冠動脈ガイドワイヤを真腔へ進めた（矢印）．（**D**）この方法により，ガイドワイヤは PDA の末梢へ進んだ．（**E**）閉塞部位を拡張するため，まず 2.0 mm のバルーンを用いている．（**F**）続いて，右冠動脈の最も末梢にステントが置かれた．（**G**）PDA 末梢で追加のバルーン拡張が行われている．（**H**）最終画像の結果では残存狭窄はなく，正常の血流が末梢へ流れている．

する側副血行の冠動脈予備能は 0.8 未満とされ，大きな側副血行があったとしても CTO の灌流域における虚血が生じることに合致する[48]．一期的 PCI に続いて，30 日時点で梗塞責任動脈でない CTO が血行再建されていないと，長期的死亡率上昇に関与するとされている[49]．選択をかけていない PCI 患者において，2 本の血管に未施行の CTO が存在すると，以後の死亡や心筋梗塞の確率が高い危険下にある患者群と規定されるようである[50]．

第 41 章　冠動脈疾患のプロフィール

観察されている成功した CTO-PCI の良好な結果というのは，実際は次のことを反映しているのかもしれない．不成功もしくは未施行の CTO-PCI の患者はより重症な患者ということを表しているかもしれないことや，より不吉な意味では，失敗した CTO-PCI により実際は悪影響を及ぼしたのではないかということである．ヨーロッパやアジアにおける研究では，現在 CTO 患者を無作為に PCI と薬物治療に割付けているが，現時点では，われわれは最善の臨床的判断をせざるを得ない状況である．現行のガイドラインでは，十分な経験を持つ術者が行う場合であれば，適当な臨床上の適応とふさわしい解剖学的状況の患者において CTO-PCI が妥当との推奨は class Ⅱa とされている[8]．臨床的，画像的，そして技術的考察を網羅して行われるリスク・ベネフィットの個別評価と同様に，心臓胸部外科医からの特異的な意見を盛り込んだハートチームによる取り組みが強調される．

Ⓑ 技術的考察

いくつかの合意の得られた文書により，CTO インターベンションへの系統的なアプローチが作成されようとしてきた[51-54]．複雑な CTO インターベンションの成功には，術者の経験と技術の正確性が欠かせないと考えられている．複雑な CTO に対するその場限りの PCI は避けるべきで，画像や臨床データの積極的な利用を行い，ハートチームによる取り組みを利用する．低倍率の最小限のパン（撮影中の台移動）による 2 画面の同時血管造影が推奨される．つまり，側副血行を最初に造影し，次に CTO に行って適切な血管評価を行う．中隔枝の側副血行は，頭側および尾側に振った右前斜位（RAO）像で最もよく評価できる．評価する責任血管の画像的特徴とは，（ⅰ）近位側のキャップの位置と形態，（ⅱ）病変の長さ，（ⅲ）遠位側のキャップにおける対象のサイズと性状，（ⅳ）側副血行といった項目である[54]．明らかな侵入部位が近位側のキャップにあり，長さが 20 mm を超える場合は，標準的な順行性アプローチで良好な成績が期待できる．近位側のキャップにはっきりした侵入部位がない場合や，遠位側の対象血管が乏しい場合，また良好な側副血行がある場合は，逆行性のアプローチのほうが良いかもしれない．穿孔の危険のため，心外膜側表面の側副血行路は逆行性アプローチの際は避けるべきである．側副血行路の曲がりが最小限で，遠位側キャップ以降の末梢部分の長さがワイヤ通過に十分なくらいある場合は，逆行性の PCI の成功率は上昇する．閉塞血管への灌流が唯一の側副血行路による場合は，手技中の虚血の危険は増加する．

ビバリルジンに比べて未分画ヘパリンのほうが CTO-PCI で好まれるのは，穿孔した際に作用を元に戻すことができるからである．同様な理由で，糖蛋白Ⅱb/Ⅲa 受容体阻害薬も避けられている．心嚢穿孔に対処する道具として，塞栓コイルやカバードステントといったものは，穿孔時に備え即座に使用できるように準備しておかねばならない．器材を通過させている血管における血栓症のリスクを最小限にするため，逆行性の手技中は ACT（活性凝固時間）350 秒以上が推奨されている[53]．2 本のガイディングカテーテルの技術を普段から使用することが強く言われている．つまり，1 本を閉塞血管における順行性の造影に，2 本目の短い（90 cm 以下）ガイディングカテーテルを反対側の冠動脈に置いて逆行性の技術を行いやすくするのである．大きな口径のガイディングカテーテルを用いることで，カテーテルのサポートがしっかりし，血栓除去機器の交換が可能となり，バルーン捕捉技術を行うこともでき，一方で長いシースであるため，使用しない場合もガイド手技の妨げとなるような血管の曲がりを克服する助けとなる．長時間を要する手技となりがちなこういった場合には，患者や術者の放射線被曝を最小限にする技術（シネや造影コマ数を減少させたり，適当な場合はシネ造影ではなく画面の保存という方法をとったり，追加の遮蔽を設けたりする）を取り入れるべきである．

CTO インターベンションを成功させるには，非常に多くのワイヤや機器に慣れていることが

求められる．あまり硬くない0.009インチの先細りの先端の付いた0.014インチの親水性ワイヤは，順行性の手技において，近位側のキャップに小さな侵入部を作り入り込むのに有用である．成功しなかったならば，遠位側への道筋がはっきりしている場合は，徐々に硬くそして先細りのないワイヤへ代えていくことが適切である．側副血行路を通って，逆行性に遠位部のキャップへワイヤを進めることで，順行性アプローチの病変とすることができる．また，ナックルワイヤや先端の鋭くない金属製の微小カテーテル（CrossBoss, BridgePoint Medical 社，Plymouth, MN）を使用して，内膜下解離による順行性のアプローチが試みられることがある．このワイヤやカテーテルは，遠位側のキャップに至るまで真腔と並行して進められる．内膜下にあるこの微小カテーテルを補助にして，硬いワイヤを用いた遠位側への再疎通が試みられる．バルーンを膨らませると，その形はどちらの出口においても扁平な形となる．そして0.0025インチのワイヤを真腔に面した適当な穴に進め，再疎通を完成する．

順行性のワイヤ通過が成功した際には，普通のバルーンを用いて閉塞部位を通過させ，ステントのためのチャネルを作成する．バルーンが通過しない場合には，GuideLiner（Vascular Solutions 社，Minneapolis, MN）を使ってガイドカテーテルのサポートを強化し，種々のバルーンタッピング技術によりワイヤサポートを強化する．最終手段として，Tornus 微小カテーテル（Asahi Intecc 社）を使用することができる．この機器は，病変にスクリューを挿入することで，先端が固定される．CTOインターベンションにはバルーンによる血管形成よりステントによるもののほうが優れており，DES のほうがBMS よりも優れている[55-57]．

逆行性のアプローチにおいて，中隔枝の側副血行路へ向かうにあたり，バイパスグラフトを介して対象血管の遠位部にアクセスすることが好まれるが，心外膜表面の側副血行路を介するアクセスは，穿孔のリスクが増加するため一般的に避けられる．一般的に長い親水性のワイヤをサポートするために，一般的なワイヤ伝いに操作するバルーンや微小カテーテルが用いられる．いったんワイヤが，遠位側のキャップに対し逆行性に対象血管の遠位部に何とか到達したら，側副血行路に器材が取られないようにするため，中隔枝を（1.5 mm くらいの）小さなバルーンにより低圧で，もしくは Corsair 中隔枝拡張微小カテーテル（Abbott Vascular 社）により拡張する．微小カテーテルは遠位側のキャップの位置まで進め，いくつもの手技があるが，そのうちのどれか1つの方法を用いて閉塞を貫通させる．その手技とは，遠位側のワイヤを目標にした順行性，または逆行性の穿刺，逆行性の内膜下解離からの再疎通といった方法である．いったん病変が逆行性に疎通したら，順行性にその新しい内腔を通過して，標準的な方法で手技を完結できるため，病変部の続きの治療はこれまでで最も簡単に終了する．スネアを用いた逆行性ワイヤの血管外操作もまた可能である．このアプローチにおいては，ワイヤ操作中の中隔傷害を防ぐために，中隔側副血行路を通しての微小カテーテルの位置を維持することが決め手となる．そして，この血管外の通り道を利用して，順行性に手技が完結する．

特化したCTOセンターにおいては，CTOインターベンションは，85％にものぼる症例で成功し[58]，経験の浅い術者では事実上より低い成功率である．同様に，穿孔もしくは死亡率は1％未満である[51]．DES を使用した対象病変への血行再建率は10％未満である[51]．PCI 対CABG，もしくはCTOに対する薬物治療といった無作為化試験はそれ自体必要ではあるが，慣れた施設で行われるのであれば，適切に選択した患者においては，CTOインターベンションは現時点では理にかなった代替法である．

6 大伏在静脈グラフト病変

症例41-9

冠動脈疾患およびCABGの既往のある60歳男性が，急性下壁心筋梗塞にて来院した．心電図は急性下壁梗塞を示し，Ⅱ，Ⅲ，aVFでST上

[図41-13] 心電図はST上昇型急性下壁心筋梗塞を示している

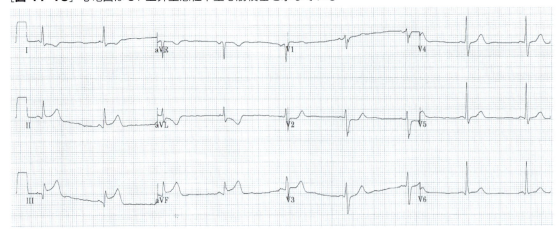

昇していた（図41-13）．冠動脈造影では，LADにつないだLIMAは開存し，鈍縁枝と対角枝につないだ大伏在静脈（SVG）も開存，左主幹部と右冠動脈の入口部は閉鎖，そしてPDAにつないだ最近閉塞したSVGが認められた（図41-14）．PDAにつないだSVGに0.014インチBMWワイヤを通して，遠位部の造影を行ったところ，豊富な血栓とSVGの中部に局所的な狭窄が映し出された．0.014インチのFilterWire EZ（Boston Scientific社，Natick，MA）を狭窄を越えて進め，FilterWireをSVGの壁がきれいな部分で展開した．5F AngioJet XVGカテーテルを使い，残った血栓を取り除いた．続いて，2つの3.5 mm×33 mmのCypherステントをSVGの近位部から中部にかけて留置した．4.0 mmの後拡張用のバルーンを用いて，SVGを後拡張した．FilterWireはそこで引き抜かれ，正常の血流が右冠動脈末梢と側枝に流れるのが認められた．

症例41-10

第1鈍縁枝への静脈グラフトを含むバイパス術の既往のある55歳男性が，不安定狭心症で来院した．グラフトの近位部は過去にステントを植込まれ，血管造影でステント内再狭窄が認められた（図41-15A）．ステント内病変は，インターベンション時における遠位部塞栓や血流停止に関してはリスクが低いと思われ，遠位部保護を行わないでステント植込みが施行された．病変部にはうまく治療が行われたが，現時点ではその鈍縁枝の遠位部の血流途絶が認められている（図41-15B）．その末梢血流途絶部位にバルーン拡張術が施行され，順行性の良好な血流が再開し，残存閉塞は消失した（図41-15B）．

Ⓐ 冠動脈造影と経皮的血行再建術の適応

どんなに素晴らしい外科的な技術をもってしても，高い動脈圧の環境下ではSVGは進行性の変性の危険にさらされている．CABG施行後最初の10年で50％以上のSVGが侵され，もしくは閉塞すると見積もられている．SVG不全に対し繰り返しのCABGを行うことは，特にLADにつないだLIMAが開存しているときには，最初の手術時に比べて成功率や症状の改善において利益は少ないと関係づけられている．

Ⓑ 技術的考察

SVGに対する経皮的インターベンションに対する抗凝固療法は，ふつう未分画ヘパリンかビバリルジンで行われる．一部，グラフトの変性や病変位置に左右されるが，現代の技術を用いた手技の成功率は90％を超える[59]．SVGインターベンションの主なリスクは，末梢の塞栓の発生である[60]．塞栓の危険性はSVG変性の程度により，以下のことを見積もったものである；壁の不整や拡張の程度，脆弱性，血栓の存

[図41-14] 大伏在静脈グラフト（SVG）に対するインターベンション．
（A）左主幹部は基部で閉塞している．（B）右冠動脈は閉塞し，かすかにブリッジング側副血行により造影される．（C）対角枝につないだ SVG は開存している．（D）中間枝につないだ SVG は開存している．（E）鈍縁枝につないだ SVG は開存している．（F）後下行枝（PDA）につないだ SVG が急性閉塞をきたしている（矢印）．（G）ワイヤにより再疎通した後，SVG 中部に大きな血栓がみられ（大きな矢印），SVG 内末梢へ進展している（小さな矢印）．（H）末梢保護用の FilterWire（小さな矢印）を置いたのち，血栓除去のため AngioJet XVG カテーテル（大きな矢印）を用いている．（I）SVG 末梢部分に，3.5 mm×33 mm Cypher ステントが置かれている．（J）SVG の近位部に，もう1つ3.5 mm×33 mm Cypher ステントが置かれている．（K）FilterWire 抜去後，左前斜位（LAO）造影にて，PDA と後側壁枝への道筋の開存が示されている．（L）左側面像において，ステントが完全に開いていることが確認されている．

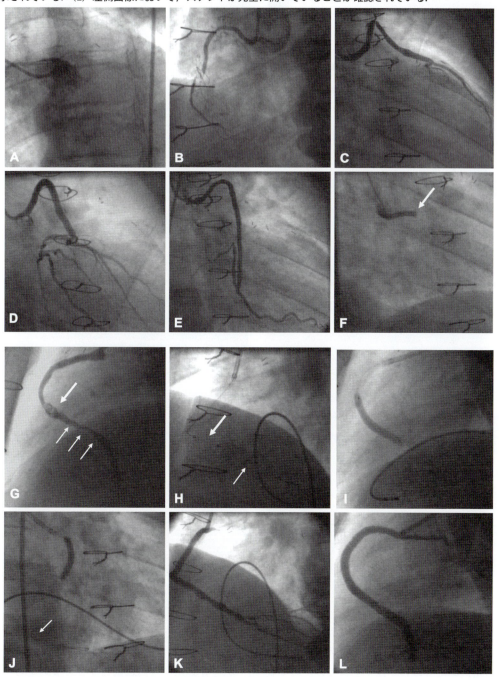

[図41-15]
(A) 左図に，鈍縁枝へつないだ大伏在静脈グラフトのステント内再狭窄による超近位部病変が示されている．病変の拡大図では，責任病変の後ろに閉塞部位を越えて造影欠損が認められる．右図には，グラフトから続いている鈍縁枝が示されている．(B) 左図には，塞栓保護を行わずに施行した入口部病変のステント留置中に発生した末梢塞栓によるはっきりしたカットオフ像（矢印）が示されている．右図には，カットオフ部位におけるバルーン血管形成術後の血流再開が示されている．

[Haddad EV, Piana RN：No-reflow, distal embolization and embolic protection. Complications of Cardiovascular Procedures：Risk Factors, Management and Bailout Techniques, Moscucci M（ed），Lippincott & Wilkins, 2011 より改変]

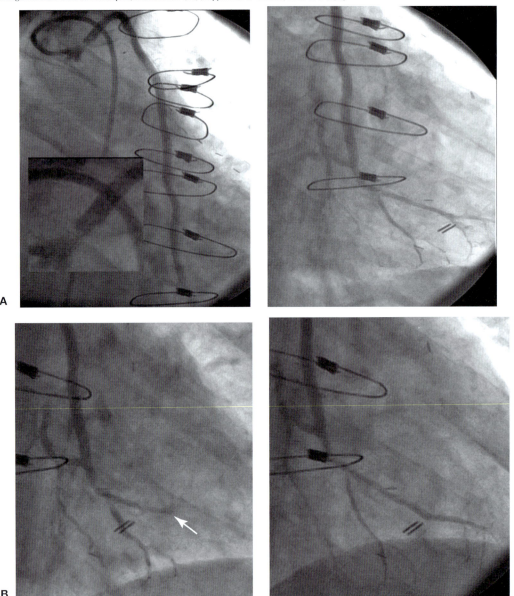

在，グラフト内の断続性もしくは散在性（50％超狭窄）病変の数といったこと．したがって，症例の選択が鍵である．強く全体にわたって変性し，末梢の血流が乏しいグラフトや慢性完全閉塞の SVG は一般的には敬遠され，元の冠動脈を介した血行再建術のオプションが考えられ

る場合は特にそうである．こういったことから，糖蛋白Ⅱb/Ⅲa受容体阻害薬の有用性はなく，SVGインターベンションの全体的な結果を改善しない．アテレクトミーや血栓除去術が塞栓や手技に伴う合併症を防ぐため試されてきたが，塞栓予防の機器使用のみが臨床的な合併症の低下につながった（第29章を参照）[61]．

一般的な3つのクラスの塞栓予防機器が臨床使用承認を受けており，インターベンション中に血流を遮断する低圧バルーンを使う閉塞システム，インターベンション中にSVGを通る血流は許したまま遠位部のフィルタでデブリを捕捉する塞栓捕捉フィルタ，および近位部閉塞システムがある．PercuSurge GuardWire（Medtronic Vascular社，Santa Rosa，CA）は低プロフィールのシステムであり（0.014インチガイドワイヤ），病変部の先に留置され，血流遮断のために低圧で拡張するバルーンが付いている．インターベンションで遊離したデブリはすべて淀んだ血液の層に捕捉され，順行性血流再開のためにバルーンを収縮させる前に，引き続きもう一つの別のカテーテルで吸引される．801人の患者によるSAFER試験では，SVGインターベンションを受ける患者を，この末梢保護機器，もしくは従来のガイドワイヤを使用したステント留置を行う群に無作為に割付けているが，保護機器を用いることで30日以内の主要な臨床合併症の発生（16.9％対9.6％）や血流途絶の発生（8.3％対3.3％）に関して本質的な低下を示すに至った[59]．続いて行われた遠位部フィルタ［たとえば，FilterWire（Boston Scientific社，Natick，MA），SpiderFX（ev3 Endovascular社，Plymouth，MN）］や近位部閉塞機器［Proxis Embolic Protection System（St. Jude Medical社，Maple Grove，MN）］を用いた試験は非劣性試験であり，同様の結果を示すに至った[62-64]．どの患者において塞栓合併が生じるか予測ができないため，SVGインターベンションを受ける適当と思われるすべて患者に塞栓予防機器を使用すべきである．2011年のACC/AHA/SCAIのPCIガイドラインではclass Ⅰ適応となっているにもかかわらず，適当と思われる患者の約23％の患者にしか塞栓予防はされていない[65]．

微小血管の（動脈性）攣縮や血小板凝集塊の移動もまた，手技に伴う心筋梗塞の原因になる．静脈グラフトを治療する場合，適切な抗血小板療法や抗凝固療法に加えて，微小血管攣縮を治療する薬剤（ニトロプルシド，アデノシン，ベラパミル，ニカルジピン）がそれゆえに通常用いられる[66]．

19試験のメタ解析によれば，SVGのインターベンションにおいてDESを用いた場合，BMSに比し，死亡，心筋梗塞，ステント内血栓を増加させることはなかったが，血行再建が相対的に41％減少したという結果であった[67]．2つの進行中の試験により，SVGにおけるDESとBMSが比較されている[61]．

（八尾厚史）

文 献

1. Roger VL, Go AS, Lloyd-Jones DM, et al. Heart disease and stroke statistics—2012 update: A report from the American Heart Association. Circulation 2012;125:e2–e220.
2. Go AS, Mozaffarian D, Roger VL, et al. Heart disease and stroke statistics—2013 update: a report from the American Heart Association. Circulation 2013;127:e6–e245.
3. Roger VL, Go AS, Lloyd-Jones DM, et al. Heart disease and stroke statistics—2011 update: a report from the American Heart Association. Circulation 2011;123:e18–e209.
4. Fox KA, Steg PG, Eagle KA, et al. Decline in rates of death and heart failure in acute coronary syndromes, 1999-2006. JAMA 2007;297:1892–1900.
5. Levine GN, Bates ER, Blankenship JC, et al. 2011 ACCF/AHA/SCAI guideline for percutaneous coronary intervention: executive summary: a report of the American College of Cardiology Foundation/American Heart Association Task Force on Practice Guidelines and the Society for Cardiovascular Angiography and Interventions. Circulation 2011;124:2574–2609.
6. Patel MR, Bailey SR, Bonow RO, et al. ACCF/SCAI/AATS/AHA/ASE/ASNC/HFSA/HRS/SCCM/SCCT/SCMR/STS 2012 appropriate use criteria for diagnostic catheterization: a report of the American College of Cardiology Foundation Appropriate Use Criteria Task Force, Society for Cardiovascular Angiography and Interventions, American Association for Thoracic Surgery, American Heart Association, American Society of Echocardiography, American Society of Nuclear Cardiology, Heart Failure Society of America, Heart Rhythm Society, Society of Critical Care Medicine, Society of Cardiovascular Computed Tomography, Society for Cardiovascular Magnetic Resonance, and Society of Thoracic Surgeons. J Am Coll Cardiol 2012;59:1995–2027.
7. Raff GL, Abidov A, Achenbach S, et al. SCCT guidelines for the interpretation and reporting of coronary computed tomographic angiography. J Cardiovasc Comput Tomogr 2009;3:122–136.
8. Levine GN, Bates ER, Blankenship JC, et al. 2011 ACCF/AHA/SCAI guideline for percutaneous coronary intervention. A report of the American College of Cardiology Foundation/American Heart Association Task Force on Practice Guidelines and the Society for Cardiovascular Angiography and Interventions. J Am Coll Cardiol 2011;58:e44–e122.
9. Fraker TD Jr, Fihn SD, Gibbons RJ, et al. 2007 chronic angina focused update of the ACC/AHA 2002 guidelines for the management of patients with chronic stable angina: a report of the American College of Cardiology/American Heart Association Task Force on Practice Guidelines Writing Group to develop the focused update of the 2002 guidelines for the management of patients with chronic stable angina. Circulation 2007;116:2762–2772.
10. Fihn SD, Gardin JM, Abrams J, et al. 2012 ACCF/AHA/ACP/AATS/PCNA/SCAI/STS guideline for the diagnosis and management of patients with stable ischemic heart disease: A report of the American College of Cardiology Foundation/American Heart Association Task Force on Practice Guidelines, and the American College of Physicians, American Association for Thoracic Surgery, Preventive Cardiovascular Nurses Association, Society for Cardiovascular Angiography and Interventions, and Society of Thoracic Surgeons. Circulation 2012;126:e354–e471.
11. Boden WE, O'Rourke RA, Teo KK, et al. Optimal medical therapy with or without PCI for stable coronary disease. N Engl J Med 2007;356:1503–1516.
12. De Bruyne B, Pijls NH, Kalesan B, et al. Fractional flow reserve-guided PCI versus medical therapy in stable coronary disease. N Engl J Med 2012;367:991–1001.
13. Bravata DM, Gienger AL, McDonald KM, et al. Systematic review: the comparative effectiveness of percutaneous coronary interventions and coronary artery bypass graft surgery. Ann Intern Med 2007;147:703–716.
14. Serruys PW, Morice MC, Kappetein AP, et al. Percutaneous coronary intervention versus coronary-artery bypass grafting for severe coronary artery disease. N Engl J Med 2009;360:961–972.
15. The Bypass Angioplasty Revascularization Investigation (BARI) Investigators. Comparison of coronary bypass surgery with angioplasty in patients with multivessel disease. N Engl J Med 1996;335:217–225.
16. Hlatky MA, Boothroyd DB, Bravata DM, et al. Coronary artery bypass surgery compared with percutaneous coronary interventions for multivessel disease: a collaborative analysis of individual patient data from ten randomised trials. Lancet 2009;373:1190–1197.
17. Farkouh ME, Domanski M, Sleeper LA, et al. Strategies for multivessel revascularization in patients with diabetes. N Engl J Med 2012;367:2375–2384.
18. Pijls NH, van Schaardenburgh P, Manoharan G, et al. Percutaneous coronary intervention of functionally nonsignificant stenosis: 5-year follow-up of the DEFER study. J Am Coll Cardiol 2007;49:2105–2111.
19. Pijls NH, Fearon WF, Tonino PA, et al. Fractional flow reserve versus angiography for guiding percutaneous coronary intervention in patients with multivessel coronary artery disease: 2-year follow-up of the FAME (fractional flow reserve versus angiography for multivessel evaluation) study. J Am Coll Cardiol 2010;56:177–184.
20. Yeh RW, Sidney S, Chandra M, Sorel M, Selby JV, Go AS. Population trends in the incidence and outcomes of acute myocardial infarction. N Engl J Med 2010;362:2155–2165.
21. Fox CS, Evans JC, Larson MG, Kannel WB, Levy D. Temporal trends in coronary heart disease mortality and sudden cardiac death from 1950 to 1999: The Framingham Heart Study. Circulation 2004;110:522–527.
22. O'Gara PT, Kushner FG, Ascheim DD, et al. 2013 ACCF/AHA guideline for the management of st-elevation myocardial infarction: a report of the American College of Cardiology Foundation/American Heart Association Task Force on Practice Guidelines. J Am Coll Cardiol 2013;61:e78–e140.
23. Vlaar PJ, Svilaas T, van der Horst IC, et al. Cardiac death and reinfarction after 1 year in the thrombus aspiration during percutaneous coronary intervention in acute myocardial infarction study (TAPAS): a 1-year follow-up study. Lancet 2008;371:1915–1920.
24. Vlaar PJ, Mahmoud KD, Holmes DR Jr, et al. Culprit vessel only versus multivessel and staged percutaneous coronary intervention for multivessel disease in patients presenting with ST-segment elevation myocardial infarction: a pairwise and network meta-analysis. J Am Coll Cardiol 2011;58:692–703.
25. Cannon CP, Weintraub WS, Demopoulos LA, et al. Comparison of early invasive and conservative strategies in patients with unstable coronary syndromes treated with the glycoprotein IIb/IIIa inhibitor tirofiban. N Engl J Med 2001;344:1879–1887.
26. Fox KA, Poole-Wilson PA, Henderson RA, et al. Interventional versus conservative treatment for patients with unstable angina or non-ST-elevation myocardial infarction: the British Heart Foundation RITA 3 randomised trial. Randomized intervention trial of unstable angina. Lancet 2002;360:743–751.
27. Fragmin and Fast Revascularisation During Instability in Coronary Artery Disease Investigators. Invasive compared with non-invasive treatment in unstable coronary-artery disease: FRISC II prospective randomised multicentre study. Lancet 1999;354:708–715.
28. Anderson JL, Adams CD, Antman EM, et al. 2011 ACCF/AHA focused update incorporated into the ACC/AHA 2007 guidelines for the management of patients with unstable angina/non-ST-elevation myocardial infarction: a report of the American College of Cardiology Foundation/American Heart Association Task Force on Practice Guidelines. Circulation 2011;123:e426–e579.
29. Anderson JL, Adams CD, Antman EM, et al. ACC/AHA 2007 guidelines for the management of patients with unstable angina/non st-elevation myocardial infarction: a report of the American College of Cardiology/American Heart Association Task Force on Practice Guidelines (writing committee to revise the 2002 guidelines for the management of patients with unstable angina/non ST-elevation myocardial infarction): developed in collaboration with the American College of Emergency Physicians, the Society for Cardiovascular Angiography and Interventions, and the Society of Thoracic Surgeons: Endorsed by the American Association of Cardiovascular and Pulmonary Rehabilitation and the Society for Academic Emergency Medicine. Circulation 2007;116:e148–e304.
30. DeMots H, Rosch J, McAnulty JH, Rahimtoola SH. Left main coronary artery disease. Cardiovasc Clin 1977;8:201–211.
31. Fajadet J, Chieffo A. Current management of left main coronary artery disease. Eur Heart J 2012;33:36–50b.
32. Takaro T, Peduzzi P, Detre KM, et al. Survival in subgroups of patients with left main coronary artery disease. Veterans administration cooperative study of surgery for coronary arterial occlusive disease. Circulation 1982;66:14–22.
33. Chaitman BR, Fisher LD, Bourassa MG, et al. Effect of coronary bypass surgery on survival patterns in subsets of patients with left main coronary artery disease. Report of the collaborative study in coronary artery surgery (CASS). Am J Cardiol 1981;48:765–777.
34. Caracciolo EA, Davis KB, Sopko G, et al. Comparison of surgical and

34. medical group survival in patients with left main coronary artery disease. Long-term CASS experience. *Circulation* 1995;91:2325–2334.
35. Seung KB, Park DW, Kim YH, et al. Stents versus coronary-artery bypass grafting for left main coronary artery disease. *N Engl J Med* 2008;358:1781–1792.
36. Park SJ, Kim YH, Park DW, et al. Randomized trial of stents versus bypass surgery for left main coronary artery disease. *N Engl J Med* 2011;364:1718–1727.
37. Morice MC, Serruys PW, Kappetein AP, et al. Outcomes in patients with de novo left main disease treated with either percutaneous coronary intervention using paclitaxel-eluting stents or coronary artery bypass graft treatment in the synergy between percutaneous coronary intervention with taxus and cardiac surgery (SYNTAX) trial. *Circulation* 2010;121:2645–2653.
38. Capodanno D, Tamburino C. Unraveling the EXCEL: promises and challenges of the next trial of left main percutaneous coronary intervention. *Int J Cardiol* 2012;156:1–3.
39. Mehilli J, Kastrati A, Byrne RA, et al. Paclitaxel- versus Sirolimus-eluting stents for unprotected left main coronary artery disease. *J Am Coll Cardiol* 2009;53:1760–1768.
40. Palmerini T, Marzocchi A, Tamburino C, et al. Impact of bifurcation technique on 2-year clinical outcomes in 773 patients with distal unprotected left main coronary artery stenosis treated with drug-eluting stents. *Circ: Cardiovasc Interv* 2008;1:185–192.
41. Christofferson RD, Lehmann KG, Martin GV, Every N, Caldwell JH, Kapadia SR. Effect of chronic total coronary occlusion on treatment strategy. *Am J Cardiol* 2005;95:1088–1091.
42. Hochman JS, Lamas GA, Buller CE, et al. Coronary intervention for persistent occlusion after myocardial infarction. *N Engl J Med* 2006;355:2395–2407.
43. Baks T, van Geuns RJ, Duncker DJ, et al. Prediction of left ventricular function after drug-eluting stent implantation for chronic total coronary occlusions. *J Am Coll Cardiol* 2006;47:721–725.
44. Kirschbaum SW, Baks T, van den Ent M, et al. Evaluation of left ventricular function three years after percutaneous recanalization of chronic total coronary occlusions. *Am J Cardiol* 2008;101:179–185.
45. Olivari Z, Rubartelli P, Piscione F, et al. Immediate results and one-year clinical outcome after percutaneous coronary interventions in chronic total occlusions: data from a multicenter, prospective, observational study (TOAST-GISE). *J Am Coll Cardiol* 2003;41:1672–1678.
46. Jones DA, Weerackody R, Rathod K, et al. Successful recanalization of chronic total occlusions is associated with improved long-term survival. *JACC. Cardiovasc Interv* 2012;5:380–388.
47. Valenti R, Migliorini A, Signorini U, et al. Impact of complete revascularization with percutaneous coronary intervention on survival in patients with at least one chronic total occlusion. *Eur Heart J* 2008;29:2336–2342.
48. Werner GS, Surber R, Ferrari M, Fritzenwanger M, Figulla HR. The functional reserve of collaterals supplying long-term chronic total coronary occlusions in patients without prior myocardial infarction. *Eur Heart J* 2006;27:2406–2412.
49. Claessen BE, van der Schaaf RJ, Verouden NJ, et al. Evaluation of the effect of a concurrent chronic total occlusion on long-term mortality and left ventricular function in patients after primary percutaneous coronary intervention. *JACC. Cardiovasc Interv* 2009;2:1128–1134.
50. Hannan EL, Wu C, Walford G, et al. Incomplete revascularization in the era of drug-eluting stents: Impact on adverse outcomes. *JACC. Cardiovasc Interv* 2009;2:17–25.
51. Hoye A. Management of chronic total occlusion by percutaneous coronary intervention. *Heart* 2012;98:822–828.
52. Joyal D, Thompson CA, Grantham JA, Buller CE, Rinfret S. The retrograde technique for recanalization of chronic total occlusions: a step-by-step approach. *JACC. Cardiovasc Interv* 2012;5:1–11.
53. Brilakis ES, Grantham JA, Thompson CA, et al. The retrograde approach to coronary artery chronic total occlusions: a practical approach. *Catheter Cardiovasc Interv: Off J Soc Cardiac Angiogr Interv* 2012;79:3–19.
54. Brilakis ES, Grantham JA, Rinfret S, et al. A percutaneous treatment algorithm for crossing coronary chronic total occlusions. *JACC. Cardiovasc Interv* 2012;5:367–379.
55. Suttorp MJ, Laarman GJ, Rahel BM, et al. Primary stenting of totally occluded native coronary arteries II (PRISON II): a randomized comparison of bare metal stent implantation with Sirolimus-eluting stent implantation for the treatment of total coronary occlusions. *Circulation* 2006;114:921–928.
56. Saeed B, Mazloum H, Askar M. Spontaneous remission of post-transplant recurrent focal and segmental glomerulosclerosis. *Saudi J Kidney Dis Transplant: Off Publ Saudi Center Organ Transpl, Saudi Arabia* 2011;22:1219–1222.
57. Colmenarez HJ, Escaned J, Fernandez C, et al. Efficacy and safety of drug-eluting stents in chronic total coronary occlusion recanalization: a systematic review and meta-analysis. *J Am Coll Cardiol* 2010;55:1854–1866.
58. Rathore S, Matsuo H, Terashima M, et al. Procedural and in-hospital outcomes after percutaneous coronary intervention for chronic total occlusions of coronary arteries 2002 to 2008: Impact of novel guidewire techniques. *JACC: Cardiovasc Interv* 2009;2:489–497.
59. Baim DS, Wahr D, George B, et al. Randomized trial of a distal embolic protection device during percutaneous intervention of saphenous vein aorto-coronary bypass grafts. *Circulation* 2002;105:1285–1290.
60. Aueron F, Gruentzig A. Distal embolization of a coronary artery bypass graft atheroma during percutaneous transluminal coronary angioplasty. *Am J Cardiol* 1984;53:953–954.
61. Lee MS, Park SJ, Kandzari DE, et al. Saphenous vein graft intervention. *JACC: Cardiovasc Interv* 2011;4:831–843.
62. Caputo R. Itraconazole (sporanox) in superficial and systemic fungal infections. *Expert Rev Anti-Infective Ther* 2003;1:531–542.
63. Dixon SR, Grines CL, O'Neill WW. The year in interventional cardiology. *J Am Coll Cardiol* 2006;47:1689–1706.
64. Mauri L, Cox D, Hermiller J, et al. The proximal trial: Proximal protection during saphenous vein graft intervention using the proxis embolic protection system: a randomized, prospective, multicenter clinical trial. *J Am Coll Cardiol* 2007;50:1442–1449.
65. Brilakis ES, Wang TY, Rao SV, et al. Frequency and predictors of drug-eluting stent use in saphenous vein bypass graft percutaneous coronary interventions: a report from the American College of Cardiology National Cardiovascular Data CathPCI Registry. *JACC: Cardiovasc Interv* 2010;3:1068–1073.
66. Piana RN, Paik GY, Moscucci M, et al. Incidence and treatment of 'no-reflow' after percutaneous coronary intervention. *Circulation* 1994;89:2514–2518.
67. Lee MS, Yang T, Kandzari DE, Tobis JM, Liao H, Mahmud E. Comparison by meta-analysis of drug-eluting stents and bare metal stents for saphenous vein graft intervention. *Am J Cardiol* 2010;105:1076–1082.

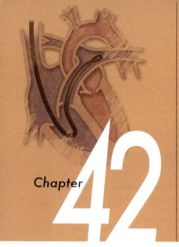

【第42章】Section VIII Clinical Profiles

肺高血圧症および肺塞栓症のプロフィール

Profiles in Pulmonary Hypertension and Pulmonary Embolism

Scott H. Visovatti, Vallerie V. Mclaughlin[a]

1 肺高血圧症（PH）

　肺高血圧症（pulmonary hypertension：PH）は1つないしそれ以上の要因により肺動脈圧（PAP）の上昇をきたした場合を示す広い疾患概念である（表42-1）．診断には右心カテーテル（RHC）で平均肺動脈圧（mPAP）が25 mmHg以上であることを示すことが必要であるが，経胸壁心エコーのDoppler法において三尖弁逆流速度が2.3 m/secもしくは右室収縮期圧が40 mmHgを超える場合に疑われる．肺動脈性肺高血圧症（pulmonary arterial hypertension：PAH）はPHをきたす疾患の一つであり，肺動脈の血管床減少によって生じる．PAHの確定診断にはRHCにおいてmPAP 25 mmHg以上，肺動脈楔入圧（PCWP）15 mmHg以下，および肺血管抵抗（PVR）3 Wood単位を超えることのすべてを満たすことが必要である．肺静脈性肺高血圧症（pulmonary venous hypertension：PVH）は左心系の問題によって生じるPHであり，肺静脈圧の上昇をきたして右心系に圧の上昇が波及する．左心疾患はDopplerエコーによって同定されるPHのなかでは最も頻度の高いものであり，ある研究によれば経胸壁心エコーでPHを認めた患者のうち，PAHであったのはわずか2.7％とされる（表42-2）．予後や専門家への紹介，治療方針などに大きな影響があるためPAHとPVHの鑑別は重要である．

2 PHの病態

　肺血管床は低圧系の循環であり，肺動脈収縮期圧（sPAP）の正常値は15～30 mmHg，mPAPの正常値は9～18 mmHgである．肺循環系は体循環系の1/12の抵抗で機能している循環であるが，これは一つには肺血管床が非常に広い断面積を有することによる[3]．さらに，右室収縮期圧の正常値25 mmHgは，左室収縮期圧の正常値の1/5にすぎない．肺血管抵抗がこの低圧系のシステムの限界を超えて上昇した場合，動物のPHモデルにおいては右室肥大（RVH）を含めた適応の反応が96時間以内に始まることがわかっている[4]．右室肥大はしばしばさらなる代償反応として，収縮障害および／または右室拡大を伴う．リモデリングが持続すると，右室の形態が三日月形から円形に変化し，右室圧（RVP）上昇に伴って心室中隔は扁平化する．この結果は右室－左室相互作用にも影響を及ぼし，左室拡張能の低下，左室拡張終期容積の減少をきたし，一回拍出量および心拍出量は低下する[5]．右心不全の進行はPHの通常経過であると同時に，主な死因となる．

---

[a]：いくつかの素材は，以前の版における本章の共同執筆者としての役割により，Samuel Z. GoldhaberとMichael J. Landzbergから提供されている．

[表 42-1] 肺高血圧症の Dana Point 臨床分類（2008 年）

1. 肺動脈性肺高血圧症（PAH） 　1.1　特発性肺動脈性肺高血圧症（idiopathic PAH） 　1.2　遺伝性肺動脈性肺高血圧症 　　1.2.1　BMPR2 　　1.2.2　ALK，endoglin（遺伝性出血性毛細管拡張症合併の有無によらず） 　　1.2.3　未知の遺伝子異常 　1.3　薬物もしくは毒物誘発性 　1.4　各種疾患に伴う肺動脈性肺高血圧症 　　1.4.1　膠原病 　　1.4.2　HIV 感染症 　　1.4.3　門脈圧亢進症 　　1.4.4　先天性心疾患 　　1.4.5　住血吸虫症 　　1.4.6　慢性溶血性貧血 　1.5　新生児持続性肺高血圧症
1'．肺静脈閉塞性疾患（PVOD）および/もしくは肺毛細血管腫症（PCH）
2. 左心性心疾患に伴う肺高血圧症 　2.1　収縮障害 　2.2　拡張障害 　2.3　弁膜症
3. 肺疾患，低酸素血症に伴う肺高血圧症 　3.1　慢性閉塞性肺疾患 　3.2　間質性肺疾患 　3.3　拘束性および閉塞性障害を伴うその他の肺疾患 　3.4　睡眠呼吸障害 　3.5　肺胞低換気障害 　3.6　高所への慢性曝露 　3.7　発育障害
4. 慢性血栓塞栓性肺高血圧症（CTEPH）
5. 詳細不明な多因子のメカニズムに伴う肺高血圧症 　5.1　血液疾患：骨髄増殖性疾患，脾摘後 　5.2　全身疾患（サルコイドーシス，肺 Langerhans 細胞組織球症，リンパ脈管筋腫症，神経線維腫症，血管炎） 　5.3　代謝異常：糖原病，Gaucher 病，甲状腺疾患 　5.4　その他：腫瘍塞栓，線維性縦隔炎，維持透析中の慢性腎不全

（Simonneau G et al：Updated clinical classification of pulmonary hypertension. J Am Coll Cardiol 54：S43-S54, 2009）

　Group 1 群以外の PH の場合には，PAP が上昇する機序は明らかであることが多い．たとえば，肺血栓塞栓症により肺動脈が閉塞すれば，当然右心系の圧は上昇して血液の左房への流入は妨げられる．同様の過程は閉塞性肺疾患や睡眠呼吸障害においても，肺動脈の低酸素性攣縮によって起こる．左室の収縮障害ないし拡張障害，僧帽弁閉鎖不全症においては，順行性の血流を妨げるポンプ機能の低下により PH をきたす．

　PAH においては，肺血管床においてより複雑な構造的変化が生じており，血管組織の増殖およびリモデリングにより肺動脈の閉塞が起こる．この変化は肺動脈の全層に及んでおり，内膜過形成，中膜肥厚，外膜増殖および局所における血栓形成によって特徴づけられる．

3　肺動脈性肺高血圧症（PAH）の分子生物学的機構

　PAH に至る血管障害はおそらく，遺伝的素因，全身疾患，環境要因などを含む複数の要因への曝露の蓄積によって惹起される[6,7]．いっ

[表42-2] PHの臨床分類別の有病率

病因	頻度
PAH（Group 1）	2.7%
左心疾患（Group 2）	67.9%
肺疾患および低酸素血症（Group 3）	9.3%
CTEPH（Group 4）	2%
その他のPH（Group 5）	18.1%

PH：肺高血圧症，PAH：肺動脈性肺高血圧症，CTEPH：慢性血栓塞栓性肺高血圧症
(Strange G et al：Pulmonary hypertension：prevalence and mortality in the Armadale echocardiography cohort. Heart 98：1805–1811, 2012)

たん惹起されると，図42-1に示したようにPAHの病態生理にはプロスタノイド，エンドセリン-1（ET-1）および一酸化窒素（NO）が寄与している．さらには，セロトニン[9]，血管作動性腸管ペプチド（VIP）[10]，BMPR2[11, 12]の経路などもさまざまなPAHの病態に関与しているとする研究もある．

Ⓐ プロスタノイド

プロスタサイクリン（PGI_2）は強力な血管拡張物質で，強力な血小板凝集抑制作用および血管平滑筋増殖抑制作用を有する．トロンボキサンA2は強力な血管収縮物質であり，血小板の活性化を促進する．PAHにおいては，プロスタサイクリンの減少とトロンボキサンA2の増加が表現型に寄与している[13]．

Ⓑ エンドセリン-1（ET-1）

ET-1は強力な血管収縮物質および平滑筋細胞増殖促進物質であり，ET_A受容体（平滑筋上に存在する）およびET_B受容体（血管内皮細胞および血管平滑筋上に存在する）を介してその効果を発揮する[14]．平滑筋上のET_AおよびET_B受容体の活性化は血管収縮，細胞増殖および肥大を誘導するが，内皮細胞上のET_B受容体の活性化は血管拡張物質（NOおよびPGI_2）の合成を誘導する．PAHにおいては血漿中のET-1が上昇しており，疾患の重症度や予後に関係しているとされている[15]．エンドセリン受容体拮抗薬（ERAs）は，選択的（ET_A）あるいは非選択的（ET_AおよびET_B）にET-1受容体に拮抗することによって作用する．

Ⓒ 一酸化窒素（NO）経路

NOは強力な血管拡張物質であり，平滑筋増殖および血小板活性化の阻害物質である．NOは環状グアノシン一リン酸（cGMP）を介してその作用を発揮するが，cGMPは最終的にホスホジエステラーゼ-5（PDE-5）によって分解される．

PDE-5阻害薬はこの酵素を選択的に阻害することにより効果を発揮し，細胞内cGMP濃度を上昇させてNOを介した作用を増強させる．

Ⓓ セロトニン

セロトニンは血管収縮物質であり，平滑筋の肥大および増殖を促進する．総セロトニンの上昇および血小板セロトニンの減少は，痩せ薬であるデクスフェンフルラミン誘発性PAHにおいて報告されているが，この薬は血小板からのセロトニンの放出を増加させ，その再吸収を阻害することが知られている[16]．また，セロトニントランスポーター（5-HTT），およびその受容体である5-HT2Bの変異がPAH患者において報告されている[17]．注目すべきことに，選択的セロトニン再取り込み阻害薬（SSRI）はPH発症頻度の増加との関連は必ずしも明らかではなく，むしろ低酸素性PHには保護的に作用している可能性がある[18]．

4 病因

1972年の最も古い分類では，PHは特定できる原因があるかどうかにより，原発性PHと二次性PHの2つに分類された．最新の分類では，病態生理や臨床的・治療上の特徴が似ているものをグループ分けしている（表42-1）．PHの病因を考える際にこの分類に精通していると，鑑別診断をするのが容易になる．専門家は治療

[図 42-1]

PAH 患者においては，病態生理に関わる以下の三大経路において異常が生じていることが知られている．

① **一酸化窒素（NO）経路**：NO は内皮細胞において type Ⅲ NO 合成酵素（eNOS）により合成され，グアノシン三リン酸（GTP）を環状 GMP（cGMP）に変換するグアニル酸シクラーゼ（GC）を誘導する．cGMP は肺動脈平滑筋（PASMC）の弛緩および増殖抑制を構造的に維持する．

② **エンドセリン（ET）経路**：Big-ET は内皮細胞でエンドセリン変換酵素（ECE）により ET-1（21 のアミノ酸からなる）に変換される．ET-1 は PASMC の ET_A および ET_B 受容体に結合し，最終的に PASMC の収縮，増殖および肥大を誘導する．ET-1 は内皮細胞の ET_B 受容体にも結合する．

③ **プロスタサイクリン経路**：PGI_2（プロスタサイクリン）は内皮細胞のプロスタサイクリン合成酵素（PS）の触媒を受けて合成される．PASMC 内において，PGI_2 はアデニル酸シクラーゼ（AC）を刺激して ATP から cAMP の合成を増加させる．cAMP は PASMC の弛緩および増殖抑制を維持するセカンドメッセンジャーの一つである．

重要なのは，これらの経路は図のように相互に影響しており，それぞれの経路の影響を調節しているということである．各経路はまた，細胞膜上の受容体（Rec）に作用する伝達物質や刺激物質による影響も受ける．これらの物質には，たとえばトロンビン，ブラジキニン，アルギニンバソプレシン（AVP），血管壁のずり応力，アンジオテンシンⅡ（AngⅡ），サイトカイン，活性酸素種（ROS）などがあるが，これらだけにとどまるものではない．さらに，伝達物質はそれぞれ独自の作用点で効果を発揮する（たとえば，PASMC では ET_A および ET_B 受容体が発現しているのに対し，内皮細胞では ET_B 受容体が発現している）．白色の大きな実線矢印は，これらの経路の中で PAH 患者において異常が認められている部分を表している．オレンジの囲みは，PAH 患者に対して臨床的に有効性が示されている薬剤を表している．PDE5-inh はシルデナフィルなどのホスホジエステラーゼ-5 阻害薬を，ETRA はボセンタン（非選択的），アンブリセンタンおよびシタクセンタン（受容体A選択的）を表す．エポプロステノール，トレプロスティニル，イロプロストなどのプロスタノイドは，欠乏した PGI_2 を外部から補充する．赤のストップマークは，その薬剤が阻害的に働くことを表している．点線矢印は，既知または未知の，図には示されていない段階が介在していることを表す．

図中の欧文については，以下を参照のこと．Thrombin：トロンビン，Bradykinin：ブラジキニン，Arginine：アルギニン，Citrulline：シトルリン，AVP：アルギニンバソプレシン，Shear stress：ずり応力，AngⅡ：アンジオテンシンⅡ，Cytokines：サイトカイン，ROS：活性酸素種，PDE5-inh：ホスホジエステラーゼ-5 阻害薬，Dual ETRA：非選択的エンドセリン受容体拮抗薬，Selective ETRA：選択的エンドセリン受容体拮抗薬，Prostanoid：プロスタノイド，Rec：受容体，eNOS：type Ⅲ NO 合成酵素，ECE：エンドセリン変換酵素，PS：プロスタサイクリン合成酵素，GC：グアニル酸シクラーゼ，AC：アデニル酸シクラーゼ，PDE5：ホスホジエステラーゼ-5

(McLaughlin VV, McGoon MD：Pulmonary arterial hypertension. Circulation 114：1417-1431, 2006)

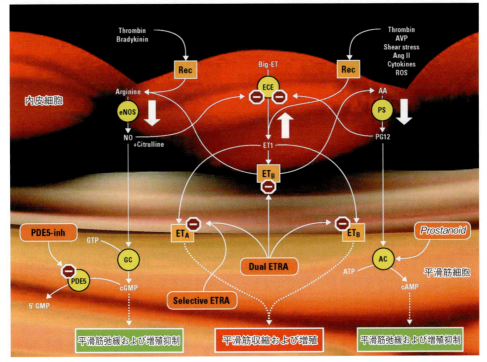

オプションを考える際にこの分類を用いるが，PH治療薬の臨床試験のほとんどはGroup 1のPHに焦点を当てて行われてきた．

5 診断

　診断時，典型的なPHの患者では数ヵ月から数年にわたる進行性の労作時呼吸困難を訴えている．易疲労感，立ちくらみ，胸痛，動悸，起座呼吸，浮腫，発作性夜間呼吸困難や咳嗽などがその他よくみられる症状である．PH患者において失神を認める場合には，右心不全を伴った重症例であることを示唆する．

　身体所見においては，Ⅱ音の亢進，傍胸骨拍動，右室由来のⅣ音，収縮期三尖弁逆流雑音，収縮早期クリックおよび拡張期肺動脈弁逆流雑音を聴取する．PHの病因を知る手がかりとなるものとしては，中心性チアノーゼを認める場合には心内短絡もしくはEisenmenger症候群が，ばち指を認める場合には先天性心疾患が，手指硬化やRaynaud現象を認める場合には膠原病が，脾腫や黄疸，メデューサの頭（caput medusae）（訳者注：肝硬変患者にみられる腹壁静脈の怒張）などを認める場合には門脈圧亢進症が，左室由来のⅢ音や僧帽弁および/または大動脈弁雑音を認める場合には左心疾患が，喘鳴や呼気延長を認める場合には低酸素性肺疾患がそれぞれ示唆される．右心不全を伴う高度に進行したPHを示唆する所見としては，頸静脈怒張，右室由来のⅢ音，浮腫，腹水，肝腫大などがある．

　PHが疑われる患者に対してまず最初に行うのは，12誘導心電図と正面および側面からの胸部X線撮影である．心電図上で右軸偏位，右室肥大，右房負荷，右室ストレインに矛盾しない前胸部誘導でのST-T異常を認める場合にはPHが示唆される．胸部X線所見では肺動脈主幹部は拡大し，末梢肺血管陰影は狭小化する．側面像では，右室拡大の結果として胸骨後腔の右室による閉塞像が認められる．

　病歴，身体所見，心電図，胸部X線撮影などからPHが疑われた場合には，診断確定のための全身検索を注意深く行う．専門家の推奨するアプローチ法を図42-2に記した．経胸壁Doppler心エコーは通常PHが疑われる患者においては早い段階で行う．三尖弁逆流速度が右室収縮期圧推定のために使用され，その圧が40 mmHgを超える場合にはPHが示唆される．しかし，経胸壁心エコーは，ゴールドスタンダードである右心カテーテル検査と比較すると，PAPを過小評価してしまうことも過大評価してしまうこともある．圧の測定に加え，経胸壁心エコーは右房もしくは右室の拡大，心室中隔の扁平化，左室の充満不良などの所見を示し，右心系の圧の上昇を同定するのにも有用である．

　PHの診断のための検査をオーダーし評価する際には，以下の点に留意が必要である；

- 換気血流スキャン：慢性の外科的に切除可能な血栓塞栓症の評価をするのに第一選択となる検査である．肺塞栓症（PE）プロトコールで撮影したCTは，急性PEを診断するのには非常に優れているが，慢性血栓塞栓症の検出感度は高くない．慢性血栓塞栓症が強く疑われる場合には，適応があれば右心カテーテル検査に引き続いて肺動脈造影がしばしば行われる．
- 肺機能検査では，わずかな拘束性障害や，わずかな肺拡散能（DLCO）の低下を認めるだけのこともある．強皮症の患者においては，より高度にDLCOの低下を認めることがある．
- ポリソムノグラフィは，睡眠呼吸障害の徴候を認める患者において施行するべきである．
- 血液検査では，PHと膠原病や慢性肝疾患との関連について情報を与えてくれるため，抗核抗体（ANA）の測定および肝機能検査が通常行われる．HIV感染の危険因子がある患者においてはHIV検査も行う．血算は高心拍出性心不全の原因となる貧血を同定するのに有用である．甲状腺機能検査は全患者で行うべきである．
- 6分間歩行試験（6 MWT）は，通常機能分類を客観的に評価するために用いられる．こ

[図 42-2] PAH が疑われる場合の診断アプローチ

主要検査は PAH の確定診断に必須である．

PAH：肺動脈性肺高血圧症，SLE：全身性エリテマトーデス

(McLaughlin VV et al：ACCF/AHA 2009 expert consensus document on pulmonary hypertension：a report of the American College of Cardiology Foundation Task Force on Expert Consensus Documents and the American Heart Association：developed in collaboration with the American College of Chest Physicians, American Thoracic Society, Inc., and the Pulmonary Hypertension Association. Circulation 119：2250-2294, 2009)

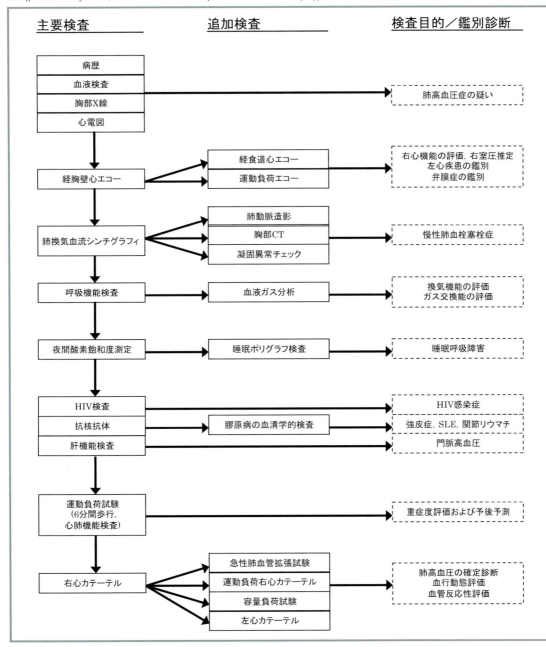

の検査は通常診断時，および治療評価目的で定期的に行われ，しばしばPAHの臨床試験の評価項目として使用される．

6 PAHにおける右心カテーテル検査

右心カテーテル検査はPAHの診断確定のために必要な検査であり，PAH特異的治療薬を開始するのに先立って行う必要がある．特に症状が進行した患者においては，治療に対する反応をみるために繰り返し検査が行われることもある．完全な血行動態評価のためには，以下の項目を評価する．

A 右房圧（RAP）

RAPは予後予測因子であり，治療方針決定に有用であるため，正確に測定することが求められる．PAH患者において最もよくみられるRAP波形は，三尖弁逆流によって起こるx谷の減衰，c〜v波の突出およびy谷の急峻化である．三尖弁逆流が高度な症例においては，RAP波形はRVP波形と区別がつかなくなることもある．右室肥大および／もしくは圧負荷を認める場合には，右室のコンプライアンス低下によりa波の増高を認めることがある．

B 肺動脈圧（PAP）および肺動脈楔入圧（PCWP）

PAHの診断はmPAP＞25 mmHgおよびPCWP≦15 mmHgによってなされる．PAPとPCWP波形を慎重に評価することが必要であり，カテーテルが不適切な位置に留置されている状態で測定を行うと，誤診につながる恐れがある．たとえば，カテーテルが十分に楔入していない状態で測定を行うと，PAPとPCWPの中間のような形の波形となる（図42-3）．十分に楔入していない状態だとPCWPを誤って高値に計測してしまうことになり，PAHと診断するべきところをPVHと診断してしまう可能性がある．深く楔入してしまうことはそれほど多くはないが，そのような場合には正確な圧測定ができ

ず，肺動脈破裂を起こしてしまうことがある．PCWPの計測値に疑問がある場合には，左心カテーテルを行って左室拡張終期圧を計測することが推奨される．

C 心拍出量（CO）および肺血管抵抗（PVR）

心係数（CI）は平均右房圧（mRAP）やmPAP同様に重要な予後予測因子であることが知られているため，正確なCOは必須である．重症PAH症例においては，mPAPは右心機能の低下に伴って実際に低下してくる場合もあるということは強調されるべきことである[19]．COはまたPVR［(mPAP−PCWP)／CO］の計算にも必要である．PAHの患者は通常肺動静脈圧較差（mPAP−PCWP）が12 mmHgを超え，PVRは3 Wood単位を超える．

D 急性肺血管反応試験

NO吸入（最も一般的），エポプロステノール静注，アデノシン静注などを用いた急性肺血管反応試験は，カルシウム拮抗薬による治療に持続的かつ効果的に反応する予後良好の患者を同定するのに有用である．陽性の患者では，少なくともmPAPが10 mmHgは低下し，COの低下なく絶対値が40 mmHg未満となる[20,21]．この陽性基準を満たさない患者は，カルシウム拮抗薬による治療を受けるべきではない．急性肺血管反応試験は，左室充満圧が著明に上昇した患者や，COが著明に低下した患者では行うべきではない．急性肺血管反応試験の際に肺水腫を呈するような患者では，肺静脈閉塞症や肺毛細血管腫症を考慮するべきである[22]．

E そのほかに考慮するべきこと

心内短絡が疑われるような患者では，心内のどこにO_2ステップアップがあるかを突き止めるため，注意深く酸素飽和度測定を行う必要がある．また，強皮症関連疾患のようなハイリスクの患者においては，運動誘発性PAH（ePAH）を検出するため，右心カテーテル中に運動負荷を行う施設もある[23]．

[図42-3] PAP波形（A），およびPCWPとPAP波形の間の形をした不十分なPCWP波形（B），真のPCWP波形（C）

PAP：肺動脈圧，PCWP：肺動脈楔入圧

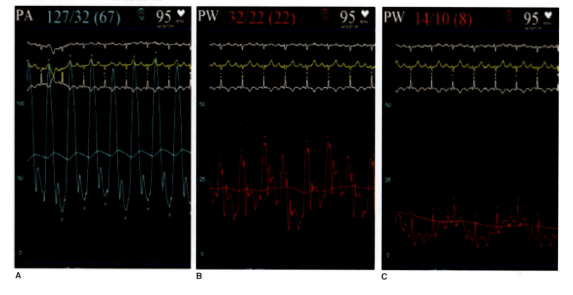

7 治療

PHの一般的治療法として推奨されているものには，塩分制限，段階的な有酸素運動，等尺性運動の制限，そして女性においては妊娠を制限することなどがある．PAH以外のPHにおいてはその基礎疾患に応じた治療を追加することになるし，必要に応じて酸素療法や利尿薬投与も行う．PH患者の大部分は拡張もしくは収縮不全であり，体液量の管理がしばしばPHの病状を緩和し，結果として機能分類を改善させる．PAH特異的治療薬についてはPAHの専門家の指示の下で使用されるべきである．これらの治療薬には，ワルファリン，利尿薬，カルシウム拮抗薬（右心カテーテル検査において急性肺血管試験陽性の場合），プロスタサイクリン誘導体，エンドセリン受容体拮抗薬，PDE-5阻害薬などがある（表42-3）．

症例によっては，より侵襲的な治療方針が適応となることもある．外科的切除が可能なCTEPHにおいては肺動脈血栓内膜摘除術が治療の選択肢に挙がるが，これは症例数の豊富な病院で施行するべきである．経皮的心房中隔裂開術により心房レベルで右-左短絡を作成すると，右心機能を改善させ，右室の充満圧を低下させて左室の充満を改善させる．短絡は全身の動脈血の酸素飽和度を低下させてしまうが，COの増加により全体としては全身への酸素運搬能の改善につながる．心房中隔裂開術の死亡率は15％と高いため，最大限の薬物療法によっても改善しない重症右心不全の患者に対して行われる．肺および心肺同時移植は難治例に対する治療オプションとなる．

症例42-1

生来健康であった37歳の女性が，14ヵ月前に2人目の子どもを出産した後，進行性の労作時呼吸困難を認めた．当初，彼女の呼吸困難は体重増加のためと考えていたが，最後には階段を1階上がることもできず，食料品の買い物の際にも頻繁に休まねばならなくなった．彼女は上の子どもを抱きながら歩いている際に前失神症状を認め，非典型的胸痛や時折動悸も認めるようになり，下腿浮腫も出現した．身体所見上，心拍数90/min，血圧130/68 mmHg，体重86.2 kg，身長162.6 cmであった．頸静脈圧は15 cmH$_2$Oを超え，頸動脈波の立ち上がりは減

[表42-3] PAH特異的治療薬

治療薬*	コメント
酸素吸入	■症状がある場合に必要に応じて（飛行機に搭乗する際には使用したほうがよいかもしれない）
抗凝固薬 　ワルファリン	■観察研究において IPAH 患者の予後を改善したと報告されている ■重症の各種疾患に伴う PAH においても推奨されている ■INR 1.5〜2.5 にコントロールする
利尿薬 　フロセミド	■症状がある場合に必要に応じて
カルシウム拮抗薬 　ジルチアゼム 　ニフェジピン 　アムロジピン	■右心カテーテルにて急性肺血管反応試験陽性であった患者に対してのみ適応となる．急性肺血管反応試験を行うことなく経験的に使用すると病状の急速な悪化を招くことがある ■ベラパミルは使用しない（陰性変力作用があるため）
エポプロステノール静注 　フローラン 　Veletri	■作用機序：PGI_2 のアナログであり，血管拡張作用，血小板凝集抑制および血管平滑筋増殖抑制作用を有する ■適応：WHO 機能分類Ⅲないし IV 度（IPAH もしくは強皮症による PAH） ■管理：持続静注に中心静脈カテーテルを要する ■過量投与は高拍出性心不全を誘発する可能性がある
トレプロスティニル 　トレプロスト 　Tyvaso	■作用機序：エポプロステノールと同様 ■適応：WHO 機能分類Ⅱ〜Ⅳ度（PAH） ■管理：中心静脈カテーテルからの持続静注もしくは持続皮下注（トレプロスト），間欠的吸入（Tyvaso）
イロプロスト 　ベンテイビス	■作用機序：エポプロステノールと同様 ■適応：WHO 機能分類Ⅲないし IV 度（PAH）
エンドセリン受容体拮抗薬 　ボセンタン（トラクリア）	■作用機序：エンドセリン-1 による血管収縮および平滑筋増殖作用を非選択的に阻害する（ET_A および ET_B） ■適応：WHO 機能分類Ⅱ〜Ⅳ度（PAH） ■用法：1回 125 mg を 1 日 2 回経口投与 ■注意事項：肝機能およびヘモグロビンのモニタリングが必須，催奇形性の可能性あり，精子数減少の可能性あり
エンドセリン受容体拮抗薬 　アンブリセンタン（ヴォリブリス）	■作用機序：エンドセリン-1 による血管収縮および平滑筋増殖作用を，ET_A 受容体を選択的に阻害することによりブロックする（ET_B 受容体を活性化することにより NO 産生を促す） ■適応：WHO 機能分類Ⅱないし Ⅲ 度（PAH） ■用法：1回 5 ないし 10 mg を 1 日 1 回経口投与 ■注意事項：肝機能およびヘモグロビンのモニタリングが必須，催奇形性の可能性あり，精子数減少の可能性あり
ホスホジエステラーゼ-5 阻害薬 　シルデナフィル（レバチオ）	■作用機序：cGMP の分解を阻害して血管拡張を行う ■適応：WHO group I（PAH） ■用法：1回 20 mg を 1 日 3 回 ■注意事項：硝酸薬を投与されている患者には併用禁忌，エポプロステノール持続静注と併用されることあり
ホスホジエステラーゼ-5 阻害薬 　タダラフィル（アドシルカ）	■作用機序：cGMP の分解を阻害して血管拡張を行う ■適応：WHO group I（PAH） ■用法：1 日 40 mg ■注意事項：硝酸薬を投与されている患者には併用禁忌，エポプロステノール持続静注と併用されることあり

PAH：肺動脈性肺高血圧症，IPAH：特発性肺動脈性肺高血圧症，INR：国際標準比，cGMP：環状グアノシンリン酸
*訳者注：日本で発売されていない薬剤の商品名はアルファベットのまま表記している．日本と海外で名称が異なっているものは日本の商品名（カタカナ表記）で記載した．

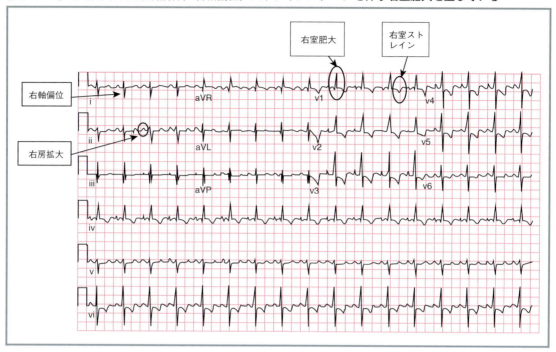

[図42-4] 心電図では正常洞調律，右軸偏位，ストレインパターンを伴う右室肥大を呈している

弱していた．呼吸音は正常であった．右室の拍動性の挙上を認め，Ⅰ音は正常であったが，Ⅱ音の肺動脈成分の亢進を認めた．胸骨左縁下部でⅢ/Ⅵ度の汎収縮期雑音を聴取し，2＋（明らかに圧痕を認める程度）の下腿浮腫を認めた．心電図では正常洞調律で，右脚ブロックおよび右室肥大を認めた（図42-4）．胸部X線検査では肺動脈の拡大を認めたが，肺野には異常を認めなかった．側面像では胸骨後部の含気スペースの減少を認めた．心エコーでは著明な右室の拡大と機能低下を認め，左室は狭小化して心室中隔は扁平化していた．右室収縮期圧は75 mmHgと推定された．経食道エコーでは心内短絡は認めなかった．肺機能検査では，肺活量およびフローは正常で，DLCOは81％であった．ANAは陰性で，診断時の6MWTの歩行距離は222 mであった．

右心カテーテルが施行され，結果は以下の通りであった；RAP 19 mmHg，PAP 93/40（平均 63）mmHg，左室拡張終期圧（LVEDP）10 mmHg，CO 2.5 L/min，CI 1.3 L/min/m²．NO吸入による急性肺血管反応試験も施行されたが，血行動態に変化はなかった．

重症のPHであったため，カテーテル検査後，直ちに入院となった．特発性PAHの診断にて，静注の利尿薬およびエポプロステノール持続点滴が開始された．入院中，彼女は夫とともに，薬剤調整の際の清潔操作や携帯ポンプの操作法，中心静脈カテーテルの管理法などを学習した．約9 kg減量した後，利尿薬は経口に切り替え，ワルファリンによる抗凝固療法も行われた．

6ヵ月間にエポプロステノールは30 ng/kg/minまで漸増され，PDE-5阻害薬も追加された．症状は通常の活動では呼吸困難が出現しない程度にまで改善した．6ヵ月後に施行された6MWTでは，歩行距離は602 mであった．1年後に右心カテーテルが施行され，結果は以下の通りであった；RAP 4 mmHg，PAP 65/24（平均 40）mmHg，PCWP 7 mmHg，CO 4.6 L/min，CI 2.77 L/min/m²．彼女はエポプロステノール持続静注およびPDE-5阻害薬を継続中である．

症例 42-2

　生来健康であった 22 歳の女性が，6，7 ヵ月前から増悪する労作時呼吸困難を認めた．初診時，彼女は階段を 1 階分上った際や掃除機をかけるなどの重労働の家事をした際の息切れを訴えていた．彼女はまた，労作時の眩暈や胸痛も訴えていたが，動悸や下腿浮腫は認めなかった．身体所見上，血圧 105/60 mmHg, 心拍数 89/min であった．頸静脈圧は 8 cmH$_2$O で，頸動脈波の立ち上がりは正常であった．呼吸音は正常で，右室の拍動性の挙上を認めた．聴診上，Ⅰ音は正常であったが，Ⅱ音の肺動脈成分亢進を伴った生理的分裂を認め，胸骨左縁下部で汎収縮期雑音を聴取した．腹部は柔らかく，下腿浮腫は認めなかった．

　心電図は正常洞調律で，右軸偏位およびストレインパターンを伴う右室肥大の所見を認めた．胸部 X 線所見では肺動脈の拡大を認めたが，肺野には異常を認めなかった．肺機能検査および肺換気血流シンチグラフィでは正常であった．ANA および HIV 抗体は陰性であった．心エコーでは中等度の右房および右室の拡大と，軽度から中等度の右心機能低下を伴う右室肥大を認めた．左心機能は正常で，推定右室収縮期圧（RVSP）は 75 mmHg であった．マイクロバブルを用いた心エコーでは，直ちに右‐左短絡が同定された．経食道エコーが施行され，両方向性短絡を伴う 1.5 cm 大の静脈洞型心房中隔欠損症が認められた．心臓 MRI では，肺静脈還流異常が指摘された（図 42-5）．

　両心カテーテル検査が施行され，結果は以下の通りであった；RAP 9 mmHg, PAP 74/26（平均 47）mmHg, PCWP 9 mmHg. 血液サンプリングも行われ，各部位における酸素飽和度は以下の通りであった；上大静脈（SVC）49.1%，下大静脈（IVC）50.8%，肺動脈（PA）71.3%，PCWP 測定部 95.1%，還流異常の肺静脈 95.0%，左室 90.5%．これにより，Q_p 5.48 L/min, Q_s 3.2 L/min, 右‐左短絡 0.32 L/min, 左‐右短絡 2.6 L/min, Q_p/Q_s 1.7, PVR 6.9 Wood 単位と計算された．肺血管抵抗高値で右‐左短絡が存在し，右心機能障害も認めるため，彼女は外科的閉鎖術の良い適応とは判断されなかった．このため，彼女はエンドセリン受容体拮抗薬により治療され，現在では激しい運動をした際にのみ呼吸困難感を自覚する程度である．

症例 42-3

　特記すべき既往歴のない 36 歳女性が，6 ヵ月前からの進行性の労作時呼吸困難，前失神症状のエピソード，および下腿浮腫を訴えて受診した．最初に経胸壁心エコーによる評価が行われたが，これにより右房の拡大，拡大および肥大を伴った軽度の右室機能低下を指摘され，RVSP は 83 mmHg で心房中隔の弯曲を認めた（図 42-6）．NO による急性肺血管反応試験を含めた右心カテーテル検査が行われ，mRAP 7 mmHg, mPAP 51 mmHg, PCWP 11 mmHg, 熱希釈法による CO 3.0 L/min, PVR 13 Wood 単位であった．急性肺血管反応試験は陰性であった．この患者はトレプロスティニル持続皮下注の治療を受けることとなった．彼女の症状は薬を増量後も改善せず，18 ヵ月後に再度施行された右心カテーテル検査でも PVR は 12 Wood 単位であった．このため，エポプロステノール持続静注に切り替えられたが，6 ヵ月後に行われた右心カテーテルでも血行動態の改善は認めなかった．肺移植のための評価を行うとともに，エンドセリン受容体拮抗薬の併用が行われ，2 つの方法による避妊も併せて行われた．2 年間にわたり彼女の自覚症状および 6 MWT の結果は著明に改善したが，その後エンドセリン受容体拮抗薬は肝障害のため中止された．診断から 4 年後に行われた右心カテーテル検査では，mRAP 15 mmHg, mPAP 54 mmHg, PCWP 7 mmHg, Fick 法による CI 1.08 L/min/m^2, 熱希釈法による CI 1.54 L/min/m^2 であった．PDE-5 阻害薬が追加されたが，6 ヵ月後には下腿浮腫，低血圧，低ナトリウム血症の悪化のため入院となった．経胸壁心エコーでは著明な右房・右室の拡大および右心機能障害の進行を認め，RVSP は 80 mmHg であった．左室

[図 42-5]
(A) 心臓 MRI では肺静脈の右上葉枝および右中葉枝が上大静脈に還流する異常を認める. (B) この患者では肺静脈右下葉枝が右房に還流する異常も認める.

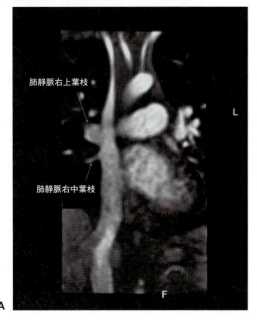
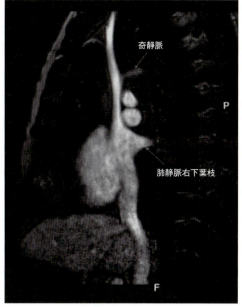

[図 42-6] 経胸壁心エコー画像
(A) 心尖部からの四腔断面像, (B) 短軸像. 拡大した右房, 拡大して機能の低下した右室, 扁平化した中隔, および狭小化して圧排された左室を認める.
RV：右室，LV：左室，RA：右房，LA：左房

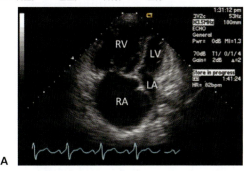
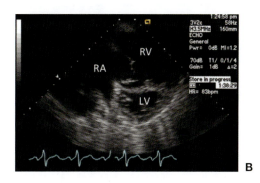

機能は正常であるものの，左室充満障害を認め，心室中隔は体血圧を上回る RVP 上昇に一致して，通常とは逆の弯曲を呈していた．

患者は肺移植待機リストに登録されるとともに，心房中隔裂開術を施行された．右心カテーテル検査では，mRAP 17 mmHg, PAP 83/32 (平均 52) mmHg, PCWP 4 mmHg, 体血圧 71/41 mmHg であった．大動脈の酸素飽和度は 95％で，肺動脈の酸素飽和度は 56％であった．BRK1 経中隔用針を用いて心房中隔を穿刺し，10 mm × 20 mm の Opta バルーンを最大 5 気圧で拡張して心房中隔を裂開した．その後，バルーンを収縮させ，右房より引き抜いた．経胸壁心エコーでは，右－左短絡を伴う中程度のサイズの心房中隔欠損が認められた（図 42-7）．2 L の経鼻カニューレで動脈血酸素飽和度は

92％，室内気では87％であった．心房中隔裂開術後のmRAPは15 mmHgであった．

翌月には血圧は上昇し，下腿浮腫は軽減したが，わずかな労作でも高度の呼吸困難が残存した．肺移植ドナーが現れたため，彼女は首尾よく両肺移植および心房中隔欠損閉鎖術を施行された．移植6ヵ月後，経胸壁心エコー上両心房の拡大および右室のわずかな拡大を認めたが，両心室の機能は正常で，RVSPも正常であった（図42-8）．彼女は両肺移植後6年間にわたり良好な状態を維持している．呼吸困難や眩暈，下腿浮腫は認めず，フルタイムで働いている．

8 肺塞栓症（PE）

急性PEの予後や治療は多岐にわたる．急性PE患者の大部分は，抗凝固療法が治療域に到達すれば体血圧や右室機能は正常に保たれる．しかし残念なことに，PE患者の一部では右心不全により死亡したり，心肺蘇生，人工呼吸，昇圧薬，血栓溶解療法，経カテーテル的血栓除去術，外科的血栓摘除術を必要としたりするなど，臨床的に悪化の転帰をたどる[24]．

慢性肺血栓塞栓性肺高血圧症（CTEPH）患者の多くは進行性の呼吸困難や易疲労感を訴えるが，その多くは深部静脈血栓症の明らかな既往がなく，明らかな血栓性素因もない．このため，心エコーや胸部CT撮影により右室の拡大が指摘されるまで診断がつかないことも多い．肺動脈血栓内膜摘除術がIVCフィルタ留置や無期限の抗凝固療法と併せて行われるようになり，臨床成績は向上しつつある．

A 診断

臨床上，PEを強く疑うことが診断において最も重要である．症状の出現は突然であることもあるが，緩徐であったり間欠的であったりすることもある．最もよくみられる症状は，呼吸困難，胸痛，頻呼吸，頻脈といった非特異的なものである．PEの患者で胸膜痛や喀血を認め

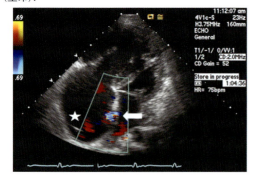

［図42-7］
心房裂開術直後に行われたDoppler心エコーの心尖部からの四腔断面像において，心房中隔を横切る血流を認める（矢印）．裂開術用カテーテルが右房内に見える（星印）．

［図42-8］
肺移植6ヵ月後の心尖部からの四腔断面像（A）および短軸像（B）では，両心房の拡大および右室の軽度拡大を認めるが，両心室の機能は正常であった．原疾患とは無関係な洞不全に対し，右室にペースメーカリードが挿入されている（矢印）．

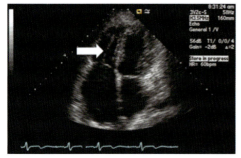

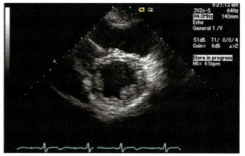

る場合，通常は肺の末梢の解剖学的には小さな塞栓症であることが多いが，これは肺の末梢には神経が豊富に分布しており，側副血行があまりないために肺梗塞を起こしやすい部位であるためである．これとは対照的に，生命の危機に瀕しているPEの患者では，重症の呼吸困難，失神，チアノーゼといった痛みを伴わない症状を呈することが多い．

低血圧の患者において以下のような事実が認められる場合には，PEを疑う必要がある；（i）静脈血栓の証拠，もしくは素因がある，（ii）頸静脈怒張，S3ギャロップ，右室の拍動性隆起，頻脈，頻呼吸などの急性肺性心（急性右心不全）の臨床所見が認められる．また，（iii）新たに出現したS1-Q3-T3パターン，新たに出現した不完全右脚ブロック，右室負荷といった急性肺性心を示唆する心電図所見を認める場合には，特に強く疑われる．このような状況では，心エコーを施行することが診断に特に有用である．

Ⓑ 臨床検査および画像検査

胸部単純X線像では，近位部の塞栓性閉塞を示唆する限局性の血管影の減少（Westermark徴候），肺梗塞の合併を示唆する横隔膜面を底辺とする楔状の肺浸潤影（Hampton hump）といった異常所見が認められる．右肺動脈下葉枝の拡大（Palla徴候）も有用な手がかりとなる．さらに，胸部X線所見は大葉性肺炎，気胸といった，PEに似た症状を呈する疾患を鑑別するのにも役立つ．

心電図は急性心筋梗塞を除外するのに有用であり，また右心負荷を示唆する所見の確認にも有用である[25-27]．新たな右心負荷を示す疾患で鑑別に挙がるものには，急性PE，急性気管支喘息，慢性閉塞性肺疾患患者における慢性気管支炎の増悪などがある．

昔からPEが疑われる患者のスクリーニングとして使われてきた血液ガス分析は，残念ながら現代においては有用ではないことが明らかとなった．PIOPED（Prospective Investigation of Pulmonary Embolism Diagnosis）という大規模試験の結果によれば，A-aDO$_2$はPEの患者とそうでない患者との間で有意差がないことが示された[28, 29]．このため，PEが疑われる患者のスクリーニングとして血液ガス分析を行うことは推奨されない．

Dダイマー高値（>500 ng/mL）は，肺血流シンチグラフィ[30]もしくは血管造影[31]によってPEと診断された患者において，感度90％以上のマーカーとなる．Dダイマーが低値であればPEを除外することができるが，一方で特異度は高くない．Dダイマーは外科手術後少なくとも1週間程度は高値が持続し，また，心筋梗塞，敗血症，その他の多くの全身疾患で高値となるため，Dダイマーは急性の全身疾患の並存がない患者が診察室や救急外来を訪れた際にマーカーとして計測するのがよい[32, 33]．

肺換気血流シンチグラフィは，臨床的にPEの疑いが高い場合には古くから重要な検査と位置づけられてきた．肺換気血流シンチグラフィはまったくの正常所見であったり，もしくはPEの可能性が極めて高いという所見であったりした場合には，最も有用である．

胸部スパイラル造影CTは1呼吸の間に1 mmの解像度で画像を撮影することができ，主肺動脈，葉動脈，区域動脈，亜区域動脈の血栓を正確に同定することができる．PEの診断における感度および特異度は90％を超える[34]．胸部スパイラル造影CTは大動脈解離，気胸，心タンポナーデなどを鑑別するのにも有用である（第18章を参照）．

ガドリニウム造影MR血管造影はPEの診断において正確性が高く，また放射線被曝やヨード造影剤の使用を避けることができる．MR血管造影は感度も特異度も肺動脈造影とほぼ同等であると考えられている[35]．しかし，ほとんどの施設ではMRIは24時間使用可能ではなく，また撮影中の患者の監視が難しいことから，血行動態の不安定な患者には適さない．

有症状の外来患者において，静脈エコーにより下肢近位部の静脈血栓を通常は正確に診断でき[36]，それはPE診断の代用となり得る．しかし，PE患者の約2/3においては静脈造影[37]も

しくはエコー検査上，下肢深部静脈血栓の所見を認めない[38, 39]．このため，臨床的にPEを強く疑う患者では，仮に臨床上あるいは画像上，深部静脈血栓症の所見を認めなかったとしても，PEを疑って検査を行うべきである．

心エコーは，急性のPEであることはすでにわかっている症例において，血栓溶解療法や血栓摘除術を行うかどうかを判断する際に適応となり，さらにはこのような治療を行った場合の右心機能やPAPの変化を評価する際にも使用される．しかし，心エコーはPEが疑われる症例における診断確定のための検査としては適応とはならない[40]．ベッドサイドにおいては，心エコー上特に局所的な収縮期壁運動異常（McConnell徴候）を含む種々の右心不全の徴候が認められる場合には，PEが疑われる[41]．重症のPEが疑われる患者において，エコー上高度の右室の壁運動低下が認められる場合には，時間のかかる検査を省略してでも，血栓溶解療法，経カテーテル的血栓吸引，外科的血栓除去といった再灌流療法の開始を考慮すべきである[42]．このような状況において，心エコーは心室中隔穿孔，大動脈解離，心タンポナーデといった致死的な疾患の鑑別にも役立つ．しかし，PEが疑われる患者の約半数では心エコー所見は正常であることから，血行動態の安定している患者においてはスクリーニングテストとして有用ではない．

胸部造影CT，肺換気血流シンチグラフィ，静脈エコーなどの非侵襲的検査が陰性もしくは判定不能であったにもかかわらず，臨床的にPEの疑いが強く残る場合には，肺動脈造影が施行される．CTEPHの症例においては，血栓内膜摘除術の適応があるかどうかを判断するのに肺動脈造影は必須である（第18章を参照）．

Ⓒ 危険度分類

現代の危険度分類は，収縮期血圧が保たれていて心原性ショックとなっていなくても，臨床的に有害事象を発生する可能性のある患者を早期に検出することに焦点が当てられている[43]．

身体所見においては，頻脈，頻呼吸，低血圧は高い危険性を示唆する．右心不全の臨床徴候としては，頸静脈怒張，Ⅱ音の肺動脈成分の亢進，右室の拍動性隆起，三尖弁逆流音などが挙げられる．

Geneva予後指数[44]は，以下の8点満点の評価法を用いて臨床転帰の予測を行うものである．その項目および点数は，悪性新生物もしくは低血圧がある場合には各2点，心不全，深部静脈血栓症の既往，深部静脈血栓症の併発，低酸素血症がある場合には各1点であり，点数が高いほど予後が悪いとされる．この予後指数は，画像検査およびバイオマーカーとは独立した急性PEの予後規定因子であることが示されている[45]．

心電図はPEの診断において感度も特異度も高くはないが，前胸部誘導での陰性T波，V1でのQRパターンは予後不良を強く示唆する[26]．

診断時の心エコーにおける右心機能不全の存在は，PEの早期死亡の独立した予測因子である．このため，心エコーは危険度を評価して治療法を決定するのに最も重要であり，直ちに行われるべきである[46]．右室機能不全は以下の3つのいずれかが認められる場合に診断する；（ⅰ）右室拡張末期径（RVDd）／左室拡張末期径（LVDd）＞0.6（長軸像）もしくは＞0.9（四腔断面像），（ⅱ）右室自由壁の収縮低下，（ⅲ）三尖弁逆流速度＞2.6 m/secで定義される肺高血圧症[47]．右室の圧負荷を間接的に示す所見としては，心室中隔の扁平化，心室中隔の左室に向かっての収縮期奇異性運動，呼吸性変動を伴わないIVC拡張が挙げられる．卵円孔開存を認める患者では，奇異性塞栓の危険がある．また，右心系に浮遊する血栓を認める場合には，有害事象発生の危険性が高くなる[48]．この他，有害事象発生を予知する非侵襲的マーカーとして，胸部CT像を再構築して心臓の四腔断面像を作った際の右室の拡大が挙げられる．

トロポニン，ナトリウム利尿ペプチドなどの心臓のバイオマーカーは，急性PEの有望な危険度評価法として注目されてきている．心筋トロポニンⅠおよびTは心筋壊死の感度の良いマーカーであり，急性PEではトロポニン値は

右室機能障害の程度とよく相関する[49-52]．最近のメタ解析では，亜広範型（submassive）PEにおいてトロポニンが上昇していると，死亡率が5.9倍になることが明らかとなった[53]．急性心筋梗塞の場合とは異なり，PEに伴うトロポニン値の上昇は，軽度かつ短期間にとどまる．右室の酸素需要に見合う酸素供給ができなくなることにより心筋虚血や微小梗塞が起こることが，トロポニン上昇の主要な原因と考えられている．

ナトリウム利尿ペプチドは，うっ血性心不全患者の予後予測マーカーとして有用である．心筋トロポニン同様，脳性ナトリウム利尿ペプチド（BNP）やその前駆体であるproBNPの上昇は，急性PEにおいて右室機能障害と相関がある[54-59]．

D 抗凝固療法

PEと診断されるか，もしくは強く疑われるときには，禁忌がないかぎり直ちに抗凝固療法を開始するべきである．まず，未分画ヘパリン80単位/kgを静注し，引き続き1時間あたり18単位/kgを持続点滴するのが，抗凝固療法の標準的な開始法である．活性化部分トロンボプラスチン時間（aPTT）が治療域である正常対照の1.5～2.5倍になるまで，6時間ごとにaPTTを測定して量を調節する．aPTTが治療域に入り次第，ワルファリンによる経口抗凝固療法を開始してよい．

血行動態の落ち着いた急性PEの患者では，低分子ヘパリン（LMWH）による治療が未分画ヘパリンによる治療と同等に，安全かつ効果的である[60,61]．ワルファリン投与を行わずにエノキサパリンを3ヵ月間単独投与する治療法は，急性PEの治療において未分画ヘパリンからワルファリンへの橋渡し治療と同等に，安全かつ効果的と考えられている[62]．米国食品医薬品局（FDA）はPEの有無にかかわらず，症候性の深部静脈血栓症を有する外来患者のワルファリンへの橋渡しの治療薬としてエノキサパリンを認可した．

フォンダパリヌクスのような五糖類は第Ⅹa因子の阻害薬であり，血小板減少を起こさない．フォンダパリヌクスの7.5mg/日皮下投与は，少なくとも未分画ヘパリンと同等の安全性および効果がある[63]．

外科手術後や外傷など，一過性の危険因子を有するPEの患者では，抗凝固療法は6ヵ月間で中止してもよい．その他の患者では，無期限の抗凝固療法を積極的に考慮すべきである．長期の抗凝固療法をどの程度の強さで行うかは異論のあるところだが，血栓塞栓症の再発の危険性と，出血の危険性との兼ね合いで決めるべきであろう．平均6ヵ月間の十分な強さ（PT-INR 2.0～3.0）のワルファリン投与を受けた特発性静脈血栓塞栓症患者を対象としたPREVENTという二重盲検無作為化比較試験[64]では，その後PT-INR 1.5～2.0の強さのワルファリン投与を平均2年間行うことにより，再発率は2/3に減った．739人の特発性静脈血栓塞栓症患者を対象としたELATE試験[65]では，十分な強さ（PT-INR 2.0～3.0）の無期限のワルファリン投与は，PT-INR 1.5～1.9の強さの無期限のワルファリン投与に比べ，より効果は高く安全性は同等であるとの結果であった．

E 血栓溶解療法，カテーテルインターベンションおよび外科的血栓内膜摘除術

重症のPE患者の一部では，血栓溶解薬の全身投与が適応となる．血栓溶解療法は発症後2週以内の場合に効果的である[66]．ストレプトキナーゼ，ウロキナーゼ，アルテプラーゼが線溶薬としてFDAに認可されており，プラスミノゲンをセリンプロテアーゼプラスミンに変換する（表42-4）[67]．プラスミンはフィブリンを分解して，フィブリン分解産物を遊離させる（Dダイマーを含む）[68]．

急性PEに対する血栓溶解療法の試験として，これまでに13のプラセボ対照無作為化試験の結果が発表されており，480人が線溶薬群に，464人が対照群に割付けられている．統合解析では，PEの再発も死亡率もアルテプラーゼ群と対照群で変わりはなかった[69]．しかしながら，広範型（massive）PEに限定して行われ

[表 42-4] 血栓溶解薬

	投与法	注意事項	フィブリン特異性
アルテプラーゼ	100 mg を 2 時間以上かけて静注	フィブリンと結合していない tPA はプラスミノゲンを活性化しない	Yes
ストレプトキナーゼ	25 万単位を 30 分以上かけて静注し，その後 10 万単位/hr で 24 時間持続静注	最も安価．アレルギー反応や低血圧の副作用が起こることあり	No
ウロキナーゼ	4,400 単位/kg を 10 分以上かけて静注し，その後 4,400 単位/kg/hr で 12 時間持続静注	フィブリンと結合したプラスミノゲンと循環血液中のプラスミノゲンの両者を活性化する	No

tPA：組織プラスミノゲン活性化因子

た初期の試験の解析では，PE の再発や死亡率をヘパリン単独群の 19％から，血栓溶解療法群では 9.4％に低下させた[70]．

Submassive PE 患者を対象とした最も大きな無作為化比較試験では，ヘパリンに加えてアルテプラーゼを 2 時間以上かけて投与する群と，ヘパリン単独投与群で比較を行った[71]．これによれば，アルテプラーゼ投与により，院内死亡，心肺蘇生・人工呼吸・昇圧薬投与や再度血栓溶解療法を要した場合，外科的血栓除去の施行といった有害事象の発生率は 25％から 11％と著明に低下した．対象患者を慎重に選んだため，重大な出血性合併症や脳出血の頻度はアルテプラーゼ投与群でも有意な増加は認めなかった．

Submassive PE において，血栓溶解療法が死亡率を低下させることはいまだ証明されていないため，その適応には異論があるところである．全体的にみれば，血栓溶解療法のほうが死亡率を低下させる傾向にある（リスク比 0.63，95％信頼区間 0.32-1.23）が，血栓溶解療法のほうが重大な出血性合併症の危険性を 2 倍に上昇させる（リスク比 1.76，95％信頼区間 1.04-2.98）[72]．このため，体血圧が保たれていて右心機能の正常な重症度の低い患者では，血栓溶解療法は行うべきではない．

急性 PE に対する血栓溶解薬を使用した推奨治療アルゴリズムを図 42-9 に記した．絶対禁忌および相対禁忌については，順に表 42-5，42-6 に記した．

カテーテルインターベンションは，血栓溶解療法もしくは外科的血栓摘除術に取って代わり得る[73]．技術的には血栓吸引，血栓破砕，流体力学的血栓除去などの方法があり，いずれのカテーテルも市販され，使用可能である．

外科的血栓摘除術は，心原性ショックに陥っている重症の PE 患者であって，以下のような場合に考慮される；（i）出血の危険性が高い場合，（ii）血栓溶解療法が不成功の場合[74]，（iii）右房もしくは右室に血栓が存在する場合，（iv）奇異性塞栓を合併していて，心房中隔欠損もしくは卵円孔の閉鎖を同時に行うなど，他の心臓手術を行うことが必要な場合．手術は胸骨正中切開で，超低体温および循環停止下に人工心肺を用いて行う．心原性ショックに陥っている患者が緊急で外科的血栓摘除術を受ける場合，死亡率は約 30％にものぼるが[75]，心原性ショックに陥る前に手術が行われれば，大規模な専門施設であれば死亡率は約 4％にまで低下する[76]．

IVC フィルタ留置の主な適応は，抗凝固療法が絶対禁忌の患者や，適切な抗凝固療法を行っているにもかかわらず静脈血栓塞栓症を繰り返す患者である．米国においては，調査を行った 183 施設において，新たに診断された深部静脈血栓症患者では 24％という高い確率で IVC フィルタ留置が行われていることが判明した[77]．残念なことに，IVC フィルタを留置され

[図42-9] 急性PEの際の血栓溶解薬使用の推奨アルゴリズム
PE：肺塞栓症，RVSP：右室収縮期圧，BNP：脳性ナトリウム利尿ペプチド

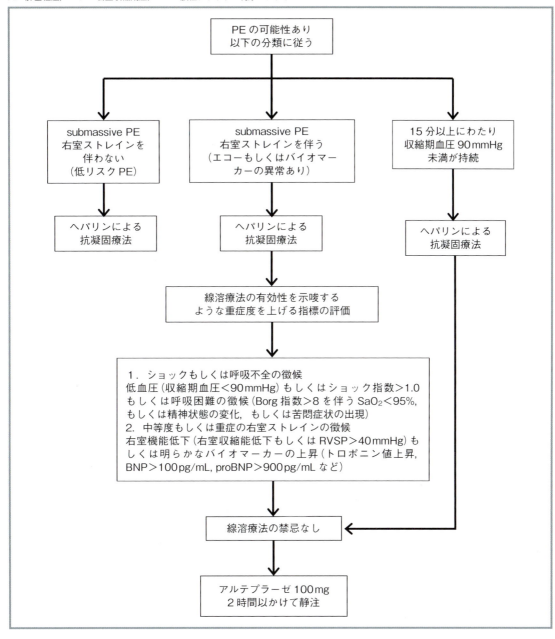

た患者では，フィルタの近位側もしくは先端に血栓を形成することにより，深部静脈血栓症の再発による入院が，留置されていない患者よりも2倍も多い[78]．留置の手技に伴う合併症はまれではあるが，フィルタの移動や不適切な場所への留置などがある．また，フィルタ内血栓によりIVCが完全閉塞をきたすこともある．フィルタのストラットが折れ，そこに末梢の血栓の断片が付着しているような場合もあることが報告されている．

一時的フィルタは，血栓症の危険も出血の危険も高いと思われる患者に対して留置される[79]．回収可能型フィルタは，数ヵ月以内であれば回収することができ，また，抗凝固療法の

[表 42-5] 血栓溶解療法の絶対禁忌

1. 頭蓋内出血の既往
2. 既知の脳血管構造異常
3. 既知の頭蓋内悪性新生物
4. 3ヵ月以内の脳梗塞の既往
5. 大動脈解離が疑われる場合
6. 活動性の出血または出血性素因
7. 最近の骨折もしくは脳挫傷を伴う重篤な非開放性の頭部もしくは顔面の外傷
8. 最近の脳脊髄手術

(Jaff MR et al：Management of massive and submassive pulmonary embolism, iliofemoral deep vein thrombosis, and chronic thromboembolic pulmonary hypertension：a scientific statement from the American Heart Association. Circulation 123：1788-1830, 2011)

[表 42-6] 血栓溶解療法の相対禁忌

1. 年齢＞75 歳
2. 最近の抗凝固薬の使用
3. 妊婦
4. 圧迫できない血管の穿刺
5. 外傷に対する CPR 例や 10 分を超える CPR 施行例
6. 2～4 週間以内の内出血
7. コントロール不良の重症高血圧（収縮期＞180 mmHg，拡張期＞110 mmHg）
8. 3ヵ月以上前の脳梗塞
9. 3 週間以内の大規模手術

(Jaff MR et al：Management of massive and submassive pulmonary embolism, iliofemoral deep vein thrombosis, and chronic thromboembolic pulmonary hypertension：a scientific statement from the American Heart Association. Circulation 123：1788-1830, 2011)

禁忌の状態が続くならば留置したままにしておくこともできる．ただし，フィルタ内血栓を予防するため，可能なときには必ず抗凝固療法を行うべきである．

症例 42-4

20 歳の女性が，仕事中に無理をした際に前失神症状を呈し，地元の救急外来に搬送された．そのときまでに，彼女は 18ヵ月前からの進行性の下腿浮腫および労作時呼吸困難を呈しており，症状が出現する少し前には足首の骨折で手術を受け，3ヵ月間ほとんど動けなかった．彼女は始め，自身の呼吸困難感を，動かなかったこととタバコを吸ったせいだと思っていた．12ヵ月後には，仕事中に無理をすると失神症状を認めるようになったが，2 週間後に眩暈がして過換気になるまでは，病院を受診しようとは思わなかった．地元の救急外来で撮影した PE プロトコールの CT で，主肺動脈，葉動脈，区域動脈にわたり，両側性に広範囲に陰影欠損を認め，両側性の広範囲の PE に矛盾しない所見であった（図 42-10A）．経胸壁心エコーでは，右室の著明な拡大と壁運動低下を認めた．組織プラスミノゲン活性化因子（tPA）の投与が行われ，患者はワルファリンと在宅酸素療法を導入されて退院した．患者は PH センターに紹介され，右心カテーテル検査を施行されたところ，mRAP 16 mmHg，mPAP 37 mmHg，PCWP 12 mmHg であった．Fick 法による CI は 1.73 L/min/m^2 で，PVR は 7 Wood 単位であった．NO 吸入には反応しなかった．肺動脈造影も行われ，両側性の慢性 PE と左肺動脈下行枝の突然の途絶を認めた（図 42-10B）．腎静脈下に IVC フィルタが留置された．彼女はヘテロ接合体の第 V 因子 Leiden 異常症であることが判明した．

重症で血栓が外科的に到達可能な場所に残っていることから，患者は血栓内膜摘除術を受けることとなった．人工心肺および心筋保護液による心停止下で，はじめに右の中下葉枝の内膜を切開し，大量の慢性血栓が摘出された．次いで主肺動脈および左肺動脈を切開し，大量の慢性血栓と，それに付着した少量の新鮮な血栓が摘出された．循環停止時間は合計で 37 分間であった．彼女は 7 日後にフロセミド，アスピリンおよびワルファリンを投与されて退院となった．6 週後の外来では，ジムで運動するときにも呼吸困難感や前失神症状は消失していた．下腿浮腫は消失し，フロセミドは中止された．

症例 42-5

症例は 78 歳女性で，著明な息切れを訴え，持続性の低血圧（体血圧 78/51 mmHg）を呈していた．心エコー上，右室の拡大および収縮低下を認め，肺動脈造影では右肺動脈に巨大な血栓像を認めた．また，肺結核に対して胸郭形成

[図 42-10]
（A）PE プロトコールの胸部 CT において，左肺動脈主幹部の中部〜遠位部は血栓閉塞している（矢印）．肺高血圧を反映して肺動脈主幹部は拡大している．（B）左肺動脈造影では左肺動脈下行枝の急激な途絶を認め（白矢印），肺門部から再灌流した小さな区域枝が見える（黒矢印）．

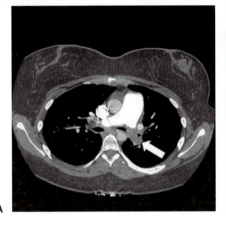
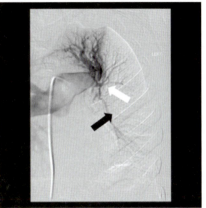

[図 42-11]
（A）右肺動脈主幹部に広範な血栓を認め，左肺は過去の胸郭形成術のために著明に容積が減少している．（B）経カテーテル的血栓吸引除去および血栓溶解療法を施行した直後のデジタルサブトラクション肺動脈造影画像．治療前と比べて約 30％の血栓量減少を認める．

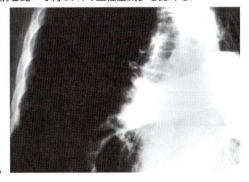
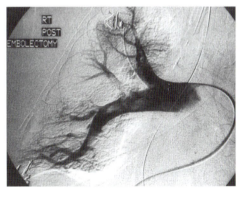

術の既往があるため，左肺の容積は低下していた（図 42-11A）．ヘパリン投与および IVC フィルタの留置が行われたが，人工呼吸管理下でも低酸素血症が持続した．ヘパリン投与により下血を認めたが，左肺の胸郭形成術の既往があるため，外科的血栓摘除術には耐えられないと思われた．ヘパリン投与により下血を認め，外科手術にも耐えられないという不利な状況の下で，血栓吸引療法が行われた．圧データ上，mRAP 18 mmHg，RVP 90/18 mmHg，PAP 90/40 mmHg であった．右の上葉および下葉枝から新旧の血栓を摘出した後も低血圧が持続したため，遺伝子組み換え型 tPA 50 mg を，肺動脈に進めたカテーテルから 15 分以上かけて投与した．この結果，肺動脈造影上の血栓像は約 30％減少した（図 42-11B）．

この手技により後腹膜出血を合併し，MAP 12 単位輸血を行った．さらに，肺炎と急性呼吸窮迫症候群（ARDS）も併発したが，患者の臨床症状は徐々に快方に向かった．患者は人工呼吸器から離脱することができ，リハビリテーション施設に転院した．

（波多野　将）

文献

1. Simonneau G, Robbins IM, Beghetti M, et al. Updated clinical classification of pulmonary hypertension. *J Am Coll Cardiol* 2009;54: S43-S54.
2. Gabbay E, Yeow W, Playford[E20] D. Pulmonary arterial hypertension (PAH) is an uncommon cause of pulmonary hypertension (PH) in an unselected population: The ARMADALE echocardiography study. *Am J Respir Crit Care Med* 2007;175:A713.
3. Rich S. *Braunwald's Heart Disease—A Textbook of Cardiovascular Medicine*. Philadelphia: Elsevier Saunders; 2012.
4. Dias CA, Assad RS, Caneo LF, et al. Reversible pulmonary trunk banding. II. An experimental model for rapid pulmonary ventricular hypertrophy. *J Thorac Cardiovasc Surg* 2002;124:999-1006.
5. Louie EK, Lin SS, Reynertson SI, Brundage BH, Levitsky S, Rich S. Pressure and volume loading of the right ventricle have opposite effects on left ventricular ejection fraction. *Circulation* 1995;92:819-824.
6. Yuan JX, Rubin LJ. Pathogenesis of pulmonary arterial hypertension: the need for multiple hits. *Circulation* 2005;111:534-538.
7. Machado RD, James V, Southwood M, et al. Investigation of second genetic hits at the BMPR2 locus as a modulator of disease progression in familial pulmonary arterial hypertension. *Circulation* 2005;111:607-613.
8. McLaughlin VV, McGoon MD. Pulmonary arterial hypertension. *Circulation* 2006;114:1417-1431.
9. Eddahibi S, Humbert M, Fadel E, et al. Serotonin transporter overexpression is responsible for pulmonary artery smooth muscle hyperplasia in primary pulmonary hypertension. *J Clin Invest* 2001;108:1141-1150.
10. Petkov V, Mosgoeller W, Ziesche R, et al. Vasoactive intestinal peptide as a new drug for treatment of primary pulmonary hypertension. *J Clin Invest* 2003;111:1339-1346.
11. Deng Z, Morse JH, Slager SL, et al. Familial primary pulmonary hypertension (gene PPH1) is caused by mutations in the bone morphogenetic protein receptor-II gene. *Am J Hum Genet* 2000;67: 737-744.
12. Lane KB, Machado RD, Pauciulo MW, et al. Heterozygous germline mutations in BMPR2, encoding a TGF-beta receptor, cause familial primary pulmonary hypertension. *Nat Genet* 2000;26:81-84.
13. Christman BW, McPherson CD, Newman JH, et al. An imbalance between the excretion of thromboxane and prostacyclin metabolites in pulmonary hypertension. *N Engl J Med* 1992;327:70-75.
14. Yanagisawa M, Kurihara H, Kimura S, et al. A novel potent vasoconstrictor peptide produced by vascular endothelial cells. *Nature* 1988;332:411-415.
15. Rubens C, Ewert R, Halank M, et al. Big endothelin-1 and endothelin-1 plasma levels are correlated with the severity of primary pulmonary hypertension. *Chest* 2001;120:1562-1569.
16. Abenhaim L, Moride Y, Brenot F, et al. Appetite-suppressant drugs and the risk of primary pulmonary hypertension. International primary pulmonary hypertension study group. *N Engl J Med* 1996;335:609-616.
17. Lee SL, Wang WW, Lanzillo JJ, Fanburg BL. Serotonin produces both hyperplasia and hypertrophy of bovine pulmonary artery smooth muscle cells in culture. *Am J Physiol* 1994;266:L46-L52.
18. Marcos E, Adnot S, Pham MH, et al. Serotonin transporter inhibitors protect against hypoxic pulmonary hypertension. *Am J Respir Crit Care Med* 2003;168:487-493.
19. McLaughlin VV, Archer SL, Badesch DB, et al. ACCF/AHA 2009 expert consensus document on pulmonary hypertension. A report of the American College of Cardiology Foundation Task Force on Expert Consensus Documents and the American Heart Association developed in collaboration with the American College of Chest Physicians; American Thoracic Society, Inc.; and the Pulmonary Hypertension Association. *Circulation* 2009;119:2250-2294.
20. Galie N, Torbicki A, Barst R, et al. Guidelines on diagnosis and treatment of pulmonary arterial hypertension. The task force on diagnosis and treatment of pulmonary arterial hypertension of the European Society of Cardiology. *Eur Heart J* 2004;25:2243-2278.
21. Badesch DB, Abman SH, Simonneau G, Rubin LJ, McLaughlin VV. Medical therapy for pulmonary arterial hypertension: updated ACCP evidence-based clinical practice guidelines. *Chest* 2007;131:1917-1928.
22. Palmer SM, Robinson LJ, Wang A, Gossage JR, Bashore T, Tapson VF. Massive pulmonary edema and death after prostacyclin infusion in a patient with pulmonary veno-occlusive disease. *Chest* 1998;113:237-240.
23. Saggar R, Khanna D, Furst DE, et al. Exercise-induced pulmonary hypertension associated with systemic sclerosis: four distinct entities. *Arthritis Rheum* 2010;62:3741-3750.
24. Goldhaber SZ. Pulmonary embolism. *Lancet* 2004;363:1295-1305.
25. Stein PD, Dalen JE, McIntyre KM, Sasahara AA, Wenger NK, Willis PW 3rd. The electrocardiogram in acute pulmonary embolism. *Prog Cardiovasc Dis* 1975;17:247-257.
26. Kucher N, Walpoth N, Wustmann K, Noveanu M, Gertsch M. QR in V1—an ECG sign associated with right ventricular strain and adverse clinical outcome in pulmonary embolism. *Eur Heart J* 2003;24:1113-1119.
27. Ferrari E, Imbert A, Chevalier T, Mihoubi A, Morand P, Baudouy M. The ECG in pulmonary embolism. Predictive value of negative T waves in precordial leads—80 case reports. *Chest* 1997;111: 537-543.
28. Stein PD, Goldhaber SZ, Henry JW. Alveolar-arterial oxygen gradient in the assessment of acute pulmonary embolism. *Chest* 1995;107:139-143.
29. Stein PD, Goldhaber SZ, Henry JW, Miller AC. Arterial blood gas analysis in the assessment of suspected acute pulmonary embolism. *Chest* 1996;109:78-81.
30. Bounameaux H, Cirafici P, de Moerloose P, et al. Measurement of D-dimer in plasma as diagnostic aid in suspected pulmonary embolism. *Lancet* 1991;337:196-200.
31. Goldhaber SZ, Simons GR, Elliott CG, et al. Quantitative plasma D-dimer levels among patients undergoing pulmonary angiography for suspected pulmonary embolism. *JAMA* 1993;270: 2819-2822.
32. Dunn KL, Wolf JP, Dorfman DM, Fitzpatrick P, Baker JL, Goldhaber SZ. Normal D-dimer levels in emergency department patients suspected of acute pulmonary embolism. *J Am Coll Cardiol* 2002;40:1475-1478.
33. Brown MD, Rowe BH, Reeves MJ, Bermingham JM, Goldhaber SZ. The accuracy of the enzyme-linked immunosorbent assay D-dimer test in the diagnosis of pulmonary embolism: a meta-analysis. *Ann Emerg Med* 2002;40:133-144.
34. Perrier A, Howarth N, Didier D, et al. Performance of helical computed tomography in unselected outpatients with suspected pulmonary embolism. *Ann Intern Med* 2001;135:88-97.
35. Oudkerk M, van Beek EJ, Wielopolski P, et al. Comparison of contrast-enhanced magnetic resonance angiography and conventional pulmonary angiography for the diagnosis of pulmonary embolism: a prospective study. *Lancet* 2002;359:1643-1647.
36. Lensing AW, Prandoni P, Brandjes D, et al. Detection of deep-vein thrombosis by real-time b-mode ultrasonography. *N Engl J Med* 1989;320:342-345.
37. Hull RD, Hirsh J, Carter CJ, et al. Pulmonary angiography, ventilation lung scanning, and venography for clinically suspected pulmonary embolism with abnormal perfusion lung scan. *Ann Intern Med* 1983;98:891-899.
38. Mac Gillavry MR, Sanson BJ, Buller HR, Brandjes DP. Compression ultrasonography of the leg veins in patients with clinically suspected pulmonary embolism: is a more extensive assessment of compressibility useful? *Thromb Haemost* 2000;84:973-976.
39. Turkstra F, Kuijer PM, van Beek EJ, Brandjes DP, ten Cate JW, Buller HR. Diagnostic utility of ultrasonography of leg veins in patients suspected of having pulmonary embolism. *Ann Intern Med* 1997;126:775-781.
40. Douglas PS, Garcia MJ, Haines DE, et al. ACCF/ASE/AHA/ASNC/HFSA/HRS/SCAI/SCCM/SCCT/SCMR 2011 appropriate use criteria for echocardiography. A report of the American College of Cardiology Foundation Appropriate Use Criteria Task Force, American Society of Echocardiography, American Heart Association, American Society of Nuclear Cardiology, Heart Failure Society of America, Heart Rhythm Society, Society for Cardiovascular Angiography and Interventions, Society of Critical Care Medicine, Society of Cardiovascular Computed Tomography, Society for Cardiovascular Magnetic Resonance, and American College of Chest Physicians. *J Am Soc Echocardiogr* 2011;24:229-267.
41. McConnell MV, Solomon SD, Rayan ME, Come PC, Goldhaber SZ, Lee RT. Regional right ventricular dysfunction detected by echocardiography in acute pulmonary embolism. *Am J Cardiol* 1996;78:469-473.
42. Kucher N, Luder CM, Dornhofer T, Windecker S, Meier B, Hess OM. Novel management strategy for patients with suspected pul-

monary embolism. *Eur Heart J* 2003;24:366–376.
43. Goldhaber SZ, Elliott CG. Acute pulmonary embolism: part II: risk stratification, treatment, and prevention. *Circulation* 2003;108:2834–2838.
44. Wicki J, Perrier A, Perneger TV, Bounameaux H, Junod AF. Predicting adverse outcome in patients with acute pulmonary embolism: a risk score. *Thromb Haemost* 2000;84:548–552.
45. Bova C, Pesavento R, Marchiori A, et al. Risk stratification and outcomes in hemodynamically stable patients with acute pulmonary embolism: a prospective, multicentre, cohort study with three months of follow-up. *J Thromb Haemost* 2009;7:938–944.
46. Goldhaber SZ, Visani L, De Rosa M. Acute pulmonary embolism: clinical outcomes in the international cooperative pulmonary embolism registry (ICOPER). *Lancet* 1999;353:1386–1389.
47. Goldhaber SZ. Echocardiography in the management of pulmonary embolism. *Ann Intern Med* 2002;136:691–700.
48. Torbicki A, Galie N, Covezzoli A, Rossi E, De Rosa M, Goldhaber SZ. Right heart thrombi in pulmonary embolism: results from the International Cooperative Pulmonary Embolism Registry. *J Am Coll Cardiol* 2003;41:2245–2251.
49. Konstantinides S, Geibel A, Olschewski M, et al. Importance of cardiac troponins I and T in risk stratification of patients with acute pulmonary embolism. *Circulation* 2002;106:1263–1268.
50. Giannitsis E, Muller-Bardorff M, Kurowski V, et al. Independent prognostic value of cardiac troponin T in patients with confirmed pulmonary embolism. *Circulation* 2000;102:211–217.
51. Janata K, Holzer M, Laggner AN, Mullner M. Cardiac troponin T in the severity assessment of patients with pulmonary embolism: cohort study. *BMJ* 2003;326:312–313.
52. Kucher N, Wallmann D, Carone A, Windecker S, Meier B, Hess OM. Incremental prognostic value of troponin I and echocardiography in patients with acute pulmonary embolism. *Eur Heart J* 2003;24:1651–1656.
53. Becattini C, Vedovati MC, Agnelli G. Prognostic value of troponins in acute pulmonary embolism: a meta-analysis. *Circulation* 2007;116:427–433.
54. Kucher N, Goldhaber SZ. Cardiac biomarkers for risk stratification of patients with acute pulmonary embolism. *Circulation* 2003;108:2191–2194.
55. Kucher N, Printzen G, Doernhoefer T, Windecker S, Meier B, Hess OM. Low pro-brain natriuretic peptide levels predict benign clinical outcome in patients with acute pulmonary embolism. *Circulation* 2003;107:1576–1578.
56. Kucher N, Printzen G, Goldhaber SZ. Prognostic role of brain natriuretic peptide in acute pulmonary embolism. *Circulation* 2003;107:2545–2547.
57. ten Wolde M, Tulevski II, Mulder JW, et al. Brain natriuretic peptide as a predictor of adverse outcome in patients with pulmonary embolism. *Circulation* 2003;107:2082–2084.
58. Pruszczyk P, Kostrubiec M, Bochowicz A, et al. N-terminal pro-brain natriuretic peptide in patients with acute pulmonary embolism. *Eur Respir J* 2003;22:649–653.
59. Klok FA, Mos IC, Huisman MV. Brain-type natriuretic peptide levels in the prediction of adverse outcome in patients with pulmonary embolism: a systematic review and meta-analysis. *Am J Respir Crit Care Med* 2008;178:425–430.
60. Simonneau G, Sors H, Charbonnier B, et al. A comparison of low-molecular-weight heparin with unfractionated heparin for acute pulmonary embolism. The THE SEE study group. Tinzaparine ou heparine standard: evaluations dans l'embolie pulmonaire. *N Engl J Med* 1997;337:663–669.
61. The COLUMBUS Investigators. Low-molecular-weight heparin in the treatment of patients with venous thromboembolism. *N Engl J Med* 1997;337:657–662.
62. Beckman JA, Dunn K, Sasahara AA, Goldhaber SZ. Enoxaparin monotherapy without oral anticoagulation to treat acute symptomatic pulmonary embolism. *Thromb Haemost* 2003;89:953–958.
63. Buller HR, Davidson BL, Decousus H, et al. Subcutaneous fondaparinux versus intravenous unfractionated heparin in the initial treatment of pulmonary embolism. *N Engl J Med* 2003;349:1695–1702.
64. Ridker PM, Goldhaber SZ, Danielson E, et al. Long-term, low-intensity warfarin therapy for the prevention of recurrent venous thromboembolism. *N Engl J Med* 2003;348:1425–1434.
65. Kearon C, Ginsberg JS, Kovacs MJ, et al. Comparison of low-intensity warfarin therapy with conventional-intensity warfarin therapy for long-term prevention of recurrent venous thromboembolism. *N Engl J Med* 2003;349:631–639.
66. Daniels LB, Parker JA, Patel SR, Grodstein F, Goldhaber SZ. Relation of duration of symptoms with response to thrombolytic therapy in pulmonary embolism. *Am J Cardiol* 1997;80:184–188.
67. Todd JL, Tapson VF. Thrombolytic therapy for acute pulmonary embolism: a critical appraisal. *Chest* 2009;135:1321–1329.
68. Bell WR. Present-day thrombolytic therapy: therapeutic agents—pharmacokinetics and pharmacodynamics. *Rev Cardiovasc Med* 2002;3(suppl 2):S34–S44.
69. Jaff MR, McMurtry MS, Archer SL, et al. Management of massive and submassive pulmonary embolism, iliofemoral deep vein thrombosis, and chronic thromboembolic pulmonary hypertension: a scientific statement from the American Heart Association. *Circulation* 2011;123:1788–1830.
70. Wan S, Quinlan DJ, Agnelli G, Eikelboom JW. Thrombolysis compared with heparin for the initial treatment of pulmonary embolism: a meta-analysis of the randomized controlled trials. *Circulation* 2004;110:744–749.
71. Konstantinides S, Geibel A, Heusel G, Heinrich F, Kasper W. Heparin plus alteplase compared with heparin alone in patients with submassive pulmonary embolism. *N Engl J Med* 2002;347:1143–1150.
72. Thabut G, Thabut D, Myers RP, et al. Thrombolytic therapy of pulmonary embolism: a meta-analysis. *J Am Coll Cardiol* 2002;40:1660–1667.
73. Kucher N. Catheter embolectomy for acute pulmonary embolism. *Chest* 2007;132:657–663.
74. Meneveau N, Seronde MF, Blonde MC, et al. Management of unsuccessful thrombolysis in acute massive pulmonary embolism. *Chest* 2006;129:1043–1050.
75. Doerge H, Schoendube FA, Voss M, Seipelt R, Messmer BJ. Surgical therapy of fulminant pulmonary embolism: early and late results. *Thorac Cardiovasc Surg* 1999;47:9–13.
76. Leacche M, Unic D, Goldhaber SZ, et al. Modern surgical treatment of massive pulmonary embolism: results in 47 consecutive patients after rapid diagnosis and aggressive surgical approach. *J Thorac Cardiovasc Surg* 2005;129:1018–1023.
77. Goldhaber SZ, Tapson VF. A prospective registry of 5,451 patients with ultrasound-confirmed deep vein thrombosis. *Am J Cardiol* 2004;93:259–262.
78. White RH, Zhou H, Kim J, Romano PS. A population-based study of the effectiveness of inferior vena cava filter use among patients with venous thromboembolism. *Arch Intern Med* 2000;160:2033–2041.
79. Offner PJ, Hawkes A, Madayag R, Seale F, Maines C. The role of temporary inferior vena cava filters in critically ill surgical patients. *Arch Surg* 2003;138:591–594; discussion 594–595.

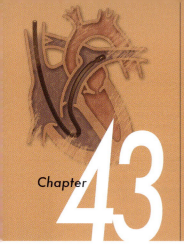

【第43章】Section VIII Clinical Profiles
心筋症とうっ血性心不全のプロフィール

Profiles in Cardiomyopathy and Heart Failure

James C. Fang, Barry A. Borlaug

　心不全とは慢性かつ進行性の状態であり，全身の代謝需要に見合った十分な心拍出量を心臓が拍出できないとき，または心室充満圧の上昇なしには至適な静脈還流を保てないときを指す．このように心不全とはいくつもの段階を経て形成される臨床的症候群である．この状況は心筋への何らかの初期的な傷害，たとえば梗塞，慢性の圧または容量負荷，ないしは心筋自体の明らかな異常（心筋症）などが先行することが多い．心筋症は一般に3つの範疇に分類され，そのうち2つは形態学的な分類で拡張型および肥大型であるが，もう1つは機能的分類で拘束型である．一方，一部の専門家は，臨床症状を有する患者の駆出率が低下しているか［HFrEF (heart failure with reduced ejection fraction)，または収縮性心不全］，それとも駆出率は保たれているか［HFpEF (heart failure with preserved ejection fraction)，または拡張性心不全］によって分類している．心筋自体の障害ではなくても，弁膜症や心膜疾患で心不全症状を起こし得るが，それらについては他章を参照されたい．

　心不全は進行する神経体液性因子の活性化が増悪因子となっている側面もある．臨床所見と血行動態にはかなり良い相関関係があり，最近では心不全の分類において，伝統的なNYHA (New York Heart Association) 分類より（NYHA分類では臨床経過のなかで増悪と軽快を繰り返すが），血行動態と神経体液性因子の障害段階を重視するようになってきている．すなわち，患者は心不全発症のリスクがある段階（ステージA）から始まって，心臓に構造的に疾病を有する段階（ステージB），有症状の心不全段階（ステージC）を経て，最終的に治療抵抗性の心不全段階（ステージD）へと進展する[1]．治療は症状と疾病の段階の両方により左右され，心不全による血行動態異常（低心拍出量，高い血管抵抗，上昇した心室充満圧）に対し利尿薬，血管拡張薬，および強心薬などが使用され，その結果症状が改善される．交感神経系とレニンアンジオテンシン系の拮抗薬は心筋への傷害を将来にわたって防止するのにも役立ち，心不全の進行を少なくともHFrEFにおいては遅らせる．

　心臓カテーテル検査は，心不全患者において次のようないくつかの目的で施行される；①基礎疾患を調べる，②安静時と運動時の血行動態を測定する，③治療の効果を判定する．多くの心不全患者において，この3つの目標は通常一度の検査で達成できる．血行動態は一般には仰臥位で測定され，安静時の状態も運動時の状態も共に測定可能であるが（第20章を参照），特に運動時の血行動態が診断や予後予測に用いられる場合に立位での測定を推奨する施設もいくつかある．血行動態の測定が終了したら，血管造影を施行し，冠動脈病変の有無を検討すべきである．狭心症状などの臨床症状は，臨床的に有意な冠動脈病変の有無の診断基準としてはあまり役立たない[2]．心室造影は収縮機能や僧帽弁逆流，心室の容積や形状を検討する際に施

行されるが，ほとんどの患者では心臓カテーテル検査の前に心エコー検査により検討済みである．もし，心室機能異常を説明するに足る冠動脈病変が存在しない場合，原因の究明のため，特に特殊な病態が臨床的に疑われる場合は心内膜心筋生検を考慮すべきである[3]（第26章を参照）．

1 駆出率の低下した心不全（HFrEF）

HFrEFを起こし得る病態はさまざまなものが存在するが，米国において最もよく遭遇するのは冠動脈疾患によるもの（およそ2/3の症例）であり，ほとんどの場合，病歴，心電図，心エコー検査で臨床的に診断は確定できる[1]．冠動脈疾患はこのように多くみられ，また（壊死に陥っていない心筋が存在するなら）心不全が回復する可能性があるので，新規発症のHFrEFによる心不全患者の大部分においては，冠動脈造影を含む心臓カテーテル検査が推奨される．虚血性心疾患の診断において非侵襲的検査を推奨する人もいるが，偽陽性率や偽陰性率が高く的確に診断することは困難である[2]．冠動脈疾患が除外されたら，鑑別診断としてさまざまな拡張型心筋症（DCM；表43-1）の原因を検討する必要がある．非侵襲的な臨床診断法によっても，サルコイドーシスやChagas病などの特異的な病態が示唆されることもあるが，ほとんどの症例で原因は特定されない（すなわち特発性である）．特発性心筋症は先行する心筋炎[4]や遺伝子の変異[5]などの結果生じる病態であると，多くの場合は想定される．実際，最近の研究では一見DCMと診断されているものの25％にtitin遺伝子の変異が見出されると報告している[6]．ごく一部の病態でのみ特異的な組織病理学的変化を示すにとどまるものの，心内膜心筋生検はそれらの特異的病態を診断したり除外したりするのに有用であると考えられる．Johns Hopkins Hospital（Baltimore, MD）において原因不明のHFrEFの原因診断のため心内膜心筋生検を施行された1,230人の患者の

[表43-1] 拡張型心筋症の原因（頻度の多いものから）

拡張型心筋症 ■家族性 ■ウイルス性
虚血性心疾患
心筋炎 ■Chagas病 ■エンテロウイルス（コクサッキーA/Bなど） ■サルコイド ■HIV ■薬剤（アントラサイクリン）
アルコール
コカイン
産褥性
リウマチ性疾患（ループスなど）
内分泌疾患（褐色細胞腫，甲状腺機能低下症など）

なかで，15％の患者だけが特異的な組織所見を有していたが[3]，臨床情報と心内膜心筋生検の結果を併用することにより，50％の患者において結果的に特異的な原因を結論づけることができた．また，心室造影により外科手術の適応となり得る僧帽弁逆流やdyskinesisを同定することも可能である．心室造影は心エコーやMRI検査が施行できないときやその所見が臨床症状と解離している場合に主として施行される．

内科的診察はうっ血の程度を過小評価することがあり[7]，非侵襲的な検査方法でも正確性に限界があるので[8-10]，侵襲的な血行動態の測定もまた重要である．安静時の血行動態の多くは，心不全の原因を問わず共通しており（すなわち右室や左室の充満圧上昇，肺高血圧，低心拍出量），心筋症の原因を特定することには必ずしも役立たない[11]．しかし，血行動態指標の測定により，血管拡張薬や利尿薬の至適な用量設定が可能となる[12]．一部の症例においては，48時間留置したSwan-Ganzカテーテルによって得られた血行動態にしたがって最適な治療を行うことにより，心臓移植を先送りにできた，

または避けることができたという報告もある[13]．さらには，詳細な血行動態の指標は予後推定因子となるともされている[14, 15]．California大学Los Angeles校（UCLA）に心臓移植の適応として紹介のあった連続152例の末期心不全患者において，測定時の肺動脈楔入圧（平均28 mmHg）は予後規定因子でなかったが，退院直前までに肺動脈楔入圧が16 mmHgまで低下し得た症例の1年後の生存率は83%であり，心室充満圧が退院までにそこまで低下しなかった症例での1年後の生存率が38%であったことと比較すると，予後と相関していた．この効果は最終的な心係数の数値とは無関係であった[14]．非代償性心不全患者の入院後治療の大事なゴールの一つにうっ血の改善があるが，登録研究のデータによると50%程度の患者しか十分な利尿を得られていない[16]．このことは，臨床症状から血行動態を推定することが困難であることにも関連していると思われる[10]．一部の患者では，非代償性心不全を積極的に治療した後，最適な体液バランスが得られているかどうかを心臓カテーテル法により検討することは，不十分な治療のため再入院となるリスクを減らすのに有用かつ効果的である可能性がある．しかし，侵襲的血行動態測定をすべての非代償性心不全患者に施行することは死亡や再入院を減らすことにはつながらないようである[17]．

運動や血管拡張薬または強心薬への反応性も，侵襲的な血行動態の測定を行うことにより最適な条件を求めることができる．もっとも，おそらく交感神経活性の好転により，薬物療法なしでも血行動態は経過中有意に改善することがあることにも留意すべきではある．24時間経時的に血行動態測定を施行された21人の患者において，心係数は平均で0.23 L/min/m²増加し，左室充満圧は5.9 mmHg減少した[18]．患者のなかには経口や静注の血管拡張薬の効果に匹敵するほどの自然軽快を示す者すらいた．食後の血行動態改善効果もまた認められ，空腹時での血行動態測定の重要性を再確認する結果であった．

症例43-1 進行性の呼吸困難を伴うHFrEFの患者

4年前新規発症の心不全で，現在増悪する労作時の呼吸困難がある50歳の男性．4年前は血行動態的には代償されており，冠動脈は正常であったが，駆出分画は10%で拡張終期径は7.2 cmであり，中等度以上の僧帽弁逆流を伴っていた．心内膜心筋生検によれば心筋肥大と間質の線維化が認められた．アンジオテンシン変換酵素（ACE）阻害薬，β遮断薬，ジギタリス，および利尿薬により，NYHA II度まで改善した．運動耐容能は保たれており，最大酸素摂取量が17 mL/kg/minであることから，心臓移植の適応外とされた．1年前に再度施行された右心カテーテル検査によると，安静時の血行動態は代償されていたが，運動時に肺動脈楔入圧と肺動脈圧の有意な上昇を認めた．植込み型除細動器付き両室ペーシングが施行され，症状は改善し，最大酸素摂取量は19 mL/kg/minまで増加した．

しかし，ここ数週間，利尿薬を増量しても呼吸困難が増悪し，起座呼吸が出現してきた．心肺機能検査を再検したところ，最大酸素摂取量が15 mL/kg/minに低下しており，心臓移植の適応を検討するために再入院となった．右心カテーテル検査を再検したところ，体血圧は境界域に低下し，肺高血圧および両心室充満圧の上昇が認められたが，急性の血管拡張薬であるニトロプルシドによる低下がみられ，経口の血管拡張薬と利尿薬でも再現可能であった（表43-2）．患者はNYHA II度に戻ったため，心臓移植は再び適応外とされた．

a）要点

HFrEFで救急受診する患者の血行動態は，通常正常下限程度の安静時心拍出量と，軽度に上昇した右心系および左心系の充満圧が特徴である．重症化した心不全になると低下した心拍出量と神経体液性因子の反応により体血管抵抗は有意に増加するし，時には体血圧が80～100 mmHgしかない低い状態においても体血管抵抗が著明に高いということもある．心臓移植

[表 43-2] 拡張型心筋症による慢性心不全の血行動態の経過

	右房圧 (mmHg)	肺動脈楔入圧 (平均とv波) (mmHg)	肺動脈圧 (mmHg)	心拍出量 (L/min)	肺血管抵抗 (dynes・ sec・cm^{-5})	平均動脈圧 (mmHg)	体血管抵抗 (dynes・ sec・cm^{-5})
2000年 (診断確定時)	10	15	36/13/24	4.5	160	70	1,067
2003年 (基礎値)	5	15/25	36/13/24	4.4	167	70	1,181
2003年 (運動時)		32/48	73/28/51	9.3	163		
2004年 (基礎値)	9	25/35	53/22/37	2.5	234	75	2,112
2004年 (ニトロプル シド投与時)	5	16/20	30/16/22	4.5	107	60	978

[図 43-1] 連続 1,000 例の心不全患者における右房圧と肺動脈楔入圧との関係（**A**），および肺動脈楔入圧と肺動脈圧との関係（**B**）

(Drazner MH et al：Relationship between right and left-sided filling pressures in 1000 patients with advanced heart failure. J Heart Lung Transplant 18：1126, 1999)

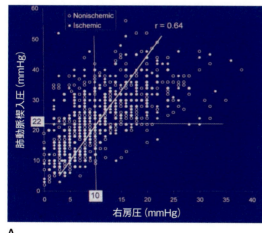

A

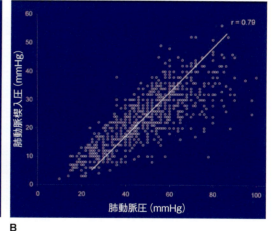

B

の待機患者として紹介のあった連続 1,000 例の心不全患者［平均駆出分画 20％，拡張終期径 7.3 cm，NYHA III または IV 度］において，最初の右房圧は 11±7 mmHg，肺動脈楔入圧は 25±9 mmHg，肺動脈圧は 50±16 mmHg，心係数は 2.1±0.7 L/min/m^2，体血管抵抗は 1,610±610 dynes・sec・cm^{-5} であった[19]．右房圧は典型的には肺動脈楔入圧の 50〜60％であり，心不全の原因や三尖弁逆流の存在を問わず，左室の充満圧としばしば相関する．Drazner[10, 19, 20] が報告した一連の患者において，右房圧が 10 mmHg 以上であるとき，肺動脈楔入圧が 22 mmHg 以上である予測は 88％の確率で正しい（図 43-1）．より最新の研究でも駆出分画を問わず心不全患者において右室と左室の充満圧はよく相関するとされている[10, 20]．肺動脈楔入

[図 43-2]
肺動脈拡張期圧は，右室圧と最大 dP/dt の発生時で一致するため，推定可能である（星印を参照）．
(Reynolds DW et al：Measurement of pulmonary artery diastolic pressure from the right ventricle. J Am Coll Cardiol 25：1176, 1995)

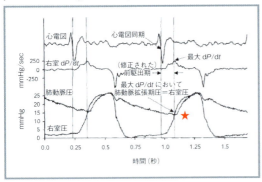

圧は肺血管抵抗が 2 Wood 単位以下の場合には，通常肺動脈の収縮期圧（だいたい肺動脈楔入圧は肺動脈収縮期圧の半分）と拡張期圧（通常肺動脈拡張期圧は肺動脈楔入圧と 1〜2 mmHg の差しかない）と相関する[17]．右室圧によっても肺動脈拡張期圧を推定することができる．肺動脈弁が開くとき，肺動脈拡張終期圧と右室圧がほぼ同じになるからである（最大右室 dP/dt）（図 43-2）[21]．

肺高血圧は HFrEF によくみられる所見で，予後に関係する．拡張型心筋症や心筋炎の患者において平均肺動脈圧が 5 mmHg 上昇するごとに，相対ハザード比 1.85（1.50〜2.29）で死亡率が増加する[11]．平均肺動脈圧と肺動脈楔入圧の差は，心拍出量と肺血管抵抗の積に等しい．HFrEF における肺高血圧はまったく受動的であるか（すなわち単に肺動脈楔入圧の上昇によるだけ），または上昇した肺動脈楔入圧による受動的効果と高い肺血管抵抗の混合（すなわち 2.5〜3 Wood 単位以上で，しばしば反応性と呼ばれる）である．最近のデータによればどちらのタイプの肺高血圧も HFrEF における心不全再入院や死亡のリスクを高めるが，反応性肺高血圧は特に予後が悪い[22]．現在，HFrEF における肺高血圧は特定の治療ターゲットとなっていないが，ホスホジエステラーゼ-5（PDE-5）阻害薬が血行動態や QOL をいくぶん改善する

という最近のデータがあり，肺血管拡張薬を使用した多施設による臨床試験が進行中である[23]．

HFrEF において心不全が進行する場合の一つの特徴として，両心不全が挙げられる．右房圧における x 谷と y 谷の急峻な波形は，高度の容量負荷と右室の収縮不全および拡張不全を示唆する（図 43-3A）．著明に拡大した心臓や三尖弁逆流ないし右室拡張不全などの場合の心膜による拘束の結果，正常で認められる吸気時の右房圧低下は消失していたり，時に吸気時に上昇することもあり，Kussmaul 徴候と呼ばれる．y 谷は過剰な容量負荷により併存する三尖弁逆流や右房のコンプライアンス低下の結果，典型的には非常に急峻となる．右室の拡張期の圧波形においても顕著な y 谷を拡張早期の流入期に認め，いわゆる dip and plateau パターンとなり，吸気時により急峻となる（図 43-3B）．これは左室や右室において心膜の拘束により拡張期の流入が急激に中断することによる．重症の僧帽弁逆流がなくても肺動脈楔入圧において a 波の直後の圧の 2 倍を超える著明な v 波認めることがあるが，左房のコンプライアンスが低下していることによる（図 43-3C）．v 波は肺動脈圧波形においても認められることがある（図 43-3E）．左室圧の特徴は拡張早期の圧の上昇である．収縮期の左室圧波形は低下した陽性および陰性 dP/dt により三角形状になる．また，正常で認められる心拍数増加による dP/dt の増大（Bowditch 階段効果）も失われていることが多い．動脈圧波形は脈圧が小さくなり（小脈，pulsus parvus），心係数が 2.2 L/min/m^2 以下となると，収縮期圧の 25％以下となる[7]．重症心不全においては細胞質のカルシウムが周期的に変動するために，心筋収縮力も周期的変動をすることにより交互脈（pulsus alternans）が生じることがある（図 43-3D）[24,25]．

HFrEF におけるよくある誤解は，前負荷依存性の収縮力を最大限に活用するためには心室充満圧は上昇していなければならないというものである（Starling の法則）．重症の左心不全も，代償された血行動態の下で，移植と比較し

[図43-3] 非代償性心不全状態にある拡張型心筋症の血行動態
詳細は本文を参照.

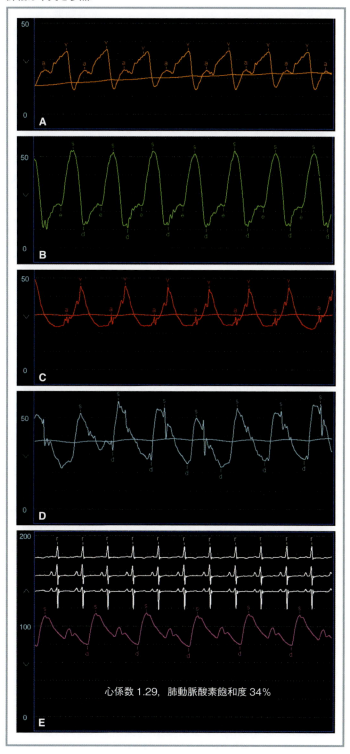

[図43-4]
拡張型心筋症による重症心不全において最大の一回拍出量は低い充満圧でも達成できる.
(Stevenson LW et al：Maintenance of cardiac output with normal filling pressures in patients with dilated heart failure. Circulation 74：1303, 1986)

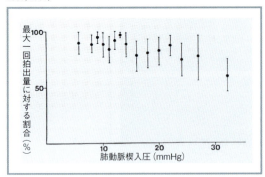

[図43-5] 重症心不全患者においてニトロプルシドが左室充満圧と一回拍出量に及ぼす急性効果
最大の一回拍出量は，肺動脈楔入圧が10 mmHg 程度の低い値においても保たれている.
(Guiha NH et al：Treatment of refractory heart failure with infusion of nitroprusside. N Engl J Med 291：587, 1974)

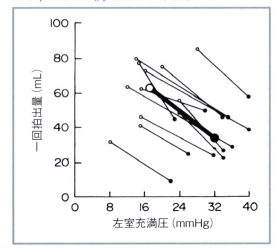

ても同程度の十分な運動耐容能と比較的良好な長期予後を保つことができる[26]．実際，低下した駆出分画それだけでは，有病率や死亡率の観点からみても心臓移植の適応とはならないし，低い駆出分画を有する多くの患者は無症状である[27]．HFrEF の患者において一回拍出量，一回仕事係数，心拍出量などは，肺動脈楔入圧が10 mmHg 程度の値で最大化することができる（図43-4）[28]．十分な利尿で心室充満圧を十分に低下させずに呼吸困難を持続させることは正当化されないが，最近の研究において非代償性心不全患者の半分は入院中に利尿薬の投与を受けても体重減少がみられないか，むしろ体重が増加しているというデータがある[16]．心臓移植の候補患者として紹介のあった連続754例の心不全患者において，血管拡張薬と利尿薬の注意深い用量設定により，肺動脈楔入圧は25±9 mmHg から 16±6 mmHg へ低下したにもかかわらず，心係数を 2.1±0.7 L/min/m² から 2.6±0.6 L/min/m² に増加させることができた．このように有意に心室充満圧が低下したにもかかわらず前方心拍出量が改善したのは，一部の症例では僧帽弁逆流の減少によるものであり，心室，心房および僧帽弁輪などの幾何学的構造の改善の結果と思われる．この場合，一回拍出量は増加しないが，前方一回拍出量は増大

する[29,30]．左室の収縮特性も利尿薬や亜硝酸薬による右室容量負荷の減少により改善し[31,32]，一方で心室の拡張特性も静脈うっ滞の減少による心筋ツルゴールの低下により改善する[33]．
　一般的には，強心薬の補助よりも静注の血管拡張薬や利尿薬のほうが，血行動態の最適化を図るのに適している．血管拡張薬による治療は血管抵抗と心拍出量が反比例の関係にあることに基づいており（図43-5），体血管抵抗が 2,000 dynes・sec・cm^{-5} 以上である場合に特に有効である．実際，障害された左室は極めて後負荷に敏感である．HFrEF において収縮終期圧-容積関係（ESPVR）の傾きが低下していることを反映している．図43-6 では，正常心や HFpEF では動脈圧を低下させても一回拍出量の増加には至らないのと比較し，ESPVR の傾きが低下していると血管拡張薬により血圧がほんの少しでも低下すれば一回拍出量が大きく増加することを図式化している[34,35]．一度最適な血行動態の指標が得られたならば，静注の血管拡張薬であるニトロプルシドなどの効果は，

[**図 43-6**] HFpEF と HFrEF における左室血行動態に対するニトロプルシドの効果
HFrEF において，収縮力は著明に低下しており，収縮終期圧－容積関係（ESPVR；赤の直線）の傾きは寝ている．この ESPVR の傾きは収縮終期のエラスタンス（E_{es}）である．ニトロプルシドで急性に血管拡張した場合［動脈エラスタンスが低下する（E_a）］，HFrEF では血圧は少ししか低下しなくても（－18 mmHg），一回拍出量は大きく増加する（＋23 mL）ことは，ESPVR の傾きが浅いことをみると理解しやすい．一方，HFpEF において，ESPVR の傾きは立っており（黒の直線），同等用量のニトロプルシドで同じ程度に血管拡張した場合，血圧の低下が著しく，一回拍出量や心拍出量はあまり増加しない．

(Schwartzenberg S et al：Effects of vasodilation in heart failure with preserved or reduced ejection fraction implications of distinct pathophysiologies on response to therapy. J Am Coll Cardiol 59：442-451, 2012)

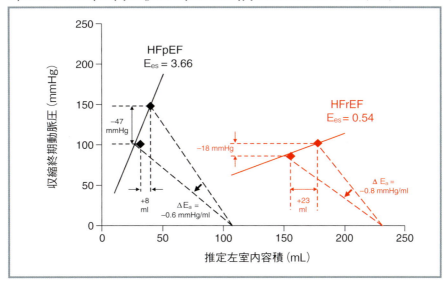

ACE 阻害薬やヒドララジン，亜硝酸薬などの経口の血管拡張薬で簡単に置換できる[36]．たとえある程度の低血圧が存在したとしても（収縮期血圧が 100 mmHg 以下でも），その低血圧が低心拍出量と高い血管抵抗による結果である場合，静注のニトロプルシドを使用することができる[34, 37, 38]．もし，臨床的に有意な虚血が存在する場合は，冠動脈盗血を考慮してニトロプルシドよりニトログリセリンを使用することが推奨される．静注のニトログリセリンとネシリタイド[31, 39]は，特に肺高血圧と高い中心静脈圧が存在する場合には急性に血行動態を改善するのに有用である．

強心薬を使用して血行動態を最適化する際，その強心作用をそのまま経口の血管拡張薬に代替させることができないという限界がある．臨床試験によれば，心不全の長期的な治療において間欠的な強心薬の投与は死亡率を増加させるということが言われているが[40, 41]，いくら血管拡張薬と利尿薬を微調整しても血行動態を保つために強心薬が必要な患者というものは存在する．このような患者は一般にはもっと積極的な治療，すなわち機械的補助であるとか心臓移植などに向かうことになる．強心薬である PDE-3 阻害薬（ミルリノンなど）やβアゴニスト（ドブタミンなど）は収縮力（陽性 dP/dt）を増大させるのみならず，その拡張機能改善作用（陰性 dP/dt）により早期から終期にわたる拡張期圧を低下させる（図 43-7；第 28 章も参照）[42]．ミルリノンは血管拡張薬でもあり，強心作用による効果以上に心拍出量を増加させる[43]．しかし，残念ながらこれらの薬剤は心筋

[図 43-7] 拡張型心筋症における強心薬ミルリノンの血行動態に対する効果

ミルリノンは収縮力（陽性 dP/dt）を増強させ，拡張機能（陰性 dP/dt）を改善させ，前負荷を軽減する（左室拡張終期圧を低下させる）．この収縮機能と拡張機能の改善は収縮期圧の増加を伴わない．

(Baim DS et al：Evaluation of a new bipyridine inotropic agent-milrinone-in patients with severe congestive heart failure. N Engl J Med 309：748, 1983)

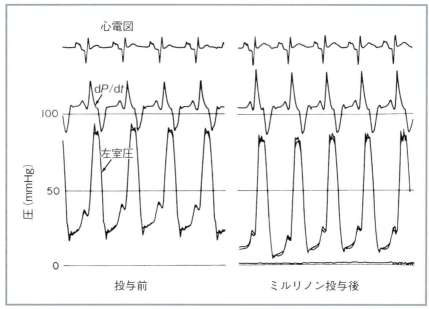

の酸素消費量を増大させ，左室のエネルギー効率を低下させ，よく知られているように催不整脈作用も有する．

慢性心不全においては血行動態をコントロールする目標値は，右房圧 10 mmHg 以下，肺動脈楔入圧 15 mmHg 以下，体血管抵抗 1,200 dynes・sec・cm^{-5} 以下，（眩暈を生じない程度に）収縮期血圧 80 mmHg 以上などとなっている[13]．重症心不全においても心拍出量は，たとえ中等度から重度の三尖弁逆流の存在下でも，熱希釈法により信頼すべき値が得られる[44,45]．酸素消費量の体表面積に基づく推定には限界があり，酸素消費量を実測しない場合には Fick 法より熱希釈法のほうが推奨される．慢性心不全において血行動態を最適化するために 72 時間以上のモニタリングが必要となることはまれであるが，カテーテル室で測定した値だけに頼った治療よりも，ある程度の期間モニタリングしたほうがよい[18]．血行動態の指標は仰臥位で最適化されるので，経口血管拡張薬の忍容性は歩行開始後 24 時間で検討すべきである．注意深く容量負荷の状態と血管拡張薬の使用状況をフォローアップすることにより，最適化された血行動態の指標は数ヵ月から数年にわたって維持できる．

運動負荷時の血行動態反応は，安静時の血行動態がそれほど悪くないときに持続する呼吸困難の原因を特定したい場合（図 43-8），または心血管系の予備能や予後の判定を行いたい場合などに特に有用である[46,47]（第 20 章を参照）．運動負荷時の侵襲的血行動態測定は HFpEF の評価により頻繁に施行されるので，この章の対応する部分で詳細に述べる．

2 心臓移植

ヒトの心臓を別のヒトのものと取り替えるという大胆なやり方であるが，心臓移植は末期心

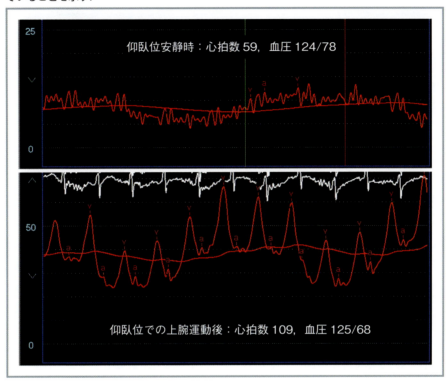

[図43-8] 拡張型心筋症の血行動態における運動の効果
運動による著明な v 波の出現と肺動脈楔入圧の顕著な上昇に注意．この効果は仰臥位での上腕による運動（仰臥位で食塩水の入ったバッグを上げ下げする）によってほぼ心拍数が 2 倍に増加した際に認められた．この患者は駆出分画は 20%，拡張終期径が 7 cm，安静時に重度の僧帽弁逆流が存在した．安静時に v 波がなく，肺動脈楔入圧が正常なのは，逆流が慢性に経過していることを示す．

不全において基本的にまったく正常の心血管機能を回復できる有効な手段として登場してきた．しかし，移植された心臓は，移植後のさまざまな因子によりその心機能を左右される．たとえば，除神経状態，臓器保存や虚血による傷害，心筋の拒絶反応，ドナーとレシピエントの体格差，移植心冠動脈病変，高血圧や心筋肥大などである．まず始めに，移植心は数日から数週間で改善する拘束型血行動態パターンを呈するが[48, 49]，重症ではないにせよある程度の拡張機能の異常は持続することが多い[50-52]（表43-3）．安静時の収縮機能と駆出分画は比較的正常であるが[53]，心筋重量が不変であっても，全身血流量，心内容積，および収縮終期ストレスは増加する[48]．一般に心室機能の予備能は軽度に障害されているが，最大限の運動負荷によりやっと検出できる程度であり，その原因の一つとしては冠血流予備能の減少が挙げられる[54]．除神経状態の心臓は心拍数の増加が鈍いため，最大心拍出量には限界があり，Frank-Starlingの機序による心拍出量の増加も，仰臥位[55, 56]にせよ，起立位[57]にせよ，運動の初期に使い果たしてしまう．この現象は一部分は交感神経系への感受性の増加により改善されるが，流血中のカテコラミンに依存するもので，心拍数は運動負荷時に適度に増加するが，その反応は遅い[58]．

心臓移植後の左室において高血圧や後負荷の急な増大への反応は正常であるが，除神経状態の心臓は低血圧にはうまく対応できず，おそらく左室のコンプライアンスの低下や交感神経活性の欠如などに起因すると考えられる．除神経

[表43-3] 心臓移植後の安静時と運動時の血行動態

指標	安静時	運動時
右房圧（mmHg）	6±2	14±7
肺動脈圧（mmHg）	18±3	32±9
肺動脈楔入圧（mmHg）	10±3	20±6
心拍出量（L/min）	5.0±0.9	9.9±1.7
一回拍出量（mL）	55±9	77±13
脈拍数（拍/min）	90±11	122±18
平均動脈圧（mmHg）	91±12	102±14
体血管抵抗（Wood 単位）	17.7±4.0	9.3±2.4

[Hosenpud JD, Morton MJ：Physiology and hemodynamic assessment of the transplanted heart. Cardiac Transplantation, Hosenpud JD et al（eds），Springer-Verlag, New York, p180, 1991]

状態は心臓痛覚がまったくなくなるということのほか，いくつか臨床的に重要な血行動態の異常を伴う．心臓への副交感神経が遮断されていることは，毎分90～110拍の安静時心拍数であったり，心拍変動が欠如していたり，アトロピンやジゴキシンが無効といった結果を生じるし，一方，心臓への交感神経が遮断されていることは，生理的負荷に際して心拍数の増加が鈍く遅延するという結果を生じる．心臓からの自律神経の遮断は，末梢血管の反応の異常とともに塩分と水分のバランス制御の異常をもたらす[59]．

右室の機能は移植直後では重要である．正常の右室は急性の圧負荷に十分耐え得ることができず[60]，この現象を心臓移植後ほどはっきりわかる局面はないといってもよい．急性の右心不全は心臓移植の術中・術後合併症の50％を占め，早期の移植心不全や死亡の最大の原因となっている．当然ともいえるが，術中の高い肺血管抵抗は術後早期の急性右心不全での死亡につながる因子であり[61-63]，重症の不可逆的肺高血圧は心臓移植の禁忌である．

症例43-2　心臓移植前の肺血管抵抗の検討

30箱/年（Brinkman 指数で600）の喫煙歴のある45歳の女性が，2年前に前壁の心筋梗塞を起こした後，重症心不全となり，心臓移植の適応を検討するために転院となった．彼女は転院前1年間に心不全での入院歴が3回あり，3日前にも再入院しており，リシノプリル，カルベジロール，ジゴキシン，フロセミドにより安定化されて転院してきた．肺病変の検討で軽度の閉塞性肺疾患が明らかとなった．カテーテル室におけるさまざまな血管拡張薬の急性効果の検討により，可逆性の肺高血圧であるとされ，移植の適応となった（表43-4）．

しかし，3ヵ月後に再びカテーテル検査を施行したところ，重症の肺高血圧が確認された．かなり体血圧が低かったため，肺血管の反応性をみるためにミルリノンを使用した．ミルリノンのボーラス投与により肺血管抵抗は許容範囲にまで低下し，移植までミルリノンの持続静注で待機することとなった．

a）要点

肺動脈収縮期圧30 mmHg 以上，または平均肺動脈圧20 mmHg 以上で定義される肺高血圧は，前述したように心不全においてよくみられる合併症である．安静時における肺血管抵抗は心不全患者の運動耐容能をよく反映し，酸素消費量と逆相関する[64, 65]．慢性の後負荷増大に対

[表43-4] 種々の薬剤による肺血管抵抗の変化

条件	右房圧 (mmHg)	肺動脈楔入圧 (mmHg)	肺動脈圧 (mmHg)	肺動静脈圧較差 (mmHg)	心拍出量 (L/min)	肺血管抵抗 (dynes・sec・cm^{-5})	体血管抵抗 (dynes・sec・cm^{-5})
投与前	10	15	60/24/35	20	3.6	400	1,666
ニトロプルシド投与後	5	20	40/24/30	10	4.5	178	1,067
ミルリノン投与後	9	15	55/22/32	17	5.3	257	830

する右室の反応は後負荷自体よりも重要である．事実，運動能力は左室の駆出分画より右室の駆出分画によく相関し，心不全における運動能力の規定因子として肺血管床と右室の相互作用が重要であることの反映と考えられる[66]．

　心不全において左室拡張終期圧の上昇つまり左房圧の上昇は，受動的にまた反応性に肺静脈圧の上昇をもたらし，結果的に上流の肺動脈圧の上昇をもたらす．この受動的な変化は肺血管抵抗と右室後負荷の増大を反映して肺動静脈圧較差（平均肺動脈圧－平均肺動脈楔入圧）の増加を招くこともある．この心不全における肺血管抵抗の変化は，肺血管平滑筋の緊張度の変化のみならず，肺血管床の構造的変化による．平滑筋の緊張は一般に反応性で数時間から数日の単位で可逆的であるが，肺血管床の構造的リモデリングはより可逆性に乏しく，数ヵ月，数年の単位でないと，また補助人工心臓による慢性の左室減負荷などによらなければ，元には戻らないと思われている．

　肺高血圧は，移植前の状態で肺動脈収縮期圧が60 mmHg以上，肺動静脈圧較差が15 mmHg以上，肺血管抵抗が4 Wood単位（320 dynes・sec・cm^{-5}）以上のときに問題となる．心臓移植に関するBethesdaコンセンサス会議では，肺血管抵抗が6または8 Wood単位以上の場合は高リスクと考えるということになっているが[27]，多くの施設では容認し得る肺血管抵抗に関して固定した基準値を設けていない[67]．実際，重症の肺高血圧の患者のなかでも，心臓移植が成功した後や，長期間補助人工心臓を装着した後には，肺動脈圧が正常に戻っている例がある[49, 68]．したがって，移植前評価において肺血管抵抗が可逆的であるかどうかを確かめることは重要である．もし可逆的であるならば，患者が移植を待つ間，強心薬の持続点滴や補助人工心臓などの特定の慢性的な治療法で，その患者の肺血管抵抗を低いままに保つことが必要になることもある．これにより移植直後の右心不全のリスクを減らすことができる．

　Stanford大学におけるCostard-JäckleとFowlerは301人の連続した心臓移植登録患者において，ニトロプルシドによる肺血管反応性の急性効果と予後との関連を報告した[69]．このコホート研究ではニトロプルシド投与前の肺血管抵抗が2.5 Wood単位（200 dynes・sec・cm^{-5}）以上の患者で3ヵ月後の死亡率（17.9％）が高かった（2.5 Wood単位以下の患者では6.9％）．肺血管抵抗が2.5 Wood単位以上，または肺動脈の収縮期圧が40 mmHg以上の患者を対象にニトロプルシドの段階的増量を行ったところ，血行動態の変化と予後が関連していた．もし，低血圧（85 mmHg以上）を招くことなく，肺血管抵抗が2.5 Wood単位以下に低下した場合，3ヵ月後の死亡率はたった3.8％であった．一方，肺血管抵抗が2.5 Wood単位以下に低下しない場合，または低下しても低血圧を伴う場合には死亡率は高かった（それぞれ40.6％と27.5％）．さらにこの一連の患者のうち右心不全により死亡した患者は，すべて後者の2つのグループであった[69]．

　Mayo Clinic（Rochester, MN）とUniversity

[表 43-5] 肺血管の反応性を調べるための薬剤

薬剤	肺血管抵抗	平均肺動脈圧	肺動脈楔入圧	心係数	体血管抵抗	注意点
ニトロプルシド	↓36%	↓23%	↓27%	↑30%	↓31%	0.5～1.0 μg/kg/min で開始し，肺動脈楔入圧と肺動脈圧が正常化するまで，または低血圧や不耐症状が出るまで，3分ごとに 0.5～1.0 μg ずつ増量．肺動脈楔入圧が上昇（15 mmHg 以上）していたり，最大収縮期血圧が 90 mmHg 以上のときは特に有用
ミルリノン	↓31%	↓12%	↓16%	↑42%	↓30%	50 μ/kg でボーラス静注，増量の必要なし，ニトロプルシドより催不整脈作用強い
一酸化窒素	↓47%	不変	↑24%	↓9%	不変	80 ppm を 5 分かけて，肺動脈楔入圧が正常か正常上限（20～25 mmHg 以下）のとき使用．肺動脈楔入圧がそれ以上のときは肺水腫の発生に注意
プロスタグランジン E₁	↓47%	↓21%	↓13%	↑23%	↓31%	0.02，0.05，0.10，0.20，0.30 μg/kg/min と段階的に増量．肺動脈楔入圧が正常のとき使用（一酸化窒素のときと同じ）
アデノシン	↓41%	不変	↑12%	↑9%	不変	100 μg/kg/min で使用，肺動脈楔入圧が正常のとき使用（一酸化窒素と同じ）

Hospitals Case Medical Center（Cleveland, OH）では，ニトロプルシドは 0.5～1.0 μg/kg/min で開始し，3分おきに 0.5～1.0 μg/kg/min ずつ増量し，その都度肺血管抵抗（肺動脈楔入圧，平均肺動脈圧，心拍出量）を測定する[34]．投与の早い段階で酸素消費量が直接測定できる場合以外は心拍出量は熱希釈法で測定するのがよい．左室充満圧が低い場合（10 mmHg 未満），より小刻みにまたより時間をかけて増量することを考慮すべきである．

その他のさまざまな薬剤も肺高血圧の可逆性を検討するために用いられるが（表43-5），肺血管抵抗が低下する機序は薬剤により異なる．高流量の酸素は，特に投与前の動脈酸素飽和度が 95% 以下の場合は最初に試すべきものである．ニトロプルシドは内皮依存性の一酸化窒素（NO）供与体であり，肺動静脈圧較差を低下させるとともに心拍出量を増加させることにより肺血管抵抗を低下させる[70, 71]．ドブタミンやほかの強心薬は肺血流量を増加させ，その結果，肺循環において並走する血管を利用することにより，血流依存性の血管拡張作用を呈する[70]．ミルリノンのボーラス投与は用量調節の必要がなく，簡単で使いやすい[72]．1 分かけて 50 μg/kg を中心静脈に注入することにより，肺血管抵抗に 5～10 分で最大の低下をもたらし，通常体血圧や心拍数に影響を与えない．ミルリノンは心拍出量の有意な増加とともに，おおよそ 30% の肺血管抵抗の低下をもたらすが，肺動静脈圧較差にはほとんど変化を与えない．

選択的な肺血管拡張薬は従来の血管拡張薬と異なり，体血圧降下作用がなく，魅力的な代替薬と思われる．たとえば，NO 吸入は肺動静脈圧較差を低下させ，左室充満圧を増加させることにより肺血管抵抗を低下させるが，心拍出量や平均肺動脈圧には有意な変化はない[73-75]．半減期が短く，毒性がある可能性もあり，長期的な治療には有用ではないが，心臓移植登録患者の肺血管反応性を検討するとき[76]や，高リスク患者の冠動脈バイパス術や弁置換術の術中補

助[77]，または心臓移植後や補助人工心臓装着時の右心不全治療[78, 79]などに使用される．cGMPの分解を抑制することでPDE-3阻害薬はNO依存性の肺血管拡張作用を促進させ得る．同様の機序でPDE-5阻害薬であるシルデナフィルは効率良く肺血管抵抗を低下させる[80-82]．肺循環を経て増加した血流による左室流入血流の増加に対して左心機能が正常であるならば，充満圧の有意な増加に伴う症状をもたらすことなく，容易に順応できる．しかし，左室拡張機能が正常でなく，投与前の充満圧がもともと高い場合には，増加した肺血流によりさらにコンプライアンスの低い左室の充満圧が上昇する可能性があり，肺胞うっ血を生じる場合もある[83]．ただ，このように急激に肺動脈楔入圧が上昇しても無症状のままでいる患者もいる[84]．アデノシン[85]やプロスタグランジンE_1[86]も同様の作用を有する．われわれは通常，肺動脈楔入圧や左室拡張終期圧（LVEDP）が20ないし25 mmHgを超える際には急性血管反応試験に際して肺動脈特異的血管拡張薬を避けるようにしている．エンドセリン受容体拮抗薬は肺循環に選択的に血管拡張作用があるとされ[87]，左室機能が正常の場合，肺高血圧に対する第一選択薬として使用されてきた[88]．しかし，エンドセリン受容体拮抗薬は心不全においては有用でないということが臨床試験で示されており，肺血管の反応性の急性効果には使用されていない．

症例 43-3 心臓移植後の三尖弁逆流

拡張型心筋症のため心臓移植を受け，1週後に通常の心内膜心筋生検のため来院した56歳の男性．彼はミルリノン静注を受けながら入院して心臓移植を待っていたが，ミルリノンにより肺血管抵抗は340 dynes・sec・cm^{-5}から200 dynes・sec・cm^{-5}に低下していた．上下大静脈吻合（bicaval anastomosis）により虚血時間150分で心臓移植を施行された．術後，洞結節異常により心房ペーシングと長期間の強心薬と昇圧薬の補助が必要であった．体重は術前より5 kg増加していた．3剤による免疫抑制療法は問題なく開始できた．

右心カテーテル検査（図43-9）において，右房圧は心室化しており，重症三尖弁逆流に矛盾しない所見であった．右室圧波形も急峻な拡張早期流入波形を示し，また拡張終期圧の上昇も認められた．左心系の圧は正常であった．心拍出量は4 L/minであり，肺血管抵抗は180 dynes・sec・cm^{-5}であった．心エコーによると左室の収縮機能は正常であり，僧帽弁逆流もなかったが，重症三尖弁逆流と収縮が低下し，拡大した右室が認められた．

a）要点

移植後数日で，右室の収縮不全と拡張不全を示す血行動態が認められた場合，すなわち右房圧での急峻なy谷（x谷より深い），吸気時に右房圧が低下しない現象（Kussmaul徴候），時には右房圧波形の心室圧化などを認めた場合，有意な三尖弁逆流の存在を示唆する（図43-10）．右室圧は急峻な流入波形と拡張終期圧の上昇が特徴である．肺動脈楔入圧は著明なv波（a波の2倍以上）を呈することがあるが，有意な僧帽弁逆流はなく，容量負荷と左房左室のコンプライアンスの低下を反映すると考えられる．仮に安静時の血行動態が正常であっても，移植後に容量負荷や下肢挙上により同様の所見を再現できることがあり，このような拘束型の血行動態が潜在的に存在することを反映すると思われる[89]．このような血行動態は通常時間経過とともに軽快するが，軽快するスピードはさまざまである．Bhatiaらは，右室の拡大は残存するものの数週間の経過で左室と右室の充満圧は低下し，同時に肺血管抵抗と三尖弁逆流も減少すると報告している（表43-6）[49]．移植後長期にわたって右室拡張終期圧が高いことは，重症の三尖弁逆流がない場合にはまれである．もしそのようなことがあれば，移植後の状態ではまれであるが，収縮性心膜炎の存在を考慮すべきである[90]．

移植後早期の三尖弁逆流はよく認められる．一般に二次性に起こるものであり，移植後に頻繁に起こる右室の拡大や機能不全に基づくとされる．この状況では右心不全は虚血傷害，肺血管抵抗の増加，容量負荷などの結果である．右

[図43-9] 心臓移植直後の重症三尖弁逆流
（A）右房の圧波形は心室化しており，重症の三尖弁逆流に一致する所見である．（B）肺動脈楔入圧は v 波もなく正常である．（C）右室の圧波形は重症の容量負荷を示唆し，収縮性心膜炎はなくても dip and plateau 現象を示している．

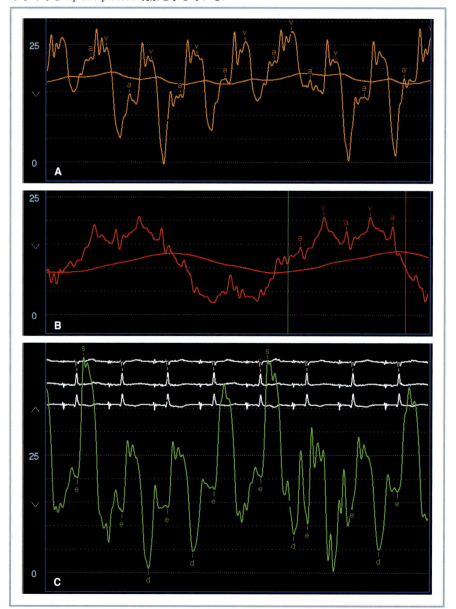

心不全の治療は，強心薬の点滴静注の継続，容量負荷の積極的軽減，NO やシルデナフィルなどの肺血管拡張薬の使用などである[91]．適切な治療により重症の三尖弁逆流が存在しても軽快させることができる．まれには三尖弁の修復や置換術が必要になることもある．しかし，積極的な薬物治療や適切な利尿を数日から数週間はまず行って無効である場合に，手術を考慮すべきである．

移植後遠隔期の三尖弁逆流は，通常バイオトームによる三尖弁の損傷，または移植心冠動脈病変の結果である．いくつかの施設では弁構

[図 43-10] 心臓移植後の典型的な血行動態
この患者は 2 ヵ月前に合併症なく移植を施行された．心エコーでは軽度の右室拡大と収縮力低下，およびわずかな僧帽弁逆流を認めたが，左心機能は正常であった．（A）Kussmaul 徴候と顕著な y 谷を右房圧波形にて認め，収縮性心膜炎はなくても右心不全を示唆する．（B）v 波は有意な僧帽弁逆流がなくても著明に高く，左房のコンプライアンスの低下を反映している．生検では拒絶反応は認められなかった．

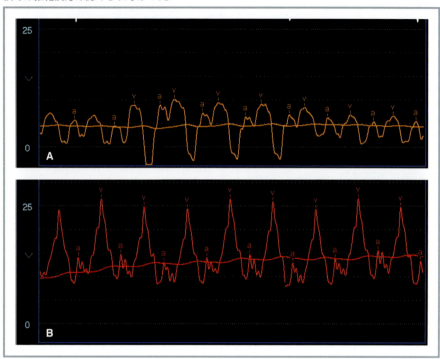

[表 43-6] 心臓移植後の血行動態の変化

指標	術前	2 週後	3 ヵ月後	1 年後
右房圧（mmHg）	15±5	9±4	8±4	7±4
平均肺動脈圧（mmHg）	38±9	22±5	21±7	19±5
肺動脈楔入圧（mmHg）	30±8	14±5	13±5	12±4
心拍出量（L/min）	3.5±1.1	－	－	6.3±1.5
体血管抵抗（dynes・sec・cm^{-5}）	213±113	－	－	99±36

造を不用意に損傷しないように，生検のシースを三尖弁より遠位部まで進めることにより，逆流の発生を減らすことができた[92]．従来の上下大静脈吻合法では三尖弁逆流の発生が多かったが，近年採用されている新しい上下大静脈吻合法では逆流は少ない[93]．拒絶反応も遠隔期の三尖弁逆流のリスク要因のようである[94]．三尖弁手術の適応は非移植心と同様であり，運動耐容能が有意に低下していたり，右心不全が利尿薬に反応しなくなったりした場合に検討すべきであろう[95]．

　心筋の拒絶反応は通常無症状であり，拒絶が

[図 43-11]
移植心において血行動態の指標は拒絶反応の有無や重症度を反映しない．

(Uretsky BF et al：Physiology of the transplanted heart. Cardiovasc Clin 20：41, 1990)

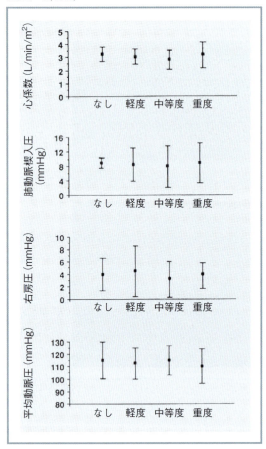

重症であっても血行動態の異常として捉えられることはまれである（図 43-11）[96]．移植後最初の1年に拒絶は最も多くみられるので，生検を頻繁に行い，免疫抑制薬の用量決定の指標とする（第26章を参照）．移植後時間が経つにつれ，拒絶は次第に少なくなり，生検の頻度も減る．いくつかの施設では拒絶がほとんどみられないという理由で，移植後2年以降の生検を通常では施行していない[97, 98]．

3 補助人工心臓（VAD）

最大限の内科的治療（一般には強心薬と血管作動薬，および大動脈内バルーンパンピングを含む）を行っても重症心不全をコントロールできないときは，補助人工心臓（ventricular assist device：VAD）を手術により植込んで，心臓移植や心機能回復までのブリッジ，または末期心不全の恒久的な解決法［すなわち destination therapy（DT）］として使用することがある．植込み型 VAD は1986年から臨床的に使用されており，今ではドナー心の不足により移植までの待機日数がどんどん長くなっているので，最終的に移植を施行される患者の25%以上が VAD を使用するようになっている．いくつかの機種が移植までのブリッジ使用として現在適応承認を受けているが，DT の適応では HeartMate XVE と HeartMate II（Thoratec 社，Pleasanton, CA；図43-12）のみである．完全置換型人工心臓（total artificial heart：TAH）は移植までのブリッジ使用に際して両心室補助が必要な場合に1つだけ承認されているが（SynCardia Systems 社，Tucson, AZ），DT としても米国食品医薬品局（FDA）の人道的デバイス使用の指定を現在受けている．今でも右心補助のためだけの植込み型右心補助 VAD（RVAD）は承認されておらず，RVAD は体外設置型の短期使用型拍動流ポンプに限られる．2つの経皮的挿入可能な TandemHeart pVAD（CardiacAssist 社，Pittsburgh, PA）と Impella Heart Pumps（Abiomed 社，Danvers, MA）が短期的左心補助に臨床応用されている（第27章を参照）．最初に DT に承認された HeartMate XVE は非同期の拍動流であったが，現在保険適用がある長期使用型の VAD はほとんどが連続流ポンプである．

移植までの橋渡しとして外科的に植込む VAD は，移植を成功させるための有効な手段となっており，移植に至る患者の2/3はこれを利用しているし，移植後の生存率をみても移植前に VAD を必要としなかった患者の予後と比較しても遜色はない．VAD の合併症は，ポンプ故障，感染，出血，血栓塞栓症（特に脳卒中とポンプ内血栓），大動脈弁逆流，および移植待機患者の免疫感作などである．

連続流左心補助人工心臓（LVAD）はそのよ

[図43-12] 植込み型連続流左心補助人工心臓（LVAD）のHeartMate Ⅱ（Thoratec社）
詳細は本文参照．

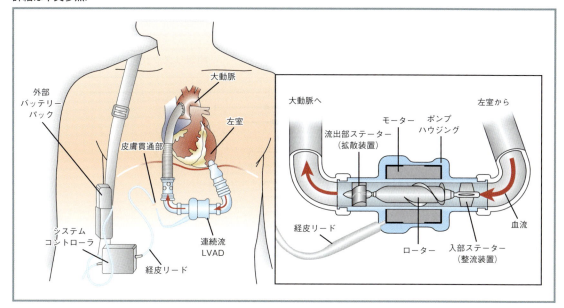

り良い耐久性，より小型で少ない必要エネルギー，そして静粛性から，短期にも長期にも循環補助に第一選択肢となるポンプである．連続流ポンプであるHeartMate Ⅱと拍動流ポンプであるHeartMate XVEのDTにおける直接比較では，HeartMate Ⅱの予後改善効果に加えて合併症（脳卒中の発症率は患者あたり年0.1イベントと差がなかったが）が少ないことも示された[99]．重要なことは，拍動流のHeartMate XVEでは不要であった長期の抗凝固療法がHeartMate Ⅱで必要であったが，デバイス内血栓の発症はまれであった（患者あたり年0.04イベント未満）ことである[100]．臓器機能，特に認知機能について非拍動流による影響はほとんどないと考えられる[101, 102]．しかし，非拍動性は血液成分の流体力学的損傷による後天性von Willebrand症候群[103]や小腸の動静脈奇形の発生[104]をもたらし，出血のリスクを高めると言われている．さらに長期の連続流LVADサポート中に大動脈弁逆流が問題となるが，関連因子として大動脈弁開放の欠如，左室の虚脱，女性，小さい体格などが挙げられている[105]．

急性心不全の状態では，VADの適応と思われる血行動態は，強心薬，昇圧薬や大動脈内バルーンポンプの使用にもかかわらず心係数2.0 L/min/m^{2}以下，肺動脈楔入圧20 mmHg以上，および収縮期血圧80 mmHg以下のときである．慢性心不全の状態ではこれらの血行動態の指標は満たされる必要はないが，ほとんどの患者では強心薬に依存している[106, 107]．これらの患者ではVADの補助により栄養状態の改善と身体的リハビリテーションが可能となり，肺血管抵抗を低下させることができ，移植までの長期の待機期間を退院して過ごすことができる．植込み時に考慮すべきことは臨床的なエンドポイントをどこに設定するか（すなわち，自己心回復か，移植か，DTなのか），両心補助が必要か，術直後の死亡率の見込みはどうかなどである．よくあることであるが，移植，DT，リカバーのいずれも現実的なゴールとして最終的にはあり得るが，植込み時にはどこに落ち着くかわからない場合をbridge to decisionと呼んでいる．

LVAD植込み前にカテーテル室において右室と中隔への血行を確認するために，（LVADだけを植込む場合に右室の機能が十分であるかど

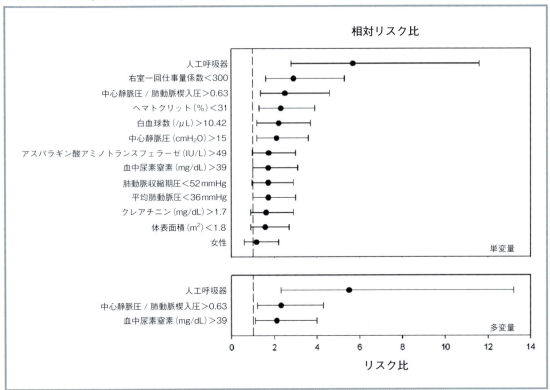

[図43-13] HeartMate II BTT患者における右室不全に対するリスクファクターの単変量と多変量解析
BTT：bridge to transplantation（移植までのブリッジ）
(Kormos RL et al：Right ventricular failure in patients with the HeartMate II continuous-flow left ventricular assist device：incidence, risk factors, and effect on outcomes. J Thorac Cardiovasc Surg 139：1316-1324, 2010)

うか確認するため）冠動脈造影を施行するばかりでなく，右心機能〔たとえば，右房圧，肺血管抵抗，右室一回仕事量係数［RVSWI＝(mPA-CVP)×CI/HR］〕を測定すべきである．右房圧が15mmHg以上，右房圧／肺動脈楔入圧比が0.6以上[108]，またはRVSWIが450 mL-mmHg/m² 未満[109]のときLVAD植込み後の右心不全が予想され，この血行動態の改善を他の方法で得られない場合には両心VAD補助を検討すべきである（図43-13）．しかし，相当肺血管抵抗が高い患者でも右房圧が15 mmHg以下である場合，LVADのみ，または肺血管拡張薬[82]を併用することで十分で，最終的には肺血管抵抗が正常化する[110-112]（後述も参照）．

VADサポート中の患者において侵襲的血行動態評価をする際，VADの解剖学的位置関係を理解することも重要である．脱血管は通常心尖部に位置するが，時に（特にリカバリーを期待する場合には）心房に置かれる場合もある．送血管は普通大血管の前面で大動脈弁や肺動脈弁の数cm上に吻合される．送血管のねじれや閉塞はLVADの後負荷を増加させるが，送血管に沿って引き抜き圧を測定するか，造影CTを施行すれば判明する．デバイスの種類や体格にもよるが，ポンプ本体は腹部，心膜腔内［HVAD（HeartWare社，Framingham，MA）などの場合］，または体外に皮膚を貫通したチューブを通して接続される．

長期の循環補助において連続流のLVADが急速に普及したため，拍動流の時代とはVAD機能異常の評価は一変した[113]．VAD術後の評価方法は実施施設間でさまざまであるが，一般的には臨床症状の評価，心エコー，そして右心カテーテル検査を施行する[106]．患者の外来受

[表43-7] 連続流LVAD植込み後，再発を繰り返す心不全症状を有する患者の血行動態評価

条件	血圧 (mmHg)	心係数 (L/min/m²)	右房圧 (mmHg)	肺動脈楔入圧 (mmHg)	肺動脈圧 (mmHg)	肺血管抵抗 (dynes・ sec・cm^{-5})
投与前	140/105 (115)	2.1	18	25	60/25 (40)	350
ニトロプルシド投与後	90/70 (75)	2.4	8	15	45/15 (30)	291

診の際，ポンプの回転数調節のみならず，血管拡張薬や利尿薬を使用して，体液バランス，肺高血圧の程度，右心機能，左室の脱血程度，大動脈弁の開放度などを最適な状態に保つようにする．

症例43-4　LVAD機能異常

連続流LVAD植込み後，増悪する息切れと下肢の浮腫を訴えて受診した60歳の男性．強心薬と血管拡張薬治療にもかかわらず重度の肺高血圧を合併した拡張型心筋症による重症心不全に対し，3ヵ月前にThoratec社のHeartMate Ⅱが移植までのブリッジとして植込まれた．植込み後，パートタイムの仕事に戻り在宅で移植待機していた．数週間の経過で徐々に進行する血圧上昇と腹部膨満感に気づいた．LVADの設定を調べると9,600回転で推定ポンプ流量は4〜5 L/min，拍動指数（pulsatility index：PI）は4〜6，消費電力は5〜7 Wであり，PIイベントもなく消費電力の急激な上昇もなかった．外来診察で蒼白感もなく，元気そうに見えた．血圧は140/105 mmHgで，房室ペーシングによる心拍数は80/minであった．静脈圧は18 cmH₂Oであり，安静時の呼吸は正常であった．肺野は聴診上清，前胸部に右室抬動を触れ，三尖弁逆流による収縮期雑音と肺動脈弁逆流による拡張期雑音およびLVADからの連続性のかすかなノイズを聴取した．膨隆した腹部に肝を触知し，四肢は温かいが下腿浮腫を中等度認めた．検査所見では，LDHと血漿遊離ヘモグロビンは正常であったが，血清クレアチニンは1.5 mg/dLから2.0 mg/dLに上昇し，血清Na濃度は138 mEq/Lから133 mEq/Lに低下していた．心エコー検査では収縮が低下し，拡張した右室と三尖弁逆流を認め，推定右室収縮期圧は65 mmHg，さらに中隔のシフトはなく，拡大した左室，大動脈弁の間欠的開放と大動脈弁逆流を認めた．

心臓カテーテル検査により，LVAD装着にもかかわらず心不全が再発したことの原因を精査した．血行動態は表43-7に示す通りである．肺動脈楔入圧と右房圧は上昇し（通常LVAD術後の肺動脈楔入圧は15 mmHg未満であるべきである），肺高血圧が確認された．心拍出量は計算上，LVADのパワーモジュールによる推定ポンプ流量より多かったので，間欠的に開放している大動脈弁を通して左室の一回拍出量の増加に貢献していると思われた．すなわちこの場合，左室からLVADへ向かう血流と左室から大動脈へ直接駆出される血流とが存在することが考えられた．平均大動脈圧が上昇すれば連続流LVADの流量は減少し，そのため左室内圧は上昇することでLVEDPも上昇する．LVEDPの上昇はStarlingの法則に従えば，自己の大動脈弁を介した左室からの駆出を増加させる．

平均動脈圧を80 mmHg程度に下げることを目標にニトロプルシドが投与された．ディスプレイ上のポンプ流量は増加し，計算される心拍出量と同じ程度になった．また，脈圧も20 mmHg程度触知できた．肺動脈楔入圧の低下から平均肺動脈圧も低下し，肺血管抵抗は投与前より低下したものの依然として高かった．ポンプ内血栓症も考慮されたが，消費電力の増加がなく，PIの低下もなく，溶血の所見もな

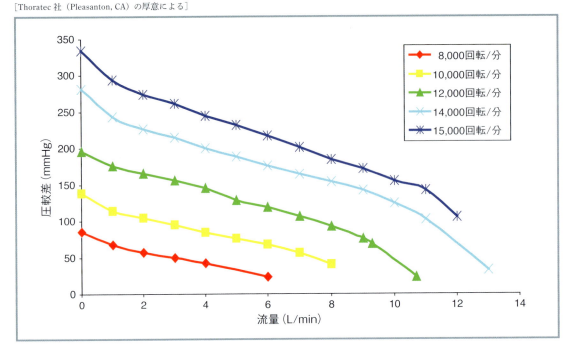

[図43-14] HeartMate IIのポンプ流量に対するさまざまなポンプスピードと後負荷の影響
ポンプ回転数を増加させると遠位部と近位部の圧較差（つまり後負荷）にかかわらず，流量は増加する．
［Thoratec社（Pleasanton, CA）の厚意による］

いので，可能性は低いと思われた．この患者はボリュームコントロールと高血圧治療を積極的に行うことで，最終的に代償化された．

a）注意点

HeartMate IIのような連続流LVADは逆流防止弁がなく，自己の左室の拍動に追随する．HeartMate IIの場合，小さいインペラは血流の中を電磁場により毎分8,000～12,000回転する．インペラの両端には小さなセラミックのカップの中にルビーのベアリングがあり，それによって支持されている．アルキメデスの原理により，血液は低圧場から高圧場へと移動する．ポンプ内流量はポンプスピードと後負荷による（図43-14）．ポンプの消費電力は選択されたポンプスピードと抗すべき後負荷でやはり決定される．後負荷ではなく前負荷に依存する拍動流LVADと異なり，連続流LVADは後負荷には依存するが前負荷にはあまり依存しない．したがって，連続流ポンプの流量は心周期を通じて変動する．遠位部の圧（大動脈圧）と近位部の圧（左室圧）の差が後負荷と考えられるが，収縮期と拡張期ではまったく異なるからである（図43-15）．たとえば，拡張期には大動脈圧と左室圧（左室拡張期圧）の差が最も大きくなるが，後負荷が高ければ流量は減少する．収縮期には大動脈圧と左室圧（左室収縮期圧）の差は最も小さくなり，後負荷が低ければ流量は増加する．このようにポンプ流量が拍動（pulsatility）を有するので，（最大流量－最小流量）／平均流量という無次元の値を計算してPIとしている．臨床的にはこの値をみてポンプや血行動態の状態を推定することができる．たとえば，低いPI（3未満など）の場合には，LVEDPと左室収縮期圧の差が小さくなっているということで血管内脱水かもしれないし，またポンプ前後の圧の周期的変動を妨げるようなポンプ内閉塞であるかもしれない．ポンプスピードは通常心エコーガイドにサクションを起こさない程度に最大限左室を脱血できるように調整する．サクションを起こすと，中隔の左室

[図 43-15]

収縮期と拡張期で連続流ポンプ前後の圧較差が異なるため，流量も変化する．

[Thoratec 社（Pleasanton, CA）の厚意による］

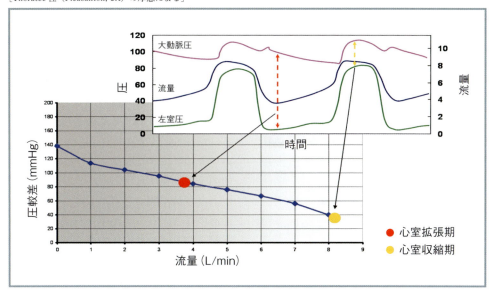

[図 43-16]

連続流 LVAD による補助中，脈圧の大きさと大動脈弁開放頻度は相関する．

(Myers TJ et al：Assessment of arterial blood pressure during support with an axial flow left ventricular assist device. J Heart Lung Transplant 28：423-427, 2009)

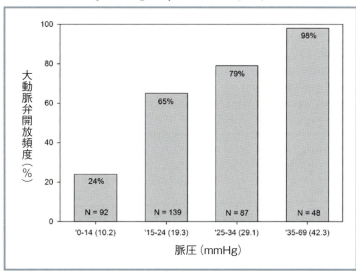

側へのシフトが起こり右心不全起こしたり，左室心内膜と脱血管が接触して心室不整脈を起こしたりする．間欠的に大動脈弁を開放させるように，左室への前負荷とポンプスピードを調整すべきである．一般的に間欠的に大動脈弁を開放させることは，大動脈弁交連部の癒合を避

け，大動脈基部の血流を維持し，最終的には大動脈弁逆流を防止することに役立つ．連続流 LVAD の Jarvik 2000（Jarvik Heart 社，New York，NY）を用いた研究によると脈圧が 15 mmHg 以上あれば自己の左室からの駆出があると考えられ，心エコーを使用しないでも大動脈弁を開放させる程度のポンプスピードを決定できるとしている[114]（図 43-16）．

　右心不全（術後 RVAD または長期の強心薬サポートの必要となる症例）は LVAD 治療に際して重要な合併症であり，右心機能は術前に入念にチェックすべきである．右心不全が遷延すると LVAD 術後の周術期死亡が増加する．数多くの術前因子（表 43-8）やスコアリング[108,115,116]が右心不全を予測するものとして報告されている．ただし，①どの因子が最も重要なのか，②いつそのデータを収集すべきか，③どの程度その因子を調整すれば右心不全が起きなくなるのか，などは不明である．心エコーによる三尖弁逆流の程度，右室駆出率，三尖弁輪収縮期移動距離（TAPSE）は術後の右心不全の予測に有用であり検討すべきである．心臓カテーテル検査においては，肺動脈楔入圧に比して高い右房圧，低い肺動脈圧，低い RVSWI[109]（図 43-17）は特に注意を要する．LVAD 術後はサクションイベントと心室中隔の左方移動を予防するため，回転数には特に注意を払うべきである．術

[表 43-8] LVAD の右心不全に関連する血行動態や心エコーの指標

血行動態	
■右房圧	>15 mmHg
■右房圧／肺動脈楔入圧	>0.6
■右室一回仕事量係数	<450 mL-mmHg/m²
■平均肺動脈圧	<35 mmHg
■肺血管抵抗	>8 Wood 単位
■肺動静脈圧較差	>20 mmHg
心エコー	
■三尖弁逆流	>3+
■右室駆出率	<30%
■右室径／左室径	>0.7
■三尖弁輪収縮期移動距離	<1.0 cm/sec

[図 43-17]
LVAD 術前の右室一回仕事量係数（RVSWI）は術後遷延する強心薬サポートの必要性の予測に役立つ．たとえば，RVSWI が 600 以下の場合，40％の患者が植込み後 14 日後でも強心薬が必要であるが，RVSWI が 900 以上であれば，その率は 5％未満である．

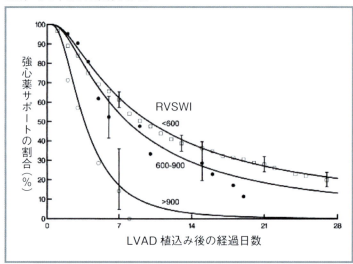

後，強心薬やNOを投与することや右房圧を15 mmHg未満に保つことは，右心不全を顕在化させないために一般に必要とされる．

ポンプ内血栓症はまれであるが，連続流ポンプの合併症として重大な結果に至るものであり，植込み後両心不全の状態になった場合は考慮すべきものである．大きな血栓が突然生じた場合には急性肺水腫と低血圧が生じ，多くの場合，血液検査で溶血の所見を有する．このような場合，血栓がデバイスの中でベアリングやローターの抵抗を増加させ，PIは低下し，消費電力は増大する．もう少しゆっくりした経過で血栓が形成される場合，血栓がポンプの流入部を閉塞させて消費電力はむしろ低下することがあるし，その場合PIは減少するとは限らない．ポンプのパラメータは変化しない場合もあるので，ポンプ内血栓を疑ったら右心カテーテル検査と心エコー検査を施行し，鑑別診断を行うべきである．血行動態上，通常は低血圧であり，低心拍出量であり，右房圧と肺動脈楔入圧は増加している．心エコー上，左室は拡大して，心尖部の脱血管への血流は低下し，大動脈弁は開放している．重症の大動脈弁逆流の場合，血行動態の所見が似ているため心エコーにより鑑別すべきである．ポンプ内血栓の治療は通常デバイス交換であるが，血栓溶解療法でうまく治療できたという症例報告もある．

4 巨細胞性心筋炎

原因不明の収縮障害による心不全は，カテーテル室におけるよくある臨床的な問題の一つであり，心内膜心筋生検を施行するかどうかはいつも議論の的である（第26章において，心内膜心筋生検の役割についてもっと詳細に論じている）．今日では心筋炎特有のガドリニウム造影パターンが知られているので，心筋生検を施行する前に心臓MRI検査を行うことが普通である[117]．最も両者を組み合わせるほうが診断能力は上がる[118]．いろいろな診断の可能性が心内膜心筋生検によって得られる可能性はあるが，心筋炎がおそらく最も普通にみられる組織学的診断であろう．ただし組織学的に心筋炎と診断することは容易であっても，組織学的に心筋炎を否定することは非常に難しいため[119, 120]，多くのカテーテル室で心筋生検をためらう原因となっている．そのうえ，従来からの免疫抑制療法は無効のようであり[121]，治療が生検の結果によって変化するわけではないことが常に問題となる．しかしながら心筋炎の診断は，ある状況，特に特定の心筋炎を確定診断するときにはとても重要である．

症例43-5　巨細胞性心筋炎

特記すべき既往歴のない39歳の女性が1ヵ月にわたる咳と呼吸困難，脱力感および嘔気を訴えて来院した．熱はなく，病人との接触歴はなく，胸痛もなかった．救急到着時，蒼白で四肢冷感があり，意識は混濁していた．血圧は75/60 mmHgで，心拍数は140/min（不整），そして過呼吸であった．胸部X線像では心拡大を伴わない肺うっ血を呈し，心電図上，低電位と頻脈性心房細動であった．緊急で施行した心エコーによると，左室の拡大はないが，右室が拡大しており，両室不全がみられ，中等度の僧帽弁と三尖弁の逆流を認めた．そのままカテーテル室において大動脈内バルーンポンプが挿入され，冠動脈造影を施行したが正常であった．血行動態は右房圧が22 mmHg，肺動脈楔入圧が26 mmHgで，v波が40 mmHg，心係数は1.3 L/min/m^{2}と著しい異常を示した．心内膜心筋生検を施行した．次の日，最大限の強心薬および昇圧薬の投与，人工呼吸，および大動脈内バルーンポンプの使用にもかかわらず遷延するショック状態がみられたため，両心補助VADを装着した．心内膜心筋生検によりびまん性に巨細胞性心筋炎の所見が得られ，多発性かつ巣状に治癒途上の細胞傷害を認めた．2週間にわたり免疫抑制療法を施行され，心室機能は著明に改善した．VADの離脱テストが成功したため，無事VADを外すことができ，最終的には正常の心機能で退院してリハビリテーションを施行している．

a) 要点

　心筋梗塞も広範囲の冠動脈病変もなく心原性ショックに至った症例では，劇症型心筋炎（後述を参照）を考慮に入れて心内膜心筋生検を施行すべきである．実際，ウイルス性心筋炎は急性心筋梗塞に臨床経過が似ている[122]．不全に陥った心室の最初の時点での大きさと形により，心筋の炎症の経過を推定することができる．すなわち，拡大がなく楕円体を保っている場合には急性の心筋症を考える．急速に進行する心不全でショックに至る経過は，その他の心筋炎，たとえばリンパ球性心筋炎でも同様の経過をとることがあるが，巨細胞性心筋炎に特徴的である[123]．特に巨細胞性心筋炎を診断することはその自然歴と治療適応を考えると非常に重要である[121]．この疾患は臨床的にその他のタイプの心筋炎と似ている場合もあり，組織学的にのみ診断可能であるが，心サルコイドーシスとは組織学的にさえも混同する場合がある．この疾患を有する63人の患者の多施設からの登録では，死亡や心臓移植の率は89％であり，発症からの平均生存期間は5.5ヵ月にすぎない．リンパ球性心筋炎に比較すると巨細胞性心筋炎は，心室頻拍，心ブロック，心室機能の低下や予後不良などとより多く合併するようである[124,125]．罹患者は比較的若い（登録では平均44歳），白人（登録では88％）で，既往歴がないなどの傾向がある．自己免疫疾患，特にCrohn病や潰瘍性大腸炎などとの興味深い関連があり，一連の自己免疫的機序を示唆する．病態生理学的にはCD4陽性のリンパ球に関連しているようであり，Lewisラットにミオシンを自己感作させた実験モデルも作成されている[126]．ステロイド単独ではあまり効果がないようであるが，アザチオプリンまたはシクロスポリンによる免疫抑制療法は生存率を1年延ばす可能性がある．心臓移植も治療の一手段であるが，術後早期の死亡率は高く，15％にのぼるとされている．さらに困ったことには移植心にまた再発することもある[127]．多施設からの登録状況によると移植を受けた35人の患者のうち9人において，移植後平均3年で心筋生検により再発が認められているが，ほとんどの患者は心不全を再発することはない．

　リンパ球性心筋炎はよりポピュラーな心筋炎であり，1年間の死亡率は15〜20％と極めて高い[128,129]．原因はウイルスであろうと考えられているが，この仮説はまだ確定されてはいない．新規発症の拡張型心筋症において心筋炎によるものかどうかを検討することは有用であるかどうかよくわからない．というのも組織病理学的に心筋炎と診断される率がまちまち（30の研究で0〜63％までばらついている）であるからで，さらに心筋炎の特異的治療はまだ確定されていないからである[124]．Myocarditis Treatment Trialにおいて経験豊富な心臓病理学者たちによる合議診断によると，原因不明の心不全患者2,233人のうち214人だけが組織学的に心筋炎の証拠があった．発症から6ヵ月以内の患者に限定すれば心筋炎の率はもう少し上がったかもしれない[123]．

　これらの限界があるにもかかわらず，心筋炎の組織学的証拠は特に予後の推定に役立つので有用である．臨床病理学的分類がJohns Hopkins Hospital（Baltimore, MD）において開発され，心筋炎の組織学的診断と臨床経過の特徴とを合わせて分類するものである（詳細は第26章を参照）．この分類によると，劇症型心筋炎は昇圧薬（$5\,\mu g/kg/min$以上のドパミンまたはドブタミン），またはVADを必要とする重症の血行動態破綻をきたすものとされる．さらに，次の3つのうち少なくとも2つの臨床症状が必要である；熱発，入院後2週以内の感冒様症状，突然の心不全発症（易疲労感，呼吸困難，または新規発症の浮腫）．劇症型心筋炎は，急性心筋炎と比べて同程度の肺動脈楔入圧や心拍出量であっても，より右心不全の程度が強く，また末梢血管抵抗が低い傾向にある[128]．有意な肺高血圧の存在は心筋炎においては特に命取りであり，平均肺動脈圧の5 mmHgの上昇ごとに死亡率はほぼ2倍の増加となる（リスク比1.85，心係数1.50〜2.29）[11]．幸いなことに劇症型心筋炎は心筋炎のなかでも比較的まれである（Johns Hopkins Hospitalにおける147例の

心筋炎のうち15例）．劇症型心筋炎はより多くみられるタイプの心筋炎（いわゆる急性心筋炎）とは区別すべきであり，急性心筋炎はもっとはっきりしない発症経過をとり，もっと緩やかな経過をたどり，自然軽快はない．

　皮肉なことに突然発症した劇症型心筋炎は予後が良いことが知られており，11年後の移植を受けていない患者の生存率は93％であった[128]．患者の血行動態が破綻している間，機械的または薬物により十分に補助されていれば，長期生存が得られるとともに臨床症状も改善し，左心機能も改善する．興味深いことに免疫抑制療法はこの場合，生存率を上げないとされている．

[表43-9] HFpEFとしばしば間違われやすい疾患

心血管病変
- 肥大型心筋症
- 浸潤性または拘束型心筋症
- 肺動脈性肺高血圧
- 収縮性心膜炎
- 高心拍出性心不全
- 弁膜症
- 冠動脈疾患
- 肺塞栓
- 右室心筋症

非心血管性
- 肺疾患
- 貧血
- 肥満
- 運動不足
- 腎動脈障害，甲状腺疾患
- 神経筋疾患

5 駆出率の保たれた心不全（HFpEF）と拘束型心筋症

　心不全患者の半数は左室駆出率が保たれており（HFpEF），米国における年齢分布の変化に伴って，HFrEFに比してHFpEFは年1％の割合で増加している[130, 131]．左室駆出率は正常であるにもかかわらず，HFrEFと生命予後や再入院率などはほとんど区別がつきがたいほど同じである．HFpEFは以前拡張不全と呼ばれていたが，最近の研究によると収縮力，心拍数調節，内皮機能，そして冠動脈予備能などの拡張不全以外の多くの異常がその病態生理に関与していることが知られてきた[132-134]．拡張機能障害はHFpEF特有のものではなく，臨床的に心不全が存在しなくても多くの患者で拡張機能障害がある．臨床所見（浮腫，頸静脈怒張，ラ音）または臨床症状（呼吸困難，易疲労感）は，それが生じている際にHFpEFとHFrEFで区別できないので[135]，HFpEFの診断はしばしば困難を伴う[131]．たとえば，患者が呼吸困難を訴えていて，心エコーにより左室駆出率が低下していればHFrEFと自信を持って診断できる．しかし，呼吸困難を訴える患者の駆出率が正常であったら，鑑別診断として心原性ならびに心臓外の理由による非常に多くの病態を検討しなければならない（表43-9）．HFpEFを正しく診断するには血行動態的に心不全である客観的な証拠，特に心拍出量の異常，または，多くの場合は心室充満圧の上昇を必要とする．身体所見や心エコーだけでうっ血の程度を判断するのはしばしば困難であり[7, 10]，非心臓性の原因で呼吸困難や易疲労感を訴える患者も多いため，HFpEFを診断する，または除外するうえでカテーテルにより血行動態を測定する機会が増えてきている．さらに，早期のHFpEF患者では安静時の心拍出量や心室充満圧は正常であることが多いので，いくつかのカテーテル室では運動負荷や生理食塩水負荷などの方法と侵襲的血行動態測定を組み合わせてHFpEFを診断するようになっており，心臓以外の原因による呼吸困難を除外することに役立てている[47, 136]．

　HFpEFは臨床的所見や症状から心不全であり，左室内腔は正常で，駆出率は保たれており（50％以上），そして心機能障害を有する客観的証拠があるものと定義される．この最後の「客観的証拠」は左室充満圧の上昇を認めるというかたちで，たいていの場合カテーテル室において得られる．HFpEFにおいてこの左室充満圧の上昇には，左室の拡張早期弛緩期の延長と心室スティフネスの増加の両方が関与している[137, 138]．左室の拡張期スティフネスの増加は

[図 43-18]
（A）拡張期弛緩能は等容弛緩期中の圧低下を指数関数にフィットさせ，その時定数Tを算出することにより定量化される．拡張機能障害があると弛緩期は延長し（赤線），Tも延長する．（B）左室拡張期スティフネスは拡張期の圧－容積関係（DPVR）で示される．正常では左室内に多くの血液を流入させてもわずかな圧の上昇にとどまる（黒線）．拡張機能障害のある患者ではDPVRは上方および左方にシフトし（赤線），結果として左室拡張終期圧は上昇する．左室充満圧は左室スティフネスの増加がなくても起こり得るが，その場合はDPVRが平行に上方シフトしている（緑線）．このようなことは，収縮性心膜炎において心筋は正常でも外部から拘束されている場合に生じる．また，心室が正常でも過剰な容量負荷が生じると，それがDPVRの急峻な部分に相当するとき左室拡張終期圧は上昇し得る（黒点線）．

(Borlaug BA, Kass DA：Invasive hemodynamic assessment in heart failure. Cardiol Clin 29：269-280, 2011)

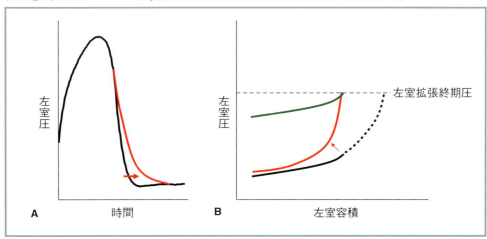

拡張期圧－容積関係の左方ないし上方へのシフトで表現され（図43-18），左室容積の増加はより高い充満圧を伴うことになる[139]．左室の弛緩能はカテーテル室において等容弛緩期の左室圧の低下率を測定することでわかるが，HFpEFではこれが延長している（図43-18）．しかし，どちらの指標もゴールドスタンダードではあるが，通常の臨床現場では用いられず，正常な左室容積（心エコーや心室造影による）に左室充満圧の上昇を伴っており，しかも他の原因が考えにくい場合に，たいていHFpEFと診断されている．左室拡張終期圧は心臓以外の原因，たとえば外部からの心臓の拘束（収縮性心膜炎；この場合，圧－容積関係は上方にシフトする）や左室の容量負荷（高拍出性心不全；図43-18）などでも上昇することを忘れてはならない[139]．

HFpEFは通常，高齢者（平均74歳）と女性（男性の2倍）に多く，たいてい高血圧（75%程度），肥満，糖尿病の既往がある[135]．これらのリスクファクターのない患者が左室駆出率が正常でしかも心室充満圧の上昇を伴っていた場合には，心膜による拘束，拘束型心筋症，そして虚血性心疾患などを強く疑うべきである．もし，拘束型血行動態が確認されたならば，心内膜心筋生検を施行してその原因を調べるべきである（第26章も参照）[140]．一次性の拘束型心筋症は，病態生理的には著しい拡張機能障害，構造的には心肥大および線維化が特徴であり，求心性リモデリングを起こすことが知られている慢性の圧負荷（たとえば高血圧や大動脈弁狭窄）は存在しない．血行動態的には心室弛緩が障害され，左室拡張終期容積は正常または低下し，左室充満圧が上昇し，両心房拡大を伴う．拘束型心筋症は浸潤性の病態として，アミロイドーシス，ヘモクロマトーシス，サルコイドーシスなどがあるが，さらにもっとまれな病態としては特発性拘束型心筋症，心内膜線維症，そ

[図 43-19] 安静時（A）と運動時（B）の右室と左室の充満圧
安静時には肺動脈楔入圧（黒線）と右房圧（赤線）は正常である．低強度の運動で，肺動脈楔入圧と右房圧の著明な上昇を認める．運動時に肺動脈楔入圧のv波が顕著であるが，同時に施行した心エコーでは僧帽弁逆流はわずかであった．

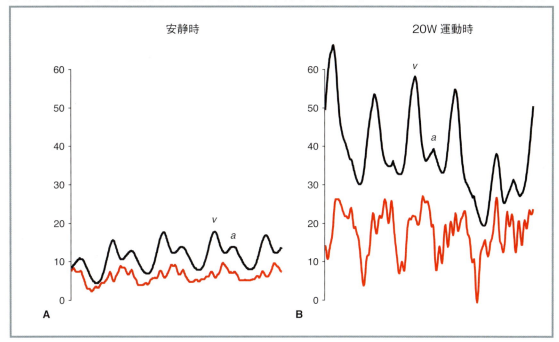

してFabry病がある[140]．拘束型心筋症以外にも正常な駆出率を伴う心不全の原因としてよくあるHFpEFとは異なり，特定の原因を有し，そしてそれぞれに対する特定の治療が存在する心疾患は数多くあり，鑑別の対象となる（表43-9）．これらの多くは身体所見，心エコー検査，冠動脈造影，左右同時圧測定，そして時には心筋生検所見によりたいていは鑑別可能である．

症例 43-6　進行性の労作時呼吸困難

間欠的な労作時胸部圧迫感に始まり，1年前から徐々に進行してきた原因不明の労作時呼吸困難を訴える70歳の女性．慢性の高血圧があり，閉塞性睡眠時無呼吸の治療を受けており，肥満で軽度の慢性腎臓病を有していた．身体所見上，頸静脈怒張はなく，ギャロップを聴取せず，末梢にわずかな浮腫を認めるのみであった．胸部X線，呼吸機能検査，心電図，血漿BNP濃度は正常であった．経胸壁心エコー検査では，左室径は正常，駆出率69％，軽度の左房拡大，軽度の拡張機能障害，推定肺動脈収縮期圧は36 mmHgであった．アデノシン血流シンチグラフィは正常であった．心肺機能検査では最大酸素摂取量の低下（13.9 mL/kg/min；正常の70％）を認めたが，肥満と運動不足のためと思われ，心原性とは考えにくかった．

心臓カテーテル検査において，右房圧は7 mmHg，平均肺動脈圧は24 mmHg，肺動脈楔入圧は12 mmHg，心拍出量は5.7 mL/minであった（図43-19A）．患者の症状は安静時にはなく，労作時のみに認めることから，運動負荷時の血行動態測定を施行した．運動開始前に受動的に下肢を挙上したところ，肺動脈楔入圧は18 mmHgに上昇した．20 Wで自転車をこぐ運動により，9/10の呼吸困難（訳者注：1～10の評価尺度のうち，9と患者が評価する強度の呼吸困難であることを意味する）を生じ，右房圧は21 mmHg，肺動脈楔入圧は37 mmHg（v波は55 mmHg），

平均肺動脈圧は 52 mmHg となった（図 43-19B）．同時に測定した心エコー検査によれば僧帽弁逆流の程度はごくわずかであった．心拍出量は 7.8 mL/min で，酸素消費量は 216～743 mL/min に増加していた．冠動脈造影ではごく軽度の冠動脈狭窄を認めるのみであった．クロルタリドン（サイアザイド系利尿薬）と硝酸イソソルビドが処方に追加され，心臓リハビリテーションが施行され，症状は軽快した．

a）要点

このケースのように原因不明の労作時呼吸困難の診断過程で心臓カテーテル検査がキーになることがある．この患者ははっきりとした症状を有していたが，身体所見，X 線所見，BNP 値でも明確にうっ血所見といえるものはなく，心不全と積極的に診断する根拠に乏しかった．HFrEF に比して HFpEF では平均的に BNP 値は低いことはよく知られている[34, 141]．BNP 分泌刺激が左室の壁応力によることと，この 2 つのタイプの心不全で壁応力は著しく異なることを考えれば，BNP に違いがあることは不思議ではない（図 43-20）．Laplace の法則によれば，壁応力 σ は左室圧 P と内腔半径 r に比例し，壁厚 h に反比例する[142]．HFpEF でも HFrEF でも左室拡張終期圧は同様に増加しているが，HFrEF と違って，HFpEF の内腔は正常かむしろ小さく壁厚は厚い（図 43-20）[34, 135]．さらに BNP は肥満患者では非肥満患者より低いことが知られており[143]，HFpEF では肥満患者も多い（これはこの症例でもみられたことである）．最後に早期の HFpEF 患者の多くでは，運動中だけなど間欠的にしか充満圧の上昇が生じない[47]．この症例のように，心外膜の冠動脈狭窄がなくても労作時の狭心痛を訴える HFpEF 患者は珍しくない．これはおそらく運動中に壁応力が急激に増加したとき，微小血管障害や血管密度の減少による相対虚血が生じるからであろう．正常駆出率の高齢者で心エコーでの推定肺動脈圧が上昇している場合，いつも HFpEF の可能性を考慮すべきである[144]．というのもこのような患者の肺高血圧は肺動脈楔入圧の上昇から逆行性にもたらされたものである可能性が

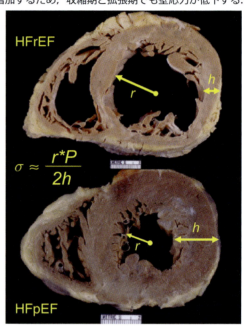

[**図 43-20**] HFpEF と HFrEF における壁応力
Laplace の法則によれば，壁応力は内腔の圧力（P）と半径（r）に比例，壁厚（h）に反比例する．HFpEF（上）では P と r が増加し，h は正常，または低下する．一方，HFpEF（下）では通常 P は増加するが，r は小さく，h が増加するため，収縮期と拡張期でも壁応力が低下する．

$$\sigma \approx \frac{r*P}{2h}$$

高いからである[47]．運動耐容能や最大酸素摂取量は，HFpEF でも HFrEF でも同程度に低下し得る[145]．この症例では心肺機能検査により最大酸素摂取量の低下が示されたが，典型的な頭打ちパターンがみられなかったため心原性の低下とは考えにくいとされた．非侵襲的な心肺機能検査の一つの問題点は，心拍出量を直接測定するのではなく酸素消費量のパターンから推測するためである[46, 146]．

ほとんどのカテーテル室には起立位で運動させて測定できる装置はなく，仰臥位での測定がしばしば用いられる．Mayo Clinic（Rochester, MN）と University Hospitals Case Medical Center（Cleveland, OH）では，仰臥位での自転車こぎを患者が息切れを訴えるか疲れてもうできないというところまで続ける方式をとっている[47, 136]．安静時には一見「正常」であるか，代償された血行動態であっても運動させると著

[表 43-10] 安静時と運動時の血行動態の正常値

患者群	平均肺動脈圧 (mmHg)	肺動脈楔入圧 (mmHg)	肺動静脈圧較差 (mmHg)	肺血管抵抗 (Wood単位)	酸素消費量 (mL/min)	心拍出量 (L/min)
安静時 (n = 882)	14.0±3.3	8.0±2.9	6±2	0.9±0.4	296±89	7.3±2.3
運動時,<50歳	19.6±5.0 (n = 522)	10.9±3.9 (n = 236)	9±3 (n = 51)	0.7±0.3 (n = 51)	1,027±237 (n = 444)	12.7±2.8 (n = 311)
運動時,≦50歳	29.4±8.4 (n = 114)	16.8±6.5 (n = 65)	10±3 (n = 16)	0.9±0.3 (n = 16)	1,003±224 (n = 77)	11.2±2.0 (n = 36)

(Kovacs G et al：Eur Respir J 34：888-894, 2009/Kovacs G et al：Eur Respir J 39：319-328, 2012 のデータより作成)

明に肺動脈楔入圧や肺動脈圧が上昇する場合，そのような患者において運動耐容能の低下の原因が心不全によるものであると診断できる．われわれの経験では，（この症例のように）身体所見やX線，BNP値が正常な患者のうち半分以上で運動中の圧上昇を認める[47]．特徴的な例を挙げると，著明なv波が出現するが，左房の充満がその圧 - 容積関係曲線が急峻で拡張能の低下した時相で生じていることによる（図43-19）．HFrEFでは運動誘発性の（ないし運動により増悪する）僧帽弁逆流が心拍出量の限界や二次性肺高血圧発症の重要な因子となっているが[147]，この著明なv波はHFpEFにおいて通常運動時に僧帽弁逆流が生じることによるものではない．

運動中，過呼吸を強いられるため，胸腔内圧が大きく変化することで心室や肺動脈の圧がしばしば上下動する．理想的には平均肺動脈楔入圧は呼気終末にa波の中間で測定するのがよいが，特に呼吸性変動の激しい患者では呼吸周期全体の平均をとって平均肺動脈圧としてもよい．運動時の肺動脈楔入圧，右房圧，肺動脈圧の正常値は残念ながら存在しない．WHOは以前，肺高血圧の定義として安静時の平均肺動脈圧が25 mmHg以上または運動時の平均肺動脈圧が30 mmHg以上と定義していた．しかし，最近のKovacsらのメタ解析によれば，50歳以上では正常と考えられる人のほぼ半分にこの程度の肺動脈圧の上昇が認められるという（表43-10)[148, 149]．Kovacsらのデータがたとえ広く受け入れられる見解となり，運動中の血行動態を解釈する際の一般論となったとしても，以下のようないくつかの問題点は指摘しておきたい；①血圧計のゼロ点をどの高さで取るか，呼吸周期のどこで測定するか，ほとんど一定の見解がない．②（特に高齢者では）これまで検討された症例数がかなり少ない．③健常者としてデータが取られているのは実は多くが鍛錬されたスポーツマンであり，運動中に肺動脈圧や肺動脈楔入圧が著明に上昇することがあることが知られている．一方，健康ではあるが日常運動しない人ではそうした現象はみられない[150, 151]．④Kovacsらが解析している一連の研究では安静時の心拍出量が4.2 L/min/m^{2}であり，ほとんどのカテーテル室では増加した心拍出量の部類に入る．⑤Kovacsらにより軽い程度の運動と定義された酸素消費量（そしてそれはすなわち運動強度）の値は1,021±233 mL/minで，Mayo Clinicの検査室で呼吸困難を有する高齢患者が通常可能な運動強度（20 W）における酸素消費量の601±146 mL/minを明らかに超えている．

運動中の肺動脈楔入圧の上昇が急激である場合も重要である．われわれの経験では肺動脈楔入圧の上昇はその80％以上が低レベルの仰臥位運動で生じていたし，Maederらは最大運動時の肺動脈楔入圧の絶対値よりも，運動中の肺動脈楔入圧の上昇する傾きのほうが健常者とHFpEFを鑑別するのに有用であったとしている[9, 47]．いまのところ，運動に対する肺動脈楔

入圧の反応はどのようなものが正常なのかまだよくわかっていない．一部の研究者たちは15〜18 mmHg 程度の肺動脈楔入圧でも心不全を考慮すべきというが，われわれの経験では健常者でもその程度の値は珍しくない．われわれはもう少し高めの値で異常と考えるようにしており，呼気終末の肺動脈楔入圧が 25 mmHg 以上か呼吸周期全体の平均で肺動脈楔入圧が 20 mmHg 以上のとき，心不全の根拠として十分な値であるとしている[47, 152]．運動ほど生理的なものとはいえないが，カテーテル室において容量負荷を施行することで肺動脈楔入圧の異常な上昇を基に拡張機能障害を明確に診断することも行われている[153]．この症例では下肢を挙上させるだけで肺動脈楔入圧が 18 mmHg に上昇し，HFpEF の診断に重要な手がかりを与えた．ボーラスで生理食塩水を投与することもまた HFpEF の診断において施行されるが，どの程度肺動脈楔入圧が上昇すれば十分な特異度を持って診断できるかはまだわかっていない．

もう一つの心不全の血行動態における重要事項は，負荷に対して心拍出量を増加できないということである．低強度の運動では，左室拡張終期容積と左室駆出率の増加が Starling の法則に則って一回拍出量を増加させる決定因子となるが[154]，仰臥位では立位の運動時と異なりさほど拡張終期容積は増加しない．高強度の運動では，しばしば運動とともに充満圧が上昇するにもかかわらず，頻脈のため拡張終期容積はそれ以上増加せずむしろ少し小さくなる．そのため，一回拍出量を維持するには収縮終期容積がさらに小さくならなければならない．ここを過ぎた運動強度になると心拍出量の増加は心拍数の増加にまったく依存するようになり，一回拍出量は固定されてしまう．複数の過去の研究によると，酸素消費量 1 mL/min の増加ごとに心拍出量は概ね 6 mL/min 増加する[46, 154, 155]．このような測定をするためには，カテーテル室において運動中の酸素消費量を直接測れるようにする必要がある[46]．この症例では酸素消費量は 527 mL/min に増加したが，計算上の心拍出量（すなわち代謝需要に見合った心拍出量）は 3.2 mL/min 増加すべきであったが，実際の測定値は 2.1 mL/min しか増加しておらず，充満圧の増加と二次性肺高血圧に加えて心拍出量の増加に限界があることを示している．このことは患者の症状が心原性であることを示唆するものである．

症例 43-7　再発を繰り返す肺水腫

急激に発症する呼吸困難と起座呼吸を繰り返す 81 歳の女性．25 年前に Björk-Shiley 弁で大動脈弁置換術を受けている．既往歴に高血圧があるが，間欠性の眩暈と起立性低血圧のため，治療が困難であった．この受診以前にこの 6 ヵ月間で 2 回救急外来を受診しており，どちらも重症高血圧を伴う肺水腫のエピソードであった．いずれのときも低用量のニトログリセリンと 1〜2 L 程度の軽い利尿により速やかに症状は改善した．デュプレックス超音波検査では腎動脈狭窄は明らかでなかった．3 回目の急性呼吸困難を生じ，入院後心臓カテーテル検査を施行された．心エコーでは左室内径は正常で，左房拡大を認め，人工弁に異常はなかった．左室拡張機能障害を認め，推定肺動脈収縮期圧は 60 mmHg であった．冠動脈造影では有意狭窄は認めなかった．血行動態上，大動脈圧 192/80 mmHg，肺動脈楔入圧の上昇 34 mmHg，高度の肺高血圧 72/35/50 mmHg，正常心拍出量であった（図 43-21）．低用量のニトロプルシド（1 μg/kg/min）の投与により大動脈圧は 98/40 mmHg に低下し，一回拍出量と心拍出量は軽度低下したが，肺動脈楔入圧（12 mmHg）と肺動脈圧（30/14/20 mmHg）はそれぞれ正常化した．ニトロプルシドを中止して 5 分後に体血圧と肺動脈楔入圧は元の高値に戻った．アムロジピンを処方に追加し退院となったが，その後も間欠的に眩暈，肺水腫，息切れを生じている．

a）要点

症例 43-6 とは違って，コントロール不良の高血圧に伴う肺うっ血のエピソードを繰り返しているので HFpEF の診断に疑問の余地はない．Wake Forest 大学の研究者による心エコーを用

[**図43-21**] ニトロプルシド投与前後の血行動態
(**左**) 投与前は著明な高血圧と脈圧開大 (赤線) を認め，中心動脈の硬化を示唆する．肺動脈楔入圧 (黒線) が上昇していた．(**右**) 低用量のニトロプルシド投与で，肺動脈楔入圧の正常化と著しい血圧低下 (100 mmHg 程度) を認める．ニトロプルシド投与で心拍出量と一回拍出量は軽度低下し，過剰な静脈拡張による前負荷の低下を示唆する．

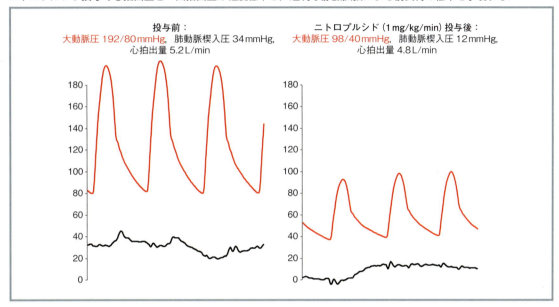

いたエレガントな研究が示すように，この現象は一過性の収縮不全や僧帽弁逆流によるものではなく，拡張機能障害が主役である[156]．このような患者において急性期の治療は単純明快であり，ほとんどの患者でわずかの利尿薬および血圧のコントロールによる後負荷軽減と静脈拡張による前負荷軽減によく反応する．非代償性のHFrEF患者では血管内外のうっ血が数L以上あるが，高血圧性肺水腫のHFpEF患者ではいつもの体重よりほんの2～3L増えているにすぎないことが多い．このような患者では心室充満圧や後負荷を少々変動させるだけで，血圧や心拍出量に大きな変化をもたらす[157]．このことは心室と血管の硬化，特にHFpEFに特徴的である急峻な収縮終期圧‐容積関係に関連する．ハンドグリップ負荷時のような急激な後負荷の増大は，左室収縮期圧の著明な増加をもたらす (図43-22)．このような急激な後負荷の増大はまた，左室の拡張早期の弛緩を延長させ，等容弛緩期の時定数T (タウ) が急激に増加し，またそのことはLVEDPの上昇ももたらす．この症例でみられるように，後負荷の減弱

[**図43-22**] HFpEFにおいて運動中の高血圧に対する反応

安静時の圧‐容積曲線によれば軽度の高血圧があるが，左室拡張終期圧は正常である．等尺性ハンドグリップを短時間行うだけで (赤線)，左室収縮終期圧の著明な上昇を認め，急激な弛緩期の延長 (Tの延長) と左室拡張終期圧の増加を伴う．

(Kawaguchi M et al：Combined ventricular systolic and arterial stiffening in patients with heart failure and preserved ejection fraction：implications for systolic and diastolic reserve limitations. Circulation 107：714-720, 2003)

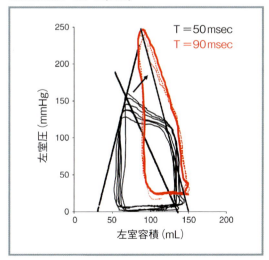

[**図 43-23**] HFpEF と HFrEF におけるニトロプルシド投与時の圧－拍出量関係
（**A**）積算分布グラフによると，ニトロプルシド投与後 1/3 以上の HFpEF 患者で一回拍出量の低下が認められるが，そのような患者でも平均の肺動脈楔入圧は 20 mmHg 以上あり前負荷低下に対する感受性がより高いことが示唆される．（**B**）HFpEF 患者では心室－動脈の硬化が著しいため，動脈エラスタンスの低下により著明な血圧低下を招く．（**C**）ニトロプルシドは HFpEF でも HFrEF でも同程度に肺動脈楔入圧を低下させるが，それによる一回拍出量の増加は HFpEF では大きくない．（**D**）全身血管抵抗を低下させたときと同様，HFpEF 患者では肺血管抵抗の低下はより大きな肺動脈収縮期圧の低下をもたらす．

(Schwartzenberg S et al：Effects of vasodilation in heart failure with preserved or reduced ejection fraction implications of distinct pathophysiologies on response to therapy. J Am Coll Cardiol 59：442-451, 2012)

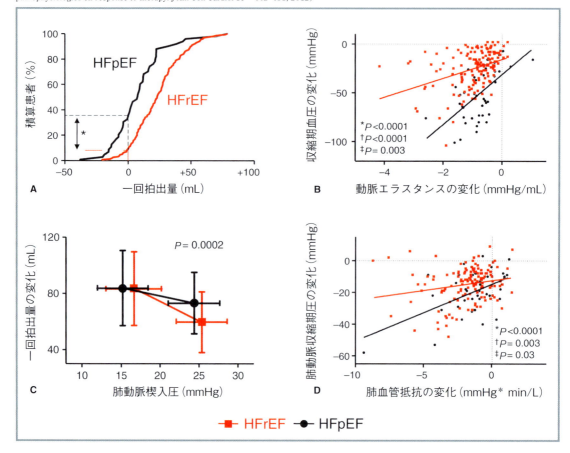

はこの逆の現象をもたらす．HFrEF の患者は大用量の血管拡張薬にもかなり忍容性があるが，一方 HFpEF 患者では一回拍出量もあまり増加しないまま血管拡張薬に対して低血圧となることが多い（図 43-6）[34]．Mayo Clinic からの一連の研究で示されたように，左室充満圧が上昇していても（平均肺動脈楔入圧が 20〜25 mmHg），HFpEF のうち 35％の患者はニトロプルシドの急性投与に対して一回拍出量が減少した（図 43-23）[34]．したがって，この患者群は左室拡張終期容積（左室の真の前負荷）を適切に保つにはかなり高い充満圧を必要とすることがわかる．HFrEF 患者では正常の肺動脈楔入圧でも心拍出量の低下を伴わないことが多く，この点で大きく異なっている[28]．

症例 43-8　心アミロイドーシス

60 歳の男性が持続する心不全と体重減少により来院した．以前に下壁の心筋梗塞の既往があり，5 年前に右冠動脈にステント植込みを施

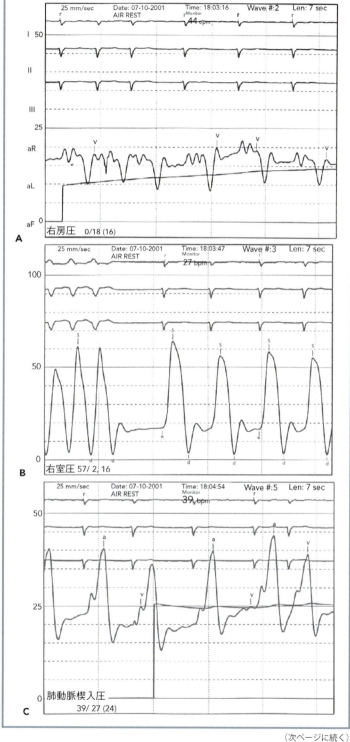

[**図 43-24**] 拘束型心筋症であるアミロイドーシスの血行動態

上昇した右房圧，Kussmaul 徴候，著明な y 谷（**A**）および右室圧での dip and plateau（**B**）は重症の右心不全を意味するが，収縮性心膜炎ではない．著明な v 波（**C**）が肺動脈楔入圧波形に認められるが，僧帽弁逆流はなく，アミロイドーシスに特徴的な硬い左房への容量負荷を反映している．普通は左室の障害は右室の障害より強いため，右室と左室の拡張終期同時圧測定によれば，左室拡張終期圧－右室拡張終期圧は 5 mmHg 以上である．

（次ページに続く）

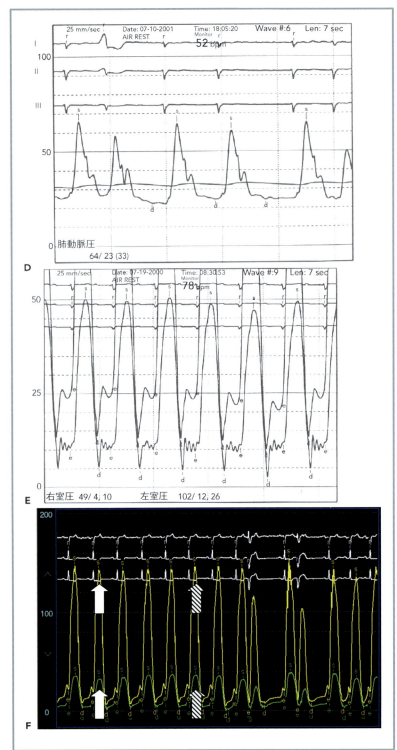

[図43-24]（つづき）
重症の肺高血圧（D）は拘束型心筋症の病態に一致する．左室拡張終期圧での著明なa波（E）にも注目．その他の血行動態は収縮性心膜炎でも認められるが，両心室収縮期圧の呼吸性変動が同期していること（F）は，拘束型心筋症に特徴的である．両心室の収縮期圧は吸気（白矢印）で低下し，呼気（斜線矢印）で最大となる．

行されている．6ヵ月前から呼吸困難と繰り返す狭心痛を発症したため，そのときに再度心臓カテーテル検査が施行された．冠動脈造影では回旋枝に高度な潰瘍を伴う新規病変を認めたが，右冠動脈に以前植込んだステント内に狭窄はなかった．左室造影によれば僧帽弁逆流はなく壁運動異常もなかったが，駆出率は40％であった．血行動態は代償されていない心不全を明らかに示していた．右房圧 12/12/10 mmHg，右室圧 55/11 mmHg，肺動脈圧 55/27/36 mmHg，肺動脈楔入圧 30 mmHg，心係数 1.4 であった（図43-24）．回旋枝に対しステント植込みが施行された後，心不全治療目的で入院となった．24時間後，ステント内血栓によりカテーテル室に戻ってきたが，再度冠動脈形成術が成功裡に施行された．

引き続き，強いだるさ，体重減少と労作時の呼吸困難を訴えた．ACE阻害薬は低血圧と高尿素窒素血症により忍容性がなかった．心房細動を最近発症しており，左脚の突然の疼痛，冷感のため，左膝窩動脈の血栓除去術を施行されている．高血圧や糖尿病の既往はないが，喫煙と飲酒はつい最近やめたばかりであった．

現症では慢性的に血圧が低く 85/70 mmHg であり，心拍数は 95/min（不整），ただし呼吸は問題なかった．多数の斑状皮下出血が認められた．静脈圧は 12 cmH$_2$O と上昇しており，頸動脈の拍動は微弱であった．肺音は両肺底部で聴取できなかった．心音は微弱でギャロップも雑音もなかった．肝は腫大し拍動していたが，腹部に明らかな腹水はなかった．四肢は触れるとやや暖かく，明らかな浮腫は認めなかった．

心電図上は心房細動であり，肢誘導低電位，右軸偏位，および以前の下壁心筋梗塞（図43-25）を認めた．心エコー上，高度の求心性肥大を認め，心筋内にスペックルパターンのエコー像を認め，左室収縮能の軽度低下，および両心房の拡大を認めた（図43-26）．脂肪組織吸引と十二指腸生検ではアミロイド陰性であったが，血清蛋白電気泳動では多発性骨髄腫に一致するモノクローナル蛋白を認めた．心内膜心筋生検は心筋細胞の肥大，浸潤したアミロイド蛋白による心筋線維の分離化，コンゴーレッド染色によるアミロイドに一致する周辺の緑色の複屈折などを認めた（図43-27）．骨髄穿刺により多発性骨髄腫の確定診断がされた．メルファランとプレドニゾロンが開始され，一次的には症状は軽快したが，3ヵ月後に死亡した．剖検で左房辺縁に古典的な「蝋だれ」(wax dripping) 現象を認め，アミロイド蛋白の心内膜沈着を確認できた（図43-27）．

a）要点

収縮機能が正常である心不全患者において，右心系と左心系の同時圧測定は収縮性心膜炎と拘束型心疾患を鑑別するのに役立つ．もし拘束型の血行動態があるもののその原因となる要因（慢性の高血圧，糖尿病，肥満など）がない場合，特に血行動態上収縮性心膜炎に合致しない場合には，心内膜心筋生検を施行すべきである．臨床の実際においては，拘束型の血行動態は過去の縦隔への放射線照射，糖尿病，肥大型心筋症の「成れの果て」(burned out)，アントラサイクリン系薬剤，そしてアミロイドーシスでみられる．一般には真の拘束型心筋症ともいえる特発性拘束型心筋症，蓄積病（すなわちヘモクロマトーシスやFabry病），そして心内膜線維症は極めてまれであり，第26章で詳細に論じられる．

拘束型心疾患の古典的な血行動態は，重症の右心不全と左房のコンプライアンス低下である（巨大v波；図43-24）．拡張期の早期流入波形にdipがあること（平方根サイン），x谷とv谷が著明であること（M型またはW型サイン），そしてKussmaul徴候がみられることがある．従来から，拘束型の病態は右室より左室を傷害する程度が強いことから，左室収縮終期圧は右室収縮終期圧より高いことが多いが，右室の傷害が強ければ逆になる場合もあり得る．重症の肺高血圧の合併もみられ，通常は中等度以下の肺高血圧（50 mmHg以下）しか合併しない収縮性心膜炎とは異なる．残念なことにこれらの血行動態の指標では，拘束型心筋症と収縮性心膜炎を区別するのに特異的ではない．Hurrellらは深呼吸時の心室相互作用が亢進していること

[図 43-25] アミロイドーシス患者の心電図
典型的には肢誘導は低電位であるが，前胸部誘導では電位は保たれ，非特異的ST変化，顕著なP波，および前胸部誘導でのQ波による偽梗塞パターンがみられる．

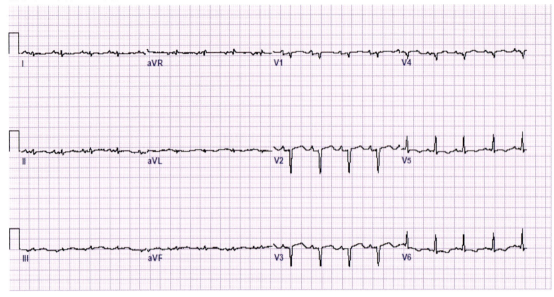

[図 43-26] アミロイドーシス患者の心エコー像
心室の大きさは正常下限であり，心電図上肢誘導の低電位にもかかわらず高度の肥大があり，両心房の拡大，心筋内のスペックルパターンのエコー像，心筋弛緩の遅延，および拘束型の僧帽弁口流入パターンを認める．
(Carolyn Ho の厚意による)

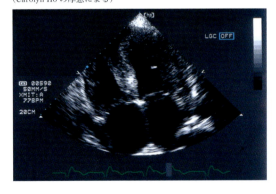

とが，収縮性心膜炎を拘束型心筋症から鑑別する際に最も役立つと述べている[158]．収縮性心膜炎では吸気時に胸腔内が陰圧となると拡張充満期に右室へより多くの流入が生じ，右室収縮期圧を増加させる一方，中隔が左室側に偏位し左室収縮期圧が低下する．拘束型心筋症では右室と左室は同期しており，心室圧は吸気時に低下し呼気時に増加する．

アミロイドーシスはさまざまな臓器に不溶性のアミロイド（糊ないしセルロースを意味する）蛋白が線維性に沈着することにより，機能不全から最終的には死亡に至るものである[159]．沈着しているアミロイド蛋白の種類により，3つのタイプのアミロイドーシスに分けられる．一次性アミロイドーシス（AL）は最も多い形で，形質細胞によりモノクローナルな免疫グロブリン軽鎖（Bence Jones 蛋白）が生成され，心臓と腎臓に沈着して心不全やネフローゼ症候群を起こす．二次性または反応性アミロイドーシス（SAA）ではアミロイド蛋白は血清アミロイドであり，結核や関節リウマチなどの慢性炎症疾患を未治療のままにしておいた場合に産生される急性期反応物質である．腎機能障害と肝脾腫はよくみられるが，心不全は非常にまれである．家族性アミロイドーシス（ATTR）はトランスサイレチンという甲状腺ホルモン輸送蛋白の一種で線維性のβシートを形成するものが原因である．トランスサイレチンのタイプによ

[図43-27] アミロイドーシス患者の心内膜心筋生検
(A) コンゴーレッド染色では陰性であるが，ピンク色非定形の蛋白様物質による心筋線維の分断と血管への浸潤はアミロイドーシスを示唆する．(B) 剖検にて左房壁は「なめし皮」状であり，蝋がたれたようであり，アミロイド蛋白の心内膜への沈着に一致する．
(Gayle Winters の厚意による)

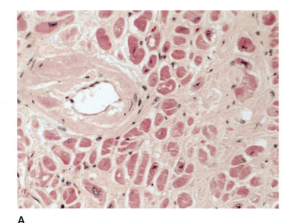

A

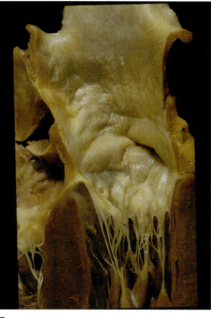

B

り，臨床症状は家族性であったり，加齢に伴ったりする．末梢神経および自律神経の障害が主体であり，心不全は軽い傾向にあるが，一部の家族性のタイプでは急速に進行して電動収縮解離や治療抵抗性のポンプ失調に至るものもある．SAA は未治療の慢性感染や炎症性疾患がない場合にはまれであり，実際には AL と ATTR のみが問題となる．

心アミロイドーシスは真の拘束型心筋症のまれでない原因の一つであり，HFpEF の典型的リスクファクター（高齢，高血圧，糖尿病，肥満）を認めないすべての患者で検討しなければならない．冠動脈に狭窄がなくても狭心痛を認めることがあり，剖検において心筋内小血管周囲の栄養血管にアミロイド浸潤を認めることもある．非侵襲的な検査のうち心エコーでは両心房の拡大，見かけ上の肥大，心筋のスペックルパターンのエコー像，内腔の狭小化および僧帽弁流入の拘束型パターンを認める（図43-26）．心電図上，肢誘導低電位，Q 波／見かけ上心筋梗塞パターン，さまざまな程度の房室ブロック（図43-25）を認める．心房細動もまたよくみられ，アミロイドの心房への浸潤と慢性的に上昇した心房圧の結果と考えられる．心血管系の診察では右心不全の徴候がメインであり，静脈圧の上昇，急峻な y 谷，吸気時の静脈拡大（Kussmaul 徴候），肝腫大などを認める．診断は臨床的に強く疑うことから始まり，病的臓器の組織的診断が重要である．心不全があれば心筋の生検をすべきである．骨髄生検により形質細胞の定量を行い，特にアミロイドの存在が同定された場合には，血清と尿の免疫蛋白電気泳動も施行すべきである．一次性のアミロイドーシスはもし異常蛋白の沈着を防ぐ治療が速やかに開始されなければ，心不全が存在する場合は例外なく予後不良で，平均余命は 6ヵ月以下である．

拘束型心疾患の生理を考えると一般には治療

は限られている．一回拍出量は少なく固定されているので，心拍出量は心拍数に基本的に依存しており，血管拡張療法では増加しない．この意味でβ遮断薬とカルシウム拮抗薬は非常に忍容性が悪く，推奨できない．カルシウム拮抗薬は拡張不全の治療の最初によく使用される薬剤であるが，アミロイドーシスにおいては一般に悪くなることが知られている[160, 161]．アミロイドーシスでは起立性低血圧が多く，血管拡張薬の忍容性に限界があり，血行動態の治療にはさらに難渋する．ジゴキシンは中毒になる感受性が高く（訳者注：アミロイドに結合するため），禁忌である[162]．最後に，血栓塞栓症はよくみられる合併症で，心房の心内膜側表面におけるアミロイド蛋白による血栓形成による（「蝋だれ」のような病理所見がみられる）．もし禁忌がなければ，抗血栓療法をほとんどの患者で施行すべきである．一次性のアミロイドーシスでは悪性の形質細胞のクローンを対象に治療することもある．メルファランとプレドニゾロンの化学療法は根治的でなく，心不全が存在するものの他の臓器障害は軽度である場合には心，肝，骨髄の移植が奏効することもある．

（絹川弘一郎）

文　献

1. Hunt SA, Abraham WT, Chin MH, et al. 2009 focused update incorporated into the ACC/AHA 2005 Guidelines for the Diagnosis and Management of Heart Failure in Adults: a report of the American College of Cardiology Foundation/American Heart Association Task Force on Practice Guidelines: developed in collaboration with the International Society for Heart and Lung Transplantation. Circulation 2009;119:e391–e479.
2. Hare JM, Walford GD, Hruban RH, Hutchins GM, Deckers JW, Baughman KL. Ischemic cardiomyopathy: endomyocardial biopsy and ventriculographic evaluation of patients with congestive heart failure, dilated cardiomyopathy and coronary artery disease. J Am Coll Cardiol 1992;20:1318–1325.
3. Felker GM, Thompson RE, Hare JM, et al. Underlying causes and long-term survival in patients with initially unexplained cardiomyopathy. N Engl J Med 2000;342:1077–1084.
4. Kawai C. From myocarditis to cardiomyopathy: mechanisms of inflammation and cell death: learning from the past for the future. Circulation 1999;99:1091–1100.
5. Kamisago M, Sharma SD, DePalma SR, et al. Mutations in sarcomere protein genes as a cause of dilated cardiomyopathy. N Engl J Med 2000;343:1688–1696.
6. Herman DS, Lam L, Taylor MR, et al. Truncations of titin causing dilated cardiomyopathy. N Engl J Med 2012;366:619–628.
7. Stevenson LW, Perloff JK. The limited reliability of physical signs for estimating hemodynamics in chronic heart failure. JAMA 1989;261:884–888.
8. Dokainish H, Zoghbi WA, Lakkis NM, et al. Optimal noninvasive assessment of left ventricular filling pressures: a comparison of tissue Doppler echocardiography and B-type natriuretic peptide in patients with pulmonary artery catheters. Circulation 2004;109:2432–2439.
9. Maeder MT, Thompson BR, Brunner-La Rocca HP, Kaye DM. Hemodynamic basis of exercise limitation in patients with heart failure and normal ejection fraction. J Am Coll Cardiol 2010;56:855–863.
10. From AM, Lam CS, Pitta SR, et al. Bedside assessment of cardiac hemodynamics: the impact of noninvasive testing and examiner experience. Am J Med 2011;124:1051–1057.
11. Cappola TP, Felker GM, Kao WH, Hare JM, Baughman KL, Kasper EK. Pulmonary hypertension and risk of death in cardiomyopathy: patients with myocarditis are at higher risk. Circulation 2002;105:1663–1668.
12. Stevenson LW. Tailored therapy before transplantation for treatment of advanced heart failure: effective use of vasodilators and diuretics. J Heart Lung Transplant 1991;10:468–476.
13. Stevenson LW, Dracup KA, Tillisch JH. Efficacy of medical therapy tailored for severe congestive heart failure in patients transferred for urgent cardiac transplantation. Am J Cardiol 1989;63:461–464.
14. Stevenson LW, Tillisch JH, Hamilton M, et al. Importance of hemodynamic response to therapy in predicting survival with ejection fraction less than or equal to 20% secondary to ischemic or nonischemic dilated cardiomyopathy. Am J Cardiol 1990;66:1348–1354.
15. Nohria A, Tsang SW, Fang JC, et al. Clinical assessment identifies hemodynamic profiles that predict outcomes in patients admitted with heart failure. J Am Coll Cardiol 2003;41:1797–17804.
16. Fonarow GC. Pharmacologic therapies for acutely decompensated heart failure. Rev Cardiovasc Med 2002;3(suppl 4):S18–S27.
17. Binanay C, Califf RM, Hasselblad V, et al. Evaluation study of congestive heart failure and pulmonary artery catheterization effectiveness: the ESCAPE trial. JAMA: J Am Med Assoc 2005;294:1625–1633.
18. Packer M, Medina N, Yushak M. Hemodynamic changes mimicking a vasodilator drug response in the absence of drug therapy after right heart catheterization in patients with chronic heart failure. Circulation 1985;71:761–766.
19. Drazner MH, Hamilton MA, Fonarow G, Creaser J, Flavell C, Stevenson LW. Relationship between right- and left-sided filling pressures in 1000 patients with advanced heart failure. J Heart Lung Transplant 1999;18:1126–1132.
20. Drazner MH, Prasad A, Ayers C, et al. The relationship of right- and left-sided filling pressures in patients with heart failure and a preserved ejection fraction. Circ Heart Failure 2010;3:202–206.
21. Reynolds DW, Bartelt N, Taepke R, Bennett TD. Measurement of pulmonary artery diastolic pressure from the right ventricle. J Am Coll Cardiol 1995;25:1176–1182.
22. Aronson D, Eitan A, Dragu R, Burger AJ. Relationship between reactive pulmonary hypertension and mortality in patients with acute decompensated heart failure. Circ Heart Failure 2011;4:644–650.
23. Lewis GD, Lachmann J, Camuso J, et al. Sildenafil improves exercise hemodynamics and oxygen uptake in patients with systolic heart failure. Circulation 2007;115:59–66.
24. Diaz ME, O'Neill SC, Eisner DA. Sarcoplasmic reticulum calcium content fluctuation is the key to cardiac alternans. Circ Res 2004;94:650–656.
25. Surawicz B, Fisch C. Cardiac alternans: diverse mechanisms and clinical manifestations. J Am Coll Cardiol 1992;20:483–499.
26. Stevenson LW, Sietsema K, Tillisch JH, et al. Exercise capacity for survivors of cardiac transplantation or sustained medical therapy for stable heart failure. Circulation 1990;81:78–85.
27. Mudge GH, Goldstein S, Addonizio LJ, et al. 24th Bethesda conference: cardiac transplantation. Task Force 3: Recipient guidelines/prioritization. J Am Coll Cardiol 1993;22:21–31.
28. Stevenson LW, Tillisch JH. Maintenance of cardiac output with normal filling pressures in patients with dilated heart failure. Circulation 1986;74:1303–1308.
29. Stevenson LW, Brunken RC, Belil D, et al. Afterload reduction with vasodilators and diuretics decreases mitral regurgitation during upright exercise in advanced heart failure. J Am Coll Cardiol 1990;15:174–180.
30. Rosario LB, Stevenson LW, Solomon SD, Lee RT, Reimold SC. The

30. mechanism of decrease in dynamic mitral regurgitation during heart failure treatment: importance of reduction in the regurgitant orifice size. *J Am Coll Cardiol* 1998;32:1819–1824.
31. Intravenous nesiritide vs nitroglycerin for treatment of decompensated congestive heart failure: a randomized controlled trial. VMAC Investigators, *JAMA* 2002;287:1531–1540.
32. Atherton JJ, Moore TD, Lele SS, et al. Diastolic ventricular interaction in chronic heart failure. *Lancet* 1997;349:1720–1724.
33. Watanabe J, Levine MJ, Bellotto F, Johnson RG, Grossman W. Effects of coronary venous pressure on left ventricular diastolic distensibility. *Circ Res* 1990;67:923–932.
34. Schwartzenberg S, Redfield MM, From AM, Sorajja P, Nishimura RA, Borlaug BA. Effects of vasodilation in heart failure with preserved or reduced ejection fraction: implications of distinct pathophysiologies on response to therapy. *J Am Coll Cardiol* 2012;59:442–451.
35. Borlaug BA, Kass DA. Ventricular-vascular interaction in heart failure. *Cardiol Clin* 2011;29:447–459.
36. Davis R, Ribner HS, Keung E, Sonnenblick EH, LeJemtel TH. Treatment of chronic congestive heart failure with captopril, an oral inhibitor of angiotensin-converting enzyme. *N Engl J Med* 1979;301:117–121.
37. Guiha NH, Cohn JN, Mikulic E, Franciosa JA, Limas CJ. Treatment of refractory heart failure with infusion of nitroprusside. *N Engl J Med* 1974;291:587–592.
38. Yin FC, Guzman PA, Brin KP, et al. Effect of nitroprusside on hydraulic vascular loads on the right and left ventricle of patients with heart failure. *Circulation* 1983;67:1330–1339.
39. Abraham WT, Lowes BD, Ferguson DA, et al. Systemic hemodynamic, neurohormonal, and renal effects of a steady-state infusion of human brain natriuretic peptide in patients with hemodynamically decompensated heart failure. *J Card Fail* 1998;4:37–44.
40. Felker GM, O'Connor CM. Inotropic therapy for heart failure: an evidence-based approach. *Am Heart J* 2001;142:393–401.
41. Goldhaber JI, Hamilton MA. Role of inotropic agents in the treatment of heart failure. *Circulation* 2010;121:1655–1660.
42. Baim DS, McDowell AV, Cherniles J, et al. Evaluation of a new bipyridine inotropic agent–milrinone–in patients with severe congestive heart failure. *N Engl J Med* 1983;309:748–756.
43. Ludmer PL, Wright RF, Arnold JM, Ganz P, Braunwald E, Colucci WS. Separation of the direct myocardial and vasodilator actions of milrinone administered by an intracoronary infusion technique. *Circulation* 1986;73:130–137.
44. Hamilton MA, Stevenson LW, Woo M, Child JS, Tillisch JH. Effect of tricuspid regurgitation on the reliability of the thermodilution cardiac output technique in congestive heart failure. *Am J Cardiol* 1989;64:945–948.
45. Rubin SA, Siemienczuk D, Nathan MD, Prause J, Swan HJ. Accuracy of cardiac output, oxygen uptake, and arteriovenous oxygen difference at rest, during exercise, and after vasodilator therapy in patients with severe, chronic heart failure. *Am J Cardiol* 1982;50:973–978.
46. Chomsky DB, Lang CC, Rayos GH, et al. Hemodynamic exercise testing. A valuable tool in the selection of cardiac transplantation candidates. *Circulation* 1996;94:3176–3183.
47. Borlaug BA, Nishimura RA, Sorajja P, Lam CS, Redfield MM. Exercise hemodynamics enhance diagnosis of early heart failure with preserved ejection fraction. *Circ Heart Failure* 2010;3:588–595.
48. Tischler MD, Lee RT, Plappert T, Mudge GH, St John Sutton M, Parker JD. Serial assessment of left ventricular function and mass after orthotopic heart transplantation: a 4-year longitudinal study. *J Am Coll Cardiol* 1992;19:60–66.
49. Bhatia SJ, Kirshenbaum JM, Shemin RJ, et al. Time course of resolution of pulmonary hypertension and right ventricular remodeling after orthotopic cardiac transplantation. *Circulation* 1987;76:819–826.
50. Greenberg ML, Uretsky BF, Reddy PS, et al. Long-term hemodynamic follow-up of cardiac transplant patients treated with cyclosporine and prednisone. *Circulation* 1985;71:487–494.
51. Stinson EB, Griepp RB, Schroeder JS, Dong E Jr, Shumway NE. Hemodynamic observations one and two years after cardiac transplantation in man. *Circulation* 1972;45:1183–1194.
52. Hosenpud JD, Morton MJ, Wilson RA, et al. Abnormal exercise hemodynamics in cardiac allograft recipients 1 year after cardiac transplantation. Relation to preload reserve. *Circulation* 1989;80:525–532.
53. Borow KM, Neumann A, Arensman FW, Yacoub MH. Left ventricular contractility and contractile reserve in humans after cardiac transplantation. *Circulation* 1985;71:866–872.
54. Vassalli G, Gallino A, Kiowski W, Jiang Z, Turina M, Hess OM. Reduced coronary flow reserve during exercise in cardiac transplant recipients. *Circulation* 1997;95:607–613.
55. Pflugfelder PW, Purves PD, McKenzie FN, Kostuk WJ. Cardiac dynamics during supine exercise in cyclosporine-treated orthotopic heart transplant recipients: assessment by radionuclide angiography. *J Am Coll Cardiol* 1987;10:336–341.
56. Pope SE, Stinson EB, Daughters GT 2nd, Schroeder JS, Ingels NB Jr, Alderman EL. Exercise response of the denervated heart in long-term cardiac transplant recipients. *Am J Cardiol* 1980;46:213–218.
57. Kao AC, Van Trigt P 3rd, Shaeffer-McCall GS, et al. Central and peripheral limitations to upright exercise in untrained cardiac transplant recipients. *Circulation* 1994;89:2605–2615.
58. Givertz MM, Hartley LH, Colucci WS. Long-term sequential changes in exercise capacity and chronotropic responsiveness after cardiac transplantation. *Circulation* 1997;96:232–237.
59. Mohanty PK, Thames MD, Arrowood JA, Sowers JR, McNamara C, Szentpetery S. Impairment of cardiopulmonary baroreflex after cardiac transplantation in humans. *Circulation* 1987;75:914–921.
60. Guyton AC, Lindsey AW, Gilluly JJ. The limits of right ventricular compensation following acute increase in pulmonary circulatory resistance. *Circ Res* 1954;2:326–332.
61. Kirklin JK, Naftel DC, Kirklin JW, Blackstone EH, White-Williams C, Bourge RC. Pulmonary vascular resistance and the risk of heart transplantation. *J Heart Transplant* 1988;7:331–336.
62. Erickson KW, Costanzo-Nordin MR, O'Sullivan EJ, et al. Influence of preoperative transpulmonary gradient on late mortality after orthotopic heart transplantation. *J Heart Transplant* 1990;9:526–537.
63. Griepp RB, Stinson EB, Dong E Jr, Clark DA, Shumway NE. Determinants of operative risk in human heart transplantation. *Am J Surg* 1971;122:192–197.
64. Butler J, Chomsky DB, Wilson JR. Pulmonary hypertension and exercise intolerance in patients with heart failure. *J Am Coll Cardiol* 1999;34:1802–1806.
65. Franciosa JA, Baker BJ, Seth L. Pulmonary versus systemic hemodynamics in determining exercise capacity of patients with chronic left ventricular failure. *Am Heart J* 1985;110:807–813.
66. Di Salvo TG, Mathier M, Semigran MJ, Dec GW. Preserved right ventricular ejection fraction predicts exercise capacity and survival in advanced heart failure. *J Am Coll Cardiol* 1995;25:1143–1153.
67. Mehra MR, Kobashigawa J, Starling R, et al. Listing criteria for heart transplantation: International Society for Heart and Lung Transplantation guidelines for the care of cardiac transplant candidates–2006. *J Heart Lung Transplant: Off Publ Int Soc Heart Transplant* 2006;25:1024–1042.
68. Martin J, Siegenthaler M, Friesewinkel O, et al. Implantable left ventricular assist device for treatment of pulmonary hypertension in candidates for orthotopic heart transplantation—a preliminary study. *Eur J Cardio-thoracic Surg* 2004;25:971–977.
69. Costard-Jackle A, Fowler MB. Influence of preoperative pulmonary artery pressure on mortality after heart transplantation: testing of potential reversibility of pulmonary hypertension with nitroprusside is useful in defining a high risk group. *J Am Coll Cardiol* 1992;19:48–54.
70. Coddens J, Deloof T, Vandenbroucke G. Effects of dobutamine and/or nitroprusside on the pulmonary circulation in patients with pulmonary hypertension secondary to end-stage heart failure. *J Cardiothorac Vasc Anesth* 1993;7:321–325.
71. Corin WJ, Monrad ES, Murakami T, Nonogi H, Hess OM, Krayenbuehl HP. The relationship of afterload to ejection performance in chronic mitral regurgitation. *Circulation* 1987;76:59–67.
72. Givertz MM, Hare JM, Loh E, Gauthier DF, Colucci WS. Effect of bolus milrinone on hemodynamic variables and pulmonary vascular resistance in patients with severe left ventricular dysfunction: a rapid test for reversibility of pulmonary hypertension. *J Am Coll Cardiol* 1996;28:1775–1780.
73. Semigran MJ, Cockrill BA, Kacmarek R, et al. Hemodynamic effects of inhaled nitric oxide in heart failure. *J Am Coll Cardiol* 1994;24:982–988.
74. Loh E, Stamler JS, Hare JM, Loscalzo J, Colucci WS. Cardiovascular effects of inhaled nitric oxide in patients with left ventricular dysfunction. *Circulation* 1994;90:2780–2785.
75. Hare JM, Shernan SK, Body SC, Graydon E, Colucci WS, Couper GS. Influence of inhaled nitric oxide on systemic flow and ventricular filling pressure in patients receiving mechanical circulatory assistance. *Circulation* 1997;95:2250–2253.
76. Kieler-Jensen N, Ricksten SE, Stenqvist O, et al. Inhaled nitric

oxide in the evaluation of heart transplant candidates with elevated pulmonary vascular resistance. *J Heart Lung Transplant* 1994;13: 366–375.
77. Rich GF, Lowson SM, Johns RA, Daugherty MO, Uncles DR. Inhaled nitric oxide selectively decreases pulmonary vascular resistance without impairing oxygenation during one-lung ventilation in patients undergoing cardiac surgery. *Anesthesiology* 1994;80:57–62; discussion 27A.
78. Argenziano M, Choudhri AF, Moazami N, et al. Randomized, double-blind trial of inhaled nitric oxide in LVAD recipients with pulmonary hypertension. *Ann Thorac Surg* 1998;65:340–345.
79. Rajek A, Pernerstorfer T, Kastner J, et al. Inhaled nitric oxide reduces pulmonary vascular resistance more than prostaglandin E(1) during heart transplantation. *Anesth Analg* 2000;90:523–530.
80. Botha P, Parry G, Dark JH, Macgowan GA. Acute hemodynamic effects of intravenous sildenafil citrate in congestive heart failure: comparison of phosphodiesterase type-3 and -5 inhibition. *J Heart Lung Transplant: Off Publ Int Soc Heart Transplant* 2009;28:676–682.
81. Perez-Villa F, Farrero M, Sionis A, Castel A, Roig E. Therapy with sildenafil or bosentan decreases pulmonary vascular resistance in patients ineligible for heart transplantation because of severe pulmonary hypertension. *J Heart Lung Transpl: Off Publ Int Soc Heart Transplant* 2010;29:817–818.
82. Tedford RJ, Hemnes AR, Russell SD, et al. PDE5A inhibitor treatment of persistent pulmonary hypertension after mechanical circulatory support. *Circ Heart Failure* 2008;1:213–219.
83. Bocchi EA, Bacal F, Auler Junior JO, Carmone MJ, Bellotti G, Pileggi F. Inhaled nitric oxide leading to pulmonary edema in stable severe heart failure. *Am J Cardiol* 1994;74:70–72.
84. Boilson BA, Schirger JA, Borlaug BA. Caveat medicus! Pulmonary hypertension in the elderly: a word of caution. *Eur J Heart Failure* 2010;12:89–93.
85. Haywood GA, Sneddon JF, Bashir Y, Jennison SH, Gray HH, McKenna WJ. Adenosine infusion for the reversal of pulmonary vasoconstriction in biventricular failure. A good test but a poor therapy. *Circulation* 1992;86:896–902.
86. Murali S, Uretsky BF, Armitage JM, et al. Utility of prostaglandin E1 in the pretransplantation evaluation of heart failure patients with significant pulmonary hypertension. *J Heart Lung Transplant* 1992;11:716–723.
87. Givertz MM, Colucci WS, LeJemtel TH, et al. Acute endothelin A receptor blockade causes selective pulmonary vasodilation in patients with chronic heart failure. *Circulation* 2000;101:2922–2927.
88. Rubin LJ, Badesch DB, Barst RJ, et al. Bosentan therapy for pulmonary arterial hypertension. *N Engl J Med* 2002;346:896–903.
89. Young JB, Leon CA, Short HD 3rd, et al. Evolution of hemodynamics after orthotopic heart and heart-lung transplantation: early restrictive patterns persisting in occult fashion. *J Heart Transplant* 1987;6:34–43.
90. Roca J, Manito N, Castells E, et al. Constrictive pericarditis after heart transplantation: report of two cases. *J Heart Lung Transplant* 1995;14:1006–1010.
91. Kulkarni A, Singh TP, Sarnaik A, Walters HL, Delius R. Sildenafil for pulmonary hypertension after heart transplantation. *J Heart Lung Transplant: Off Publ Int Soc Heart Transplant* 2004;23:1441–1444.
92. Williams MJ, Lee MY, DiSalvo TG, et al. Biopsy-induced flail tricuspid leaflet and tricuspid regurgitation following orthotopic heart transplantation. *Am J Cardiol* 1996;77:1339–1344.
93. Aziz TM, Burgess MI, El-Gamel A, et al. Orthotopic cardiac transplantation technique: a survey of current practice. *Ann Thorac Surg* 1999;68:1242–1246.
94. Aziz TM, Burgess MI, Rahman AN, Campbell CS, Deiraniya AK, Yonan NA. Risk factors for tricuspid valve regurgitation after orthotopic heart transplantation. *Ann Thorac Surg* 1999;68:1247–1251.
95. Chan MC, Giannetti N, Kato T, et al. Severe tricuspid regurgitation after heart transplantation. *J Heart Lung Transplant* 2001;20: 709–717.
96. Hosenpud JD, Pantely GA, Morton MJ, et al. Lack of progressive "restrictive" physiology after heart transplantation despite intervening episodes of allograft rejection: comparison of serial rest and exercise hemodynamics one and two years after transplantation. *J Heart Transplant* 1990;9:119–123.
97. Winters GL, Hauptman PJ, Jarcho JA, Schoen FJ. Immediate evaluation of endomyocardial biopsies for clinically suspected rejection after heart transplantation. *Circulation* 1994;89:2079–2084.
98. Winters GL, Loh E, Schoen FJ. Natural history of focal moderate cardiac allograft rejection. Is treatment warranted? *Circulation* 1995;91:1975–1980.
99. Slaughter MS, Rogers JG, Milano CA, et al. Advanced heart failure treated with continuous-flow left ventricular assist device. *N Engl J Med* 2009;361:2241–2251.
100. Miller LW, Pagani FD, Russell SD, et al. Use of a continuous-flow device in patients awaiting heart transplantation. *N Engl J Med* 2007;357:885–896.
101. Russell SD, Rogers JG, Milano CA, et al. Renal and hepatic function improve in advanced heart failure patients during continuous-flow support with the HeartMate II left ventricular assist device. *Circulation* 2009;120:2352–2357.
102. Petrucci RJ, Wright S, Naka Y, et al. Neurocognitive assessments in advanced heart failure patients receiving continuous-flow left ventricular assist devices. *J Heart Lung Transplant: Off Publ Int Soc Heart Transplant* 2009;28:542–549.
103. Meyer AL, Malehsa D, Bara C, et al. Acquired von Willebrand syndrome in patients with an axial flow left ventricular assist device. *Circ Heart Failure* 2010;3:675–681.
104. Suarez J, Patel CB, Felker GM, Becker R, Hernandez AF, Rogers JG. Mechanisms of bleeding and approach to patients with axial-flow left ventricular assist devices. *Circ Heart Failure* 2011;4:779–784.
105. Cowger J, Pagani FD, Haft JW, Romano MA, Aaronson KD, Kolias TJ. The development of aortic insufficiency in left ventricular assist device-supported patients. *Circ Heart Failure* 2010;3:668–674.
106. Slaughter MS, Pagani FD, Rogers JG, et al. Clinical management of continuous-flow left ventricular assist devices in advanced heart failure. *J Heart Lung Transplant: Off Publ Int Soc Heart Transplant* 2010;29:S1–S39.
107. Stevenson LW, Miller LW, Desvigne-Nickens P, et al. Left ventricular assist device as destination for patients undergoing intravenous inotropic therapy: a subset analysis from REMATCH (Randomized Evaluation of Mechanical Assistance in Treatment of Chronic Heart Failure). *Circulation* 2004;110:975–981.
108. Kormos RL, Teuteberg JJ, Pagani FD, et al. Right ventricular failure in patients with the HeartMate II continuous-flow left ventricular assist device: incidence, risk factors, and effect on outcomes. *J Thorac Cardiovas Surg* 2010;139:1316–1324.
109. Schenk S, McCarthy PM, Blackstone EH, et al. Duration of inotropic support after left ventricular assist device implantation: risk factors and impact on outcome. *J Thorac Cardiovasc Surg* 2006;131:447–454.
110. Patel ND, Weiss ES, Schaffer J, et al. Right heart dysfunction after left ventricular assist device implantation: a comparison of the pulsatile HeartMate I and axial-flow HeartMate II devices. *Ann Thorac Surg* 2008;86:832–840; discussion 832–840.
111. Haft J, Armstrong W, Dyke DB, et al. Hemodynamic and exercise performance with pulsatile and continuous-flow left ventricular assist devices. *Circulation* 2007;116:I8–115.
112. Torre-Amione G, Southard RE, Loebe MM, et al. Reversal of secondary pulmonary hypertension by axial and pulsatile mechanical circulatory support. *J Heart Lung Transplant: Off Publ Int Soc Heart Transplant* 2010;29:195–200.
113. Horton SC, Khodaverdian R, Powers A, et al. Left ventricular assist device malfunction: a systematic approach to diagnosis. *J Am Coll Cardiol* 2004;43:1574–1583.
114. Myers TJ, Bolmers M, Gregoric ID, Kar B, Frazier OH. Assessment of arterial blood pressure during support with an axial flow left ventricular assist device. *J Heart Lung Transplant: Off Publ Int Soc Heart Transplant* 2009;28:423–427.
115. Matthews JC, Koelling TM, Pagani FD, Aaronson KD. The right ventricular failure risk score a pre-operative tool for assessing the risk of right ventricular failure in left ventricular assist device candidates. *J Am Coll Cardiol* 2008;51:2163–2172.
116. Fitzpatrick JR 3rd, Frederick JR, Hsu VM, et al. Risk score derived from pre-operative data analysis predicts the need for biventricular mechanical circulatory support. *J Heart Lung Transplant: Off Publ Int Soc Heart Transplant* 2008;27:1286–1292.
117. Friedrich MG, Sechtem U, Schulz-Menger J, et al. Cardiovascular magnetic resonance in myocarditis: A JACC White Paper. *J Am Coll Cardiol* 2009;53:1475–1487.
118. Baccouche H, Mahrholdt H, Meinhardt G, et al. Diagnostic synergy of non-invasive cardiovascular magnetic resonance and invasive endomyocardial biopsy in troponin-positive patients without coronary artery disease. *Eur Heart J* 2009;30:2869–2879.
119. Hauck AJ, Kearney DL, Edwards WD. Evaluation of postmortem endomyocardial biopsy specimens from 38 patients with lymphocytic myocarditis: implications for role of sampling error. *Mayo Clin Proc* 1989;64:1235–1245.

120. Chow LH, Radio SJ, Sears TD, McManus BM. Insensitivity of right ventricular endomyocardial biopsy in the diagnosis of myocarditis. J Am Coll Cardiol 1989;14:915–920.
121. Cooper LT Jr, Berry GJ, Shabetai R. Idiopathic giant-cell myocarditis–natural history and treatment. Multicenter Giant Cell Myocarditis Study Group Investigators. N Engl J Med 1997;336:1860–1866.
122. Dec GW Jr, Waldman H, Southern J, Fallon JT, Hutter AM Jr, Palacios I. Viral myocarditis mimicking acute myocardial infarction. J Am Coll Cardiol 1992;20:85–89.
123. Lieberman EB, Hutchins GM, Herskowitz A, Rose NR, Baughman KL. Clinicopathologic description of myocarditis. J Am Coll Cardiol 1991;18:1617–1626.
124. Cooper LT Jr, Shabetai R. Immunosuppressive therapy for myocarditis. N Engl J Med 1995;333:1713–174.
125. Davidoff R, Palacios I, Southern J, Fallon JT, Newell J, Dec GW. Giant cell versus lymphocytic myocarditis. A comparison of their clinical features and long-term outcomes. Circulation 1991;83:953–961.
126. Kodama M, Hanawa H, Saeki M, Hosono H, Inomata T, Suzuki K, Shibata A. Rat dilated cardiomyopathy after autoimmune giant cell myocarditis. Circ Res 1994;75:278–284.
127. Grant SC. Recurrent giant cell myocarditis after transplantation. J Heart Lung Transplant 1993;12:155–156.
128. McCarthy RE 3rd, Boehmer JP, Hruban RH, et al. Long-term outcome of fulminant myocarditis as compared with acute (nonfulminant) myocarditis. N Engl J Med 2000;342:690–695.
129. Grogan M, Redfield MM, Bailey KR, et al. Long-term outcome of patients with biopsy-proved myocarditis: comparison with idiopathic dilated cardiomyopathy. J Am Coll Cardiol 1995;26:80–84.
130. Owan TE, Hodge DO, Herges RM, Jacobsen SJ, Roger VL, Redfield MM. Trends in prevalence and outcome of heart failure with preserved ejection fraction. N Engl J Med 2006;355:251–259.
131. Borlaug BA, Paulus WJ. Heart failure with preserved ejection fraction: pathophysiology, diagnosis, and treatment. Eur Heart J 2011;32:670–679.
132. Borlaug BA, Melenovsky V, Russell SD, et al. Impaired chronotropic and vasodilator reserves limit exercise capacity in patients with heart failure and a preserved ejection fraction. Circulation 2006;114:2138–2147.
133. Borlaug BA, Olson TP, Lam CS, et al. Global cardiovascular reserve dysfunction in heart failure with preserved ejection fraction. J Am Coll Cardiol 2010;56:845–854.
134. Tan YT, Wenzelburger F, Lee E, et al. The pathophysiology of heart failure with normal ejection fraction: exercise echocardiography reveals complex abnormalities of both systolic and diastolic ventricular function involving torsion, untwist, and longitudinal motion. J Am Coll Cardiol 2009;54:36–46.
135. Borlaug BA, Redfield MM. Diastolic and systolic heart failure are distinct phenotypes within the heart failure spectrum. Circulation 2011;123:2006–2013; discussion 2014.
136. Borlaug BA, Jaber WA, Ommen SR, Lam CS, Redfield MM, Nishimura RA. Diastolic relaxation and compliance reserve during dynamic exercise in heart failure with preserved ejection fraction. Heart 2011;97:964–969.
137. Zile MR, Baicu CF, Gaasch WH. Diastolic heart failure—abnormalities in active relaxation and passive stiffness of the left ventricle. N Engl J Med 2004;350:1953–1959.
138. Westermann D, Kasner M, Steendijk P, et al. Role of left ventricular stiffness in heart failure with normal ejection fraction. Circulation 2008;117:2051–2060.
139. Borlaug BA, Kass DA. Invasive hemodynamic assessment in heart failure. Cardiol Clin 2011;29:269–280.
140. Elliott P, Andersson B, Arbustini E, et al. Classification of the cardiomyopathies: a position statement from the European Society of Cardiology Working Group on Myocardial and Pericardial Diseases. Eur Heart J 2008;29:270–276.
141. Iwanaga Y, Nishi I, Furuichi S, et al. B-type natriuretic peptide strongly reflects diastolic wall stress in patients with chronic heart failure: comparison between systolic and diastolic heart failure. J Am Coll Cardiol 2006;47:742–748.
142. Grossman W, Jones D, McLaurin LP. Wall stress and patterns of hypertrophy in the human left ventricle. J Clin Invest 1975;56:56–64.
143. Wang TJ, Larson MG, Levy D, et al. Impact of obesity on plasma natriuretic peptide levels. Circulation 2004;109:594–600.
144. Shapiro BP, McGoon MD, Redfield MM. Unexplained pulmonary hypertension in elderly patients. Chest 2007;131:94–100.
145. Kitzman DW, Little WC, Brubaker PH, et al. Pathophysiological characterization of isolated diastolic heart failure in comparison to systolic heart failure. JAMA: J Am Med Assoc 2002;288:2144–2150.
146. Lang CC, Agostoni P, Mancini DM. Prognostic significance and measurement of exercise-derived hemodynamic variables in patients with heart failure. J Cardiac Failure 2007;13:672–679.
147. Lapu-Bula R, Robert A, Van Craeynest D, et al. Contribution of exercise-induced mitral regurgitation to exercise stroke volume and exercise capacity in patients with left ventricular systolic dysfunction. Circulation 2002;106:1342–1348.
148. Kovacs G, Berghold A, Scheidl S, Olschewski H. Pulmonary arterial pressure during rest and exercise in healthy subjects: a systematic review. Eur Respir J: Off J Eur Soc Clin Respir Physiol 2009;34:888–894.
149. Kovacs G, Olschewski A, Berghold A, Olschewski H. Pulmonary vascular resistances during exercise in normal subjects: a systematic review. Eur Respir J: Off J Eur Soc Clin Respir Physiol 2012;39:319–328.
150. Bossone E, Rubenfire M, Bach DS, Ricciardi M, Armstrong WF. Range of tricuspid regurgitation velocity at rest and during exercise in normal adult men: implications for the diagnosis of pulmonary hypertension. J Am Coll Cardiol 1999;33:1662–1666.
151. West JB. Left ventricular filling pressures during exercise: a cardiological blind spot? Chest 1998;113:1695–1697.
152. Tolle JJ, Waxman AB, Van Horn TL, Pappagianopoulos PP, Systrom DM. Exercise-induced pulmonary arterial hypertension. Circulation 2008;118:2183–2189.
153. Hoeper MM, Barbera JA, Channick RN, et al. Diagnosis, assessment, and treatment of non-pulmonary arterial hypertension pulmonary hypertension. J Am Coll Cardiol 2009;54:S85–S96.
154. Higginbotham MB, Morris KG, Williams RS, McHale PA, Coleman RE, Cobb FR. Regulation of stroke volume during submaximal and maximal upright exercise in normal man. Circ Res 1986;58:281–291.
155. Dexter L, Whittenberger JL, Haynes FW, Goodale WT, Gorlin R, Sawyer CG. Effect of exercise on circulatory dynamics of normal individuals. J Appl Physiol 1951;3:439–453.
156. Gandhi SK, Powers JC, Nomeir AM, et al. The pathogenesis of acute pulmonary edema associated with hypertension. N Engl J Med 2001;344:17–22.
157. Kawaguchi M, Hay I, Fetics B, Kass DA. Combined ventricular systolic and arterial stiffening in patients with heart failure and preserved ejection fraction: implications for systolic and diastolic reserve limitations. Circulation 2003;107:714–720.
158. Hurrell DG, Nishimura RA, Higano ST, et al. Value of dynamic respiratory changes in left and right ventricular pressures for the diagnosis of constrictive pericarditis. Circulation 1996;93:2007–2013.
159. Falk RH, Comenzo RL, Skinner M. The systemic amyloidoses. N Engl J Med 1997;337:898–909.
160. Gertz MA, Falk RH, Skinner M, Cohen AS, Kyle RA. Worsening of congestive heart failure in amyloid heart disease treated by calcium channel-blocking agents. Am J Cardiol 1985;55:1645.
161. Gertz MA, Skinner M, Connors LH, Falk RH, Cohen AS, Kyle RA. Selective binding of nifedipine to amyloid fibrils. Am J Cardiol 1985;55:1646.
162. Rubinow A, Skinner M, Cohen AS. Digoxin sensitivity in amyloid cardiomyopathy. Circulation 1981;63:1285–1288.

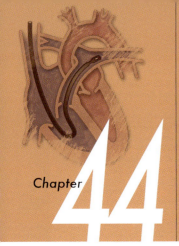

【第44章】Section Ⅷ Clinical Profiles

心膜疾患のプロフィール
Profiles in Pericardial Disease

Chapter 44

John F. Robb, Roger J. Laham, Mauro Moscucci[a]

　心膜疾患は外傷や炎症による液体貯留（心タンポナーデとなり得る心膜液貯留），あるいは壁側，臓側心膜の進行性肥厚（心膜収縮をきたし得る）として現れる．心タンポナーデと心膜収縮では，いずれも拡張期充満が妨げられ，両心の拡張期圧の上昇と心拍出量の減少が生じるが，この2つの病態は各心周期における拡張期充満障害のパターンと呼吸による血行動態変化の2点においてまったく異なっている．それゆえ，心タンポナーデと心膜収縮には，心エコーや血行動態においてそれぞれ特有の側面がある．特に心膜収縮については，心膜の病変なしに心筋のコンプライアンスの低下により左室拡張期充満が障害される拘束型心筋症とは対照的な特徴を示す．心タンポナーデの血行動態や収縮と拘束の生理学についての詳細は第23章に記述しているのでそちらを参照されたい．本章においては心膜炎，心タンポナーデ，収縮性心膜炎，そして拘束型心筋症について概説する．

1 心膜炎，心膜液貯留，心タンポナーデ

　心膜炎や心膜液貯留の原因に関する多くの検討は本章の範囲外であるが，実際いかなる病理的過程も心膜に影響を与え[1]，心膜内貯留内容物質（滲出液，漏出液，膿，血液，ガス）の蓄積量が再吸収量を上回る場合は，常に検出可能な心膜液貯留が生じる．心膜液貯留の最も一般的な原因には，特発性（おそらくウイルスが原因），外傷（医原性のカテーテルによる心腔および血管損傷など），悪性腫瘍，心筋梗塞後，尿毒症，結合組織病や自己免疫異常，粘液水腫や放射線障害がある[2,3]．感染性もしくは化膿性心膜炎の原因は，黄色ブドウ球菌が最も多く，次いで他のグラム陽性菌，真菌，マイコバクテリア感染による[4,5]．心筋炎，心膜炎はしばしば併発することが多く，両疾患で心筋トロポニン値の上昇を認める[6]．いずれの急性心膜損傷においても自己免疫障害を引き起こし，持続的もしくは再発性の心膜液貯留をきたす．

　急性心膜炎患者は，咳や，吸気または臥位によって増悪する鋭い痛み，または前胸部圧迫感を自覚することが多い．痛みは肩方向に放散し，心電図上広範囲の凹型ST上昇をきたすため，狭心症や急性心筋梗塞と混同されるかもしれない[7]．しかし，PR部分の低下所見と，相反性ST低下を認めないことにより区別可能である．心膜摩擦音や発熱を認めることもあるが，厳しいスパイク状の発熱は化膿性心膜炎を疑う．診断の要は心臓超音波検査であり，心膜液を明確に描出する．心膜液は最初は後壁寄りに，その後は前壁まで及ぶ．心臓と壁側心膜の

[a]：Beverly Lorrell と William Grossman は前版における本章の執筆者であり，彼らによる文章の一部が今回の版でも引き続き生かされている．

間が10 mm未満の明確な腔を示すものを「少量」，10～20 mmのものを「中等量」，20 mm超のものを「大量」と表現する．心膜液の貯留量と予後は疎であるが相関する[8]．開心術後には一般的に認められるが，臓側および壁側心膜の不均一な線維性癒着により心膜液が小胞に分かれることがある．心臓超音波検査はまた，一時的に心膜内圧が心室内圧を凌駕して生じる右室の拡張早期虚脱（コラプス）といった，心膜内圧が心機能を障害している程度をも明らかにする．特発性心膜炎では，心膜液は通常は自然に，または有症状期の非ステロイド系抗炎症薬や，時として用いられるコルヒチン[9]，ステロイドによる対症療法後に消退する．

慢性特発性の心膜液では無症状であったり，心膜液はあるがタンポナーデ徴候がない状態が継続することがあり得，このように無症候性であれば500 mL以上の心膜液貯留であっても心臓超音波検査で保存的に経過観察することもある[10]．一方，血行動態障害の早期徴候があるような顕著な心膜液貯留は，通常速やかなドレナージ（心膜穿刺，外科的剣状突起下開窓術）の適応である．心膜腔の圧力は通常，大気圧より低く（－5 mmHg～＋5 mmHg），呼吸周期による胸腔内圧変動の影響を受ける．第23章で詳述されている通り，吸気中は心膜腔内圧は全身の静脈圧より低下する．これにより結果的に右房充満勾配が増大し，心房流入および右室一回拍出量が増大する．もしも過剰な心膜液が心膜腔の伸展限界を超えて蓄積したら，心膜腔内圧は上昇し，隣接する心腔を進行性に圧排し始める．心膜液による圧迫により右房の急速虚脱が障害されることにより，拡張期y谷は消失する．古典的なベッドサイド徴候としての頸静脈怒張，奇脈（正常吸気時に収縮期動脈圧が低下）が現れる頃には，ほんの少量の心膜液がさらに貯留しただけで明らかな循環虚脱をきたす．図44-1で示すように，心タンポナーデの生理学的異常は以下の場合は解消されている；(a)心膜腔内圧が0 mmHg以下になり，右房圧と乖離した場合，(b)右房圧自身が正常範囲内になり，正常なy谷が出現，すなわち正常な心房の急速虚脱と拡張早期心室流入の回復を認めた場合．

2 診断的，治療的心膜穿刺

カテーテル室で行われる心膜疾患の主な手技は，穿刺とカテーテルドレナージ，すなわち心膜穿刺である（第38章を参照）．診断的心膜穿刺は，心膜疾患の病因を評価する目的で行われる．特に化膿性または結核性心膜炎が疑われたり，持続性または再発性の大量の心膜液貯留例や，原発巣の組織診断のない悪性疾患による心膜液貯留が強く疑われる症例などで行われる．心膜液分析の診断適中率は非常に低く，有用な情報が得られる確率は診断的手技で6％，治療的手技で29％である[11-13]．心膜液貯留の多い症例でその診断的価値が高い傾向にある[14]．

心膜液においては通常，細胞数計測，グラム染色，AFB（acid-fast bacilli）染色および特殊染色，培養（好気性，嫌気性，AFB，真菌），そして細胞診が行われる．浸出性か漏出性かの鑑別は蛋白量やLDH値によって行われるが，これらの値は検体採取のタイミングや治療効果により値が変動すること，そして浸出性と漏出性が大きく重複するために感度および特異度が低いことなどの理由により，浸出性と漏出性の分類は非常に曖昧なものといえる[13]．ほとんどの場合，心膜液は漿液血性，または血性であり，外観から病因を判別することは難しい．化膿性心膜液は感染に対して特異的だが，その感度は高くない．適切な検体が得られた場合，細胞診は悪性心膜液貯留に関して92～95％の感度，100％の特異度を示す．しかし，悪性腫瘍を伴った患者では非悪性心膜液もしばしば認められる．心膜切開後症候群，放射線照射後もしくは尿毒症性心膜炎，甲状腺機能低下，外傷例などでは，特異的な心膜液検査所見は得られない．以下の場合には追加の分析が必要である（第38章も参照）；ウイルス感染時のウイルス培養，粘液水腫の際のコレステロール値，乳び性心膜炎時の脂肪分析，関節リウマチでのリウ

[**図 44-1**] 心タンポナーデ患者で同時記録した右房圧と心膜腔内圧（0〜40 mmHg），および大腿動脈圧（0〜100 mmHg）

（**A**）心膜穿刺前の記録では，体血圧の低下および右房圧と心膜腔内圧がともに上昇し，等しくなっているのが認められる．収縮期の x 谷は存在するが，拡張期の y 谷は認められず，心膜液による心臓圧迫により拡張早期の右房の全流出が障害されていることを示す．（**B**）心膜液を 100 mL 排液後，右房圧および心膜腔内圧は低下して分離し始めており，収縮期低血圧は穿刺前に比べて改善している．（**C**）心膜液を 300 mL 排液後，タンポナーデ状態は生理学的には以下のごとく解除された；(a) 心膜腔内圧がゼロになる．(b) 右房圧が正常圧レベルに回復する．(c) 右房圧曲線の拡張期 y 谷が再出現し，拡張早期の心臓圧迫が解除されたことを示す．

吸気時の心膜腔内圧の陰圧化が出現し，右房圧の x 谷，y 谷が急峻さを増大させている．これだけの心膜液排出でタンポナーデ状態は生理学的には完全に消失したが，さらに 1,500 mL の液が心膜腔より排出された．

RA：右房圧，FA：大腿動脈圧

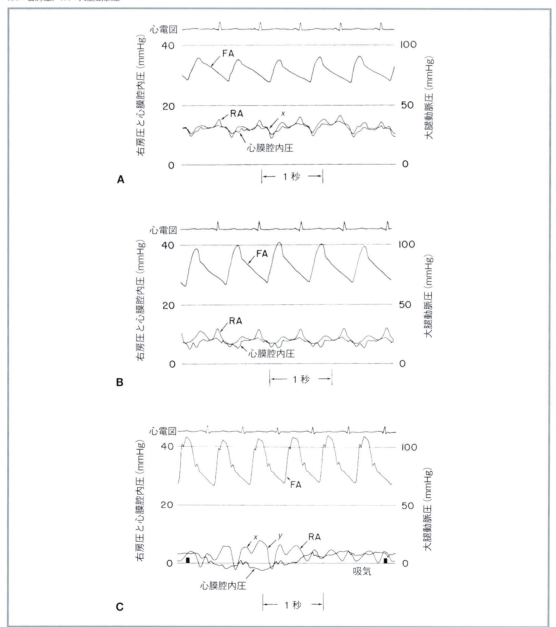

マチ抗原のラテックス凝集とγグロブリン複合体価や補体価の測定，全身性エリテマトーデスでの抗核抗体価測定，結核感染症での結核菌染色や培養，ADA（アデノシンデアミナーゼ）測定[15]，PCR（ポリメラーゼ連鎖反応）[16]など．化膿性心膜炎ではpHは低値を示し，蛋白量が多く，糖は35 mg/dL未満となり，白血球数は6,000〜240,000/mm^{3}に上昇する[3, 4, 17]．

3 心膜生検

　開胸術，心窩部からの切開術，または胸腔鏡下心膜生検により，診断率が上昇する．経皮的心膜生検（心膜腔鏡を用いた）は，いくつかの限られた症例における診断特異度を49〜53％にのぼる[18, 19]．心膜腔鏡手技は多くの施設で可能な手技ではなく，外科的もしくは16Fの経皮的心膜到達経路の確保が必要である．血性心膜液の場合，適切な壁側心膜の視野を得るためには，2〜3日の積極的排出後で生理食塩水で置換し，100〜300 mLの空気を入れる必要がある[19]．小規模研究では，大量の再発性心膜液貯留患者や，臨床的に悪性または結核性心膜液貯留を強く疑う患者において確定診断を得る確率が増加するかもしれないとされている．141例の原因不明の心膜液貯留患者を対象とした前向き研究では，142回の外科的心膜腔鏡が施行され，心膜液細胞診，心膜の可視化，直視下生検により51％は特発性とされ，49％ではその病因が確定した（腫瘍性，感染化膿性，無菌性放射線誘発性の浸出液）．心膜腔鏡下生検によっても判明しなかった病因のうち，4％はその後に確定された[19]．心膜腔鏡の合併症としての死亡は認められなかったが，原疾患に起因する死亡を5.6％に認めた．

　そのほかの報告では，35例の炎症性心膜液貯留に対し，心膜腔鏡と心膜生検を施行している．ウイルス性心膜炎，リンパ性心筋周囲炎，細菌性心膜炎，自己抗原性自己免疫性心膜炎の診断がなされたが，この結果が治療戦略に反映されたかは不明であった[20]．同じ筆者が，心膜穿刺を施行した136例中，14例の特発性心膜炎患者と15例の悪性疾患による心膜炎患者に経皮的心膜腔鏡と心膜および心外膜生検を行ったと報告している．この報告では，心窩部により心膜穿刺を行い細胞診，免疫学的検索，培養用の検体を最初に採取し，次に心膜液を吸引し，温めた無菌的生理食塩水を心嚢内の注入し，心膜腔鏡を挿入している．心膜および心外膜生検は，心膜腔鏡による直視と，二方向透視像により位置を決定し，生理食塩水を抜き去る前に，再滅菌可能な生検鉗子を用いて施行した．明らかに悪性心膜液貯留と診断されている患者において，この報告では細胞診では71％，心外膜生検では80％の診断が可能であった[21]．

　Seferovićによる最近の報告では，49例の大量心膜液貯留患者に対し，透視または心膜腔鏡ガイド（より広範囲の検体採取のために）を用いて壁側心膜生検を施行した．広範囲サンプリング（4〜20ヵ所）は1ヵ所からの生検と比較して診断的精度が向上していた[19]（40％対8.3％，$P<0.05$）．筆者らの経験，および悪性心膜液貯留患者のいくつかの心膜穿刺の報告によると，細胞診はおおよそ80〜85％の症例で陽性であり，癌性心膜炎の偽陰性はまれである（リンパ腫もしくは中皮腫による悪性浸潤はこれに反している）．分子的診断手法が盛んな現在において，診断的心膜腔鏡および心膜，心外膜直接生検の，再貯留心膜液に対する細胞診に関しての明確な役割は確立していない．

　治療的心膜穿刺は，タンポナーデの徴候がある場合，呼吸困難[14]，肺や食道といった周囲の構造物の圧迫症状，カテーテルや外科的介入治療後の循環不全を伴う急性血性心膜液貯留に際し適応となる．早期タンポナーデの診断は，通常心臓超音波検査で行われる．血行動態的にタンポナーデの診断は，心膜液貯留患者において，左心および右心の拡張期圧の上昇と，y谷の消失によってなされる．しかしながら，上行大動脈解離に伴った血性心膜液貯留もしくはタンポナーデに対する心膜穿刺は禁忌であり，心膜穿刺により出血やショックが助長されることがあり[22]，このような状況下では可及的速やかな手術が必要である．緊急心膜穿刺が要求され

るその他の状況としては，心腔や血管に対するカテーテルによる傷害が引き起こした血性心膜液貯留である．右室への一時的ペースメーカ留置手技，硬い右心カテーテルの通過，心内膜心筋生検，経中隔穿刺術，曲がりのないガイドワイヤを用いた狭窄大動脈弁の逆行性通過，冠動脈アテレクトミー，高圧によるステント拡張術，もしくは糖蛋白Ⅱb/Ⅲa受容体阻害薬使用中の患者に対する細い冠動脈の枝への硬い親水性コーティングガイドワイヤの通過などにより，これらは生じることがある．

こうした患者では，胸痛を訴えた後に低血圧と頻脈が生じる．徐脈は血液が心膜腔内に漏れることによる迷走神経反射によって生じるかもしれないが，低血圧は徐脈に対するアトロピン投与後も持続する．右および左の心辺縁をX線透視下で注意深く観察すると，通常の心拍動時に比べ，張りつめた状態で運動の低下した心辺縁像が認められる．そして，右心カテーテル検査では古典的な血行動態所見を示すとともに，右心カテーテルを右房側壁側に向けて進めても，透視上の右房辺縁まで十分に進めることができない．このような状況においては，緊急穿刺により救命できる可能性がある．心膜腔内への出血の原因が冠動脈損傷による場合，人工血管カバードステントの留置や，遠位血管の小さな枝からの出血に対するコイル塞栓術が必要なことがある．抗凝固作用の中和と初期ドレナージ後も出血が持続する場合には，通常，緊急外科手術が必要である．

急性心タンポナーデに対しては一般的に経皮的心膜穿刺を行うことが多いが，一方で再発性の心膜液貯留に対しては外科的あるいはバルーンによる心膜開窓術を行う．心膜穿刺，バルーン心膜開窓術，そして心室不整脈に対する心外膜アブレーションや左心耳隔離での心膜へのアプローチ手技の詳細については，第38章で詳述している．

症例44-1　心タンポナーデ

55歳男性の不安定狭心症患者．左前下行枝の近位および中間部の重症狭窄に対し，ステン

[図44-2] 冠動脈穿孔とその後の管理

(左上) 6Fカテーテルを使用して左前下行枝中間部のステントを18気圧で後拡張後，すぐに造影剤の血管外漏出を伴った冠動脈穿孔が生じた（矢印）．(右上) 患者は1分以内に低血圧となり，血管形成術用バルーンは穿孔部から漏れを塞ぐ目的で再拡張され，その後，剣状突起下より心膜穿刺が行われた．(左下) 反対側の鼠径部から8Fのガイディングカテーテルを挿入し，左冠動脈入口部に挿入後，ガイドワイヤとJomedカバードステントを穿孔部位へ進めた．(右下) このステントの留置後，血管外漏出は消失した．ヘパリンの中和は行わず，穿孔前に留置した右冠動脈および左前下行枝近位部のステントの開存を維持するために，糖蛋白Ⅱb/Ⅲa受容体阻害薬は投与を継続した．

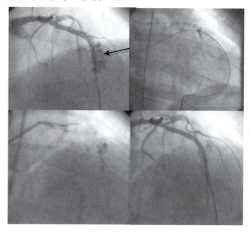

ト留置が行われたが，留置部位に段状の盛り上がりが観察された．その領域は16気圧で後拡張されたが，デフレーション後すぐに血管の穿孔が生じた（図44-2）．血圧低下が生じたため，血管を塞ぐように3.0mmのバルーンで再拡張され，剣状突起下からの心膜穿刺術が施行された．対側の大腿動脈が穿刺され，8FのXB3.5ガイディングカテーテルが挿入され，2本目のBMWガイドワイヤが血管遠位に留置された．3.0mmのバルーンは，デフレーション後に最初の6Fガイディングカテーテル内に引き抜かれ，その後3.0mm×16mmのJomedカバードステントが穿孔部位全長にわたって進められた．ステントを留置し，18気圧の後拡張にて穿孔は修復された．カテーテル室に心臓外科医が到着した時点で，出血が止まっていて血管が開存した状態であったので，彼らは保存的

[図 44-3] 再発性心タンポナーデに対する経皮的バルーン心膜開窓術
（左上）大動脈圧および肺動脈圧波形は，脈圧の減少と大動脈圧波形における奇脈を示している．（中上）右房圧と心膜腔内圧の同時記録．心膜腔内圧は上昇し，心膜腔内圧と右房圧は同等であった初回穿刺時と異なり，いくらか分離している．（左下）心膜とその経路を小さなバルーンで拡張（前拡張）した．この手技は断面積の小さな最新の末梢用バルーンでは必ずしも必要としない．（右下）より大きなバルーン（15 mm×40 mm）で心膜を拡張し，十分な心膜開窓術を行う．より大きな患者に対しては直径 20 mm のバルーンを使用することもできる．
Ao：動脈圧，PA：肺動脈圧，RA：右房圧，PP：心膜腔内圧

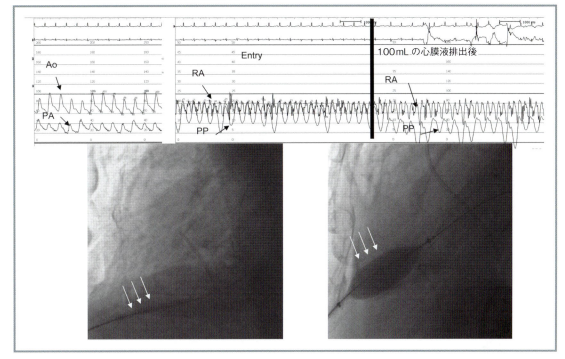

治療の継続に同意した．それ以後，心膜腔の問題は起こらず，翌日にドレーンは抜去された．対角枝閉塞による中等度の心筋梗塞を起こしたものの，3 日目の再検査にてステントは開存しており，4 日目に退院した．

症例 44-2 再発性心膜液貯留に対するバルーン心膜開窓術

54 歳男性で，肺腺癌に対して化学療法と放射線療法および右肺葉切除術を施行後であり，慢性左側胸水貯留を認める（胸腔ドレーンが留置されている）．心臓超音波検査にて，タンポナーデ徴候（右房と右室の虚脱を呈する）を伴った大量の心膜液貯留を認めた．心膜穿刺で心膜腔内圧は 23 mmHg を示し，漿液血性状の心膜液 500 mL 以上の排出によりタンポナーデ所見は解除された．しかしながら，2 週後に症状が再発，心臓超音波検査で心膜液の再貯留とタンポナーデ所見を認めた．右心カテーテルで右房圧は 16 mmHg，平均肺動脈楔入圧は 22 mmHg，平均心膜腔内圧は 15 mmHg で，右房と心膜腔の圧はいくらかの乖離が認められた．15 mmHg では説明しがたいが，心係数は 2.4 L/min/m^2 と軽度低下していた．

穿刺針による心膜穿刺術で 100 mL の血性心膜液を排液後，心膜腔内圧は 0 mmHg に減少し，右房圧はほとんど変化しなかった．ドレナージカテーテルを通してガイドワイヤを挿入し，4.0 mm×40 mm のバルーンで前拡張を行った後に，最終的に 15 mm×40 mm のバルーンで心膜をまたぐように拡張し，バルーン心膜開窓術を施行した（図 44-3）．心膜によ

るバルーンのくびれは完全に消失し，バルーンをドレナージカテーテルに変更して一晩留置した．心係数は 3.4 L/min/m² と増加し，1ヵ月後の心臓超音波検査で心膜液の再貯留は認めなかった．

症例 44-3 強皮症患者における心膜液貯留

38歳女性で，進行する呼吸困難のため入院となった．患者の既往歴で重要なのは強皮症と肺高血圧症であった．入院当初に施行した心臓超音波検査で大量の心膜液貯留を認めていたが，タンポナーデの徴候はみられなかった．左室は過収縮をきたす一方，右室は中等度に拡張し，収縮は著しく低下していた．右室収縮期圧は推定で 60 mmHg もあった．呼吸困難が進行性に悪化し，大量の心膜液が症状に寄与していると考えられたため，右心カテーテル検査の施行と場合によっては心膜穿刺を行うことが患者に伝えられた．平均右房圧は 11 mmHg，右室圧は 80/15 mmHg，肺動脈圧は 78/35 mmHg（平均圧で 45 mmHg）であり，平均肺動脈楔入圧は 30 mmHg であった．また，心膜腔内圧は 10 mmHg であった．心拍出量は 4.14 L/min で，心係数は 2.55 L/min/m² であった．心膜液を総量で 50 mL 排出し，心膜腔内にドレーンを留置して CCU へ入室した．その後 2 日間かけて，8 時間ごとに 100 mL の割合で計 600 mL の心膜液をゆっくりとドレナージした．CCU で繰り返し血行動態を評価したところ，肺動脈楔入圧は 8 mmHg まで減少するも，肺動脈収縮期圧は 70 mmHg と高値であった．患者の呼吸困難は改善した．そして穿刺から 3 日後には心膜摩擦音を聴取するようになった．シルデナフィルと同時にプレドニゾロンが投与開始され，患者の状態は改善が続き，退院時には 6 分間歩行試験を呼吸困難の増悪や動脈血酸素飽和度の低下なく行うことができるまで回復した．

a）臨床的考察

心膜液の貯留は肺高血圧症の末期では比較的よくみられる所見である．タンポナーデの典型的な所見には，拡張期における右房や右室の虚脱や Doppler における僧帽弁流入血流速度変化の消失傾向などが含まれる．

重要なことに，肺高血圧症や強皮症患者で大量の心膜液をドレナージした後に悪い結果となることがある[23, 24]．心膜穿刺後の急性左心不全および右心不全が知られた合併症であることは特筆すべきであるが，この心不全の病理は不明である（第 38 章にこの原因に関する仮説が詳述されており，参照されたい）．しかし，大量の心膜液を急速にドレナージすることが関与していることは一般的に同意が得られている．肺高血圧症患者において，心膜液ドレナージ後の高い死亡率が急性左心・右心不全に起因するかどうかを断定するのは尚早であるが，妥当な仮説である．それゆえ，本症例では短時間で大量の心膜液をドレナージすることがないよう細心の注意が払われた．

4 収縮性心膜炎

収縮性心膜炎は，臓側ならびに壁側心膜の両方が瘢痕化し，心臓の四腔全部に影響を及ぼす均一な変化の過程である．まれに限局性の心膜収縮によって外部から圧迫されることにより僧帽弁や三尖弁の狭窄をきたすことがある[25]．慢性期には心膜の石灰化が生じるものの，早期には強い血行動態変化にもかかわらず，石灰化が認められないことがある．以前は結核が収縮性心膜炎の第一原因であったが，今日では収縮性心膜炎の主な原因は，反復する特発性またはウイルス性心膜炎，縦隔に対する放射線照射後の遅発性の心膜収縮（数年後に発症することもある），開心術後の心膜炎などである[26-28]．頻度は少ないが原因として挙げられるものとして，新生物，AIDS に関連した日和見感染症を含む敗血症性心膜炎，慢性腎不全，心筋梗塞後症候群（Dressler 症候群），薬物，結合組織病や自己免疫疾患による急性心膜炎などがある[29]．原因不明の頸静脈怒張，全身性浮腫，うっ血肝，呼吸困難などの症状を呈しているすべての患者で，収縮性心膜炎を念頭に置く必要がある．開心術後の患者で，術後 1 ヵ月以内に原因不明の

頻脈，低心拍出，静脈のうっ血が出現した場合にも考慮しなければならない．

収縮性心膜炎の臨床像は，心膜収縮による心臓充満の障害と，緩徐に進行する全身および肺静脈圧の上昇，それに続く心拍出量の減少を反映している．左右の心房圧が 10 mmHg から 18 mmHg に上昇した患者では，全身の静脈のうっ血徴候が顕著となる．これによって，下腿の浮腫，食後の気分不快，うっ血肝と腹水が生じる．左右の心臓充満圧が 18 mmHg から 30 mmHg に上昇すると，労作時呼吸困難，起座呼吸が出現し，胸水が出現する．一回拍出量の低下により全身の血管抵抗は代償的に増加し，洞頻脈が進行する．これは初期には，安静時の心拍出量と全身血圧を維持するが，運動時の心拍出量を増加させることができないため，労作時易疲労感と呼吸困難を引き起こす．安静時心拍出量が低下してくると，高度倦怠や心臓悪液質が生じる．

通常，心電図は電位低下と広範囲の ST-T 異常が生じ，虚血性冠動脈疾患と間違われるかもしれない．心房細動は約10％の患者で認められる．胸部 X 線像では，小さい，または正常あるいは軽度拡大した心陰影に，肺血流の再分布もしくは胸水を伴っていることがある．側面像で，心膜石灰化が約50％の症例で認められる．心膜肥厚は，シネアンギオグラフィ，MRI や，造影，非造影を問わず CT で最もよく描出することが可能である．正常の心膜厚は，成人で 1.2±0.8 mm（2 SD）である．3.5 mm 以上は病的肥厚を示し，6 mm 以上は収縮性心膜炎に特異的である．心膜厚の病的肥厚所見は診断の補助にはなるが，収縮性の病態の存在を表してはいない．言い換えるならば，心膜肥厚が最小限であっても強靱であれば，血行動態的に有意な強い収縮性心膜炎の徴候を示すこともある．CT もしくは MRI では小さなゆがんだ心室と左房拡大，そして上大静脈の拡張を認める．心膜肥厚の測定は経食道心エコー検査でも可能である[30]．この方法では，心膜肥厚の度合い，上下の大静脈の拡大具合，心室後壁の拡張期平低化所見，拡張早期の心室径の急激な拡張停止所見をみることができる．

収縮性心膜炎が疑われる患者全例に，以下の目的で両心カテーテル検査および血管造影を行うべきである；(a) 心膜切除術を考慮する前に，心膜性収縮炎の病態の存在およびその重症度を評価する（第23章を参照）．(b) 拘束型心筋症と心膜疾患を鑑別する．(c) たとえば重症肺高血圧症のような右房圧上昇の主病因を除外する．(d) まれに存在する局所的な心膜収縮による外方からの圧迫による弁狭窄や心外膜による冠動脈の締め付けを除外する．心内膜心筋生検（後述，および第26章を参照）は，時として心膜剝離による外科的生検を施行する前に拘束型心筋症を鑑別するのに有用なことがある．

収縮性心膜炎と心タンポナーデは共に，心室相互依存性が増加する（前述を参照）．つまり，心膜と心室中隔の機械的な制限を共有するがゆえに，一方の心室が充満されると，もう一方の心室は充満が障害される．タンポナーデの際の左右心室の心膜の制限は，心臓の周囲の均一な液体圧力によってつながっている．しかしながら，収縮性心膜炎の場合はその表面にかかる圧力は，局所的な収縮の程度によって異なっている[31]．連結した制限状態（タンポナーデ）では，より大きな心室の相互依存を生み出すため，吸気によって増大した右室の流入は，結果として左室の流入を減少させる（奇脈の出現）．一方，非連結制限状態（収縮性心膜炎）では，心室の相互依存はより控え目ではあるが，薄い壁の右室の有効な弾性力を顕著に減少させる[32]（それゆえ，吸気時の右房圧上昇である Kussmaul 徴候を認める）．このことは収縮性心膜炎と心タンポナーデにおける補足的超音波 Doppler 法や血行動態測定によりみられる定常状態と呼吸による変化を理解するための骨子である（第23章を参照）．

左右の心室圧は，同じ圧レンジで出力し，ゼロ点補正や，キャリブレーションおよび圧波形のダンピングについてきちんと注意を払って同時記録されるべきである．右房圧の上昇した収縮性心膜炎では，心室の拡張早期流入は障害さ

[図44-4] 収縮性心膜炎患者の右房圧記録

右房圧波形の著明なy谷は，右房の流出が拡張早期に急激かつ障害されていないことを示す．y谷の最低点は，心室の拡張早期流入の突然の停止点に一致したものである．収縮性心膜炎での著明なx谷およびy谷は，右房圧曲線にM型またはW型の特徴を与える．右房の平均圧は正常の2倍を超え，18〜20 mmHgである．

RA：右房圧

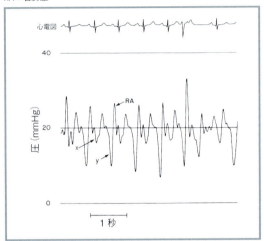

[図44-5] 収縮性心膜炎患者の左室圧と右室圧の同時記録

図44-4で示した圧曲線評価の技術的なピットフォールを示す．安静時頻脈が存在すると拡張期曲線の評価はかなり難しくなり，またダンピングの低い状態の左室圧トランスデューサシステムは拡張早期の左室圧のアンダーシュート，および心房収縮時のオーバーシュートを助長する．期外収縮後の長い拡張期をみることで，左右心室の拡張期圧が等しく，心室波形のdip and plateauを観察することができる．

LV：左室圧，RV：右室圧

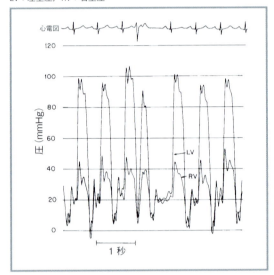

れず，異常に急速になる．しかし，拡張後期の流入は短縮し，硬い心膜により，規定された量に心臓全容量が到達するその瞬間に急激に停止する．これにより左右の心室圧波形は拡張期のdip and plateau型となる．左右心室の拡張期圧は典型的には等しくなるか，それに近い値を示す．右房圧波形では著明かつ急峻なy谷を示し，これに続いて急峻なa波と緩やかな収縮期x谷を認めるが，これはすでに一杯になった右室に心房がさらに血液を送りこもうとすることによる．右房または左房の圧波形は，x谷と急峻なy谷により特徴的なM型またはW型を示す（図44-4）．僧帽弁または三尖弁逆流が認められる場合の右房および左房の圧波形は，片方の心房に生じる巨大v波によって異なるかもしれない．心膜収縮と循環血漿量減少を伴った患者に，1,000 mLの生理食塩水を急速に静注すると，潜在性の収縮性心膜炎の血行動態を顕在化させることができて有用である．頻脈，トランスデューサの不適切なゼロ点較正，トランスデューサのアンダーダンピングでは拡張期波形評価が不明瞭になる可能性がある（図44-5）．

心臓カテーテル検査による収縮性心膜炎の評価において，血行動態の呼吸変動の評価は重要な項目である．重症な収縮性心膜炎の状態では，吸気中の胸腔内圧の陰圧化は心膜腔内や右心には伝わらない．そのため典型的には右房圧の呼吸性変動は少ない．これは健常者と心タンポナーデ患者で，吸気時に全身の静脈圧と右房圧が低下するのとは対照的である．顕著な例では図44-6に示すように，吸気時に全身の静脈圧は上昇することがある（Kussmaul徴候）[32]．マイクロマノメータ圧測定装置を用いて，Hurrellら[33]は呼吸中の右室および左室の収縮期圧の不一致は，収縮性心膜炎の心室相互依存が増加していることの指標となると報告している．図44-7に示すように吸気時の右心の流

[図 44-6] 収縮性心膜炎患者の右房（平均）圧および肺動脈楔入（相性）圧記録

矢印は呼吸周期における吸気の開始を示す．平均右房圧は吸気時に上昇する（Kussmaul徴候）．肺動脈楔入圧は右房圧と位相がずれており，右房圧が上昇する吸気の間に下降し始める．

PCW：肺動脈楔入圧，RA：右房圧

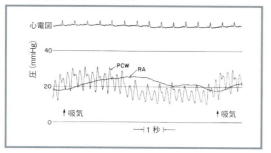

入，一回拍出量，右室収縮期圧の増加は，同時に左室収縮期圧の低下を伴う．これは吸気時の胸腔内圧の低下と肺静脈圧の低下，そして左心の流入と一回拍出量の減少によって生じる．この所見は，手術で血行動態が改善し得る収縮性心膜炎患者と，その他の原因による心不全患者を鑑別するのに有用である．一回拍出量は，収縮性心膜炎患者においてほとんどの場合減少しているが，安静時の心拍出量は頻脈による代償のため維持されているかもしれない．収縮性心膜炎患者において心房ペーシングを行うと，心拍数が140/min前後までは，一回拍出量と心室充満圧は不変であり，心拍出量は増加したという報告がある[34]．この報告では，心膜切除術施行後，拡張早期だけだった心室充満の制限が解除されると，心房ペーシング中の心拍数の増加による心拍出量の変化は正常のパターンになった．収縮性心膜炎が進行すると，全身の血

[図 44-7] マイクロマノメータ付きカテーテルを用いて記録した，収縮性心膜炎患者（左）と拘束型心筋症患者（右）における左室圧と右室圧の呼吸変動（吸気と呼気）

最大吸気時はそれぞれ2拍目に示されている．収縮性心膜炎患者（左）では，呼吸中の左室と右室の収縮期圧変化の不一致が認められる．左室収縮期圧は最大吸気時に最小の値を示すのに対し，右室収縮期圧は心周期のなかで最大の値を示す．この所見は心室相互依存が収縮性心膜炎では存在することを示している．そして左室流入量と一回拍出量が減少した際に，右室流入量と一回拍出量が反応性に増加することを示唆する．これとは反対に拘束型心筋症患者（右）では吸気時の左室圧と右室圧の変化が一致している．

LV：左室圧，RV：右室圧

(Hurrell DG et al：Value of dynamic respiratory changes in left and right ventricular pressures for the diagnosis of constrictive pericarditis. Circulation 93：2007-2013, 1996)

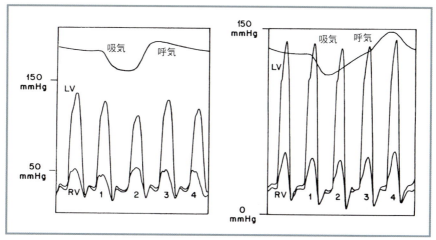

管収縮と動脈圧低下により，安静時の心係数は低下する．心筋線維化が広範囲に合併することがなければ，左室駆出分画は通常，正常または増加しており，等容期および駆出期の収縮機能指標（たとえば dP/dt）は保たれている[33, 35]．例外として重要な症例は，放射線障害後の心膜収縮例で放射線による心筋線維化を合併している症例や，アミロイドのような物質が心膜と心筋内の両方に浸潤しているような症例である[36]．

心膜の肥厚が明確でない場合，収縮性心膜炎と拘束型心筋症は臨床所見，血行動態および心臓超音波検査において類似した所見を呈し，その鑑別が重要となる．収縮性心膜炎でのDoppler血流速度は典型的には，吸気時には三尖弁血流速度が増加し，僧帽弁血流速度が減少する（25%以上の吸気時僧帽弁血流速度低下）．この現象はタンポナーデでも観察されるが，拘束型心筋症では認められない．左室運動速度と移動を計測可能な組織Doppler検査では，収縮性心膜炎患者において通常拡張早期の速度は上昇しているかまたは正常なのに対し，拘束型心筋症では通常減少している．さらに経食道心エコー検査による肺静脈血流速度は，拘束型心筋症に比べ，収縮性心膜炎において，肺静脈の収縮期最大血流速度が大きな値を示す[37]．これら超音波計測所見はどれも完全な鑑別能力を持たないため，臨床所見および血行動態指標と組み合わせる必要がある（後述を参照）．

冠動脈造影は，収縮性心膜炎患者の心臓カテーテル評価の際に施行されるべきである．潜在性の有意な動脈硬化性冠動脈疾患の検出に加えて，冠動脈造影により，心膜開窓術に先立って，まれだが収縮した心膜による外部からの締め付けや圧迫が冠動脈に生じているかを検出することが可能である[38]．心膜の収縮は，アデノシン誘発最大充血時の冠血流予備能を制限し，拡張早期血流速度の正常パターンにおける急激な中断と急速な減衰を引き起こすと指摘する研究がある[39]．現代の高画質な画像診断（超音波検査，心拍同期CTあるいはMRI）により全体的あるいは局所的な左室駆出分画や左室容量が判明し，有意な心臓弁膜症の合併を除外できる場合，心臓カテーテル検査時の左室造影検査は省略可能である．

Ⓐ 治療

内科的管理は，純粋に浮腫と不整脈コントロールを対症的に行うことである．収縮性心膜炎の根治的な治療は外科的心膜切除術であり，この手技は非侵襲的画像診断や血行動態所見で典型的な所見が存在する有症候性患者のために行われるべきである．また，十分な経験を積んだ心臓外科チームが，人工心肺準備下に完全な壁側および臓側心膜切除術を行うべきである．切除がほとんどできないほどの重症心外膜線維化もなく，安静時心拍出量の低下する末期状態でもなく，また臓器灌流の低下もない早い段階での手術成績は非常に良好である．たとえば最近の主要施設における21例の手術症例の報告では，周術期死亡はなく，平均在院日数は7日で，全員が術後NYHA I度に回復したとされている[40]．Mayo Clinicの58例の報告では，Doppler検査による僧帽弁血流速度信号によって検出される拡張期充満の異常は，術後3ヵ月の時点で40%，21ヵ月後でおよそ34%であった[41]．ほとんどの患者で術後速やかに利尿がつき，浮腫やうっ血肝が改善する．その他の症状は数ヵ月かけてゆっくり回復するが，心房不整脈は残存する．心膜切除が不適切，scoring（切れ目を入れる）もしくはmeshing（十字に切れ目を入れる）を施行しても心外膜の収縮が解除できない[42]，高齢，放射線照射後心膜炎，末梢臓器不全の合併[43]などのような場合には，予後がより悪化する．

症例44-4　収縮性心膜炎

59歳男性．ここ4年間進行性に増悪する末梢浮腫の精査のため入院．最近は経口利尿薬を増量しても改善がみられない．入院2週間前より倦怠感，労作時呼吸困難と起座呼吸を自覚し，腹囲増加，下肢および陰嚢の浮腫，15ポンド（約6.8 kg）の体重増加を認めていた．身体所見は安静時呼吸困難を伴った白人男性であり，慢性的に具合が悪そうであった．血圧は

140/95 mmHg，心拍数は 150/min で不整がみられた．胸部単純 X 線像では両側下肺野の透過性低下を認め，心音は減弱していた．心臓所見としては，心音は減弱し，不整な頻脈を認め，心膜摩擦音や奔馬調律（ギャロップ）や心雑音は聴取されなかった．腹部は腹水により膨満を認め，肝臓は腫大し，右上腹部の圧痛を認めた．陰嚢水腫，四肢の顕著な浮腫を認め，鼠径部より下は慢性の静脈うっ血による皮膚の変化を両側に認めた．血液検査では，軽度のビリルビン上昇と肝酵素の上昇以外は甲状腺機能を含め正常であった．

　心臓超音波検査では両側心房の拡大，左室駆出分画は 35％ と中等度心室壁運動低下を認めたが，局所壁運動異常は認めなかった．Ⅰ度の僧帽弁逆流とⅠ度の三尖弁逆流を認め，推定右室収縮期圧は 29 mmHg であった．心膜は肥厚し，左室心尖および右室自由壁を取り囲むように，いわゆる railroad tracking（鉄道路線）様であった．心臓カテーテル検査では左室拡張期圧の均一化を呈しており，拡張終期圧は 22 mmHg であった．平均肺動脈楔入圧は 22 mmHg，肺動脈圧波は 29/22 mmHg，右房圧は 21 mmHg で，右房圧は吸気で増大し（Kussmaul 徴候），右室および左室の拡張期圧は等しかった．安静時における頻脈性心房細動のため，右房圧記録の x 谷および y 谷の評価は不明瞭であった（図 44-5〜44-7）．熱希釈法で想定した心拍出量は 3.7 L/min で，心係数は 1.7 L/min/m^2 であった．冠動脈造影は右冠動脈優位で正常冠動脈であった．左室造影は，左室の大きさは正常，駆出分画は 42％，前側壁，心尖，下壁の心膜の石灰化を認めた（図 44-8）．

　心膜切除術を施行したところ，心膜は肥厚し，高度に石灰化し，骨のような硬さであった．壁側心膜は心外膜にべったりと癒着していた．石灰化した前壁の心膜は，横隔神経を分離温存したうえで少しずつ切除した．右房は不注意に傷つけてしまったため，人工心肺下に修復を行った．組織検査では局所線維化と石灰化，リンパ球と中皮細胞の集簇を伴った慢性炎症所

[図 44-8] 左室造影像
心膜の石灰化を示す．

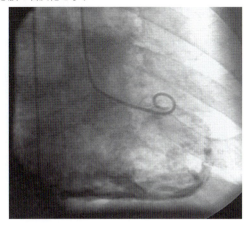

見を呈した．通常の染色や培養，および細胞診はすべて陰性であった．

　術後は洞調律を維持するものの，数日間は強心薬と昇圧薬を必要とした．静注利尿薬および胸腔穿刺を要したが，翌週には 15 kg 以上の利尿がつき，末梢の浮腫は大部分が消失した．術後 3 ヵ月後には日常生活を問題なく送れるようになるまで回復し，6 ヵ月後には 1 日数マイルの歩行は症状なくこなせるようになった．フロセミドは 1 日 1 回まで減量しても浮腫の出現なく，また Quinaglute（キニジン製剤）とジゴキシン投与下で心房細動の再発なく経過している．

5 浸出性収縮性心膜炎

　タンポナーデに対する心膜穿刺後も右房圧が正常圧にまで低下しない病態は，右房圧上昇の原因が他にも存在することを示唆する．右房圧が持続的に高値を示し，顕著な y 谷を伴っており，右室圧が dip and plateau を示す場合，浸出性収縮性心膜炎の存在が示唆される．この状態では，心タンポナーデの解除後に残存する臓側心膜収縮性心膜炎が明らかになってくる[44, 45]．頸静脈拍動は，タンポナーデの際に生じる典型的な y 谷の鈍化というよりは，むしろ顕著な x 谷および y 谷といった収縮性心膜炎の際にみら

[図 44-9]
（A）入院 3 ヵ月前の胸部 CT 像．心膜肥厚や心膜液貯留は認めない．（B）入院時の胸部 CT 像．右側胸郭の腫瘤および肺野に散在する腫瘤を認める．心膜は肥厚し，殻で覆われたような心膜断面積は減少し，少量の心膜液貯留を認める．

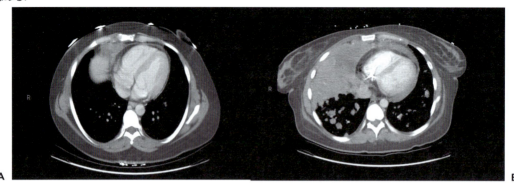

れるものに類似する[46]．心膜穿刺後も右心および左心の拡張期圧は等しいままである．浸出性収縮性心膜炎はその存在を認識し，診断することが重要である．なぜなら壁側および臓側心膜の広範囲の心膜切除術が必要だからである[47]．その主な原因は，特発性，悪性腫瘍に伴うもの，放射線療法後，リウマチ性疾患，結核である．

症例 44-5　浸出性収縮性心膜炎

29 歳女性．体位変動に伴う胸痛，進行性の労作時呼吸困難と起座呼吸を主訴に入院．起立時の眩暈を訴え，安静時心拍は 120/min であった．2 年前に大きな縦隔腫瘍を伴ったステージ IV の結節硬化型 Hodgkin 病と診断されていた．化学療法により縦隔腫瘍の縮小は認めたが，新たに骨髄病変の進行を認め，高用量化学療法と自己末梢造血幹細胞移植を行った．入院 3 ヵ月前の CT では部分的な反応が認められ，縦隔腫瘍の大きさは減少し，心膜は正常所見を呈し，心膜液貯留は認められなかった（図 44-9A）．

血圧は 90/60 mmHg であり，18 mmHg の奇脈を認め，頸静脈圧は Kussmaul 徴候なしに 18 cmH$_2$O と上昇していた．両側下腿に浮腫（1＋）を認めた．心臓超音波検査で心腔サイズは正常，心室機能は局所的にも全体的にも正常であった．前壁および後壁には中等量の，下壁および心尖には少量の心膜液貯留を認め，右室と右房は拡張期虚脱を示していた．Doppler 検査では，タンポナーデの徴候である三尖弁流入速度は 50％以上の，僧帽弁流入速度は 30％以上の呼吸変動を示した．厚さ 12 mm 以上の均一なエコー輝度の腫瘤が心臓を取り囲んでいるのが，さまざまな角度で観察された．中心静脈ラインによるベッドサイドでの右房圧測定では，平均圧は 25 mmHg で著明な y 谷を伴い，吸気時に平均圧波上昇した．胸部 CT では 4 ヵ月前のものと比較して，大きな縦隔腫瘍が心臓を取り囲み，中等度の心膜液が貯留し，心膜腔容積は減少していた（図 44-9B）．

剣状突起下心膜開窓術を外科的に施行し，200 mL の漿液を吸引後，心膜腔ドレーンを留置した．心膜生検では網内系細胞と結節性硬化型 Hodgikin リンパ腫に一致する組織球様細胞と炎症性細胞浸潤を認めた．心膜液排出により右房圧は 25 mmHg から 18 mmHg に低下したが，流入圧が適切であるにもかかわらず低血圧と呼吸困難は残存した．患者および家族と腫瘍専門医と検討して，より積極的な治療は断念し，緩和治療を開始した．患者は 1 週間後に死亡した．

6 拘束型心筋症

　収縮性心膜炎と拘束型心筋症の鑑別はしばしば困難ではあるが重要である．なぜならば心膜切除術により有効に治療可能なのは収縮性心膜炎だけだからである．拘束型心筋症の場合，拡張機能の異常を伴い，心室壁はコンプライアンスがなく，それゆえ心室への流入が障害されている．収縮機能は通常保たれている．拘束型心筋症の最も一般的な病因は，特発性，アミロイドーシス，サルコイドーシス，心内膜心筋線維症，放射線，アントラサイクリン毒性である（第26章を参照）．頻度は少ないが，家族性，強皮症，弾性線維性仮性黄色腫，糖尿病，蓄積病（Gaucher病，Hurler病，Fabry病，糖原病など），ヘモクロマトーシス，カルチノイド，好酸球増多症，転移性悪性腫瘍，薬剤なども原因として挙げられる．拘束型心筋症の臨床症状は収縮性心膜炎としばしば類似する[48]．両疾患とも心室の拡張期流入の障害と，運動耐容能の低下や虚弱，倦怠感といったうっ血性心不全症状を伴った拡張期圧の上昇が認められる．末梢の浮腫や肝腫大，腹水，進行した場合は全身浮腫を伴って，中心静脈圧は上昇する．両疾患で一回拍出量は保たれるか，あるいは減少する．しかしながら，基本的に収縮機能は正常である．また両疾患で，患者は胸部および頸部の運動時違和感を訴えるが，冠動脈予備能の減少や頸静脈拡張に起因するのかもしれない．両疾患で心電図は一般に電位の異常とST-T部分の異常を示す．そして心房細動が生じることもある．

　心臓超音波検査では，左室壁厚の増加と心筋重量の増加を認める．拘束型心筋症例の拡張早期流入速度（E）は増高し，心房収縮期流入速度（A）は減高するため，E/Aは2以上となり，等容弛緩時間は短縮する[49]．組織Doppler（左室壁運動の偏位と速度を測定する）では，通常は拡張早期速度は収縮性心膜炎では正常なのに対し，拘束型心筋症では減少する．Mモードカラー Dopplerでは，第1エイリアシング輪部の傾斜を用いた空間的速度分布は，収縮性心膜炎では拘束型心筋症に比べより低速度な傾斜を示す．さらに拘束型心筋症の経食道心エコー検査における肺静脈血流は，収縮期肺静脈最大血流速度は拡張期血流速度より小さく，吸気時の心房収縮による拡張期逆流血流が肝静脈および肺静脈で認められる[49]．心膜厚の測定は経食道心エコー検査[30]，CTまたはMRIにて可能で，厚い場合は収縮性心膜炎の可能性が高い．これら心臓超音波測定所見で完全に識別する能力はなく，臨床所見および血行動態所見と合わせて判断する必要がある．一方，心臓超音波検査での心臓弁膜の肥厚所見や，心筋の顆粒状の輝度増加所見，心電図R波の減高を伴った心室壁の肥厚所見などは，アミロイドのような物質の心筋内蓄積を示唆するが，それらがないからといって拘束型心筋症の存在を除外できない[49]．

　多くの症例では，心臓カテーテル検査時に血行動態を注意深く観察することにより，心不全症状が拘束型心筋症によるものかどうかを鑑別することができる．右室および左室の拡張期圧は，同じ測定幅で同時に記録しなければならない．収縮性心膜炎と同様に，右房圧は通常高値となり顕著なy谷に急峻な上昇が続き，M型あるいはW型の波形を認める．右房圧の呼吸性変動は消失するが，y谷は吸気により急峻となる．拡張期圧は両心室で上昇し，dip and plateauを呈するが，通常左室拡張期圧は右室拡張期圧より高い値を示す．通常右室と左室の収縮期圧は吸気時に同様に低下する[33]．仰臥位運動は通常，右室より左室の拡張期圧を上昇させる．肺高血圧は通常，収縮性心膜炎より拘束型心筋症でより一般的に認められ，より重症である．肺動脈収縮期圧は45〜50 mmHg以上になる場合が一般的である．しかしながら，収縮性心膜炎と拘束型心筋症の患者群では，しばしば各群間で各個人間の測定結果には重複がみられる[33]．

　それゆえ，拘束型心筋症の診断においては，注意深い臨床的判断と非侵襲的画像所見，血行動態検査所見を総合的に判断することが求められる．結核，外傷もしくは心臓外科手術歴と同

様に，心膜炎を示唆する臨床歴は，収縮性心膜炎の可能性をより高くする．これら2つの疾患を完全に鑑別する診断的手技はないし，唯一の信頼できる診断方法が心膜切除術である患者もいる[49]．

心膜切除術は大手術であるので（特に心筋から癒着した臓側心膜を剝離する場合），診断が曖昧な症例に対しては術前に診断をより確かにすることが望ましい．拡張型心筋症における心内膜心筋生検の診断能は低いが（特異的病因診断がなされる確率は10％未満で，治療法発見につながる症例は2％[50]），心内膜心筋生検は収縮性や拘束型心筋症の可能性のある症状のある患者群に対する評価においては重要な役割を担っている[51,52]．心筋生検はアミロイドの存在やその他の特異的な拘束型心筋症の原因（心筋炎，代謝性蓄積疾患，ヘモクロマトーシス）を証明するのに有用かもしれない．放射線心障害の患者では心膜と心筋の両方に影響を受けるため，広範囲の心筋線維化の所見や心筋の脱落所見があれば，外科的心膜切除術の実施の決定を再検討すべきである[51]（第26章も参照）．

7 収縮状態を伴うその他の病態

正常心膜は心臓容積あるいは心膜液の増大に対応して，両心室が拡張しないような状況にすることで，両心室の機能を拘束し連結する働きがある．正常心容積で流入圧が低い場合，緩く滑らかな心囊の中で心膜による制限も心室相互作用もほとんど受けることなく，心臓の容積は呼吸および姿勢により大きく変化する．しかしながら，拡張期圧が10〜12 mmHg程度に上昇するくらいに右室容積が増加すると，心膜による制限が生じ，心室相互依存が増大する．心室拡張期圧の増加が反対側の心室の拡張期圧を同様に増加させたり，一方の心室への呼吸性の流入が反対側の腔への流入を減少させるような際に，心室相互依存を認識することができる．この現象は，拡張型心筋症の際に重要であるとされており，増加していた右室の流入が減少すると，心室相互作用を介して左室の流入が増加す

[図44-10] 数週間経過した重症三尖弁閉鎖不全症患者における右室圧と左室圧の同時記録

左室および右室の拡張終期圧は著明に上昇しており（約28 mmHg），拡張期を通じて事実上圧は等しい．右室の収縮期圧はわずかに上昇しているのみであり，右室拡張期圧上昇が，肺高血圧による一次的なものではないことを示している．これらのことは亜急性の右室容量負荷が生じた場合，正常の心膜が拘束を起こし，心室の相互依存を高めることを示している．

LV：左室圧，RV：右室圧

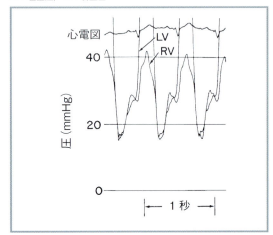

る[53]．

ヒト[54]や実験動物モデルにおける急性右室梗塞状態は，右室の拡張，左右室圧の上昇や均一化，心室波形のdip and plateau化，右室脈圧の減少といった，収縮の生理学を生じることができる．同様に，正常心膜であっても，亜急性の三尖弁閉鎖不全により右室容量負荷が生じた場合，図44-10に示すように心膜の制限と心室相互依存は増加する．古い文献だが，BartleとHermann[55]は急性および亜急性の僧帽弁閉鎖不全は収縮性心膜炎を強く示唆する特徴的な血行動態パターンを呈し得るという知見を報告した．同様に急性肺塞栓症では，右室肥大のない状況では，右室は二次的に拡張して中等度の肺高血圧が生じるが，心膜の制限により収縮の生理学的状態を呈するようになる．

8 心膜の奇形

　心膜の先天奇形は，その特徴的な型を知っていないと，心臓カテーテル検査および血管造影の際に混乱を生じる可能性がある．心膜囊胞は透明な液で満たされており，通常は右の肋骨横隔膜角に位置し，胸部X線像上または心臓カテーテル検査で透視下に観察した際に，説明のつかない右室縁の拡大として発見される．またそれらはまれに胸痛を引き起こしたり，右室流出路閉塞をきたすことがある[56]．しかしながら多くの場合，保存的に経過観察され，肋骨横隔膜角にあるような大きな心膜囊胞は透視ガイド下の経皮的吸引で縮小することが可能である[57]．

　先天性心膜欠損は非常にまれな疾患で，多くは男性に認められ，その30％に心臓および肺の合併奇形を認めることがある．孤立性先天性心膜欠損は，小さな欠損孔から完全欠損までを含んでいる．心膜完全欠損は極めてまれであり，通常無症状で経過する．左半側心膜完全欠損がより一般的であり，この患者が心臓カテーテル検査を受ける理由は，特定の体位によって誘発される鋭い胸痛[58]，不整脈，呼吸困難である．これらの患者では，心尖拍動が顕著で，体位によって位置が変動し，心電図では右軸偏位と前胸部移行帯の時計方向回転，胸部X線像では右の心境界の消失とともに心臓は左方に位置し，主肺動脈と大動脈弓の間に肺が舌状に飛び出したような像を呈する．心臓超音波検査では右室の拡大に伴い，右室容量負荷所見と類似した所見を認め，心室中隔の奇異性運動と，左心耳が側方へ移動する所見が認められる．この奇形は心臓MRIにて正確に診断可能である[59,60]．小さな心房の左側心膜欠損はまれである．しかしながら，心臓カテーテル検査と冠動脈造影は検出と診断に有用な検査である．このような患者はしばしば胸痛を訴え，心膜欠損を通しての心臓もしくは左心耳の脱出および絞扼に関連して突然死の可能性が存在する．心臓超音波検査では前述と同様の所見が認められ，左心耳は側方に移動している．確定診断はCTまたはMRIでなされ，心膜端により心筋の折り目を認めるような症例は高危険度とみなされる[60,61]．右側部分心膜欠損もまた，右房の吸気時の脱出により重度の胸痛を訴えることがある[62]．

（牧　尚孝）

文　献

1. LeWinter MM, Kalabani S. *Pericardial Diseases in Heart Disease*, 7th ed. Zipes DP, Libby P, Bonow R, Braunwald E, eds. New York: WB Saunders; 2005.
2. Sagristà-Sauleda J, Mercé J, Permanyer-Miralda G, Soler-Soler J. et al. Clinical clues to the causes of large pericardial effusions. *Am J Med* 2000;109:95.
3. Corey GR, et al. Etiology of large pericardial effusions. *Am J Med* 1993;95:209.
4. Rubin RH, Moellering RC. Clinical, microbiologic and therapeutic aspects of purulent pericarditis. *Am J Med* 1975;59:68.
5. Klacsman PG, Bulkley BH, Hutchins GM. The changed spectrum of purulent pericarditis: an 86 year autopsy series in 200 patients. *Am J Med* 1977;63:666.
6. Imazio M, Demichelis B, et al. Cardiac troponin I in acute pericarditis. *J Am Coll Cardiol* 2003;42:2144.
7. Spodick DH. *The Pericardium, A Comprehensive Textbook*. New York: Marcel Dekker; 1997.
8. Merce J, et al. Should pericardial drainage be performed routinely in patients who have large pericardial effusion without tamponade? *Am J Med* 1998;105:106–109.
9. Adler Y, et al. Colchicine treatment for recurrent pericarditis: a decade of experience. *Circulation* 1998;97:2183–2185.
10. Sagrista-Sauleda J, et al. Long term follow-up of idiopathic chronic pericardial effusion. *N Engl J Med* 1999;341:2054–2059.
11. Permanyer-Miralda G, Sagrista-Sauleda J, Soler-Soler J. Primary acute pericardial disease: a prospective series of 231 consecutive patients. *Am J Cardiol* 1985;56:623.
12. Malmou-Mitsi VD, Zioga AP, Agnantis J. Diagnostic accuracy of pericardial fluid cytology: an analysis of 53 specimens from 44 consecutive patients. *Diagn Cytopathol* 1996;15:197–204.
13. Myers DG, Meyers RE, Prendergast TW. The usefulness of diagnostic tests on pericardial fluid. *Chest* 1997;111:1213–1221.
14. Corey GR, et al. Etiology of large pericardial effusions. *Am J Med* 1993;95:209.
15. Koh KK, et al. Adenosine deaminase and carcinoembryonic antigen in pericardial effusion diagnosis, especially in suspected tuberculous pericarditis. *Circulation* 1994;89:2728–2735.
16. Seino Y, et al. Tuberculous pericarditis presumably diagnosed with polymerase chain reaction analysis. *Am Heart J* 1993;126:249–251.
17. Goodman LJ. Purulent pericarditis. *Curr Treat Options Cardiovasc Med* 2000;2:343–350.
18. Nugue O, et al. Pericardioscopy in the etiologic diagnosis of pericardial effusion in 141 consecutive patients. *Circulation* 1996;94: 1635.
19. Seferovic PM, Ristic AD, Maksimovic R, Tatic V, Ostojic M, Kanjuh V. Diagnostic value of pericardial biopsy: improvement with extensive sampling enabled by pericardioscopy. *Circulation* 2003;107:978–983.
20. Maisch B, et al. Pericardioscopy and epicardial biopsy–new diagnostic tools in pericardial and perimyocardial disease. *Eur Heart J* 1994;15(suppl C):68–73.
21. Maisch B, et al. Intrapericardial treatment of inflammatory and neoplastic pericarditis guided by pericardioscopy and epicardial biopsy—results from a pilot study. *Clin Cardiol* 1999;22(suppl I):17–22.
22. Isselbacher EM, Cigarroa JE, Eagle KA. Cardiac tamponade complicating aortic dissection: is pericardiocentesis harmful? *Circulation* 1994;90:2375.
23. Hemnes AR, Gaine SP, Wiener CM. Poor outcomes associated with drainage of pericardial effusions in patients with pulmonary arterial hypertension. *Southern Med J* 2008;101:490–494.

24. Dunne JV, Chou JP, Viswanathan M, Wilcox P, Huang SH. Cardiac tamponade and large pericardial effusions in systemic sclerosis: a report of four cases and a review of the literature. Clin Rheumatol 2011;30:433–438.
25. Pi, RG, Tarazi R, Wong S. Constrictive pericarditis causing extrinsic mitral stenosis and a left heart mass. Clin Cardiol 1996;19:517–519.
26. Cameron J, et al. The etiologic spectrum of constrictive pericarditis. Am Heart J 1987;113:354.
27. Mehta A, Mehta M, Jain AC. Constrictive pericarditis. Clin Cardiol 1999;22:334–344.
28. Tuna IC, Danielson GK. Surgical management of pericardial diseases. Cardiol Clin 19990;84:683–696.
29. Sagrista-Saudeda J, et al. Transient cardiac constriction: an unrecognized pattern of evolution in effusive acute idiopathic pericarditis. Am J Cardiol 1987;59:961.
30. Ling LH, et al. Pericardial thickness measured with transesophageal echocardiography: feasibility and potential clinical usefulness. J Am Coll Cardiol 1997;29:1317.
31. Takata M, et al. Coupled vs uncoupled pericardial constraint: effects on cardiac chamber interactions. J Appl Physiol 1997;83:1799.
32. Shabetai R, et al. The hemodynamics of cardiac tamponade and constrictive pericarditis. Am J Cardiol 1970;26:480.
33. Hurrell DG, et al. Value of dynamic respiratory changes in left and right ventricular pressures for the diagnosis of constrictive pericarditis. Circulation 1996;93:2007.
34. Chandrashekhar Y, et al. Rate-dependent hemodynamic responses during atrial pacing on chronic constrictive pericarditis before and after surgery. Am J Cardiol 1993;72:615.
35. Gaasch WH, Peterson KL, Shabetai R. Left ventricular function in chronic constrictive pericarditis. Am J Cardiol 1974;34:107.
36. Kern MJ, Lorell BH, Grossman W. Cardiac amyloidosis masquerading as constrictive pericarditis. Cathet Cardiovasc Diagn 1982;8:629.
37. Rajagopalan N, et al. Comparison of new Doppler echocardiographic methods to differentiate constrictive pericardial disease and restrictive cardiomyopathy. Am J Cardiol 2001;87:86–94.
38. Goldberg E, et al. Diastolic segmental coronary artery obliteration in constrictive pericarditis. Cathet Cardiovasc Diagn 1981;7:197.
39. Akasaka T, et al. Phasic coronary flow characteristics in patients with constrictive pericarditis: comparison with restrictive cardiomyopathy. Circulation 1997;96:1874–1881.
40. Trotter MC, et al. Pericardiectomy for pericardial constriction. Am Surg 1996;62:304.
41. Senni M, et al. Left ventricular systolic and diastolic function after pericardiectomy in patients with constrictive pericarditis: Doppler echocardiographic findings and correlation with clinical status. J Am Coll Cardiol 1999;33:1182.
42. Kao CL, Chang JP. Modified method for epicardial constriction: the electric waffle procedure. J Cardiovasc Surg 2001;42:643–646.
43. Tirilomis T, et al. Pericardiectomy for chronic constrictive pericarditis: risks and outcome. Eur J Cardiothorac Surg 1994;8:487–492.
44. Hancock EW. Subacute effusive-constrictive pericarditis. Circulation 1971;43:183.
45. Sagrista-Sauleda J, et al. Effusive-constrictive pericarditis. N Engl J Med 2004;350:469–475.
46. Shabeti R. The Pericardium. Boston: Kluwer Academic Press; 2003.
47. Walsh TJ, et al. Constrictive epicarditis as a cause of delayed or absent response to pericardiectomy. J Thorac Cardiovasc Surg 1982;83:126.
48. Benotti JR, et al. The clinical profile of restrictive cardiomyopathy. Circulation 1980;61:1206.
49. Kushwaha SS, Fallon JT, Fuster V. Restrictive cardiomyopathies. N Engl J Med 1997;336:267.
50. Tyberg TI, et al. Left ventricular filling in differentiating restrictive amyloid cardiomyopathy and constrictive pericarditis. Am J Cardiol 1981;47:791.
51. Mason JW, O'Connell JB. Clinical merit of endomyocardial biopsy. Circulation 1989;79:971–979.
52. Schoenfield MH, et al. Restrictive cardiomyopathy versus constrictive pericarditis: role of endomyocardial biopsy in avoiding unnecessary thoracotomy. Circulation 1987;75:1012.
53. Atherton JJ, et al. Restrictive left ventricular filling patterns are predictive of diastolic ventricular interaction in chronic heart failure. J Am Coll Cardiol 1998;31:413.
54. Lorell BH, et al. Right ventricular infarction. Am J Cardiol 1979;43:465.
55. Bartle SH, Hermann HJ. Acute mitral regurgitation in man. Hemodynamic evidence and observations indicating an early role for the pericardium. Circulation 1967;36:839.
56. Ng AF, Olak J. Pericardial cyst causing right ventricular outflow tract obstruction. Ann Thorac Surg 1997;63:1147.
57. Peterson DR, Zatz LM, Popp RL. Pericardial cyst ten years after acute pericarditis. Chest 1975;67:719.
58. Nasser WK. Congenital absence of the left pericardium. Am J Cardiol 1970;26:466.
59. Gatzoulis MA, et al. Isolated congenital absence of the pericardium: clinical presentation, diagnosis, and management. Ann Thoracic Surg 2000;69:1209–1215.
60. Marani SD, et al. Congenital absence of the left pericardium: nuclear magnetic and other imaging techniques. Am J Noninvasive Cardiol 1992;6:304–312.
61. Gassner I, Judmaier W, Fink C. Diagnosis of congenital pericardial defects, including a pathognomic sign for dangerous apical ventricular herniation, on magnetic resonance imaging. Br Heart J 1995;74:60–66.
62. Minocha GK, Falicov RE, Nijensohn E. Partial right-sided congenital pericardial defect with herniation of right atrium and right ventricle. Chest 1979;76:484.

【第45章】Section VIII *Clinical Profiles*
先天性心疾患のプロフィール
Profiles in Congenital Heart Disease

Gabriele Egidy Assenza, Robert Sommer, Michael J. Landzberg

幼少期に外科的に治療した患者の予後が改善したことと，成人になって出現した病変をカテーテル治療することができるようになったことにより，成人用のカテーテル室において先天性心疾患に遭遇する機会が増えてきている．先天性心疾患患者の心臓カテーテルに関するいくつかの基本的事項は第9章に，インターベンションのいくつかについては第35章にまとめられている．本章では，これらの原則のいくつかを反映している実際の症例を呈示することとする．

1 成人肺動脈狭窄症

症例 45-1

生来大きな雑音を指摘されている72歳女性で，ここ数年息切れの進行を認める．パルスオキシメータではベースラインの動脈酸素飽和度は90～91%で，ストレステスト中には80%台半ばまでの低下を認めた．経胸壁エコーでは肺動脈弁狭窄を認め，最大圧較差は約115 mmHgであった．微小気泡造影（bubble contrast injection）により，心房レベルでの右-左短絡がみられ，卵円孔開存の診断に矛盾しないものであった．

心臓カテーテル室で静脈麻酔下のもと，8 Fのシースを大腿静脈に，5 Fのシースを大腿動脈に留置した．マルチパーパスカテーテルを大腿静脈から進めていき，右心系の圧力と酸素飽和度を測定し，卵円孔を通過させて左心系の

[図 45-1] 狭窄している肺動脈弁を介した引き抜き圧
同時に生じる拡張期圧の変化を伴い，収縮期圧の増加がみられ，弁の部位での圧較差が示されている．ピーク同士の圧較差は100 mmHgを超えている．

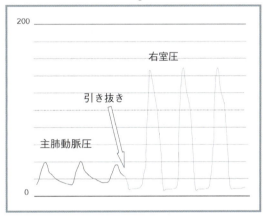

データを取得した．肺静脈の酸素飽和度は96%（室内気中）で，同時に測定した動脈血酸素飽和度は89%であり，右-左短絡が確定した．右房圧と左房圧は上昇し，平均右房圧が左房圧より2～3 mmHg高かった（平均右房圧15 mmHg，平均左房圧12 mmHg）．重症の右室高血圧（右室圧130/15 mmHg）が存在し，心エコー上の圧較差と一致していたが，同時に軽度上昇した肺動脈圧もみられた（図45-1）．それ以外に肺動脈分枝には閉塞は認めなかった．僧帽弁狭窄もなく，左室流出路や大動脈弓にもまったく閉塞を認めなかった．冠動脈造影では閉塞病変をまったく認めなかった．

[図 45-2]
収縮早期の肺動脈弁のドーミングと狭窄した弁尖からの造影剤のジェットがみられる.

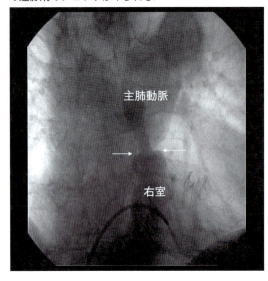

[図 45-3]
右室造影にて拡張した肺動脈分枝と流出路弁下狭窄が認められる. 矢印は, 弁輪の高さを示す.

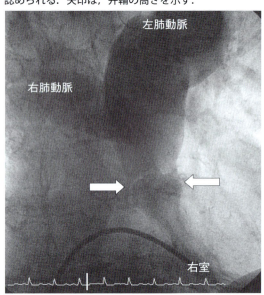

　Berman カテーテルを右室に置き, 右室造影を行った. 心室は著明に肥大していたが, 収縮機能は保たれていた. 肺動脈弁は薄くドーム状を呈しており, そのドーム状の弁の小さな弁口から造影剤のジェットがみられた (図 45-2). 主肺動脈と左肺動脈に狭窄後拡張がみられ, 右肺動脈の拡張は相対的に小さかった (速い流速の血流が左肺動脈に注がれるので, この所見は典型的である) (図 45-3). 収縮期の間, 弁下筋肉部 (漏斗部) に流出路狭窄が生じていた.

　待機的に肺動脈弁をイノウエバルーンを用いて拡張することとした. バルーン弁拡張術の技術はさまざまで, 術者によっては, 比較的容易で簡便なイノウエバルーンによる方法を好んだりする一方, シングルバルーンやダブルバルーン法によるより厳密なくびれや硬さの評価を好んだりもする (第 33, 40 章を参照). バルーンの最大径が測定した弁輪径よりも数 mm 大きいイノウエバルーンを選択したが, 弁輪径まで広げるのに十分なバルーン拡張しか行わないようにした. 硬い交換用の 0.032 インチのガイドワイヤを, マルチパーパスカテーテルを通して左肺動脈末梢まで進めた. イノウエバルーンは, 真っすぐにされた状態で大腿静脈の 14 F のシースから挿入された. バルーンは, ワイヤ伝いに右房まで進められ, 真っすぐに伸ばしていた棒を取り除き, 2 つの弁を通過しやすいようにした (症例によっては, バルーンを少し膨らませた状態のほうが三尖弁や右室流出路を通過しやすいことがある). いったん主肺動脈まで行ったので, 末梢の部分のバルーンを膨らませ, 引いて弁組織に引っかかるようにした. 近位部分とウエスト部分を膨らませた. 弁によるバルーンの凹みがなくなると「ポン」(pop) とバルーンが膨らんだ. イノウエバルーンに付いている硬いガイドワイヤを, バルーンを通して左肺動脈に進めた. サイドアーム付きのコネクタをバルーンカテーテルの後ろに装着し, バルブ付きサイドアームに圧トランスデューサを連結した. バルーンはワイヤ伝いに右室まで戻して, 残存圧較差の評価を行った.

　引き抜きでは, 右室流出路における圧較差の増加がはっきり認められた. しかしながら, 引き抜き圧の詳細な検討をしたところ, 圧較差を生じている部位が弁の部分から弁下部 (漏斗部) にシフトしていることが判明した (図 45-4).

［図 45-4］
弁の拡張により，主肺動脈から右室への引き抜き圧では収縮期残存圧較差はほとんどなくなり，大きな心室内閉塞がはっきりしている．

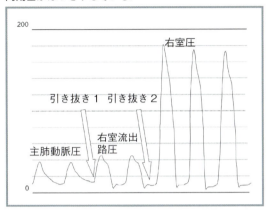

［図 45-5］
バルーン拡張後の弁振幅の著明な改善（図 45-2 と比較）が認められる．矢印は弁尖を示す．

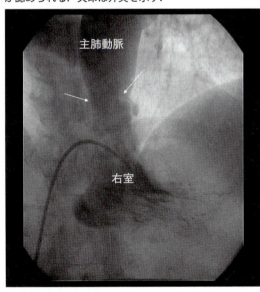

［図 45-6］
弁拡張後，重度の弁下流出路狭窄が生じている（太い矢印）．細い矢印は弁葉の高さを示す．

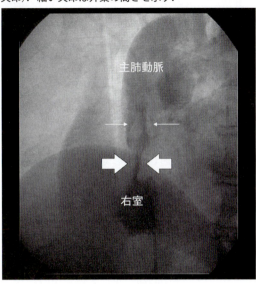

した．繰り返しの造影で弁輪の拡大と弁尖の可動性の著明な改善を認めた（図 45-5）．しかしながら，弁のレベルではっきりと動的に生じる閉塞がみられた（図 45-6）．患者は経静脈的に補液され，β遮断薬の静注投与が開始された．10～15 分以上経った後，圧較差が低下するにつれて，酸素飽和度は 90％台半ばまで上昇した．6 週間以上経ったのち Doppler 上のピーク簡易圧較差はさらに低下し，酸素飽和度は正常化し，経口β遮断薬は中止された．

Ⓐ 考察

弁部肺動脈狭窄は，小児に比べて成人においては非常に頻度が低いが，未治療のまま成人になってしまうと重篤な症状を呈することがある．弁部大動脈狭窄と異なり，一般的に肺動脈弁は石灰化しておらず，これゆえにバルーンによる拡張に非常によく反応する．外科的にしろバルーンにしろ治療された弁部肺動脈狭窄の長期フォローの結果，治癒的ではないとしてもほとんどの症例において非常に成功率の高い手技であるということが判明している[1]．晩期に生じる弁の逆流により労作時の息切れを呈するか

図中の引き抜き 1 では主肺動脈から右室に引き抜いた状態であり，拡張期圧の形状からカテーテルが右室にあることが確実で，同時に実質収縮期圧較差がないこともみて取れる．引き抜き 2 により，収縮期圧較差が右室内つまり肺動脈弁下部で生じていることがわかった．弁形成術直後，急に動脈酸素飽和度が 80％台半ばに低下

もしれないが，外科的手技によるほうがその頻度は高い[2]．

弁形成術後の重度の漏斗部狭窄は外科的治療群における「自殺右室」(suicide right ventricle)[3]と言われている現象であるが，これは非対称性の左室中隔肥大による大動脈弁下狭窄の病態と生理学的には同じで，体液量減少や陽性変力作用は閉塞の程度を増強する．こういった狭窄が，右室肥大を伴う長期間続いた肺動脈狭窄によりもたらされるのが典型的である．この患者では，卵円孔を通じて生じた右-左短絡は，長い経過の右室肥大と右室拡張期コンプライアンスの低下により，右房圧が上昇し卵円孔を開くことで生じたが，この右-左短絡によりチアノーゼが生じた．

小児においてほとんどの肺動脈狭窄の修復がなされるが，標準的なバルーン拡張用のバルーンは非常に効果があり，また高価でもない．成人や10歳代の小児の場合，弁輪径の拡大から十分な拡張力と拡張径を確保するためには，ダブルバルーンの技術が必要とされることがしばしばである．イノウエバルーン（前述を参照）はより大きい径に対して選択され，膨張サイズが可変的であるので，カテーテル交換なしに大きな拡張サイズを得ることができる[4]．

バルーン弁形成術は，高い効果と優れた安全性を有するカテーテルインターベンションである．弁性肺動脈狭窄に対して選択される手技とすべきであろう．

2 大動脈縮窄症

症例 45-2

コントロール不良の高血圧と両下肢の間欠性跛行を有する 32 歳男性．β 遮断薬とアンジオテンシン変換酵素（ACE）阻害薬を服用しているが，血圧コントロール不良状態が続いており，また軽度の腎機能障害も認めている．右腕の血圧は 165/90 mmHg で，大腿の拍動を触知せず，下肢の血圧は 75/40 mmHg であった．心尖部クリック，柔らかい収縮期雑音，拡張期漸減性雑音が聴取された．心臓 MRI を撮影し

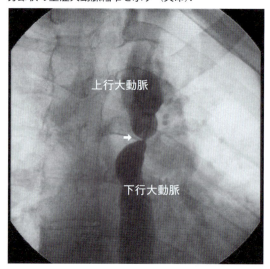

[図 45-7]
分節状の重症大動脈縮窄を示す（矢印）．

たところ，左鎖骨下動脈分岐部から約 2 cm 遠位部の大動脈に分節した縮窄がみられた．

プロポフォール静注による鎮静下にシースを大腿動静脈に留置した．右心血行動態のデータは得られたが，ピッグテールカテーテルは大腿動脈から挿入されたものの大動脈弓周辺をどうしても通過しなかった．そこで，先の柔らかいワイヤをマルチパーパスカテーテル越しに大動脈弓付近で操作し，再度ピッグテールカテーテルをワイヤ越しに進め，上行大動脈造影が施行された（図 45-7）．近位部の大動脈峡部径が 18 mm，遠位部の下行大動脈径が約 21 mm，縮窄部位の最も狭い部分が約 2.5 mm であった．血管造影上，肋間および内胸動脈からの側副血行を認めた．

用手的にループを作成した硬いワイヤを，大動脈弓付近のピッグテールを通して上行大動脈へ進め，ピッグテールは取り除いた．10 F の Mullins シースをワイヤ伝いに下行大動脈まで進めた（このシースを通してピッグテールカテーテルを上行大動脈に固定した）（図 45-8）．ピッグテールは取り去り，ロングシースを縮窄部を通過させ，上行大動脈まで進めた．この治療機関では，大動脈の硬さの評価のために行う縮窄部に対する前拡張は施行されなかった．バ

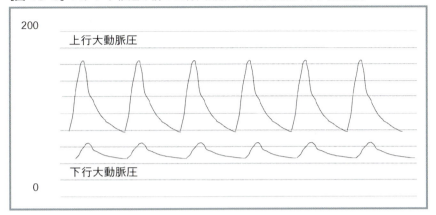

[図 45-8] ステント植込み前の上行大動脈と下行大動脈の同時圧記録

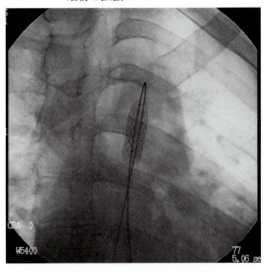

[図 45-9] 縮窄部位でのステント付きバルーンの最初の拡張

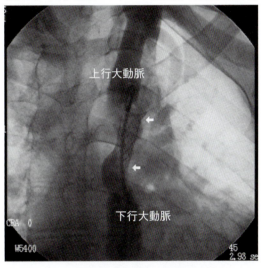

[図 45-10] 最初のステント拡張後の動脈再撮影像

ルーンにより拡張される Palmaz 腸骨動脈ステント（Johnson & Johnson 社）が 10 mm のバルーンカテーテルに装着され，シースを介して縮窄部まで進められた．シースが下行大動脈まで引き抜かれて，Mullins シースの側孔から造影剤の注入が行われ，ステントの位置決めがなされた．バルーンの拡張が素早く行われ，ステントが 10 mm まで広げられた（図 45-9，45-10）．

ピッグテールカテーテルは，再度配置され同時圧測定が繰り返された（図 45-11）．ステントを介して小さな圧較差が残存していたが，上行大動脈圧は著明に低下し，下行大動脈圧は正常域まで上昇した．当初，縮窄部位内径が狭かったため，2 段階に分けての十分な拡張を選択した．シースはすべて抜去し，血液データを測定した．6 ヵ月後，患者は引き続きまだ小さな圧較差が存在した状態で戻ってきたが，血圧コントロール状況は改善し，下肢の症状も消失していた．大腿からのアクセスで 15 mm と 18 mm のバルーン（図 45-12，45-13）を順次使用してステントを再拡張し，大動脈近位部のサイズと同等にして残存圧較差を消失させた．

[図45-11] 最初のステント植込み後の上行大動脈と下行大動脈の同時圧記録

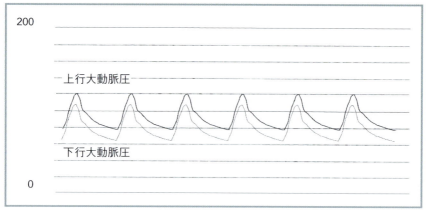

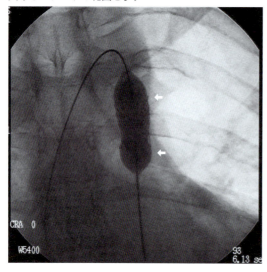

[図45-12] フォローアップカテーテルを施行後の拡張
矢印はステントの範囲を示す.

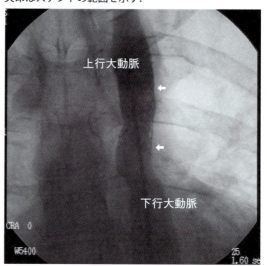

[図45-13] 最終拡張後の動脈造影による大動脈輪郭の評価
矢印はステントの範囲を示す.

A 考察

成人における縮窄の新規診断は通常みられないものであるが,過去に外科的処置を受けた患者は,縮窄の外科的治療部位に残存閉塞をきたすことがある.すべての高血圧症患者は,下肢脈拍を調べられるべきであり,四肢血圧を測定して本疾患を除外せねばならない.まだ,成人のサイズに達していない小児においては,歴史的には外科的治療が生来の縮窄に対する治療として推奨されていたが,十分慣れた施設においては,解剖学的にも生理的にも適した場合であれば,最初からバルーン拡張術を施行することも増えている.しかしながら,小児期の外科的修復後の再狭窄に対しては,適当であればバルーンによる血管形成術が選択されることが受け入れられている.引き続き成長するため,小児期には一般的にステントは使用されていないが,成人のみならず年長小児の縮窄に対しては広く受け入れられてきている[5,6].ステント留置術の出現により縮窄部位を拡張する場合のコントロールがつけやすくなり,オーバーサイズ

のバルーンを使用して動脈破裂，亀裂，解離といった危険を冒す必要性もなくなった．

多くの施設では，「前拡張」（ステントを留置するまさにその場所でのバルーンの拡張）を，段階的にそしてバルーン径とくびれ部分の径の比での限界内において施行する施設が増えつつある．その結果，大動脈の硬さの評価ができ，不十分な拡張や血管破裂の両方のリスクが減少する結果が得られている．本患者においては，前拡張はこのインターベンション施設では選択されず，患者自身の血管径が小さいために拡張を段階的に施行することが選択された．筆者らは，最初のステントサイズを当初の縮窄径の4～5倍までとして，（ステント部位が落ち着いたと推定される）6ヵ月後に患者に再度来院いただき十分な拡張を行った．

大動脈弓部の横行部や大動脈峡部といった部分を含んだり，時として左鎖骨下動脈や頸動脈でさえ巻き込んでいる縮窄などの近位部病変にも，ステント留置術は可能である．このような病変を，神経学的合併症や腕の虚血といった症状を伴わずにステント血管形成術で治療することに成功している[7]．インターベンション心臓病専門医のなかには，急性の大動脈傷害を減らすためにカバードステントの使用を容認している者もいる．こういったステントは，手技に伴う解離，破裂，瘤形成を起こした患者における，緊急避難的治療として使用されてきた．そして，(a)縮窄部もしくはその近辺に（外科的もしくは経皮的）手技後に生じた動脈瘤の場合，(b)もともとの，もしくは修復された縮窄部分において手技リスクが高い患者（たとえば，閉鎖もしくは閉鎖に近い縮窄が縦方向に長く続くような解剖学的状況）において修復が必要となった場合，(c)（ステントが折れたり再狭窄したような）ステント不全例の場合，などに使用するよう推奨されている．手技に伴う解離や破裂には，その施設ごとや米国食品医薬品局（FDA）のプロトコールに従って，カバードステントを使用することを推奨するデータが一部存在する．その他の理由で大動脈縮窄に対するカバードステント使用は，FDAには承認されていないことは認識しておくべきである．主にヨーロッパで，カバードステント植込みは行われているが，植込まれた患者における長期成績を示すデータはほとんどない．進行中のCOAST（Coarctation of the Aorta Stent Trial）は多施設無作為オープンラベル試験であるが，少なくとも縮窄部の圧較差が推定もしくは実測で20 mmHg以上ある大動脈縮窄の小児，若年者，成人におけるCheatham Platinumカバードステント使用の安全性と有効性のプロフィールを調査する目的で行われている．本試験は，大動脈縮窄に対する経皮的治療におけるカバードステントの適用と効果をより明らかにするために有用であると思われる．

3 心房中隔欠損症（ASD）

症例45-3

43歳女性．労作時の息切れが増加しているが，過去に薬物治療されたことはない．パルスオキシメータ上の酸素飽和度は正常であった．エコー上右房右室の拡大を認め，三尖弁の逆流の流速が約3.8 m/secで，経食道エコー検査では1.7 cmのASDがみられ，左-右優位の短絡を伴っていた（図45-14）．

患者は心臓カテーテル室へ移され，局所麻酔と有意識下の鎮静の下，2本のシースが大腿静脈に置かれた．1本目のシースから心腔内エ

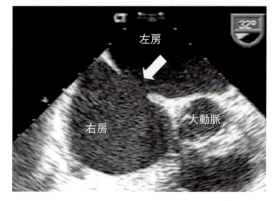

[図45-14] 二次孔ASD（矢印）の経食道エコー像

[図45-15] ASDのバルーンによる計測を示すX線像

欠損部の伸ばされた径（細い黒矢印に挟まれた部分）に基づいてデバイスサイズの選択がなされる．白矢印はICEイメージングカテーテルを示す．

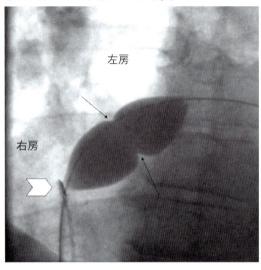

[図45-16] Amplatzer Septal Occluder（AGA Medical社，Minneapolis，MN）

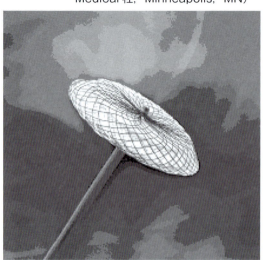

コー（intracardiac echo：ICE）イメージングカテーテル（Acuson, Siemens社）が右房まで進められ中隔を映し出した．2本目からはマルチパーパスカテーテルを挿入して血行動態を記録した．肺高血圧は，中等度でとどまっていた（肺動脈圧64/14 mmHg，同時測定の大動脈圧は140/78 mmHg）．計算上のQ_p/Q_sは2.3で，肺動脈血管抵抗値は3.2単位であった（第12章を参照）．

次に，マルチパーパスカテーテルを使用し，ASD部分を介して左上肺静脈まで進めた．硬いガイドワイヤを肺静脈へ通した．サイズを測るバルーンカテーテルをワイヤ越しにASD部分にはまるように進め，ICE上で血流が止まるまで膨らませた（図45-15）．その時点でのバルーンのウエスト部分の径は19 mmであった．中隔周辺の縁取りは十分であり（エコーで確認），20 mm Amplatzer Septal Occluder（AGA Medical社，Minneapolis，MN）が選択された（図45-16）．バルーンカテーテルは引き抜かれ，9FのMullinsシースがワイヤ越しに進められ，左房に入れられた．Amplatzerデバイスは，しぼんだ状態でデリバリシースを通して進められ，左房内で左房側が展開され中隔に引き付けられた（図45-17）．左房塞栓部が中隔に引き付けられた状態で，真ん中のウエスト部分と右房側の部分が展開され，デバイスが本来の形状に戻ることとなった．本症例では，大動脈方向への辺縁がなかったために，デバイスが大動脈ルートに被さるようなかたちで広がったようにみえるが（図45-18；現在のFDAのガイドラインではこのような状況下では勧められない植込みとなっている），残存短絡もなく良い位置に収まっている．無理なくデバイスは離脱し，シースは取り除かれ，患者は4時間後に退院した．

A 考察

経カテーテル的ASD閉鎖術は十分に受け入れられてきており，安全性も有効性も十分に示されている．低いながらも血栓形成やデバイスによる心房壁のびらん形成や症候性の心房不整脈といった可能性が，将来の検討課題である[8, 9]．現時点で使用可能のデバイスには，い

[図45-17] Amplatzerデバイスの配置を示す心内エコー像

左房閉塞部分が開き（矢印），中隔のほうへ引き付けられている．

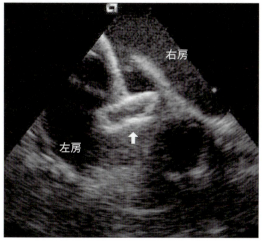

[図45-18] Amplatzerデバイスの最終ポジションを示す心内エコー像

デバイスの前端が広がって，大動脈の上に被さるように置かれている．

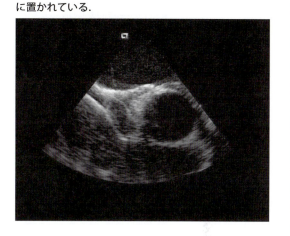

まだ適さないASDの解剖学的バリエーションがいくつか存在する．

　ASDの自然経過観察研究のほとんどが現代のエコー時代に先んじたもので，大体が症状のあるより大きな欠損を有する患者を対象としたものである．経食道エコーを日常的に使用することで，無症状患者において小さな欠損が発見されることが多くなっている．このような小さな欠損があることが，何らかの罹患率に影響するのかどうかは不明である．

　標準的なケアによれば，拡張した右心および有意な左-右短絡を有する患者の場合，どの年代でもASDを閉鎖することが勧められる．関連した肺高血圧[10]のみられる患者では，短絡閉鎖の有無に関する血行動態の評価についての特別の専門知識が重要なことがあり，肺血管抵抗値が著明に上昇している場合などは，心房レベルの短絡を残しておいたほうが実際に予後が良いことがある．すなわち，特発性肺動脈性肺高血圧症患者においてASDを合併もしくはカテーテルにより中隔壁切開を作成した状況[11]と類似するのである．高い肺血管抵抗値を有する多くのこういった患者は，右心不全の程度に応じて心房レベルで右-左短絡をある程度有し，チアノーゼを生じる．こういった患者に，短絡閉鎖を行うことは，右室負荷軽減のための「逃げ道」をなくすこととなる．全身からの静脈血のすべてを右室に流し込み，高い血管抵抗値を持った肺血管床を循環させるため，右心不全はASDが残っていた場合より速く進んでしまうかもしれない．前述の患者では，右室収縮期圧は体循環の半分以下で，多量の左-右短絡の状況下であり，肺動脈圧は上昇しているにもかかわらず短絡閉鎖に適しているとされた．

　まれに左-右短絡があるASDが，進行性の収縮・拡張性のうっ血性心不全を呈する左室心筋機能不全患者に新たに発見されることがある．患者の症状に関して，左室心筋疾患と左-右短絡のどちらが責任的な役割を果たしているのかを非侵襲的に決定することは難しいことがある．肺高血圧を有する患者と同様に，このような場合もASDがあるために左房の破綻を回避することとなっているし，右室-左室間で拡張期の動態を共有することにもつながっている．このような患者の場合，サイズ計測用のバルーンカテーテルを用いてASDをテスト的に閉塞してみることがある（このとき，2本目のカテーテルを欠損孔を介して左房に進めてお

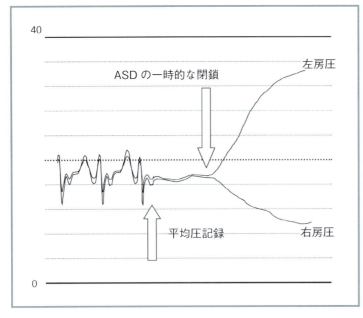

[図45-19] 右房と左房の同時圧記録 左心不全と大量の左－右短絡のある患者におけるASDの一時的閉鎖時のものを示す．左房圧のとっさの低下が消失し，平均左房圧は急激に上昇しており，左室の障害が強く，ASDの閉鎖に耐えられないことを意味する．

く）．もし，左房圧が比較的生理的範囲（平均圧＜20〜25 mmHg）で肺水腫の症状がみられないならば，欠損は閉鎖することができる可能性がある．典型的には，こういった患者は閉鎖2〜3日後に左房圧は元に戻るようである．しかしながら，もし平均左房圧がバルーン閉鎖により30〜35 mmHgを実際に超えてしまうならば，肺静脈うっ血，急性肺水腫，全身の酸素飽和度の低下を生じる可能性があり，こういった場合は，現状ではASD閉鎖を行うには左室は複雑すぎる状況であるということになる（図45-19）．多くの先天性心疾患を専門とする循環器科医は，カテーテル室の外で体液負荷状況をさらに最適にして，将来的に再度血行動態を測定するために，患者をカテーテル室に戻そうとする．

経カテーテル的ASD閉鎖術後，症状を有したすべての患者は運動耐容能において顕著な改善を自覚する傾向にある．対照を設けていない方法ではあるものの，運動能力の客観的な測定からもこのような臨床的な観察は裏付けされている[12, 13]．ASDの経カテーテル的閉鎖は，先天性心疾患に対するインターベンション心臓病学ではいまや確立した治療法となっており，罹病したほとんどの患者において開心術に替わる優れた手段となっている．

4 心筋梗塞後の心室中隔破裂性短絡の軽減

症例45-4

72歳男性．既往として以前冠動脈バイパス術を受け，糖尿病，腎不全に陥った片腎，高血圧，高コレステロール血症を有しているが，最初の胸痛から72時間後に来院し，肺水腫と心原性ショック状態にて機械的な呼吸循環補助を必要とした．粗い収縮期雑音が聴取されたので，すぐに心エコー検査が施行され，全体として軽度の左室収縮機能低下に後下壁側心室中隔破裂の存在が同定された．

カテーテル検査により大動脈内バルーンパンピングを留置することになった．酸素飽和度の測定では，上大静脈酸素飽和度57％，肺動脈血酸素飽和度88％，大動脈酸素飽和度98％であり，Q_p/Q_sが3を超え，体心係数＜1.5 L/min/m^{2}であった．冠動脈造影と冠動脈バイパス評価を行ったところ，鈍縁枝中間部に不完全閉塞を認めるのみであったので，外科と内科

[図 45-20]
動静脈ガイドワイヤループの直交した位置からの像（A，B）により，心室中隔破裂部位内へカテーテルを通過させることができ，解剖学的輪郭がはっきりするとともに，閉塞デバイスの植込みが可能になる．

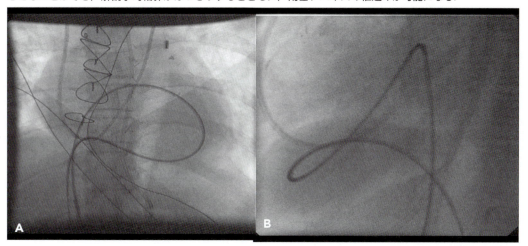

[図 45-21]
破裂中隔部位での局所撮影により，心室表面や近くの構造物付近のみならず，欠損部の輪郭（黒矢印）がわかる．38 mm の CardioSEAL 閉塞デバイスが，サイズ参照のために患者の胸部上（白矢印）に示されている．

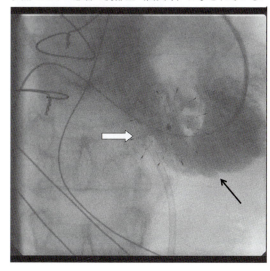

チームが集まって討論した結果，同部位にステント植込みによる血行再建術を施行した．患者の医学的合併症を考えた場合，この決定は心室中隔欠損（VSD）閉鎖を経皮的に施行するためになされるものであった．

　右大腿静脈からのアプローチから心房中隔穿刺を経て，先端孔付きのバルーンカテーテルは左房から左室へ通され，心室中隔破裂部位を通して右室と肺動脈へ進められたが，ここで，280 cm のガイドワイヤを中に通してこの位置を保つようにした．ガイドワイヤは同側の静脈から進めたカテーテルにより捉えられ，その2つ目のシースから取り出され，中隔破裂部位を通る「動静脈」ガイドワイヤループを創り出した（図 45-20）．

　ガイドワイヤ越しに進められた側孔付きの血管造影用カテーテルを用いて，破裂部位内の局所血管造影が施行された（図 45-21）．破裂部位は最小径 25 mm を有していると算出され，38 mm CardioSEAL 閉塞デバイス（NMT Medical 社，Boston，MA）が選択され 12 F デリバリシステムを用いて植込まれることとなった．本症例では，ロングシースが静脈アプローチから置かれたが，経心房中隔アクセスにより右房から左房，左室，右室と進み，デバイスデリバリシステムをシースの先端まで到達させることができ，続いて右室内でデバイス遠位側のアーム部分を完全に膨らませることができた．膨張された右室閉塞デバイスを牽引することで，デバイ

[図 45-22]
破裂した中隔内で，CardioSEAL 末梢部のデバイスアームは十分に開き，中隔と心尖部右室表面に密着して配置されている．

[図 45-23]
破裂した中隔内で，CardioSEAL 近位部のデバイスアームは十分に開き，中隔と心尖部右室表面に密着して配置されている．

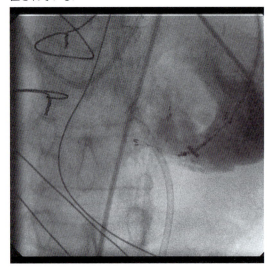

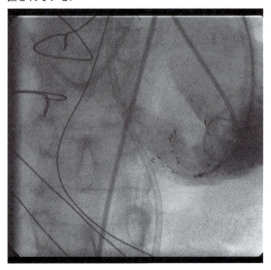

スを右室内の中隔心尖部分に密着させた（図 45-22）（後下壁側の VSD の閉鎖においてはもう一つのアプローチがあり，それはバルーン付きカテーテルを経 VSD 的に逆行性に左室内に留置するもので，内頸静脈からのガイドワイヤを共有して行う）．デバイスは破裂部分の中央に置かれ，近位アーム部分を破裂部分の左室側で膨らませることができた（図 45-23）．造影により適当な位置決めがなされた後にデバイスは外され，安定した装着状況であったので，短絡血流は減少した（図 45-24）．

　酸素飽和度の測定が留置後すぐに施行され，酸素飽和度は上大静脈 68％，肺動脈 78％，大動脈 98％であり，体心係数の改善を認め，Q_p/Q_s は 1.5 となった．大動脈内バルーンパンピングは 36 時間継続後に離脱し，機械的な呼吸補助も同様の経過で中止した．患者は，入院第 7 病日に帰宅し，1 年後まで機能分類 II 度のまま経過している．心エコー検査上は少量の短絡がいまだ残存し，全体としての左室収縮機能は軽度低下していた．

Ⓐ 考察

　急性冠症候群への対処は進歩しているのもか

[図 45-24]
心室中隔破裂部から後下方向 25 mm 以内に CardioSEAL 閉塞デバイスが植込まれ，破裂部位のサイズは著明に減少したが，短絡血流の持続がみられた．

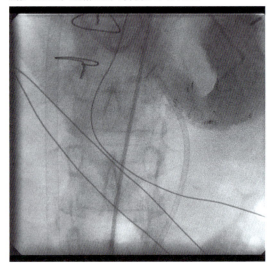

かわらず，心室中隔破裂は心筋梗塞による最も危険な機械的合併症の一つのままである[14]．外科的な戦略は，梗塞部分の完全な切除と欠損部の閉鎖を行うが，非常に高いリスクを有している．1980 年代後半から 1990 年代前半におい

て施行された先天性 VSD に対する経皮的閉鎖術の経験[15]に基づいて，以下のことが主張された；①欠損部分に挿入する場合，左室アプローチを取り入れる（そして，欠損部分を通過させるときには，最も広い部分から位置決めを行う）．②経中隔的に左室にアクセスする場合は，大腿静脈からアプローチする．そうすることで，手技やカテーテルによる大動脈弁閉鎖不全症の発生を減少させるし，欠損孔の位置によっては経静脈的または経動脈的のどちらからのデバイスデリバリも選択可能となる．③欠損部内での局所造影を行う．④しっかりした十分に長い硬いワイヤを用いて位置を確実に保つようにする．これにより，デリバリシステムとデバイスを欠損部分へ，そして欠損部分内に非常にうまく進めることができる．ダブルアンブレラ（二重傘）デバイスは，筋性 VSD 閉鎖に対して十分有効のようであるが，それは以下の理由による；①いろいろな形状を取ることができる（これにより心室中隔に対して平らになるように装着したり，部分的に膨らませることで，最良の欠損閉鎖をもたらすことができる）．②右室もしくは左室のどちらからのアプローチも可能で，非常に安全で確実なデバイスの配置が可能となる．③比較的簡単そして安全に，引き抜いたり，再度の位置決めがなされる．

心筋梗塞後の心室中隔破裂の閉鎖は，先天性筋性 VSD 閉鎖時に加え，さらなる挑戦が要求される[16]．欠損部には通常複雑な亀裂が壊死中隔部分に発生しており，左室右室の出入口部分の縁取り境界ははっきりとはしていない．遷延する壊死や瘢痕による牽引のため，発生初日から数週間にわたり欠損の拡大が引き起こされる．ダブルアンブレラデバイスを用いた経カテーテル的心室中隔破裂閉鎖術に関する筆者らの経験からは，本法はほとんどすべての患者において技術的に実行可能といえる．しかしながら，急性破裂部分におけるより長期の成功を可能とするためには，より大きなデバイスサイズや発症日から数週の間に生じる欠損拡大に対して，自動適合機能を有するデバイスの登場は必要である．この技術による経験が増加すること

で，限られた施設以外での適応へと広がり，現在実践されている外科的治療と安全性と有効性に関してのより厳格な比較がなされることが期待される．

5 動脈管開存症（PDA）

症例 45-5

過去に指摘されたことのない柔らかい連続性雑音を持った無症状の 3 歳児．経胸壁エコーによるカラー Doppler により PDA が認められ，肺動脈分岐部付近の肺動脈本幹に連続性に流入する速い流速のジェットがみられた（図 45-25）．

患者は心臓カテーテル室に移され，静脈麻酔下に大腿動静脈にそれぞれシースが挿入された．右房圧は正常であった．大動脈圧（90/45 mmHg）は軽度開大し，大動脈から肺動脈への拡張期血流の流出と矛盾しないものであった（生理学的には大動脈弁閉鎖不全症患者でみられる所見と同様のものである）．計算上の Q_p/Q_s 比は 2 であったが，PDA 存在時ではこういった血流評価を正確に行うのは困難である（正しい混合血を得るために短絡源から十分

[図 45-25] PDA の患者において血流マッピングにより認められた肺動脈に注がれる血流のジェット

矢印は血流の発生部分を意味する．

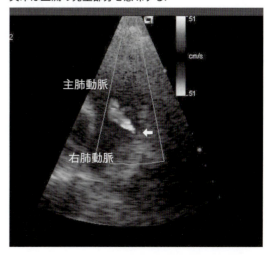

［図 45-26］大動脈造影の左側面像（90°の左前斜位像）
PDA の漏斗構造がよく映し出されており，主肺動脈接合部（矢印）に最も狭い部分が存在している．

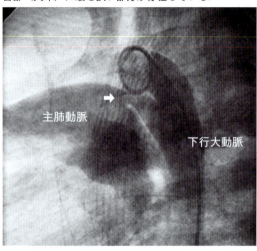

［図 45-27］Amplatzer Duct Occluder
広い動脈留置ディスクと少し細くなった体部からなり，体部は PDA に入り込み，漏斗部を閉塞する．

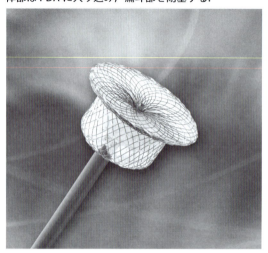

に離れた遠位部分を確保できないためである）．前後（AP）と側面からの大動脈撮影を施行した（図 45-26）．この像から PDA の形状であることがわかり，大動脈側は広く膨大し，漏斗状の肺動脈本幹終末部が最も細く，3 mm の径をなしていることがわかった．こういう画像を基に，Amplatzer Duct Occluder（AGA Medical 社，Minneapolis，MN；図 45-27）を使用することにした．このデバイスサイズを選んだ結果，デバイスの肺動脈端は PDA の肺動脈本幹側の径を 2〜3 mm 超えていた．

　マルチパーパスカテーテルを操作して大腿静脈から肺動脈本幹へ進め，先端の柔らかいトルクのある 0.035 インチのワイヤ（floppy-tipped torque wire）を PDA を通して下行大動脈へ通した．デリバリシースをワイヤ伝いに大腿静脈から下行大動脈へ進めた．デバイスをシースへ挿入し，シース出口から外に進め，留置用ディスクを大動脈内で開大した．次に，ディスクが PDA 大動脈側の膨大部にしっかり引っかかるまで，シースが引き抜かれた（図 45-28）．大動脈の膨大部へ引っかかるように牽引を保ちながら，デリバリシースはゆっくり引き抜かれ，そうすることでデバイス本体を PDA 漏斗部内

［図 45-28］
下行大動脈で留置ディスクが広げられ，PDA を呈した入口部に向かって引き付けられている．デバイスの残りの部分は，まだデリバリシース内で閉じられたままである．矢印は留置ディスクの端を示している．

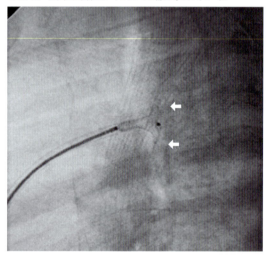

で開くことができた（図 45-29）．大きな PDA を持った患者では非常によくみられるように，植込み直後にデバイスの網部分を介して少量の短絡が生じていた．10〜15 分以内に血流はすべて消失し，PDA は完全に閉鎖した（図

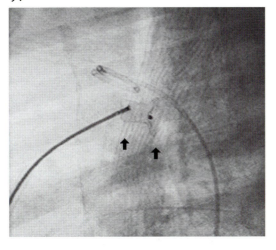

[図 45-29]
Amplatzerデバイスは切り離す前に完全に膨らませる．矢印はPDA内で完全に拡張されたデバイスの長さを示す．

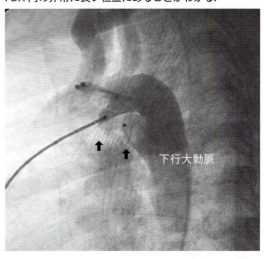

[図 45-30]
矢印で示されるように，Amplatzer Duct OccluderはPDA内の非常に良い位置にあることがわかる．

下行大動脈

45-30）．5時間後，患者は帰宅した．

A 考察

PDAはいろんな年代で発見されることがあるが，乳児（特に未熟児）においては重篤なうっ血性心不全を有していることがあり，そういった場合は一般的には外科的なインターベンションが好ましい．小さな開存（径＜2mm）を持った年長の小児の場合は，コイル塞栓術がいまだに推奨される閉鎖デバイスである[17]．2mmを超えるPDAにはAmplatzer Duct Occluderが使用されてきており，その頻度が増加している[18]．

年長の小児が症状を呈していることは非常にまれであるが，診断されていないPDAを持った成人において年を経て症状がはっきりしてくることがあり，拡張期の肺動脈への流出血流のため，大動脈拡張期血圧が低下して冠動脈灌流が低下する[19]．そのために，重症の大動脈閉鎖不全症患者と同様に中等度以上の大きなPDA患者は，器質的な冠動脈狭窄のないにもかかわらず狭心症を呈するかもしれない．また，何十年もの間，少量の短絡を持った患者が，正常な加齢現象の一部として大動脈インピーダンスの上昇と左室コンプライアンスの低下を呈するとともに，短絡量の増加と左房圧上昇から症状が出現するかもしれない．感染性心内膜炎のリスクが，小児期にPDA閉鎖をする一般的な理由としてよく言われている．成人期において，このようなリスクは本質的なものなのか，PDA閉鎖によりそうしたリスクは減少するのかについては，はっきりしていない．したがって，現在の成人診療では，無症候性の成人における小さなPDAの閉鎖は支持されてはいない．

6 冠動静脈瘻

症例 45-6

動脈硬化危険因子のない閉経前の47歳女性が，非典型的な発作性の前胸部痛を訴えていた．小児期より決まった様式ではないが，安静時および激しい運動時に症状は起こっていた．出生時から連続性雑音が胸骨右縁に沿って指摘されていたが，高校および大学時代はスポーツを活発にこなし，2回の妊娠・出産を問題なく経験していた．かかりつけの近医で最近導入したばかりの心エコーを施行され，冠静脈洞口付近の右房内における異常な流速の血流に加え，

[図45-31]
非選択的大動脈造影により右冠動静脈瘻が認められ，冠静脈洞（矢印）に注がれている．

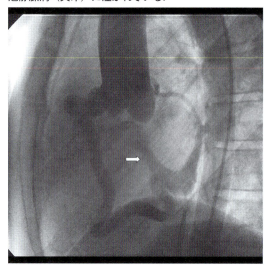

[図45-32]
拡張した右冠動静脈瘻内での動脈造影により，冠静脈洞入口部付近に造影欠損部分（矢印）が示され，膜様閉塞が疑われる．

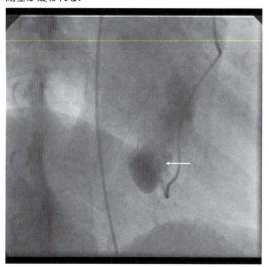

右心系左心系両方の内腔拡大が判明したが，中隔欠損や PDA は除外された．運動負荷シンチグラフィでは，左室前壁心尖部および下壁部分にはっきりとした血流低下を認め，安静による再分布はみられなかった．

左心および右心カテーテル検査が施行された．心内圧動脈圧は正常であったが，酸素飽和度を測定したところ，上大静脈は75％で，右房と右室と両側肺動脈が85％とステップアップを認めた．計算上の Q_p/Q_s は1.7であった．選択的左冠動脈造影では，閉塞のない正常冠脈であった．しかしながら，優位な右冠動脈を十分に造影して映し出すことは困難であった．非選択的上行大動脈造影を施行し，著明に拡張した右冠動脈が映し出され，末梢から冠静脈洞に注がれる動静脈瘻の存在が認められた（図45-31）．右冠動脈末梢血管構造はあまりはっきりとはしなかった．ガイディングカテーテルを右冠動脈に入孔し，それを通して先端の柔らかい操作性の良いワイヤ越しに5Fで肉薄の操作性の良いカテーテルを末梢血管へ進めた．末梢部分の血管造影を施行したところ，冠静脈洞付近に動静脈瘻のやや狭窄した部分が同定され

（図45-32）．同部分に膜様閉塞が生じていた．

膜様閉塞部位と思われる部分における拡張した動静脈瘻のサイズより1mm大きな金属製血管閉塞コイルを選択し，同部に固定したカテーテルよりデリバリして，造影所見から安定した位置決めを行った（図45-33）．引き続いて行った末梢からの冠動脈造影にて欠損部分の閉鎖がみられるとともに，本手技において初めて小さな右冠動脈血管影が認められた（図45-34）．近位部からの右冠動脈造影を行ったところ，動静脈瘻の閉鎖が確認されるとともに，右冠動脈末梢枝が正常に造影された（図45-35）．酸素飽和度測定による残存短絡はみられなかった．非典型的胸痛が時として生じてはいるものの，手技の後に施行されたシンチグラフィでは，安静時および運動時とも正常な血流分布であった．

A 考察

冠動静脈瘻は先天的にも後天的にも発生し，その経路は冠動脈枝から発生し，どの心内腔へも注がれる可能性があり，それ以外にも肺動脈や全身および肺の静脈へ注がれることがあるた

[図 45-33]
金属製の閉塞コイルが，動静脈瘻の閉塞した出口部分に押し出された（矢印）．

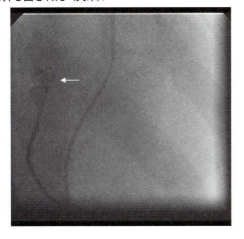

[図 45-35] 右冠動脈近位部からの選択的造影像
動静脈瘻は閉鎖し，末梢の枝の造影所見がみられた．

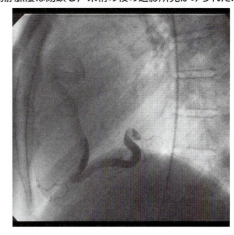

[図 45-34]
動静脈瘻の閉鎖直後から右冠動脈末梢枝の造影がみられた．

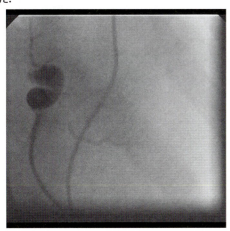

め，冠動脈末梢枝への血流と競合するかたちをとる（第 15，16 章を参照）．形態は非常に多様であるが，瘻は典型的には壁が薄く拡張し，蛇行状の形態をとる．多くの流入部位がみられるかもしれないが，ほとんどが右心系への 1 本の流出路を有している．小さな短絡の多くは測定可能なほどの短絡は生じないが，左－右短絡が大動脈レベルから右心系へ生じるため両心室容量負荷が結果として発生する（100～200 mL/min の瘻血流は，心筋を灌流する冠動脈の血流に比べると多いが，4～5 L の心拍出量に比べると少ない）．

　症状の存在や発生源が，短絡や瘻の大きさや流出部位のいずれとも関係はないとされているが，症状のある患者は典型的には息切れを訴え，心筋虚血は比較的少ない．多い短絡量に伴う左房圧上昇の症状（息切れや心房細動の発生）が報告されている．症状をあまり訴えない患者の長期予後は，瘻のない患者と同等とされている．瘻の修復ははっきりした虚血や短絡依存性の症状が認められる場合に適応となるが，年長な患者においては，瘻が通常末梢性に発生し蛇行しているため，（流入孔を同定し到達するのが難しく）外科的に治療するのは困難である．経カテーテル的なアプローチは正確な瘻の発生部位を同定し，即座に瘻を閉鎖できる可能性を秘めており，（先端孔付きのバルーンカテーテルを用いると）末梢血管造影が可能で，種々の閉塞デバイスを用いて血管内から瘻を閉鎖することができる[20]．技術的に適しているとはいえ，経皮的冠動脈瘻閉鎖は，心筋梗塞，冠動脈血栓，心筋症といった長期的な合併症を引き起こす可能性がある[21]．こういった合併症は，冠静脈に連結している場合によりみられるようであり，そういった症例には長期的な抗凝固療法を考慮すべきである．

7 複雑先天性心疾患における右室流出路不全

症例 45-7

進行性の労作時の息切れと短時間の動悸を訴える 38 歳女性．二重流出路と VSD，大血管転位，肺動脈狭窄の既往がある．当初，生後 2～3 ヵ月時に Waterston 短絡術（上行大動脈と右肺動脈の直接的な交通術）を受け，肺血流は改善し全身への酸素供給が上昇した．9 歳時には，左室と大動脈を心室中隔を介して導管により連結し（これにより，心室中隔は閉鎖され，左室と転位した大動脈は連結することになった），本来の肺動脈は結紮され，右室と肺動脈主幹部は径 20 mm の Hancock 弁付きの導管で連結された．

過去の臨床評価において，右室の隆起が指摘された．左上部胸骨左縁にて，大きな収縮期雑音が最も強く聞かれ，後方に放散し，粗い全拡張期雑音もまた同じ領域で聴取された．心エコー検査では，限られた視野しか確保できず情報は限られたものとなった．左室の大きさと機能は正常であった．拡張した上行大動脈がみられた．右室，右室流出路，Hancock 弁付き導管，肺動脈分枝は観察できなかった．

心臓 MRI 検査が施行された．右室と肺動脈をつなぐ導管は，全体的に細く（1.4 cm × 2.0 cm），近位部に血流が速い部分がみられた．導管は胸骨のすぐ後ろを走っており，前胸壁に密着していた．左右の肺動脈に狭窄はなく，血流も均等に流れていた．中等度の肺動脈逆流があり，逆流率は 30％ であった．右室のサイズは正常（拡張終期容積係数 93 mL/m^2，Z = 1.3）で機能も正常であった（駆出率 60％）．心室中隔の形態は，右室収縮期血圧が少なくとも左室の半分であるという所見に合致するものであった．左室のサイズも正常であったが，収縮機能は軽度低下していた（駆出率 50％）．左室 - 大動脈弁の経路に狭窄は認めなかった．

非持続性心室頻拍が，2 回の Holter 心電図でそれぞれにみられた．

全身麻酔の下，心臓カテーテル検査が施行された．6 F の短いシースが右大腿動脈に置かれた．両側大腿静脈は閉塞しているため，エコーガイドにて右内頸静脈に 7 F シースが置かれた．

先端孔付きバルーンカテーテルが，右内頸静脈から進められた．0.035 インチのトルクワイヤを使用して心臓内操作を向上させた．同時に，ピッグテールカテーテルを上行大動脈に留置した．基礎血行動態評価にて，右心系の充満圧は上昇しており，平均右房圧は 14 mmHg であった．右室収縮期圧は 75 mmHg で，拡張終期圧は 14 mmHg と上昇していた．同時測定した大動脈圧は 90/60（70）mmHg であった．肺動脈主幹部の圧は 30/10（13）mmHg であった．肺動脈主幹部からの引き抜きではさまざまな部分での狭窄があり，導管遠位部で 20 mmHg，導管中央部（人工弁の部分）で 10 mmHg，右室と導管そのものの間付近で 15 mmHg の圧較差がみられた．肺動脈楔入圧は 10 mmHg であった．Fick 法による心係数は 2.4 L/min/m^2 で，計算された Q_p/Q_s は 1 であった．

12 F ガイディングシースから右室流出路部分の局所造影を施行したところ，外科的に植込まれた Hancock 弁付きの導管が閉塞していることが確認された．導管の最小径は 14 mm（側面像）であり，後方が肺動脈主幹部の一部であった．加えて流出路全般にわたり，ところどころに狭い箇所がみられた．大動脈へのルートと導管の同時血管造影では，冠動脈左主幹部と導管の位置関係が近い位置にあるものの，隣接はしていないことが確認された．

先端孔付きのカテーテル越しに硬めで長い交換用ワイヤを右肺動脈に進めた．18 mm × 4 cm ATLAS バルーンをワイヤ伝いに進め，導管近位部にセットした．Hancock 弁付き導管内でバルーンを膨らませている間に，左冠動脈主幹部の選択的造影が行われた．冠動脈圧排はみられなかった．基本狭窄部位の遠位部と近位部両方に，拡張バルーンのくびれが認められた．（20 mm × 4 cm ATLAS バルーンを用いて）いくつかの閉塞部位を拡張したところ，このくび

れは解消することができた．

　Palmaz 40 XL ステントは 20 mm Cordis バルーンに装着された．ステント装着バルーンは，12 F シースを通ってワイヤ越しに進められ，導管遠位部に植込まれた．2 つ目の Palmaz 40 XL ステントが，一部重なるようにより近位部に続いて植込まれ，導管内のすべての閉塞が解除された．繰り返しの評価では，バルーンやステントによる冠動脈圧排像はみられなかった．

　機能不全に陥った導管に対し，この 2 つのステント部分を「接着部位」として，経カテーテル的弁植込み術を施行することになった．Melody 弁（Medtronic 社，MN）は，膨張させていない経カテーテル的装着システムにたたまれた状態でセットされた．このシステムは，つながったバルーン付きカテーテルが PTFE（ポリテトラフルオロエチレン）シースに収納されており，このバルーンが弁を展開する際に弁の損傷を防ぐのである．追加の硬いワイヤ伝いに 12 F 静脈シースが抜かれ，装着システムはガイディングシースなしで右内頸静脈へ挿入され，Hancock 弁付き導管部位まで進められた．頭側に振った正面と右室流出路の長軸が見える側面像を含め，さまざまな角度から撮影を行い，導管内で最適の弁の位置決めが行われた．径 22 mm 設定で連なったバルーン（balloon-in-balloon）を拡張し，弁の展開を完了した．弁展開後に肺動脈撮影を行い，ステント位置が最適であること，ならびに弁機能が正常に作動して弁周囲や弁からの逆流がないことを確認した．手技の最後に，血行動態の評価を行ったところ，右心系充満圧は正常（平均右房圧 8 mmHg）で，右室収縮期圧は 40 mmHg［同時記録の大動脈圧は 100/70（85）mmHg］，右室拡張終期圧は 8 mmHg であった．

Ⓐ 考察

　右室流出路再形成の施行は，複雑先天性心疾患患者において増加してきている．たとえば，Fallot 四徴症，肺動脈狭窄を伴った大血管転位，両大血管右室起始といった円錐形成不全や先天性左室流出路閉塞および正常心室中隔肺動脈閉鎖といったものが含まれる．外科的に形成された右室流出路の進行性機能障害は，ほぼ全例で経年的に生じてくる[22]．右室流出路の形成を導管を用いて行った患者においては，導管の寿命を延ばしたり，再手術を延期できるため，経カテーテル的な肺動脈弁置換術は可能性を秘めた代替手段として登場した．2000 年に Bonhoeffer らは，ブタの頸静脈弁を血管用のプラチナ製ステントに装着して右室-肺動脈導管に植込み，導管の機能維持に適切な効果を発揮し，肺動脈逆流と狭窄は消失したことを報告した[23]．この技術は継承改変され，連なったバルーン（balloon-in-balloon）を用いた植込みシステムに装着された経カテーテル的 Melody 肺動脈弁（Medtronic 社，MN）としてここ数年ヨーロッパやカナダで使用されてきた．そして近年，例外的使用として FDA でも承認された（第 35 章を参照）．米国の規制的臨床研究が，あらかじめ定めたエントリー基準と標準手技とフォローアップ方法に基づき多施設で本手技が行われたが，熟練した術者であれば安全に施行が可能で，急性の有益な効果が得られることが判明した[24]．右室から肺動脈への導管不全が存在する場合，Melody 弁適応には追加基準がある．導管のもともとの径が少なくとも 16 mm であること（Melody 弁最大径は 22 mm），またカテーテル時の低圧拡張時のバルーンのくびれ径が 14〜20 mm であることといったものである．ただし，活動性の感染性心内膜炎，進行性の非心臓疾患，狭窄や閉塞による血管アクセス不良，静注薬物中毒の恐れがある患者の場合は，適応から除外される．

　基本的には Melody 弁植込みは，全身麻酔下で右大腿静脈アプローチで施行される（時として，内頸静脈や鎖骨下静脈が使われることもある）．バルーン拡張時に冠動脈が圧排される患者は基本的には適応から除かれる．通常行われる導管の前拡張を行うことで，複数の狭窄部位の場所や性状が見えることがあるだけでなく，導管の固さを評価できる．（8 気圧未満の）低圧導管拡張は，狭窄部位の最小径より 2 mm 超か

つもともとの導管径の110％までの範囲の径の血管形成術用バルーンで通常施行される．Melody弁植込み前にベアメタルステント植込みを行うことでより明確に弁の「接着部位」が示されることになるし，Melody弁の境部分の導管の反動によるストレスやゆがみを解消することができる．治療された大部分の患者で，右室-肺動脈導管に対するMelody弁植込み術は有効であり，肺動脈逆流を消失させ，十分に導管狭窄が解除されたと報告されている[25]．高い成功率（85〜98％）も報告されている．Melody弁植込み後は右室サイズの減少と，右室機能および一回拍出量の改善が進行性に生じると報告されている．

Melody弁植込み術の合併症としては，導管コンプライアンス不足や外部からの圧排のため狭窄が残存したり，導管の解離や破裂といったことが報告されている．16〜28％の患者で弁のステントが折れると言われているが，先に示したMelody弁の「接着部位」としてのステント植込みを行うことで，こういった合併症を減少できると思われる．何人かの患者では，残存した肺動脈閉塞に対し外科的な処置を行ったり，2回目のMelody弁植込み術を先行して植込んだ1つ目のMelody弁に対して行ったりしている．総じて，早期（手技にまつわる）合併症は手技の5〜9％に生じるが，報告されたMelody弁植込み術に関連した死亡はない．

（八尾厚史）

文献

1. Hayes CJ, Gersony WM, Driscoll DJ, et al. Second natural history study of congenital heart defects. Results of treatment of patients with pulmonary valvar stenosis. Circulation 1993;87(suppl): I28–I37.
2. O'Connor BK, Beekman RH, Lindauer A, Rocchini A. Intermediate-term outcome after pulmonary balloon valvuloplasty: comparison with a matched surgical control group. J Am Coll Cardiol 1992;20: 169–173.
3. Thapar MK, Rao PS. Significance of infundibular obstruction following balloon valvuloplasty for valvar pulmonic stenosis. Am Heart J 1989;118:99–103.
4. Chen CR, Cheng TO, Huang T, et al. Percutaneous balloon valvuloplasty for pulmonic stenosis in adolescents and adults. N Engl J Med 1996;335:21–25.
5. Suarez de Lezo J, Pan M, Romero M, et al. Balloon-expandable stent repair of severe coarctation of aorta. Am Heart J 1995;129: 1002–1008.
6. Bulbul ZR, Bruckheimer E, Love JC, Fahey JT, Hellenbrand WE. Implantation of balloon-expandable stents for coarctation of the aorta: implantation data and short-term results. Cathet Cardiovasc Diagn 1996;39:36–42.
7. Recto MR, Elbl F, Austin E. Use of the new IntraStent for treatment of transverse arch hypoplasia/coarctation of the aorta. Cathet Cardiovasc Intervent 2001;53:499–503.
8. Krumsdorf U, Ostermayer S, Billinger K, et al. Incidence and clinical course of thrombus formation on atrial septal defect and patent foramen ovale closure devices in 1,000 consecutive patients. J Am Coll Cardiol 2004;43:302–309.
9. FDA Website: http://www.accessdata.fda.gov/scripts/cdrh/cfdocs/cfmaude/search.cfm.
10. Steele PM, Fuster V, Cohen M, Ritter DG, McGoon DC. Isolated atrial septal defect with pulmonary vascular obstructive disease—long-term follow-up and prediction of outcome after surgical correction. Circulation 1987;76:1037–1042.
11. Kerstein D, Levy PS, Hsu DT, Hordof AJ, Gersony WM, Barst RJ. Blade balloon atrial septostomy in patients with severe primary pulmonary hypertension. Circulation 1995;91:2028–2035.
12. Giardini A, Donti A, Specchia S, et al. Recovery kinetics of oxygen uptake is prolonged in adults with an atrial septal defect and improves after transcatheter closure. Am Heart J 2004;147:910–914.
13. Giardini A, Donti A, Formigari R, et al. Determinants of cardiopulmonary functional improvement after transcatheter atrial septal defect closure in asymptomatic adults. J Am Coll Cardiol 2004;43:1886–1891.
14. Crenshaw BS, Granger CB, Birnbaum Y, et al. Risk factors, angiographic patterns, and outcomes in patients with ventricular septal defect complicating acute myocardial infarction. GUSTO-I Trial Investigators. Circulation 2000;101:27–32.
15. Bridges ND, Perry SB, Keane JF, et al. Preoperative transcatheter closure of congenital muscular ventricular septal defects. N Engl J Med 1991;324:1312–1317.
16. Landzberg MJ, Lock JE. Transcatheter management of ventricular septal rupture after myocardial infarction. Semin Thorac Cardiovasc Surg 1998;10:128–132.
17. Ing FF, Sommer RJ. The snare-assisted technique for transcatheter coil occlusion of moderate to large patent ductus arteriosus: immediate and intermediate results. J Am Coll Cardiol 1999;33: 1710–1718.
18. Pass RH, Hijazi Z, Hsu DT, Lewis V, Hellenbrand WE. Multicenter USA Amplatzer patent ductus arteriosus occlusion device trial: initial and one-year results. J Am Coll Cardiol 2004;44:513–519.
19. Harada K, Toyono M, Tamura M. Effects of coil closure of patent ductus arteriosus on left anterior descending coronary artery blood flow using transthoracic Doppler echocardiography. J Am Soc Echocardiogr 2004;17:659–663.
20. Armsby L, Keane JF, Sherwood MC, et al. Management of coronary artery fistulae. Patient selection and results of transcatheter closure. J Am Coll Cardiol 2002;39:1029–1032.
21. Valente AM, Lock, JE, Gauvreau K, et al. Predictors of long-term adverse outcomes in patients with congenital coronary artery fistulae. Circ Cardiovasc Interv 2010;3:134–139.
22. McElhinney DB. Recent progress in the understanding and management of postoperative right ventricular outflow tract dysfunction in patients with congenital heart disease. Circulation 2012;125: e595–e599.
23. Bonhoeffer P, Boudjemline Y, Saliba Z, et al. Percutaneous replacement of pulmonary valve in a right-ventricle to pulmonary-artery prosthetic conduit with valve dysfunction. Lancet 2000;356: 1403–1405.
24. Zahn EM, Hellenbrand WE, Lock JE et al. Implantation of Melody transcatheter pulmonary valve in patients with a dysfunctional right ventricular outflow tract conduit. Early results from the US clinical trial. J Am Coll Cardiol 2009;54:1722–1729.
25. Khambadkone S, Coats L, Taylor A, et al. Percutaneous pulmonary valve implantation in humans. Results in 59 consecutive patients. Circulation 2005;112:1189–1197.

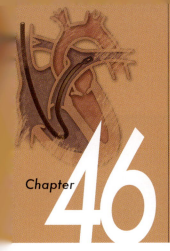

【第46章】Section VIII Clinical Profiles
末梢動脈疾患のプロフィール
Profiles in Peripheral Arterial Disease

Christopher J. White, Stephen R. Ramee

1 脳卒中に対するインターベンション治療

　急性期の脳梗塞に対する早期再灌流療法は，急性心筋梗塞におけるそれと同様に，合併症率や死亡率を有意に低減でき得る最善の治療法である．治療法としては，経静脈的に血栓溶解薬を投与する方法と，カテーテル治療法（catheter-based therapy）があり，単独あるいは組み合わせて行われる．カテーテル治療法には経動脈的に局所的に血栓溶解薬を投与する方法，機械的に血栓を破砕する方法，経皮的血管形成術（PTA），ステント留置術がある．

　米国においては急性期脳梗塞患者のうち，何らかのかたちで再灌流療法を受けている患者は全体の2％以下にすぎず，残念ながら急性期の脳梗塞治療にはまだ改善の余地が多い[1]．2013年度の米国における統計では，脳梗塞は75万人の死因あるいは身体障害の主な原因となっている[2,3]．急性期脳梗塞に対する治療目標は，急性心筋梗塞と同様に，標的臓器の障害を最低限にすべく，早期に再灌流療法を行うことである．GWTG-Stroke（Get With The Guideline-Stroke）レジストリは登録医療機関を選定して行われており，door-to-balloon time（D2B；患者が病院に到着してから穿刺までの時間）60分以内を目標としている．しかし，このレジストリにおいて上記を達成している症例は全体の1/3以下にすぎないというのは失望すべき状況である[4]．

　急性心筋梗塞の治療において，D2Bを90分以内に設定することにより治療成績が飛躍的に向上したのに対し[5]，脳梗塞に対して必要に応じたカテーテル治療を施行できる施設はほとんどない．急性期脳梗塞の多くは，発症後ある程度の時間（3～4.5時間以上）が経過してしまっているため，血栓溶解薬静注療法の適応からほとんどはずれてしまうが，それでも多くはカテーテルによる再灌流療法の適応例である[6-8]．

　カテーテル治療を行う神経放射線科医が不足していることも，再灌流療法が必要なときに施行できない一因となっている[9]．頸動脈ステント留置術（CAS）を施行可能な医師，すなわち循環器科医，放射線科医，血管外科医，神経外科医がそれに相当するが，彼らを脳卒中チームに取り込むことにより，脳卒中に対するカテーテル治療を施行できる医師を増やすことが一つの解決法となるであろう[8,10,11]．そしてCASに熟練した医師，神経科領域のカテーテル治療に携わる医師，神経科医が共同して脳卒中チームを立ち上げるべきである[7,8,10-12]．

　10年前，米国NINDS（National Institutes of Neurological Disorders and Stroke）のrtPA Study Groupが急性期脳梗塞に対する血栓溶解薬静注療法の効果を評価するための無作為化試験を行った．発症後3時間以内の急性期脳梗塞患者を，血栓溶解薬を静注するグループとプラセボを静注するグループの2群に分けて比較された．臨床試験の規模としては比較的小さく，臨

床的には著明な改善は得られなかったものの，統計的には有意な結果が得られた[13]．すなわち24時間後の神経学的な転帰は両群で差を認めず，頭蓋内出血に関しては血栓溶解薬群で10倍高かったが（血栓溶解薬群6.4％，プラセボ群0.6％，$P<0.001$），3ヵ月後のフォローアップでは後遺症を認めない患者の割合が血栓溶解薬群で有意に高かった（血栓溶解薬群34％，プラセボ群21％，$P<0.05$）．また，死亡率は両群で差を認めなかった．この極めて重要な知見が発表されてから10年が経ち，急性期脳梗塞に対して認可されているのは血栓溶解薬の静注療法のみである現状にもかかわらず，依然としてこの治療法を受けているのは全体の2％以下に満たない[1, 14]．

血栓溶解薬静注療法やカテーテル治療法は危険を伴わないわけではない．頭蓋内出血（症候性と無症候性を合わせて）の発生率は10〜35％に及ぶと報告されている[15-17]．残念ながら多くの臨床試験の登録患者数は比較的少数であるために，個々の症例において臨床的に方針を決定するのに必要な根拠を呈示できていない．急性期脳梗塞に対するカテーテル治療の有用性を評価するための大規模臨床試験が実施されていないために，脳梗塞に対する「最適な」治療法を呈示するガイドラインを作成することが困難な状況に陥っている．

症例 46-1

79歳男性．反復する心室頻拍に対してカテーテルアブレーション目的に待機的に入院となった．基礎疾患として非虚血性心筋症（駆出率40％），慢性心房細動，高血圧症を有していた．処方はアミオダロン，リシノプリル，メトプロロール，ワルファリンで，ワルファリンは入院4日前から中止されていた．

患者はアブレーションの翌日に突如，左中大脳動脈領域の卒中症状，すなわち右上下肢の脱力感と失語症を呈した．緊急で頭部CT検査が施行されたが，出血の所見は認めなかった．身体所見上，右の片麻痺と運動性失語を認め，NIHSS (National Institutes of Health Stroke

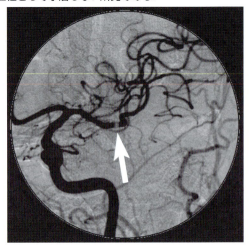

[図46-1] 左中大脳動脈の造影欠損像（矢印）血栓として矛盾しない所見である．

Scale)[18] では14点で，重度の障害と考えられた．

患者は発症後40分以内にカテーテル室に搬送され，鼠径動脈アプローチで選択的脳血管造影が施行された．造影上，左中大脳動脈のM2領域に粗大な造影欠損像を認め，血栓として矛盾しない所見であった．また，同部位より末梢における血流が不良となっていた（図46-1）．図46-2に示すMerci血栓回収システム(Concentric Medical社，Mountain View, CA)を用いて血栓回収を行う方針とした．血栓の部位まで血栓回収デバイスを進め（図46-3），血栓を回収することに成功した．最終造影で血栓像が消失し，血流が再開していることを確認した（図46-4）．

手技後すぐに患者はカテーテル台の上にいる時点から右上下肢を動かし始め，翌日には発語も回復した．3日後に退院となったが，退院時は右上下肢の軽度筋力低下を訴えるのみとなっており，NIHSSで3点の軽度の障害と判断された．

症例 46-2

56歳女性．1時間前に突然出現した右上下肢の筋力低下と失語を主訴として，郊外の病院の救急部に搬送された．患者は6ヵ月前に機械弁を用いた僧帽弁置換術を受けたが，子宮出血の

[図46-2] Merci血栓回収システム（Concentric Medical社，Mountain View，CA）

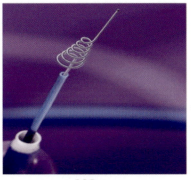
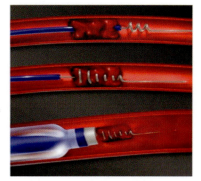

[図46-3] 血栓回収カテーテル（Retriever, Concentric Medical 社，Mountain View，CA）
左中大脳動脈の血栓の遠位部にセットされている（矢印）．

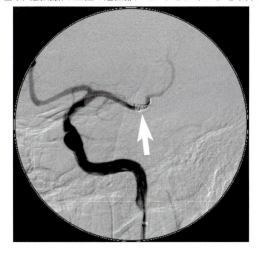

[図46-4] 血栓回収後の脳血管造影
中大脳動脈が開存し，血流が再開している（矢印）．

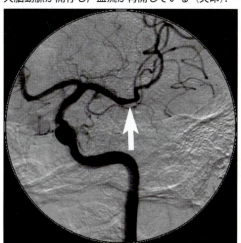

ため5日前からワルファリンによる抗凝固療法を中断していた．

身体所見から左中大脳動脈の急性期脳卒中と考えられた．緊急頭部CTでは出血の所見を認めなかったため，経静脈的血栓溶解療法の方針となり，tPA（アルテプラーゼ，Genentech社，South San Francisco，CA）75 mgが投与された．投与後1時間経過しても症状に改善が認められないため，Ochsner病院へ転送となった．発症後220分，tPA投与後150分が経過しており，患者は依然として右の片麻痺と運動性失語を呈しており，NIHSS 17点（重度の障害）であった．

鼠径動脈アプローチで緊急脳血管造影が施行され，左中大脳動脈M1領域の分岐部位で上方への分枝が完全閉塞，下方への分枝が亜完全閉塞している所見が得られた（図46-5）．6Fの冠動脈用JR4のガイディングカテーテル（Cordis社，Miami Lakes，FL）を内頸動脈内まで持ち込み，0.014インチの冠動脈血管形成術

［図 46-5］
中大脳動脈の第1分岐部で造影欠損を認める．上方への分枝は完全閉塞し，下方への分枝も血流が低下している（矢印）．

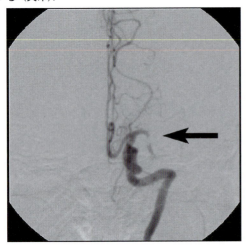

［図 46-6］
マイクロカテーテルを中大脳動脈の上方への分枝の閉塞部位よりも遠位部へ進め，遠位部の造影を行った．カテーテルが血管内部に留置されており，分枝の遠位部は開存していることが確認された．

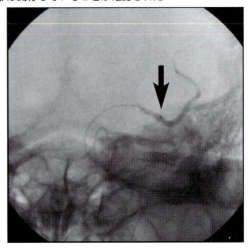

用ガイドワイヤ（ChoICE PT，Boston Scientific 社，Waterville，MA）を M1 領域の完全閉塞している上方への分枝に通過させた．続いて Merci マイクロカテーテルを閉塞部位よりも遠位まで進め，遠位部の造影を行い，マイクロカテーテルの先端が血管内にあることを確認した（図 46-6）．ガイディングカテーテルから再度造影剤を注入したところ，ガイドワイヤとマイクロカテーテルを通過させたことにより血栓が破砕されており，順行性の血流が再開していた．続いて 0.014 インチのガイドワイヤを下方への分枝に通過させ，（上方への分枝に対する処置と同じ要領で）機械的に血栓を破砕し，再灌流させることに成功した．これらは機械的に血栓を除去する必要があったのである．最終造影では M1 領域の上方，下方への分枝がともに開通している（図 46-7）．

翌朝には筋力低下はかなり改善しており，上下肢ともに MMT 4/5 であった．また，軽度の構音障害が残存したものの，会話も可能な状態まで改善し，NIHSS 8 点（中等度の障害）であった．入院リハビリテーションを行った後に，自立した生活が可能な状態まで改善し，退院となった．

［図 46-7］
血栓を機械的に破砕した後に最終造影を行った．中大脳動脈の上方への分枝，下方への分枝ともに血流が正常に再開していることが確認された（矢印）．

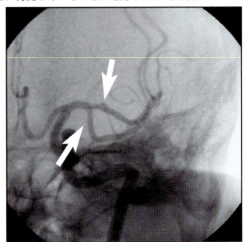

［1］要点

症例 46-1，46-2 の患者は共に深刻な神経学的欠損を有し，重度の機能障害を呈していたが，カテーテルを用いた再灌流療法により劇的に改善した．梗塞領域の一般的な病理像としては，大きな凝血塊，他の部位で形成された血

栓，動脈硬化性の塞栓などが挙げられるが，これらは心筋梗塞の病因となる急性の血栓よりも血栓溶解薬に対する反応が鈍い可能性がある．

虚血性脳卒中と心臓発作の類似性を認識しつつ，両者は基本的な部分ではかなり違うものであることも理解しておくことが重要である．すなわち共に虚血発作ではあるが，心臓発作は通常プラーク破綻と同部位における血栓形成に起因するのに対し，虚血性脳卒中は動脈硬化性の塞栓に起因することがより多い[19]．治療目標は虚血組織への血流を再開するために，安全かつ迅速に再灌流を得ることである．

症例46-2は血栓溶解療法の効果が不十分であったため，状況を打開するための治療としてカテーテル治療が選択された．発症早期に病院に搬送され，血栓溶解療法を施行されたにもかかわらず，治療効果は得られなかった．NINDSのデータによると，血栓溶解療法の効果が十分に得られないことはしばしばあり[20]，特に大きな血管が閉塞しているケースでは血栓溶解療法単独では再灌流が得られにくいようである[21,22]．血栓溶解療法が奏効しない閉塞病変に対しては，補助的に行われる血栓回収術あるいは血管形成術の手法を用いた機械的血栓破砕術などのカテーテル治療が有効な可能性がある．

現在，カテーテル治療が治療の選択肢となる患者は，経静脈的血栓溶解療法の適応外ではあるが，発症後6時間以内で，機能障害を伴う大きな脳梗塞を有する症例である．適切に患者を選択し，高い技術レベルを維持できていれば，経静脈的血栓溶解療法が適応とならない患者においても，血栓溶解療法を受けた患者と同レベルの転帰を得ることができだろう．最近のデータによると，大血管の脳卒中に対するカテーテル治療は，熟練した循環器科医であれば，神経科医あるいは神経放射線科医，場合によってはその両方と協力することによって施行可能であろうことが示唆されている．ただし急性心筋梗塞における解剖，病理像，治療と，急性期脳卒中におけるそれとは別物であるということを常に意識しておくことが肝要である．頭蓋内出血は，脳卒中に対するインターベンション治療において，最も一般的かつ深刻な合併症であり，一度起きるとしばしば致命的となる．

症例46-1，46-2は共に機能障害を伴う脳卒中症例であり，カテーテル治療の甚大な治療効果を強調している．神経領域のインターベンション術者は極度に不足しているが，多専門分野における脳卒中チームとカテーテル治療に携わる資格のある医師が協力し合うことにより，この治療を拡充させ得るであろう．

2 頭蓋内動脈病変に対する待機的血管形成術

脳卒中の約1/10が頭蓋内動脈の動脈硬化性疾患が原因であり[23]，特にアジア人[24]とアフリカ系米国人[25]に多い．頭蓋内動脈に50％以上の狭窄病変を有し虚血症状を呈する症例における初期療法は抗血小板療法である[26]．

WASID（Warfarin-Aspirin Symptomatic Intracranial Disease）試験は，症候性の頭蓋内動脈狭窄患者に対するアスピリンとワルファリンの効果を比較検討した臨床試験であるが，ワルファリン群で有害事象が増加したために，アスピリンを使用すべきであるという結果となった．WASID試験では，「最適な」治療を行っているにもかかわらず，18ヵ月以内に18％の患者が脳卒中を再発し，そのうちの73％では前回の卒中と同じ領域でイベントを発症しており，また約半分の症例で機能障害などの後遺症が残った[27]．また，50％以上の頭蓋内脳動脈狭窄患者を2年間観察したGESICA（Groupe d'Etude des Stenoses Intra-Craniennes Atheromateuses Symptomatiques）試験では，2年以内に一過性脳虚血発作（TIA）あるいは脳卒中を発症する可能性は38％であった．このように頭蓋内動脈狭窄患者に対する保存的治療は限界があるが，一方で頭蓋外動脈と頭蓋内動脈をつなぐバイパス術を行っても，脳卒中の再発を抑制できないことが判明したため，この手法は今では行われていない[28]．

頭蓋内動脈狭窄を有する症候性患者は抗血小板薬を内服していても，2年間の脳卒中再発率

が1:2〜1:5と報告されている[26,29,30]．「最適な」治療法を行っているにもかかわらず脳卒中の再発率が非常に高く，一方で手術も有用性が示されなかったため，カテーテル治療の有用性が検討されてきた[31]．初期の報告や単施設からの報告では，バルーンやステントを用いた血管形成術の安全性と有用性が示唆されている[12,32,33]．

その後，より小径で柔軟性に富みデリバリ性の高いデバイスが続々と開発されたため，頭蓋内動脈の病変に対するアクセスが容易となり，カテーテル治療が技術的に難しいという状況も減ってきている．現在，米国食品医薬品局（FDA）に頭蓋内動脈カテーテル治療として認可されているシステムは以下の3つである；（ⅰ）Neuroform（Boston Scientific 社，Natick, MA），（ⅱ）Wingspan（Boston Scientific 社，Natick, MA），（ⅲ）Enterprise（Codman Neurovascular/Cordis 社，Raynham, MA）．過去の9つの既報をまとめると，頭蓋内動脈に対するカテーテル治療に伴う死亡や脳卒中のリスクは約10％（116/1,138）であり[34-42]，2009年のレビュー論文では1,177の手技に対して7.7％と報告されている[43]．現在のステントの欠点は再狭窄であり，その確率は25〜35％と報告されている[44]．

Ochsner Clinic Foundation における自験例を以下に記す．症候性の頭蓋内動脈狭窄を有する89症例，99病変に対して，神経科医，神経放射線科医の協力の下で，カテーテル専門の循環器科医がカテーテル治療を施行した．手技成功率は96/99（97％）で，院内の周術期脳卒中あるいは死亡は3％であり，1年後，2年後の脳卒中あるいは血管疾患関連死はそれぞれ5.7％，13.5％であった．WASID 試験では「最適な」治療を行った場合の1年後，2年後の脳卒中，あるいは血管疾患関連死の率が15％，20％と報告されており[26]，これらの数字と比較するとカテーテル治療の転帰は非常に良かったといえる．

ところが，症候性の頭蓋内動脈狭窄患者に対して，ステント留置術と薬物療法の効果を比較検討した SAMMPRIS（Stenting and Aggressive Medical Management for Preventing Recurrent stroke in Intracranial Stenosis；gov number NCT00576693）試験では，カテーテル治療に対して否定的な結果が報告された．安全上の問題で試験は早期中止されたのである．本試験では451人の患者が2群に無作為化割付けされ，カテーテル治療は神経放射線科医が施行した．結果は，30日時点での脳卒中あるいは死亡が，カテーテル治療群で14.7％，薬物療法群で5.8％であった（$P=0.002$）[45]．本試験はデータの質そのものに関して強い懸念が向けられており，またおそらく周術期の合併症が非常に多くなったのは方法論上の問題点がいくつかあったからと考えられる．すなわち，（ⅰ）自己拡張型のステント［Wingspan（Boston Scientific 社，Natick, MA）］を選択したこと，（ⅱ）ステントの後拡張を禁止したこと，（ⅲ）術者の手技が未熟であった可能性があること，などである[46]．

頭蓋内動脈狭窄が高度で症候性であるにもかかわらず，抗血小板薬が使用できない場合，その予後は悲惨である．カテーテル治療は熟練した術者が施行するかぎりにおいては，合併症は少なく，代替療法として妥当である．しかしながら，2011年に大規模無作為化試験 SAMMPRIS が発表されたことにより，われわれはカテーテル適応症例の選択基準，ステントを留置するか否か，冠動脈インターベンションを数多く行っている専門医を含めて誰が手技を施行するかを再考しなければならない．また，周術期合併症をより少なくするためにカテーテル技術を向上させることも求められている．

最終的には，個々の症例において経過観察した場合のリスクと手技に伴うリスクを考慮したうえで，カテーテル治療を行うべきか否かを決定する．頭蓋内動脈の狭窄度や狭窄部位，抗血小板薬を内服しても高リスクと想定される，といった条件から脳卒中の再発リスクが非常に高いと想定される症例に対しては，カテーテル治療を施行すべきである．これらの症例では脳卒中の再発リスクは20〜55％，一方でステント再狭窄のリスクも70％といずれも高い[29]．カ

[図 46-8]
（A）左中大脳動脈の M1 部位に高度狭窄を認める（矢印）．（B）バルーンによる血管形成術後．拡張部位に小さな解離を認めるが，末梢の血流は保たれていた．レンズ核線条体動脈は M1 部位から上方に分岐する小さな側枝であるが，ステント留置に伴いこの小さな末梢動脈を閉塞してしまうと，大きな脳梗塞を発症することになる．

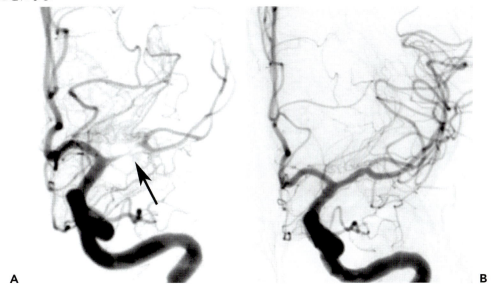

テーテル治療の成績向上のためには，血管によりフィットする，支持力の強い，より柔軟性の高い，自己拡張型の新しいステントが求められる．また，冠動脈領域で使用されている薬剤が塗布されたバルーンもニーズがあると思われる．

症例 46-3

35 歳女性．2 ヵ月前左半球の脳梗塞を発症し，失語症と右半身の筋力低下を認めた．脳梗塞後，右半身筋力低下と失語症を主訴とする TIA を 3 回発症し，いずれも同じ領域由来の発作と考えられた．MRI（磁気共鳴イメージング）では左中大脳動脈領域の梗塞所見を認め，また MRA（磁気共鳴血管造影）では両側中大脳動脈の高度狭窄病変を認めた．問診では表出性失語が明らかであり，脳血管造影および加療目的に神経科に紹介された．

まず 4 F の Berenstein カテーテルを用いて，4 本の脳血管を選択造影したところ，左中大脳動脈の M1 部位に狭窄を認めたが（図 46-8A），右中大脳動脈は正常であった（MRA 所見とは矛盾する）．椎骨動脈からの側副血行は認めず，左後交通動脈は欠損していると考えられた．

続いて 6 F の冠動脈用マルチパーパスガイディングカテーテルを頭蓋底直下にある左内頚動脈の頭蓋外の遠位部まで進めた．デジタルサブトラクション血管造影法（DSA）を用いて，位置を確認しながら冠動脈用親水性ワイヤ（Whisper ワイヤ）を進め，左中大脳動脈の病変部を通過させた．病変部を 2.0 mm×15 mm の冠動脈用バルーンを用いて 10 気圧で拡張すると造影上良好な拡張が得られたため，ガイドワイヤを抜去し再度造影したところ，拡張部位に小さな解離所見（図 46-8B）を認めたことから，ステント留置術を試みた．しかし，頸動脈サイフォン（bony siphon）を通過しなかったため，手技を中止とした．失語症は改善傾向を示したものの，手技翌日にはまだ残存しており，アセチルサリチル酸（アスピリン），クロピドグレルの内服にて退院した．

[図 46-9]
（A）頭蓋内動脈に対する血管形成術．脳底動脈が前下小脳動脈を分岐した直後の部位に高度狭窄を認めた（矢印）．（B）冠動脈用のインターベンションデバイスを用いてバルーン拡張術を施行したところ，良好な拡張が得られた．

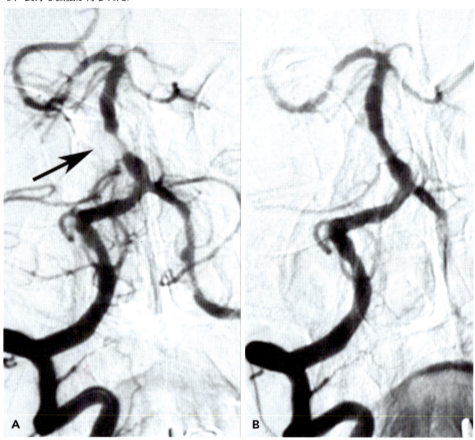

症例 46-4

63歳女性．後方循環の脳梗塞発症後10日で，繰り返す眩暈，筋力低下，複視を主訴に，神経科より紹介受診となった．身体所見上，立位不可，複視，筋力低下を認め，小脳梗塞が示唆された．MRIでは橋と大脳基底核の梗塞と視覚野の虚血所見を認めた．MRAでは脳底動脈の高度狭窄を認めた．

前投薬としてアスピリンとローディング用量として300 mgのクロピドグレルを投与後，6Fの脳血管用 Headhunter 型カテーテルを用いて血管造影を施行したところ，脳底動脈中部の高度狭窄（図 46-9A）および左椎骨動脈のV4部位（頭蓋内に位置する）に狭窄を認めたため，インターベンションを施行する方針となった．

システムとして6Fのソフトチップガイディングカテーテル（Envoy, Cordis 社, Miami, FL）と冠動脈用親水性ワイヤ（ChoICE PT フロッピー）を選択した．マイクロカテーテルは Rapid Transient カテーテル（Cordis 社）を選択し，ワイヤ越しに狭窄部位まで進めたうえで，冠動脈用の Balance Middleweight ガイドワイヤ（BMW, Abbott 社）に入れ替えた．その後，冠動脈用バルーン 3.0 mm×15 mm で狭窄部位を8気圧にて拡張したところ，20％狭窄を残すのみとなった（図 46-9B）．脳底動脈の狭窄部位から橋枝が分岐していたため，ステント留置により橋枝に塞栓性閉塞を起こしたりプ

ラークの破片が流れ込んだりするリスクが懸念されたため，ステントは留置しなかった．術後の経過は良好で2年間無症状である．

[1] 要点

頭蓋内動脈に対する血管形成術は，待機的・緊急を問わず，まだ黎明期の分野であり，神経科，神経放射線科，循環器科による協力体制が重要である．前述の2症例から以下のようなことが示唆される．責任血管の病変による局所症状を反復する症例では，たとえ頸動脈エコーで異常が認められなくとも血管造影とインターベンションが有効な可能性がある．総頸動脈の入口部や，内頸動脈や椎骨動脈の頭蓋内部分の病変は，頸動脈エコーで見逃しやすい．

CT血管造影（CTA）やMRAでは狭窄率を過大評価，もしくは過小評価してしまうかもしれないので，やはり依然として血管造影が標準的な検査である．ステント留置は限られた状況でのみ行われる．その理由として，第1に標的血管が屈曲していると多くの場合は現在のデバイスではステントを持ち込むことが難しいこと，第2に小さな分枝の閉塞，特に中大脳動脈の分枝（レンズ核線条体動脈）や脳底動脈の分枝（橋穿通枝）の閉塞により大きな梗塞を発症し得ることが挙げられる．そのためステント留置よりも，バルーン拡張術単独が選択される傾向にある．

3 大動脈弓と頸動脈

Ⓐ 頭蓋外の頸動脈に対するインターベンション治療

内頸動脈に動脈硬化を有する患者の大半は無症候性である．内頸動脈に50％以上の狭窄を有する無症候性患者の年間脳卒中発症リスクは1～4.3％とされる[47, 48]．プラークに潰瘍性病変を認める場合，その発症率は7.5％まで増加する．また，症候性患者は無症候性患者より予後不良である．TIAを24時間以内に症状が消失する神経学的イベントと定義すると，TIAの既往がある症例では，1ヵ月以内の脳卒中が15％，3ヵ月以内のTIAと脳卒中の発症または死亡が30％の確率で認められる[49, 50]．

症候性か否かを問わず，脳卒中予防において頸動脈内膜摘除術（CEA）が抗血小板療法（アスピリン）よりも優れていることを証明するための無作為化大規模臨床試験は1990年代から開始された[51-54]．これらの試験により，症候性患者のほうが無症候性患者よりも血行再建の治療効果がより大きいが，5年以上の生存期間が見込める無症候性患者においても周術期の脳卒中および死亡を3％以下に低減できることが証明された．また，症候性患者においては狭窄度が50％を超えていれば，狭窄が高度であるほど治療効果が大きかった．一方で無症候性患者においては，中等度狭窄（60～79％）でも高度狭窄（80～99％）でも治療効果に有意な差を認めなかった[55]．また，ECST（European Carotid Surgery Trial）では，高度狭窄病変あるいは亜閉塞病変を，末梢の血流低下を伴うあるいは狭窄病変後に内腔の狭小化を伴う高度狭窄と定義しているが，このような病変においてはCEAの治療効果は得られなかった[53, 56]．

頸動脈ステント留置術（CAS）では，手技に伴う末梢の塞栓症を予防するための末梢保護デバイス（EPD）を併用するが，CEAにおける高リスクが懸念される患者群におけるCASの登録研究は1990年代後半に始まった[57-65]（表46-1）．SAPPHIRE（Stenting and Angiography with Protection in Patients at High Risk for Endarterectomy）試験は，手術のリスクが高い症例におけるCEAとCASの治療成績を比較した唯一の無作為化多施設研究である[66]．1年後の一次エンドポイントの発生率はCEA群20.1％，CAS群12.2％（絶対リスク減少率7.9％，95％信頼区間16.4-0.7％，非劣性 $P=0.004$）であった．この試験と前後してFDAからCASシステムの認可を取得するために多くの登録研究が実施されており，手技件数の増加とともに治療成績は継時的に改善してきている（図46-10）．最近は，脳卒中予防のために血行再建が必要であるが，手術のリスクが高い症例においては解剖学的な問題がなければCAS

[表46-1] 頸動脈内膜摘除術（CEA）のリスクが高い症例の特徴

解剖学的特徴	臨床的特徴
■病変が内頸動脈の高位，あるいは胸郭内にある ■頸部の根治手術あるいは放射線治療の既往がある ■対側の内頸動脈が閉塞している ■同側CEAの治療歴がある ■対側喉頭神経の麻痺を認める ■気管孔が造設されている	■80歳以上 ■NYHA Ⅲ／Ⅳ度のうっ血性心不全 ■CCS Ⅲ／Ⅳ度の狭心症 ■左冠動脈主幹部病変 ■冠動脈多枝病変 ■手術が予定されている（30日以内） ■左室駆出率≦30% ■最近（30日以内）の心筋梗塞 ■重症肺疾患 ■重症腎疾患

[図46-10]
FDAからCASシステムの認可を取得するために多くの登録研究が実施されており，手技件数の増加とともに治療成績は継時的に改善してきている．

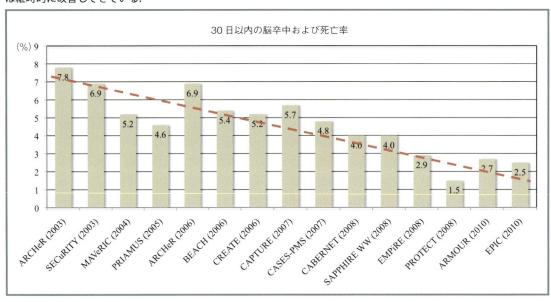

[表46-2] 頸動脈ステント留置術（CAS）のリスクが高くなる要因

患者要因	解剖学的要因	手技的要因
■80歳以上 ■症候性 ■脳血流の低下 ■過凝固傾向 ■重症腎疾患 ■出血傾向	■大動脈弓の形状が複雑 ■病変部の屈曲が強い ■病変部の石灰化が強い ■血栓を有する ■エコー輝度の高いプラークを有する	■術者の熟達度 ■末梢保護デバイスを使用せずに手技を行う ■症状発現からの時間経過が長い ■開放セルステントの使用 ■病変部へのデバイスの持ち込みが難しい

が推奨される（表46-2）．

　頻度の高いあるいは標準的な手術リスクの症例を対象に，CEAとCASの有効性を比較する4つの無作為化大規模臨床試験が現在進行中である．そのうち3つ（SPACE[67]，EVA-3S[68]，ICSS[69]）はヨーロッパの臨床試験で，これらはプロトコール上，術者の熟達度は不問で，またEPDも使用していない．最も規模が大きいのは米国とカナダで進行中のCREST（Carotid Revascularization Endatherectomy and Stenting Trial）である[70]．この試験は症候性患者と無症候性患者の両方を対象としているが，CAS術者が手技に熟練していることと手技に際してEPDを使用することが条件となっている．CRESTには標準的な手術リスクを有する2,502例の患者が登録され，そのうち症候性が53％，無症候性が47％であった．4年間のフォローアップ期間において，一次エンドポイントの発生率は，CAS群で7.2％，CEA群で6.8％（ハザード比1.1，95％信頼区間0.81-1.51，$P=0.51$）と両群間に有意な差を認めなかった．軽症の脳卒中はCAS群で4.1％，CEA群で2.3％とCAS群に多くみられたが，重症の脳卒中に関してはCAS群で0.9％，CEA群で0.7％と両群間に有意な差を認めなかった．また，心筋梗塞の発症についてはCEA群で2.3％，CAS群で1.1％と，CEA群において約2倍の頻度であり，脳神経麻痺はCEA群で4.8％に認められた．年齢の影響をみると，若年者（69歳未満）ではCASのほうが，高齢者（70歳以上）ではCEAのほうが治療成績が良かった．これらの結果を受けて，最近の各国のガイドラインでは標準的な手術リスクの症例ではCASがclass Iの適応として推奨されるようになってきている[71]．

症例46-5

　80歳女性．左の筋力低下を認めており，右半球のTIAの症状と考えられた．高脂血症を有し，既往として，三枝病変に対する経皮的冠動脈インターベンション（PCI）後にペースメーカも植込まれている．受診時には労作性狭心症を呈していた．身体所見上は右頸部で著明な血管雑音を聴取するものの，神経学的には異常を認めなかった．頸動脈エコーでは，右内頸動脈に80～99％，左内頸動脈に40～59％の狭窄病変を認めた．選択的血管造影では，右内頸動脈に高度狭窄（90％；図46-11A），左内頸動脈に軽度狭窄（50％）病変を認めたが，椎骨動脈には著明な狭窄病変を認めなかった．年齢からはCEAの高リスクと判断され，またメディケア（訳者注：米国の高齢者に対する公的医療保険）により70％以上の狭窄病変を有する症候性の患者に対してCASの適応性が認められていたため，CASを施行する方針となった．

　アスピリン（81 mg／日），クロピドグレル（75 mg／日）をCASの1週間前から開始し，CASを施行した．カテーテル室入室後，穿刺部位として右大腿動脈が選択された．ヘパリン5,000単位を動注したうえで，0.035インチの超硬性のGlidewire（Terumo社）を用いて，5 F Vitekカテーテルを無名動脈から右総頸動脈，さらに右外頸動脈まで進めた．続いてワイヤを0.035インチの超硬性の交換用Amplatzワイヤへ入れ替え，6 FのShuttleシース（Cook社）を右総頸動脈へエンゲージさせた．この時点での活性凝固時間（ACT）は275秒であった．

　12インチのイメージインテンシファイアを用いて，DSAにより，前後と側面の2方向より右総頸動脈の分岐部から脳循環までを撮像した．AngioGuard末梢保護デバイス（Cordis社）を病変部の遠位部まで通過させ，末梢を保護した状態で4.0 mm×30 mmバルーンで前拡張した．拡張中は一過性の徐脈と低血圧を呈したが，バルーンを解除するとともに改善した．ステントを留置する前にアトロピン1 mgを投与したうえで，9.0 mm×40 mmの自己拡張型ニチノール（ニッケルとチタンの合金）製ステントを頸動脈分岐部をまたいで留置した．その後，5.0 mm×20 mmの冠動脈用バルーンを用いて，8気圧で後拡張した．再び徐脈と低血圧を認めたが，ネオシネフリンと250 mLの生理食塩水を経静脈的に投与することにより改善した．AngioGuardを回収してから，脳循環の前後像，側面像も含めて最終造影を行ったとこ

[図 46-11]
(A) 総頸動脈とその分枝の DSA 側面像．右内頸動脈の高度狭窄を認める．総頸動脈の分岐直前にも少量のプラークを認める．(B) ステント留置後．この像では内頸動脈には依然として 10～20％の残存狭窄を認める．しかし，遠位部塞栓や脳卒中発症のリスクを避けるために，狭窄を残さないことを目的とした（高圧あるいは長時間の）積極的な拡張は推奨されていない．

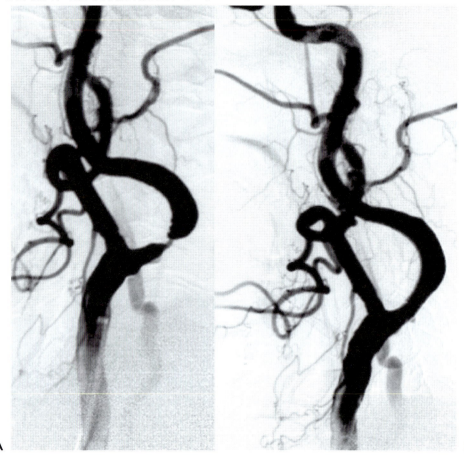

ろ，治療部位には 30％未満の残存狭窄を認めるのみであった（図 46-11B）．

術後，再び一過性の低血圧を認めたが，輸液による容量負荷，アトロピン，ネオシネフリンへの反応性は保たれており，回復室で経口のミドドリンが開始された．術後も神経学的異常を認めず，翌朝に退院となった．ミドドリンは 4 日間かけて減量中止となった．術後も無症状で経過しており，1 年後の頸動脈エコーでも再狭窄を認めていない．

[1] 要点

CEA のリスクが高い患者において，症候性の場合は 50％以上，無症候性の場合は 70～80％以上の狭窄病変を有するケースでは，FDA は 7 つの CAS システムを認可している．同様に CEA のリスクが標準的な症例では，認可されているシステムは 1 つである．最近のガイドラインでは，特定の手術高リスク患者においては CAS を選択することが望ましいとし，また 50％以上の狭窄病変を有する症候性患者においては CAS を class I の適応レベルに位置づけている．

内頸動脈の分岐部病変に対しては，末梢保護デバイス使用下での自己拡張型ステントを留置

するのが望ましい．というのもバルーンで拡張するタイプのステントを使用すると，側枝がつぶれてしまう恐れがあるためである．自己拡張型ステントを留置するためのシステムは6Fシースか8Fガイディングカテーテルを選択すればよい．ステントの種類に関して，たとえば閉鎖セルと開放セルのどちらが優れているか，またステンレス製とニチノール製のどちらが優れているかを示したエビデンスはないようである．また，先端が細くなっている（tapered）ステントとストレートタイプのステントのどちらが優れているかを呈示したデータもない．6Fの耐キンク性シースと8Fのガイディングカテーテルの外径はおおよそ同じであり，穿刺部のサイズは同程度である．

昨今近位保護デバイス（proximal protection device）の登場により，塞栓症予防の基準レベルはさらに上がった．ただし近位保護デバイスと遠位保護のためのフィルタの比較試験では脳梗塞の発生率に有意な差を認めていない．また近位保護デバイスは手技が煩雑であるのに対し，フィルタは術者にとって操作性が大変良好な点を念頭に置いておく必要がある[72]．

冠動脈へのステント留置と違い，頸動脈ステント留置術の目標は完全な造影所見を求めることではない．頸動脈インターベンションの最大のリスクは，大量の粥腫による遠位部塞栓症である．そのため30％程度の残存狭窄は改善させる必要はなく，頸動脈を過度に拡張しないよう細心の注意を払うべきである．多くの術者は可能であればステントの後拡張は避けたいはずである．自己拡張型のステントを用いて拡張を弱めに行うと，5％以下の再狭窄率が期待できる．

CASの前拡張に伴う低血圧や徐脈は頸動脈洞の刺激に伴うものであり，ステント留置時の血行動態の不安定化を事前に予測できる．術後何時間も経過して低血圧を認める場合，穿刺部からの出血が原因であることがある．一般的には補液に反応するが，補液だけで反応が不十分である場合はアトロピンあるいはネオシネフリンやミドドリンのようなα作動薬を投与する．

B 椎骨動脈に対するインターベンション治療

虚血性脳卒中の約20～25％は後方循環と椎骨脳底動脈系が関与する[73-75]．後循環の動脈硬化性疾患の予後は不良で，閉塞性病変あるいは血栓性病変に伴う死亡率は80～100％である[76]．薬物療法に抵抗性の症候性患者では1年以内の死亡あるいは脳卒中の発生率が5～11％[77-80]，頭蓋外の椎骨動脈病変に起因するTIAのケースでは5年以内の脳卒中発生率が30％[80-82]と報告されている．

椎骨動脈に対する再灌流療法の適応は症候性患者に限定される．典型的な症状は椎骨脳底動脈系の循環不全（vertebrobasilar insufficiency：VBI）に由来するもので，具体的には眩暈や視覚障害，精神錯乱や昏睡などである．椎骨動脈の高度狭窄を有する症例に遭遇した場合，対側の椎骨動脈の開存性，左右椎骨動脈の優位性，内頸動脈系から椎骨脳底動脈系へ供給される血流量の評価が必須である．

治療法は狭窄の部位によって異なり，以下のような方法が挙げられる．すなわちバルーン形成術（ステントを留置することもあればしないこともある）[83]，手術（内頸動脈へ椎骨動脈を移植する），バイパス術（鎖骨下動脈から椎骨動脈へのバイパス）[84]である．

椎骨動脈の入口部（V0），近位部（V1），中間部（V2～3），遠位部（V4）は経皮的に到達可能である[83, 85]．筆者らはV0，V1の病変に対しては病変をしっかりと押さえ，弾性リコイルを予防するため，バルーン拡張型ステントの留置を第一選択としている．より遠位部の病変に対しては血管造影所見や血管の屈曲度に応じて，バルーン拡張術に加えて（バルーン拡張型あるいは自己拡張型）ステント留置を追加するか否かを決定する．椎骨動脈から脳底動脈への合流部位（V4）と脳底動脈に対するカテーテル治療は非常に合併症率が高く，解離，閉塞，穿孔，脳梗塞を最も起こしやすい[86]．

最近筆者らは症候性患者105例（112病変，男性71％）を対象とした椎骨動脈インターベンションの治療成績の報告をした[83]．これは最

大規模の単施設研究であり，結果は以下のようであった．手技成功率および臨床的改善率はそれぞれ105例（100％），95例（90.5％）であり，また87例（82.9％）に対する1年後の追跡調査では，そのうちの69例（79.3％）が無症状で経過しており，死亡は6例（5.7％），後循環の脳卒中は5例（5％），標的血管に対する再灌流療法（target vessel revascularization：TVR）の施行率は7.4％であった．追跡期間中央値は29.1ヵ月（四分位範囲12.8～50.9ヵ月）で，71.4％が生存し，70.5％が無症状で経過していた．また，TVRは13.1％の症例に対して施行された．筆者らのデータからわかるように，症候性患者における椎骨動脈へのステント留置術は，熟練した術者が施行すれば，手技に伴う合併症は少ないうえに成功率も非常に高く（100％），症状改善にも効果的な治療法といえよう．動脈硬化性の椎骨動脈病変に対するステント留置術は安全かつ効果的な治療法であり，今後第一選択の治療法として検討すべきであると考える．

症例 46-6

66歳男性．2ヵ月前より立ちくらみ，複視を度々自覚するようになった．重度の高脂血症を有し，陳旧性心筋梗塞，バイパス術後，頸動脈ステント留置術後，閉塞性動脈硬化症に対するカテーテル治療後といった多彩な動脈硬化性疾患の既往歴がある．身体所見上，右頸部と右鎖骨上部の血管雑音を聴取したが，神経学的所見は正常であった．頸部エコーでは椎骨動脈，内頸動脈自体には狭窄を認めなかったが，両側椎骨動脈の起始部で順行性の高速血流を認め，狭窄病変の存在が強く疑われたため，動脈弓，両側椎骨動脈と内頸動脈からの選択的脳血管造影を施行する方針となった．

クロピドグレル（75 mg/日），アスピリン（81 mg/日）を1週間前から内服し，カテーテル検査を施行した．DSA装置を使用し，カテーテルは4F Berensteinカテーテルを選択した．造影上，（i）右椎骨動脈に80％の狭窄病変を認め，（ii）左椎骨動脈は後下小脳動脈に流入しており，（iii）内頸動脈には著明な狭窄病変を認めなかった．

上記造影所見に基づき，右椎骨動脈に対してカテーテル治療の方針とした．まず，ヘパリン5,000単位を投与し，6Fの冠動脈用JR4ガイディングカテーテルを右鎖骨下動脈へ進めた．次にカテーテルを右椎骨動脈起始部へ慎重にエンゲージさせ，治療前の造影を行った（図46-12A）．続いて，冠動脈用の0.014インチガイドワイヤ（BMW，Abbott社）を椎骨動脈内へ進入させ，カテーテル先端を頭蓋底に配置した．さらに4.0 mm×12 mmのバルーン拡張型冠動脈用ステントを前拡張なしで留置（direct stenting）し，12気圧で拡張した．ステント留置後の造影（図46-12B）では残存狭窄や解離所見を認めず，退院となった．クロピドグレル（75 mg/日）は30日間内服，アスピリン（81 mg/日）は継続とした．1年後のフォローアップ時点でも症状は完全に消失していた．

[1] 要点

椎骨動脈は左右鎖骨下動脈より分岐し，その起始部は内胸動脈の起始部と非常に近い．椎骨動脈は合流して脳底動脈となり，脳幹（橋，延髄，中脳），小脳を栄養し，後大脳動脈（視覚野の栄養血管）となる．頸動脈に高度狭窄病変が存在する場合は，後交通動脈を経由して，中および前大脳動脈への側副血行の供給源となり得る．

虚血を示唆する神経学的異常所見を認める場合，本症例のように片側の椎骨動脈が脳底動脈に合流する前に途絶えていなければ，両側の椎骨動脈もしくは脳底動脈自体に狭窄病変を認めるはずである．後循環の虚血診断は複雑でバリエーションが豊富であるため，血行再建に先立って神経科に紹介し，神経科医から意見やサポートをもらうようにしている．

後循環は二重支配であるため，椎骨動脈の虚血を解除するためには，通常は片側の治療で十分である．症候性の椎骨動脈狭窄病変に対する手術治療は椎骨動脈を切除したうえで再移植しなければならず，合併症が多く成功率も低いため，適応となるのは起始部の病変のみである．

[図 46-12]
（A）6 F ガイディングカテーテルを用いた右椎骨動脈の選択的血管造影所見．右椎骨動脈の起始部に狭窄病変を認める．（B）ステント留置後の造影所見．造影が薄い部分は認めず，右椎骨動脈起始部の狭窄は解除されている．

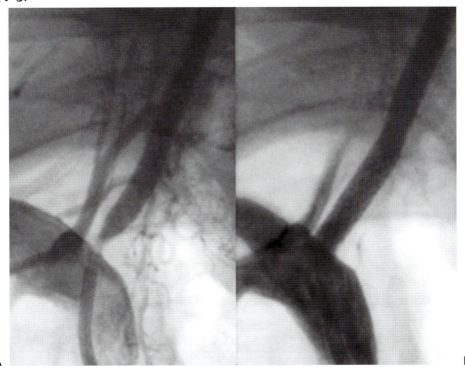

椎骨動脈に対するステント留置は，上肢（橈骨動脈か上腕動脈）か大腿からアプローチ可能であり，冠動脈インターベンション用のシステムを使用する．筆者らは起始部の血管損傷を避けるために，実際に椎骨動脈にカテーテルをエンゲージさせずに，非選択的血管造影を試みている．また可能であれば，4 F か 5 F の診断カテーテルを椎骨動脈にエンゲージさせることもしばしばである．治療中の塞栓予防デバイスに関しては，使用を考慮する必要はあるが，常に使用するわけではない．

C 鎖骨下動脈や腕頭動脈に対する動脈形成術

最近の大規模臨床試験で一般人口の約 2 ％，動脈硬化性疾患の危険因子を有する人の 7 ％（そのうち 1/3 は末梢血管疾患を発症していた）に高度な鎖骨下動脈狭窄を認めた[87]．鎖骨下動脈狭窄は通常は限局性で，椎骨動脈や内胸動脈を分岐する前の近位部にみられる．また，左側が右側よりも多い．原因としては動脈硬化性疾患が最も高頻度であるが，高安動脈炎，線維筋性異形成，巨細胞動脈炎，放射線照射後の閉塞性病変，胸郭出口症候群も頻度としては多くはないものの，高度狭窄を引き起こす[88,89]．

鎖骨下動脈狭窄による症状は，運動による跛行や指への塞栓による上肢の虚血症状である．鎖骨下動脈盗血症候群では，椎骨動脈血流が逆流する結果，椎骨脳底動脈系の虚血症状が出現する[90,91]．冠動脈鎖骨下動脈盗血症候群では鎖骨下動脈近位部の狭窄により内胸動脈グラフトの血流が逆流するため，心筋虚血を生じ得る[92]．

治療として，頸動脈鎖骨下動脈バイパスや腋窩動脈同士のバイパスなどの手術方法が採用されていたが，全術式の死亡率が高かったため，ステント留置による経皮的血行再建術が標準的

[図 46-13]
（A）左鎖骨下動脈に高度狭窄を認める．左鎖骨下動脈からは左椎骨動脈（造影不良），左内胸動脈，腋窩動脈が分岐する．鎖骨下動脈入口部にも狭窄病変を認める．（B）左鎖骨下動脈に対してバルーン拡張型のPalmazステントを2つ留置したところ，左椎骨動脈と左腋窩動脈への血流は正常化した．左椎骨動脈入口部に50％の狭窄病変を認めるが，治療は行わなかった．

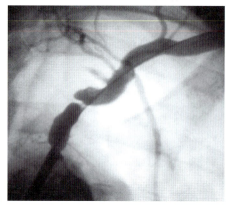
A

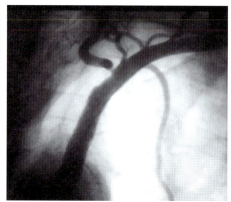
B

治療となった．手術とカテーテル治療を比較すると，両者の転帰は同様であるが，合併症の発生率や重症度はカテーテル治療のほうが低いようである[93]．

筆者らはOchsner病院で鎖骨下あるいは腕頭動脈に対してステントを留置した170症例，177病変の自験例について以下のように報告した[94]．血行再建の適応は，上肢の虚血（57％），鎖骨下動脈盗血症候群（37％），冠動脈鎖骨下動脈盗血症候群（21％），内胸動脈を用いる待機的冠動脈バイパス術の術前（8％）であった．全体の成功率は98.3％（174/177），狭窄病変，閉塞性病変に対する成功率はそれぞれ99.4％（155/156），90.5％（19/21）であった．治療関連死は認められなかったものの，合併症として脳卒中が0.6％（1/170）発生した．151症例（89％）が35.2±30.8ヵ月フォローされ，TVR施行率は13％（23/177）であった．鎖骨下動脈や腕頭動脈に狭窄病変を有する症候性患者において，ステント留置による血行再建術は安全かつ効果的な治療法であり，3年以上フォローしてもステントの開存率は良好であり，症状の再燃も認めない．このように経皮的ステント留置術は解剖学的に問題がなければ，推奨される血行再建法である．

症例46-7

66歳女性．主訴は左腕を使ったときの左上肢の跛行と疼痛であった．左手を使っているとき，たとえば皿を洗っている最中に，決まって「腰に手をやる」仕草をとりたくなるとのことであった．高血圧症，高脂血症，糖尿病を有し，上肢血圧は右180/90，左130/60と左右差を認め，左の脈拍触知は微弱であった．

頸部エコーでは左椎骨動脈の逆流所見を認めた．左鎖骨下動脈の血管造影を施行したところ，左内胸動脈起始部よりも近位部に90％狭窄病変を認めた（図46-13A）．左椎骨動脈は右椎骨動脈を経由して，逆行性に造影された．

アスピリン（81 mg/日）を導入し，カテーテルインターベンションの方針となった．右大腿アプローチとし，6 Fシースを留置した．ヘパリン5,000単位が投与され，4 F JR4 カテーテルを左鎖骨下動脈にエンゲージさせた．0.035インチのトルク性の良いワイヤ（Wholeyワイヤ）を選択し，病変部を通過させ，腋窩動脈まで進めた．4 F カテーテルを病変部より先に持ち込んでから，柔らかいWholeyワイヤから超硬性の0.035インチ交換用Amplatzワイヤへ入れ替えた．続いて造影用カテーテルと鼠径部のショートシースを抜去し，6 Fロングシースを

左鎖骨下動脈近位部まで進めた．ACT は 257 秒で，狭窄前後の収縮期圧較差は 50 mmHg であった．まず 6 mm×20 mm バルーンで前拡張を行い，続いて病変部に 6 mm×17 mm ステント（バルーン拡張型），入口部に 7 mm×17 mm ステント（バルーン拡張型）を留置し，それぞれ 12 気圧，16 気圧で拡張した．最終造影では左椎骨動脈への順行性の血流が確認され（図46-13B），圧較差も消失していた．

[1] 要点

内胸動脈グラフトを用いた冠動脈バイパス術が予定されているケースを除き，無症候性の鎖骨下動脈狭窄の治療適応はない．たとえば，エコーで椎骨動脈の逆行性血流が証明されても，典型的な症状を認めなければ鎖骨下動脈盗血症候群と診断するには不十分である．

鎖骨下動脈狭窄の症状は，跛行，重度の上肢虚血，末梢への塞栓症，鎖骨下動脈盗血症候群などである．またバイパス術で左内胸動脈を使用している患者においては，左鎖骨下動脈の高度狭窄に伴う症状として狭心痛が出現し得る．鎖骨下動脈や腕頭動脈の狭窄は，上肢血圧の左右差や末梢拍動の減弱といった所見から，容易に発見できる．本症例の症状と身体所見は左鎖骨下動脈近位部の病変に伴うものとして矛盾しておらず，実際にそれが指摘された．

カテーテル術者は橈骨，上腕，鼠径のいずれかのアプローチ部位を選択し，また 6 F ロングシースあるいはより口径の大きいステント（8 mm 以上）が必要であれば 8 F ガイディングカテーテルを選択する．入口部病変に関しては，ロングシースよりもガイディングカテーテルを選択することが多い．また，複雑病変に関しては上肢からのアプローチのほうが，病変部への到達が容易である．後循環の塞栓症予防のための椎骨動脈に対する末梢保護デバイスはルーチンでは用いていないが，検討する余地はある．頸動脈や腕頭動脈の大動脈から分岐する部位の病変に対しても同様の手法が用いられる．入口部病変に対してはバルーン拡張型ステントが望ましい．というのも重要な側枝を巻き込まずに，入口部への位置決めが正確にできるからである．逆に非入口部のより遠位部の病変に対しては自己拡張型ステントを使用する．

4 胸部大動脈に対するインターベンション治療

Ⓐ 大動脈縮窄症

大動脈縮窄症は長期間観察していると，冠動脈疾患，大動脈解離，仮性動脈瘤を発症するリスクが高まる．従来は先天性の大動脈縮窄症に対する治療は手術療法であった．手術療法により圧較差は解消され，症状も改善するが，合併症として再狭窄や動脈瘤があり，その発生率は報告にもよるが 5 %から 50 %に及ぶ[95]．近年，一部の症例においてではあるが，手術に代わる至適治療法として経皮的カテーテル治療が行われるようになった．バルーン拡張およびステント留置術は成功率が高く，また合併症が少ないとする報告が散見される[96, 97]．先天性の大動脈縮窄症に対して，手術療法とカテーテル治療のどちらが優れているかに関しては，依然として賛否が分かれている．しかし，術後の再発性大動脈縮窄症に対しては，カテーテル治療のほうが適していると考える専門家が多い．まだ症例数は少ないが，ステント治療により術後の血行動態が直ちに改善し，弾性リコイルが減り，大動脈縮窄症の再発頻度も減少し得ると考えられている[97-99]．

症例 46-8

70 歳女性．重症高血圧に対して複数の降圧薬を内服中で，無症候性の冠動脈病変（二枝病変）を有していた．身体所見では両肩甲骨間で著明な血管雑音を聴取し，上下肢の血圧の圧較差は 50 mmHg であった．下肢の脈拍は微弱だが，左右差は認めなかった．年齢と冠動脈疾患を合併していることを考慮し，手術よりもカテーテル治療が適していると考えられた．鼠径部アプローチで動脈（6 F），静脈（4 F）ルートを確保し，ヘパリン 5,000 単位を投与した．マルチパーパスカテーテルとフロッピーガイドワ

[図46-14]
(A) ピッグテールカテーテルを大動脈弓に留置し，DSAにて左鎖骨下動脈を分岐した直後に典型的な縮窄症が確認された．(B) バルーン拡張型ステントが拡張されている．(C) ステント留置後．縮窄症の峡部（近位部）と比べて狭窄はほぼ解除された．バルーンのサイズは縮窄部の遠位部ではなく，近位部の血管径から決定することが重要である．これにより解離や破裂といった重篤な合併症のリスクを低減できる．

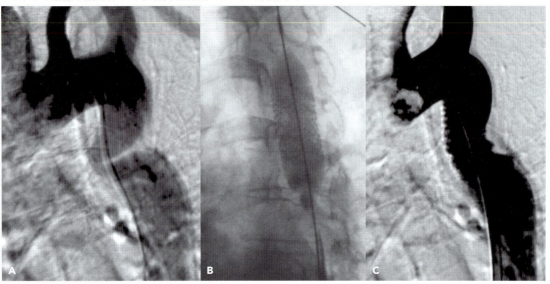

イヤを用いて縮窄部を通過させた．造影上，左鎖骨下動脈を分岐した直後で大動脈に80％の狭窄病変および狭窄後拡張所見を認めた（図46-14A）．狭窄前後の圧較差は60 mmHgで，血管内超音波（IVUS）上狭窄部前後の血管径はそれぞれ18 mm，25 mmであった．0.035インチの超硬性ワイヤを用いて，マルチパーパスカテーテルを12 Fのロングシースに入れ替え，病変部を越える部位まで進めた．右室内に経静脈的にペースメーカリードを留置し，バルーン拡張中180拍/minで非同期高頻度心室ペーシングを行った．ラピッドペーシングにより大動脈への前方拍出を効果的に減少させることができた．シース内にステントを慎重に進め，病変部を通過させ，16 mm×40 mmのバルーンにマウントした12 mm×36 mmステントを縮窄部に直接留置した（図46-14B）．造影上拡張不良を認め，18 mmHgの圧較差が残存していた．そのため，20 mm×40 mmバルーンで後拡張を行ったところ，造影（図46-14C），IVUS，圧較差のいずれにおいても縮窄が解除

されたことを示す所見が得られた．

[1] 要点

大動脈縮窄症は通常縮窄部よりも近位部での高血圧を認め，高血圧に伴う症状を呈する．縮窄症を長期間放置すると，慢性的な圧負荷により心不全を発症することもある．大動脈縮窄症に対してカテーテル治療を行う場合，IVUSあるいはCTAを用いて血管径を正確に測定し，大動脈を過拡張しないようことが重要である．大動脈の過拡張は大動脈の重篤な解離や破裂，死亡のリスクとなるからである．バルーンのサイズは，狭窄後拡張の血管径ではなく近位部の血管径に合わせるのが基本である．

ステントは自己拡張型のものは拡張した大動脈遠位部へずれてしまう可能性があるため，バルーン拡張型のものが良い．心室頻回ペーシングにより，心拍出量を一時的にではあるが効果的に低減でき，それによって収縮期にステントが遠位部へずれてしまうのを予防できる．また，このレベルの非常に大きな直径のステントを留置する場合は，留置後のステント短縮

[図 46-15]
（A）胸部下行大動脈の DSA にて囊状動脈瘤を認めた（矢印）．（B）自己拡張型血管内グラフトは瘤径に比べて大きめのものを選択したが，グラフト部からの血管外漏出は認めない．動脈瘤内にグラフトが拡張していくと瘤の部位の血管径が拡大するが，予想される所見である．自己拡張型のステントや血管内グラフトは，血管壁に対して良好に圧着させるために，大きめのサイズを選択する必要がある．

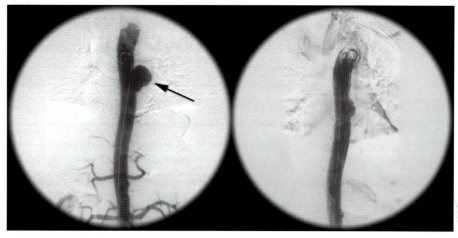

（shortening）が無視できなくなるため，留置部位は慎重に決めるべきである．なお，術後に再狭窄した縮窄症に対するカテーテル治療は，先天性の縮窄症に比べて解離や破裂などの合併症が少ないとされる．

B 胸部大動脈瘤に対する血管内治療

米国の胸部大動脈瘤の有病率は決めがたい．死亡統計で過少報告されているためである．それに対してスウェーデンの都市部では，病理解剖率が83％であり，1958〜1985年にかけての胸部大動脈瘤の罹患数は65歳男性で489対10万，80歳代では670対10万であった[100]．

未治療の胸部大動脈瘤の予後は不良である．未治療の大動脈瘤の最大の死因は瘤破裂である[101, 102]．上行大動脈で5.5 cm以上，大動脈弓および下行大動脈で6 cm以上の大動脈瘤は絶対的手術適応である．しかし本疾患は高齢者に多く，心血管疾患を合併することも多いため，手術死亡が多い．手術死亡率は，待機的手術の場合で12％，緊急手術の場合には50％にまで及ぶ．脳卒中や脊髄損傷もよくみられる手術合併症である[101]．

ステントグラフトを用いた血管内治療は，まだ実施症例数は少ないものの，胸部大動脈瘤に対する手術の代替療法として，症例によっては有望な治療法であると考えられている[103-105]．

症例 46-9

ラテンアメリカ系の58歳男性．6 cmの無症候性胸部囊状大動脈瘤を指摘され（**図 46-15A**），南米の国より紹介となり，血管内治療の方針となった．大腿動脈からカットダウン法にて，自己拡張型のニチノール製血管内グラフトを挿入した．手技は1時間で終了した．グラフト留置後，瘤部では血管壁にグラフトが圧着していないため，グラフトの一部が瘤内に突出するかたちとなったが，血液漏出の所見は認めなかった（**図 46-15B**）．

[1] 要点

胸部大動脈瘤に対する血管内治療は将来性のある興味深い分野であるが，いまだ黎明期である．前述したように，標準的な手術療法は合併症率や死亡率が高いこともあり，血管内治療の発展が嘱望されている．胸部囊状大動脈瘤の最大の原因は，動脈硬化ではなく，感染，特にサルモネラ感染症が多いことは注目に値する．

5 腹腔動脈や腎動脈に対するインターベンション治療

A 慢性腸間膜虚血

腸間膜動脈狭窄症は比較的よくみられる疾患であり，70歳以上の高齢者における罹患率は17％である[106]．このようなありふれた疾患ではあるが，慢性腸間膜虚血が慢性的な腹痛の原因になることは少なく，報告によれば1：10万程度であるとされる[107]．この理由としては，腸間膜を灌流する3本の栄養動脈，すなわち腹腔動脈，上腸間膜動脈，下腸間膜動脈のいずれもが狭窄ないしは閉塞して初めて症状が出現することが多いからである．胃と十二指腸の前半半分（前腸）は腹腔動脈によって，十二指腸の後半部分と空腸，回腸，盲腸，上行結腸，横行結腸の前2/3（中腸）は上腸間膜動脈によって，横行結腸の後1/3とS状結腸，下行結腸，直腸，肛門管の上部（後腸）は下腸間膜動脈によってそれぞれ栄養される．

これら3本の血管はお互いに密接に交通しているだけでなく，腰椎肋間動脈や正中仙骨動脈，内胸動脈，内腸骨動脈といった大動脈の分枝からの側副血行路も存在する．このような血流分布のため，慢性腸間膜虚血により臨床症状が出現する場合は，腹腔動脈，上腸間膜動脈，下腸間膜動脈のうち2本か3本が高度狭窄ないしは閉塞していることが多い．慢性腸間膜虚血の90％以上は動脈硬化症，通常は大動脈粥腫の進展が原因であり，腸間膜動脈の分枝自体の病変は多くない．

腹痛は最もよくみられる症状であり，全例で認めたとする報告もある[108]．腹部の違和感は食事と関係があり，典型的には食事摂取後に起きるため，結果として患者は食事を摂るのが怖くなってしまうこともある．その他の症状は，体重減少，下痢，嘔気・嘔吐，便秘である．腹痛は通常心窩部から腹部中央に限局する痙性疼痛で食後に起きる．80％以上の患者が摂食後に腹痛が出現することを自覚している．また，冠動脈疾患や末梢動脈疾患を合併していることも多い．

慢性腸間膜虚血の治療法は，従来は手術療法であった[109]．狭窄病変は動脈の入口部やその直後に限局性に認めることが多いため，経皮的カテーテル再灌流療法が研究されてきた．実際に症例によっては，カテーテル治療は手術に替わる至適治療法になるようである[110]．発表されている11論文より，バルーン形成術で治療した126症例を抽出，解析したところ，初期手技成功率は平均で86％（38〜100％）であった[111]．手技的不成功例を除外すると，臨床的成功率（症状が消失する）は90％であった．101ヵ月以内での追跡では，初期および二次的臨床的成功率はそれぞれ76％，92％であった．重篤な合併症率，30日以内の死亡率はそれぞれ6％，3％であった．

腸間膜動脈分枝への血管内ステント治療は，症例によっては安全かつ有効と考えられる．筆者らは最近，慢性腸間膜虚血に対して血管内治療を施した61症例，81病変（内訳は腹腔動脈47，上腸間膜動脈24，下腸間膜動脈8，静脈グラフト1，総肝動脈1）についての治療成績を報告した[112]．造影的成功（血管径で残存狭窄率が30％以下），臨床的成功（院内死亡か手術を要した症例を除外），症状改善のそれぞれについて，達成率は98％，97％，91％であった．平均35±23ヵ月の追跡期間中に11例が死亡した．88％の症例について，CTAや血管造影，エコーなどの検査でフォローし，再狭窄（狭窄度50％以上）率は全病変の26％，全症例の43％であった．しかし，症状が再燃したのは10例（17％）のみであり，再発例に対しては2回目のカテーテル治療を施行した．慢性腸間膜虚血に対するカテーテル治療はまだ症例数は少ないが，ステントの使用なども含めて，手術の代替療法として将来有望な治療法であると考えられる．

症例46-10

32歳女性．9ヵ月前から食後の心窩部痛，腹部膨満を自覚しており，その間に50ポンド

[図 46-16]
（A）治療前．血管造影で腹腔動脈中間部に高度狭窄を認める．（B）治療後．残存狭窄は認められない．入口部病変であるため，ステントの先端数 mm が大動脈内に突出している．

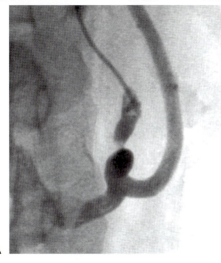
A

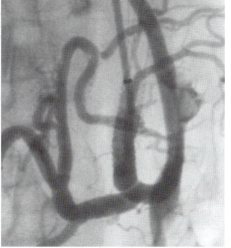
B

（約 23 kg）の体重減少を認めた．拒食症ではなかったが，腹痛を繰り返すことを恐れ，摂食をやめてしまっていた．身体所見上，悪液質であり，体重は 110 ポンド（約 50 kg）しかなく，慢性的に不健康な風貌であった．上腹部では血管雑音を聴取し，脛骨動脈と足背動脈の拍動は両側とも減弱していた．消化器系の精密検査を行う方針となり，上部下部内視鏡，小腸の検査，腹部 CT，肝胆膵のエコー，血液検査（血算，生化学）を施行したが，いずれも陰性所見であった．胸部症状は認めなかった．2 年前から禁煙している．

アスピリン 81 mg 内服を開始し，腹部大動脈造影，選択的腹腔動脈・腸間膜動脈造影を施行した．穿刺部位は上腕動脈とし，4 F シースを留置後，ヘパリン 2,000 単位を投与した．4 F マルチパーパスカテーテルを使用し，前後像，側面像を撮影したところ，上下腸間膜動脈は閉塞しており，図 46-16A に示すように腹腔動脈にも高度狭窄を認めたため，カテーテル治療の適応と判断した．シースを 6 F にサイズアップし，ヘパリン 3,000 単位を追加投与した．ガイディングカテーテルは 6 F マルチパーパスカテーテルを選択し，腹腔動脈にエンゲージさせた．0.014 インチのガイドワイヤ（Sport ワイヤ，Guidant 社）にて腹腔動脈の病変を選択し，6 mm × 28 mm のバルーン拡張型ステントを直接留置した．7 mm バルーンを 12 気圧で後拡張したところ，最終造影では残存狭窄を認めず（図 46-16B），圧較差も 60 mmHg から 5 mmHg 以下まで改善した．腹部症状も速やかに改善し，2 ヵ月間で体重は 20 ポンド（約 9.3 kg）回復した．

症例 46-11

49 歳女性．慢性的に食後の腹痛があり，体重も 40 ポンド（約 18.6 kg）減少した．かかりつけ医の指示で施行された腹部 CT 撮影で，腹腔動脈と下腸間膜動脈の閉塞，および上腸間膜動脈の 99％ 狭窄を認めたため，上腸間膜動脈に対してカテーテル治療の適応と判断した．

6 F マルチパーパスカテーテルと冠動脈用ガイドワイヤ BMW を用いて，まず 3 mm 冠動脈用バルーンで前拡張し，4 mm × 25 mm のステントを留置した．5 mm × 20 mm バルーンで後拡張し，最終造影上残存狭窄は認めなかった（図 46-17B）．患者は治療当日の夕食を腹部症状を伴わずに摂取することができ，それはこ

[図46-17]
(A) 上腸間膜動脈起始部の亜完全閉塞を認める．腹腔動脈，下腸間膜動脈は閉塞している（描出されない）．(B) ステント留置後．血流は改善し，残存狭窄も認められない．

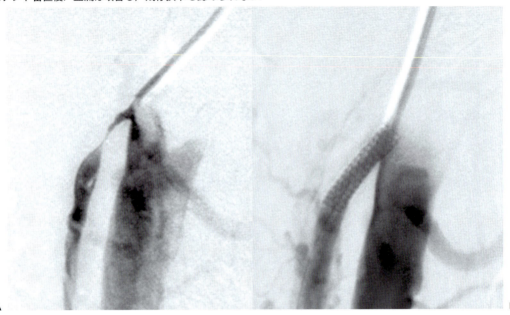

こ数ヵ月来初めてのことであった．

[1] 要点

前述の2症例は慢性腸間膜虚血の典型例である．腹痛をきたす疾患は非常に多いため，早期診断は困難であるが，食後の腹痛と重度の体重減少をみたら本疾患を念頭に置くべきである．逆に著明な体重減少がない場合は，腸間膜虚血と診断してよいか慎重になるべきである．腹腔動脈，上腸間膜動脈，下腸間膜動脈の2本ないし3本が閉塞もしくは狭窄しないかぎり，症状は出現しないのが一般的である．

治療法は従来手術療法であったが，本疾患は腎動脈病変と同様に入口部病変が多く，バルーン拡張型ステントによるカテーテル治療の良い適応であると考えられる．診断がついた時点で患者は悪液質となっており，手術に適した全身状態ではないことが多い．腸間膜動脈の解剖は入口部が大動脈からみて尾側に向かうため，上肢（上腕動脈か橈骨動脈）からのアプローチが望ましい．鼠径動脈アプローチも不可能ではないが，ステントを鋭角で持ち込むことになるた

め，難易度が高い．

B 腎動脈形成術

腎動脈狭窄症（renal artery stenosis：RAS）は冠動脈や末梢動脈の動脈硬化性疾患の既往がある患者においてはよくみられる[113, 114]（表46-3）．冠動脈疾患を疑われ心臓カテーテルを施行された196症例中，18％で高度な（50％以上）RASを認め，そのうち冠動脈疾患を指摘された152例中，RASは22％に認められたとする報告がある[115]．このように，RASはその他の動脈硬化性疾患に合併する頻度が高いため，RASが指摘された場合はカテーテル治療が考慮され得る症例においては，冠動脈の動脈硬化性疾患に対する心臓カテーテルと同時にスクリーニング検査として腎動脈造影も行っている[116]．

高度のRASは腎虚血を引き起こし，レニンアンジオテンシン系が賦活され，それに伴う血管収縮，体液貯留から虚血性腎症に至る．動脈硬化性RASの臨床像は，(ⅰ)腎血管性高血圧，

[表46-3] 動脈硬化性RASを疑わせる因子

- 高血圧の発症が55歳以上
- 悪性高血圧，急速に増悪する高血圧，抵抗性高血圧
- 原因不明の腎機能障害
- ACE阻害薬やARBの投与に伴う高窒素血症
- 原因不明の1.5 cm以上の左右腎臓のサイズ差
- Cardiac disturbance syndrome（電撃性肺水腫）
- 末梢血管疾患（腹部大動脈瘤あるいはABI＜0.9）
- 冠動脈多枝疾患

ACE：アンジオテンシン変換酵素，ARB：アンジオテンシンⅡ受容体遮断薬，ABI：足関節上腕血圧比

（ⅱ）虚血性腎症，（ⅲ）心不全あるいは不安定狭心症などの心疾患の合併である．熟練した技師によるエコーあるいはCTA/MRAが最適の画像検査であり，血漿レニン値の測定やレノグラムはスクリーニング検査としては有用ではない[114]．

血行動態的に有意なRASに対するカテーテル治療は，腎動脈の解剖がカテーテル治療に適した症例においては，ほぼ手術による再灌流療法に代わる治療法となっている．最近のメディケアの調査によると，RASに対する手術件数は2000年の約半分まで減少している一方，カテーテル治療は2.4倍に増えている[117]．

最も重要なのは，患者の選択も含めたステント留置術の適応，RASのスクリーニング，手技に伴う合併症の危険性の評価をどうするかという点である[118]．薬物療法が奏効しなかったがステント留置により改善する症例が存在する一方で，軽度から中等度のRASに対してステント留置を行っても治療効果が得られない症例も存在する．全体の手技成功率は非常に高く（98％，95％信頼区間95～100％），軽症も含めた合併症率は許容範囲内であり（11％，95％信頼区間6～16％），重篤な合併症もまれである[119]．

症例46-12

77歳女性．冠動脈疾患を指摘されており，安定狭心症，長期間の高血圧症，拡張障害を有する．3種類の降圧薬を内服していたが，血圧は200/95 mmHgと高値であった．身体所見と血液検査では異常を認めなかった．カラーDopplerエコー上，右RASが認められた．

腎動脈造影を施行したところ，右腎動脈中部に線維筋性異形成を，入口部に動脈硬化性の狭窄病変を認めた（図46-18A）．5 mm×20 mmバルーンを用いてバルーン形成術を施行し，入口部にはバルーン拡張型ステントを留置した（図46-18B）．術後は降圧薬1種類のみで血圧145/70 mmHgにコントロールされ，翌朝退院となった．

[1] 要点

線維筋性異形成は若年成人，特に女性に多くみられるが，この病態は晩年まで存続し得る．興味深いことに本症例は2つの典型的な病変，すなわち入口部の動脈硬化性狭窄病変と中部の線維筋性異形成が混在していた．体内で線維筋性異形成が最もみられやすいのは腎動脈であり，皺を寄せたような血管造影所見から線維筋性異形成と診断される．薬物療法抵抗性の高血圧を呈する線維筋性異形成症例に対してはバルーン形成術の適応があると考えられる．線維筋性異形成には通常バルーン形成術が有効であり，ステントは不要なことが多い．それに対して入口部の動脈硬化による狭窄病変は，リコイルのリスクがあるためバルーン形成術のみでは不十分で，ステントが必須である．

症例46-13

非ST上昇型心筋梗塞の診断で入院となった73歳男性．静注硝酸薬を含めた4種類の薬物療法下にて血圧は179/96 mmHgとコントロール不良であった．最近12ヵ月の間にうっ血性心不全による入退院を繰り返している．また，12年前に冠動脈バイパス術を受けている．腹部血管雑音は聴取せず，血液検査上クレアチニン1.4 mg/dLと軽度の腎機能障害を認めた．病態が不安定で，非侵襲的検査を行っている余裕がないと判断し，緊急心臓カテーテル検査，腎動脈造影の方針となった．アスピリン81 mgを常用していたため，クロピドグレル300 mgをローディングした．

[図 46-18]
(A) この症例は線維筋性異形成と入口部の動脈硬化性病変の両方を有する．線維筋性異形成に典型的な所見（矢印）は血管に皺を寄せたような像（corrugation）である．この所見は線維筋性異形成の診断には有用だが，腎血管性高血圧の診断には至らない．(B) Corrugation の所見はバルーン形成術後も不変であったが，入口部病変はステント留置により良好な拡張が得られた．線維筋性異形成に対するステント留置術はバルーン形成術後も高血圧が持続する場合に検討される．

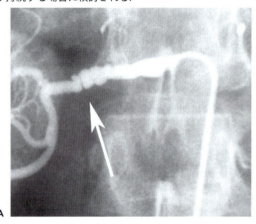
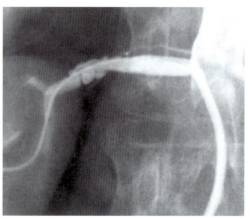

カテーテル室へ搬送され，穿刺部は右大腿動脈が選択され，6Fシースが留置された．ヘパリン 5,000 単位投与後に施行された冠動脈および冠動脈バイパス造影では，治療ターゲットとなるような病変を認めなかった．左室駆出率は 35％と低下しており，下壁の壁運動低下を認めた．腹部大動脈造影にて非選択的に腎動脈を造影したところ，両側腎動脈入口部に高度狭窄を認めた（図 46-19A）．腎動脈を損傷しないように，4Fの内胸動脈用の診断カテーテルを用いて，6F 55 cm のホッケースティックガイディングカテーテルを進めていき，腎動脈にエンゲージさせた．両側の腎動脈に対して，0.014 インチのシステムを用いてバルーン拡張型ステント（左右ともに 6 mm × 18 mm）を留置した．右および左腎動脈に対して，それぞれ 7 mm，8 mm のバルーンで後拡張したところ，最終造影では残存狭窄を認めなかった（図 46-19B）．術後 Dyazide とメトプロロール内服とし，5 年経過した時点で症状はなく，再入院も要していない．

[1] 要点

本症例のように，両側の高度 RAS から急性左心不全を発症することがある．また RAS は，腎動脈自体のプラークというより，大動脈のプラークが腎動脈入口部に進展してくるため，腹部大動脈の性状に着目すべきである．このような疾患背景があるため，カテーテル中のアテローム塞栓症の危険を軽減するために，カテーテルはガイディングカテーテルではなく，4〜6Fの診断カテーテルを選択し，腎動脈に慎重にカニュレーションすることを筆者は推奨している．

さらに本症例にも当てはまるが，たとえこの患者が急性冠症候群を呈しているといっても，複数の降圧薬に抵抗性の高血圧，繰り返す心不全の既往，軽度の腎機能障害というキーワードのすべては，この患者がおそらく腎血管疾患を有しているであろうという手がかりとなる．診断できるか，そこから治療につなげられるかが重要なポイントである．

症例 46-14

慢性心不全急性増悪と高血圧緊急症を呈した 71 歳女性．冠動脈インターベンションの治療歴があり，高血圧に対してβ遮断薬，ラシックス 40 mg，アンジオテンシン変換酵素（ACE）阻害薬を内服中であり，脂質異常症も合併して

[図 46-19]
（A）心臓カテーテル検査時，シネアンギオグラフィにて両側の腎動脈入口部狭窄（矢印）を認めた．腎動脈分岐後の大動脈にびまん性の動脈硬化性変化を認める．（B）両側ステント留置直後の大動脈造影像．

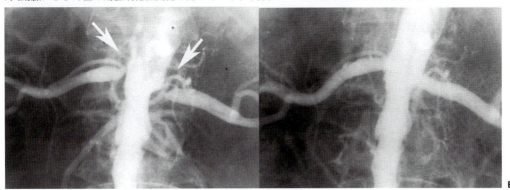

いた．身体所見上，血圧 188/108 mmHg，呼吸数 18 回/min，脈拍 68 拍/min，両側橈骨動脈の触知は良好（2+）で，Allen テストも正常であった．両側肺門部でラ音を聴取し，両側下腿浮腫（2+）を認めた．初期検査では血清クレアチニン 1.7 mg/dL，eGFR 46 mL/min であった．腹部エコーでは閉塞性腎症は否定されたが，右腎動脈の高度狭窄を指摘された．

右 RAS に対するカテーテル治療の方針となり，患者はカテーテル室に搬送された．手技の安全性を担保するために，穿刺部位は橈骨動脈を選択し，造影剤の使用量を極力抑え，塞栓保護デバイスを使用することとした．5 F のショートシースを右橈骨動脈に挿入し，交換用の 0.035 インチ J 型ワイヤを大動脈内に留置したうえで，5 F シースを抜去した．100 cm の 6 F マルチパーパスガイディングカテーテル内に 125 cm の 4 F マルチパーパス診断カテーテルを収めた状態で，シースレステクニックにより橈骨動脈内にカテーテルを挿入し，下行大動脈内まで進めた．ここでヘパリン 5,000 単位を投与した．

4 F マルチパーパスカテーテルを右腎動脈に選択的にエンゲージさせ，治療前の造影を行った（図 46-20A）．6 F ガイディングカテーテルを 4 F 診断カテーテル越しに進め，右腎動脈にエンゲージさせた後に，4 F カテーテルを抜去した．FilterWire（Boston Scientific 社）にて病変部を通過させ，5 mm×15 mm バルーンを用いて 12 気圧で前拡張を行った．その後バルーンを抜去し，5.5 mm×18 mm のバルーン拡張型ステントを病変部に持ち込み，12 気圧で拡張した（図 46-20B）．FilterWire を抜去し，最終造影を行った（図 46-20C）．

カテーテルを抜去し，橈骨部の止血を行った．フィルタ内には多量のデブリが捕捉されていた．ヨード造影剤の使用量は 33 mL であった．退院時には，入院前からの内服は変更せずに血圧は正常化し，胸部で聴取したラ音も消失し，浮腫も消退した．血清クレアチニンも 1.4 mg/dL まで改善した．

[1] 要点

本症例からもわかるように，高血圧緊急症と急性容量負荷に片側 RAS は大きく関与する．長期間の高血圧と腎硬化症は，対側の健常な腎動脈も損傷していたと推測される．腎臓の虚血を解除することにより，ネフロンの機能は改善し，レニン産生が減少する．

橈骨動脈穿刺を選択することにより大腿動脈や上腕動脈の合併症を回避することができるため，同手法が推奨されるが，より長いカテーテルが必要になることがある（125 cm の 6 F ガイディングカテーテルと 150 cm のバルーンやステントカテーテル）．本症例では通常使用している 100 cm のガイディングカテーテルと 135 cm のバルーンおよびステントカテーテル

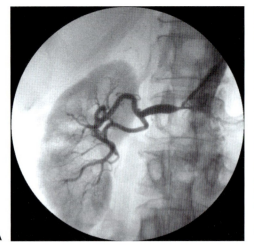
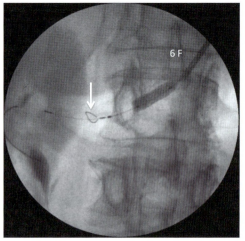
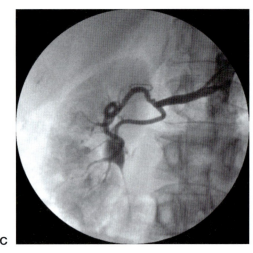

[図 46-20]
（A）4Fマルチパーパスカテーテルによる右腎動脈造影．入口部に高度狭窄病変を認める．腎動脈近位部にフィルタを置く余地がある．（B）フィルタデバイスが持ち込まれている（矢印）．6Fマルチパーパスガイディングカテーテルを用いて，ステントが留置されている．（C）最終造影．

にて，腎動脈まで十分到達可能であった．穿刺孔のサイズをなるべく小さくするために，6Fガイディングカテーテルの内部に4Fカテーテルを通すシースレステクニックをしばしば選択する．

腎動脈インターベンションにおいて，合併症としての動脈硬化性塞栓症の危険性は従来考えられていたよりもはるかに大きい可能性がある．そのため，腎機能障害を有している症例で，解剖上塞栓保護デバイスを持ち込むことが困難でなければ，その使用を検討すべきである．腎臓の微小循環を担保するために，より積極的な血小板阻害も必要かもしれないが，これを実証するためのデータはまだ不十分である．

6 下肢の末梢血管疾患

Ⓐ 大動脈から腸骨動脈の病変に対するインターベンション治療

腎動脈分岐部以下の大動脈から腸骨動脈にかけての閉塞性動脈硬化性疾患に対する再灌流療法には，大動脈腸骨動脈あるいは大動脈大腿動脈のバイパス術があるが，5年後の開存率は74〜95％であり，カテーテル治療に匹敵するものの優位性は示せていない[120, 121]．腎動脈分岐部以下の大動脈病変に対する血管内治療は，開腹手術と比較してより合併症率が低く，バイパス術よりも忍容性に優れる可能性があるが，

これらの治療法を比較した無作為化臨床試験はまだ実施されていない．

総腸骨動脈の分岐部病変に対しては，バルーン拡張型ステントをキッシングステントにより両方の総腸骨動脈に留置する手法が望ましい[122]．48症例を対象とした本治療の成績において，ステント留置は全例で成功し，重篤な合併症は認めなかった．全症例において症状の改善を認め，2年後の開存率は87％であった．

腸骨動脈へのステント留置術においては，穿刺部合併症へ対処できるか，カテーテルを病変に到達させ得る経路があるかという点において，非常に重要な技術が要求される．大動脈から腸骨動脈にかけての狭窄あるいは閉塞性病変を有する症例では，血管造影やインターベンションが施行可能であるか，あるいは大動脈内バルーンパンピングを留置する場合に腸骨動脈インターベンションが適応となり得る．

TASC（TransAtlantic Inter-Society Consensus）は，腸骨動脈病変をその形態によって治療に非常に適している病変（Type A）から治療の難易度が高い病変（Type D）までの4段階に分類している[123]．TASC分類のType BおよびC病変に対する手術治療とカテーテル治療は，非無作為化観察研究により比較されてきた[124]．それによると治療5年後の下肢の救済率や生存率には差がないが，下肢の末梢血流不良を認めた患者における血管の開存率は，手術よりもカテーテル治療のほうが低いということが判明した．この臨床研究やその他の臨床試験の結果に基づき，現在はTASC分類のType A，Bと一部のC病変に対しては血管内治療が推奨されている．TASC分類のType D病変に対しては一般的に手術が考慮されるが，新しいデバイスや技術（例：リエントリーデバイスやカバードステントグラフト）の登場により，症例によっては血管内治療が検討される機会も増えるであろう．

腸骨動脈病変に対するカテーテル治療における治療戦略に関しては，条件付きでステントを留置した群（バルーン形成術により満足な結果が得られなかった場合にステントを留置する群；provisional群）と最初からステントを留置する群（primary群）の治療成績を比較した研究がある．この研究によると，primary群とバルーン形成術後群で術後の病変前後の圧較差を比較すると，5.8±4.7 mmHg対8.9±6.8 mmHgと有意にprimary群で低かったが，バルーン形成術後に条件付きでステントを留置したprovisional群では5.9±3.6 mmHgと低下しており，両群で有意な差を認めなかった[125]．少なくとも1つの臨床指標の改善を評価する初期臨床指標改善率に関してはprimary群で81％，provisional群で80％と差を認めなかった．また，筆者らは条件付きでステントを留置することにより，63％の病変でステントを留置せずに治療を終了でき，また急性期の血行動態においてprimary群と同等の結果が得られたとしている．治療後の平均追跡期間は5.6年で，TLRの発生率はprimary群で18％，provisional群で20％と両群で差を認めなかった[126]．この治療戦略は病変長が比較的短く，非閉塞性病変に対しては妥当と考えられるが，より複雑な病変に対しては今のところ検討されていない．

長期間の治療成績をフォローした臨床試験から抽出した873症例の治療成績を評価すると，手技成功率は90％以上で，3±1年での一次開存率および二次開存率はそれぞれ74〜87％，84〜95％であり，報告されている手術治療の開存率よりも良好であった[121, 127-129]．30日以内の死亡率は0.5％と，大動脈大腿動脈バイパス術における死亡率4％よりも低かった[121]．転帰不良に関連する因子として，狭窄ではなく閉塞病変であること，病変長がより長いこと，女性，外腸骨動脈へのステント留置が挙げられた．閉塞性病変に対する成功率は90％で，重篤な合併症は1.4％に認め，3年後の一次開存率，二次開存率はそれぞれ78％，86％であった[130]．現行のACC/AHAガイドラインでは腸骨動脈に対するステント留置をclass Iに位置づけている（総腸骨動脈病変，外腸骨動脈病変におけるエビデンスレベルはそれぞれB，Cである）[131]．

ステントの構造や材質（たとえばニチノール製ステントとステンレス製ステントの比較な

[図 46-21]
(A) 両側総腸骨動脈の高度狭窄例．下腸間膜動脈や腰椎動脈から右内腸骨動脈へ側副血行路を認める．(B) バルーン拡張型ステント留置術後．側副血行路は消失し，右内腸骨動脈には良好な血流が得られている．

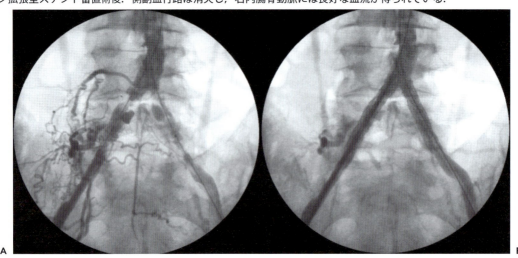

ど）が再狭窄に影響を及ぼすか否かに関してはまだ結論が出ていない．最近終了した CRISP 試験では，ニチノール製ステント（SMART, Cordis 社，Miami Lakes, FL）と Elgiloy（訳者注：コバルト，ニッケル，クロムの合金）製ステント（Wallstent, Boston Scientific 社，Watertown, MA）の腸骨動脈病変に対する治療成績を比較したが，両群で有意な差を認めなかった[132]．

症例 46-15

両下肢の労作時倦怠感を訴える 77 歳男性．休まずに歩ける距離は 100 フィート（約 30 m）にも満たず，腓腹部の痛みによる跛行を伴い，症状は安静により軽快するとのことであった．高血圧を有しており，身体所見上，両側の大腿および下腿の拍動は減弱しており，足関節上腕血圧比（ABI）は両側とも 0.5 であった．血管造影では両側総腸骨動脈の高度狭窄を認め，側副血行路が発達していた（図 46-21A）．

カテーテル治療を行う方針となり，両側大腿動脈よりアプローチし，0.035 インチの親水性ガイドワイヤにより病変部を通過させた．6 F 35 cm のロングシースを両側に挿入し，7 mm × 40 mm バルーンで両側とも同時に拡張した後，2 本の 7 mm × 40 mm のバルーン拡張型ステントをキッシングステントにより両側総腸骨動脈に同時に留置した．患者の症状は改善し，手技後の ABI も 0.8 まで上昇した．

[1] 要点

本症例はこの 20 年間で再灌流療法がいかに移り変わってきたかを窺い知ることのできる一例である．一昔前であればこの患者は腹部大手術である大動脈大腿動脈バイパス術を受けていただろうが，昨今ではキッシングステントの手法により手技は一時間以内で終了し，翌日には退院も可能である．また腸骨動脈インターベンションを施行する知識と技量を有する循環器科医が，末梢動脈，腎動脈，冠動脈のインターベンションに挑戦し持続していくことがいかに必要であるかということにも気づかされる．

B 大腿膝窩動脈に対するインターベンション治療

閉塞性動脈硬化症は大腿膝窩動脈領域に多く，腸骨動脈領域の 3～5 倍の頻度である．また大腿膝窩動脈領域では，閉塞病変が狭窄病変の 3 倍であり，大動脈腸骨動脈系の逆の比率である．

運動療法や薬物療法が奏効しない患者において，職業上あるいは日常生活上の妨げとなっている跛行を改善する目的で，手術あるいはカテーテルによる再灌流療法が適応となる[131]．大腿膝窩動脈病変を有する症候性患者において，薬物，カテーテル，手術療法の効果を比較する臨床試験がいくつか実施されてきた．間欠性跛行を呈する患者に対する経皮的血管形成術（PTA）と運動療法を比較したメタ解析では，3ヵ月，6ヵ月時点でのQOL改善率は同程度であったが，機能的評価（ABI）では血管内治療が運動療法より優れていた[133]．

　費用対効果とQOLに関しては，実施可能であればカテーテル治療が運動療法単独よりも効果的であるとする報告もある[134]．間欠性跛行を有する526症例を対象にしたあるマッチ化コホート研究では，薬物療法よりも再灌流療法（手術治療かカテーテル治療）の有効性が有意に優れていた[135]．再灌流療法は身体機能，体性痛，歩行距離の改善において，薬物療法よりも効果的であった．ABIの改善率が大きい患者ほど，臨床的な改善効果が著明であった．このことから，再灌流により血流がどの程度改善されたかによって，転帰が決定されるということが示唆される．5年後の開存率が30％以上見込めるのであれば，カテーテル治療が手術治療よりも費用対効果において優れるとする報告もある[136]．

　短い（<5 cm）閉塞病変や狭窄病変では，長い（>10 cm）狭窄病変や閉塞病変よりもバルーン拡張術単独での治療成績が良好である．また，症状の軽い患者では転帰が良好であることからもわかるように，開存性が良く血流も良好な血管が存在することが長期成績と関係する．カテーテル治療後に高度狭窄が残存する場合の長期成績は不良である．一方で糖尿病がなければ開存率は高くなる．最も重篤な血管病変，すなわち閉塞病変や重症下肢虚血を有する患者におけるステント治療とバルーン治療を比較したメタ解析では，3年後の開存率はステント治療のほうが優れていた[137]．

　バルーンによる血管形成術がうまくいかなかった場合のみ，「救済」（ベイルアウト）を目的として条件付きでステントを留置する（provisional stenting）という治療戦略がある．病変長が長い（7〜10 cm）大腿膝窩動脈病変に対して，最初からバルーン拡張型ステントを留置する方法（primary stenting）とprovisional stentingを比較したところ，再狭窄率，ABIの改善率，歩行距離においてprimary stentingのほうが優れていた[138]．2年後のフォローアップではprimary stentingの優位性は統計的には保たれていたものの，再狭窄率は約50％にのぼった[139]．より限局性の大腿動脈病変（4.5 cm以下）においては，「バルーン形成術を最初に行い，救済目的に限定してステントを留置する方法」（provisional stenting）の治療成績は，primary stentingと同等であった[140]．ステントは長い病変，短い病変のいずれにも有効であるが，病変長により転帰の違いが生じる．病変が長ければバルーン拡張術のみでは再狭窄をきたしやすいことも影響している．結論としてステントにより長い病変の転帰は改善するので，provisional stentingという治療戦略は限局性病変に対して検討されるべきであろう．

　動脈硬化性プラークの"debulking"（ボリュームを減らす）により，大腿膝窩動脈病変の一次開存率が改善するのではないかという期待は裏切られた．アテレクトミー（アテローム切除術），クライオセラピー（凍結療法），カッティングバルーンなどの追加治療を行っても，それらの使用を裏付けるようなデータは得られなかった[141, 142-144]．浅大腿動脈に対するレーザー血管形成術と従来のカテーテル治療（バルーンとステント，あるいはその片方）を比較した無作為化研究では，レーザー治療の優位性は示されなかった[145, 146]．それらのデバイスに多額の追加費用を投じるためには，それらが幅広く使用されるようになる前に，有効性を示すさらなるエビデンスが必要である．

　冠動脈の治療で使用されている薬剤溶出バルーンあるいはステントを，大腿膝窩動脈病変に使用した際の有用性に関する初期検討は失敗に終わった[147-149]．最近ポリマーコーティング

第46章　末梢動脈疾患のプロフィール　**1287**

されていないパクリタキセル溶出性ニチノール製ステント（Cook 社，Bloomington，IN）とベアメタルニチノール製ステントを用いた無作為化試験が実施され，薬剤溶出ステントの有効性と開存率改善が証明された[150]．同試験では12ヵ月後の一次開存率は薬剤溶出ステント群で83％，privisional stenting 群で67％であった（$P<0.01$）．この結果を受けて，下肢動脈治療に対するパクリタキセル溶出ステントの使用が FDA によって認可された．

新規の浅大腿動脈病変に対する，パクリタキセル溶出バルーンと標準的なバルーンを用いた血管形成術の治療効果を比較した 2 つの無作為化試験では，期待できる結果が導き出された[151,152]．THUNDER 試験では 6 ヵ月，24 ヵ月後の TLR の発生率がパクリタキセル溶出バルーン群で有意に低かった［パクリタキセル溶出バルーン群と標準バルーン群の TLR 発生率は 6 ヵ月後 4％対 29％（$P<0.001$），24 ヵ月後 15％対 52％（$P<0.001$）][152]．FemPac（Femoral Paclitaxel）試験では，6 ヵ月時点でのパクリタキセルコート済みバルーン（PCB）群と対照群の TLR 発生率がそれぞれ 7％，33％（$P=0.045$）と有意に低く[151]，その有意性は 18 ヵ月後も保たれていた．

症例 46-16

79 歳女性．多発性硬化症を有しており，車いすからベッドへの移乗の際に常に右下肢を使うため，同部位に難治性の潰瘍が形成されていた，安静時疼痛は訴えていなかった．下肢切断の方針となっていたが，セカンドオピニオンを求めて紹介受診となった．ABI は 0.4 で，両側脛骨動脈の Doppler 信号は微弱であった．血管造影上，浅大腿動脈は閉塞していたが，脛骨動脈は開存していた．切断を免れるために，浅大腿動脈に対する再灌流療法の方針となった．

左総大腿動脈アプローチを選択し，6 F シースを留置した．4 F 内胸動脈診断カテーテルを左右総腸骨動脈分岐部まで進め，右総腸骨動脈入口部にエンゲージさせた．超硬性のアングル型 Glidewire を右大腿動脈まで進入させ，ワイヤで支持しながら診断カテーテルも同部まで進めた．さらに交換用の超硬性 Amplatz ワイヤを右浅大腿動脈まで進めた後に，診断カテーテルと 6 F ショートシースを抜去し，Crossover シース（Boston Scientific 社）を右大腿動脈内に留置した．ヘパリン 5,000 単位を投与し，抗凝固薬の効果を ACT テストで確認した．

造影にて右浅大腿動脈の閉塞を確認し（図 46-22），4 F の Glide カテーテルと超硬性の Glidewire を用いて，病変を選択した．バルーン拡張のみでは血流が得られなかったため，自己拡張型のニチノール製ステントを重ならないように 3 本留置し，6 mm × 100 mm バルーンを用いて 8 気圧で後拡張したところ，下肢への正常な血流が得られた．術後 2〜3 週間で下肢の潰瘍は十分に治癒し，下肢切断を免れることができた．

［1］要点

大腿膝窩動脈病変を有する患者の多くは跛行を訴える．本患者は車いすを使用しているため，重篤な下肢虚血症状を呈していなかった（ABI ≦ 0.4）が，外傷に伴い難治性潰瘍が形成された．切断術の判断は常に難しいところであるが，本症例では車いすからベッドへの移乗に右下肢を使っていたので，下肢救済の優先度は高いと考えられた．長いステントを留置した場合は，再狭窄のリスクがあるため，エコーによりしっかりとフォローする必要がある．本症例では積極的なリスク因子の管理とともに，アスピリンが長期間投与された．

C 脛骨動脈と腓骨動脈の病変に対するインターベンション治療

膝窩動脈以下の血管形成術の適応は，下肢重症虚血による安静時疼痛，難治性潰瘍，壊死である[131]．しかし，最近では移動が困難になるような重度の跛行を有する症例や，大腿膝窩動脈に対する PTA に引き続き末梢の血流を改善させる目的で，同治療を推奨する医師もいる．

冠動脈治療用のデバイスを使用することにより，脛骨腓骨動脈病変に対するインターベンション治療の成績も改善してきた．下肢救済が

[図46-22]
(A) 治療前．右浅大腿動脈の長い閉塞病変（矢印）を認める．(B) 大腿深動脈からの側副血行路により浅大腿動脈遠位部は灌流されている．(C) 再灌流療法，ステント留置術後（矢印）．広い内腔が得られている．

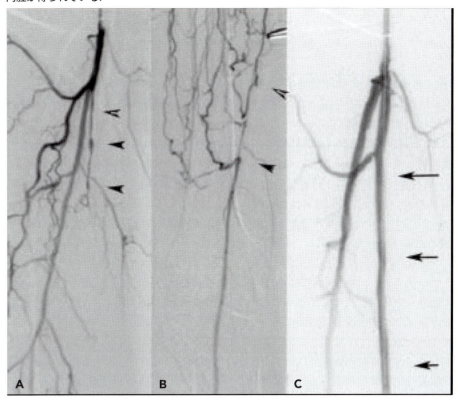

必要な患者における，膝窩以下のインターベンションの手技成功率は，閉塞病変で60％程度であり，カテーテル治療に適した病変であれば90％を超える[153, 154]．また，近年血管内治療の技術が進歩したことにより，2～5年の下肢救済率は80～90％である．

脛骨腓骨動脈病変に対する最適治療のためには，適切な患者と病変の選択が肝要である．限局性病変では治療効果が最も大きく，病変長に関しては6cm以下の閉塞病変のほうがそれ以上の病変よりも転帰が良好である．重症下肢虚血の患者における治療目標は，下肢へのしっかりとした拍動性の血流を確保することである．長期間の血管の開存性よりも，安静時疼痛の改善，潰瘍の治癒，下肢切断の回避を実現できれば，治療は成功したと判断できる．虚血性潰瘍の治療にあたって，創傷治癒には組織維持より

もより酸素化された血液供給が必要になるということが大原則となる．

脛骨動脈病変に対する冠動脈用のバルーン拡張型薬剤溶出ステントの治療成績は今後を期待させるものである[155]．最も規模が大きいのは，58例の脛骨動脈病変に対するステント留置術の非無作為化比較試験であり，29症例でベアメタルステントが，29症例でシロリムス溶出ステント（Cypher，Cordis社，Miami Lakes，FL）が留置された．この試験では6ヵ月後の再狭窄率が，ベアメタルステント群で55％であったのに対し，薬剤溶出ステント群では4％と著明に低値であった（$P<0.001$）[156]．PARADISE試験は，膝窩動脈以下の重症下肢虚血病変に対し，薬剤溶出ステントを留置した106症例の前向きコホート試験である[157]．本試験では3年後の下肢切断率がわずか6％で

あった．前途有望な結果であるが，冠動脈治療において遅発性ステント血栓症が確認されていることなども考慮し，より厳密に比較検討して，より長期間のフォローアップをすることが必要であろう．

症例 46-17

65歳男性．年間100箱の喫煙愛好家で，下肢痛と左第2趾に難治性潰瘍を認めた．重症冠動脈疾患と末梢動脈疾患の既往があり，7年前に跛行が生じ，両側大腿動脈から膝窩動脈にかけての病変に対して血管形成術を施行されている．当時，脛骨腓骨動脈幹に高度狭窄（>70％）を認めたが，同部位に対する治療は行わなかった．ABIは左0.4，右0.8であった．

右総大腿動脈アプローチを選択し，4Fシースを挿入した．0.035インチJ型ワイヤを用いて，ピッグテールカテーテルを腎動脈分岐後の大動脈まで進め，大動脈造影にて下肢への血流を確認した．非イオン性造影剤を8 mL/secのスピードで10秒間注入し，ステッピングDSAにより撮像した．次に4F内胸動脈用カテーテルを左右総腸骨動脈分岐部に配置し，左総腸骨動脈へカテーテルを進め，左総大腿動脈に選択的にエンゲージさせた後に，超硬性のアングル型Glidewireにて左総大腿動脈のワイヤリングを行った．Glidewire越しに内胸動脈用カテーテルを左総大腿動脈内へ進め，Glidewireを抜去した．続いて0.035インチの交換用の超硬性Amplatzワイヤを左浅大腿動脈へ進め，内胸動脈用カテーテルと4Fショートシースを6F Crossoverシースへ交換した．左下肢の選択的血管造影を施行したところ，脛骨腓骨動脈幹の高度狭窄と，前および後脛骨動脈の閉塞を認め，腓骨動脈のみが灌流している状態であった（図46-23A）．Amplatzワイヤ越しに冠動脈用6Fマルチパーパスガイディングカテーテル（100 cm）を膝窩動脈へ進めた．0.014インチの冠動脈用ガイドワイヤで脛骨腓骨動脈の病変部を選択し，3.0 mm×20 mmの冠動脈用バルーンを持ち込んで8気圧で拡張した．著明なリコイルを認め，バルーン拡張術の効果が不十分であったため，3.0 mm×8 mmの冠動脈用バルーン拡張型ステントを留置した（図46-23B）．最終造影では良好な拡張を認めた（図46-23C）．アスピリン，クロピドグレル，抗菌薬の処方にて退院となり，潰瘍が完全に治癒するまで1週ごとに通院フォローとした．ABIは左0.75まで改善した．

[1] 要点

脛骨動脈形成術の適応は重症下枝虚血，すなわち安静時疼痛，難治性潰瘍，壊死である．重症下肢虚血では，膝窩動脈下の3本すべての血管に狭窄もしくは閉塞病変があるか，腸骨動脈や大腿動脈といったより近位部にも狭窄を認めることもよくある．

跛行を有する患者に対して，膝窩動脈以下のインターベンションが決まって行われるということはなく，本症例も7年前はそのような治療戦略をとっている．重症下肢虚血における再灌流療法の治療目標は，下肢への拍動性血流を確保することである．膝窩動脈以下の病変に対するインターベンションの成功率は，小型の冠動脈用デバイスを導入することにより飛躍的に向上した．抗血小板療法下に，primary stentingよりはprovisional stentingを選択するのが現在の標準的治療である．手術治療も選択肢の一つであるが，「カテーテル治療優先」という治療戦略が堅実なようである．本症例における重要な治療目標は潰瘍治癒であった．この領域における薬剤溶出ステントは有望と考えられるが，まだその評価は定まっていない．

7 穿刺部合併症の経皮的治療

穿刺部合併症とは，解離，血栓症，急性閉塞，破裂，出血，仮性動脈瘤などを指し，経皮的インターベンションの合併症のなかでは最も高頻度にみられる．最も重篤な合併症は後腹膜出血と急性下肢虚血であり，致命的となり得る．後述する症例は，このような合併症が生じた場合にどのようにして経皮的に対処したらよいかを示したものである[158, 159]．しかし，経験の浅い術者には技術的に不可能なこともあると

[図 46-23]
（A）脛骨腓骨動脈幹に高度狭窄を認め，遠位で血流が認められるのは腓骨動脈1本のみである．（B）PTA で良好な血流が得られず，バルーン拡張型ステントが留置された．（C）最終造影では良好な拡張が確認された．DSA は脛骨動脈形成術の際には非常に有用な撮像法である．

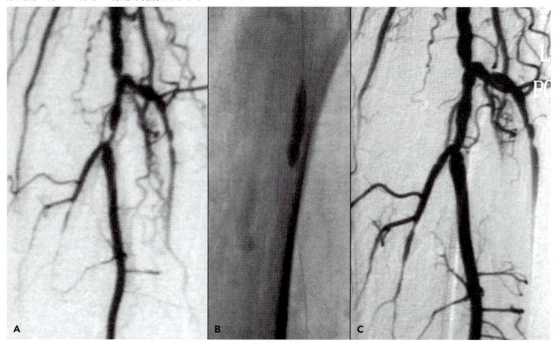

いうことを忘れてはならない．血管外科へのコンサルトが必要かつ確実なこともある．

症例 46-18

64歳女性．合併症なく PCI が終了した．カテーテルは最初右総大腿動脈を穿刺したが，外腸骨動脈より近位部へ 0.035 インチガイドワイヤが進まなかったため，左総大腿動脈アプローチで行われた．4時間後，患者は血圧が低下し，ひどく汗をかいていることに気づいた．身体所見上，心拍数は 90 拍/min で，四肢は冷たくじっとりと汗をかいていた．また，右下腹部は膨隆しており，圧痛と筋性防御を認めた．左総大腿動脈の穿刺部位は問題なかった．後腹膜出血の臨床診断が下され，用手圧迫が開始された．ACT は正常で，また糖蛋白Ⅱb/Ⅲa 受容体阻害薬は服用していなかったが，アスピリンを内服中でクロピドグレルがローディングされていた．血管造影およびインターベンションを目的に緊急でカテーテル室へ搬送された．

左総大腿動脈アプローチで4F内胸動脈用カテーテルを総腸骨動脈分岐部へ進め，右総腸骨動脈へエンゲージさせて造影したところ，右外腸骨動脈と総大腿動脈の移行部，PCI時にワイヤが進まなかった部位に造影剤の血管外漏出（出血）を認めた（図 46-24A）．0.035 インチの超硬性 Amplatz ワイヤを右浅大腿動脈に進め，左鼠径部に6F シースを挿入した．6 mm × 40 mm バルーンを持ち込み，4気圧で拡張して止血を試みた．造影剤を注入してみると，バルーン拡張により止血されていることが確認された．5分未満のバルーン拡張を何回か行ったが，出血はコントロール困難であったため，7 mm × 30 mm Wallgraft（Boston Scientific 社）を外腸骨動脈遠位部から総大腿動脈にかけての出血部位に留置し（図 46-24B），その後の血管造影では止血が確認された（図 46-24C）．患者は6ヵ月間クロピドグレルとアスピリンの

[図46-24]
（A）DSAにより出血部位（矢印）が同定された．少量の血管外出血に見えても，重篤で生命を脅かすこともある．（B）大腿骨頭直上にWallgraftを留置した．（C）Wallgraft留置後，出血部位（矢印）はもはや確認できない．

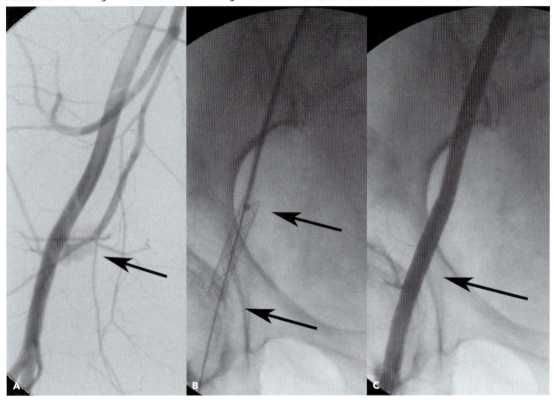

内服を継続したが，続発症は発生しなかった．

[1] 要点

　本症例は，血行動態に影響を及ぼす重篤な穿刺部出血に対する最適な対処法を示している．後腹膜出血は臨床的に診断され，通常はCT検査を必要としない．大腿動脈穿刺後の患者が低血圧とRameeの三徴，すなわち穿刺部と同側の下腹部に腹部膨隆，圧痛，筋性防御を認めた場合は，後腹膜出血と診断する．初期対応は，総大腿動脈穿刺部位の用手圧迫と抗凝固状態［ACT，（ワルファリン内服中であれば）プロトロンビン時間，血小板］のチェックである．最も重大な疑問は何をもって出血がコントロールされたと考えるかである．CTでは判断は難しいし，エコーでも出血，仮性動脈瘤，瘤内への血流を見分けられない．低血圧が遷延する場合は，出血部位を特定し，出血をコントロールするために再度カテーテル室へ搬送するのがよいだろう．

症例46-19

　60歳男性．大動脈両側大腿動脈バイパス術の既往があり，市中病院にて血管造影を施行され，インターベンション目的に筆者らの施設へ紹介となった．カテーテル検査は総大腿動脈アプローチで，検査後に用手圧迫により止血されたとのことであったが，到着時患者は3日前の診断カテーテル検査後から右下肢の冷感，疼痛を自覚すると訴えていた．身体所見上，右鼠径部には血腫はないものの斑状出血を認め，拍動は触知不能であった．Doppler検査では総大腿動脈の拍動は欠失しており，足のDoppler信号は一相性であった．大動脈両側大腿動脈グラフトの右下肢部の閉塞が疑われたが，エコーで閉

[図46-25]
（A）大動脈両側大腿動脈グラフトは右側のみ閉塞していた．（B）血栓除去術後．グラフト，大腿動脈に複数の高度狭窄を認める（矢印）．（C）PTA，ステント留置術後．グラフトは良好に拡張し，下肢への血流も十分である．

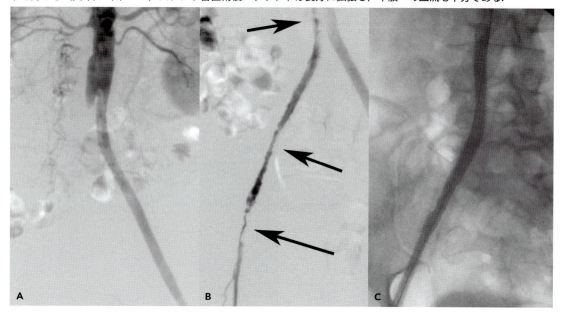

塞が確認された．左上腕動脈アプローチで診断カテーテル検査を行ったところ，大動脈両側大腿動脈グラフトが右下肢近位部で閉塞していた（図46-25A）．

超硬性のGlidewireと4Fマルチパーパスカテーテルを選択し，病変部を通過させた．交換用のPlatinum Plus冠動脈用ワイヤを大腿深動脈遠位部まで進め，4Fマルチパーパスカテーテルを6Fの冠動脈用マルチパーパスガイディングカテーテルへ入れ替え，機械的血栓除去術（AngioJet）を施行した．図46-25Bで，血栓除去後も総大腿動脈およびグラフト内に高度狭窄が残存していることがわかる．これらの病変をバルーンとステントで治療したところ，下肢の拍動は正常化し，虚血症状も消失した（図46-25C）．

[1] 要点

血管造影後の用手圧迫に関連する医原性合併症の一例である．この合併症は不可避であるかもしれないが，本症例のような機械的血栓除去術か外科的血栓摘除術によって治療可能である．外科的治療の場合は，時にパッチ血管形成術やバイパス術を追加することもある．カテーテル後に急性下肢虚血が生じた場合は，もともと血管に狭窄があり，手技中もしくは止血中に閉塞することが多い．この狭窄が解除されなければ，血栓症は再発するだろう．

症例46-20

60歳男性．総大腿動脈アプローチでPCIを受け，穿刺部には止血デバイスを使用した．48時間後右下肢の筋力低下と跛行を自覚した．PCI前の拍動は正常で，止血する前も血管造影上，総大腿動脈の血流は正常であったが，カルテ記載によるとPCI後の拍動は触知するものの減弱していた．

身体所見上，右総大腿動脈，脛骨動脈の拍動は触知不能であり，カラーDopplerでは右総大腿動脈はほぼ閉塞していた．

緊急血管造影の方針となり，左総大腿動脈アプローチで4Fの内胸動脈診断カテーテルを用いて造影したところ，内腔は不規則で狭小化しており，造影欠損も認めた（図46-26A）．これは解離か，血管内腔の前壁と後壁を縫合して

[図 46-26]
（A）閉塞部位は Perclose による手技が施行された場所である．解離，もしくは血管の後壁と前壁を縫合してしまったことを示唆する所見である．（B）ステント留置術後．下肢への血流は確保された．

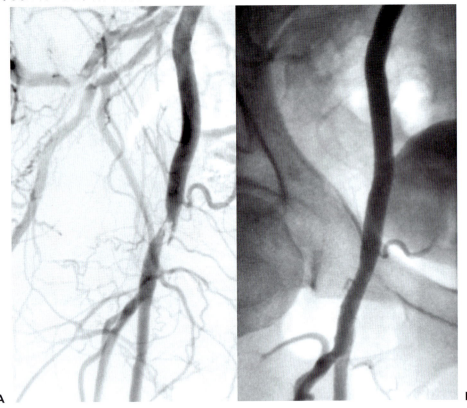

しまった場合にみられる所見である．0.035 インチの親水性のアングル型 Glidewire を用いて何とか病変を選択し，続いて Glidewire を利用して 4F 内胸動脈用カテーテルも病変を通過させた．Glidewire を 0.035 インチの超硬性 Amplatz ガイドワイヤに入れ替え，6F Crossover シースを右総腸骨動脈に留置した．6 mm × 20 mm の PTA 用バルーンを選択し，病変を通過させた．病変を繰り返しバルーンで拡張したが，造影所見は不変であったため，8 mm × 29 mm の自己拡張型 Wallstent を鼠径靱帯より下へ留置した．6 mm バルーンを用いて 14 気圧で拡張したところ，最終造影では残存狭窄を認めなかった（図 46-26B）．左総大腿動脈穿刺部は，用手圧迫にて止血した．

[1] 要点

術後に再度末梢拍動を評価することが極めて重要である．止血デバイスを使用する場合は，解離や血栓症に加えて，本症例のように後壁を縫合してしまう可能性やコラーゲンの血管内注入にも注意が必要である．まずは，PTA のみを施行するのが適切だが，うまくいかない場合はステント留置の適応となる．ステントのセルが血管内シースのサイズよりも十分大きいため，ステント留置後も同部位からのアプローチは可能である．手術療法は血管を開いて修復するという術式になるが，急性期の合併症率が高く，晩期に瘢痕化し，同部位からアプローチすることが困難になる．

症例 46-21

67 歳男性．3 日前に診断カテーテル検査を受けて，用手圧迫にて止血されたが，穿刺部位の疼痛，腫脹が出現した．身体所見では右総大

[図 46-27]
（A）造影上，仮性動脈瘤の囊を認める（輪郭を矢印で囲んである）．囊と総大腿動脈の間に穿刺孔がある．（B）経皮的に動脈瘤の囊を穿刺し，局在を確認するために造影剤を注入し，続いてトロンビンを 1 回 0.1 mL ずつゆっくりと投与した．（C）最終造影で総大腿動脈の穿刺孔は閉鎖し，仮性動脈瘤も認められない（矢印）．

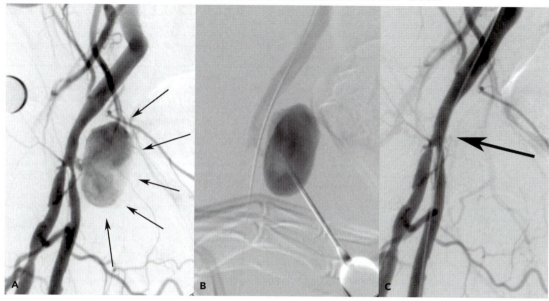

腿動脈に相当する部分に斑状出血を認め，非常に強い圧痛を伴う拍動性腫瘤を触知した．エコーにて右総大腿動脈の仮性動脈瘤と診断した．

左総大腿動脈アプローチとし，4 F 内胸動脈用診断カテーテルを腸骨動脈分岐部まで進め，右総腸骨動脈に選択的にエンゲージさせた．RAO 30°で造影し，仮性動脈瘤を確認した（図46-27A）．仮性動脈瘤の囊を 18 ゲージ針で経皮的に穿刺した．針に拍動性の逆血がみられた時点で，仮性動脈瘤の囊の局在を確認する目的で希釈した造影剤を注入した（図 46-27B）．続いてトロンビン 1,000 単位を 1 mL 生理食塩水に溶解した液を充填したツベルクリン用シリンジを針に装着し，ゆっくりと投与した．仮性動脈瘤が閉鎖するまで，血管造影を適宜施行しながら計 0.4 mL（400 単位）のトロンビンを投与した．手技時間は 10 分であった．カテーテルを抜去し，左鼠径部穿刺部はコラーゲンプラグにより閉鎖止血した．

[1] 要点

穿刺部出血と仮性動脈瘤の病理像は共にシースが挿入されていた部位の血管孔である．非侵襲的なエコーガイド下のトロンビン注入は仮性動脈瘤の標準治療となってきた[160]．エコーまたは透視で確認しながら，注射針の先端を瘤内の適切な位置に配置し，トロンビンを血管内に注入して急性下肢虚血を引き起こさないように，非常にゆっくりと投与することが肝要である．トロンビンが仮性動脈瘤外へ拡散してしまうリスクがある場合は，血管内に閉塞目的のバルーンを留置し瘤の入口部を塞げば，トロンビンの瘤外流出を防ぎ，かつ瘤の血栓化をサポートできる．エコープローブを用いた圧迫は疼痛が強く確実性に欠けるため，あまり行われない．手術を要することはほとんどないが，再発例には考慮する．

（石田純一）

文献

1. Kleindorfer D, Lindsell CJ, Brass L, Koroshetz W, Broderick JP. National US estimates of recombinant tissue plasminogen activator use: ICD-9 codes substantially underestimate. *Stroke* 2008;39:924–928.
2. Go AS, Mozaffarian D, Roger VL, et. al. American Heart Association Statistics C, Stroke Statistics S. Heart disease and stroke statistics–2013 update: A report from the american heart association. *Circulation* 2013;127:e6–e245.
3. Sacco RL, Benjamin EJ, Broderick JP, et al. American Heart Association Prevention Conference. IV. Prevention and rehabilitation of stroke. Risk factors. *Stroke* 1997;28:1507–1517.
4. Fonarow GC, Smith EE, Saver JL, et al. Timeliness of tissue-type plasminogen activator therapy in acute ischemic stroke: patient characteristics, hospital factors, and outcomes associated with door-to-needle times within 60 minutes. *Circulation* 2011;123:750–758.
5. Krumholz HM, Herrin J, Miller LE, et al. Improvements in door-to-balloon time in the United States, 2005 to 2010. *Circulation* 2011;124:1038–1045.
6. Fields JD, Khatri P, Nesbit GM, et al. Meta-analysis of randomized intra-arterial thrombolytic trials for the treatment of acute stroke due to middle cerebral artery occlusion. *J NeuroIntervent Surg* 2011;3:151–155.
7. Levy EI, Siddiqui AH, Crumlish A, et al. First Food and Drug Administration-approved prospective trial of primary intracranial stenting for acute stroke: SARIS (stent-assisted recanalization in acute ischemic stroke). *Stroke* 2009;40:3552–3556.
8. White CJ, Abou-Chebl A, Cates CU, et al. Stroke intervention catheter-based therapy for acute ischemic stroke. *J Am Coll Cardiol* 2011;58:101–116.
9. Suzuki S, Saver JL, Scott P, et al. Access to intra-arterial therapies for acute ischemic stroke: an analysis of the US population. *AJNR Am J Neuroradiol* 2004;25:1802–1806.
10. White CJ, Cates CU, Cowley MJ, et al. Interventional stroke therapy: current state of the art and needs assessment. *Catheter Cardiovasc Interv* 2007;70:471–476.
11. DeVries JT, White CJ, Cunningham MC, Ramee SR. Catheter-based therapy for acute ischemic stroke: a national unmet need. *Catheter Cardiovasc Interv* 2008;72:705–709.
12. Ramee SR, Dawson R, McKinley KL, et al. Provisional stenting for symptomatic intracranial stenosis using a multidisciplinary approach: acute results, unexpected benefit, and one-year outcome. *Catheter Cardiovasc Interv* 2001;52:457–467.
13. The National Institute of Neurological Disorders and Stroke rt-PA Stroke Study Group. Tissue plasminogen activator for acute ischemic stroke. *N Engl J Med* 1995;333:1581–1587.
14. Kleindorfer D, Kissela B, Schneider A, et al. Eligibility for recombinant tissue plasminogen activator in acute ischemic stroke: a population-based study. *Stroke* 2004;35:e27–e29.
15. Furlan A, Higashida R, Wechsler L, et al. Intra-arterial prourokinase for acute ischemic stroke. The PROACT II study: a randomized controlled trial. Prolyse in Acute Cerebral Thromboembolism. *JAMA* 1999;282:2003–2011.
16. Smith BM, Stechman M, Gibson M, Torrie EP, Magee TR, Galland RB. Subintimal angioplasty for superficial femoral artery occlusion: poor patency in critical ischaemia. *Ann R Coll Surg Engl* 2005;87:361–365.
17. Lewandowski CA, Frankel M, Tomsick TA, et al. Combined intravenous and intra-arterial r-TPA versus intra-arterial therapy of acute ischemic stroke: Emergency Management of Stroke (EMS) Bridging Trial. *Stroke* 1999;30:2598–2605.
18. Dorros G, Jaff MR, Dorros AM, Mathiak LM, He T. Tibioperoneal (outflow lesion) angioplasty can be used as primary treatment in 235 patients with critical limb ischemia: five-year follow-up. *Circulation* 2001;104:2057–2062.
19. Marder VJ, Chute DJ, Starkman S, et al. Analysis of thrombi retrieved from cerebral arteries of patients with acute ischemic stroke. *Stroke* 2006;37:2086–2093.
20. Kwiatkowski TG, Libman RB, Frankel M, et al. Effects of tissue plasminogen activator for acute ischemic stroke at one year. National Institute of Neurological Disorders and Stroke Recombinant Tissue Plasminogen Activator Stroke Study Group. *N Engl J Med* 1999;340:1781–1787.
21. Lee KY, Han SW, Kim SH, et al. Early recanalization after intravenous administration of recombinant tissue plasminogen activator as assessed by pre- and post-thrombolytic angiography in acute ischemic stroke patients. *Stroke* 2007;38:192–193.
22. Wolpert SM, Bruckmann H, Greenlee R, Wechsler L, Pessin MS, del Zoppo GJ. Neuroradiologic evaluation of patients with acute stroke treated with recombinant tissue plasminogen activator. The rt-PA Acute Stroke Study Group. *AJNR Am J Neuroradiol* 1993;14:3–13.
23. Sacco RL, Kargman DE, Gu Q, Zamanillo MC. Race-ethnicity and determinants of intracranial atherosclerotic cerebral infarction. The Northern Manhattan Stroke Study. *Stroke* 1995;26:14–20.
24. Wong KS, Huang YN, Gao S, Lam WW, Chan YL, Kay R. Intracranial stenosis in Chinese patients with acute stroke. *Neurology* 1998;50:812–813.
25. Gorelick PB. Cerebrovascular disease in African Americans. *Stroke* 1998;29:2656–2664.
26. Chimowitz MI, Lynn MJ, Howlett-Smith H, et al. Comparison of warfarin and aspirin for symptomatic intracranial arterial stenosis. *N Engl J Med* 2005;352:1305–1316.
27. Famakin BM, Chimowitz MI, Lynn MJ, Stern BJ, George MG. Causes and severity of ischemic stroke in patients with symptomatic intracranial arterial stenosis. *Stroke* 2009;40:1999–2003.
28. The EC/IC Bypass Study Group. Failure of extracranial-intracranial arterial bypass to reduce the risk of ischemic stroke. Results of an international randomized trial. *N Engl J Med* 1985;313:1191–1200.
29. Kasner SE, Chimowitz MI, Lynn MJ, et al. Predictors of ischemic stroke in the territory of a symptomatic intracranial arterial stenosis. *Circulation* 2006;113:555–563.
30. Thijs VN, Albers GW. Symptomatic intracranial atherosclerosis: outcome of patients who fail antithrombotic therapy. *Neurology* 2000;55:490–497.
31. Furie KL, Kasner SE, Adams RJ, et al. Guidelines for the prevention of stroke in patients with stroke or transient ischemic attack: a guideline for healthcare professionals from the American Heart Association/American Stroke Association. *Stroke* 2011;42:227–276.
32. Jiang WJ, Wang YJ, Du B, et al. Stenting of symptomatic M1 stenosis of middle cerebral artery: an initial experience of 40 patients. *Stroke* 2004;35:1375–1380.
33. Kim JK, Ahn JY, Lee BH, et al. Elective stenting for symptomatic middle cerebral artery stenosis presenting as transient ischaemic deficits or stroke attacks: short term arteriographical and clinical outcome. *J Neurol Neurosurg Psychiatry* 2004;75:847–851.
34. Connors JJ 3rd, Wojak JC. Percutaneous transluminal angioplasty for intracranial atherosclerotic lesions: evolution of technique and short-term results. *J Neurosurg* 1999;91:415–423.
35. Gupta R, Schumacher HC, Mangla S, et al. Urgent endovascular revascularization for symptomatic intracranial atherosclerotic stenosis.[see comment]. *Neurology* 2003;61:1729–1735.
36. Yoon W, Seo JJ, Cho KH, et al. Symptomatic middle cerebral artery stenosis treated with intracranial angioplasty: experience in 32 patients. *Radiology* 2005;237:620–626.
37. Marks MP, Marcellus ML, Do HM, et al. Intracranial angioplasty without stenting for symptomatic atherosclerotic stenosis: long-term follow-up. *AJNR: Am J Neuroradiol* 2005;26:525–530.
38. Marks MP, Wojak JC, Al-Ali F, et al. Angioplasty for symptomatic intracranial stenosis: clinical outcome. *Stroke* 2006;37:1016–1020.
39. Abou-Chebl A, Bashir Q, Yadav JS. Drug-eluting stents for the treatment of intracranial atherosclerosis: initial experience and midterm angiographic follow-up. *Stroke* 2005;36:e165–e168.
40. Gupta R, Al-Ali F, Thomas AJ, et al. Safety, feasibility, and short-term follow-up of drug-eluting stent placement in the intracranial and extracranial circulation. *Stroke* 2006;37:2562–2566.
41. Qureshi AI, Kirmani JF, Hussein HM, et al. Early and intermediate-term outcomes with drug-eluting stents in high-risk patients with symptomatic intracranial stenosis. *Neurosurgery* 2006;59:1044–1051; discussion 1051.
42. Fiorella DJ, Levy EI, Turk AS, et al. Target lesion revascularization after wingspan: assessment of safety and durability. *Stroke* 2009;40:106–110.
43. Groschel K, Schnaudigel S, Pilgram SM, Wasser K, Kastrup A. A systematic review on outcome after stenting for intracranial atherosclerosis. *Stroke* 2009;40:e340–e347.
44. Amin-Hanjani S, Alaraj A, Calderon-Arnulphi M, Aletich VA, Thulborn KR, Charbel FT. Detection of intracranial in-stent restenosis using quantitative magnetic resonance angiography. *Stroke* 2010;41:2534–2538.
45. Chimowitz MI, Lynn MJ, Derdeyn CP, et al. Stenting versus aggres-

sive medical therapy for intracranial arterial stenosis. *N Engl J Med* 2011;365:993–1003.
46. Abou-Chebl A. Intracranial stenting with wingspan: still awaiting a safe landing. *Stroke* 2011;42:1809–1811.
47. Inzitari D, Eliasziw M, Gates P, et al. The causes and risk of stroke in patients with asymptomatic internal-carotid-artery stenosis. *N Engl J Med* 2000;342:1693–1701.
48. Nicolaides AN, Kakkos SK, Griffin M, et al. Severity of asymptomatic carotid stenosis and risk of ipsilateral hemispheric ischaemic events: results from the ACSRS study. *Eur J Vasc Endovasc Surg* 2005;30:275–284.
49. Thacker EL, Wiggins KL, Rice KM, et al. Short-term and long-term risk of incident ischemic stroke after transient ischemic attack. *Stroke* 2010;41:239–243.
50. Kleindorfer D, Panagos P, Pancioli A, et al. Incidence and short-term prognosis of transient ischemic attack in a population-based study. *Stroke* 2005;36:720–723.
51. Ferguson GG, Eliasziw M, Barr HW, et al. The North American Symptomatic Carotid Endarterectomy Trial: surgical results in 1415 patients. *Stroke* 1999;30:1751–1758.
52. Barnett HJ, Taylor DW, Eliasziw M, et al. Benefit of carotid endarterectomy in patients with symptomatic moderate or severe stenosis. North American Symptomatic Carotid Endarterectomy Trial Collaborators. *N Engl J Med* 1998;339:1415–1425.
53. European Carotid Surgery Trialists' Collaborative Group. Randomised trial of endarterectomy for recently symptomatic carotid stenosis: final results of the MRC European Carotid Surgery Trial (ECST). *Lancet* 1998;351:1379–1387.
54. Halliday A, Harrison M, Hayter E, et al. 10-year stroke prevention after successful carotid endarterectomy for asymptomatic stenosis (ACST-1): a multicentre randomised trial. *Lancet* 2010;376:1074–1084.
55. Halliday A, Mansfield A, Marro J, et al. Prevention of disabling and fatal strokes by successful carotid endarterectomy in patients without recent neurological symptoms: randomised controlled trial. *Lancet* 2004;363:1491–1502.
56. Rothwell PM, Gutnikov SA, Warlow CP. Reanalysis of the final results of the European Carotid Surgery Trial. *Stroke* 2003;34:514–523.
57. Coyle KA, Smith RB 3rd, Gray BC, et al. Treatment of recurrent cerebrovascular disease. Review of a 10-year experience. *Ann Surg* 1995;221:517–521; discussion 521–524.
58. Goldstein LB, Samsa GP, Matchar DB, Oddone EZ. Multicenter review of preoperative risk factors for endarterectomy for asymptomatic carotid artery stenosis. *Stroke* 1998;29:750–753.
59. Wong JH, Findlay JM, Suarez-Almazor ME. Regional performance of carotid endarterectomy. Appropriateness, outcomes, and risk factors for complications. *Stroke* 1997;28:891–898.
60. Das MB, Hertzer NR, Ratliff NB, O'Hara PJ, Beven EG. Recurrent carotid stenosis. A five-year series of 65 reoperations. *Ann Surg* 1985;202:28–35.
61. Hamdan AD, Pomposelli FB Jr, Gibbons GW, Campbell DR, LoGerfo FW. Renal insufficiency and altered postoperative risk in carotid endarterectomy. *J Vasc Surg* 1999;29:1006–1011.
62. Leseche G, Castier Y, Chataigner O, et al. Carotid artery revascularization through a radiated field. *J Vasc Surg* 2003;38:244–250.
63. Rothwell PM, Warlow CP. Prediction of benefit from carotid endarterectomy in individual patients: a risk-modelling study. European Carotid Surgery Trialists' Collaborative Group. *Lancet* 1999;353:2105–2110.
64. Vassilidze TV, Cernaianu AC, Gaprindashvili T, Gallucci JG, Cilley JH Jr, DelRossi AJ. Simultaneous coronary artery bypass and carotid endarterectomy. Determinants of outcome. *Tex Heart Inst J* 1994;21:119–124.
65. Gansera B, Angelis I, Weingartner J, Neumaier-Prauser P, Spiliopoulos K, Kemkes BM. Simultaneous carotid endarterectomy and cardiac surgery--additional risk factor or safety procedure? *Thorac Cardiovasc Surg* 2003;51:22–27.
66. Yadav JS, Wholey MH, Kuntz RE, et al. Protected carotid-artery stenting versus endarterectomy in high-risk patients. *N Engl J Med* 2004;351:1493–1501.
67. Ringleb PA, Allenberg J, Bruckmann H, et al. 30 day results from the SPACE trial of stent-protected angioplasty versus carotid endarterectomy in symptomatic patients: a randomised non-inferiority trial. *Lancet* 2006;368:1239–1247.
68. Mas JL, Chatellier G, Beyssen B. Carotid angioplasty and stenting with and without cerebral protection: clinical alert from the Endarterectomy Versus Angioplasty in Patients with Symptomatic Severe Carotid Stenosis (EVA-3S) trial. *Stroke* 2004;35:e18–e20.
69. Ederle J, Dobson J, Featherstone RL et al. Carotid artery stenting compared with endarterectomy in patients with symptomatic carotid stenosis (International Carotid Stenting Study): an interim analysis of a randomised controlled trial. *Lancet* 2010;375:985–97.
70. Clark WM, for the CREST Investigators. *Carotid Revascularizaton and Endarterectomy versus Stenting Trial*. San Antonio, TX: American Stroke Association; 2010.
71. Brott TG, Halperin JL, Abbara S, et al. 2011 ASA/ACCF/AHA/AANN/AANS/ACR/ASNR/CNS/SAIP/SCAI/SIR/SNIS/SVM/SVS guideline on the management of patients with extracranial carotid and vertebral artery disease: executive summary. A report of the American College of Cardiology Foundation/American Heart Association Task Force on Practice Guidelines, and the American Stroke Association, American Association of Neuroscience Nurses, American Association of Neurological Surgeons, American College of Radiology, American Society of Neuroradiology, Congress of Neurological Surgeons, Society of Atherosclerosis Imaging and Prevention, Society for Cardiovascular Angiography and Interventions, Society of Interventional Radiology, Society of NeuroInterventional Surgery, Society for Vascular Medicine, and Society for Vascular Surgery Developed in Collaboration with the American Academy of Neurology and Society of Cardiovascular Computed Tomography. *J Am Coll Cardiol* 2011;57:1002–1044.
72. Montorsi P, Caputi L, Galli S, et al. Microembolization during carotid artery stenting in patients with high-risk, lipid-rich plaque: a randomized trial of proximal versus distal cerebral protection. *J Am Coll Cardiol* 2011;58:1656–1663.
73. Bamford J, Sandercock P, Dennis M, Burn J, Warlow C. Classification and natural history of clinically identifiable subtypes of cerebral infarction. *Lancet* 1991;337:1521–1526.
74. Bogousslavsky J, Van Melle G, Regli F. The Lausanne Stroke Registry: analysis of 1,000 consecutive patients with first stroke. *Stroke* 1988;19:1083–1092.
75. Savitz SI, Caplan LR. Vertebrobasilar disease. *N Engl J Med* 2005;352:2618–2626.
76. Levy EI, Ecker RD, Horowitz MB, et al. Stent-assisted intracranial recanalization for acute stroke: early results. *Neurosurgery* 2006;58:458–463.
77. Ausman JI, Diaz FG, Sadasivan B, Dujovny M. Intracranial vertebral endarterectomy. *Neurosurgery* 1990;26:465–471.
78. Chimowitz MI, Poole RM, Starling MR, Schwaiger M, Gross MD. Frequency and severity of asymptomatic coronary disease in patients with different causes of stroke. *Stroke* 1997;28:941–945.
79. Hopkins LN, Budny JL. Complications of intracranial bypass for vertebrobasilar insufficiency. *J Neurosurg* 1989;70:207–211.
80. Spetzler RF, Hadley MN, Martin NA, Hopkins LN, Carter LP, Budny J. Vertebrobasilar insufficiency. Part 1: Microsurgical treatment of extracranial vertebrobasilar disease. *J Neurosurg* 1987;66:648–661.
81. Bonati LH, Lyrer P, Ederle J, et. al. Percutaneous transluminal balloon angioplasty and stenting for carotid artery stenosis. *Cochrane Database of Systematic Reviews* 2012, Issue 9. Art. No.: CD000515. DOI: 10.1002/14651858.CD000515.pub4.
82. Imparato AM. Vertebral arterial reconstruction: a nineteen-year experience. *J Vasc Surg* 1985;2:626–634.
83. Jenkins JS, Patel SN, White CJ, et al. Endovascular stenting for vertebral artery stenosis. *J Am Coll Cardiol* 2010;55:538–542.
84. Smith R III. The surgical treatment of peripheral vascular disease. In: Hurst J, Schlant R, Rackley C, Sonnenblick E, Wenger N, eds. *The Heart*, 7th ed. New York: McGraw-Hill; 1992:2235–2236.
85. Jenkins JS, White CJ, Ramee SR, Collins TJ, McKinley KL. Vertebral insufficiency: when to intervene and how? *Curr Interv Cardiol Rep* 2000;2:91–94.
86. Takis C, Kwan ES, Pessin MS, Jacobs DH, Caplan LR. Intracranial angioplasty: experience and complications. *AJNR Am J Neuroradiol* 1997;18:1661–1668.
87. Shadman R, Criqui MH, Bundens WP, et al. Subclavian artery stenosis: prevalence, risk factors, and association with cardiovascular diseases. *J Am Coll Cardiol* 2004;44:618–623.
88. Pokrowsky A. Nonspecific aortoarteritis. In: Rutherford R, ed. *Vascular Surgery*, 3rd ed. Philadelphia: WB Saunders; 1989.
89. Scher LA, Veith FJ, Samson RH, Gupta SK, Ascer E. Vascular complications of thoracic outlet syndrome. *J Vasc Surg* 1986;3:565–568.
90. Labropoulos N, Nandivada R, Bekelis K. Prevalence and impact of the subclavian steal syndrome. *Ann Surg* 2010;252:166–170. doi:10.1097/SLA.0b013e3181e3375a.
91. Fields WS, Lemak NA. Joint Study of extracranial arterial occlusion. VII. Subclavian steal–a review of 168 cases. *JAMA* 1972;222:

92. Granke K, Van Meter CH Jr, White CJ, Ochsner JL, Hollier LH. Myocardial ischemia caused by postoperative malfunction of a patent internal mammary coronary arterial graft. J Vasc Surg 1990;11: 659–664.
93. Hadjipetrou P, Cox S, Piemonte T, Eisenhauer A. Percutaneous revascularization of atherosclerotic obstruction of aortic arch vessels. J Am Coll Cardiol 1999;33:1238–1245.
94. Patel SN, White CJ, Collins TJ, et al. Catheter-based treatment of the subclavian and innominate arteries. Catheter Cardiovasc Interv 2008;71:963–968.
95. Brown ML, Burkhart HM, Connolly HM, Dearani JA, Hagler DJ, Schaff HV. Late outcomes of reintervention on the descending aorta after repair of aortic coarctation. Circulation 2010;122:S81–S84.
96. Thanopoulos BV, Eleftherakis N, Tzanos K, Skoularigis I, Triposkiadis F. Stent implantation for adult aortic coarctation. J Am Coll Cardiol 2008;52:1815–1816.
97. Golden AB, Hellenbrand WE. Coarctation of the aorta: stenting in children and adults. Catheter Cardiovasc Interv 2007;69:289–299.
98. Johnston TA, Grifka RG, Jones TK. Endovascular stents for treatment of coarctation of the aorta: acute results and follow-up experience. Catheter Cardiovasc Interv 2004;62:499–505.
99. Wheatley GH III, Koullias GJ, Rodriguez-Lopez JA, Ramaiah VG, Diethrich EB. Is endovascular repair the new gold standard for primary adult coarctation? Eur J Cardiothorac Surg 2010;38: 305–310.
100. Safi, Hazim J. "Thoracic aortic aneurysms: classification, incidence, etiology, natural history, and results." Advanced Endovascular Therapy of Aortic Disease (2008):25–30.
101. Buth J, Harris PL, Hobo R, et al. Neurologic complications associated with endovascular repair of thoracic aortic pathology: incidence and risk factors. A study from the European Collaborators on Stent/Graft Techniques for Aortic Aneurysm Repair (EUROSTAR) Registry. J Vasc Surg 2007;46:1103–1111.e2.
102. Goodney PP, Travis L, Lucas FL, et al. Survival after open versus endovascular thoracic aortic aneurysm repair in an observational study of the medicare population. Circulation 2011.
103. Ouriel K, Greenberg RK. Endovascular treatment of thoracic aortic aneurysms. J Cardiovasc Surg 2003;18:455–463.
104. Conrad MF, Cambria RP. Contemporary management of descending thoracic and thoracoabdominal aortic aneurysms: endovascular versus open. Circulation 2008;117:841–852.
105. Cheng D, Martin J, Shennib H, et al. Endovascular aortic repair versus open surgical repair for descending thoracic aortic disease: a systematic review and meta-analysis of comparative studies. J Am Coll Cardiol 2010;55:986–1001.
106. Hansen CJ, Wilson DB, Craven TE, et al. Mesenteric artery disease in the elderly. J Vasc Surg 2004;40:45–52.
107. van Bockel JH, Geelkerken RH, Wasser MN. Chronic splanchnic ischaemia. Best Pract Res Clin Gastroenterol 2001;15:99–119.
108. Marston A. Diagnosis and management of intestinal ischaemia. Ann R Coll Surg Engl 1972;50:29–44.
109. Oderich GS, Bower TC, Sullivan TM, Bjarnason H, Cha S, Gloviczki P. Open versus endovascular revascularization for chronic mesenteric ischemia: risk-stratified outcomes. J Vasc Surg 2009;49: 1472–1479, e3.
110. Oderich GS, Malgor RD, Ricotta JJ 2nd. Open and endovascular revascularization for chronic mesenteric ischemia: tabular review of the literature. Ann Vasc Surg 2009;23:700–712.
111. Matsumoto A, Angle J, Tegtmeyer C. Mesenteric angioplasty and stenting for chronic mesenteric ischemia. In: Perler B, Becker G, eds. Vascular Intervention a Clinical Approach. New York: Thieme; 1998:545–556.
112. Silva JA, White CJ, Collins TJ, et al. Endovascular therapy for chronic mesenteric ischemia. J Am Coll Cardiol 2006;47:944–950.
113. Olin J, Melia M, Young J, Graor R, Risius B. Prevalence of atherosclerotic renal artery stenosis in patients with atherosclerosis elsewhere. Am J Med 1990;88:46N–51N.
114. White CJ, Olin JW. Diagnosis and management of atherosclerotic renal artery stenosis: improving patient selection and outcomes. Nat Clin Pract Cardiovasc Med 2009;6:176–190.
115. Jean WJ, Al-Bitar I, Zwicke DL, Port SC, Schmidt DH, Bajwa TK. High incidence of renal artery stenosis in patients with coronary artery disease. Cathet Cardiovasc Diagn 1994;32:8–10.
116. White CJ, Jaff MR, Haskal ZJ, et al. Indications for renal arteriography at the time of coronary arteriography: a science advisory from the American Heart Association Committee on Diagnostic and Interventional Cardiac Catheterization, Council on Clinical Cardiology, and the Councils on Cardiovascular Radiology and Intervention and on Kidney in Cardiovascular Disease. Circulation 2006;114:1892–1895.
117. Murphy TP, Soares G, Kim M. Increase in utilization of percutaneous renal artery interventions by medicare beneficiaries, 1996–2000. AJR Am J Roentgenol 2004;183:561–568.
118. White CJ. Optimizing outcomes for renal artery intervention. Circ Cardiovasc Interv 2010;3:184–192.
119. Leertouwer TC, Gussenhoven EJ, Bosch JL, et al. Stent placement for renal arterial stenosis: where do we stand? A meta-analysis. Radiology 2000;216:78–85.
120. Johnston K. Balloon angioplasty: predictive factors for long-term success. Semin Vasc Surg 1989;3:117–122.
121. Murphy TP, Ariaratnam NS, Carney WI Jr, et al. Aortoiliac insufficiency: long-term experience with stent placement for treatment. Radiology 2004;231:243–249.
122. Scheinert D, Schroder M, Balzer JO, Steinkamp H, Biamino G. Stent-supported reconstruction of the aortoiliac bifurcation with the kissing balloon technique. Circulation 1999;100:II295–II300.
123. Norgren L, Hiatt WR, Dormandy JA, Nehler MR, Harris KA, Fowkes FG. Inter-Society Consensus for the Management of Peripheral Arterial Disease (TASC II). J Vasc Surg 2007;45(suppl S):S5–S67.
124. Timaran CH, Prault TL, Stevens SL, Freeman MB, Goldman MH. Iliac artery stenting versus surgical reconstruction for TASC (TransAtlantic Inter-Society Consensus) type B and type C iliac lesions. J Vasc Surg 2003;38:272–278.
125. Tetteroo E, Haaring C, van der Graaf Y, van Schaik JP, van Engelen AD, Mali WP. Intraarterial pressure gradients after randomized angioplasty or stenting of iliac artery lesions. Dutch Iliac Stent Trial Study Group. Cardiovasc Intervent Radiol 1996;19:411–417.
126. Klein WM, van der Graaf Y, Seegers J, Moll FL, Mali WP. Long-term cardiovascular morbidity, mortality, and reintervention after endovascular treatment in patients with iliac artery disease: The Dutch Iliac Stent Trial Study. Radiology 2004;232:491–498.
127. Park KB, Do YS, Kim JH, et al. Stent placement for chronic iliac arterial occlusive disease: the results of 10 years experience in a single institution. Korean J Radiol 2005;6:256–266.
128. Vorwerk D, Gunther RW, Schurmann K, Wendt G. Aortic and iliac stenoses: follow-up results of stent placement after insufficient balloon angioplasty in 118 cases. Radiology 1996;198:45–48.
129. Henry M, Amor M, Ethevenot G, et al. Palmaz stent placement in iliac and femoropopliteal arteries: primary and secondary patency in 310 patients with 2–4-year follow-up. Radiology 1995;197:167–174.
130. Scheinert D, Schroder M, Ludwig J, et al. Stent-supported recanalization of chronic iliac artery occlusions. Am J Med 2001;110:708–715.
131. Hirsch AT, Haskal ZJ, Hertzer NR, et al. ACC/AHA 2005 guidelines for the management of patients with peripheral arterial disease (lower extremity, renal, mesenteric, and abdominal aortic): executive summary a collaborative report from the American Association for Vascular Surgery/Society for Vascular Surgery, Society for Cardiovascular Angiography and Interventions, Society for Vascular Medicine and Biology, Society of Interventional Radiology, and the ACC/AHA Task Force on Practice Guidelines (Writing Committee to Develop Guidelines for the Management of Patients with Peripheral Arterial Disease) endorsed by the American Association of Cardiovascular and Pulmonary Rehabilitation; National Heart, Lung, and Blood Institute; Society for Vascular Nursing; TransAtlantic Inter-Society Consensus; and Vascular Disease Foundation. J Am Coll Cardiol 2006;47:1239–1312.
132. Ponec D, Jaff MR, Swischuk J, et al. The Nitinol SMART stent vs Wallstent for suboptimal iliac artery angioplasty: CRISP-US trial results. J Vasc Interv Radiol 2004;15:911–918.
133. Spronk S, Bosch JL, Veen HF, den Hoed PT, Hunink MG. Intermittent claudication: functional capacity and quality of life after exercise training or percutaneous transluminal angioplasty–systematic review. Radiology 2005;235:833–842.
134. de Vries SO, Visser K, de Vries JA, Wong JB, Donaldson MC, Hunink MG. Intermittent claudication: cost-effectiveness of revascularization versus exercise therapy. Radiology 2002;222:25–36.
135. Feinglass J, McCarthy WJ, Slavensky R, Manheim LM, Martin GJ. Functional status and walking ability after lower extremity bypass grafting or angioplasty for intermittent claudication: results from a prospective outcomes study. J Vasc Surg 2000;31:93–103.
136. Hunink MG, Wong JB, Donaldson MC, Meyerovitz MF, de Vries J, Harrington DP. Revascularization for femoropopliteal disease. A decision and cost-effectiveness analysis. JAMA 1995;274:165–171.

137. Muradin GS, Bosch JL, Stijnen T, Hunink MG. Balloon dilation and stent implantation for treatment of femoropopliteal arterial disease: meta-analysis. *Radiology* 2001;221:137–145.
138. Schillinger M, Sabeti S, Loewe C, et al. Balloon angioplasty versus implantation of nitinol stents in the superficial femoral artery. *N Engl J Med* 2006;354:1879–1888.
139. Schillinger M, Sabeti S, Dick P, et al. Sustained benefit at 2 years of primary femoropopliteal stenting compared with balloon angioplasty with optional stenting. *Circulation* 2007;115:2745–2749.
140. Krankenberg H, Schluter M, Steinkamp HJ, et al. Nitinol stent implantation versus percutaneous transluminal angioplasty in superficial femoral artery lesions up to 10 cm in length: the femoral artery stenting trial (FAST). *Circulation* 2007;116:285–292.
141. Zeller T, Rastan A, Schwarzwalder U, et al. Midterm results after atherectomy-assisted angioplasty of below-knee arteries with use of the Silverhawk device. *J Vasc Interv Radiol* 2004;15:1391–1397.
142. Suri R, Wholey MH, Postoak D, Hagino RT, Toursarkissian B. Distal embolic protection during femoropopliteal atherectomy. *Catheter Cardiovasc Interv* 2006;67:417–422.
143. Zeller T, Rastan A, Sixt S, et al. Long-term results after directional atherectomy of femoro-popliteal lesions. *J Am Coll Cardiol* 2006;48:1573–1578.
144. Lam RC, Shah S, Faries PL, McKinsey JF, Kent KC, Morrissey NJ. Incidence and clinical significance of distal embolization during percutaneous interventions involving the superficial femoral artery. *J Vasc Surg: Off Publ, Soc Vasc Surg [and] Int Soc Cardiovasc Surg, North American Chapter* 2007;46:1155–1159.
145. Steinkamp HJ, Rademaker J, Wissgott C, et al. Percutaneous transluminal laser angioplasty versus balloon dilation for treatment of popliteal artery occlusions. *J Endovasc Ther* 2002;9:882–888.
146. Scheinert D, Laird JR Jr, Schroder M, Steinkamp H, Balzer JO, Biamino G. Excimer laser-assisted recanalization of long, chronic superficial femoral artery occlusions. *J Endovasc Ther* 2001;8:156–166.
147. Scheller B, Hehrlein C, Bocksch W, et al. Treatment of coronary in-stent restenosis with a paclitaxel-coated balloon catheter. *N Engl J Med* 2006;355:2113–2124.
148. Moses JW, Leon MB, Popma JJ, et al. Sirolimus-eluting stents versus standard stents in patients with stenosis in a native coronary artery. *N Engl J Med* 2003;349:1315–1323.
149. Stone GW, Ellis SG, Cox DA, et al. A polymer-based, paclitaxel-eluting stent in patients with coronary artery disease. *N Engl J Med* 2004;350:221–231.
150. Dake MD, Ansel GM, Jaff MR, et al. Paclitaxel-eluting stents show superiority to balloon angioplasty and bare metal stents in femoropopliteal disease. *Circ: Cardiovas Intervent* 2011;4:495–504.
151. Werk M, Langner S, Reinkensmeier B, et al. Inhibition of restenosis in femoropopliteal arteries: paclitaxel-coated versus uncoated balloon: femoral paclitaxel randomized pilot trial. *Circulation* 2008;118:1358–1365.
152. Tepe G, Zeller T, Albrecht T, et al. Local delivery of paclitaxel to inhibit restenosis during angioplasty of the leg. *N Engl J Med* 2008;358:689–699.
153. Soder HK, Manninen HI, Jaakkola P, et al. Prospective trial of infrapopliteal artery balloon angioplasty for critical limb ischemia: angiographic and clinical results. *J Vasc Interv Radiol* 2000;11:1021–1031.
154. Dorros G, Lewin RF, Jamnadas P, Mathiak LM. Below-the-knee angioplasty: tibioperoneal vessels, the acute outcome. *Cathet Cardiovasc Diagn* 1990;19:170–178.
155. Grant A, White C, Collins T, Jenkins J, Ramee S, Reilly J. Infrapopliteal drug-eluting stents for chronic limb ischemia (abstract). *Circulation* 2006;114:II-820.
156. Siablis D, Kraniotis P, Karnabatidis D, Kagadis GC, Katsanos K, Tsolakis J. Sirolimus-eluting versus bare stents for bailout after suboptimal infrapopliteal angioplasty for critical limb ischemia: 6-month angiographic results from a nonrandomized prospective single-center study. *J Endovasc Ther* 2005;12:685–695.
157. Feiring AJ, Krahn M, Nelson L, Wesolowski A, Eastwood D, Szabo A. Preventing leg amputations in critical limb ischemia with below-the-knee drug-eluting stents: the PaRADISE (PReventing Amputations using Drug eluting StEnts) trial. *J Am Coll Cardiol* 2010;55:1580–1589.
158. Samal AK, White CJ. Percutaneous management of access site complications. *Catheter Cardiovasc Interv* 2002;57:12–23.
159. Tsetis D. Endovascular treatment of complications of femoral arterial access. *CardioVasc Intervent Radiol* 2010;33:457–468.
160. Samal AK, White CJ, Collins TJ, Ramee SR, Jenkins JS. Treatment of femoral artery pseudoaneurysm with percutaneous thrombin injection. *Catheter Cardiovasc Interv* 2001;53:259–263.

索　引

3D エコー　65, 66, 79
5P 徴候　961
6 分間歩行試験　1162
β アゴニスト　1187
β 遮断薬　159
Δ 波　1081
T（タウ，時定数）　563, 1206

和　文

あ

アクティベーションマッピング　1090
アコーディオン現象　392
アスピリン　131, 157
圧測定のアーチファクト　285
圧迫止血　190
圧 − 容積解析　551
圧 − 容積曲線　543
アデノシン　158, 164, 523, 602, 1193
アテノロール　159
アテレクトミー　771
アテローム硬化性腎動脈狭窄　489
アテローム硬化病変　624
アテローム動脈硬化症　468
アドリアマイシン心毒性　686
アナフィラキシー反応　119
アブシキシマブ　139, 157
アブレーション　1077, 1087
アミオダロン　158
アミロイドーシス　692, 1212
アミロイド蛋白　1216
アルガトロバン　148
アルコール中隔焼灼術　891
アルテプラーゼ　1174, 1261
アレルギー反応　119
アンジオテンシン変換酵素（ACE）阻害薬　163

い

イオキサグレート　53, 122
イオキシラン　53
イオジキサノール　54, 122, 441
イオパミデート　122
イオパミドール　53, 122, 441
イオヘキソール　53, 122, 441
イオベルソール　53, 122
遺残器具　126
異所性接合部頻拍　1080
イソプロテレノール　158
痛み　125
一回仕事量（LVSW）　552
一過性心筋虚血　427
一過性脳虚血発作（TIA）　940, 1263
一酸化窒素（NO）　1160
遺伝性出血性毛細血管拡張症　457
イノウエバルーン　904, 905, 1068, 1240
──カテーテル　906
イブチリド　158
異物　464
イメージインテンシファイア　35
イリゲーションカテーテル　1079
医療用画像管理システム　38
イロプロスト　1166
院内死亡　747
インピーダンス　304
──カテーテル　432
インフォームドコンセント　9, 897

う

ウイルス性心筋炎　1204
植込み型除細動器（ICD）　1088
右 − 左短絡　320
右室一回仕事量係数（RVSWI）　1198, 1202
右室造影　423
右室二腔症　982
右室流出路不全　1256
右心カテーテル　179, 233
右房圧　285, 1164
右房ペーシング　519
ウロキナーゼ　1174
運動係数　508
運動指数　507
運動負荷　506
──時酸素消費量　507

え

永続性接合部回帰性頻拍（PJRT）　1083
腋窩動脈穿刺法　194
壊死性プラーク　637
エスモロール　159
エナラプリラート　163, 567
エノキサパリン　148, 156, 1173
エピネフリン　161, 162
エプチフィバチド　139, 157
エベロリムス溶出ステント　841
エポプロステノール　164, 456, 1166
塩化カルシウム　162
塩酸オンダンセトロン　161
塩酸ジフェンヒドラミン　161
塩酸ナロキソン　160
エンドセリン -1（ET-1）　1160
エンドセリン受容体拮抗薬　1160, 1166, 1193
エンドリーク　1052
エントレインメントマッピング　1091

お

黄色プラーク　658
──のグレード分類　653
──の色調　657

オーバーザワイヤ　60
　　──カテーテル　732

か

外頸動脈　486
階段効果　520, 549, 1184
外腸骨動脈　491
ガイディングカテーテル　727
回転血管造影　68, 385
回転性アテレクトミー　734, 771, 776, 778, 969, 974
回転ムラ　633, 649
ガイドワイヤ　729
開放セル　947
海綿現象　561
解離　639, 652
カウンターパルセーション　703
拡散反射 NIRS　662
拡張型心筋症　513, 688, 1095, 1181
　　──に対する細胞治療　1036
拡張カテーテル　732
拡張期伸展性　561
拡張期流速−圧曲線傾斜度　608
拡張性心不全　1180
拡張能　559
確率論的影響　41
下肢虚血　961, 1290
下肢深部静脈血栓　1172
下肢動脈造影　498
下肢バイパスグラフト狭窄　974
下肢末梢血管疾患　492, 961, 1284
仮性動脈瘤　110, 480
　　──閉鎖術　890
画像コントラスト　24
画像精度　26
画像ノイズ　25
カッティングバルーン　733, 781, 992
　　──形成術　781

カテーテルアブレーション　1079, 1087
カテーテル室　12
カテーテル破片　465
カテーテル誘発冠動脈攣縮　394
ガドリニウム　55
化膿性動脈内膜炎　867
カバードステント　953
カプトプリル負荷レノグラム　490
カーマエリア係数　22
顆粒球コロニー刺激因子　1021
カルシウム拮抗薬　159, 160, 1166
川崎病　388
冠血管拡張予備能（CVR）　593, 602, 604
　　──異常　392
間欠性跛行　495, 961, 973
冠血流予備能（CFR）　604, 605
幹細胞治療　1020
患者搬送　812
患者被曝　28
冠充血　602
　　──誘発薬剤　603
肝静脈　253
感染性動脈内膜炎　867
完全閉塞　875
感染予防策　118
冠動静脈瘻　1013, 1253
冠動脈　374, 398
　　──解離　117, 747
　　──完全閉塞　1149
　　──奇形　376, 398
　　──狭窄の定量化　381
　　──疾患　1134
　　──穿孔　116, 752, 867, 1226
　　──造影　352
　　──側副血行路　383

　　──抵抗　592
　　──盗血　1187
　　──同種移植片血管障害　388
　　──内放射線療法　757
　　──バイパス術既往患者　99
　　──閉塞　383
　　──攣縮　388
　　──攣縮誘発試験　389
　　──瘻　387, 411, 1013, 1253
間葉系幹細胞（MSCs）　1026
　　──移植　1029
冠流速予備能（CFVR）　604, 612
寒冷療法　974

き

幾何学的ぼやけ　26, 27
気胸　683
奇形血管　376
基準点空間カーマ　23
気絶心筋（心筋スタニング）　427, 1036, 1066
喫煙　494, 1290
キッシングステント法　877, 1286
キッシングバルーンテクニック　751
脚枝間リエントリー　1095
逆方向性リエントリー頻拍（ART）　1081
逆流率　539
逆行性左室カテーテル法　237
逆行性左房カテーテル法　237
吸引血栓摘除術　791
牛心　1124
急性下肢虚血　961
急性冠症候群　762
急性血管拡張反応試験　262
急性心筋梗塞　807
　　──に対する細胞治療　1028

急性心膜炎　1222
急性肺血管反応試験　1164
キュロットステント法　877
仰臥位運動　509
胸腔内-心腔内解離　580
胸骨小切開　246
狭窄病変　640
狭心症に対する細胞治療　1034
強心薬　161, 162
強皮症　1228
胸部造影 CT　446
胸部大動脈　478
　　──造影　482
　　──瘤　480, 1277
局所的タンポナーデ　579
虚血性心筋症　1095
　　──に対する細胞治療　1035
巨細胞性心筋炎　1203
巨細胞動脈炎　950
拒絶反応　685, 1195
近位部閉塞システム　803
近位保護デバイス　1271
金属アレルギー　868

く

空間カーマエリア係数　23
駆出率（EF）　539, 553
クラッシュステント法　877
グルカゴン　162
クロピドグレル　133, 157, 816

け

経カテーテル的心房中隔欠損
　（ASD）閉鎖術　1246
経カテーテル的大動脈弁置換術
　（TAVR）　343, 897, 1115
経験症例数　17, 767
蛍光スペクトロスコピー　662
蛍光透視時間　23
蛍光透視装置　28, 32
脛骨動脈　492
　　──病変　1289

経食道エコー（TEE）　66
経心内膜的幹細胞注射（TESI）
　1037
経心房中隔穿刺法　195
経大腿静脈右心カテーテル法
　178
経大腿動脈左心カテーテル法
　184
経大動脈弁左室-大動脈ポンプ
　709
頸動脈　486, 939
　　──雑音　487
　　──ステント留置術（CAS）
　　940, 1267
　　──造影　488
　　──内膜摘除術（CEA）　940,
　　1267
経皮経管回転性アテレクトミー
　771
経皮経管冠動脈形成術（PTCA）
　726
経皮的僧帽弁形成術　900
経皮的僧帽弁修復術　930
経皮的体外心肺補助（CPS）　719
経皮的大動脈弁置換術　923
経皮的バルーン心膜開窓術
　1067, 1227
経皮的バルーン肺動脈弁拡大術
　986
外科的血栓摘除術　1174
外科的交連切開術　912
劇症型心筋炎　1204
撃発活動　1076, 1084
血圧測定　268
結核　1065
血管インピーダンス　304
血管炎　482
血管拡張反応試験　262
血管拡張薬　163, 164, 308
血管合併症　105
血管形成バルーン　732
血管シース　178

血管修復　239
血管穿孔　752, 1226
血管造影　259
　　──剤　53
　　──室　39
血管抵抗　303, 592
血管内 OCT　647
血管内視鏡　656
血管内超音波（IVUS）　632
血管閉鎖デバイス　191
血管迷走神経反射　114
血管攣縮　242
血行動態測定　339
　　──のアーチファクト　339
血腫　106, 639
血栓　638, 652
　　──回収デバイス　1260
　　──摘除術　788, 1174
　　──溶解療法　1173, 1259
血栓塞栓性肺高血圧症　453
血流予備量比（FFR）　602,
　606, 612
血流量　292
　　──比　317
ケモグラム　662
限局性心房頻拍　1083
検体　684
原発性肺高血圧症　455

こ

抗凝固薬　147, 156, 157, 1166
抗血小板薬　157
　　──2剤併用療法（DAPT）
　　740
膠原病　1162
交互脈　1184
高周波電流　1079
高周波ノイズ　634
高浸透圧性造影剤　53
拘束型心筋症　584, 1205,
　1206, 1231, 1235
後負荷ミスマッチ　558

後腹膜出血　107
呼吸不全　125
誤穿刺　683
骨格筋筋芽細胞　1026
骨盤動脈造影　497
固有周波数　270
コレステロール塞栓症　124
コンダクタンスカテーテル　432
コンパートメント症候群　218
コンプライアンス　559, 857
コンベンショナルマッピング　1090

さ

再灌流療法　813
再狭窄　642, 754, 782, 862
細菌性動脈内膜炎　867
臍血管　253
最小管腔面積（MLA）　613
最大陰性 dP/dt　562
最大充満速度（PFR）　565
最大充満率　565
最大皮膚線量　23
再発性心タンポナーデ　1227
再発性心膜液貯留　1227
細胞治療　1020
鎖骨下静脈穿刺　676
鎖骨下動脈　485, 950
　　――狭窄　1273
　　――切開法　245
　　――盗血　485, 950, 1273
左室圧　285
左室拡張期弛緩率　562
左室拡張能　510
左室局所壁運動異常　544
左室駆出率（LVEF）　539, 553
左室収縮期最大増加率（dP/dt）　549
左室心筋重量　541
左室心尖部穿刺法　202
左室造影　423
左室緻密化障害　427

左室容積　535
左室流出路狭窄　993
左心カテーテル　187, 234
左心補助人工心臓（LVAD）　721, 1196
左房圧　285
左－右短絡　311, 315
サルコイドーシス　692
三尖弁逆流　1193
三尖弁狭窄症　1128
三尖弁口面積　335
三尖弁閉鎖不全症　1127
酸素消費量　296, 300, 507
酸素飽和度測定　256
散乱放射線　26, 39

し

止血デバイス　190
自己拡張型ステント　831
ジゴキシン　162
自殺右室　913, 990, 1242
脂質性プラーク　651
指示薬希釈法　300
持続性単形性心室頻拍　1089
膝窩動脈　492, 968
膝窩動脈下動脈　972
時定数 T（タウ）　563, 1206
自動線量レートコントロール　33
シネ蛍光透視装置　28
シネ撮影　32
しびれ　242
臭化ベクロニウム　161
充血時狭窄抵抗（HSR）　612
充血時心筋抵抗（HMR）　612
収縮性心不全　1180
収縮性心膜炎　579, 1228, 1232
収縮帯　684
周術期出血　752
周術期心筋梗塞　745
重症下肢虚血　961, 1290
重大出血　753

重炭酸ナトリウム　159
手技関連死亡率　96
手技関連脳卒中　103
出血　106, 752
順方向性リエントリー頻拍（ORT）　1081
昇圧薬　163
上下差異性チアノーゼ　997
上行大動脈　478
　　――解離　117
　　――瘤　480
硝酸薬　308
上室頻拍　158, 1080
上室不整脈　682
小児患者　99, 981
小脈　1184
静脈血栓塞栓症　445, 975
静脈性血腫　683
静脈造影　446
静脈超音波　446
上腕静脈　231
上腕切開法　229
上腕動脈　230
　　――穿刺　194
徐脈性不整脈　114, 158
ジルチアゼム　159, 164
シルデナフィル　1193
シロリムス　836
　　――溶出ステント　835, 1146
心アミロイドーシス　692, 1212
心エコー　65
心外膜　1059
　　――クルックス　1094
心筋運動率　567
心筋壊死　815
心筋炎　690, 1203
心筋虚血　523
心筋検体　684
心筋梗塞　1136
心筋酸素消費量（MVO$_2$）　590, 600

心筋収縮性　548
心筋収縮能　547
心筋スタニング（気絶心筋）
　　427, 1036, 1066
心筋生検　670, 1204
心筋線維錯綜配列　692
心筋代謝　592
心筋トロポニン　745
心筋ブラッシュグレード　599
心筋ブリッジ　387, 395, 411
心腔内エコー（ICE）　68, 1077
心係数　294
神経麻痺　683
人工弁　1129
心室圧　285
心室化　357
心室期外収縮　1089
心室細動　112, 1089
心室穿孔　682
心室造影　417, 423
　　――用カテーテル　417
心室中隔欠損（VSD）　317, 1006
心室中隔破裂　1008, 1248
心室頻拍　112, 1088
　　――のマッピング法　1090
心室不整脈　158, 159, 682
心室容積　535
浸出性収縮性心膜炎　1233
新生児危急的大動脈狭窄　994
新生児危急的肺動脈狭窄　982
腎性全身性線維症　470
新生内膜被覆グレード　660
心尖部穿刺法　202
心臓CT　68
心臓MRI（CMR）　71, 1027
心臓移植　1190
　　――後拒絶反応　685, 1195
心臓カテーテル室　12
心臓幹細胞（CSCs）　1026
心臓穿孔　115
心臓超音波　447
心臓弁膜症　516

心タンポナーデ　573, 1222,
　　1226, 1229
心電図同期SPECT　430
腎動脈　489
　　――狭窄　489, 953, 955,
　　1280
　　――形成術　1280
　　――血管内治療　957
　　――造影　491
シンドロームX　392
心内短絡　311
　　――作成　893
心内膜心筋生検　670, 1204
心内膜濃染　429
心嚢液　1059, 1065
心嚢穿刺　1060
心嚢ドレーン　1064
心拍出量　292, 1164
　　――測定法　294
深部静脈血栓症　107, 975, 1172
心房圧　284
心房期外収縮　113
心房細動　114, 158, 1087
心房粗動　114, 158, 1085, 1086
心房中隔　999
　　――欠損（ASD）　315, 1000,
　　1245
　　――穿通術　1003
心房頻拍　1083
心房不整脈　113
心房ペーシング　519
心膜　573
　　――液　1222
　　――炎　1222
　　――開窓術　1067
　　――奇形　1237
　　――腔　1059, 1070
　　――欠損　1237
　　――斜洞　1070
　　――収縮　1222
　　――生検　1225
　　――切除術　1233

　　――穿刺　1062, 1223

す

スイカの種現象　733
頭蓋内出血　1260
頭蓋内動脈カテーテル　1264
頭蓋内動脈狭窄　1263
スコアリングバルーン形成術
　　784
スチームポップ現象　1090
スティフネス　559
ステント　825
　　――圧着不良　644, 652
　　――血栓症　858
　　――コーティング　830
　　――ストラット破壊　644
　　――ストラット被覆グレード
　　660
　　――内再狭窄　782
　　――による塞栓症　866
　　――の形状とデザイン　829
　　――の組成　829
　　――のデザイン　828
　　――フラクチャー　754
　　――へのアレルギー反応
　　867
ステントグラフト　1044
　　――感染　1057
ストーム　1088
ストレプトキナーゼ　809, 1174
スペクトロスコピー　661
スポットステンティング　642
スローフロー　641

せ

生検鉗子　672
生体吸収性ステント　829
生体吸収性薬剤溶出ステント
　　853
生体分解性ステント　829
制動放射　21
石灰化大動脈弁狭窄症　915

石灰化プラーク　637, 640, 651
楔入圧　283
セロトニン　1160
線維筋性異形成　954, 1281
線維脂肪性プラーク　637
線維性プラーク　637, 651
前脛骨動脈　492
穿刺部合併症　1290
穿刺部閉鎖デバイス　190
浅大腿動脈　492, 968
選択的セロトニン再取り込み阻害薬（SSRI）　1160
選択的第Ⅹa因子阻害薬　148
先天性心疾患　250, 981, 1239
先天性心膜欠損　1237
先天性僧帽弁狭窄　999
先天性風疹　985
全肺血管抵抗　306
線量　23
　──測定　22
　──モニタリング　48

そ

造影角度　377
造影剤　53, 477
　──アレルギー　119, 161
　──腎症（CIN）　122, 161, 477
　──注入速度　421
　──注入法　373
造影室　39
総頸動脈　486, 950
総大腿動脈　491, 967
総腸骨動脈　491
僧帽弁逆流　1108, 1111
僧帽弁狭窄症　308, 327, 516, 901, 930, 1102
僧帽弁形成術　900
僧帽弁口面積　325, 1102
僧帽弁収縮期前方運動　423
僧帽弁修復術　930
僧帽弁閉鎖不全症　1107

足関節上腕血圧比（ABI）　494, 1286
束枝ブロック　1094
塞栓保護デバイス　792
速伝導路　1080
足背動脈　492
側副血行路　383
束ブロック　429
組織 Doppler　586
　──イメージング　567
組織標本　684
ゾタロリムス溶出ステント　846

た

第Ⅴ因子 Leiden 異常症　1176
第Ⅹa因子阻害薬　148
体外式左房－動脈ポンプ　715
体外式膜型人工肺付き静脈－動脈バイパス（ECMO）　719
体血管抵抗　306
　──指数（SVRI）　305
体血流量　314
胎児線量　43
代謝率計　296
大腿静脈血栓症　105
大腿静脈穿刺　175, 677
大腿深動脈　492, 967
大腿動脈血栓症　105
大腿動脈切開法　242
大腿動脈穿刺　183, 677
大腿動脈造影　498
大腿部神経障害　108
体動静脈瘻　1012
大動脈解離　481
大動脈弓　488
大動脈血管内治療　1043
大動脈縮窄　480, 996, 998, 1242, 1275
大動脈穿刺　117, 195
大動脈造影　468, 481
大動脈大腿動脈バイパス　963
大動脈腸骨動脈バイパス　963

大動脈内バルーンカウンターパルゼーション　698
大動脈内バルーンカテーテル　701
大動脈内バルーンポンプ（IABP）　698
大動脈ネック　1049
大動脈閉塞性疾患　962
大動脈弁下狭窄　993, 1114
大動脈弁逆流係数（ARI）　1124
大動脈弁狭窄症　329, 1114
大動脈弁口面積　329, 532, 916, 1115
大動脈弁上狭窄　993
大動脈弁置換術　923
大動脈弁通過法　188
大動脈弁閉鎖不全症　1124
大動脈瘤　480, 1043, 1277
体肺側副血行路　1013
体表面積　294
大伏在静脈グラフト病変　1151
高安動脈炎　950
多形性心室頻拍　1089, 1096
たこつぼ心筋症　414, 428
ダブルアンブレラデバイス　1251
ダブルバルーン法　904, 914, 1067, 1240
ダルテパリン　148
単形性心室頻拍　1089
弾性リコイル　741
蛋白漏出性胃腸症　1015
タンポナーデ　573, 1222, 1226, 1229
短絡　311
　──検出　256, 311, 320

ち

チアノーゼ　263, 320
チカグレロル　134, 157
チクロピジン　133, 157
遅伝導路　1080
超音波血栓除去術　792

腸間膜虚血　1278
腸間膜動脈狭窄　958, 1278
腸骨動脈造影　498
腸骨動脈閉塞性疾患　962
腸骨動脈裂傷　109
直接トロンビン阻害薬　148, 157, 736
チロフィバン　139, 157

つ
椎骨動脈　485, 949
　――狭窄　949
　――形成術　1271
対麻痺　1056

て
低圧タンポナーデ　577
低血圧　124
低酸素血症　263, 320
低浸透圧性造影剤　54
低分子ヘパリン　148, 156, 1173
剃毛　172
デジタルサブトラクション血管造影（DSA）　33, 442, 475
デブリ　793
デュプレックス超音波検査　490
電気解剖学的マッピング（EAM）　1077
電気機能的マッピング　432
伝導障害　110

と
盗血　411, 485, 950, 1273
糖原病　1235
橈骨動脈　206
　――アプローチ　821
　――穿刺　206
　――閉塞　220
　――攣縮　215
等尺性運動負荷　519
等尺性収縮　518
動静脈酸素較差　292, 298

動静脈瘻　110, 683, 1013, 1253
等浸透圧性造影剤　54
糖蛋白Ⅱb/Ⅲa受容体阻害薬　139, 157
等張性造影剤　54
動的運動　506
糖尿病　494, 870
動脈圧　285
動脈管　1009
　――開存（PDA）　480, 1009, 1251
動脈硬化性腎動脈狭窄　955
動脈穿孔　752
動脈内膜炎　867
動脈リモデリング　637
動脈瘤　639
冬眠心筋　427, 590
　――に対する細胞治療　1036
ドキソルビシン心毒性　686
特発性心室頻拍　1092
ドパミン　162
ドフェチリド　158
ドブタミン　161, 336, 530, 603, 1187
　――負荷試験　530
トレプロスティニル　1166
トロンビン　1160
トンネル状弁下狭窄　1115

な
内胸動脈　238, 364
　――造影　366
内頸静脈穿刺　674
内頸動脈サイフォン　486
内皮前駆細胞（EPCs）　1026

に
ニカルジピン　164
二酸化炭素血管造影　55
二次元エコー　430
ニチノール　829

　――製ステント　1286
ニトログリセリン　163, 164
ニトロプルシド　163, 164, 336, 603, 1186, 1211
妊娠　43, 260

ね
ネガティブリモデリング　637, 754
熱希釈法　301, 605
熱希釈流量測定　600

の
脳血管合併症　102
脳梗塞　1259
脳卒中　939, 1259
脳底動脈　949
ノーリフロー　641, 743
ノルエピネフリン　163

は
バイオリムスA9溶出ステント　849
肺換気血流シンチグラフィ　1171
肺換気血流スキャン　445
肺血管造影　434
　――用カテーテル　439
肺血管抵抗　306, 1164
肺血管反応試験　1164, 1192
肺血流量　314
肺高血圧症　453, 1158
肺静脈隔離　1087
肺静脈還流異常　462
肺静脈性肺高血圧症（PVH）　1158
肺静脈蛇行　463
肺静脈瘤　462
肺水腫　956, 1210
胚性幹細胞　1026
肺塞栓症　445, 683, 1170
肺動静脈奇形　457
肺動静脈狭窄　459

肺動静脈瘻　1013
肺動脈　434
　　――圧　1164
　　―― －気管支瘻　462
　　――狭窄　1239
　　――狭窄（小児）　984
　　――腫瘍　463
　　――性肺高血圧症（PAH）
　　　455, 1159, 1166
　　――楔入圧　328, 1164
　　――破裂　117
　　――瘤　460
肺動脈弁拡大術　986
肺動脈弁狭窄　913, 1128
　　――，弁下狭窄　982
　　――，弁上狭窄　982
肺動脈弁形成術　913
肺動脈弁口面積　335
肺動脈弁置換術　922
梅毒　460
ハイブリッド冠血行再建　763
バイプレーン冠動脈造影　385
拍動指数（PI）　1199
パクリタキセル　838
　　――溶出ステント　838, 1146
曝露量　23
バソプレシン　163
ばち指　1162
パパベリン　602
針刺し　118
バルーン　733
　　――拡張型ステント　828, 831
　　――カテーテル　732
　　――心房中隔切開術　894
　　――心膜開窓術　1067, 1227
　　――僧帽弁形成術　904
　　――大動脈弁形成術　915
　　――肺動脈弁拡大術　986
瘢痕依存性心室頻拍　1095
ハンドグリップテスト　519
反応性充血　602

ひ

非ST上昇型心筋梗塞（NSTEMI）
　1140
光干渉断層法（OCT）　646
腓骨動脈　492
微小血圧計　290
微小循環抵抗指標（IMR）　612
ひずみ計　269, 274
肥大型心筋症　415, 892, 894,
　993, 1096
左前斜位（LAO）　378, 380
ピッグテールカテーテル　187,
　417
被曝　28, 42, 51
　　――量モニタリング　48, 52
ビバリルジン　148, 157, 736
びまん性アテローム硬化病変
　624

ふ

不安　125
不安定プラーク　640, 651, 658
フィルタデバイス　797
フェニレフリン　163
フェノルドパム　124
フェンタニル　160
フォンダパリヌクス　148, 1173
負荷心室造影　427
伏在静脈グラフト　878
　　――病変　623
腹部大動脈　483
　　――造影　483
　　――瘤　483, 1043
不整脈　110, 429, 1076
不整脈原性右室心筋症　1092,
　1096
ブタメニド　161
ブラー　26
プラーク　637, 651
　　――指数　659
　　――破綻　640, 652, 814

プラスグレル　134, 157, 816
フラットパネルX線検知器　36
プールシンチ法　430
フルマゼニル　160
プレドニゾロン　161
プロカインアミド　158
プロスタグランジン E_1　1193
プロスタサイクリン　1160
プロスタノイド　1160
フロセミド　161
プロフィール　732
プロプラノロール　159
プロポフォール　160
分岐部病変　641, 875

へ

ベアメタルステント　825
平均正規化収縮期駆出率
　（MNSER）　553
平衡放射性核種血管造影法　430
閉鎖セル　947
壁応力　541
壁厚減少率　567
ベシル酸シサトラクリウム　160
ペーシングカテーテル　521
ペーシング頻拍　519
ペーシング負荷試験　520
ヘパリン　147, 186, 1173
　　――誘発性血小板減少症
　　　（HIT）　120
ベラパミル　160, 164
ベルセド　160
弁圧較差　342
弁口面積　324, 335
弁性大動脈狭窄　994
弁性肺動脈狭窄　982
弁抵抗　337
弁膜症　900, 1102

ほ

方向性アテレクトミー　778,
　969

房室結節リエントリー頻拍
　　（AVNRT）　1080
房室リエントリー頻拍（AVRT）
　　1081
放射線管理　46
放射線障害　41
放射線性白内障　52
放射線性皮膚障害　45
放射線測定　22
放射線被曝　28, 42, 51
放射線防護服　51
放射線モニタリング　48, 52
放射線誘発癌　42
放射線量　23
紡錘細胞肉腫　461
ポジティブリモデリング　637
補助人工心臓　1196
ホスホジエステラーゼ-3
　　（PDE-3）阻害薬　1187, 1193
ホスホジエステラーゼ-5
　　（PDE-5）阻害薬　1160, 1166
ポリソムノグラフィ　1162
ホワイトキャップアーチファクト
　　634

ま

マクロリエントリー心房頻拍
　　（MRAT）　1085
末梢灌流バルーンカテーテル
　　733, 749, 751
末梢血管インターベンション
　　939
末梢血管造影　468
　　——用カテーテル　477
末梢塞栓　641
末梢動脈疾患　492
末梢肺動脈狭窄　985
末梢フィルタ　797

末梢閉塞システム　793
慢性完全閉塞（CTO）　642, 875, 1148
慢性腸間膜虚血　1278
慢性肺血栓塞栓性肺高血圧症
　　（CTEPH）　1170
慢性閉塞性病変　1147

み

右前斜位（RAO）　378, 379
未分画ヘパリン　147, 156, 736, 1173
ミルリノン　162, 1187, 1190

め

迷走神経反射　114
メタラミノール　163
メトプロロール　159
メトリゾ酸　53

も

モーションアーチファクト　469
モノレールバルーン　732

や

薬剤溶出ステント　758, 832, 841
　　——の安全性　850
薬剤溶出バルーン　864, 878, 969, 1287

ゆ

有効線量　23, 42
雪かき現象　751

よ

容積脈波記録（PVR）　495
腰部大動脈穿刺法　195

ヨード造影剤　53

ら

ラニチジン　161
ラパマイシン　836
ラベタロール　159

り

リアルタイム3Dエコー　79, 430
リウマチ性僧帽弁逆流　517
リウマチ性僧帽弁狭窄　900
立位運動　509
リドカイン　158
利尿薬　161, 1166
リモデリング係数　637
硫酸アトロピン　158
硫酸マグネシウム　159
硫酸モルヒネ　160
流出路起源心室頻拍　1092
両方向性短絡　318
リングダウンアーチファクト　633
リンパ球性心筋炎　1204

れ

レーザー血管形成術　785
レピルジン　148

ろ

労作時呼吸困難　513, 1207
蝋だれ現象　1215
ロータブレータ　772, 776, 778

わ

ワイヤトラッピング　661

欧文

A

ABI（ankle-brachial index） 494, 1286
ACAOS（anomalous origin of a coronary artery from an opposite sinus of Valsalva, with an intramural course） 401
Acolysis システム 792
Acurate 弁 928
ADP 受容体拮抗薬 133
Alagille 症候群 985
ALCAPA（anomalous origin of the left coronary artery from the pulmonary artery） 399
Allen テスト 207
Amplatz カテーテル 356
——挿入法 362
Amplatzer Duct Occluder 1011, 1252
Amplatzer Septal Occluder 1001, 1246
AngioGuard 803, 1269
AngioJet 788, 1293
AngioSculpt スコアリングバルーンカテーテル 784
Angio-Seal 閉鎖デバイス 192
Axera デバイス 193

B

Bachmann 束 1073
Baim ガイディングシース 680
Baim-Turi カテーテル 179
Behçet 病 460
Bentson ワイヤ 475
Berenstein カテーテル 989, 1265
Berman カテーテル 419, 439, 440

Bernoulli の式 595
Bing スタイレット 196
BioMatrix ステント 849
Björk-Shiley 弁 189, 1130, 1210
blooming 634, 650
blur 26
brachytherapy 757
Braile 弁 928
Brinkman 指数 1190
broad QRS tachycardia 1076
Brockenbrough 針 196
Brugada 症候群 1096
Bx Velocity ステント 837

C

Carabello の徴候 1116
Carbomedics 弁 189
CardioSEAL 閉塞デバイス 1249
Cardiva Catalyst 192
CARILLON デバイス 931
Caves-Shulz 鉗子 671
CENTERA 弁 928
Chagas 病 1096
chemogram 662
Chiba 穿刺針 253
CO_2 血管造影 55
conventional mapping 1090
cor bovinum 1124
CoreValve 923
Corsair カテーテル 1151
Cournand カテーテル 179
CrossBoss カテーテル 1151
cryoplasty 974
CT 68, 446
——血管造影（CTA） 68, 468
Cypher ステント 835

D

D ダイマー 445, 1171
damping 269, 270, 357
delta wave 1081
detunnelization 1004

diastasis 329
DICOM 規格 38
differential cyanosis 997
dip and plateau パターン 580, 1184, 1194, 1213, 1230, 1233
Direct Flow 弁 928
door-in-door out time 812
door-to-balloon time 811, 1259
Doppler 周波数シフト 604
Down 症候群 261
dP/dt 549
Dressler 症候群 1228

E

Ebstein 奇形 1082
ECMO 719
edge-to-edge 修復法 930
Edwards Sapien 弁 923, 985
Ehlers-Danlos 症候群 482
Eisenmenger 症候群 307, 1000, 1006, 1162
electrical storm 1089
electrophysiology 1076
Endeavor ステント 846, 1145
endoleak 1052
Engager 弁 928
Enterprise ステント 1264
epicardial crux 1094
Eppendorf カテーテル 419, 439
erectile effect 561
ES 細胞 1026
Exoseal 192
Export カテーテル 791
Express ステント 839

F

Fabry 病 694, 1235
Fallot 四徴症 262, 982, 1096, 1257
fast pathway 1080
Feldman カテーテル 1118
fenestration 894

Fick 酸素法　295
Fick の原理　294
FilterWire　797, 1152, 1283
FISH デバイス　192
floppy valve syndrome　1108
Fogarty カテーテル　239
Fontan 手術　893, 1015
Fontan 循環　258, 1015
Fourier 解析　269
FoxHollow アテレクトミー　974
Frank-Starling 機序　509

G

Gaucher 病　1235
G-CSF　1021
Geneva 予後指数　1172
Gensini カテーテル　187
geometric blur　26, 27
Gianturco-Roubin ステント　826
Gianturco コイル　1010
Glidewire　475, 1269, 1290
Goodale-Lubin カテーテル　179, 234
Gorlin の公式　324
Grollman カテーテル　438, 439, 440
GuardWire　795
GuideLiner　1151

H

H_2 遮断薬　161
Hampton hump　1171
Hancock 弁　1256
HeartMate XVE　1196
HeartMate Ⅱ　1196, 1199
Helix カテーテル　1022
HFpEF（heart failure with preserved ejection fraction）　1180, 1205
HFrEF（heart failure with reduced ejection fraction）　1180, 1181

Hodgkin 病　1234
Horner 症候群　683
Hunter 管　492
Hurler 病　1235
Hürthle 式血圧計　269
hybrid resistance unit（HRU）　304

I

iCAST　953
Ikari カテーテル　219
iMAP　638
Impella　709, 1143, 1196
Integrated Backscatter　638
interventional EP　1076
iPS 細胞　1026
IVUS　632
──画像のアーチファクト　634

J

Jarvik 2000　1201
JenaClip 弁　928
Judkins カテーテル　218, 356, 359
──挿入法　361

K

Koch の三角　1080
Konno 生検法　671
Kugel 側副血行路　386
Kussmaul 徴候　580, 1184, 1193, 1195, 1213, 1215, 1217, 1229, 1230

L

Langston カテーテル　1118
Laplace の法則　1208
Lehman カテーテル　419
Leriche 症候群　243, 483
Loeffler 心内膜線維症　692
Lotus 弁　928

Lutembacher 症候群　1104

M

Mach 効果　381
Mahaim 線維　1083
Marfan 症候群　460, 482, 1108
Marshall 静脈　599, 1070
McConnell 徴候　1172
MDCT（multi-detector row CT）　471
MedNova CardioShield　803
Medtronic-Hall 弁　1130
Melody 弁　922, 985, 1257
Merci 血栓回収システム　1260
MitraClip　930, 933
Mitralign システム　932
Morse の活栓　278
motion blur　27
MR 血管造影（MRA）　73, 446, 468, 470
MRI　1026
Mullins シース　196
MVO_2　590, 600
MynxGrip デバイス　192
MyoCath カテーテル　1022
Myostar カテーテル　1022, 1028

N

N- アセチルシステイン　123
narrow QRS tachycardia　1076
Neuroform ステント　1264
NIH カテーテル　419
NIHSS（National Institutes of Health Stroke Scale）　1260
NOGA システム　1028
NURD　633, 649
Nyman カテーテル　439

O

OCT　646
──画像のアーチファクト　649

oculostenotic reflex　847
Opta バルーン　1169
over-the-wire　60
oximetry run　312, 313

P

Palla 徴候　1171
Palmaz-Schatz ステント　826
paravalvular leak　890, 925
PDE-3 阻害薬　1187, 1193
PDE-5 阻害薬　1160, 1166
peak skin dose　23
Perclose ProGlide　193, 1047
PercuSurge GuardWire　795, 1155
perfusion balloon catheter　733, 751
pleating artifact　392
Poiseuille の法則　303
Portico 弁　928
postextrasystolic potentiation　428
Potts-Cournand 針　183
Prinzmetal 狭心症　388
Promus ステント　841
Prostar デバイス　193, 1047
Proxis Embolic Protection システム　803
Prussian helmet sign　1119
pulsus alternans　1184
pulsus parvus　1184

R

Raman スペクトロスコピー　662
Ramee の三徴　1292
Rasmussen 瘤　460
Raynaud 現象　1162
Resolute ステント　848
Riolan 弓　958
Ross 手術　263
Rotalink バーカテーテル　771

Rutherford 分類　962

S

SAD 試験　406
Sapien XT 弁　923
Seldinger 針　175
Seldinger 変法　183
Seldinger 法　177
Shirey カテーテル　237
Silastic 血管テープ　244
sinotubular junction　407, 409, 983
slow pathway　1080
SmartNeedle　183
Sones カテーテル　234, 237, 418
——挿入法　370
SPECT　430
SpiderFX　798
ST 上昇型心筋梗塞（STEMI）　1136
St. Jude 弁　189, 1130, 1130
Stanford 鉗子　671
StarClose SE デバイス　193
Starr-Edwards 弁　189, 1130
steal phenomenon　411, 485, 950, 1273
steam pop　1090
Stiletto カテーテル　1022
structural heart disease　888
suicide right ventricle　913, 990, 1242
Swan-Ganz カテーテル　179
SYNTAX スコア　617, 1146, 1147
systolic anterior motion（SAM）　423

T

T ステント法　876
TandemHeart　715, 1144, 1145, 1196

TASC 分類　1285
Taxus ステント　838
TIMI 血流分類　597
TIMI フレームカウント　597
tPA　1261
Tracker マイクロカテーテル　413
TransAccess 投与システム　1025
treppe effect　520, 549, 1184
TriActiv システム　796
Tuohy-Borst 弁　988

V

V ステント法　877
Valtech デバイス　933
Van Aman カテーテル　440
ventricularization　357
Venturi-Bernoulli 式吸入治療　788
Venturi-Bernoulli の原理　789
Vieussens 側副血行路　386
Vieussens 弁　599
Virtual Histology　638
$\dot{V}O_2$ max　506
von Willebrand 症候群　1197

W

Wallgraft　1291
Wallstent　963, 1286
watermelon seeding effect　733
Waterston 短絡術　1256
wax dripping　1215
Weber-Osler-Rendu 症候群　457, 1013
Westermark 徴候　1171
Wheatstone 電橋　274
Whisper ワイヤ　1265
Wholey ワイヤ　475
Williams 症候群　483, 985
Wingspan ステント　1264
wire-trapping　661

Wolff-Parkinson-White（WPW）
　症候群　1081
Wood 単位　304

X

X 線　21
　——吸収度　24
　——検知器　35, 36
　——管　30
Xience ステント　841

Z

Zilver PTX ステント　969

グロスマン・ベイム心臓カテーテル検査・造影・治療法（原書8版）

2017年5月10日　発行	監訳者　絹川弘一郎
	発行者　小立鉦彦
	発行所　株式会社　南　江　堂
	✉113-8410　東京都文京区本郷三丁目42番6号
	☎(出版) 03-3811-7236　(営業) 03-3811-7239
	ホームページ　http://www.nankodo.co.jp/
	印刷・製本　真興社
	装丁　花村　広

Grossman & Baim's Cardiac Catheterization, Angiography, and Intervention,
8th edition
© Nankodo Co., Ltd., 2017

定価はカバーに表示してあります．　　　　　　　　　Printed and Bound in Japan
落丁・乱丁の場合はお取り替えいたします．　　　　　ISBN978-4-524-25777-5
ご意見・お問い合わせはホームページまでお寄せください．

本書の無断複写を禁じます．

JCOPY　〈(社)出版者著作権管理機構　委託出版物〉

本書の無断複写は，著作権法上での例外を除き，禁じられています．複写される場合は，そのつど事前に，(社)出版者著作権管理機構(TEL 03-3513-6969，FAX 03-3513-6979，e-mail: info@jcopy.or.jp)の許諾を得てください．

本書をスキャン，デジタルデータ化するなどの複製を無許諾で行う行為は，著作権法上での限られた例外(『私的使用のための複製』など)を除き禁じられています．大学，病院，企業などにおいて，内部的に業務上使用する目的で上記の行為を行うことは私的使用には該当せず違法です．また私的使用のためであっても，代行業者等の第三者に依頼して上記の行為を行うことは違法です．

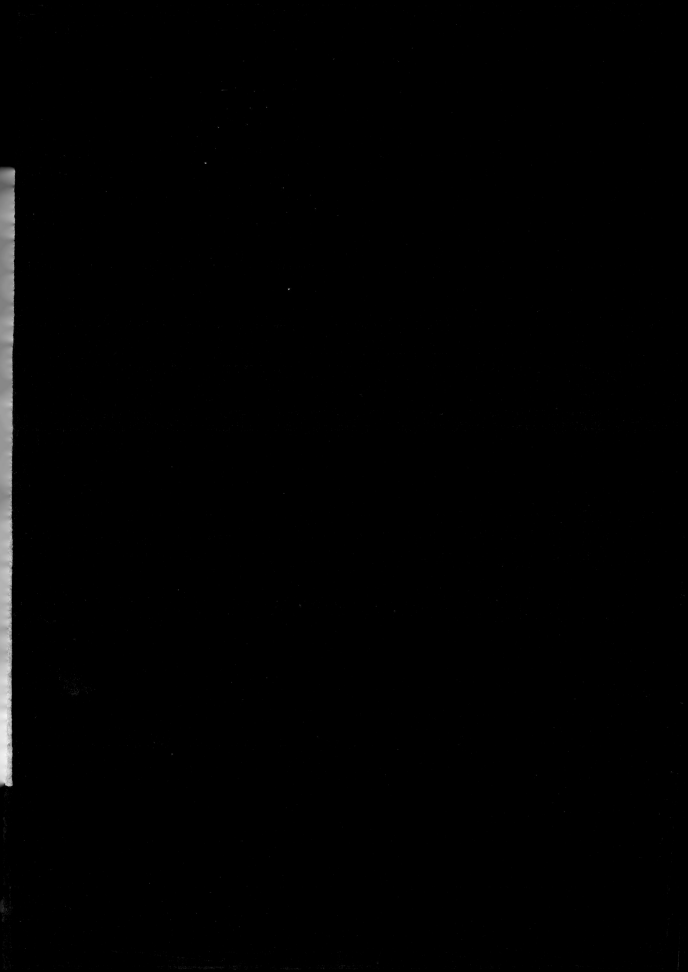